HANDBUCH DER NEUROCHIRURGIE

HERAUSGEGEBEN VON

H. OLIVECRONA
STOCKHOLM

W. TÖNNIS
KÖLN

W. KRENKEL
KÖLN

SIEBENTER BAND/DRITTER TEIL

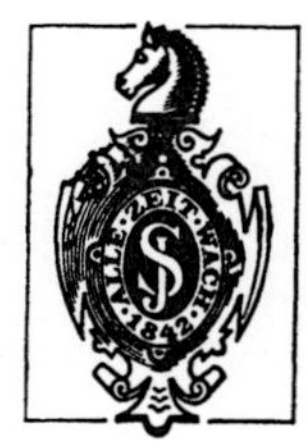

SPRINGER-VERLAG
BERLIN · HEIDELBERG · NEW YORK
1974

PERIPHERES UND SYMPATHISCHES NERVENSYSTEM

BEARBEITET VON

W. KRÜCKE · D. A. LOOSE · K. E. LOOSE · K. PISCOL

P. RÖTTGEN · O. STOCHDORPH

R. WÜLLENWEBER

MIT 335 ABBILDUNGEN

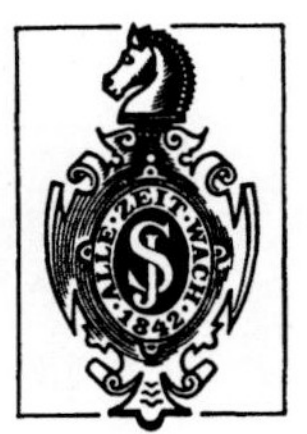

SPRINGER-VERLAG

BERLIN · HEIDELBERG · NEW YORK

1974

ISBN-13: 978-3-642-65362-9   e-ISBN-13: 978-3-642-65361-2
DOI: 10.1007/978-3-642-65361-2

Satz, Druck und Buchbinderei: Universitätsdruckerei H. Stürtz AG, Würzburg

Inhaltsverzeichnis

Pathologie der peripheren Nerven

Von Professor Dr. W. KRÜCKE, Frankfurt a. M.-Niederrad. Mit 164 Abbildungen

Die Chirurgie der peripheren Nerven

Von Professor Dr. P. Röttgen und Professor Dr. Dr. R. Wüllenweber, Bonn. Mit 113 Abbildungen

Die Pathologie des vegetativen Nervensystems

Von Professor Dr. O. STOCHDORPH, München. Mit 5 Abbildungen

Die Chirurgie des sympathischen Nervensystems

Von Professor Dr. K. E. Loose, Itzehoe, und Dr. D. A. Loose, Düsseldorf. Mit 30 Abbildungen

Die spinalen Schmerzoperationen

Von Professor Dr. K. Piscol, Bremen. Mit 23 Abbildungen

Pathologie der peripheren Nerven

Von

W. Krücke

Mit 164 Abbildungen

I. Allgemeiner Teil

Vorbemerkungen

Die Darstellung normal-anatomischer wie pathologisch-anatomischer Verhältnisse soll die für den Neurochirurgen relevanten Ergebnisse enthalten, soweit sie noch nicht in Lehr- oder Handbüchern wiedergegeben oder für das Verständnis der Dokumentation von Nervenverletzungen und Nerventumoren, den beiden Hauptkapiteln dieses Beitrags, notwendig sind.

Selbst bei dieser Beschränkung können bei dem eng begrenzten Rahmen für diesen Beitrag leider nicht alle neuen Arbeiten im einzelnen zitiert werden. Die Literatur muß daher zwangsläufig unvollständig bleiben, es wird in den einzelnen Abschnitten auf die zusammenfassenden Darstellungen mit ausführlicher Literatur verwiesen.

Durantes Handbucharikel über die Histopathologie der Nerven umfaßte 1907 schon 61 Seiten Literatur. Eine der neueren Darstellungen über „Nerves and nerve injuries" von Sunderland (1968, 1161 Seiten) enthält viele wichtige Erfahrungen, die hier nicht wiedergegeben werden können. Es ist zu hoffen, daß der Verzicht auf so manche dem Pathologen wichtige Details wenigstens die grundlegenden Ergebnisse und Probleme der Pathologie peripherer Nerven deutlich hervortreten läßt.

A. Bauplan des peripheren cerebrospinalen Nervensystems

Trotz der markanten Grenze zwischen zentralem und peripherem Nervensystem durch die Verschiedenheit der Hüllen besteht eine untrennbare funktionelle und anatomische Verbindung der miteinander verknüpften Neurone. Differenzierte Beziehungen von Zentralorgan und Peripherie können durch die elektronenmikroskopische Darstellung der Zellgrenzen und der Synapsen erst in unserer Zeit näher aufgeklärt werden.

Die Gliederung in ein somatisches und viscerales peripheres Nervensystem — im Prinzip zutreffend von Edinger (1908) wiedergegeben — kann auch heute noch erweitert und ergänzt als Grundlage für das Verständnis der Faserzusammensetzung peripherer Nerven dienen. Auf die neuere Darstellung von Brodal (1969a und b) darf hier verwiesen werden.

Die Besonderheiten der peripheren Neurone bestehen in ihrer spezialisierten funktionellen und morphologischen Differenzierung, die sie mit den Neuronen des zentralen Nervensystems gemeinsam haben. Sie unterscheiden sich durch ihre jeweils verschiedenen Hüllen, da sie entweder mit ihrem Perikaryon in der Peripherie liegen (Spinalganglienzellen) oder mit ihrem Perikaryon im Zentralnervensystem (motorische Neurone), während ihre Axone die umgekehrte Lagebeziehung besitzen.

Die „*dynamische Polarität*" der Neurone, die Cajal (1935) postulierte, d.h. der Zellkörper empfängt Impulse von den Axonendigungen an seiner Oberfläche, während das Axon die Antwort der Zelle zu seinen terminalen Verzweigungen leitet, spiegelt sich in der eindeutigen Leitungsrichtung der vorderen Wurzeln mit ihren efferenten Fasern und den Hinterwurzeln mit ihren afferenten zentripetal leitenden Nervenfasern.

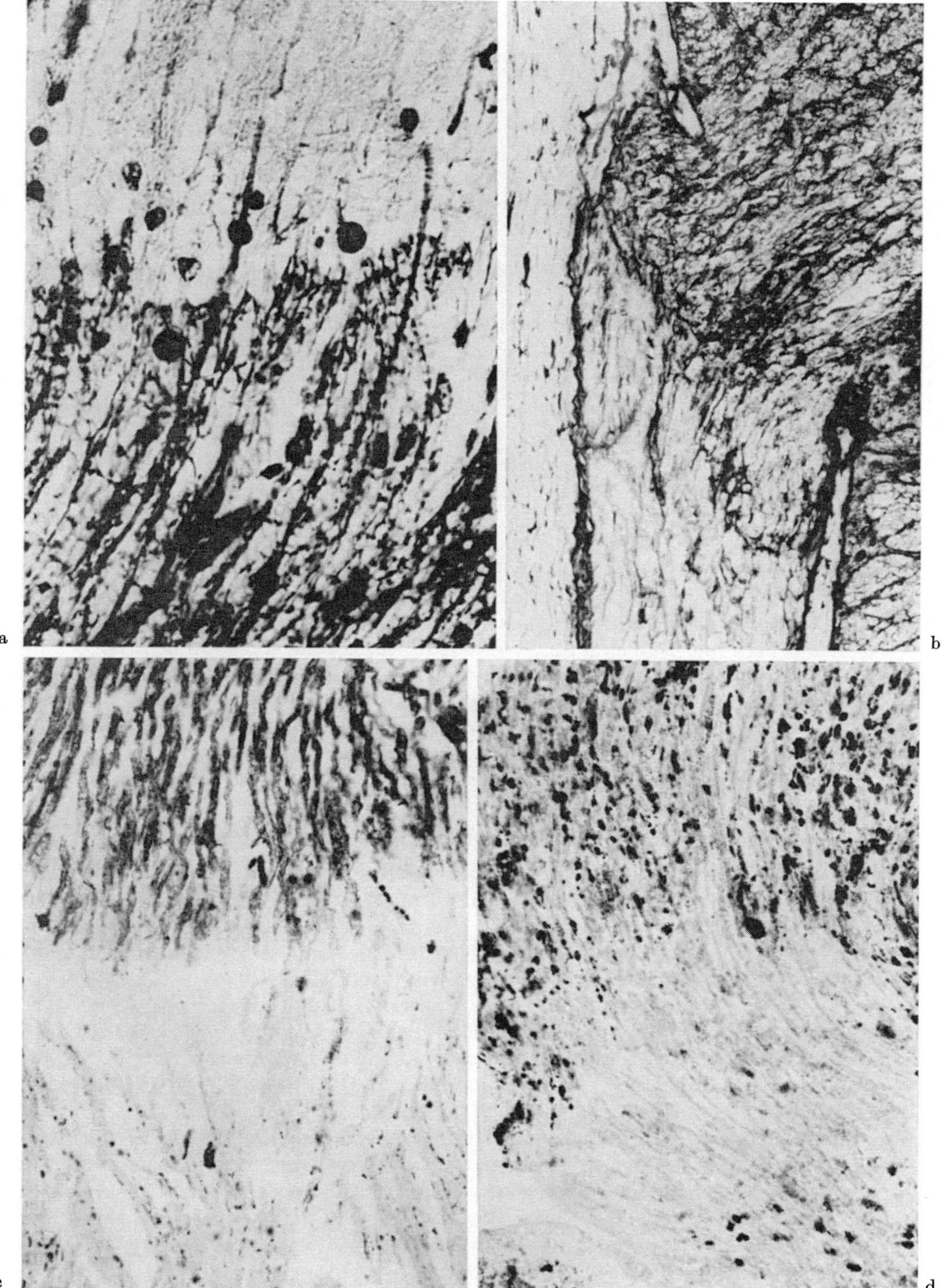

Abb. 1a—d. Die Grenze zwischen zentralem und peripherem Nervensystem bei normaler und erkrankter Spinalwurzel. a Die bindegewebigen PAS-positiven Anteile des peripheren Nervensystems, dunkler gefärbt, bilden eine scharfe Grenze gegenüber dem gliösen Hüllgewebe des zentralen Nervensystems. b Rhesusaffe. Hinterwurzel. Adenosintriphosphatase-Reaktion nach PADYKULA und HERMAN. Aktivitätsunterschiede zwischen zentralem und peripherem Nervensystem. Im Endoneurium der Spinalwurzel liegt relativ weniger

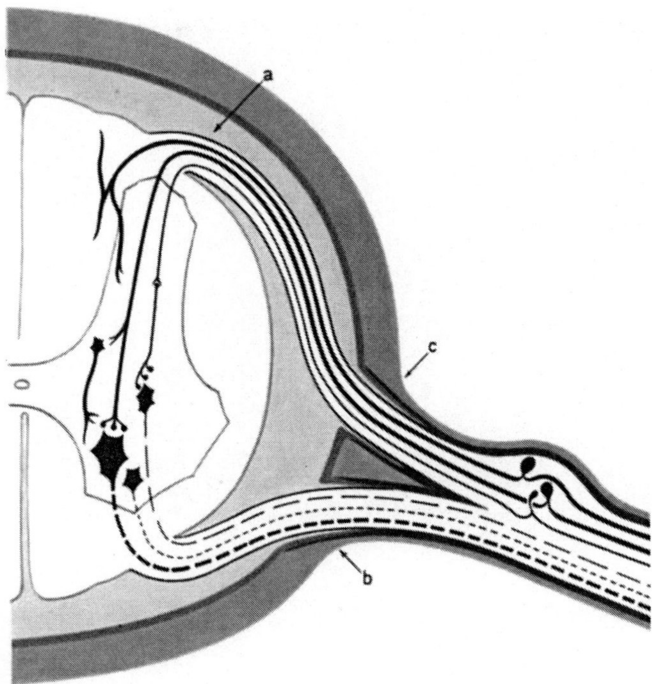

Abb. 2. Die Hüllen des zentralen und peripheren Nervensystems an ihrer Übergangsstelle. Dura = hellgrün, Arachnoidea = orange, Subarachnoidalraum = gelb, Perineurium = dunkelgrün. Die Pfeile a, b, c markieren die Ausschnitte, die auf der nächsten Abbildung wiedergegeben sind. An der Austrittsstelle der Spinalwurzeln durch die Dura ist die arachnoidale Aussackung dargestellt, die in den Wurzelnerven hineinreicht. An dieser Stelle besteht eine elektronenmikroskopisch und histochemisch scharf markierte Übergangszone von Perineurium und Arachnoidea. Die Dura geht unter Verschmälerung kontinuierlich in das Epineurium über. Die Spinalwurzelhülle zeigt elektronenmikroskopisch einen anderen Bau als Perineurium, Arachnoidea oder Pia

Dieses „*Leitungsgesetz*" hängt nach den neueren Untersuchungen von einer tiefer liegenden Polarisation der synaptischen Verbindungen und den differenzierten Eigenschaften der axonalen und dendritischen Oberflächenmembranen ab (PETERS, PALAY und WEBSTER, 1970). Danach bleiben Polarität und das Leitungsgesetz als eine deskriptive Kennzeichnung für die Funktion der drei verschiedenen Regionen der Zelle: Dendriten, Soma, Axon, immer noch zutreffend.

Für das sensorische Neuron mit seinem unipolaren (pseudo-unipolaren) Fortsatz hatte VAN GEHUCHTEN (1891, 1892) die Hypothese CAJALs bestritten, wonach der periphere Fortsatz der Spinalganglienzellen ein protoplasmatischer, dendritischer Ausläufer der Zelle sei, während der zentral gerichtete Fortsatz das eigentliche Axon repräsentiere.

Es gibt zwar seltene Beispiele, wie die elektronenmikroskopischen Untersuchungen bestätigen, für bipolare Neurone, bei denen der eine Fortsatz einem Dendriten, der andere einem Axon entspricht, bei den anderen sensorischen Neuronen, Acusticus, Vestibularis und den Spinalganglien, zeigen beide Fortsätze die Charakteristika von Axonen (PETERS, PALAY und WEBSTER, 1970). Daher haben diese Neurone keine Fortsätze, die den Dendriten der multipolaren Neurone ähneln. Auf die eingehende Darstellung der lichtmikroskopischen Befunde an den Spinalganglienzellen (SCHARF, 1958, Lit.) sei verwiesen.

Reaktionsprodukt. In den arachnoidalen und pialen Hüllen ist es wie in der Glia des Rückenmarkes intensiver vorhanden (rechts und oben im Bild) (Präparat E. THOMAS). c Entmarkung im Bereich der Spinalwurzel und gut erhaltene Markfasern des zentralen Nervensystems mit deutlicher Markierung der Grenze. Carcinomatöse Polyneuropathie. d Metachromatische Leukodystrophie. Ablagerung der metachromatischen Substanzen stärker im ZNS als an der Grenzzone im peripheren Nerven

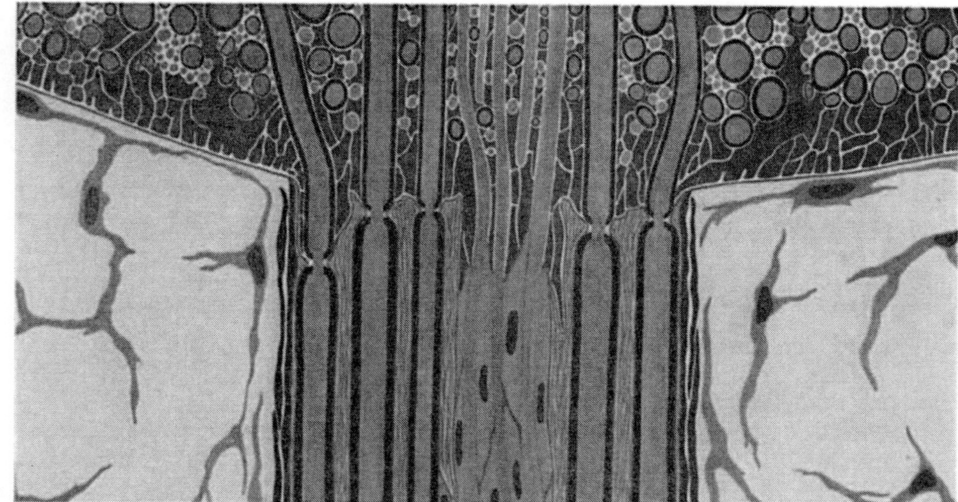

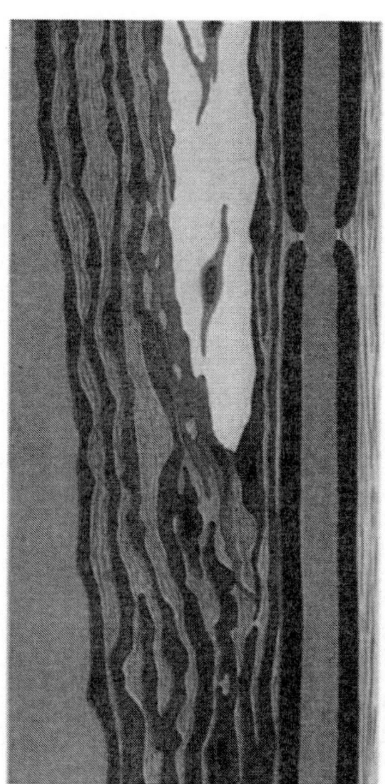

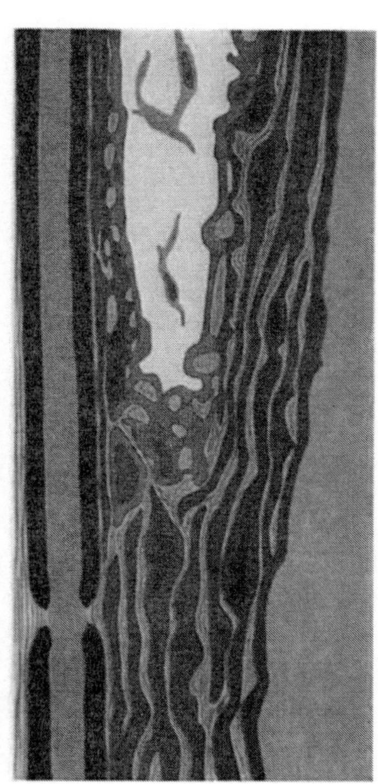

Abb. 3a—c. Wurzelaustrittszone. Nervenfasern = blau, Basalmembran = rot, Arachnoidea = orange, epi-
piales Subarachnoidalgewebe = grau-gelb, Spinalwurzelhülle = braun, Perineurium = dunkelgrün, Schwannsche Zellen markloser Axone = dunkelgelb, Subarachnoidalraum = hellgelb, Dura = hellgrün. a Nach einem
Schema von Andres (1967) gezeichnet. Die Pia-Glia-Membran ist durch eine Basalmembran ebenso wie die
Spinalwurzel abgegrenzt. Die Pia-Glia-Membran setzt sich durch die gesamte Spinalwurzel mit Übergreifen
auf die Basalmembran der Schwannschen Zellen quer durch die ganze Wurzel fort. b Subarachnoidalwinkel
der Vorderwurzel. Die Arachnoideazellen, das „Arachnothel", stehen durch Zellkontakte mit der Spinalwurzelhülle und dem Perineurium in Verbindung. Hierdurch wird der Subarachnoidalraum abgeschlossen. c Subarachnoidalwinkel der hinteren Wurzel. Auf dieser Seite formen die Arachnoidalzellen eine blindsackartige
Endigung, indem sie auf die Spinalwurzelscheide übergehen und ebenfalls Zellkontakte bilden. Die Perineuralzellen gehen z.T. auf die Wurzelscheide über und z.T. schieben sie sich zwischen Arachnoidea und Dura,
verlieren ihre Basalmembran und ähneln dann Fibroblasten. [b und c nach McCabe und Low (1969)
gezeichnet]

Das „initiale" Segment dieses besonderen Zellfortsatzes besitzt nach den elektronenmikroskopischen Befunden weniger charakteristische Merkmale als das des motorischen Neurons. Dieser Unterschied zwischen der Spinalganglienzelle und anderen zentralen Neuronen könnte auf der Tatsache beruhen, daß bei der Spinalganglienzelle anders als bei den motorischen Neuronen das initiale Segment nicht der Ursprungsort für ein Aktionspotential ist (PETERS, PALAY und WEBSTER, 1970). Somit liegt für die Spinalganglienzelle eine besondere Spezialisierung vor, bei der die Polarität bisher nur funktionell, aber nicht strukturell erwiesen werden konnte.

Nach den anatomischen Merkmalen läßt sich eine Gliederung, entsprechend der Topographie der Neurone, in fünf Abschnitte vornehmen:

1. Zentraler Abschnitt
2. Spinalwurzelabschnitt   } Im Bereich der Bluthirnschranke
3. Wurzelnerv

4. Ganglioradiculärer Abschnitt   } Im Bereich der
5. Peripherer Abschnitt mit Endorganen   Blutnervenschranke (soweit vorhanden)

Die Grenze für unsere Betrachtung liegt, regional gesehen, im wesentlichen in dem klar vorgezeichneten Beginn des peripheren Nervensystems an der Austrittsstelle der Wurzeln von Hirn- und Spinalnerven aus dem Zentralnervensystem (Abb. 1), an der ein gegenüber dem Zentralnervensystem grundsätzlich verschiedenes Muster im Aufbau der Hüllen beginnt (Abb. 2 und 3).

B. Die Hüllen des Nerven

Seit den klassischen Untersuchungen von KEY und RETZIUS (1876) sind die Bezeichnungen Endoneurium, Perineurium und Epineurium in der Literatur eingebürgert, die aber erst heute nach der Aufdeckung ihrer Feinstruktur eindeutig abgegrenzt werden können. Dies gilt besonders für das *Perineurium*, dessen Bedeutung für die Biologie und Pathologie der Nerven in neuerer Zeit besser bekannt wurde. Für den Neurochirurgen ist es für Nervennaht und Nervenregeneration die wichtigste Membran.

1. Das Perineurium

Das Perineurium umhüllt die einzelnen Faszikel im Nerven und begrenzt damit den *Endoneuralraum*, in dem die markhaltigen und marklosen Nervenfasern mit ihren cellulären Scheiden und Basalmembranen, umgeben von Kollagenfasern und dem Maschenwerk der Capillaren, verlaufen (Abb. 4).

Die makroskopisch dünne Hülle wurde schon von BICHAT (1836) gesehen, RANVIER (1871/72) gab eine exakte Beschreibung: „Diese Membran bildet um jedes Nervenbündel einen veritablen Kanal, der in seinem Inneren das Mark (die Nervenfaserbündel) enthält und wie die Venen und Arterien das Blut umschließt, mit dem Unterschied, daß das Mark stagniert, während das Blut zirkuliert".

Von ROBIN (1854a u. b) stammt die Bezeichnung Perineurium. RANVIER (1871/72) nannte das die Faszikel umgebende Bindegewebe lamellöses Bindegewebe und die Scheiden Lamellenscheiden der Faszikel. Mit LANG (1964) kann man annehmen, daß die einmal vom Perineurium umschlossenen Nervenfasern normalerweise sich im Laufe des Lebens nicht mehr verändern und die Faszikel mit ihren Verzweigungen das individuelle Merkmal des Nerven sind. Die lamelläre Scheide des Perineuriums ist nach außen von einer Schicht längs verlaufender Kollagenfasern bedeckt, die von CLARA und ÖZER (1960) zum Perineurium gerechnet wurde. Die Feinstruktur und Histochemie des Perineuriums ist erst in den letzten zehn Jahren näher bekanntgeworden (RÖHLICH, 1956; RÖHLICH und KNOOP, 1961; SHANTHAVEERAPPA und BOURNE, 1962, 1963a und b; P. K. THOMAS, 1963; GAMBLE, 1964; NOVIKOFF, 1967; BURKEL, 1967; KLEMM, 1970).

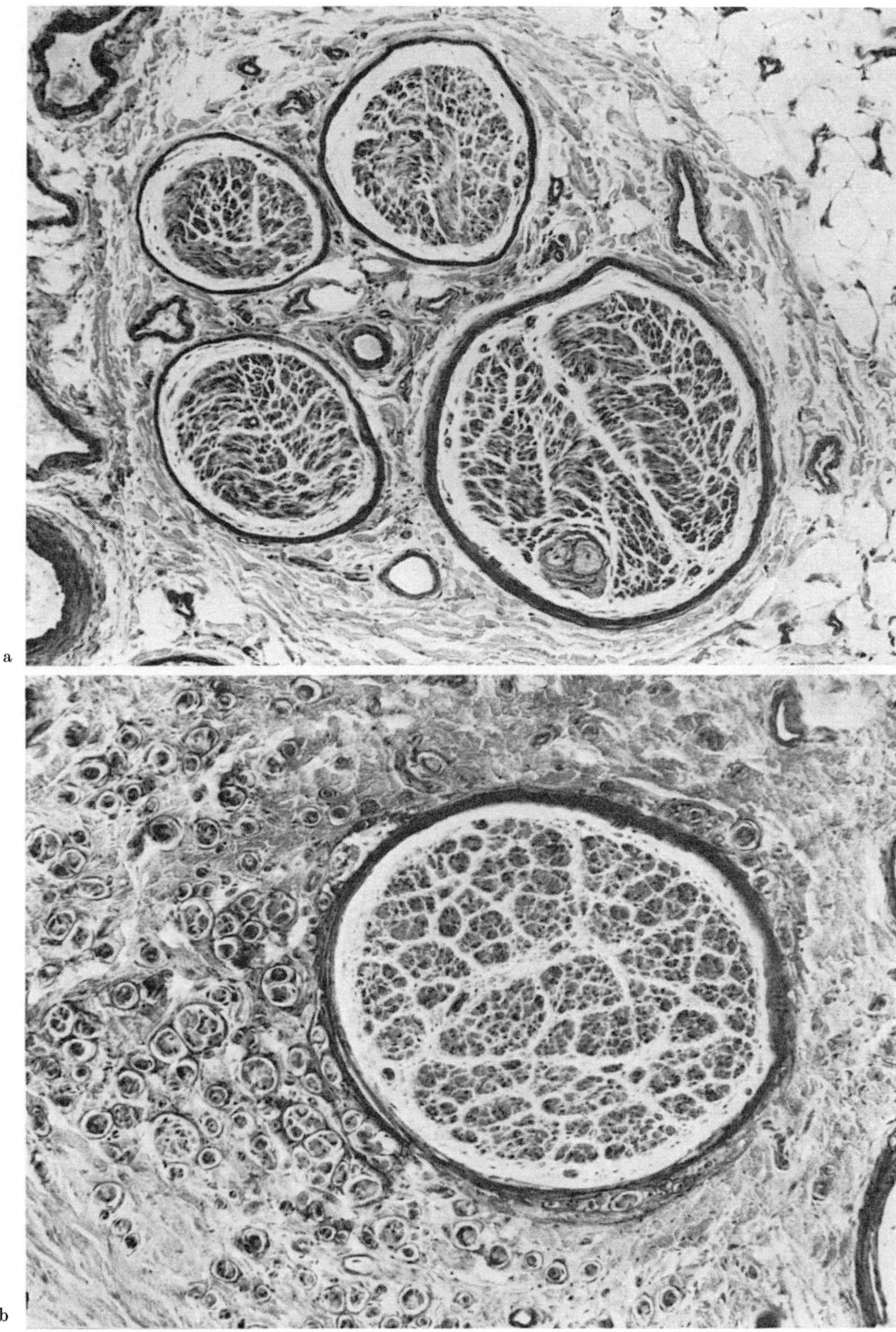

Abb. 4a u. b. Endoneurium, Perineurium und Epineurium. a Querschnitt durch den N. peronaeus mit deutlich abgesetztem Perineurium und einem durch die Paraffineinbettung erweiterten Subperineuralraum, der in Kryostat-Schnitten nicht zu erkennen ist. In dem rechten der 4 Faszikel unten ein Renautsches Kör-

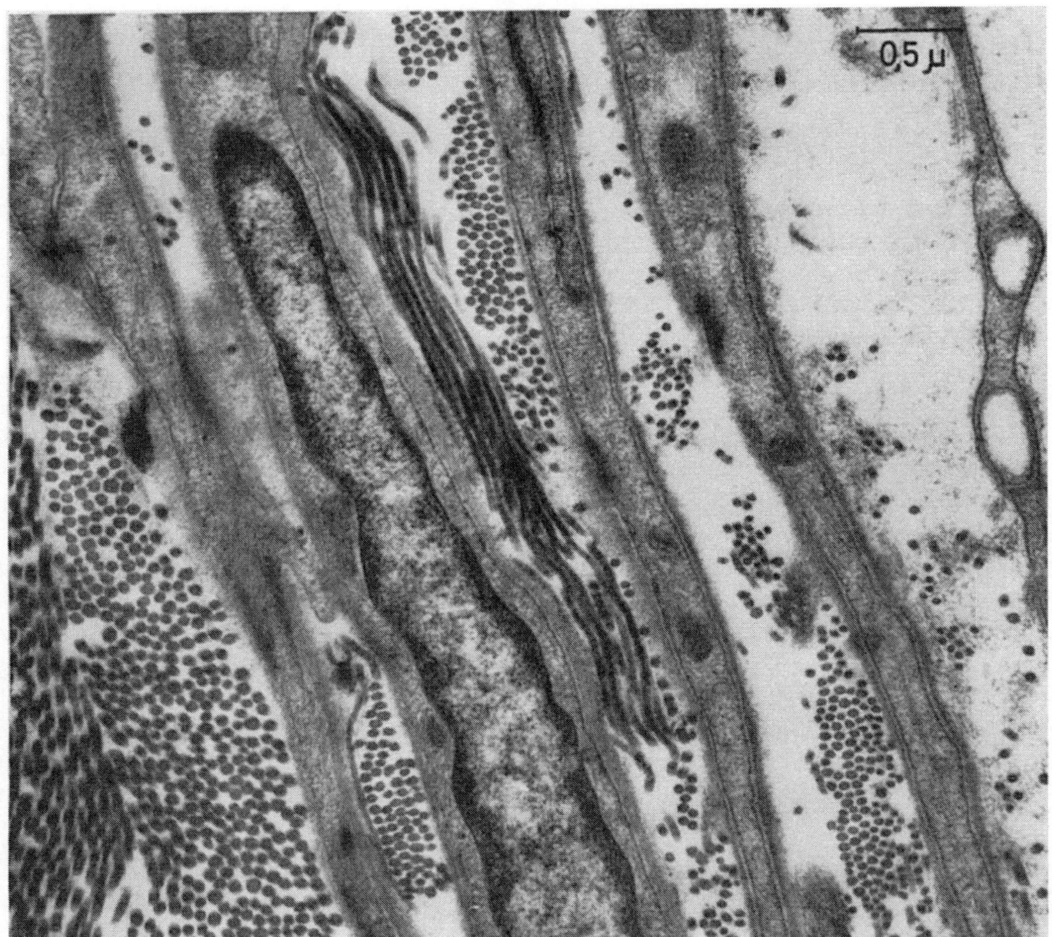

Abb. 5. Feinstruktur des Perineuriums (Kaninchen). Zwischen 4 annähernd parallel gelagerten Schichten von Perineuralzellen mit ihrer doppelseitigen Basalmembran liegen mehrere quergeschnittene und ein Bündel längsgeschnittener Kollagenfibrillen. Letztere sind unterschiedlich dick, jedoch in der Regel dünner als die des Endoneuriums. Ein Kern, verschiedene Hemidesmosomen und Desmosomen zwischen unmittelbar benachbarten Zellfortsätzen sind oben und links im Bild zu erkennen. 28000×. (Das elektronenmikroskopische Bild wurde von Dr. P. K. Thomas freundlichst zur Verfügung gestellt)

Nach den *elektronenmikroskopischen Untersuchungen* von P. K. Thomas (1963) besteht das Perineurium aus konzentrischen Schichten abgeflachter Zellen, die zirkulär um den Nervenfaszikel unter dem Epineurium angeordnet sind. Gewöhnlich sind (beim erwachsenen Kaninchen) 10 Lamellen vorhanden. Die Perineuralzellen besitzen doppelseitige und oft auffallend dicke Basalmembranen. Die Zellen sind charakteristisch verzahnt und durch enge Verbindungen (tight junctions) verbunden. Zwischen den Lamellen liegen Kollagenfasern, die wie im Epineurium hauptsächlich longitudinal angeordnet sind, aber ein dünneres Kaliber besitzen. Gelegentlich kommen elastische Fasern, mit Mikrofibrillen verbunden, vor.

perchen. Das Epineurium enthält grobe kollagene Fasern und zahlreiche Querschnitte großkalibriger Gefäße Im Endoneuralraum nur Capillaren. Das Perineurium ist PAS-positiv und erscheint auf dem Bild daher in dunklerer Farbe deutlich vom Endoneurium und Epineurium abgesetzt. b Querschnitt durch den N. tibialis. 24 Jahre nach Nervennaht, Schnitt oberhalb des Neuroms. Das Perineurium des Faszikels wie im normalen Nerven dargestellt, bis auf einzelne kleine, im Perineurium gelegene regenerierte Faszikel nach Verletzung des Perineuriums. Auf der linken Seite perifaszikuläres Neurom, zahlreiche Querschnitte regenerierter, neuromatöser Faszikel mit regeneriertem Perineurium

Das wichtigste Merkmal des Perineuriums ist die enge Apposition zwischen den Zellen einer einzelnen Schicht, die Zellen sind oft „schwalbenschwanzartig" ineinander gefügt (Abb. 5). Seitliche Fortsätze schließen Kontakte zwischen benachbarten Zellschichten, wobei auch Verzahnungen vorhanden sind. Die engen Verbindungen („closed contacts", „tight junctions" oder „zonulae occludentes") versiegeln die Kontaktstellen der Einzelzellen, so daß Metaboliten gezwungen werden, ihren Weg durch das Cytoplasma mittels Pinocytose zu nehmen (Abb. 7). Diese Struktur spricht, wie KRNJEVIC (1954a und b) angenommen hatte, dafür, daß die früher nicht genau lokalisierte Diffusionsbarriere des Nerven im Perineurium zu suchen ist.

Erste Untersuchungen über die *Funktion der bindegewebigen Hülle des Nerven* als Diffusionsbarriere waren allgemeinerer Natur (FENG und GERARD, 1930). Nach Entfernen der bindegewebigen Scheiden ließ sich am Nerven ein Leitungsblock leichter als im intakten Nerven setzen (FENG und LIU, 1949). HUXLEY und STÄMPFLI (1951) nahmen ebenfalls eine Diffusionsbarriere zwischen den Nervenelementen und den Gewebsflüssigkeiten um den Nervenstamm an. Vorübergehend sprach man den Barriereneffekt dem Endoneurium zu oder dem Epineurium (CAUSEY und PALMER, 1953). Zweifel gegenüber der Schrankenfunktion des Epineuriums hat EMIROGLU (1955) geäußert, da er eine Permeabilität des Epineuriums gegenüber Substanzen mit niedrigem Molekulargewicht nachweisen konnte. LEHMANN sah noch 1953 das Epineurium als Schranke gegenüber dem Silbernitrat an, lokalisierte aber 1957 die Schrankenfunktion in den Teil des Perineuriums, den er als „Neurothel" bezeichnete. LORENTE DE NÓ (1947) hatte noch eine freie Permeabilität des Perineuriums für gelöste Substanzen angenommen. Die funktionelle Bedeutung dieser Diffusionsbarriere für das Ionenmilieu im Endoneuralraum wurde zuerst an Insekten erkannt, bei denen die Berührung der Fasern mit außerhalb der Schranken vorhandenen Kaliumionenkonzentrationen die Leitungsfunktion durch Kaliumdepolarisation der Nervenmembranen sofort blockierte (HOYLE, 1952, 1953).

Die weiteren Untersuchungen erwiesen immer mehr das *Perineurium als den Ort der Barriere* (KRNJEVIC, 1954; RÖHLICH und WEISS, 1955; P. K. THOMAS, 1963; MARTIN, 1964; WAGGENER, BUNN und BEGGS, 1965; CRAVIOTO, 1966).

Je nach der Dicke des Nervenstammes bilden sich zahlenmäßig variierende Schichten von Lamellen, die beim Rattenischiadicus 5—6 betragen, für den Medianus und einen mittleren Faszikel des Plexus brachialis beim Menschen mit 7—9 Schichten angegeben werden (GAMBLE und EAMES, 1964). Die oft extrem dicken Basalmembranen bilden einen großen Teil der Gesamtdicke des Perineuriums.

Seit der Verwendung der Peroxydase für die Prüfung verschiedener Schranken im Nervensystem (REESE und KARNOVSKY, 1967; BECKER, HIRANO und ZIMMERMANN, 1968; BECKER, NOVIKOFF und ZIMMERMANN, 1968; HIRANO, BECKER und ZIMMERMANN, 1969a) bot sich die Möglichkeit, die Barrierenfunktion des Perineuriums mit der Peroxydasewirkung bei epineuraler Applikation auf das Perineurium zu prüfen (OLSSON und REESE, 1969, 1971; KLEMM, 1970). Hierbei zeigte sich (Abb. 6), daß die perifasciculären Abschnitte des Epineuriums, nach der Methode von KARNOVSKY (1967) untersucht, von einem massiven Reaktionsprodukt dunkel imprägniert sind, wobei lichtmikroskopisch die Grenze zwischen Epineurium und Perineurium nicht deutlich zu identifizieren ist. Nach 10 min Einwirkungsdauer ist elektronenmikroskopisch das Reaktionsprodukt nur an der Oberfläche der ersten Perineuralzellschicht vorhanden, das übrige Perineurium sowie der Endoneuralraum sind frei davon. Die Basalmembran an der Grenze der ersten Perineuralzellschicht ist nicht mehr erkennbar. Bei länger dauernder Einwirkung bis zu 60 min dringt die Peroxydase nie bis zur dritten Perineuralzellschicht vor, die 1. und die 2. Zellschicht werden durch Ablagerung des Reaktionsproduktes in zahlreichen Pinocytosevesikeln markiert (Abb. 7). Das gleiche ist der Fall bei endoneuraler Applikation, nur in umgekehrter Richtung (KLEMM, 1970).

Diese Befunde zeigen, daß gegenüber der Peroxydase, einem niedermolekularen Protein mit einem Durchmesser von ca. 40 Å, eine deutliche *Diffusionsbarriere im Bereich des*

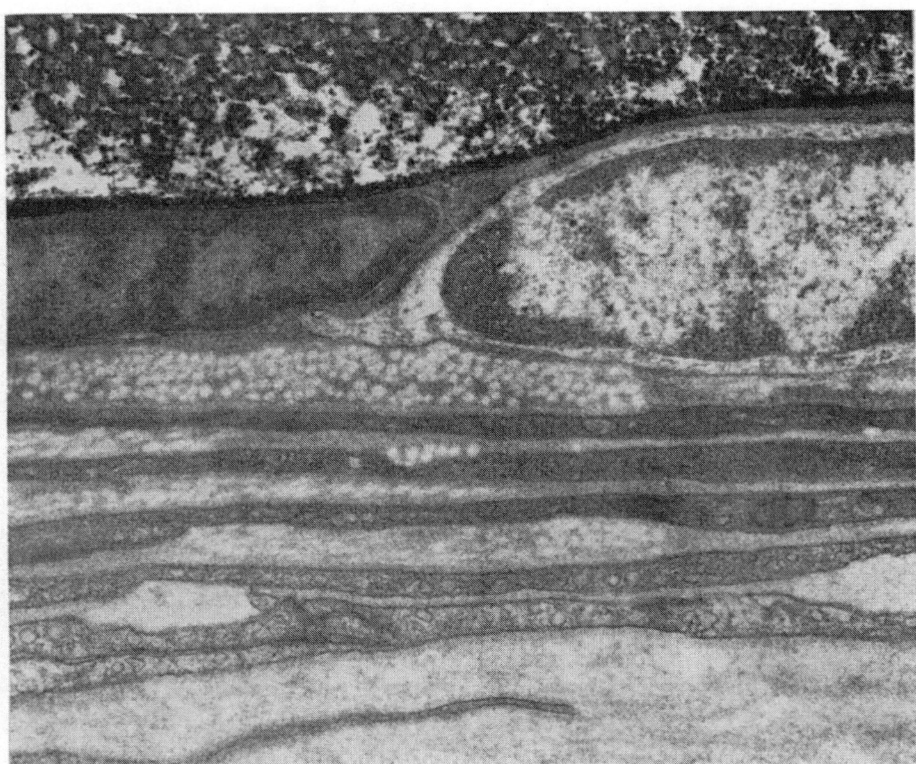

Abb. 6. Perineurium als Diffusionsbarriere. Epineurale Applikation von Peroxydase von 10 min Dauer auf den N. ischiadicus der Ratte (Reaktion nach KARNOVSKY). Das Reaktionsprodukt findet sich diffus im Epineurium mit Imprägnation der Kollagenfibrillen. Dichte Anhäufung auf der ersten Schicht der Perineuralzellen. Die übrigen Zellschichten und Kollagenfaserschichten sind frei von dem Reaktionsprodukt. (KLEMM, 1970)

Perineuriums besteht. Die Befunde stimmen mit den Ergebnissen von MARTIN (1964) am gefriergetrockneten N. ischiadicus des Frosches überein und mit den Untersuchungen von WAGGENER, BUNN und BEGGS (1965), bei denen sich das Perineurium als Diffusionsbarriere gegenüber dem Ferritin erwies, der Mechanismus des Durchdringens durch die Zellschicht jedoch ungeklärt blieb. Durch diese elektronen-mikroskopischen Untersuchungen war eindeutig erwiesen, daß die perifasciculäre Kollagenfaserschicht eine andere Struktur und Funktion besitzt und daß entgegen den Angaben von GLEES (1942) längs und schräg verlaufende Kollagenfaserschichten mit den protoplasmatischen Perineuralzellschichten alternierend vorkommen. Die alte Einteilung des Perineuriums in ein inneres Stratum cellulare und ein äußeres Stratum fibrosum, ebenso wie die Einteilung des Perineuriums in ein Stratum internum (cellulare) und ein Stratum externum (lamellare) (CLARA und ÖZER, 1960) beruht auf lichtmikroskopischen Untersuchungen. Nach den elektronenmikroskopischen Befunden sollte man die Bezeichnung Perineurium auf die aus spezialisierten Zellen bestehenden Lamellen mit alternierenden Kollagenfaserschichten beschränken.

Die bisherigen Ergebnisse über Struktur und Funktion des Perineuriums werden durch die *histochemischen Untersuchungen* mit dem Nachweis zahlreicher Fermente unterstützt, die für eine erhebliche Stoffwechselaktivität sprechen, während Epineurium und Endoneurium fermentnegativ sind (s. THOMAS, 1969). Im Fermentgehalt des Perineuriums bestehen beträchtliche Speciesvariationen (J. HENNIG, 1972).

Ebenso ungeklärt wie die Struktur des Perineuriums der Nervenstämme blieb nach den lichtmikroskopischen Untersuchungen der Beginn des Perineuriums in den proximalen Abschnitten der Nervenwurzeln und sein Ende in den distalen Terminalgebieten. Entgegen

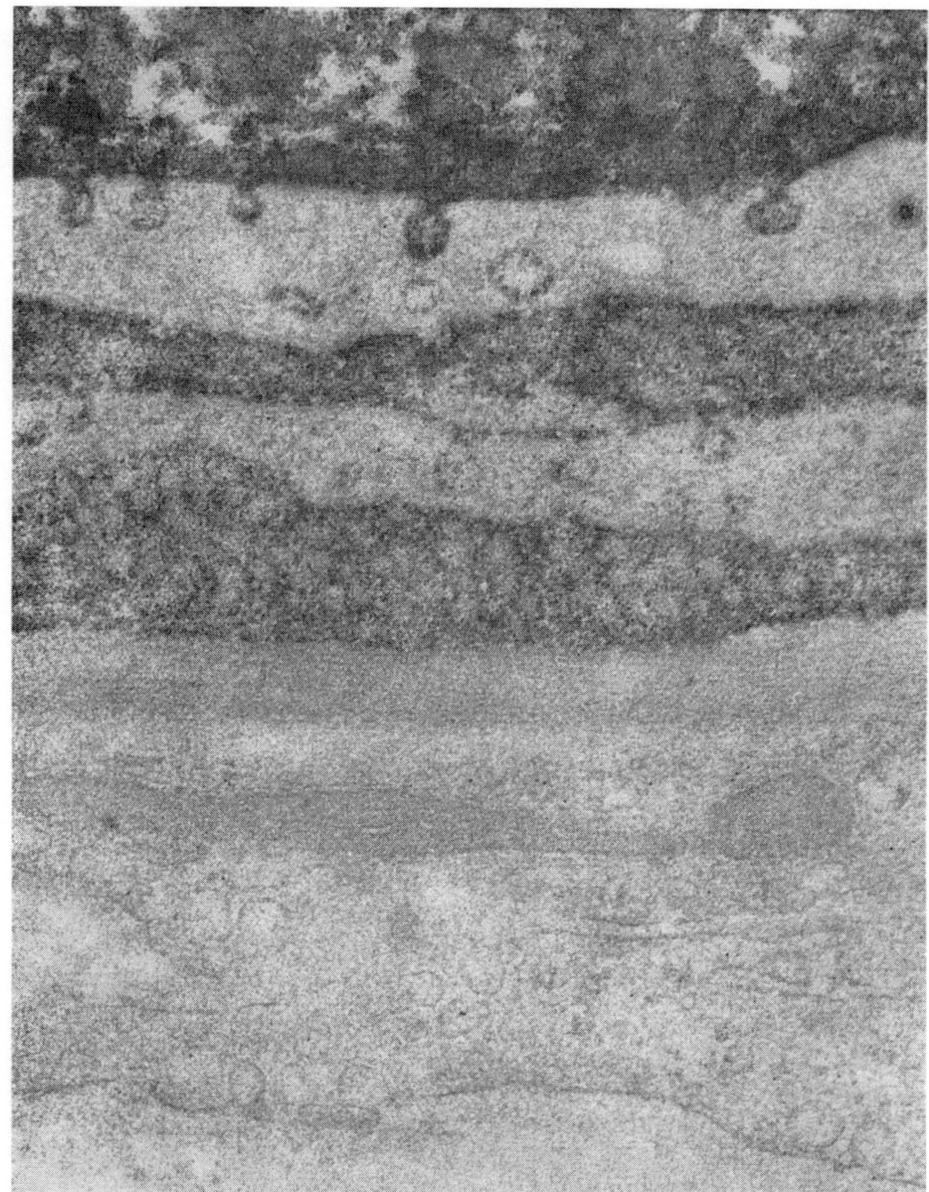

Abb. 7. Perineurium als Diffusionsbarriere. Gleiche Versuchsanordnung wie Abb. 6. Einwirkung der Peroxydase von 60 min Dauer. Das Reaktionsprodukt ist bis zur zweiten Zellschicht nachzuweisen. Pinocytosevesikel sind mit Reaktionsprodukt gefüllt. Nach 2 Std ist die Peroxydase nicht weiter in das Perineurium eingedrungen (Reaktion nach Karnovsky). N. ischiadicus der Ratte. (Klemm, 1970)

anderen Angaben in der Literatur über das *distale Ende des Perineuriums* gibt es geschlossene und offene Endigungsformen (Burkel, 1967; Zacks, 1969; Obst, 1971). Während die sensorischen Endorgane von einer dem Perineurium entsprechenden Kapsel eingeschlossen sind [Pacinische Körperchen und Muskelspindeln (Abb. 8)], endet das Perineurium an den intramuskulären Nerven offen (Burkel, 1967; Zacks, 1969), ebenso an den Zahnnerven (Stockinger, 1965; Obst, 1971). Obwohl Robin schon 1854 festgestellt hatte: ,,Wenn ein Nervenelement in einem Pacinischen Körperchen endet, begleitet das Perineurium es bis zu der Anschwellung, deren Schichten in substantieller Kontinuität mit ihm sind... Die Hüllen der Pacinischen Körperchen und der Tastkörperchen können als eine Dependence des Perineuriums angesehen werden", werden diese Beziehungen immer wieder neu entdeckt.

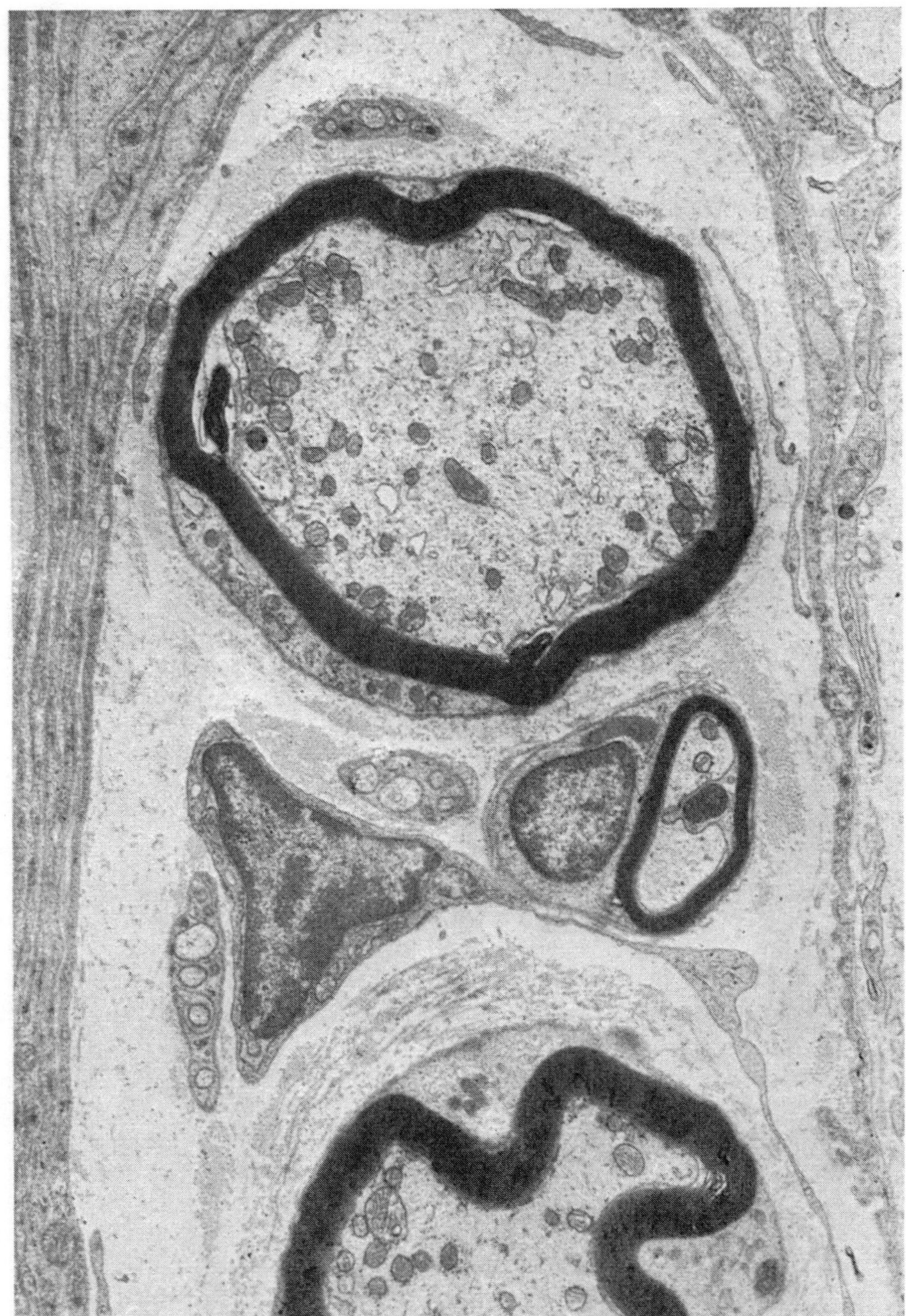

Abb. 8. Endgebiet des Perineuriums. Querschnitt eines kleinen Faszikels unter der Kapsel der Muskelspinde am Beginn des Kapselraumes; Spindelkapsel mit 5 Lamellen auf der linken Seite, einschichtiges Perineurium auf der rechten Seite; markhaltige und marklose Nervenfasern im Faszikel von 0,8—7 μ Durchmesser. (G. HENNIG, 1969)

Die Frage nach dem *Anfang des Perineuriums* in den proximalen Abschnitten der Nervenwurzeln war nach den lichtmikroskopischen Befunden nicht zu beantworten. SHANTHA und BOURNE (1968) haben eine kontinuierliche Hülle des zentralen und peripheren Nervensystems, die histologisch, histochemisch und funktionell identisch sei, angenommen und als perineurales Epithel bezeichnet. Dieses Konzept entspricht zwar den lichtmikroskopischen Befunden, aber weder den feinstrukturellen noch den fermenthistochemischen Gegebenheiten. Die Arachnoidea besitzt gegenüber dem Perineurium eine deutlich unterscheidbare Ultrastruktur (Andres, 1967) und der Fermentgehalt von Arachnoidea und Perineurium variiert beträchtlich. Bei der alkalischen Phosphatasereaktion ist die Arachnoidea stark fermentpositiv, während das Perineurium bei verschiedenen Species negativ ist (J. Hennig, 1972). *Die Kontaktstelle von Perineurium und Arachnoidea* ist im Bereich des Wurzelnerven, der Wurzeltaschen oder des „Subarachnoidalwinkels" zu finden (McCabe und Low, 1969).

Das Perineurium steht an dieser Stelle in engem Kontakt mit der Arachnoidea wie der Spinalwurzelhülle (McCabe und Low, 1969; Haller und Low, 1971).

Die *Spinalwurzelscheide* unterscheidet sich in ihrer Feinstruktur von der Pia, Arachnoidea und dem Perineurium. Ihre inneren Zellschichten sind noch am ehesten vergleichbar mit dem Perineurium (Benke und Röhlich, 1964), zeigen aber ebenfalls strukturelle Variationen. Gegenüber dem Endoneurium der Spinalwurzel ist eine Basalmembran meist kontinuierlich mit der Basalzellschicht verbunden. Die Kontaktstelle zwischen Perineurium und Arachnoidea im Bereich des Subarachnoidalwinkels ist in einer schematischen Zeichnung wiedergegeben (Abb. 3).

Durch die engen Kontakte zwischen Perineurium und Arachnoidea sowie Spinalwurzelscheide ist die Kontinuität einer Diffusionsbarriere gegeben. Da die Spinalwurzeln im Liquorraum bereits innerhalb der Blutliquorschranke verlaufen, genügt für die Konstanz ihres Ionenmilieus eine einfachere Hüllenbildung.

2. Das Endoneurium

Der Zellaufbau des Endoneuriums ließ sich durch die elektronenmikroskopischen Befunde eindeutiger differenzieren.

Das Endoneurium besteht aus hauptsächlich längsorientierten Kollagenfibrillen, die abundant vorhanden, oft in dicht gepackten Blocks liegen (P. K. Thomas, 1963). Sie sind ein charakteristisches Kennzeichen des Endoneuriums. Die Kollagenfasern um dickere markhaltige Fasern sind in zwei Schichten zu trennen, eine äußere aus längs verlaufenden Fasern und eine innere dünnere Schicht, die zirkulär, longitudinal oder schräg verläuft. Gelegentlich sieht man die gleichen Schichten um dünne markhaltige und marklose Fasern, obgleich sie hier weniger ausgeprägt sind. Ähnliche Anordnungen bestehen um die endoneuralen Capillaren.

Der *Zellgehalt des Endoneuriums* ist erst durch elektronenmikroskopische Untersuchungen genauer zu differenzieren. Die schon lichtmikroskopisch beschriebenen *Fibroblasten* (Cajal, 1928; Nageotte, 1932; Masson, 1932; Denny-Brown, 1946; G. A. Thomas, 1948, u. a.) liegen in den Interstitien zwischen den Nervenfasern und besitzen dreieckige oder rechtwinklige Zellkörper auf dem Querschnitt. Gelegentlich umgeben sie partiell eine Nervenfaser. Ihre langen Fortsätze erstrecken sich longitudinal oder quer zwischen die Nervenfasern und verzweigen sich. Sie können locker mit den Ausläufern benachbarter Fibroblasten interdigitieren. Das Cytoplasma enthält ein deutliches endoplasmatisches Reticulum, das in parallelen Reihen angeordnet sein kann. Feine intracelluläre Filamente sind ebenfalls vorhanden.

Von der Gesamtzellpopulation im Endoneurium sind nach P. K. Thomas ca. *25% Fibroblasten, 20% Endothelzellen* der Capillaren und ca. *45% Schwannsche Zellen.* Dieser Zellgehalt und seine Komponenten können bei verschiedenen Nerven offenbar variieren. Die Angabe einer Reihe von Autoren, daß die endoneuralen Fibroblasten nur einen kleinen Teil — etwa 5—7% — der intrafasciculären Zellpopulation bilden (Causey und Barton, 1959; Causey, 1960; Webster et al., 1967), erscheint nach den Befunden von P. K. Thomas nicht allgemein gültig und ist nach dem erheblichen Gehalt an Kollagenfibrillen im Endoneurium eher unwahrscheinlich.

Beim erwachsenen Menschen verhalten sich nach Lang (1964) Bindegewebs- und Nervenanteile etwa wie 1:1 im Gesamtnerven.

Die Basalmembranen um die Schwannschen Zellen sind ca. 250 Å dick und durch einen Spalt von 250 Å von der Plasmamembran der Schwannschen Zelle getrennt (P. K. Thomas, 1963). Im peripheren Nerven besitzen die Perineuralzellen, die Schwannschen Zellen, die Pericyten und die Capillarzellen eine Basalmembran und liegen außerhalb des extracellulären Gewebsraumes (P. K. Thomas, 1963).

Fortsätze von Schwannschen Zellen, die marklose Axone beherbergen, können durch Bündel von Kollagenfibrillen eingedellt und schließlich invaginiert werden, so daß ein Bündel von Kollagenfibrillen zusammen mit einer einscheidenden Schicht von Basalmembranen wie ein Axon in die Schwannsche Zelle durch ein Mesaxon aufgenommen wird (Gamble, 1964).

3. Das Epineurium

Für das Epineurium hat Lang (1962) eine Unterteilung in zwei Schichten vorgeschlagen: die äußere Bindegewebsschicht, die Verbindungen zum umliegenden Gewebe herstellt, die Verschiebeschicht oder *Conjunctiva nervorum* und die tiefe Schicht, das *Stratum fibrosum epineurii*. Hiervon trennt Lang das interfasciculäre Bindegewebe ab und rechnet die perifasciculäre Kollagenfaserschicht als Stratum fibrosum zum Perineurium. Da, wie schon erwähnt, der Feinbau dieser Schicht völlig dem Epineurium entspricht, scheint es zweckmäßig, sie als perifasciculäres Epineurium zu bezeichnen (Abb. 4 und 5).

Nach den *elektronenmikroskopischen Untersuchungen* sind drei Typen ext acellulärer Fibrillenstruktur nachzuweisen: 1. Kollagenfasern, meist longitudinal angeordnet, aber auch schräg verlaufend, mit einem Faserdurchmesser von ca. 700—850 Å, 2. elastische Fasern, ebenfalls longitudinal gerichtet, 0,25—0,5 μ i. D., sie sind an der Peripherie dichter, wo sie mit feinen Filamenten von ca. 100 Å Dicke verbunden sind, 3. feine Filamente mit einem Durchmesser von 100 Å, unabhängig von elastischen Fasern, entweder in kleinen Bündeln oder vermischt mit Kollagenfasern. Sie entsprechen wahrscheinlich den „Mikrofibrillen" in Bindegewebe anderer Stellen (P. K. Thomas, 1963).

Fibroblasten liegen verstreut über das Epineurium, haben lang ausgezogene Fortsätze und besitzen keine Basalmembran.

C. Der Nervenfaseraufbau der Faszikel
1. Struktur und Funktion der Nervenfasern

Schon in der Darstellung von Foerster (1928) wird die innere Topographie der Nervenstämme im Hinblick auf den Faseraustausch und die Stoffelsche Lehre über die Adaptation von zusammengehörigen Anteilen der Nervenfaszikel bei der Nervennaht diskutiert. Auf die neueren Ergebnisse von Sunderland (1968) sei verwiesen.

Alle diese Untersuchungen am Nervenstamm hatten den Nachteil, daß eine zutreffende Korrelation über die Funktion der Fasern und Faszikel nicht zu gewinnen war. Erst durch die Gegenüberstellung der Fasergruppierung in den Nervenästen mit ihren Innervationsgebieten (Boyd und Davey, 1968) haben die Histogramme in Verbindung mit den elektrophysiologischen Untersuchungen die Beziehungen von Struktur und Funktion der Nervenfasern weiter aufklären können.

a) Adrenerge und cholinerge Nervenfasern

Durch die fluorescenzmikroskopische Methode der Aufdeckung adrenerger Nervenfasern konnten auch in den peripheren Nerven, z. B. im Ischiadicus, adrenerge Nervenfasern nachgewiesen werden, wodurch eine weitere qualitative Differenzierung der Komponenten möglich wurde (Dahlström und Fuxe, 1964; Blümcke und Niedorf, 1965b; Dahlström, 1965; Hillarp, Fuxe und Dahlström, 1966). Die cholinergen Nervenfasern sind der Gegenstand unserer Darstellung. Die genaue zahlenmäßige Korrelation für die einzelnen Nervenstämme steht noch aus. Sie wäre im Hinblick auf die beträchtlichen

Varianten der vegetativen Syndrome nach Nervenverletzungen (s. Foerster, 1929a) von besonderem Interesse. Auch für die Frage der Gefäßveränderungen nach Nervenverletzungen ergeben sich durch die in den Nervenstämmen verlaufenden vasomotorischen Fasern, deren Existenz bisher nur indirekt mit klinischer Methodik erschlossen werden konnte, neue Hinweise.

b) Die anatomisch-funktionelle Gliederung der Nervenfasern

Nach Erlanger und Gasser (1937) werden periphere Nervenfasern in 3 Gruppen eingeteilt: Gruppe A besteht aus markhaltigen, somatischen, afferenten und efferenten Fasern. Gruppe B umfaßt präganglionäre, viscerale, vegetative Fasern. Gruppe C setzt sich aus marklosen, postganglionären, visceralen Fasern und marklosen, somatischen, afferenten Fasern zusammen.

Die Nomenklatur für eine Unterteilung der Fasern in Gruppe A, die hier wiedergegeben werden soll, wurde auf dem Nobel-Symposium über Muscular afferents and motor control (1965) akzeptiert. Die Benennung mit α, β, γ ist beschränkt auf die markhaltigen efferenten Fasern, während die afferenten Fasern mit I, II und III bezeichnet werden. Auch die markhaltigen afferenten Fasern in Hautnerven werden nach der gleichen Bezeichnung gruppiert.

Sherrington (1894) hat als erster die Kaliberspektren peripherer Nerven untersucht und dabei entdeckt, daß die Muskelnerven dickere afferente Fasern besitzen als die Hautnerven. In den Diagrammen von Eccles und Sherrington (1930) über motorische Fasern in verschiedenen Muskelnerven zeigten sich distinkte Gruppen dicker und dünner motorischer Fasern. Dieser Befund über 2 Gruppen motorischer Fasern wurde von O'Leary, Heinbecker und Bishop (1934) bestätigt. Elektrophysiologische Untersuchungen zeigten, daß γ-Fasern die intrafusalen Fasern in den Muskelspindeln, während α-Fasern die Hauptmenge der extrafusalen Muskelfasern innervieren (Leksell, 1945). Boyd (1962) beobachtete 2 unterscheidbare Typen motorischer Fasern und Endigungen an den intrafusalen Muskelfasern der Katze und Boyd und Davey (1968) bestätigten das Vorkommen ,,schneller'' und ,,langsamer'' γ-Fasergruppen in den Nervenstämmen. Auch morphologisch zeigen diese Typen dünner motorischer Fasern Verschiedenheiten: Die schnellen Potentiale werden in γ-Fasern mit dicken Markscheiden und langsame Potentiale in γ-Fasern mit dünnen Markscheiden geleitet.

Histogramme mit diesen neuen und älteren Ergebnissen wurden von Boyd und Davey (1968) zusammengestellt (Abb. 9 I—III). Sie enthalten erstmals Korrelationen zwischen Nervenfasergruppen und Endorganen bei Haut-, Gelenk- und Muskelnerven.

Diese Korrelation der Nervenfasern verschiedenen Typs mit ihrer Funktion für die Fasern der Gruppe A beginnt mit den *afferenten Fasern*. Dabei zeigt es sich, daß die Population der Fasern eines bestimmten Receptortyps eine annähernd normale statistische Verteilung ergibt, besonders bei den dickeren Nervenfasern.

Alle afferenten Fasern der sekundären sensorischen Endigungen der Muskelspindeln sind Typ II-Fasern, wie alle Fasern von den Sinneshaaren.

Während spezielle Werte von den Untersuchungen bei der Katze stammen, beruht die allgemeine Analyse der Zusammensetzung von Nerven und der innervierten Strukturen auf Befunden bei anderen Säugetieren einschließlich des Menschen. Durchmesser und Leitungsgeschwindigkeit der Nervenfasern variieren in einer beliebigen Gruppe bei der Katze von einem Nerven zum anderen. Auf die sehr ausführliche Darstellung neurophysiologischer Ergebnisse in der Originalarbeit sei verwiesen.

Von den Receptoren gehören die langsam, adaptierenden Tastkörperchen und die dermalen Dehnungsreceptoren der Haut zur Gruppe II, ebenso wie die rasch adaptierenden Pacinischen Körperchen und Receptoren der Sinneshaarfollikel.

Zu der Gruppe III gehören die Haarfollikel-Receptoren, die rasch adaptieren, während die ebenfalls zu dieser Gruppe gehörenden nociceptiven Fasern langsam adaptieren;

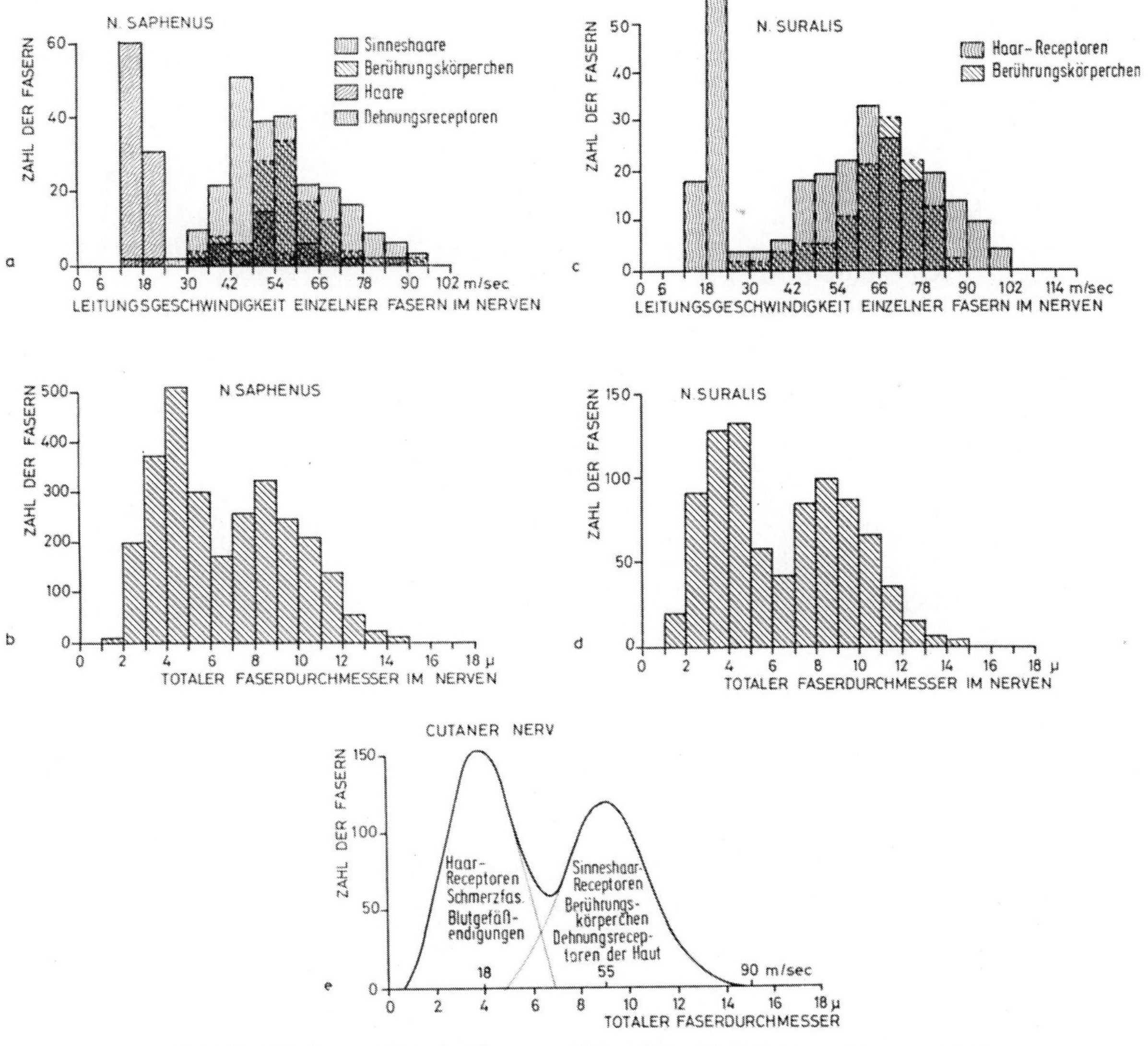

Abb. 9I—III. Faseraufbau der Nerven und Funktion. (Nach Boyd und Davey, 1968)

Abb. 9Ia—e. Durchmesser und Leitungsgeschwindigkeit von afferenten Fasern verschiedener Receptoren der Haut. a Leitungsgeschwindigkeit und Funktion der einzelnen Fasern, isoliert von dem *Nervus saphenus*, die 232 Follikelreceptoren der Sinneshaare versorgen, 90 Receptoren von Haarfollikeln, 113 Berührungskörperchen und 43 Dehnungsreceptoren der Haut (Brown u. Iggo, 1968). b Durchschnittszahl der Fasern von jedem Durchmesser in Querschnitten von 5 Saphenusnerven (Boyd u. Davey, 1968). c Leitungsgeschwindigkeit und Funktion der einzelnen Fasern isoliert vom *N. suralis*, die 114 Berührungskörperchen und 263 Haarfollikelreceptoren versorgen (Hunt u. McIntyre 1960a; Sinneshaarreceptor und down hair receptors sind nicht gesondert identifiziert). d Durchschnittszahl der Fasern von jedem Durchmesser auf Querschnitten für 4 N. surales (Boyd u. Davey, 1968). e 1000 afferente Fasern in einem Hautnerven.

sie besitzen offenbar freie Nervenendigungen. Hierher gehören auch einige Fasern, die von den Blutgefäßen stammen und nicht auf mechanische Reizung der Haut reagieren.

Die anatomisch distinkten Gelenknerven, die auch das Periost und die Membrana interossea versorgen, sind wiederholt untersucht worden. Die Ergebnisse werden bei Boyd und Davey mit eingeschlossen. Hierbei gibt es beträchtliche Überlappungen.

Die *Sehnenorgane* (Golgi), die langsam adaptierende Dehnungsreceptoren darstellen, werden in den Bändern der Gelenke, aber nicht in den Gelenkkapseln gefunden. Sie gehören zur Gruppe Ib. Die reiserförmigen „spray"-Gelenkreceptoren (Ruffini, 1894, 1921)

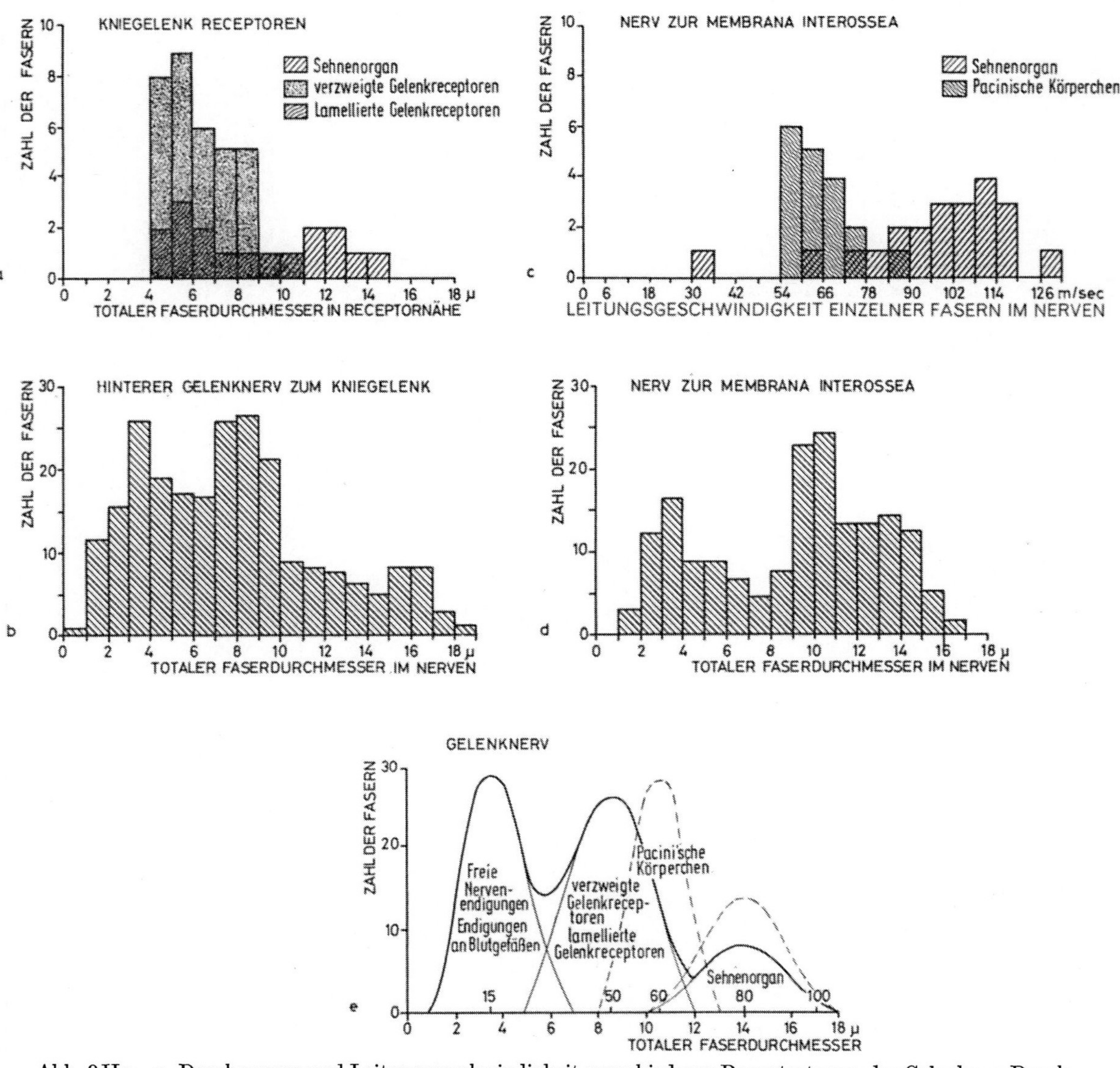

Abb. 9 II a—e. Durchmesser und Leitungsgeschwindigkeit verschiedener Receptortypen der Gelenke. a Durchmesser der Fasern von 35 verzweigten und 10 lamellierten Receptoren, die von dem *Kniegelenk* isoliert wurden (Boyd, 1954; Skoglund, 1956). Die Fasern wurden etwa 1 mm von den Receptoren entfernt gemessen. b Durchschnittszahl der Fasern jeden Durchmessers auf Querschnitten des hinteren Gelenknerven vom *Kniegelenk* bei Katzen (Forbes, 1966). c Leitungsgeschwindigkeit der einzelnen Fasern, die von dem Nerven zur *Membrana interossea* isoliert wurden, und die 22 Sehnenorgane und 18 Pacinische Körperchen versorgen (Hunt u. McIntyre, 1960a). d Durchschnittszahl der Fasern jeden Durchmessers auf Querschnitten des Nerven zur *Membrana interossea* bei 2 Katzen (nach Boyd u. Davey, 1968). e 200 afferente Fasern in einem Gelenknerven (unterbrochene Linien gehören zu dem Nerven der Membrana interossea allein).

liegen in der fibrösen Kapsel der Gelenke, adaptieren langsam, sie bilden etwa $^4/_5$ der Gruppe II. Sie signalisieren die Gelenkstellung im statischen Zustand, während die lamellierten (paciniformen) Gelenkreceptoren ebenfalls der Gruppe II zugehören und rasch adaptierende Receptoren sind.

Die Pacinischen Körperchen werden nach Boyd und Davey (1968) nicht in Gelenken oder in enger Verbindung mit ihnen gefunden, so daß Fasern von Pacinischen Körperchen normalerweise nicht in echten Gelenknerven vorhanden sind. Eine Gruppe von ihnen findet sich nahe dem Ellbogengelenk, andere, ca. 60 Körperchen, sind bindegewebig mit dem Periost der Tibia verbunden. Sie sind rasch adaptierende Receptoren, antworten auf

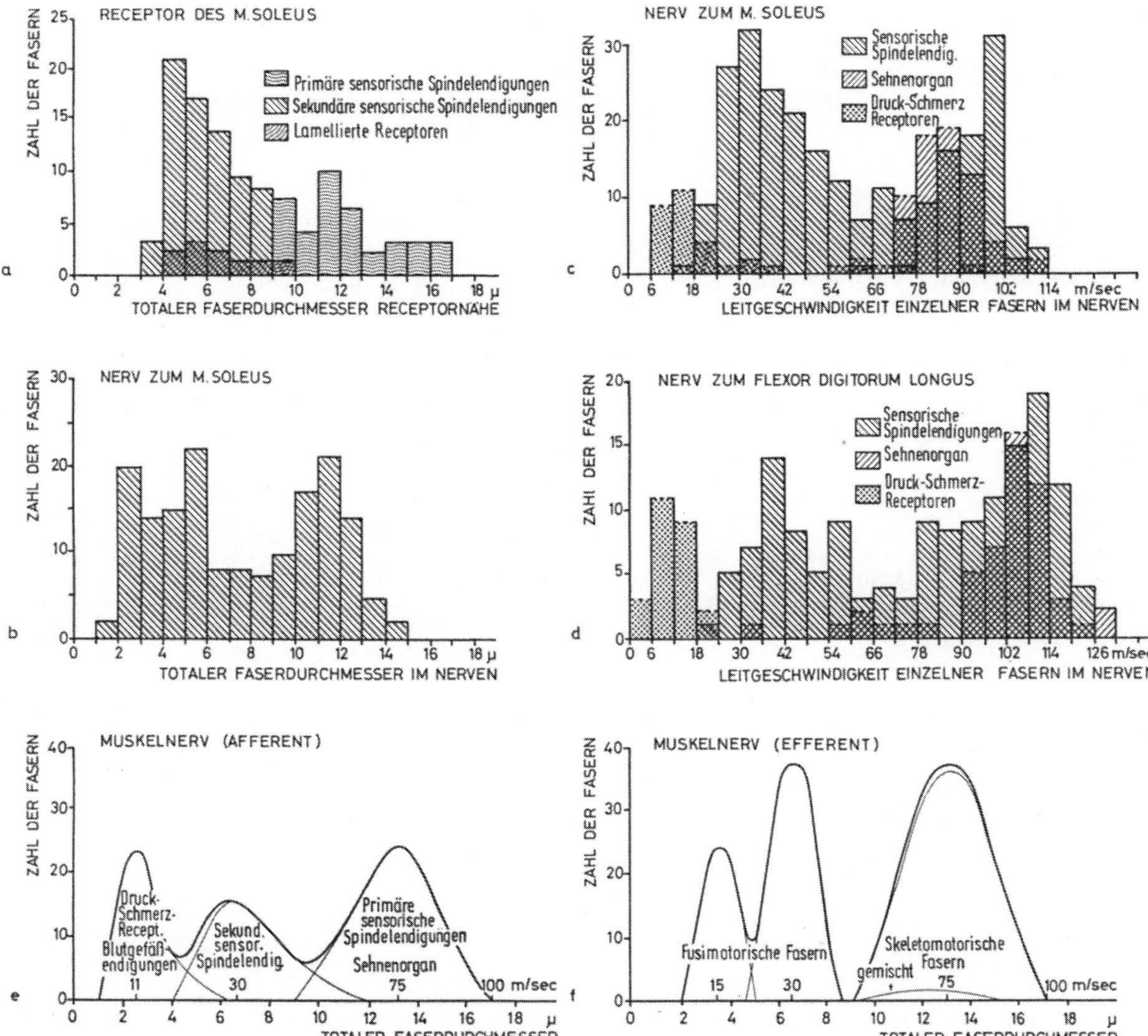

Abb. 9 III a—f. Durchmesser und Leitungsgeschwindigkeit der afferenten Fasern von verschiedenen Receptortypen im Muskel. a Durchmesser der Fasern von 39 primären sensorischen Endigungen und 73 sekundären sensorischen Endigungen in Muskelspindeln, die vom *M. soleus* isoliert wurden (Boyd, 1962). Durchmesser der Fasern von 8 lamellierten Receptoren, die vom Flexor digitorum longus und Extensor digitorum longus isoliert wurden (Boyd u. McCarry, nicht publiziert). Messung der Fasern etwa 1 mm vom Receptor entfernt. b Durchschnittszahl der Fasern jeden Durchmessers auf Querschnitten von 3 *Soleusnerven* von chronisch de-efferentierten Gliedmaßen (Boyd u. Davey, 1968). c Leitungsgeschwindigkeit der einzelnen Fasern, isoliert vom *N. soleus*, die 71 Sehnenorgane und 251 sensorische Endigungen in Muskelspindeln innervieren (Hunt, 1954: primäre und sekundäre sensorische Endigungen wurden nicht getrennt identifiziert). Leitungsgeschwindigkeit der einzelnen Fasern in zusammengesetzten Nerven zum Soleus und lateralen Gastrocnemius, die 31 Druck-SchmerzReceptoren versorgen (Paintal, 1960). d Leitungsgeschwindigkeit der einzelnen Fasern, isoliert vom Nerven zum *Flexor digitorum longus*, die 53 Sehnenorgane und 147 sensorische Endigungen in Muskelspindeln versorgen (Hunt u. McIntyre, 1960b, primäre und sekundäre sensorische Endigungen nicht getrennt identifiziert). Leitungsgeschwindigkeit der einzelnen Fasern vom Nerven zum tibialis anterior, die 25 Druck-SchmerzReceptoren versorgen (Paintal, 1960). e 200 afferente Fasern in einem Muskelnerven, der 40% afferente Fasern enthält. f 300 efferente Fasern in einem Muskelnerven. Die Lagen der Maxima und Minima in den Gesamtkurven sind Durchschnittswerte der Fasergrößenhistogramme aller Nerven (Boyd u. Davey, 1968). Dünne Kurven zeigen die Verteilung der Fasern innerhalb besonderer Gruppen, wie im Text beschrieben. Die Proportion der Fasern in jeder Gruppe aus der Totalzahl der Fasern im Nerven ist der Durchschnitt für alle untersuchten Nerven

lokalen, leichten Druck, können aber nicht andauernd Druck signalisieren. Sie melden Vibrationen mit Frequenzen über 200 Perioden/sec.

Die Gruppe III-Fasern schließt freie Nervenendigungen und Endigungen an Blutgefäßen ein, wobei ca. 40% der markhaltigen Fasern in allen Gelenknerven auf diese Weise endigen. In der Synovia sind alle Nervenfasern mit Blutgefäßen verbunden.

Die afferenten Fasern in Muskelnerven

Von den Muskelnerven, die ebenfalls oft analysiert wurden, wird die Proportion der afferenten Fasern in einer Extremität wiedergegeben (Abb. 9 III). Auch hier gibt es eine gewisse Überlappung zwischen Fasern der Gruppe I und II und zwischen II und III.

Faseraufbau der Nerven und Funktion
Prozentsatz der Nervenfasern verschiedener Typen in einem typischen Hautnerven, Gelenknerven und Muskelnerven. Die Fasern sind in termini der Strukturen bezeichnet, die sie innervieren, und der Spitze des Fasergrößenhistogrammes, zu dem sie hauptsächlich beitragen. (Nach Boyd und Davey 1968)

---

a) Hautnerv

Gruppe II	Berührungskörperchen	18%
	Dehnungsreceptoren der Haut	5%
	Pacinische Körperchen	1%
	Sinneshaarfollikelreceptoren	
Gruppe III	Unterhaarfollikelreceptoren	40%
	Schmerzreceptoren	5%
	Blutgefäßnervenendigungen	5%

b) Gelenknerv
(Nerv zur Membrana interossea, Werte in Parenthese)

Gruppe I	Primäre sensorische Spindelendigungen	0%	(1%)
	Sehnenorgane	15%	(24%)
Gruppe II	Verzweigte Gelenkreceptoren (Ruffini)	35%	(0%)
	Lamellierte Gelenkreceptoren, paciniforme Körperchen	10%	(0%)
	Pacinische Körperchen	0%	(35%)
Gruppe III	Freie Nervenendigungen (Schmerzreceptoren) Blutgefäßnervenendigungen	40%	(40%)

Muskelnerv (40% afferente Fasern; Nerven mit höheren Prozentsätzen afferenter Fasern enthalten sehr viel mehr Fasern von der Gruppe II und III, wahrscheinlich meist extramuskulären Ursprungs)

c) Afferente Fasern

Gruppe I	Primäre sensorische Spindelendigungen	30%
	Sehnenorgane	15%
Gruppe II	Sekundäre sensorische Spindelendigungen	30%
	Verzweigte Receptoren (Ruffini)	1%
	Lamellierte (paciniforme) Receptoren	<1%
Gruppe III	Freie Nervenendigungen (Druck-Schmerz-Receptoren)	15%
	Blutgefäßnervenendigungen	8%

d) Motorische Fasern

Gruppe α	Skeletomotorische Fasern		53%
Gruppe β	Skeletomotorische und fusimotorische Fasern		2%
Gruppe γ	Fusimotorische Fasern	schnell	30%
		langsam	15%

Primäre sensorische Endigungen (Gruppe I a)

Jede Muskelspindel enthält eine primäre sensorische Endigung, die langsam adaptiert und eine vermehrte Entladung während der Muskeldehnung oder der intrafusalen Kontraktion abgibt und eine abnehmende Entladung während extrafusaler Kontraktion, die die Spindel entlädt. Etwa $^2/_3$ der Fasern in der Gruppe I sind I a-Nervenfasern, obgleich die Relation von Muskel zu Muskel variiert.

Sehnenorgan (Golgi) (Gruppe I b)

Golgis Sehnenorgane finden sich in den Muskelsehnenverbindungen, sind langsam adaptierend und geben eine vermehrte Entladung während der Muskeldehnung oder extrafusaler Kontraktion. Ca. $^1/_3$ der Fasern in der Gruppe I sind I b-Nervenfasern.

Sekundäre sensorische Endigungen in Muskelspindeln (Gruppe II)

Durchschnittlich enthält jede Muskelspindel eine sekundäre, sensorische Endigung, variierend von 0—5 (bei der Katze). Sie sind langsam adaptierend, zeigen zunehmende Entladung während der Muskeldehnung oder intrafusalen Kontraktion und eine abnehmende Entladung während extrafusaler Kontraktion. In manchen Muskelnerven bilden die Fasern der sekundären, sensorischen Endigungen die ganze Gruppe II.

Spray-Receptoren (Ruffini) (Gruppe II)

Sie sind langsam adaptierend und werden durch Muskeldehnung aktiviert. Sie stellen einen kleinen Teil der Komponente der Gruppe II dar und sind zu vernachlässigen.

Lamellierte paciniforme Receptoren (Gruppe II)

Wenige Receptoren liegen an der Oberfläche des Muskels, in Aponeurosen und im Bindegewebe um die Sehnen, im Muskel selbst kommen sie selten vor. Es handelt sich um rasch adaptierende Receptoren, die auf Muskeldehnung und sehr leichten lokalen Druck antworten, sie gleichen denen in den Gelenken und bilden ca. 1 % der Gruppe II-Nervenfasern.

Pacinische Körperchen (Gruppe II)

Normalerweise werden sie nicht im Muskel gefunden, einige kommen in der Fascie um den M. interosseus am Fuß vor.

Druck-Schmerzreceptoren (Gruppe III)

Langsam adaptierende Receptoren werden durch tiefen Druck oder Quetschung des Muskels aktiviert. Sie geben eine langdauernde Entladung. Wenige kommen im Muskelbauch vor, zahlreich sind sie an der musculo-tendinösen Verbindung und besitzen ein breites receptives Feld. Sie bilden $^2/_3$ der Gruppe III-Fasern und endigen offenbar frei im Muskel. Sie können im Muskel sehr zahlreich sein und sollen vermutlich für die zunehmende spontane, sensorische Entladung des Muskels während der Atrophie verantwortlich sein (HNÍK und PAYNE, 1965).

Nervenendigungen an Blutgefäßen (Gruppe III)

Etwa $^1/_3$ der Gruppe III-Fasern gehören zu Receptoren, die mechanisch nicht erregbar sind — vermutlich handelt es sich um afferente Fasern von Gefäßen.

Die efferenten Fasern in Muskelnerven

Es gibt im Muskelnerven keine Überlappung im Durchmesser zwischen den Gruppen der dicken (α, β) und der dünnen (γ) motorischen Fasern und die Beziehung zwischen dicken und dünnen Fasern ist relativ konstant. Innerhalb der dünnen Fasergruppe ist die

Relation zwischen raschen und langsamen γ-Fasern variabel von Nerv zu Nerv. Sie können in verschiedenem Grad überlappen, gemeinsam 1 oder 2 Gipfel bilden.

Skeletomotorische Gruppe (α-Gruppe)

Die Fasern endigen ausschließlich an extrafusalen Muskelfasern. Ihr Kaliber beträgt 9—17 μ, Mittelwert 13 μ, Leitungsgeschwindigkeit von 50—100 m/sec, Mittel 75 m/sec. Nach dem Eintreten in den Muskel teilen sich die α-Fasern wiederholt und ihre Äste sind nahe den motorischen Endplatten 2—3 μ dick. *Schnelle α-Fasern* sind Axone von Motoneuronen mit einer kurzen Phase der Nachhyperpolarisation und sind mit der phasischen Aktivität verbunden. Langsame α-Fasern gehören zu Motoneuronen mit längerer Nachhyperpolarisation und sind an der *tonischen Aktivität* (Granit, Henatsch und Steg, 1956; Eccles, Eccles und Lundberg, 1958) beteiligt. Schnelle und langsame α-Fasern innervieren „motor units" mit entsprechenden schnellen oder langsamen Kontraktionsgeschwindigkeiten. In den Schwanzmuskeln der Ratte bilden die „motor units", die von schnellen und langsamen α-Fasern versorgt werden, eine regional getrennte Population (s. auch die Differenzen der Innervation bei roten und weißen Muskelfasern).

Skeletomotorische und fusimotorische Fasern, β-Gruppe

Wie von Bessou, Emonet-Denand und Laporte (1965) vermutet wird, stellen β-Fasern Spuren eines Evolutionsprozesses dar. Sie repräsentieren ein intermediäres Stadium zwischen der fusimotorischen Innervation bei Amphibien, bei denen alle fusimotorischen Fasern auch den extrafusalen Muskel versorgen, und der von Katzen und Menschen, bei denen β-Fasern selten sind oder fehlen und die Spindeln eine von der extrafusalen Muskulatur unabhängige doppelte fusimotorische Innervation besitzen.

Fusimotorische Fasern (schnelle γ- und langsame γ-Gruppen)

Zwei funktionelle Typen der fusimotorischen Faser sind bekannt (Matthews, 1962). Sie können nicht direkt mit schnellen und langsamen γ-Fasern korreliert werden, da die Leitungsgeschwindigkeiten der dynamischen und statischen Fasern zu einem größeren Grad überlappen als dies bei den schnellen und langsamen γ-Fasern der Fall ist (Boyd und Davey, 1968). Nach Boyd (1966a und b) ist es wahrscheinlich, daß der *dynamische Effekt* durch intrafusale *Kernhaufenfasern* und der *statische Effekt* durch intrafusale *Kernkettenfasern* vermittelt wird, wie dies ursprünglich von Jansen und Matthews (1962) angenommen wurde.

Das morphologische Konzept, daß die beiden Typen intrafusaler Muskelfasern von 2 Typen dünner motorischer Fasern selektiv innerviert werden (Boyd, 1962), ist nicht allgemein angenommen worden (Barker, 1966a und b). Möglicherweise bringen elektronenmikroskopische Untersuchungen (s. S. 30) in Verbindung mit elektrophysiologischen Befunden eine endgültige Klärung. Bei den elektronenmikroskopischen Untersuchungen hat sich gezeigt, daß mit den γ-Fasern auch marklose Fasern in die Muskelspindel hineinziehen (G. Hennig, 1969) (Abb. 8), deren Bedeutung bisher nicht aufgeklärt werden konnte.

2. Motorische Einheiten und felderförmige Atrophie der Muskelfasern

Das Nebeneinander von Gruppen atrophischer und normaler Muskelfasern bei neurogenen Muskelatrophien hat Slauck (1921) als erster mit dem Untergang einzelner motorischer Neurone in Zusammenhang gebracht und damit den Begriff der motorischen Einheit vorweggenommen, der, von Eccles und Sherrington (1930) als „motor unit" bezeichnet, erst allgemeine Aufmerksamkeit gefunden hat (s. Wohlfart, 1955; Krücke, 1955). Die Frage der regionalen Verteilung der „motor units" blieb jedoch im normalen Muskel beim Menschen unbekannt bis zur Anwendung der histochemischen Methodik, bei der eine mosaikartige Verteilung der Muskelfasern durch ihr verschiedenartiges Enzymmuster evident wurde.

Von praktischem Interesse sind die Zahlen der Muskelfasern der „motor units", die nach den bisher vorliegenden Untersuchungen beträchtlich von Muskel zu Muskel variieren.

Die neueren Untersuchungen über große und kleine Gliedmaßenmuskeln bei dem Pavian (WRAY, 1969) lassen erkennen, daß bei einem Ausfall motorischer Neurone die neurogene Atrophie der großen Gliedmaßenmuskeln eine größere Zahl von Muskelfasern betreffen muß als in den kleinen Muskeln.

Die verschiedene Relation Nervenfasern zu Muskelfasern sagt jedoch nichts aus über die Verteilung der „motor units" im Gesamtmuskel und hierüber ergaben erst die neueren Untersuchungen Aufschluß. Die Vorstellung von SLAUCK (1921) und WOHLFART (1955), daß die motorischen Einheiten beim Menschen eng gruppiert zusammenliegen, muß danach revidiert werden, sie sind bei den meisten Muskeln mosaikartig verteilt.

Das morphologische Bild der *felderförmigen Atrophie*, das so evident den Ausfall einzelner „motor units" darzustellen schien, muß demnach auf eine andere Weise zustande kommen. Offenbar — und das ist die derzeitige Deutung — kommt es bei den chronisch verlaufenden atrophisierenden oder degenerativen Prozessen der einzelnen peripheren motorischen Neurone — bei denen Degenerations- und Regenerationsvorgänge immer nebeneinander anzutreffen sind (s. KRÜCKE, 1955) — zu einer Umgruppierung der primär verstreuten primären „motor units" durch kollaterale Regeneration und Reinnervation. Die einzelnen denervierten Muskelfasern werden von Nervenfasern einer anderen „motor unit" reneurotisiert, so daß ein einheitlicheres Muster mit relativ gesonderten „motor units", ein „type grouping" (KARPATI und ENGEL, 1968; s. auch ENGEL, 1965, 1967, 1970) eintritt. Erst im weiteren Verlauf des Prozesses, wenn auch diese Neurone erkranken, komme es zu den bekannten felderförmigen Atrophien dieser „sekundären motor units".

D. Die peripheren Neurone

1. Die Gliederung der peripheren Neurone nach ihren morphologischen Merkmalen

Der Zellkörper, von WALLER (1850, 1852) und von CAJAL (1928, 1935) als „trophisches Zentrum" für die gesamte Nervenfaser angesehen, weil nach der Durchtrennung der distale Abschnitt des Axons zugrunde geht, ist als Hauptort für die Synthese von Proteinen für das Gesamtneuron mit neuer Methodik bestätigt worden (LASEK, 1968; DROZ und LEBLOND, 1962; DROZ, 1967, 1969; u.a.). Aufgrund der Regenerationsgeschwindigkeit wurde geschätzt, daß ein großes neuronales Perikaryon ein Drittel seines Proteingehaltes jeden Tag erneuert. Wie viele der gebildeten Proteine für den Verbrauch an Ort und Stelle oder für spezifischere neurale Funktionen und wie viele für den Transport über das Axon bestimmt sind, ist noch nicht sicher zu übersehen.

In ihrer Struktur gleichen die Zellkörper der peripheren Neurone denen des zentralen Nervensystems. Sie besitzen eine kontinuierliche Plasmamembran, die aus 3 Schichten besteht, und enthalten Nissl-Substanz, die am prägnantesten in den großen motorischen Neuronen des Rückenmarks und Hirnstammes vorkommt (Abb. 10) und deren elektronenmikroskopisches Korrelat das granuläre oder rauhe endoplasmatische Reticulum ist (PALAY und PALADE, 1955). Bei den breiten blockförmigen Nissl-Körpern der motorischen Neurone ist das endoplasmatische Reticulum regelmäßig in Reih und Glied geordnet, wobei die Reihen von nahezu parallelen breiten Zisternen aufeinandergeschichtet sind, wie Pfannkuchen, mit sehr regelmäßigen Intervallen. Daraus ergibt sich eine dreidimensionale retikuläre Struktur von komplexem Bau, wie sie nur in wenigen Zelltypen außerhalb des Nervensystems vorkommt.

Die äußeren Oberflächen der Membranen, die diese Zisternen begrenzen, sind mit Ribosomen besetzt, die in Reihen, Schlingen und Spiralen oder Haufen angeordnet sind.

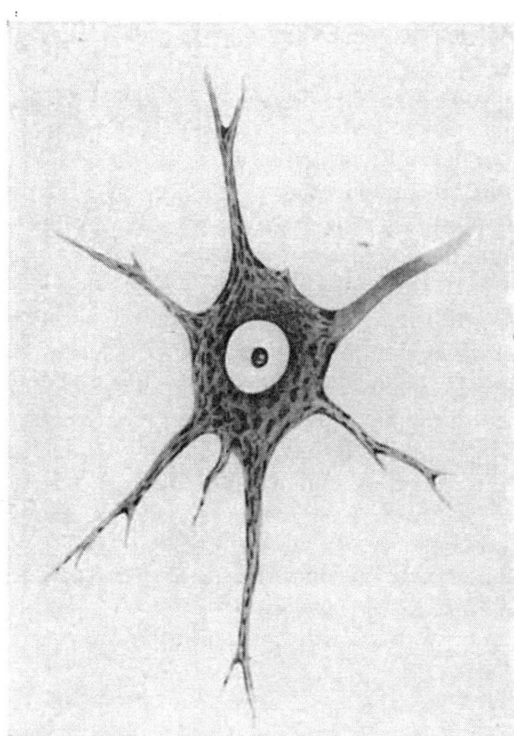

Abb. 10. Motorische Vorderhornzelle. Nisslbild nach Spielmeyer (1922) aus dem Rückenmark eines 6jährigen Kindes. Die Zelle enthält noch kein Pigment. Streifige Anordnung des Tigroids, dazwischen die ungefärbten Bahnen. Fortsetzung der Nisslkörper auf die Dendriten, der Achsencylinder mit seinem Ursprungskegel bleibt frei davon. Heller bläschenförmiger Kern, großes Kernkörperchen mit hellem Zentrum (Kristalloid)

In den Nervenzellen besteht eine Kontinuität zwischen den granulären und agranulären Formen des endoplasmatischen Reticulums.

Ribosomen kommen in der cytoplasmatischen Matrix auch frei vor zwischen den Zisternen des Reticulums. Auch in den Perikarya mit den großen und wohlgeordneten Nissl-Körpern, dazu gehören die der peripheren Neurone, deckt die genaue Untersuchung ihres Aufbaues das Vorkommen der Ribosomen in polysomalen Rosetten zwischen den Zisternen auf (Abb. 22), weniger an der Oberfläche des endoplasmatischen Reticulums. Diese Anordnung, die Struktur der Nissl-Körper, differiert beträchtlich von der Struktur des Ergastoplasmas in den proteinbildenden Drüsenzellen.

Es ist wahrscheinlich, daß die Ribosomen der Nissl-Substanz mit der Synthese von Proteinen in Verbindung stehen.

Die Neurone sind biochemisch nicht identisch, es bestehen markante Differenzen der Zellen hinsichtlich der Ionenzusammensetzung, der Aminosäurenzusammensetzung, der Transmittersubstanzen und der Antwort der Zellen auf die Anwendung von Pharmaka (Kerkut, 1969). Diese bei Invertebraten erhobenen Befunde gelten zweifellos auch für die Vertebraten und die Säugetiere.

2. Axonaler Transport

Auf die neueren Übersichten zu diesem Thema sei zunächst verwiesen (Barondes, 1969; Weiss, 1970; Davison, 1970). Es besteht allgemein Übereinstimmung darin, daß Neurone Proteine synthetisieren und umsetzen. Nach Davison (1970) sind etwa 10—20% davon langlebige Proteine, von denen viele vom Zellkörper in das Axon abwandern (Fernandez und Davison, 1969).

Die Proteine wandern 1—3 mm pro Tag im Axon, wie Weiss u. Mitarb. ursprünglich annahmen, aber bestimmte partikuläre Materialien bewegen sich rascher, wobei Geschwindigkeiten von 10—3000 mm pro Tag angegeben werden (JASINSKI et al. 1966; OCHS und RANISH, 1969; OCHS, 1970; OCHS und RANISH, 1970).

Der Nachweis eines *langsamen und raschen Transportes im Axon* führte zu der Annahme, daß mindestens 2 molekulare Mechanismen existieren müßten, durch die Bestandteile des Axons nach distal bewegt werden. Durch die lokale Applikation von Colchicin auf einen Nerven (DAHLSTRÖM, 1968) tritt eine Unterbrechung des raschen Transportvorganges ein. FERNANDEZ et al. (1970) haben nach lokaler Injektion von Colchicin den langsamen Transport für mehr als 14 Tage und auf 2—4 mm um die Injektionsstelle gehemmt. Da BORISY und TAYLOR (1967) eine Bindungsspezifität des Colchicins für Proteine der Mikrotubuli angeben, nimmt man eine Beteiligung der Mikrotubuli im Axon an den raschen und langsamen Transportbewegungen an.

Nicht alle Materialien, die im Zellkörper, im Perikaryon, synthetisiert werden, wandern in das Axon, man kann sedentäre und migratorische Proteine unterscheiden. Zu den migratorischen gehören die mit der Proteinsynthese verbundenen Mitochondrien und synaptischen Vesikel, spezifische Enzyme mit niedrigem Molekulargewicht, wie Phospholipoide und Catecholamine, während die sedentären wie die Ribosomen nur bis zum Ursprungshügel des Axons, dem Axonhügel, vordringen.

KERKUT (1969) konnte Beweise dafür erbringen, daß auch in dem Fall kleiner Moleküle eine erhebliche Selektivität in der Art des transportierten Materials besteht. Man kann daraus schließen, daß die Regulation der Zusammensetzung, der Funktion des Axons und der Nervenendigung durch einen Mechanismus erreicht werden, der den Transport spezifischen Materials kontrolliert.

Es werden auch nicht alle Bestandteile des Axoplasmas vom Perikaryon her transportiert (BARONDES. 1969). Die Existenz von Mitochondrien und multiplen Enzymen in den Nervenendigungen spricht dafür, daß an dieser Stelle ein beträchtlicher Metabolismus besteht und es scheint sicher, daß die Glucose, die für den Energiebedarf benötigt wird, durch Diffusion von den Capillaren her in die Nervenendigungen und das Axoplasma transportiert wird. In gleicher Weise scheinen die Vorläufer für die Synthese des Norepinephrins in den Nervenendigungen durch den Kreislauf zugeführt zu werden. Die Frage des Transportes der Makromoleküle in das Axoplasma von verschiedenen Nervensegmenten her wurde von SINGER und SALPETER (1966) untersucht. Nach ihren Befunden liegt es nahe, einen Transport von Aminosäuren in das Axon vom periaxonalen Raum her anzunehmen. Es scheint möglich, aber noch nicht sicher, daß ein Teil des von ihnen gegebenen radioaktiven Histidins proteingebunden sein kann. Für den segmentalen Metabolismus scheint der Transport von kleinen Molekülen in das Axon, unabhängig vom Perikaryon, sicher zu sein, während der Transport großer Moleküle noch nicht eindeutig zu beweisen ist.

Das Problem der *makromolekularen Biosynthese in Axonen* und Nervenendigungen — ebenfalls unabhängig vom Perikaryon — ist erst neuerdings näher untersucht worden. Dies wurde angeregt durch die Arbeiten über die Acetabularia, die einzellige Alge, die wie das Neuron einen langen cytoplasmatischen Fortsatz hat, der vom Zellkörper entspringt, in dem auch der Kern sitzt. Hier gibt es klare Beweise für Protein- und Ribonucleinsäuresynthese in diesem cytoplasmatischen Fortsatz nach Entfernung des Kernes aus dem Zellkörper (HÄMMERLING, 1932, 1963; BRACHET, 1967; WERZ, 1969; SCHWEIGER, 1969).

Der Beweis für eine makromolekulare Synthese im Axoplasma ist zwar noch nicht so wie bei der Acetabularia gelungen, aber man muß annehmen, daß z.B. im Mauthnerschen Axon des Goldfisches beträchtliche Mengen von Ribonucleinsäure vorhanden sind und es wurde bewiesen, daß eine Synthese von RNS und Protein im Axoplasma dieses ungewöhnlichen Neurons vorkommt (BARONDES, 1969). Jedenfalls wird die Möglichkeit eines Mechanismus für die Regulation von Proteinstruktur und Funktion durch biosynthetische Modifikation im Bereich der Nervenendigung nahegelegt. Über die morphologischen, durch Axoplasmaströmung bedingten Veränderungen nach Axonunterbrechung s. S. 57.

3. Die Struktur des Axons

Nach feinstrukturellen Merkmalen kann man den Axonhügel, das initiale Axonsegment, die Mittel- oder Hauptstrecke des Axons und seinen terminalen Abschnitt unterscheiden.

Das Axon enthält in seiner Hauptstrecke, wie andere Teile des Neurons, Mitochondrien, Neurofilamente, Mikrotubuli, agranuläres endoplasmatisches Reticulum, Vesikel und multivesiculäre Körperchen (Abb. 20). Es ist aber durch das Fehlen von 2 Komponenten charakterisiert, die sonst überall vorhanden sind, nämlich des granulären endoplasmatischen Reticulums und der freien Ribosomen. Im Gegensatz zu den Dendriten enthalten große Axone relativ wenig Mikrotubuli und viele Neurofilamente, beide parallel zur Längsachse des Fortsatzes orientiert (Peters, Palay und Webster, 1970). Diese Axoplasmastrukturen haben in irgendeiner Weise mit dem langsamen und raschen Transport im Axon zu tun, dessen Mechanismus aber noch nicht befriedigend aufgeklärt werden konnte.

In der *paranodalen Region*, an der die terminalen Myelinschlingen über dem Axolemm liegen, findet sich eine besondere Struktur. Das Axolemm ist in einer Serie von Verdichtungen modifiziert (Bargmann und Lindner, 1964; Andres, 1965 u. a.), die das Axon ringförmig umgeben. Eine weitere Modifikation der Grundstruktur besteht an den synaptischen Verbindungen, an denen das Axon die Rolle der prä- oder postsynaptischen Komponente spielt. An den chemischen Synapsen, an denen das Axolemm und die Plasmamembran der anderen neuronalen Komponenten sich an der Bildung eines synaptischen Komplexes beteiligen, kann eine Anhäufung von dichtem Material im Cytoplasma, angelagert um das Axolemm, vorkommen.

Die einzig bekannte Funktion des Axons dürfte die Erhaltung der Transportmechanismen und der Lebensfähigkeit des Axoplasmas und der Axonmembran sein (Davison, 1970).

Auf die *Nervenentwicklung* kann hier nicht eingegangen werden, es sei nur ein neuer Befund über die Feinstruktur des Wachstumskegels von Spinalganglienneuroblasten (Tennyson, 1970) erwähnt, da die Nervenregeneration sehr häufig mit den Vorgängen bei der Nervenentwicklung verglichen wird. In der Axonspitze kommen bei der Nervenentwicklung abweichend von den Regenerationsphänomenen am Axon Ribosomen im Axoplasma vor. Zelená (1972) fand Ribosomen in den markhaltigen Axonen, den dendritischen Axonen, der Spinalganglienzellen. Axone 7 Tage alter Ratten enthielten mehr Ribosomen als die der erwachsenen Tiere.

4. Die neuromuskulären Verbindungen

a) Die motorische Endplatte (Abb. 11—14)

Die neuromuskulären Verbindungen besitzen nach den elektronenmikroskopischen Untersuchungen über die Feinstruktur (Palade, 1954; Reger, 1954, 1955, 1959; Robertson, 1954, 1956; Andersson-Cedergren, 1959) folgende kennzeichnende Merkmale:

1. Zwischen der aneinandergelagerten prä- und postsynaptischen Membran besteht der synaptische Spalt, in dem sich eine Basalmembran findet, aber keine dazwischengelagerten Zellkomponenten (Abb. 13 u. 14).

2. Das Axonende ist mit großen, von Membranen umgebenen Vesikeln gefüllt, die einen Durchmesser von etwa 400—500 Å besitzen.

3. Es sind zahlreiche Mitochondrien vorhanden.

4. Neurofilamente, Mikrotubuli und andere spezielle Strukturen fehlen im allgemeinen im Cytoplasma nahe der synaptischen Oberfläche.

Diese generelle Charakterisierung von Robertson (1965) wurde auch an den zentralen Synapsen bewiesen, wobei aber einige Differenzen bestehen. Vergleichbar ist nur die

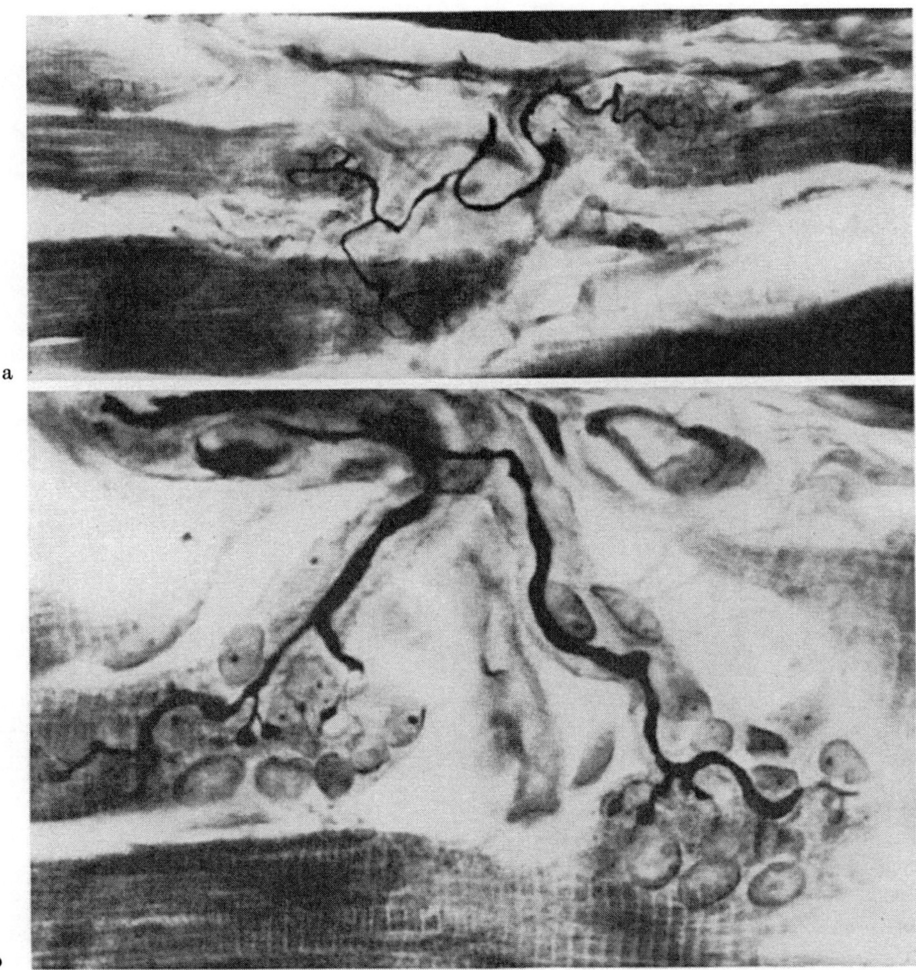

Abb. 11a u. b. Motorische Endplatte. a Endverzweigung einer motorischen Nervenfaser mit 3 motorischen Endigungen. b 2 motorische Endplatten bei stärkerer Vergrößerung mit zahlreichen Kernen der Sohlenplatte. (Originalpräparat von BIELSCHOWSKY)

sensorische neuromuskuläre Verbindung in der Muskelspindel mit den zentralen Synapsen, da bei ihr wie bei den zentralen Synapsen die Basalmembran fehlt.

Die Besonderheit der peripheren Synapse, der neuromuskulären Verbindung, ist der *subneurale Faltenapparat der Muskelfaser*, der zuerst von COUTEAUX (1947, 1958) beschrieben wurde. Die neuromuskuläre Verbindung wurde ausgiebiger als irgendeine andere Region im Hinblick auf die Lokalisation der Acetylcholinesterase und die pharmakologische Wirkung der Anticholinesterase, cholinomimetischer und cholinergischer blockierender Agentien untersucht (KOELLE, 1963). Auf die zusammenfassenden Darstellungen von TIEGS (1953), COËRS (1955, 1967), GEREBTZOFF (1955), ZACKS (1964), CSILLIK (1961, 1965) und ROBERTSON (1970) sei verwiesen.

Der subneurale Apparat stellt eine Modifikation der sarkoplasmatischen Oberflächenmembran und des anliegenden Sarkoplasmas dar. Er setzt sich aus einer uniformen Serie von Einfaltungen der sarkoplasmatischen Membran zusammen. Die Axoplasmamembran tritt nicht in diese Falten ein, daher ist das Oberflächenareal der postsynaptischen Komponente beträchtlich größer als das der präsynaptischen. Elektronenmikroskopisch bilden die axonalen und sarkoplasmatischen Membranen eine zusammengesetzte Membran vom 5 Schichten-Typus (ROBERTSON, 1965). Die höchste Konzentration der Acetylcholinesterase scheint postsynaptisch an der Oberfläche und in Einfaltungen des Subneural-

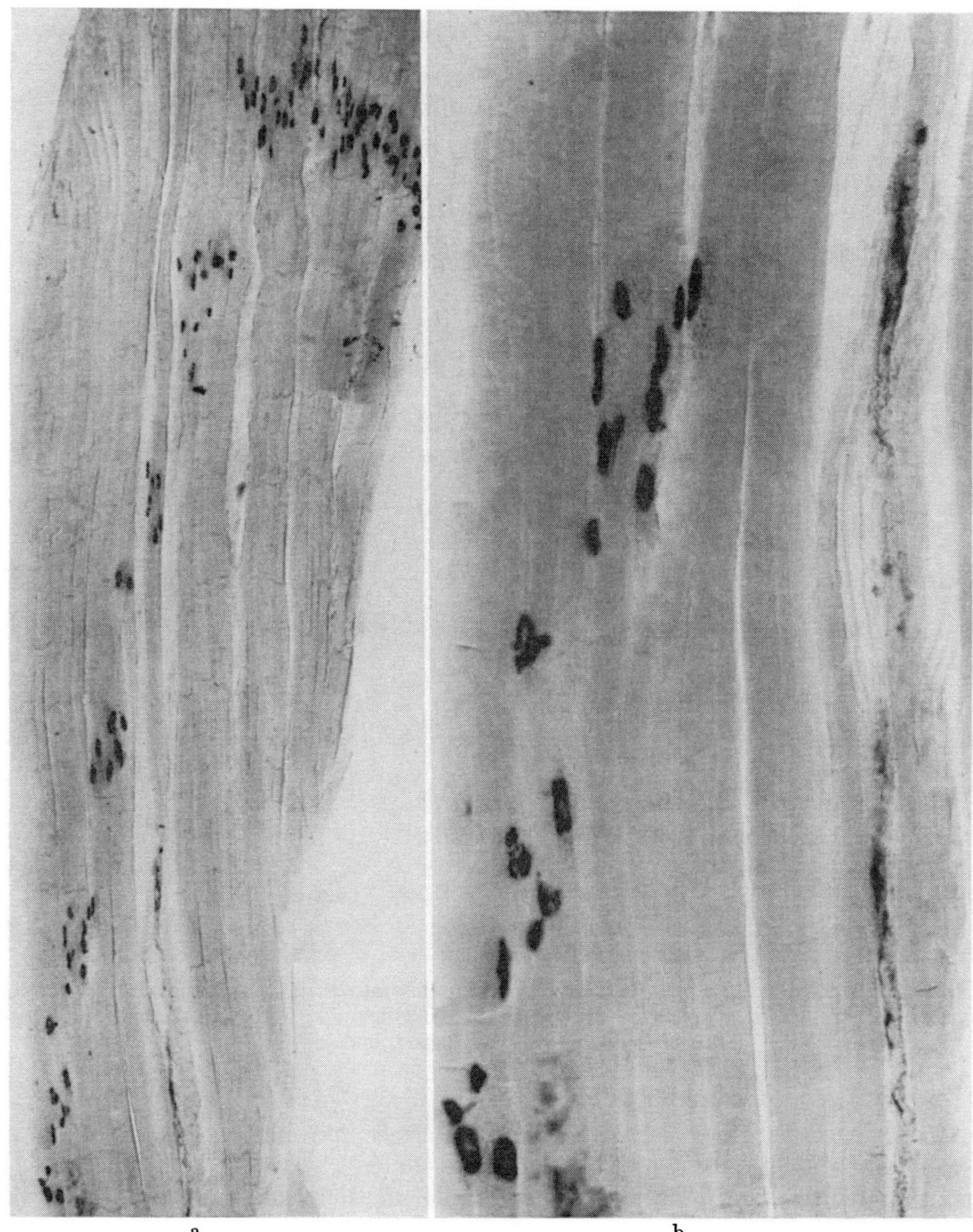

Abb. 12a u. b. Lokalisationsmuster motorischer Endplatten. Acetylcholinesterase-Reaktion modifiziert nach
Koelle. a Längsschnitt des M. lumbricalis der Ratte nach Perfusion mit Glutaraldehyd. Streifen- und herdförmig gruppierte Subneuralapparate der motorischen Endplatten, die durch den Cholinesterasegehalt hervortreten. Rechts im Bild eine längs geschnittene Muskelspindel. b Ausschnitt aus a. Der Äquator mit einer Kernhaufenfaser ist ferment-negativ. Beiderseits juxtaäquatorial cholinesterase-positive motorische Nervenmuskel-
verbindungen der intrafusalen Muskelfasern. (Präparat: E. Thomas)

apparates lokalisiert zu sein. Die motorischen Neurone besitzen nach Koelle (1963) über
ihre ganze Länge hohe Konzentrationen von Acetylcholinesterase, die im Bereich des
Perikaryons diskontinuierlich in der Plasmamembran und der Plasmamembran des Axons,
dem Axolemm (E. Thomas, 1965; Schlaepfer und Torack, 1966; Schlaepfer, 1968;
u. a.) lokalisiert ist.

Bei elektronenmikroskopisch-histochemischen Untersuchungen der neuromuskulären
Verbindung fand sich nach der Darstellung mit der Thiolessigsäuremethode die Enzym-

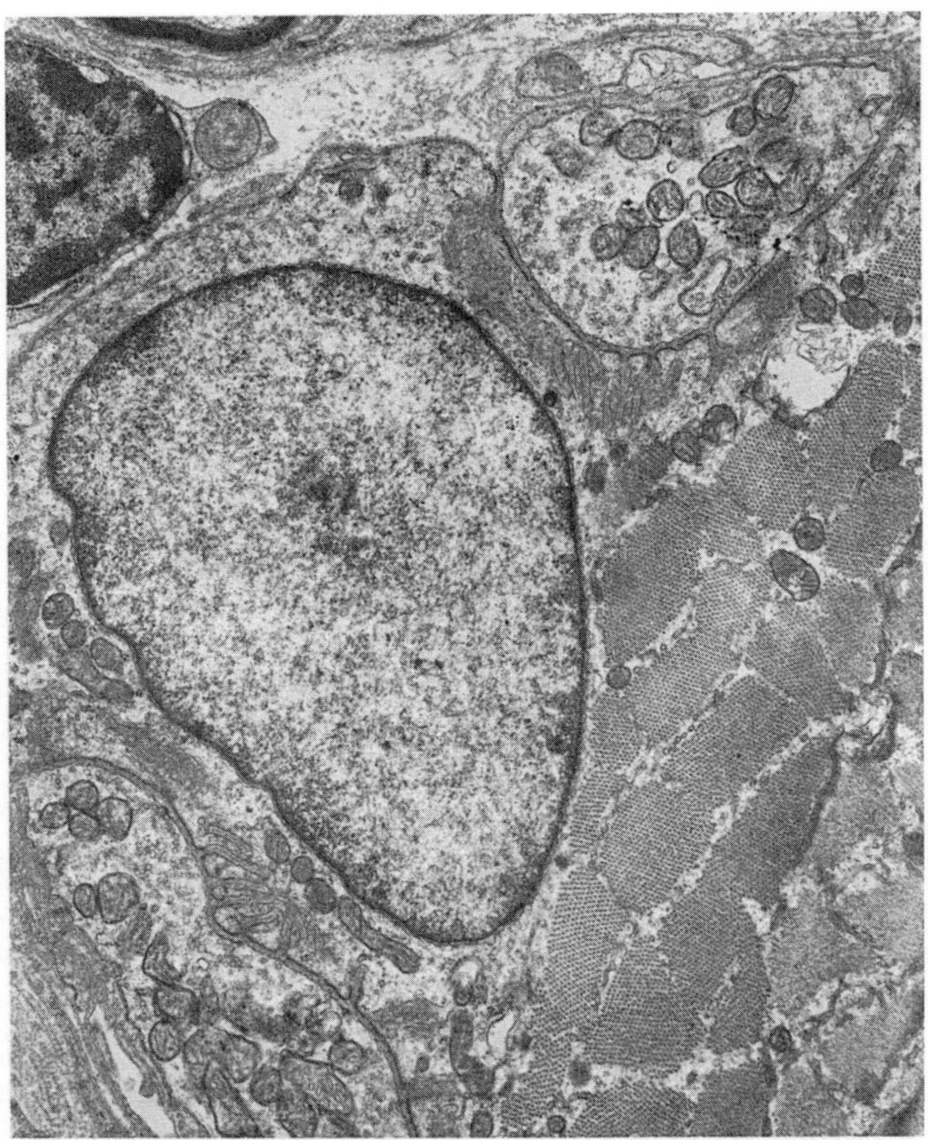

Abb. 13. Motorische Endplatten. Feinstruktur. M. lumbricalis der Ratte. Querschnitt durch eine extrafusale Muskelfaser und zwei Endkolben einer motorischen Endigung mit Faltenapparat in einer Einbuchtung der Muskelfaser. Axonende von Schwannzellfortsätzen bedeckt. (G. Hennig)

aktivität sowohl an der Plasmamembran des Axonendes wie des subneuralen Faltenapparates der Muskelfaser (Barrnett, 1962, 1966). Auch mit der Kupfer-Blei-Thiocholinmethode ist das Reaktionsprodukt im Bereich der prä- und postsynaptischen Membran lokalisiert (Kasá und Csillik, 1966; Csillik, 1968). Die Lokalisation des Reaktionsproduktes in den primären und sekundären synaptischen Spalten ist deutlich zu erkennen (Abb. 14).

Die bisherigen Befunde sprechen dafür, daß eine Kontinuität in der Ausbreitung der Acetylcholinesterase von der präsynaptischen Membran durch den synaptischen Spalt bis zur postsynaptischen Membran besteht. Diese strukturelle und chemische Organisation dürfte für die rasche und präzise Funktion der neuromuskulären Verbindung verantwortlich sein.

Die Hypothese über die postsynaptische Verstärkerfunktion des Faltenapparates (Csillik, 1965) findet in den Beobachtungen über die geringe Ausbreitung oder sogar das

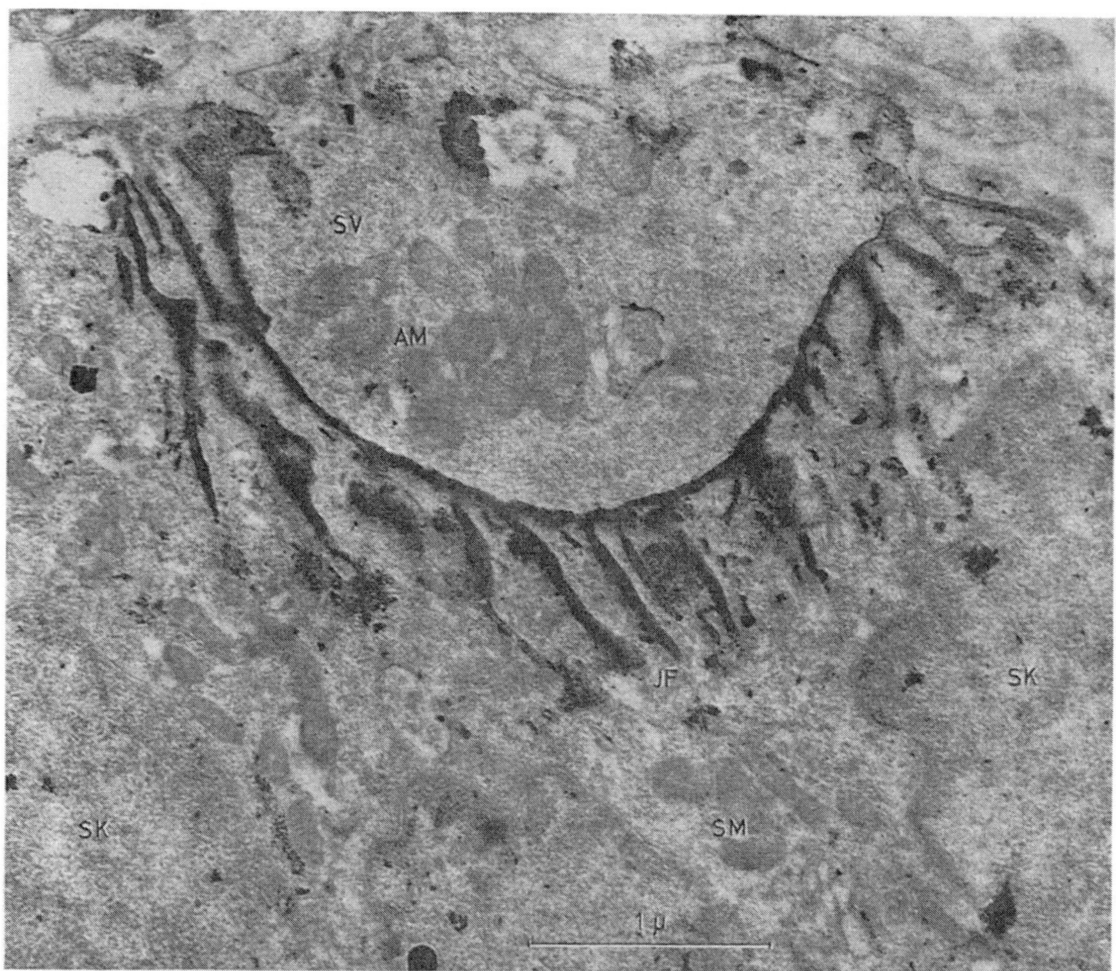

Abb. 14. Acetylcholinesterase-Aktivität einer motorischen Endplatte. Zwerchfell der Ratte. Fixation: gepuffertes Formalin (6 Std). Inkubation von dicken Gefrierschnitten in einer pH 5,8-Lösung von Acetylthiocholin, CuSO₄ und Pb (NO₃)₂, schließlich Behandlung mit H₂S. Nachfixation Millonigs Osmiumsäurelösung. Einbettung: Araldit. Dünnschnitte: LKB Ultrotom, Aufnahme: Tesla 242 D Tischelektronenmikroskop. Die telodendriale Nervenfaser erscheint auf dem Querschnitt, sie enthält axonale Mitochondrien (*AM*) und synaptische Vesikel (*SV*). Die Acetylcholinesterase ist in den anliegenden Oberflächenmembranen der prä- und postsynaptischen Membran lokalisiert wie auch in den junktionalen Falten (*JF*) der postsynaptischen Membran, die sich in die Muskelfaser erstreckt. Zwei Kerne im Sarkoplasma (*SK*) und einige Mitochondrien (*SM*) des postsynaptischen Sarkoplasmas sind zu erkennen. (Das Bild wurde freundlicherweise von B. Csillik zur Verfügung gestellt)

Fehlen der subneuralen Faltenbildung an Muskelfasern mit langsamer Kontraktion (s. S. 29) und den sich langsam kontrahierenden intrafusalen Muskelfasern (S. 32) eine Stütze. In dem Grade der Kompliziertheit des Faltenapparates könnte man ein morphologisches Merkmal für die Differenzierung der neuromuskulären Synapse sehen (Coërs, 1967).

Bei der Innervation der glatten Muskelfasern bestehen noch Unstimmigkeiten über den Endigungsmodus der Nervenfasern. Nachmansohn (1959) hat auch in jedem adrenergen Axon ein cholinergisches System angenommen, dem eine essentielle Rolle für die Nervenleitung und die Abgabe des Noradrenalins zukomme. Als dritte Möglichkeit wird das Nebeneinander adrenerger und cholinerger Axone postuliert und die Abgabe des Noradrenalins durch benachbarte adrenerge Axone angenommen.

Die Untersuchungen von Robinson (1969) am Längsmuskel des Vas deferens beim Meerschweinchen sprechen dafür, daß vermutlich cholinergische Axone in etwa 25% der Nervenfasern vorkommen. Das Fehlen eines nachweisbaren Reaktionsproduktes in 75%

der Axone wird, wenn auch noch nicht beweisend, als Fehlen der Acetylcholinesterase und vermutlich auch des Acetylcholins in den adrenergen Axonen des Meerschweinchens gedeutet.

Auf die zusammenfassende Darstellung von NACHMANSOHN (1971): ,,Proteins in bioelectricity. Acetylcholine-Esterase and Receptor" sei verwiesen.

b) Die Variation der Endplatte bei roten und weißen Muskelfasern

GEREBTZOFF (1959) hatte angenommen, daß in der Innervation und Endplattenformation von langsam und rasch sich kontrahierenden Muskelfasern Differenzen bestünden. Abgesehen von vergleichenden morphologischen Untersuchungen über die Variabilität der Größe und Form der Endplatten waren es besonders die Befunde an den Muskelspindeln, die für die Existenz von verschiedenen Differenzierungsformen sprachen. So hatte sich gezeigt, daß die Cholinesteraseaktivität der neuromuskulären Verbindung an den tonischen Fasern des Frosches schwächer ist als die Aktivität an den Endbüscheln, die die schnellen Fasern versorgen (COUTEAUX, 1955, 1958, 1960; CSILLIK, 1961). Die gleiche Differenz beobachtet man an den intrafusalen motorischen Nervenendigungen im Vergleich mit den extrafusalen Endplatten im Muskel der Säugetiere. Die intrafusalen Endigungen haben eine definitiv niedrigere Cholinesteraseaktivität (COËRS, 1954; COËRS und DURAND, 1956).

An dem einen Ende einer Reihe differenter Endplatten liegt die klassische motorische mit zahllosen und tiefen sekundären synaptischen Falten, am anderen die Endigung an den langsamen Muskelfasern ohne junktionale Falten. Eine solche Differenzierung im Grad der sarkolemmalen Faltung könnte nach COËRS (1967) zu den Verschiedenheiten der elektrophysiologischen Reaktion α-tonischer und α-phasischer extrafusaler Fasern (ECCLES u. a. 1958) beitragen.

Die strukturellen Differenzen der Nervenendigungen an den Muskelfasern (HESS und PILAR, 1963: HESS, 1960, 1965; GAUTHIER und PADYKULA, 1966 u. a.) sowie die Veränderungen im Enzymmuster des Muskels nach gekreuzter Innervation (ROMANUL und VAN DER MEULEN, 1967) eröffnen einen neuen Zugang zur Klärung der Pathogenese und Ätiologie der neuromuskulären Erkrankungen und der Denervierungsatrophie der Muskulatur. Auf Einzelheiten kann hier nicht eingegangen werden, da die zahlreichen neuen Ergebnisse eine gesonderte Darstellung erfordern.

5. Sensorische Receptoren

a) Muskelspindeln

Inzwischen liegen auch feinstrukturelle Befunde über die Innervation der intrafusalen Muskelfasern vor (MERRILLEES, 1960; KARLSSON et al., 1966; LANDON, 1966; CORVAJA et al., 1968, 1969; G. HENNIG, 1969; BARKER et al., 1970, und VON DÜRING und ANDRES, 1969).

Eine kurze Darstellung der komplexen Innervationsverhältnisse in der Muskelspindel scheint auch für den Neurochirurgen von Interesse, da die Reinnervation der Muskelspindel, wie die Knüpfung von Verbindungen im Zentralnervensystem, durch die Änderung des peripheren Innervationsmusters nach Nervennaht offenbar die beiden Hauptprobleme für die völlige Restitution nach Nervennaht darstellen.

Bei den überaus komplizierten Verhältnissen — GRANIT (1966) hat die Muskelspindel als den nach Auge und Ohr kompliziertesten Receptor des Organismus bezeichnet — hatte die lichtmikroskopische Untersuchung in eine Sackgasse geführt, in der sich die gegensätzlichen Auffassungen von BOYD (1966a und b) und von BARKER (1966a und b) über die fusimotorische Innervation nicht mehr in Einklang bringen ließen. Die bisher vorliegenden wenigen elektronenmikroskopischen Befunde lassen begreiflicherweise noch manche Frage offen, konnten aber feinstrukturelle Differenzen zwischen den schon elektrophysiologisch als different angesehenen Kernkettenfasern, nuclear chain fibres, und den Kernhaufenfasern, nuclear bag fibres, wie sie BOYD (1962) gefunden hatte, bestätigen.

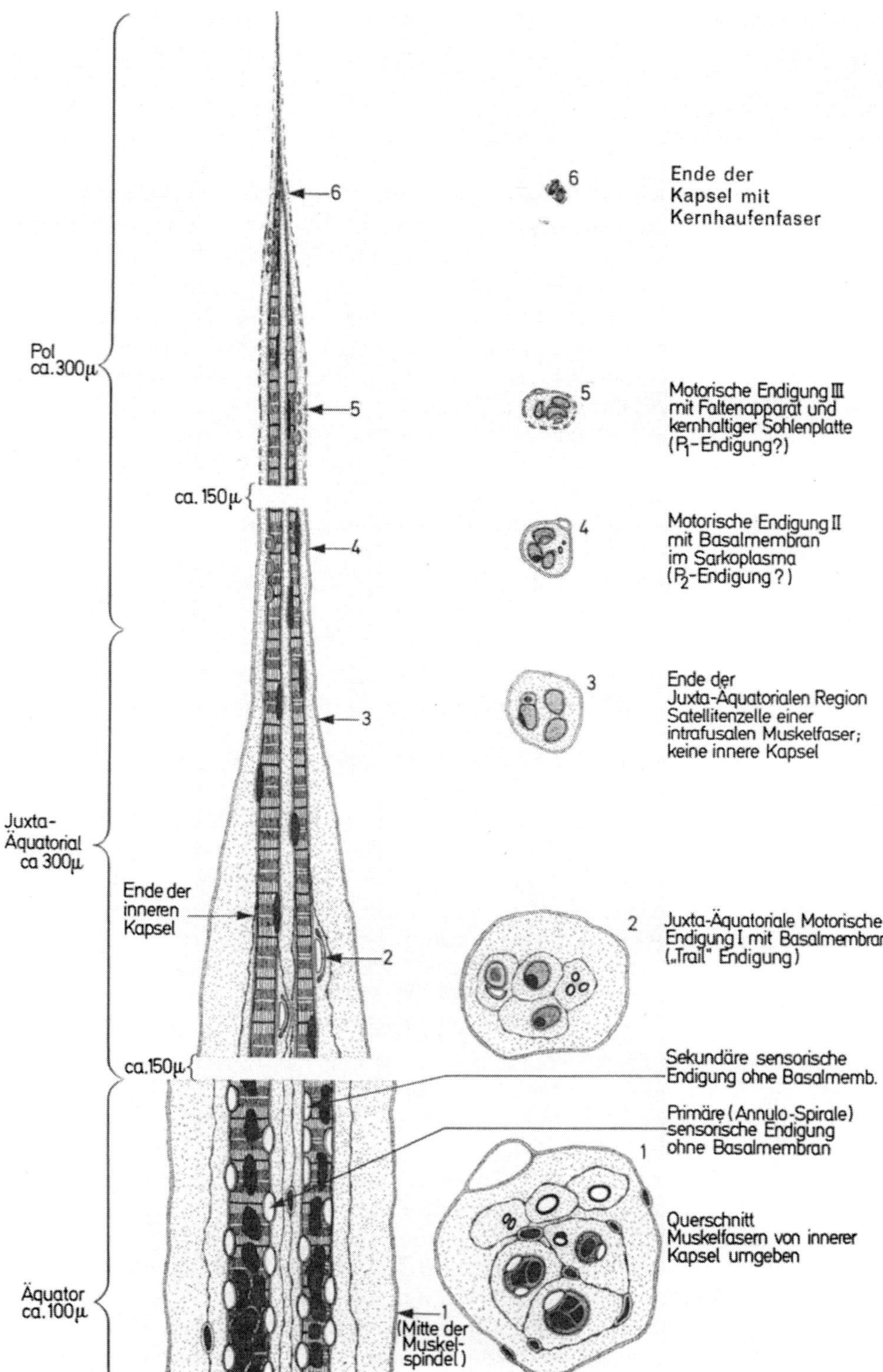

Abb. 15. Schema einer Muskelspindel nach dem elektronenmikroskopischen Bild mit 5 Endigungsformen der Nerven. (G. Hennig, 1969) (Ort der Abb. 16—18 im Schema angegeben)

Von den *fusimotorischen Nervenendigungen* war bekannt, daß sie mehr im Polbereich und juxtaäquatorial liegen, während der Äquatorbereich nur sensorisch innerviert ist (Abb. 15—18). Die elektronenmikroskopischen Untersuchungen zeigten, daß sich eine

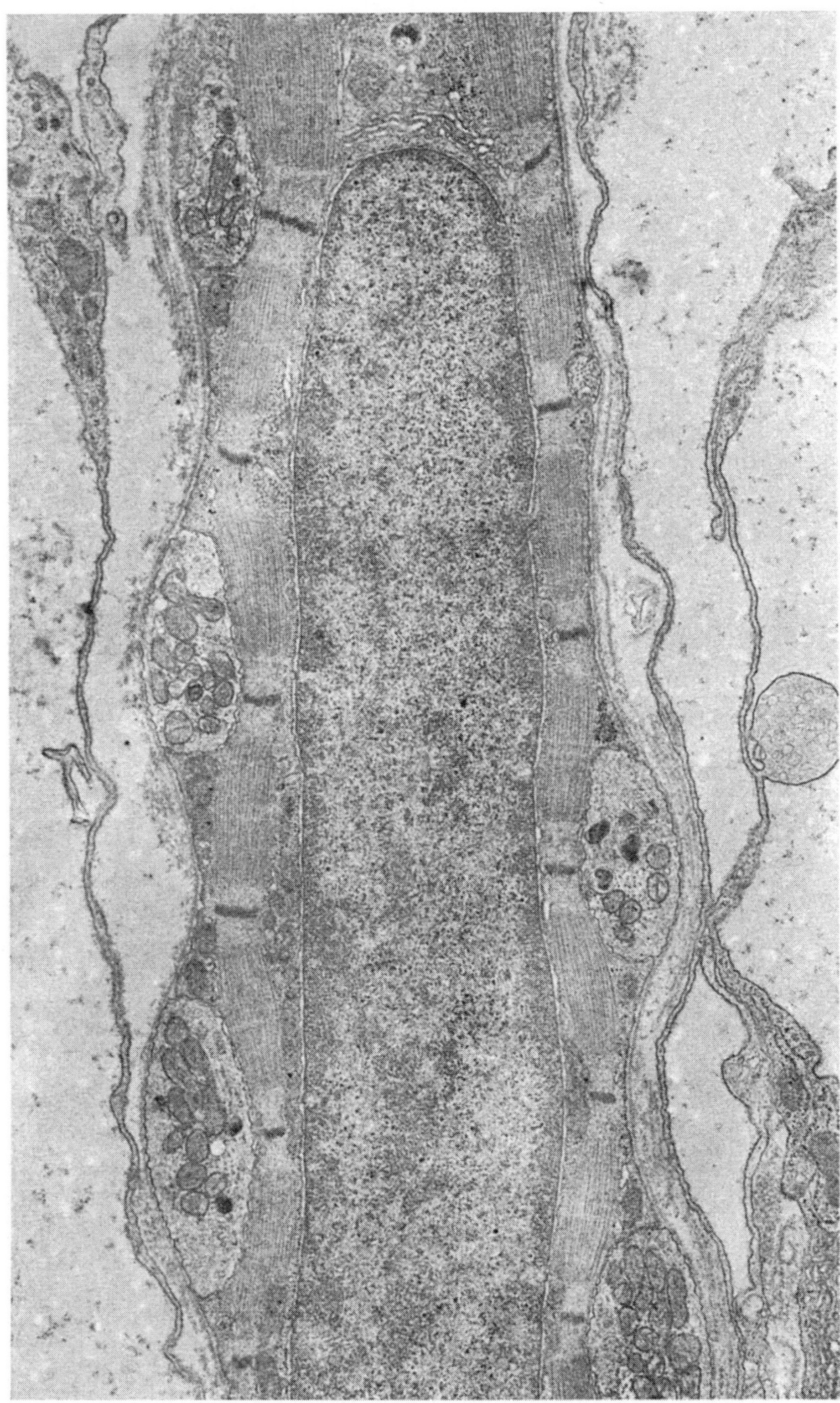

Abb. 16. Primäre sensorische Endigung einer intrafusalen Muskelfaser. Längsschnitt durch eine Kernkettenfaser in der Äquatorialregion. Annulospirale Endigung, die 5mal quergetroffen ist. Die Endigung liegt in einer
Einsenkung der Muskelfaser, deren Basalmembran über das Axonende hinwegzieht. Synaptische Drei-
schichtenmembran. Kleine Mitochondrien und Neurotubuli im Axonende ohne deutliche Schichtung.
(G. Hennig, 1969)

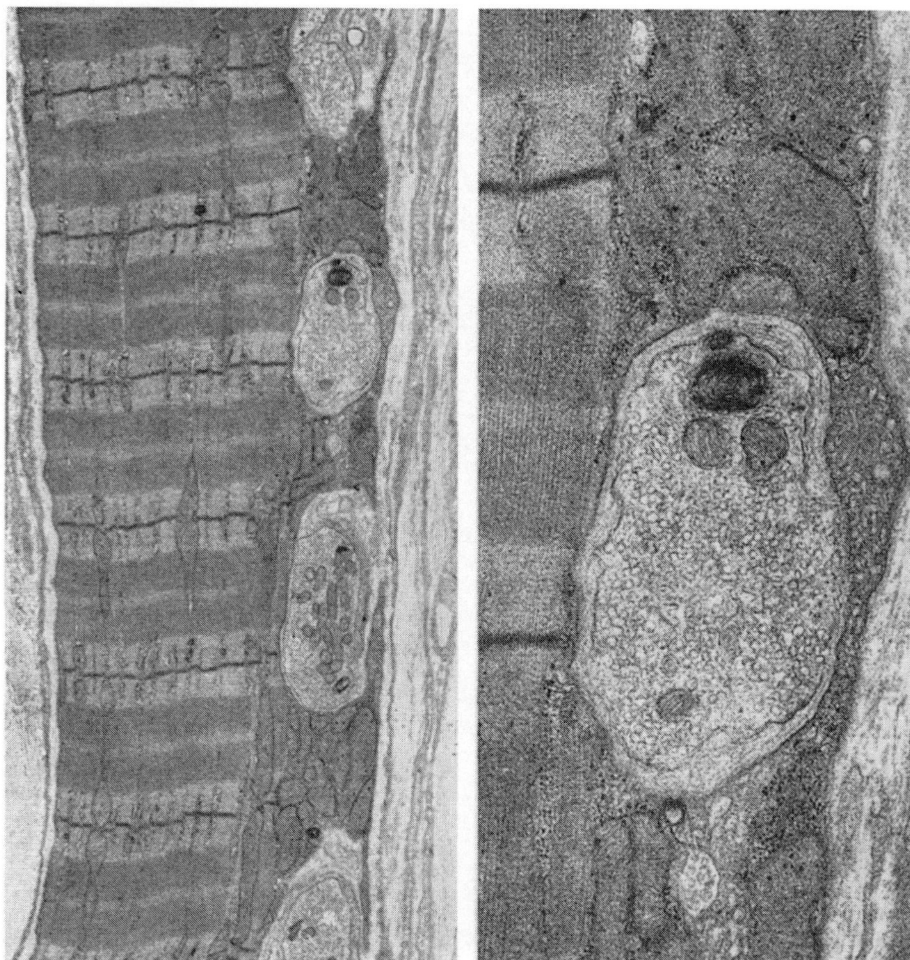

Abb. 17. Motorische Endigungen einer intrafusalen Muskelfaser. Längsschnitt durch eine Kernhaufenfaser, der im Gegensatz zur Kernkettenfaser das M-Band in der H-Zone der Myofibrillen fehlt. Beginn der polaren Region. Die äußere Kapsel besitzt hier nur 3 Lamellen gegenüber 6—9 am Äquator. Multiple Endknöpfe in Einbuchtungen der Muskelfaser, z.T. von strangförmigen Sarkoplasmafortsätzen und z.T. von Schwannzellfortsätzen bedeckt. 5-Schichten-Typus der neuromuskulären Verbindung mit deutlicher Basalmembran ohne Faltenapparat. Zahlreiche uniforme Vesikel und verschieden große Mitochondrien in dem Axonende. (G. Hennig, 1969)

Serie bulböser Strukturen an der Oberfläche der intrafusalen Fasern mit fast völligem Fehlen der postjunctionalen Falten findet (Corvaja et al., 1969). Dieser Aspekt erinnerte an die Befunde von einigen motorischen Endigungen an extrafusalen Muskelfasern von Reptilien, Amphibien und Säugetieren (Palade, 1954; Reger, 1955, 1959; Robertson, 1954, 1956a und b, 1958, 1959; Couteaux, 1955; Edwards und Ottoson, 1958; Anderson-Cedergren, 1959; de Harven und Coërs, 1959; Birks et al., 1960a und b; Hess, 1960, 1965; Hess und Pilar, 1963; Zacks, 1964; Barker, 1968). Der einfache Typ der Endigung wurde an Kernhaufenfasern und Kernkettenfasern außerhalb der Region der sekundären sensorischen Endigungen gefunden.

Ein zweiter seltener Typ der motorischen Endigung, der tief in das Sarkoplasma eindrang, wurde in der extracapsulären Region einer Kernhaufenfaser beobachtet, außerhalb der Region der vorigen Endigung. Er war charakterisiert durch eine gewisse Faltung der Plasma- und Basalmembran der intrafusalen Faser unter dieser Nervenendigung. Hennig (1969) konnte 3 verschiedene Typen von motorischen Endigungen mit dem charakteristischen 5-Schichten-Typus elektronenmikroskopisch darstellen, die sich durch ihre morphologischen Merkmale unterscheiden lassen (Abb. 15,17 u. 18).

Zu dieser komplexen motorischen Innervation kommt an den intrafusalen Muskelfasern die eigenartige spiralige Endigung der sensorischen Faser, die annulospirale Endigung von RUFFINI. Aus den Silberimprägnationspräparaten waren schon zwei Typen dieser Endigung bekannt, eine primäre und eine sekundäre Endigung, die im elektronenmikroskopischen Bild einen 3-Schichten-Typus ihrer neuromuskulären Verbindung erkennen lassen (Abb. 16).

An der *sensorischen neuromuskulären Verbindung* fehlt, wie bei den zentralen Synapsen, die Basalmembran zwischen den beiden Plasmamembranen von Axon und Muskelfaser, sie zieht über die Oberfläche der sensorischen Endigung hinweg (Abb. 16). Der Spalt zwischen beiden Membranen beträgt etwa 150—200 Å. MERRILLEES (1960) und LANDON (1966) hatten erstmals den elektronenmikroskopischen Befund einer primären sensorischen Endigung dargestellt. Die sensorischen Endigungen besitzen keine Bedeckung durch Schwannsche Zellen, das Axonende enthält Neurofilamente, wenige Vesikel und Mikrotubuli, dichte Lipoidtropfen und große Anhäufungen von Mitochondrien. Fingerähnliche Fortsätze können von dem Axon in die intrafusale Muskelfaser eingesenkt werden. Außerdem finden sich Irregularitäten des Axolemms, und es stülpen sich zapfenartige Fortsätze der Muskelfaser nach dem Axonende aus. VON DÜRING und ANDRES (1969) beschreiben besondere Kontaktzonen zwischen Receptor und Muskelmembran.

Interessant ist der Vergleich mit den sensorischen Neuronen der Proprioceptoren bei den Invertebraten, die uni- oder multiterminal sind. Die Befunde von FINLAYSON (1968) zeigen sehr eindrucksvoll die dendritischen Endigungen des peripher gelegenen Nervenzellkörpers und bestätigen damit die frühen Auffassungen von EDINGER und CAJAL über die dendritische Natur des peripheren Fortsatzes auch der Spinalganglienzelle.

Zur *Funktion der Muskelspindel* sei auf die zusammenfassende Übersicht von MATTHEWS (1964, 1968) verwiesen. BOYD konnte durch Filmaufnahmen des Verhaltens isolierter lebender Muskelspindeln als Antwort auf die Reizung von γ-Fasern funktionelle Differenzen zwischen den beiden Typen der intrafusalen Muskelfasern demonstrieren. Die Kernhaufen- und die Kernkettenfasern entwickeln nahe ihren motorischen Endigungen lokale Kontraktionen im Polabschnitt der Spindelfasern mit nachfolgender Dehnung der Spiralen primärer und sensorischer Endigungen im Äquatorbereich. Der Grad der Kontraktion hängt von der Frequenz der Reizung der zugehörigen γ-Faser ab. Während aber die Kontraktion der Kernkettenfasern rasch ist und die Faser wenig Viscosität zeigt, ist die der Kernhaufenfasern langsam. Nach BOYD sind ferner die Kernketten- und Kernhaufenfasern gewöhnlich, aber nicht immer, durch verschiedene γ-Fasern kontrolliert. Über die Muskelspindelfunktion gibt es zahlreiche Hypothesen [s. das Hongkong Symposium (1962) und das Nobel Symposium I (1966)]. BOYD hält die Vorstellung von MATTHEWS, daß die dynamische Antwort der primären Endigung durch Aktivierung der γ-Fasern modifiziert wird, und die dynamische Antwort der Kernkettenfasern für sehr wahrscheinlich. Jedenfalls hat sich die Annahme von BOYD, daß es zwei verschiedene Arten von intrafusalen Muskelfasern gibt, auch durch die Verschiedenheiten der Feinstruktur bestätigt.

Die von HENNIG (1969) beschriebene Endigungsform mit mehreren Endknöpfen im Niveau der Muskelfaser, die am Beginn der polaren Region liegt, dürfte nach Form und Lage der P2-Endigung BARKERs nach Silberimprägnation entsprechen, die wiederum mit der γ-1-Endplatte von BOYD identisch ist. Ihr Vorkommen an einer Kernhaufenfaser stimmt mit der Vermutung von BOYD überein, daß die γ-1-Endplatten im allgemeinen an Kernhaufenfasern liegen. Ihr synaptischer Spalt, die Bedeckung durch das Cytoplasma Schwannscher Zellen und ihr Organellengehalt entsprechen dem 5-Schichten-Typ, also einer motorischen Endigung (Abb. 17). Hinsichtlich weiterer morphologischer Details sei auf die Arbeiten von COOPER und DANIEL (1956), COOPER (1960) über Muskelspindeln beim Menschen, sowie auf die komplette Bibliographie über Morphologie, Pathologie und Physiologie der Muskelreceptoren von ELDRED et al. (1967) verwiesen.

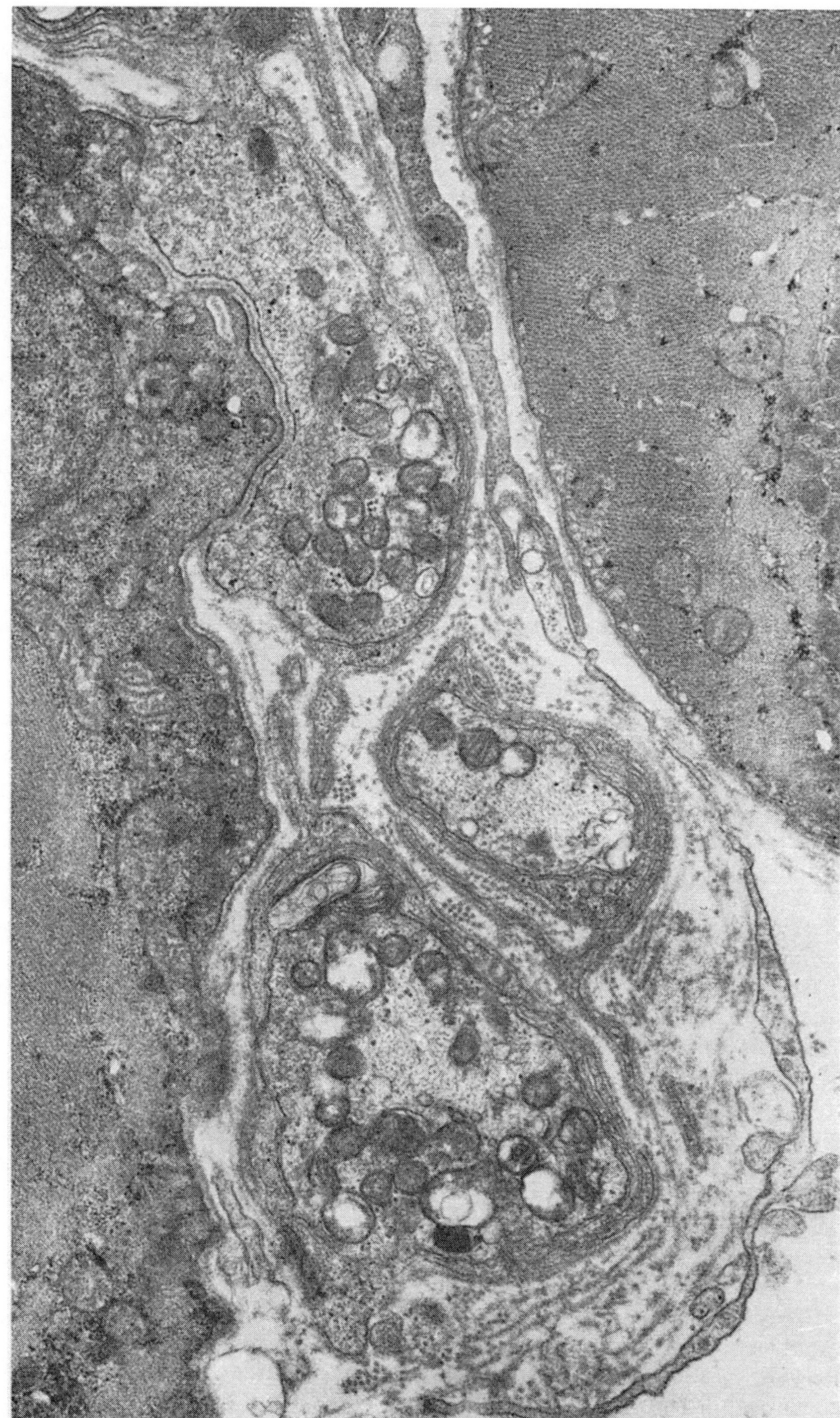

Abb. 18. Motorische Endigung der intrafusalen Faser mit geringem Faltenapparat (gegenüber Abb. 13, motorische Endigung der extrafusalen Muskelfaser!). Querschnitt durch die polare Region einer intrafusalen Muskelfaser. Die neuromuskuläre Verbindung sitzt der Muskelfaser auf. 4 Falten im Cytoplasma der Muskelfaser sind zu erkennen. Die Endigung ist von einem Cytoplasmafortsatz einer Schwannschen Zelle bedeckt. Unter der Endigung im Kapselraum 2 terminale Axonabschnitte, von einem unvollständigen Perineurium umgeben. Im Axonende, der 5schichtigen Synapse anliegend, zahlreiche uniforme Vesikel. (G. Hennig, 1969)

b) Andere sensorische Receptoren

Zwei primäre Gruppen von receptorischen Nervenendigungen sind bekannt: 1. die corpusculären Receptoren und 2. die freien Nervenendigungen (Abb. 19).

Die sensorischen Receptoren der Haut sind noch immer unzureichend untersucht, über ihre Feinstruktur hat CAUNA (1969) eine sehr gute Übersicht aufgrund eigener Untersuchungen an der Ratte gegeben. Beim Menschen sind Meissnersche Körperchen, Merkelsche Körperchen, Sinneshaare, taktile, bulboide und lamelläre Körperchen (Pacini) zu unterscheiden (CAUNA, 1966). Die *taktilen Haare* besitzen eine Endigung, die aus einer dicken markhaltigen Faser stammt und Mitochondrien wie Vesikel enthält und eine positive Cholinesterasereaktion zeigt.

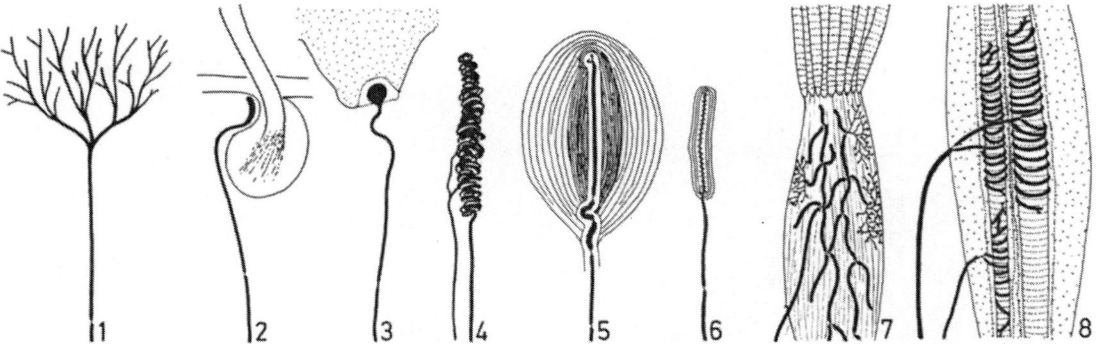

Abb. 19. Verschiedene Formen sensorischer Endigungen beim Menschen (schematische Darstellung). 1. Sogenannte freie Endigungen, 2. Endigung an taktilen Haaren, 3. Merkelsche Scheibe, 4. Meissnersches Körperchen, 5. Pacinisches Körperchen, 6. Paciniformes Körperchen, 7. GOLGIS Sehnenspindel, 8. Muskelspindel

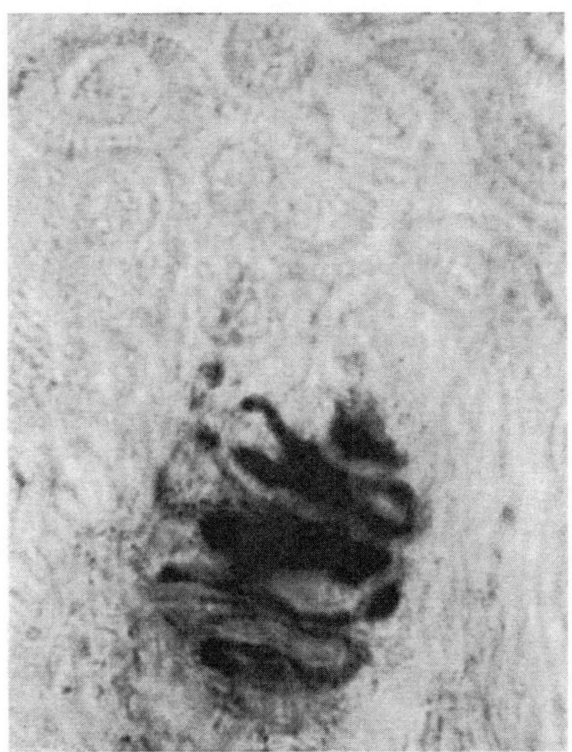

Abb. 20. Meissnersches Tastkörperchen. MPI 4614. Haut aus der Großzehe einer 60jährigen Frau mit Meissnerschem Tastkörperchen. 20 µ dicker frischer getrockneter Gefrierschnitt, Acetylcholinesterase-Reaktion nach KOELLE, Modifikation nach GOMORI, Inkubationszeit 4 Std. Die Cholinesterase liegt in den Membranen der Tastzellen und in der intercellulären Substanz, aber nicht in den Nervenendigungen (CAUNA, 1960). Vergr. etwa 1500×. (Präparat E. THOMAS)

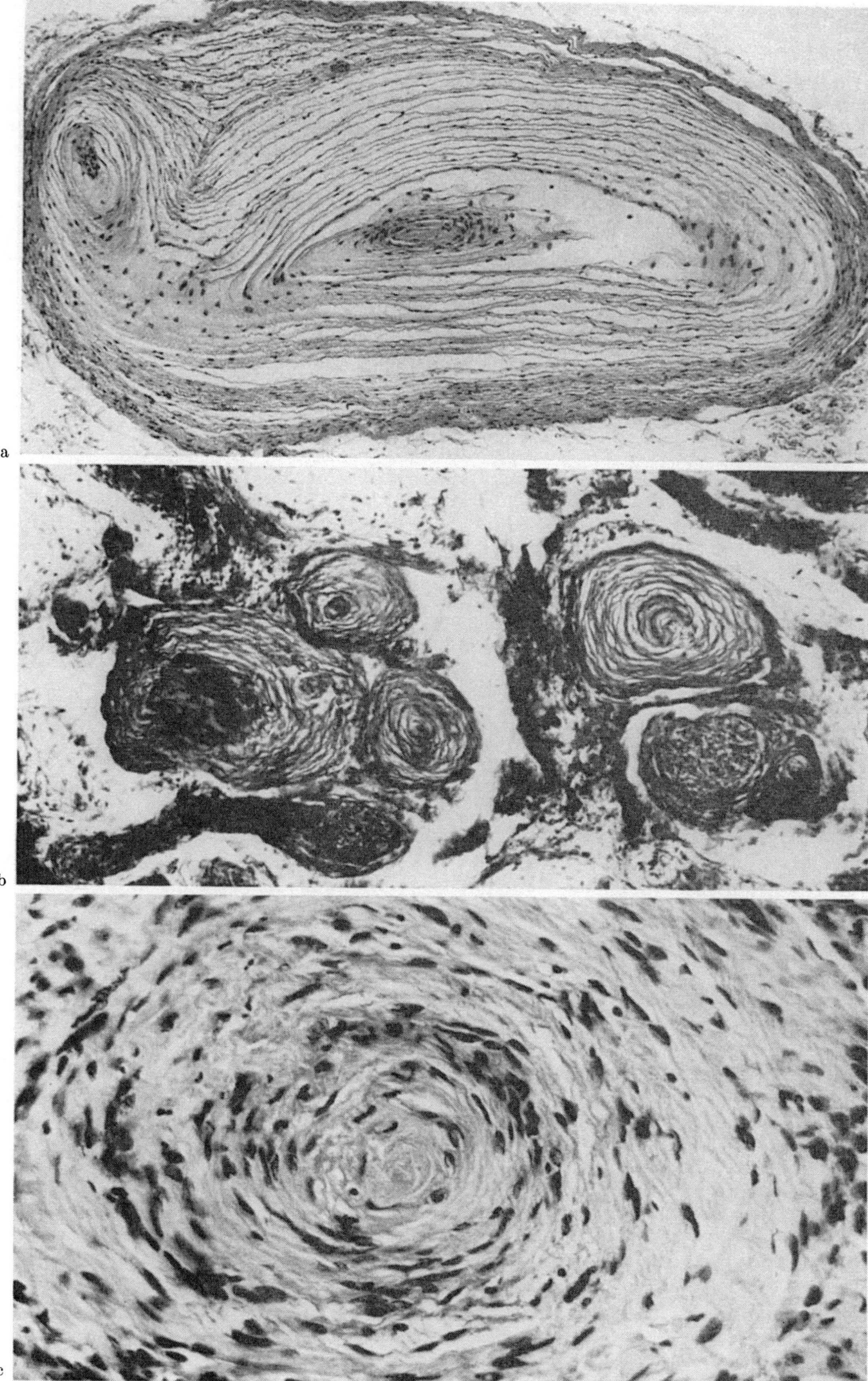

Abb. 21a—c

Die *Merkelschen Körperchen* kommen meist in der behaarten Haut vor. Ihre Endigung entstammt einer dicken markhaltigen Faser und enthält dicht gepackte Mitochondrien, sie weist jedoch gegenüber der Endigung der taktilen Haare keine Cholinesteraseaktivität auf.

Die *Meissnerschen Tastkörperchen* enthalten Mitochondrien, dünnwandige Vesikel und gelegentlich granuläres und fibrilläres Material. Das Meissnersche Tastkörperchen wird von mehreren Nervenfasern versorgt, die Zellmembranen der die Nervenendigung umschließenden laminären Zellen besitzen eine Acetylcholinesteraseaktivität (Abb. 20). Nach den elektronenmikroskopischen Untersuchungen beim Menschen (CAUNA und ROSS, 1960) besteht der Hauptteil der Meissnerschen Körperchen aus abgeflachten laminären Zellen, die quer über das Körperchen in irregulären Schichten angeordnet sind. 2—9 markhaltige Nervenfasern dringen in die Basis oder die Seite des Körperchens ein, verlieren ihre Markscheiden und zeigen einen mäanderförmigen Verlauf zwischen den laminären Zellplatten. Die Nervenendigungen treten in appositionelle Beziehung zu den abgeflachten Teilen der laminären Zellen. In einigen Regionen, die als Synapsen interpretiert werden, ist das anliegende Axolemm und die Zellmembran leicht verdickt. Kleine Vesikel liegen entlang der Zellmembran oder an beiden Oberflächen. Wichtigstes Merkmal ist die Anhäufung kleiner Mitochondrien, die in Größe und Dichte variieren. Ferner kommen Vacuolen und Gruppen dichter konzentrischer Membranen und kleine dichte Vesikel in irregulärer Verteilung vor. Die Form der Nervenendigung unterliegt charakteristischen Veränderungen mit zunehmendem Alter, besonders bei Individuen, die sich mit Handarbeit beschäftigen.

Die *Pacinischen Körperchen* (Abb. 21) wurden zuerst in der Haut des Menschen gesehen (LEHMANN, 1741) und von PACINI (1835 und 1840) detailliert beschrieben. Ihr Vorkommen im retroperitonealen Gewebe der Pankreasregion beim Menschen ist ebenfalls lange bekannt (GENERSICH, 1876, u.a.). Das Mesenterium und Pankreas der Katze sind die klassische Quelle für experimentelle und morphologische Untersuchungen.

Die Pacinischen Körperchen kommen im übrigen in Muskelfascien, Gelenkkapsel, periartikulärem Gewebe, der Haut, in Fingern, der Membrana interossea nahe den Gefäßen und den Nervenstämmen vor. Sie liegen einzeln oder in Gruppen von 2—3 Körperchen (Abb. 21b). In den Gelenken bei der Ratte finden sich 34,2% in der Nähe von Blutgefäßen, 21% in der Nähe der Nervenstämme und 44,8% frei im Gewebe, weniger in den periartikulären, meist in den fibrösen Schichten (HROMADA und POLÁČEK, 1958).

Die Körperchen sind makroskopisch eben noch sichtbar. Ihre Kapsel besteht aus 7—8 dünnen Lamellen, der äußere Kern aus 30—60 konzentrisch geschichteten cellulären Lamellen, der innere Kern aus 50—80 cellulären Hemilamellen, wobei die Kerne nur in den äußeren Hemilamellen vorkommen. Die feinstrukturelle Untersuchung brachte eine Überraschung, da die konzentrischen Lamellen aus 2 symmetrischen Gruppen bestehen, die von längs verlaufenden Gewebsstreifen spaltförmig voneinander getrennt werden (PEASE und QUILLIAM, 1957). Die äußere Hülle wird, wie schon von ROBIN 1854 angegeben, durch eine Fortsetzung des Perineurium gebildet, die aus 7—8 Lagen von Perineuralzellen besteht (QUILLIAM, 1966). Nach NISHI, OURA und PALLIE (1969) enthalten die terminalen und ultraterminalen Endigungen dicht gepackte Mitochondrien, synaptische Vesikel und außerdem der ultraterminale Abschnitt zentral lokalisierte Neurofilamente.

Die Erfahrungen nach *Denervierung der corpusculären Receptoren* zeigen, daß es nicht zu einer Proliferation der Zellen des inneren Kernes kommt und sie daher wahrscheinlich nicht als konventionelle Schwannsche Zellen anzusehen sind (QUILLIAM, 1966). Entgegen QUILLIAMs Annahme, es handele sich auch nicht um Fibroblasten, da keine Kollagenfasern vorhanden seien, haben NISHI, OURA und PALLIE (1969) Kollagenfasern nachweisen können.

Faßt man die bisher bekannten feinstrukturellen Befunde über sensorische und motorische Axonendigungen zusammen, so ergeben sich bei allen Varianten im einzelnen doch

Abb. 21a—c. Pacinische Körperchen. a In der Haut des Fingers; b beim Neugeborenen in der Subcutis; c paciniforme Körperchen in einem Neurinom des Fingers

deutliche Unterschiede zwischen beiden Gruppen. Bei den *sensorischen Receptoren* fehlt die Basalmembran im synaptischen Spalt, es finden sich Einfaltungen des Axolemms, eine größere Variabilität im Organellengehalt und eine nicht so systematische Anordnung von Vesikeln nahe der synaptischen Oberfläche. Die zusammengesetzte Membran zeigt den 3-Schichten-Typus. Bei den motorischen Endigungen ist dagegen durchweg der 5-Schichten-Typus im Aufbau der synaptischen Membran verwirklicht und die Vesikel sind regelmäßig unter der Kontaktmembran, gelegentlich in linearer Weise, angeordnet.

Die ontogenetischen Differenzen zwischen dem dendritischen Axon der Spinalganglienzellen und dem Axon des motorischen Neurons scheinen sich nach den bisherigen Untersuchungen auch in den strukturellen Unterschieden ihrer Terminalgebiete zu manifestieren.

Die Zusammenhänge zwischen *Struktur und Funktion* sind *bei den Receptororganen* vor allem im Hinblick auf den Mechanismus einer Unterscheidungsmöglichkeit der allgemeinen sensorischen Modalitäten noch Gegenstand der Diskussion (CAUNA, 1969). Ob und bis zu welchem Grad die cutanen Receptororgane modalitätspezifisch sind, wird nicht übereinstimmend beantwortet.

Die meisten Neurophysiologen (HENSEL, 1963a und b, 1966; MOUNTCASTLE, 1968) akzeptieren die klassische Doktrin, nach der die Haut vier morphologisch distinkte Arten von sensorischen Endigungen besitzt, die jede auf einen spezifischen Reiz antwortet: Berührung, Wärme, Kälte oder Schmerz (VON FREY, 1895, 1896). In stärkstem Gegensatz dazu stand die von einigen Reticularisten vertretene Auffassung (WEDDELL et al., 1954), daß die meisten Hautregionen nur ein freies Nervennetzwerk enthalten. Sie kulminierte darin, daß die Nervenfasern keine Modalitätsspezifität besitzen (WEDDELL, 1960). Aus der sehr eingehenden elektronenmikroskopischen Studie (CAUNA, 1969) am Rattenohr mit der Darstellung eines kompletten feinstrukturellen Musters aller Receptororgane in einem gegebenen Hautareal läßt sich die klare Schlußfolgerung ziehen, daß der sensorische Apparat der Haut nicht aus einem Nervennetzwerk besteht, wie dies auf Grund der Methylenblautechnik und der Lichtmikroskopie angenommen wurde. Die morphologische Verschiedenheit des sensorischen Apparates ist jedenfalls ausreichend, um einen beträchtlichen Grad von Spezifität oder wenigstens Selektivität zu ermöglichen. Neuere physiologische Untersuchungen über die Möglichkeiten und Grenzen der Hautsinne (SCHMIDT, 1971) bestätigen mit objektiven mikrophysiologischen Methoden das Konzept spezifischer Sinneskanäle: die Receptoren der Haut besitzen eine selektive Empfindlichkeit für bestimmte Reize, und den verschiedenen funktionell definierbaren Receptoren entsprechen definierte morphologische Strukturen. SCHMIDT postuliert, daß auch die sog. freien Nervenendigungen, die morphologisch noch nicht differenzierbar sind, eine selektive Empfindlichkeit besitzen.

Quantitative Studien an Meissnerschen Tastkörperchen und Altersveränderungen beim Menschen gehen in das Grenzgebiet von Physiologie und Pathologie. Die Darstellbarkeit der Meissnerschen Tastkörperchen mit der Acetylcholinesterasereaktion erlaubt quantitative Aussagen über die normale Dichte, Form und Größe dieser Körperchen beim Menschen und ihre Variation mit Alter, dem Geschlecht, manueller Tätigkeit und der Größe des Fingers beim Menschen durch Hautbiopsie (BOLTON et al., 1966; DYCK et al., 1966).

Dabei fand sich eine deutliche Abnahme der Meissnerschen Körperchen im mittleren und höheren Lebensalter ohne Vorliegen einer neurologischen Erkrankung. Bei Patienten mit sensorischen Ausfällen war die Abnahme am größten, untersucht wurden neurale Muskelatrophie, hypertrophische Neuritis und hereditäre sensorische Neuropathie.

6. Die cellulären Scheiden der peripheren Neurone
(Satellitenzellen, Schwannsche Zellen)

Die cellulären Scheiden der Neurone, die Satelliten- und Schwannschen Zellen, früher irrtümlich als periphere Glia aufgefaßt, bilden spezialisierte Hüllen um die peripheren

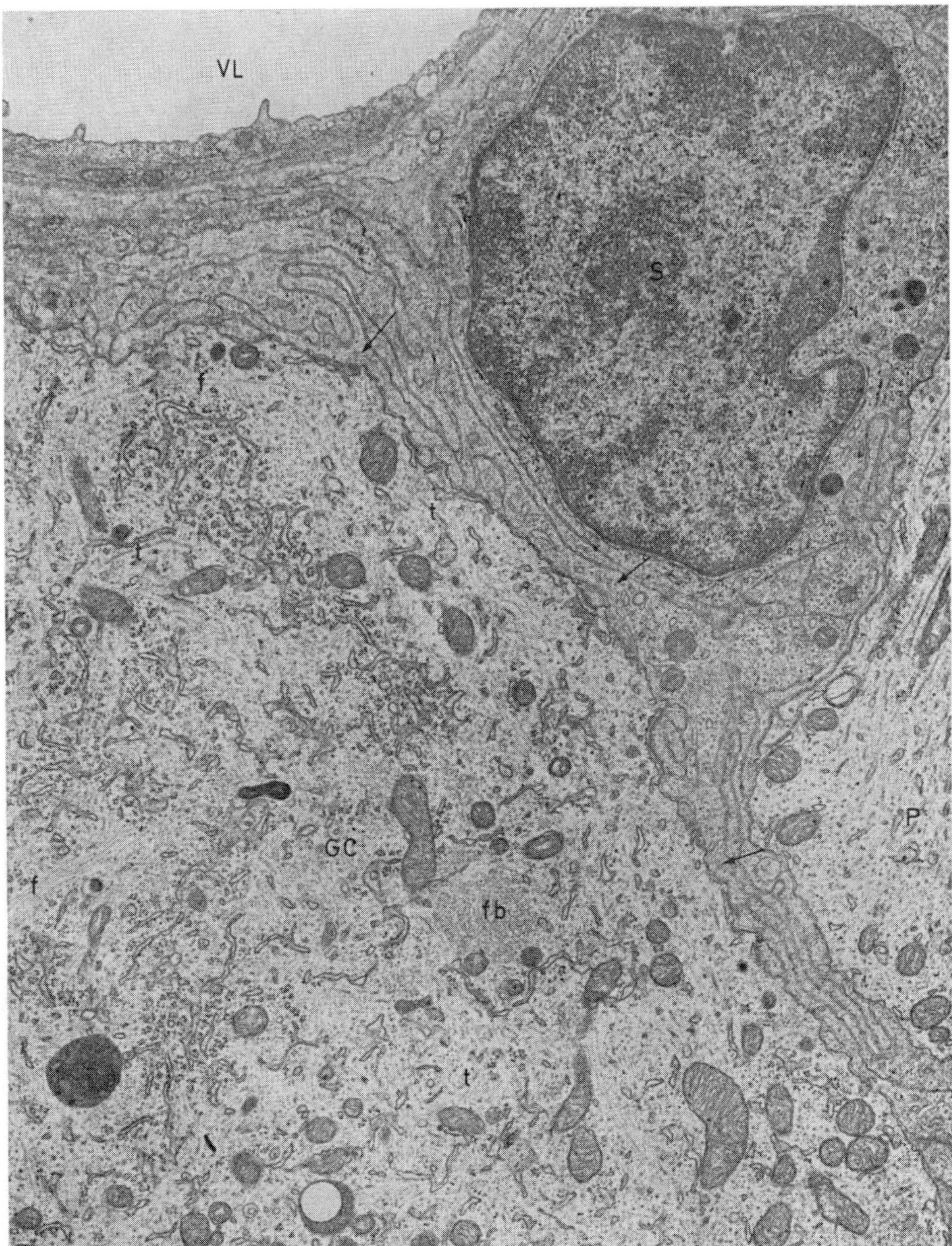

Abb. 22. Sensorisches Neuron. Spinalganglienzelle der erwachsenen Ratte. In der Nachbarschaft einer Gefäß-
lichtung (*VL*) zeigt ein Teil des Perikaryons einer Ganglienzelle (*GC*) eine breite Reihe von Zisternen des granulären endoplasmatischen Reticulums mit Haufen von Ribosomen (Nissl-Körper) zwischen Neurotubuli (*t*) und
Neurofilamenten (*f*), letztere gelegentlich in Bündeln gruppiert (*fb*). Die irreguläre Oberfläche der Nervenzelle
ist von cytoplasmatischen Scheidensystemen der Kapselzellen begrenzt (Pfeile). Unten rechts ist das initiale
Segment des unipolaren Axonfortsatzes (*P*) von dem Perikaryon durch die Schnittebene getrennt. Eine der
Satellitenzellen (*S*) mit ihrem Kern nimmt den oberen rechten Quadranten des Bildes ein. Das Endothel des
Gefäßes zeigt kurze Mikrovilli. Vergr. 210000×. (Abb. 22—24 wurden freundlicherweise von Dr. LAURENT
DESCARRIES zur Verfügung gestellt)

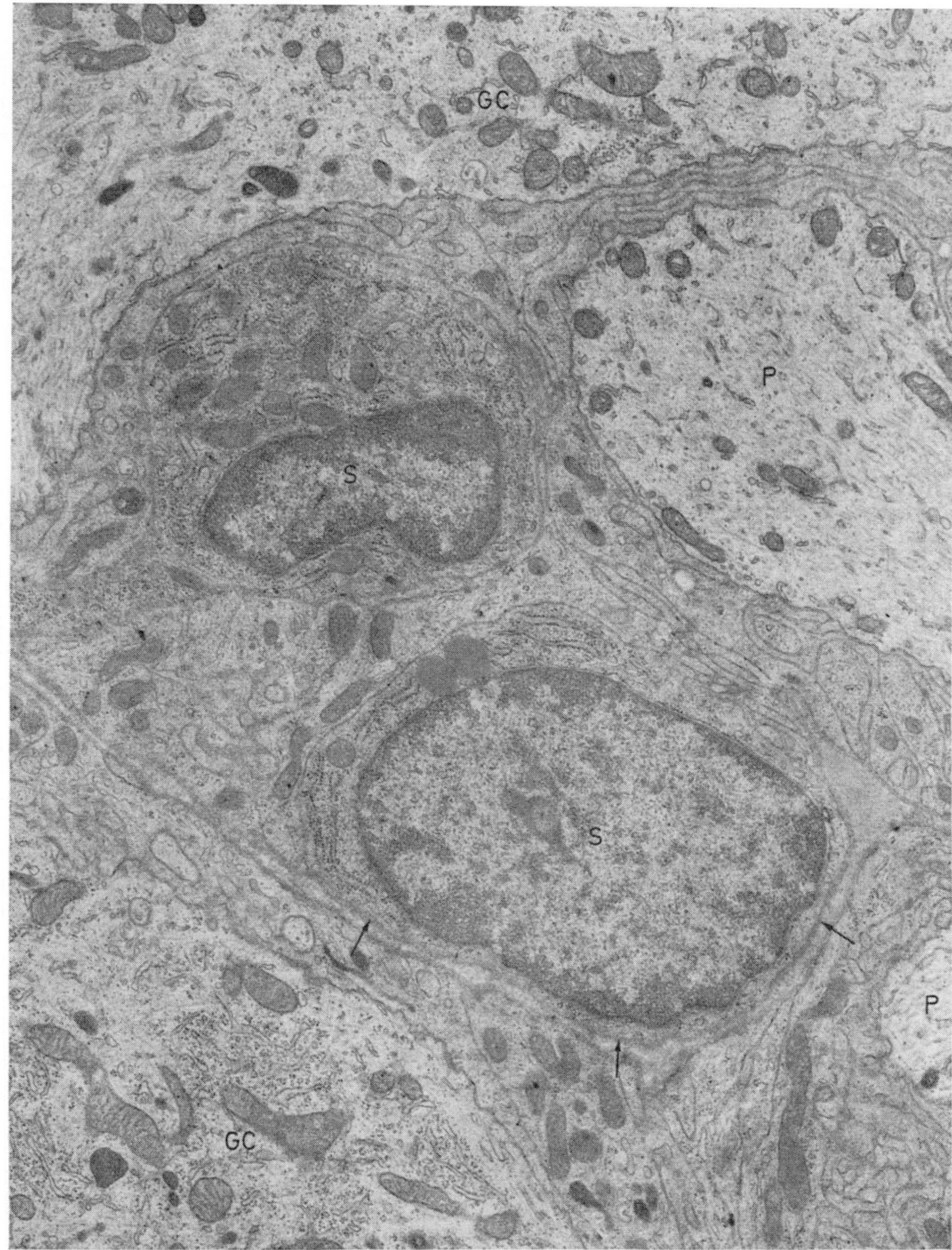

Abb. 23. Sensorisches Neuron und Satellitenzellen. Zwei Satellitenzellen (*S*) liegen zwischen Neuronen (*GC*) und ihren Fortsätzen (*P*). Die Kerne der Satellitenzellen besitzen ein charakteristisches geflecktes Aussehen: ihr dichtes Cytoplasma enthält abundante freie Ribosomen, Tubuli und Filamente, wie auch gleichmäßig verstreute Organellen. Teile der Zellmembranen, die dem Bindegewebe anliegen, sind mit einer Basalmembran bedeckt (Pfeile). Interdigitierende Fortsätze oder glatte Oberflächen sieht man an den Kontaktflächen der Mantelzellen selbst. Vergr. 18 000×

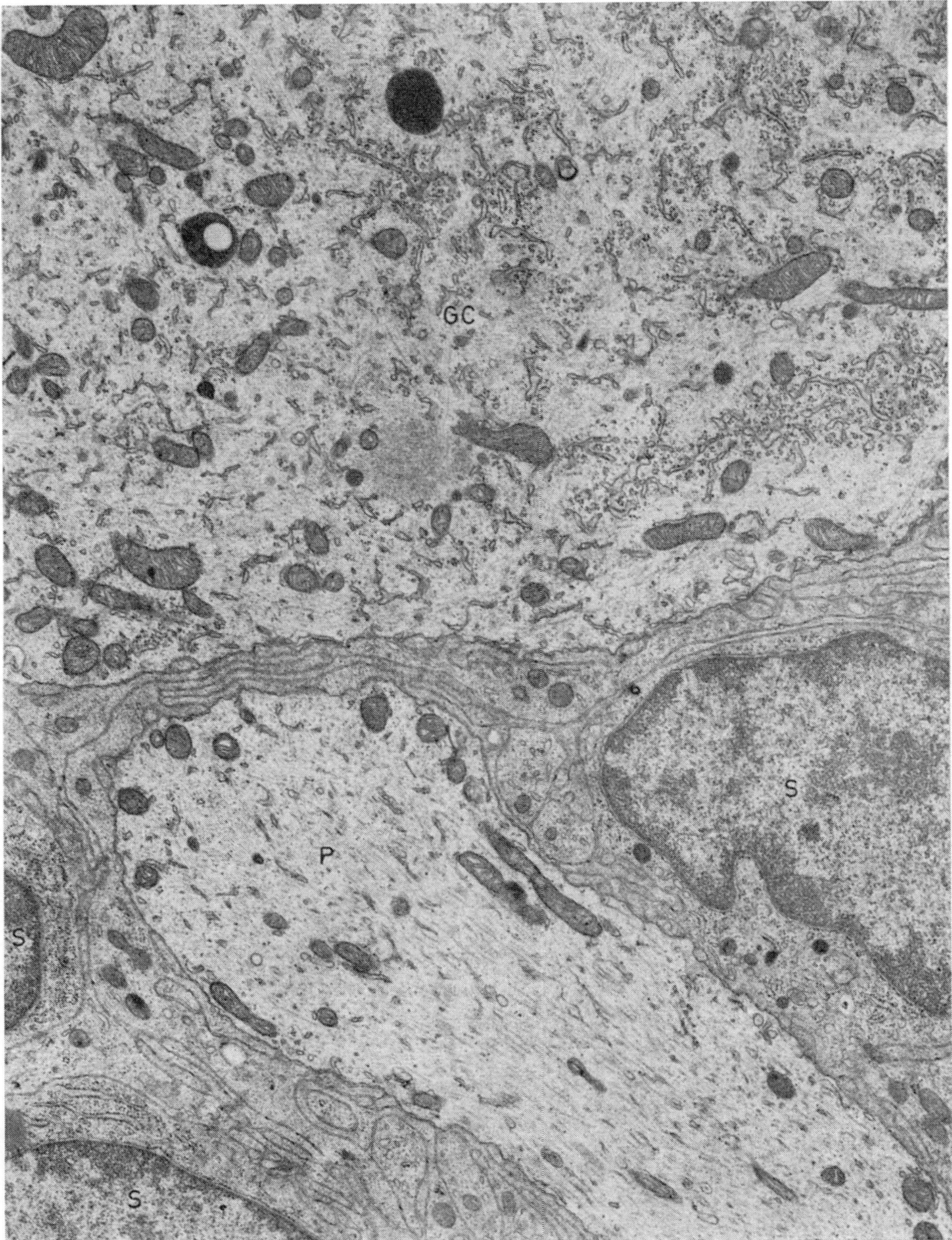

Abb. 24. Sensorisches Neuron, initiales Axonsegment und Satellitenzelle. Verzweigte Beziehungen zwischen einer Nervenzelle und ihren Satelliten durch Einfaltungen und Ausstülpungen des Cytoplasmas der Satellitenzellen (*S*) um das Perikaryon (*GC*) und den „pseudounipolaren" Fortsatz (*P*), der Ribosomen enthält. An der Kontaktfläche von Satellitenzellen und Neuron zeigt die Zellmembran keine strukturelle Spezialisierung

Neurone, während Funktionsmechanismen erst allmählich bekannt werden. Die vielfach angenommenen metabolischen Beziehungen zwischen Satellitenzellen und Neuronen wurden durch neuere Untersuchungen nicht bestätigt. Im allgemeinen handele es sich vielmehr, wie bei den marklosen Fasern, um eine lockere Umscheidung, die eine beträchtliche Zugänglichkeit von löslichen Substanzen aus den extracellulären Räumen erlaube (Bunge, 1970). Nur die Markscheide bildet eine Ausnahme von dieser Regel, da die Schwannzellmembranen so angeordnet sind, daß sie direkt die Ionenbewegung in der Nähe des Axons beeinflussen.

Die *Axon-Schwannzellbeziehung und die Bildung der Markscheide*, eine der großen Entdeckungen der Elektronenmikroskopie (Gasser, 1952, 1955, 1956; Geren, 1954), findet sich heute in jedem Lehrbuch dargestellt. Es soll hier nur auf einige Besonderheiten eingegangen werden, die für das Verständnis von Degeneration oder Regeneration von Bedeutung sind.

So ist es im Vergleich mit der Regeneration von Interesse, daß bei der Entwicklung die *Myelinisation* beginnt, wenn das Axon einen Durchmesser von 1—2 μ erreicht hat, und ein Axon die volle Zahl seiner Schwannzellen erwirbt, wenn es mit dem Endorgan verbunden ist. Bei dem Längenwachstum des Organismus verlängern sich nur die Internodien, aber ihre Zahl nimmt nicht zu.

Zwischen dem Umfang des von der Markscheide eingeschlossenen Axons und der Lamellenzahl der Markscheide besteht eine Beziehung, und zwar derart, daß ein markhaltiges Axon von 5 μ Umfang ca. 20 Lamellen besitzt, eines von 10 μ etwa 50 Lamellen (Friede und Samorajski, 1967).

Die intraperiodische Linie entsteht durch die Koaptation der äußeren Oberfläche des Plasmalemms der Schwannschen Zelle in dem Mesaxon und läßt sich in 2 dünne Linien aufsplittern, die durch ein schmales Intervall von 20 Å getrennt sind (Bischoff und Moor, 1967a und b; Revel und Hamilton, 1969; Napolitano und Scallen, 1969). Diese Spalte erweitert sich bei dem Einlegen markhaltiger Axone in hypotone Salzlösung, wie Robertson (1958) gezeigt hat. Bei manchen Entmarkungsprozessen beginnt die Aufsplitterung der Markscheide an dieser Stelle.

Die *Satelliten- und Schwannschen Zellen* sind von einer kontinuierlichen Basalmembran umgeben, die nur im Bereich der apponierten Satellitenzellen fehlen kann (Abb. 22—24). Diese Basalmembranen bilden in dem großen extracellulären Raum eines Nervenfaszikels erstaunlich resistente Rohre (s. S. 104) und sind nach der Barriere des Perineuriums und der Gefäßwand begrenzt wirksame makromolekulare Filter. Villegas und Villegas (1964) fanden eine Restriktion der Permeabilität von Thoriumdioxyd durch die Basalmembran beim Riesenaxon des Tintenfisches, wobei aber das Thorium bis zu den periaxonalen Räumen vordringen konnte.

Nach Bunge (1968) scheint eine der *Funktionen der Markscheide* die Isolierung des Axons von den umgebenden extracellulären Flüssigkeiten und ihren Bestandteilen, besonders den Elektrolyten zu sein. Auf diese Weise könne sie als Isolator die Vorbedingungen für die saltatorische Nervenleitung schaffen.

Göthlin (1913) hatte schon aus seinen vergleichend-anatomischen und polarisationsoptischen Untersuchungen geschlossen, daß die Differenzierung von Markscheiden in der Tierreihe die Fortleitung besonders schneller Impulse ermöglicht.

Auf welche Weise die Markscheide ihre Funktion ausübt, bleibt immer noch zu klären. Bei den Untersuchungen über die *Wirkung der Markscheide als Diffusionsbarriere* zeigten Hirano et al. (1969b) am Zentralnervensystem, daß die Markscheide in der Tat — wenigstens für das Modell der Peroxydasewirkung — den periaxonalen Raum von dem Extracellularraum abgrenzt. Gelegentlich fand sich das Reaktionsprodukt periaxonal, nahe den Ranvierschen Schnürringen.

Zacks (1969) hat nach intramuskulärer Injektion der Peroxydase, ebenso wie Klemm (1970) nach endoneuraler Applikation, im Cytoplasma der Schwannzelle wie auch im Anfangsteil des mesaxonalen Spaltes und in den äußeren Marklamellen das Reaktions-

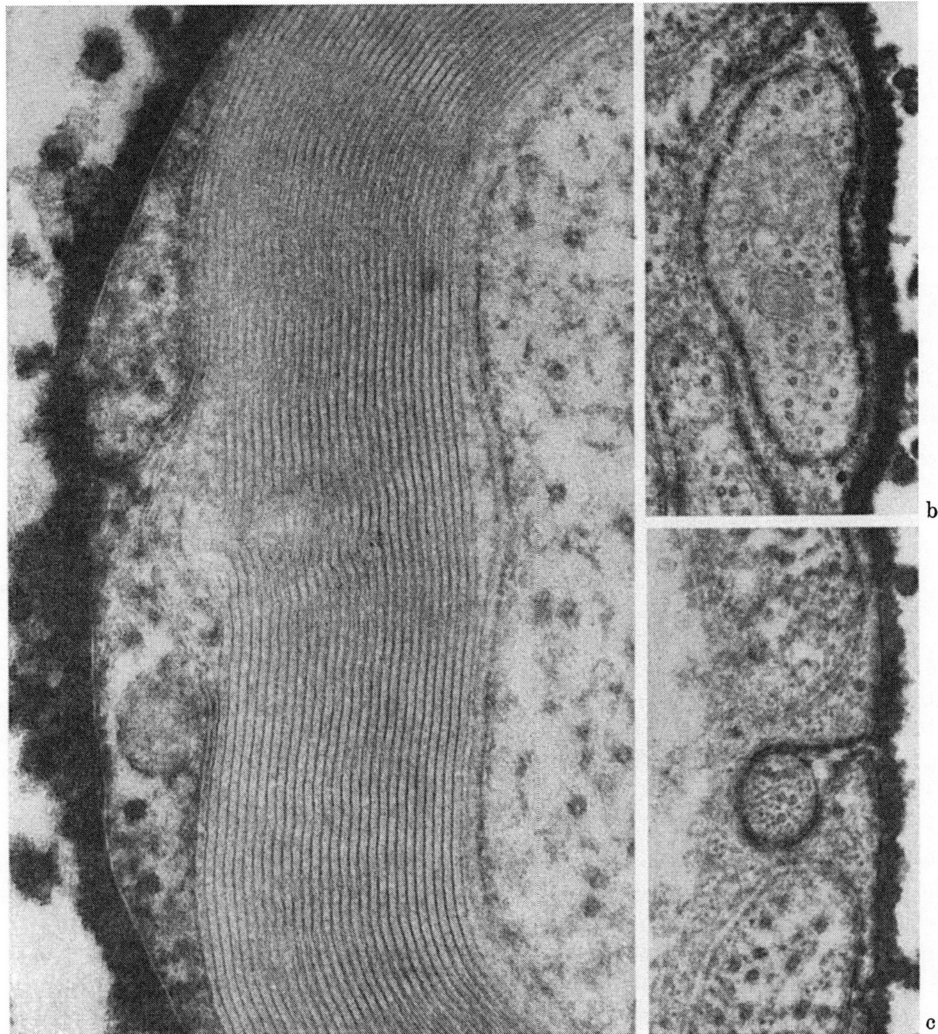

Abb. 25a—c. Die Markscheide als Diffusionsbarriere. Endoneurale Applikation von Peroxydase. a Ablagerungen des Reaktionsproduktes im Cytoplasma der Schwannschen Zelle, im Anfang des mesaxonalen Spaltes
und in den peripheren Lamellen einer markhaltigen Nervenfaser. Vergr. 74000×. b u. c Im periaxonalen Spalt
markloser Axone Ablagerungen des Reaktionsproduktes. Keine Ablagerungen im Axon selbst zu erkennen
(Methode nach KARNOVSKY). Vergr. 36000×. (KLEMM, 1970)

produkt nachweisen können (Abb. 25). Das Vorkommen des Reaktionsproduktes auch im
Axoplasma in „coated vesicles" und in tubulären Strukturen im Terminalgebiet der
Axone (ZACKS, 1969) war bei den Untersuchungen von KLEMM (1970) bei endoneuraler
Applikation nicht festzustellen. Ob hierfür regionale Differenzen der metabolischen
Aktivität verantwortlich zu machen sind, müssen weitere Untersuchungen zeigen.

Ein sehr interessantes Beispiel über die Barrierenfunktion der Markscheide von Evertebraten hat HAMA
(1966) an der Riesennervenfaser der japanischen Krabbe (Penaeus japonicus) mitgeteilt, die eine Leitgeschwindigkeit von 90—200 m/sec besitzt. Hier besteht ein großer extracellulärer Flüssigkeitsraum innerhalb der
Markscheide, der das von zahlreichen Schwannzellschichten umgebene Axon umschließt. Die hoch resistive
Markscheide wirkt offenbar als Barriere, und der Flüssigkeitsraum um die eigentliche Nervenfaser kann als
niedriger Resistenzkanal für den Ionenfluß während der Reizung der Nervenfaser angesehen werden. An dieser
Nervenfaser sind bisher keine Ranvierschen Schnürringe beschrieben worden. Der spezialisierte periaxonale
extracelluläre Raum dürfte daher für die hohe Leitgeschwindigkeit verantwortlich zu machen sein.

Die histochemisch nachgewiesene hohe Aktivität bei der Acetylcholinesterasereaktion
im Bereich eines Ranvierschen Schnürringes steht vermutlich mit der besonderen Funktion dieser Gegend der Nervenfaser bei der saltatorischen Leitung in Verbindung.

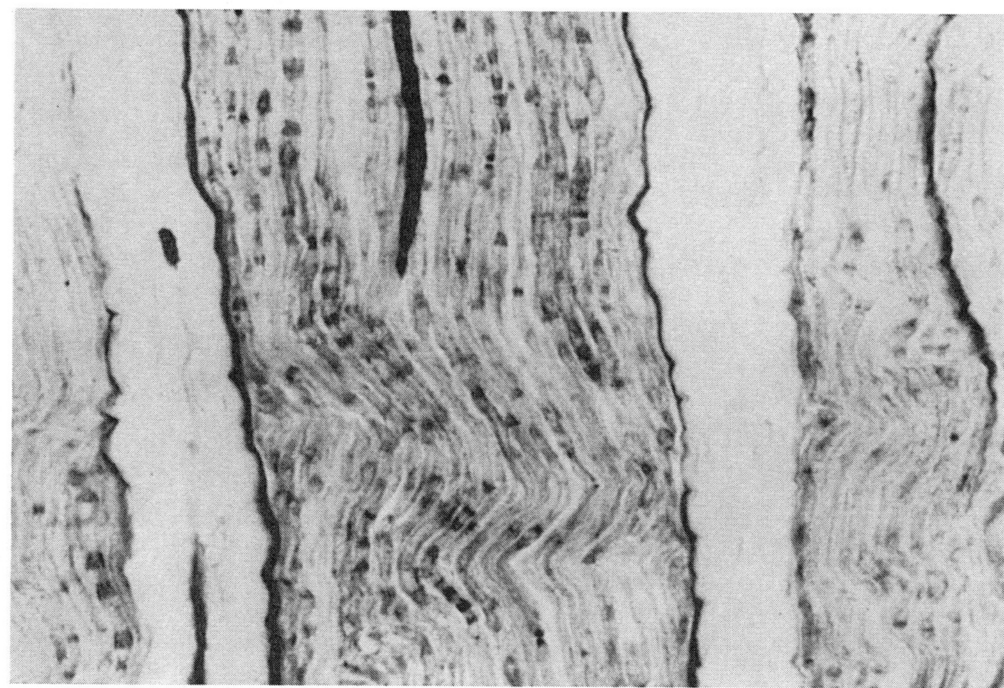

Abb. 26. Markscheiden mit Schmidt-Lantermanschen Incisuren. Alkalische Phosphatase-Reaktion. Längsschnitt durch den N. ulnaris des Rhesusaffen. Die Schmidt-Lantermanschen Incisuren zeigen ebenso wie Perineurium und Capillaren eine positive Fermentreaktion

Die *Histochemie der peripheren Neurone* hat im Bereich der Zellkörper und Terminalgebiete hohe Enzymaktivitäten gezeigt, während die Hauptstrecken des Axons und die Markscheide demgegenüber eine geringe Aktivität aufweisen. Dies steht mit den bisher bekanntgewordenen funktionellen Mechanismen im Axon in Einklang. Nach E. Thomas (1966) liegt die Acetylcholinesterase bzw. ihr Reaktionsprodukt an der Oberfläche der Axone. Dieses Vorkommen ist jedoch nicht konstant und wechselt von Faser zu Faser. Elektronenmikroskopische und histochemische Untersuchungen konnten ebenfalls das Reaktionsprodukt in den axonalen Grenzmembranen markloser und einzelner markhaltiger Nervenfasern und außerdem in axonalen Vesikeln darstellen (s. Thomas, 1969).

Die Aktivierung der Enzyme, die Änderung des Enzymmusters bei pathologischen Prozessen ist besonders bei den Durchschneidungen und Läsionen in Kontinuität nachzuweisen (S. 103).

Perinucleär sind im Cytoplasma der Schwannschen Zelle seit langem die π-*Granula* (Reich, 1903, 1907, 1910) bekannt. Sie zeigen bei der Thioninfärbung eine Metachromasie und treten nach Doinikow (1911) im Alter bei Mensch und Tier deutlich vermehrt auf. Nach Schnabel und Sir (1962) stellen die π-Granula bialnegative Glykolipoide dar, die am meisten den Cerebrosiden und Cerebrosidschwefelsäureestern (Sulfatiden) entsprechen. Sie werden erst vom 4.—5. Lebensjahr an beobachtet und können bei verschiedenen Erkrankungen vermehrt vorhanden sein. Schnabel und Sir (1962) fassen die π-Granula als schlackenartige Einschlüsse mit trägem Eigenstoffwechsel auf, die vielleicht aus katabolischen Umsetzungen der Markscheide hervorgehen. Im polarisierten Licht sind sie, wie schon Noback (1953) und Shimizu (1959) gezeigt haben, doppelbrechend.

Bei elektronenmikroskopischen Untersuchungen (Tomonaga und Sluga, 1970) zeigte sich, daß die meist stäbchenförmigen Körperchen der π-Granula aus geschichteten Lamellengruppen mit einer Periodik von 52—63 Å bestehen, lysosomaler Natur sind und durch Speicherung und Strukturierung gewisser Lipoide oder Lipoidgemische entstehen. Markscheiden und Axone, deren Schwannsche Zellen π-Granula enthalten, zeigen eine normale Feinstruktur, sie werden daher nicht als Markscheidenabbauprodukte aufgefaßt (REICH, 1903; TOMANAGA und SLUGA, 1970).

An der gleichen Stelle, aber auch entlang der Nervenfaser, liegen die *Elzholzschen Körperchen*, die mit der Marchi-Methode darstellbar sind und von ELZHOLZ (1898, 1900) vermehrt im proximalen Stumpf nach Amputation gefunden wurden. Möglicherweise steht diese Vermehrung mit einem atrophisierenden Prozeß der Nervenfaser in Verbindung. In geringer Zahl kommen sie auch in normalen Nerven vor.

Mit den neuen elektronenmikroskopischen und mit biochemischen Methoden sind die schon bekannten Unterschiede zentraler und peripherer markhaltiger Nervenfasern bestätigt und weiter differenziert worden. Es hat sich gezeigt, daß die *Schmidt-Lantermanschen Incisuren* keinen Artefakt darstellen, sie kommen nur in der peripheren Nervenfaser vor (MATURANA, 1960; PETERS, 1960) und zeigen bei einigen Species eine positive alkalische Phosphatasereaktion (Abb. 26).

E. Die Gefäßversorgung der Nerven und die ischämische Neuropathie

Seit den älteren Arbeiten ist bekannt, daß die Vascularisation der peripheren Nerven eine bedeutende, aber im einzelnen recht ungeklärte Rolle für ihre Ernährung spielt (HALLER, 1756; HENLE, 1868; RANVIER, 1878; HOLL, 1878; QUÉNU und LEJARS, 1892; BARTHOLDY, 1897 (ausführliche Literatur); TONKOFF, 1898, u.a.). Diese und die neueren ausführlichen Arbeiten von SUNDERLAND (1945a und b), letztere an größeren Serien von Erwachsenen als jemals untersucht, und von W. E. ADAMS (1942, 1943) haben die topographischen Besonderheiten und die Systematik der Blutversorgung der einzelnen peripheren Nerven weitgehend klären können.

1. Die Versorgungssysteme

Die größeren Blutgefäße verlaufen im Epineurium, die zuführenden *nutritorischen Arterien* teilen sich T-förmig in einen auf- und absteigenden Ast, anastomosieren mit den Nachbarästen und bilden ein longitudinales Gefäßnetz über den ganzen Nerven hin. TONKOFF stellte schon größere längsverlaufende Gefäße im Nerven fest und erkannte den Unterschied zwischen einer jedem Nerven zugehörigen A. nutritia und einer A. comes, die vorwiegend Hautnerven begleiten und außer Nerven auch benachbarte Hautbezirke und subcutanes Fettgewebe versorgen.

Zu dieser *Systematik der Blutgefäße des Nerven* sind 2 Beispiele an der oberen und unteren Extremität ausgewählt (Abb. 27 und 28), wobei in Abb. 27 nach TONKOFF die Arterien der oberen Extremität des Neugeborenen wiedergegeben sind. Die dichotomische Teilung der in den Nerven eintretenden Gefäße, ihre Anastomosierung und die zahlreichen Kollateralen der A. radialis sind bemerkenswert. Nach SUNDERLAND (1945b) sind im N. medianus, ulnaris und radialis Zahl, Größe, Herkunft, Ursprungsstelle und Eintrittsort der nutritorischen Arterien inkonstant und nicht bilateral symmetrisch. Nervenstämme wie der N. ischiadicus und der N. medianus besitzen eigene, mit den Nerven verlaufende Arterien.

Für die untere Extremität behandelt die ausgezeichnete Beschreibung von HOFMANN (1903) über die Gefäßversorgung des N. ischiadicus bereits das Problem der wohlbekannten größeren Vulnerabilität des N. peroneus (am Fibulaköpfchen) gegenüber Zerrung und deutet sie durch die unterschiedliche Art der Gefäßversorgung von N. tibialis und peroneus. HOFMANN hat eine vasculäre Unabhängigkeit und Individualität der beiden Hauptäste des N. ischiadicus angenommen (weitere Details bei W. E. ADAMS, 1943, mit Literatur). SUNDERLAND führte die erhöhte Vulnerabilität des N. peroneus gegenüber Druck auf den geringen Fettgewebsgehalt des Nerven und die etwas oberflächliche Lage der Gefäße zurück, während das intraneurale Gefäßmuster keine Spezifität aufweise, die diese Empfindlichkeit erkläre (die von HOFMANN aufgedeckten Besonderheiten wurden von SUNDERLAND nicht berücksichtigt).

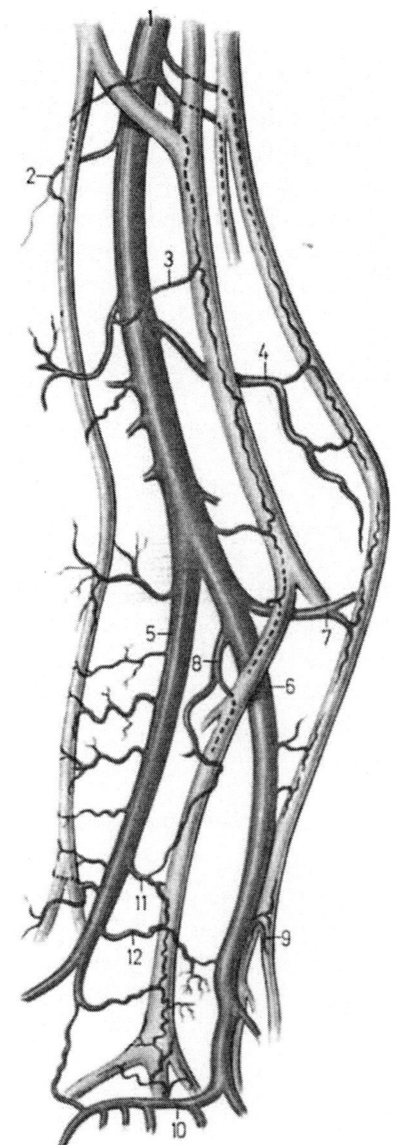

Abb. 27. Darstellung der Arterien der oberen Extremität des Neugeborenen. Arterien des N. medianus, N. ulnaris und N. musculo-cutaneus. *1* A. axillaris, *2* R. coracobrachialis, *3* R. bicipitalis, *4* A. collat. uln. sup., *5* A. radialis, *6* A. ulnaris, *7* A. recurr. uln., *8* A. interossea, *9* R. carpeus dorsalis, *10* Arcus volaris superficialis, *11* R. muscularis. (Nach Tonkoff, Anat. Anz. **30**, 471—480, 1907)

Vergleichend-anatomische Untersuchungen aus Anlaß der von Okada (1905) aufgeworfenen Frage, ob die longitudinale oder die regionale, segmentale Blutversorgung für den N. ischiadicus von größerer Bedeutung sei, ergaben Unterschiede der Gefäßversorgung bei Mensch und Tier. Daher sind die Ergebnisse bei den Tieren keineswegs universell für alle Säugetiere gültig (W. E. Adams, 1943).

Das Fehlen einer kleinen A. saphena beim Menschen ist nach Hofmann (1903) durch eine Zunahme der Zahl nutritorischer Arterien kompensiert (Abb. 28). Der N. tibialis erhält demnach 8 sukzessive nutritorische Arterien und der N. peroneus ebenfalls 8. Häufig gibt es eine andere Variation der Gefäßversorgung des N. ischiadicus beim Menschen: Der N. peroneus erhält sein Blut fast ausschließlich über den longitudinalen Gefäßweg innerhalb des N. tibialis, und zwar durch zahlreiche bogenförmige Gefäße, die von einem Nerven zum anderen gehen (Abb. 28).

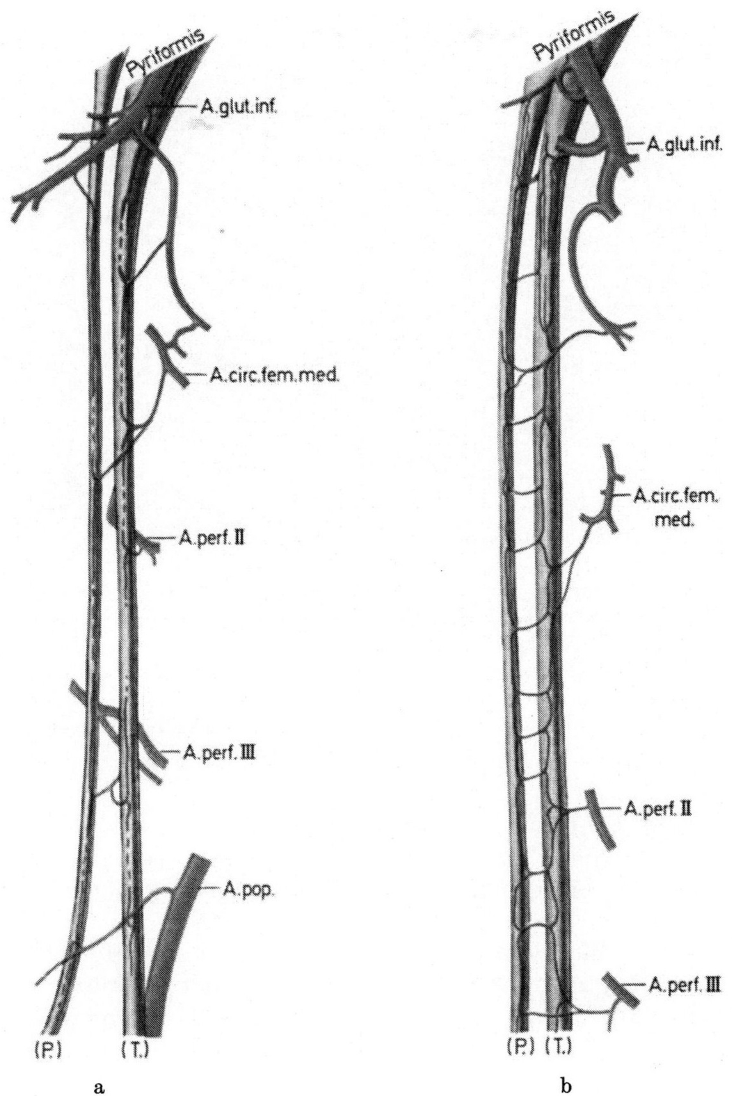

Abb. 28a u. b. Arterielle Versorgungssysteme des N. ischiadicus. Die Abb. zeigt die beiden Haupttypen der Vascularisation: a Der N. tibialis (*T*) und der N. peroneus (*P*) werden von unabhängigen Gefäßen versorgt. b Die Gefäßversorgung des N. peronaeus stammt aus der des N. tibialis. (Nach M. HOFMANN, 1903, und W. E. ADAMS, 1943)

Die verschiedenen *Verzweigungstypen der Nervenarterien* sind von PETROVITS und SZABO (1939) und SZABO und BÖLÖNYI (1951a und b) in folgender Weise beschrieben worden: 1. Eine Teilung der segmentalen Arterie erfolgt in aufsteigende und absteigende Äste, von denen die aufsteigenden durch gekreuzte und schräge Zweige ein Gefäßnetz bilden. 2. An dünnen Nerven laufen die Vasa nervorum an der Oberfläche, treten an einigen Stellen in den Nerven ein und erscheinen auf der Gegenseite als Arteriae perforantes.

BLUNT (1959) unterschied klar zwischen einem epineuralen interfasciculären und intrafasciculären Gefäßplexus. Eine Verbindung zwischen den makroskopischen und mikroskopischen Befunden wurde von LANG (1961) hergestellt, und damit beginnt erst das lichtmikroskopische Studium über die intraneurale Capillarversorgung. Sie klärte zunächst den Widerspruch zwischen den Angaben in der älteren Literatur, nach denen die Nerven als wenig vascularisiertes Gewebe angesehen wurden, während TONKOFF seine reiche Vascularisation betont hatte. Durch die von LANG festgestellten Werte für den

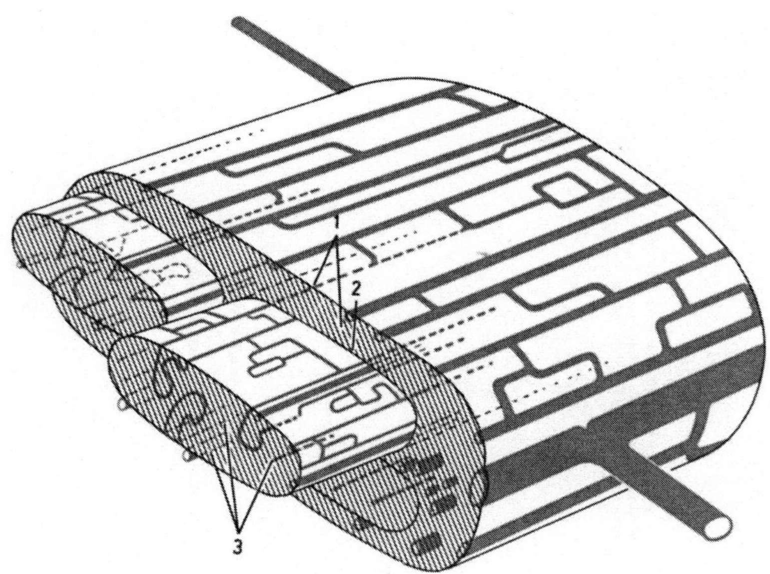

Abb. 29. Mikrovasculäre Struktur des Nerven. Schematische Darstellung eines Nervenstammes mit zwei vorgezogenen Faszikeln zur Demonstration der intrafasciculären, perineuralen und epineuralen mikrovasculären Systeme. *1* Epineurium, *2* Perineurium, *3* Endoneurium. Zwischen den epineuralen Gefäßen besteht eine große Zahl von Anastomosen. In den tieferen Schichten des Epineuriums sieht man Gefäße größeren Kalibers. Die epineuralen Gefäße stehen in offenem Kontakt mit dem perineuralen Gefäßplexus, der aus Arteriolen, Capillaren und Venulen besteht, und sind daher auch mit dem intrafasciculären Capillarnetz verbunden. (Nach Lundborg u. Brånemark, 1968)

mittleren Capillarabstand beim erwachsenen Menschen von 0,15 mm, beim 12jährigen von 0,13 mm und beim Neugeborenen von 0,08 mm war verständlich, warum Tonkoff, der nur die Nerven von Neugeborenen und älteren Feten untersucht hatte, sie als reich vascularisiert beschrieben hatte.

Im interfasciculären Bindegewebe verlaufen, wie seit den Untersuchungen von Tonkoff bekannt ist, die Aa. nutritiae, neben denen Capillarnetze vorkommen (Abb. 29). Die Aa. nutritiae liegen nach Lang (1961) innerhalb zarter Bindegewebshäutchen, die die größeren Blutgefäße zu den Faszikeln begleiten. Sie kommen auch in der Umgebung von abgehenden kleinen Faszikeln vor.

In der auf dem Perineurium gelegenen perifasciculären Kollagenfaserschicht verlaufen die Gefäße schräg und bilden ein Gefäßnetz, das außerhalb des eigentlichen Perineuriums liegt.

Innerhalb des Endoneuralraumes sind nach Lang nur Capillaren und sehr selten nur größere Arteriolenstrecken nachzuweisen. In den eigenen Untersuchungen fanden sich beim Menschen gelegentlich im N. suralis und anderen Nerven auch größere muskelhaltige längsverlaufende Arterien. Nach den lichtmikroskopischen Untersuchungen war anzunehmen, daß die Capillaren ein Längsmaschennetz bilden. Valentin (1920) sah unter dem Perineurium einen Ring von Capillaren, wie er auch beim erwachsenen Menschen deutlich hervortreten kann (Abb. 30).

In einer *quantitativen Studie über die Vasa nervorum* im N. ulnaris der Katze fanden Marcarian und Smith (1968) die größte Zahl der Blutgefäße in dem mittleren Teil des Nerven, mit einem Mittelwert von 313 Blutgefäßen einen Zentimeter proximal von dem Olecranon und einem Mittelwert von 322 Gefäßen einen Zentimeter distal von dem Olecranon. Die geringste Zahl der Blutgefäße fand sich in dem N. cutaneus dorsalis mit einem Mittelwert von 140 Gefäßen. Der innere Durchmesser der endoneuralen Nervengefäße betrug zwischen 2,7 μ und 51,8 μ. Annähernd 92 % der Blutgefäße besitzen einen inneren Durchmesser von weniger als 10 μ. Die Beziehungen der Blutgefäße zu markhaltigen Nervenfasern sind fast konstant und liegen bei 1:25 für alle Höhen des N. ulnaris.

Die Venen der Nerven zeigen nach HOVELAQUE (1927) und W. E. ADAMS (1943) die gleiche Verteilung wie die Arterien. Im Endoneuralraum sind nach LANG nur kurze Venenstrecken vorhanden.

2. Die Mikro-Angio-Architektonik

Die Beobachtungen von LUNDBORG und BRÅNEMARK (1968) über die *Mikrozirkulation der Nerven* in vivo sprechen für eine nutritive Koordination von zwei integrierten, aber doch unabhängigen mikrovasculären Systemen (Abb. 29—31). Das äußere System, aus den nutritorischen Arterien und den epineuralen Gefäßen bestehend, zeigt eine charakteristische Angioarchitektur im Epineurium, das innere System bildet die intrafasciculären Plexus mit den charakteristischen Capillarschlingen (Abb. 29).

Die nutritorischen Arterien erreichen den Nerven in Begleitung von Venulen und einer variablen Anzahl von Capillaren. Arteriolen und Venulen teilen sich beim Eintritt in den Nerven in mehrere Äste und verlaufen longitudinal in beiden Richtungen im Epineurium. Diese longitudinalen Gefäße geben Kollateralen ab, die sich in verschiedene Schichten des Nerven verteilen. Sie sind untereinander durch querlaufende Anastomosen und durch ein epineurales superfiziales Netz von Capillaren verbunden (Abb. 30). In den tiefen Schichten des Epineuriums finden sich auch längsverlaufende Arteriolen und Venulen mit transversalen Anastomosen.

Um das Perineurium wurde ein Gefäßplexus aus Capillaren, Arteriolen und Venulen gefunden. Diese extrafasciculären Plexus stehen mit dem „inneren System" im Endoneuralraum in Verbindung, dessen prinzipiell longitudinale Anordnung bestätigt wird. Die Capillaren verlaufen jedoch auch schräg und quer.

Wenn das äußere System durch die chirurgische Mobilisation eines großen Segmentes des Nerven praktisch ausgeschaltet wird, scheint nach LUNDBORG und BRÅNEMARK das innere System die gesamte Blutversorgung des Nerven übernehmen zu können. (Die Untersuchungen wurden an etwa 1 Jahr alten Kaninchen durchgeführt.)

Ist dagegen durch eine Kontinuitätsunterbrechung das innere System ausgeschaltet, wird auch die intraneurale Blutversorgung aufrechterhalten — wenn das äußere System erhalten bleibt. Durch diese ersten Untersuchungen über die Mikrozirkulation in vivo und die Aufdeckung der beiden offenbar wichtigsten Zirkulationssysteme im Nerven gewinnen die anatomischen makroskopischen und mikroskopischen Studien eine neue Bedeutung. Nach den bisherigen Erfahrungen sind aber bei einer Übertragung dieser interessanten Ergebnisse die Differenzen in der Vascularisation bei Menschen und Kaninchen (S. 46) zu berücksichtigen.

Für die Pathologie schien EDINGER (1914) die *Venenversorgung* der peripheren Nerven noch wichtiger, insbesondere im Hinblick auf das *Wirbel-Venensystem*. Der ganze Teil des peripheren Nervensystems innerhalb der Wirbelsäule ist von dichten venösen Plexus umgeben. Ferner machte EDINGER schon darauf aufmerksam, daß an manchen Stellen die Nerven dem Druck von Venenplexus ausgesetzt sind und der Kliniker auch echte und schwere Neuralgien durch Varicen mit Druck auf den Nerven („*phlebogene Schmerzen*") kenne.

Von besonderem Interesse sind elektronenmikroskopische Untersuchungen der Capillaren im Hinblick auf das Vorliegen einer *Blut-Nervenschranke*. Bei der Maus konnten OLSSON und REESE (1969, 1971) enge Verbindungen zwischen den Endothelzellen (tight junctions) nachweisen, während beim Rhesusaffen das Endothel der Nervengefäße fenestriert ist. Eine besondere Spezialisierung der Capillaren in den Spinalganglien der Ratte haben GABBIANI und MAJNO (1969) beschrieben. Hier finden sich zahlreiche dünne Protoplasmafortsätze („Mikrovilli"), deren funktionelle Bedeutung noch unbekannt ist. GABBIANI und MAJNO vermuten eine besondere Vulnerabilität dieser Gefäße gegenüber Intoxikationen (z.B. Cadmium).

GAMBLE (1966) sah bei systematischen Untersuchungen an 7 menschlichen Feten im Alter von 10—22 Wochen endoneurale Blutgefäße nur in den Nerven der älteren Feten,

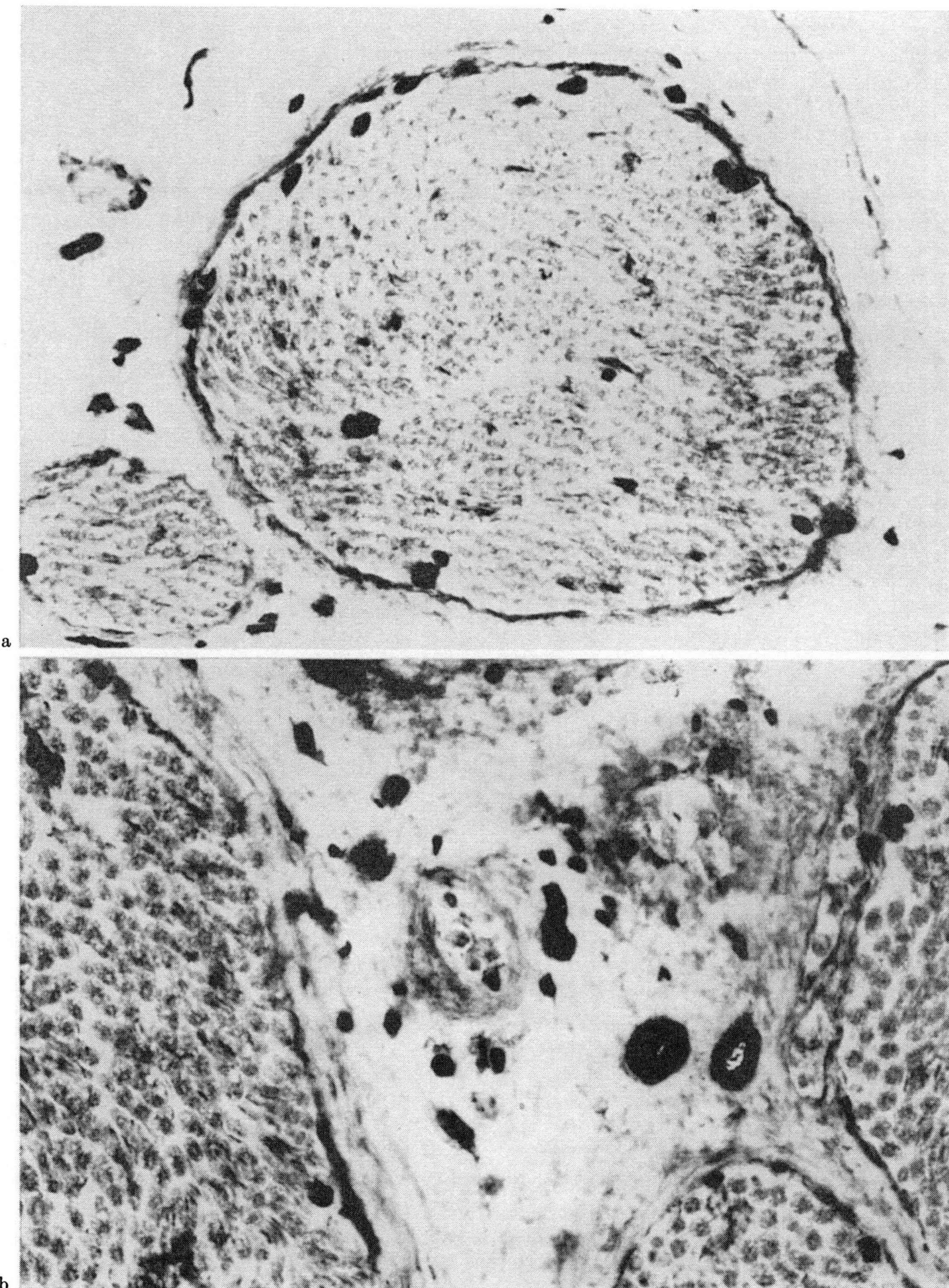

Abb. 30a u. b. Angioarchitektonik auf dem Nervenquerschnitt beim Menschen, ATPase-Reaktion. a N. radialis. Ringförmige Anordnung subperineural gelegener Capillaren. Positive Fermentreaktion des Perineuriums. b Querschnitt durch den N. medianus. Perifasciculärer Gefäßplexus aus Arteriolen, Capillaren und Venulen. Im Zentrum kleiner Faszikel mit 4 markhaltigen Nervenfasern und 1 Capillare

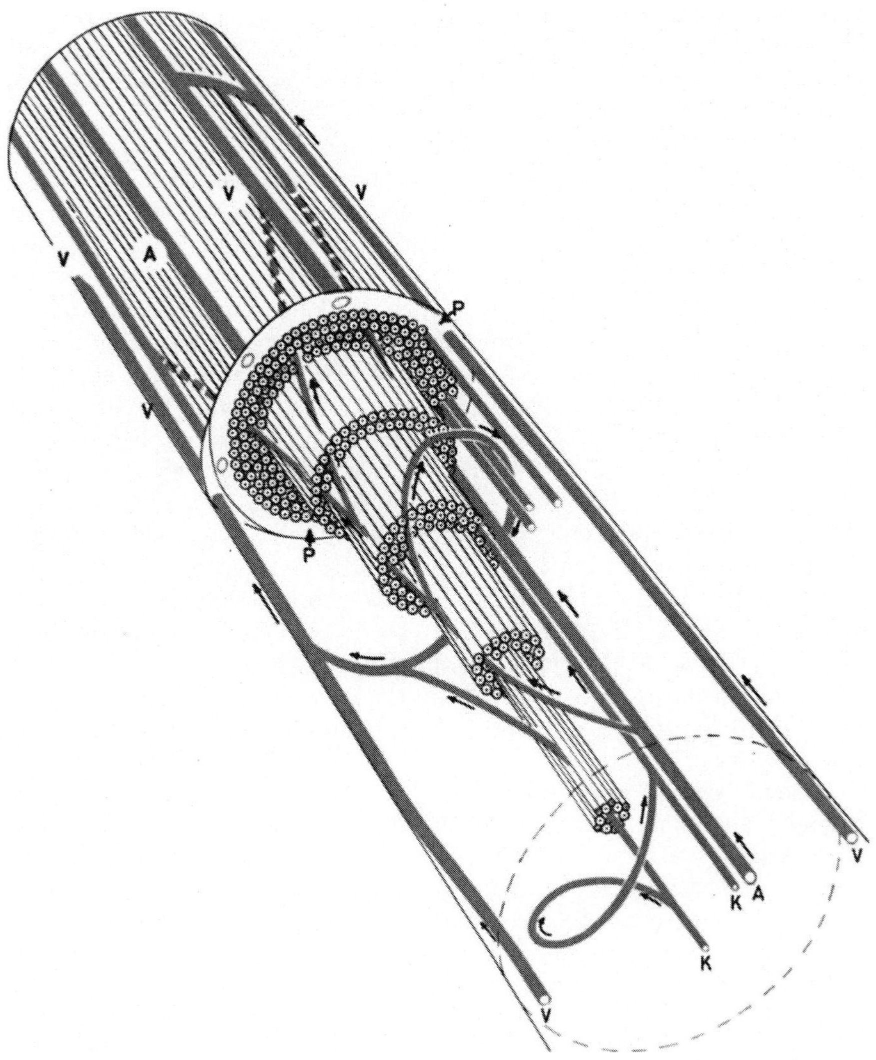

Abb. 31. Mikroangioarchitektonik beim Kaninchen. Schematische Darstellung nach Lundborg u. Brånemark (1968) der intrafasciculären Mikroangioarchitektonik nach Untersuchungen im Intravital-Mikroskop. *P* Perineurium, *A* Arteriole, *V* Venule, *K* Capillare. Capillarschlingen sind in Ebenen senkrecht zur Längsachse des Nerven angeordnet. Die Pfeile geben die Richtung der Blutströmung an

während sie im Endoneuralraum der jüngeren selten sind oder fehlen. Gamble schließt daraus, daß die Blutgefäße erst in den Nerven einwachsen, wenn er eine gewisse Größe erreicht hat. Das locker geschichtete Perineurium aus fibroblastenähnlichen Zellen, das die fetalen Faszikel umscheidet, biete eine relativ schwache Barriere zwischen endoneuralem und extraneuralem Raum, so daß Ernährungsmaterial und Metaboliten durch einfache Diffusion durchdringen könnten. Lang (1964) hat zwei Phasen des *Einwachsens der Gefäße* festgestellt, *Vascularisation und Faszikelwachstum* dürften erst mit dem Ende der Wachstumsperiode des Organismus ihre definitive Gestaltung erfahren.

3. Zum Problem der Blutnervenschranke

Neuere Untersuchungen haben auf das für die Funktion und die Pathologie wichtige Problem einer Blutnervenschranke hingewiesen und zugleich gezeigt, daß ihre Existenz bei einer Tierspecies nicht auf alle anderen verallgemeinert werden darf (Waksman, 1961; Olsson, 1966a und b, 1967, 1968a und b, 1971; Olsson und Reese, 1969, 1971; J. Hennig, 1972).

4*

Widersprüchliche Angaben in der Literatur beruhen daher auf offenbar beträchtlichen Speciesvariationen (Olsson, 1971; Hennig, 1972), sie erklären auch, warum Spatz (1933) feststellte, daß eine der Bluthirnschranke des Zentralnervensystems vergleichbare Barriere im peripheren Nervensystem nicht existiere.

Die ersten Hinweise für die Existenz einer Barriere zwischen Blutgefäßen und Endoneuralraum gehen auf Doinikow (1913) zurück, der im Anschluß an die Goldmannschen Farbstoffversuche bei Maus, Ratte und Kaninchen bei parenteraler Injektion von Isaminblau und Trypanblau Nerven makroskopisch blau gefärbt fand, aber auf Querschnitten sah, „daß nur die äußeren Nervenhüllen blau gefärbt sind, während die inneren Partien eine weiße Farbe haben". Doinikow sprach noch nicht von einer Blutnervenschranke, da die leichte Färbbarkeit des zentralen und peripheren Nervensystems mit Methylenblau (Ehrlich, 1886) einen ungeklärten Widerspruch zu diesen Resultaten darstellte.

Doinikow stellte auch bereits Speciesdifferenzen fest, er untersuchte die Bleineuropathie bei Meerschweinchen und Kaninchen und fand, daß diese Erkrankung bei den beiden Tierspecies sehr verschieden verläuft und geradezu zwei Typen der Neuritis darstelle.

Alle bisherigen Untersuchungen gehen von pathologisch-anatomischen Fragestellungen aus, zum Lokalisationsproblem bei Polyneuritis und Polyneuropathie (Doinikow, 1913; Waksman, 1961) oder zum Problem der Gefäßpermeabilität bei traumatischen Läsionen der Nerven (Olsson, 1966). Mit einer neuen Methode für den fluorescenzmikroskopischen Nachweis von injiziertem Farbstoff Evans-blue-Albumin in formalinfixierten Gewebsschnitten (Klatzo und Steinwall, 1965; Steinwall und Klatzo, 1966) wurde die Gefäßpermeabilität durchschnittener und gequetschter Nerven (N. ischiadicus der Ratte) geprüft (Olsson, 1966a).

Hierbei erscheint das Albumin im Normalnerven nur im Lumen der endoneuralen Gefäße, während es in den äußeren Nervenscheiden, dem Epineurium, auch außerhalb der Gefäße vorkommt. Die extravasale Fluorescenz reicht bis zu den innersten Anteilen des Epineuriums, aber nicht in das Endoneurium. Wenn ein Gefäß getroffen wurde, das in das Perineurium eindringt, wurde die Fluorescenz innerhalb des Perineuriums auf das Lumen der Gefäße begrenzt gefunden.

Nach Durchschneidung oder Quetschung des Nerven trat eine Änderung der Permeabilität, auch der Gefäße des Endoneuralraumes, mit extravasculärer Ansammlung von markiertem Albumin am Ort der Läsion auf. Bei Injektion des Albumins vor der Nervenverletzung ist das Albumin nach mehreren Stunden im distalen Abschnitt in erhöhter Menge vorhanden. Bei Injektion nach der Läsion (3, 6 und 24 Std) ist nach 15 min Überleben nur in umschriebenen Abschnitten an der Läsionsstelle vermehrt extravasal markiertes Albumin vorhanden. Noch 2—12 Wochen nach Nervendurchschneidung zeigt sich im distalen Abschnitt eine extravasale Fluorescenz um einzelne Blutgefäße. Wegen weiterer Details muß auf die Originalarbeiten verwiesen werden.

4. Experimentelle ischämische Neuropathie

Bisher sind die experimentellen Ergebnisse über die Bedeutung des Kreislaufs für die Funktion der Nerven spärlich (W. E. Adams, 1942, 1943). Es ist sehr schwierig, experimentell die Abhängigkeit des Aktionspotentials von der Blutversorgung eindeutig zu beweisen. Die Wirkung der Ischämie auf die Nervenleitung wurde von Bentley und Schlapp (1943a u. b) bei Katzen untersucht, wobei die Vascularisation des Nerven einen hohen Grad von Sicherheit für die Blutversorgung gezeigt hat. Bei kompletter Ischämie hört jedoch die Nervenleitung innerhalb von 30 min bei 25°C auf.

Bei den experimentellen Untersuchungen von W. E. Adams (1943) stand die Frage zur Diskussion, ob ein Nerv mehr von den *regionalen oder den longitudinalen Quellen der Gefäßversorgung* abhängt, da Okada (1905) angenommen hatte, daß der Verschluß einer einzelnen nutritorischen Arterie durch Ligatur eine Degeneration des versorgten Nerven hervorrufe. Im Gegensatz zu diesen Angaben führte die Unterbindung der A. glutaea inferior beim

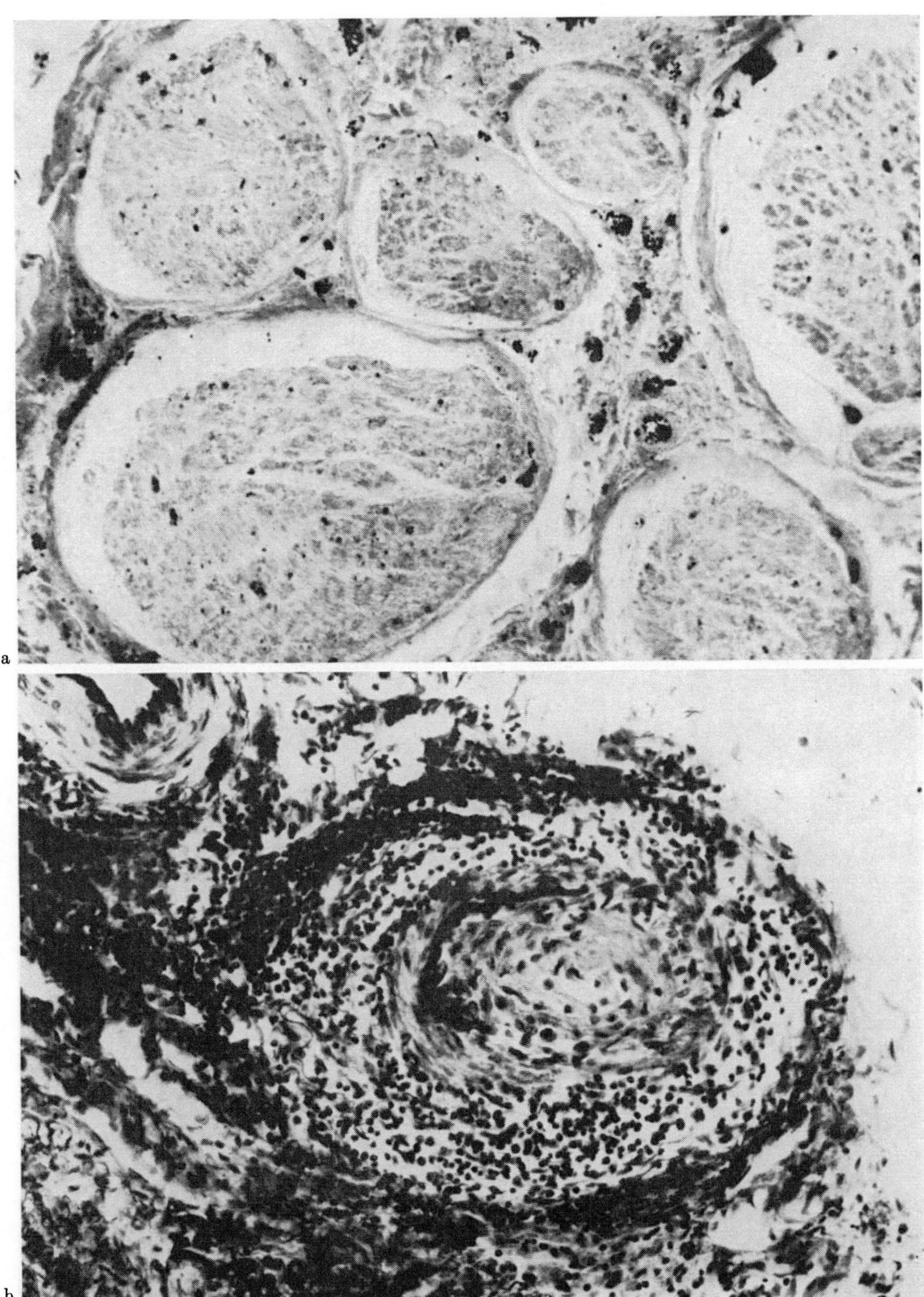

Abb. 32a u. b. Ischämische Neuropathie bei Periarteriitis nodosa. a Querschnitt durch den N. ischiadicus. Hochgradige Entmarkung der Faszikel. b Fast völlig obliterierte Arterie mit periarteriellen Infiltraten im Epineurium

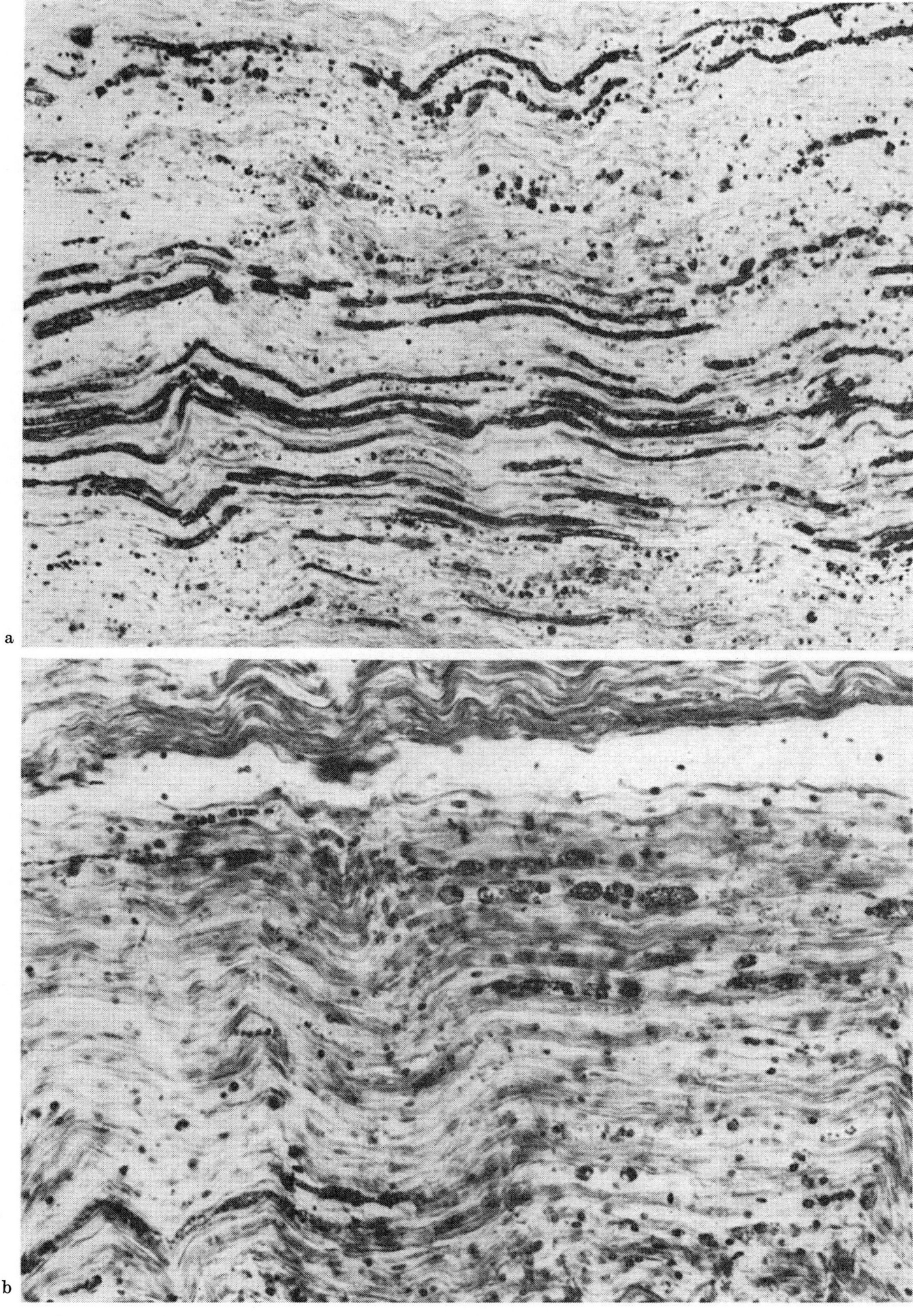

Abb. 33a u. b. Ischämische Neuropathie bei Periarteriitis nodosa. Entmarkung und Wallersche Degeneration zahlreicher Nervenfasern mit Markballenbildung und Bildung von Digestionskammern mit Axonfragmenten bei Markscheidenfärbung. Längsschnitt aus dem N. ischiadicus. a proximal, b distal

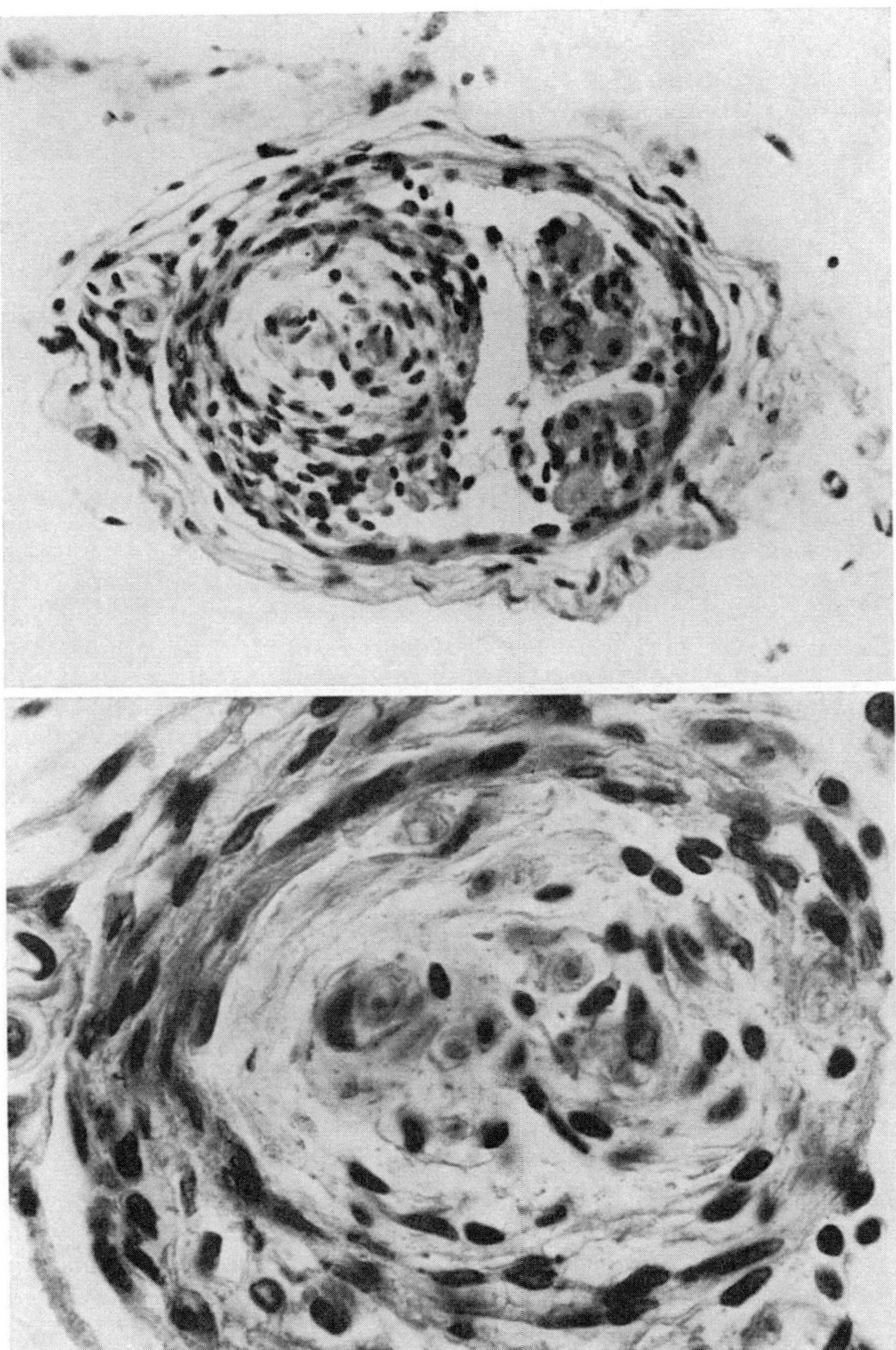

Abb. 34. Subcapsuläre knötchenförmige, zellig-faserige Proliferation und zellige Infiltration in einer Muskelspindel bei Neuromyositis, Periphlebitis und Periarteriitis nodosa. In die konzentrisch angeordneten faserigen
Wucherungen sind Capillaren und Nervenfasern eingeschlossen. Verdrängung der intrafusalen Muskelfasern
an den Rand. MPI 3885 T.M., 63jährig, ♀. Paraffineinbettung, Hämatoxylin-Eosin

Kaninchen nicht zu einer Degeneration oder anderen offensichtlichen Veränderungen im
N. ischiadicus. Bei 12 weiteren Tieren wurden auch die anderen Versorgungsquellen für
den N. ischiadicus am Oberschenkel unterbunden. Bei 10 Tieren trat entweder keine

Degeneration oder nur eine extrem geringe und unbedeutende Faserschädigung auf. Bei 2 Tieren, bei denen der Nerv auch mobilisiert wurde, kam es zu ausgedehnter Degeneration mit klinischen Symptomen. Es blieb die Frage, ob diese Folgen auf die leichte Manipulation oder auf eine Variation im inneren Gefäßmuster des Nerven zurückzuführen seien.

Die ischämischen Veränderungen im Nerven nach traumatischen Schädigungen werden auf S. 117 besprochen.

5. Ischämische Neuropathie beim Menschen

Gegenüber den häufigen und zum Tode führenden Kreislaufstörungen des Gehirns und den zahlreichen und umfassenden Arbeiten über die Physiologie und Pathologie des Hirnkreislaufs erscheinen unsere Kenntnisse über pathologische Anatomie und Physiologie der Kreislaufstörungen des Nerven gering und monoton. Ihre Folgen sind nicht so alarmierend wie ein Schlaganfall und haben nur wenige Autoren veranlaßt, sich mit einem praktisch so bedeutungslos erscheinenden Problem zu beschäftigen.

Grundlegende Arbeiten stammen von Woltman (1937); Kernohan und Woltman (1938); Richards (1951), und Blunt (1960). Lovshin und Kernohan (1949) bezeichnen den meist asymmetrischen Befall der Nerven bei Periarteriitis nodosa als „Mononeuritis multiplex". Nach den bisherigen morphologischen Untersuchungen führt die Periarteriitis nodosa am häufigsten zu schweren Kreislaufstörungen im Nerven. Raff und Asbury (1968); Raff, Sangalang und Asbury (1968) beobachteten auch bei Diabetes mellitus eine schwere ischämische Mononeuropathia multiplex. In typischen Fällen weicht diese ischämische Neuropathie nicht nur durch die nachweisbaren Gefäßveränderungen und Gefäßverschlüsse von anderen Formen der Polyneuritis und Polyneuropathie, sondern auch in ihrem morphologischen Befund nach Art und Ausbreitung der Veränderungen deutlich ab (Krücke, 1955).

Derartige spontane ischämische Nervenschädigungen des Menschen bieten für die Beurteilung des vasculären Faktors bei den traumatischen Läsionen die einzige Manifestation, die zum Vergleich herangezogen werden kann. Übereinstimmend ist eine Kollagenisierung auch bei der Periarteriitis nodosa in den befallenen, besonders distalen Nervenabschnitten, aber eine so schwere Kollagenisierung, wie bei den traumatischen Schäden, ist im eigenen Material jedenfalls nicht nachzuweisen.

Die ischämische Neuropathie mit dem recht häufig auftretenden Befund einer Wallerschen Degeneration der Nervenfasern (Abb. 32—34) ist ein gutes Beispiel dafür, daß trotz des bestehenden Zusammenhangs des Axons mit seinem „trophischen Zentrum" durch den peripheren Sauerstoffmangel eine komplette Unterbrechung des Axons eintreten kann.

F. Reaktion, Degeneration und Regeneration peripherer Neurone nach Nervendurchtrennung

Die Kenntnisse über die histopathologischen Veränderungen nach Unterbrechung des Axons im proximalen Abschnitt des Neurons und im distalen Axonabschnitt beruhen fast ausschließlich auf experimentellen Untersuchungen. Die grundlegenden Befunde sind mit den Namen von Waller, Nissl, Cajal, Spielmeyer und Spatz verbunden.

Bei der umfangreichen Literatur muß auf eine Wiedergabe im Detail verzichtet und auf zusammenfassende Arbeiten (Babel et al., 1970; Thomas, 1969) hingewiesen werden. Die morphologischen Befunde bei den Nervenverletzungen des Menschen werden in Abschnitt II (S. 77) besprochen.

Eine Zusammenfassung der vorliegenden Ergebnisse wird dadurch erschwert, daß die morphologischen Befunde je nach der Species, dem Alter, der Entfernung der Läsion vom Perikaryon und ihrem Zeitpunkt sowie dem Typ des Neurons beträchtlich variieren können.

Seit langem ist bekannt, daß die fast gesetzmäßig ablaufende sekundäre Wallersche Degeneration des distalen Abschnittes der Nervenfaser nicht die einzige morphologisch nachweisbare Folge der Nervenfaserdurchtrennung darstellt, wie zunächst angenommen wurde. Durch die Axonunterbrechung entstehen zwei sehr ungleiche Teile des Neurons, der Zellkörper, das Perikaryon, mit dem Kern und dem proximalen Stumpf des Axons, und der abgetrennte kernlose Axonabschnitt. Kernlose Abschnitte von Zellen bieten, wie das experimentelle Modell der Schlauchalge Acetabularia zeigt, eine Fülle von allgemein-biologischen Problemen, bei den hochspezialisierten Neuronen auch ein elementares Problem spezieller Neuropathologie.

Reaktive, degenerative und regenerative Veränderungen greifen eng ineinander und sind oft schwer abzugrenzen. Wenn die Ergebnisse zur Erleichterung der Deskription in den verschiedenen Abschnitten nacheinander dargestellt werden, ist dabei im Auge zu behalten, daß die Vorgänge im distalen und proximalen Abschnitt sich gleichzeitig und nebeneinander abspielen.

1. Proximaler Abschnitt mit Zellkörper und Kern

a) Reaktionen am Stumpfende

In der Zone der Verletzung gehen die Nervenfasern durch direkte oder indirekte Folgen der traumatischen Läsion zugrunde (traumatische Degeneration; STROEBE, 1893), während die überlebenden Axone keulen- oder kolbenförmige Anschwellungen (Abb. 62) zeigen (STROEBE, 1893).

Die Veränderungen der Nervenfasern im proximalen Stumpf, von SPATZ (1921) als retrograde Faserveränderungen den retrograden Zellveränderungen an die Seite gestellt (Abb. 35), treten nach den elektronenmikroskopischen und histochemischen Untersuchungen bereits Stunden nach der Axonunterbrechung auf. Sie sind nach 4 Std vorhanden (Abb. 36, 37) und erreichen ihren Höhepunkt am 3. und 4. Tag nach der Verletzung. Die Axonauftreibungen enthalten lokale Anhäufungen der normalerweise im Axon vorhandenen Organellen und fibrösen Strukturen: Mitochondrien, Vesikel, Neurotubuli und Neurofilamente (ESTABLE et al., 1957; SCHLOTE, 1962, 1964, 1970; WETTSTEIN und SOTELO, 1963; LAMPERT, 1967, u. a.). Gleichzeitig findet sich eine Zunahme der Enzymaktivität im Axon (FRIEDE, 1959; ZELENÁ und LUBIŃSKA, 1962; KREUTZBERG, 1962, 1964; KREUTZBERG und WECHSLER, 1963; LUBIŃSKA, 1964; Übersicht bei E. THOMAS, 1969).

Nach den derzeitigen Kenntnissen über die Proteinsynthese im Zellkörper und den proximodistal gerichteten Transport im Axoplasma lassen sich diese Veränderungen als eine Anstauung des transportierten Materials deuten. Hierfür spricht auch der Befund an den adrenergen Nervenfasern, in denen erst durch die Anschoppungsphänomene die Katecholamine in den Axonauftreibungen sichtbar werden (DAHLSTRÖM und FUXE, 1964; DAHLSTRÖM, 1965, 1968; BLÜMCKE und NIEDORF, 1965a, b).

Der Aufbau der endoplasmatischen Membransysteme, das vermehrte Vorkommen von Mitochondrien und filamentösem Material wurden von SCHLOTE als Ausdruck einer intensiven intraaxonalen Proteinsynthese gedeutet. Demgegenüber hat KREUTZBERG (1967) durch autoradiographische Untersuchungen keine nennenswerte lokale Synthese von Proteinen im Axon nachweisen können.

Eine quantitative Analyse der reaktiven Axonschwellungen (MARTINEZ und FRIEDE 1970a) zeigt, daß Fasern verschiedenen Kalibers proportional zu dem Verhältnis ihres Axonkalibers schwellen. Die aufgetriebenen Fasern bestehen gewöhnlich aus einem mäßig angeschwollenen Anteil mit abgestreifter Markscheide und einem exzessiv angeschwollenen marklosen Axon (s. Abb. 37). Die Mitochondrienanhäufung zeigt ein Maximum im markfreien Teil. Die Schmidt-Lantermanschen Incisuren sind hochgradig verbreitert und bilden 2 konzentrische Ringe. Das Abstreifen der Markscheide scheint mit der Störung oder Zerreißung der Scheidensegmente an den Spalten in Beziehung zu stehen. Auf diese Weise können die Markscheiden rasch Veränderungen im Volumen des Axons ausgleichen.

Über eigenartige Demyelinisationserscheinungen an bereits remyelinisierten Segmenten der Nervenfasern im proximalen Abschnitt haben SPENCER und P. K. THOMAS (1970) berichtet (s. auch Abschnitt II F, S. 148).

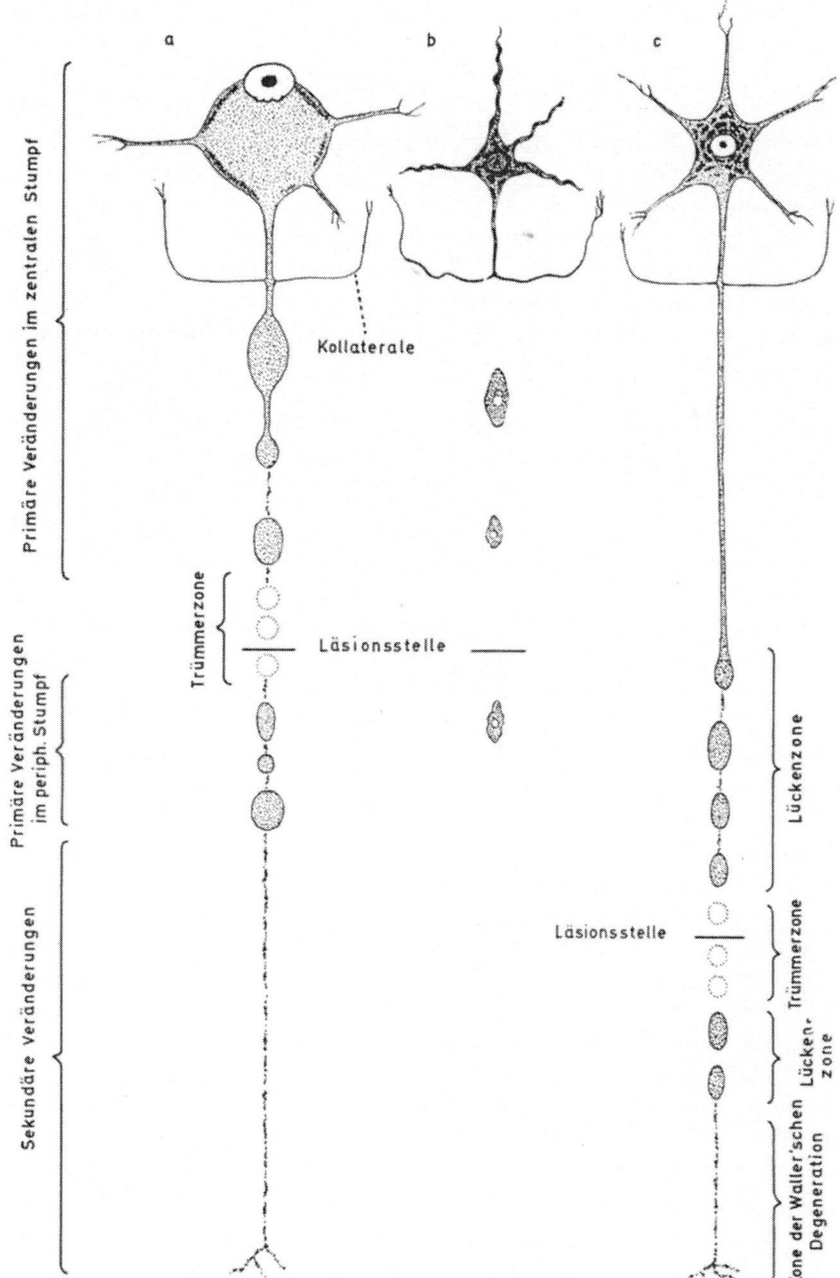

Abb. 35a—c. Axonunterbrechung. Schema der primären und sekundären Veränderungen a nach axonaler Läsion der Ursprungszelle; b gleicher Fall in späterem Stadium („tertiäre" Veränderungen); c „primäre" und „sekundäre" Veränderungen bei Läsionen in größerer Entfernung von der Ursprungszelle. (Nach H. Spatz, 1921)

b) Reaktionen am Perikaryon (retrograde Zellveränderungen)

Nissl (1892) sah erstmals mit seiner neuen Methode nach Ausreißen des N. facialis beim Kaninchen schon 24 Std nach der Läsion Veränderungen am Zentrum der Nervenzelle mit ihrem Kern. Nach Nissls Beschreibung beginnen die Chromatinkörper an einer kleinen Stelle des Zelleibes zu zerfallen. Am 2. und 3. Tag schreitet dieser Zerfall weiter fort und dehnt sich bald über die ganze Zelle aus. Die Kohärenz der Chromatinkörper lockert sich,

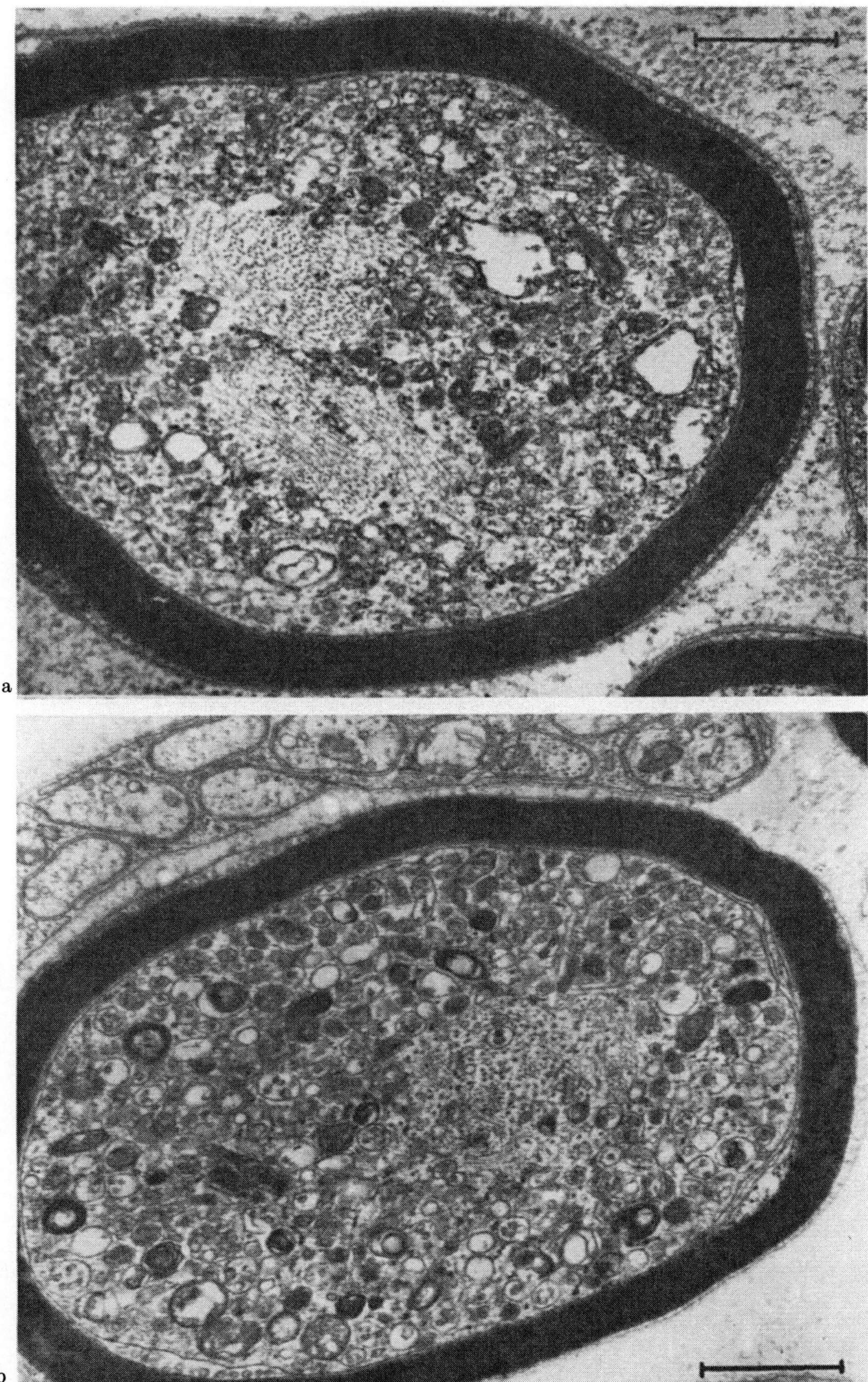

Abb. 36a u. b. Reaktion des Axons nach Durchschneidung und Quetschung. Axon-Auftreibung. a Markhaltige Faser des proximalen Stumpfes, 700 µ oberhalb der Quetschung, 4 Std nach der Operation. Mitochondrien und Vesikel im Axon sind durch einen Kern von Neurofilamenten im Zentrum getrennt. b Eine Faser, 650 µ unterhalb der Quetschung, 2 Std nach der Operation. Axon gefüllt mit Organellen, meist Mitochondrien, in verschiedenen Stadien der Desorganisation. Parazentral ein Kern von Neurofilamenten und Neurotubuli. Maßstab 1 µ. (Die Abb. wurde von Frau Dr. ZELENÁ, Prag, freundlichst zur Verfügung gestellt)

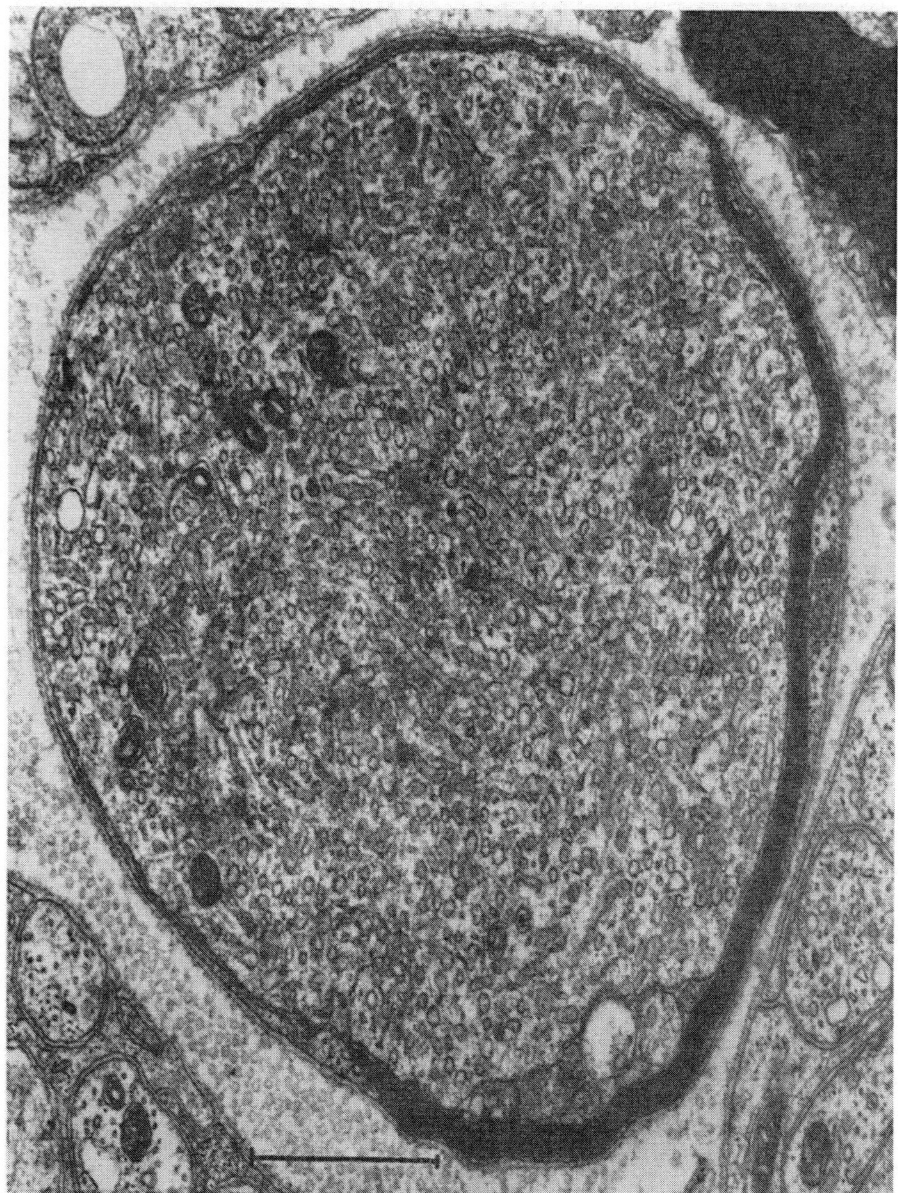

Abb. 37. Axonauftreibung. Querschnitt durch die terminale Region einer Faser, 400 μ proximal von der gequetschten Zone, 4 Std nach der Quetschung. Das Lumen der Faser ist mit Vesikeln und Tubuli von 300 bis 900 Å Durchmesser gefüllt, mit einem Dutzend von Mitochondrien zwischen ihnen. Ein Überbleibsel der Markscheide ist auf der rechten Seite zu sehen; eine Schicht von Schwannzellcytoplasma schließt die Faser ein. Maßstab 1 μ (nach Zelená, Lubińska u. Gutmann, 1968). (Das elektronenmikroskopische Bild wurde von Frau Dr. Zelená, Prag, freundlichst zur Verfügung gestellt)

sie werden blaß und lösen sich in allerfeinste Körnchen auf. Um den 3. Tag beginnt in den einzelnen Fortsätzen die Struktur zu schwinden, und zwar wird das die Streifung bildende Chromatin blasser und die Substanz zwischen den Streifen dunkler. Der 4. Tag bringt mit zunehmendem Zerfall der Granula zugleich eine Schwellung der ganzen Zelle mit sich, die Zelle wird kugeliger, die Fortsätze erscheinen homogen, ihre Konturen wie angefressen. Am 6. Tag ist neben einer Schwellung und Abrundung der Zelle von der ehemaligen Protoplasmastruktur nichts mehr zu sehen, und mit dieser Veränderung ist eine Lageveränderung des Kernes verbunden. In der Mehrzahl der Zellen rückt der Kern an die Peripherie. Er

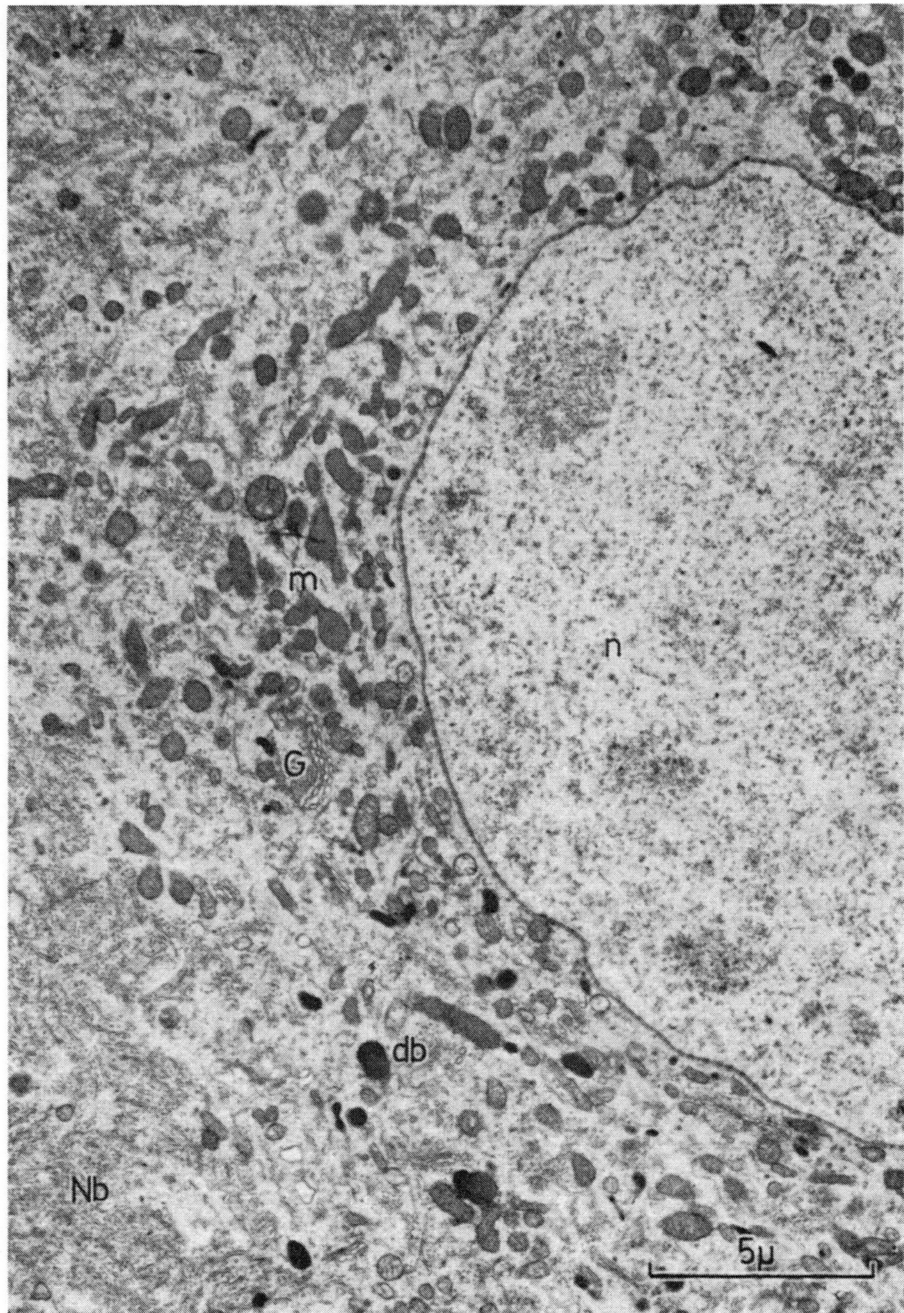

Abb. 38. Chromatolytische Nervenzelle aus dem Spinalganglion C8, 14 Tage nach Durchschneidung des peripheren Nerven. Mitochondrien (*m*), dichte Körperchen (*db*), Golgi-Komplex (*G*) und andere Partikel sind in der perinucleären Zone angehäuft; die Nisslsubstanz (*Nb*) ist nach peripher verlagert; (*n*) Kern. (ZELENÁ, 1971)

stellt den noch am meisten intakten Teil der Zelle dar. NISSL fand am 10. Tag schon viele gänzlich zerfallene Zellen, die sich als unregelmäßige blasse und leicht gekörnte Massen ohne Kern und Fortsätze zeigten. Am 18. Tage hat die Veränderung fast alle Zellen des Facialiskernes betroffen.

Spinalganglienzellen zeigen nach Durchschneidung der peripheren Nerven ebenfalls deutliche Chromatolyse — aber lichtmikroskopisch keine derartige Veränderung nach

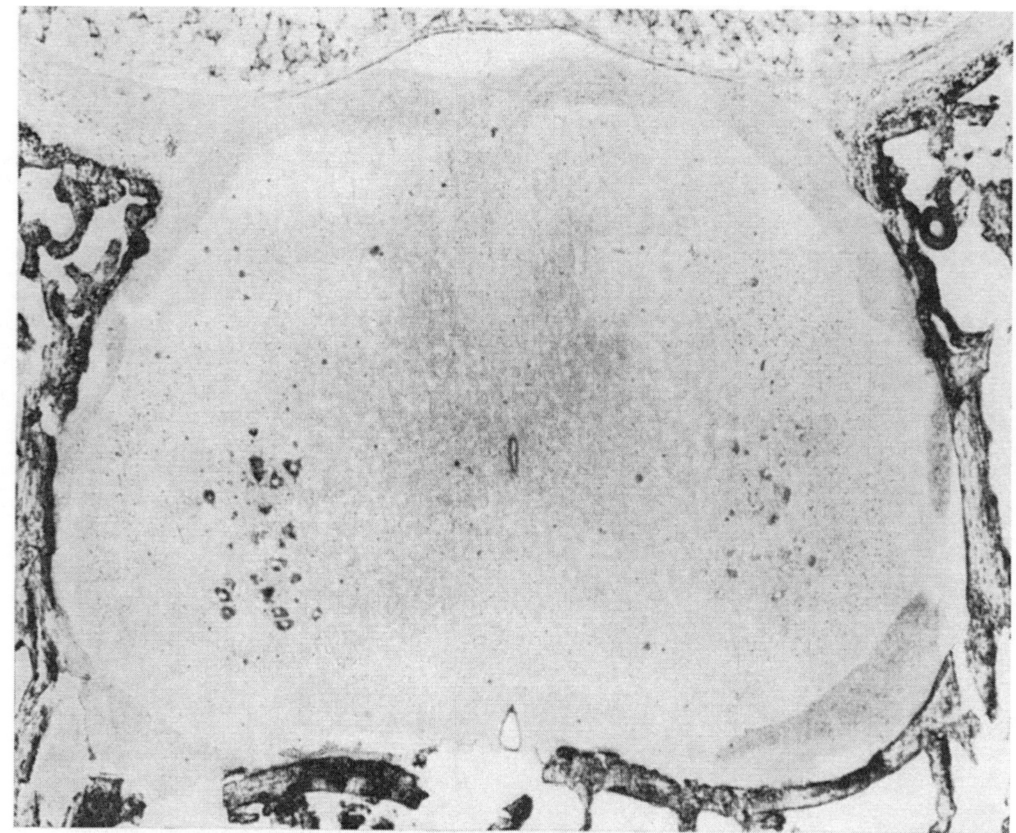

Abb. 39. Retrograde Zellveränderung, Nissls „primäre Reizung". Querschnitt durch das Lumbalmark einer
Maus 8 Tage nach einseitiger Ischiadicusdurchschneidung. *β-hydroxybuttersäuredehydrogenase*-Reaktion (Coenzym NAD, Nachweis mit Nitro BT). Auf der verletzten Seite zeigen die Zellen eine erhebliche Vergrößerung
und eine Vermehrung wasserstoffübertragender Fermente. Etwa 45×. (Thomas u. Exss, 1967)

Durchschneidung ihres zentralen Axonfortsatzes in den hinteren Wurzeln (s. Cragg,
1970, Lit.).

Die elektronenmikroskopischen Untersuchungen im letzten Jahrzehnt haben Veränderungen der Feinstruktur an den Organellen des Perikaryons während der retrograden
Reaktion aufgedeckt und zum Teil als eine Umwandlung zur Vorbereitung für die Regeneration des Axons aufgefaßt (Andres, 1961; Evans und Gray, 1961; Hudson et al.,
1961; Pannese, 1963; Bodian, 1964; Mackey et al., 1964; Takano, 1964; Barron et al.,
1966; Dixon, 1967, 1968, 1969; Holtzman et al., 1967; Kirkpatrick, 1968; Prineas,
1969; Zelená, 1971; Jirmanová, 1971).

Die fehlende Übereinstimmung in den Befunden dürfte wenigstens zu einem Teil auf
der Variationsbreite der Veränderungen je nach der untersuchten Species, dem Alter, dem
Zeitpunkt der Verletzung und ihrer Entfernung vom Perikaryon beruhen. Selbst bei einer
homogenen Zellpopulation, wie den hellen Zellen im Spinalganglion, fand Zelená (1971)
Variationen in der Intensität und dem Charakter der Veränderungen im Perikaryon und
trennt zwei verschiedene Reaktionsformen voneinander ab, die „Chromatolyse" und die
„retrograde Reaktion". Auf die Übersichtsartikel von Cole (1968), E. Thomas (histochemische Befunde) (1969), Cragg (1970) und Lieberman (1971) sei hingewiesen.

Biochemische und morphologische Untersuchungen lassen nach Durchschneidung eines
Axons eine beträchtliche metabolische Aktivität im Neuron erkennen. Die erste deutliche
Veränderung im Zellkörper ist offenbar die Zunahme der Nucleinsäuren im Nucleolus
(Watson, 1968), die mit einer Vergrößerung des Nucleolus verbunden ist (Barr und Ha-

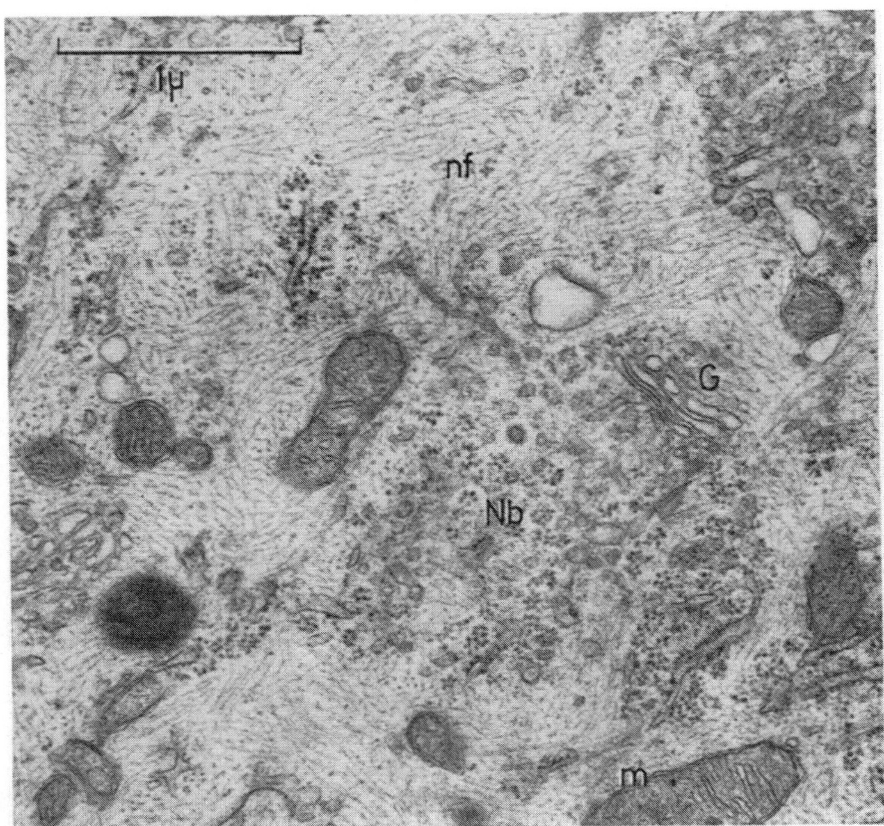

Abb. 40. Teil eines Neurons 26 Tage nach Nervendurchschneidung. Bündel von Neurofilamenten (*nf*) sind zwischen Nissl-Körpern (*Nb*) und Golgi-Komplexen (*G*) zu sehen; Mitochondrien (*m*) mit granulären Einschlüssen; (*db*) dichte Körperchen; (*mb*) multivesiculäre Körperchen (ZELENÁ, 1971)

MILTON, 1948; MURRAY und GRAFSTEIN, 1969). Je nach der Länge des Axons steigt die RNS-Synthese im Perikaryon vom 1.—5. Tag an, erreicht einen Gipfel und fällt nach 3 Wochen wieder zum normalen Wert oder darunter ab (WATSON, 1968).

Histochemisch läßt sich schon nach 2—4 Tagen ein Anstieg der Fermentaktivität nachweisen (COLMANT, 1959; E. THOMAS, 1969; Abb. 39).

Elektronenmikroskopisch entspricht dem Bild der Chromatolyse das Verschwinden des endoplasmatischen Reticulums und der Ribosomen aus dem Zentrum des Perikaryons (ANDRES, 1961; CERVOS-NAVARRO, 1962; DIXON, 1968; ZELENÁ, 1971) in der Mehrzahl der Zellen. Das Cytozentrum ist mit zahlreichen Mitochondrien, dichten Körperchen und anderen Organellen angefüllt (Abb. 38). Neurofilamente liegen ungeordnet zwischen den am Rande angehäuften Nissl-Körpern, während Neurotubuli noch in den chromatolytischen Regionen anzutreffen sind (ZELENÁ, 1971).

Im Spinalganglion der Ratte war die Reaktion am 7.—14. Tag nach der Nervendurchschneidung auf ihrem Höhepunkt (ZELENÁ, 1971).

In den Neuronen des Spinalganglions ohne typische Chromatolyse bestand die „retrograde Reaktion" in einer Vermehrung von Neurofilamenten (Abb. 40), die in groben Bündeln angeordnet verstreut im Cytoplasma lagen (ZELENÁ, 1971), wie dies in ähnlicher Weise von EVANS und GRAY (1961), PANNESE (1962, 1963) beobachtet wurde.

Ob diese filamentöse Reaktion sich von der Chromatolyse prinzipiell unterscheidet, wie PANNESE (1963) angenommen hat, ist noch nicht entschieden. Das Auftreten von Neurofilamenten in chromatolytischen Arealen könne auch als Zeichen für eine beginnende Wiederherstellung angesehen werden, da eine vermehrte Anzahl von Neurofilamenten charakteristisch für die Restitution der Perikarya in späteren Stadien nach Axotomie sei (Zelená, 1971).

In welcher Beziehung die Veränderung der fibrösen Organellen zu dem Axoplasmatransport stehen, ist noch ungeklärt, ebenso wie die Natur des Signals, das dem Perikaryon die Durchtrennung des Axons meldet und durch diese Information den reaktiven Prozeß auslöst.

Eine der zu diskutierenden Möglichkeiten ist die Annahme eines bidirektionalen Transportes (Zelená, 1971): Wenn der cellulifugale Transport von der Läsionsstelle nicht zurückkommt, dürfte der ascendierende Strom innerhalb von Stunden erschöpft sein. Der Zustrom von der Peripherie wird an der Läsionsstelle im distalen Axonstumpf aufgestaut (s. S. 103).

Während der Chromatolyse dürfte bei gleicher Gesamtmenge der RNS im Perikaryon ihre Synthese und ihr Abbau parallel zu der gesteigerten Proteinsynthese vermehrt sein (Brattgard, Edström und Hydén, 1957; Hydén, 1960; Watson, 1965, 1968). Der Ort für diese Proteinsynthese dürfte die periphere Zone des Perikaryons sein, in der sich massenhaft endoplasmatisches Reticulum und Ribosomen finden; wieweit der Golgi-Komplex und die Mitochondrien im Cytozentrum, worauf Zelená (1971) hinweist, hierbei eine Rolle spielen, ist noch ungeklärt.

In der Erholungsphase der Chromatolyse restituieren sich die Nissl-Körper im Zentrum der Zelle bei gleichzeitiger Zunahme der RNS in späteren Stadien (Brattgard, Edström und Hydén, 1957; Watson, 1968).

In chromatolytischen spinalen Motoneuronen fand Jirmanová (1971) außer der Anhäufung von Mitochondrien und dichten Körperchen in der 2. Woche nach Axotomie große Aggregate von dichten Granula von 150—400 Å Durchmesser in den Randzonen, die am Ende der 4. Woche fast vollständig verschwinden. Die Granula werden als Glykogen aufgefaßt und wurden bei Küken gefunden. Eine vorübergehende Glykogenvermehrung in den Schwannschen Zellen des proximalen Stumpfes nach Durchschneidung des Ischiadicus beim Kaninchen wurde von Blümcke et al. (1965) mit einem Maximum vom 5.—10. Tag beobachtet. Die Bedeutung dieser Befunde ist noch ungeklärt.

Auf weitere Besonderheiten der Reaktionsweisen der Neurone, insbesondere auf die Differenzen zwischen der Reaktion motorischer und sensorischer Neurone, kann hier nicht näher eingegangen werden. Torvik und Skjörten (1971a, b) haben auf Unterschiede der degenerativen und regenerativen Phänomene nach Facialisdurchschneidung bei der Maus hingewiesen. Sie sahen in der 2. und 3. Woche nach Axotomie einen Ausfall von $^2/_3$ der Nervenzellen und eine Phagocytose der zugrunde gegangenen Neurone durch Mikrogliazellen.

Nach Facialisdurchschneidung haben Kreutzberg und Schubert (1971) bereits 2 Tage nach der Operation eine Verkleinerung des Axondurchmessers um 11% und nach 10 und 21 Tagen um 40% gefunden. Es folgt danach eine Restitution auf annähernd normale Werte, aber 135—365 Tage nach der Operation bestand noch ein bleibendes Defizit von 13—15%.

Diese Werte gehen weit über die bisher bekannten Reduktionen des Axondurchmessers im proximalen Abschnitt hinaus, die in der Größenordnung von 10% lagen (Greenman, 1913; Gutmann und Sanders, 1943; Sanders, 1948; Weiss et al., 1945; Aitken und Thomas, 1962). Die von Cragg und Thomas (1961) und Jacobson und Guth (1965) beobachtete Reduktion der Leitgeschwindigkeit im proximalen Nervenstumpf um 20% wird von Kreutzberg und Schubert (1971) auf den Schwund des Axonkalibers zurückgeführt.

An den *Satellitenzellen des Spinalganglions* wurden Hyperplasie und Hypertrophie (Pannese, 1964; Leech, 1967) und an den motorischen Kernen im Rückenmark und der Medulla oblongata nach Axotomie *Vermehrung der Mikrogliazellen* beobachtet (Cammermeyer, 1965; Sjöstrand, 1965; Watson, 1965; Kreutzberg, 1966; Friede und Johnstone, 1967; Blinzinger und Kreutzberg, 1968).

Die Fortsätze der gewucherten Mikrogliazellen können die Endknöpfe der synaptischen Endigungen vom Zellkörper abdrängen (BLINZINGER und KREUTZBERG, 1968; KIRKPATRICK, 1968). Diese Veränderung führte zur Abnahme der Miniatur-EPSP, der exzitatorischen postsynaptischen Potentiale vom schnellen Typ (LUX und WINTER, 1968).

2. Distaler Abschnitt

a) Reaktion am Stumpfende

Seit den Untersuchungen von STROEBE (1893) sind auch Anschwellungen der Axone im distalen Stumpf bekannt (s. Abb. 62). Sie sind nicht wie im proximalen Stumpf durch einen unidirectionalen proximo-distal gerichteten Axoplasmatransport zu deuten. Die elektronenmikroskopischen und histochemischen Untersuchungen deckten jedoch auf, daß die Feinstruktur und die Enzymaktivität der beiden Stumpfenden völlig identisch ist. Obwohl die Signifikanz der Befunde für den Mechanismus des Axoplasmatransportes in Frage gestellt wurde (WEISS, 1969), bietet die Annahme eines raschen bidirectionalen Transportes partikelgebundener Enzyme, Mitochondrien und anderer Organellen (ZELENÁ und LUBIŃSKA, 1962; LUBIŃSKA, 1964; ZELENÁ, 1968; ZELENÁ, LUBIŃSKA und GUTMANN, 1968) für diese reaktiven Veränderungen eine annehmbare Erklärung (s. S. 103).

Auch im übrigen distalen Abschnitt dürften, zumindest für den Zeitraum der konstant bleibenden oder sogar ansteigenden Leitgeschwindigkeit des Nerven (KAESER, 1962), die beim Säugetier etwa 24 Std beträgt, elektronenmikroskopische und histochemische Befunde in diesem Frühstadium als reaktive Veränderungen aufzufassen sein. Hierzu gehören offenbar die strömungsmechanisch zu erklärenden Anhäufungen der normalerweise im Axon vorhandenen Organellen an den nodalen Abschnitten des Axons distal vom Ranvierschen Schnürring (WEBSTER, 1962; BALLIN und THOMAS, 1969).

Die Schwellung der Mitochondrien, 24—48 Std nach Axotomie bei der Ratte (VIAL, 1958) und der Maus (HONJIN et al., 1959) und andere Veränderungen an den Organellen und fibrösen Strukturen mit Fragmentation der Neurofilamente und Neurotubuli leiten den Prozeß der eindeutig regressiven Axonveränderungen bei der Wallerschen Degeneration ein.

b) Die sekundäre Wallersche Degeneration

Kurz zusammengefaßt kann man die Folge der morphologischen Veränderungen hierbei in drei Stadien gliedern.

1. *Stadium der degenerativen, nekrobiotischen Veränderungen:*
   Fragmentation der Axone und Markscheiden mit dem histopathologischen Merkmal der Markscheidenovoide, in denen die Axonfragmente liegen.
2. *Stadium der Resorption:*
   Proliferation der Schwannschen Zellen und der Fibroblasten.
   Auftreten von Makrophagen (Fettkörnchenzellen).
   „Marchistadium" etwa vom 8.—12. Tag.
   „Fettkörnchenzellstadium" 12.—20. Tag und länger je nach Species, Alter und Temperatur.
3. *Endstadium (ohne Regeneration):*
   „Bandfaserstadium": Büngnersche Bänder Schwannscher Zellen, umgeben von Basalmembranen, durchziehen den ganzen distalen Abschnitt bis zu den Endorganen. Endoneurale Fibrose wechselnden Grades.
4. *Morphologisch nachweisbare Folgen der Deneurotisierung:*
   Neurogene Muskelatrophie (Denervierungsatrophie), Erhaltenbleiben der Struktur der corpusculären Receptoren (Pacinische Körperchen, Meissnersche Körperchen, Muskelspindeln), Verschwinden der Geschmacksknospen.
   Trophische Ulcera der Haut, Gefäßveränderungen, inkonstant.

Ganz allgemein bestätigen die elektronenmikroskopischen Befunde — allerdings um zahlreiche neue Details bereichert, die hier nur in einer kleinen Auswahl wiedergegeben werden können — das schon früher festgestellte Auftreten primärer Veränderungen im Axon (Mönckeberg und Bethe, 1899; Bethe, 1903).

Die im *Axon* in der nodalen und paranodalen Region auftretenden lamellären Körperchen, von Webster (1962) als modifizierte Mitochondrien, von Holtzman und Novikoff (1965) wegen ihrer sauren Phosphataseaktivität als Lysosomen aus dem endoplasmatischen Reticulum aufgefaßt, werden von Ballin und Thomas (1969) als sekundäre Lysosomen nicht spezifischen Ursprungs gedeutet und von zerfallenden membranösen Organellen im degenerierenden Axon abgeleitet.

Die initialen *Markscheidenveränderungen,* besonders die von Ranvier (1878), Cajal (1928), Causey und Palmer (1952, 1953b) beschriebene und gelegentlich als Artefakt gedeutete Retraktion der Markscheide vom Ranvierschen Schnürring konnte durch elektronenmikroskopische Untersuchungen in ihrem Entstehungsmechanismus geklärt werden (Ballin und Thomas, 1969). Es handelt sich dabei um einen sehr charakteristischen Vorgang, der von dem Entmarkungsprozeß der Nervenfaser klar zu trennen ist und in seinem Endstadium zur Bildung der Markscheiden-,,Ovoide" beiträgt. Durch das Eindringen von Cytoplasmafortsätzen zwischen die terminalen Myelinschlingen und das Axon sind die Schwannschen Zellen aktiv an dem Prozeß beteiligt.

Die starke Proliferation der *Schwannschen Zellen* auf das 5—19fache (G. A. Thomas, 1948) mit einem Maximum etwa 25 Tage nach Deneurotisation führt zur Bildung der Büngnerschen Bänder, die früher als Syncytium gedeutet wurden. Ohmi (1961) wies nach, daß es sich bei diesen elongierten Schwannschen Zellen nach dem elektronenmikroskopischen Bild um Zellindividuen handelt. P. K. Thomas (1964a) hat auf die Persistenz der Basalmembranen der Schwannschen Rohre hingewiesen, in denen zunächst die proliferierenden Schwannzellen im distalen Stumpf eingeschlossen sind. Hierbei handelt es sich um einen für das Einsprossen der regenerierenden Axone und die Regeneration des peripheren Nerven (s. S. 112) überaus wichtigen Befund.

Histopathologisch war die Herkunft der *Makrophagen* umstritten und blieb es auch nach den elektronenmikroskopischen Untersuchungen. In den sorgfältigen Untersuchungen über die Wallersche Degeneration des N. opticus fand sich kein Hinweis für eine bedeutende Infiltration von Leukocyten und/oder Pericyten in den N. opticus (Skoff und Vaughn, 1971, Lit.).

Die entscheidende Frage nach der genaueren Natur der vom Perikaryon synthetisierten Proteine, deren Fehlen zum Untergang des Axons und damit der Nervenfaser führt, ist wie bisher nur summarisch zu beantworten.

c) Korrelation physiologischer und morphologischer Befunde nach Denervierung der Endorgane

Birks, Katz und Miledi (1960) konnten zeigen, daß beim Frosch etwa 3—4 Tage nach Denervierung die Übertragung der Impulse zusammen mit den Miniaturendplattenpotentialen (MEPPs) verschwanden. Elektronenmikroskopisch fand sich zur gleichen Zeit in den motorischen Axonendigungen eine Schwellung der Mitochondrien, eine Verklumpung der synaptischen Vesikel und das Auftreten elektronendichter Strukturen. Das Endstadium der Axondegeneration ist nach einer Woche erreicht und durch das völlige Verschwinden des terminalen Axons charakterisiert, an dessen Stelle Schwannsche Zellen treten. Der subneurale Faltenapparat behält sein normales Aussehen. Nach einem weiteren Intervall erscheinen wieder MEPPs, wenn auch in Amplitude und Frequenz verändert, die anscheinend auf eine Annäherung der Schwannschen Zellen an die synaptische Oberfläche der Muskelfaser zu beziehen sind.

Diese am Frosch erhobenen morphologischen Befunde stimmen mit den Veränderungen der Feinstruktur an der motorischen Endplatte nach Denervierung des Säugetiermuskels weitgehend überein (REGER, 1959; BAUER et al., 1962; NICKEL und WASER, 1968). Es bestehen allerdings deutliche Unterschiede im zeitlichen Ablauf.

Bei den Experimenten von BIRKS et al. (1960) betrug die Zeitdauer bis zum Aufhören der Endplattenfunktion und dem Auftreten deutlicher morphologischer Veränderungen beim Frosch 72 Std bei 20° C Temperatur, bei der Schlange 50—55 Std bei 30° C (FUKAMI und RIDGE, 1971a) und 8—12 Std bei 37° C bei der Ratte (MILEDI und SLATER, 1970).

MILEDI und SLATER (1970) konnten bestätigen, daß der Zeitpunkt des funktionellen Versagens auch von der Länge der degenerierten Nervenabschnitte abhängt. Jeder zusätzliche Zentimeter brachte eine Verzögerung von 45 min. Da das terminale motorische Axon an der neuromuskulären Verbindung früher degeneriert als die Nervenfaser im übrigen distalen Abschnitt (MILEDI und SLATER, 1970), ist zu diskutieren, ob die Endplattenveränderungen durch ein Signal ausgelöst werden, das über das Axon wandert. Nach dieser Latenzzeit tritt das Versagen der Transmitterabgabe an der Endplatte durch Reizung plötzlich auf.

An den Receptoren der Muskelspindel scheint nach den Untersuchungen bei der Schlange (Thamnophis bulleri, sirtalis) eine deutliche Differenz in dem Zeitpunkt des Aufhörens der Entladung und des Eintretens morphologischer Veränderungen im Axon zu bestehen. Nach der Nervendurchschneidung ist die hervorgerufene Entladung der sensorischen Endigung an tonischen und phasischen Muskelspindeln erst nach 156 Std verschwunden, also etwa 100 Std später als bei der motorischen Endplatte die Transmitterabgabe bei dem gleichen Tier.

Die morphologischen Veränderungen am terminalen Axon — untersucht wurde nach 96 und 120 Std — sind bereits lange vor dem funktionellen Ausfall deutlich: Schwellung der Mitochondrien, Geflechtbildung der Neurofilamente, elektronendichte Körperchen, wahrscheinlich mitochondrialen Ursprungs, und einige Vacuolen mit Zerfallsmaterial (FUKAMI und RIDGE, 1971b). Hieraus läßt sich folgern, daß die Transmittersynthese und -abgabe von einer intakten mitochondrialen Aktivität sehr abhängig ist, während die mechano-elektrische Transduktion längere Zeit auch ohne diese persistieren kann (FUKAMI und RIDGE, 1971b).

Fast alle corpusculären Receptoren behalten bei Denervierung ihre Differenzierung mit nur geringen Veränderungen ihrer Größe bei (s. S. 96), nur die Geschmacksknospen sind in ihrem Bestand von einer intakten Nervenversorgung abhängig und verschwinden nach Deneurotisierung (FARBMAN, 1969, Lit.).

d) Regeneration

Die experimentellen Untersuchungen haben auch auf diesem Gebiet fast unüberschaubar zugenommen, es sei daher auf die zusammenfassenden Darstellungen (CAJAL, 1928; BOEKE, 1935; GUTH, 1956) verwiesen.

Die retrograden Reaktionen bei Axotomie am Perikaryon können in ihren späten Stadien (Vermehrung der Neurofilamente und Neurotubuli, ZELENÁ, 1971) bereits mit den erhöhten Anforderungen an den proximalen Abschnitt in Verbindung gebracht werden, die durch das Aussprossen der regenerierenden Axone entstehen. Die Wachstumskolben enthalten in den frühen Stadien Neurotubuli (LENTZ, 1967), während in den späteren Stadien der Reifung Neurofilamente überwiegen. Im Ablauf der Regeneration ist die Geschwindigkeit und die Menge der transportierten Proteine erhöht (MURRAY und GRAFSTEIN, 1969).

Morphologisch lassen sich im elektronenmikroskopischen Bild nach LAMPERT (1967) reaktive, degenerative, regenerierende und dystrophische Axone abgrenzen. Das regenerierende Axon enthält glattes endoplasmatisches Reticulum, Neurotubuli und Vesikel und ist um den 3. oder 4. Tag nach der Axondurchtrennung fähig auszusprossen. Die Vorgänge der Aussprossung regenerierender Axone aus den Nervenfasern des proximalen Stumpfes sind mit der elektronenmikroskopischen Methodik nicht leicht zu fassen, daher

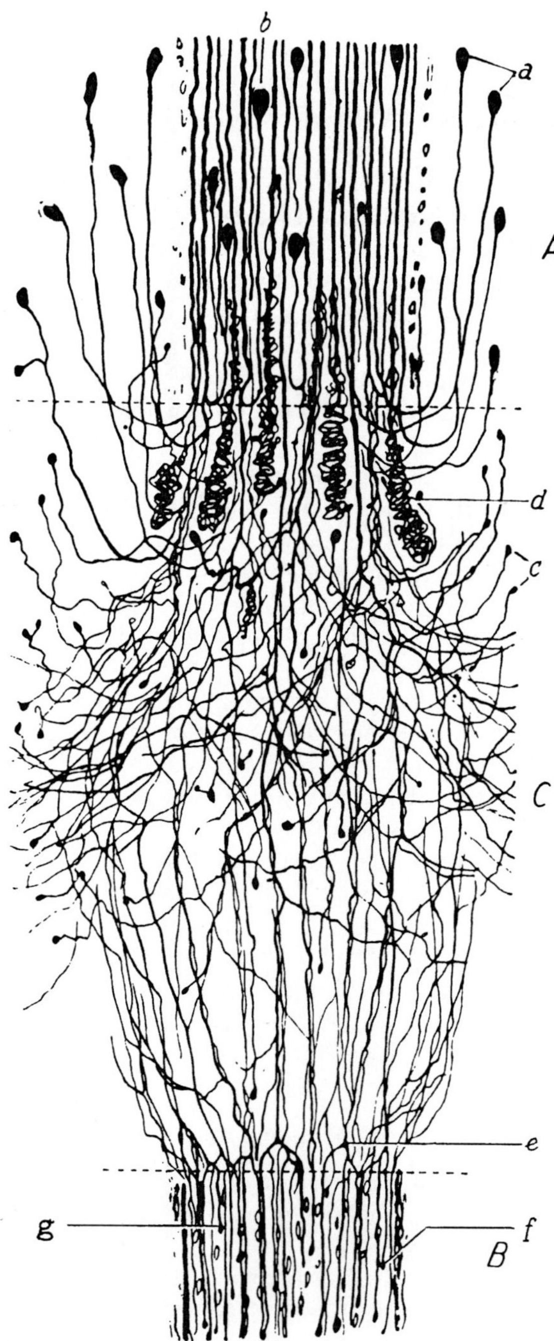

Abb. 41. Schema der Nervenregeneration nach Nervendurchschneidung (nach Cajal, 1928). *A* proximaler Stumpf; *B* distaler Stumpf; *C* Narbe mit Narbenplexus; *a* abweichende, rückläufige Fasern (extrafasciculär); *b* rückläufige Axone (intrafasciculär); *c* Wachstumskolben in der Narbe; *d* Perroncitos Spiralen; *e* Eintrittszone in das distale Segment, Konvergenz der Fasern und Bifurkationen; *f* Wachstumskolben im Interstitium (extratubal); *g* intratubaler Wachstumskolben

fehlen hier noch ausreichende Informationen. Die alten, mit Silberimprägnationsmethoden gewonnenen instruktiven Abbildungen von Cajal (1928) über das Gesamtbild der Regeneration bieten immer noch einen guten Überblick über den verschiedenen Modus der terminalen und kollateralen Regeneration (Abb. 41 und 42). Stroebe (1893) und Cajal (1908) hatten im Gegensatz zu Remak (1862) angenommen, daß bei erhaltenen Endo-

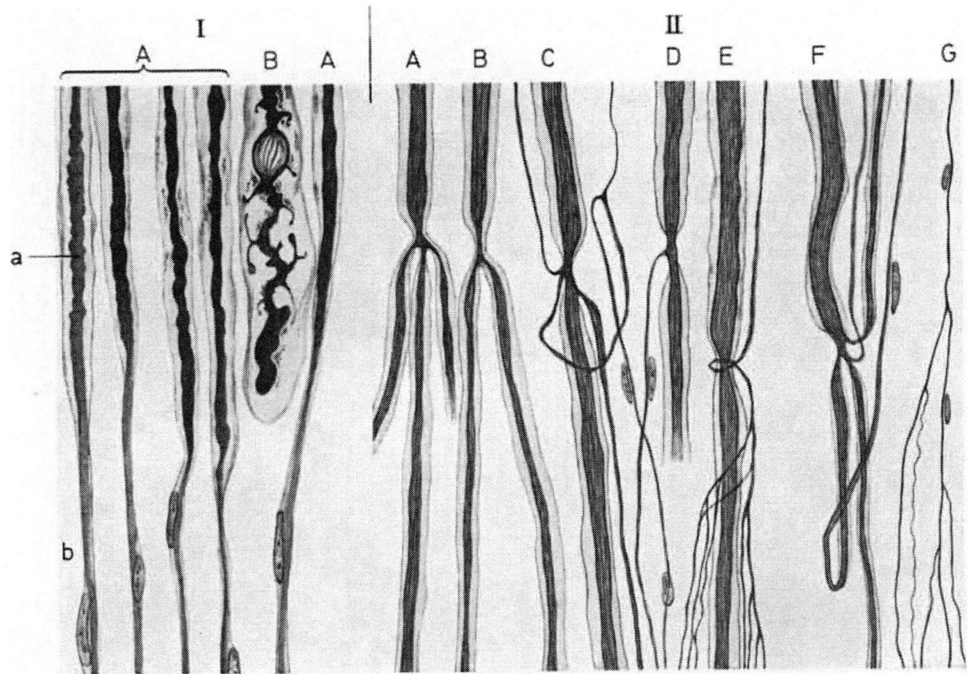

Abb. 42 I u. II. Regeneration, Aussprossen der Axone (nach CAJAL). I. *A* Terminales Auswachsen der Axone aus dem proximalen Stumpf. *B* Axonauftreibung. Degenerative Veränderungen. *a* Altes Axon mit Markscheide; *b* neues Axon ohne Markscheide. 10 Tage nach Durchschneidung des N. ischiadicus. II. Verschiedene Arten der Sprossung von Axonen des zentralen Abschnittes. *A* Nervenfaser mit 3 markhaltigen Nervenfasersprossen; *B* Nervenfaser mit y-förmiger Teilung; *C* markhaltige Faser mit marklosen Axonsprossen; *D* Faser mit markloser Kollaterale; *E* marklose Faser mit vielen Sprossen, die um eine markhaltige Faser angeordnet sind; *F* Faser mit 4 Sprossen, 3 davon rückläufig; *G* Remaksche Faser mit mehreren Sprossen. 25 Tage nach Durchschneidung des N. ischiadicus vom Kaninchen

neuralrohren nur ein terminaler Sproß aus dem Axonstumpf hervorgehe und daß nur bei Hindernissen der Regeneration durch Narbenbildung eine kollaterale Sprossung von mehreren oder zahlreichen Axonen eintrete.

Demgegenüber haben Befunde an völlig intakten Nerven ohne jede traumatische Einwirkung bei neuronaler Degeneration, wie der neuralen Muskelatrophie und der hypertrophischen Neuritis, gezeigt, daß hier eine Aussprossung mehrerer Axone — BIELSCHOWSKY (1923) sprach von „hyperneurotisierten Büngnerschen Bändern" — vorliegen muß (KRÜCKE, 1942).

Eine entsprechende „Hyperneurotisation" läßt sich eindeutiger als durch die Silberimprägnation mit dem Elektronenmikroskop bei Intoxikationen mit axonalem Zerfall einzelner Nervenfasern, wie z.B. bei der Isoniazidpolyneuropathie, nachweisen. Hierbei liegen 4—10 und mehr regenerierte Axone innerhalb des Büngnerschen Bandes der degenerierten distalen Nervenfasern und sind von einer gemeinsamen Basalmembran umgeben (Abb. 43). Sie bilden dadurch eine „Regenerationsgruppe" (SCHRÖDER, 1968a), die als ein charakteristisches morphologisches Merkmal für eine abgelaufene Axonunterbrechung anzusehen ist.

Derartige „Regenerationsgruppen", die aus marklosen oder markhaltigen Nervenfasern stammen und sich durch ihre verschiedene Anordnung voneinander unterscheiden, fanden OCHOA und MAIR (1969a und b) in den Nerven älterer Menschen ohne eine manifeste Nervenerkrankung. Für die Wachstumsrichtung der ausgesproßten Axone spielen mechanische Faktoren eine wesentliche Rolle, das „Kontaktführungsprinzip" (P. WEISS, 1945, 1951) erscheint nach den morphologischen Befunden über die Ablenkung der jungen Axone bis zur völligen Umkehr und der Bildung Perroncitoscher Spiralen (s. Abb. 41)

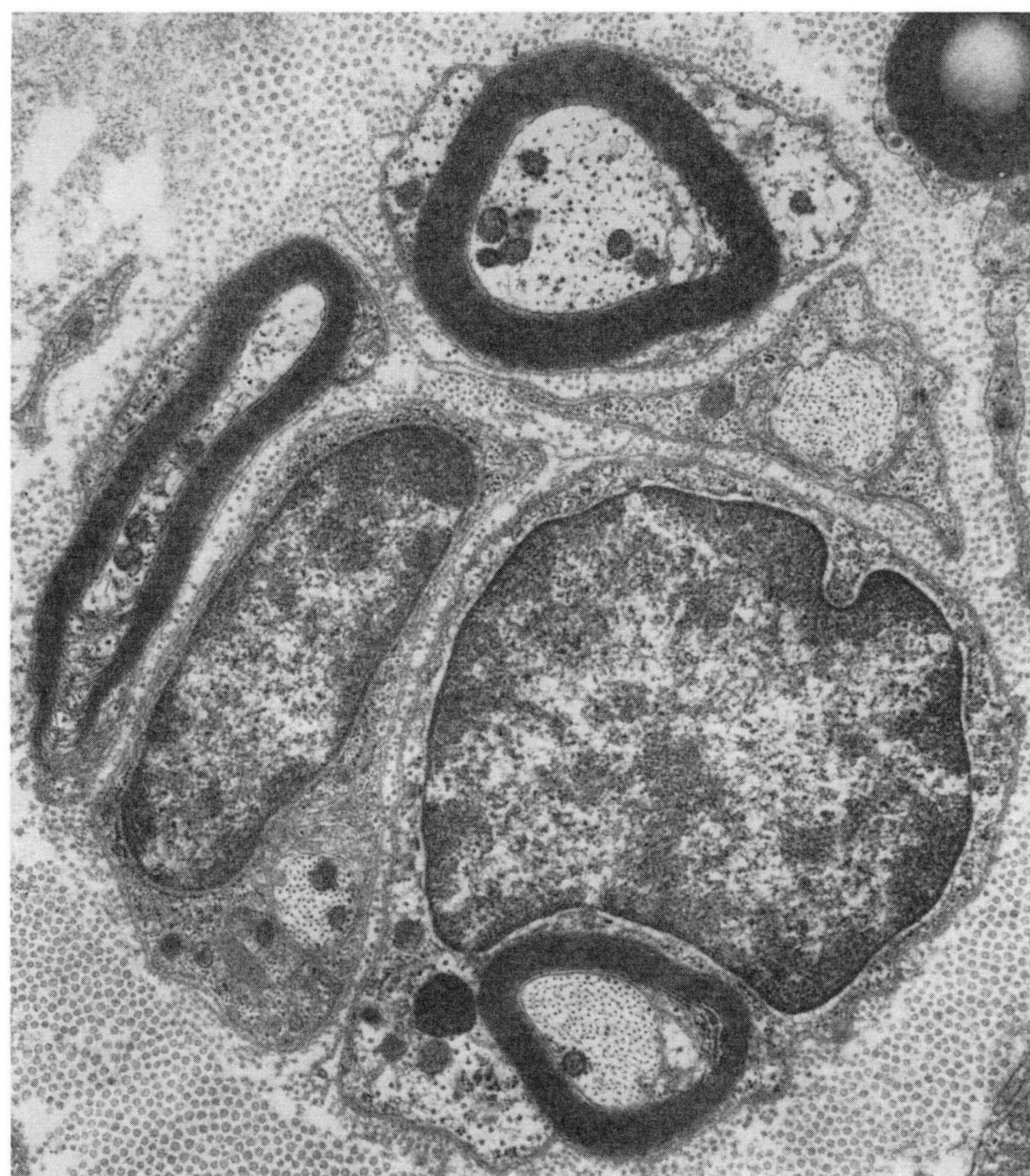

Abb. 43. Regenerationsgruppe („Hyperneurotisation") von Nervenfasern. Bündel regenerierter Nervenfasern aus *einer* Nervenfaser nach Axonunterbrechung mit 3 markhaltigen und 2 „marklosen" Axonen; letztere werden von separaten Schwannzellen umhüllt. Die Kollagenfibrillen zwischen den Nervenfasern sind dünner als in der Umgebung. Vergr. 20400×. Experimentelle Isoniazidpolyneuropathie. (Schröder, 1968)

um die alten Nervenfasern in der Nervennarbe evident. Die Befunde beim Menschen sind wie die Neurombildung an der Verletzungsstelle im speziellen Teil dokumentiert (S. 112, Abb. 68, 74 und 81).

Gutmann und Sanders (1943) und Sanders (1948) nahmen an, daß die Sprossungsphänomene während der ersten 100 Tage der Regeneration beim Kaninchen nur durch Ausfließen des Axoplasmas aus den proximalen Axonen zustande kommen. Erst nach dieser Zeit war eine Zunahme des Durchmessers an den proximalen wie distalen Nervenfasern festzustellen.

Es gehört zu den Vorbedingungen der anatomischen wie der funktionellen Wiederherstellung, daß die regenerierten Nervenfasern ihre Endorgane erreichen und daß sich die Faserzusammensetzung im Nervenstamm, das Kaliberspektrum, dem Normalen wieder annähert und die Einzelfasern wie bei der Nervenentwicklung ausreifen können.

Bei der Regeneration nach Läsionen in Kontinuität ergab ein Vergleich mit dem normalen Histogramm des N. ischiadicus beim Kaninchen 200 Tage nach der Läsion die charakteristische bimodale Verteilung (GUTMANN und SANDERS, 1943), während nach Nervendurchtrennung und primärer Naht keine bimodale Verteilung wieder erreicht wurde.

Nach SANDERS und YOUNG (1946) schreitet der Prozeß der Reifung (Wachstum des Durchmessers und der Myelinisation) zentrifugal entlang der Faser fort, jedenfalls sind in den distalen Abschnitten während der Regeneration die Nervenfasern dünner als proximal (Abb. 84). Bei den gleichen Experimenten erreichten die regenerierenden Axone der motorischen Neurone nicht wieder die Größe der Normalfasern, wenn eine Verbindung mit der Peripherie fehlte. Im postnatalen Leben dürfte einer der Gründe für die charakteristische Reifung der motorischen Nervenfasern von der erfolgreichen Herstellung neuromuskulärer Verbindungen abhängen (YOUNG, 1949; EVANS und VIZOSO, 1951).

Nach elektronenmikroskopischen Untersuchungen über die Regeneration des N. ischiadicus bei Hund und Ratte fand sich bei den größten regenerierten Nervenfasern wieder ein relativ dickes Axonkaliber. Die Dicke der Markscheiden blieb jedoch beträchtlich hinter der von normalen dicken Nervenfasern zurück. Die Ratte besitzt normalerweise relativ dünne Markscheiden und deren Kaliber wurde annähernd wieder erreicht. Die Nerven des Hundes enthalten normalerweise relativ dicke Markscheiden, hier blieben die regenerierten Markscheiden verhältnismäßig stark hinter dem Normalwert zurück (SCHRÖDER, 1970, 1972).

Trägt man in einem Koordinatensystem die Markscheidendicke als Funktion des Axonkalibers ein, so verläuft die Linie bei den regenerierten Nervenfasern flacher als bei den normalen Nervenfasern. Dies entspricht einer geringeren Myelinisation dicker Axone und einer verhältnismäßig stärkeren Myelinisation ungewöhnlich dünner Axone. Diese Störungen der Axonkaliber/Markscheidendicken-Relation bleiben auch noch nach einem Zeitraum von 1—2 Jahren bestehen (SCHRÖDER, 1972).

Die hiermit auch elektronenmikroskopisch nachgewiesene Störung der Markreifung ist in ihren Ursachen noch ungeklärt. Sie könnte jedoch außer von der Verbindung mit der Peripherie auch von lokalen Faktoren im Nerven, z.B. von einer gestörten Axon-Schwannzellbeziehung abhängen.

Tritt keine Wiederherstellung der Funktion ein, wie z.B. bei den Nervenfasern im Amputationsneurom, scheint sich der Nachschub von Material aus dem Perikaryon allmählich zu verringern. Es ist bemerkenswert und bisher ganz übersehen worden, daß trotz der bestehenden Axonunterbrechung in verschiedenen Höhen kein Persistieren einer Axonschwellung, eines ,,damming", zu beobachten ist. Dagegen persistiert über Jahre das Ödem des proximalen Stumpfes mit Vermehrung mucoider Substanzen im Amputationsneurom (s. S. 108).

Durch das Aussprossen mehrerer Axone aus dem proximalen Teil der Nervenfaser, die ,,Hyperneurotisation", erhöht sich möglicherweise die Chance, daß die regenerierten Axone die für sie adäquaten Endorgane in der Peripherie wieder erreichen.

Bei der Entwicklung der neuromuskulären Verbindung am noch in Differenzierung begriffenen Muskel der regenerierenden Gliedmaße des Molches muß die Muskeldifferenzierung über das Myoblastenstadium und das frühe Muskelfaserstadium hinaus sein, bevor neuromuskuläre Kontakte gebildet werden (LENTZ, 1969). Auch die auswachsenden Nervenendkolben müssen eine gewisse Differenzierungsstufe erreicht haben, da nur vesikelgefüllte Endigungen Verbindungen herstellen. Wenn man annimmt, daß sich die induktive Wechselwirkung zwischen Nerv und Muskel auf einen Mechanismus wechselseitiger Erkennung begrenzt, und dies von einer Informationsübertragung abhängt, ist

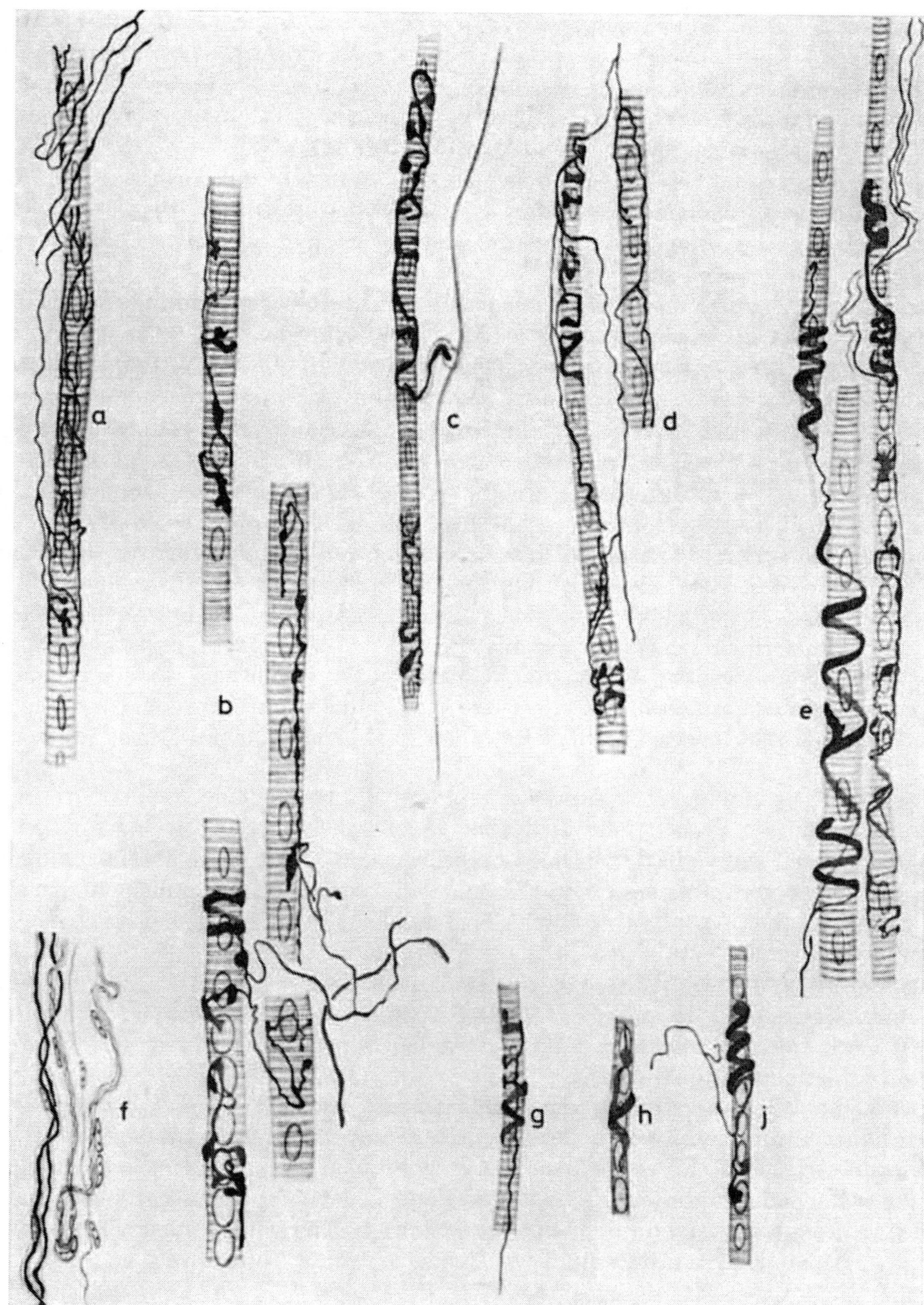

Abb. 44a—j. Reinnervierung intrafusaler Muskelfasern. a—j Längsschnitt durch Muskelspindeln aus de Intercostalmuskulatur des Igels, 96 und 101 Tage nach der Durchschneidung des Nerven. Regeneration de sensorischen Endigungen. Die regenerierenden Nervenfasern folgen auf der letzten Wegstrecke neuen Bahnen Die Nervenverteilung der regenerierten Nervenfasern in der Muskelspindel bietet, wie die Abbildung a—j zeigt, ein anderes Bild als in den normalen Muskelspindeln desselben Muskelkomplexes. Methylenblaufärbung.
(Nach Boeke, 1916)

für die Übertragung oder den Empfang des Signals eine bestimmte Differenzierung oder Spezialisierung vorauszusetzen. Hierbei scheinen die motorischen Nervenfasern direkt die Bildung der chemischen und der morphologischen Spezialisierungen der Endplatte zu beeinflussen, z.B. im Hinblick auf die Enzymaktivität der Cholinesterase (Mumen-

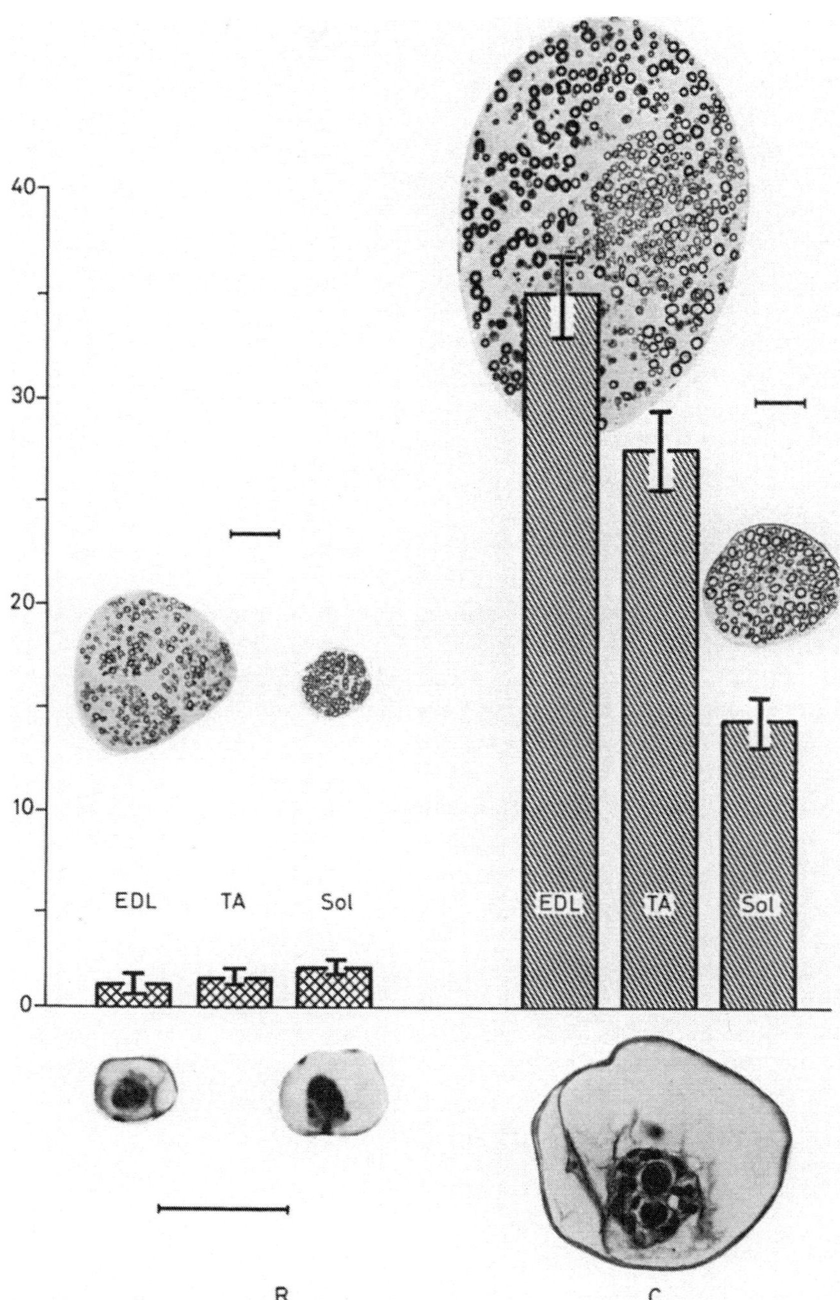

Abb. 45. Muskelspindel-Reinnervierung, Ratte. Zahl der Spindeln in dem Extensor digitorum longus (*EDL*), Tibialis anterior (*TA*) und Soleus (*Sol*) 5 Tage nach Quetschung des N. ischiadicus bei der Geburt (*R*) im Vergleich mit den Kontrollmuskeln (*C*). Mittelwerte von 20, 4 und 10 Tieren. Oben Querschnitt des tiefen N. peronaeus und der Nervenäste zum M. soleus, 3 Wochen nach Vorderwurzeldurchschneidung auf der reinnervierten (*R*) und Kontrollseite (*C*). Färbung nach FLEMING-WEIGERT. Unten Querschnitte der Muskelspindeln von *EDL* und *Sol*. Gefärbt nach Heidenhain-Elastica-van Gieson. Maßstab 50 μ. (Die Abbildung wurde von Frau Dr. ZELENÁ freundlichst überlassen.) (ZELENÁ, 1964)

THALER und ENGEL, 1961; ZELENÁ, 1962; KHERA und LAHAM, 1965; KELLY, 1966; LENTZ, 1969).

Eine völlige anatomische und funktionelle Restitution des kompliziertesten Receptors im Muskel, der Muskelspindel, wird sicherlich für die Qualität der Restitution überhaupt von großer Bedeutung sein.

Eine anatomische Regeneration der Muskelspindel wurde schon von Tello (1907b) beim Kaninchen und von Boeke (1916) beim Igel beobachtet. Für die Reinnervation dieser Strukturen hat Cajal mit Recht die Frage des individuellen und spezifischen Charakters des Einflusses, durch den die auswachsenden Fasern die ihnen zugehörigen Strukturen erreichen, diskutiert. Boekes Abbildungen mit den neugebildeten annulospiralen Endigungen (Abb. 44) und den neugebildeten motorischen Endigungen an intrafusalen Muskelfasern beim Igel sprechen dafür, daß eine Reinnervation möglich und sogar mit einer partiellen oder totalen Funktionswiederkehr verbunden sein kann.

Zelená und Hník (1963) sahen bei experimenteller Quetschung des Ischiadicus zum Zeitpunkt der Geburt und Reinnervation in der frühen postnatalen Periode bei reinnervierten Muskeln keine Muskelreceptoren oder nur eine gelegentliche Spindel atypischer Struktur (Abb. 45). Die durchschnittliche Zahl atypischer Spindeln war $0{,}75 \pm (n=20)$ im Extensor digitorum, $0{,}75 \pm 0{,}75$ $(n=4)$ im Tibialis anterior, $1{,}9 \pm 0{,}43$ $(n=10)$ im M. soleus, während die normalen Muskeln $32{,}5 \pm 1{,}38$ $(n=8)$, $29{,}3 \pm 1{,}18$ $(n=4)$ und $14{,}2 \pm 0{,}93$ $(n=11)$ enthielten (Zelená und Hník, 1960a und b, Hník und Zelená, 1961, 1962).

Im Durchschnitt ist die Zahl der Receptoren sehr nahe Null in diesen Muskeln trotz der Tatsache, daß die sensorische Nervenversorgung nur um 25% im tiefen N. peronaeus reduziert ist, der den M. tibialis und extensor digitorum innerviert, und um 15% in dem Nerv zum M. soleus (Abb. 45) (Zelená und Hník, 1960a und b, 1963).

Demnach können bei erwachsenen Tieren die Muskelspindeln reinnerviert werden, aber während der normalen Entwicklung ist die Differenzierung der Muskelreceptoren, und zwar der Muskelspindel und der Sehnenorgane von der Anwesenheit sensorischer Nervenfasern abhängig. Der formative Einfluß dieser Fasern kann in einem späteren Stadium der Entwicklung, während die Differenzierung noch im Gange ist, nicht voll ins Spiel kommen. Nach Reinnervation werden nur Spindeln von atypischer Struktur gebildet. Wenn die Histogenese abgeschlossen ist, erscheinen keine neugebildeten Muskelspindeln mehr im Muskel. Der morphogenetische Einfluß der sensorischen Nervenfasern auf die Muskelreceptordifferenzierung ist nur auf eine bestimmte Periode der Entwicklung beschränkt.

Die neuen Ergebnisse haben die Neuronentheorie in fast allen ihren Punkten bestätigt, vor allem, daß ohne das Auswachsen der Axonsprosse überhaupt keine Regeneration eintreten kann. Die von den Polygenisten betonte Bedeutung des distalen Stumpfes und der Büngnerschen Bänder für die Regeneration hat sich als zutreffend erwiesen, ebenso wie die ihrer Zeit vorauseilende Formulierung von Edinger (1918): „Die Nervenfaser ist pluricellulären Ursprungs." Sie wurde durch die elektronenmikroskopischen Befunde über die Axon-Schwannzell-Beziehung (Gasser, 1952, 1955, 1956, und Geren, 1954) endgültig bewiesen.

Das Erhaltenbleiben längsgerichteter Strukturen im distalen Abschnitt, für die Regeneration als wichtig erkannt, wurde um die neuen Tatsachen über die Persistenz der Basalmembranen, der Schwannschen Rohre (P. K. Thomas, 1964a, b) erweitert.

Aus den neuen Untersuchungen läßt sich ferner ableiten, daß nicht nur das Auswachsen der Axonsprosse und ihre Verbindung mit der Peripherie, sondern auch die Restitution des Nervenfaszikels mit·einem funktionstüchtigen Perineurium eine Voraussetzung für eine funktionelle Restitution darstellt. Erst die Wiederherstellung dieser „Diffusionsbarriere" stellt auch das innere Milieu des Endoneuralraumes wieder her und damit die strukturelle und funktionelle Baueinheit des Nerven, den Nervenfaszikel.

Außer der Axonunterbrechung kommt es besonders bei der Nervenläsion in Kontinuität (s. S. 82) zu Nervenfaserschädigungen mit Erhaltenbleiben oder einem nucleodistalen Zerfall des Axons, Erkrankungsformen der Nervenfaser, die ebenfalls bei den chirurgisch interessierenden Erkrankungen des Nerven beobachtet werden. Dabei ist die praktisch wichtige und häufigere Erkrankung die Entmarkung.

G. Entmarkung der Nervenfasern

Der Vorgang des Markabbaues mit Erhaltenbleiben des Axons (GOMBAULT, 1880/81) betrifft umschriebene Segmente der Nervenfaser und ist als selbständiger Erkrankungsprozeß von der Wallerschen Degeneration abzugrenzen. Zeigt das Axon (meist vorübergehende) Schädigungen, die nicht zur Unterbrechung führen, kann man von einer segmentalen Fasererkrankung sprechen (KRÜCKE, 1955, 1960). Eine im Prinzip gleichartige Demyelinisation ist das morphologische Substrat der Entmarkungskrankheiten des Zentralnervensystems, bei denen aber im Gegensatz zum peripheren Nerven keine regelmäßige Remyelinisation eintritt.

Die Entmarkung der peripheren Nervenfaser ist die Ursache für einen Leitungsblock trotz Erhaltenbleibens des Axons (McDONALD, 1962; CRAGG und THOMAS, 1961, 1964; LEHMANN und ULE, 1964; KAESER, 1965; GILLIATT, 1966; LEHMANN, 1967).

Der Leitungsblock nach lokalen traumatischen Nervenschäden kann daher auf einer Axonunterbrechung oder einer Entmarkung der Nervenfasern beruhen.

H. Die neuronale Atrophie und Degeneration

Dieser Typ der Nervenfaserschädigung, von SPATZ (1952) bei den systematischen Atrophien des Zentralnervensystems als atrophisierender Prozeß mit nucleo-distalem Beginn charakterisiert, kommt bei den peripheren Neuronen ebenfalls bei endogenen systematischen Atrophien, wie der neuralen Muskelatrophie und der hereditären sensorischen Neuropathie, vor (KRÜCKE, 1942, 1955, 1959, 1960).

Im Experiment lassen sich distal beginnende Neuropathien durch verschiedene Intoxikationen reproduzieren (CAVANAGH, 1964; KLINGHARDT, 1967).

Eine neuronale Atrophie scheint im Falle der Amputationsneurome, wenn die regenerierenden Nervenfasern die Peripherie nicht mehr erreichen und keine Funktion mehr ausüben können, als retrograde Spätveränderung einzutreten (s. S. 143).

J. Die reaktive Proliferation der Schwannschen Zellen

Die Proliferation Schwannscher Zellen im Verlaufe der sekundären, Wallerschen Degeneration mit Bildung der von BÜNGNER (1891) beschriebenen Bänder wurde an anderer Stelle (S. 66) besprochen. Diese reaktiven Schwannzellwucherungen, die experimentellen Schwannome, hat MASSON (1932) mit den spontanen Schwannomen verglichen.

Ein besonderes Interesse für die Histopathologie der Geschwülste der Nerven fand die mit einer tumorartigen Verdickung der Nervenstämme einhergehende „hypertrophische Neuritis" (DEJERINE-SOTTAS, 1893) mit ihren peritubulären Wucherungen Schwannscher Zellen und Vermehrung kollagener und retikulärer Fasern, die auf dem Nervenquerschnitt ein charakteristisches Bild bieten, das als „Zwiebelschalenbildung" bezeichnet wurde. In seltenen Fällen fand sich eine vergleichbare Struktur auch bei subakuter Polyneuritis (KRÜCKE, 1955).

Durch elektronenmikroskopische Untersuchungen konnte die Genese dieser eigenartigen Bildungen weiter aufgeklärt werden (Abb. 46).

Zunächst wurde die konzentrische Anordnung von proliferierten Schwannschen Zellen mit ihren lamellenartigen Fortsätzen und den zwischen ihnen gelegenen vermehrten Kollagenfibrillen bestätigt (THOMAS und LASCELLES, 1967; WEBSTER et al., 1967, WELLER, 1967, u.a.). Außerdem fand sich eine gleichartige Veränderung bei Refsumscher Krankheit (DEREUX, 1963), experimenteller allergischer Polyneuritis (SCHRÖDER, 1968; SCHRÖDER und KRÜCKE, 1970) und nach Implantation von Carcinogenen (WELLER und DAS GUPTA, 1968). Für die Pathologie der Kompressionsschäden der Nerven ist von Interesse, daß DYCK (1969) durch wiederholte Quetschung des Nerven ebenfalls die gleichen Proliferationen Schwannscher Zellen beobachten konnte.

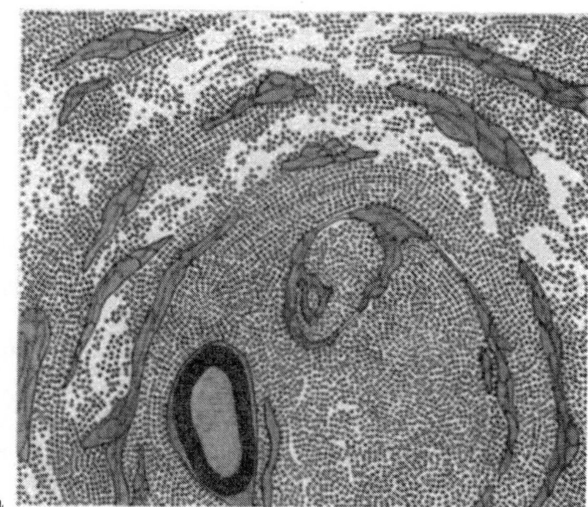

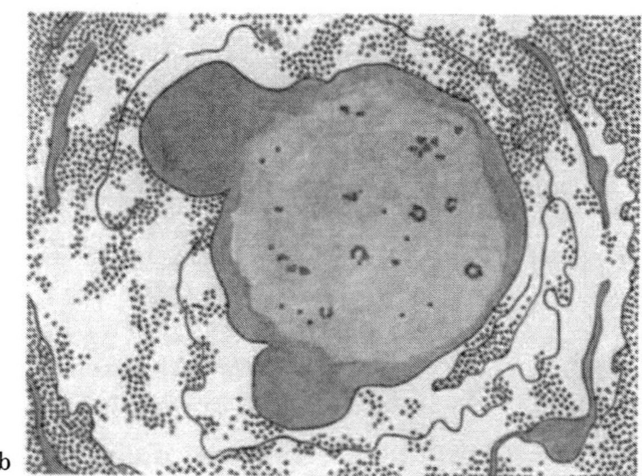

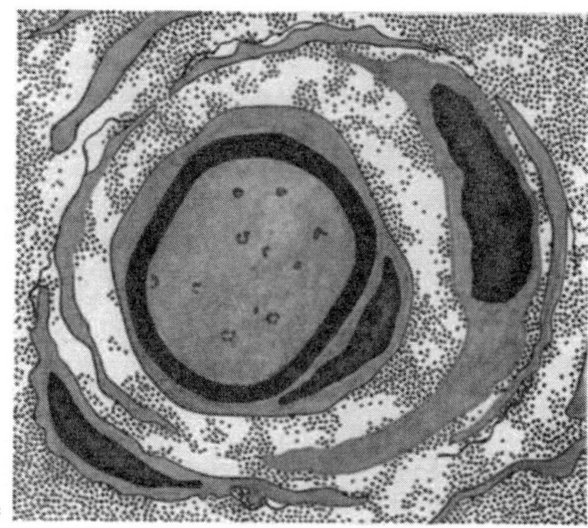

Abb. 46a—c. Peritubuläre konzentrische Proliferation „überzähliger" Schwannscher Zellen und Kollagenfaservermehrung bei Entmarkung. a „Hypertrophische Neuritis" beim Menschen. Zwiebelschalenbildung im
elektronenmikroskopischen Bild, konzentrische Wucherung abgeflachter Schwannscher Zellfortsätze mit dazwischenliegenden breiten Schichten kollagener Fasern (nach Webster, Schröder, Asbury und Adams, 1967).
b Experimentelle hypertrophische Neuropathie (nach P. I. Dyck, 1969). Querschnitt durch eine markhaltige
Faser nahe einem Ranvierschen Schnürring. Die Basalmembranen 1., 2. und 3. Ordnung umgeben das volu-
minöse Axon und sprechen für vorausgegangene Entmarkung. N. ischiadicus der Ratte nach wiederholter
Kompression mit einer Arterienklemme. Die auf anderen Schnitten vorhandenen abgeflachten Schwannzell-

Die pathogenetischen Probleme, von ZACKS et al. (1968) an Hand eines Falles von hypertrophischer Neuritis eingehend diskutiert, sind in manchen Punkten noch ungeklärt geblieben.

Die elektronenmikroskopischen Befunde haben zeigen können, daß die segmentale Entmarkung der Nervenfasern einer der Faktoren ist, die durch die Proliferation überzähliger Schwannscher Zellen zu diesen Bildungen führt (THOMAS und LASCELLES, 1967; WELLER, 1967; DYCK und GOMEZ, 1968; WELLER und DAS GUPTA, 1968; SCHRÖDER, 1968).

LUBIŃSKA (1961) hatte bereits an Schwannschen Zellen, die keinen Kontakt mit einem Axon besitzen oder ihn verloren haben, Plastizität ihrer Form sowie migratorische und proliferative Aktivität beobachtet.

Der Verlust der Axon-Schwannzell-Beziehung kann durch verschiedene Erkrankungsformen der Nervenfasern ausgelöst werden, umschriebene Entmarkung des Axons, Wallersche Degeneration oder neuronale nucleo-distal beginnende Atrophie. In einer sehr überzeugenden Weise haben KING und P. K. THOMAS (1971) durch umschriebene Quetschung des N. vagus gezeigt, daß sich regenerierende marklose Axone und überzählige Schwannsche Zellen um die regenerierenden markhaltigen Axone des N. recurrens ähnlich wie bei der hypertrophischen Polyneuropathie anordnen. Damit war erwiesen, daß nicht nur eine segmentale Entmarkung, sondern auch die Unterbrechung der Axone ähnliche, wenn auch nicht so grobe „Zwiebelschalenbildungen" hervorrufen kann.

Perineuronale Wucherungen der Satellitenzellen im Spinalganglion kommen ebenfalls aus verschiedenen Ursachen vor und können mit einer *Fortsatzhyperplasie* der Spinalganglienzelle verbunden sein.

II. Die pathologische Anatomie der traumatischen Nervenläsionen

A. Einführung

Für die Darstellung der histopathologischen Veränderungen traumatischer Nervenschäden beim Menschen ist der Pathologe in erster Linie auf das Untersuchungsgut angewiesen, das von den excidierten Nervenstümpfen bei der Nervennaht oder der Nerventransplantation stammt. Nur in ganz seltenen Fällen erlauben Zufallsbefunde bei Obduktionen, die Veränderungen im proximalen Abschnitt einschließlich der retrograden Reaktionen in den Spinalganglien und dem Rückenmark und den distalen Abschnitten mit den Veränderungen der Endorgane in Haut und Muskulatur zu verfolgen.

Die meisten histologischen Befunde des Operationsmaterials geben nicht nur das Bild der Nervennarbe zwischen den beiden Stümpfen und des Neuroms wieder, sondern auch den Zustand der Nervenabschnitte, die durch die Naht vereinigt werden. Hiermit lassen sich unmittelbar klinische und anatomische Befunde am Ort der Verletzung gegenüberstellen.

Der Ablauf der histopathologischen Veränderungen nach Nervendurchtrennung, Degeneration und Regeneration, auch weit entfernt von der Läsionsstelle, ist uns aus einer Fülle experimenteller Untersuchungen wohlbekannt. Der Mangel an direkten Erfahrungen beim Menschen kann zum Teil durch die Ergebnisse der tierexperimentellen Untersuchungen ausgeglichen werden. Im Prinzip verlaufen Degenerations- und Regenerationsphänomene bei den kleinen Laboratoriumstieren gleichartig. Sie weichen allerdings in wesentlichen Punkten, besonders bei der Regeneration hinsichtlich der Spontanrestitution

fortsätze sind hier nur angedeutet vorhanden. c Zwiebelschalenbildung bei experimenteller allergischer Polyneuritis. Zentral gelegene, remyelinisierte Nervenfaser, umgeben von einer kranzförmigen Basalmembran (SCHRÖDER, 1968). Schematische Zeichnung nach elektronenmikroskopischen Bildern.

und dem Verhalten vor allem bei Transplantationen ab und haben zu den klassischen Fehlurteilen über die Möglichkeiten einer „autogenen Regeneration" und zu vielen Enttäuschungen bei der Nerventransplantation geführt. Für den Grad der Differenzierung des Nervensystems einer Tierspecies gibt es — wenn man von der Evolution des Gehirnes absieht — kaum ein eindrucksvolleres Beispiel als die umgekehrt proportionale Beziehung zu der Fähigkeit der Organismen, Nervengewebe oder verlorene Gliedmaßen zu regenerieren.

Die großen Zahlen von Kriegs- und Friedensverletzungen peripherer Nerven sind nur in wenigen systematischen Untersuchungen im Hinblick auf die Ursachen für Erfolg oder Mißerfolg von Nervennaht und Nerventransplantation und die Restitution der Nervenfunktion statistisch analysiert worden (Lyons und Woodhall, 1949; Woodhall und Beebe, 1956; Seddon et al., 1954).

Erst durch die neueren Methoden wird es auch dem Morphologen möglich, sämtliche Nervenfasern, wenigstens im Tierexperiment, so vollständig darzustellen, daß Möglichkeiten und Grenzen der Regeneration zahlenmäßig zu ermitteln und adäquat zu dokumentieren sind.

Als Hindernisse der Regeneration wurden nach den Erfahrungen aus den beiden Weltkriegen eine Reihe mehr oder weniger gut definierter Faktoren angegeben, wobei einige besonders wichtig erscheinen.

1. Das Zeitintervall zwischen der Verletzung und der definitiven Nervennaht.
2. Die Größe der Lücken zwischen den Nervenstümpfen.
3. Die Kombination mit anderen Verletzungen (Gefäße und Knochen).
4. Die damit verbundene Gesamtheit pathologischer Vorgänge im Nerven und seine Verbindungen zum Zentralorgan und zu den Endorganen wie der pathologischen Veränderung in der Umgebung der Verletzungsstelle, die primär oder sekundär den Verlauf der Regeneration beeinflussen.

Im Gegensatz zu den Verletzungsfolgen am Gehirn stehen dem Pathologen bei den Verletzungen der Nerven des Menschen fast ausschließlich Spätstadien der Veränderungen zur Verfügung. Für ihre Beurteilung stehen noch immer die Ergebnisse mit den klassischen histopathologischen Methoden im Vordergrund, die bei der vorliegenden Darstellung soweit möglich durch Ergebnisse experimenteller Untersuchungsmethoden mit elektronenmikroskopischer und histochemischer Methodik ergänzt werden sollen.

Im Verhältnis zu der hohen Zahl von Nervenverletzungen sind die anatomischen Beobachtungen relativ spärlich. Dem „Atlas of Peripheral Nerve Injuries" (Lyons und Woodhall, 1949) liegen 550 histopathologische Untersuchungen zugrunde, von den eigenen Beobachtungen konnten die Untersuchungen an 102 Excisionen bei Kriegs- und Friedensverletzungen sowie an 2 Sektionsfällen mit 1 Ulnaris- und 1 Ischiadicusverletzung und 8 Beobachtungen nach Amputation von Extremitäten ausgewertet werden.

1. Die Einteilung der Nervenverletzungen

Es gibt keine allgemein befriedigende Einteilung der Verletzungsformen peripherer Nerven. Die Darstellung der Degeneration und Regeneration nach Kontinuitätsunterbrechung der Nervenfasern ist ganz zweifellos das theoretisch und praktisch wichtigste Hauptproblem, eine Beschränkung hierauf würde aber der Vielfalt klinischer und anatomischer Erscheinungsbilder nach traumatischer Nervenläsion nicht gerecht.

Für eine morphologische Gliederung hat sich bei den traumatischen Schäden des Zentralnervensystems die Unterscheidung von offenen und geschlossenen Verletzungen als wichtig erwiesen. Sie spielt beim peripheren Nerven nicht annähernd die gleiche Rolle. Die Gefahr der Infektion bei den offenen Nervenverletzungen ist weitaus geringer und auch die ihrer Folgen, die offenbar nur die Narbenbildung im verletzten Nerven und seiner Umgebung modifizieren. Schon im ersten Weltkrieg hat Foerster (1929a) auf die Seltenheit eines Übergreifens der Entzündung auf den Nerven hingewiesen. Die „ascendierende

Neuritis" blieb für die Pathogenese von Virusinfektionen des zentralen Nervensystems ein faszinierendes Problem mit neuen Ergebnissen. Bei der offenen Verletzung des Nerven scheint sie trotz des Nachweises von oft ausgedehnten Entzündungsherden nach den klinischen Beobachtungen eine seltene Komplikation zu sein (BODECHTEL, KRAUTZUN und KAZMEIER, 1951).

Von den zahlreichen Klassifikationen seien wenige kurz wiedergegeben, in denen die zur Diskussion stehende Problematik am besten zum Ausdruck kommt. FOERSTER (1929a) nimmt den Verletzungsmechanismus als Einteilungsprinzip und unterscheidet 2 Hauptgruppen:

1. Direkter Mechanismus der Nervenverletzung

Mit Kontinuitätstrennung   totale Unterbrechung
                                     partielle Unterbrechung
Ohne Kontinuitätstrennung   Commotio der Nerven
                                     unverändertes Nervenkaliber
                                     Verschmälerung
                                     Kontinuitätsfibrom

2. Indirekter Mechanismus der Nervenschädigung

Über die Einwirkung von

a) Gefäßverletzungen, Aneurysmen durch Ischämie und Druck,
b) Knochenverletzung,
c) Entzündung,
d) Fremdkörper,
e) paraneurale Narbenbildung.

Die oft in der Literatur zitierte Einteilung von SEDDON (1943) ist heute überholt, ihr Gewinn lag nach LYONS und WOODHALL (1949) in dem Ausscheiden aller Fälle mit Zerstörung von Nervenfasern ohne Verlust der anatomischen Kontinuität des Nerven aus der Gruppe der Kontinuitätsneurome und ihre Einordnung in die Gruppe kompletter Nervendurchtrennung. Die Grenzen dieser Einteilung lagen schon damals auf der Hand: „Unfortunately damage to a nerve, with the exception of complete nerve division, is unlikely to affect all fibers uniformly and when division is excluded, partial and mixed lesions predominate. Thus among 537 lesions in continuity studied by SEDDON, only 117 'pure' lesions could be found" (LYONS und WOODHALL, 1949).

Die bisher umfangreichste histopathologische Dokumentation über Nervenverletzungen (LYONS und WOODHALL, 1949) umfaßt 2 Hauptabschnitte:

I. „Completely severed nerves"
II. „Traumatic lesions in continuity"

    1. Nervenstümpfe in fibröser Kontinuität.
    2. Neurome partiell verletzter Nerven.
    3. Fusiforme Neurome in Kontinuität.
    4. Dehnungs- und Zerrungsschäden der Nerven.
    5. Assoziierte Nerven- und Gefäßschäden.

Die große Zahl gemischter Läsionen schließt eine exakte Klassifikation aus, auch wenn alle deskriptiven Termini so genau definiert sind, wie dies SEDDON getan hat (LYONS und WOODHALL, 1949).

Schließlich sei noch die Einteilung von HAYMAKER und WOODHALL (1953) erwähnt, die sich der von SUNDERLAND (1952) anschließt und 5 verschiedene Grade der Nervenschädigung unterscheidet, die mit dem klinischen Bild in Beziehung gesetzt werden.

SEDDON (1954a) hat zur Klassifikation mit Recht vermerkt: „Yet the fact remains that a collection of nerve fibers subserving many functions, differing in their vulnerability to injury and sometimes differently related in space to the line of injury is so complex a structure, that no classification can possibly portray the consequences of every grade of violence."

Die meisten bisherigen Klassifikationen sind ätiologisch-klinisch-anatomische Mischdefinitionen, deren anatomische Grundlagen auf der zwangsläufig unzulänglichen Untersuchung von Operationsmaterial beruhen. Seit dem Ende des 2. Weltkrieges haben zahlreiche experimentelle Ergebnisse mit neuen Methoden, besonders der Elektronenmikroskopie und Histochemie, Jahrzehnte alte Streitfragen klären und neue Einsichten über elementare Reaktionsformen der Nerven erbringen können. Hierdurch erscheinen manche mit der klassischen histopathologischen Technik gewonnenen Resultate bei traumatischen Nervenläsionen des Menschen und im Tierexperiment in neuem Licht und lassen sich mit den neuen Ergebnissen für die Darstellung und eine Gliederung nach morphologischen Merkmalen verwenden. Die uns zur Verfügung stehenden Befunde, so unvollständig sie in mancher Hinsicht auch noch sein mögen, bieten doch die Möglichkeit, wenigstens einige einheitliche Prinzipien für eine rein anatomische Klassifikation zu gewinnen, die für eine Gegenüberstellung mit elektrophysiologischen und klinischen Daten nützlicher erscheint als eine vielversprechende, aber in Wirklichkeit problematische Mischdefinition. Sie soll vor allem helfen, die überaus komplizierten und mannigfachen Formen der Läsionen in Kontinuität besser zu analysieren.

Die pathogenetischen Faktoren für die Neurombildung bei den traumatischen Nervenläsionen sind, außer der Unterbrechung der Nervenfasern und dem Aussprossen der Axone und der Bildung eines Granulationsgewebes an der Verletzungsstelle, die Ruptur oder die völlige Unterbrechung des Perineuriums. Damit stimmen die experimentellen Beobachtungen von Denny-Brown (1944c) überein, daß der Effekt der Perkussion auf den peripheren Nerven und die Resultate der plötzlichen Dehnung mit Ruptur der Perineuralscheide eines Nervenbündels zu schwereren Konsequenzen als selbst drastische intraneurale Schädigungen führen.

2. Zum Verletzungsmechanismus

Die Klassifikation von Foerster, die 2 Hauptgruppen nach dem Verletzungsmechanismus unterschied, läßt sich auch nach den Erfahrungen des 2. Weltkrieges im Prinzip aufrechterhalten. Über den Mechanismus der Verletzungen, sowohl der direkten wie der indirekten, sind trotz neuer experimenteller Untersuchungen für den Einzelfall beim Menschen noch viele Fragen unbeantwortet geblieben. Bei den Schußverletzungen wirken in untrennbarer Weise direkte und indirekte Mechanismen zusammen. Auch bei einer direkten Kontaktschädigung, der offenen Verletzung des Nerven (totaler oder partieller Durchschuß, Steckschuß, Druck und Zug an der Verletzungsstelle), kann der Nerv nicht nur an der Stelle des direkten Kontaktes geschädigt, durchtrennt, gequetscht und gezerrt werden, sondern gleichzeitig kann der zentrale und periphere Abschnitt eine mehr oder weniger hoch reichende direkte Schädigung erleiden (Foerster, 1929). Auch wenn das Geschoß den Nerven nicht berührt, kann es wie beim Rückenmark zu einer Kontusion, einer „Fernschädigung" kommen.

Die Vorgänge bei der Geschoßwirkung (im 2. Weltkriege waren von der Gesamtzahl der Nervenverletzungen 94,4% Schußverletzungen nach Lyons und Woodhall) sind im 1. Weltkrieg von Perthes (1915, 1916, 1917) untersucht worden. Damals diskutierte man schon die Einwirkung des Seitendruckes des Geschosses zur Erklärung der Fernwirkung und molekularen Erschütterung des Nerven.

Mit neuen experimentellen Methoden (Black et al., 1941) gelang es, die Vorgänge aufzuklären. Es zeigte sich, daß die Passage eines Geschosses uniformer Masse und Kontur sowie bekannter Geschwindigkeit durch Wasser, Gelatine, totes und lebendes Gewebe eine relativ breite, rasch sich ausdehnende und pulsierende conusartige Kavität hervorruft. Der Druck innerhalb dieser Kavität gibt eine hohe radiale Geschwindigkeit an das umgebende Gewebe ab. Man kann den Effekt mit einer kleinen inneren Explosion vergleichen. Kleine Bombensplitter können einen erstaunlich hohen Grad von Gewebsdestruktion verursachen. Durch die radiale Schleuderung von Partikeln, die aus der zentralen Kavität austreten, werden in deren Umgebung die Gewebe auf einige Distanz plötzlich gedehnt und gezerrt. Während Arterien und Nerven elastisch genug sind, einer Zerreißung zu widerstehen, kann der Knochen frakturiert werden. PUCKETT et al. (1946) haben mit der Technik des Mikrosekunden-Röntgenogrammes bei Katzen gezeigt, daß der Nerv durch Schußverletzungen rasch zur Seite gedrängt wird. In 15 Fällen, bei denen das Geschoß auf eine Distanz von 1,5—2,5 cm am Nerven vorbeigegangen war, fand sich keine Störung der motorischen Nervenleitung. Bei 4 Fällen mit einer Distanz des Schußkanals von 1 cm neben dem Nerven war die Überleitung in dieser Höhe blockiert und blieb für die Dauer des Experimentes, 6 Std, bestehen. Die Folgen dieser traumatischen Läsion bestanden am Nerven in einer breiten Unterbrechung des Nerven mit Zerreißung der Kontinuität eines großen Faszikels, in einer Durchtrennung einzelner Nervenfasern, einer extremen Knickung der Fasern und einer Serie multipler mikroskopischer Läsionen, die über den ganzen Nervenstamm und eine beträchtliche Distanz verstreut waren.

Nach LIVINGSTON et al. (1945) fallen einige dieser Verletzungen in die Kategorie des 1.—3. Grades der Nervenschädigung nach HAYMAKER und WOODHALL (1953). Ganz allgemein unterscheiden sich Kriegsverletzungen der Nerven, in den meisten Fällen durch eine zerreißende explosive Kraft ausgelöst, in beträchtlichen Details von den Friedensverletzungen, die im allgemeinen durch eine lineare schneidende Kraft oder eine Zerrung verursacht sind. Gegenüber der Totaldurchtrennung bei den glatten Schnittverletzungen kann die durch Schußverletzungen entstandene Nervenschädigung weit über die Verletzungsstelle selbst hinausreichen.

Bei der histopathologischen Untersuchung der Schußverletzungen des Menschen sind diese Folgen auch in den Spätstadien noch zu erkennen. Sie bestehen in Entmarkungen, Axonunterbrechung, Ruptur des Perineuriums mit uni- oder multifasciculären, meist extrafasciculären Neuromen und mit verschiedenen Formen morphologischer Restitution: Isomorphe und heteromorphe Neurotisation sowie neuromatöser Neurotisation des epineuralen Gewebes. Selbst Spätveränderungen mit kausalgiformen Schmerzen können gerade bei diesen Läsionen in Kontinuität Jahre und Jahrzehnte nach der Verletzung noch Veranlassung zur Operation geben.

3. Zur Commotio des Nerven

Die sofort nach der Verletzung entstehenden Lähmungen, die sich nach Stunden oder Tagen wieder zurückbilden und klinisch als Commotio, Contusio, Concussion, Transient Block oder Neurapraxia bezeichnet werden, sind pathogenetisch noch ebenso ungeklärt wie die Commotio des Gehirns.

FOERSTER (1929a) hatte den Begriff der Commotio im engeren Sinne, im Gegensatz zu fast allen Autoren, auf Fälle beschränkt, bei denen mit der Verletzung das Bild der sofortigen Lähmung im Ausbreitungsgebiet des Nerven eintritt, der Funktionsausfall aber in Stunden vorübergehe oder bei Plexusschüssen nach anfangs totaler Armlähmung sich in Tagen einenge.

Morphologische Befunde beim Menschen liegen begreiflicherweise nicht vor. Bei den lokalen Schlag- oder Druckschädigungen im Experiment mit Leitungsblock waren verschiedenartige Läsionen nachweisbar, können aber kaum als Ursache einer vorübergehenden Lähmung angesehen werden. Nach den neuen Untersuchungen über den Barriereneffekt des Perineuriums und auch der Markscheide ist zu vermuten, daß akute traumatisch ausgelöste Permeabilitätsstörungen der Diffusionsbarrieren des Perineuriums und der Markscheide, die sich innerhalb kurzer Frist wieder zurückbilden können, für diese Art der Leitungsunterbrechung verantwortlich sein könnten.

4. Zur Kombination von Nervenverletzungen mit anderen Verletzungen

In den Statistiken aus beiden Weltkriegen ist häufig die Kombination von Nervenverletzungen besonders mit Knochen- und Gefäßverletzungen angegeben worden. Hierbei spielen Knochenverletzungen mit 21,7% die Hauptrolle, Gefäßverletzungen mit ihren Folgen, arterielle Aneurysmen und arteriovenöse Aneurysmen, sind mit 12,9% beteiligt (Lyons und Woodhall, 1949). Ein derartiges Aneurysma der A. brachialis (Abb. 47) zeigt eine deutliche lokale Auftreibung des N. medianus, eine Läsion in Kontinuität, die nur geringe klinische Erscheinungen hervorgerufen hatte.

Nach den Erfahrungen im 1. Weltkrieg haben schon Mendel (1915), Elsberg und Woods (1919) und Lehmann (1921) auf sekundäre Nervenschäden durch Ischämie aufmerksam gemacht. Die Beurteilung von ischämisch bedingten Läsionen im gleichzeitig verletzten Nerven stößt auf große Schwierigkeiten. Es ist nicht zu bezweifeln, daß bei Gefäßerkrankungen degenerative Nervenschädigungen vorkommen (s. allgemeiner Teil), es müssen aber wie bei der Periarteriitis nodosa sehr viele der zuführenden Nervengefäße verschlossen oder eingeengt sein, ehe es zu derartigen Läsionen kommt.

Die experimentellen Untersuchungen von Bacsich und Wyburn (1945a und b) konnten nach Quetschung des Ischiadicus beim Kaninchen, Mobilisierung des Nerven und Durchschneidung der kollateralen nutritorischen Arterien und in einer zweiten Serie auch der epineuralen longitudinalen Anastomosen nach 30 Tagen keine statistisch signifikante Differenz in der Regenerationsrate feststellen. Wenn man der Schlußfolgerung der Autoren, daß die regenerierenden Nerven durch eine Störung der Blutversorgung nicht betroffen werden, nur für diese spezielle Versuchsanordnung und beim Kaninchen zustimmen kann, so zeigen diese Experimente doch, wie wenig geeignet die histopathologische Untersuchung von lokalen Nerven- und Gefäßverletzungen für die Lösung dieser umstrittenen Frage ist. Denny-Brown und Brenner (1944) hatten die Entmarkungen durch lokale Nervenkompression in dem betroffenen Segment auf eine Ischämie zurückgeführt.

Da die traumatischen Läsionen mit erhaltener Kontinuität des Nervenstammes und der Faszikel in Friedenszeiten für den Neurochirurgen eine größere Rolle spielen als die Totaldurchtrennung des Nerven, sollen die pathologisch-anatomischen Ergebnisse und Probleme, die vorwiegend auf experimentellen Untersuchungen beruhen, zuerst besprochen werden.

B. Traumatische Läsionen mit erhaltener Kontinuität des Nervenstammes. Befunde beim Menschen

Die Bezeichnungen Kontinuitätsneurom oder Kontinuitätsfibrom kennzeichnen klinische makroskopische Befunde, bei denen oft nichts anderes als nur die Kontinuität des Nerven erhalten, aber sämtliche Nervenfasern unterbrochen sind und eine komplette Lähmung besteht. Von diesem extremen Fall reichen die histopathologischen Veränderungen bis zu isolierten Entmarkungen der Nervenfasern, bei denen für die Restitution nur eine Remyelinisation zu erfolgen hat, oder zu einer einfachen Unterbrechung ohne Störung der inneren Architektur des Endoneuralraumes, bei denen eine isomorphe Neurotisation erfolgen kann. Die Unterscheidung von Läsionen mit oder ohne Verletzung des Perineuriums der Faszikel ist von klinischer Bedeutung, da bei Unterbrechung des Perineuriums immer mit Regenerations- und Restitutionshindernissen zu rechnen ist.

Lyons und Woodhall haben das Kapitel der Läsionen mit erhaltener Kontinuität beim Menschen in Termini der klinischen Praxis reich illustriert wiedergegeben, worauf besonders verwiesen sei. Nach diesen Autoren präsentieren sich dem Beobachter die klinischen Manifestationen unter einem oder beiden der 2 hauptsächlichsten Typen:

1. Komplette oder partielle somatische und autonome Nervenlähmung einschließlich Muskellähmung, Vasomotorenlähmung und Lähmung aller Modalitäten der peripheren Sensibilität.

2. Reizphänomene oder Perversionen der Funktion, das heißt: Muskelspasmus, Faszikulation, Hyperhidrosis, vasomotorische Störungen, Paraesthesien, brennender Schmerz, Phantomsensationen und abnorme Antworten auf verschiedene sensorische Reize einschließlich Hitze und Kälte.

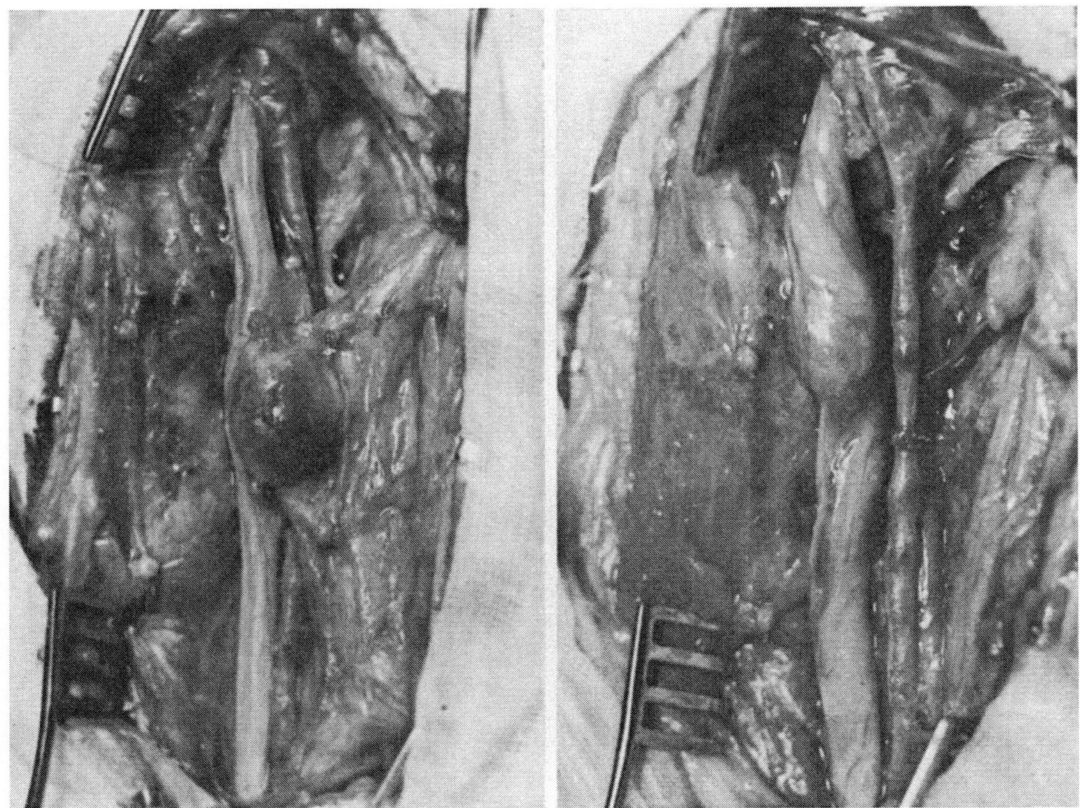

Abb. 47. Nervenläsion in Kontinuität. Operationsphoto eines arterio-venösen Aneurysmas der Arteria brachialis mit Medianusreizung (Prof. FISCHER-BRÜGGE, ehemalige Forschungsstelle für Hirn-, Rückenmark- und Nervenverletzte, Leiter: Prof. Dr. TÖNNIS). Deutliche Kompression des Nerven mit neuromatöser Anschwellung oberhalb der Kompressionsstelle

Klinische Termini, wie komplette oder partielle periphere Nervenlähmung, Kausalgie, Phantomgliedschmerz, Neuromschmerz, Hyperpathie und eine Reihe anderer deskriptiver Ausdrücke sind nach peripheren Nervenverletzungen geläufig.

Der Terminus Neurom oder Läsion mit erhaltener Kontinuität setzt nach der klinischen Literatur voraus, daß die pathologische Läsion inkomplett sei, so daß irgendeine Art funktioneller Regeneration erwartet werden könne. Diese Annahme, so meinen LYONS und WOODHALL, sei irrig und kompliziert durch das Faktum, daß man eine Unterscheidung vornehmen müsse zwischen der Erforschung der „lesions in continuity", deren Folge eine komplette distale Degeneration sei, und der Erforschung einer anderen Läsion, bei der die Wiederherstellung so prompt einsetze, daß eine periphere axonale Degeneration nicht vorgelegen haben kann.

Die Ursachen für die Entstehung traumatischer Läsionen mit erhaltener Kontinuität des Nervenstammes sind außerordentlich verschieden, in den meisten Fällen dürfte es sich um geschlossene Nervenverletzungen, Kompressionen, Kontusionen und Zerrungen handeln. Auch die indirekten Nervenläsionen, z.B. die partiellen Nervenverletzungen durch Knochenfrakturen, kommen pathogenetisch in Frage. So berichten SHAW und SAKELLA-RIDES (1967) über 45 Fälle von *Radialislähmung bei Humerusfraktur*.

Für die *Spätlähmung des N. ulnaris* fanden GAY und LOVE (1947) bei 100 Fällen folgende Ursachen für die Erkrankung: Alte Fraktur des Ellenbogens 57 Fälle, Arthritis des Ellenbogens 20 Fälle, gelegentliches Trauma 4 Fälle, kongenitale Anomalien 3 Fälle, Adhäsionen sekundär nach einer Verletzung des Ellenbogens 2 Fälle, Cyste des Ellenbogens 1 Fall, rekurrierende Dislokation des Ellenbogens 1 Fall, unbekannte Ursache bei 12 Fällen.

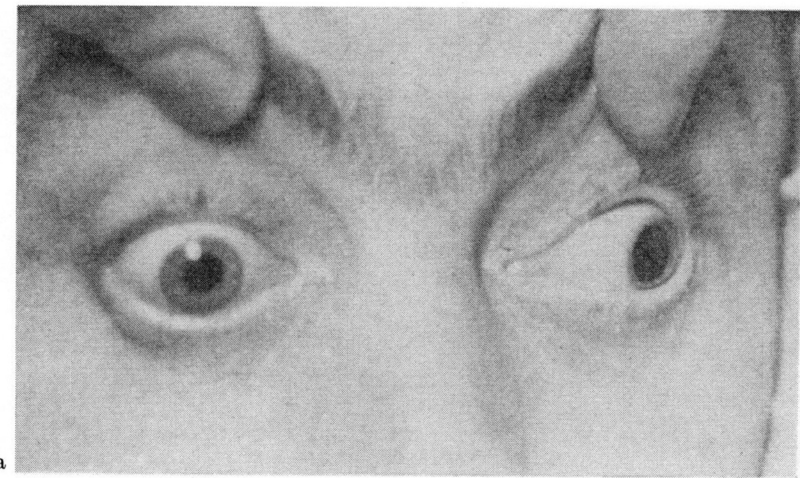
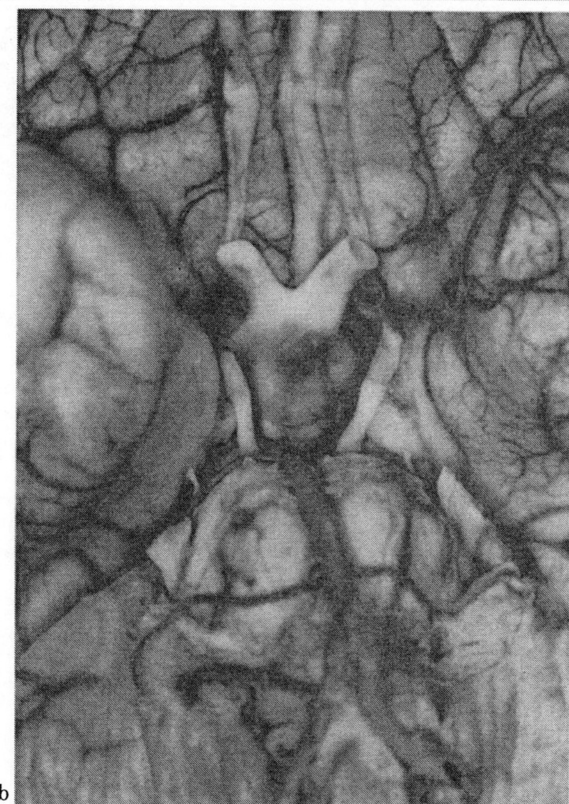

Abb. 48a u. b. Clivuskantensyndrom. 8jährig, ♂. a Mydriasis der linken Pupille mit Abweichen des Auges nach links. b Vorquellen des Uncus links bei maximalem Hirndruck infolge Contusio cerebri des linken Schläfenlappens mit Abplattung des N. oculomotorius durch Druck gegen die Clivuskante

Andere Ursachen sind *kombinierte Nerven- und Gefäßverletzungen* mit Kompression und Erosion des Nerven durch Aneurysmen und die seltenen ischämischen Läsionen des Nerven bei der Volkmannschen Kontraktur (Holmes et al. (1944) und Parkes (1945). Bei einer derartigen Gefäßverletzung, einem traumatischen Aneurysma der A. brachialis, sieht man im Operationsphoto sehr deutlich die Kompression des Medianus und seine Anschwellung oberhalb des Aneurysma (Abb. 47).

Den Neuromen in Kontinuität sind auch die *Dehnungs- und Zerrungsschäden der Nerven* zuzuordnen, die zuerst bei den Geburtslähmungen und den Abduktionsverletzungen der

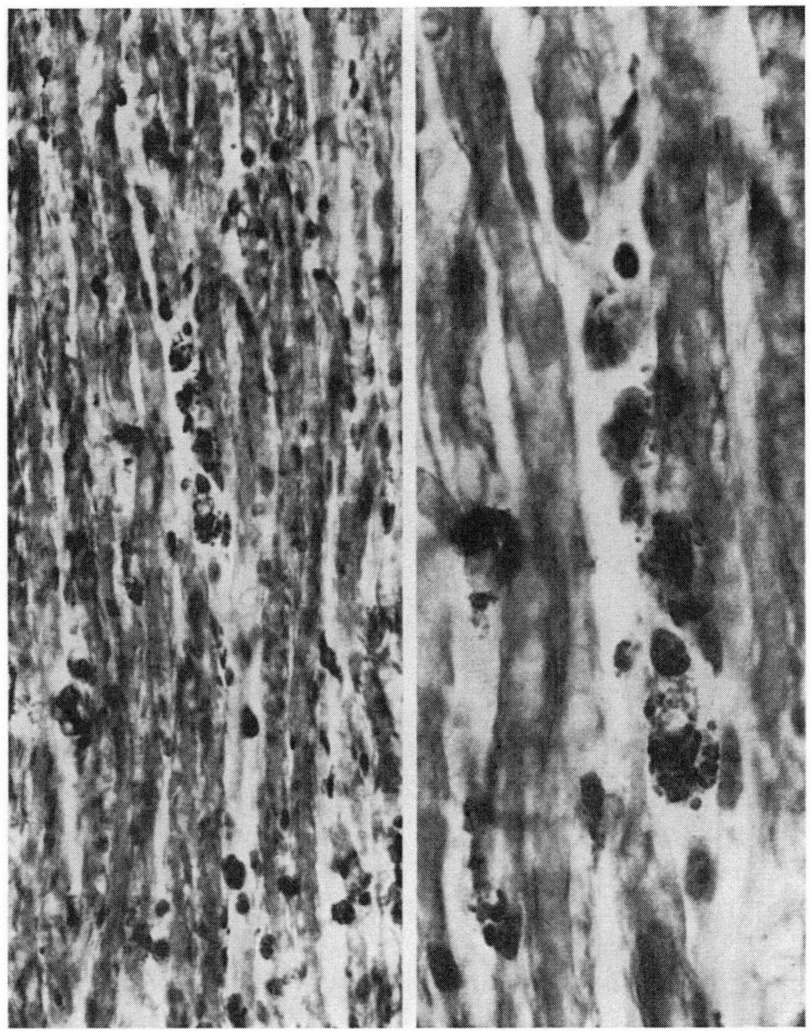

Abb. 49. Druckschädigung des Nervus oculomotorius bei Clivuskantensyndrom. MPI 4303. B. G., 36jährig, ♂. Zahlreiche sudanophile Körnchenzellen im Interstitium, Entmarkung und Wallersche Degeneration einzelner Nervenfasern bei Glioblastoma multiforme des linken Thalamus mit gleichseitigem Vorquellen des Uncus. Gefrierschnitt, Sudanfärbung

supra- und infraclaviculären Teile des Plexus brachialis klinisch erkannt wurden. Als klassisches Beispiel einer Dehnungs- oder Zerrungslähmung eines isolierten Nervenstammes wird das *ligamentöse Peronaeussyndrom* angesehen, das von PLATT (1940) beschrieben wurde. Von seinen 9 Beobachtungen zeigten 5 eine komplette Ruptur des N. peronaeus und 4 eine Zerrung. HIGHET und HOLMES (1942/43) bestätigten in 8 Fällen die Beobachtung von PLATT und ergänzten sie durch histologische Untersuchungen. Die Dehnungsläsion sei durch eine sehr viel ausgedehntere Zerstörung des Nervenstammes charakterisiert, als dies durch Verletzung durch Schnitt, Zerreißung oder bei Schußverletzungen vorkomme. Die pathologischen Veränderungen im Nerven werden weit oberhalb der Verletzungsstelle in Form von Faserdegeneration, intraneuraler Fibrose und Gefäßanomalien angegeben. Die Bindegewebsscheiden sind zu verschiedenen Graden zerrissen. Der Nerv kann komplett durchtrennt sein oder das Bild eines fusiformen Neuroms bieten oder makroskopische Kontinuität zeigen. Eine spontane Erholung tritt auch bei den Fällen nicht ein, bei denen das Nervengewebe kontinuierlich durch die Läsion hindurchgeht.

Bei den eigenen morphologischen Untersuchungen über Nervenläsionen in Kontinuität war die Kompressionsschädigung des N. oculomotorius (WELTE, 1943), das *Clivuskanten-*

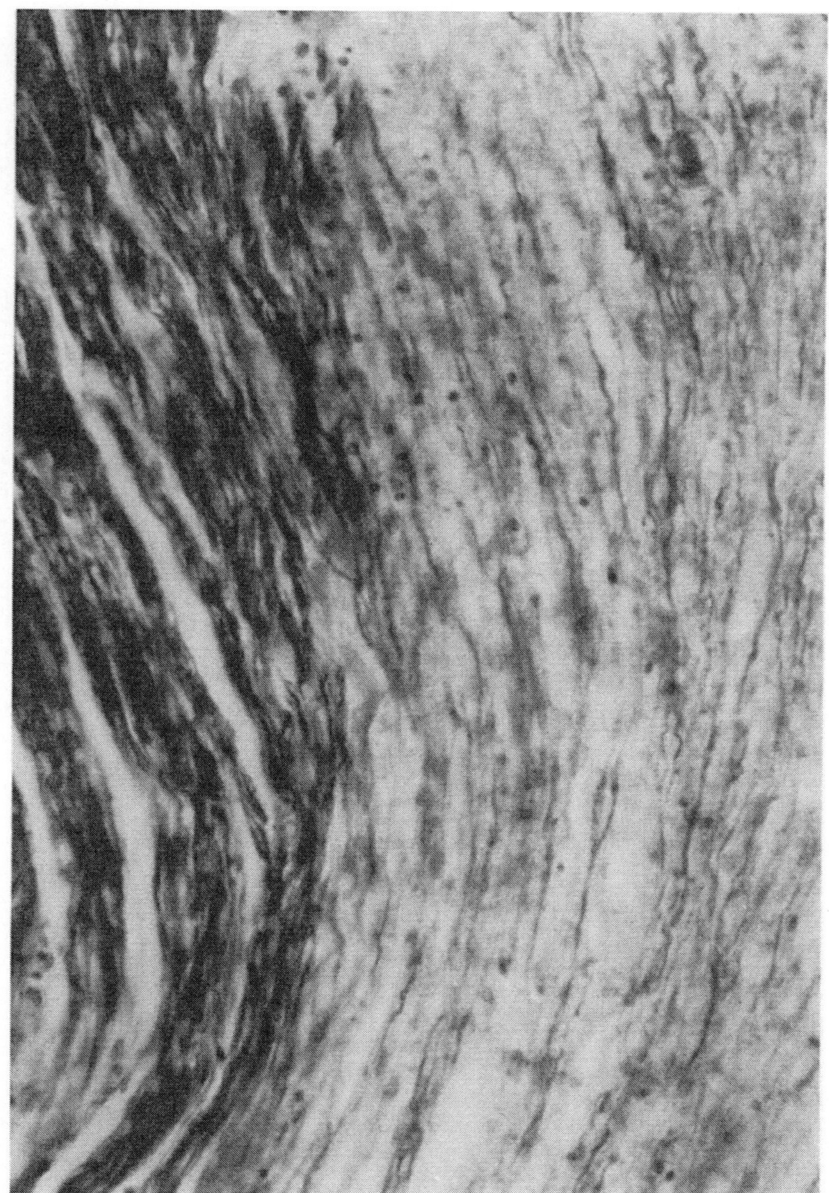

Abb. 50. Druckschädigung des N. trigeminus. MPI 2724. N. G., 49jährig, ♀. Entmarkung im rechten Teil des Bildes. Großer Glomus jugulare-Tumor des rechten Kleinhirnbrückenwinkels. Färbung: Heidenhain-Woelcke

syndrom (Fischer-Brügge, 1950, 1951) am häufigsten. Es entwickelt sich besonders bei Abscessen und Tumoren im Schläfenlappen und führt zur halbseitigen Mydriasis sowie einer makroskopisch deutlich markierten Abplattung des N. oculomotorius, der durch den vorgequollenen Uncus gegen die Clivuskante gepreßt wird (Abb. 48). Bei den akuten Stadien sind keine morphologischen Veränderungen an den Nervenfasern nachweisbar, in einer Serie eigener histopathologischer Untersuchungen fanden sich bei länger bestehendem Hirndruck Entmarkungen und Wallersche Degeneration einzelner bis zu zahlreichen Fasern, wobei sogar das Fettkörnchenzellstadium erreicht wurde (Abb. 49).

Die chronische Kompression der Hirnnerven im Kleinhirnbrückenwinkel wird trotz der häufigen Neurinome des N. statoacusticus im Untersuchungsgut der Pathologen selten beobachtet. Als ungewöhnliches Beispiel einer 14 Jahre andauernden Kompression auf die rechtsseitigen Hirnnerven (N. trigeminus bis N. hypoglossus) ist ein vom Glomus jugulare ausgehendes nicht chromaffines Paragangliom anzusehen (Abb. 50, 51).

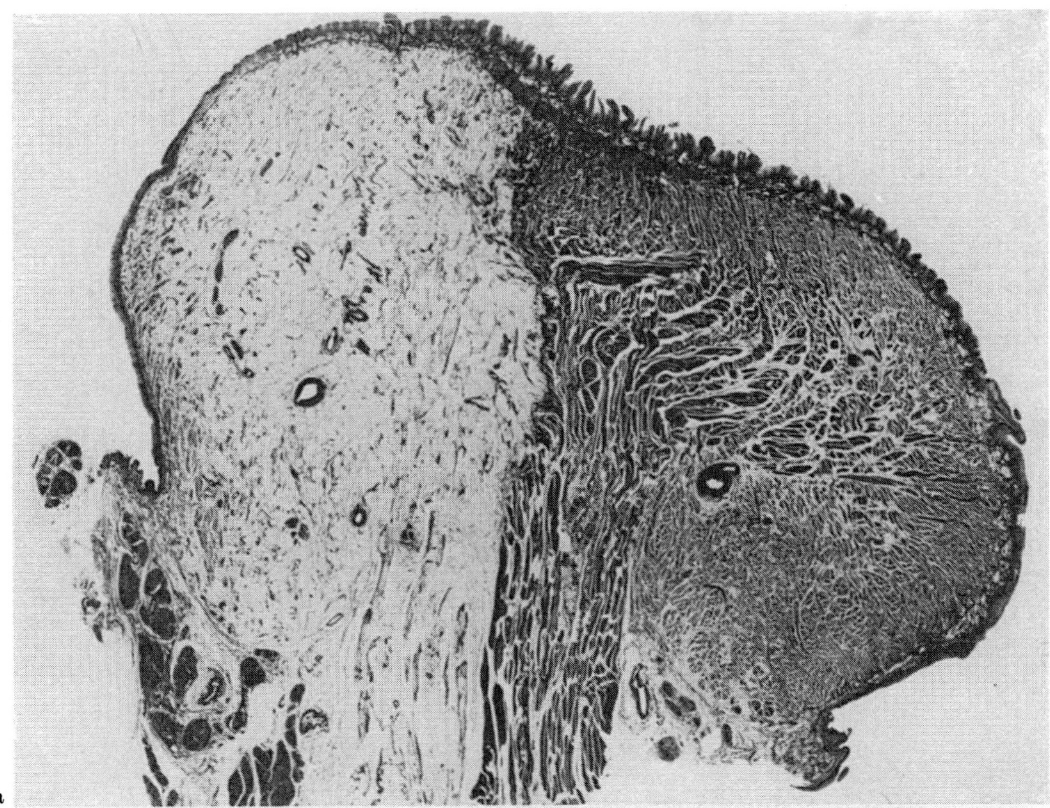

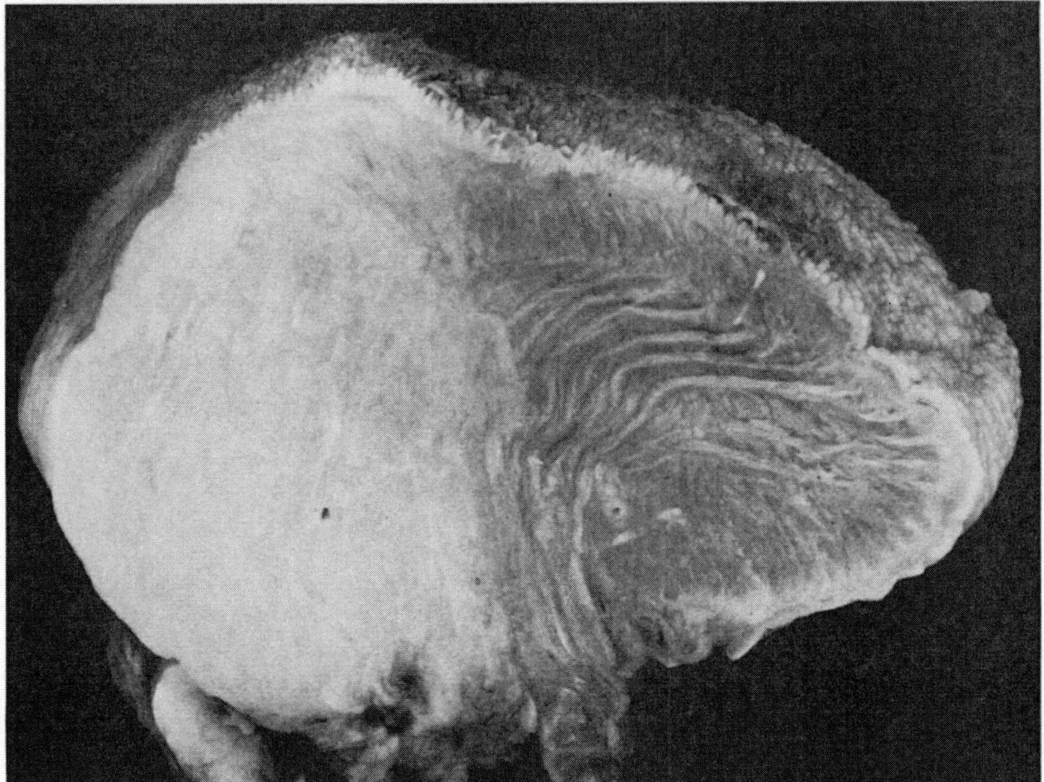

Abb. 51 a u. b. Neurogene Zungenatrophie bei Druckschädigung. Gleicher Fall wie Abb. 50. Makroskopisches und mikroskopisches Bild mit halbseitiger Atrophie der Zungenschleimhaut, Muskelatrophie und Fettgewebswucherung bei Druckschädigung mehrerer rechtsseitiger Hirnnervenwurzeln einschließlich des N. hypoglossus bei einem großen, nicht chromaffinen Paragangliom des Glomus jugulare im Kleinhirnbrückenwinkel rechts. Klinisch: Innervationsstörung der rechten Zungenhälfte, Recurrensparese und Taubheit rechts. Makroskopisch angioblastisches Meningiom. Elastica-van Gieson-Färbung

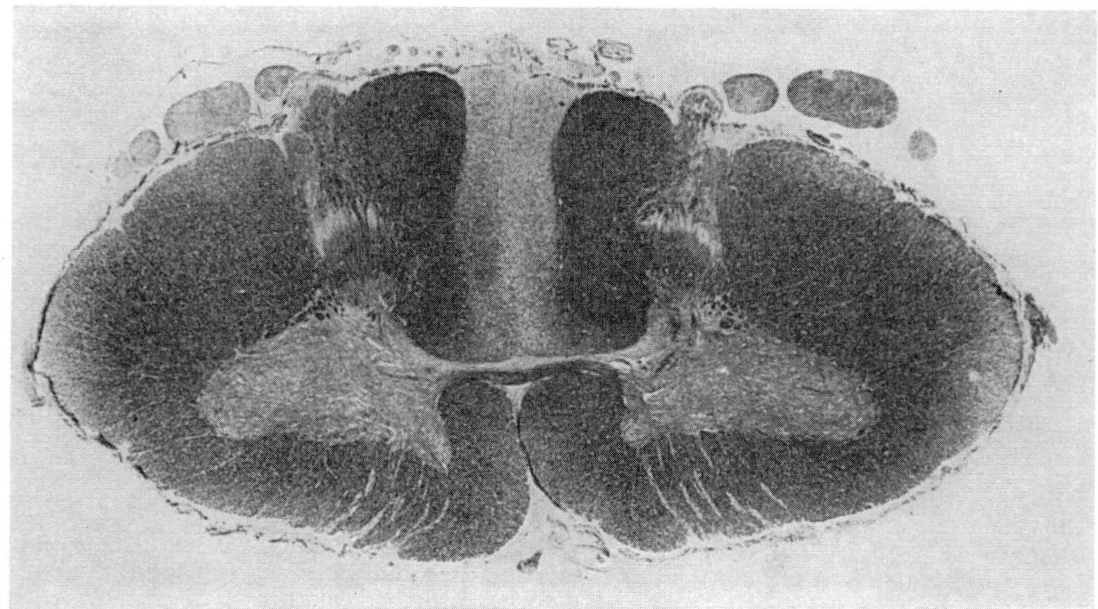

a

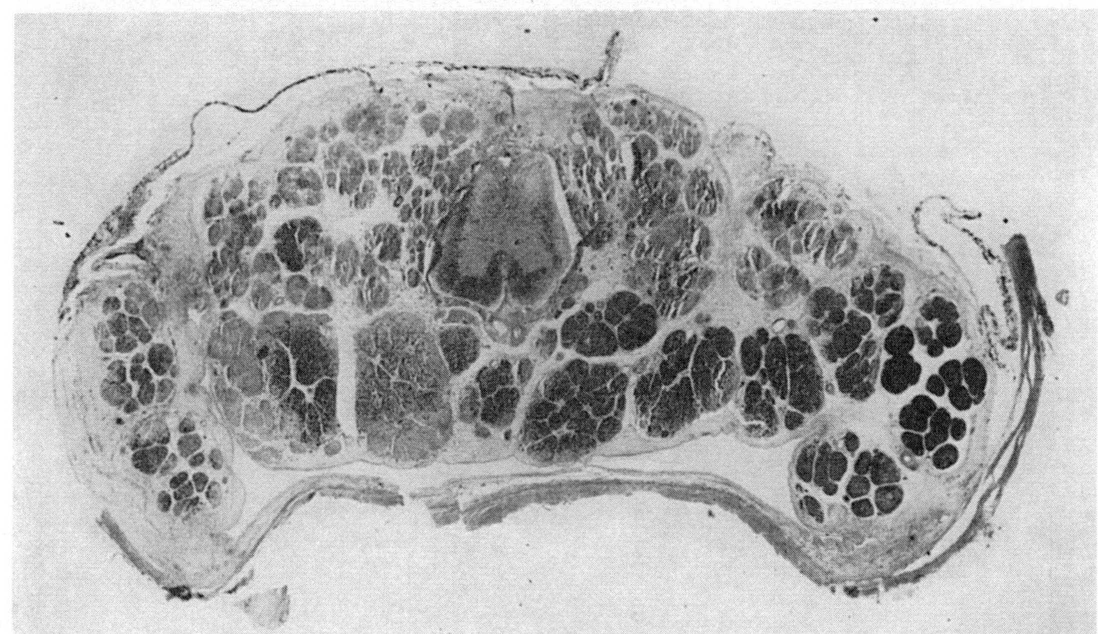

b

Abb. 52a u. b. Sulfonamidschädigung der Cauda equina. S. 9/45. G. H., 18jährig, ♂. Hirnsteckschuß mit Klein-
hirndurchschuß. Meningitis. Intralumbale Sulfapyridininjektion. Blasenlähmung. Tod 5 Monate nach der
Injektion. a Sekundäre Degeneration der Gollschen Stränge im Halsmark. b Entmarkung und Wallersche
Degeneration zahlreicher Wurzeln der Cauda equina mit erheblicher Fibrose der Wurzeln und Bindegewebsproliferation im Subarachnoidalraum. Heidenhain-Woelcke-Färbung

Durch *lokale Einwirkungen von Sulfonamiden* wurden in der Anfangszeit der Chemo-
therapie schwere Nervenschäden mit Axonunterbrechung und dadurch bedingte Mißerfolge bei der Nervennaht beobachtet, worüber Holmes und Medawar (1942) berichten.
Bei einer primären Nervennaht wenige Stunden nach der Verletzung wurde *Sulfanilamid*
in die Wunde gestreut. $6^1/_2$ Monate später war keine Restitution eingetreten und es mußte
eine sekundäre Nervennaht durchgeführt werden. Die Untersuchung des excidierten
Nervenstückes zeigte, daß beide Nervenstümpfe eng miteinander vernäht waren, die
Neurombildung gering war, aber eine erhebliche kollagene Fibrose bestand. Im spärlich

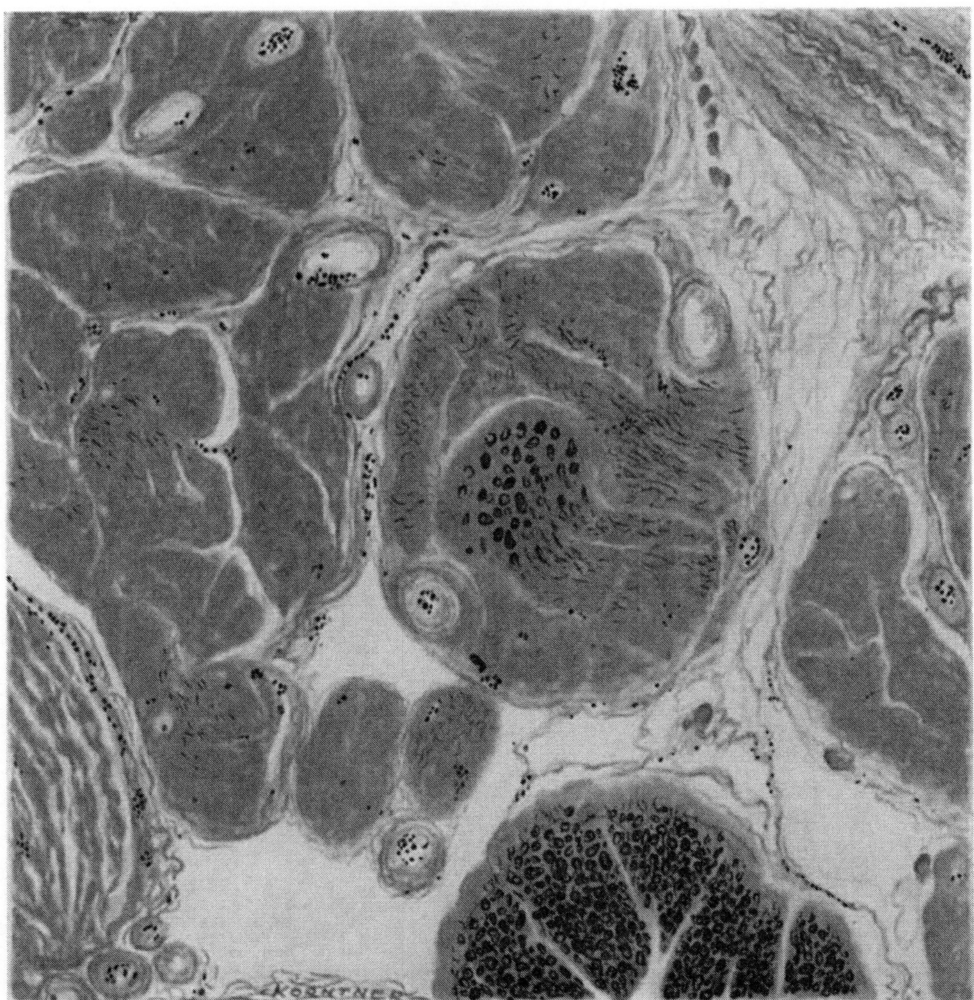

Abb. 53. Gleicher Fall wie Abb. 52. Teils diffuse, teils konzentrische Schädigung der Nervenfasern in den Spinalwurzeln mit hochgradiger Fibrose des Endoneuriums. Färbung: Heidenhain-Woelcke, van Gieson

innervierten distalen Stumpf war ebenfalls eine ungewöhnlich hochgradige endoneurale Fibrose vorhanden. Auch bei experimentellen Untersuchungen fanden sich Degenerationen von Axon und Markscheide bei Applikation großer Dosen von Sulfanilamid auf den Ischiadicus des Kaninchens. Die Autoren warnen vor der Verwendung von Chemotherapeutica dieser Art — sie sehen den toxischen Effekt als spezifisch an — bei Operationen mit Freilegung peripherer Nerven.

Bei der *Injektion von Sulfapyridin in den Subarachnoidalraum* kann es zu einer Läsion der Nervenfasern in Kontinuität kommen, in diesem Fall sogar mit tödlichem Ausgang (KRÜCKE, 1947). Bei einem 18jährigen Soldaten wurden wegen Anzeichen einer Meningitis bei Hirnsteckschuß 2 g Sulfapyridin intralumbal injiziert, einen Tag später entwickelte sich eine Blasenlähmung, 2 Tage später eine Lähmung beider Beine. Der Tod trat 5 Monate später an Sepsis bei chronischer Cystitis und Cystopyelitis und Decubitus ein. Mikroskopisch fand sich in der Caudaregion eine hochgradige Nervenfaserschädigung, besonders der dorsal gelegenen intraduralen Spinalwurzeln mit Axonzerfall und sekundärer Degeneration der Gollschen Stränge (Abb. 52). Das Erhaltenbleiben zentraler Abschnitte im Nervenfaserbündel spricht für ein Eindringen des Sulfonamids durch Diffusion vom Subarachnoidalraum aus. Wie bei der Beobachtung von HOLMES und MEDAWAR (1942)

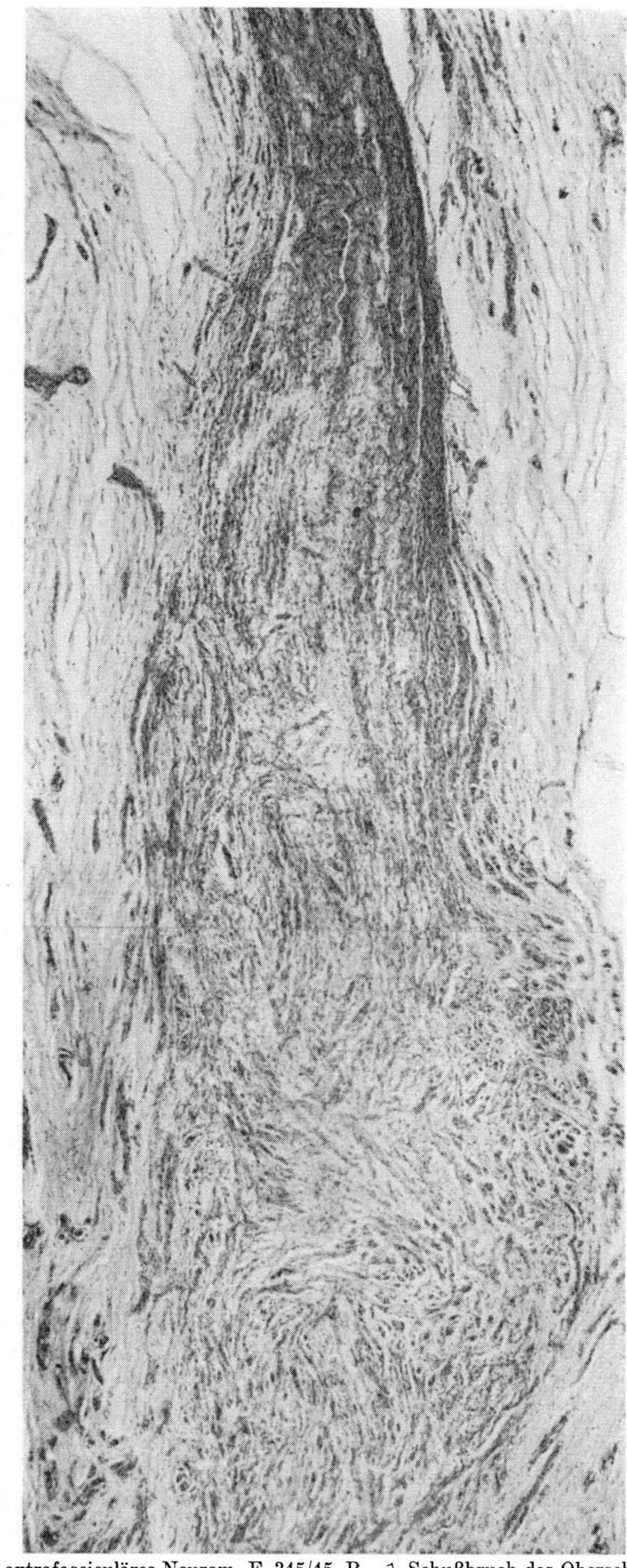

Abb. 54. Intra- und extrafasciculäres Neurom. E. 345/45. R., ♂. Schußbruch des Oberschenkels. Hochsitzende Schädigung des N. ischiadicus. Völliger Ausfall von Sensorik und Motorik. Operation 6 Monate nach der Verletzung. Kresylviolettfärbung

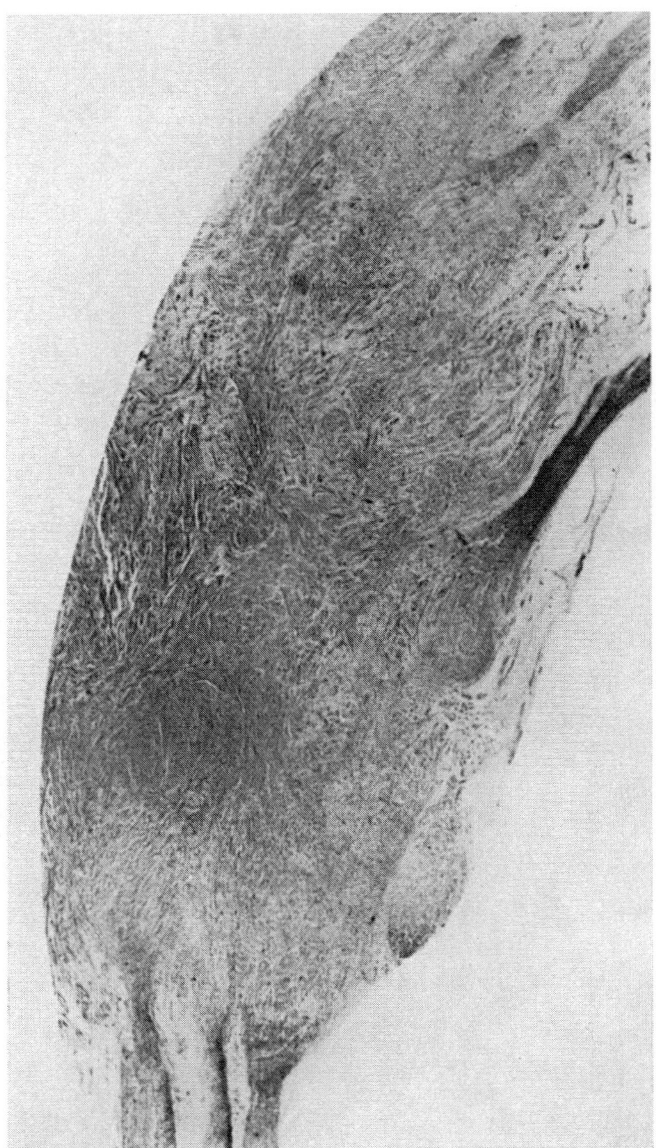

Abb. 55. Neurom in Kontinuität. E. 84/45. G.R., 19jährig, ♂. Proximale und distale Faszikel durch neuromatöses Gewebe verbunden. Auftreibung der proximalen und distalen Faszikel am Übergang in das Neurom.
Hämatoxylin-Eosinfärbung

am peripheren Nerven, war eine hochgradige endoneurale Fibrose in den Spinalwurzeln vorhanden (Abb. 53).

Hier sind auch die „*Spritzenlähmungen*" der Nerven zu erwähnen, die durch eine direkte traumatische Schädigung oder die injizierten Medikamente zu irreversiblen Schädigungen bei erhaltener Kontinuität führen können.

Bei den *traumatischen Läsionen in Kontinuität nach Schußverletzungen* besteht die größte Variabilität pathologisch-anatomischer Veränderungen. Nur bei den Läsionen in Kontinuität kamen in den eigenen Untersuchungen beim Menschen intrafasciculäre Neurome, die sogenannten „Pseudoneurome" vor. Sie traten aber nicht isoliert wie im Tierexperiment, sondern nur in Verbindung mit extrafasciculären Neuromen (Abb. 54), und zwar in 2 Fällen als unifasciculäre Neurome auf.

Fast alle Nervenverletzungen, bei denen die Nervenstümpfe nicht zu weit auseinander liegen, zeigen makroskopisch eine Kontinuität, die mikroskopisch recht verschiedene

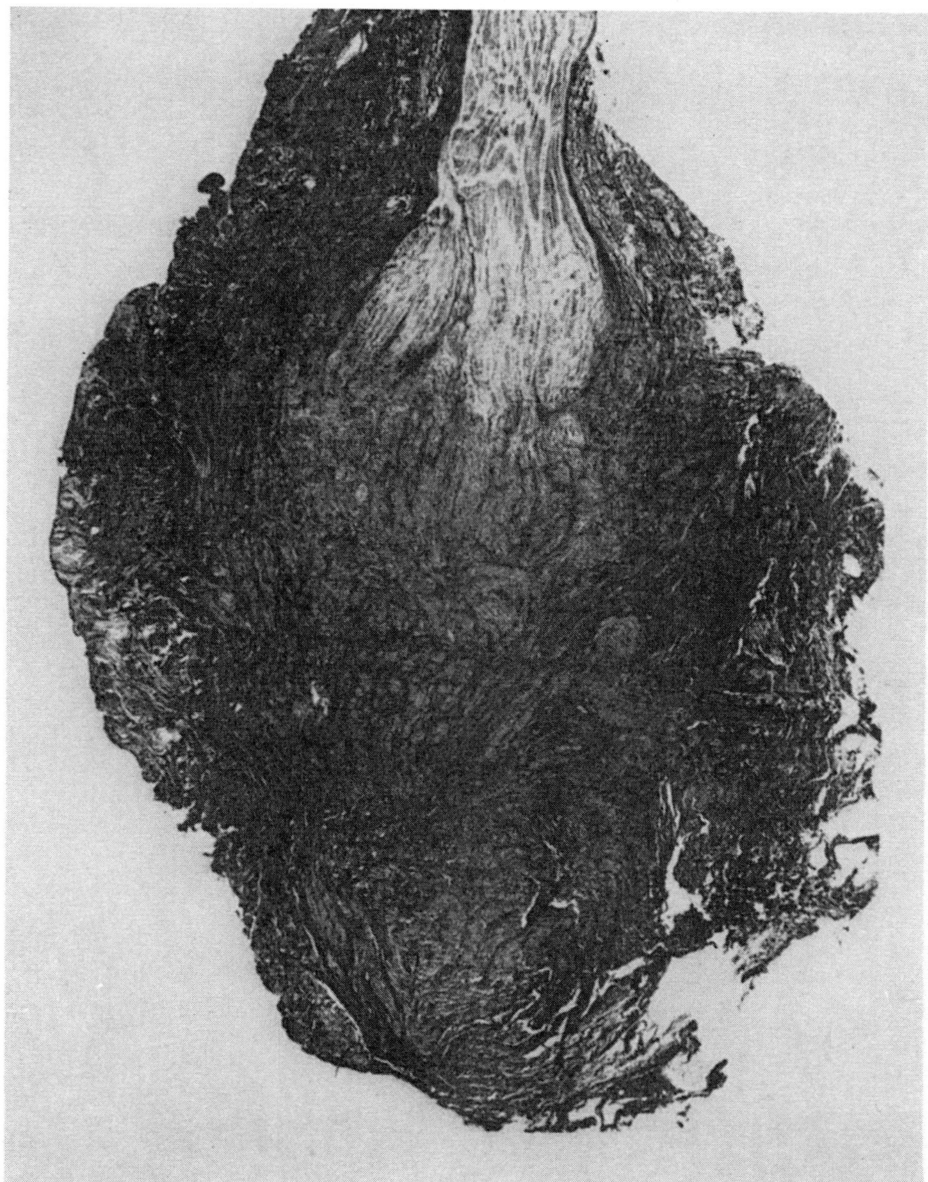

Abb. 56. Neurom in Kontinuität. M. 175/40. M. J. Nervus ischiadicus 2 Monate nach Verletzung. Hochgradige Fibrose des Neuroms mit Ödem des einstrahlenden Faszikels. Elastica-van Gieson-Färbung

Strukturen enthalten kann. Konstant ist das Vorliegen uni- oder multifasciculärer Neurome, die in der Nervenlücke konfluieren und proximale und distale Faszikel miteinander verbinden können (Abb. 55). In dem gezeigten Fall sind die zellig-faserigen Auftreibungen der proximalen und distalen Stümpfe noch deutlich zu erkennen, aber ebenso das irreguläre Divergieren und Konfluieren der plexusartig angeordneten neugebildeten Faszikel in der Narbe.

Der Gehalt an Kollagenfasern im Narbengewebe variiert beträchtlich, die derbe Kollagenisierung mit einem Ödem des einstrahlenden proximalen Faszikels gehört zu den häufigeren Befunden (Abb. 56). Man sieht sehr deutlich am Übergang des proximalen Faszikels in das extrafasciculäre Neurom in der Nervenlücke die Grenze der Ödemzone.

Auf Querschnitten ist die Zahl der durchtrennten Faszikel bei partieller Nervenverletzung besser zu beurteilen (Abb. 57). Obwohl hier noch ca. 20 Faszikel relativ gut erhal-

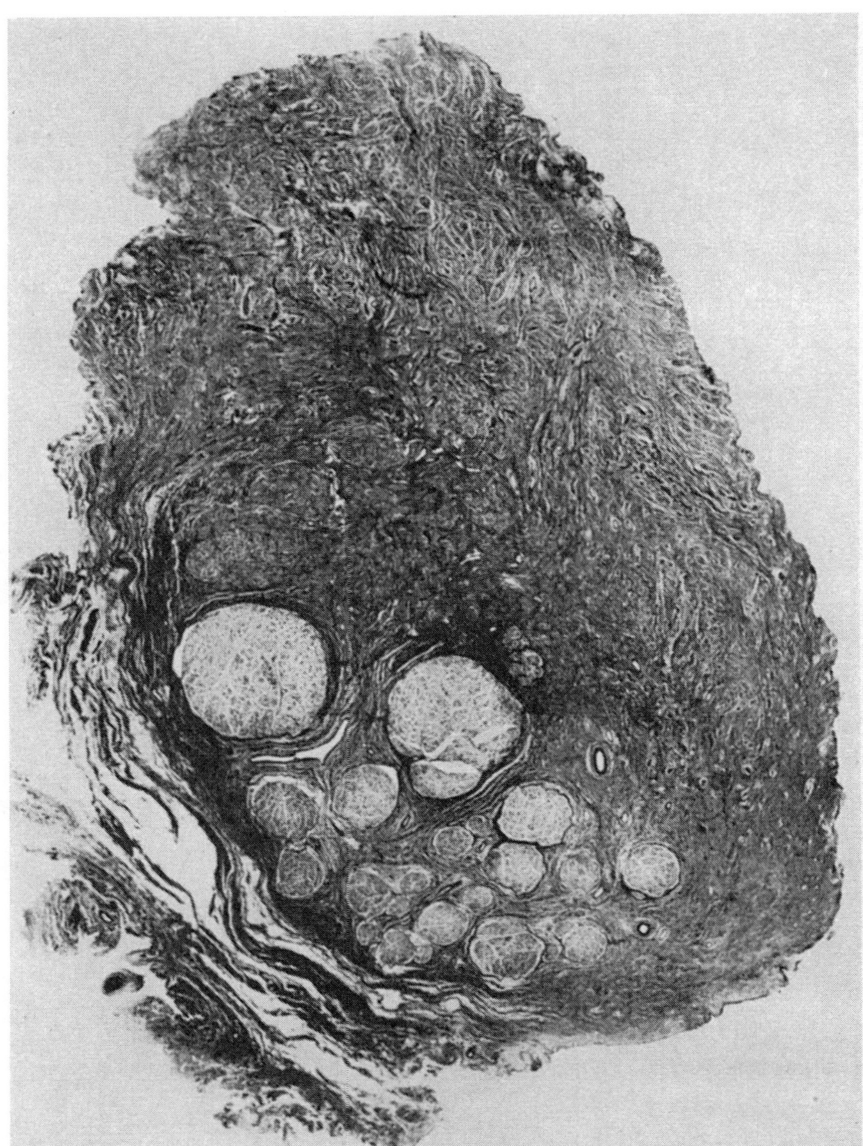

Abb. 57. Partielle Nervenverletzung. Neurom in Kontinuität. E. 10/45. S. P., 26jährig, ♂. Ischiadicusverletzung vor 18 Monaten. Partielle Nervenverletzung mit „ödematösen" Riesenfaszikeln und mucoiden Substanzen. Elastica-van Gieson-Färbung

ten sind, war klinisch keine ausreichende Restitution eingetreten. Zwei „Riesenfaszikel" zeigen das Ödem auf dem Querschnitt, bei ihnen dürfte unterhalb der Schnittebene ebenfalls eine totale Kontinuitätstrennung vorliegen. Das Narbengewebe ist reich an Kollagenfasern, die auch das peri- und interfasciculäre Gewebe des Epineuriums im Bereich der intakten Faszikel durchsetzen.

Die Nervenlücke wird auch ohne operative Vereinigung der Nervenstümpfe durch diese „*multifasciculäre Neurotisation*" zwar überbrückt, und ausgesproßte Axone erreichen fast in jedem Fall die alten distalen Faszikel, aber eine Spontanrestitution ist beim Menschen im allgemeinen hierdurch nicht zu erwarten.

In anderen Fällen besteht nur eine fibröse Kontinuität zwischen den Stümpfen, und die Nervenverletzung ist in Wirklichkeit als totale Kontinuitätsunterbrechung zu klassifizieren. Ein Beispiel einer Ischiadicusverletzung als Nebenbefund bei einer Autopsie zeigte eine fibröse narbige Kontinuität makroskopisch (Abb. 58) bei einer totalen motori-

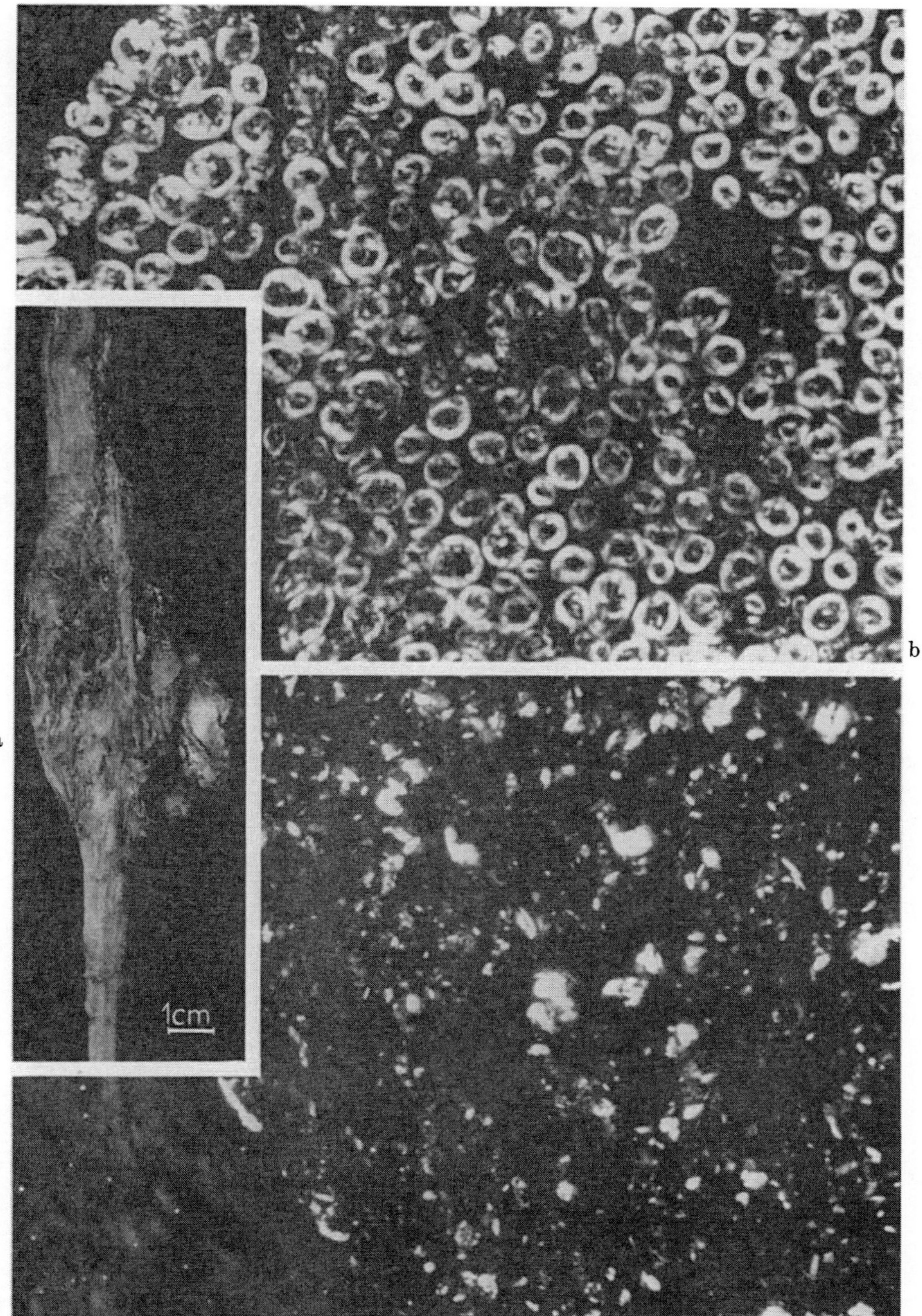

Abb. 58a—c. Fibröse Kontinuität bei Totaldurchtrennung. S. 97/45. K.K., 20jährig, ♂. Durchschuß durch den linken Oberschenkel. Völlige Lähmung des Nervus ischiadicus. Tod 3 Monate nach der Verletzung an tuberkulöser Meningitis. a Makroskopischer Befund des N. ischiadicus, ausgedehnte faserreiche Narbe nach Wundeiterung, die beide Stümpfe verbindet. b Proximaler Abschnitt (Querschnitt) im zirkulär polarisiertem Licht mit unveränderten markhaltigen Nervenfasern. Gefrierschnitt. c Querschnitt aus dem distalen Stumpf. Zahlreiche doppelbrechende Abbauprodukte im Endoneuralraum eines Faszikels. Gefrierschnitt

schen und sensorischen Leitungsunterbrechung des Ischiadicus, kompletter Entartungsreaktion und trophischen Störungen. Der 20jährige Soldat hatte 1945 einen Infanteriedurchschuß durch den Oberschenkel 18 cm über dem Kniegelenk erlitten, erkrankte 2 Monate später an einer tuberkulösen Meningitis, an der er 3 Monate nach der Verletzung

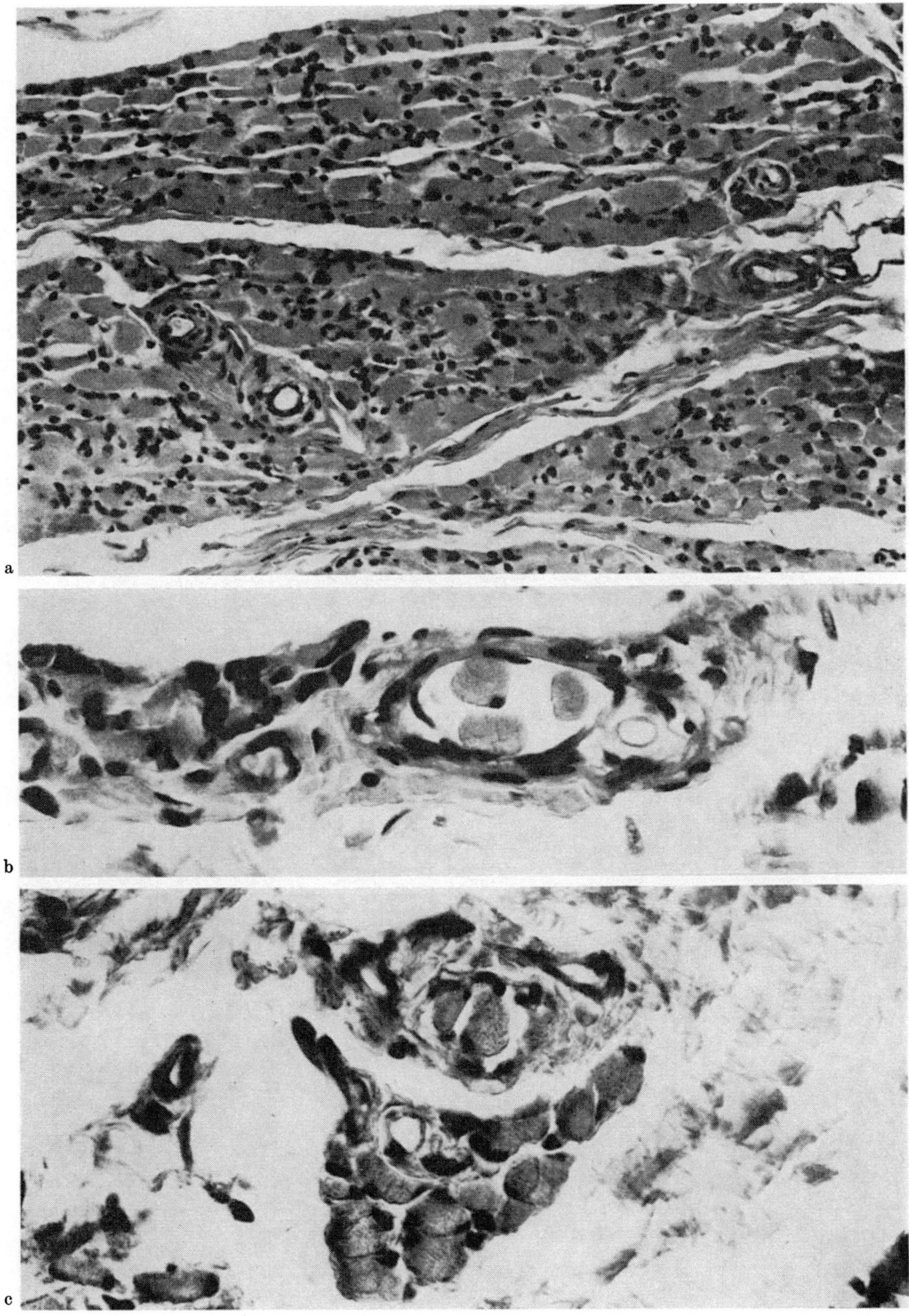

Abb. 59a—c. Gleicher Fall wie Abb. 58. Hochgradige Atrophie der vom Ischiadicus versorgten Muskulatur (a), wobei einzelne intrafusale Muskelfasern in der Muskelspindel ebenso groß oder größer sind als die atrophierten extrafusalen Fasern (b u. c). a—c Hämatoxylin-Eosinfärbung

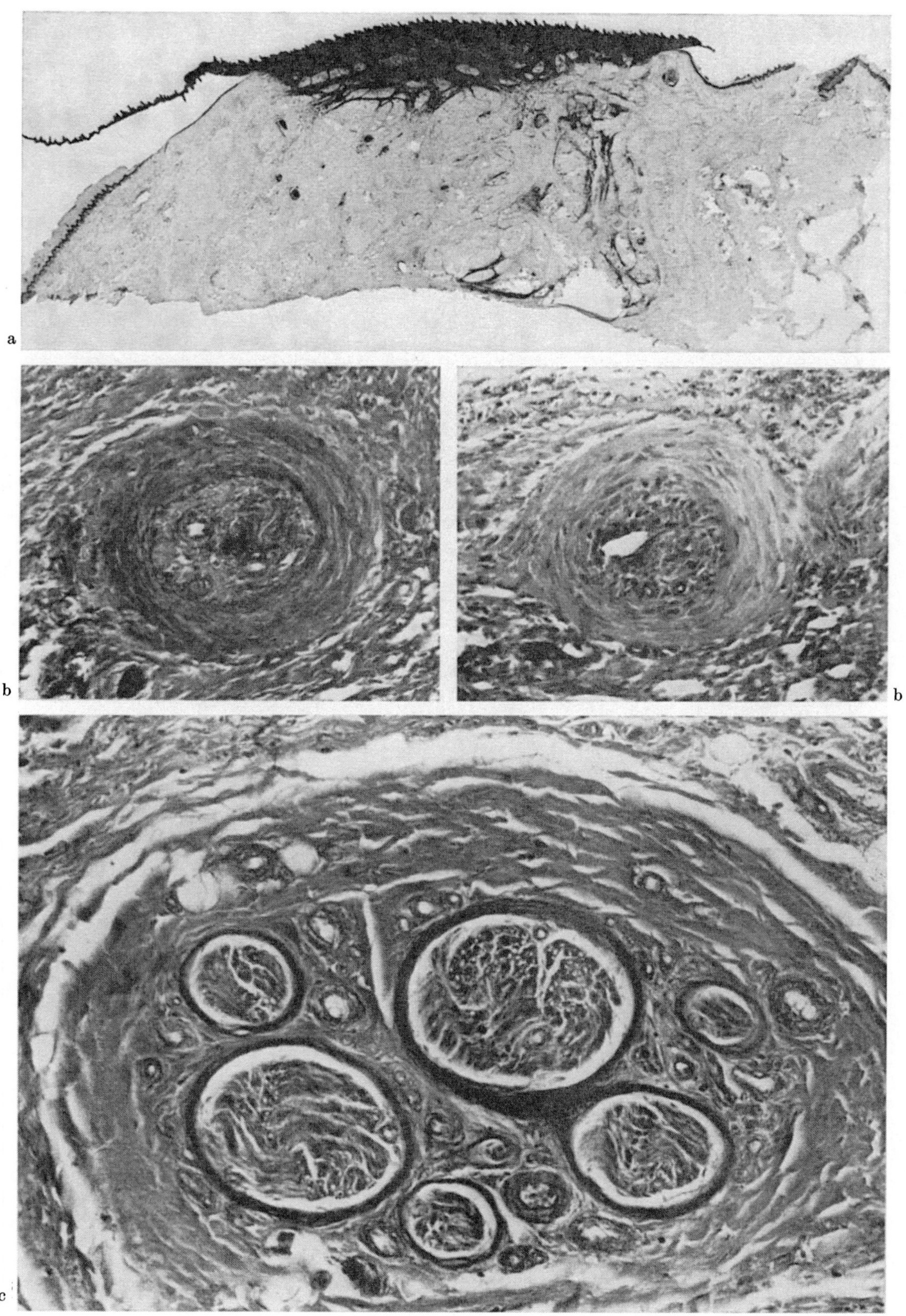

Abb. 60a—c. Gleicher Fall wie Abb. 58. a Beginnendes trophisches Ulcus an der Ferse mit Nekrose des Epithels und der Subcutis; b obliterierte Arterien in der Subcutis; c hochgradige epineurale Fibrose eines kleinen Hautnerven. a Kresylviolettfärbung; b u. c PAS-Färbung

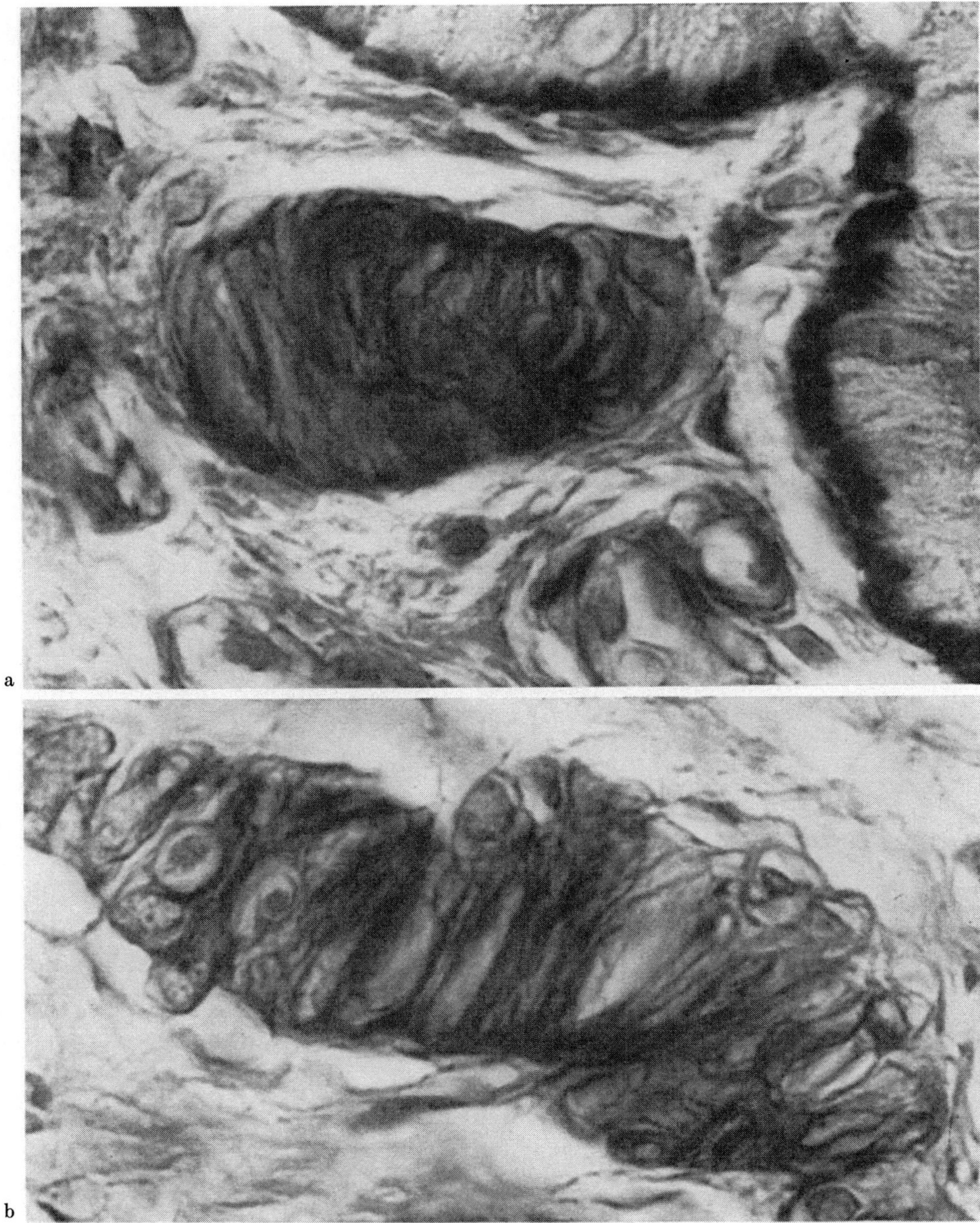

Abb. 61a u. b. Gleicher Fall wie Abb. 58. Deneurotisierte Meissnersche Tastkörperchen in der Haut des Fußes
PAS-Färbung

starb. Makroskopisch sind am N. ischiadicus die Kaliberdifferenzen zwischen proximalem und distalem Abschnitt bereits sehr deutlich, mikroskopisch sieht man in den proximalen Faszikeln normal aussehende markhaltige Nervenfasern, in den distalen Faszikeln noch reichlich doppelbrechende Abbauprodukte in Körnchenzellen (Abb. 58).

Die beim Menschen selten anatomisch untersuchten Denervierungsphänomene in der Peripherie zeigen sich hier als neurogene diffuse Muskelatrophie mit Erhaltenbleiben der Muskelspindeln (Abb. 59). Die intrafusalen Muskelfasern sind nicht atrophisch, sie be-

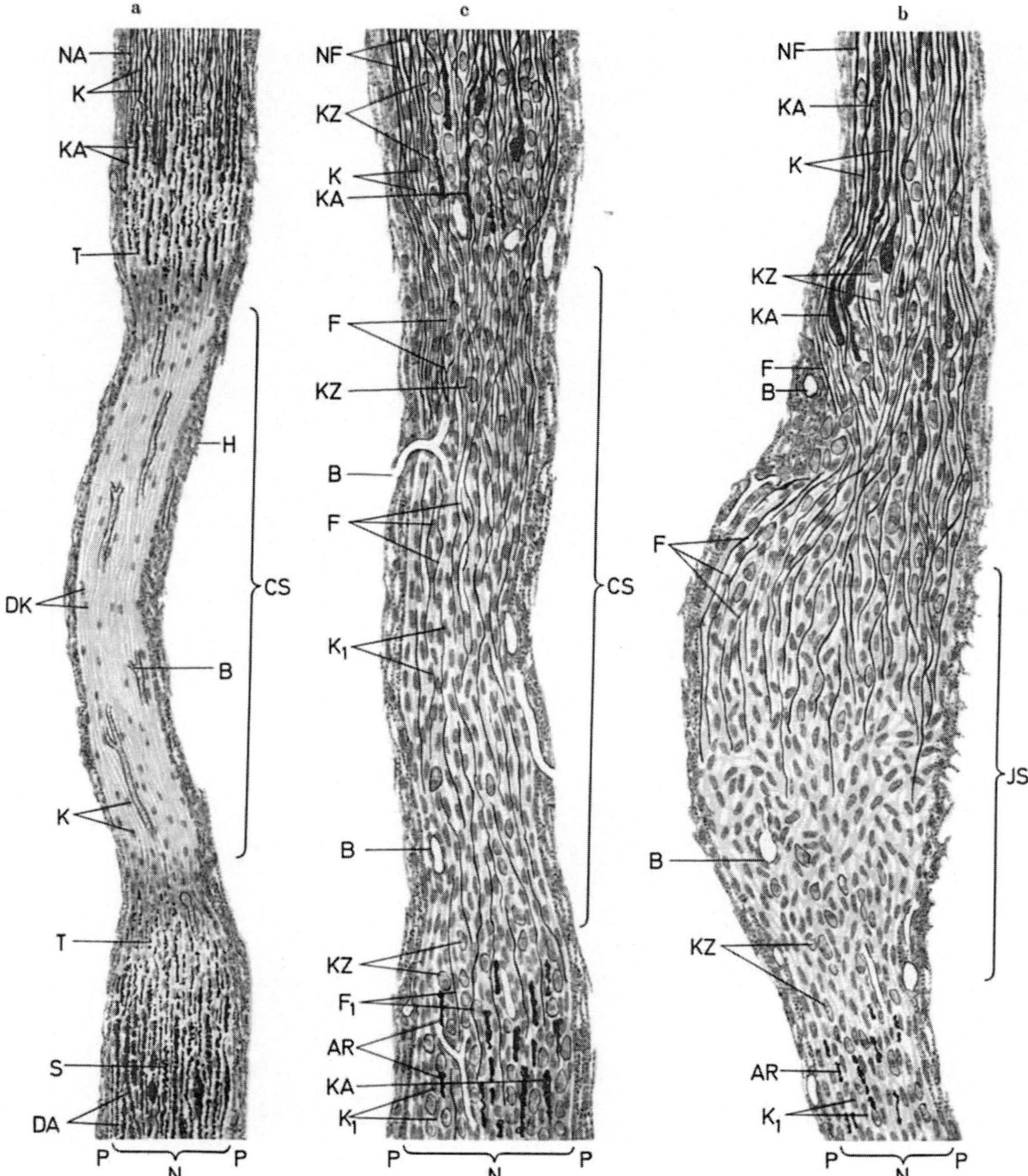

Abb. 62a—c. Experimentelle Nervenkompression. Nach H. Stroebe (1893); Anilinblau-Saffraninfärbung. a Nervenbündel aus dem Ohrnerv vom Kaninchen, Längsschnitt durch die Kompressionsstelle, 3 Tage nach Anlegung des Kompressoriums. *N* Nervenbündel; *P* Perineurium; *CN* zentrales Nervenende; *PN* peripheres Nervenende; *CS* Kompressionsstelle mit leergepreßten Schwannschen Scheiden (blaßblau), deren Kerne (*K*) noch zum kleinen Teil erhalten sind (rot); *DK* degenerierte, schollig zerfallene Kerne der Schwannschen Scheide in der Kompressionsstelle (rot); *B* gefüllte Blutgefäße; *H* Hämorrhagie im Perineurium; *NA* normale Achsencylinder des zentralen Nervenendes (dunkelblau); *KA* kolbig und keulenförmig aufgequollene Endstücke der durchgequetschten Achsencylinder (dunkelblau); *DA* degenerierte Achsencylinder (blau) im peripheren Nervenende; *T* Trümmer des Marks (gelb) und der Achsencylinder (dunkelblau) in den Schwannschen Scheiden in den Nervenstümpfen zu beiden Seiten der eigentlichen Druckstelle; *S* spiralig gewundene Endstücke der unterbrochenen Achsencylinder (dunkelblau). b Nervenbündel aus dem Ohrnerven das Kaninchens, Längsschnitt, Schnittstelle, 15 Tage nach Durchschneidung des Nerven. *N* Nervenbündel; *P* Perineurium; *CN* zentrales Nervenende; *PN* peripheres Nervenende; *IS* Incisionsstelle, großzellige Knötchen aus Keimgewebe von jungen

sitzen entgegen dem normalen Größenverhältnis sogar einen größeren Umfang als die atrophischen extrafusalen Muskelfasern (Abb. 59). Die trophischen Störungen der Haut manifestieren sich morphologisch durch eine umschriebene Nekrose, in deren Bereich die kleinen Arterien zum Teil obliteriert sind (Abb. 60). Das Epineurium eines Hautnerven zeigt eine erhebliche Fibrose, während die Architektur der Faszikel einschließlich des Perineuriums gut erhalten ist. Die Pacinischen Körperchen zeigen nur geringe Struktur-veränderungen, ebenso wie die deneurotisierten Meissnerschen Tastkörperchen (Abb. 61).

1. Läsionen in Kontinuität mit erhaltenem Perineurium. Experimentelle Untersuchungen

Die klassische Arbeit von STROEBE (1893) über Kompressionsschäden des Nerven mit einer umfassenden Darstellung des histopathologischen Gesamtbildes enthält nach CAJAL (1905/06) eine exzellente Analyse über den Prozeß der Degeneration und Regeneration.

In 52 Experimenten komprimierte STROEBE den großen Ohrnerven beim Kaninchen und untersuchte in Intervallen von 1—117 Tagen nach der Läsion. Hierbei konnte er feststellen, daß die degenerativen und regenerativen Vorgänge an der gleichen Nerven-faser zeitlich und räumlich nebeneinander herlaufen und auch die im zentralen wie im peripheren Stumpf auftretenden Veränderungen Erscheinungen darstellen, die vielfach untrennbar ineinandergreifen.

Seine Abbildungen sind auch heute noch so instruktiv, daß sie zur Dokumentation der komplexen Verhältnisse herangezogen werden können (Abb. 62). Es sind hier 2 Stadien der Nervenkompression dargestellt:

1. 3 Tage nach Anlegen des Kompressoriums und
2. 17 Tage nach Kompression und
3. zum Vergleich derselbe Nerv 15 Tage nach partieller Durchschneidung.

24 Std nach der Kompression ist die Kompressionsstelle als ein ganz dünnes, leicht gebogen verlaufendes Verbindungsstück zwischen den beiderseits normal breiten Nerven-faszikeln zu erkennen, Strukturen im Inneren sind nicht mehr darstellbar, Markscheiden und Achsencylinder nicht vorhanden, so daß die durch den Druck schmal und leer ge-preßten Schwannschen Scheiden der Kompressionsstelle ein regelmäßiges fein parallel-streifiges Gefüge verleihen, in welchem nur ganz vereinzelte längs-ovale Kerne persistieren, andere dagegen Degeneration, Chromatinverklumpung und Zerfall zeigen (Abb. 62a).

Im zentralen Abschnitt fand STROEBE eine deutliche Verbreiterung von Nervenfasern und zwar dort, wo sie an die leergedrückten Schwannschen Scheiden angrenzen. Dabei

Nervenfasern (F) vom zentralen Nervenstumpf her durchwachsen; die jungen Fasern haben das periphere Nervenende noch nicht erreicht. NF normale Achsencylinder im zentralen Nervenende (dunkelblau); F neu-gebildete Nervenfasern (Achsencylinder), welche aus den alten auswachsen (dunkelblau); KA kolbige End-anschwellungen der durchschnittenen Achsencylinder im zentralen Stumpf (dunkelblau); AR Reste der degenerierten zerfallenen Achsencylinder in der peripheren Nervenstrecke (dunkelblau); K Kerne der Schwann-schen Scheide im zentralen Nervenstück (rot); K_1 gewucherte Kerne der Schwannschen Scheide im peripheren Nervenabschnitt mit langspindelförmigem Protoplasmaleib (rot); KZ Phagocyten, Körnchenzellen mit Trüm-mern des alten Faserinhaltes gefüllt, aus gewucherten Zellen der Schwannschen Scheide hervorgegangen (gelb); B Blutgefäße. c Nervenbündel aus dem Ohrnerv des Kaninchens, Längsschnitt, Druckstelle 17 Tage nach Anlegung des Kompressoriums. N Nervenbündel; P Perineurium; CN zentrales Nervenende; CS Kompressions-stelle mit gewucherten Kernen der Schwannschen Scheiden (K_1, rot), welche langspindeliges Protoplasma (blaßblau) besitzen und zu parallelen Längszügen angeordnet sind; F neugebildete Nervenfasern (Achsen-cylinder, dunkelblau), welche vom zentralen Stumpf aus die Kompressionsstelle in welligem Verlauf durch-wachsen haben und z. T. (F_1) in das periphere Nervenstück eingedrungen sind; NF normale Achsencylinder des zentralen Nervenendes; K Kerne der Schwannschen Scheide im zentralen Nervenende (rot); KA kolbige End-anschwellungen der durchgequetschten alten Achsencylinder (dunkelblau); AR Reste der zerfallenen Achsen-cylinder im peripheren Nervenabschnitt (dunkelblau); KZ Körnchenzellen, Phagocyten, mit den Zerfalls-produkten des alten Faserinhaltes gefüllt, aus gewucherten Zellen der Schwannschen Scheide hervorgegangen (gelb); B Blutgefäße

sind die Achsencylinder stark verdickt und gequollen und ihre Dicke überschreitet oft den mittleren Durchmesser einer markhaltigen Gesamtfaser. Die keulen- oder kolbenförmige Anschwellung reiche nach proximal im Durchschnitt über 1—2 Segmente, ohne daß jeweils der Übergang der Anschwellung in den normalen Achsencylinder mit einem Ranvierschen Schnürring zusammenfiele. Schon in den Frühstadien weise der ganze zentrale Stumpf eine diffuse Grundfärbung auf, offenbar infolge einer Durchtränkung mit eiweißhaltiger seröser Flüssigkeit.

Alle diese für den zentralen Stumpf beschriebenen Veränderungen, auch die Anschwellung der Achsencylinder, gelten gleichermaßen für den distalen Stumpf und zwar das an die Kompressionsstelle unmittelbar angrenzende Stück, das nach 24 Std ein Spiegelbild der Veränderungen des zentralen Stumpfes bietet (Abb. 62). Hier können nicht alle Details, die Stroebe gefunden hat, wiedergegeben werden; es sei nur erwähnt, daß er bei der sekundären Degeneration des distalen Abschnittes die Fragmentation der Achsencylinder beobachtete, deren Bruchstücke er im Inneren der durch den Markzerfall entstehenden Markellipsoide darstellen konnte. Er sah auch die Karyokinese und mitotische Teilung Schwannscher Zellen und Mitosen in den Elementen des Blutgefäßbindegewebsapparates in der Gegend der Kompression.

Im Endoneurium des zentralen und peripheren Stumpfes fand Stroebe eine reichliche Kernwucherung sowie im perineuralen Gewebe und im Bindegewebe der Subcutis Mastzellen.

Nicht alle Achsencylinder endigen gegen die Kompressionsstelle hin mit einer kolbigen Anschwellung, vielmehr ziehen nicht wenige, besonders die kleinkalibrigen Fasern ohne Auftreibung durch die Nervenstümpfe hindurch.

An der Stelle des Traumas wandelt sich im weiteren Verlauf das Bild des komprimierten Nervenstückes. Es verkürzt sich die Längendimension und der Dickendurchmesser vergrößert sich. Dies sei ein Effekt der Zellwucherung, welche unabhängig von der aus den beiden Nervenstümpfen vordringenden Neubevölkerung mit Zellen in dem mittleren Teil der Kompressionsstelle selbst vor sich geht. Stroebe beschreibt die Verbindung beider Nervenstümpfe durch Zellreihen und belegt durch Abbildungen das Aussprossen der Axone aus dem zentralen Nervenstumpf, welche zwischen die zelligen Elemente der vorher nervenlosen Läsionsstelle hindurchziehen. Er bestätigt die Beobachtungen von Vanlair (1882) und Ranvier (1875), nach denen die Neubildung der jungen Fasern durch Auswachsen aus den erhaltenen zentralen Achsencylinderstümpfen vor sich geht: „Die Regeneration der Nerven erfolgt demnach durch eine Durchwachsung der alten Nervenbahn mit jungen Fasern." Nach Durchschneidung der Nerven hat Stroebe mit Sicherheit Geflechte von 2—5 jungen Fasern aus einer alten Nervenfaser hervorgehen sehen, mit Wahrscheinlichkeit sogar eine größere Anzahl neuer Fasern. Durch dieses Auswachsen würden die vorher nervenfreie Druckstelle, die Nervenlücke und der distale Nervenabschnitt „neurotisiert".

Die damals aufkommende Diskontinuitätslehre führte zu dem paradoxen Phänomen, daß im Gegensatz zu anderen Gebieten in der Wissenschaft bei der Diskussion über die Regeneration der Irrtum modern und die Wahrheit alt gewesen ist (Cajal 1905/06) und erst fast ein Jahrhundert später die experimentellen Ergebnisse Stroebes als in allen wesentlichen Punkten zutreffend erkannt werden.

Eine andere Schädigungsform der Nervenfasern durch Druck, Quetschung und Perkussion hatte Erb (1869) in Verbindung mit dem Nachweis der Erregbarkeitsveränderungen von Nerven und Muskeln bei traumatischen Paralysen und rheumatischen Facialisparalysen vermutet. Er sah, daß nach Nervenquetschungen die Achsencylinder in dem peripheren Stück persistieren können: „Die Degeneration beschränkt sich demnach hier auf das Nervenmark allein."

Das ungewöhnliche Phänomen der Erhaltung der faradischen Erregbarkeit bei einem Nerven oder einem Nervenast peripher von einer Läsion mit einem proximo-distalen Leitungsblock (Erb, 1876) wurde von Denny-Brown und Brenner (1944a) in ihren

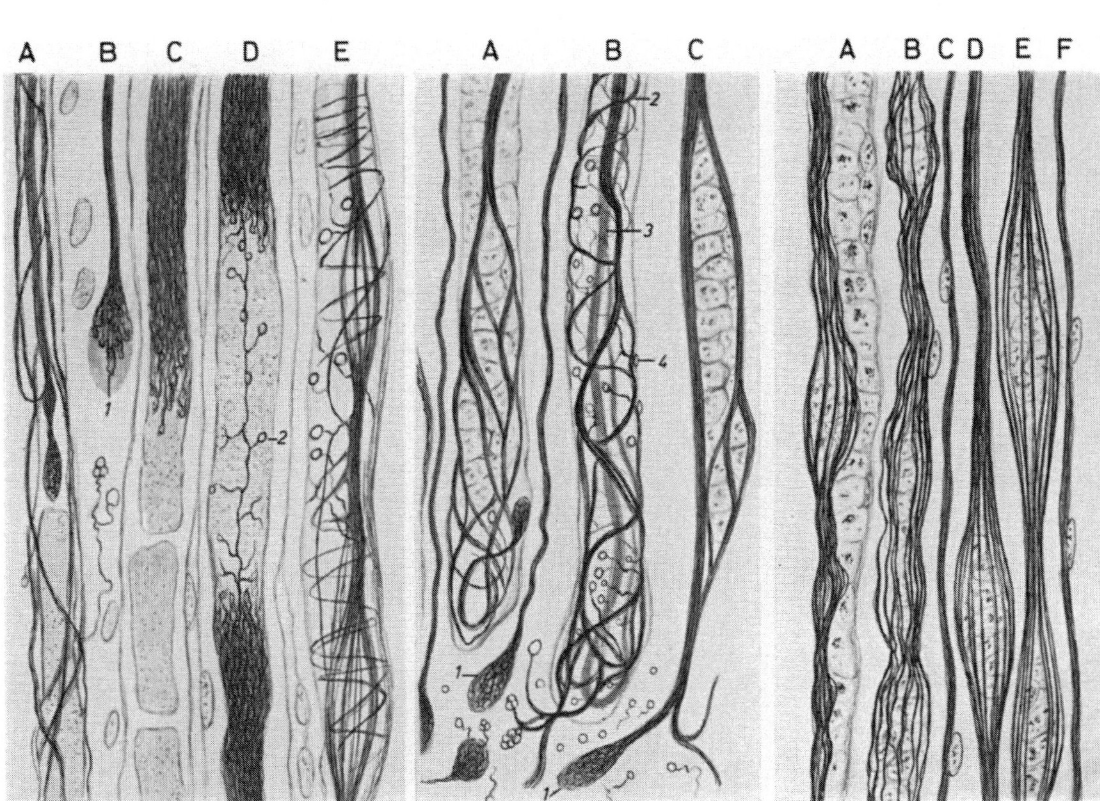

Abb. 63 I—III. Nervenquetschung (nach Cajal, 1908). Silberimprägnation. I. Gequetschter Teil eines mit der Pinzette komprimierten Nerven. Katze, 52 Std nach der Operation. *B, C, D* u. *E* nekrotische Tubensegmente mit in Neubildung befindlichen Neurofibrillen. *A* nekrotischer Teil eines Axons, von Ästen, die oberhalb des Endkopfes entspringen, durchzogen. II. Zentrales Ende des Ischiadicus; Katze, 52 Std nach der Operation getötet. *A, B* Perroncitosche Spiralen u. dünne Markfaser; *C* Auffaserung und Vacuolisierung des Axons. *1* Endkolben; *2* neugebildete Neurofibrillen; *3* zentraler, indifferenter Teil des Axons; *4* Endringe. III. Gequetschter Teil eines Nerven. Kaninchen; nach 6 Tagen getötet. *A, B, D, E* aufgefaserte Axone mit Vacuolen, die von Fetttrümmern erfüllt sind. *C, F* unversehrte Remaksche Fasern

Kompressionsexperimenten untersucht. An der Kompressionsstelle fand sich eine intermittierende Entmarkung.

Die morphologischen Befunde von Stroebe (1893) wurden durch Cajal (1905/06) mit der neuen Silberimprägnationstechnik in glänzender Weise ergänzt. Die Befunde sind trotz der modernen Techniken nicht überholt und seien deshalb an Hand der Originalabbildung wiedergegeben (Abb. 63). Die Veränderungen bestehen in Axonunterbrechung mit Regeneration in verschiedener Form und in Markabbau mit erhaltenen Axonen. Nach diesen klassischen experimentellen Untersuchungen waren um die Jahrhundertwende bereits die beiden Formen der Nervenfaserschädigung, die Entmarkung und die Axonunterbrechung, als Folge von Kompressionsschäden eines umschriebenen Nervensegmentes abzuleiten. Sie wurden später mit verbesserter Methodik neu entdeckt oder bestätigt, ebenso wie die von Stroebe beschriebenen Nervenfaserauftreibungen im proximalen und distalen Stumpf an der Läsionsstelle. P. Weiss (1945) deutete die Auftreibungen im proximalen Abschnitt als den Aufstau eines proximodistal gerichteten Axoplasmastromes und eröffnete damit die Ära der Lehre vom axonalen Transport. Für die Auftreibungen der Fasern des distalen Stumpfes, deren Existenz nach Läsionen histochemisch (Zelená und Lubińska, 1962; Kreutzberg, 1963; Lubińska, 1964; Thomas, 1965, 1969) und elektronenmikroskopisch bestätigt wurde und in den ersten

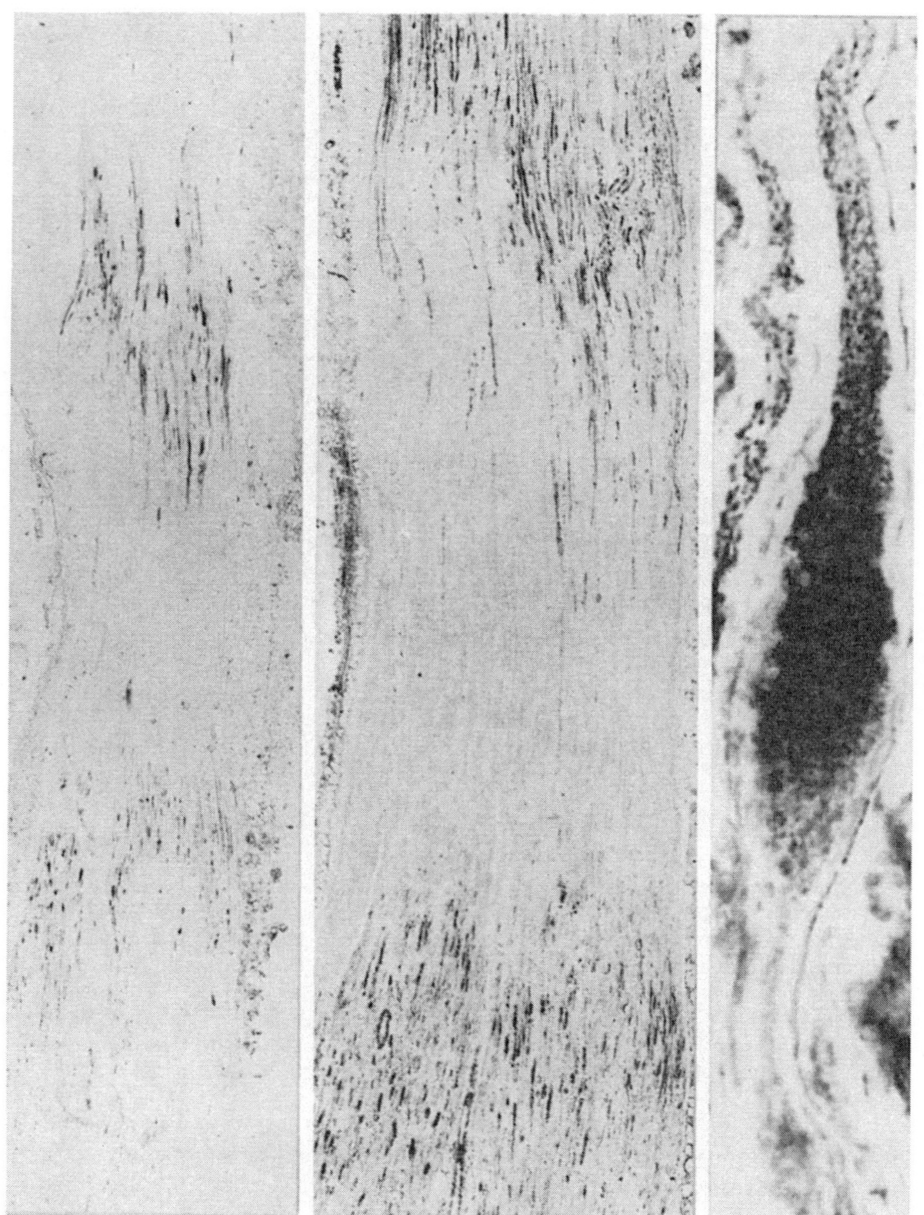

Abb. 64. Intraaxonale Fermentanschoppung proximal und distal von einer Verletzung. Links und Mitte: Übersichtsbilder vom N. ischiadicus einer Ratte nach experimenteller lokaler Hitzeeinwirkung 2 Tage nach dem Eingriff. Links: Indoxylesterase-Reaktion nach Holt und Withers. Nur einige Fasern zeigen Fermentanschoppungen. Dies wird im Vergleich zum mittleren Bild deutlich (Vergr. etwa 15×). Mitte: NADH₂-Tetrazolium Reductase (Nachweis mit Nitro BT). Distal sind die intraaxonalen Fermentanschoppungen kürzer und teilweise fragmentiert (Vergr. etwa 25×). Rechtes Bild: Einzelfaser proximal von einer Hitzecoagulationszone, 4 Std nach dem Eingriff, etwa 1200× vergr. Lactatdehydrogenase-Reaktion. Coenzym NAD, Nachweis mit Tetra-Nitro BT. Das Axon ist keulenförmig durch fermentreiches Material aufgetrieben, der darunterliegende Teil der Nervenfaser ist coaguliert. (Nach E. Thomas, 1969)

Tagen denen im proximalen Stumpf entspricht, muß nach einer anderen Erklärung gesucht werden. Dies führte zur Annahme bidirectionaler Plasmaströmungen, zumindest an der Läsionsstelle, wobei auch die lokale Bildung von Organellen, insbesondere von Vesikeln diskutiert wurde (Pellegrino de Iraldi und de Robertis (1968). Diese Frage ist noch Gegenstand von Kontroversen, es sei auf die Übersicht von Barondes (1969) verwiesen.

Das Problem der Axoplasmaströmung und des Axoplasmatransportes ist von großer Bedeutung für die Beantwortung der Frage, von welchen Kräften geleitet die Axone bei der Entwicklung wie der Regeneration die ihnen adäquaten Endorgane erreichen (s. S. 67).

Als besonders vorteilhaft für die histochemischen Untersuchungen haben sich anstelle der Quetschung und der Durchschneidung die lokale Vereisung des Nerven oder Hitzecoagulation ohne mechanisches Trauma erwiesen (E. THOMAS, 1969). Mit der Vereisungsmethode hatten BIELSCHOWSKY und VALENTIN (1923) das Nebeneinander von Degeneration und Abräumung mit einer gleichzeitigen exzessiven Regeneration und die Reifungsvorgänge an den frisch „neurotisierten" Büngnerschen Bändern mit Remyelinisation der ausgesproßten Axone dargestellt.

Mit histochemischer Methodik lassen sich die intraaxonalen Aktivitätsanstiege der verschiedenen Fermente und zwar auf beiden Seiten der Läsion bei erhaltener Kontinuität des Nerven nachweisen (Abb. 64). Bei diesen Läsionen sind 3 verschiedene Segmente an der Verletzungsstelle zur Kennzeichnung der pathologischen Vorgänge zu unterscheiden: Das proximale Segment, das „nekrotische" Segment und das periphere Segment, in denen sich die Enzymaktivitäten verschieden, auch im Zeitablauf unterschiedlich, verhalten (s. Tabelle 1).

Derartige Aktivitätsanstiege wurden schon 1—2 Std nach der Läsion in den Axonen beobachtet (s. S. 57). Die intraaxonale Fermentanreicherung findet sich auch in den keulenförmigen Auftreibungen der Axone, die seit STROEBE (1893) bekannt sind. Die vorübergehende fokale Anhäufung axonaler Mitochondrien in den Frühstadien der Wallerschen Degeneration (WEBSTER, 1962) stimmt mit den histochemischen Beobachtungen gut überein. Für die Interpretation dieser neuen Befunde und ihre Gegenüberstellung mit den Transportphänomenen im Axon sei auf die zusammenfassende Darstellung von LUBIŃSKA (1964) verwiesen. Die Ergebnisse der neueren Arbeiten (ZELENÁ, LUBIŃSKA und GUTMANN 1968) und ZELENÁ (1968) (Abb. 36 und 37) sprechen dafür, daß ein Teil dieser Organellen, möglicherweise die Mehrzahl, durch bidirectionale Bewegungen der Partikel im Axon zu den Faserenden verlagert wird und sich dort anhäuft. Zählungen der Organellen im doppelt durchschnittenen Nerven, bei dem sich in dem isolierten Segment die Organellenanhäufungen ebenfalls auf beiden Seiten befanden, lassen vermuten, daß diese Organellen aus dem mittleren Axonabschnitt stammen.

Neuere *elektronenmikroskopische Untersuchungen* von O'DALY und IMAEDA (1967) über die Wallersche Degeneration in den Hautnerven durch mechanische Schädigung knüpfen an die klassischen Untersuchungen über Kompressionsschäden der Nerven an. Von den zahlreichen neuen Befunden dieser Untersuchungen sei hier nur wiedergegeben, daß die Autoren bisher unbekannte Veränderungen des Perineuriums festgestellt haben und zwar auch entfernt von der Läsionsstelle. Die perineurale Membran hat 3 Tage nach der Läsion ihre Kontinuität verloren, wobei auch die perineurale Basalmembran zerstört ist. Mitosen konnten nicht nachgewiesen werden, es wird aber angenommen, daß einige der vergrößerten Perineuralzellen das Resultat einer aktiven Proliferation sind. Während des Remyelinisations- und Restitutionsprozesses zeigen die Perineuralzellen fingerähnliche Verlängerungen oder große cytoplasmatische Vorwölbungen. Wenn die Vermehrung der Schwannschen Zellen gefolgt von Remyelinisation um das regenerierende Axon vollständig abgeschlossen ist, werden die Perineuralzellen dünner, ihre cytoplasmatischen Komponenten nehmen ab und zeigen schließlich ein dem Normalen ähnliches Aussehen.

HAFTEK und P. K. THOMAS (1968) sahen nach Kompression des N. suralis und des N. peronaeus der Ratte die Basalmembranen der Perineuralzellen erhalten, aber keine intakten Perineuralzellen in der gequetschten Region. Nach 3 Tagen fanden sie eine zellige Infiltration des Epineuriums mit Leukocyten und die Umscheidung des Nervenfaszikels mit perineuralen Zellen wieder hergestellt. Die Perineuralzellen entwickeln dabei mehr endoplasmatisches Reticulum und andere Cytoplasmaorganellen als im Normalnerven. Sie liegen oft der Basalmembran nicht eng an, aber die engen Verbindungen („tight junctions") waren zwischen anliegenden Zellen vorhanden. Als ein entscheidender

Tabelle 1. Fermentaktivität der peripheren

Veränderungen der Intensität	Perikaryon (ab 4. Tag)	Proximaler Abschnitt	Proximales Stumpfende (nach 1—4 Std)
Vermehrt	NADH$_2$-Tetrazolium-Reductase NADPH$_2$-Tetrazolium-Reductase Lactatdehydrogenase β-Hydroxybuttersäuredehydrogenase Isocitratdehydrogenase Glutamatdehydrogenase Malatdehydrogenase Glucose-6-phosphat-dehydrogenase saure Phosphatase		NADH$_2$-Tetrazolium-Reductase NADPH$_2$-Tetrazolium-Reductase Dehydrogenasen saure Phosphatase Acetylcholinesterase
Vermindert	Acetylcholinesterase		
Unverändert	α-Glycerophosphatdehydrogenase Succinatdehydrogenase Cytochromoxydase	NADH$_2$-Tetrazolium-Reductase NADPH$_2$-Tetrazolium-Reductase Dehydrogenasen	

Befund der Untersuchung ist die Tatsache anzusehen, daß die Basalmembranen, die die Schwannschen Zellen umgeben und die Schwannschen Rohre bilden, in der gequetschten Region persistieren und intakt bleiben. Sie dehnen sich wieder aus, wenn das Myelin- und Axonmaterial in die gequetschte Zone nach Aufhören der Kompression zurückfließt. Die Regeneration der Nervenfasern nach Unterbrechung des Axons erfolgt innerhalb der alten Basalmembranen.

Das Vorliegen einer segmentalen Entmarkung der Nervenfasern hatte Dyck (1969) bei Kompression des Nerven mit bestimmtem Druck und bestimmter Zeit nachgewiesen und an dem gleichen Modell gezeigt, daß durch wiederholte Quetschung mit der Arterienklemme ein der hypertrophischen Neuritis (Dejerine-Sottas) vergleichbares Bild reproduziert werden konnte (Abb. 46). Dabei war die sichtbare Zunahme der Größe des Nerven nicht durch eine Zunahme der Faszikelquerschnitte, sondern eher durch die entzündliche und reparative Reaktion des Epineuriums bedingt. Die Befunde sind für die spontanen Druckneuropathien des Menschen von besonderem Interesse. Als wahrscheinliche Sequenz der histologischen Phänomene bei der Bildung dieser Zwiebelschalenformationen sieht Dyck die partielle oder komplette Demyelinisation eines Internodiums und die Mitose der Schwannschen Zelle, die mit dem entmarkten Internodium verbunden ist. Es folge die Besetzung des demyelinisierten Internodiums durch eine der beiden neu gebildeten Schwannzellen mit einer Verdrängung der anderen nach außen. Diese werden konzentrisch orientiert, beeinflußt durch die Basalmembran zweiter Ordnung und weitere Mitosen der verlagerten Schwannzelle. Daran schließt sich eine sukzessive Auswärtsverlagerung von Schichten der Basalmembranen und Schwannzellen mit wiederholter segmentaler Entmarkung und Remyelinisation an. Zusätzliche Schwannsche Zellen können von dem demyelinisierten Internodium anderer Regionen angezogen werden.

Durch dieses Experiment und eine Studie von Biopsiematerial (Dyck und Lambert, 1968a und b; Dyck und Gomez, 1968; Dyck et al., 1968) wird bestätigt, daß die Zwiebel-

Neurone nach traumatischen Nervenläsionen

Distales Stumpfende (nach 1—4 Std)	Distaler Abschnitt (nach Tagen)	Endorgan (nach Wochen oder Monaten)
NADH$_2$-Tetrazolium-Reductase NADPH$_2$-Tetrazolium-Reductase Dehydrogenasen saure Phosphatase Acetylcholinesterase	In Schwannschen Zellen, Makrophagen: NADH$_2$-Tetrazolium-Reductase Dehydrogenasen saure Phosphatase	
	Im Axon: NADH$_2$-Tetrazolium-Reductase NADPH$_2$-Tetrazolium-Reductase Dehydrogenasen Acetylcholinesterase	Muskelendplatte Acetylcholinesterase Esterasen
		sensorische Endorgane Cholinesterase alkalische Phosphatase

schalenbildung als eine unspezifische Antwort auf wiederholte segmentale Erkrankung und Remyelinisation sich entwickeln kann (s. S. 75).

2. Läsionen in Kontinuität mit verletztem Perineurium

Läsionen nach Perkussion. DENNY-BROWN und BRENNER (1944c) wiederholten die alten Experimente von TILLAUX (1866) und MITCHELL (1872) bei Katzen und konstatierten, daß die Läsionen durch Perkussion niemals so rein seien, wie die von ihnen vorher mitgeteilten Kompressionsschäden. Klinisch fanden sich sowohl andauernde wie vorübergehende Lähmungen, denen die histopathologischen Befunde am Nerven zugeordnet werden. Die Autoren stellen fest, daß eine einzige Perkussion des Nerven eine Funktionsstörung über die Periode der Regeneration hinaus nur durch die Ruptur des Perineuriums verursachen kann.

Eine Besonderheit der morphologischen Befunde ist das bei Perkussion auftretende *Pseudoneurom*, das von TINEL (1917) in einer Zusammenfassung der Ergebnisse von DEJERINE u. Mitarb. (1915) als „falsches" Neurom dem „echten" gegenübergestellt wurde. Das Pseudoneurom kommt nach TINEL bei gewissen Kontusionen oder nach Kompressionen vor, wenn die laminären Scheiden nicht zerstört werden. Histopathologisch sei hierbei eine Schwellung oder Fragmentation des Myelins und häufig eine Entmarkung der Fasern zu finden. Die Axone seien irregulär gestaltet, perlschnurartig mit Auswüchsen versehen oder in Form eines Bündels feiner Fibrillen nachzuweisen.

Klinisch war dieser Befund begleitet von Nervenirritationen mit Schmerzen und trophischen Störungen wie sie auch von PLATT (1921) und DENNY-BROWN und BRENNER (1944c) bei Nervenkontusionen mitgeteilt wurden. Hieraus leitete man ab, daß die Nervenkontusion als ein möglicher, aber unbekannter Teilfaktor in der Pathogenese der *Kausalgie* anzusehen sei. In diesem Zusammenhang sei auf die Arbeit von GRANIT et al. (1944) und die dort entwickelten Vorstellungen über die artefizielle Synapse hingewiesen.

Für die Bildung des *Pseudoneuroms nach Perkussion* wird von Denny-Brown und Brenner das innerhalb von 3—5 Tagen auftretende endoneurale Ödem an der Läsionsstelle mit der sichtbaren Schwellung des Nerven verantwortlich gemacht, während Stroebe bei der Kompression eine celluläre Proliferation gefunden hatte. Mit diesen experimentellen Untersuchungen waren zumindest vergleichbare Ausfälle und morphologische Befunde wie beim Menschen reproduziert und zugleich das beim Menschen seltene *intrafasciculäre Neurom*. Ferner war bestätigt, daß die Hauptveränderung an den Nervenfasern bei mäßigem Grade der Läsion in einer Entmarkung bestand und daß bei einer Achsencylinderunterbrechung die Regeneration extrem rasch verlief (4—8 Wochen) und komplett war. Sie trat wie bei den einfachen Kompressionen und den von Hiller (1948, 1949) beschriebenen experimentellen Untersuchungen in Form der isomorphen Neurotisation ein.

3. Zur pathologischen Anatomie der spontanen Druckneuropathie („Entrapment Neuropathies")

Die pathologische Anatomie und Pathogenese derartiger Nervenläsionen des Menschen ist bisher nur unzureichend bekannt. Die zahlreichen klinischen Einzelarbeiten können hier nicht angeführt werden — es sei auf die Monographien: „Die Ulnarisparesen" (Mumenthaler, 1961), „Peripheral Entrapment Neuropathies" (Kopell und Thompson, 1963), „Sciatic and Pelvic Pain due to lumbosacral Nerve Root Compression" (Herlin, 1966), „Peripheral Facial Palsy" (Kettel, 1959), „Diagnosis and Management of Pain Syndromes" (Finneson, 1969); sowie auf die Übersicht von Sunderland „Nerves and Nerve Injuries" (1968) hingewiesen.

Für die Pathogenese des Karpaltunnelsyndroms hat man sowohl Ischämie als direkten Druck pathogenetisch verantwortlich gemacht. Pathologisch-anatomische Beobachtungen beim Menschen sind überaus selten (Marie und Foix, 1913; P. K. Thomas und Fullerton, 1963).

Vergleichende Pathologie. Die Entdeckung einer spontanen Druckneuropathie beim Meerschweinchen (Fullerton und Gilliatt, 1966, 1967a und b) ermöglicht vergleichende elektrophysiologische und histopathologische Untersuchungen an einem Modellbeispiel, deren Ergebnisse für die noch recht unklare Pathogenese des Karpaltunnelsyndroms und anderer Druckneuropathien von Interesse sind. In leichteren Fällen zeigte sich eine lokalisierte Entmarkung, in schweren Fällen eine komplette Degeneration der markhaltigen Nervenfasern. Unmittelbar oberhalb der Läsionsstelle kann sich ein traumatisches Neurom bilden. Hierbei kommt es auch zu retrograden Veränderungen, bei den am schwersten befallenen Nerven im proximalen Abschnitt mit einer Reduktion der Faserdichte und des Faserdurchmessers.

Die physiologischen Effekte dieser anatomischen Veränderungen bestehen in einer Verlangsamung der Nervenleitung oder in einem kompletten Leitungsblock. Verlangsamung der Leitung befällt vorwiegend die distalen Teile der Nervenfasern, proximal von den Fuß- oder Handgelenken ist die Leitungsgeschwindigkeit weniger herabgesetzt.

4. Morphologische Gliederung der traumatischen Läsionen in Kontinuität

Nach dieser kurzen und leider nicht alle experimentellen Arbeiten umfassenden Übersicht gehört die Entmarkung der Nervenfasern, die segmentale Fasererkrankung, bei den traumatischen Läsionen in Kontinuität vermutlich zu der häufigsten Erkrankungsform der Nervenfasern bei leichterem Trauma. Nach den bisher vorliegenden experimentellen Untersuchungen und den Befunden beim Menschen lassen sich prinzipiell die Erscheinungsformen nach folgender Gliederung ordnen:

Traumatische Läsionen mit erhaltener Kontinuität des Nervenstammes und der Faszikel

Ursachen. Meist geschlossene Nervenverletzungen (Kontusion, Kompression, Quetschung, Zerrung).

I. *Perineurium* erhalten oder komplett restituiert.

Degenerative Veränderungen an den Nervenfasern:

1. Entmarkung. Restitutionsform: Remyelinisation.
2. Axonunterbrechung. Sekundäre Degeneration des distalen Abschnittes.
   Morphologische Restitutionsformen
   a) Bei Erhaltenbleiben der endoneuralen Strukturen:
      Isomorphe Neurotisation.
   b) Bei Veränderungen der endoneuralen Architektur durch Ödem, Blutungen und
      endoneurales Granulationsgewebe: „Heteromorphe Neurotisation", intrafasciculäres Neurom, „Pseudoneurom".

II. *Partielle oder totale Ruptur des Perineuriums und der Nervenfasern.*

Degenerative Veränderungen an den Nervenfasern:

Entmarkung und Axonunterbrechung nebeneinander.

Morphologische Restitutionsform: Neben Remyelinisation und Regeneration der Einzelfasern zusätzlich:

Solitäre oder multiple extrafasciculäre Neurome („fusiformes Neurom in Kontinuität", „Kontinuitätsfibrom").

„Neuromatöse Neurotisation."

C. Totaldurchtrennung des Nervenstammes

Wie die Übersicht über Läsionen mit erhaltener Kontinuität des Nervenstammes gezeigt hat, kann es auch bei der stumpfen Gewalteinwirkung zu Totaldurchtrennung der Faszikel kommen. Bei der Totaldurchtrennung des Nervenstammes handelt es sich in den meisten Fällen um eine scharfe Gewalteinwirkung und um eine offene Verletzung. Seit den frühesten Experimenten über Nervendurchschneidung und seit den Kriegserfahrungen über die Nervenverletzungen beim Menschen gibt es eine fast unübersehbare Fülle von Arbeiten auch zur pathologischen Anatomie, die sich in den letzten 20 Jahren besonders um die zahlreichen und für unsere pathogenetischen Vorstellungen wichtigen Arbeiten mit den neuen Methoden vermehrt hat.

Hier sei besonders auf die Übersicht von CAJAL (1928) über Degeneration und Regeneration im peripheren Nerven mit einer Übersicht über die experimentelle Pathologie und auf die Darstellung der Kriegsverletzungen beim Menschen von SPIELMEYER (1917, 1918, 1922 und 1929) sowie die neueren Zusammenfassungen von LYONS und WOODHALL (1949) und BLACKWOOD und HOLMES (1954) verwiesen.

CAJALs Bemerkung zu den Ergebnissen der älteren Untersucher bei der Nervendurchtrennung: „They were unable to see its genesis and the thousand early incidents in the process of nervous reunion of the peripheral stump" gilt bis heute für die histopathologischen Untersuchungen von den Nervenverletzungen des Menschen. Der Pathologe hat zudem noch die undankbare Aufgabe, sich im wesentlichen auf die Feststellung der Regenerationshindernisse zu beschränken, da die erstaunliche Regenerationskraft der Neurone gerade bei den Fällen versagt hat, die er zur Untersuchung bekommt. Wie aber anders sollte man die deutliche Differenz in den Restitutionserfolgen bei Menschen und Tieren aufklären können, wenn nicht auch durch die möglichst ausführliche Untersuchung der Nervenverletzungen beim Menschen selbst.

Nach Durchtrennung des Nerven weichen die proximalen und distalen Enden durch Retraktion mehr oder weniger weit auseinander, und die entstehende Lücke zwischen den beiden Nervenstümpfen wird durch die Extravasation geformter und ungeformter Blutbestandteile, Gewebstrümmer und Fremdkörpermaterial, Muskel-Knochen-Fragmente u.a. ausgefüllt. In dieser Nervenlücke spielt sich nicht nacheinander, sondern nebeneinander der Prozeß der Degeneration, der Regeneration und der Narbenbildung ab, der uns nur aus dem Tierexperiment in allen Stadien, beim Menschen aber meist vom Zeitpunkt der sekundären Nervennaht, also 3—5 Monate nach der Verletzung bekannt ist.

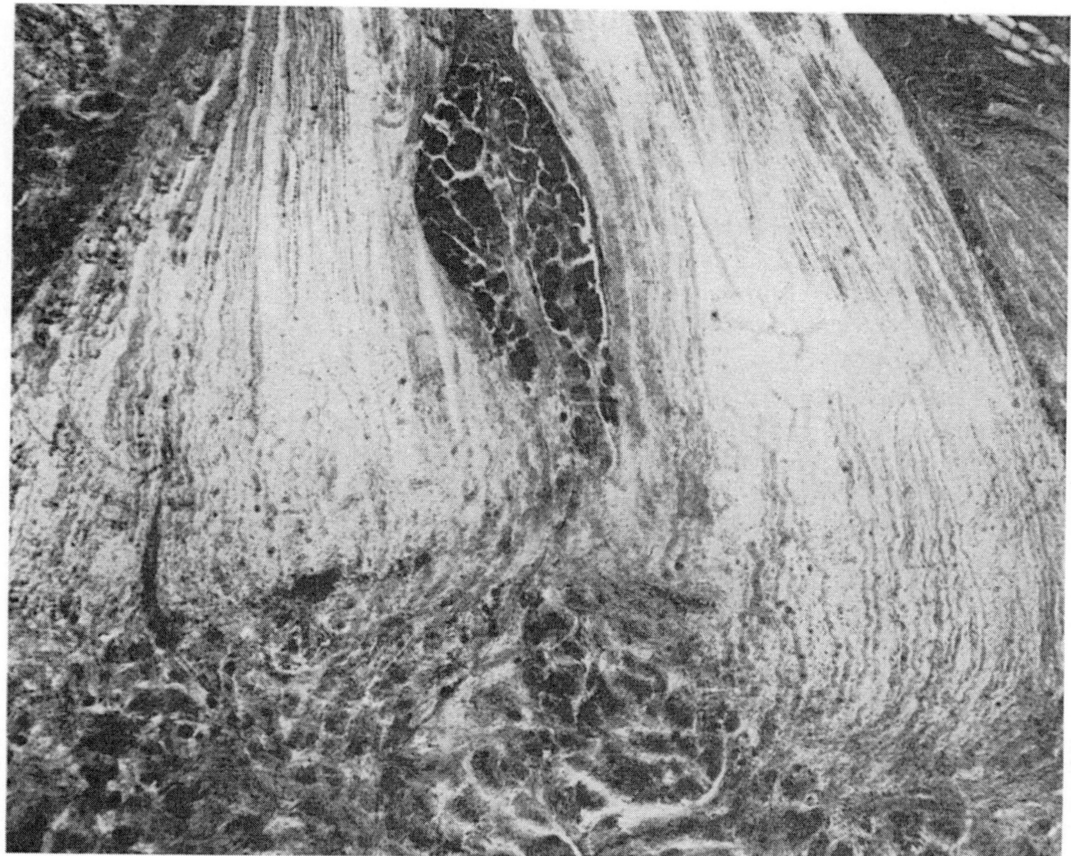

Abb. 65. Ödem des proximalen Abschnittes. E 13/45. G.W., 28jährig, ♂. Amputationsstumpf rechter Oberschenkel, Neurom in Höhe der Gesäßfalte· 3¹/₂ Jahre nach der Verletzung. Elastica-van Giesonfärbung

1. Die Veränderungen an der Verletzungsstelle beim Menschen

a) Das proximale Stumpfende

Durch die klassischen Untersuchungen von STROEBE (1893) und CAJAL (Übersicht 1928) wurde die entscheidende Rolle des zentralen Stumpfes für die Regeneration eindrucksvoll dargestellt, aber von den Autogenisten über lange Zeit bestritten. Dem Prozeß der sekundären degenerativen Phänomene und der Regeneration geht die Reaktion auf das Trauma an der Verletzungsstelle voraus. Sie wurden schon von STROEBE an den Nervenfasern als traumatische Degeneration bezeichnet.

Die Wiederherstellung der Kontinuität des Nerven hängt von einer Reihe von Faktoren ab, zu denen nicht nur die Ausbildung eines Granulationsgewebes, sondern auch das Auswachsen der Zellen von beiden durchschnittenen Nervenenden aus für die Regeneration von entscheidender Bedeutung ist. Die spontane Vereinigung der beiden Stümpfe durch ein Narbengewebe ist — nach dem Operationsmaterial zu urteilen — ein relativ häufiger Befund, dagegen ist eine erfolgreiche Regeneration mit klinischer Restitution, falls sie überhaupt vorkommt, die Ausnahme. Die anatomische Überbrückung der Nervenlücke durch regenerierte Nervenfasern, die wenigstens partiell auch bis zu den distalen Faszikeln vorgedrungen sind, wird auch dann beobachtet, wenn eine funktionelle Restitution nicht eingetreten ist.

Die folgenden histopathologischen Befunde betreffen Beobachtungen beim Menschen und damit Spätstadien, meist um den 3. Monat nach der Verletzung bis zu Jahren nach der Verletzung. Der proximale Stumpf ist makroskopisch durch eine Anschwellung auf

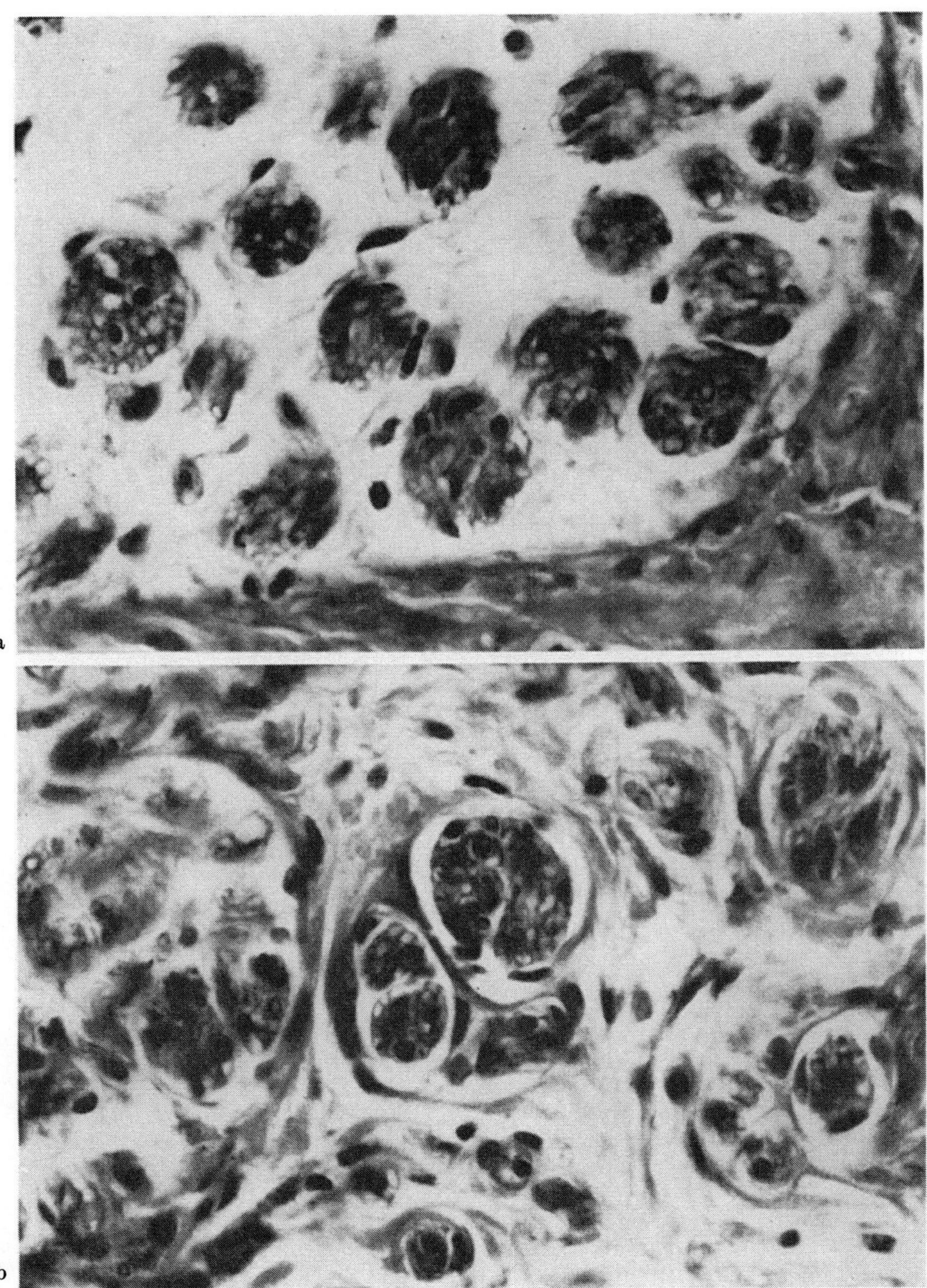

Abb. 66a u. b. Proximaler Abschnitt mit Bündelung der Nervenfasern, Neurom mit regeneriertem Perineurium. E. 17/45. M.F., 22jährig, ♂. Totaldurchtrennung des N. ischiadicus vor 9 Monaten. a Proximaler ödematöser Abschnitt mit zahlreichen Nervenfaserbündeln ohne Perineurium. b Querschnitt von regenerierten Faszikeln im benachbarten Neurom mit regeneriertem Perineurium. Färbung: Heidenhain-Woelcke

das 2—3fache des normalen Nervenkalibers gekennzeichnet, nur ganz selten besitzen proximaler und distaler Stumpf ein entsprechendes Kaliber. Die angeschwollenen Nervenfaszikel erscheinen auf dem Schnitt als gallertartige Vorwölbungen, die von weißlichen „Ringelchen" umgeben sind, dem verdickten Perineurium. Bei der mikroskopischen Untersuchung reicht das Ödem des einstrahlenden Faszikels (Abb. 65) etwas über die Höhe des durchtrennten Perineuriums nach distal, während es proximal immer ausgedehnter ist. In seinem Bereich zeigen die Nervenfasern eine deutliche Bündelung

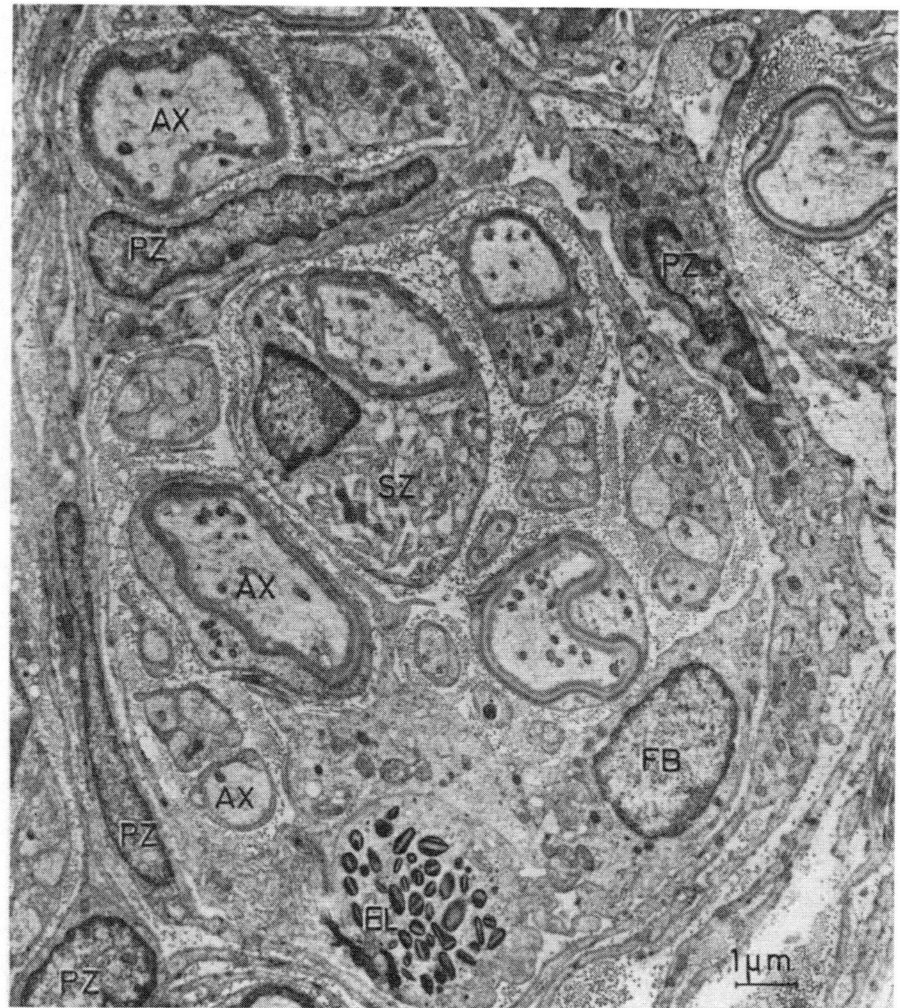

Abb. 67. Regeneration des Perineuriums nach Nervendurchschneidung. Querschnitt durch die Verbindungszone zwischen den durchschnittenen Enden des N. suralis bei der Ratte 8 Wochen nach Durchschneidung. Gruppen markhaltiger und markloser Axone (*AX*) und Schwannscher Zellen (*SZ*) sind von Perineuralzellen (*PZ*) umgeben. Das zentrale Bündel enthält auch einen Fibroblasten (*FB*) und einen eosinophilen Leukocyten (*EL*). (Elektronenmikroskopisches Bild von P. K. Thomas, London, freundlicherweise zur Verfügung gestellt)

(Faszikulation), jedoch ohne perineurale Hülle. Erst beim Übergang in das Neurom bekommen die einzelnen Faszikel ein neugebildetes Perineurium. In den Maschen des verbreiterten Interstitiums lassen sich mit Mucinfarbstoffen mucinöse Substanzen nachweisen, die mit der Kresylviolettfärbung eine deutliche Metachromasie zeigen.

Die histologischen Details zeigen bemerkenswerte Unterschiede zu dem Bau eines normalen Faszikels, worauf schon Elzholz (1900) hingewiesen hat. Vergleicht man auf dem Querschnitt die Bündelung innerhalb des einstrahlenden Faszikels und der neugebildeten Faszikel im Neurom (Abb. 66), so kann man schon lichtmikroskopisch die Zusammensetzung der Bündel im proximalen Abschnitt aus großen und kleinen markhaltigen Fasern sowie marklosen Fasern ohne Perineurium erkennen, während im neuromatösen Abschnitt jeder Faszikel von einem neugebildeten Perineurium umgeben ist (Abb. 66b). Dicke markhaltige Fasern sind im neuromatösen Abschnitt kaum noch anzutreffen. Der wesentlichste Unterschied besteht jedoch darin, daß die annähernd gleich großen Faszikel im neuromatösen Abschnitt nicht mehr zu einem großen Faszikel zusammengefaßt werden, sondern als zahlreiche kleine regenerierte Faserbündel ungeordnet durch das Narbengewebe hindurchziehen und sich mit den Neuromen der benachbarten Faszikel vermischen.

Die Regeneration des Perineuriums wurde in elektronenmikroskopischen Untersuchungen von P. K. THOMAS und JONES (1967) nach Suralisdurchschneidung bei der Ratte dargestellt (Abb. 67). Sie konnten zeigen, daß Gruppen von Schwannschen Zellen und Axonen die Lücke durchkreuzen, von Zellen mit den morphologischen Charakteristika der Fibroblasten umgeben werden, die nach und nach das Aussehen typischer Perineuralzellen annehmen. Damit war auch elektronenmikroskopisch und eindeutiger als im Lichtmikroskop erwiesen, daß die kleinen Faszikel von einem Perineurium umhüllt werden, das dem Perineurium des normalen Faszikels gleicht.

Die regenerierten Einzelfasern besitzen ein überwiegend dünneres Kaliber und eine dünnere Markscheide als die Fasern der einstrahlenden Faszikel. Die Gründe für dieses begrenzte Wachstum der Nervenfasern sind noch ungeklärt. Im Neurom selbst sieht man wie im proximalen Stumpf den dünnen Markmantel durch eingeschaltete intercaläre Segmente noch geringeren Markgehaltes unterbrochen, eine Veränderung, die ELZHOLZ (1900) im proximalen Stumpf bei Reamputation an Zupfpräparaten osmiumfixierten frischen Materials beim Menschen zweifelsfrei nachgewiesen hat. Im ganzen scheinen marklose Fasern an Zahl zu überwiegen, das Kaliber der markhaltigen Fasern schwankt zwischen 1—30 µ.

Der neuromatöse Abschnitt ist im allgemeinen gut vascularisiert, zeigt aber grobe Abweichungen von dem normalen Muster der endoneuralen Gefäßarchitektonik. So sieht man bei einem in das Neurom einstrahlenden Faszikel die typischen längsorientierten Gefäße im Endoneurium (Abb. 95a), während in den regenerierten Faserbündeln wenige oder gar keine derartigen Gefäße vorhanden sind. Dagegen ist das „interfasciculäre" Stroma des Narbenplexus mit Gefäßen gleichen Kalibers wie das Endoneurium der normalen Faszikel versorgt (Abb. 95b). Dem Perineurium außen eng anliegend zeigen diese Gefäße einen gleichen irregulären gewundenen oder sogar winkeligen Verlauf wie die neugebildeten kleinen Faszikel.

CAJAL (1928) hat aus seinen Experimenten geschlossen, daß die jungen Axonsprossen nur ein plasmatisches Milieu für ihr Wachstum brauchen — Capillaren und Bindegewebe seien zwar für die Ernährung und Orientierung der Axone günstig, aber nicht unbedingt notwendig. Dies gilt sicher für die Anfangsstadien, während bei dem späteren Verlauf der Faszikelbildung eine Vascularisation des Endoneuralraumes für das weitere Wachstum nach der Bildung einer Diffusionsbarriere durch das Perineurium notwendig scheint.

Bei der *Nervenentwicklung*, die auch CAJAL schon zum Vergleich mit der Nervenregeneration herangezogen hat, fand GAMBLE (1966) endoneurale Blutgefäße bei den älteren Foeten, während sie im Endoneurium der jüngsten Foeten selten waren oder fehlten. Möglicherweise, so vermutet GAMBLE, sei das Einwachsen von Blutgefäßen von einer Mindestgröße der Faszikel abhängig. — Dies könnte auch der Faktor sein, der das Einwachsen von Blutgefäßen in regenerierte Faszikel bestimmt.

Die Blutgefäßversorgung spielt für die Überbrückung der Nervenlücke mit Nervenfasern, die sowohl bei der Nervennaht wie bei der Transplantation in der gleichen Form auftritt wie bei der Spontanheilung, nämlich in Form einer mehr oder weniger ausgeprägten neuromatösen Neurotisation, sicher eine wesentliche Rolle für die Reifung der Nervenfasern.

Diese Überlegung gilt vermutlich nicht für das geringe Kaliber der Nervenfasern und ihre mangelhafte Myelinisierung im Amputationsneurom. Ganz allgemein hatte man bisher angenommen, das Narbengewebe halte die neuralen Elemente in sehr beschränkten Grenzen und scheine zu dem Zerfall von Nervenfasern beizutragen (LYONS und WOODHALL, 1949). Eine wesentliche Voraussetzung für die Reifung der Nervenfasern dürfte die Vereinigung mit dem adäquaten Endorgan und an der Läsionsstelle die Wiederherstellung des Nervenfaszikels und der adäquaten Vascularisation sein.

Zerfallserscheinungen an den neugebildeten Fasern wurden von Cajal (1928) in den frühen Phasen eindeutig nachgewiesen, in den Spätstadien fanden sie sich bei den eigenen Untersuchungen nur ganz spärlich, ohne Auftreten von Fettkörnchenzellen. Das geringe Faserkaliber und die nicht nur nach Wochen, sondern Monaten und Jahren noch mangelhafte Myelinisation kann auf weiteren zusätzlichen Faktoren beruhen, wie einer gestörten Axon-Schwannzellbeziehung, die nach Lubińska (1961) vermutlich für die verzögerte und mangelhafte Markreifung an den intercalären Segmenten verantwortlich zu machen ist.

An den Nervenfasern der eintretenden Faszikel findet sich eine Reihe von Veränderungen, unter denen die Schwankungen des Kalibers mit hochgradigen Faserauftreibungen am auffälligsten sind. Hierbei handelt es sich im Gegensatz zu den Frühveränderungen an der Läsionsstelle (s. S. 57) um retrograde Faserveränderungen, die immer nur einen Teil der Fasern im proximalen Abschnitt betreffen, im Gegensatz zu dem sekundären Untergang aller Fasern im distalen Abschnitt.

Für den Chirurgen ist die von Lyons und Woodhall vorgeschlagene Unterscheidung von 3 Zonen des proximalen Stumpfes von praktischem Interesse:

1. Die derbe neuromatöse Zone, die die größte Ausdehnung besitzt und in Granulationsgewebe oder Narbengewebe eingebettet liegt.

2. Eine weichere Zone, die ebenfalls über den normalen Umfang des Nerven hinausgeht und breite vorquellende ödematöse und gelatinöse Faszikel mit vielen Bündeln bereits regenerierter Fasern besitzt.

3. Eine oberhalb davon gelegene essentiell normale Zone mit dem gleichen Kaliber des Nerven in weiterer Distanz von der Verletzungsstelle, die normale Konsistenz und Faszikel von grau-weißer opaker Farbe besitzt, die für die Anwesenheit markhaltiger Nervenfasern spricht.

Wie man aus den histopathologischen Befunden schließen kann (Lyons und Woodhall), werden wahrscheinlich mehr Nähte in der zweiten Zone durchgeführt. Mit Ausnahme der Tatsache, daß der proximale Stumpf in dieser Höhe gewöhnlich breiter ist als der distale, dürften die Nähte in dieser Höhe ebenso erfolgreich sein wie die in der Zone 3.

b) Die Überbrückung der Nervenlücke (experimentelle Befunde)

Nach den experimentellen Untersuchungen von P. K. Thomas (1966) setzen die Wachstumsvorgänge am distalen Stumpf rascher ein als am proximalen. Sie sind nach Young, Holmes und Sanders (1940) ein wichtiger Teil des Vorganges, durch den die Lücke überbrückt wird. Das Vorkommen einer im allgemeinen geringeren Anschwellung am distalen Stumpf als am proximalen war seit Bethe und Spielmeyer bekannt, auf das Auswachsen von Schwannschen Zellen aus dem distalen Stumpf hatte schon Stroebe hingewiesen. Man sprach von neuromartigen Bildungen mit Wucherungen Schwannscher Zellen am Kopf des peripheren Stumpfes. Trotzdem war bis vor kurzem die Abstammung der auswachsenden Zellen immer noch umstritten. Nageotte hatte sie für Schwannsche Zellen gehalten und bezeichnete die Anschwellung zunächst (1922) als „peripheres Gliom" und 1932 als „Schwannom". Auch Holmes und Young (1942) erkannten wie Rexed (1942) das Auswachsen von Schwannschen Zellen, wobei Rexed die — beim Menschen fehlenden — Befunde von den ersten Stadien der Durchschneidung an sehr ausführlich beschrieben hat.

Rexed durchtrennte wie vor ihm Nageotte und Masson die Nerven (bei der Ratte) an 2 Stellen und untersuchte das Auswachsen auf beiden Seiten. Am 1. und 2. Tag nach der Operation waren die Lücken mit einem Exsudat, Erythrocyten, Leukocyten und Makrophagen, angefüllt. Capillaren und Fibroblasten wuchsen schon am 1. Tag in das Exsudat ein. Schwannzellen sproßten von dem distalen Stumpf und von dem isolierten Segment des Nerven am 3. Tag in einigen der untersuchten Präparate aus, ein Auswachsen bis zu 0,6 mm Ausdehnung war in allen Präparaten am 4. Tag nachzuweisen.

Denny-Brown (1946) schloß dagegen aus seinen experimentellen Befunden, daß die vom distalen Stumpf auswandernden Zellen aus spezialisierten Fibroblasten bestünden, die aus dem Endoneurium und Perineurium abzuleiten seien. Er nahm ferner an, daß

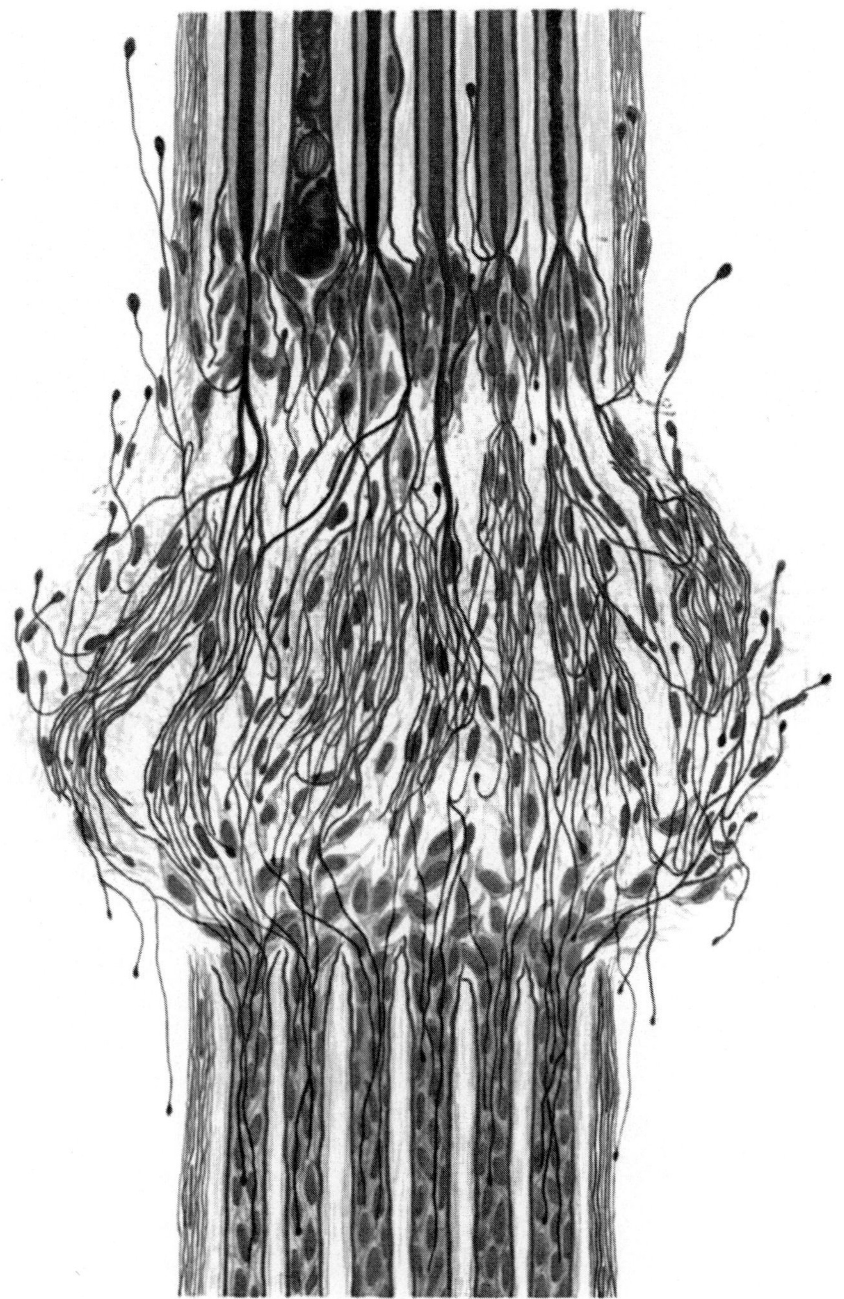

Abb. 68. Die Überbrückung der Nervenlücke. Schematische Darstellung des proximalen und distalen Stumpfes und ihrer Verbindungsstellen. Perineurium: grün, Nervenfasern und aussprossende Axone: blau, Schwannsche Zellen: gelb, Basalmembran: rot. Die ausgesprossenen Axone sind bis zum distalen Stumpf vorgedrungen, durch das neu gebildete Perineurium zu kleinen Faszikeln zusammengefaßt. Proliferation von Schwannschen Zellen als Auswüchse an beiden Stümpfen. Basalmembran am distalen Stumpf erhalten. Proliferierte Schwannsche Zellen, Büngnersche Bänder von Basalmembranen umgeben. Die neuen Basalmembranen im neuromatösen Abschnitt sind nicht eingezeichnet

Schwannzellen nur erscheinen, wenn regenerierende Axone in das Granulationsgewebe einwachsen, und daß sie aus dem proximalen Stumpf stammen.

Die lichtmikroskopische Zuordnung der Zellarten blieb unsicher, bis P. K. THOMAS (1966a, b), P. K. THOMAS und JONES (1967) die celluläre Reaktion auf die Nervenver-

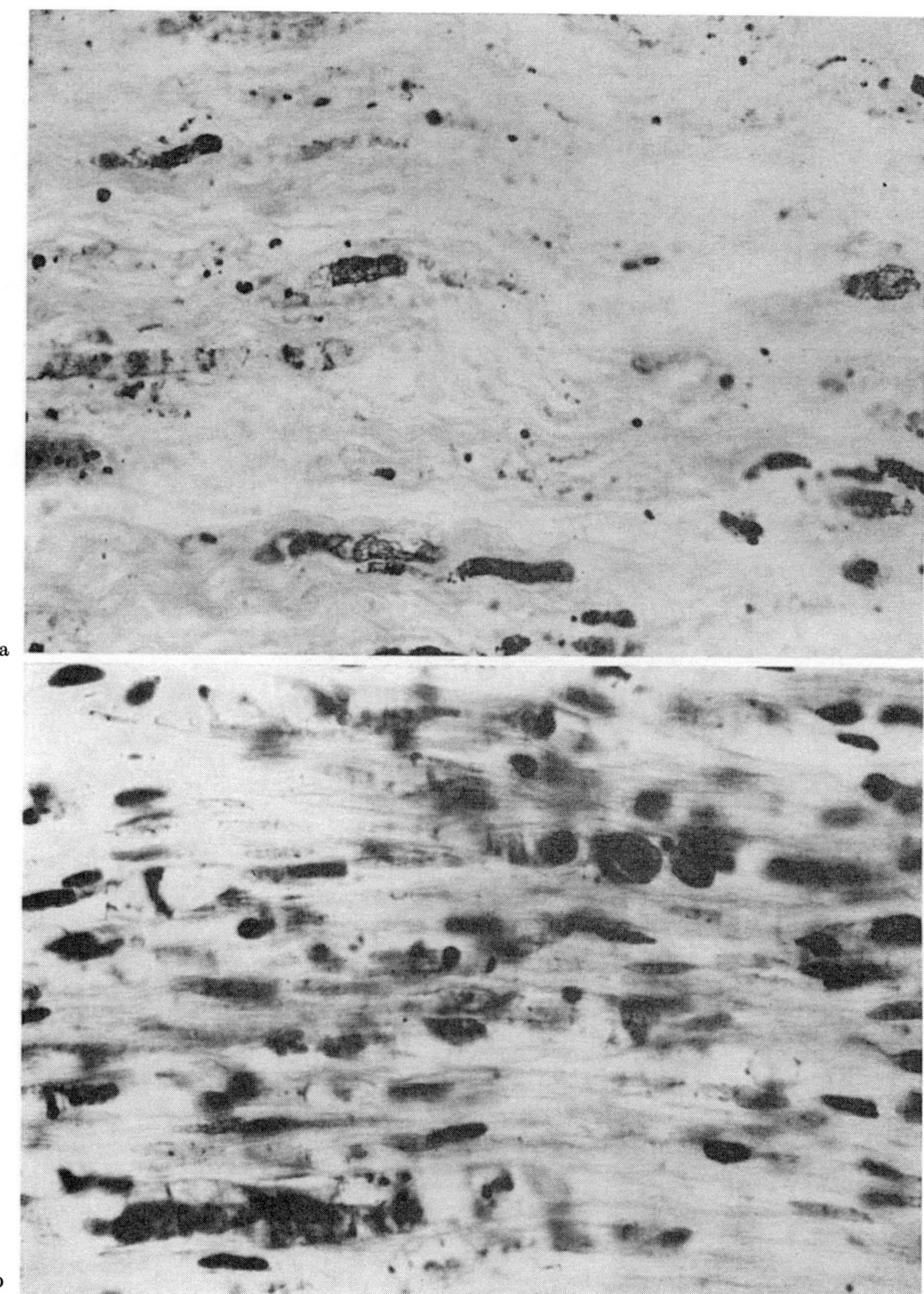

Abb. 69a u. b. Distaler Abschnitt. a E. 3156/68. Sch. G., 28jährig, ♂. Durchtrennung des Ulnaris vor 2 Monaten. Sekundäre Degeneration der Nervenfasern im Stadium der Markballenbildung. Färbung: Heidenhain-Woelcke. b E 2258/64. W., ♂. Ulnarisdurchtrennung vor 3 Monaten, nur noch einzelne Markballen darstellbar. Färbung: Heidenhain-Woelcke

letzung elektronenmikroskopisch weiter aufklären konnten. Thomas' Untersuchungen über das celluläre Auswachsen von dem distalen Stumpf des durchschnittenen Nerven (1966 b) ergaben eindeutig, daß Stränge von Schwannzellen oft mehrere Zellen dick und von einer gemeinsamen Basalmembran umgeben, sich von einem distalen Stumpf her in den Auswuchs erstrecken. Dabei waren sie in ein Netzwerk von Bindegewebe eingebettet, das

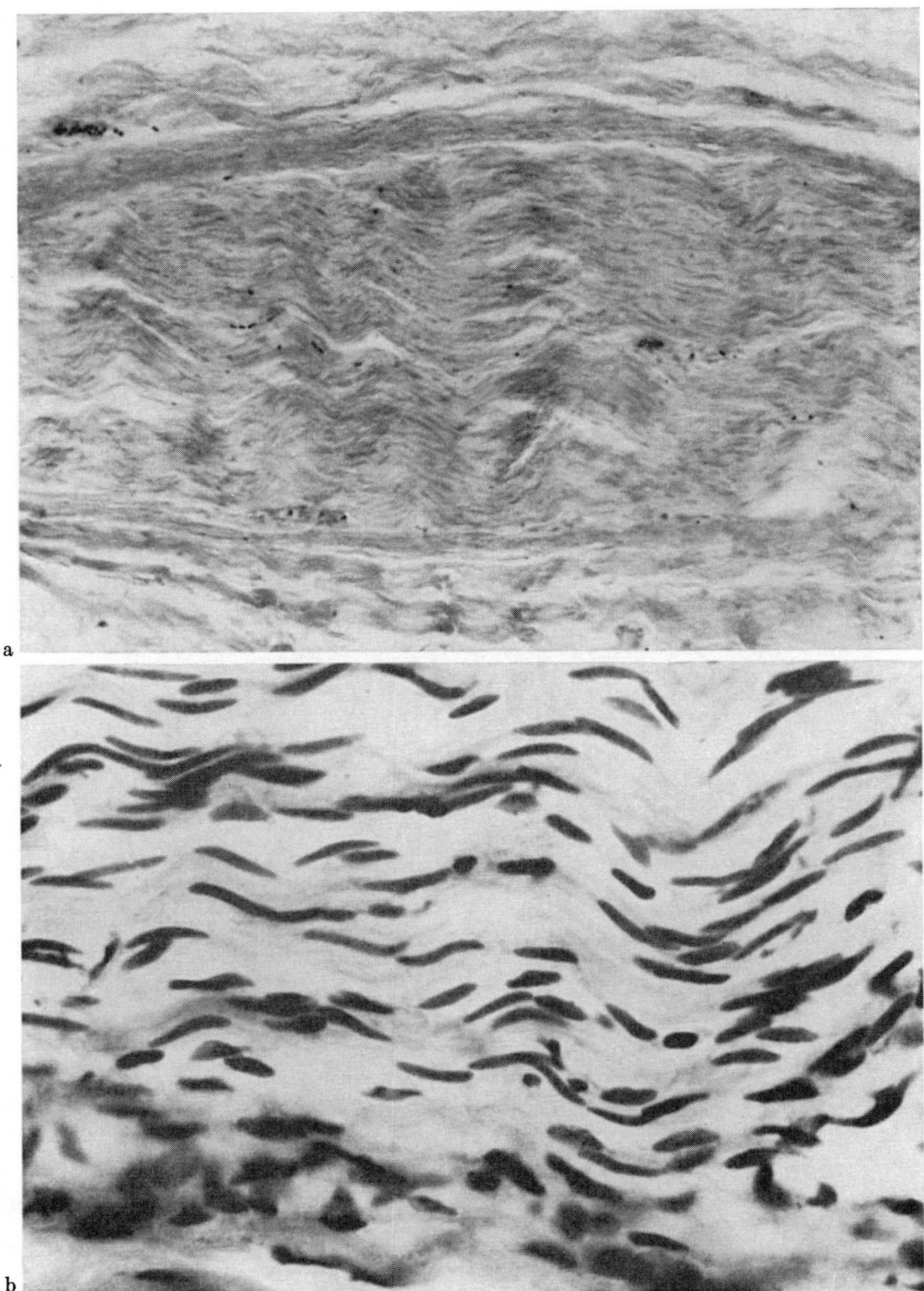

Abb. 70a u. b. Distaler Abschnitt. E. 1545. B.J., 27jährig, ♂. Totaldurchtrennung des N.ischiadicus, 9 Monate nach der Verletzung. a Längsschnitt eines Faszikels mit mäßig verdicktem Perineurium und Wucherung Schwannscher Zellen. Keine Hämatoxylin-färbbaren Markbestandteile mehr vorhanden. b Langgestreckte, spindelförmige Schwannsche Kerne der Büngnerschen Bänder. Färbung: a Heidenhain-Woelcke
b Sudan III – Hämatoxylin

hauptsächlich aus Zellen des Endoneuriums und des Perineuriums und aus Blutgefäßen, Fibroblasten und irregulären Bündeln von Kollagenfibrillen zusammen mit Makrophagen und anderen Bindegewebszellen bestand. Auf den eindrucksvollen Bildern der Längsschnitte sind im distalen Stumpf die offenen Mündungen der „Schwanntubes" (P.K. THOMAS, 1966b) zu sehen. Die Bezeichnung Schwannsche Rohre oder Tuben ist nach den

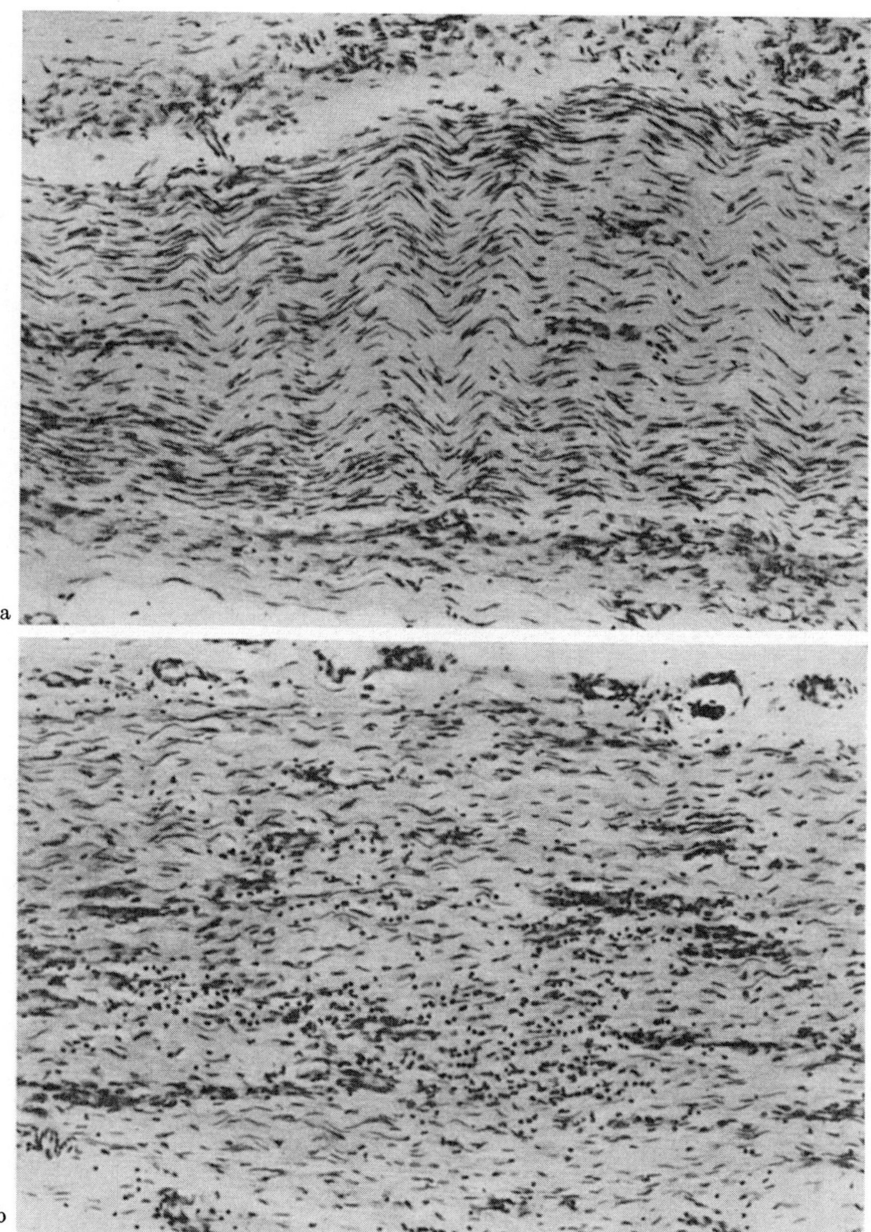

Abb. 71a u. b. Distaler Abschnitt. E. 1645. v. S. U., 45jährig, ♂. Peronaeusdurchtrennung durch Granatsplitter mit Atrophie des distalen Abschnittes. a Längsschnitt durch den distalen Abschnitt, Proliferation der Schwannschen Zellen im Endoneurium. b Herdförmige lymphocytäre Infiltration im Endoneurium. Kresylviolettfärbung

elektronenmikroskopischen Befunden der Bezeichnung „Endoneuralrohr" vorzuziehen, da es sich hierbei um eine Bildung nicht der endoneuralen Bindegewebszellen, sondern der Schwannschen Zellen handelt, die eine erstaunliche Persistenz bei der Degeneration der Nervenfasern auch dem Trauma gegenüber beweist.

Viele dieser nur noch aus Basalmembranen bestehenden Rohre sind 6 Tage nach der Nervendurchschneidung über weite Distanzen hin leer oder sie enthalten Makrophagen. In anderen Rohren finden sich Säulen von Schwannschen Zellen, Büngnersche Bänder, die durch die Anwesenheit einer Basalmembran und multipler, feiner cytoplasmatischer Fortsätze als Schwannzellen identifiziert werden können. Das endoneurale Bindegewebe zwischen den Schwannrohren enthält Fibroblasten, Leukocyten und Makrophagen. Im

Zentrum des Auswuchses auf dem distalen Stumpf liegen Säulen von Schwannzellen, die sich aus den durchschnittenen Enden der Schwannschen Rohre bis hierher fortsetzen. Sie liegen End zu End oder Seite an Seite mit einer gemeinsamen Basalmembran, wogegen die Fibroblasten nicht so eng miteinander verbunden sind. Das Verhalten der Schwannzellen erinnert an die Büngnerschen Bänder im distalen Stumpf des degenerierten Nerven. Hiermit wurde die Anwesenheit von Schwannzellen in Form derartiger Bänder in der Verbindungsbrücke zwischen beiden Nervenenden erstmals eindeutig demonstriert und die Vermutungen von BETHE und von SPIELMEYER bestätigt. Die Funktion dieser Bänder besteht offenbar darin, die regenerierenden Axone des zentralen Stumpfes zu den Büngnerschen Bändern der Schwannzellen im distalen Stumpf zu führen, mit denen sie kontinuierlich in Verbindung stehen.

SANDERS (1942) hat gezeigt, daß bei einer Durchtrennung des Nerven eine Lücke von 15 mm bei einem ungeschädigten, nicht infizierten Wundbett in 15 Tagen überbrückt werden kann. Eine schematische Übersicht soll die Verhältnisse der Überbrückung zwischen proximalem und distalem Stumpf auf dem Längs- und Querschnitt wiedergeben, wobei die Beziehungen der präexistenten und der regenerierten Nervenfasern zu den alten und neugebildeten Basalmembranen und dem präexistenten und regenerierten Perineurium berücksichtigt wurden (Abb. 68).

c) Der distale Stumpf (Befunde beim Menschen)

Über die Abbauphänomene im distalen Stumpf und ihren genauen zeitlichen Ablauf beim Menschen besitzen wir noch recht lückenhafte Kenntnisse. Sicher bestehen gegenüber den kleinen Laboratoriumstieren nicht nur quantitativ und qualitativ Differenzen, sondern auch Unterschiede im zeitlichen Ablauf. Die Abbauprodukte bleiben beim Menschen, worauf SPIELMEYER schon 1922, 1929 hinwies, längere Zeit im Endoneurium nachweisbar, ob es sich um Markballen, doppelbrechende Lipoide oder in Körnchenzellen gespeichertes sudanfärbbares Material handelt (Abb. 69).

Die vermehrten und langgestreckten Kerne der Schwannschen Zellen sind ein lichtmikroskopisch sehr typischer Befund im distalen Abschnitt nach dem Ablaufen der Abräumvorgänge (Abb. 70 und 71). Sie liegen isoliert und gruppiert und sind von den erhaltenen Key- und Retziusschen Fibrillenscheiden, dem „Endoneuralrohr" umgeben, dessen Schrumpfung und vermehrte Kollagenisierung im Experiment und beim Menschen zu finden ist (SUNDERLAND und BRADLEY, 1950; KRÜCKE, 1955).

Im allgemeinen bleibt die Architektonik des abgetrennten Nervenstumpfes erhalten. Nur bei zusätzlichen Störungen, wobei offenbar Kreislaufstörungen die Hauptrolle spielen, kommt es zu einer „ischämischen Kollagenisierung". Das Erhaltenbleiben dieser Strukturen und die Bildung der Büngnerschen Bänder sind die Voraussetzung für eine Regeneration, wie sie SPIELMEYER (1929) beschrieb: „Wenn sich der Zusammenhang zwischen dem zentralen und peripheren Abschnitt wiederherstellt, dadurch, daß die Stücke von selbst wieder miteinander verwachsen oder durch Naht zusammengefügt werden, so suchen die Schwannschen Zellketten das bindegewebige Zwischenstück zu durchwuchern. Ist die Verbindung hergestellt, dann sieht man am klarsten an den neu gebildeten Nervenfasern, wie diese nach wirren Durchflechtungen in dem narbigen Zwischenstück sich in den Schwannschen Zellketten des peripheren Stückes in den von VON BÜNGNER so genannten Bandfasern sammeln." Diese Darstellung SPIELMEYERs gibt die tatsächlichen Verhältnisse besser wieder, als die zur gleichen Zeit publizierten Untersuchungen CAJALs (1928).

2. Übersicht über die histopathologischen Veränderungen der Hüllen und der Gefäße des Nerven im Bereich der Verletzungsstelle

a) Endoneurium

Die Aufrechterhaltung des inneren Milieus der Nerven im Faszikel ist allein durch das Perineurium und eine Blutnervenschranke, über deren Existenz und Variabilität noch

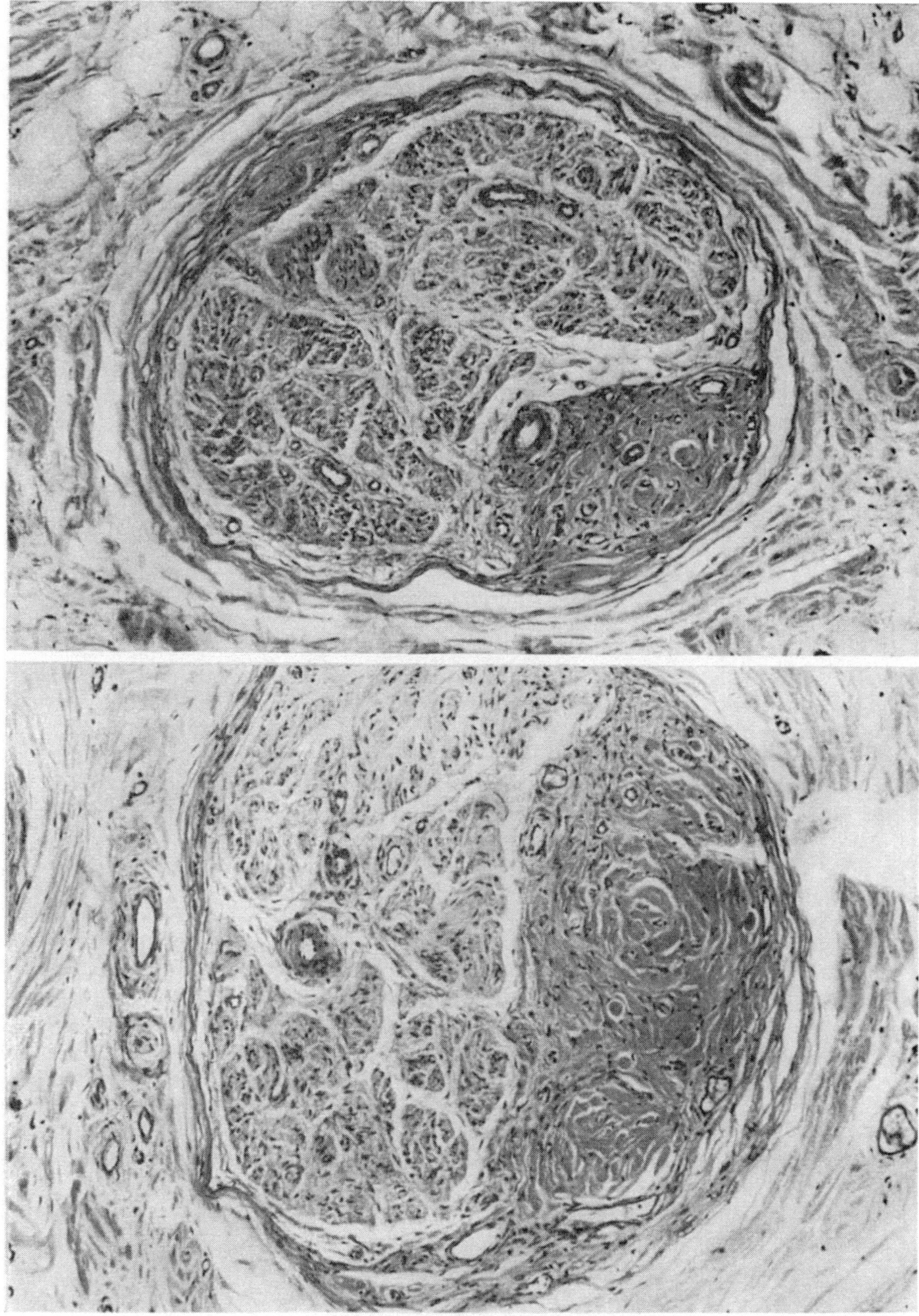

Abb. 72. Endoneurium. Gleicher Fall wie Abb. 66. Herdförmige endoneurale Kollagenisierung des distalen Stumpfes. Hämatoxylin-Eosinfärbung

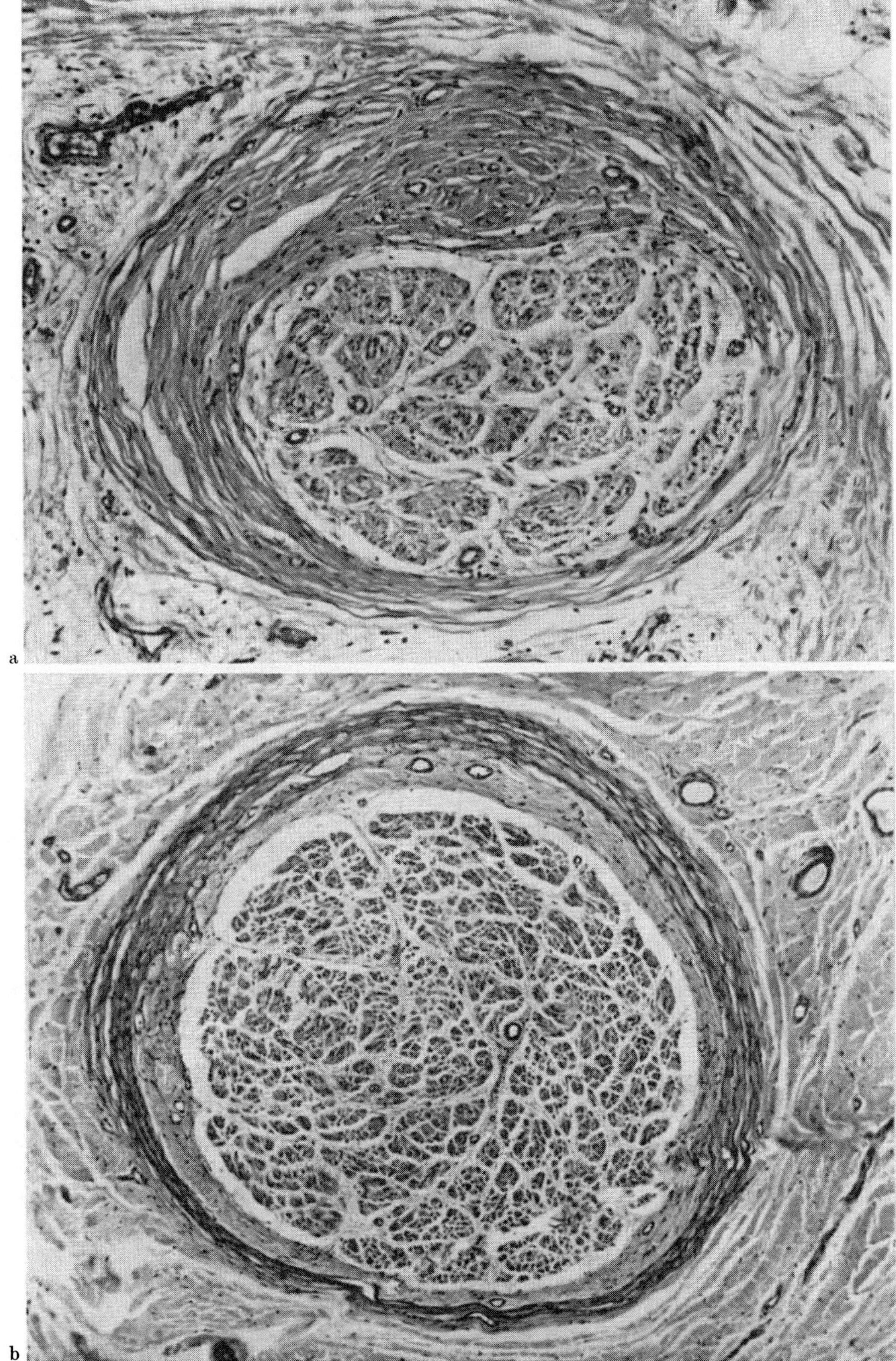

Abb. 73a u. b. Perineurium. a Gleicher Fall wie Abb. 66. Kollagenisierung des Perineuriums des proximalen Abschnittes mit Deformierung des Faszikels. b E. 3116. Ch.W., 28jährig, ♂. Subperineurale konzentrische Proliferation von Kollagenfasern mit zahlreichen Capillaren. Proximaler Abschnitt 2 Jahre nach vollständiger Nervendurchtrennung (N. peronaeus)

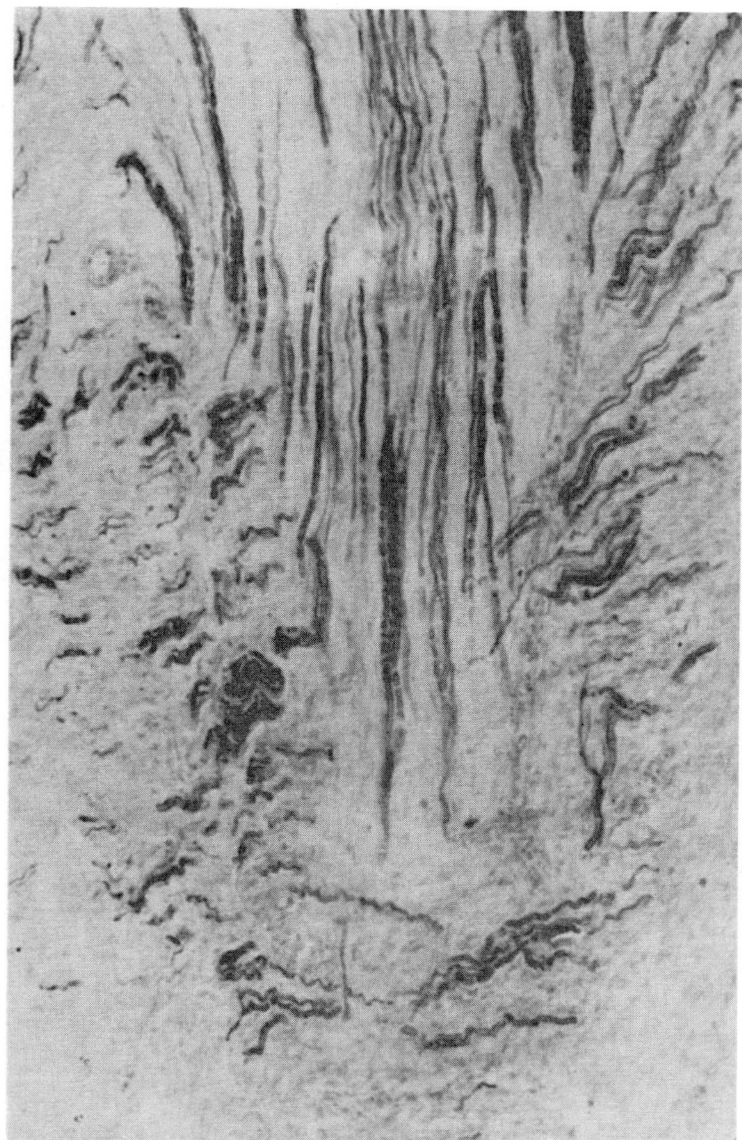

Abb. 74. Perineurium. E. 236/45. W. E., 38jährig, ♂. Totaldurchtrennung des N. ulnaris. Neurotisation des
Perineuriums am proximalen Stumpfende mit dicken markhaltigen Nervenfasern. Spielmeyers
Markscheidenfärbung. Vergl. Abb. 81

weitere Untersuchungen notwendig sind, gewährleistet. Die Wirkung des Perineuriums
als Diffusionsbarriere ist jedenfalls die Voraussetzung für die Wirksamkeit der Blutnervenschranke, während das Epineurium und seine Gefäße sich wie die übrigen Gewebe des
Körpers verhalten und keine Schrankenfunktion besitzen. Eine Permeabilitätsstörung des
Perineuriums und der endoneuralen Gefäße mit oder ohne Ruptur dürften — abgesehen
von einer direkten Nervenfaserschädigung — vermutlich die häufigste initiale Schädigung
bei den vorübergehenden Leitungsblocks der Nerven als Folge offener oder gedeckter
Verletzungen sein. Bei den traumatischen Nervenschäden sind ferner Thrombosen der
Gefäße, Sklerosen der Gefäßwand oder ihre Auflockerung relativ häufige Befunde.

Die im allgemeinen sehr gute kollaterale Gefäßversorgung der Nerven verhindert durch
ihre Anastomosen das Auftreten von umschriebenen Infarkten im Nerven, die zu den
seltensten Reaktionsformen im Gegensatz zum Zentralnervensystem gehören. In dem
recht großen eigenen Untersuchungsgut fand sich nur einmal eine eindeutige Nekrose in

einem Spinalganglion als Folge einer Zosterinfektion. Die in den Anfangsstadien der Nervenverletzungen sicher auftretenden traumatischen Nekrosen lassen sich in den Spätstadien nicht in Form von Erweichungscysten wie bei den Verletzungen des Gehirns, sondern vermutlich als die umschriebenen Fibrosen oder dichten Kollagenisierungen noch erkennen.

Diese oft irreguläre Kollagenisierung bildet eine der Grundlagen für die heteromorphe intrafasciculäre Neurotisation, die in ihrer reinen Form nach Quetschung des Nerven besonders im Experiment (HILLER, 1948/49), beim Menschen aber selten ohne begleitende andere Läsionen zu sehen ist. Das für Monate persistierende endoneurale Ödem des proximalen Stumpfes an der Verletzungsstelle wird von P. WEISS (1945) durch einen Aufstau einer proximodistal gerichteten Flüssigkeitsbewegung nicht nur im Axon, sondern auch in den endoneuralen Gewebsspalten gedeutet. Eine vergleichbare Veränderung kommt am distalen Stumpf während der Reinnervation vor (BLACKWOOD und HOLMES, 1954). Wie weit hier Permeabilitätsänderungen der Gefäße oder des Perineuriums eine pathogenetische Rolle spielen, ist noch ungeklärt.

Das stärkste endoneurale Ödem im proximalen Stumpf fand sich bei den eigenen Untersuchungen bei einer hochsitzenden Totaldurchtrennung des N. ischiadicus (Abb. 65).

Untersucht man systematisch die Gefäße im Bereich der Verletzungsstelle und entfernt davon, so finden sich beträchtliche Wandveränderungen, die nicht alle auf direkte traumatische Einwirkung zurückzuführen sind. Sie sind ganz offenbar verbunden mit Permeabilitätsstörungen der Wand (KRÜCKE, 1949). Kombiniert mit derartigen Gefäßveränderungen sind auch diffuse oder herdförmige endoneurale Fibrosen mit dichter Kollagenisierung (Abb. 72 und 73) zu sehen.

b) Perineurium

Nach den auf S. 5 wiedergegebenen Untersuchungen ist das Perineurium als eine Diffusionsbarriere im peripheren Nerven anzusehen.

Grobe Veränderungen des Perineuriums finden sich bei den Verletzungen, bei denen die fibröse Umwandlung, auch subperineural und perifasciculär, bei der Operation schon mit bloßem Auge zu erkennen sind. Besonders am distalen Stumpf zeigen sich die Proliferationen von Zellen und Fasern als weiße Ringe um die Faszikel. Die Fibrose des Perineuriums kann an beiden Stumpfenden beträchtlich sein und gelegentlich zur Deformierung der Faszikel führen (Abb. 73).

Ein sehr häufiger Befund am proximalen Abschnitt ist die Neurotisierung des Perineuriums durch rückläufig einwachsende regenerierte Axone (Abb. 74), *die retrograde neuromatöse Neurotisation*. Die Lamellen des Perineuriums werden hierdurch beträchtlich auseinandergedrängt und enthalten dann zahlreiche neugebildete Bündel dünner Axone, die von einem eigenen Perineurium umgeben sind. Die Auftreibung betrifft immer nur das distale Ende des proximalen Stumpfes, sie kann sichelförmig oder zirkulär um den ganzen Faszikel angeordnet sein. Die Nervenfasern bleiben wie im Neurom meistens dünn und sind gering myelinisiert, gelegentlich können sie aber auch ein größeres Faserkaliber erreichen (Abb. 74). Bei einer Beobachtung mit Auftreten kausalgiformer Beschwerden viele Jahre nach der Nervenverletzung waren im Bereich der Nervennaht beträchtliche derartige neuromatöse Wucherungen im Perineurium vorhanden (Abb. 81).

c) Epineurium

Die histopathologischen Veränderungen im interfasciculären Gewebe sind vielgestaltig, es finden sich hier die stärksten diffusen oder herdförmigen Zellinfiltrate und oft weit über die Stümpfe hinausreichende diffuse oder perifasciculäre Fibrosen. Im proximalen Stumpf breiten sich interfasciculär oft zahlreiche Bündel regenerierter Nervenfasern in der Nachbarschaft des geschädigten Faszikels aus. Hochgradige Wucherungen von dicken kollagenen Fasern lassen erstaunlicherweise wenig Veränderungen an den von ihnen umschlossenen Faszikeln erkennen (Abb. 75). Das Verschontbleiben von Perineurium und Endoneurium

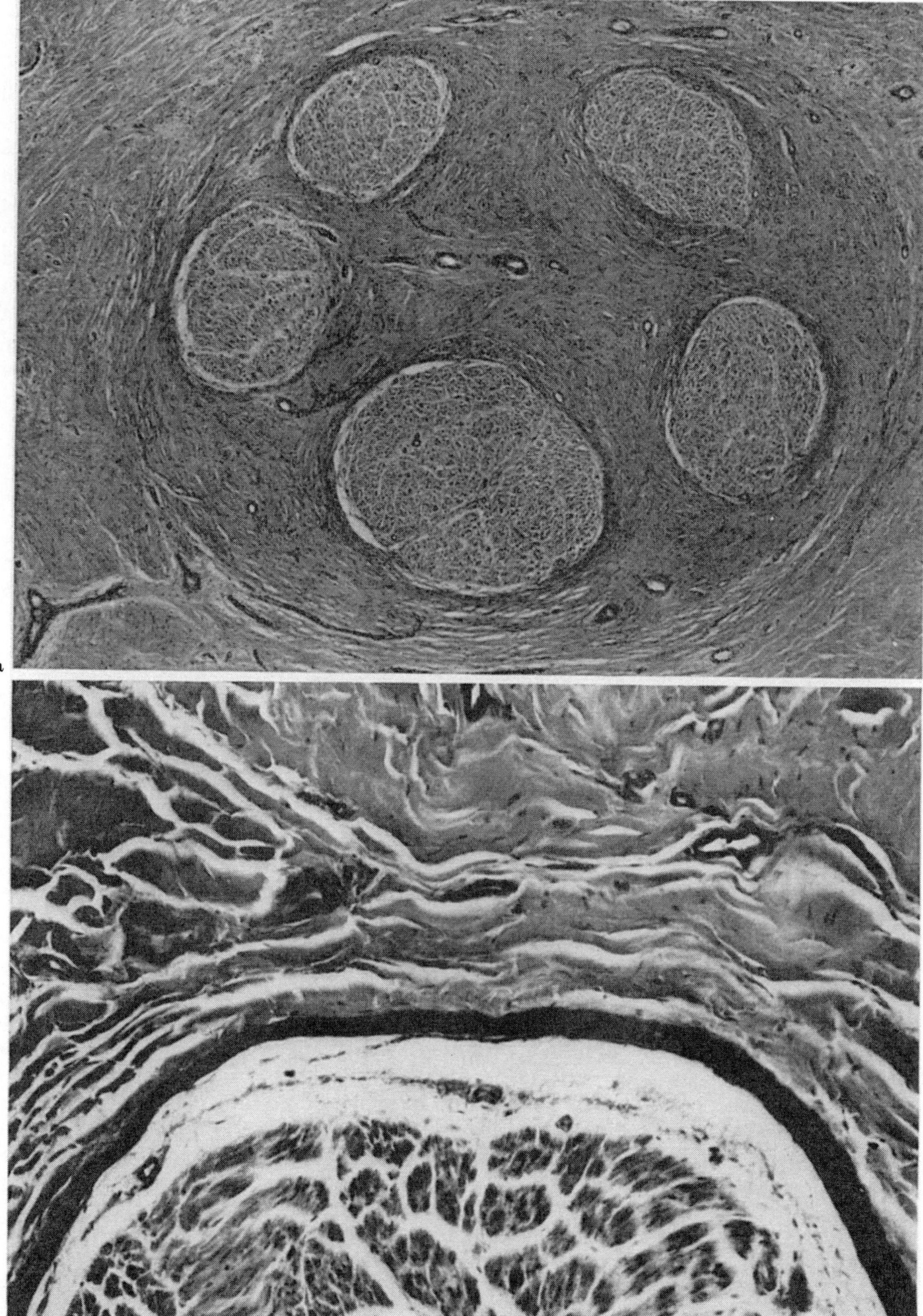

Abb. 75a u. b. Epineurium. a E. 3845. S. G., ♂. Hochgradige interfasciculäre Fibrose des Epineuriums. Peri- und Endoneurium fast verschont. Hämatoxylin-Eosinfärbung. b Gleicher Fall wie Abb. 73b. Hochgradige perifasciculäre Kollagenisierung. Das PAS-positive Perineurium scharf abgegrenzt und nicht proliferiert

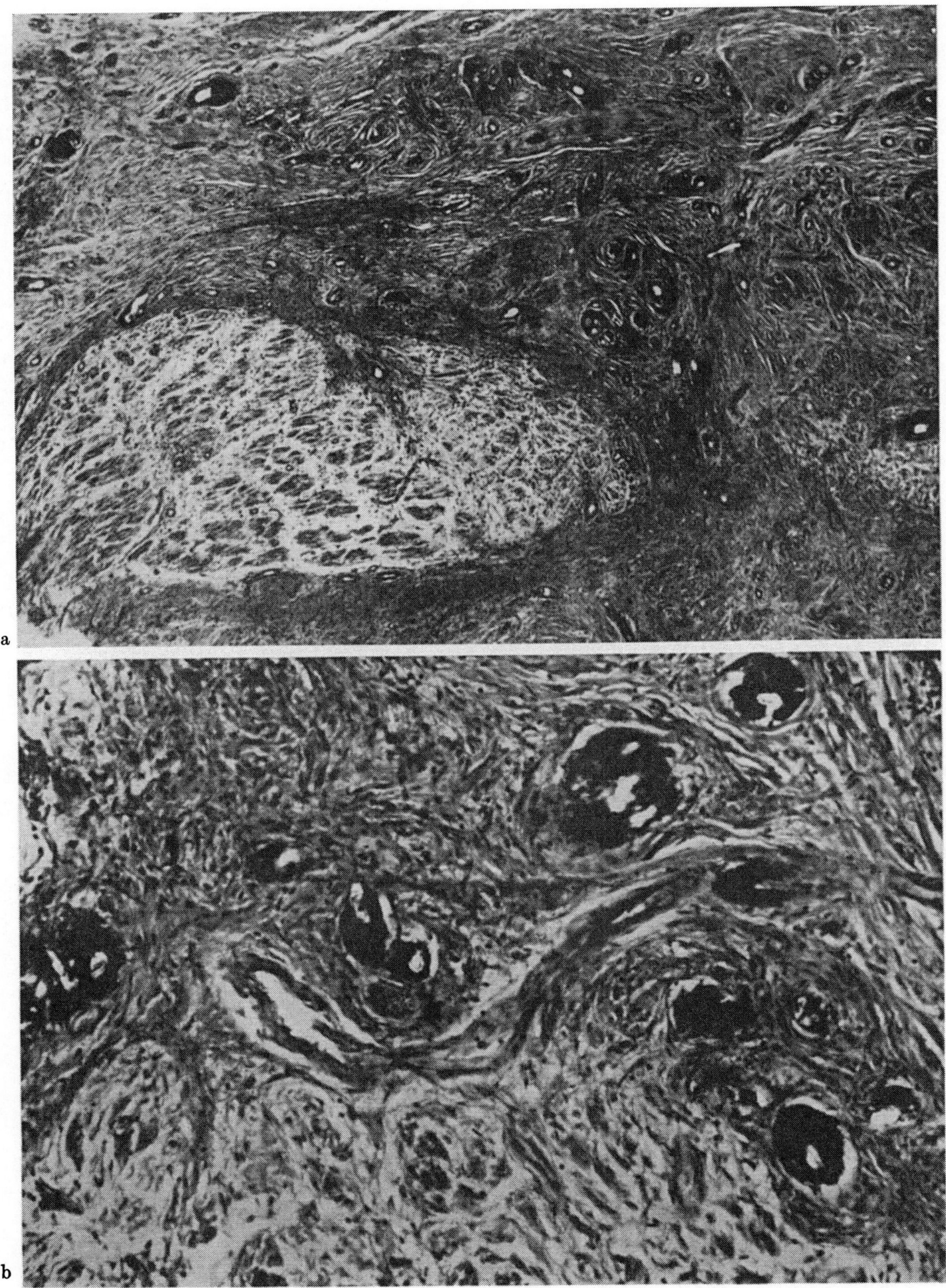

Abb. 76a u. b. Fremdkörper im Nerven. E. 17/45. M.F. Gleicher Fall wie Abb. 66. Zahlreiche doppelbrechende Fremdkörper an der Grenze zwischen proximalem Stumpf und neuromatösem Abschnitt. Hämatoxylin-Eosinfärbung, unvollständige Polarisation

von einer fibrotischen Wucherung ist dabei ebenso auffällig wie das ganz seltene Übergreifen einer Entzündung von dem interfasciculären Gewebe auf das Peri- und Endoneurium.

Fremdkörper und riesenzellige Reaktionen und zellige Infiltrate liegen ebenfalls vorwiegend in der interfasciculären Region und nur ganz selten im Perineurium und in den Faszikeln selbst (Abb. 76).

Die Reaktionen in den oberflächlichen Abschnitten des Epineuriums unterscheiden sich nicht wesentlich von denen des interfasciculären epineuralen Gewebes, bis auf die narbigen Verwachsungen mit den verletzten Strukturen seiner Umgebung, die ihm in narbigen Adhäsionen eng verbunden sind. Nach den eigenen Erfahrungen bestanden die stärksten Verwachsungen aber im Bereich des neuromatösen Abschnittes, besonders mit der Muskulatur der Nachbarschaft.

Die histopathologische Untersuchung des Epineuriums bei frischen Nervenverletzungen zeigte innerhalb einer Woche (Lyons und Woodhall) eine beträchtliche Blutextravasation zwischen die Faszikel und perifasciculär ebenso wie in das sich retrahierende Epineurium. Beide Stümpfe waren von einem fibrösen Exsudat von wenigstens 1 cm Ausdehnung in beiden Richtungen von der Verletzungsstelle bedeckt. Innerhalb von 2—3 Wochen nach der Verletzung ist das perifasciculäre epineurale Bindegewebe, die eigentliche perineurale Membran, leicht verdickt und bietet für eine Naht bessere Voraussetzungen (Lyons und Woodhall, 1949).

D. Nervennaht

Nach der Meinung der Morphologen wird die Zeit um den 14.—25. Tag nach Nervendurchtrennung für eine Nervennaht als günstig angesehen, wenn die Aktivität der Schwannschen Zellen ihren Gipfelpunkt erreicht hat.

Die Gegenüberstellung klinischer und anatomischer Resultate nach der Nervennaht beim Menschen ist besonders schwierig, da die Nähte nicht unter den Bedingungen eines Experimentes vorgenommen werden und die Fälle kaum vergleichbar sind. Die Erfahrungen über die Mißerfolge der Naht bei den Reoperationen wegen mangelhafter Restitution geben jedoch gewisse Hinweise für das operative Vorgehen: „The number of poor recoveries after treatment under good conditions is large enough to be important. This should preclude an attitude of complacency with present methods of treatment of peripheral nerve injuries and stimulate a search for better ones, both operative and conservative" (Zachary, 1954).

Die meisten Darstellungen über Nervennähte betreffen Kriegserfahrungen (Spielmeyer, 1918; Tönnis und Götze, 1942; Lyons und Woodhall, 1949; Blackwood und Holmes, 1954). Besonders sei auf die experimentellen Untersuchungen von Holmes und Young (1942) verwiesen über: „Nerve regeneration after immediate and delayed suture". Die verschiedenen Resultate im Tierversuch und beim Menschen beruhen nach Edshage (1964) auch darauf, daß bei den Tieren monofasciculäre Nerven im Gegensatz zu den multifasciculären Nerven des Menschen vorliegen. Das Fehlen adäquater Methoden für die Untersuchung sei die Hauptursache dafür, daß man früher der intraneuralen Topographie nicht mehr Bedeutung geschenkt habe. Wegen der zahlreichen Details im Hinblick auf den Zustand der Nahtlinie, die intraneurale Topographie und den Vergleich über die Verträglichkeit der verschiedenen Nahtmaterialien muß auf diese Darstellung verwiesen werden.

Das gute äußere Aussehen einer Nervennaht ist nicht gleichbedeutend mit einer guten intraneuralen Topographie, und so diskutiert Edshage (1964) den Effekt einer verbesserten inneren Anpassung, die zu besseren funktionellen Resultaten bei der Nervennaht führen könne.

Diese Frage der *inneren Topographie des Nerven* in Beziehung zur Funktion wurde schon im 1. Weltkrieg (s. Foerster, 1928) erörtert, und zwar auf Grund der Untersuchungen von Stoffel (1913), der angenommen hatte, daß der Nerv in isolierte, den einzelnen efferenten und afferenten Bahnen entsprechende Faszikel gegliedert sei. Seit etwa 1915 begannen die Untersuchungen über den inneren Faseraustausch der Faszikel und die Tatsache, daß die Faszikel von zwei gleichen Nervenabschnitten verschiedener

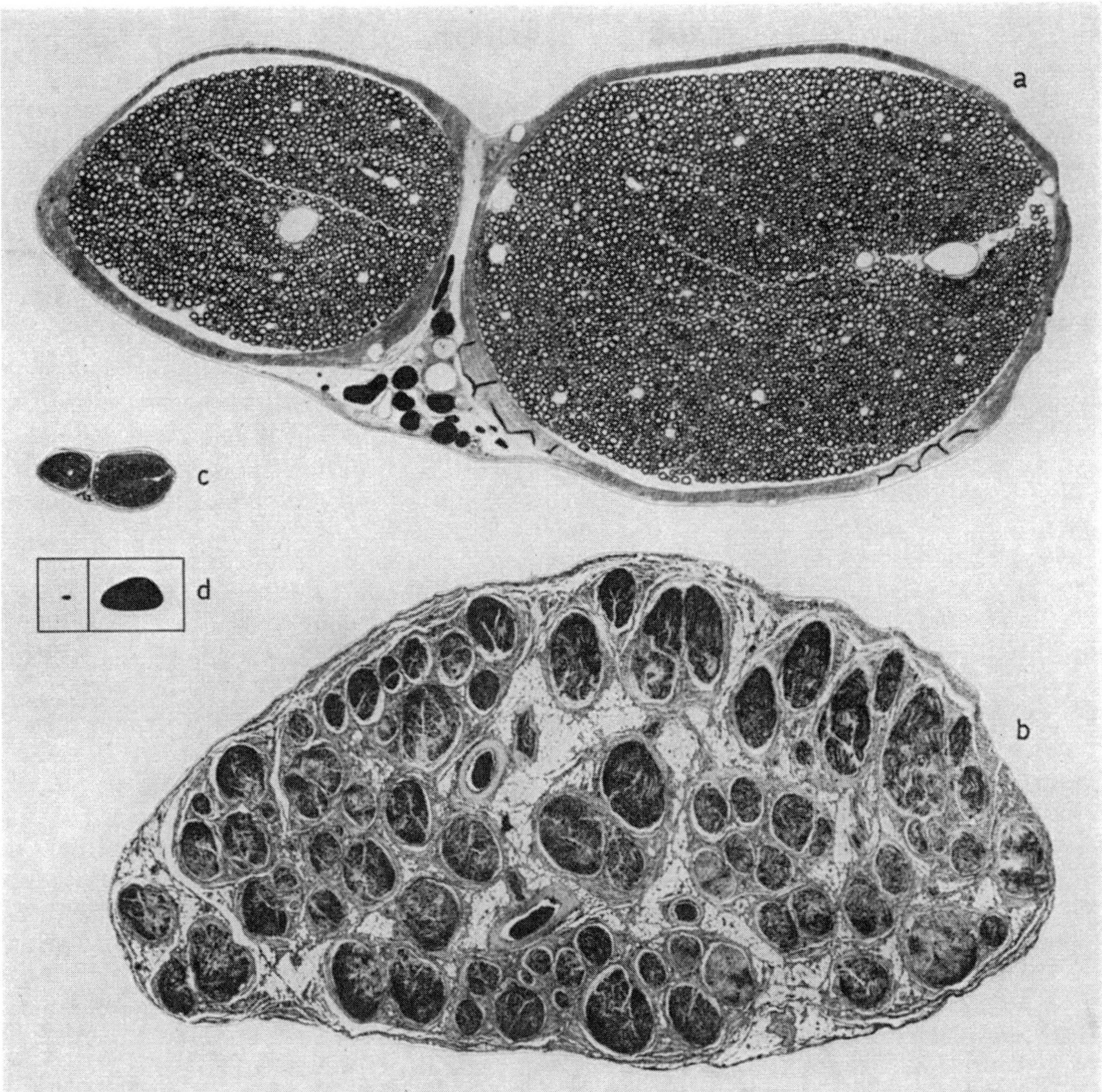

Abb. 77a—d. Vergleich der Faszikelzahl und -größe von Ratte und Mensch. a Ratte: 2 der üblicherweise 3 vorhandenen Faszikel dargestellt. Semidünnschnitt. Osmiumsäure. (Präparat Dr. SCHRÖDER). b Querschnitt durch den Ischiadicus des Menschen. Paraffinschnitt. Färbung: Heidenhain-Woelcke. c In der Bildmitte links Ischiadicus der Ratte bei gleicher Vergrößerung wie der Ischiadicus des Menschen. Die Faszikelgröße entspricht etwa der Durchschnittsgröße beim Menschen. d Darunter umrandet: Natürliche Größe beider Nerven

Individuen in dem einen Fall parallel und ohne deutliche Verzweigung verlaufen können, während im anderen Fall sich die Faszikel aufteilen und ihre Verzweigungen zu anderen Faszikeln ziehen, die eine neue Struktur erhalten oder völlig umgebildet werden (BORCHARDT und WJASMENSKI, 1917; COMPTON, 1917; LANGLEY und HASHIMOTO, 1917; DUSTIN, 1918; KRAUS und INGHAM, 1920). Der von Faszikel zu Faszikel erfolgende Faseraustausch führt zu einer „inneren Plexusbildung" im Nervenstamm, die in den systematischen Untersuchungen von MCKINLEY (1921) am Ischiadicus überzeugend dargestellt und von SUNDERLAND (1945), SUNDERLAND und BRADLEY (1949) für verschiedene andere Nerven bestätigt und erweitert wurde (ausführliche Zusammenfassung bei SUNDERLAND, 1968).

Es dürfte die Aufgabe weiterer Untersuchungen sein, die Übereinstimmungen und die Varianten des fasciculären Aufbaus besser als bisher zu definieren und für jeden einzelnen

Nervenstamm eine genaue Topographie aufzustellen, da durch die Adaptation der Faszikel oder zusammengehöriger Faszikelgruppen die Erfolge der Nervennaht beim Menschen zu verbessern sind.

Die am meisten operierten Nerven der Versuchstiere sind im allgemeinen, wie eigene Vergleichskontrollen zeigten, nicht monofasciculär, der Ischiadicus z.B. besitzt bei der Maus, der Ratte, dem Kaninchen und dem Hund 3 Faszikel, während nur der Hamster einen monofasciculären Ischiadicus zeigt. Die Faszikelgröße entspricht etwa der Durchschnittsgröße der Einzelfaszikel im Ischiadicus des Menschen (Abb. 77). Immerhin dürfte es sich bei diesen Bauunterschieden bei den Tieren häufiger als beim Menschen um „fasciculäre Nähte" handeln, um eine bessere Adaptation der wenigen Faszikel, wodurch die Differenzen in den Resultaten eher verständlich werden.

Bei einem Vergleich der morphologischen Befunde nach primärer und sekundärer Nervennaht zeigte sich, daß die Stümpfe bei der *primären Nervennaht* eine mehr oder weniger hochgradige Fibrose, besonders distal von der Naht, in einem Fall sogar mehr als 4 cm ausgedehnt, aufwiesen und eine befriedigende Regeneration ausschlossen (Blackwood und Holmes, 1954). Da diese Schädigung des distalen Stumpfes — vermutlich als Resultat einer Ischämie durch Verletzung der intraneuralen Gefäße entstanden — zum Zeitpunkt der primären Naht nicht klar erkannt werden könne, empfehlen Blackwood und Holmes, die primäre Naht auch bei den durch offenbar glatte Schnitte verursachten Nervenverletzungen aufzugeben. Foerster (1929) schien nach den Erfahrungen im 1. Weltkrieg erst nach einer Beobachtungszeit von 4—6 Monaten die operative Freilegung der Verletzungsstelle notwendig.

Die Bedeutung der *Wiederherstellung des intraneuralen Kreislaufs* ist in zahlreichen Arbeiten diskutiert worden. Aus den schlechten Erfahrungen bei der Nerventransplantation ist die Revascularisation bei Nervennaht und Nerventransplantation als Vorbedingung für die Regeneration offenkundig. Die mäßige chirurgische Mobilisation eines Nerven bei der Nervennaht übt einen überraschend geringen Effekt auf seine nachfolgende Regenerationsfähigkeit aus. Nach Woodhall und Davis (1950) kann dagegen die exzessive Mobilisation der Nervensegmente, besonders des distalen — vermutlich durch die Unterbrechung der proximo-distal gerichteten endoneuralen Gefäßversorgung —, zu ischämischen Nervenschäden führen.

Smith (1966a und b) gibt auf Grund experimenteller Untersuchungen an, daß nach einer Isolierung des Nerven auf eine Distanz von 6—8 cm die segmentale Zirkulation nicht aufrechterhalten werden könne. Ein großer Teil der bei der Operation freigelegten Nerven gleiche daher einem freien Transplantat, dessen Blutversorgung durch das Einwachsen neuer Gefäße wiederhergestellt werden müsse.

Demgegenüber nehmen Lundborg und Brånemark (1968) nach experimentellen Untersuchungen am Kaninchen an, daß nach einer Ausschaltung des äußeren Gefäßes durch chirurgische Mobilisation eines großen Nervensegmentes die gesamte Blutversorgung vom inneren, endoneuralen System übernommen werden könne.

Die meisten der auch heute noch verwandten *Nahtmaterialien* führen zu Fremdkörperreaktionen im Nervengewebe, wie sie an den Nahtneuromen anzutreffen sind (Abb. 78).

Nach den Angaben von Blackwood und Holmes (1954) über die Verträglichkeit von *Nahtmaterial* wurde bei Catgut nur eine geringe celluläre Reaktion gefunden und die nicht absorbierten Leinenfäden werden als ähnlich unschädlich angegeben. Edshage (1964) hält farblose Stahlfäden für die epineurale Naht als am wenigsten ungünstig.

Über die morphologischen Veränderungen am Nerven durch verschiedene Hüllmaterialien, mit dem die Nerven nach der Naht oder Transplantation eingescheidet wurden, findet sich eine ausführliche Dokumentation bei Lyons und Woodhall (1949).

Die Methode der Nervennaht bei extremer Beugung des entsprechenden Gelenkes zur Überbrückung größerer Nervenlücken dürfte der Vergangenheit angehören. Bei diesem Vorgehen kam es durch die nachträgliche Dehnung des Nerven nicht nur zu Nahtrupturen,

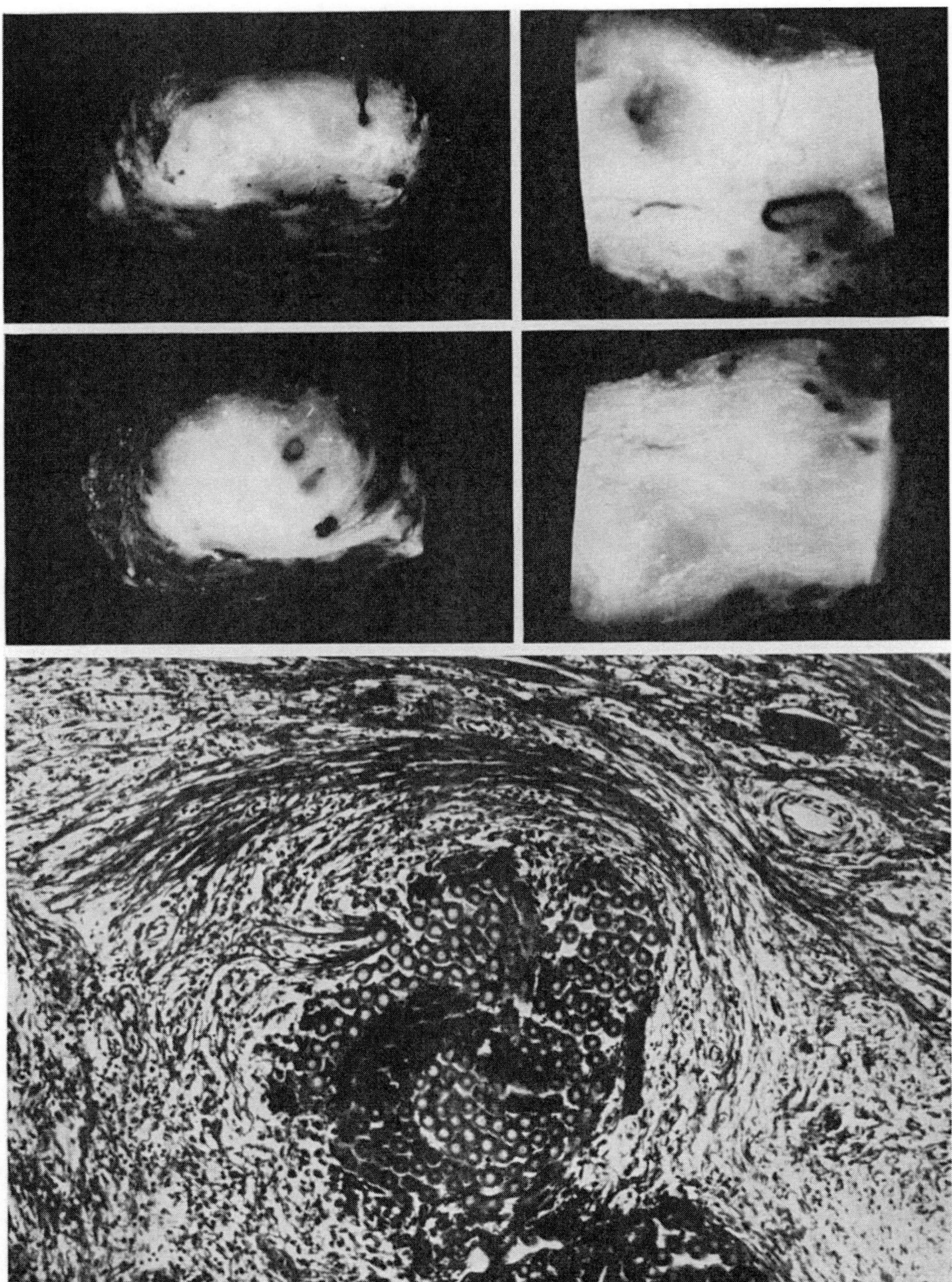

Abb. 78. Nahtneurom. E. 3052. B.E., 37jährig, ♀. Schnittverletzung des linken N. fibularis, Nervennaht. Reoperation 6 Monate später. Obere 4 Teilbilder; makroskopisch: Auf Längs- und Querschnitten sieht man zahlreiches Nahtmaterial im Neurom und der Nervennarbe. Unten mikroskopisch: Nahtmaterial umgeben von entzündlicher Reaktion und Bindegewebsproliferation

sondern auch zu schweren anatomischen Veränderungen durch *Dehnungsläsionen* (HIGHET und HOLMES, 1942/43; HIGHET und SANDERS, 1942/43), ähnlich wie bei den experimentellen Dehnungsschäden (DENNY-BROWN und DOHERTY, 1945) und nach der therapeutischen

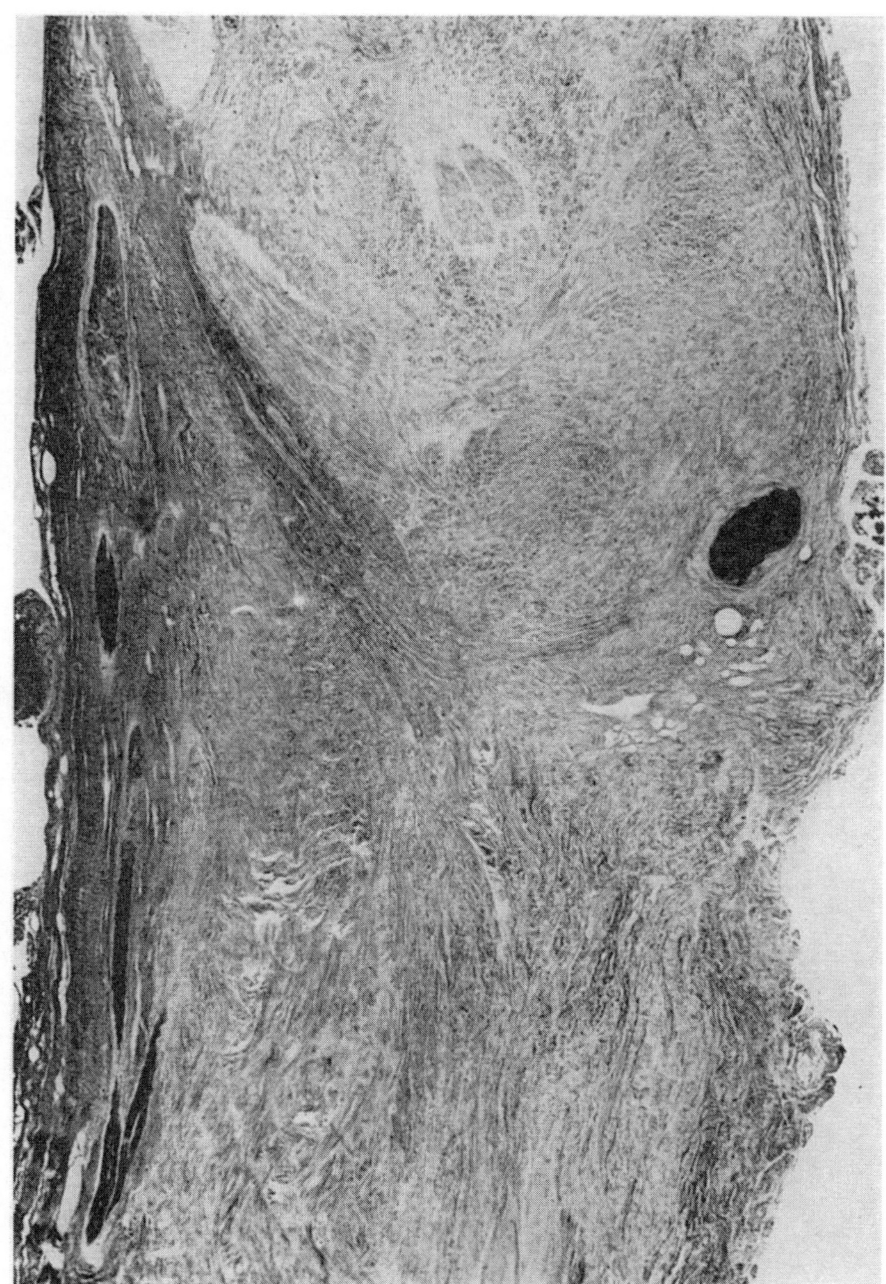

Abb. 79. Nahtneurom. E. 3165. M. E., 42jährig, ♂. Reoperation nach 24 Jahren. N. tibialis. Auf der linken Seite normale markhaltige Faszikel. Nahtmaterial rechts an der Grenze vom proximalen und distalen Abschnitt. Neurom mit markhaltigen Nervenfasern. Färbung: Heidenhain-Woelcke

Nervendehnung im vorigen Jahrhundert, bei der Vogt (1877) und Stintzing (1883) bereits anatomische Folgen am Nerven beschrieben haben.

Den wohlbekannten Mißerfolgen nach Nervennaht, die hinreichend dargestellt sind, sei eine ungewöhnliche eigene Beobachtung hinzugefügt, bei der sich 24 Jahre nach Nervennaht allmählich zunehmende kausalgiforme Schmerzen entwickelten und zur Reoperation führten.

Der 42jährige Mann hatte 1944 einen Durchschuß durch den linken Unterschenkel erlitten, bei dem der N. suralis und der N. tibialis verletzt wurden, eine Naht war nur bei

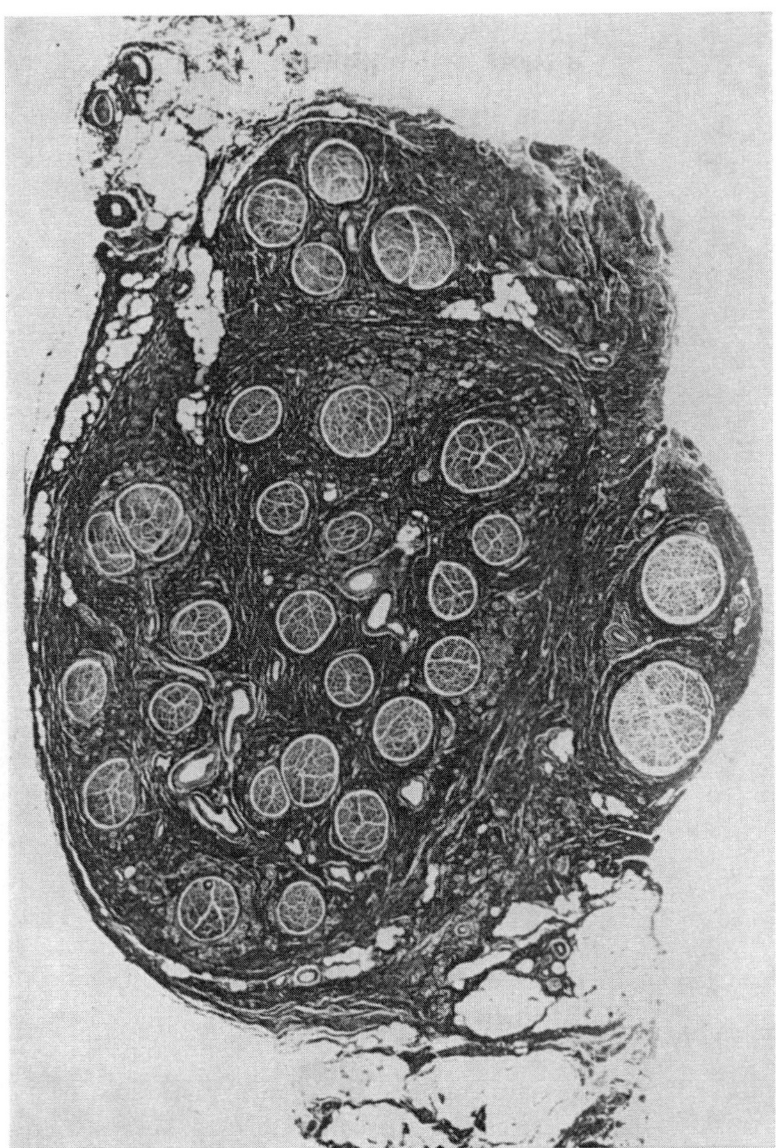

Abb. 80. Proximaler Abschnitt. Gleicher Fall wie Abb. 79. Querschnitt oberhalb der Nahtstelle. Ödematös Faszikel und mehrere perifasciculäre Neurome im fibrotischen Epineurium. Elastica-van Gieson-Färbung

dem N. tibialis durchgeführt worden (Abb. 79—82). Schon makroskopisch zeigten sich neuromatöse Anschwellungen beider Nerven, der N. suralis war total durchtrennt, während im N. tibialis einzelne Faszikel in völliger Kontinuität an der Nahtstelle vorbeiziehen. Die multifasciculären Neurome des total durchtrennten N. suralis waren durch eine exzessive Neurotisation des Perineuriums mit markhaltigen und marklosen Nervenfasern charakterisiert (Abb. 81). Außerdem fanden sich in den Neuromen und perifasciculär ausgedehnte zellige Infiltrationen von Lymphocyten und vorwiegend eosinophilen Leukocyten im Epineurium (Abb. 82). Möglicherweise hat in diesem Fall die anatomisch nachweisbare Entzündung die kausalgiformen Schmerzen ausgelöst.

E. Nerventransplantation

Die Nerventransplantation beim Menschen ist seit ihren Anfängen ein praktisch wichtiges, theoretisch interessantes — nur im peripheren Nerven kann es eine Regeneration

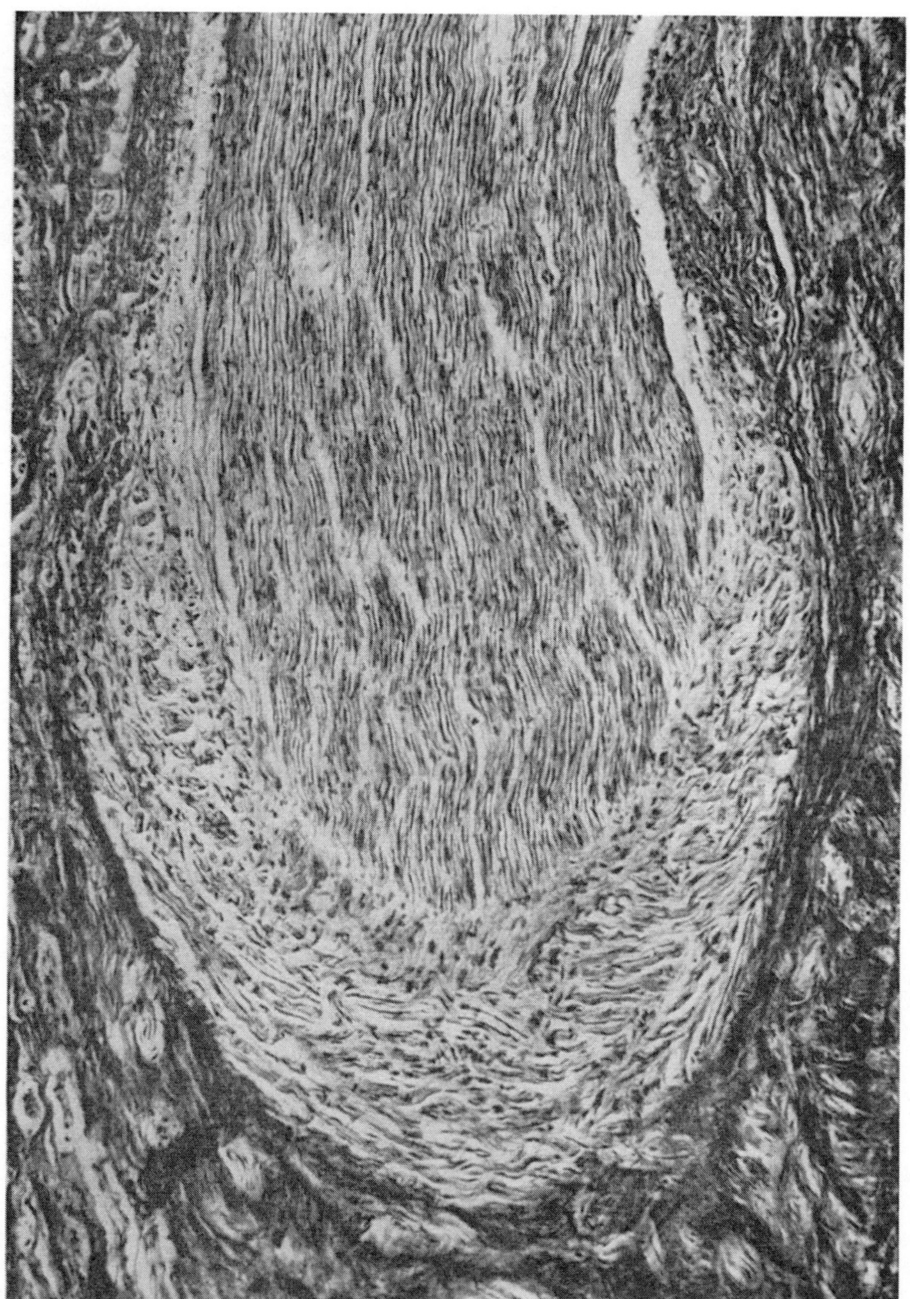

Abb. 81. Totaldurchtrennung. N. suralis. E. 2980. M. E., gleicher Fall wie Abb. 80. Silberimprägnation nach BODIAN. Hochgradige Neurotisation des Perineuriums am proximalen Stumpf

nach Transplantation geben —, aber auch bis heute an Kontroversen reiches Problem geblieben.

Unbestritten ist nach den Ergebnissen von SEDDON (1963) und MILLESI (1967) die Überlegenheit von autologen Transplantaten beim Menschen, die schon im 1. Weltkrieg zur Überbrückung größerer Nervenlücken empfohlen wurden (BIELSCHOWSKY und UNGER, 1917). Die histologischen Befunde der älteren experimentellen Untersuchungen sind in den Übersichten von NAGEOTTE (1922) und CAJAL (1928) zusammengefaßt.

Seit den Arbeiten von MERZBACHER (1905) und BIELSCHOWSKY und UNGER (1917) sind die je nach Art der Transplantate verschiedenen histopathologischen Reaktionen im Wirts-

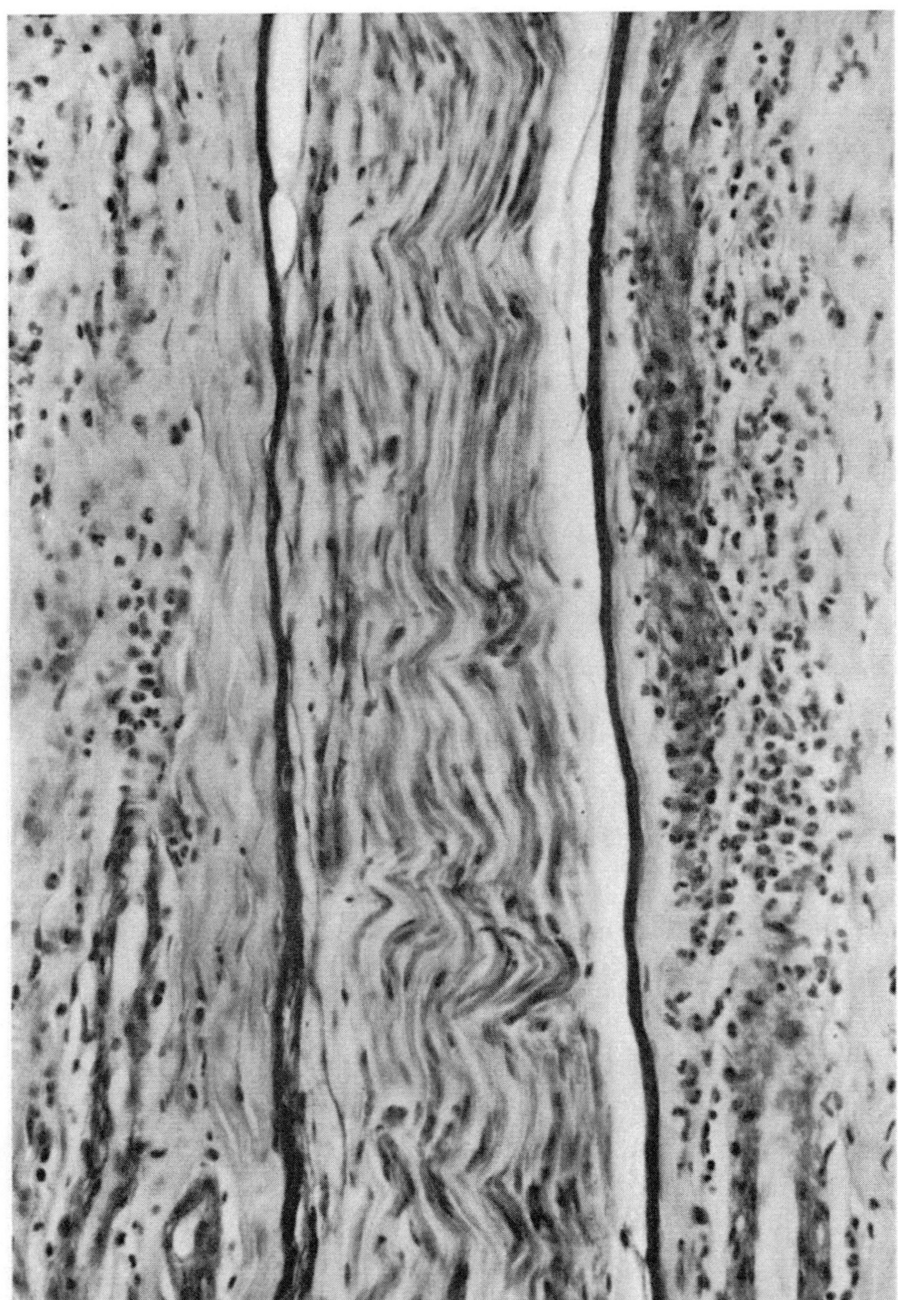

Abb. 82. Gleicher Fall wie Abb. 80. Faszikel aus dem proximalen Stumpf mit gut erhaltenem, unverändertem Perineurium und perifasciculären Infiltraten eosinophiler Leukocyten. PAS-Färbung

organismus in ihren Grundzügen bekannt. MERZBACHER hatte auf das Vorkommen von Nekrosen in Hetero- und Homotransplantaten hingewiesen und ebenso wie später BIELSCHOWSKY und UNGER das Fehlen der Wallerschen Degeneration im nekrotischen Nerven und den Abbau des Materials und seinen Abtransport ohne zellige Zwischenstadien beobachtet. Bekannt war ferner ein wechselnder Grad von Nekrobiose und Wallerscher Degeneration auch im frischen Autotransplantat und die Verzögerung des Ablaufes der Degenerationserscheinungen im Transplantat (BIELSCHOWSKY und UNGER, 1917). Bei den toten, konservierten Transplantaten wurde als Voraussetzung einer erfolgreichen Regeneration der Ersatz des transplantierten Materials durch neugebildetes Narbengewebe

9*

und das Einwachsen von proliferierten Schwannschen Zellen aus dem zentralen Stumpf angegeben.

Die Erfahrungen der Neuropathologen mit der Nerventransplantation aus beiden Weltkriegen sind in den Zusammenfassungen von Lyons und Woodhall (1949) und von Sanders (1954) wiedergegeben. Noch mehr als bei der Nervennaht zeigen die Resultate den großen Unterschied zwischen den Erfolgen bei Tierversuchen und den Versagern mit der gleichen Transplantationsmethode beim Menschen. Die Gründe dafür sind sehr verschiedener Natur, zweifellos werden die Nerventransplantationen im Experiment unter günstigeren Bedingungen durchgeführt als bei den Nervenverletzungen mit großer Lücke beim Menschen.

Erst die Tierexperimente unter standardisierten Bedingungen mit Transplantaten verschiedener Art, um Lücken der gleichen Länge in der gleichen Höhe bei dem Nervus popliteus des Kaninchens zu schließen, erlaubten einen Vergleich der verschiedenen Transplantationsmethoden nach dem klinischen Resultat und dem histopathologischen Befund (s. Sanders, 1954). Gegenüber den autologen Nerventransplantaten waren die Resultate mit allogenen Transplantaten schon in diesem Experiment deutlich schlechter. Nach allen bisher vorliegenden Beobachtungen sollte die Verwendung von *Heterotransplantaten* nicht länger erwogen werden.

1. Die Autotransplantate

Die experimentellen Untersuchungen an Autotransplantaten ergaben, daß die regenerierten Axone durch 2 cm lange Transplantate etwa 2 mm pro Tag wachsen — gegenüber 3,5 mm im peripheren Stumpf nach einfacher Naht (Sanders und Young, 1942). Die Latenzperiode für die Überkreuzung der proximalen Naht betrug etwa 9 Tage, bei Nervennaht etwa 7 Tage. Die Reflexspreizung der Zehen erschien bei 8 von 10 Fällen nach 51—98 Tagen, der Endzustand war der gleiche wie nach Naht, die volle Amplitude wurde bei beiden nie wieder hergestellt. Die sensorische Erholung nach Autotransplantation war weniger häufig und mehr verzögert als bei einfacher Naht.

Mikroskopisch entwickelte sich die Degeneration und Regeneration genau so wie in einem normalen distalen Stumpf. Die Prozesse spielen sich nur langsamer ab, sind aber im übrigen sehr ähnlich. Die Vereinigung der Autotransplantate mit den Stümpfen unterscheide sich nicht von der bei einfacher Nervennaht. Die Überbrückung der unteren Nahtstelle erfolge durch Schwannzellen und Fibroblasten vor dem Eintreffen der Axone aus dem proximalen Stumpf. Die Vereinigung war 15 Tage nach Transplantation sehr gut, im Gegensatz zu der Ansicht von Davis und Cleveland (1934), daß Fibrose an der unteren Nahtstelle das Nervenwachstum verzögere oder verhindere. Wenn eine Fibrose vorkomme, beschränke sie sich nicht auf die untere Nahtstelle. Auch bei längeren Transplantaten wird die untere Verbindung mit geringer Verzögerung überkreuzt.

Die *Markreifung* der neugebildeten Fasern erfolgte in den Autotransplantaten meist ebenso rasch und vollständig wie im normalen distalen Stumpf. 200 Tage nach Transplantation waren viele Fasern in verschiedenen Größen vorhanden, aber die dicksten waren immer noch dünner und weniger zahlreich als im proximalen Stumpf. Die Differenz im Kaliberspektrum gegenüber dem Normalnerven entsprach etwa der, wie sie auch beim normalen distalen Stumpf bekannt ist.

Über *autologe Transplantate beim Menschen* liegen nur wenige histopathologische Beobachtungen vor (Seddon, Young und Holmes, 1942; Holmes und Zachary, 1946; Holmes, 1947). Die Ergebnisse sprechen dafür, daß Autotransplantate auch beim Menschen günstige Aussichten für die Überbrückung von Nervendefekten bieten. Histopathologische Veränderungen können nach Sanders (1954) durch eine Störung des normalen Ablaufs der Wallerschen Degeneration und durch unzureichende Vascularisation bedingt sein. Vordegenerierte Transplantate könnten möglicherweise die initiale Periode der Avascularität besser überleben als Transplantate frischer Nerven (Cajal, 1928; Seddon, 1963).

2. Homotransplantate

MARINESCO (1907) hatte bereits die Abstoßung und Destruktion der frischen Homo- und Heterotransplantate mit der Antikörpertheorie PAUL EHRLICHs zu erklären versucht. Das Versagen von *Homotransplantaten* haben GUTMANN und SANDERS (1942) und SANDERS und YOUNG (1942) auf eine aktiv erworbene immunologische Reaktion durch das körperfremde Gewebe zurückgeführt. Mit ihrer standardisierten experimentellen Methode konnten sie nach funktionellen und histopathologischen Kriterien deutlich verschiedenes Verhalten frischer Homotransplantate gegenüber den Autotransplantaten feststellen: 1. Es bestand eine extreme Variabilität der Resultate. In günstigen Fällen war die erreichte Strecke des Einwachsens von Nervenfasern nach 15—25 Tagen ebensolang wie bei Autotransplantaten. Die meisten Homotransplantate zeigen aber nach dieser Zeit ein Einwachsen von Nervenfasern nur auf eine kürzere Distanz. 2. Die Wallersche Degeneration scheint langsamer abzulaufen. 3. Es besteht eine zellige Infiltration, Lymphocyten dringen in das Homotransplantat ein. Der Grad der Infiltration ist verschieden, im ungünstigen Fall massiv, und führt zur Zerstörung der inneren Architektur des Nerven. Herdförmige Nekrosen werden beobachtet und es bildet sich ein wechselnder Grad der Fibrose im Transplantat aus. 4. Obwohl regenerierende Nervenfasern das Transplantat durchwandern und markhaltig werden können, war die Neurotisation weniger gleichmäßig als im Autotransplantat. Im Zentrum der Transplantate waren immer weniger Nervenfasern vorhanden. Nach 200 Tagen besaßen die dicksten markhaltigen Fasern noch ein dünneres Kaliber als im Autotransplantat (GUTMANN und SANDERS, 1943). 5. Die Immunreaktion hängt von der Quantität des transplantierten Materials ab, bei langen Transplantaten fand SANDERS (1954) eine stärkere Reaktion.

Da die Verwendung konservierter Homotransplantate die Überbrückung großer Nervenlücken beim Menschen sehr erleichtern würde, sind die bisherigen Resultate von großem praktischem Interesse. Leider haben sich die ersten Versuche auch nach den histopathologischen Untersuchungen als völlige Versager erwiesen (SEDDON und HOLMES, 1944; BARNES, BACSICH und WYBURN, 1945; SPURLING, LYONS, WHITCOMB und WOODHALL, 1945). In allen Beobachtungen fanden sich Nekrosen und Fibrosen der Transplantate. Die Reneurotisation betraf nur eine wechselnd lange Strecke im proximalen Segment des Transplantates, erreichte aber nicht den distalen Stumpf. Die Schwere der Gewebsreaktion war auch hierbei im allgemeinen proportional zur Größe des Transplantates. Dies zeigte sich auch in der verschiedenen Ausdehnung der Neurotisation mit einer umgekehrten Beziehung zwischen Länge des Transplantates und Strecke oder Distanz, bis zu der die Nervenfasern im Transplantat vorgewachsen waren (SANDERS, 1954). Obwohl beim Menschen die frühen Stadien der cellulären Reaktion auf die Homotransplantate nicht mehr nachweisbar sind, wie bei den experimentellen Untersuchungen, sind alle Phänomene mit der Annahme einer Immunitätsreaktion in Einklang zu bringen. Schwere und Tempo der Reaktion hängen von der Menge des transplantierten Gewebes und der genetischen Verwandtschaft oder Verschiedenheit von Spender- und Empfängergewebe ab.

Eine ausgezeichnete elektronenmikroskopische Studie über den Mechanismus der Abstoßung von Allotransplantaten (DAS GUPTA, 1967) spricht dafür, daß eine intensive Immunreaktion die Vascularisation der Transplantate verhindert. Die morphologischen Veränderungen beginnen innerhalb von 4 Tagen nach Transplantation und sind nach einer Woche deutlich. Intaktes Myelin oder seine Abbauprodukte werden als das wichtigste strukturelle Antigen für die Auslösung des Prozesses angesehen.

Solange eine solche Immunreaktion nicht zu verhindern sei, hält SANDERS (1954) die Verwendung von Homotransplantaten für kontraindiziert und SEDDON (1968) sieht die Zeit noch nicht für gekommen, diese Methode der Nervenwiederherstellung zu empfehlen.

Weitere Bemühungen, die antigenen Eigenschaften des Nerventransplantates zu verringern, wie die hochdosierte Bestrahlung (MARMOR, 1964) oder die Aufbewahrung in Cialit für mindestens 14 Tage (AFANASSIEFF, 1967), haben in den Tierversuchen zu besseren Re-

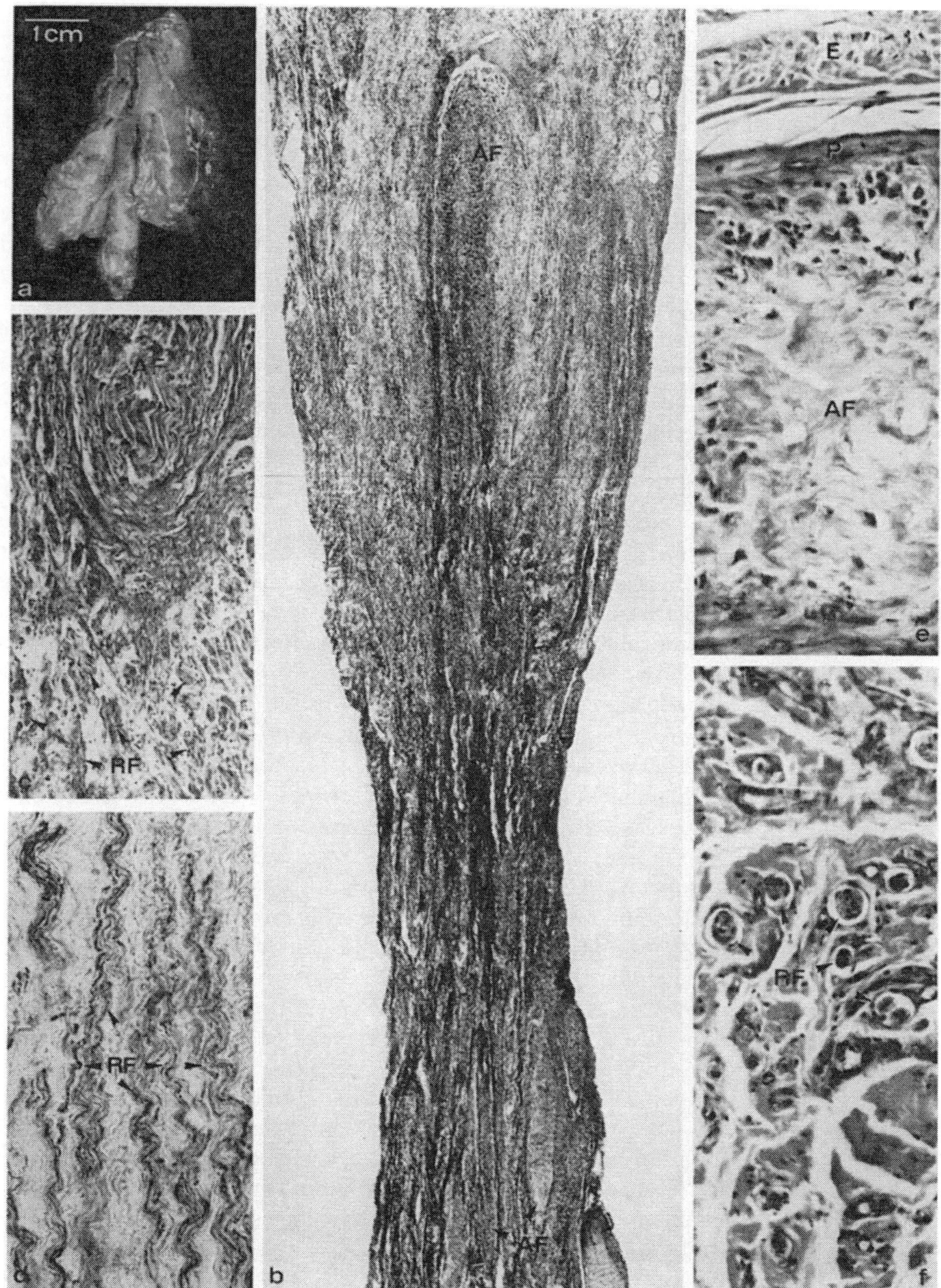

Abb. 83a—f. E 3839 KH, 27jährig, ♂. Cialitkonserviertes Nerventransplantat, 5 cm lang, 1 Jahr nach der Implantation, keine Restitution der Funktion; schmerzhaftes Neurom an der Nahtstelle. a Neurom mit proximalem Abschnitt des Transplantates. b Längsschnitt durch das Transplantat, hochgradige Kollagenisierung des Epi-, Peri- und Endoneuriums; Schrumpfung der alten Faszikel (*AF*). Färbung Elastica-van Gieson. c und d Proximaler Abschnitt des Transplantates. c Kollagenisierung eines alten Faszikels mit einzelnen regenerierten, hier nicht dargestellten Nervenfasern (*AF*). Überwiegend extrafasciculäre regenerierte Miniaturfaszikel (*RF*) mit neugebildetem Perineurium. d Längsschnitt durch das Transplantat. Längsgerichtete regenerierte Faszikel (*RF*) mit dünn myelinisierten Nervenfasern, neuromatöse Neurotisation im interfasciculären Epineurium. Färbung Heidenhain-Woelcke. e und f Distaler Abschnitt des Transplantates. e Kollagenisierter alter Faszikel mit kernlosem Zentrum (*AF*); fibrosiertes Perineurium (*P*) und Epineurium (*E*). Färbung Elastica-van Gieson. f Nur noch wenige regenerierte Miniaturfaszikel im hochgradig kollagenisierten Epineurium des distalen Abschnittes. PAS-Färbung

sultaten geführt. Sie waren jedoch bisher beim Menschen nicht zu wiederholen (DUCKER und HAYES, 1970; MARMOR, 1970; GYE et al., 1972).

Das Versagen eines in Cialit konservierten Homotransplantates wurde in einer eigenen Beobachtung histopathologisch untersucht. Klinisch war ein Jahr nach der Transplantation keine Funktionswiederkehr festzustellen. Es bestanden erhebliche Schmerzzustände.

Das 5 cm lange Transplantat war zur Überbrückung eines Ischiadicusdefektes in Höhe des Kniegelenkes implantiert worden und gut mit den beiden Nervenstümpfen verwachsen, allerdings unter beträchtlicher Neurombildung (Abb. 83). Das Transplantat erweckte auf Übersichtsschnitten den Eindruck eines lediglich fibrösen Stranges. Eine detaillierte histopathologische Analyse konnte aber eine besonders im proximalen Abschnitt vorhandene Neurotisation nachweisen, die aber nach distal abnahm. Nur wenige Fasern hatten den distalen Stumpf erreicht. Die Hauptmenge der Fasern war nicht in die stark kollagenisierten alten Nervenfaszikel eingedrungen, sondern befand sich im interfasciculären epineuralen Gewebe in Form zahlreicher neugebildeter kleiner Faszikel. Der Modus einer derartigen extrafasciculären Neurotisation ist bisher wenig beachtet worden.

Experimentelle Untersuchungen in Zusammenarbeit mit METZ und SEIFFERT über Spätstadien der Neurotisation von Homotransplantaten nach verschiedener Konservierung zeigten beim Hund wechselnde Resultate (SEIFFERT et al., 1968). Die Reinnervation des distalen Stumpfes (Abb. 84) unterschied sich von der Regeneration im Transplantat (Abb. 85).

Während im distalen Stumpf nach Nervennaht die Regeneration in Form einer isomorphen Neurotisation innerhalb der alten, von einem überlebenden Perineurium umgebenen Faszikel in den alten Schwannschen Rohren erfolgt, ist bei den konservierten homologen Nerventransplantaten überwiegend eine extrafasciculäre Neurotisation im epineuralen Bindegewebe neben einer intrafasciculären entsprechenden Neurotisation vorhanden (Abb. 85). Im elektronenmikroskopischen Bild lassen sich in den zahlreichen kleinen Faszikeln regenerierte Fasern und eine verschiedene Lamellenzahl des neugebildeten Perineuriums nachweisen. Diese Art einer heteromorphen Neurotisation kann man als „neuromatöse Neurotisation" bezeichnen (s. SCHRÖDER und SEIFFERT, 1970). Bei diesem Modus der Neurotisation besteht der Unterschied zu dem Neurom in dem Erhaltenbleiben längsorientierter Strukturen im Transplantat, so daß die auswachsenden Nervenfasern nicht anarchisch, wie in einem Neurom, sondern in longitudinaler Richtung geordnet verlaufen (Abb. 86).

Auch in der Revascularisation der konservierten Transplantate beim Menschen bestehen gegenüber dem proximalen wie dem distalen Abschnitt beträchtliche Unterschiede (Abb. 87). Wie weit die Revascularisation bei den kleinen Laboratoriumstieren erfolgreicher ist als beim Menschen, bleibt weiterhin zu klären. Bei der extrafasciculären neuromatösen Neurotisation im konservierten Transplantat des Menschen fehlt jedenfalls die Revascularisation im Endoneuralraum. Wie in einem Neurom (s. Abb. 95) sind bei dieser kleinfasciculären Neurotisation die Capillaren ausschließlich parafasciculär angeordnet. Im Neurom wie im Transplantat erreichen diese Faszikel auch nach einem Jahr niemals die Größe von den Originalfaszikeln des normalen Nerven.

Ob diese Tatsache auf einer mangelnden Vascularisation oder dem fehlenden Anschluß an die Peripherie beruht oder auf andere Faktoren zurückzuführen ist, bleibt noch zu klären.

Unterschiede in der Angioarchitektonik der Transplantate haben sich auch im Mikroangiogramm ergeben (O. HASSLER, 1969). Bei autologen Transplantaten war innerhalb weniger Tage eine Verbindung des Gefäßsystems wiederhergestellt und blieb erhalten. Bei homologen Transplantaten wurde die offenbar beginnende Verbindung wieder abgestoßen. Sehr viel später erst drangen neugebildete Gefäße in das Homotransplantat ein, die innerhalb von 40—180 Tagen in eine normal erscheinende angioarchitektonische Anordnung umgewandelt wurden (Abb. 88 und 89).

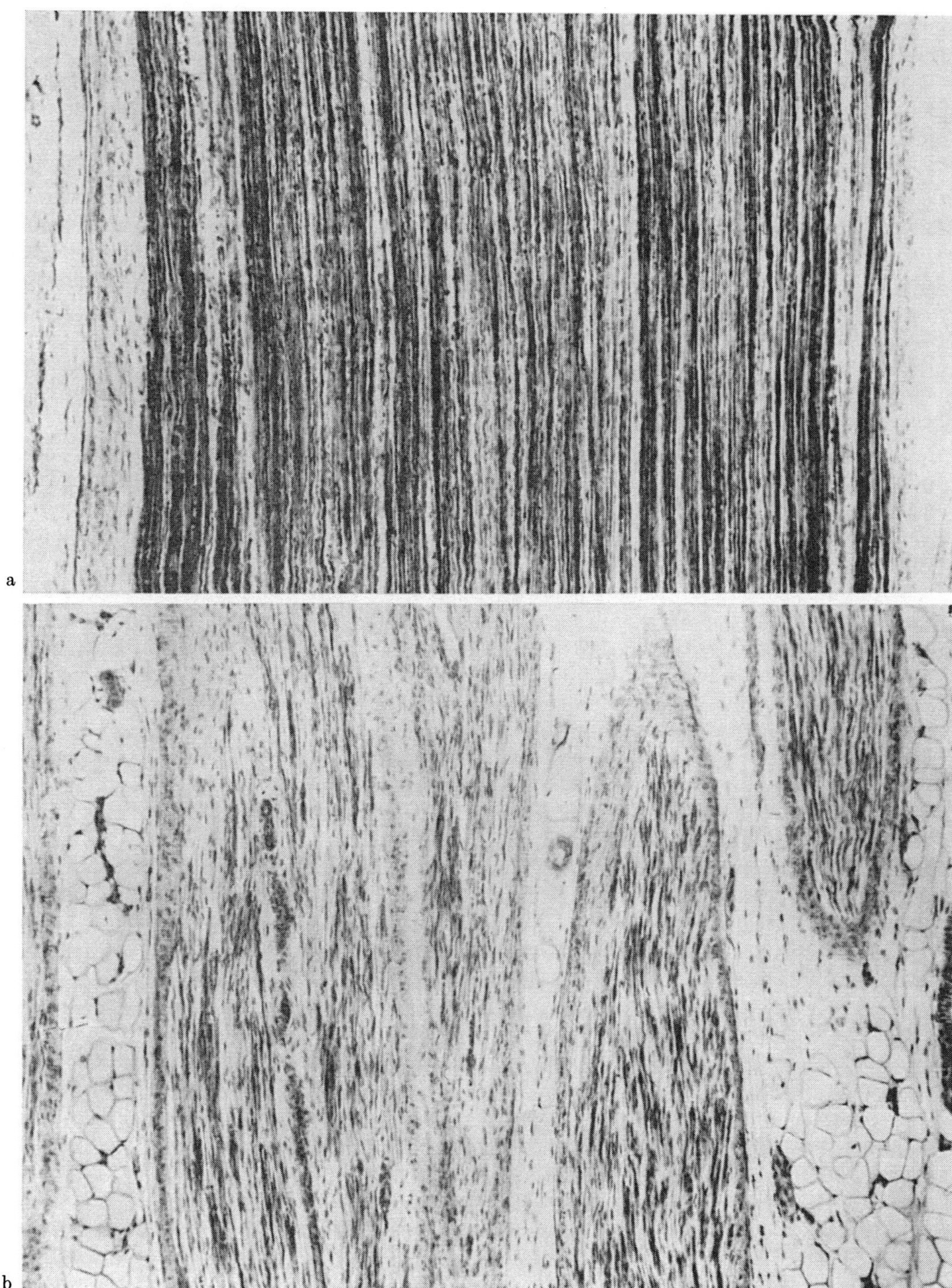

Abb. 84a u. b. Homologes gefriergetrocknetes Nerventransplantat des N. ischiadicus. Reinnervation des distalen Abschnittes. a Nahe dem Transplantat. b Distaler Abschnitt des N. peroneus. Hund, 8¹/₂ Monate nach der Transplantation. Weiter nach distal sind die markhaltigen Nervenfasern sehr dünn und weniger zahlreich als unmittelbar distal vom Transplantat. Fettrot 7 b-Hämatoxylinfärbung. (Präparat Metz u. E. Thomas)

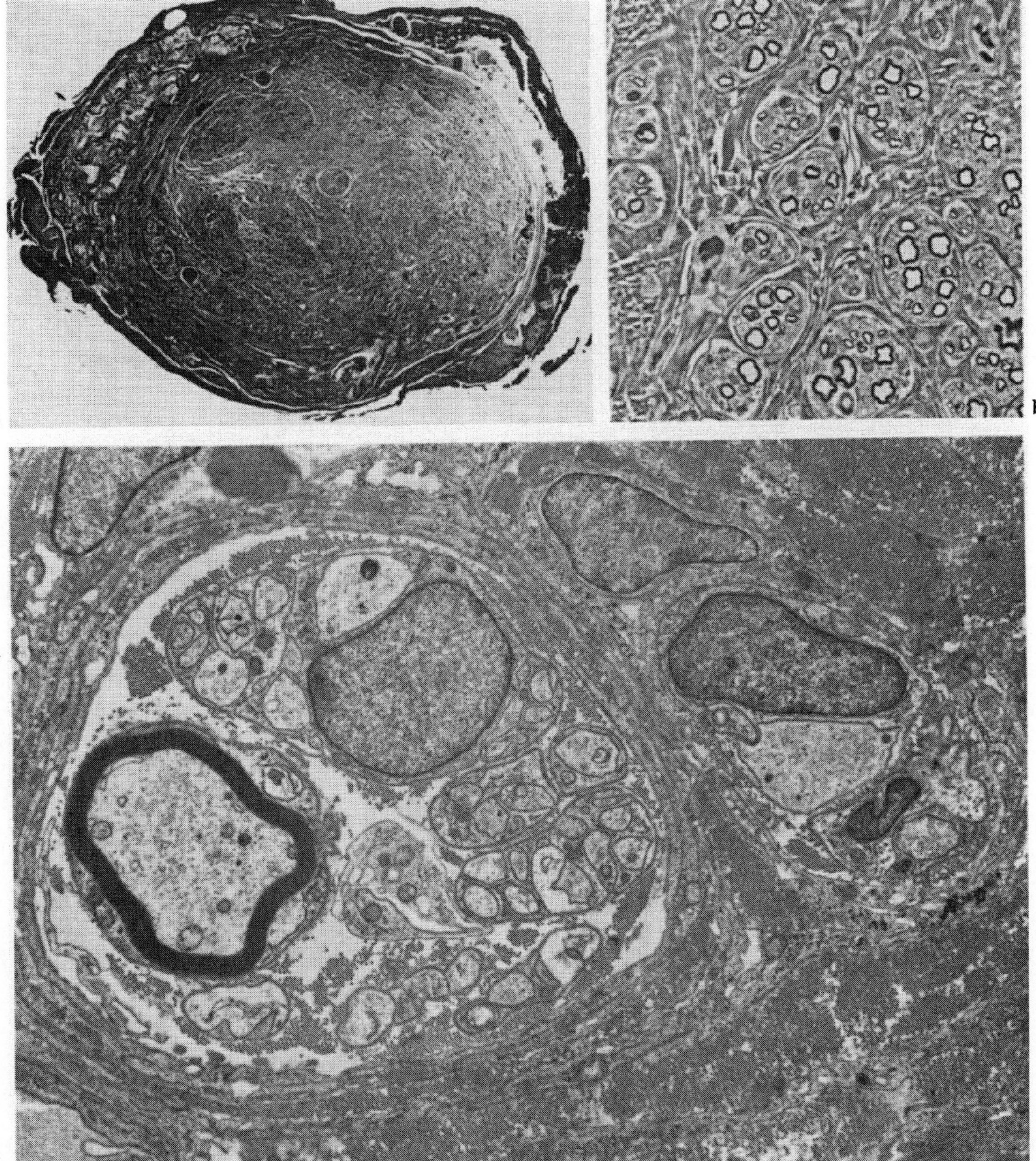

Abb. 85a—c. „Neuromatöse Neurotisation". Cialit-konserviertes homologes Nerventransplantat. 6 Monate nach der Transplantation (N. ischiadicus, Hund). a u. b Querschnitte durch das Transplantat mit zahlreichen in Faszikeln zusammengeschlossenen Nervenfasern. c Die beiden abgebildeten kleinen Nervenfaszikel werden von mehreren Schichten eines *Perineuriums* umgeben. Der linke enthält eine markhaltige und mehrere marklose Axone, während im rechten keine normalen Nervenfasern zu erkennen sind. Die Kollagenfasern in der Umgebung der Faszikel sind dünner als im Innern. Ein Gefäß ist am Bildrand unten links angeschnitten. Vergr. 8400×. (SCHRÖDER u. SEIFFERT, 1970)

Beim Vorkommen dieser besonderen Neurotisationsform mit der „neuromatösen Neurotisation" konnten die günstigen Resultate der Tierversuche bisher beim Menschen noch nicht reproduziert werden. Da die Prüfung klinischer Resultate mit konservierten Transplantaten beim Menschen nicht wie in einem standardisierten Experiment erfolgen kann, müssen weitere experimentelle Erprobungen abgewartet werden. Die Versuche über

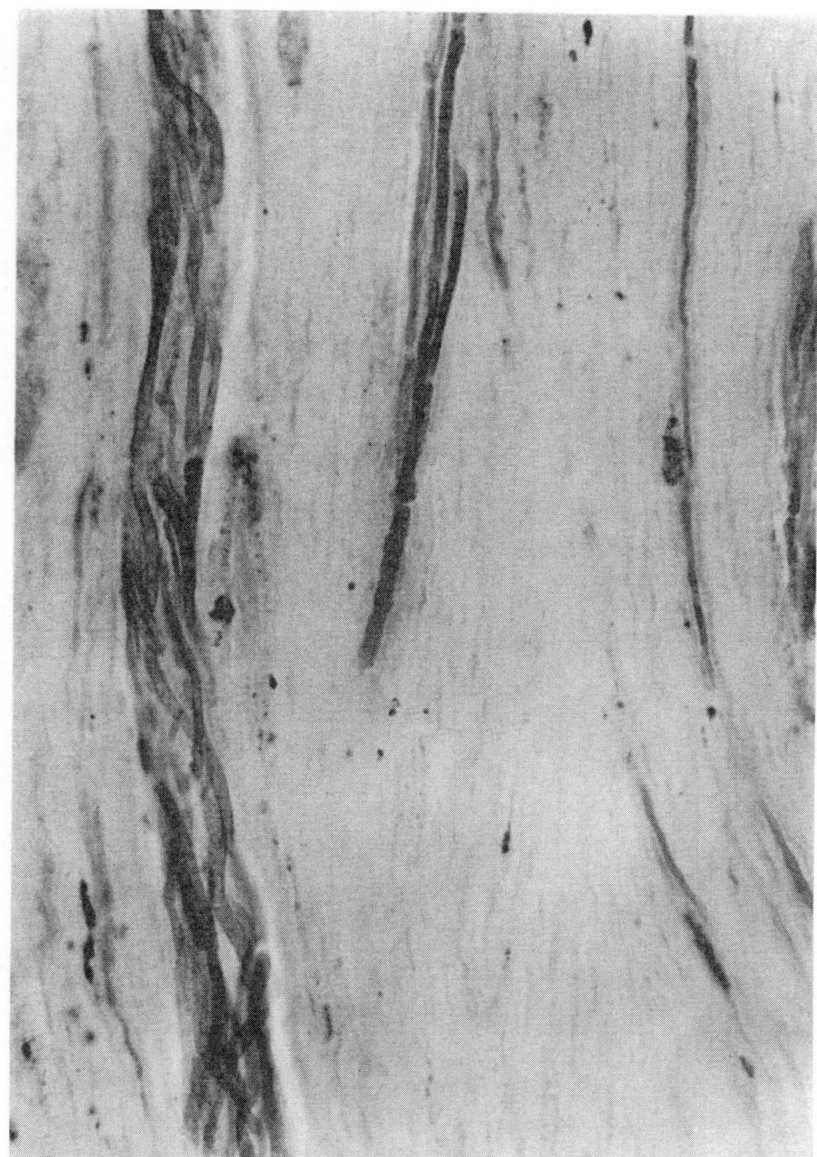

Abb. 86. Experimentelles Transplantat (Längsschnitt). D 159 H. 342. 2 cm langes, homologes, gefriergetrocknetes Transplantat (Hund). Umhüllung mit Millipore. Auf der linken Bildseite ein Faszikel mit sich durchflechtenden markhaltigen Nervenfasern, im übrigen mangelhafte Neurotisation. Otan-Färbung. (Präparat
METZ u. THOMAS)

Transplantate verschiedener Konservierungsarten sollten an einer Tierspecies durchgeführt werden, die dem Menschen im Bau der Nerven etwas nähersteht als Ratten, Kaninchen oder Hunde. Erst in Langzeitversuchen läßt sich auch eine quantitative Analyse
regenerierter Nervenfasern im distalen Stumpf bei Transplantaten mit elektronenmikroskopischer Technik im Vergleich mit der Nervennaht vorlegen und damit ein morphologisches Kriterium für den Regenerationserfolg gewinnen. Interessant ist die Tatsache,
daß schon zwischen Ratte und Hund Speciesdifferenzen in der Axon-Markscheiden-
Relation regenerierter Nervenfasern bestehen (SCHRÖDER, 1972).

Die *Verwendung von Hüllenmaterialien* verschiedener Art wirkt nach den bisherigen
Befunden im allgemeinen nicht als regenerationsfördernd. Nach eigenen Befunden ist noch
Monate nach experimenteller Transplantation mit Tubulisation durch Millipore eine be-

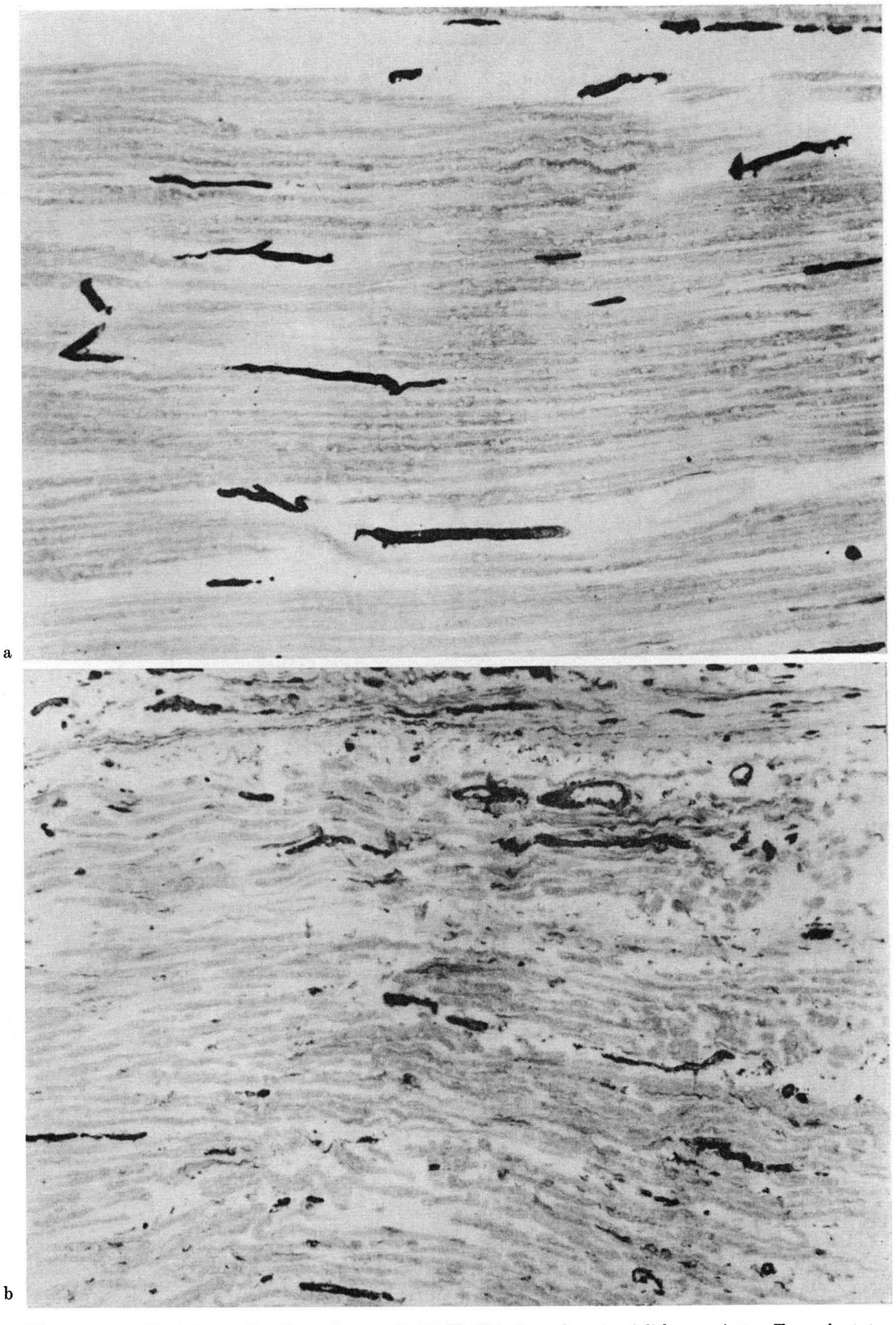

Abb. 87a u. b. Experimentelles Transplantat. D 161 H. 334. 2 cm langes, cialitkonserviertes Transplantat, 9 Monate nach Operation (Hund). a Darstellung der endoneuralen Capillaren (alkalische Phosphatasereaktion) im proximalen Abschnitt. b Trotz deutlicher Differenz in der Capillarstruktur gute Neurotisation des Transplantates. (Präparat METZ u. E. THOMAS)

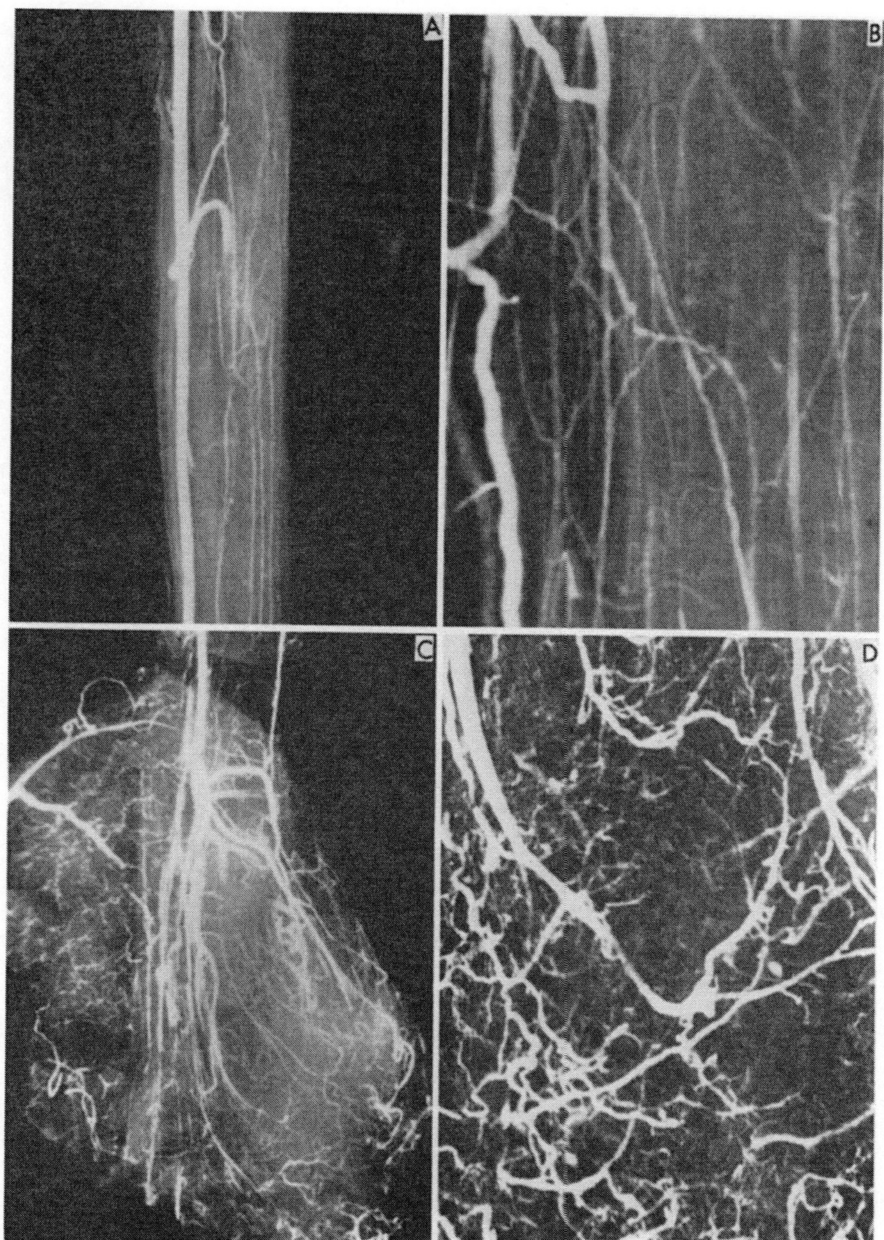

Abb. 88 A—D. Mikro-Angiogramm. A eines normalen N. ischiadicus (Kaninchen). Longitudinaler Verlauf der Arterien. Sie besitzen quere Anastomosen, die Äste zeigen ebenfalls zuerst einen transversalen, dann longitudinalen Verlauf. B Vergrößerung aus A. C Angioarchitektur eines traumatischen Neuroms. D Vergrößerung aus C. Das Gewebe ist reich an weiten Gefäßen mit irregulärem Verlauf. Die Gefäße divergieren fächerförmig, wie die Nervenbündel. (Die Abbildungen wurden freundlicherweise von O. Hassler mit Genehmigung des Verlages Munksgaard, Kopenhagen, zur Verfügung gestellt)

trächtliche Fremdkörperreaktion vorhanden. Auch nach versuchter Entfernung liegen Fragmente des Hüllmaterials im epineuralen Gewebe. Bei der Verwendung von Kollagenfolien als Hülle waren nach 4 und 8 Monaten keine Fremdkörperreaktionen nachzuweisen, das Hüllmaterial aber noch als deutlich erkennbare, gefaltete oder glatte Membran vorhanden. Da die Transplantate ihre Revascularisation hauptsächlich von ihrer Umgebung und nicht von den Stümpfen her erhalten (Hiller, 1951), ist anzunehmen, daß die Hüllen das kollaterale Einsprossen verhindern.

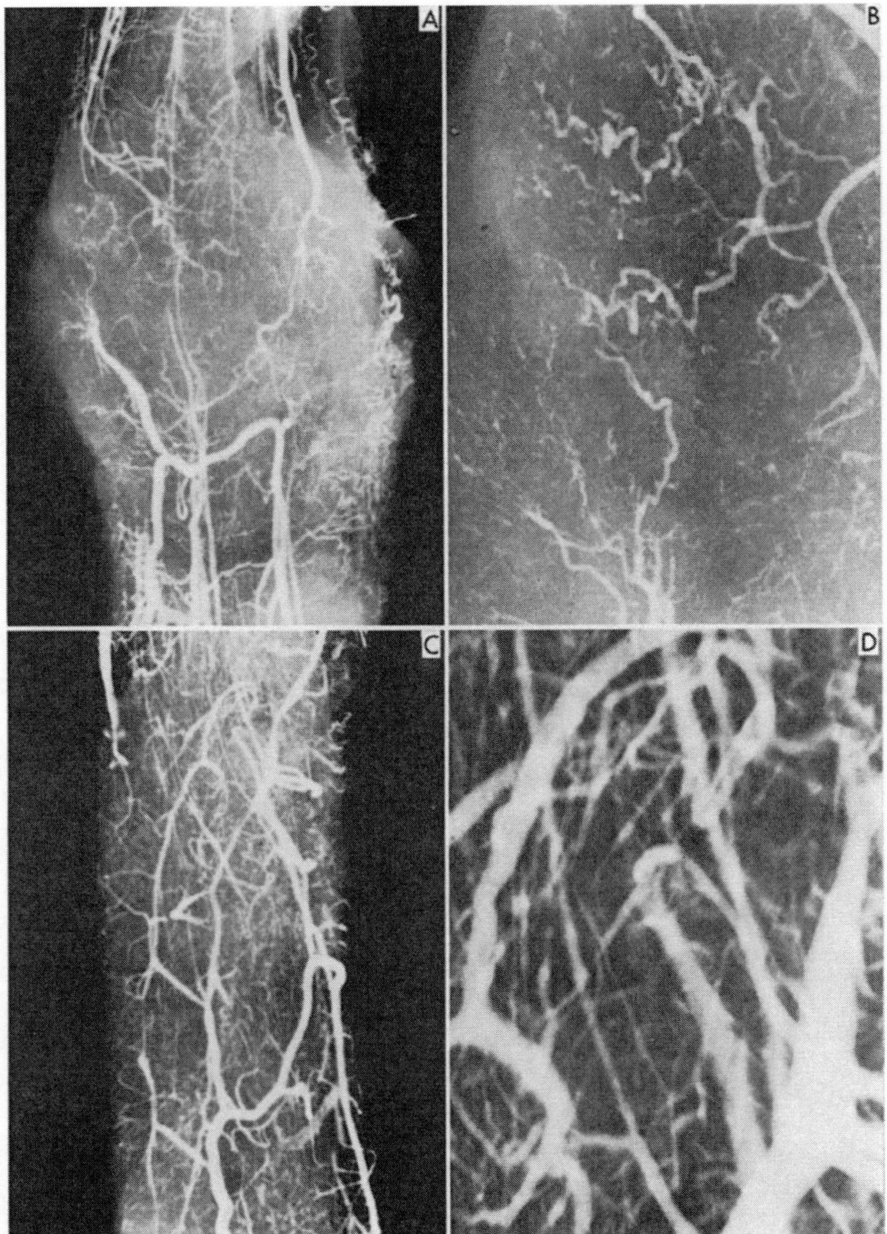

Abb. 89 A—D. Mikro-Angiogramm. A der Verbindungsstelle eines Autotransplantates mit dem Nervenstumpf,
7 Tage nach Transplantation. Einige dünne neugebildete Gefäße überbrücken die Lücke, so daß die reguläre
Vascularisation des Transplantates (unten) auch gefüllt ist. B Vergrößertes Detail aus A. C Angioarchitektur
in einem Homotransplantat 40 Tage nach Transplantation. Das Kaninchen wurde in den ersten 30 Tagen mit
Immunosuppressiva behandelt. Irreguläre Vascularisation. D Vergrößertes Detail aus C

Als Zufallsergebnis bei experimenteller Transplantation unter Verwendung von Hüllmaterial (Operation METZ) ist die anscheinende Ausbildung eines vielschichtigen ferment-
positiven Perineuriums an der Oberfläche des Transplantates anzusehen (Abb. 90). In
diesem Fall sind die am proximalen Stumpf auswachsenden aberrierenden Nervenfasern
in Form zahlreicher kleiner regenerierter Faszikel mit neugebildetem Perineurium unter der
Kollagenfolie aus modifizierter boviner Submucosa an der Oberfläche des Transplantates
entlang gewachsen und haben hierdurch ein „Ersatzperineurium" gebildet. Das cialit-
konservierte Nerventransplantat zeigte nach $8^{1}/_{2}$ Monaten eine gute Vascularisation und
Neurotisation.

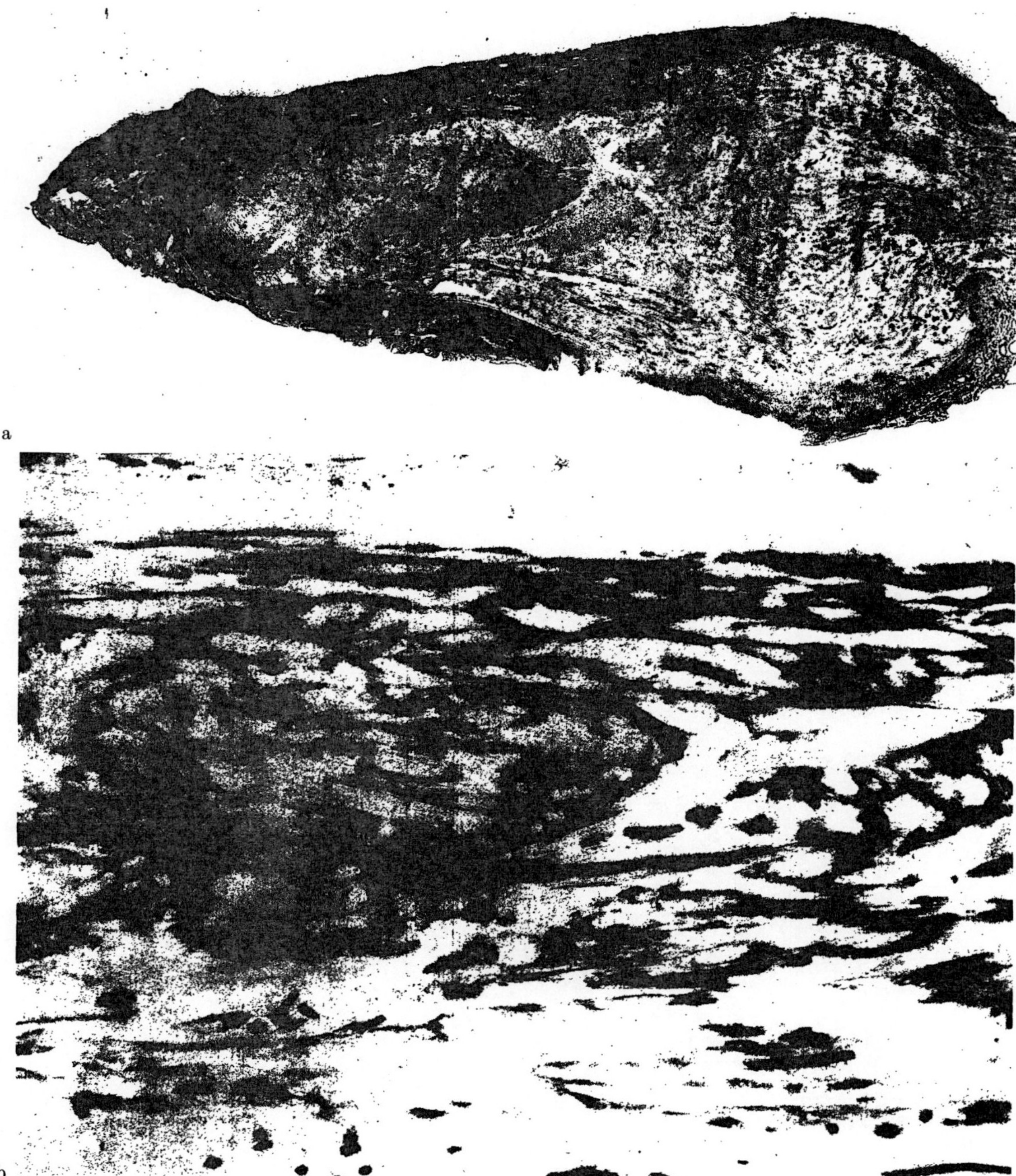

Abb. 90a u. b. Experimentelles Transplantat mit Millipore-Tubulisation. E v 132 H Nr. 10. 8 cm langes cialitkonserviertes Homotransplantat, $8^{1}/_{2}$ Monate nach Transplantation. Alkalische Phosphatase-Reaktion. N. ischiadicus (Hund). a Längsschnitt durch das Transplantat. Fermentaktivität in den vielen, teils regelmäßigen, teils irregulären Capillaren, die am Übergang vom proximalen Stumpf zahlreicher sind (rechts). An der Stelle des Perineuriums starke Fermentaktivität durch regenerierte Nervenfaserbündel, die von neugebildetem Perineurium umgeben sind. b Ausschnitt aus a. Zahlreiche dünne regenerierte Faszikel mit fermentaktivem Perineurium bilden ein „Ersatzperineurium". Alkalische Phosphatase-Reaktion. (Präparat Metz u. E. Thomas)

Nach den eigenen Untersuchungen an Transplantaten scheint außer der raschen Revascularisation das Überleben oder Wiederbeleben des Perineuriums der alten Faszikel im Transplantat einer der entscheidenden Faktoren für den Erfolg der Regeneration zu sein.

F. Amputationsneurome und retrograde Nervenfaser- und Nervenzellveränderungen ohne Verbindung mit der Peripherie (Spätveränderungen)

Das Schicksal der „amputierten" peripheren Neurone, die bei Gliedmaßenamputation ihr zugehöriges Endgebiet nicht mehr erreichen können, ist nicht häufig untersucht worden. Gegenstand allgemeinen Interesses sind mehr die Frühveränderungen am proximalen Stumpf nach Nervendurchschneidung und am Perikaryon, beide sind bei der Totaldurchtrennung des Nerven oder des Axons bei den retrograden Veränderungen und bei der Regeneration besprochen worden.

Die Spätveränderungen im proximalen Abschnitt sind aber keineswegs nur von theoretischem Interesse, wie die zahlreichen klinischen Beobachtungen zeigen. Die Pathogenese der Schmerzzustände nach Amputation und die Frage, warum die meisten Neurome schmerzlos bleiben, konnte bisher nicht geklärt werden: „With the promising start made by MITCHELL, MOREHOUSE and KEEN (1864) in the investigation of painful nerve injuries during the Civil War, it is surprising how little progress was made by our immediate predecessors from 1914 to 1918" (I. C. WHITE auf einem Symposium über Amputationen, 1944).

Aus diesen Gründen scheint es angebracht, die morphologischen Veränderungen am proximalen Abschnitt und im Bereich des Perikaryons kurz zusammenfassend zu besprechen, obwohl oder vielleicht besser weil wir noch unzureichend über die feinstrukturellen Veränderungen im Amputationsneurom und das Schicksal der von ihren Endorganen für immer abgetrennten Neurone informiert sind. Eine neue Übersicht findet sich bei COLE (1968) und CRAGG (1970).

1. Das Amputationsneurom

Wenn auch in der Literatur angegeben wird, daß eine Neurombildung am zentralen Stumpf nach Amputation fehlen kann, so dürfte sich in den meisten Fällen das wohl-

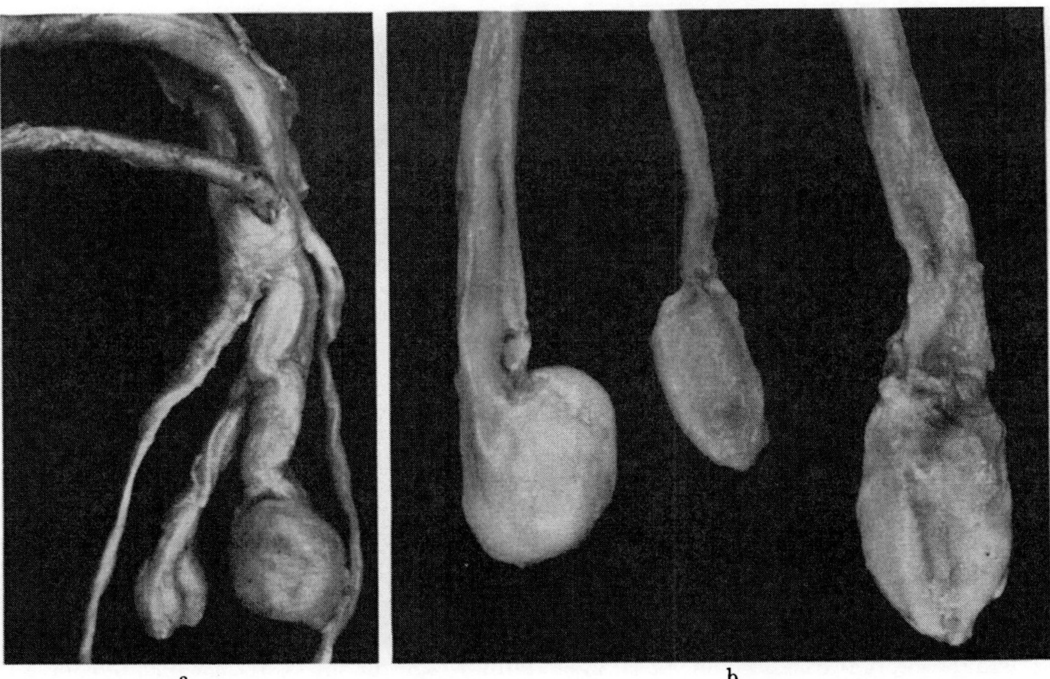

a   b

Abb. 91a u. b. Amputationsneurome. a MPI 4265, Sp. M., 60jährig, ♀. Amputation des rechten Oberarmes 39 Jahre vor dem Tode. b MPI 4158. H.R., 66jährig, ♂. Amputation des rechten Oberarmes 23 Jahre vor dem Tode

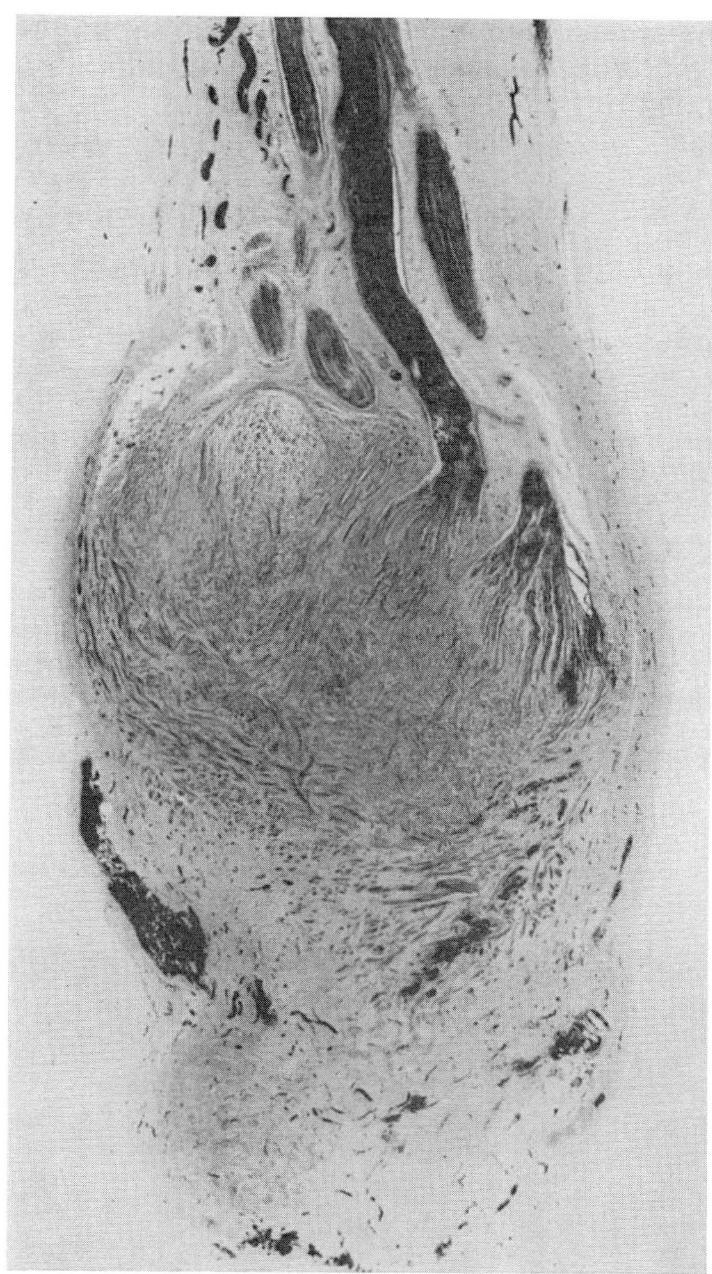

Abb. 92. Amputationsneurom. MPI 3991. T. G., 67jährig, ♂. Amputation des linken Unterarmes. Neurom des N. radialis (6. Neuromoperation). Markhaltige, z.T. ödematöse, proximale Faszikel. Zahlreiche markhaltige Nervenfasern im Neurom

bekannte makroskopische Bild, die Anschwellung am durchschnittenen Nerven mit glatter Kapsel, die aus Perineurium und Endoneurium besteht, entwickeln (Abb. 91). Diese tumorartige Anschwellung beträgt das Doppelte oder Mehrfache des normalen Nervenkalibers und zeigt eine derbe Konsistenz. Sie bleibt über Jahre und Jahrzehnte stationär, und es ist nicht bekannt, daß trotz vieler Reizzustände, die klinisch beobachtet werden, sich jemals ein gutartiger oder bösartiger Tumor aus einem Amputationsneurom entwickelt hätte.

Das histopathologische Bild des Neuroms ist heute nicht mehr umstritten, und seine Bezeichnung ist unmißverständlich. Gelegentlich begegnet man nur noch in der Literatur

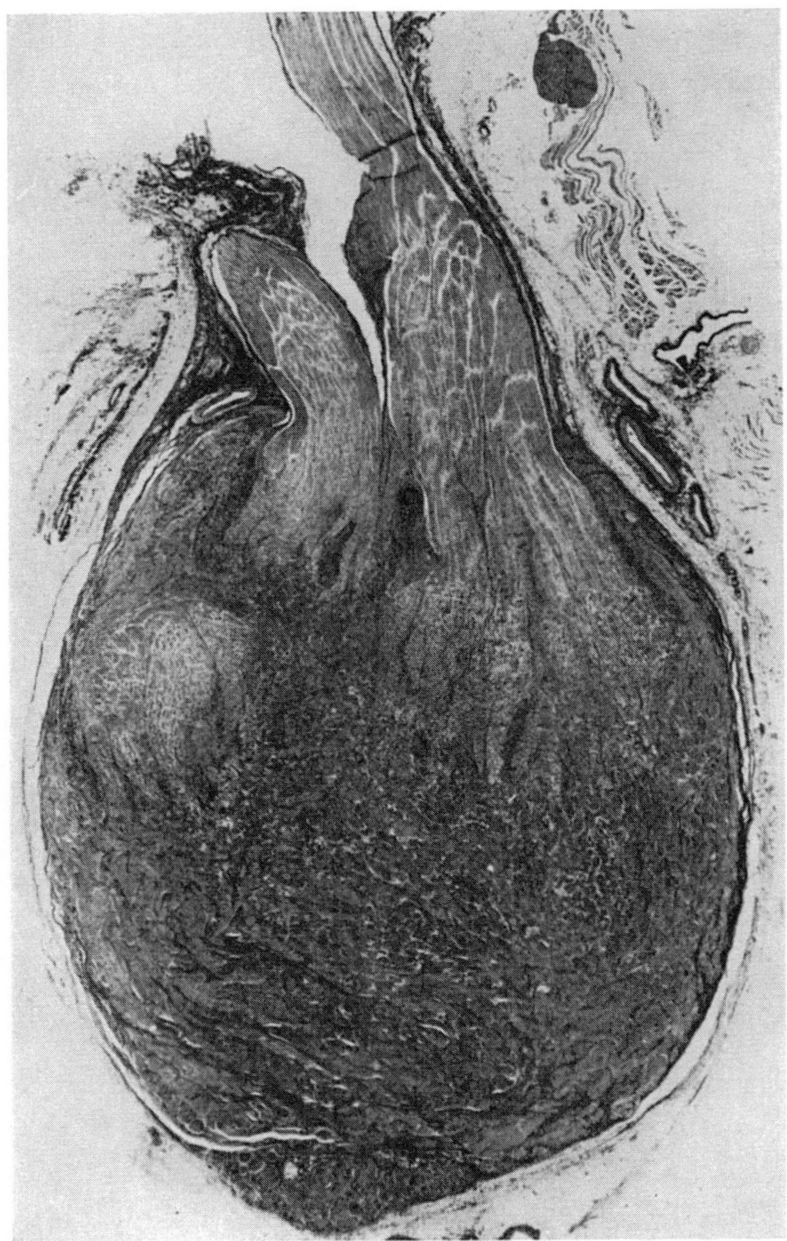

Abb. 93. Amputationsneurom. MPI 4158. Gleicher Fall wie Abb. 91 b. Elastica-van Gieson-Färbung. Zwei ein-
strahlende Faszikel, ein dritter links im Neurom erkennbar. Multifasciculäres konfluiertes Neurom mit Ödem
der einstrahlenden Faszikel

der Angabe, daß Amputationsneurome aus marklosen Fasern bestünden, aber jede gelungene Markscheidenfärbung läßt schon in der Übersicht die zahlreichen markhaltigen,
sich überkreuzenden oder plexusartig verbundenen Nervenfasern erkennen (Abb. 92). Das
Ödem des einstrahlenden Faszikels ist oft noch sehr deutlich, die einzelnen Faserbündel
treten als isolierte Bänder hervor (Abb. 92 und 93). Der Aufbau der Amputationsneurome
aus *konfluierenden multifasciculären Neuromen* ist offenbar und damit die Tatsache, daß
hierdurch eine Vermischung aller in einem Nerven vorkommenden Faserkomponenten entstehen könnte. Die meisten regenerierten Fasern sind zu Bündeln zusammengefaßt und
von einem neugebildeten Perineurium umgeben, so daß direkte Kontakte, „artefizielle

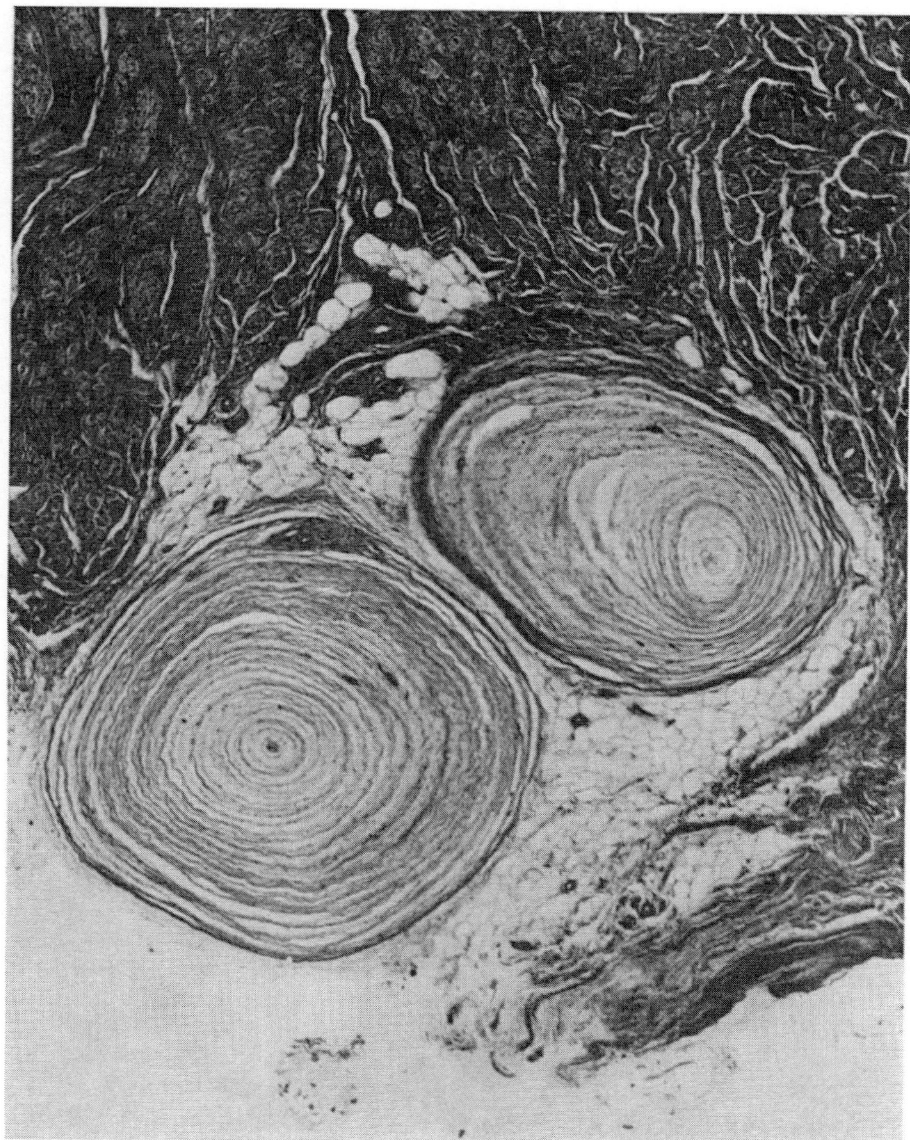

Abb. 94. Amputationsneurom mit Pacinischen Körperchen. MPI 3988. F. A., 50jährig, ♀. Amputationsneurom am 4. Finger links mit 2 Pacinischen Körperchen am distalen Ende des Neuroms. Färbung: Elastica-van Gieson

Synapsen", zwischen einzelnen Fasertypen relativ selten sein dürften. Gelegentlich finden sich im Neurom die häufig entlang den Nervenstämmen liegenden Pacinischen Körperchen eingeschlossen (Abb. 94).

Immerhin haben die elektronenmikroskopischen Untersuchungen (Ferriére et al., 1969) an 2 traumatischen Neuromen, wie schon die lichtmikroskopischen Untersuchungen, ergeben, daß einige isolierte markhaltige Nervenfasern ohne Perineurium direkt im Bindegewebe verlaufen. Nach diesen Autoren sind die markhaltigen und marklosen Nervenfasern von einem Perineurium mit 10—15 Zellschichten und doppelseitiger Basalmembran umgeben und enthalten im Endoneurium Fibroblasten, im Extracellularraum flockiges und feingranuläres Material, Kollagenfasern, Mikrofibrillen und Kollagenfaserbündel langer Periodizität. Endoneurale Capillaren vom kontinuierlichen Typ sind selten.

Dies stimmt mit den eigenen Beobachtungen über die Vascularisation des Neuroms überein; bei histochemischen Untersuchungen zeigt sich das Neurom im Gegensatz zu

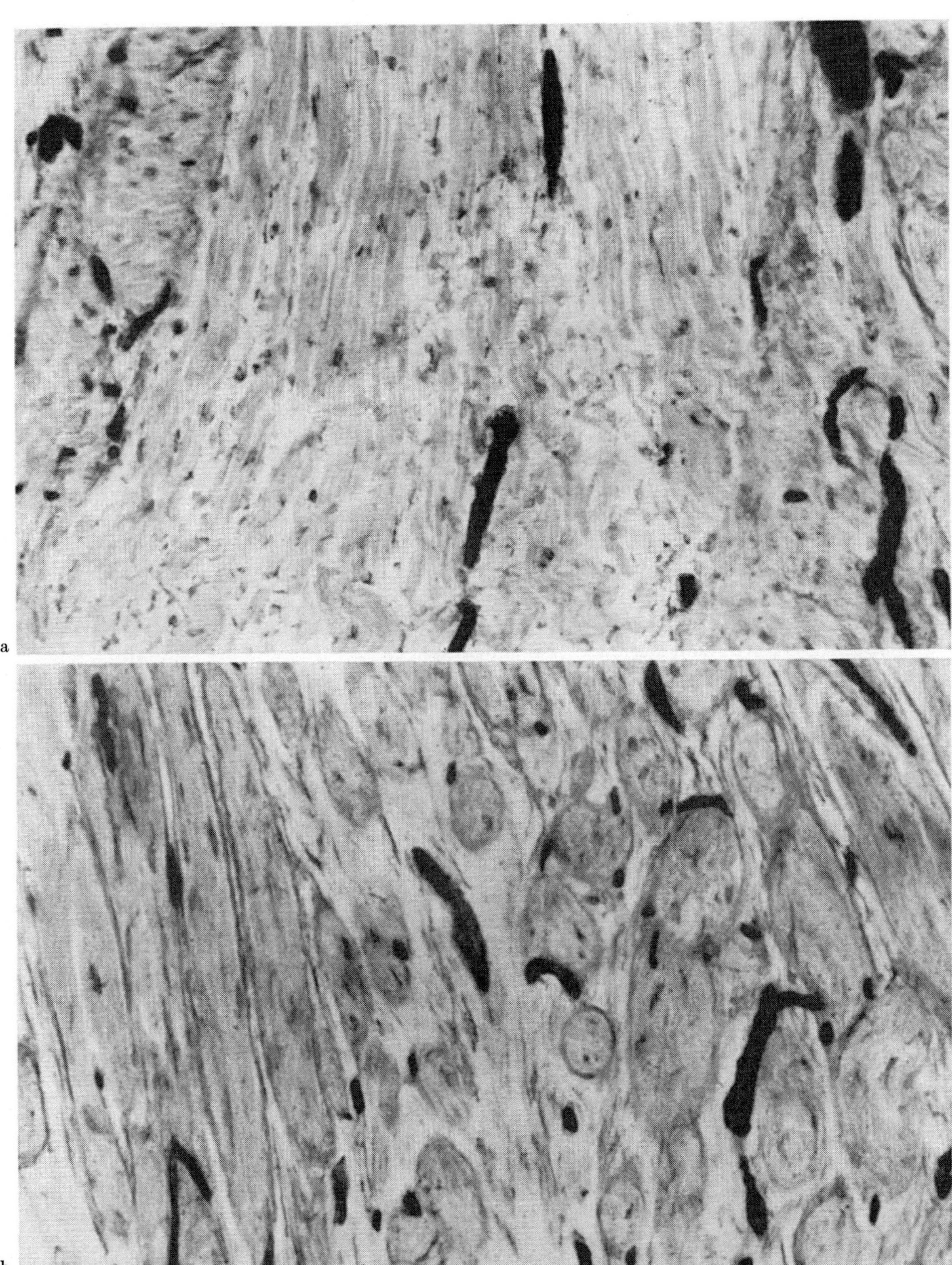

Abb. 95a u. b. Amputationsneurom des Nervus ischiadicus. E 2678. E.P., 63jährig ♂. 7. Reoperation. a Proximaler Stumpf; Übergang zum Neurom mit endoneuralen Capillaren. b Zahlreiche neugebildete Faszikel mit deutlich fermentpositivem Perineurium und fast ausschließlich perifasciculären Capillaren. Adenosintriphosphatase-Reaktion. (Präparat E. Thomas)

manchen Angaben in der Literatur gut vascularisiert, im Endoneuralraum sind jedoch nur ganz selten Capillaren nachzuweisen (Abb. 95). O. Hassler (1969) konnte bei der Kontrastdarstellung der Gefäße im Neurom den reichen Gehalt an groben Gefäßen mit irregulärem Verlauf darstellen (Abb. 88, 89).

Die Feinstruktur und das histopathologische Gesamtbild der Amputationsneurome ist vom Neurinom und vom Neurofibrom eindeutig zu unterscheiden.

2. Die retrograden Nervenfaserveränderungen im proximalen Stumpf

Klippel und Durante (1895) und Elzholz (1898, 1900) haben auf die Unterschiede dieser Fasererkrankung gegenüber der Wallerschen Degeneration aufmerksam gemacht. Neben der vom Normalen abweichenden Faszikulation, der Bänder- und Inselbildung der Nervenfaserbündel nahe dem Eintritt des Faszikels in das Neurom fand Elzholz in diesen Bändern keine mit Osmium oder Hämatoxylin färbbaren Nervenfasern. Er deutet diese marklosen Fasern als „Schaltstücke" (S. Mayer, 1881) oder „intercaläre Segmente" (Gombault, 1880/81) und diskutiert die Frage, ob es sich dabei um eine Wallersche Degeneration oder eine Entmarkung handele. Mit Ausnahme Guddens haben die Autoren unter Anführung von Gombault diese Veränderungen als Initialphase eines degenerativen Prozesses, und zwar der Wallerschen Degeneration, angesprochen. In Übereinstimmung mit Gudden (1896), der die Veränderungen 150 Tage nach Nervendurchschneidung sah, nimmt Elzholz gegen diese Auffassung Stellung, da bei seinen Fällen 11 und 15 Jahre nach Amputation und 4 Jahre nach Reamputation im ersten Falle eine so lange Persistenz des Vorläuferstadiums einer Wallerschen Degeneration kaum anzunehmen sei. Die Frage, ob die intercalären Segmente durch einen Regenerationsvorgang entstehen, blieb ungeklärt. Elzholz sieht folgende Möglichkeiten, 1. eine Destruktion der Markscheide nach Analogie des bei der Wallerschen Degeneration beobachteten Markscheidenzerfalls mit nachträglicher Regeneration (bei Erhaltenbleiben des Achsencylinders) oder 2. einen teilweisen Schwund der Markscheide nach einer der von Gombault beschriebenen 3 Formen oder durch Vermittlung der von Elzholz beschriebenen Körperchen bei vollständigem Intaktbleiben der normalen Struktur der Markscheide. Jedenfalls hat Elzholz die Erkrankungsform der Nervenfasern im zentralen Stumpf ganz klar von der Wallerschen Degeneration abgegrenzt und nahm als wesentlichen Prozeß, wie auch Klippel und Durante, eine Atrophie der Fasern an.

Erst in der neueren Literatur ist die Entstehung der intercalären Segmente bei partieller Demyelinisation und Remyelinisation oberhalb der Quetschzone eines Nerven bei Kaninchen und Katzen wieder erörtert worden. Lubińska (1958a und b, 1959, 1961) hatte 1—2 Monate nach Quetschung Nervenfasern gesehen, deren proximaler Teil marklos, während der übrige Teil des Internodiums durch eine Serie von blasenförmigen Myelinanschwellungen mit dünnen halsartigen Einschnürungen charakterisiert war. In Höhe der marklosen Teile und der verschmälerten Regionen der Faser fanden sich zahlreiche Kerne. Derartige Faserveränderungen gehören auch im proximalen Stumpf beim Menschen zu den häufigsten Befunden (Abb. 96). Eine ähnliche Faserveränderung wurde nach Nervendurchschneidung von Spencer und Thomas (1970) elektronenmikroskopisch nach Durchschneidung des Peroneus der Ratte 16 Monate später untersucht. Es fand sich ein besonderer Typ eines Entmarkungsprozesses, bei dem die Entmarkung einen schon remyelinisierten Teil der Faser befällt. Das Myelin ist ödemartig aufgetrieben, wobei die Aufsplitterung im Bereich der interperiodischen Linie erfolgt, entsprechend der Entmarkung bei der experimentellen allergischen Polyneuritis. Sie erinnert an die durch Triäthylzinn hervorgerufene Myelinveränderung (Hirano et al., 1968). Bemerkenswert ist, daß Lubińska (1961) bei derartigen Fasern mit Myelinschwellungen 8—15 Axonsprosse gefunden hat.

Ob die „ballonierten" Fasern (Weiss und Hiscoe, 1948) proximal von einer Constriction des Nerven den hier beobachteten ähnlich sind oder ob sie Folge eines „axoplasmic damming" sind, ist nach Spencer und Thomas (1970) nicht sicher.

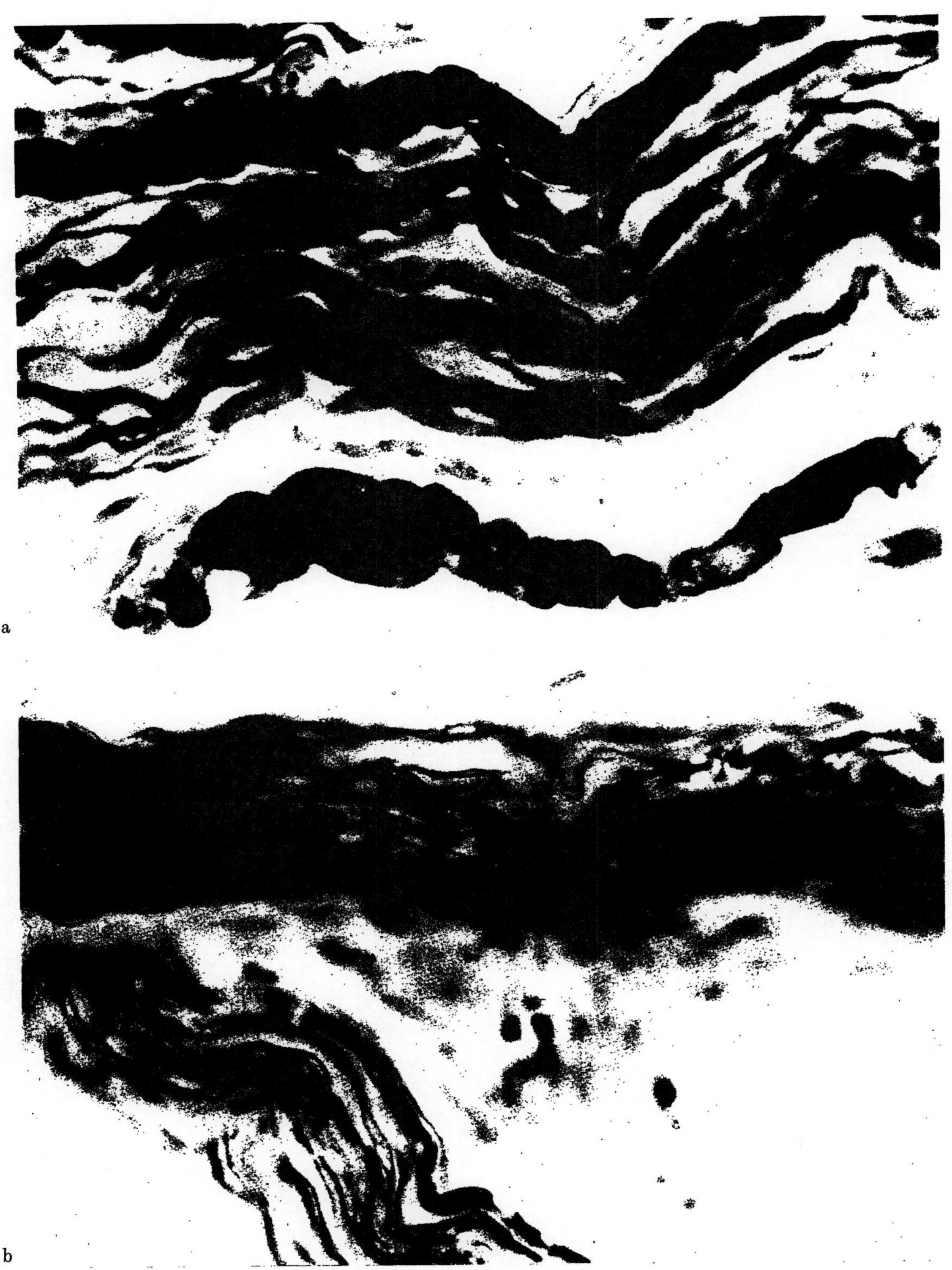

Abb. 96a u. b. Retrograde Faserveränderungen. a E 219/45. Nervenfasern im proximalen Abschnitt mit Entmarkung und umschriebenen Faserauftreibungen. Markscheidenfärbung nach SPIELMEYER. b Gleicher Fall wie Abb. 92. Markhaltige irreguläre Nervenfasern im Amputationsneurom. Markscheidenfärbung Heidenhain-Woelcke

An den Hüllen des proximalen Stumpfes finden sich Proliferationen von Epi- und Perineurium (Abb. 97).

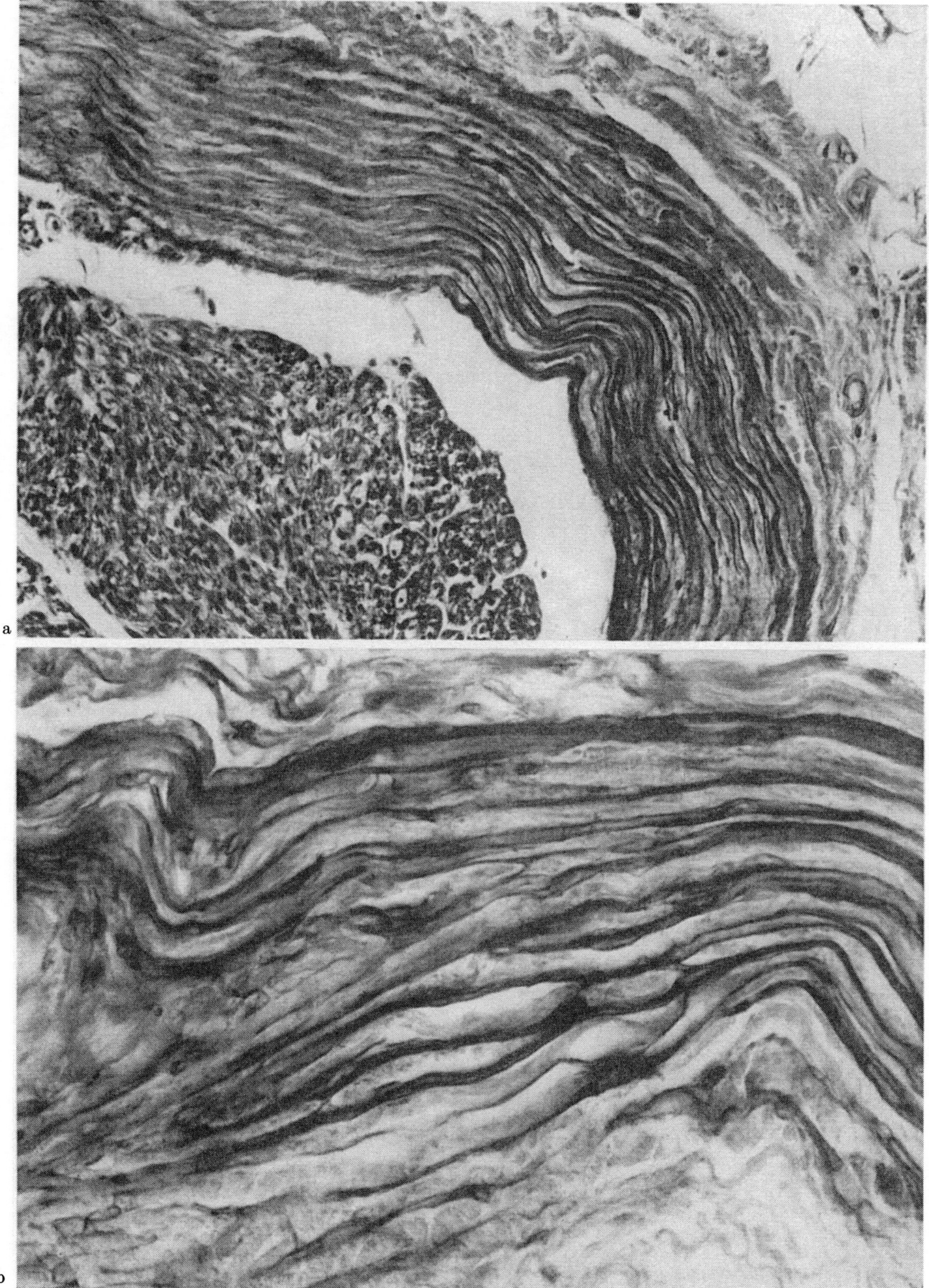

Abb. 97a u. b. MPI 4265. Gleicher Fall wie Abb. 91a. Verbreiterung des Perineuriums, besonders der Kollagenfaserschichten im proximalen Abschnitt, 34 Jahre nach Amputation

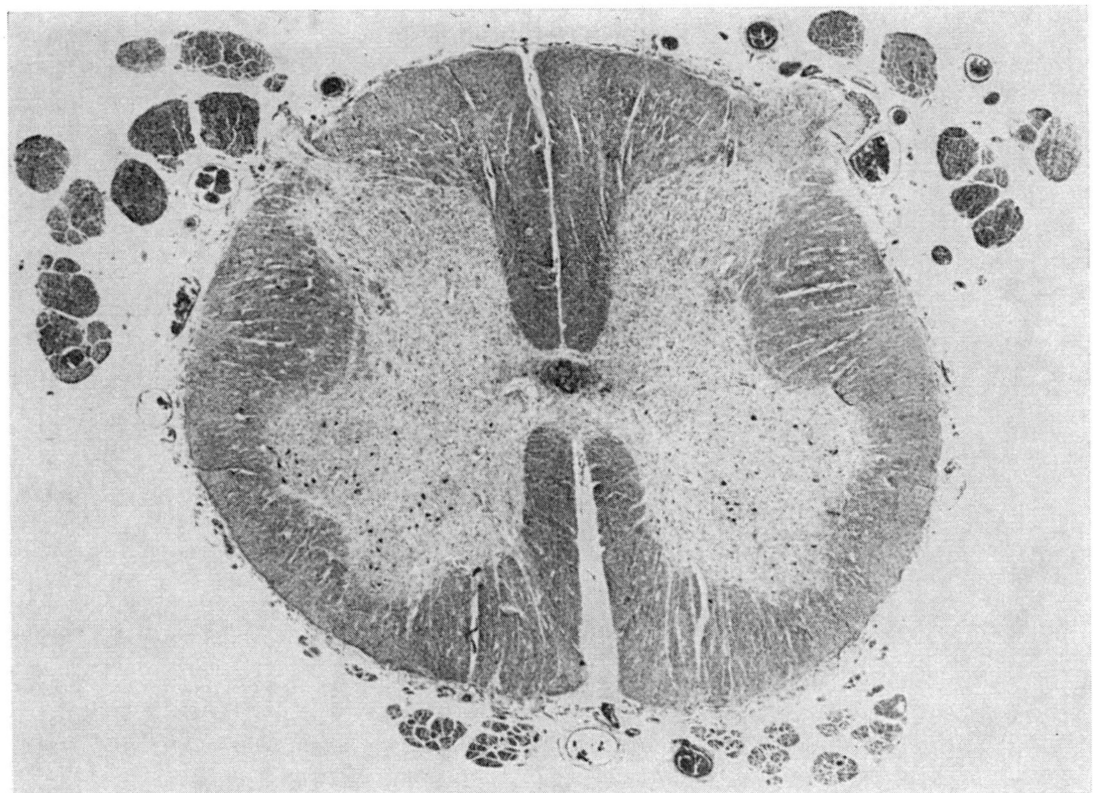

Abb. 98. Retrograde Zellveränderungen. Vorderhorn. MPI 3825. L.L., 60jährig, ♂. Oberschenkelamputation links 4 Jahre vor dem Tode. Im linken Vorderhorn, hier auf der rechten Seite des Bildes, besonders deutlicher Zellausfall in der dorsolateralen Zellgruppe. Kresylviolettfärbung

3. Spätveränderungen der Nervenzellen, der Perikaryen

Befunde bei Spätstadien sind besonders aus der älteren Literatur bekannt, wobei die Autoren (KAHLER und PICK, 1880; FRIEDLÄNDER und KRAUSE, 1886; VON KAHLDEN, 1893, u.a.) bereits feststellten, daß nicht sämtliche Zellen des Vorderhorns, sondern einzelne Gruppen untergegangen sind. Auch in experimentellen Untersuchungen (MAYSER, 1877; HOMÉN, 1888) zeigte sich, daß bei Ischiadicusdurchschneidung oder bei Amputationen vorwiegend die hintere laterale Zellgruppe von Atrophie befallen war.

Bei der Untersuchung angeborener Amelien und Phokomelien — von EDINGER (1882) und VON KAHLDEN (1893) als erste derartige Beobachtung beim Erwachsenen mitgeteilt — im Vergleich mit den Mißbildungen mit Schäden der Extremitäten im Säuglingsalter (ROSENTHAL, 1963) erwies sich, daß die Manifestation des Zellunterganges erst mit zunehmendem Lebensalter deutlich wird. Dies spricht dafür, daß die motorischen Neurone, die keine funktionelle Verbindung besitzen, einem langsam verlaufenden atrophisierenden Prozeß anheimfallen.

Bei 2 eigenen Beobachtungen über Spätveränderungen des proximalen Stumpfes 4 und 39 Jahre nach Amputation waren die schon bekannten Zellausfälle in Spinalganglien und Vorderhorn — auch ohne Zählung — zu erkennen, es fanden sich aber gleichzeitig noch qualitative Zellveränderungen, nämlich Bilder der primären Reizung und Reste von untergegangenen motorischen Vorderhornzellen oder im Untergang befindliche Spinalganglienzellen (Abb. 99 bis 102).

Entsprechende Veränderungen einer primären Reizung der Nervenzelle kommen bei chronisch-atrophisierenden Prozessen, wie der neuralen Muskelatrophie oder der neurovasculären Dystrophie der Extremitäten (JUGHENN et al., 1949), der sog. primären sen-

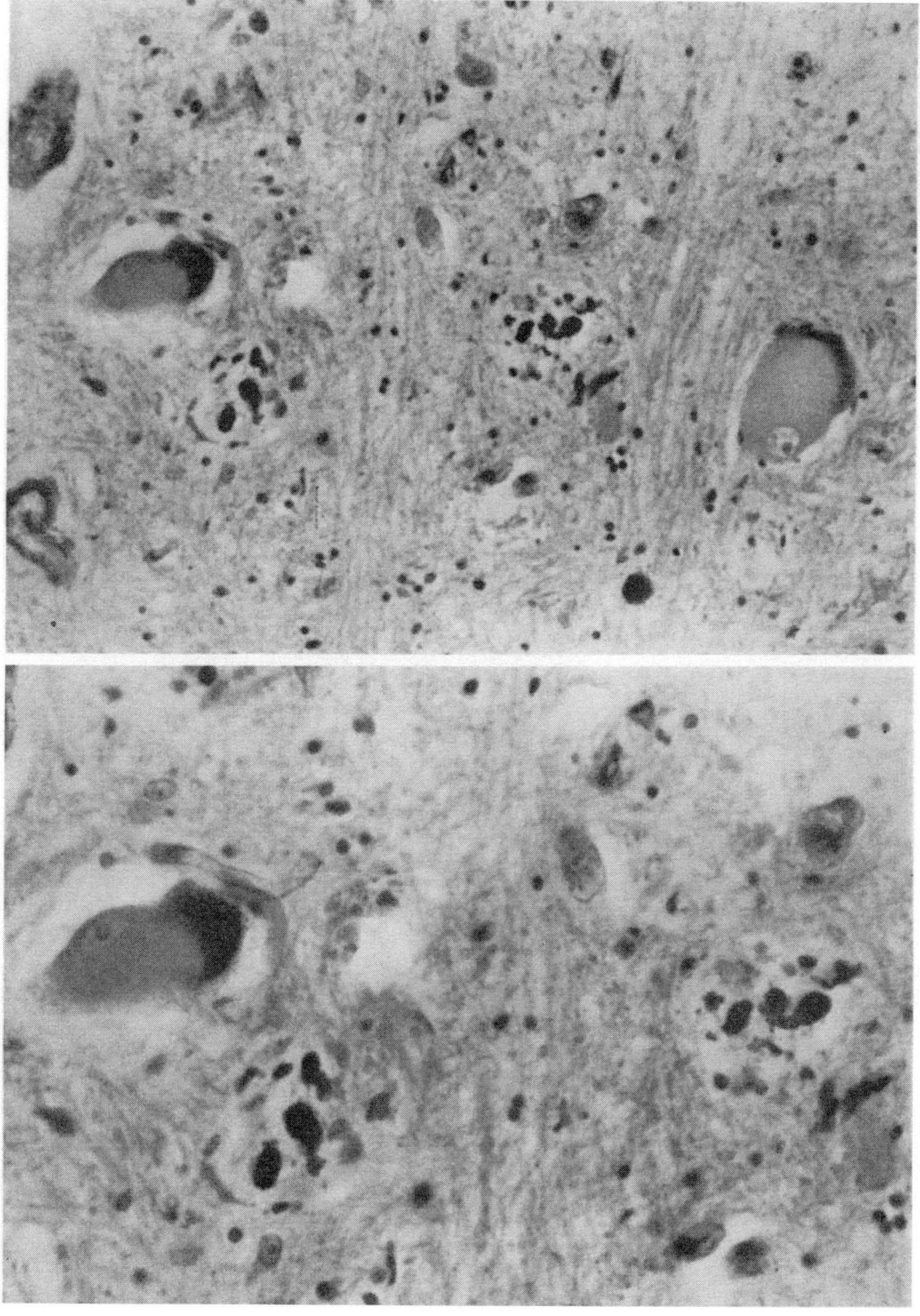

Abb. 99. Gleicher Fall wie Abb. 98. Ausschnitt aus dem linken Vorderhorn. Die erhaltenen Zellen zeigen das Bild der primären Reizung. An der Stelle des Zellschwundes herdförmige Mikrogliazellanhäufung mit PAS-positivem Material. Neuronophagie. PAS-Färbung

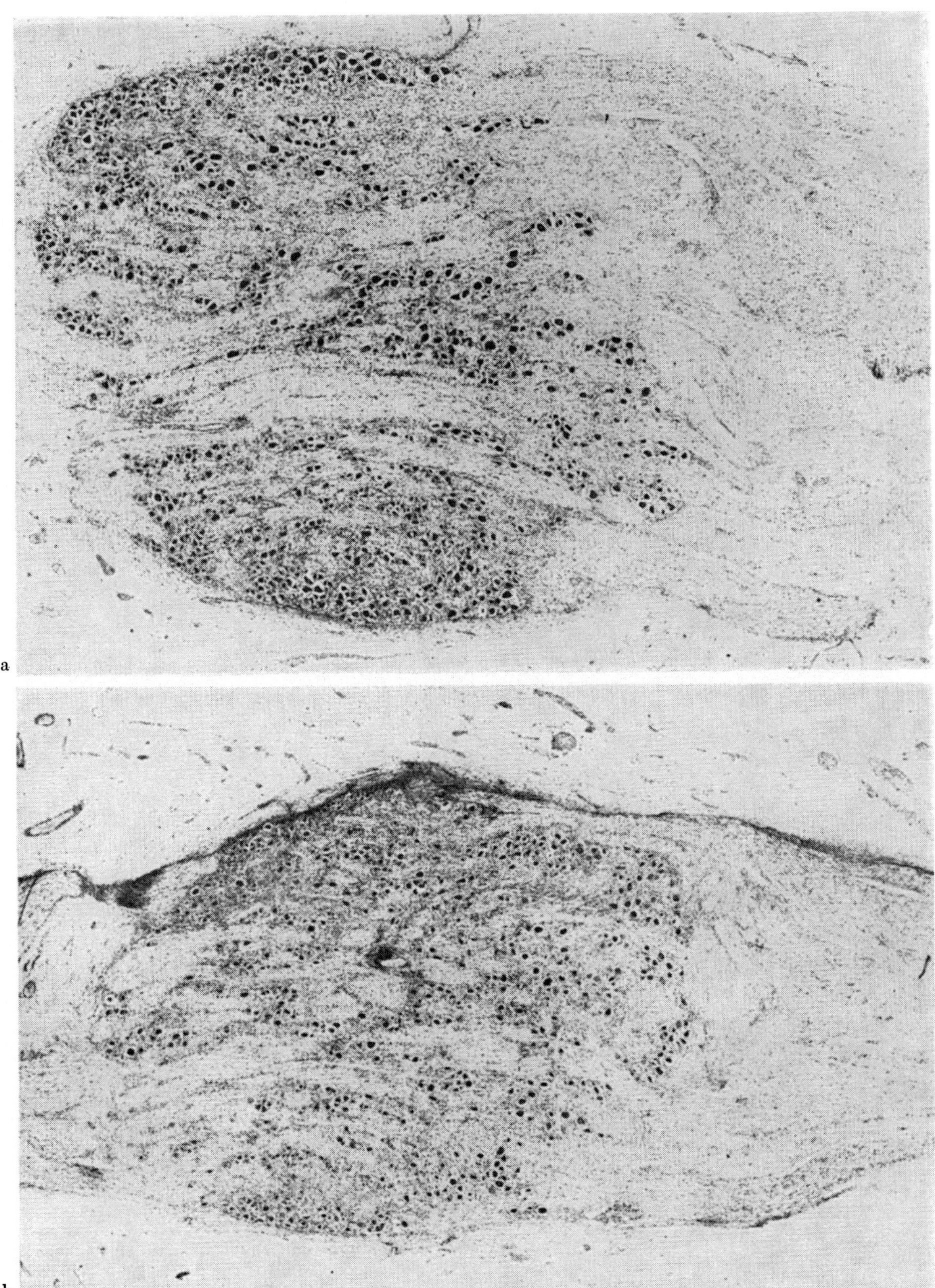

Abb. 100a u. b. Retrograde Atrophie des Spinalganglions. Gleicher Fall wie Abb. 91a. Zwei Spinalganglien aus der gleichen Höhe und im größten Durchmesser photographiert (C5). a Normales Spinalganglion. b Deutliche Verschmälerung des Spinalganglions auf der Seite der Amputation und Verringerung der Spinalganglienzellen

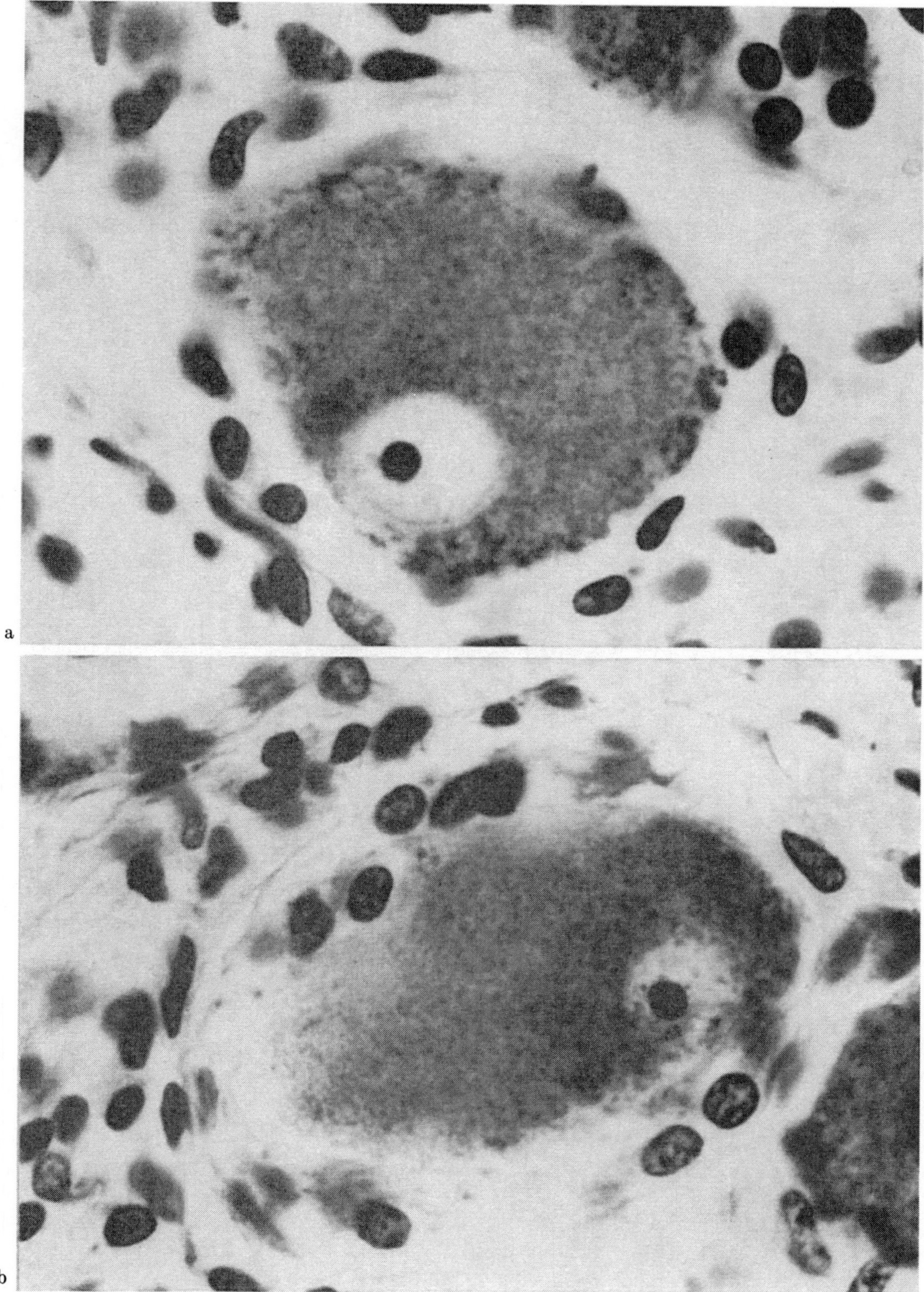

Abb. 101a u. b. Gleicher Fall wie Abb. 91a. Chromatolyse der Spinalganglienzellen. Ausschnitt aus der vorhergehenden Abbildung

sorischen Neuropathie (Denny-Brown, 1948), vor, wenn der atrophisierende Prozeß weit nach proximal aufgestiegen ist. Die Vermutung von Elzholz, daß es sich bei den Nervenfaserveränderungen im zentralen Stumpf nach Amputation um eine Atrophie handele, findet in diesen Befunden am Perikaryon eine Stütze.

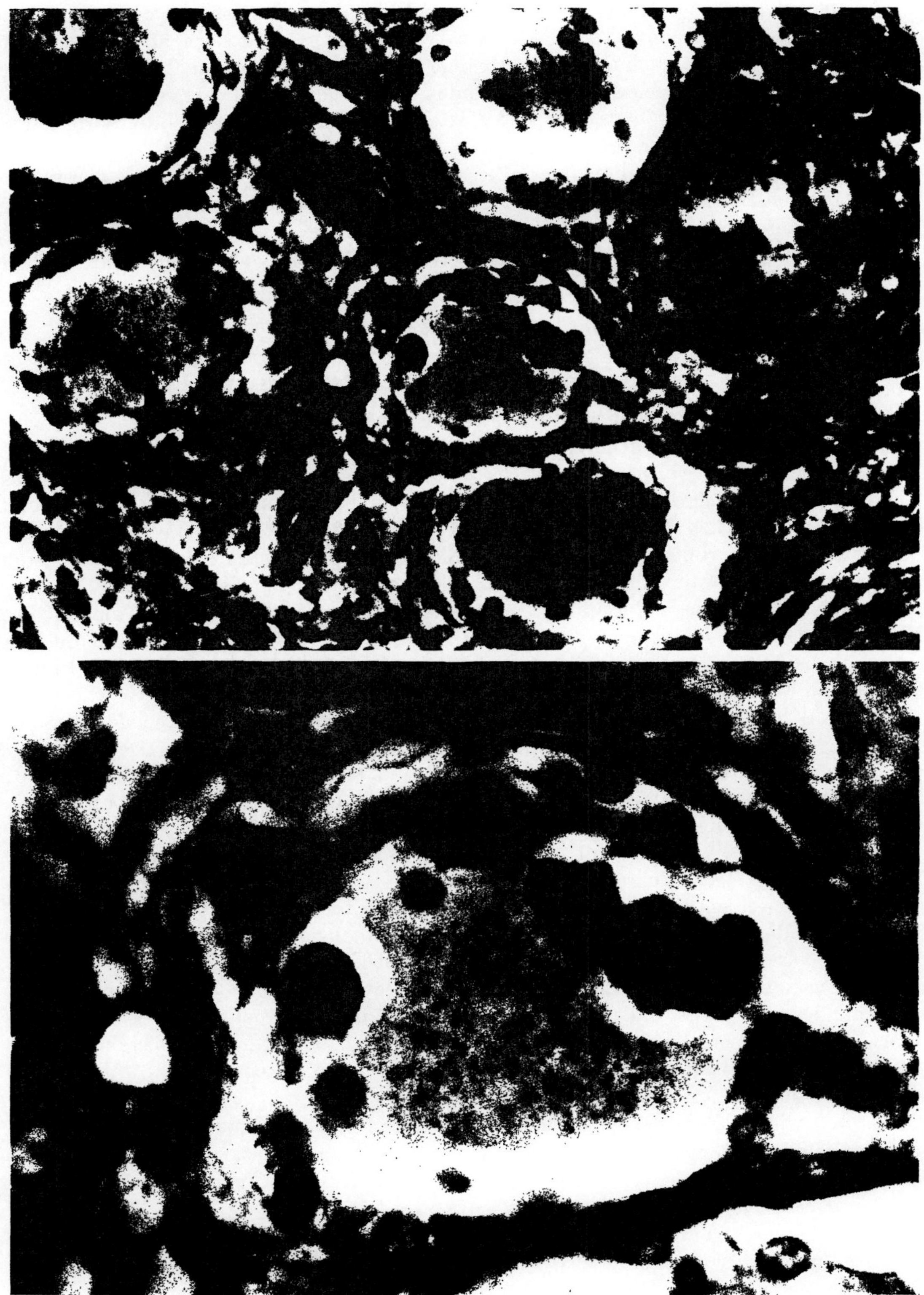

Abb. 102. Gleicher Fall wie Abb. 91a. Mäßige Wucherung der Satellitenzellen. Auftreten von PAS-positiven Körnchenzellen in Einbuchtungen einer Spinalganglienzelle („Neuronophagie")

Die morphologischen Befunde bestätigen, daß sich dieser Prozeß von der sekundären Wallerschen Degeneration unterscheidet. Spätveränderungen der Nervenfasern treten in Form der De- und Remyelinisierungsvorgänge und einer eigenartigen Demyelinisierung sowie eines vermutlich nucleodistal beginnenden atrophisierenden Prozesses, einer „neuronalen Atrophie" auf. Der letztere Prozeß dürfte für die Zellausfälle im Vorderhorn und in den Spinalganglien verantwortlich sein (Abb. 98—102).

Die funktionelle Verbindung von „Zentrum" und „Peripherie" ist nach diesen Befunden für den Bestand der peripheren Neurone lebenswichtig, wenn auch ihr Untergang erst nach Jahren oder Jahrzehnten erfolgt. Der mangelnde Einfluß der „Peripherie" ist evident — ob er der einzige ist und auf welche Weise das Perikaryon informiert wird, bleibt zu klären.

III. Tumoren

A. Cysten, Pseudocysten und seltene Tumoren

Das Kapitel Tumoren schließt die Cysten der Nerven mit ein, mehr wegen des Modus der Deskription als ihrer Zugehörigkeit zu den Tumoren und ohne eine Diskussion darüber, „warum oder bis zu welchem Grade Cysten nicht in jedem Falle Tumoren sind, was ‚echte' Geschwülste sind, ob oder wann man Mesothelabkömmlinge epithelial nennen und entsprechend einreihen darf, worin das erste Kriterium der Bösartigkeit (unterste ‚Stufe' der Malignität) zu erblicken ist und anderes mehr. Das aber gehört zu den am wenigsten erfolgreichen, weil wahrscheinlich niemals allgemein gültig zu lösenden Aufgaben der allgemeinen Pathologie" (FROBOESE, 1969, einleitend zu den Cysten und Tumoren des Mediastinums). Wir folgen auch darin FROBOESE, von einer Einteilung in „gut- und bösartig" abzusehen, da besonders die Neurofibrome potentiell bösartig sind und bei ihnen die maligne Entartung wiederholt beobachtet wurde.

Die Zahl der Einzelarbeiten ist ebenso groß und fast unübersehbar wie bei den Nervenverletzungen und es darf daher auf die vorliegenden zusammenfassenden Darstellungen verwiesen werden (DURANTE, 1907; GAGEL, 1935; DEL RIO-HORTEGA, 1962; POLAK, 1966; HARKIN und REED, 1968; KRAMER, 1970). Sie enthalten ausführliche Literaturangaben und eine Besprechung der umstrittenen pathogenetischen Theorien.

In den letzten 20 Jahren fehlt unter den Pathologen eine Übereinstimmung über die Terminologie der Nerventumoren. Selbst der gleiche Pathologe hat verschiedene Bezeichnungen für denselben histopathologischen Befund gebraucht, wie GAUTIER-SMITH (1967) in seiner Studie über die klinischen Aspekte der Spinalwurzeltumoren berichtet. Diese Erfahrung veranlaßte GAUTIER-SMITH, alle Tumoren Neurofibrome zu nennen. Der Terminus Neurinom wird in der englischsprachigen Literatur ganz zu Unrecht angegriffen, er ist mindestens so gut und präjudiziert nichts über den Fasergehalt wie das „Schwannom". Auch nach der neuen Terminologie scheint die Begriffsverwirrung vollständig, wenn aus einem „Neurofibrom" sich ein „malignes Schwannom" entwickelt, während die „Schwannome" als durchaus gutartige Tumoren anzusehen sind.

So groß wie die Zahl der verschiedenen Bezeichnungen sind aber keineswegs die Gewebsverschiedenheiten der Nerventumoren bei allen ihren Variationen, und es ist jetzt eine genügend große Zahl bekannt geworden, die eine für die Klinik brauchbare Klassifikation nach dem Gewebstyp erlaubt.

Die Histogenese der größten Gruppe von Nerventumoren, der Geschwülste der Nervenscheiden, sowohl der ektodermalen als auch der mesenchymalen, der Neurinome und der Neurofibrome (plexiforme Neurofibrome), bleibt noch offen. Nimmt man für beide, wie dies nach den neueren Untersuchungen vermutet wird, die Schwannsche Zelle als wichtigste und einzige Ursprungszelle an, dann erfordern die Gewebsverschiedenheiten, die wir im histologischen Präparat sehen, eine zusätzliche Erklärung.

Die *experimentelle Pathologie* hat durch die neuen Modelle, die von DRUCKREY et al. (1967, 1970) über organotrope carcinogene Wirkungen entwickelt wurden, neue Anregungen erfahren. Bisher zeichnen sich aber noch keine Möglichkeiten ab, trotz des großen theoretischen Interesses, das die bleibende Organotropie bei diaplacentarer Wirkung auf den Feten und die dadurch ausgelösten Tumoren des Trigeminus und der peripheren Nerven bietet, identische Tumoren wie beim Menschen zu reproduzieren. Die bisherigen morphologischen Analysen (THOMAS und SIERRA, 1968; GEORGSSON et al., 1969; WECHSLER et al., 1969) sprachen für erhebliche Differenzen zwischen diesen experimentellen Tumoren und den Spontantumoren beim Menschen.

MENNEL und ZÜLCH (1971) vergleichen in einer neueren Arbeit 4 Fälle von „malignen Neurinomen" beim Menschen, die den Tumoreinheiten „malignes Neurinom" und „Neurosarkom" entsprechen, mit den experimentell hervorgerufenen Neurinomen und schließen daraus auf die cytogenetische Ableitung beider Tumorarten von der Schwannschen Zelle. Daher sei die Bezeichnung „malignes Neurinom" vorzuziehen.

1. Cysten der peripheren Nerven (Spinalwurzelcysten, Duracysten)

NONNE (1908) hat bei einem 26jährigen Mann ohne nachweisbare Ursache die subakute Entwicklung einer spastischen Paraparese der unteren Extremitäten gesehen, die sich im Laufe von 2 Jahren bis zur Paraplegie verschlimmerte. NONNE schloß wegen des konstanten Fehlens aller Schmerzen einen komprimierenden Tumor aus und diagnostizierte: Myelitis ex causa ignota. Der Patient starb nach 4jährigem Krankenlager an Decubitus und Cystopyelitis. Bei der Sektion fand sich eine lange wurstförmige Cyste am Dorsalmark, von der 7. bis zur 10. Dorsalwurzel reichend. Diese histopathologisch gutartigen Cysten sind auch heute noch ungenügend bekannt und sollen daher zusammen mit den Cysten der Spinalwurzeln besprochen werden.

Kleine *Cysten der Spinalwurzeln* werden bei systematischer Untersuchung von Rückenmark und Spinalganglien, besonders im höheren Lebensalter, recht häufig gefunden. Bei den Spinalwurzeln liegt die cystische Erweiterung an der Stelle der physiologisch vorhandenen Aussackung des Subarachnoidalraumes im sog. Subarachnoidalwinkel des Wurzelnerven, der im Bereich der hinteren Wurzel immer weiter zu sein pflegt als im Bereich der Vorderwurzel (VITZTHUM, 1954). Die Cysten sind ganz oder teilweise von Arachnoidea ausgekleidet, die Spinalwurzel zieht entweder mitten durch den Cystenraum oder sie ist an die Seite verdrängt (Abb. 103). Pathogenetisch dürfte ein erhöhter hydrostatischer Druck der cerebrospinalen Flüssigkeit verantwortlich zu machen sein (HOLT und YATES, 1964).

Derartige cystische Veränderungen sind zuerst von MARBURG (1902), NAGEOTTE (1902), VON HINRICHS (1932) beschrieben worden und von TARLOV (1938, 1948, 1952, 1953, 1970) an den Wurzeln der Sacralnerven genau untersucht worden. LAZORTHES et al. (1966) unterscheiden 3 Arten von Cysten: 1. Conuscysten, 2. extradurale, epidurale Divertikel der Arachnoidea, 3. perineurale, periradikuläre Cysten. Die letzteren kommen aber keineswegs, wie die Autoren angeben, nur im Bereich der lumbosacralen Wurzeln vor. FROBOESE (1969) sah sie im hinteren Mediastinum bei alten und ältesten Leuten.

Gelegentlich können neben den perineuralen Cysten und auch ganz unabhängig davon Duracysten vorkommen.

Die *kongenitalen spinalen extraduralen Cysten*, deren Wand aus Dura und Arachnoidea besteht, sind in etwa 100 Fällen beobachtet worden, sie treten vorwiegend bei Männern zwischen dem 10. und 20. Lebensjahr auf, sind gewöhnlich im mittleren Thorakalmark lokalisiert (SCHMIDT, 1904) und können mit einer Kyphosis juvenilis dorsalis, Scheuermannschen Krankheit, kombiniert sein (CLOWARD und BUCY, 1937; HAFFNER, 1938; ROQUES et al., 1948), die unter 92 Fällen nach der Übersicht von CLOWARD (1968) 39mal vorhanden war.

Im Thorakalbereich, mit der Prädilektionsstelle Th 5, Th 6, kommen auch, das sei nur differentialdiagnostisch erwähnt, bei der Neurofibromatose Recklinghausen Meningocelen vor, die mit Kyphoskoliose und cutaner Neurofibromatose verbunden sind. Die Meningocele findet sich im Kyphosenscheitel (WELCH et al., 1948; Übersicht: DEL BUONO und OSACAR, 1961; FROBOESE, 1969).

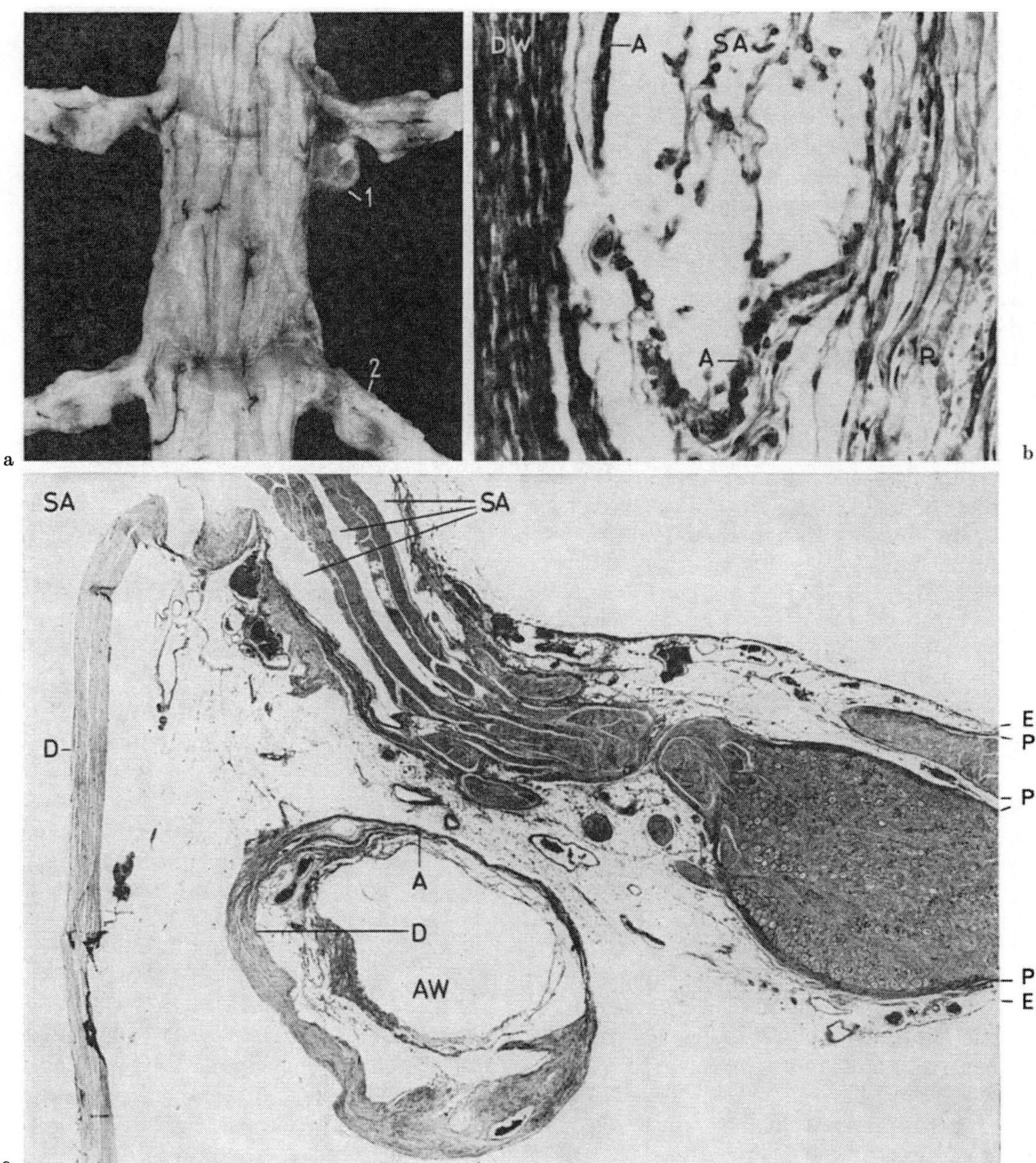

Abb. 103a—c. Wurzelcysten und Duracysten. MPI 4017. O.J., 53jährig, ♂. Ependymom des Mittelhirns im Aquädukt. a Th11 und 12 mit Spinalwurzelcysten beiderseits und heterotoper Wurzel mit Duracyste Th11 rechts (*1*), kollabierte Cyste des Wurzelnerven Th12 (*2*). b Arachnoidale Auskleidung des erweiterten Subarachnoidalraumes um die hintere Wurzel (*SA*). *P* Perineurium, *A* Arachnoidealer Zellbelag, der von außen auf die Wurzel umschlägt und einen von Arachnoidea ausgekleideten subarachnoidalen Winkel bildet. *DW* Dorsale Wurzel. c Deutlich erweiterte Subarachnoidalräume um vordere und hintere Wurzeln, die im unteren Drittel des Wurzelnerven enden. Unter dem Wurzelnerven die Duracyste, auf der rechten Seite des Bildes Spinalganglien und vordere Wurzel, links die spinale Dura. *E* Epineurium. *D* Dura. *AW* Arachnoidalwinkel

2. Fibrosen und arachnoidale Proliferationen im Wurzelnerven

Die Durchtrittsstelle der Spinalwurzeln mit ihrer physiologischen Abknickung im cervicalen und thorakalen Bereich stellt einen Prädilektionsort für periradikuläre, subdurale Fibrosen auch ohne Einengung des Foramen intervertebrale dar (Frykholm, 1951; Vitzthum, 1954).

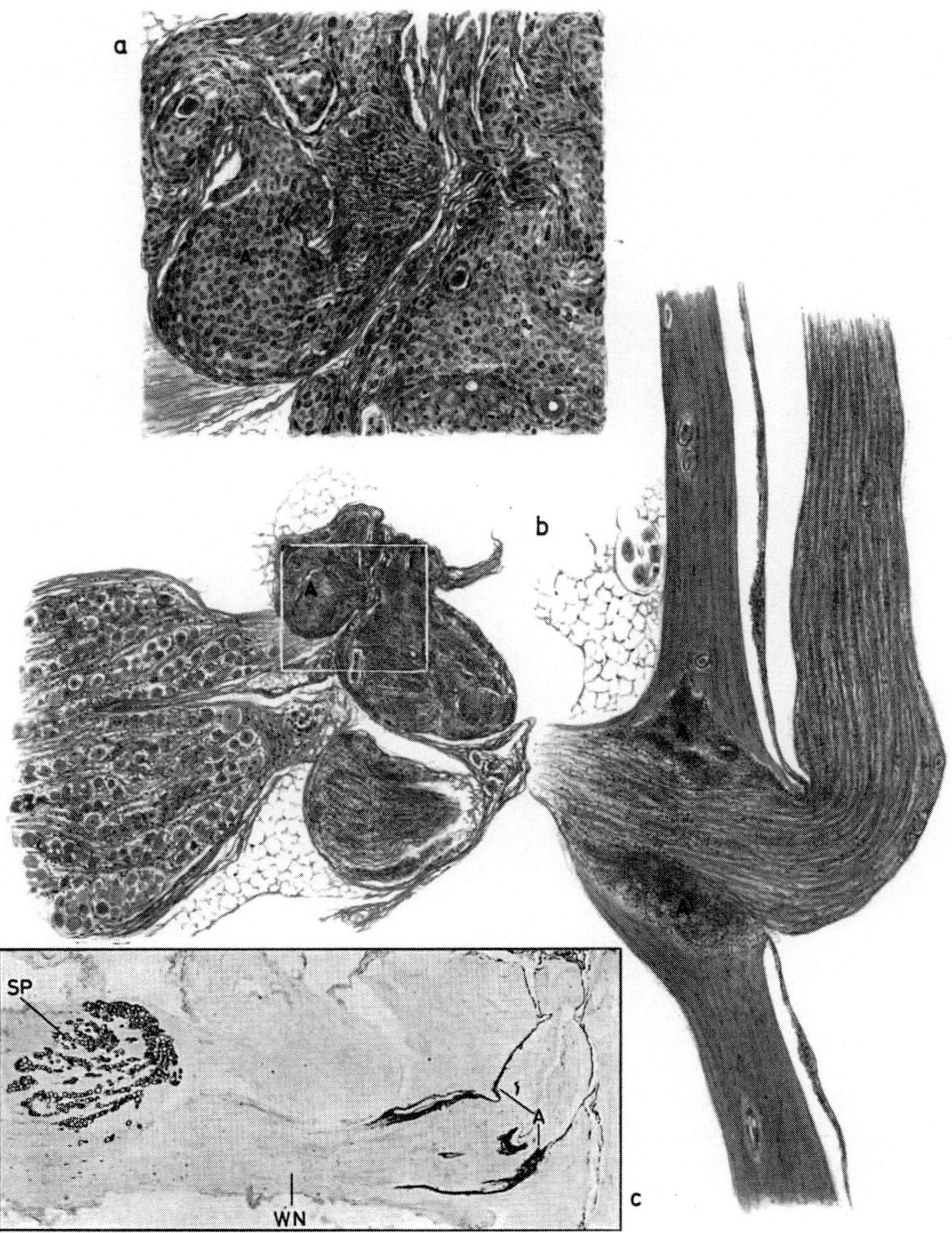

Abb. 104 a—c. Längsschnitt durch das Rückenmark mit Duradurchtrittsstelle einer hinteren Wurzel. a u. b Proliferation der Arachnoidalzellen beiderseits der Wurzel in der Dura und im Wurzelnerven bis zum Spinalganglion. Ausschnitt. Arachnoidale Proliferationen mit dystopen Spinalganglienzellen in der epiduralen Hülle des Wurzelnerven (*A*). Färbung: Elastica-van Gieson. c MPI 4061., 23jährig, Längsschnitt durch die gleiche Region, Kryostatschnitt, alkalische Phosphatasereaktion (Prof. Thomas). Durch die positive Fermentreaktion der Arachnoidea ist ihre Ausdehnung bis zur Mitte des Wurzelnerven (*WN*) zu erkennen, ebenso wie die positive Aktivität der Mantelzellen im Spinalganglion (*Sp*)

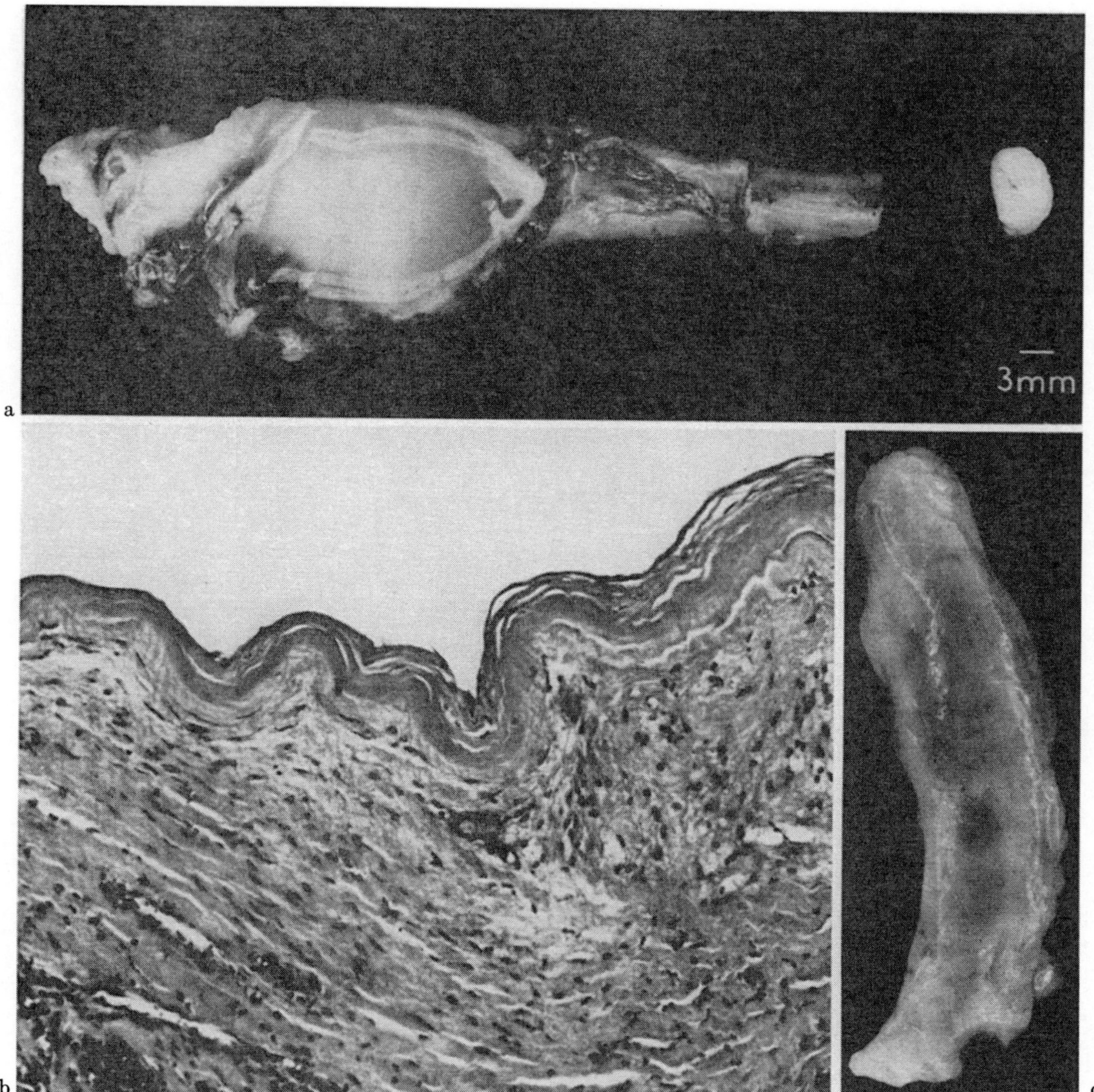

Abb. 105a—c. Pseudocysten-„Ganglien" im Nerven. a E. Nr. 2760/61 A.K., 61jährig, ♂. Pseudocyste im
N. peroneus links in Höhe des Fibulaköpfchens. Länge des resezierten Nerven 8 cm, Umfang 8 cm. b NK 4474
B.E., 30jährig, ♀. Pseudocyste des N. peroneus in Höhe des Fibulaköpfchens (seit 3 Jahren Symptome)
mehrfach rezidiviertes Ganglion. Glatte, aus Kollagenfasern bestehende Kapsel. Subcapsulär streifenförmiges
myxomatöses Gewebe. c E. Nr. 4092 F.E., 27jährig, ♂. Pseudocyste des N. peroneus re. Bei der Operation
(Fromm) Darstellung eines Verbindungsstranges zum Kniegelenk

Mäßige Proliferationen arachnoidaler Zellen mit Psammomkörpern gehören im Wurzel-
nervbereich bei zunehmendem Lebensalter zu den normalen Befunden. Nur selten werden
„periphere Meningome" beobachtet (Harkin und Reed, 1968). Etwas stärkere Grade
der Proliferation können zu einer Kompression der Nervenwurzel führen (Abb. 104).
Rexed (1947) hat derartige Deformierungen der Nervenwurzeln beschrieben, die mit
cystischen Bildungen in den Faszikeln verbunden waren.

3. Myxome

Das Myxom der Nervenscheide (Harkin und Reed, 1968) wird von den Autoren als
seltener Tumor vorläufig abgegrenzt. Er entwickele sich im Endoneurium und sei durch

eine abundante mucoide Substanz charakterisiert. Isolierte gutartige Myxome kamen in unserem Beobachtungsgut nicht vor, dagegen ein ungewöhnlich großer myxomatöser Tumor im Trigeminusbereich, der klinisch zunächst Symptome eines Trigeminusneurinoms verursacht hatte. Der Tumor wuchs destruierend durch den Keilbeinflügel in die hintere Schädelgrube und führte zur Kompression von Brücke und Kleinhirn. Die myxomatösen Tumorstränge gleichen bei schwacher Vergrößerung dem Bilde eines Rankenneuroms, aber alle übrigen Charakteristika eines Neurofibroms fehlen. Differentialdiagnostisch kommt ein Chordom in Frage, dessen typisches histologisches Bild sich ebenfalls von dem vorliegenden Befund unterscheidet.

Die Diagnose *„Myxofibrom"* peripherer Nerven wurde bei rezidivierenden Tumoren, die teils eine gut ausgebildete Kapsel besaßen, teils aber kaum abgegrenzt sogar in die umgebende Muskulatur eingewachsen waren, bei mehreren Beobachtungen gestellt. Dabei handelte es sich um histologisch gutartige Bildungen, um simple „Ganglien", über die in den letzten Jahren besonders in der englischen und amerikanischen Literatur berichtet wurde.

4. Pseudocysten („Ganglien") der Nerven („Neuropathia pseudocystica")

Nach ihrer Häufigkeit stehen die Ganglien im Nerven an dritter Stelle. Sie sind wegen ihres Rezidivierens, das schließlich zur Totaltrennung des befallenen Nerven, meist des N. peroneus, führen kann, ein diagnostisches und therapeutisches Problem. Ein Ganglion kann sogar einmal eine Ursache für die sog. Spätlähmung des Ulnaris und des Carpaltunnelsyndroms sein (BRYAN et al., 1956, und eigene Beobachtungen).

Die Histopathologie dieser Pseudocysten im Nerven ist wenig bearbeitet, früher wurden sie sogar als cystisch degenerierte periphere Gliome aufgefaßt und werden auch als Resultat einer mucinösen Degeneration der Nervenscheide gedeutet und als mucingefüllte Cysten innerhalb des Perineurium eines Nerven beschrieben.

Erste Mitteilungen stammen von HARTWELL (1901), SULTAN (1921), ZAAR (1926) mit der Bezeichnung „Ganglien der Nervenscheide".

Inzwischen sind 67 Beobachtungen in der Literatur beschrieben worden: CARP und STOUT (1928), WADSTEIN (1932), ELLIS (1936), FERGUSON (1937), WARREN (1946), SEDDON (1952), JENKINS (1952), BROOKS (1952), CLARK (1961), BARRETT und CRAMER (1963) u.a. Nach unserer Aufstellung handelt es sich bei 34 Fällen um eine Nervenkompression durch ein extraneurales Ganglion und um 33 Fälle mit Nervenkompression durch intraneurale Ganglien. Die Statistik zeigt 3 Gipfel in der Häufigkeit des Auftretens, den ersten um das 25., den zweiten um das 45. und den dritten zwischen dem 55. und 60. Lebensjahr. Überraschend ist die Prädilektion, die bei diesen größeren Zahlen eindeutig zu erkennen ist: Bei 34 Fällen war der N. peroneus in der Nähe des Tibiofibulargelenkes betroffen, in weiteren 23 Fällen die Carpalregion einschließlich des Carpaltunnels, und in den letzten 10 Fällen war die Ellenbogenregion mit 7 und die Sprunggelenk-Metatarsalregion mit 3 Fällen betroffen. Die Beziehung der Pseudocysten zu den Gelenken ist nach dieser Aufstellung offenbar, aber histogenetisch sind die „Ganglien" noch recht unklar. Von der Annahme eines echten Tumors mit der Bezeichnung „Myxofibrom" (HERZOG, 1941), „Arthrom" (FLODERUS, 1915) bis zur Deutung als dysgenetische Fehl- und Überschußbildung und als Degenerationsvorgang („Meniscopathia pseudocystica") (LANG und THURNER, 1962) geht die Reihe der pathogenetischen Deutungen. Der Nachweis des Wanderns der Pseudocysten und die Befunde von PARKES (1961), der bei 8 Fällen Verbindungen von den Cysten im Nerven zum Gelenk in Form eines dünnen Stieles nachweisen konnte, sprechen für das Übergreifen der Ganglien vom Gelenk auf den Nerven. Ferner entspricht der morphologische Bau der paraneural gelegenen Pseudocysten vollkommen den im Nerven gelegenen.

Makroskopisch ist der Befund einer schleimgefüllten Cyste sehr charakteristisch, kann aber mit den gelegentlich großen Cysten eines Neurinoms verwechselt werden; hierfür gibt es auch Beispiele aus der Literatur. Die Wand der Gangliencyste ist im Gegensatz zu den

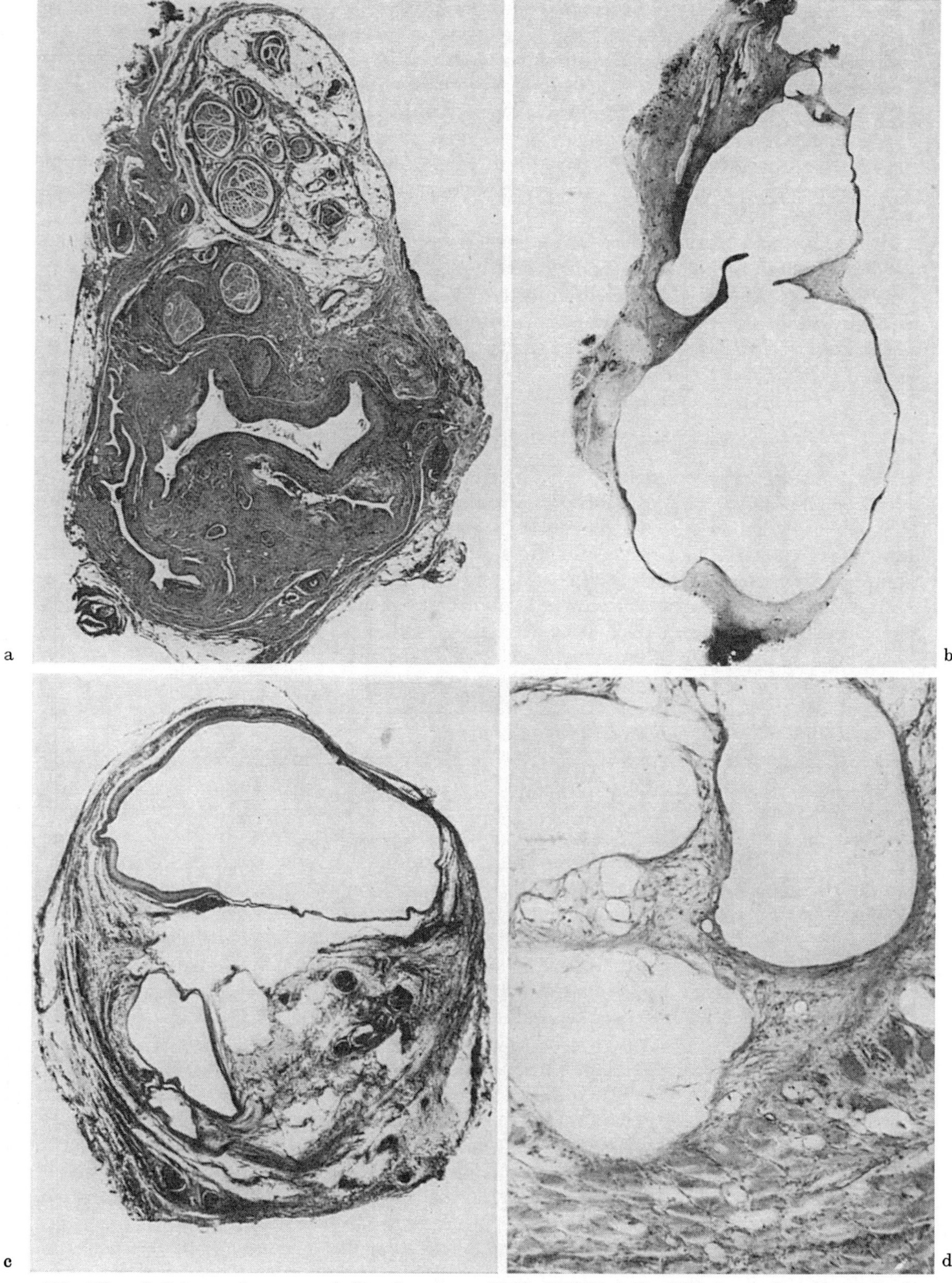

Abb. 106a—d. Intra- und paraneurale Pseudocysten. a E. Nr. 2760/61 A.K., 61jährig, ♂. Querschnitt durch den N. peroneus. Im unteren Teil des Nerven 4 spaltförmige Pseudocysten mit hochgradiger Kollagenisierung des perifasciculären epineuralen Gewebes und Schrumpfung der Faszikel. Normale Faszikel im oberen Teil des Bildes umgeben von normalem Epineurium. b NK 4503 B.E., 30jährig, ♀. Rezidiviertes „Ganglion" des N. pero-

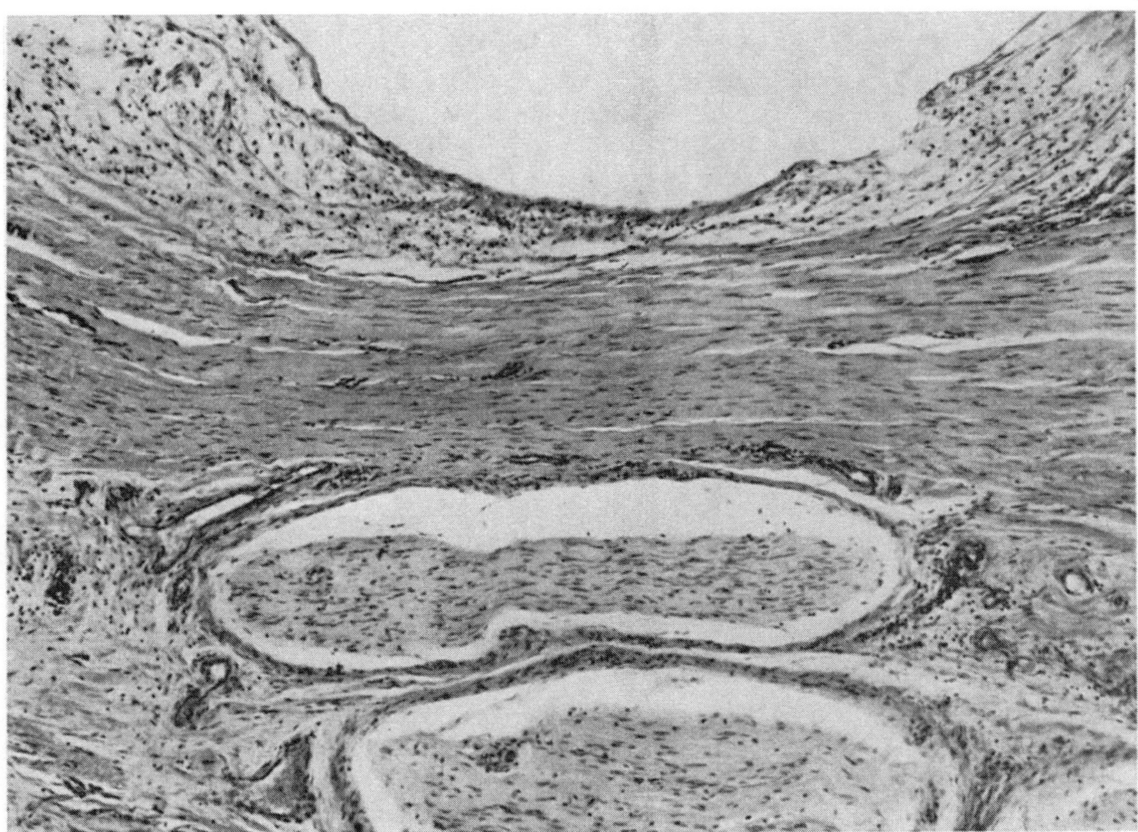

Abb. 107. NK 4474 B.E., 30jährig, ♀. Gleicher Fall wie Abb. 106b. In der Mitte des Bildes die aus derben Kollagenfasern bestehende Kapsel. Lockeres myxomatöses Gewebe auf der Innenseite der Cystenwand. Verwachsung des Perineuriums eines längsgeschnittenen Faszikels mit der Kapselwand. Kein Übergreifen auf den Endoneuralraum

Cysten des Neurinoms derb und von weißlichem Aussehen (Abb. 105a). Zuweilen ist sie aber dünn und leicht zerreißlich.

Mikroskopisch besteht die Kapsel aus derbem kollagenem Gewebe ohne eine epitheliale, manchmal aber mit einer endothelähnlichen Begrenzung. Da pathogenetisch auch eine Entstehung dieser Cysten aus dem Nerven selbst angenommen wurde, ist die Lagebeziehung zu den Strukturen des Nerven von besonderem Interesse, aber leider aus den meisten kasuistischen Mitteilungen nicht mit Sicherheit zu entnehmen. In den eigenen Beobachtungen über 5 intraneurale und 4 extraneurale Pseudocysten (KRÜCKE und FROMM, 1971) ließ sich eindeutig zeigen, daß die intraneuralen Pseudocysten im perifasciculären Epineurium lokalisiert sind und nicht in die Nervenfaszikel selbst eindringen oder aus ihnen entspringen (Abb. 105 und 106). So sieht man auf einem Querschnitt durch den Peroneus in einem Fall 4 spaltenförmige Hohlräume im inter- und perifasciculären Gewebe des Epineurium (Abb. 106a), die eine derbe, aus Kollagenfasern bestehende Kapsel mit glatter Wand besitzen, zum Teil mit leistenartigen Vorsprüngen und wechselnder Menge eines myxomatösen Gewebes sowie von Schaumzellen (Xanthomzellen)

neus; Längsschnitt durch den Nerven: Konfluierte Pseudocysten mit leistenartigen Vorsprüngen der alten Kapsel an der Übergangsstelle. Nervenfaszikel im oberen Teil des Präparates. c E. Nr. 3116 C.W., 42jährig, ♂. Querschnitt durch den N. peroneus nahe dem Fibulaköpfchen. Mehrere im interfasciculären Epineurium gelegene Pseudocysten (Präparat von Prof. HÖRSTENBROCK freundlichst zur Verfügung gestellt). d NK 2450 B.H., 42jährig, ♂. Paraneurales „Ganglion" am N. peroneus in Höhe des Fibulaköpfchens; Einwachsen in die Muskulatur (mehrere Rezidive)

11*

unmittelbar unter der Kapsel. Die übrigen Abbildungen (Abb. 106 und 107) zeigen die wechselnde Größe und wechselnde Stärke der Wand sowie das Übergreifen auf die Muskulatur. Bei unseren Beobachtungen sind die Pseudocysten wiederholt rezidiviert. Bei einer der Pseudocysten ließ sich ein Stiel zum Kniegelenk verfolgen (Fromm). Wie aus der Abb. 106a hervorgeht, können 4 Cysten mit der dichten Kollagenisierung des Epineuriums und des Perineuriums, wodurch die Faszikel wie in ein Narbengewebe eingeschlossen und bereits atrophisch sind, nicht ohne partielle Läsion des Nerven total exstirpiert werden. Bei totaler Entfernung der Cyste oder bei der notwendig gewordenen Resektion des Nervenstückes nach wiederholtem Rezidivieren blieben die Patienten nach einem Beobachtungszeitraum von 7 Jahren rezidivfrei.

Durch Zug- und Druckwirkung auf die Nerven könnten auch in den Faszikeln vergleichbare Bildungen entstehen, bisher sind jedoch nur die Renautschen Körperchen unter dem Perineurium als Folge mechanischer Beanspruchung gedeutet worden. In der Cystenwand finden sich histopathologisch und histochemisch alle geweblichen Bestandteile des Stratum synoviale. In den Anfangsstadien der Cystenbildung steht die celluläre Proliferation und die Produktion der Mucopolysaccharide ganz im Vordergrund des Bildes. Histochemisch findet sich eine hohe Aktivität der Oxydoreductasen und der Phosphorylase, während eine Aktivität der sauren Phosphatase nicht nachzuweisen ist (E. Thomas). Mit der Bildung von Mucopolysacchariden ist die diagnostisch irreführende infiltrierende Ausbreitung des myxofibromatösen Gewebes in Nerven und Muskulatur verbunden. Es fehlen aber alle Zeichen einer histopathologisch nachweisbaren Malignität. Auch die Feinstruktur der Ganglien gleicht der der synovialen Membran (Cotta und Becker, 1969). Als Folge der myxomatösen Infiltration kommt es zu einer erheblichen Kollagenisierung des epineuralen Nervenbindegewebes, wobei der Endoneuralraum meist verschont bleibt, einer Constriction der Faszikel und einer Kompression des Nerven durch die große Cyste, so daß eine Nervenfaserschädigung bis zur Axonunterbrechung eintreten kann („Neuropathia pseudocystica").

Verlauf. Eine maligne Entwicklung ist aus der Literatur und bei den eigenen Beobachtungen bisher nicht aufgetreten, wenn die Cyste radikal entfernt wurde. Die Häufigkeit der Rezidive hängt in diesem Fall von der gelungenen vollständigen Exstirpation und Enucleation ab. Es ist daran zu denken, daß auch ein Synovialom, wie es von Lauche (1947) und Bennett (1947) beschrieben wurde, im Nerven auftreten und zu Fehldeutungen führen kann.

Die differentialdiagnostisch in Frage kommenden Cysten der peripheren Neurinome unterscheiden sich eindeutig in ihrem histologischen Bau.

5. Hämangiome, Cavernome und Hämangioblastome

Mißbildungen der Blutgefäße und Blutgefäßtumoren sind in den peripheren Nerven bisher nicht sehr häufig beobachtet worden. Losli (1952) hat in einer Übersicht über *kavernöse Hämangiome* 7 Fälle zusammengefaßt, darunter 2 eigene, die im Tibialis (3), im Nacken (2), im Medianus (1) und im Ulnaris (1) lokalisiert waren. In einem der beiden eigenen Fälle sah Losli bei einem 49jährigen Mann außer dem kavernösen Hämangiom zwiebelschalenartige Formationen, wie sie bei der hypertrophischen Neuritis vorkommen. Zwei weitere Hämangiome, darunter ein rekurrierendes, wurden von Barber et al. (1962) beschrieben.

Abb. 108a—d. E. Nr. 1801/61 E.M., 52jährig, ♀. Capilläres Hämangioblastom des Spinalganglions C6 links. a Übersichtsbild; breite Kapsel aus Epi- und Perineurium und Spinalgangliengewebe mit Nervenzellen und zahlreichen großkalibrigen Gefäßen und sinusartigen und cystischen Hohlräumen. b Kompakter Tumorabschnitt, in dem einzelne Nervenzellen eingeschlossen sind, am rechten Bildrand Spinalgangliongewebe. c Rein capillärer Abschnitt. d Stromazellen mit reichlich Lipoid

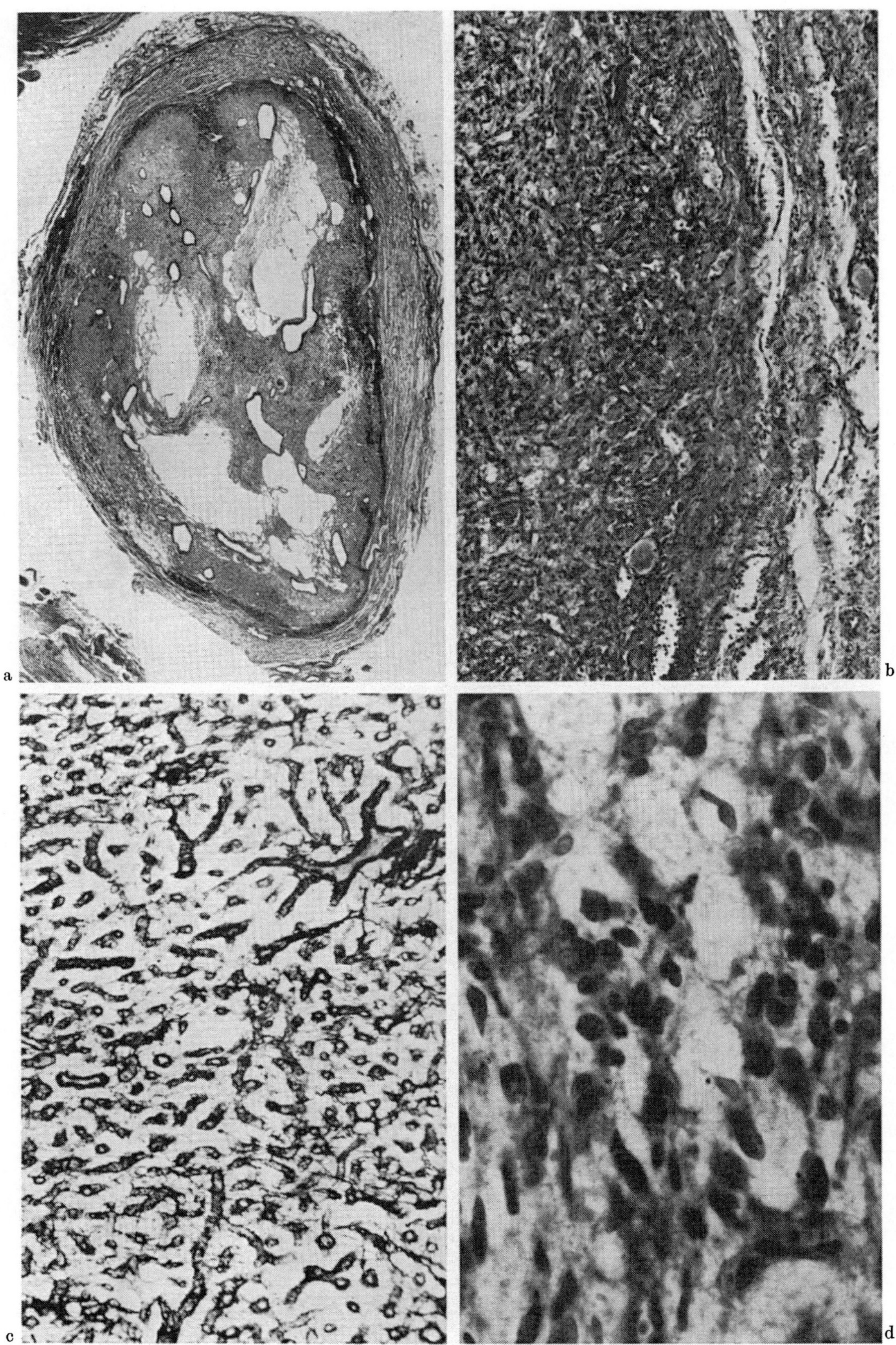

Abb. 108a—d

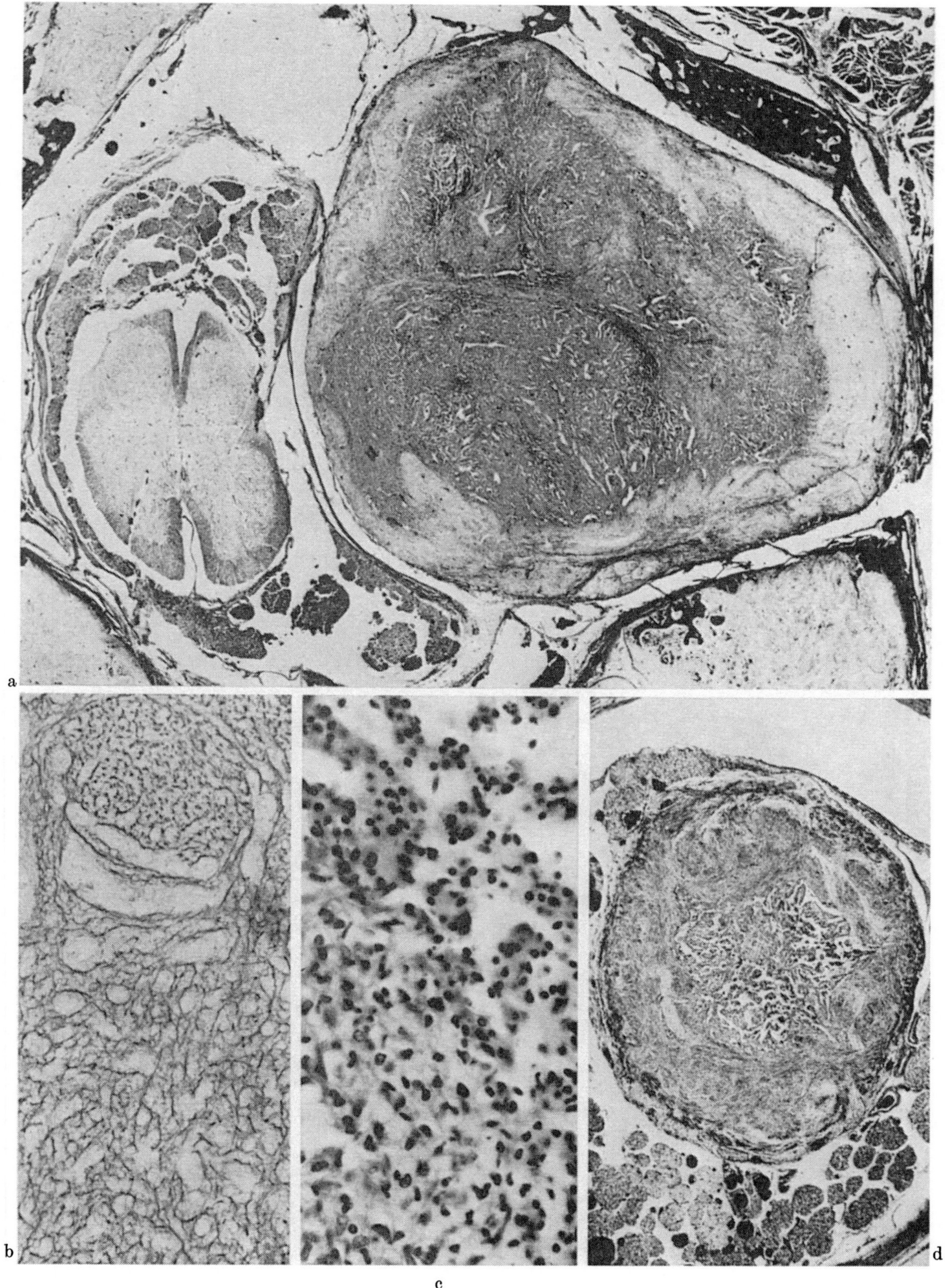

Abb. 109a—d. MPI 3581, C.M., 3 Tage alt. a Hämangioblastom und Neurofibrom des Spinalganglions mit Verdrängung des Rückenmarks sacral. b u. d Angioblastom und Neurofibrom einer Spinalwurzel. Capilläres Hämangioblastom mit benachbarten Nervenfaserbündeln. Neurofibromatöses Gewebe kapselartig um das Angioblastom angeordnet. c Angioblastom in einem paravertebralen plexiformen Neurofibrom. Capillar- und Stromazellen mit deutlich verschiedenem Bau

Zwei weitere eigene Beobachtungen betreffen das Vorkommen eines solitären Hämangioms im Spinalganglion und multiple Hämangiome des zentralen und peripheren Nervensystems bei angeborener Neurofibromatose.

Bei einer 52jährigen Frau bestand ein Sanduhrtumor in Höhe von C6/C7 links, der mit der sensiblen Wurzel in Verbindung stand und ein partielles Querschnittssyndrom verursacht hatte. Klinisch war die Erkrankung lange Zeit als multiple Sklerose aufgefaßt worden. Die Symptome bildeten sich nach der Operation vollständig zurück. Der gutartige Tumor hatte zu einer Erweiterung und Destruktion des Foramen intervertebrale geführt.

Mikroskopisch handelt es sich um ein vorwiegend capilläres Hämangiom mit einigen weiten Hohlräumen und größeren Arterien und Venen zentral im Spinalganglion gelegen, dessen restliches Gewebe sich saumartig unter der epi- und perineuralen Kapsel mit noch wohlerhaltenen Nervenzellen findet (Abb. 108). In den meisten Anteilen des kompakt aussehenden Geschwulstgewebes findet sich eine für Hämangioblastome typische Struktur mit Stromazellen, die zum großen Teil in Schaumzellen umgewandelt sind.

Bei unserer zweiten Beobachtung, einer generalisierten Neurofibromatose des Neugeborenen, fand sich ebenfalls in einem Spinalganglion ein Hämangioblastom mit Verdrängung des Rückenmarks (Abb. 109). Außerdem bestanden aber multiple Hämangioblastome in den intraduralen Spinalwurzeln und in den großen Nervenstämmen sowie in multiplen Tumoren der Pia von Groß- und Kleinhirn bei multiplen Hämangiomen der Haut und inneren Organe.

Von den multiplen Hämangioblastomen der Lindauschen Krankheit, die in der Pia des Zentralnervensystems, auch über dem Rückenmark gefunden werden, unterscheiden sich diese Tumoren durch ihre Ausbreitung in dem peripheren Nervensystem und ihre Kombination mit Neurofibromen oder plexiformen Neurofibromen. *Mikroskopisch* war das capilläre Hämangioblastom von einer oft konzentrisch angeordneten subcapsulären Schicht neurofibromatösen Gewebes umgeben (Abb. 109a, d).

Am Rande des Hämangioblastoms sind präexistente Spinalganglienzellen oder Nervenfasern zu sehen. Einzelne Nervenzellen liegen wie bei dem vorhergehenden Fall im Inneren des Angioblastomgewebes. Die generalisierte Ausbreitung der Neurofibromatose in diesem Fall wird an anderer Stelle besprochen (S. 207).

Bei einer Serie spinaler Sanduhrtumoren wurden von NAFFZIGER und BROWN (1933) 5 *Hämangioendotheliome* beobachtet. Ein Hämangioendotheliom des Ischiadicus bei einem 47jährigen Mann führte ein halbes Jahr nach der Operation zu Metastasen in den Wirbelkörpern und der Pleura, Tod nach weiteren 4 Monaten (CONWAY und SMITH, 1951). Der Tumor war 8 cm lang, derb und nicht abgekapselt. Histologisch waren proliferierte Capillaren umsäumt von geschwollenen Endothelien zu sehen, ein ,,neurinomatöser" Nervenabschnitt wurde von Capillaren durchwachsen. Die Metastasen in Lunge und Pleura zeigten das gleiche histologische Bild wie die als Primärtumor angesehene Geschwulst im Nerven.

6. Epidermoide

Epidermoide sind im peripheren Nervensystem extrem selten. BARBER et al. (1962) berichten über eine Epidermoidcyste von 3,5 cm des N. ulnaris, wir sahen ein Epidermoid des Trigeminus bei einem 67jährigen Mann mit mehreren zum Teil mit Plattenepithel ausgekleideten Cysten, in deren äußere Wandabschnitte kleine Faszikel des Trigeminus eingeschlossen waren. Klinisch hatte seit 4 Jahren eine Trigeminusneuralgie bestanden. Bei einer anderen Beobachtung, einem 63jährigen Mann, der seit 3 Jahren Caudasymptome gezeigt hatte, wurde ein Cholesteatom aus der Region des Conus exstirpiert, das sich mikroskopisch als teratoider Tumor mit Epidermis- und Knochenbildung erwies. Ganz ungewöhnlich war hierbei der Befund eines ausgedehnten intraossealen myelinisierten Neuroms.

B. Geschwülste der Nervenscheiden

Der Bemühung um eine zutreffende Übersicht über die Zahl der Fälle von Nervenscheidentumoren und ihre Lokalisation sind leider enge Grenzen gesetzt. Die wechselnde Nomenklatur und das Fehlen von Abbildungen in den Originalarbeiten würde nur durch eine Einsicht in die histologischen Präparate die Entscheidung ermöglichen, ob es sich um ein Neurinom oder ein Neurofibrom gehandelt hat, wenn man diese beiden Bezeichnungen als übergeordnete Namen für die Hauptgruppen peripherer Nerventumoren akzeptiert.

Die Übersicht von Saxén (1948) über 76 Beobachtungen derartiger Nervengeschwülste hatte unter dem übergeordneten Begriff Neurinom 3 Gruppen geweblich mehr oder weniger differenter Tumoren unterschieden. Die Gruppe 1 entsprach den typischen Neurinomen, die Gruppe 2 war durch Besonderheiten des Neurinomgewebes charakterisiert, sie war eine Art Zwischenform zwischen Neurinom und Neurofibrom, und die Gruppe 3 entsprach den Neurofibromen. Keine der bisher vorgeschlagenen übergeordneten Bezeichnungen, sei es „Neurom", „Neurinom" oder „Neurofibrom" hat sich in der Literatur durchsetzen können, so zweckmäßig auch eine solche möglichst für den täglichen Gebrauch passende Bezeichnung gewesen wäre. Jeder, der ein größeres Material übersieht, weiß, daß eine solche Bezeichnung die beträchtlichen Gewebsverschiedenheiten der Nervengeschwülste nicht verwischen sollte. Bei der bestehenden Uneinheitlichkeit der Namengebung sollte man sich an die gebräuchlichsten Bezeichnungen halten, die nicht zu einer Ordnung nach der uns weitgehend unbekannten Histogenese zwingen.

Gegenwärtig geht es zunächst darum, die übereinstimmenden Gewebsbilder möglichst mit dem gleichen Namen zu belegen (wobei 2 oder 3 Synonyma, aber nicht Dutzende zu tolerieren sind). Für den Neurochirurgen ist ohnehin nur wesentlich zu wissen, ob es sich um einen gutartigen oder bösartigen Tumor handelt oder welche Tumorart zu einer malignen Umwandlung führen kann. Im Hinblick auf diese Frage erscheint eine Gruppierung nach Neurinomen und Neurofibromen auch von klinischem Interesse, da nach den bisherigen Erfahrungen die Neurinome sich als gutartige Tumoren erwiesen haben, bei denen Rezidive selten sind, während die Neurofibrome nicht nur rezidivieren, sondern auch eine maligne Umwandlung zeigen können. Im eigenen Untersuchungsgut wiesen etwa 2% der Tumoren sowohl die Merkmale des Neurinoms wie des Neurofibroms nebeneinander auf, wobei gelegentlich bei der ersten Operation ein reines Neurofibrom gefunden wurde.

Neurinome und Neurofibrome können am ganzen Körper auftreten, lassen aber bei genügend großer Zahl von Tumoren charakteristische Prädilektionsstellen erkennen. Die obere Körperhälfte ist mehr als doppelt so häufig der Sitz von Neurinomen, wobei in der eigenen Beobachtungsserie sich folgende Prozentsätze ergaben: 57% Acusticusneurinome, 29% Spinalwurzelneurinome und 14% Neurinome peripherer Nerven (Abb. 110).

Die Neurofibrome teilen die Prädilektion für Kopf und Hals mit den Neurinomen, sind aber besonders häufig in der Zunge lokalisiert (von 59 Neurofibromen im Kopfbereich waren 36 in der Zunge anzutreffen). Die subcutanen plexiformen Neurofibrome werden am häufigsten dem Pathologen zur Untersuchung übersandt.

1. Solitäre Neurinome

Das „Neuroma amyelinicum" (Virchow, 1857), dessen Entstehung aus marklosen Fasern, den Remakschen Fasern, vermutet wurde, entspricht unserem heutigen Neurinom. Schon 1902 hat E. Meyer (1902) erstmals die Phalanxstellung der Kerne am Rande kernfreier Bänder beschrieben, und Henneberg und Koch (1903) unterschieden im Tumorgewebe fibrilläre und retikuläre Abschnitte. In der deutschen Literatur hat sich die Bezeichnung Neurinom (Verocay, 1908, 1910) eingebürgert. Verocay hatte diese Geschwulstbildung im Nerven mit einer Wucherung der Schwannschen Zellen oder analoger Elemente in Beziehung zu bringen gesucht. Seine Bezeichnung präjudiziert nichts über die Natur des vermuteten Fasergehaltes und besagt nicht, daß es sich um Nervenfasern han-

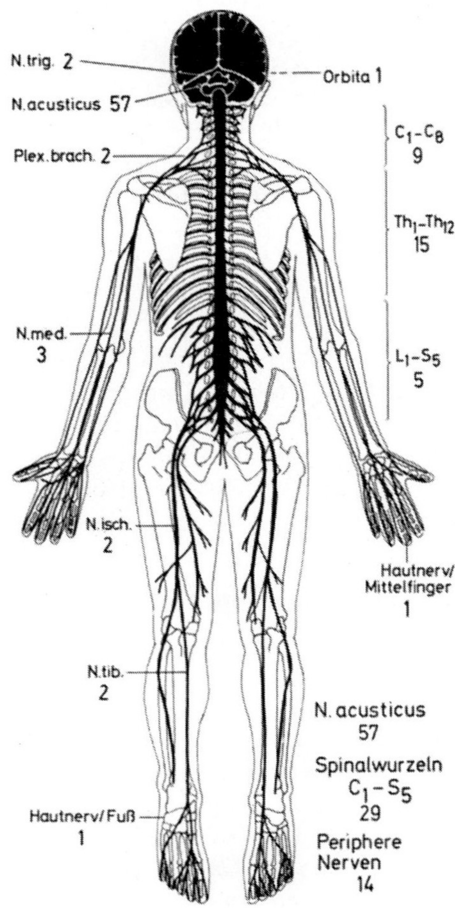

Abb. 110. Die Neurinome sind in 86% der Fälle innerhalb des Liquorraumes in den sensorischen Wurzeln (N. acusticus) und sensorischen Spinalwurzeln aller Segmente des Rückenmarkes) lokalisiert

dele, wie ganz unzutreffend in der englischen und amerikanischen Literatur wiederholt angegeben wird.

Der Fasergehalt der Neurinome ist heute nicht mehr umstritten, die elektronenmikroskopischen Untersuchungen haben gezeigt, daß es sich um kollagene Fasern handelt. Ungeklärt ist bis heute geblieben, ob die Zellen mit Basalmembranen, die elektronenmikroskopisch nachgewiesen werden, mit Sicherheit Schwannsche Zellen sind. Unglücklicherweise besitzen sowohl die Perineuralzellen wie die Schwannschen Zellen und auch die Pericyten Basalmembranen. Daher konnte der seit Jahrzehnten geführte heftige Streit über die Mutterzelle des Neurinoms auch durch die Elektronenmikroskopie noch nicht eindeutig entschieden werden. Immerhin ergeben sich durch die neuen Befunde bessere Möglichkeiten als bisher, den Zellgehalt der verschiedenen Regionen des Nerven nach ihrer Zusammensetzung klarer zu definieren und zu prüfen, ob die grundsätzliche Frage nach der Bedeutung der einen Tumorzelle für die Histogenese der Geschwülste des peripheren Nervensystems als zutreffende theoretische Voraussetzung anzusehen ist (s. dazu SCHERER, 1934a und b, und STOCHDORPH, 1965).

Neurinome kommen nur an Stellen vor, an denen normalerweise Schwannsche Zellen existieren, d.h. jenseits der von einer Basalmembran abgegrenzten Durchtrittszone der Wurzeln aus dem Rückenmark. Von dieser Stelle an sind die einzelnen Nervenfasern von

Basalmembranen und Kollagenfibrillen sowie Fibroblasten umgeben. In dem Spinalwurzel-abschnitt, ebenso wie im Bereich des intraduralen Abschnittes der Hirnnervenwurzeln, existiert eine dünne Hülle, die durch eine Basalmembran von der Wurzel abgegrenzt ist — aber nach den neuesten Untersuchungen keine spezialisierten Perineuralzellen wie der periphere Nervenstamm besitzt (McCabe und Low, 1969; Haller und Low, 1971). Die Geschwülste dieser Region, die aus Zellen mit Basalmembranen aufgebaut sind, können daher nur von Schwannschen Zellen, allenfalls von Pericyten abgeleitet werden. Da die Tumoren, die man von Pericyten herleitet, bisher nicht als Neurinome klassifiziert wurden, ergibt sich aus diesen neuen Befunden ein indirekter Beweis für die Ableitung der Neuri-nome aus Schwannschen Zellen. Die seltenen Neurinome innerhalb des Zentralnerven-systems kann man auf die Schwannschen Zellen der Gefäßnervenbündel zurückführen, die besonders im Rückenmark zu neuromähnlichen Wucherungen neigen.

Im Bereich des gut ausgebildeten Perineuriums in den großen Nervenstämmen ist die Zahl der Neurinome am niedrigsten, nach unseren Beobachtungen beträgt sie 14 % (Abb. 110). In den Terminalgebieten der cerebrospinalen Nerven, in denen sich kein Perineurium oder nur noch eine dünne Hülle mit Reduktion der Basalmembranen findet, war in den eigenen Untersuchungen kein Neurinom vom typischen Bau mit retikulären und fibrillären Abschnitten vorhanden. In dieser Region besitzen auch die Neurofibrome eine andere Struktur als in den Nervenstämmen.

a) Neurinome der Hirnnerven- und Spinalnerven-Wurzeln

Die solitären Neurinome zeigen eine ausgesprochene Prädilektion für die sensorischen Wurzeln. N. acusticus, sensorische Spinalwurzeln und N. trigeminus sind am häufigsten Sitz der Geschwülste. Bei der Neurofibromatose können sich die Neurinome auch im Vagus, Glossopharyngeus und den motorischen Wurzeln entwickeln und sind häufiger multipel. Das doppelseitige Acusticusneurinom kann als pathognomonisch für die Neuro-fibromatose Recklinghausen angesehen werden.

In den *Spinalwurzeln* finden sich nicht selten als Nebenbefund kleine in Entstehung begriffene Neurinome (Abb. 111), die sich schon bei der Hämatoxylin-Eosin-Färbung deutlich von dem umgebenden Normalgewebe der Wurzel abheben. Neben rein fibrillären Neurinomen sieht man in diesem Entwicklungsstadium Geschwülste, die an organoide Strukturen, an Vater-Pacinische Körperchen erinnern. Alle hier abgebildeten kleinen Tumoren sind in sensorischen Spinalwurzeln lokalisiert. In den konzentrisch geschichteten Körperchen kann das Gewebe deutlich aufgelockert sein (Abb. 111 d) und eine retikuläre Struktur besitzen, die an den Typ B des Neurinomgewebes erinnert. Auffällig ist die stärkere Färbbarkeit der Kerne sowie ihr größeres Volumen im Vergleich mit allen benach-barten Kernen der normalen Wurzel.

Nach Slooff et al. (1964) sind Neurinome der Spinalwurzeln häufiger als Meningiome; ihre Angabe, daß die lumbalen Segmente Vorzugssitz der Neurinome seien, trifft vielleicht für die Neurofibromatose Recklinghausen zu, läßt sich aber für die solitären Neurinome in den eigenen Beobachtungen nicht bestätigen (s. Abb. 110). Auf Einzelheiten der Acusticusneurinome soll hier nicht eingegangen werden, es sei auf die Darstellung von Zülch (1956) in diesem Handbuch und auf den Handbuchartikel von Henschen (1955) verwiesen.

b) Neurinome der peripheren Nerven

Prädilektionsstellen für Neurinome in den Nervenstämmen sind aus den bisher vor-liegenden Zahlenangaben nicht mit Sicherheit abzuleiten, am häufigsten scheinen Neuri-nome und Neurofibrome im Mediastinum vorzukommen, wo sie mit 63 % der Tumoren der Nerven und 33 % der Gesamttumoren die größte Gruppe der mediastinalen Geschwülste darstellen (Froboese, 1969). Neurinome kommen in jedem Lebensalter vor, bevorzugen aber das mittlere Lebensalter.

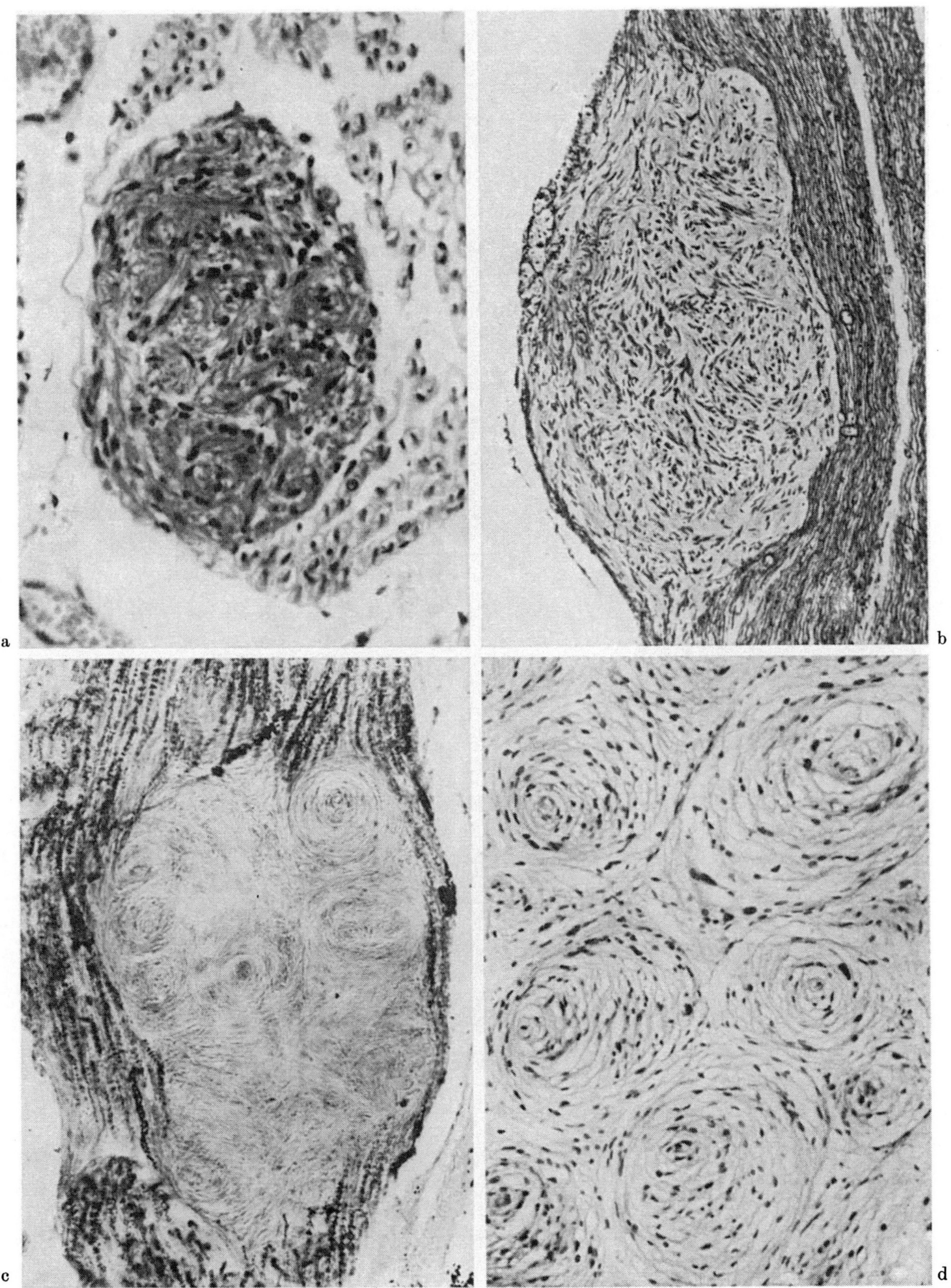

Abb. 111 a—d. Kleine beginnende Neurinome sensorischer Spinalwurzeln. a MPI 4788. P. J., 54jährig, ♂. Rein fibrilläres Neurinom. Bei HE-Färbung hebt sich das Tumorgewebe durch seine dunklere Färbung deutlich von der normalen Wurzel ab. b MPI 4181. E. H., 57jährig. Bei Silberimprägnation nach Bodian durch die helle Farbe, Fehlen der Achsencylinder und die starke Färbbarkeit der großen Kerne scharf von dem Wurzelgewebe abgesetzt. c MPI 4316 St.W., 66jährig. Neurinom mit konzentrischen (paciniformen) Körperchen mit retikulärer Struktur. Färbung H.W. d MPI 183. B. H., 67jährig. Neurinom einer sensorischen Wurzel, lumbal, mit konzentrisch geschichteten retikulären paciniformen Körperchen. Deutliche retikuläre Struktur des Gewebes

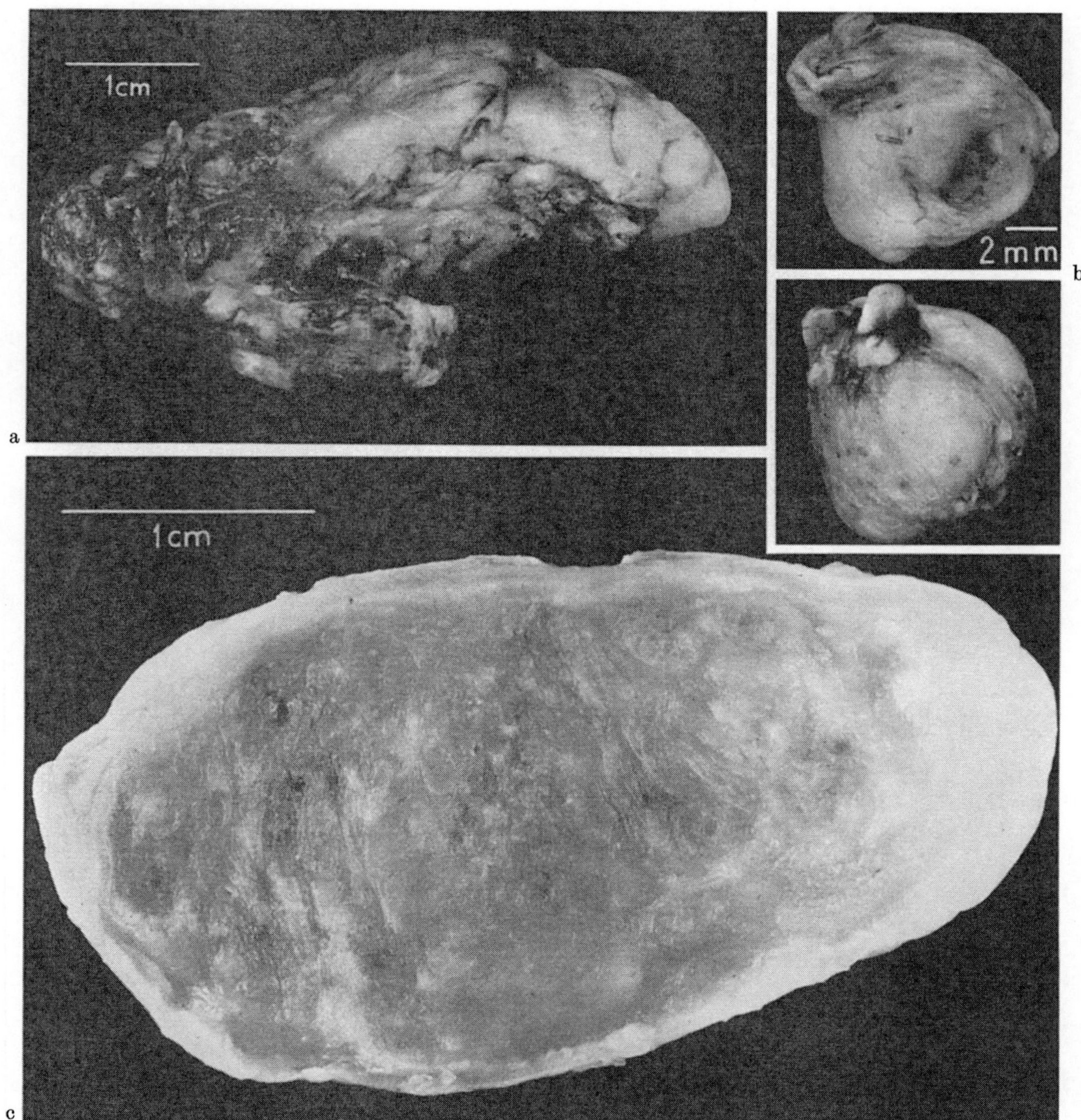

Abb. 112a—c. Solitäre Neurinome. Makroskopische Befunde. a E 3135. K.E., 66jährig, ♂. Intraduraler Tumor in C2 mit Halsmarkkompression. b E 2935. H.R., 43jährig, ♂. Tumor des linken N. tibialis. c E 1215. H.W., 57jährig, ♀. Tumor des N. medianus

Makroskopischer Befund. Die Größe der Geschwülste ist außerordentlich verschieden, die größten finden sich im Mediastinum und dem retroperitonealen Raum, wo sie bis zu $1^3/_4$ kg schwer werden können (WALZEL, 1931). In dem Biopsiematerial des Neurochirurgen lag der Durchmesser im allgemeinen bei 1—4 cm, selten über 8 cm (Abb. 112). Die Geschwülste besitzen meist eine glatte Kapsel, auf der Schnittfläche ist das Tumorgewebe homogen grau oder braunweiß mit gelben Bezirken und zuweilen von Cysten durchsetzt. Der Zusammenhang mit einem Nerven ist bei den Spinalwurzeln und den peripheren Nerven leicht, bei den großen Tumoren im Beckenraum und im Thorax oft erst bei der mikroskopischen Untersuchung nachzuweisen. Die Konsistenz der Tumoren ist meist fest, gummiartig.

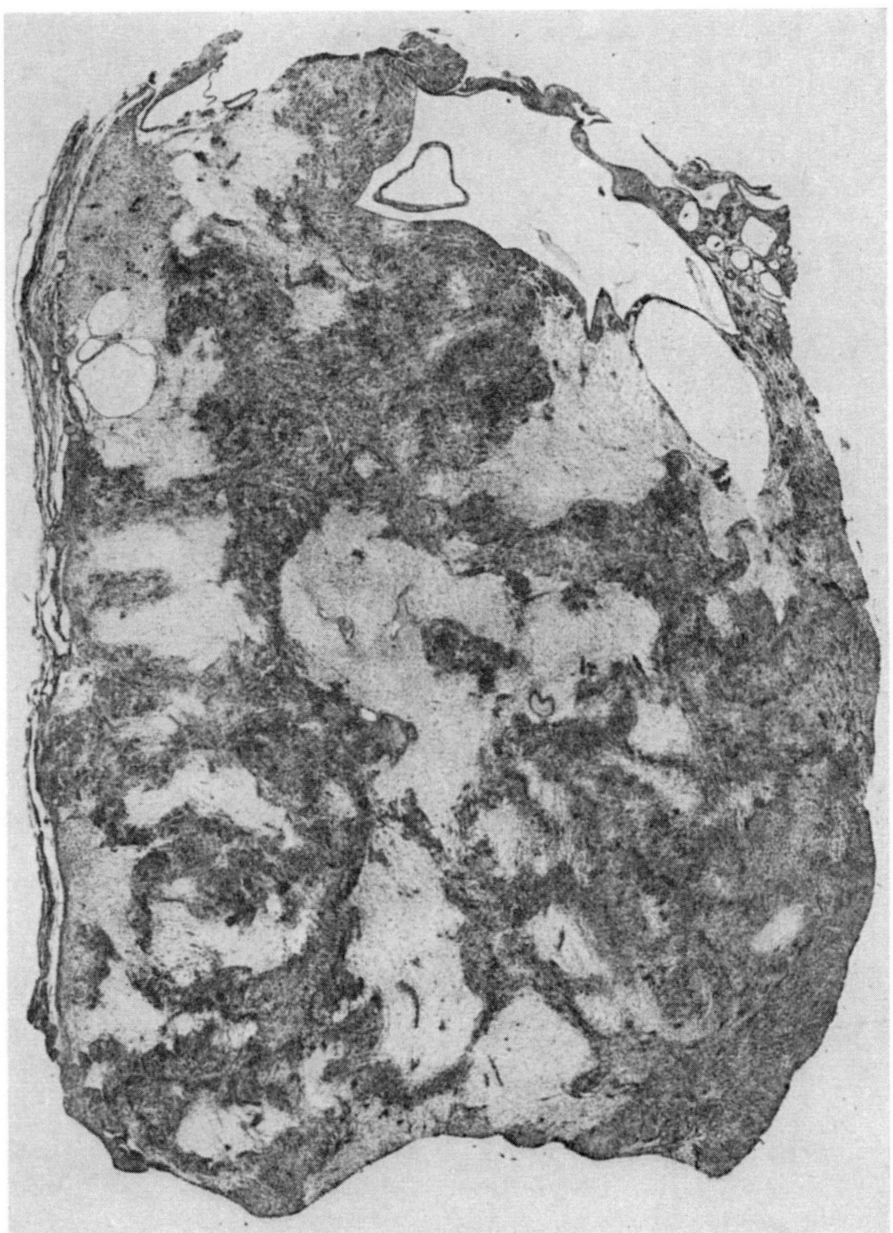

Abb. 113. Solitäres Neurinom. Mikroskopische Befunde. E 2688. W.G., 42jährig, ♂. Neurinom der sensorischen Wurzel Th 12. Landkartenartige Verteilung retikulärer und fibrillärer Abschnitte. Mehrere Cysten im oberen Teil, gut ausgebildete Kapsel auf der linken Seite des Bildes. Paraffineinbettung. Färbung: Kresylviolett

c) Die licht- und elektronenmikroskopischen Befunde

Lichtmikroskopisch zeigen die typischen Neurinome eine Mischung von 2 Gewebstypen, dem fibrillären (Typ A nach ANTONI) und dem retikulären (Typ B nach ANTONI) (Abb. 113). *Die fibrillären Abschnitte* zeigen eine dichte Gewebsanordnung aus miteinander verwobenen Bündeln langer bipolarer Spindelzellen, die auf Querschnitten schmale Cylinder, die „neurinomatöse Spongiosastruktur" (KORBSCH, 1930), bilden. Die zentral gelegenen Kerne sind ovoid oder stäbchenförmig und besitzen verschiedenen Chromatingehalt. Das Cytoplasma zeigt ein faseriges Aussehen, das schon VEROCAY zu seiner Namengebung „Fasergeschwulst im Nerven = Neurinom" veranlaßt hatte. Die vielen feinen retikulären Fibrillen sind durch Silberimprägnation darzustellen oder im Polarisationsmikroskop

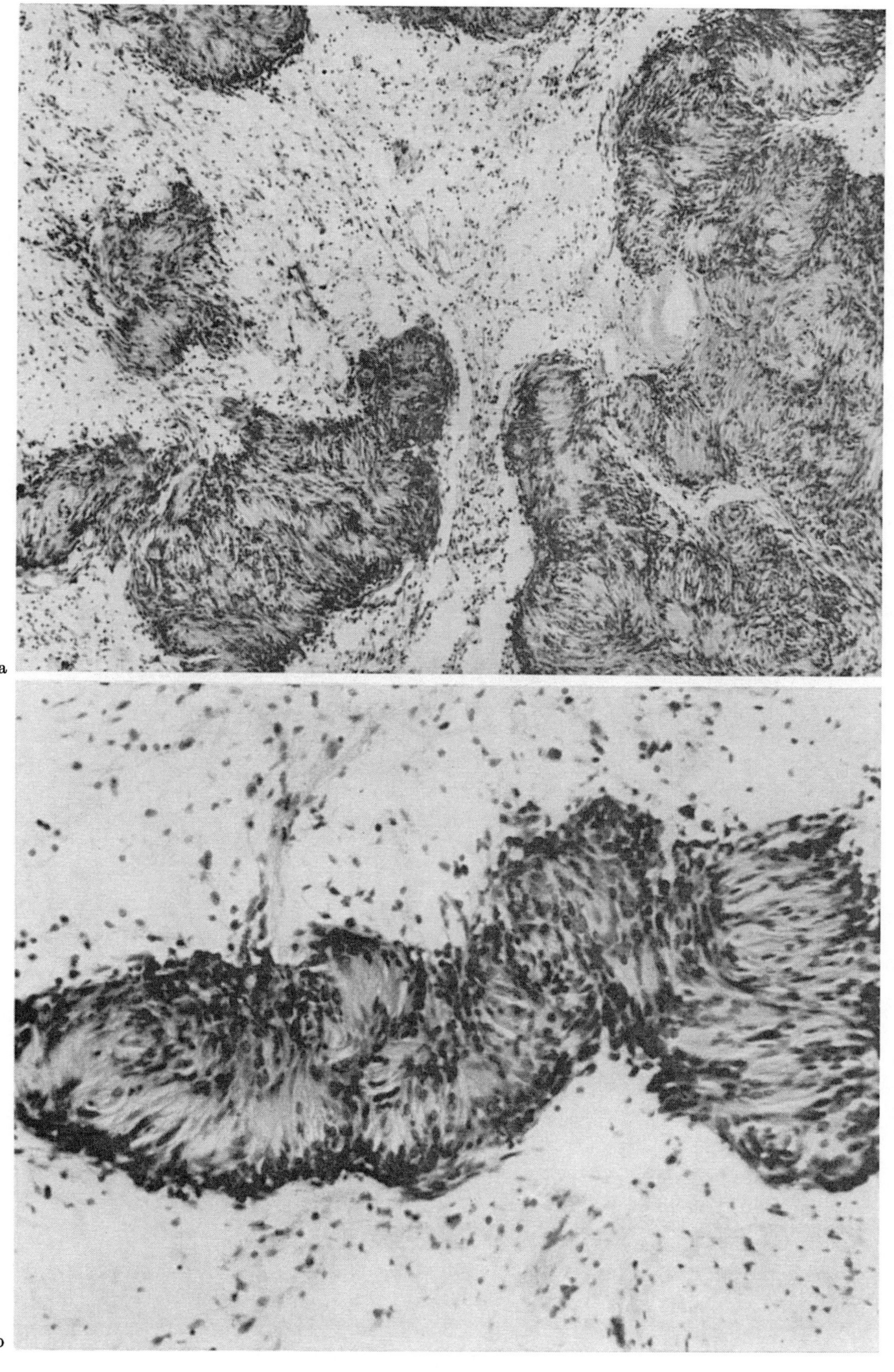

Abb. 114a u. b. Organoide Bildungen. E 1393. D. R., 19jährig, ♂. Neurinom eines sensorischen Nerven der Haut des Ellenbogens. Neurinom mit retikulären und fibrillären Abschnitten, letztere in Form denervierter Meissnerscher Tastkörperchen (s. Abb. 61)

durch ihre Doppelbrechung zu erkennen (Abb. 120). Der Gehalt an Kollagenfasern variiert beträchtlich, besonders bei älteren Tumoren, eine mit Mucinfarbstoffen anfärbbare Grundsubstanz kommt im allgemeinen im Neurinom nicht vor. Eine mit Astrablau anfärbbare mucinöse Grundsubstanz ist nach den eigenen Untersuchungen ausschließlich in den fibrillären Abschnitten lokalisiert. Die meist retikulären Fasern verlaufen parallel zu den Zellen, Neurinome ohne Kollagenfibrillen scheint es nicht zu geben.

Die Palisadenstellung der Kerne ist ein charakteristisches, aber nicht notwendigerweise vorhandenes Merkmal. Ihr Vorkommen ist nicht spezifisch, da Palisadenstellung auch bei den Leiomyomen beobachtet wird. In den Neurinomen kann diese Anordnung kernhaltiger und kernfreier Abschnitte an organoide Strukturen, an Meissnersche Tastkörperchen erinnern (Abb. 114), in anderen Tumoren kann man die konzentrisch geschichtete Anordnung der Zellen mit Vater-Pacinischen Körperchen vergleichen (Abb. 115). Diese Bildungen kommen relativ selten vor, im eigenen Untersuchungsgut in etwa 3%. Eine dritte Form organoider Strukturen, sog. Tastkörperchenagglomerate, die auch als Verocay-Körperchen oder neurofibromatöse Körperchen bezeichnet werden, scheinen nach den bisherigen Befunden vorwiegend, wenn nicht ausschließlich, bei Neurofibromen vorzukommen. In der Literatur gibt es bisher bei solitären Neurinomen nur Einzelbeobachtungen: einen Tastkörperchentumor (CAMMERMEYER, 1946) und 2 Tumoren mit paciniformen Körperchen (PRICHARD und CUSTER, 1952) und bei einem Tumor in der Mundhöhle, den SIMPSON (1965) beschrieben hat.

Der retikuläre Gewebstyp (Typ B nach ANTONI) ist von den fibrillären Anteilen im allgemeinen scharf abgegrenzt. Beide Gewebstypen sind in wechselnder Menge vorhanden, bei großen Neurinomen peripherer Nerven überwiegen gelegentlich die retikulären Abschnitte. Histopathologisch sind die retikulären Abschnitte durch einen lockeren Gewebsaufbau und polymorphe Tumorzellen charakterisiert. Da die beginnenden Neurinome (Abb. 111) sowohl fibrilläre wie paciniforme Struktur zeigen können, stellt möglicherweise die letztere das Muttergewebe für den retikulären Gewebstyp dar.

Die elektronenmikroskopischen Untersuchungen, meist an Acusticusneurinomen (GRUNER, 1960; WECHSLER und HOSSMANN, 1965; WAGGENER, 1966; POIRIER und ESCOUROLLE, 1967; CERVOS-NAVARRO et al., 1968; CRAVIOTO, 1969), konnten Zellen nachweisen, die beiderseits von Basalmembranen umgeben waren, ein morphologisches Merkmal, das zwar bei Schwannschen Zellen vorkommt, aber auch bei Perineuralzellen und deshalb nicht als beweisend für die Natur der Zellen angesehen werden kann. WAGGENER (1966) fand große Aggregate extrem dünner Cytoplasmafortsätze als charakteristisches Merkmal der Typ A-Struktur, während das Gewebe des Typs B Tumorzellen mit vielen Organellen und nicht membrangebundenem osmiophilem Material und Vacuolen enthielt. Der letztere Befund steht mit der oft beschriebenen Speicherungsfähigkeit dieser Zellen und ihrer Enzymaktivität (E. THOMAS, 1969) in Übereinstimmung. Weitere Untersuchungen zur Cytoarchitektur der Typ A-Strukturen haben gezeigt, daß hier besonders zahlreiche cytoplasmatische Fortsätze sich miteinander verschlingen und membranöse Systeme bilden (BARTON, 1962; CERVOS-NAVARRO und MATAKAS, 1968) (Abb. 116 und 117). Die membranösen Systeme werden als spezifisch gedeutet, da der Vergleich mit den von Satellitenzellen in Spinalganglien gebildeten Systemen (CERVOS-NAVARRO, 1960) die cytogenetische Verwandtschaft der Neurinomzellen mit den Schwannschen Zellen beweise. CRAVIOTO (1969) bestätigt an den Zellen der retikulären und fibrillären Regionen 2 gemeinsame Eigenschaften, die Bildung von Bündeln sehr dünner langer Fortsätze, die in engem Kontakt zueinander oder zu ähnlichen Fortsätzen benachbarter Zellen stehen. Der extracelluläre Raum in vielen Tumoren erscheine leer oder enthalte ein feingranuläres Material und wenige kleine Bündel feiner Filamente. Nur bei einigen Tumoren waren im extracellulären Raum der retikulären Gebiete die üblichen Kollagenfibrillen zu finden.

LUSE (1960) hat im Neurinom eine Besonderheit der Kollagenfibrillen entdeckt, und zwar eine Periodizität der Querstreifung von 1 200—1 500 Å, das „long spacing collagen", dessen Vorkommen im Neurinom von RAIMONDI et al. (1962), POIRIER und ESCOUROLLE

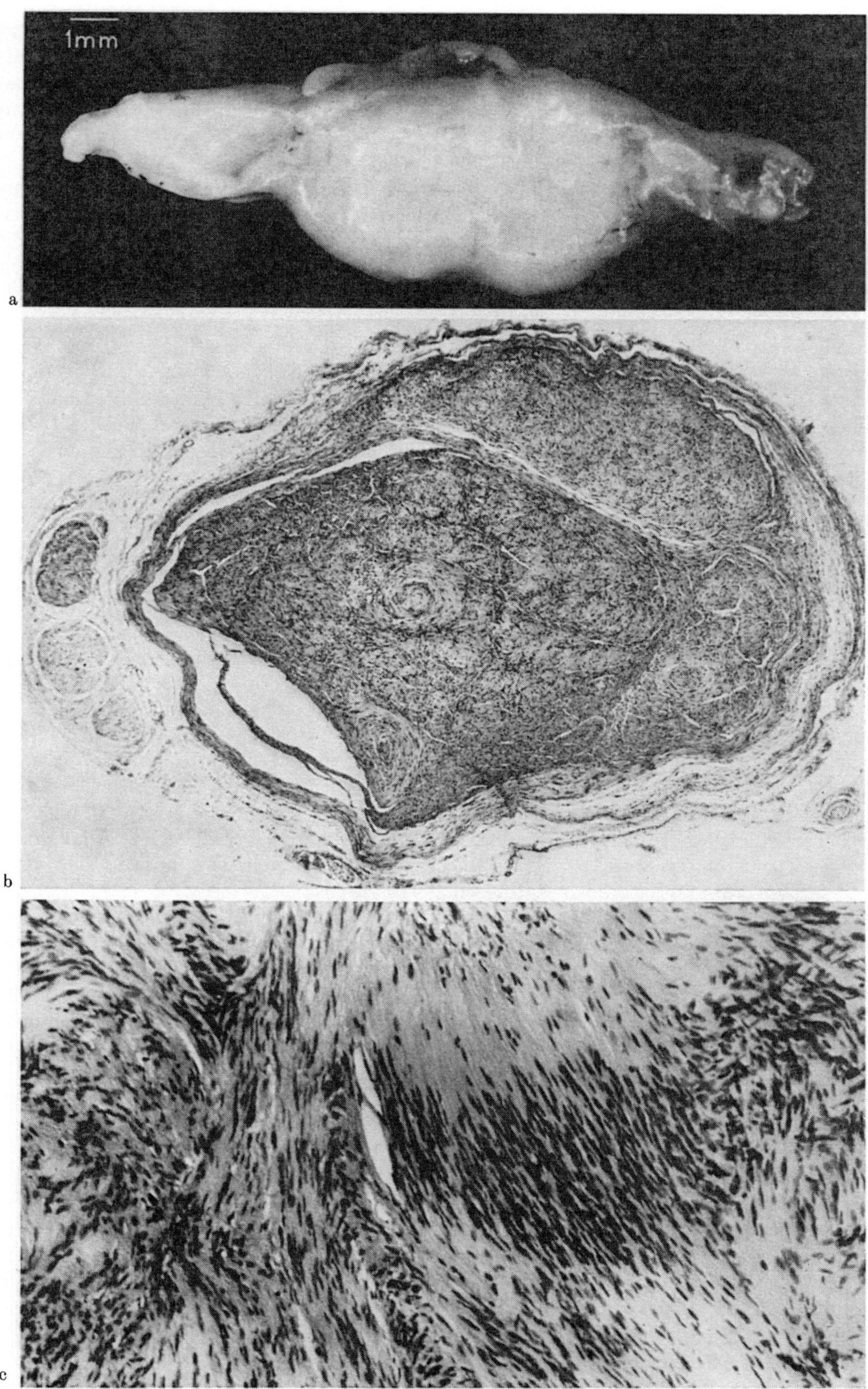

Abb. 115a—c

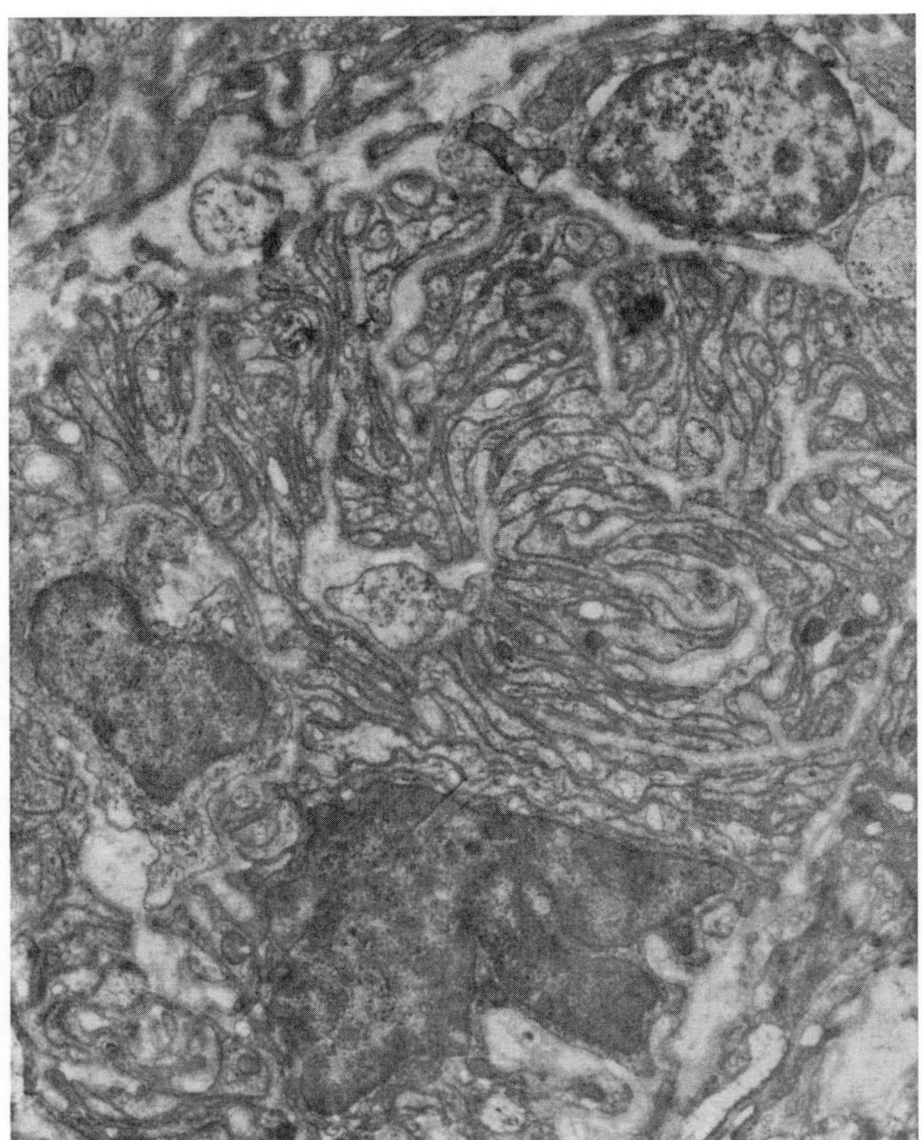

Abb. 116. Feinstruktur der Neurinome. Elektronenmikroskopisches Bild aus dem fibrillären Abschnitt (Typ A) eines Acusticusneurinoms. Ausbildung zahlreicher von Basalmembranen umgebener Zellfortsätze, die sich gegenseitig einschließen. Kollagene Faserbündel, von spindelig angeordneten Zellfortsätzen umschlossen („Mesokollagen"). (Elektronenmikroskopisches Bild von CERVOS-NAVARRO und MATAKAS)

(1967), CERVOS-NAVARRO et al., 1968, und CRAVIOTO (1968) bestätigt wurde. Diese filamentösen Organellen finden sich aber nicht nur im Neurinom (FRIEDMANN et al., 1965; RAMSEY, 1965). Die Genese dieser besonderen Makroperioden der Kollagenfasern wird mit der Konzentration von Basalmembranen und fibrillärem Material in Beziehung gesetzt (CRAVIOTO und LOCKWOOD, 1969). CAUNA und ROSS (1960) fanden das „long spacing collagen" in Meissnerschen Tastkörperchen.

Abb. 115a—c. Neurinome bei Neurofibromatose. E 2873. L.M., 17jährig, ♀. Vor 5 Jahren Neurinom der Spinalwurzel C6 bei Neurofibromatose. a Neurinom des Mittelfingers rechts. Klinisch außer multiplen Hauttumoren jetzt Syringobulbie sowie Paraspastik der Beine. Neurinome mit vorwiegend fibrillären Abschnitten und zahlreichen paciniformen Körperchen. b Querschnitt durch den Tumor, mehrere konzentrisch geschichtete Körperchen in Form Pacinischer Körperchen, gut ausgebildete Tumorkapsel (Perineurium). c Fibrillärer Abschnitt mit Palisadenstellung der Kerne

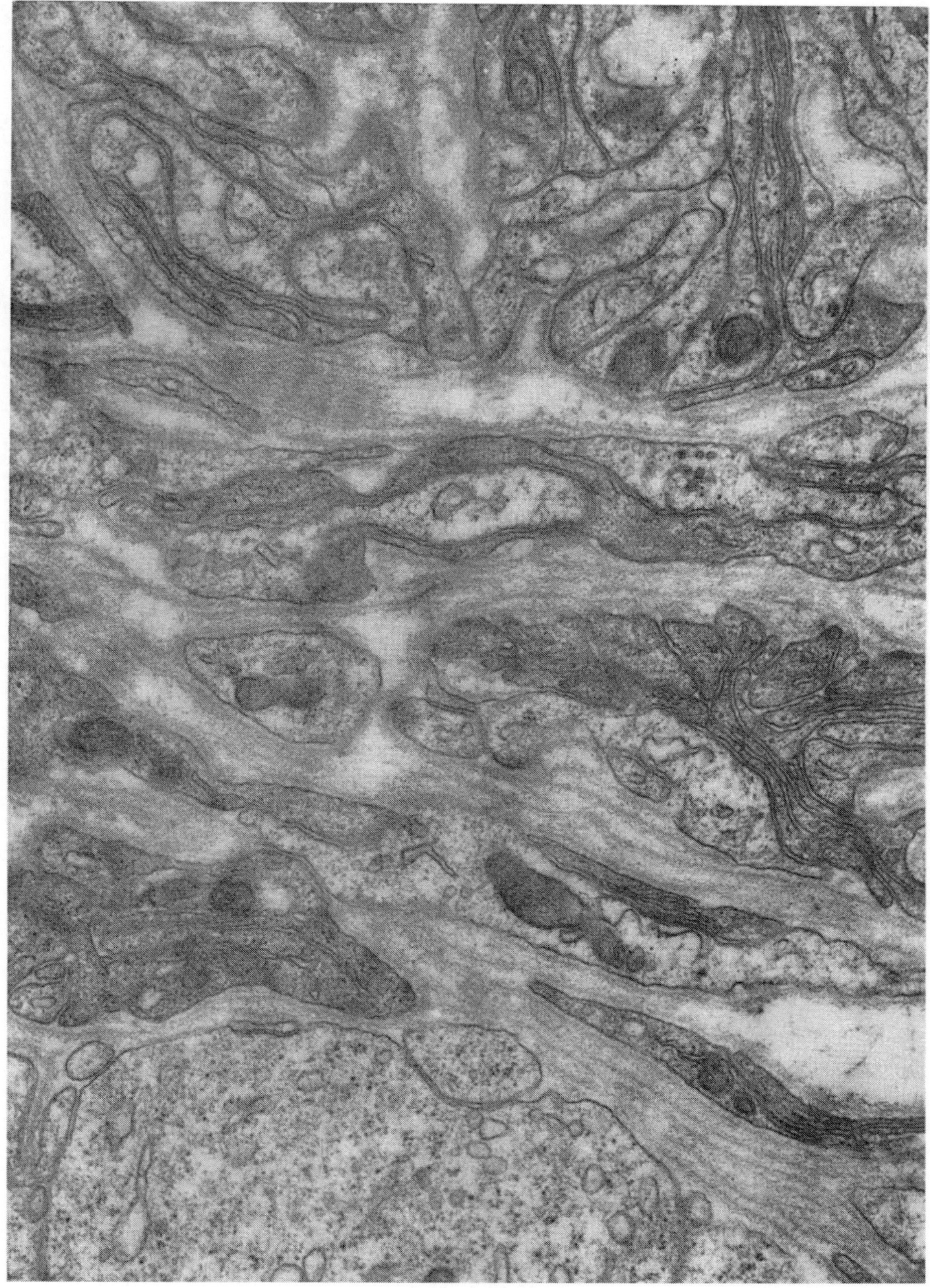

Abb. 117. Feinstruktur der Neurinome. Elektronenmikroskopisches Bild des Typ A aus dem fibrillären Abschnitt. Zellfortsätze im Quer- und Längsschnitt. Mehrschichtige Basalmembranen. Unten links Zelle ohne Fortsätze. (Aufnahme: Cervos-Navarro und Matakas)

Regressive Veränderungen: ANTONI (1920) und viele andere Autoren haben vermutet, daß der retikuläre Gewebstyp das Resultat einer Degeneration der fibrillären Abschnitte sei, eine Auffassung, der schon SAXÉN (1948) widersprochen hat. Die histochemischen Befunde (E. THOMAS, 1969) und die Tatsache, daß Lipoidspeicherung sich in beiden Gewebsabschnitten finden kann, sowie Untersuchungen in der Zellkultur, bei denen charakteristische Schwannsche Zellen aus beiden Gewebstypen gezüchtet werden konnten (MURRAY und STOUT, 1942), sprechen für 2 differente Gewebstypen und nicht für die Annahme einer regressiven Umwandlung. In der Zellkultur hatten die Schwannschen Zellen des Gewebstyps B eine stärkere verflüssigende Wirkung auf das Kulturmedium. Hieraus leiten RUSSELL und RUBINSTEIN (1971) die Neigung des Typ B-Gewebes ab, mucinöse und mikrocystische Veränderungen bis zu großen Cystenbildungen zu zeigen, die auch nach den eigenen Untersuchungen sich vorwiegend im retikulären Gewebe entwickelten.

Regressive Veränderungen gehören zum typischen Bild der etwas größeren und alt gewordenen Neurinome, wobei Hyalinisierung des Gewebes und der Gefäße, umschriebene Nekrosen, frische und alte Blutungen, als Folge der oft schweren Gefäßwandveränderungen mit zelliger Proliferation und Thrombose vorkommen (Abb. 118). Die sinusartigen Gefäße des Neurinoms, ihre Aggregation zu Gefäßpaketen und ihre plexusartige Struktur (Abb. 119) sind so häufige Begleiterscheinungen der Neurinome, daß man sie zum typischen Bilde rechnen kann. W. MÜLLER (1968) fand in den retikulären Anteilen nicht nur die größere Zahl von Gefäßabschnitten, sondern auch die größere Menge pathologischer Gefäßwandveränderungen. Der oft beobachtete Eiweißanstieg im Liquor bei Neurinomen dürfte auf diese Gefäßwandveränderungen und die dadurch ausgelöste Permeabilitätsstörung zurückzuführen sein (BANNWARTH, 1943). Ob die Vermehrung retikulärer und kollagener Fasern, wie sie bei Neurinomen besonders älterer Menschen vorkommt (Abb. 120), hiermit in Zusammenhang steht, muß dahingestellt bleiben.

Die zahlreichen regressiven Umwandlungen sollten nicht zur Diagnose von Sonder- oder Mischgeschwülsten, „cystischen" Neurinomen, noch weniger „Xanthomen" (Xanthoneurinofibrom) usw. führen (FROBOESE, 1969). Das Auftreten von Lymphocyten und Mastzellen in verschiedener, oft großer Zahl gehört ebenfalls zu dem Bilde des Neurinoms. Die oft sehr großen Hohlräume im Geschwulstgewebe zeigen keine besondere Abgrenzung, lassen sich aber morphologisch eindeutig von anderen Pseudocysten im Nerven, insbesondere den „Ganglien", unterscheiden.

Von allen Neurinomen enthalten die Acusticusneurinome am häufigsten zahlreiche lipoidhaltige Zellen (Schaumzellen, Xanthomzellen), die in retikulären wie fibrillären Abschnitten anzutreffen sind. Auch die Siderose findet sich am häufigsten im Acusticusneurinom. Gelegentlich sieht man Kalkablagerungen und auch Verkalkung von Fasern.

Verlauf. Bei den Neurinomen der Nervenstämme hat GODWIN (1952) auf den „Pleomorphismus" der Zellen mit Vorkommen großer hyperchromatischer Kerne hingewiesen, eine auch in unserem Untersuchungsgut häufige Beobachtung, die nicht als Merkmal für ein malignes Wachstum anzusehen ist. GODWIN sah bis zu einer Beobachtungszeit von 14 Jahren kein Rezidiv und weist besonders darauf hin, daß man bei den großen Nerven den Tumor schonend exstirpieren und nicht unnötig größere Nerven durchtrennen solle. In der eigenen Beobachtungsserie kamen 3 Rezidive vor nach 5, 7 und 25 Jahren, ohne daß eine wesentliche Änderung des histopathologischen Bildes festzustellen war. (Abb. 121.)

Differentialdiagnose. Die wichtigsten differentialdiagnostischen Merkmale gegenüber dem Fibrom und dem Neurofibrom sind das Vorkommen des fibrillären und retikulären Gewebstyps gegenüber dem an Kollagenfasern viel reicheren Gewebe bei Neurofibromen, das eine fasciculäre und myxomatöse Struktur aufweist. Das plexiforme Neurofibrom ist bereits im makroskopischen Befund deutlich zu unterscheiden, lediglich bei den Hauttumoren und bei den plexiformen Neurofibromen der Haut ist die Abgrenzung schwierig oder unmöglich. Hier finden sich auch die „neurinomatösen", diffusen Neurofibrome (S. 193).

12*

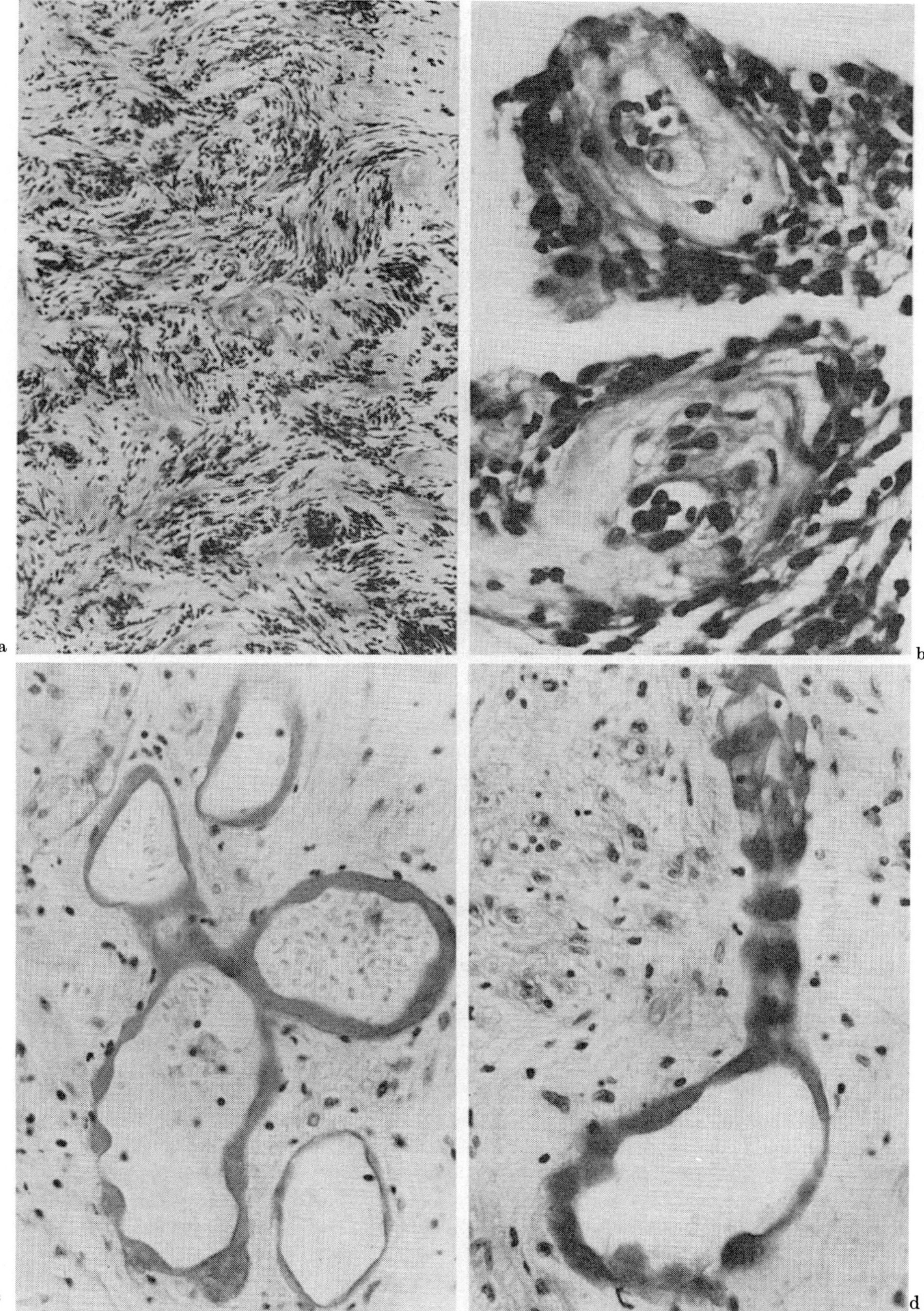

Abb. 118a—d. Gefäßveränderungen im Neurinom. a N.K. 4704. M.M., 51jährig, ♀. Acusticusneurinom, pflaumengroß, 2 größere Cysten. b E 665. K.E., 32jährig, ♀. Neurinom des Plexus brachialis. a u. b. Hyalinisierung der Gefäße und des Gewebes im fibrillären Abschnitt, der ein zellreiches, irregulär angeordnetes Gewebsbild zeigt. Liquoreiweiß um das Zehnfache vermehrt. c u. d Perlschnurartige, hyalinisierte, großkalibrige, plexusartige Gefäße

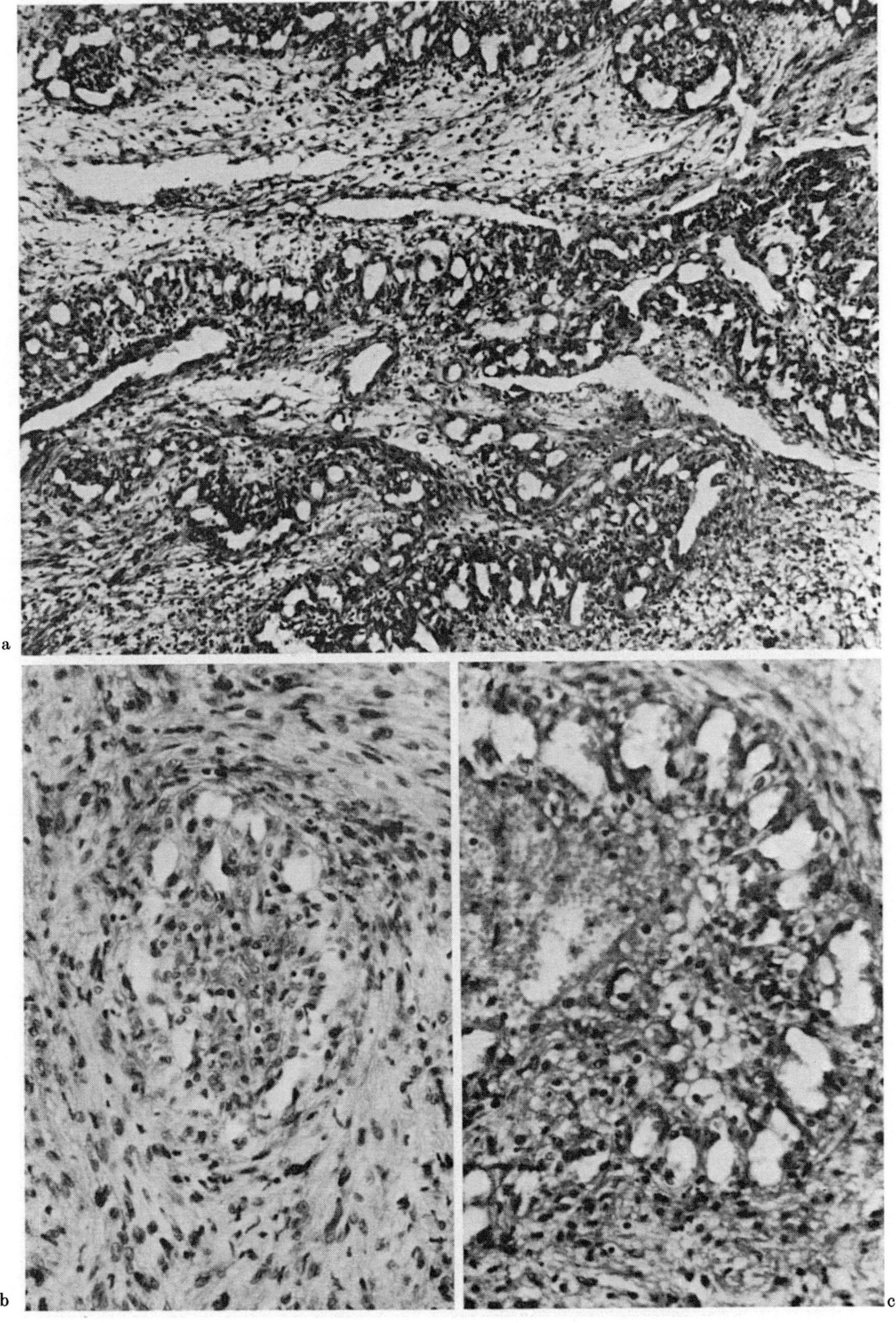

Abb. 119a—c. Gefäßveränderungen im Neurinom. E 3456. H.H., 35jährig, ♀. Acusticusneurinom mit retikulären und fibrillären Abschnitten mit girlandenförmig angeordneten plexusartigen Gefäßen, die angioblastomähnliche Gewebe einschließen

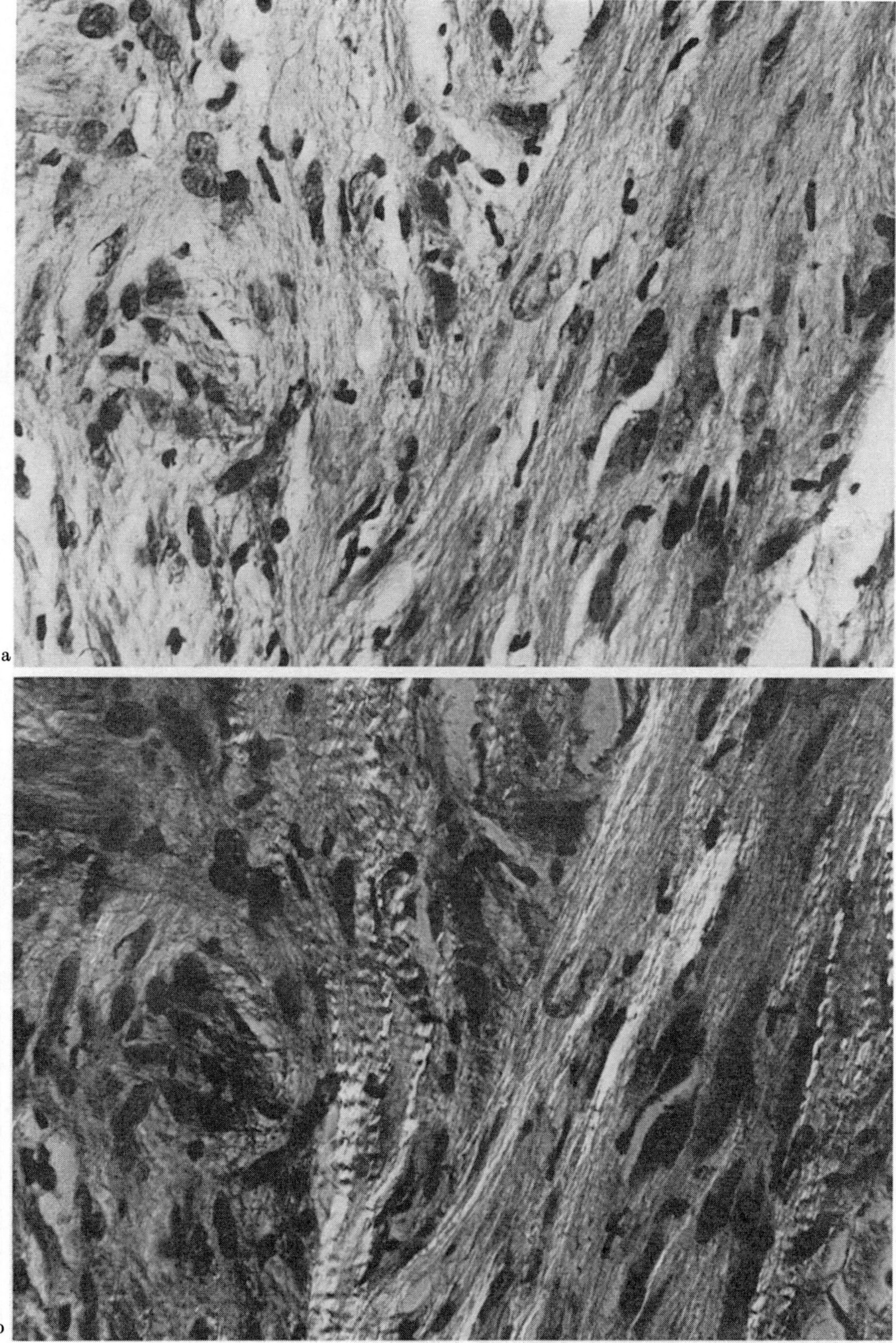

Abb. 120a u. b. Kollagene und retikuläre Fasern im Neurinom. E 3910. B.M., 80jährig, ♀. Neurinom C5—C7 (extradural). a Fibrilläre und retikuläre Abschnitte mit mäßiger Kernpolymorphie. b Aufnahme der gleichen Stelle im polarisierten Licht (Kongorotfärbung). Zahlreiche feinfibrilläre Retikulinfasern liegen parallel zu den spindelförmigen Zellen angeordnet, gröbere Kollagenfasern in anderen Abschnitten

Die Anwesenheit oder das Fehlen von Nervenfasern in den Tumoren allein ist kein sicheres differentialdiagnostisches Merkmal, obwohl ihre Anordnung auf Unterschiede hinweisen kann. So liegen die Nervenfaserbündel bei den Neurinomen meist subcapsulär, dagegen bei den typischen Neurofibromen meist im Zentrum und sind durch ein völlig andersartiges Geschwulstgewebe von ihrem Perineurium abgedrängt.

Bei den visceralen Neurinomen kommt differentialdiagnostisch ein Leiomyom in Frage, manchmal gibt es hier Myoneurome und Neurinome. Das Leiomyom kann zwar eine Palisadenstellung der Kerne wie das Neurinom zeigen, es fehlt aber der Gewebstyp A und B und im Cytoplasma der glatten Muskelzellen sind Myofibrillen nachzuweisen.

Die alte Faustregel der Pathologen, die Tumoren, die sich mit der van Gieson-Färbung gelblich anfärben, als Neurinome zu klassifizieren und die sich rot anfärbenden als Neurofibrome, trifft im großen und ganzen zu. Sie läßt sich für die Routineuntersuchung erweitern durch die Anwendung der Alcianblau- und Astrablau-Färbung, bei der die mucinöse Grundsubstanz der Neurofibrome schon mit bloßem Auge zu erkennen ist. Diese grobe Orientierung, mit der natürlich nicht alle differentialdiagnostischen Möglichkeiten auszuwerten sind, zeigt aber, daß für die Mehrzahl gesicherter Neurinome und Neurofibrome beträchtliche Gewebsdifferenzen bestehen.

Histochemisch fehlt bei Neurinomen die starke Aktivität alkalischer Phosphatase, wie sie bei Meningiomen beobachtet wird, sie war dagegen in einem Neurofibrom der Spinalwurzel sehr hoch (GLUSZCZ, 1963).

Als *Varianten* des *typischen Neurinoms* kann man die relativ seltenen Neurinome mit „organoidem" Bau ansehen, mit ihren manchmal überwiegenden lamellierten konzentrischen Körperchen nach Art der Pacinischen Körperchen und den an Meissnersche Tastkörperchen erinnernden Bildungen (Abb. 114 und 115). Auf die Kombination von typischem neurinomatösem Gewebe und fasciculären kollagenfaserreichen, nicht von einer Kapsel umgebenen, an neurofibromatöses Gewebe erinnernde Strukturen haben MASSON (1956), HARKIN und REED (1968) hingewiesen. Sie kam bei unseren Untersuchungen in einem Fall (Abb. 122) bei einem solitären Neurinom zur Beobachtung.

Als weitere Varianten sind die zellreichen Neurinome anzusehen, die von ACKERMANN und TAYLOR (1951) unter dem Terminus „ancient Schwannoma" in die Literatur eingeführt wurden.

Möglicherweise gehört das in 9 Beobachtungen von BEDNAŘ (1957) beschriebene „storiforme Neurofibrom", ein gutartiger Tumor der Haut, aber zellreich und an ein Fibrosarkom erinnernd, zu den Varianten des Neurinoms.

2. Multiple Neurinome

Bei der Neurofibromatose Recklinghausen gehören multiple Neurinome zum typischen Bilde und zeigen im Prinzip den gleichen Bau wie die solitären Neurinome. RATZENHOFER (1941) konnte eine generalisierte Neurinomatose, aus multiplen Einzeltumoren bestehend, kombiniert mit großzelligen gliösen Herden im Gehirn, als eine Sonderform des Morbus Recklinghausen beobachten. Er sah ebenfalls in den Spinalwurzeln kleine fibrilläre Neurinome und den Pacinischen Körperchen ähnliche konzentrisch geschichtete zwiebelschalenähnliche Bildungen, die an Meningiome wie an hypertrophische Neuritis erinnern können.

Gelegentlich sieht man 2 oder 3 Neurinome auch ohne Verbindung mit der Neurofibromatose.

3. Die Neurofibrome

Die geweblichen Verschiedenheiten der Neurofibrome lassen es zweckmäßig erscheinen, für die Darstellung der konstant vorkommenden Erscheinungsformen 3 Typen von Neurofibromen zu unterscheiden: Die Neurofibrome mit Kapsel, zu denen die plexiformen Neurofibrome gehören, werden als Typ I, die diffusen Neurofibrome als Typ II und die Neurofibrome mit Tastkörperchenstruktur als Typ III bezeichnet.

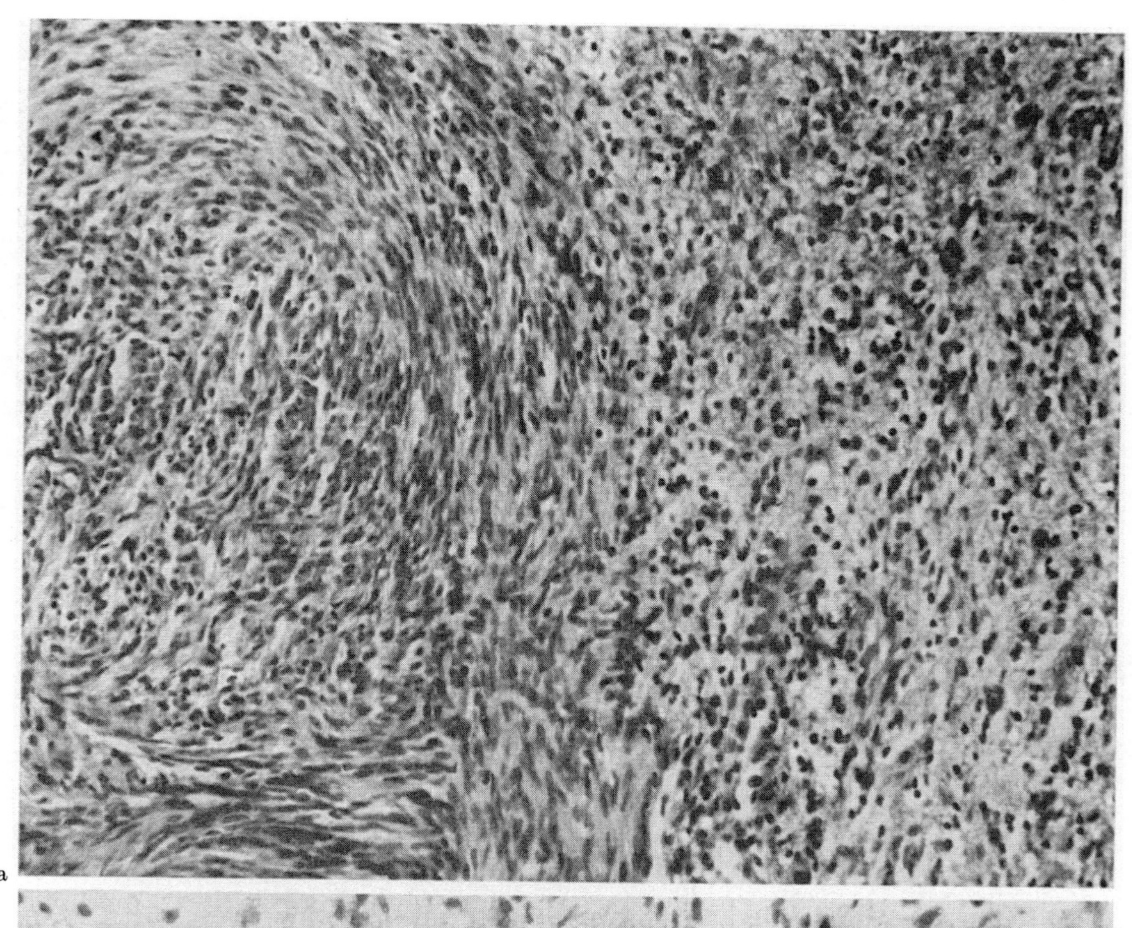

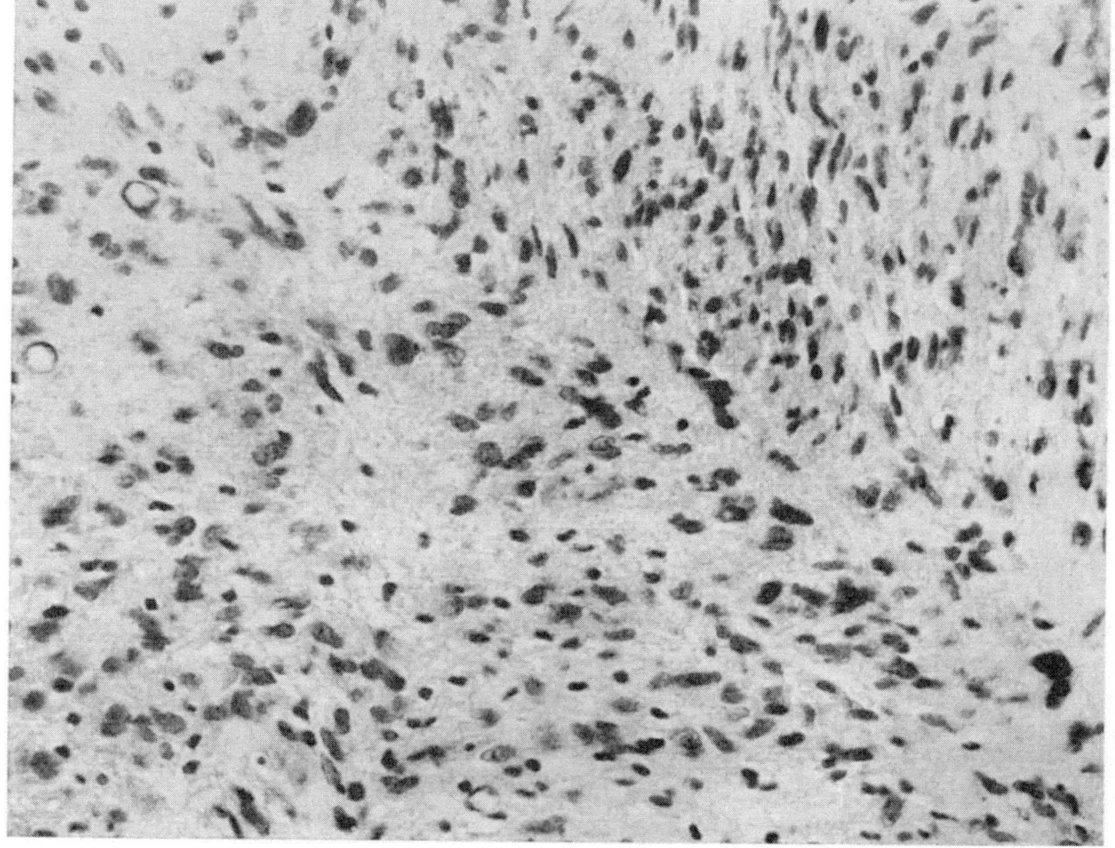

Abb. 121 a u. b

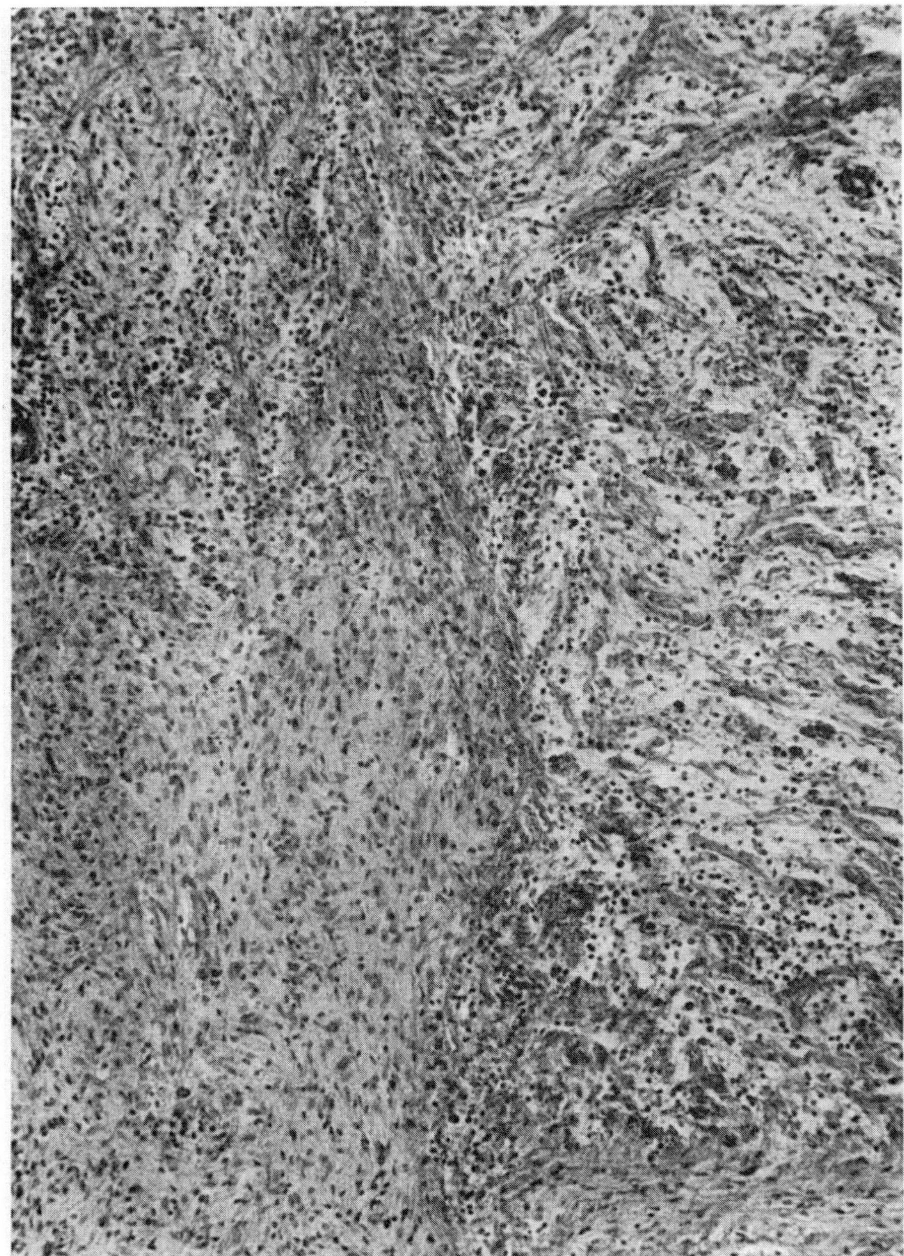

Abb. 122. E 2876. W.G., 42jährig, ♀. Tumor des Nervus medianus. Neurinom mit fasciculär gewuchertem Bindegewebe auf der rechten Bildseite. Paraffineinbettung. Färbung: Hämatoxylin-Eosin

a) Neurofibrome mit Kapsel, plexiforme Neurofibrome (Typ I)

Das morphologische Bild der Neurofibrome in den großen Nervenstämmen, wie es VON RECKLINGHAUSEN (1882) in seiner Monographie dargestellt hatte (Abb. 123), läßt eine deutliche, aus normalem oder gewuchertem Perineurium bestehende Kapsel erkennen. VON RECKLINGHAUSEN leitete die Geschwülste histogenetisch von den bindegewebigen

Abb. 121a u. b. Neurinomrezidiv. E 2815. B.M., 46jährig, ♀. Rezidiv 7 Jahre nach Operation. Nur geringe Veränderung des Gewebsbildes mit etwas zellreicheren Abschnitten (a) und Kernpolymorphie (b). Keine Mitosen. Paraffineinbettung. Färbung: Hämatoxylin-Eosin

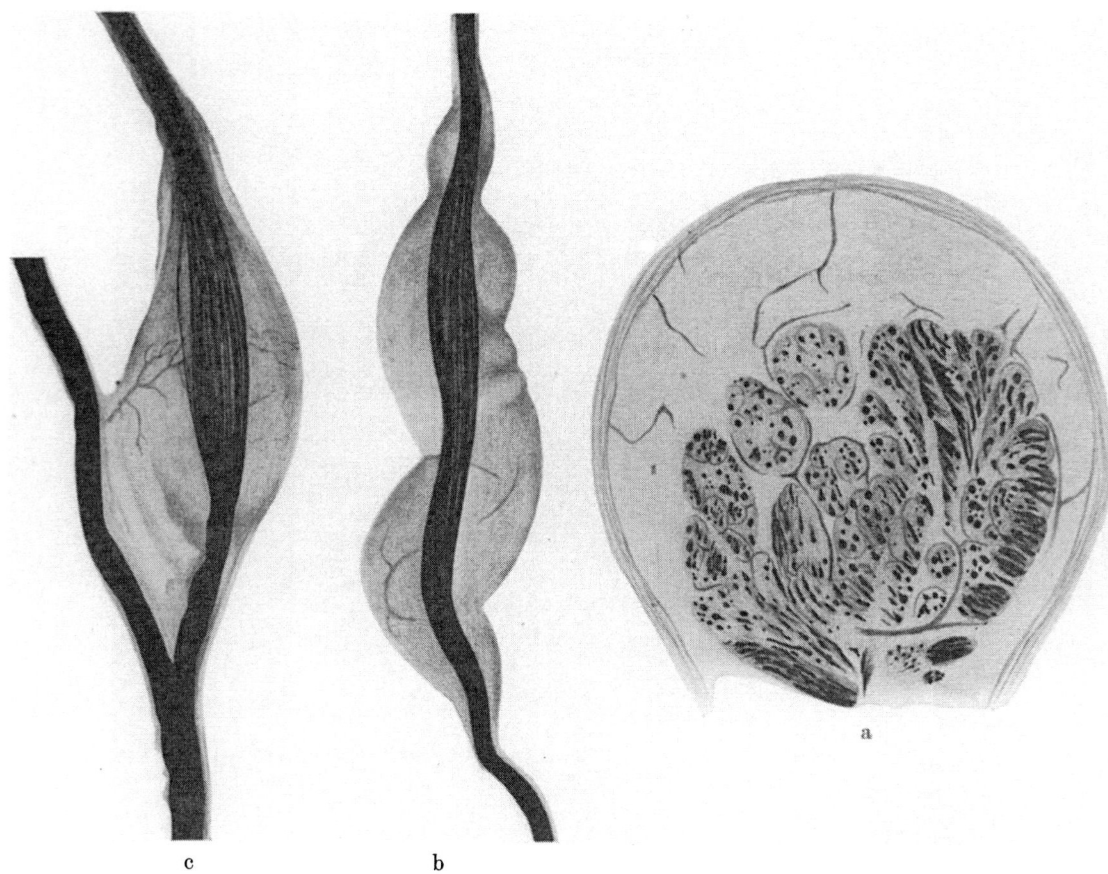

Abb. 123a—c. Neurofibromatose. Zeichnung nach einer Originalabbildung von Recklinghausen (1882), 55jährig, ♀. Neurofibrome auf dem Quer- und Längsschnitt nach Behandlung mit Osmiumsäure. Zahllose Fibromknoten der Haut, multiple fibromatöse Neurinome der Hautnerven und der Nervenstämme sowie des Vagus und des Sympathicus mit Sarkomen in der Magen- und Jejunumwand. a Querschnitt eines Neurofibroms in einem Nerven mit rundlichen Nervenfaserbündeln und Tumorgewebe zwischen Perineurium und Nerven-faserbündel. b u. c Längsschnitt durch die spindelförmige, bindegewebige Auftreibung des Nerven. Geringe Dissoziation der Nervenfasern

Anteilen des Nerven ab, besonders vom Perineurium. Bei dem lichtmikroskopisch fest-stellbaren Aufbau des Geschwulstgewebes aus vorwiegend kollagenen Fasern und seiner Ausbreitung im subperineuralen Endoneuralraum, in den die sich aufsplitternden Lamellen des Perineuriums hineinziehen, liegt diese Annahme nahe (Abb. 124 und 125). Auf seiner Abbildung ist auch das Erhaltenbleiben der Nervenfasern in dem befallenen Faszikel dar-gestellt, die in Form eines kompakten, des präexistenten, Faserbündels unverändert oder nur leicht dissoziiert, meist zentral durch die mesenchymalen Wucherungen hindurch-ziehen. Mit diesem Befund steht die klinische Erfahrung in Einklang, daß im allgemeinen bei Neurofibromatosen im Erwachsenenalter trotz der multiplen Nerventumoren nur selten schwere sensorische oder motorische Leitungsstörungen beobachtet werden.

Solitäre Neurofibrome sind offensichtlich selten (Russell und Rubinstein, 1971). Auch die nach operativer Exstirpation so benannten Tumoren können bei der engen Ver-bindung dieser Geschwulstform mit der Recklinghausenschen Krankheit und der Er-fahrung, daß periphere Manifestationen der Neurofibromatose sehr gering sein können, nur mit Zurückhaltung als wirklich solitär angesehen werden. Gelegentlich kann erst die Autopsie die schwere Beteiligung etwa der großen Nervenstämme, auch ohne gröbere Hauterscheinungen, ergeben.

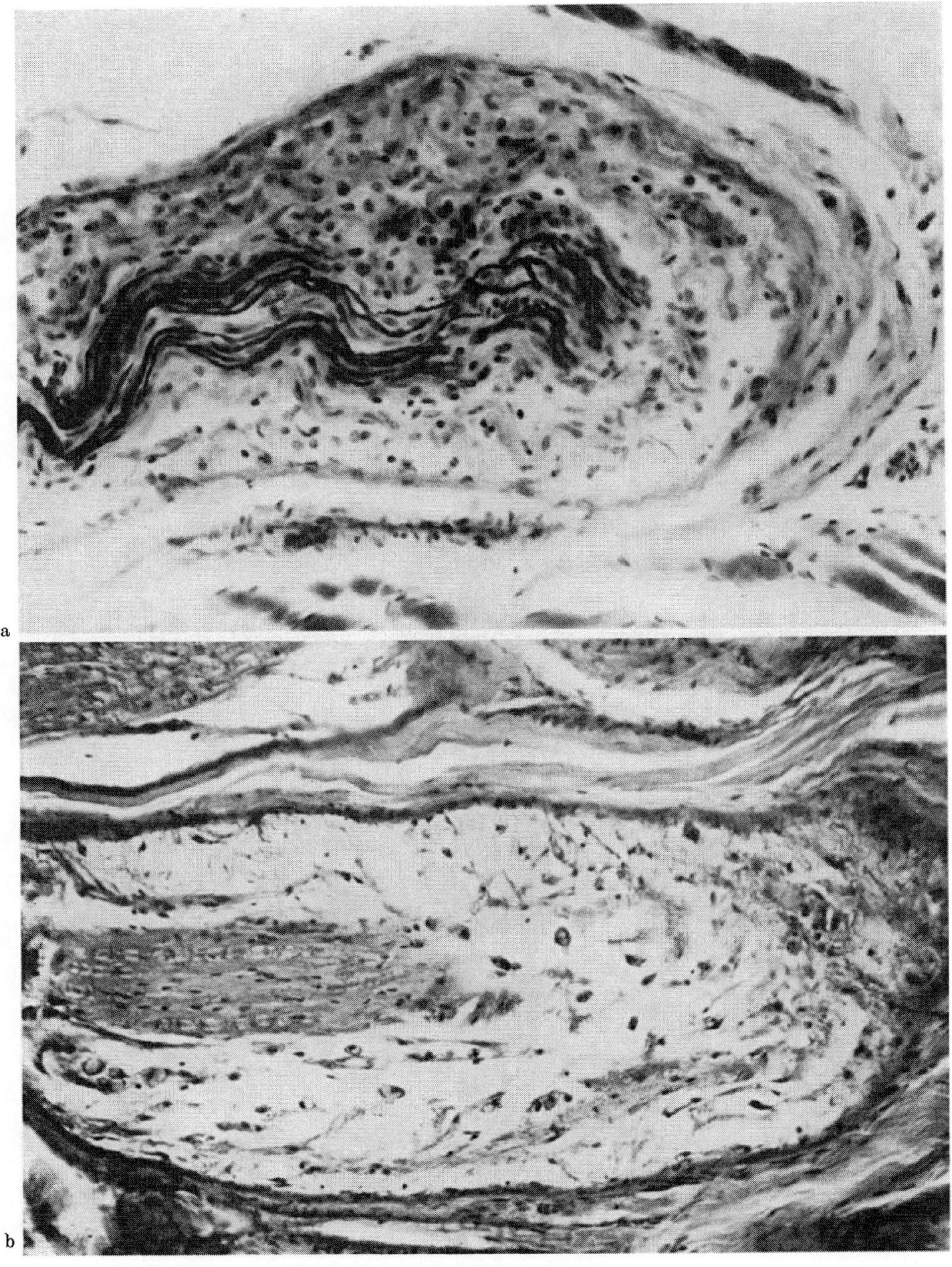

Abb. 124a u. b. Generalisierte Neurofibromatose. 49.99. B.M., 3jährig, ♀. Seit den ersten Lebenstagen Makroglossie. Neurofibromatose der großen Nervenstämme, Spongioblastom des Tuber cinereum. Herdförmige blastomatöse Gliazellwucherung, besonders im Kleinhirn. a Auftreibung eines Nerven aus der Zunge, zelligfaserige Wucherung unter dem Perineurium. Nervenfaserbündel im Zentrum erhalten. Färbung: Heidenhain-Woelcke. b Gleicher Befund bei der Neurofibromatose des Rindes. Hier zeigt die Wucherung eine myxomatöse Struktur mit mucinösen Körnchenzellen und kompakten zentralen Faserbündeln. Färbung: Hämatoxylin-Eosin

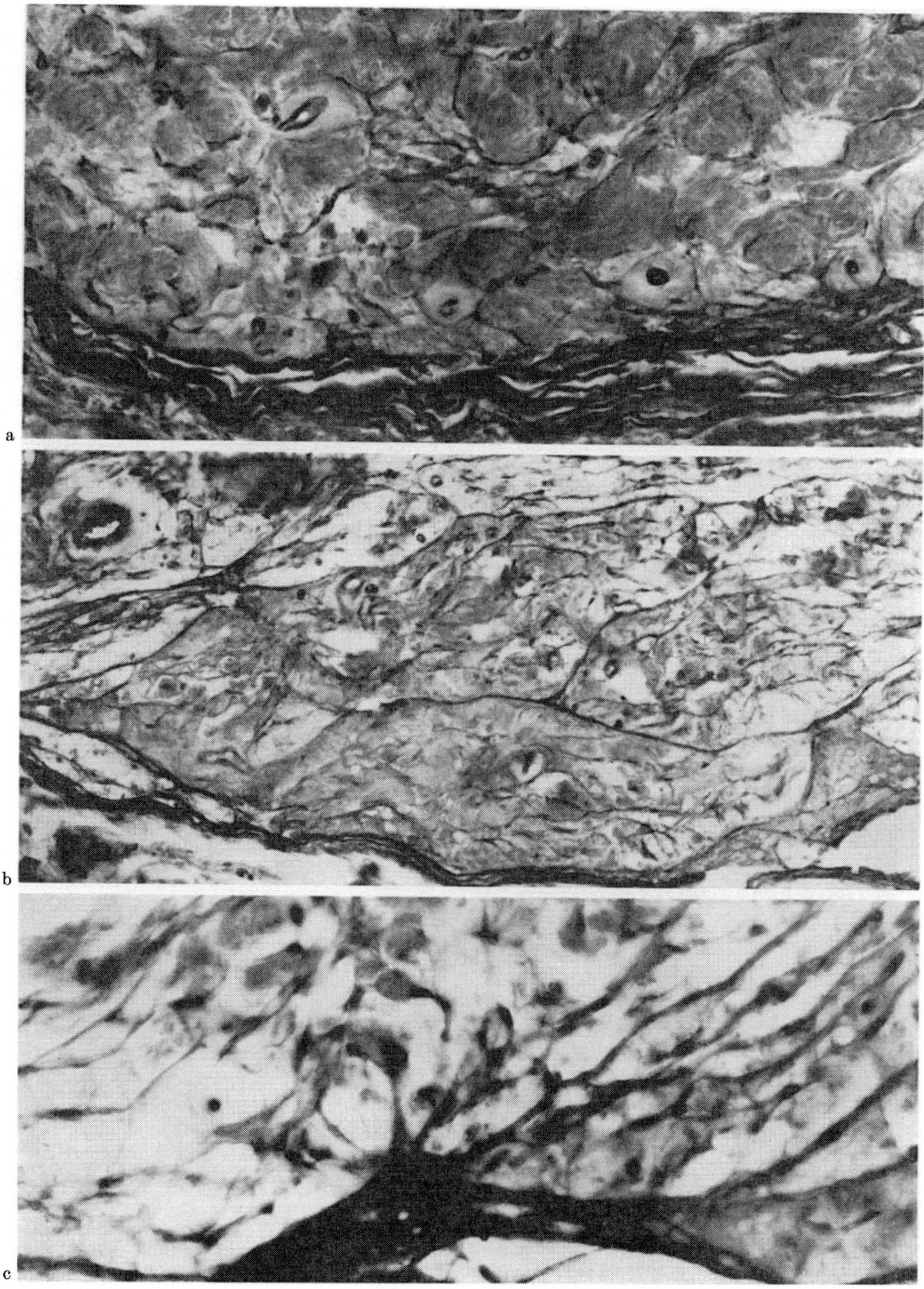

Abb. 125a —c. Veränderungen des Perineuriums. E 3136. H. H., 23jährig, ♀. Plexiformes Neurofibrom der linken Gesäßhälfte. Multiple kleine Hauttumoren und Knoten, besonders im Bereich des Gesäßes und des Oberschenkels. a—c Aufsplitterung der inneren Lamellen des Perineuriums, die in die subperineurale, zellig-faserige Wucherung hineinziehen. Neben blastomatösen Exsudationen knötchenförmige, manchmal peri-vasculäre Wucherungen kernarmer Kollagenfibrillen (c). Färbung: Elastica-van Gieson

Die Neurofibrome im Bereich der Nervenstämme kommen unter dem Bild der plexiformen Neurofibrome (VERNEUIL, 1861) oder der „Rankenneurome" (BRUNS, 1908) vor. Die meisten unserer bioptischen Untersuchungen betreffen derartige plexiforme Neurofibrome, bei denen nur in der Hälfte der Beobachtungen klinisch die Diagnose Neurofibromatose angegeben war.

Makroskopisch sind die Nerven im Bereich der solitären, der multiplen und plexiformen Neurofibrome spindelförmig oder zylindrisch aufgetrieben und zeigen in manchen Fällen eine Verdickung bis auf das 8- und 10fache. Sie besitzen eine feste Konsistenz und zeigen auf dem Querschnitt eine etwas glasige oder faserige Beschaffenheit.

Mikroskopisch werden besonders bei den plexiformen Neurofibromen die Unterschiede zum Neurinom sehr deutlich. Die verdickten und gewundenen Nervenfaszikel bieten ein sehr charakteristisches Bild (Abb. 124—128), das sich aus fasciculären, fibromatösen und locker gebauten und feiner fibrillären myxomatösen Gewebsabschnitten zusammensetzt. Fibromatöse, fasciculäre und myxomatöse Abschnitte können auch ganz isoliert vorkommen. Zwischen dem Perineurium der befallenen Faszikel, das die Kapsel bildet, und dem noch erhaltenen Nervenfaserbündel durchziehen gewellte, derbe kollagene, mit van Gieson rot gefärbte Faszikel den enorm verbreiterten Endoneuralraum. Zwischen den aufgesplitterten inneren Lamellen des Perineuriums, die sich septenartig nach dem Inneren des Faszikels erstrecken, finden sich Plasmaexsudate und charakteristisch geformte, oft perivasculär angeordnete konzentrische Wucherungen von Kollagenfasern mit oder ohne mucinöses Grundgewebe (Abb. 125). Im locker fibrillären, myxomatösen Gewebe liegen außer den mit Mucinfarbstoffen anfärbbaren ungeformten Substanzen auch positiv gefärbte Körnchenzellen (Abb. 126).

Derartige Zellen kommen gelegentlich normalerweise unter dem Perineurium vor, sie wurden als „Blasenzellen" von LANGHANS (1892) und KOPP (1892) oder als cellules godronnées von RENAUT (1881a und b) beschrieben. ASBURY et al. (1971) sprechen von „giant vacuolation" endoneuraler Fibroblasten auf Grund elektronenmikroskopischer Untersuchungen bei hereditärer sensorischer Neuropathie und hypertrophischer Neuropathie.

Sie kommen in Verbindung mit mucoiden Substanzen vor. Auf die Vermehrung dieser Substanzen und der vacuolisierten mucoiden Zellen unter pathologischen Verhältnissen, besonders aber bei neuraler Muskelatrophie, hypertrophischer Neuritis und Neurofibromatose wurde in einer früheren Arbeit hingewiesen (KRÜCKE, 1939). Da auch in weiteren Beobachtungen diese Zellen oft reichlich mit Astrablau oder anderen Mucinfarbstoffen angefärbte Substanzen enthalten, bleibt die Frage offen, in welcher Beziehung diese Zellen zu Produktion oder Resorption der mucoiden Substanzen stehen.

Die stärksten Auftreibungen der Nervenfaszikel fanden wir bei Jugendlichen, bei denen anders als bei RECKLINGHAUSENs Fällen älterer Patienten eine stärkere Dissoziation der Nervenfasern eingetreten war, wobei aber immer noch einzelne markhaltige Nervenfasern wohlerhalten das Geschwulstgewebe durchziehen (Abb. 127), so daß man von einer Stufenleiter der Nervenfaserdissoziation bei Neurofibromen sprechen kann. Der Gehalt an mucoiden Substanzen in den Neurofibromen variiert beträchtlich. Die Geschwulstzellen können rundlich oder spindelförmig sein, bipolar, tripolar, lange Fortsätze besitzen und chromatinreiche Kerne enthalten. In den Zellfortsätzen sind keine cytoplasmatischen Fibrillen festzustellen. Die Zellen sind in die zahlreichen gewellten Faserbündel eingelagert, sie enthalten Stränge von Zellen, die an Büngnersche Bänder Schwannscher Zellen erinnern und auf dem Querschnitt Zwiebelschalenformationen zeigen. Dies war besonders deutlich bei eigenen Untersuchungen an der Neurofibromatose des Rindes zu beobachten[1].

Bei den elektronenmikroskopischen Untersuchungen wurden auch Zellen mit Basalmembran nachgewiesen, die als Schwannsche Zellen aufgefaßt werden. HORTEGAs „Lemmocyten" ließen sich nicht von den üblichen Schwannzellen differenzieren (PINEDA, 1964). Als essentielle Zellen für die Histogenese des Neurofibroms wurden und werden von

---

[1] Herrn Prof. FRAUCHIGER, Bern, danke ich für die liebenswürdige Überlassung des Untersuchungsmaterials.

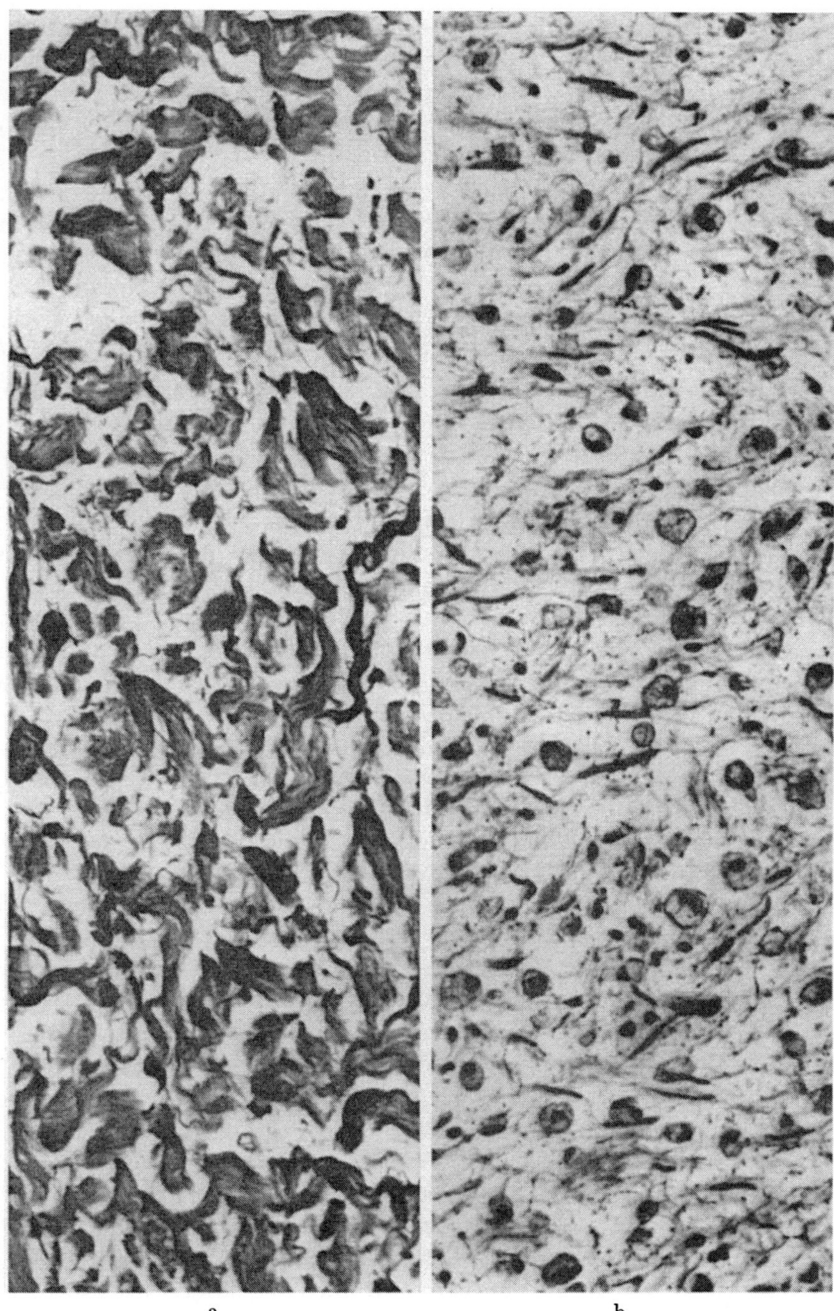

a   b

Abb. 126a u. b. Plexiformes Neurofibrom (Typ I). Gleicher Fall wie Abb. 125. Zwei Formen des Tumorgewebes bei plexiformer Neurofibromatose. a Fasciculäres Gewebe. Derbe gewellte Faserbündel, die sich mit van Gieson leuchtend rot färben (*fasciculärer Abschnitt*). Paraffineinbettung. Färbung: Elastica-van Gieson. b Aufgelockertes Grundgewebe mit zahlreichen Körnchenzellen, die alcianblau- und astrablau-positive mucinöse Substanzen enthalten (*myxomatöser Abschnitt*). Paraffineinbettung. Färbung: Silberimprägnation nach Bodian

vielen Autoren die Schwannschen Zellen angesehen, so del Rio-Hortega (1941, 1943), Stout (1949), Masson (1956). Demgegenüber hat Feigin (1971) wieder ein unitarisches mesenchymales Konzept für die solitären und multiplen Tumoren der Recklinghausenschen Krankheit vorgelegt und schlägt als gemeinsame Bezeichnung „Nervenscheidentumoren" vor, da über die Natur dieser Tumoren in naher Zukunft wahrscheinlich keine Übereinstimmung zu erzielen sei. Elektronenmikroskopisch lassen sich ebenso wie lichtmikrosko-

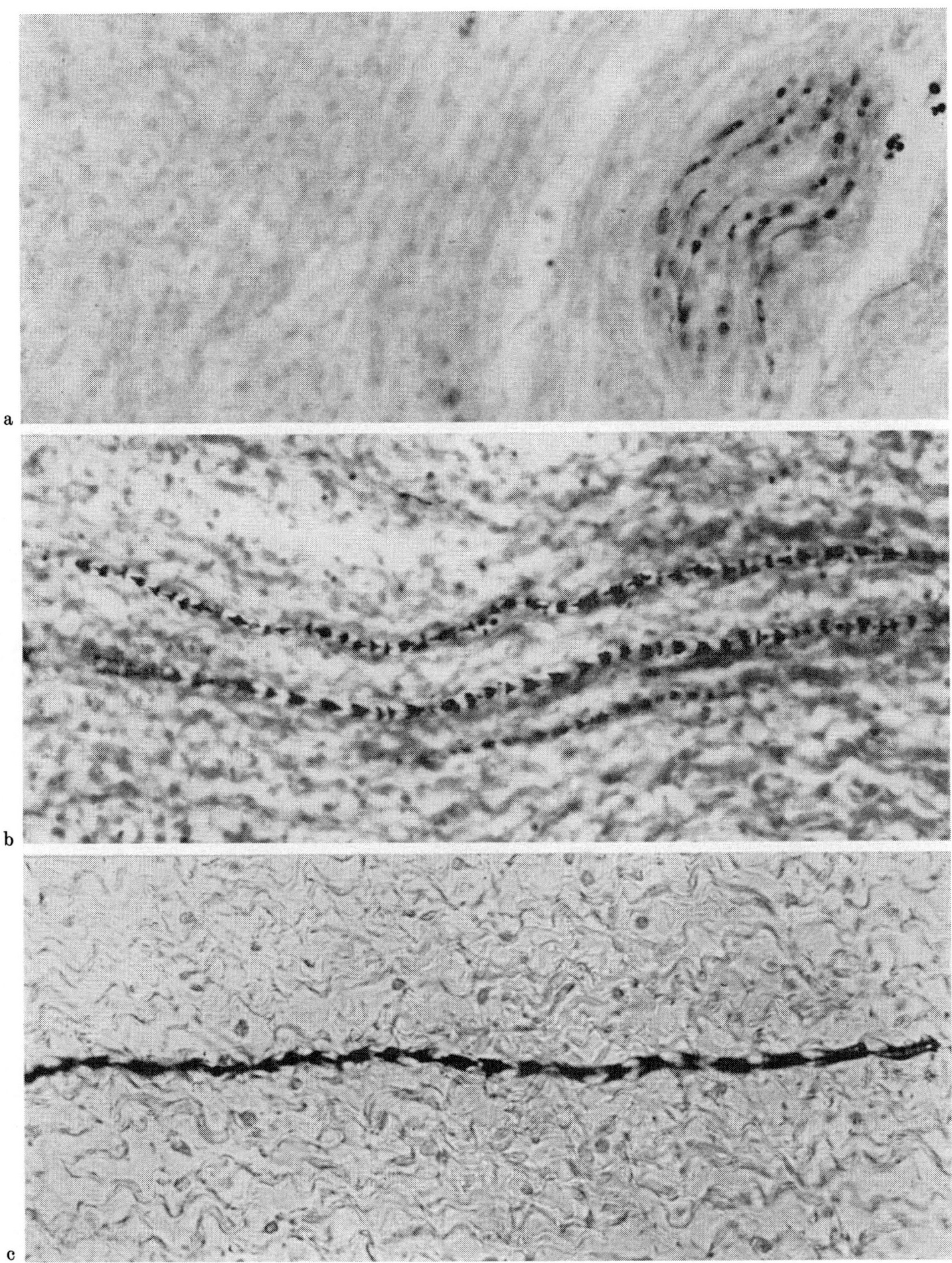

Abb. 127a—c. Nervenfasern im plexiformen Neurofibrom (Typ I). a Gleicher Fall wie Abb. 125. Einzelnes, im Faszikel zentral gelegenes Bündel markhaltiger Nervenfasern. Die Verdickung des Nervenstammes beträgt etwa das Achtfache des Normalen. b—c E 644. T.L., 19jährig, ♂. Plexiforme Neurofibrome der linken Schulter, keine isolierten Nervenfaserbündel. Dissoziierte, aber noch wohlerhaltene Nervenfasern durchziehen das lockere fibromatöse Gewebe. Paraffineinbettung. Färbung: Heidenhain-Woelcke

pisch zwischen Neurinomen und Neurofibromen Unterschiede im Gewebsaufbau nachweisen (LUSE, 1960; WAGGENER, 1966; POIRIER et al. 1967).

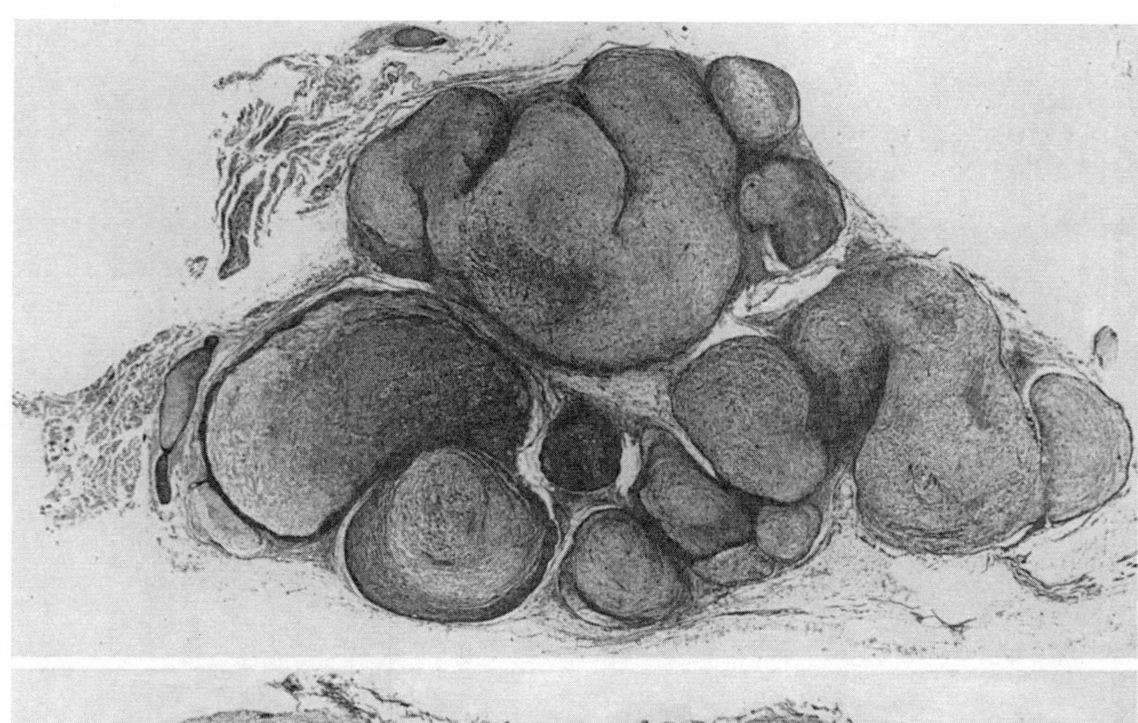

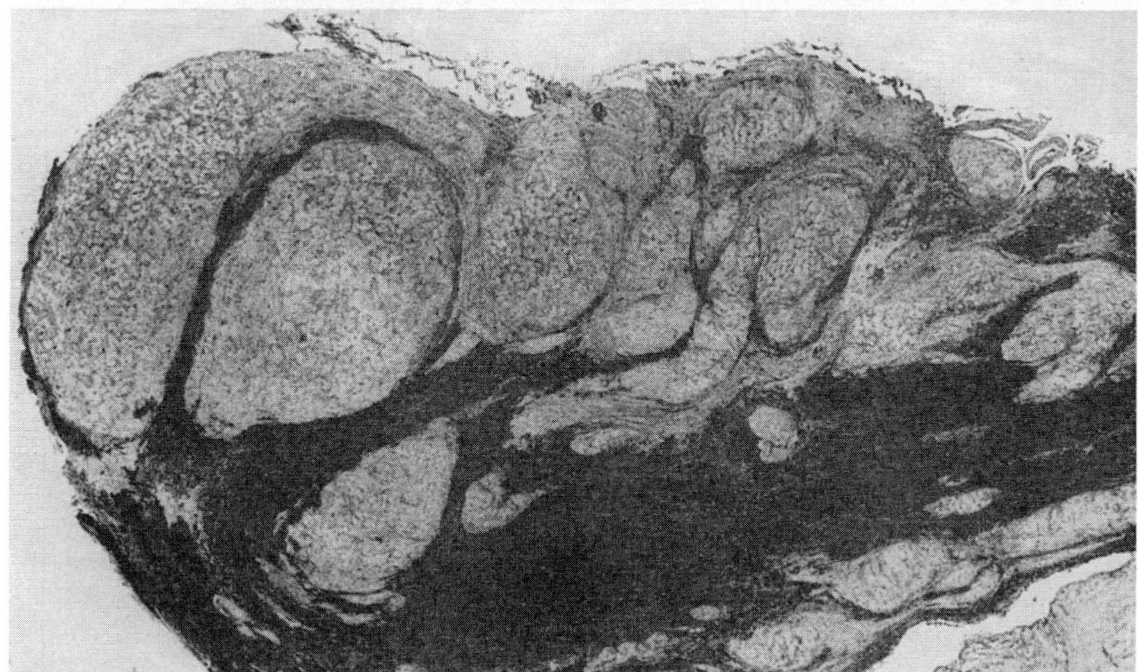

Abb. 128. Typisches plexiformes Neurofibrom (Typ I). E 3136. H. H. (gleicher Fall wie Abb. 125). Übersichtsbild eines plexiformen Neurofibroms mit den vielfach gewundenen, diffus oder lokal aufgetriebenen Faszikeln. Färbung: Astrablau. b Plexiformes Neurofibrom mit Tastkörperchenstrukturen (Typ III). E 2791. M. K., 11jährig, ♂. Tumor der Wurzel S 1 rechts von Faustgröße mit Ausbreitung in das kleine Becken. Intrafasciculäres neurinomatöses Gewebe. Färbung: Elastica-van Gieson

Die Differentialdiagnose zwischen Neurinom und Neurofibrom wurde schon erwähnt (S. 179).

Der Verlauf der Neurofibrome ist in den meisten Fällen gutartig, aber anders als beim Neurinom können auch solitäre Neurofibrome ein malignes Wachstum zeigen. Die Prozentzahl hierfür wird mit mindestens 15 % angegeben. Rezidive können noch nach vielen Jahren auftreten und erst später eine maligne Umwandlung erfahren.

Als eine noch gutartige Variante sind die plexiformen Neurofibrome anzusehen, die sowohl die geweblichen Charakteristika des Neurofibroms innerhalb oder außerhalb der Faszikel als auch eine spezialisierte Form neurinomatösen, fibrillären Gewebes mit Tastkörperchenstruktur erkennen lassen.

b) Neurofibrome ohne Kapsel, diffuse Neurofibrome (Typ II)

Diesen Geschwulsttyp haben HARKIN und REED (1968) als solitäre Neurofibrome klassifiziert, als gutartige, langsam wachsende, relativ umschriebene, aber nicht eingekapselte Geschwülste, die vorwiegend in der Haut oder im subcutanen Gewebe vorkommen. Die intercelluläre Matrix eines solitären Neurofibroms enthalte Kollagenfibrillen und eine nicht organisierte mucoide oder myxomatöse Komponente. Zu dieser Art von Geschwülsten zählen, soweit es sich nicht um reine Fibrome handelt, auch die Hauttumoren bei der Neurofibromatose. Die solitären wie die multiplen Hauttumoren enthalten oft außer dem Tumorgewebe Schweißdrüsen, Talgdrüsen und subcutanes Fettgewebe; zum Teil sind die kleinen terminalen Nervenfaserbündel gut erhalten, zum Teil von Tumorzellen durchsetzt, und ihre markhaltigen Nervenfasern splittern sich in der zelligen Wucherung auf (Abb. 137). Die Tumoren können, wie die Abbildung wiedergibt, entweder gestielt oder breitbasig in der Haut sitzen oder subcutan ohne Vorwölbung der Epidermis vorhanden sein. Derartige cutane Veränderungen und ein Spongioblastom des Hypothalamus können die einzige Manifestation einer Neurofibromatose darstellen.

Zu der Deutung der Histogenese tragen die neueren elektronenmikroskopischen Untersuchungen über den Nachweis weit verstreuter Schwannscher Zellen, die an normale Zellen, nicht an Tumorzellen erinnern (WAGGENER, 1966; POIRIER et al., 1967), ebenso wie die Untersuchungen zur normalen Feinstruktur über das offene Ende des Perineuriums an den Hautnerven (CAUNA, 1969) bei. Die fehlende Abgrenzung durch eine Kapsel ist durch das Fehlen des Perineuriums oder die erhebliche Reduktion seiner Lamellenzahl in den Terminalgebieten zu erklären. Hierdurch können die Geschwulstzellen leichter als bei den großen Nervenstämmen aus dem Endoneurium in das umgebende Gewebe eindringen, ohne von einer Kapsel behindert zu sein. Das Auswuchern von Tumorzellen aus einem nicht total resezierten plexiformen Neurofibrom, wie es gelegentlich bei Rezidiven beobachtet wird, könnte in diesem Fall durch Verletzung des Perineuriums bedingt sein.

Die regionalen Differenzen im Gewebsaufbau der Neurofibrome sollten bei den verallgemeinernden Betrachtungen über die Pathogenese beachtet werden.

Eine andere Form der cutanen diffusen Neurofibrome, die *Elephantiasis neurofibromatosa* und die *Lappenelephantiasis*, erstere mehr an den unteren Gliedmaßen, letztere mehr am Stamm, am Hals und im Gesicht lokalisiert, ist als eine Komplikation der plexiformen Neurofibrome mit diffuser zelliger Infiltration der Haut und des subcutanen Gewebes aufzufassen. Sie beruhen beide auf dem gleichen histopathologischen Vorgang und geben besonders beim Vorliegen plexiformer Neurofibrome zum neurochirurgischen Eingreifen Anlaß. Da auch hierbei die morphologischen Befunde beträchtlich von denen bei Neurofibromen großer Nervenstämme abweichen können, erfordern sie eine gesonderte Betrachtung.

c) Plexiforme Neurofibrome und diffuse Neurofibrome mit „Tastkörperchenstruktur" (Typ III)

Makroskopisch entspricht der Befund dem eines plexiformen oder diffusen Neurofibroms der Subcutis, gelegentlich sieht man bei der ersten Operation ein typisches plexiformes Neurofibrom und bei der Rezidivoperation ein diffuses Neurofibrom.

Ein typisches Beispiel stellt ein 7 Jahre nach der ersten Operation bei einem 10jährigen aufgetretenes Rezidiv eines Tumors hinter dem linken Ohr dar, der aus einem glasiggrau-weißlichen elastischen Gewebe, das stellenweise wie Fettgewebe aussieht, bestand. Klinisch wurde Verdacht auf Malignität geäußert, der Tumor nicht vollständig entfernt.

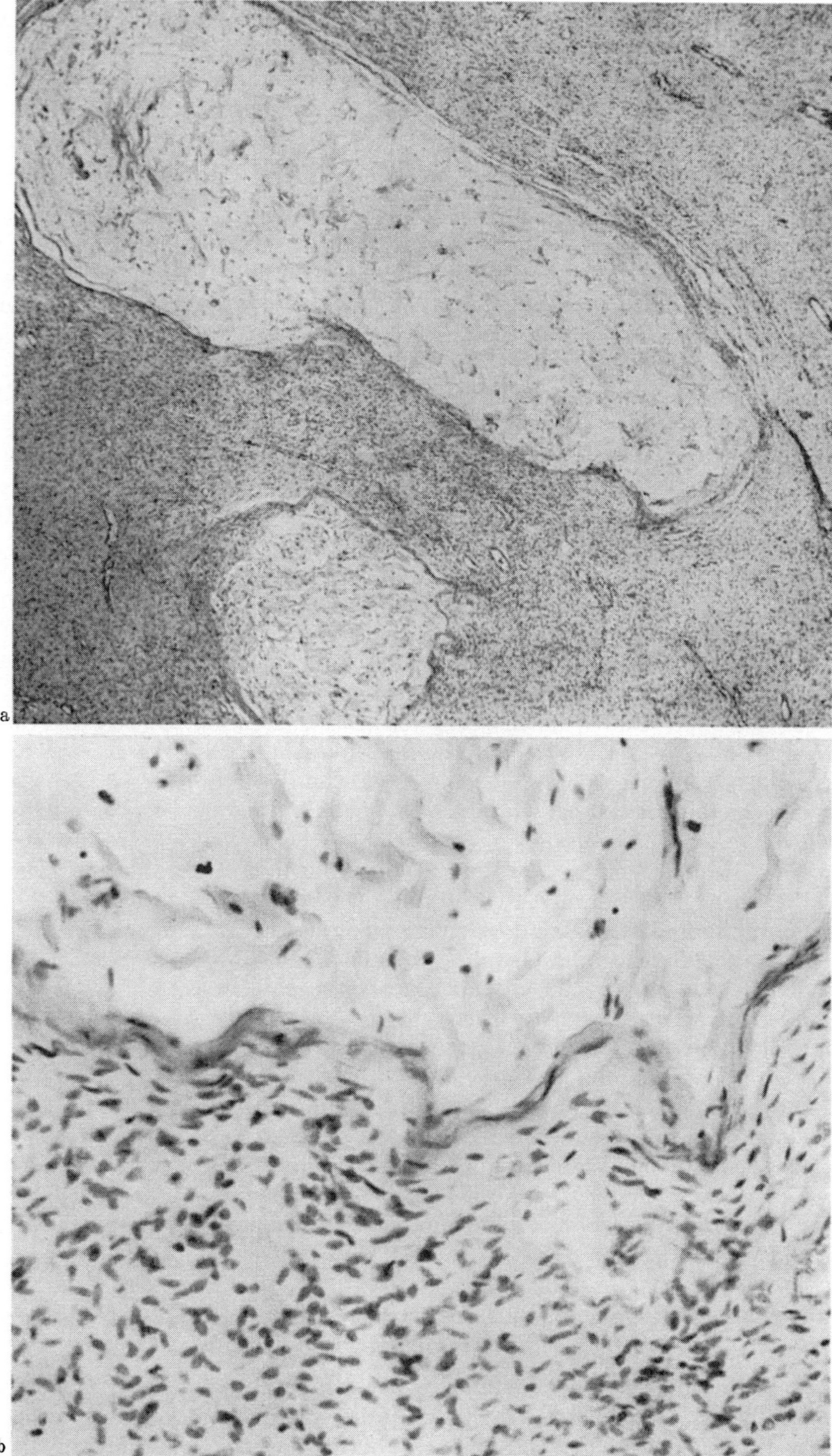

Abb. 129a u. b. Diffuse Neurofibrome (Typ II). E 3430. W.M., 10jährig, ♂. Rezidivoperation nach Exstirpation eines „dysgenetischen Tumors" vor 7 Jahren. a u. b Neurofibromatöse Faszikel in einem mäßig zellreichen, aus ovalen und runden Kernen bestehenden fibrillären Tumorgewebe, in das Inseln von Fettgewebe und einzelne Fettzellen eingeschlossen sind. Abgrenzung der neurofibromatösen Faszikel durch eine gut ausgebildete Kapsel (Perineurium). Färbung: Kresylviolett

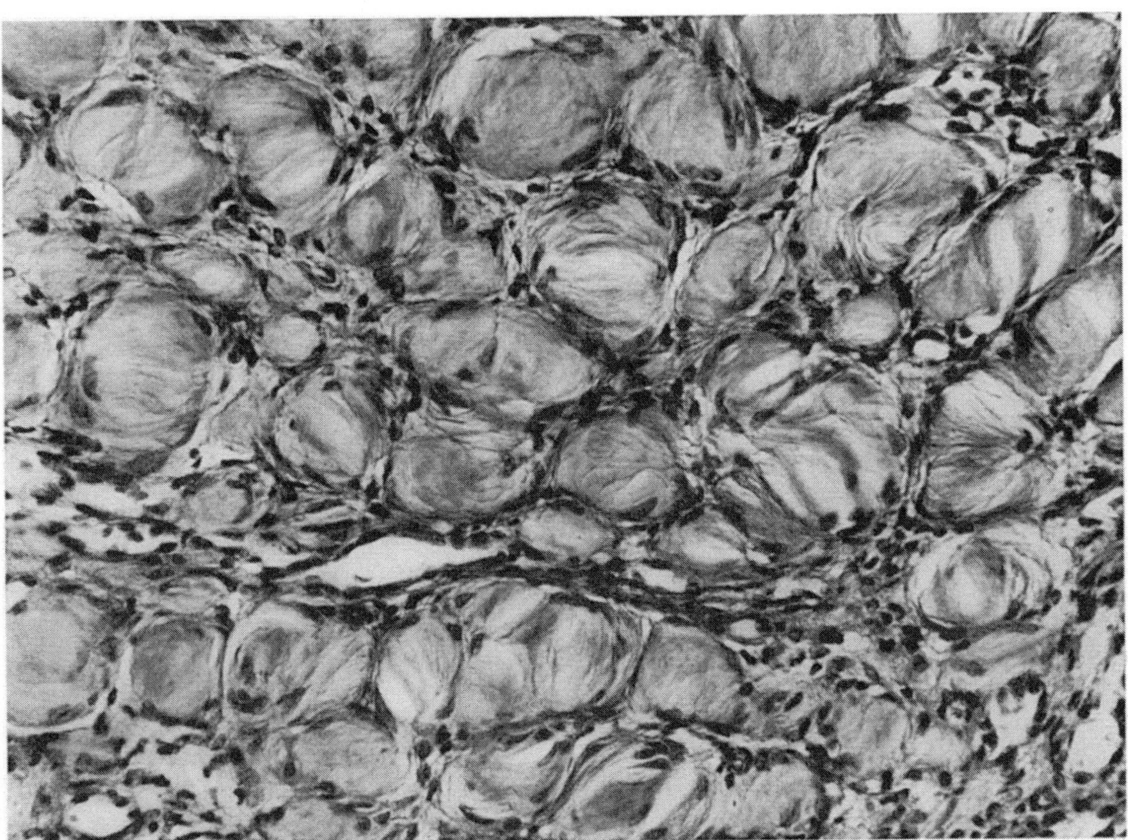

Abb. 130. Gleicher Fall. In dem Tumorgewebe vom Bau eines fibromatösen Neurinoms zahlreiche Herde von Tastkörperchenkonglomeraten, „neurofibromatöse Körperchen", z.T. perivasculär angeordnet. Keine Tumorkapsel, keine Mitosen. Färbung: PAS

Mikroskopisch fanden sich im Geschwulstgewebe typische neurofibromatös veränderte Faszikel und eine ausgedehnte peri- und interfasciculäre Wucherung einer an Neurinomgewebe erinnernden zelligen Wucherung, in die Fettgewebsinseln und einzelne Fettzellen eingesprengt lagen (Abb. 129). In diesem aus ovalen und plump-spindeligen Zellen bestehenden Tumorgewebe waren an mehreren Stellen Agglomerate von Palisadenknötchen, die MASSON (1956) bei „alten Neurofibromen" als neurofibromatöse Körperchen (Corpuscules neurofibromateux) bezeichnet und mit den eurotisierten Meissnerschen Körperchen verglichen hatte (Abb. 130). Diese „Tastkörperchenstrukturen", die erstmals FLÖRCKEN und STEINBISS (1921) in einem Neurofibrom mit Elephantiasis der Kopfschwarte beschrieben und auf Wucherungen der Schwannschen Zellen zurückgeführt haben, fand BRÖGLI (1931) in einem großen Rankenneurom der Lendengegend und hat sie mit Meissnerschen und Vater-Pacinischen Körperchen verglichen. SCHERER (1933) sah entsprechende „Tastkörperchentumoren" in einem riesigen Hautsack der Lenden-Bauch-Region von ungewöhnlicher Größe und SAXÉN (1948) beschrieb Tastkörperchenstrukturen in einem plexiformen Neurofibrom der Haut.

Diese Bilder kommen, wie eine weitere eigene Beobachtung zeigt, nicht nur in plexiformen Neurofibromen der Haut vor. Bei einem 11jährigen Knaben fand sich ein etwa faustgroßer Tumor im kleinen Becken, der über das Foramen intervertebrale mit der sensorischen Wurzel S 1 in Verbindung stand. Bei der ersten Biopsie waren Teile des Spinalganglions in den Tumor mit eingeschlossen. Das Foramen intervertebrale war erweitert. Auf Übersichtsschnitten erkennt man an manchen Stellen sehr deutlich bei einer Gegenüberstellung mit einem typischen plexiformen Neurofibrom die Übereinstimmungen (Abb. 128b). Bei stärkerer Vergrößerung zeigt sich der Tumor aus einem rein fibrillären

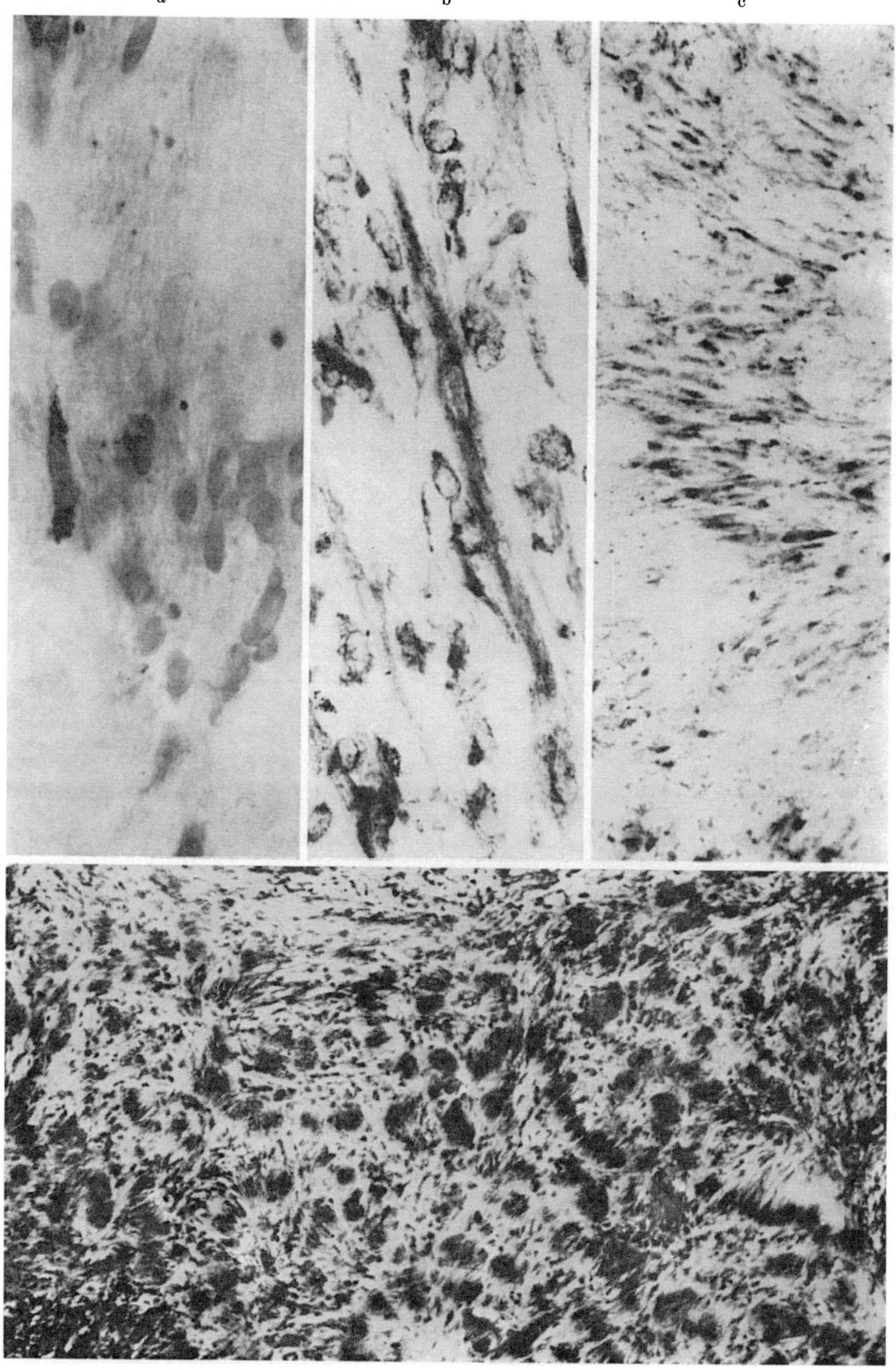

Abb. 131 a—d

Gewebe aus chromatinreichen ovalen bis stäbchenförmigen Kernen aufgebaut mit einer gewissen Zellpolymorphie und gelegentlichen Riesenzellen, keine Mitosen. Über den ganzen Tumor verstreut und auch in den aufgetriebenen Nervenfaszikeln bestehen massenhaft Agglomerate von ,,Tastkörperchenstrukturen" (Abb. 132), zuweilen mit konzentrischer Anordnung der Palisadenknötchen und Einwachsen in die mit dem Tumor mehr oder weniger fibromatös veränderten Nervenfaszikel (Abb. 133). Die Palisadenstrukturen färben sich mit PAS positiv (Abb. 131), ebenso mit Astrablau, vermutlich bedingt durch die Anwesenheit von Basalmembranen und mucinösen Substanzen. Vereinzelt fanden sich Nekrosen und osteoides Gewebe im Tumor mit Ausbildung von Knochenbälkchen (Abb. 134), wie es von HARKIN und REED (1968) bei ,,malignen Mesenchymomen" beschrieben wurde. In diesem Fall bestehen bis jetzt histologisch keine Hinweise auf Malignität — 3 Jahre nach der Operation ist kein Rezidiv aufgetreten.

Elektronenmikroskopisch sind in verschiedenen Tumorbereichen breite Intercellularräume, in denen verzweigte Zellen mit Basalmembranen liegen und durch lange Kontaktstellen miteinander verzahnt sind, charakteristisch (Abb. 135 und 136). Enge Verbindungen (,,tight junctions"), wie bei den Perineuralzellen, waren nicht nachzuweisen. Gelegentlich sieht man spiralige Windungen von Zellfortsätzen um feinfibrilläre Gebilde oder Kollagenfibrillen. Häufiger fanden sich Invaginationen der auffallend dünnen Kollagenfibrillen des Intercellularraumes in das Cytoplasma der Zellen. Aggregate extrem dünner Cytoplasmafortsätze und membranöse Systeme, wie sie bei den typischen Neurinomen beschrieben wurden, kamen hierbei nicht vor. Auch nach den elektronenmikroskopischen Befunden steht dieser eigenartige Tumor dem Neurofibrom näher als dem Neurinom. Die Geschwulst wurde von uns zunächst als Neurinom klassifiziert und die histochemischen Befunde sind in der Monographie von E. THOMAS (1969) wiedergegeben. Durch diese allerdings seltenen Tumoren, von denen einige typisches Neurinomgewebe mit fibrillären und retikulären Abschnitten neben neurofibromatösen aufweisen (MASSON, 1956), entstehen Schwierigkeiten in der Klassifikation. Die beiden gezeigten Beispiele sowie eine Reihe von Beobachtungen aus der Literatur sind aber morphologisch so wohlcharakterisiert, daß sie als eine besondere Gruppe abgegrenzt werden können. Sie sind histogenetisch, wie MASSON mit Recht betonte, besonders interessant. Er schließt aus seinen Beobachtungen, daß gewisse Neurinome sich aus überzähligen Schwannschen Zellen entwickeln können. Sollten aber Neurinome direkt aus ruhenden Schwannschen Zellen hervorgehen, die keine Funktion besitzen, dann dürften viele von ihnen aus den neurofibromatösen Faszikeln sensorischer Nerven hervorgehen. LASSMANN (1967) nimmt eine primäre Hyperplasie der Schwannschen Zellen mit überschießender Neubildung markloser Fasern und sensibler Endkörper in den älteren ,,Neuromknoten" an. Klinisch stehe diese Veränderung mit der auffälligen Schmerzempfindlichkeit bei der Entnahme von Tumorknoten in Einklang.

4. Die Neurofibromatose (von Recklinghausen)

Da über die Neurofibromatose eine Reihe zusammenfassender Darstellungen mit ausführlichen Literaturangaben vorliegt (ORZECHOWSKI und NOWICKI, 1912; LICHTENSTEIN, 1949; SCHMINCKE, 1956; MASSON, 1956; WILLIS, 1960, 1965; RODRIGUEZ und BERTHRONG, 1966; HARKIN und REED, 1968; KRAMER, 1970; RUSSELL und RUBINSTEIN, 1971), kann sich unsere Darstellung auf die neueren Ergebnisse und die klinisch-neuropathologisch wichtigsten Syndrome beschränken.

Abb. 131 a—d. Fermentreaktion vergleichbar mit der Schwannscher Zellen. E 2791. M. K. (gleicher Fall wie Abb. 128 b). a Polständiges osmiophiles Material einer Zelle in der Kernpalisade. OTAN-Methode. Vergr. 1000×. b Nachweis von Oxydoreductasen in einzelnen Zellen in einem etwas lockeren Gewebsabschnitt, bemerkenswert im Zentrum spindelförmige, fermentpositive protoplasmatische Zellen mit langen Ausläufern. Vergr. 1200×. c Kernpalisaden mit spindelförmigen Zellen. Positive saure Phosphatasereaktion im Cytoplasma zahlreicher Zellen. Vergr. 380× (Präparate und Abbildung v. n Prof. E. THOMAS). d PAS-positive Substanzen in den kernfreien Palisadenkörperchen (Verokay-Körperchen, neurofibromatöse Körperchen)

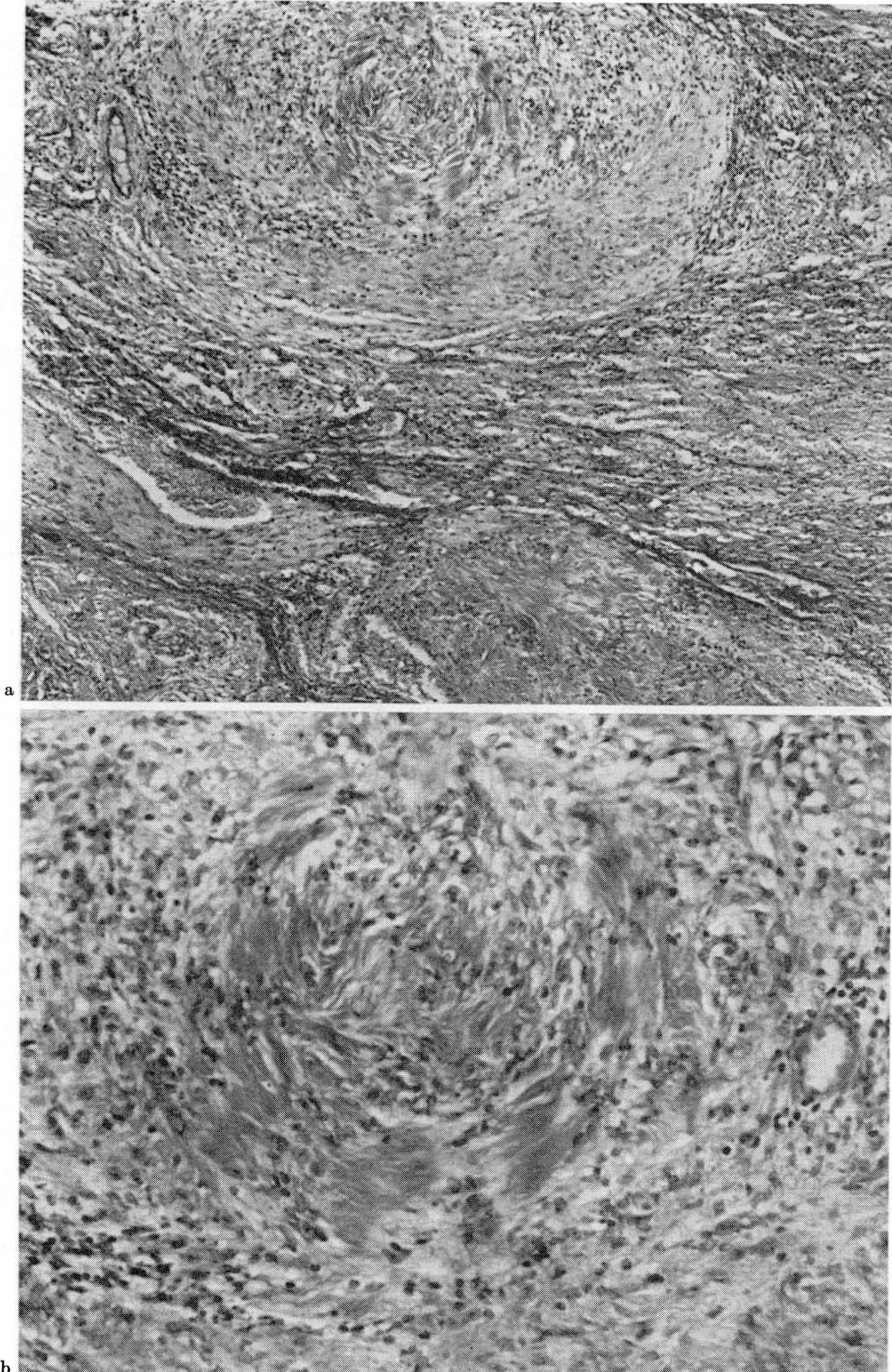

Abb. 132a u. b. E 2791. M.K. (gleicher Fall wie Abb. 128b) Konzentrisch geschichtete Tastkörperchenstruktur im Zentrum eines Faszikels des plexiformen Neurofibroms. Astrablau-Anfärbung der kernarmen Palisaden-körperchen. Lymphocyteninfiltrate, diffus verstreut. Färbung: Astrablau

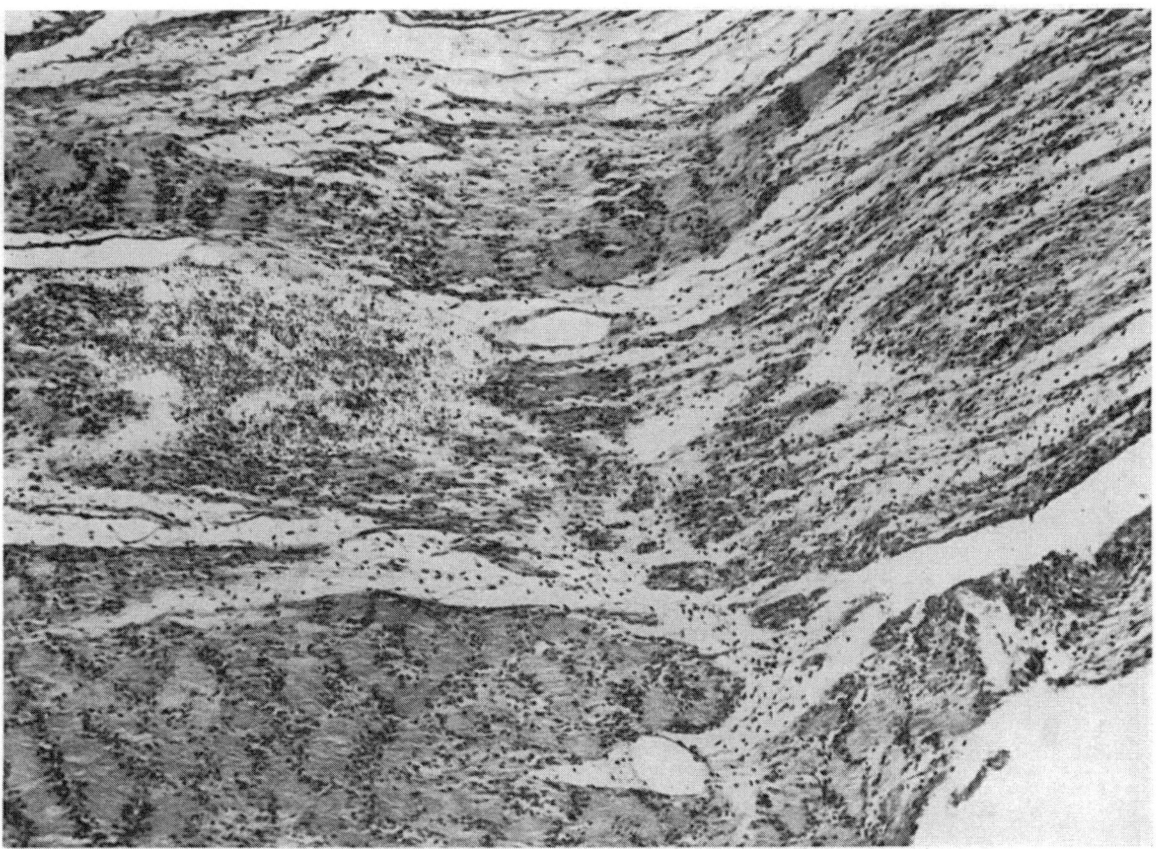

Abb. 133. Gleicher Fall. Einstrahlender Nervenfaszikel am Rande des Tumors mit beginnender Kernpalisaden-
bildung. Übergang in den kompakten Tumor im unteren Bildrand. Färbung: Elastica-van Gieson

Die Neurofibromatose „une affection éminemment dysgénétique" (MASSON, 1956) führt
zu Mißbildungen und zu Tumoren und hat durch die so schwer analysierbaren Kombinationen von Hamartomen, Neurinomen und Neurofibromen, „echten" Tumoren bis zu
metastasierenden Sarkomen sehr wesentlich zu den Komplikationen bei der pathogenetischen Betrachtung und zu den umstrittenen Theorien der Histogenese peripherer Nerventumoren beigetragen. Wie schon erwähnt (S. 193), lassen sich nach ihrem Sitz Neurofibrome mit Kapsel (in den Nervenstämmen) und diffuse Neurofibrome ohne Kapsel
(vorwiegend in der Haut) unterscheiden. Beide Formen können solitär oder multipel vorkommen. Die Hauttumoren sind bei der Neurofibromatose entweder in geringer Zahl oder
bis zu Hunderten vorhanden (Abb. 137). Dabei ist bemerkenswert, aber offenbar wenig
bekannt, daß im allgemeinen weder ihre Zahl noch ihre Art und ihre Ausdehnung, ihre
allmähliche Entwicklung oder ihre operative Entfernung von motorischen oder sensorischen Störungen begleitet sein müssen. Hieraus hat MASSON (1956) die Herkunft der
Neurofibrome von überzähligen Nerven ohne Funktion abgeleitet.

Die neueren Erfahrungen über die Ontogenese des Nervensystems mit einem Schwund
offenbar überzählig angelegter Nervenfasern sprechen dafür, daß solche im Überschuß
angelegten Nervenfasern vorkommen. Entgegen der Annahme einer Hemmung der Abwanderung der Neuroblasten und Spongioblasten von der Ventrikelmatrix müßte in
diesem Fall eine Hemmung der physiologischen Rückbildung im Überschuß angelegter
Nervenfasern, Schwannscher Zellen und mesenchymaler Zellen vorliegen. HALLERVORDEN
(1952) deutete die Migrationshemmung als Folge des pathologischen Wachstumsprozesses,
den er auf die vermehrte Ausschüttung eines wachstumsfördernden Stoffes von den

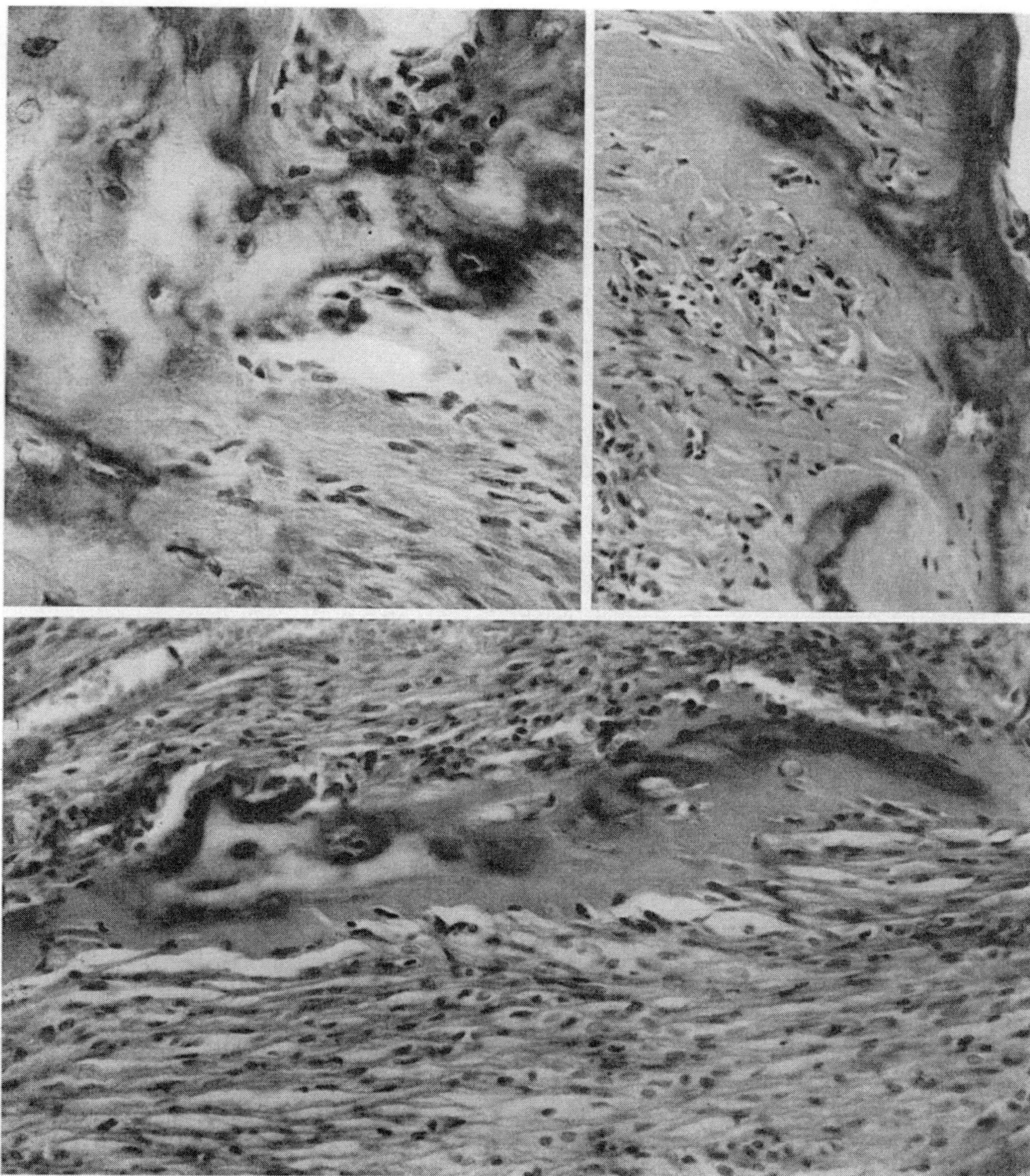

Abb. 134. Gleicher Fall. Osteoides und Knochengewebe im fibrillären Tumorabschnitt mit Ausbildung von Knochenbälkchen und Schmorlschen Knochenkörperchen

Gefäßen und vom Liquor aus zurückführte. Die herdförmige Anordnung der Überschuß-bildungen nach Art einer metastatischen Herdencephalitis spreche für eine Beziehung zu den Gefäßen, wobei die häufig beobachteten endokrinen Regulationsstörungen bei einer derartigen hämatogen-vasculären Genese mitwirken könnten.

LICHTENSTEIN (1949) hat die essentiellen Veränderungen bei Neurofibromatose als Herde von Hyperplasie und Neoplasie in den Stützgeweben des gesamten Nervensystems zusammengefaßt, dabei aber auch auf die als zusätzlich angesehenen vasculären Läsionen, das Vorkommen von Phaeochromocytomen oder Ganglioneuromen hingewiesen.

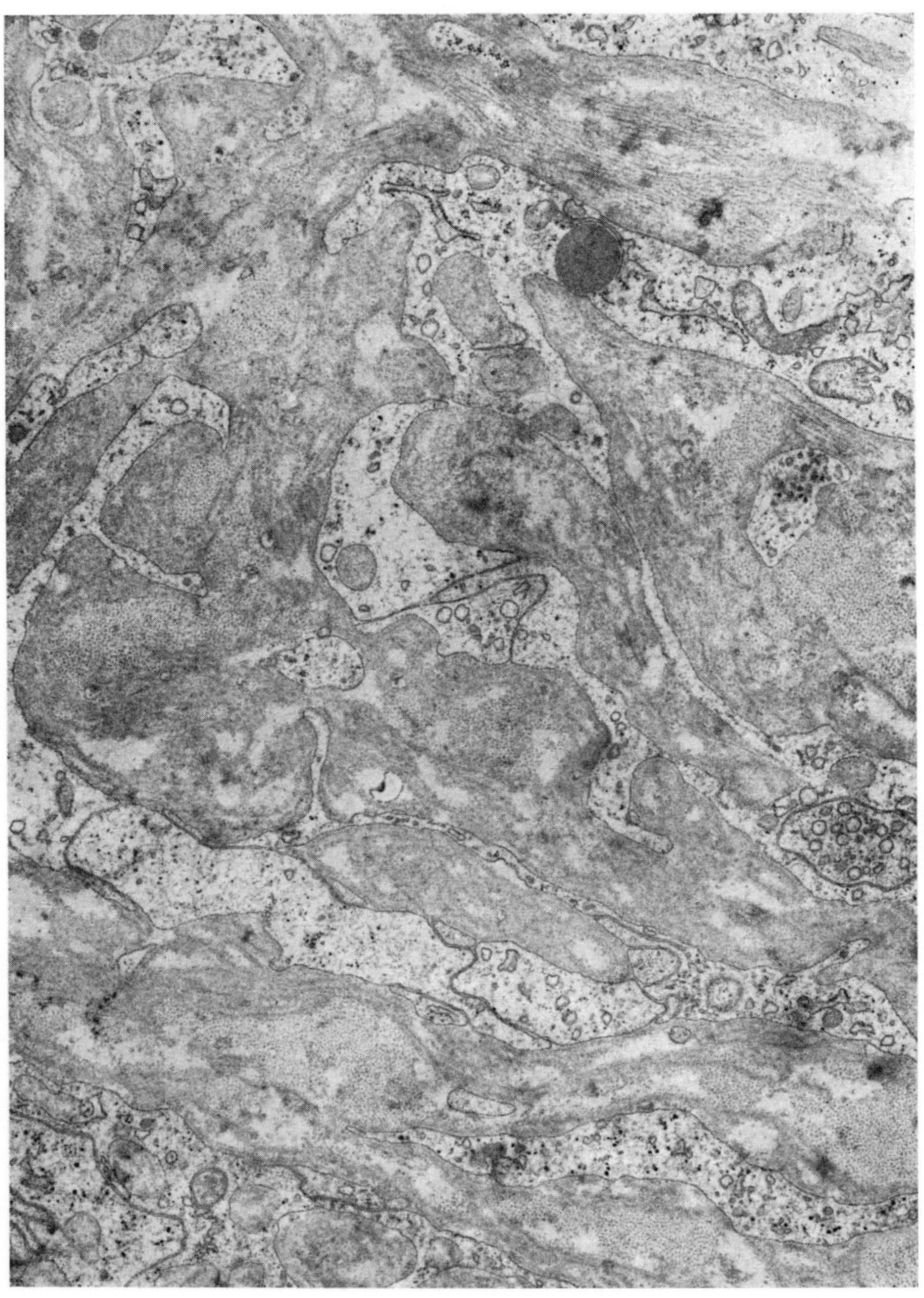

Abb. 135. Elektronenmikroskopisch ist das Tumorgewebe durch breite intercelluläre Räume, Zellen mit Basalmembranen und zahlreichen quer und längs verlaufenden, dünnen Kollagenfibrillen im intercellulären Raum charakterisiert. Das Cytoplasma der Zellen ist langgestreckt, mit dünnen protoplasmatischen Ausläufern und Zellkontakten, ähnlich wie bei den perineuralen Zellen. Im Cytoplasma sind häufig kollagene Fibrillen invaginiert. (Elektronenmikroskopische Aufnahmen Dr. SCHRÖDER)

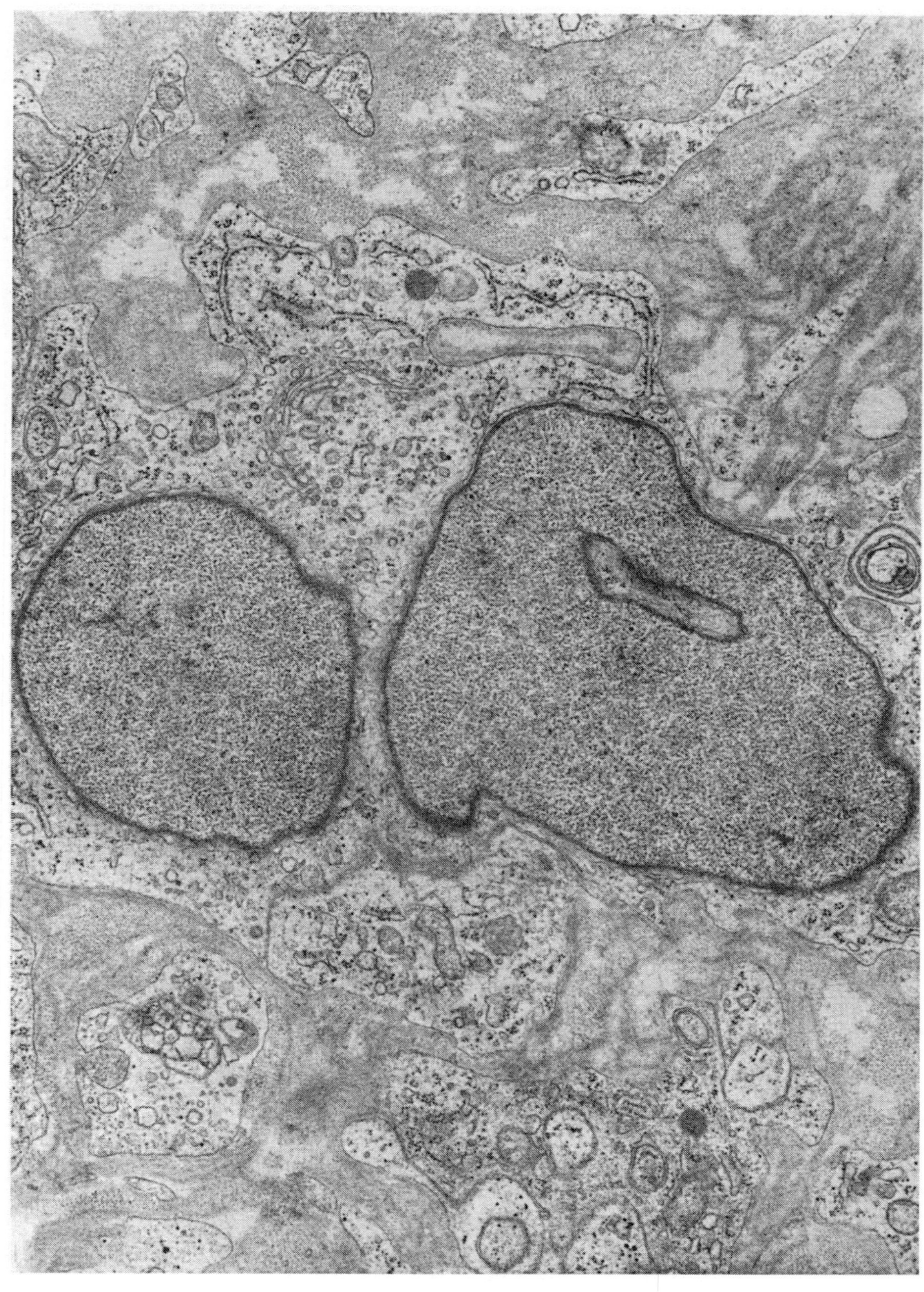

Abb. 136. Neurofibrom (Typ III), Feinstruktur. Doppelkernige Zellen und vorwiegend quergetroffene Zellfortsätze mit Invagination von Kollagenfibrillen. Am rechten Bildrand eine spiralige Umhüllung von feinen Fibrillen. Die Zellen und ihre Fortsätze sind von Basalmembranen umgeben, aber durch ein breites, extracelluläres Interstitium getrennt. Fasergröße 100—200 Å gegenüber 250—600 Å im normalen Endoneurium und 200—1 100 Å im normalen Epineurium

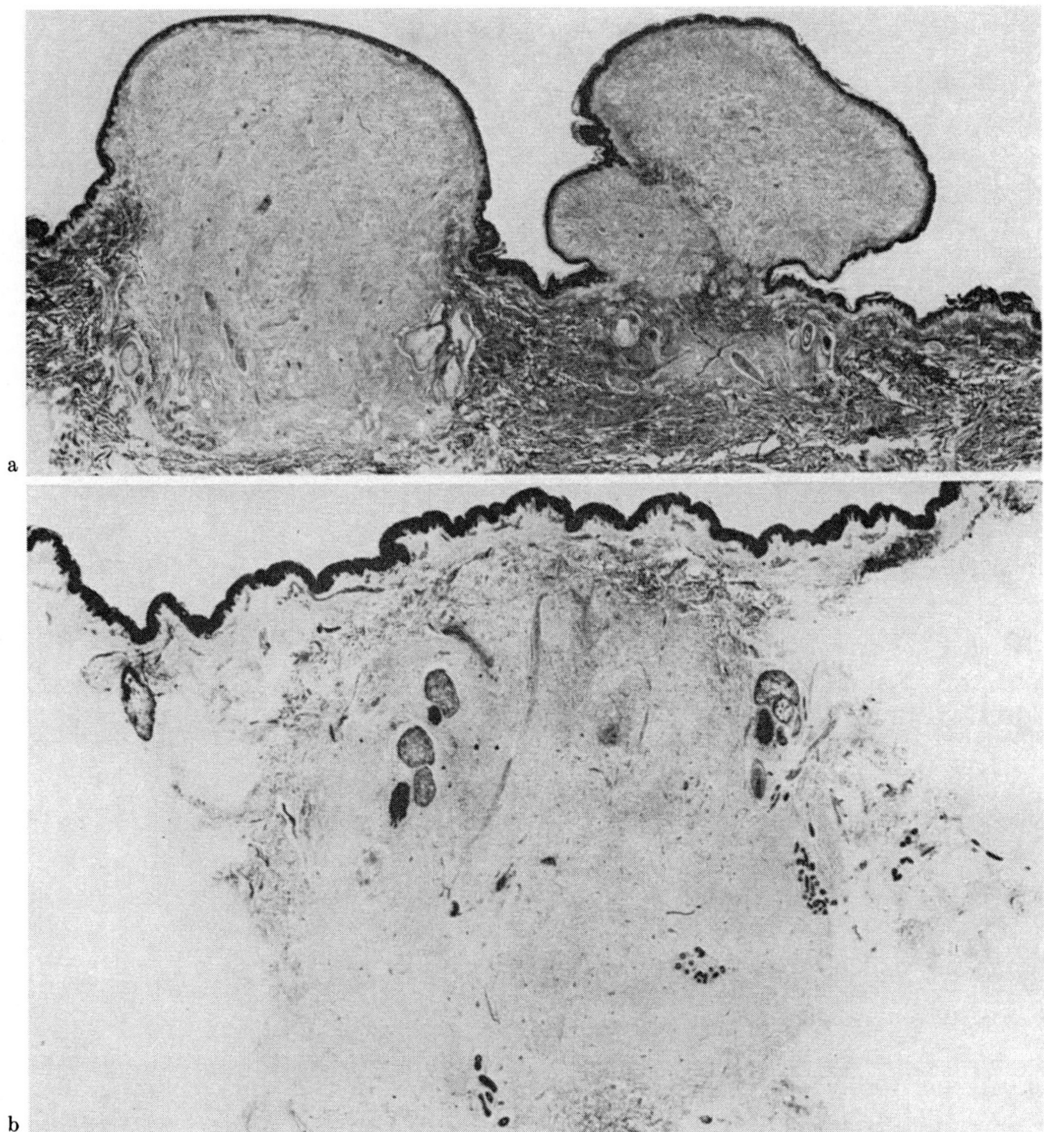

Abb. 137a—c. Hauttumoren bei Neurofibromatose. a 51.19. H.H., 48jährig, ♂. Generalisierte Neurofibromatose. Spongioblastom im rechten Globus pallidus, blastomatöse Ventrikelknötchen. Zwei Hauttumoren, links mit breiter Basis, rechts gestielt, gut abgegrenzt, aber ohne Kapsel. Die Tumoren enthalten Talgdrüsen, Schweißdrüsen und ein diffuses fibromatöses Gewebe mit einzelnen Nervenfaserbündeln. Färbung: Bielschowsky. b 44.53. L.J., 19jährig, ♂. Zahlreiche Café-au-lait-Flecke der Haut, multiple subcutane Hauttumoren, Spongioblastomatose des Tuber cinereum und des Globus pallidus, kleines Spongioblastom im Aquädukt. Umschriebener, unregelmäßig begrenzter Hauttumor ohne Kapsel mit Talg- und Schweißdrüsen und zahlreichen Nervenfaserbündeln, teils als kompakte Faszikel, teils in dem Tumorgewebe irregulär aufgesplittert (c). Färbung: Bielschowsky

Die beträchtlichen Unterschiede in der Manifestation und in der Lokalisation der Veränderungen sind allgemein bekannt, ebenso wie die Tatsache, daß bei ausgedehnten peripheren Neurofibromen die Veränderungen im Zentralnervensystem fehlen oder gering sein können und umgekehrt. Oft ist eine endgültige Klärung über das Vorliegen einer Neurofibromatose nur durch Autopsiebefunde möglich.

Die Altersverteilung zeigt, daß alle Lebensalter vom Neugeborenen bis zum höheren Lebensalter betroffen sind und daß sich Gipfel vom 10.—20. Lebensjahr und zwischen dem 40. und 70. Lebensjahr finden.

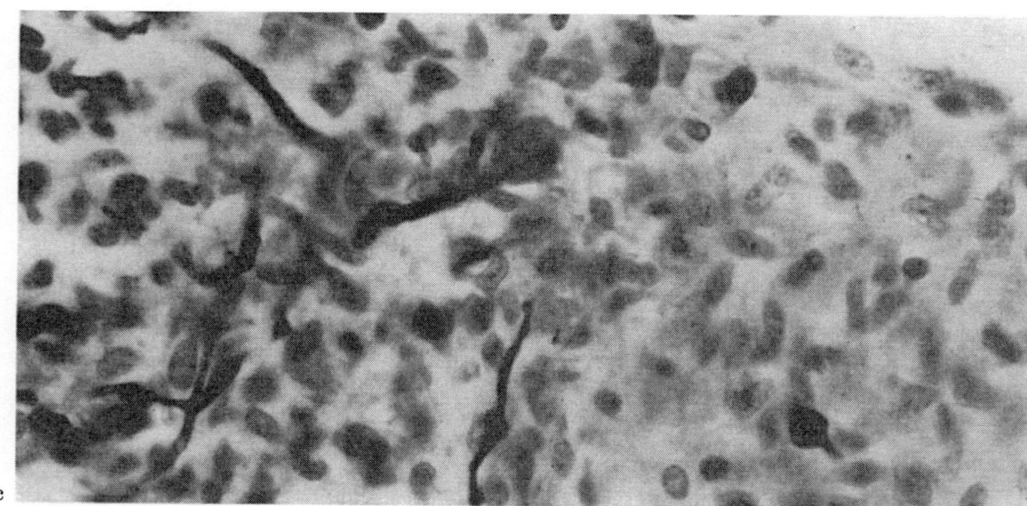

Abb. 137c

Bei dem Fehlen einer befriedigenden pathogenetischen Klärung ist die genaue Untersuchung der Neurofibromatose in ihren verschiedenen Manifestationsarten, besonders im frühen Kindesalter notwendig.

a) Die Tumoren des peripheren Nervensystems

Von allen Veränderungen bei Neurofibromatose sind offenbar die Tumoren der Spinalwurzeln und der Spinalganglien am konstantesten vorhanden (Abb. 138—141). Auf die Prädilektion für das sensorische System im Bereich der Spinalwurzeln, der Spinalganglien und Hautnerven sei besonders hingewiesen. Hierbei finden sich zwar multiple neurofibromatöse Veränderungen, aber es sind keineswegs alle Spinalganglien und Spinalwurzeln betroffen. Das „Rätsel des Herdförmigen" (Feyrter, 1948) trifft in besonderem Maße für die Neurofibromatose zu.

Eine Ausnahme scheint die polyzentrische Neurofibromatose der Nervenstämme darzustellen, die wie bei der hypertrophischen Neuritis nach dem Durchtritt der Spinalwurzeln durch die Dura erst zu einer massiven Verdickung der Nerven führt (Krücke, 1942). Die histopathologischen Untersuchungen über den Vergleich der Neurofibromatose mit der hypertrophischen Neuritis in ihren verschiedenen Erscheinungsformen (Dejerine-Sottas, 1893; Marie, 1906; Roussy-Cornil, 1919) haben Gemeinsamkeiten, aber auch wesentliche Unterschiede ergeben (Hoffmann, 1912; Bielschowsky, 1923; Krücke, 1942, 1955; Luban, 1951; Lambers und Ortiz de Zarate, 1952). Die wichtigste Differenz ergibt sich erst mikroskopisch. Sie besteht im symmetrischen Befall der Faszikel bei der hypertrophischen Neuritis im Gegensatz zu dem immer noch herdförmigen, wenn auch

Abb. 138a—c. MPI 3581. C.M., 3 Tage alter Neugeborener. Neurofibrome der Spinalwurzeln in verschiedenen Stadien. a Exzentrische Wucherung der Spinalwurzelhüllen mit retikulären Fasern und Fasciculierung der Nervenfasern im Inneren. Die Hülle der normalen Spinalwurzeln (*SpW*) ist bei dieser Vergrößerung nicht zu erkennen. *D* Dura, *A* Arachnoidea. b Spinalwurzeln mit konzentrischer neurofibromatöser Wucherung der Wurzelhülle und zentralen Nervenfaserbündel, umgeben von erweiterten Capillaren. Am oberen Rand Anschnitt eines noch größeren Tumors mit dicken kollagenen Fasern. An den dazwischenliegenden normalen Spinalwurzeln ist die Hülle nur an wenigen Stellen zu sehen. Färbung: Silberimprägnation nach Perdrau. c Wurzelneurofibrom bei Markscheidenfärbung. Am Übergang vom neurofibromatösen zum angiomatösen Abschnitt finden sich noch zahlreiche markhaltige Nervenfasern. Normaler Markfasergehalt und normales Kaliber der Spinalwurzeln am rechten Bildrand

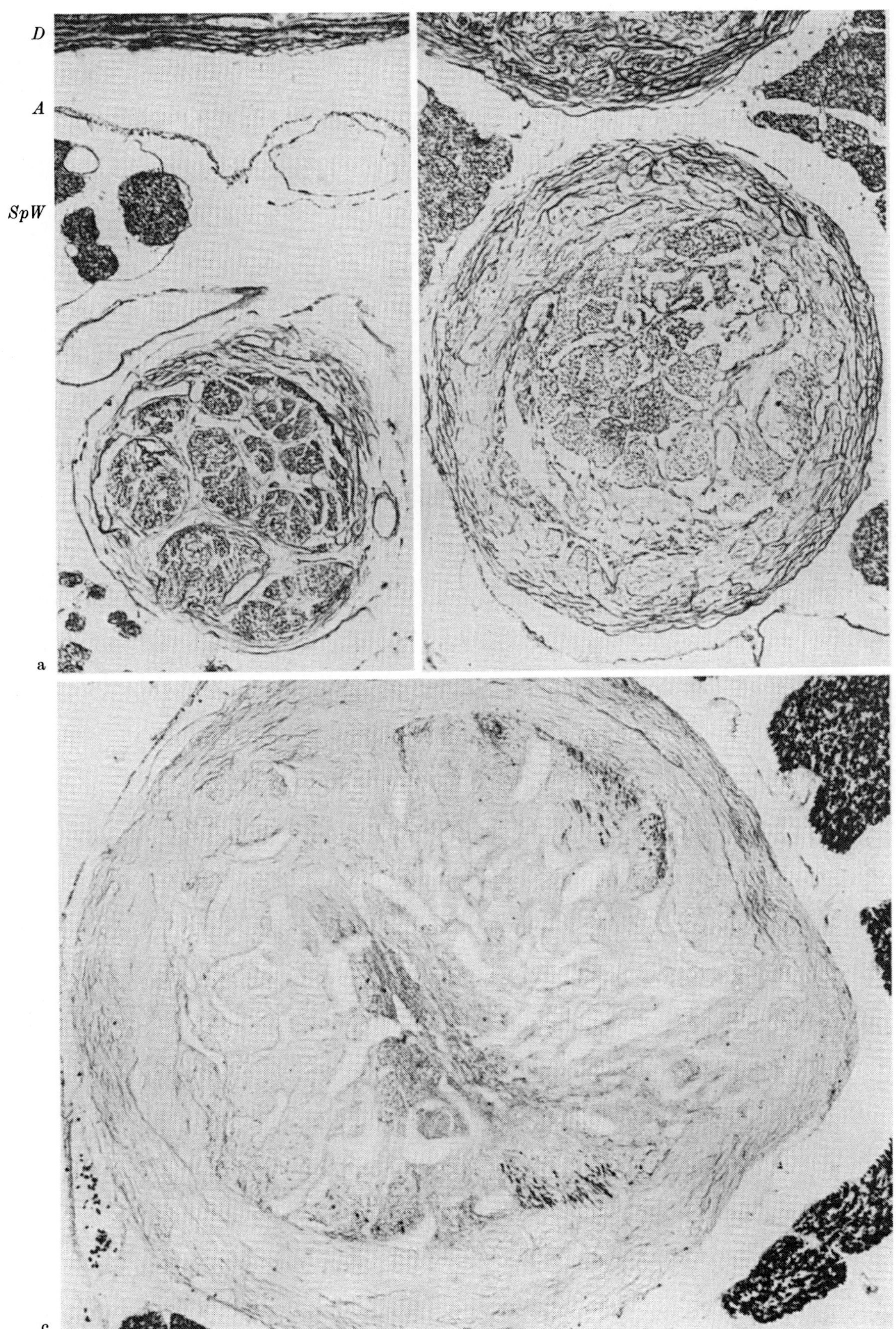

Abb. 138a—c

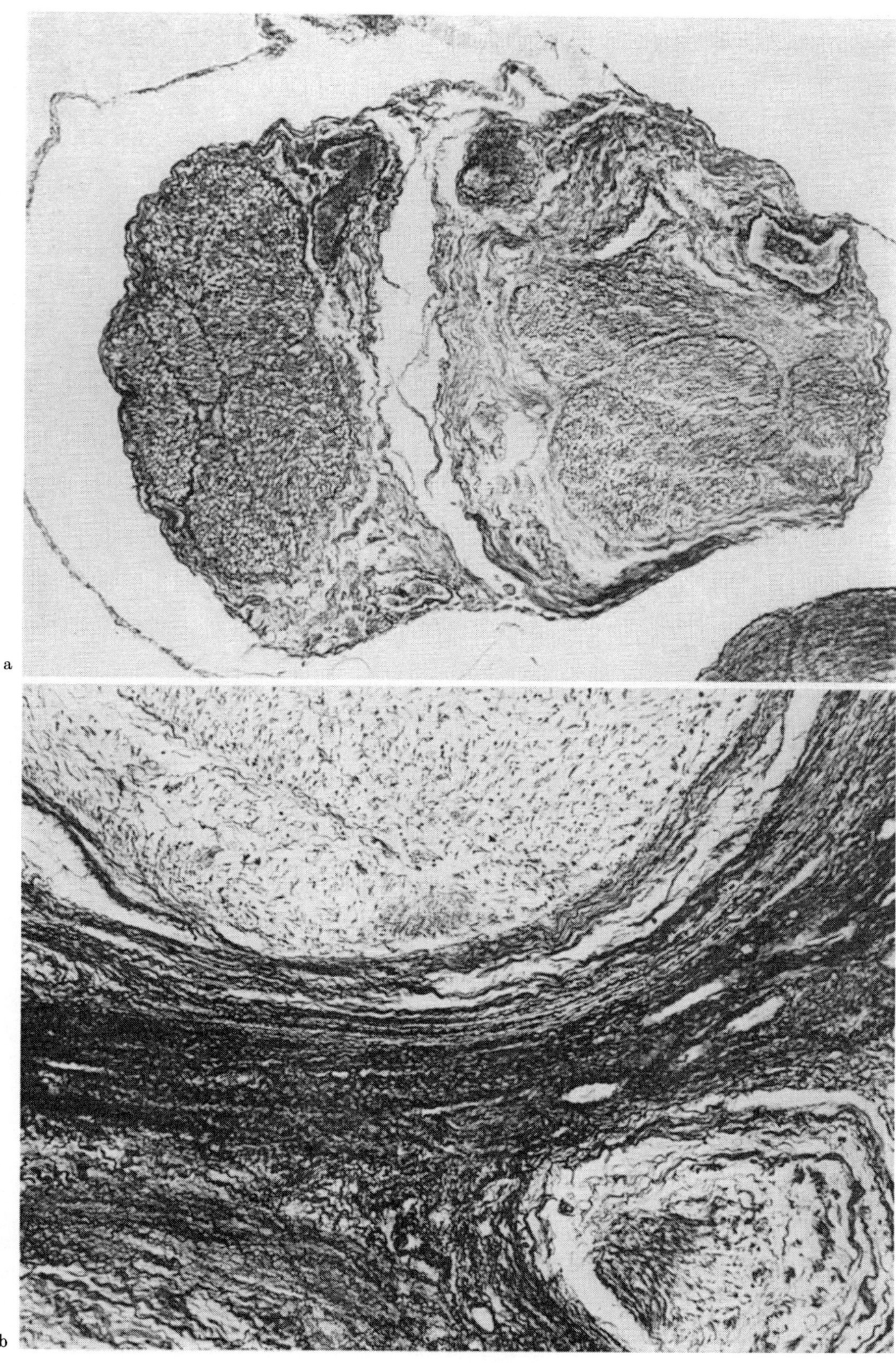

Abb. 139a u. b. Neurofibromatose, Spinalwurzeln, Wurzelnerv. 49.99. B.M., 3jährig, ♀. (Gleicher Fall wie Abb. 124.) a Exzentrische Wucherung der Spinalwurzelhüllen, besonders der rechten Wurzel, links eine leichte Verdickung. Silberimprägnation nach PERDRAU. b Wurzelnerv. Hochgradige kollagene Faserwucherung im peri- und epineuralen Gewebe. Auflockerung der endoneuralen Faszikelstruktur. Am rechten unteren Bildrand Dissoziation des Nervenfaserbündels. Färbung: Silberimprägnation nach PERDRAU

konfluierenden Auftreten der Tumoren bei der Neurofibromatose. Die zweite wesentliche Differenz liegt in der schweren Funktionsstörung der Nerven bei hypertrophischer Neuritis, die unter dem Bilde der Tabes verlaufen kann.

Die Übereinstimmungen sind immerhin histopathologisch so groß, daß MASSON in dieser hyperplastischen Schwannose (CORNIL et al., 1930) ein Beispiel für die Genese der Neurinome gesehen hat, während andere auf Grund morphologischer Merkmale die Übereinstimmungen mit der Neurofibromatose betont haben (BIELSCHOWSKY, 1923; KRÜCKE, 1942). Letztere Vermutung ist durch die elektronenmikroskopischen Untersuchungen über die Zwiebelschalenbildung bei hypertrophischer Neuritis, die „onion bulbs“, als eine typische Reaktionsform des Nerven mit Entstehen überzähliger Schwannscher Zellen bei Entmarkung gestützt worden (s. S. 75). Die elektronenmikroskopischen Befunde haben bisher keine neurinomähnlichen Strukturen aufdecken können, die Schwannzellwucherung und die erhebliche Kollagenfaservermehrung mit weiten intercellulären Räumen steht mit den Befunden bei den Neurofibromen eher in Einklang.

Die *plexiformen Neurofibrome* (Abb. 128) hat man als Tumoren ohne Nervenfasern von den *Rankenneuromen* mit erhaltenen Nervenfasern abgetrennt (s. STRAUSS, 1906). Besonders bei dem Syndrom der multiplen Schleimhautneurome (s. S. 214) werden *vermehrte* markhaltige Fasern gefunden. Hierfür trifft die Bezeichnung „Neurom“ zu und man sollte daher den Namen „Rankenneurom“ hierfür und nicht synonym für plexiformes Neurofibrom verwenden. In den Neurofibromen der Spinalwurzeln, der Spinalganglien und der peripheren Nerven sieht man sehr verschiedene Zahlen präexistenter Nervenfasern und im Spinalganglion oft eine große Zahl von erhaltenen Spinalganglienzellen, ohne daß es sich hier um ein Ganglioneurom handelt. Die übrigen Veränderungen im peripheren Nervensystem sind bereits bei den Neurinomen und Neurofibromen besprochen (S. 168). Die sarkomatöse Umwandlung (s. S. 227) der Neurofibrome („malignes Schwannom“, Neurofibrom, Sarkom, Neurofibrosarkom) ist in einer Reihe von Beobachtungen belegt, bei den Nervenscheidentumoren des Mediastinum ist sie nach FROBOESE (1969) in mindestens 15 % zu erwarten.

b) Neurofibromatose, Meningom und Meningoangiomatosis

Bei der Neurofibromatose hat CUSHING (1917) auf die Verbindung von multiplen Meningiomen und doppelseitigen Acusticustumoren hingewiesen. RUSSELL und RUBINSTEIN (1971) fanden diese Kombination in 6 von 8 Fällen, bei denen 1 oder mehrere Meningiome gefunden wurden, und ferner bei 5 von 10 Fällen meningeale und gliale Tumoren. Die Meningiomatose unterscheidet sich nach RUSSELL und RUBINSTEIN von den umschriebenen Meningiomen durch eine zwar diffuse, aber auch umschriebene Fehlbildung, bei der die Hirnrinde fest, körnig und mit einer Verdickung der darüberliegenden Leptomeningen verbunden sind. Sie erinnere an die Sturge-Webersche Krankheit. Dieses Bild haben WORSTER-DROUGHT, DICKSON und McMENEMEY (1937) als Meningo-Angiomatosis beschrieben, sie bezeichnen die Verbindung von multiplen, meningealen und perineuralen Tumoren als eine Varietät der Neurofibromatose und ein Syndrom, das von WISHART (1822) zuerst beschrieben wurde und das als Neurofibroblastomatosis bezeichnet werden könnte.

c) Neurofibromatose mit multiplen Hämangioblastomen im zentralen und peripheren Nervensystem und der Haut beim Neugeborenen

Von den Meningiomen und der Meningo-Angiomatosis bei Neurofibromatose weicht dieses ungewöhnliche Syndrom durch die Identität des fibromatösen Gewebes in den Meningen, Spinalwurzeln, Spinalganglien, Spinalnerven, im Herzmuskel und in der Haut ab und durch die Kombination mit Hämangioblastomen, die innerhalb zahlreicher Neurofibrome dieser Regionen zu beobachten war (Abb. 109).

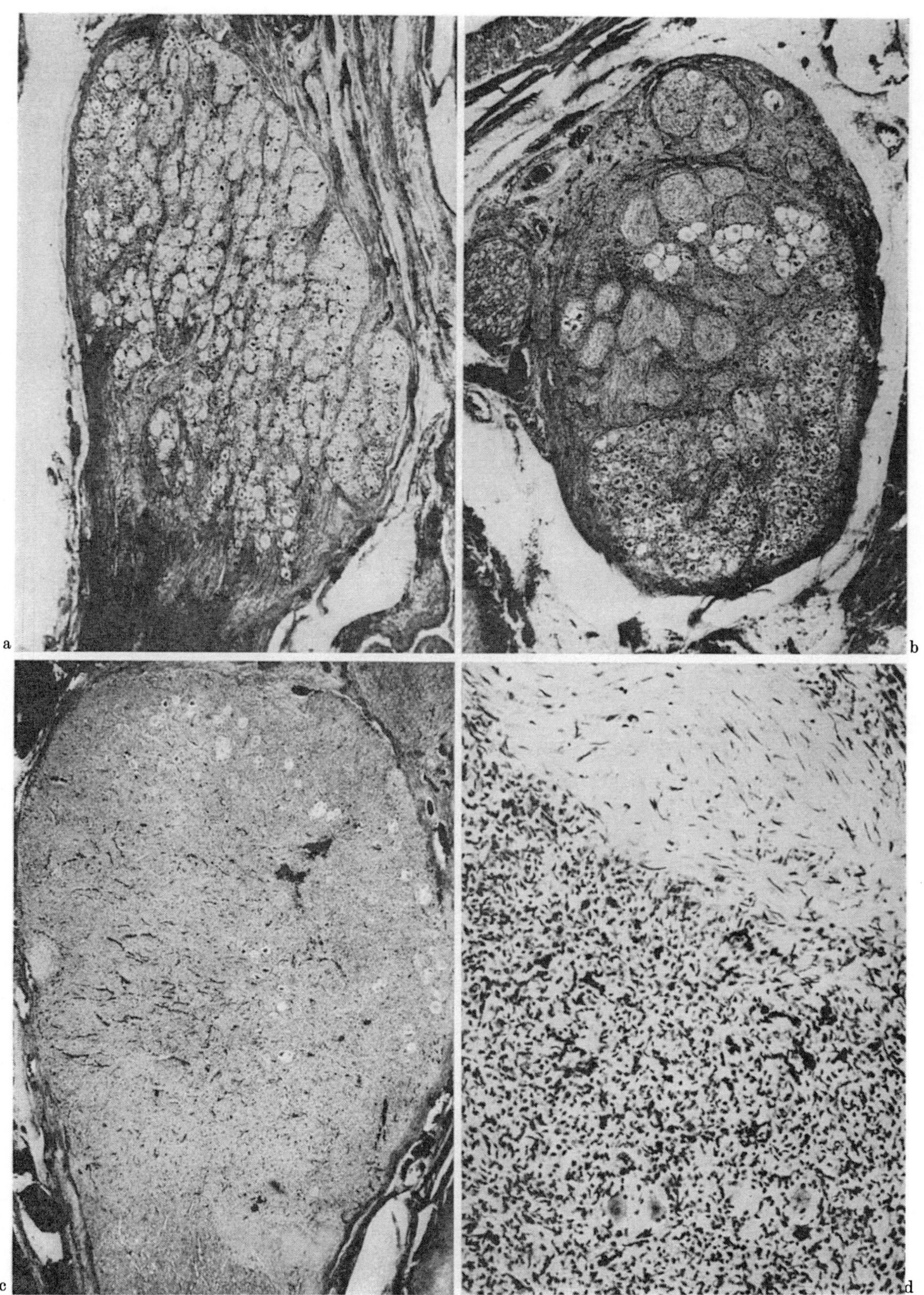

Abb. 140a—d

Unter den bisher mitgeteilten Neurofibromen und Neurofibromatosen im Kindesalter betraf der früheste Fall eine Frühgeburt, bei der sich schon Neurofibrome am Ober- und Unterschenkel und in der Zunge nachweisen ließen (MAHNKE, 1958). In dieser Beobachtung war der Zeitpunkt der Manifestation sicher vor dem 7. Fetalmonat anzusetzen. SIMON und SIMON (1963) teilen den Fall eines plexiformen Neurofibroms im Hinterhaupt- und Nackenbereich mit, das schon bei der Geburt eine beachtliche Größe aufwies. Die Autoren geben eine Übersicht von 30 Beobachtungen im Kindesalter, von denen nur 1 angeboren war und 2 sich im Säuglingsalter manifestiert hatten. Von den übrigen waren 10 im Kleinkindalter und 17 im Schulalter aufgetreten.

Bei unserer Beobachtung bei einem 3 Tage alten Neugeborenen fanden sich klinisch (Dr. BECKER) derbe Resistenzen im Bereich der unteren Extremitäten und der Glutäalregion beiderseits. Am ganzen Körper fielen stecknadelkopf- bis bohnengroße subcutane Hämangiome bzw. Kavernome auf. Eine Neurofibromatose mit multiplen Angiomen war die klinische Verdachtsdiagnose, die sich bei der Sektion bestätigte (S-Nr. 521/63 Senckenbergisches Pathologisches Institut der Universität Frankfurt a. M., Direktor Prof. ROTTER). Pathologisch-anatomisch lag nicht nur eine Neurofibromatose der Nervenstämme und der Nervenwurzeln vor, sondern eine ausgedehnte viscerale Neurofibromatose mit Beteiligung des Herzens, des Pankreas, des Ileum, des Coecum, der Appendix, des Mesenteriums, des Lungenhilus und mit Tumoren beiderseits der Wirbelsäule im großen Becken.

Entgegen den bisherigen Vermutungen über besondere Erscheinungsformen und ungewöhnliche Manifestationsunterschiede im Kindesalter hinsichtlich der Lokalisation sind hier alle Prädilektionsstellen des Erwachsenenalters bereits befallen mit einer außergewöhnlichen Generalisation im ganzen Körper.

Die Beobachtung kann als ein Musterbeispiel für die Lokalisation neurofibromatöser Veränderungen angesehen werden. Schon makroskopisch erkennt man multiple Neurofibrome der Spinalwurzeln, der Spinalganglien, große plexiforme Neurofibrome, besonders an der Dorsalseite der Wirbelsäule beiderseits (Abb. 144). Mikroskopisch sieht man schon bei der Übersichtsvergrößerung die ganz verschiedenen Veränderungen im Bereich der Spinalganglien (Abb. 143), wodurch in dieser Region die Prädilektion für das sensorische periphere System erkennbar wird. Außerdem sind zahlreiche Neurofibrome in den Wirbelkörpern und Wirbelbögen (Abb. 142) lokalisiert.

Auf alle histopathologischen Besonderheiten kann hier nicht eingegangen werden; besonders bemerkenswert ist die enge Kombination von Neurofibromen mit Hämangioblastomen in den Meningen von Groß- und Kleinhirn, in den Spinalwurzeln, Spinalganglien und den peripheren Nerven, im Herzen und in der Haut.

Anders als bei der Lindauschen Krankheit sind diese capillären Hämangioblastome auch in den peripheren Nervenstämmen lokalisiert, und zwar in Verbindung mit Neurofibromen, die oft kapselartig die Angioblastome umgeben (Abb. 109). Eine „vasculäre Neurofibromatose" (REUBI, 1944; FEYRTER, 1948), die in bisher wenigen Mitteilungen bei Kindern im Schulalter bekannt wurde (HABIB und HABIB, 1962; DIEKMANN et al., 1967), war nicht in dem bisher bekannten Bilde nachzuweisen. FEYRTER (1948) rechnet allerdings auch die Angiombildung in Form des einfachen und des endo-perithelialen Haemangioma capillare zum Erscheinungsbild der vasculären Neurofibromatose.

Histologisch zeigen die Tumoren ein Kollagenfasern bildendes Neurofibromgewebe mit mucinöser Grundsubstanz, in dem wechselnde Mengen von markhaltigen Nervenfasern

Abb. 140a—d. Spinalganglienveränderungen bei Neurofibromatose des Neugeborenen. MPI 3581. C.M., 3 Tage alter Knabe. a Normales Spinalganglion. b Multiple quergetroffene Nervenfaserbündel, z.T. mit Spinalganglienzellen, Gruppen hypertrophischer Spinalganglienzellen und gefäßreiche fibromatöse Wucherungen der Kapsel am oberen Pol. c Vergrößerung des Spinalganglions mit diffuser kleinzelliger Wucherung, in der besonders im oberen Drittel und in der Mitte weit verstreut Nervenzellen liegen. An der Grenze zur distalen Wurzel unten rechts im Bild kernarmes fibromatöses Knötchen. d Ausschnitt aus c. Fibromatöser Herd im oberen Teil des Bildes und diffus zellige Wucherung, an der sich auch die Mantelzellen beteiligen. Einzelne Mantelzellen sind um die Nervenzellen erhalten geblieben

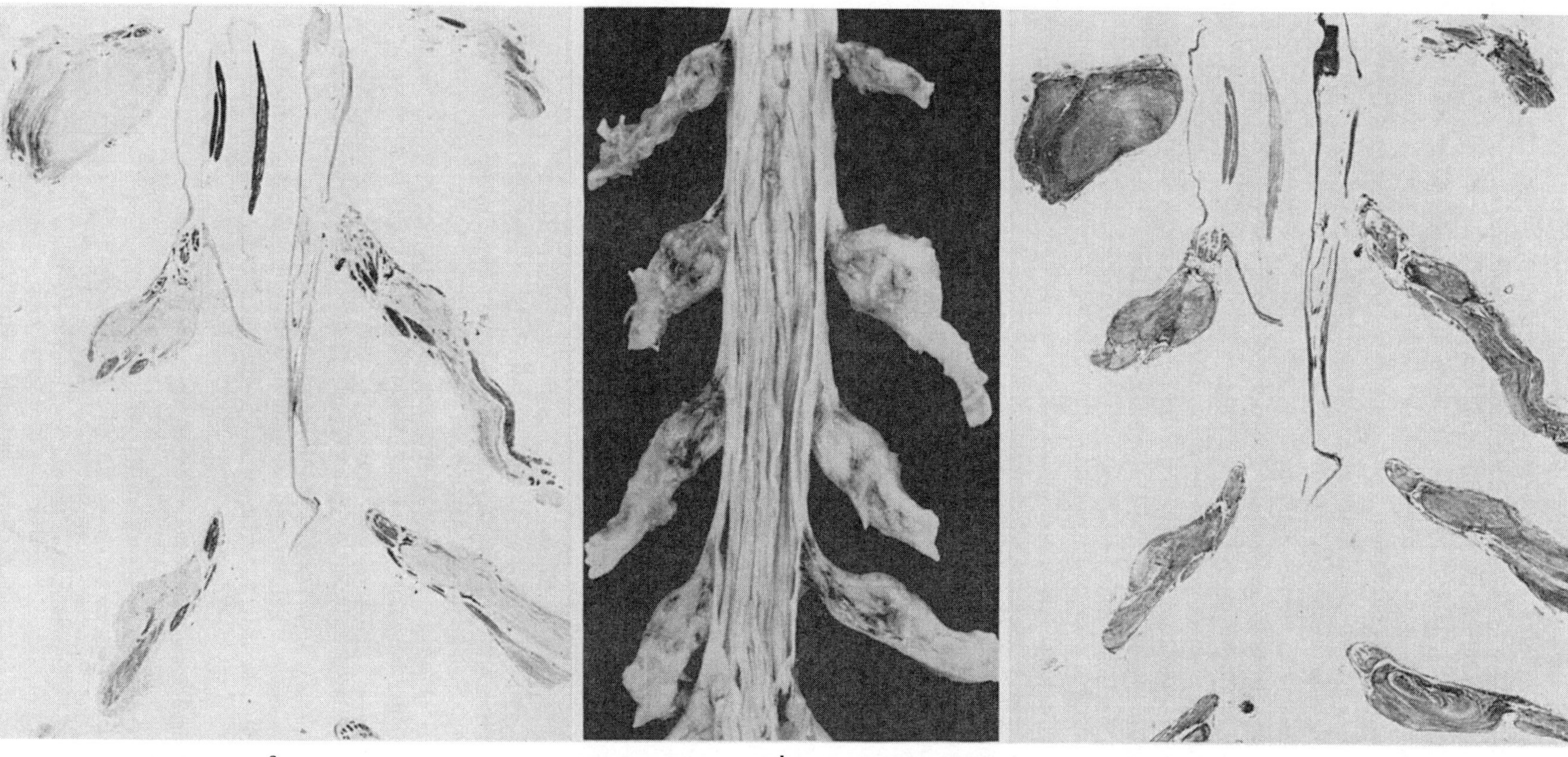

Abb. 141 a—c. Neurofibromatose der Spinalganglien beim Erwachsenen. NI 3064. G. K., ♂. a Kardiacarcinom. Recklinghausensche Krankheit mit ausgedehnter cutaner Neurofibromatose im Bereich des Stammes (seit Geburt). b Makroskopisch erkennt man die erhebliche Verdickung einzelner Spinalganglien, mikroskopisch (a u. c) die zum größten Teil erhaltenen markhaltigen Nervenfasern, im Bereich der Tumorbildung dissoziiert (a), und die Wucherung retikulärer Fasern im Bereich der Tumoren (c)

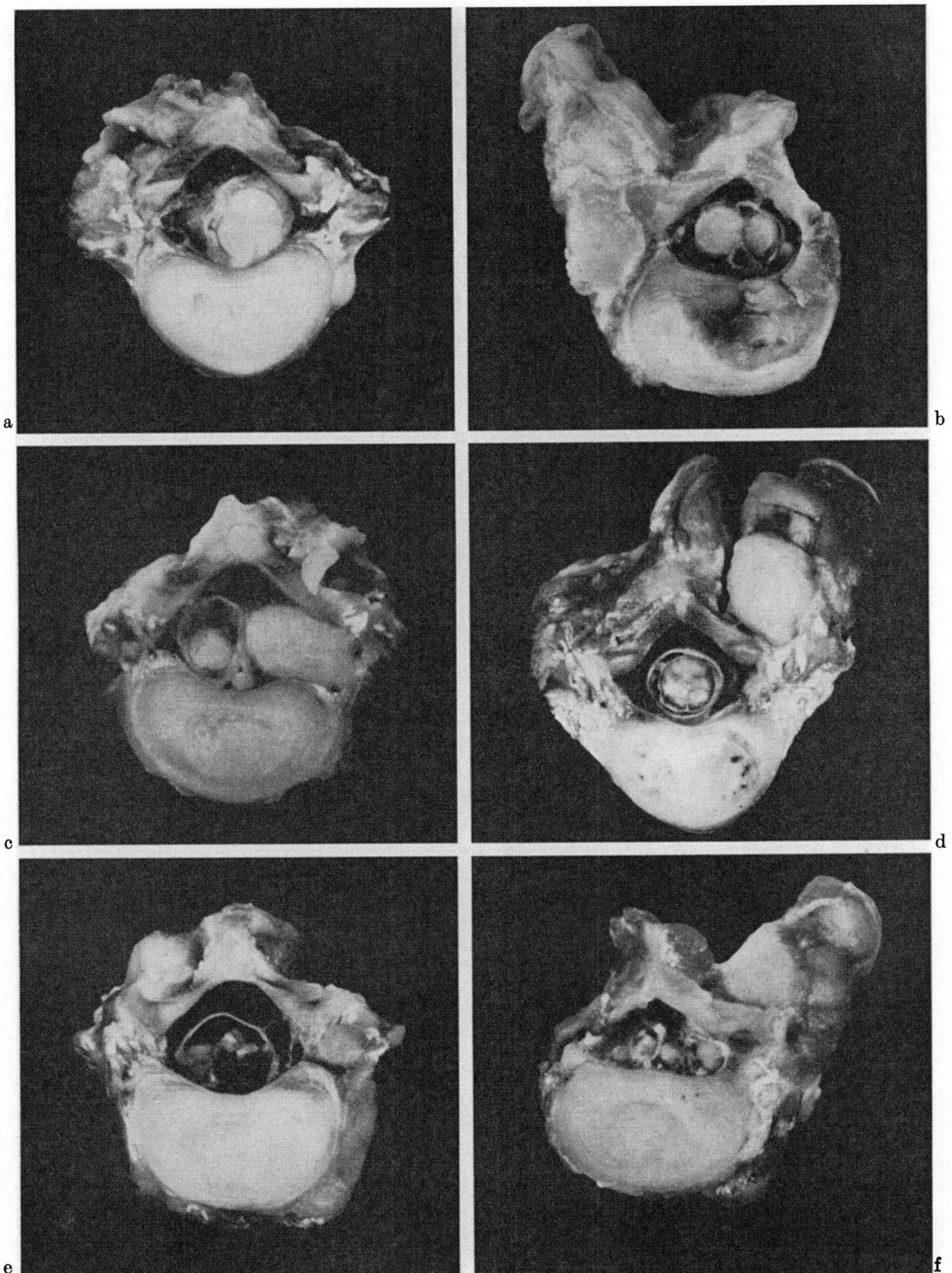

Abb. 142a—f. Neurofibromatose des Neugeborenen. MPI 3581. C.M., 3 Tage alter Knabe. Ausbreitung der intraduralen, extraduralen und paravertebralen Tumoren auf Querschnitten durch die Wirbelsäule bei generalisierter Neurofibromatose. In den dorsalen Abschnitten liegen paravertebral die größten plexiformen Neurofibrome

erhalten geblieben sind, ebenso wie im Spinalganglion einzelne Nervenzellen am Rande oder im Zentrum des neurofibromatösen Gewebes liegen. Die Hämangioblastome zeigen eine Zusammensetzung aus Capillaren und Stromazellen, die noch keine Umwandlung in

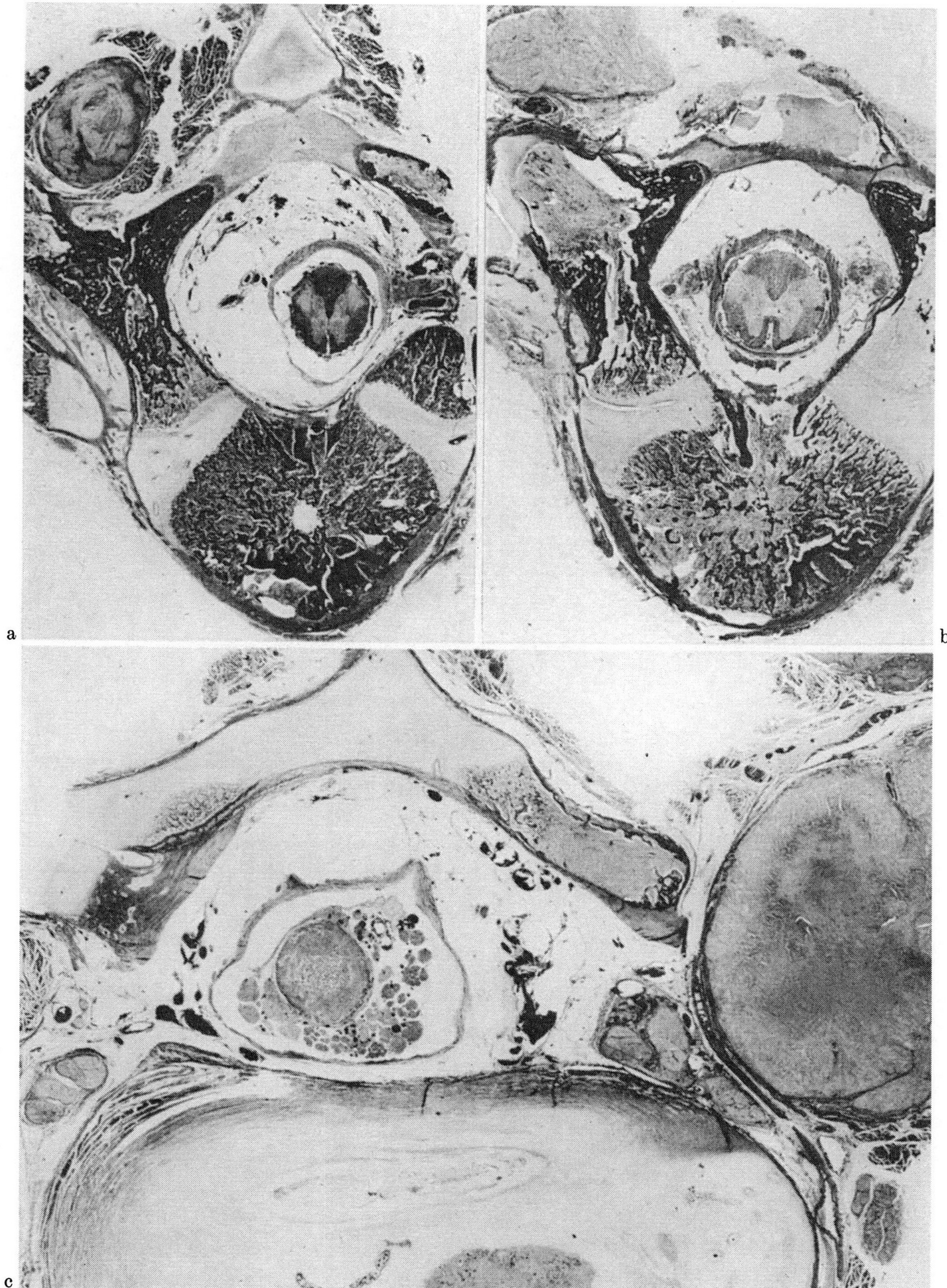

Abb. 143 a—c. Gleicher Fall wie Abb. 142. Histologische Übersichtsschnitte aus verschiedenen Höhen zeigen außer den schon makroskopisch erkennbaren Tumoren (s. Abb. 142) multiple Neurofibrome in den Wirbelkörpern und Wirbelbögen. H.E. und Heidenhain-Woelcke

Schaumzellen zeigen. Dies stimmt mit den Beobachtungen von Silver und Hennigar (1952) überein, die das Auftreten der Lipoide in Hämangioblastomen als einen Ausdruck des Alters der Tumoren gedeutet haben.

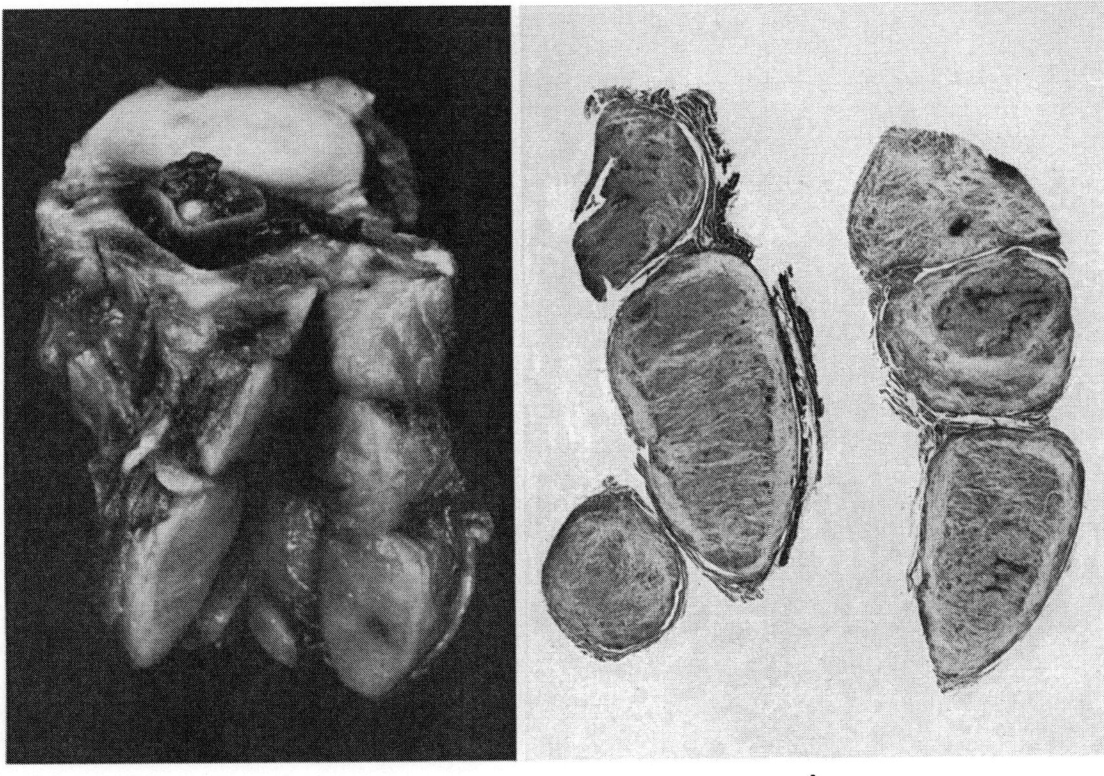

a   b

Abb. 144a u. b. Gleicher Fall wie Abb. 142. Massive plexiforme Neurofibrome lumbosacral mit meist zentral gelegenen Hämangioblastomen

In den Spinalwurzeln läßt sich besonders gut die Entwicklung der Neurofibrome verfolgen, die mit einer Wucherung der normalerweise im Lichtmikroskop kaum sichtbaren Spinalwurzelhülle beginnt, von der aus Septen in die Wurzel eindringen und sie in einzelne Faszikel zerlegen. Die kleineren Tumoren enthalten überwiegend dünne retikuläre Fasern, die größeren dagegen grobe und gewellte kollagene Faserbündel (Abb. 138).

Für die Rankenneurome hatte WEGELIN (1909) nicht nur Neubildungen eines Gewebes, des Bindegewebes der Nervenscheiden, sondern zugleich von Nervenfasern und Schwannschen Zellen und damit organoide Geschwulstbildungen mit hoher Gewebsreife angenommen. Eine solche Hyperplasie aller Gewebsbestandteile des Nerven einschließlich der Gefäße liegt bei dieser Variante der Neurofibromatose des Neugeborenen vielleicht deutlicher als beim Erwachsenen vor. Es fehlen im Bereich der cerebrospinalen Nerven nur sichere Ganglioneurome — die Befunde am Spinalganglion (Abb. 140) mit den deutlichen Größenunterschieden und atypischen Gruppierungen der Nervenzellen sind nicht eindeutig als Geschwulstbildungen, allenfalls als Hamartome zu deuten. Bei der visceralen Neurofibromatose — bisher nur beim Erwachsenen bekannt — scheint die Kombination von Neurofibromatose und Ganglioneuromatose besonders in der Nebenniere und im Darmkanal häufiger zu sein.

Das Studium angeborener Tumoren des Menschen hat in den letzten Jahren durch die experimentellen Untersuchungen über die teratogene Wirkung des Methylnitrosoharnstoffes (v. KREYBIG, 1965) und das Modell der diaplacentaren, experimentellen Tumorinduktion durch Äthylnitrosoharnstoff (DRUCKREY et al., 1967, 1970) erneute Bedeutung gewonnen. Die experimentelle Reproduktion eines der Neurofibromatose vergleichbaren Krankheitsbildes ist bisher nicht gelungen.

d) Die Tumoren des Zentralnervensystems

Bei der Neurofibromatose wurden fast alle Typen der Gliome einschließlich des Glioblastoma multiforme beschrieben (David et al., 1956). Hier sei nur auf das Problem der von Foerster und Gagel (1934) beschriebenen diffusen Schwannome oder der zentralen Neurinome (Globus, 1933) kurz hingewiesen, da die neueren elektronenmikroskopischen Untersuchungen die Existenz von Schwannschen Zellen im Zentralnervensystem nicht bestätigen konnten. Überraschenderweise sind es im Zentralnervensystem aber nicht die Zelläquivalente der Schwannschen Zellen, die Oligodendrogliazellen, die am häufigsten an der Tumorbildung beteiligt sind, sondern ganz offenbar die Astrocyten in Form der Spongioblastome in der Gegend des 3. Ventrikels, die von Russell und Rubinstein (1971) als piloide Astrocytome vom juvenilen Typ bezeichnet werden, von dem sie 2 Tumoren bei 16 und 14 Jahre alten Patienten sahen. Zwei Beobachtungen unserer Abteilung wurden von Lambers und Ortiz de Zarate (1952) bei einem 48jährigen Mann und einem 3jährigen Kind mitgeteilt, eine dritte Beobachtung betraf einen 19jährigen Mann mit einem umschriebenen Tumor im Hypothalamus und Globus pallidus, der histologisch als Spongioblastom mit zahlreichen Rosenthalschen Fasern diagnostiziert wurde. Bei der Sektion haben sich nur wenige café au lait-Flecke der Haut gezeigt, aber bei genauerer Untersuchung fanden sich zahlreiche subcutan gelegene Neurofibrome (Abb. 137), außerdem bestand eine allgemeine Adipositas.

Bei den „zentralen Neurinomen" oder „diffusen Schwannomen" in Verbindung mit Neurofibromatose dürfte es sich nach Russell und Rubinstein wahrscheinlich ebenfalls um solche piloide Astrocytome oder Spongioblastome handeln.

e) Viscerale Neurofibromatose, Ganglioneurome und Ganglioneuromatose

Die viscerale Neurofibromatose ist von allgemeinerem Interesse wegen der Kombination mit solitären oder multiplen *Tumoren endokriner Organe*, der Verbindung mit dem umschriebenen „Riesenwuchs" und der noch nicht ganz geklärten Beziehung zu dem Syndrom der multiplen Schleimhautneurome („multiple mucosal neuromas" Ruppert et al., 1966; Williams und Pollock, 1966). Hierbei sind typisch markhaltige Neurome im Bereich der Augenlider, der Mundhöhle oder der Zunge mit bilateralen Phaeochromocytomen, medullären Carcinomen der Schilddrüse und visceraler Ganglioneuromatose. Teile des Syndroms markhaltiger Neurome der Augenlider, der Zunge und der Schleimhäute sind von Froboese schon 1923, von Mascaro und Kuffer (1966) u.a. beschrieben worden.

Die *viscerale Ganglioneuromatose* ist seit den ersten Mitteilungen von Oberndorfer (1921 a und b), Pick und Bielschowsky (1922), Pick (1923) in der Kombination mit „Riesenwuchs" umschriebener Darmabschnitte und mit Neurofibromatose bekannt. Im Gegensatz zu der Elephantiasis der Extremitäten und der Lappenelephantiasis waren bei dieser Form des „Riesenwuchses" die syntopischen Proportionen aller Schichten bei der Pickschen Beobachtung vollkommen gewahrt (Pick und Bielschowsky, 1922). Neben typischen neurofibromatösen Veränderungen der Nerven des Mesenteriums und des Darmes sahen sie „Riesenwuchs der Nerven, Vermehrung und Vergrößerung der Nervenzellen und hypertrophische Zustände des Plexus myentericus" (Abb. 145), die, wie das Originalpräparat Bielschowskys in unserer Sammlung zeigt — im Vergleich mit den neuen Befunden —, zweifellos als eine Ganglioneuromatose aufzufassen sind. Seinerzeit glaubten Pick und Bielschowsky (1921) wegen der Kombination mit Neurofibromatose bei den Beobachtungen von Oberndorfer (1921 b) und Schultz (1922/1923) und im eigenen Fall eine Ganglioneuromatose ablehnen zu müssen. Es hatte sich gezeigt, daß der Patient von Oberndorfer, seine Mutter und sein Bruder eine manifeste Neurofibromatose aufwiesen. Danach konnte man schon 1923 drei Formen unterscheiden:

1. Hypertrophie umschriebener Darmabschnitte mit Ganglioneurom und Neurofibromatose (Fall Pick), 2. Hypertrophie umschriebener Darmabschnitte und Neurinomatose sowie Ganglioneurom in den Nerven des zugehörigen Mesenteriums (Fall Oberndorfer),

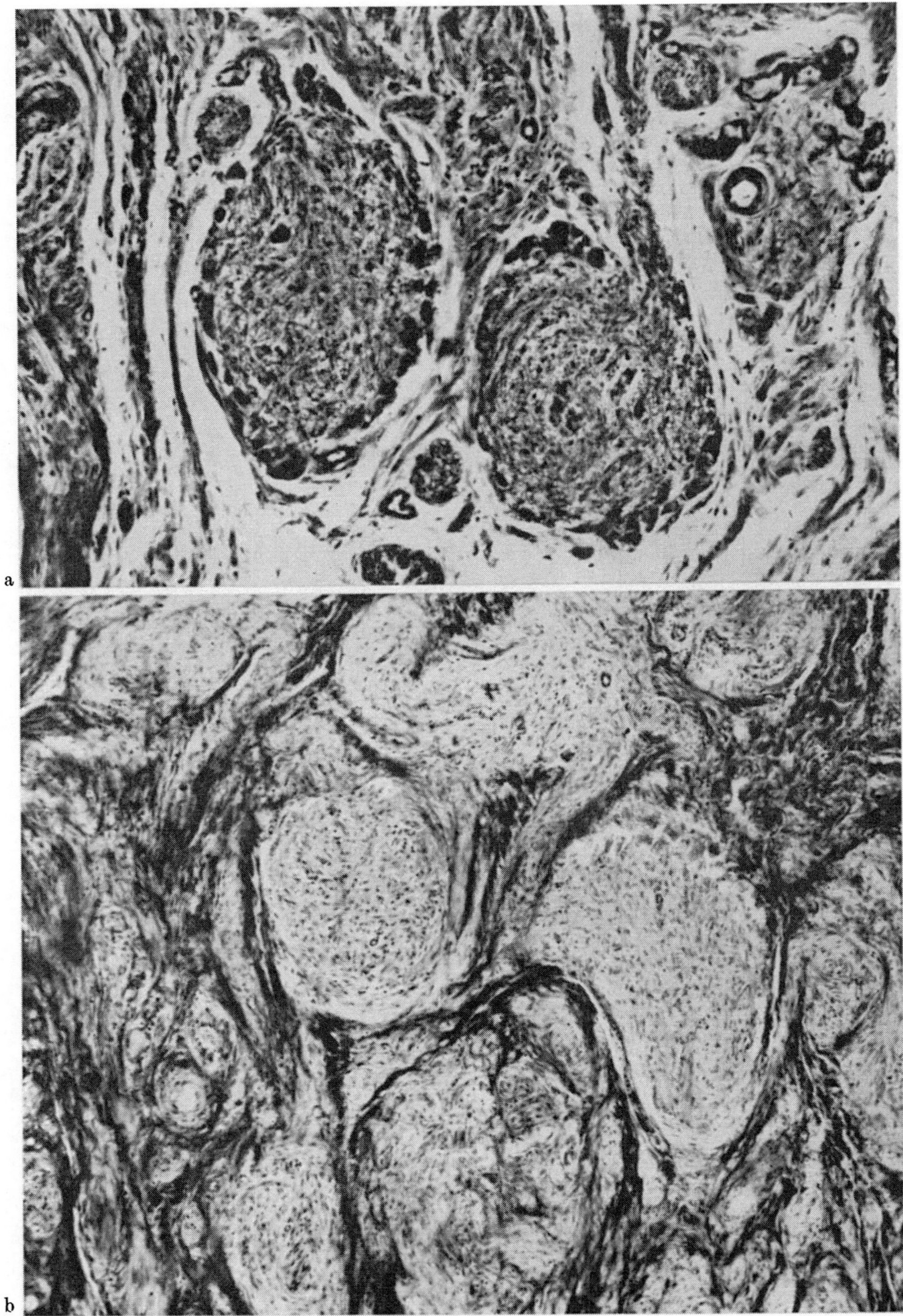

Abb. 145 a u. b. Neurofibromatose und Ganglioneuromatose des Darmes. (Originalpräparat von BIELSCHOWSKY des von PICK publizierten Falles.) a Blastomatöse Ganglienzellen besonders am Rand der vergrößerten Nervenfaserbündel im Meissnerschen Plexus. b Ganglioneuromatose des Auerbachschen Plexus

3. Ganglioneurome der Appendix und Neurinomatose ohne Riesenwuchs (Fall SCHULTZ), zu denen eine vierte Form, multiple Neurinome der Nerven im Darm und Mesenterium ohne Riesenwuchs (Fall SCHMINCKE, 1952), hinzukam.

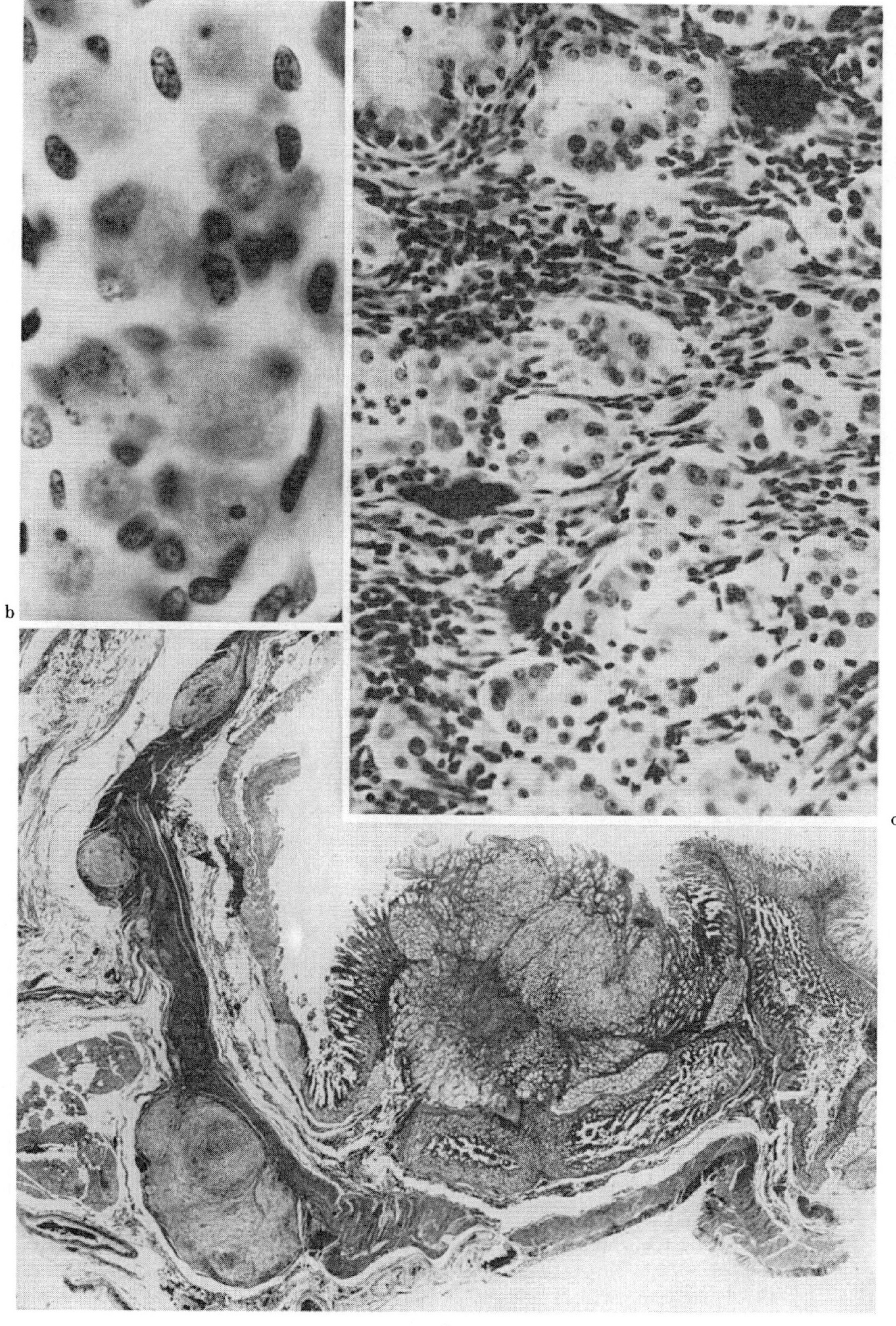

Abb. 146a—c. Viscerale Neurofibromatose. 38.20. B.M., 60jährig, ♀. a Übersicht über eine polypöse Wucherung des Duodenums und multiple Neurinome des Auerbachschen Plexus. b Ganglioneurom des Meissnerschen Plexus. c „Granuläres Neurofibrom" der Submucosa unter der polypösen Schleimhautwucherung in der gewucherten Muscularis propria

RUSSELL und RUBINSTEIN (1971) geben eine etwas vereinfachte Gliederung. Sie unterscheiden umschriebene Ganglioneurome mit den Beobachtungen von GLEASON et al. (1962), TAPP (1964), GEMER und FEUCHTWANGER (1966) und diffuse Ganglioneuromatosen (Fall JENTZER und FATZER, 1937, der eine Ganglioneurofibromatose mit maligner Umwandlung betrifft).

Zwei eigene Beobachtungen von visceraler Neurofibromatose seien hier kurz erwähnt, die erste ist fast identisch mit der Beobachtung von DAHL et al. (1957), einem Ganglioneurom des Duodenums. Im eigenen Fall einer 68jährigen Frau fanden sich eine Kyphoskoliose und multiple Hauttumoren sowie multiple Neurinome des Mesenteriums und im Auerbachschen Plexus des Duodenum und des Ileum. Im Duodenum bestand neben den Neurinomen (Abb. 146) eine kleine polypöse Vorwölbung der Duodenalschleimhaut mit myomatöser herdförmiger Wucherung der Muscularis mucosae und einer Wucherung ungewöhnlicher drüsenartiger Strukturen, die zum Teil auch in das Stroma der Schleimhaut und in die Schleimhaut selbst eingewachsen sind. Ähnliche kleinere epitheliale Wucherungen finden sich in Höhe der kleineren Neurinome und Hyperplasien des Auerbachschen Plexus. Eine präzise Klassifikation der epithelialen Hyperplasie ist nicht möglich, sie erinnert an ein Carcinoid, ein „granuläres Neurom" oder an eine hamartomatöse Wucherung (Abb. 146c). In diesem Fall bestand auch ein Phaeochromocytom im Mark der Nebenniere und eine *vasculäre Neurofibromatose* (REUBI, 1944; FEYRTER, 1948), besonders an den Arterien des Darmes, zum Teil mit völligem Verschluß. Den Besonderheiten der Neurinome und der Neurofibrome des Darmkanals ist FEYRTER (1948) in systematischen Untersuchungen an 3 000 Obduktionen nachgegangen. Da den Nerven des Darmkanals ein Perineurium fehlt, sind die festgestellten Differenzen im Bau von allgemein pathogenetischer Bedeutung. FEYRTER unterschied 7 verschiedene Formen neurogener Gewächse, darunter das gekörntzellige Gewächs, das granuläre Neurom im Meissnerschen Plexus, den „*Granular-Zell"-Tumor* der amerikanischen Literatur, der nach seinem Ursprung noch ungeklärt, in Haut, Brust, Zunge, Peritoneum und Bronchien vorkommen kann.

Eine zweite Beobachtung wies bei einem 53jährigen Mann die Kombination einer Neurofibromatose ohne Beteiligung des zentralen oder peripheren Nervensystems mit einem 1,5 cm im Durchmesser betragenden *Phaeochromocytom und Gangliocytom* im Mark der linken Nebenniere auf (Abb. 147). Unter 18 Fällen von Neurofibromatose fanden RUSSELL und RUBINSTEIN (1971) 4mal die Kombination Phaeochromocytom und halten die von GLUSHIEN et al. (1953) angegebene Prozentzahl von 5 % für diese Kombinationsform für zu niedrig.

Eine viscerale Beteiligung gibt es auch bei der *hypertrophischen Neuritis* (Typ Roussy-Cornil), wie eine eigene Beobachtung zeigt (KRÜCKE, 1939, 1942). Auch in dieser Region sind die Unterschiede gegenüber der Neurofibromatose sehr deutlich. In der Zunge und im Darmkanal sowie in der Nebenniere finden sich stark verdickte Nerven mit typischer peritubulärer Zwiebelschalenbildung in einer mucoiden Grundsubstanz, wobei allerdings sowohl in der Zunge wie im Darmkanal die Zahl der Nervenzellen vermehrt erscheint (Abb. 148).

Auf die Beziehung der Neurofibromatose zu anderen dysgenetischen Syndromen soll hier nicht näher eingegangen werden, im Hinblick auf die Diskussion über die vermuteten engen Beziehungen zur tuberösen Sklerose darf auf HALLERVORDEN (1952) und HALLERVORDEN und KRÜCKE (1956) verwiesen werden.

5. Die neurocutane Melanose

Dieses Syndrom, das auch als Melanomatose der Haut und des Zentralnervensystems der Kinder, pigmentierter Naevus mit pigmentierten Herden im Gehirn, pigmentierter Naevus mit primärer Melanoblastose der Leptomeningen bezeichnet wird, hat ebenfalls Verbindungen zur Neurofibromatose (BERBLINGER, 1915; BJÖRNEBOE, 1934; FOX et al., 1964; REED et al., 1965; TOURAINE, 1949). Es handelt sich hierbei aber um eine

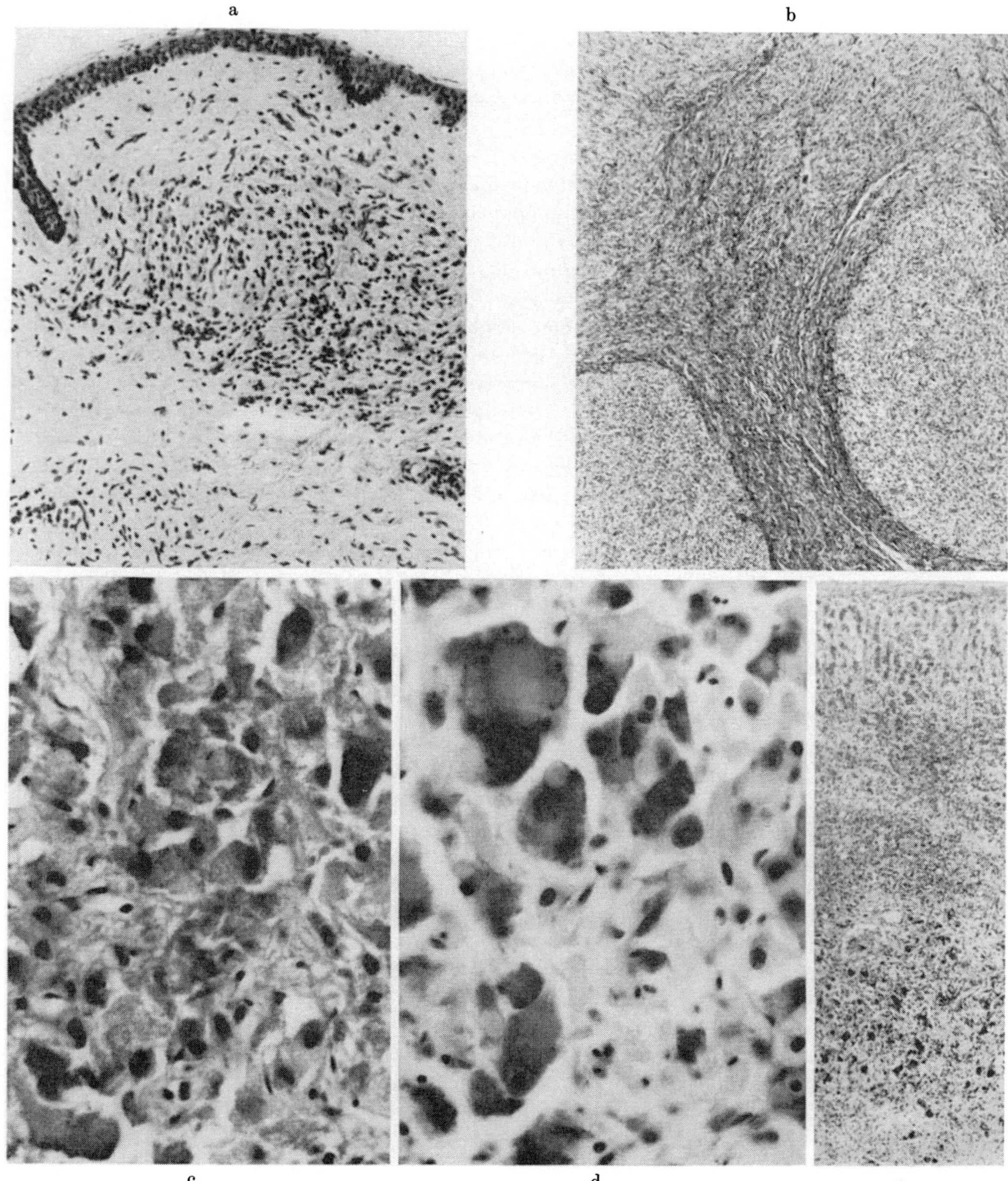

Abb. 147a—e. Cutane und viscerale Neurofibromatose mit Ganglioneurom und Phäochromocytom. MPI 3606. 53jährig, ♂. Multiple Erweichungsherde im Großhirn, rezidivierende Endocarditis verrucosa, cutane Neurofibromatose. a u. b Kleinzellige und gemischtzellige diffuse subcutane Neurofibrome; c Phäochromocytom; d Ganglioneurom, im Mark der Nebenniere mit Übergreifen auf die Kapsel; e Nebenniere mit Gangliocytom

nichtfamiliäre Erkrankung, die durch riesenhafte pigmentierte Naevi, Tierfellnaevi, der Haut und Melanose, nicht nur der Leptomeningen, sondern auch der Hirnrinde charakterisiert ist (Abb. 149). Die eigene Beobachtung betraf einen $1^1/_4$jährigen Knaben, bei dem klinisch Verdacht auf Recklinghausensche Krankheit oder tuberöse Sklerose bestand und

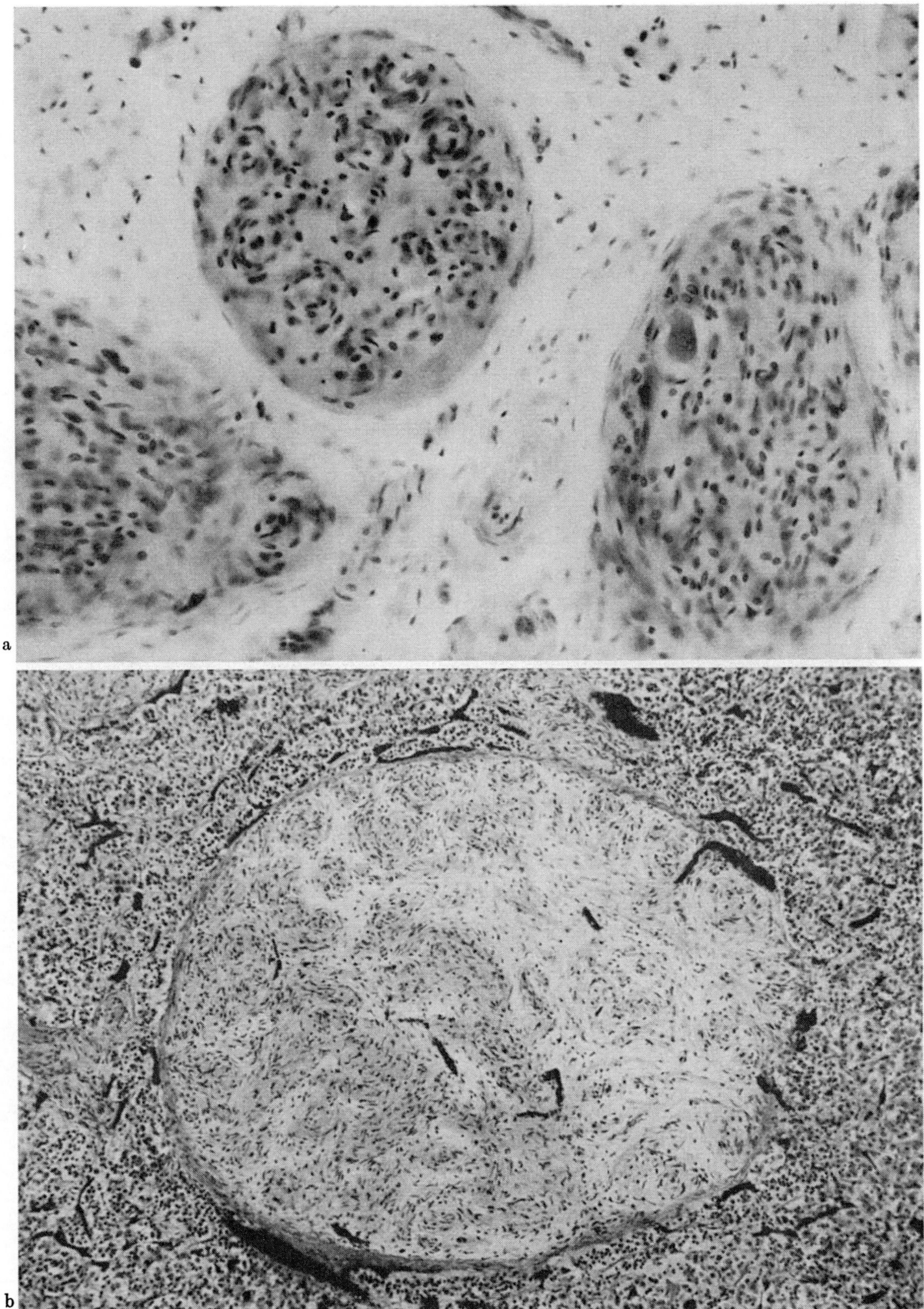

Abb. 148a u. b. 39.9. K.R., 53jährig, ♂. Viscerale Form der hypertrophischen Neuritis. Nervenhyperplasie mit typischer Zwiebelschalenstruktur, peritubulär gewucherten Schwannschen Zellen und Fibroblasten in der Zunge (a) und im Mark der Nebenniere (b)

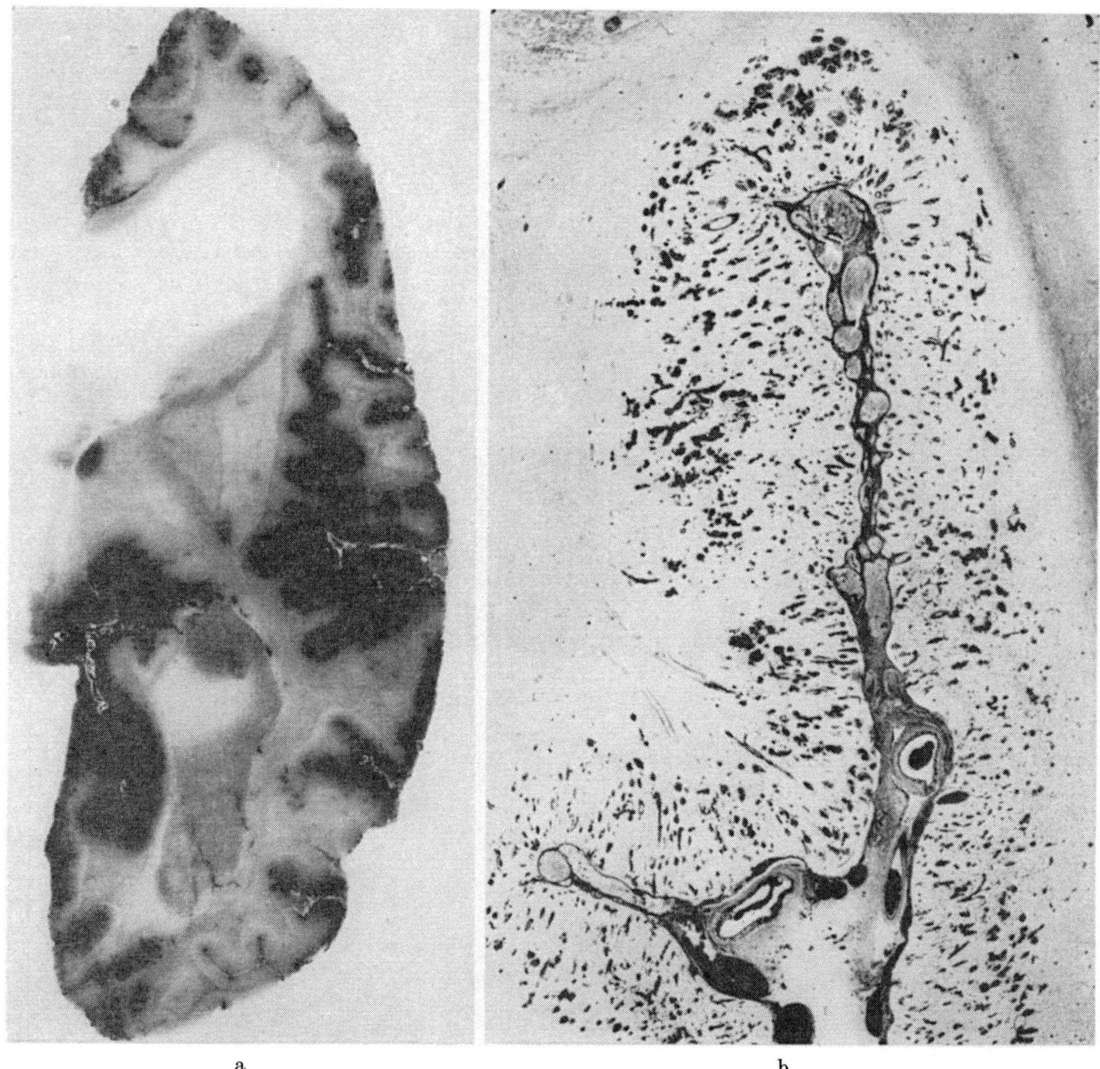

a   b

Abb. 149a u. b. Neurocutane Melanose. MPI 3486. S.K., 1¹/₄jährig, ♂. Riesiger Naevus der Lendengegend. Melanose der Meningen in den entsprechenden Segmenten des Rückenmarkes und des ganzen Gehirns. a Makroskopisches Bild des in Paraffin eingebetteten Horizontalschnittes mit hochgradiger Melanose besonders in der Umgebung der Fissura Sylvii und der Cisterna interhemisphaerica. b Hochgradige, perivasculäre Melanose der Rinde, Fibrose und zahlreiche melaninfreie Zellen im Subarachnoidalraum

ein riesiger Naevus in Form einer Badehose vorhanden war. Außerdem fanden sich zahllose, leicht erhabene Naevi pigmentosi und pilosi der Haut des ganzen Körpers. Makroskopisch war das gesamte Gehirn bräunlich-schwärzlich verfärbt, die Melanose der Meningen war besonders ausgeprägt in den caudalen Abschnitten des Rückenmarkes, korrespondierend mit den Hautnaevi ab Th 11. Die Spinalwurzeln im Bereich der Cauda equina zeigten eine fibromatöse Umhüllung. Es bestand eine Fibrose der Meningen, sonst waren aber keine Zeichen für Neurofibromatose und keine Melanommetastasen noch Melaninablagerungen in den inneren Organen vorhanden.

Mikroskopisch finden sich kleine bis mittelgroße Rundzellen, die keinen Gewebsverband bilden und gelegentlich in Gruppen und Haufen zusammenliegen im gesamten Subarachnoidalraum über Groß- und Kleinhirn mit einer stellenweise deutlichen Zell- und Kernpolymorphie. Nicht in allen Zellen ist Melanin nachweisbar. Eine Fibrose mit Wucherungen retikulärer und kollagener Fasern ist stellenweise stärker ausgebildet. Die schon

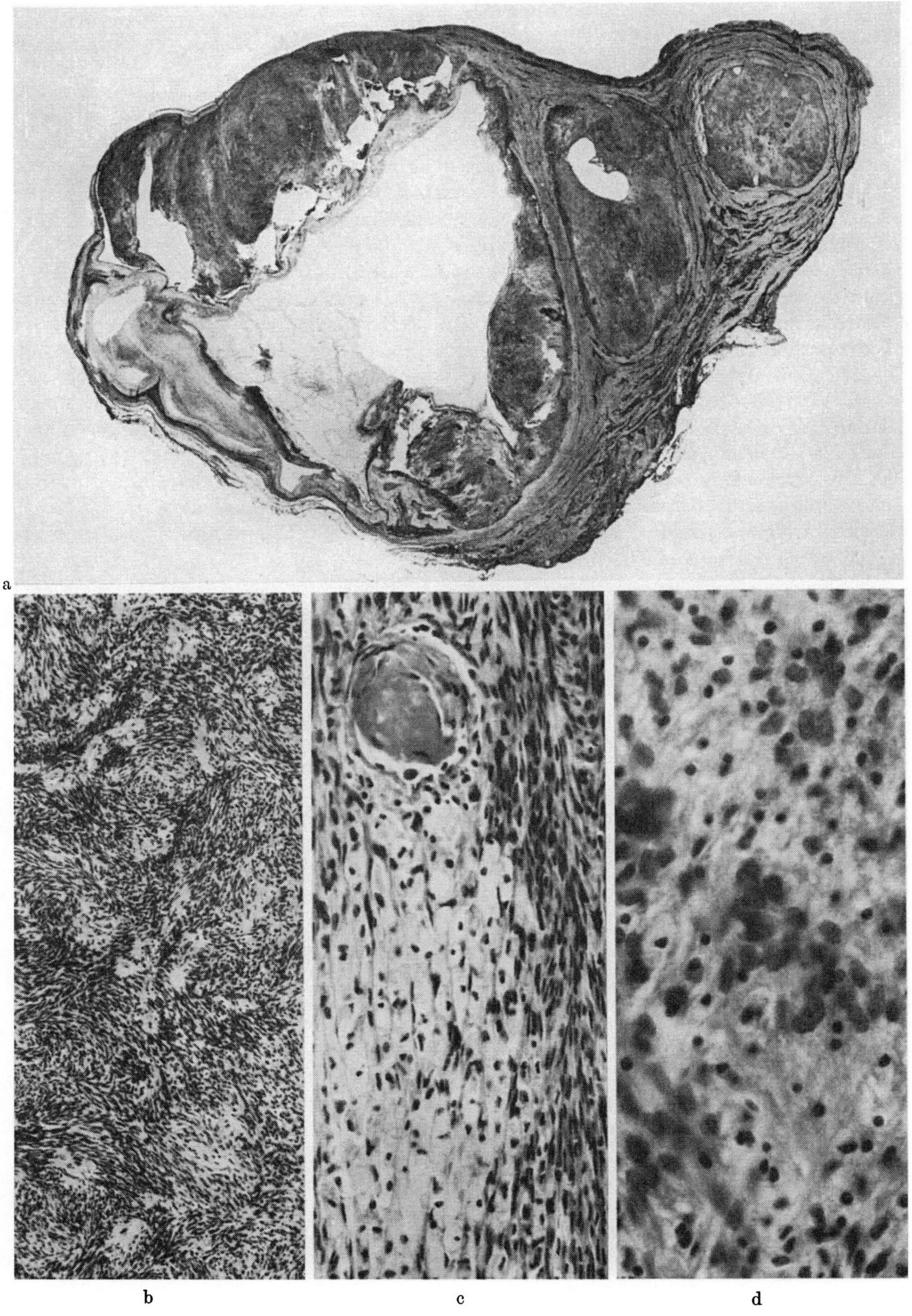

Abb. 150a—d. Zellreiches Neurinom des Mediastinums. E 1634/60 D.L., 47jährig, ♀. a 10×5×5 cm betragender, aus mehreren Knoten bestehender Tumor mit einer Cyste von etwa 3 cm Durchmesser. b Zellreicher Abschnitt fibrillären Gewebes mit angedeuteten Kernpallisaden. c Umschriebene streifenförmig angeordnete Fettkörnchenzellen in der Nachbarschaft eines hyalinisierten Gefäßes. d Kernpolymorphie in retikulären Gewebsabschnitten; keine Mitosen. Paraffineinbettung, HE-Färbung

makroskopisch erkennbare Pigmentierung der Hirnrinde ist durch die Anwesenheit pigmenthaltiger Zellen in den Virchow-Robinschen Räumen, die bis zur Marksubstanz reicht, bedingt. Die Veränderungen in der Haut zeigen mikroskopisch das Bild des typischen Naevus, an den peripheren Nerven, an Brust- und Bauchsympathicus, Plexus coeliacus und im Nebennierenmark ist kein krankhafter Befund festzustellen (Prof. Brass).

In den Hautveränderungen können sich nach Harkin und Reed (1968) maligne Tumoren entwickeln, ebenfalls im Zentralnervensystem, zeigen aber im allgemeinen außer den Merkmalen eines gewöhnlichen zelligen Naevus die eines blauen Naevus, eines Neurofibroms oder eines melanocytären Neurofibroms.

Es sei hier nur daran erinnert, daß die Pia-Arachnoidea bei Dunkelhaarigen regelmäßig im Bereich der Medulla oblongata und gelegentlich an der Basis des Stirnhirns Melanophoren enthalten kann. Bei dem Syndrom der neurocutanen Melanose ist das Pigment an anderen Stellen vermehrt.

Die *pigmentierten Neurofibrome*, die von Harkin und Reed (1968) beschrieben wurden, können ein Bindeglied zwischen der Neurofibromatose und der neurocutanen Melanose darstellen. Es ist noch nicht geklärt, ob diese Tumoren aus dem Nerven selbst oder von den Naevuszellen stammen; es handele sich um gutartige Tumoren.

Die malignen Tumoren, die sich bei dem neurocutanen Melanose-Syndrom in der Haut entwickeln, zeigen das Bild des malignen Melanoms und enthalten nach Harkin und Reed (1968) epitheloide Zellen, die in kompakten Faszikeln angeordnet sind und an „epitheloide Schwannome" erinnern.

6. Maligne Tumoren der Nervenscheiden

a) Maligne Neurinome, maligne Schwannome

Nach Harkin und Reed (1968) ist ein malignes Schwannom ein maligner Tumor, der von der Nervenscheide abstammt, lokal das Gewebe infiltriert und auch Metastasen verursachen kann. Die intercelluläre Matrix enthalte Kollagen und Mucin. Ein malignes Schwannom entwickele sich in einem ungeschädigten Nerven oder in einem Neurofibrom und soll sich von den Schwannschen Zellen herleiten. Diese Formulierung in dem ausgezeichneten Atlas über die Pathologie der Tumoren peripherer Nerven ist mit zahlreichen Abbildungen illustriert, aus denen sich weitgehende Übereinstimmungen im morphologischen Bild der verschiedenen malignen Tumoren mit den eigenen Beobachtungen ergeben. Es ist allerdings im Hinblick auf eine allzu starre Klassifikation bemerkenswert, daß in einer eigenen Beobachtung fast alle Gewebsbilder vom malignen Schwannom über das epitheloide Schwannom bis zum Nervenscheidenfibrosarkom vorkamen.

Obwohl eine Beteiligung der Schwannschen Zellen am Aufbau sowohl des Neurinoms wie der Neurofibrome zu postulieren ist, scheint es bemerkenswert, daß bei über 100 Neurinomen, die wir untersuchen konnten, und bei 3 Rezidiven nur bei einem großen Neurinom des Mediastinums (Abb. 150) eine Entdifferenzierung in Richtung auf ein malignes Schwannom, ein zellreiches Neurinom, beobachtet wurde. Dies stimmt offenbar mit den Befunden von Harkin und Reed (1968) überein, daß maligne Schwannome sporadisch vorkommen, gewöhnlich aber bei der Neurofibromatose gefunden werden, dagegen selten, wenn überhaupt, in einem gutartigen Neurinom. Gelegentlich werde irrtümlich ein gutartiges Neurinom als maligne bezeichnet, oder Fibrosarkome und Leiomyosarkome würden für Nervenscheidentumoren gehalten.

In der europäischen Literatur wurde schon vor der Jahrhundertwende auf bösartige Tumoren peripherer Nerven hingewiesen (siehe Krause, 1887, und Durante, 1907). Damals stellte man histologisch die Diagnose Fibromyxosarkom und sah den Hauptsitz der malignen Tumoren in den großen Nervenstämmen und am häufigsten im Nervus medianus und Nervus ischiadicus. Die Tumoren zeigten sich aus Spindel- und Rundzellen aufgebaut, und es werden bereits in der gleichen Geschwulst an verschiedenen Stellen sarkomatöse, fibromatöse oder myxomatöse Gewebsabschnitte beschrieben.

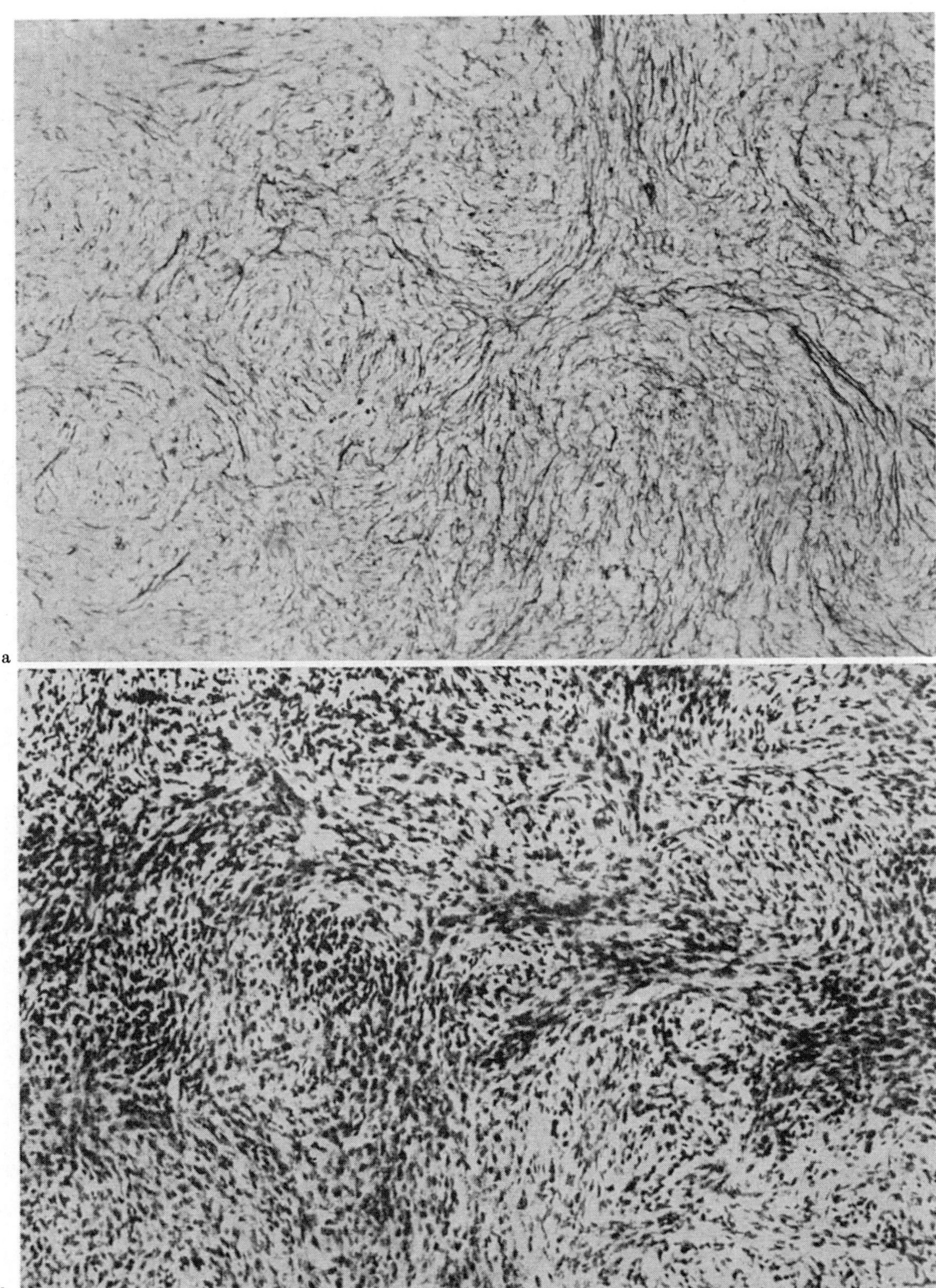

Abb. 151a u. b. Malignes Neurinom. NK 4855 und 5034. W.E., 65jährig, ♀. a Erste Operation. Relativ homogener Tumor, zellreich mit umschriebenen Nekrosen. Tumor des Plexus brachialis am Übergang des Faszikels in den Nervus medianus. Makroskopisch gallertartige, trübe, bröckelige Massen. b Zweite Operation, ein Jahr später. Tumorrezidiv an gleicher Stelle. Tumor des Fasciculus medianus. Ausgedehnte Nekrosen im Tumorbereich. Mikroskopischer Befund im Text S. 226/227

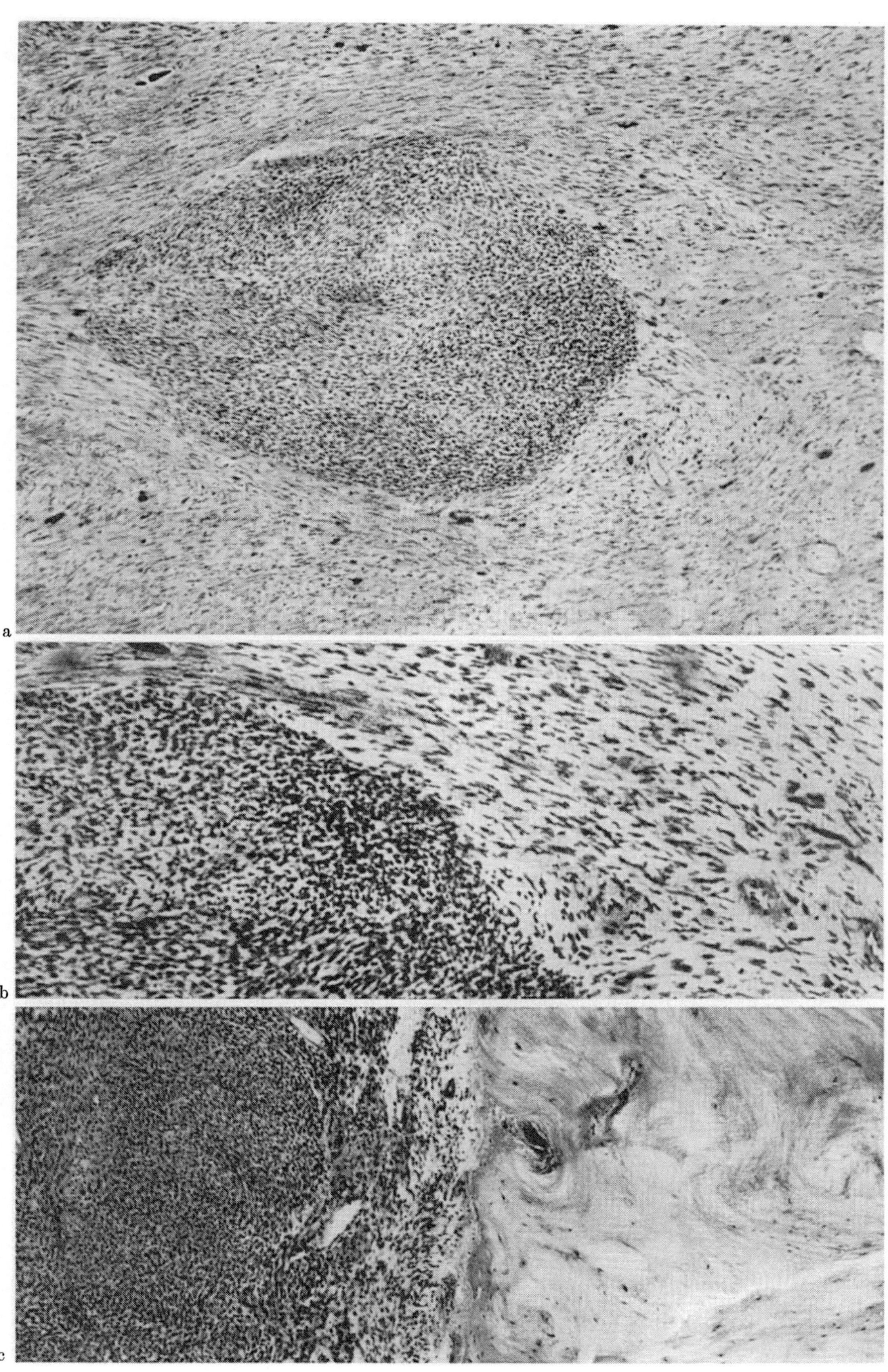

Abb. 152a—c

Mit Ewing (1927) haben Quick und Cutler (1927), Stewart und Copeland (1931) und Stout (1949) praktisch alle subcutanen und intramuskulären Formen des Sarkoms als „neurogene Sarkome" angesehen. Gagel (1935) sprach von primären „Neurosarkomen", die von Endo-, Peri- und Epineurium ausgehen und Spindelzellen-, Fibro- und Myxosarkome sein könnten.

Die Bezeichnung *neurogenes Sarkom* ist nach Busch und Christensen (1947), die 6 Beobachtungen mitteilen, berechtigt, wenn man den Nerven mit seinen ektodermalen und mesenchymalen Ursprungszellen als Ganzes betrachte. Stewart und Copeland haben offenbar zu viele Weichteilsarkome zu den Neurosarkomen gerechnet. Die tatsächliche Zahl der vom Nerven ausgehenden Tumoren zu ermitteln, ist mit histopathologischer Methodik nicht einwandfrei möglich, da die Weichteilsarkome den vom Mesenchym des Nerven ausgehenden Geschwülsten in vieler Hinsicht gleichen dürften.

Da offenbar die Mehrzahl der malignen Nerventumoren aus Neurofibromen zu entstehen scheint, könnte man die Gewebsverschiedenheiten durch die Bezeichnung malignes Neurofibrom und Neurofibrosarkom ausreichend kennzeichnen, wenn man die letzteren, wie in der allgemeinen Pathologie, in sekundäre und primäre Fibrosarkome und undifferenzierte und polymorphzellige multiforme Sarkome unterteilt. Das Bild der malignen Nervengeschwülste kann aber durch die Beteiligung der spezialisierten Schwannschen Zellen und Perineuralzellen Besonderheiten aufweisen. Hierfür spricht das Vorkommen organoider Strukturen, der Tastkörperchenstrukturen (Abb. 114), paciniformer Körperchen (Abb. 115) oder neurofibromatöser Körperchen (Abb. 130) bei den plexiformen Neurofibromen und den malignen Umwandlungen (siehe Seite 227). Das neurinomatöse Gewebe der plexiformen Neurofibrome und ihre malignen Formen rechtfertigen den Terminus „malignes Schwannom" der amerikanischen Literatur, obwohl nicht in allen Beobachtungen ein vorhergehendes Neurofibrom nachzuweisen ist.

Die Bezeichnung „malignes Schwannom" oder „malignes Neurinom" besagt in diesem Fall also keineswegs, daß sich der maligne Tumor aus einem typischen und ehemals gutartigen Neurinom entwickelt hat.

Die Anerkennung eines malignen Neurinoms als einen primären Tumor der Nervenscheiden sollte sich auf die Geschwülste beschränken, die in einem Nerven entstanden sind und Merkmale einer geweblichen Differenzierung Schwannscher Zellen erkennen lassen. Bei der Anwendung strikter Kriterien, zu denen man vorerst nicht die Prädilektionsstellen für Neurinome in den Nervenstämmen rechnen kann, da sich mangels genügend großen Zahlenmaterials keine derartige Prädilektion herausgestellt hat, wird die Zahl „maligner Schwannome" geringer sein als in der bisherigen Literatur angegeben. Nach Stout (1949) wird bei der Hälfte der „malignen Schwannome" die Verbindung mit Recklinghausenscher Krankheit gefunden.

Vieta und Pack (1951), die 4 Grade der Malignität unterscheiden, haben 31 maligne Neurilemmome beschrieben, von denen 11 mit klassischer Neurofibromatose kombiniert waren.

Gore (1952) sah bei 8 primären malignen Tumoren des Nerven als häufigste Tumorzellen elongierte, spindelförmige Elemente, die in myxomatösen Abschnitten untereinander anastomosierten. Bildung von Palisaden und Strängen (Faszikeln) spricht für die Tendenz, in Gruppen zu wachsen. Eine besondere radiäre „pin wheel"-Anordnung der Tumorzellen, ähnlich der bei dem plexiformen Neurofibrom, wurde in einem Fall gefunden. Abgesehen von einem hoch undifferenzierten Tumor, zeigten die Zellen ein nicht sehr reichliches Cytoplasma, das gering gefärbt, eosinophil, variabel homogen, granulär oder irregulär vakuolisiert war. In 5 Fällen fand sich ein epithelähnliches Muster. Bei 3 von

Abb. 152a—c. Malignes Neurinom. Gleicher Fall wie Abb. 151. a Zelldichter Herd im fibrillären Abschnitt, der zahlreiche Riesen- und Mastzellen enthält. b Scharf abgegrenzter, zellreicher Tumorabschnitt im fibrillären Gewebe. c Zellreicher und myxomatöser Abschnitt. Polymorphzelliges Sarkom. Tod ein Jahr nach der zweiten Operation. Keine Obduktion

ihnen war die Anordnung der Zellen in alveolären Gruppen oder Säulen und das Vorkommen zahlloser multinucleärer Elemente verdächtig für ein Melanom. Trotz der beträchtlichen Variationen im histopathologischen Bild werden alle Tumoren als histogenetisch verwandt angesehen und auf eine neoplastische Transformation der Schwannschen Zellen zurückgeführt.

Die mikroskopischen Befunde dieser malignen Tumoren sind dem Spindelzellenfibrosarkom so ähnlich, daß STOUT sie 1935 als Fibrosarkome gedeutet hat, aber 1949 durch das Auswachsen von Schwannzellen in vitro aus diesen Tumoren von der Richtigkeit des Terminus maligne Schwannome überzeugt war. Die Verbindung mit dem plexiformen Neurofibrom und mit der Neurofibromatose ist in vielen Beobachtungen mit übereinstimmendem histologischem Befund festgestellt. Bei 21 Beobachtungen maligner Nerventumoren bei Neurofibromatose fanden (D'AGOSTINO et al. 1963a) in 12 Fällen Neurofibrome und maligne Nerventumoren, aber nur in 2 Fällen gutartige und bösartige Tumoren eng assoziiert. In einer weiteren Arbeit (D'AGOSTINO et al. 1963b) über 24 Beobachtungen primärer maligner Nerventumoren großer Nervenstämme ohne Neurofibromatose war keine Verbindung zu einem Neurinom nachzuweisen. Als unterscheidendes Merkmal gegenüber dem Fibrosarkom wird der Sitz in dem Nervenstamm angegeben.

Auch wenn die Tumoren histologisch Anzeichen von Malignität erkennen lassen, können sie von einer Kapsel umgeben sein.

Im *mikroskopischen Bild* sieht man einen Aufbau des Tumorgewebes aus sich verflechtenden Bündeln langer Spindelzellen, einem wechselnden Gehalt an retikulären oder kollagenen Fasern (Abb. 151 und 152). In anderen Regionen des gleichen Tumors finden sich etwas plumpere Spindelzellen, häufige Mitosen, Hyperchromasie der Kerne, die verschiedene Größe besitzen. Der bei weitem größere Zellreichtum als in einem typischen Neurinom oder Neurofibrom ist ein kennzeichnendes Merkmal. Die Zellen können in breiten Bündeln oder wirbelförmig angeordnet sein oder Fischgrätenmuster bilden. An anderen Stellen liegen irreguläre Haufen und Balken und polygonale oder epitheloide Zellen. Im Tumorgewebe finden sich Nekrosen oder Blutungen und in weiteren Stadien zunehmende Polymorphie der Kerne mit Riesenzellbildungen und schließlich Übergang in ein mehr oder weniger differenziertes sarkomartiges Gewebe, in dem auch die Bildung von retikulären Fasern aufgehört hat. Bei den malignen Nervenscheidentumoren kommen Gewebsabschnitte vor, die man höchstens als zellreiches Neurinom klassifizieren kann, und nur wenige Regionen bieten das Bild eines auch morphologisch malignen Tumors.

Als Beispiel eines zellreichen Neurinoms aus den eigenen Beobachtungen sei der Befund eines doppelt faustgroßen Neurinoms des hinteren Mediastinums bei einer 47jährigen Frau wiedergegeben, das größer als alle von uns beobachteten Tumoren der Spinalwurzeln und peripheren Nerven aus mehreren verschieden großen Geschwulstknoten besteht, die jeweils von einer Kapsel umgeben sind. *Makroskopisch* war das gelblich-weißliche Tumorgewebe von mehreren großen und kleinen Cysten durchsetzt. *Mikroskopisch* (Abb. 150) fanden sich fibrilläre und retikuläre Gewebsabschnitte mit Palisadenknötchen und zahlreichen Schaumzellen, Nekrosen und Blutungen. Abweichend von diesem typischen Bild kommen zellreiche Abschnitte mit wirbelförmiger Anordnung meist aus Spindelzellen vor, wie sie auch im malignen Schwannom zu beobachten sind. Trotz einer beträchtlichen Kernpolymorphie ist bei dem Fehlen von Mitosen und einer mucinösen Grundsubstanz der Befund als eine gutartige Variante des Neurinoms aufzufassen. In der Tumorkapsel und im Tumorgewebe selbst finden sich zahlreiche entzündliche Infiltrate.

Bei einer zweiten Beobachtung, einer 65jährigen Patientin, wurde eine Geschwulst im vorderen Anteil der rechten Axilla am Übergang zum Fasciculus medialis in den Medianus von etwa Taubeneigröße exstirpiert. *Makroskopisch* bestand der Tumor aus einem gallertartigen und bröckeligen Gewebe und wurde histologisch als malignes Neurinom diagnostiziert. Bei der Rezidivoperation 1 Jahr später war eine weitere Entdifferenzierung im histologischen Bild festzustellen, der Tod trat $2^1/_4$ Jahre nach der ersten Operation ein, eine Körpersektion wurde nicht durchgeführt. *Mikroskopisch* (Abb. 151) finden sich zahlreiche retikuläre Fasern in Zügen und Wirbeln angeordnet in einer mucinösen Grundsubstanz. Die Kerne der Tumorzellen sind plump oder spindelförmig, Riesenzellen und Mitosen sind ebenso wie zahlreiche Mastzellen über verschiedene Abschnitte des Tumorgewebes verstreut anzutreffen. Es gibt außerdem Abschnitte eines mäßig zellreichen Neurinoms, in dem Herde eines sehr zellreichen Gewebes mit irregulärer Struktur eingeschlossen sind (Abb. 152).

Differentialdiagnostisch ist bei den malignen Neurinomen das Spindelzellcarcinom zu nennen, das gelegentlich als malignes Melanom oder als Nervenscheidentumor aufgefaßt wird (HARKIN und REED, 1968). Von diesen Autoren wird ferner als eine seltene Geschwulst das *maligne epitheloide Schwannom* abgegrenzt, das cytologisch dem malignen Melanom ähnlich sei, aber gewöhnlich keine Melaninbildung zeige. Einige der mitgeteilten Fälle zeigen einen Aufbau, der vom Nervenscheidensarkom nicht zu unterscheiden ist. *Mikroskopisch* sind die Tumorzellen rund bis polyedrisch und können in Nestern angeordnet sein, ähnlich wie bei den Melanomen. Die Menge des Cytoplasmas wechselt. Es färbt sich wenig an und kann granulär aussehen. Zuweilen sind die Zellen ähnlich wie Kernpalisaden in Reihen angeordnet.

Das *maligne melanocytäre Schwannom* (HARKIN und REED, 1968) wird als malignes Melanom aus fusiformen Zellen aufgebaut und soll sich aus einem malignen blauen Naevus entwickeln. Die Geschwulst sei selten, die Beziehung des Tumors zu den Schwannschen Zellen und peripheren Nerven noch ungeklärt und ungewiß.

b) Maligne Neurofibrome

Histologisch bestehen zwischen dem malignen Neurofibrom und dem malignen Neurinom keine wesentlichen Unterschiede. Die einzige Differenz ist die nachweisbare Genese aus einem Neurofibrom. Die Bezeichnung malignes Neurofibrom erscheint in der Tat nur dann begründet, wenn noch Regionen des vorher existierenden plexiformen Neurofibroms nachweisbar sind. Gelegentlich läßt sich ein Übergang in die maligneren Regionen finden, in denen Gewebsformen wie im Neurofibrom, myxomatöse Grundsubstanz und neurofibromatöse Körperchen, noch vorhanden sein können. Histochemisch wurde in Neurofibromen fleckförmig positive Cholinesteraseaktivität nachgewiesen (WINKELMANN, 1960; WINKELMANN und JOHNSON, 1962).

Sarkome bei der Neurofibromatose sind seit der Mitte des 19. Jahrhunderts bekannt. Nach RINGERTZ und EHRNER (1943) sind mindestens 105 Fälle in der Literatur beschrieben (siehe RECKLINGHAUSEN, 1882; ADRIAN, 1901; HOEKSTRA, 1921, 1922; HOSOI 1931). Die von GARRÉ (1892) angegebene Prozentzahl von 12 % und von 13 % (HOSOI) wird von anderen Autoren als zu hoch angesehen, da die genaue Zahl von Neurofibromatosen bei den zahlreichen „formes frustes" kaum je zutreffend zu ermitteln sei.

Die sarkomatösen Umwandlungen bei der Neurofibromatose kommen vorwiegend im Erwachsenenalter vor, gelegentlich auch im Kindesalter (PLENGE, 1928). Bei einem Knaben hatte sich im Alter von $2^1/_2$ Jahren eine Schwellung im Nacken gezeigt, die sich im Alter von 7 Jahren vergrößerte, besonders im 15. Lebensjahr, und zwischen 15 und 16 Jahren zum Tode führte. Bei der Sektion fand sich eine plexiforme Neurofibromatose mit sarkomatöser Veränderung und Metastasen in den Lungen.

Besonders eindrucksvoll ist die Beobachtung von RINGERTZ und EHRNER (1943) bei Mutter und Sohn: Die Mutter starb mit 52 Jahren nach der Operation von 2 großen Tumoren, die sich als zellreiche Sarkome bei einer Neurofibromatose mit multiplen Tumoren der Haut und neurofibromatöser Umwandlung des rechten Plexus ischiadicus erwiesen. Die Tumorbildung, die zum Sarkom führte, hatte im 19. Lebensjahr mit einer Anschwellung des N. ischiadicus begonnen, der bei der 1. Operation eine rosenkranzartige Verdickung zeigte: Histologisch Fibrosarkom, danach 10 Jahre beschwerdefrei, mit 32 Jahren neuer Tumor am rechten Oberarm, mit 48 Tumor am Rande der Operationsnarbe am Oberschenkel und neuer Tumor am linken Oberschenkel. Mit 52 Jahren Exstirpation der beiden größten Tumoren. Das Operationsmaterial zeigte nach der Abbildung

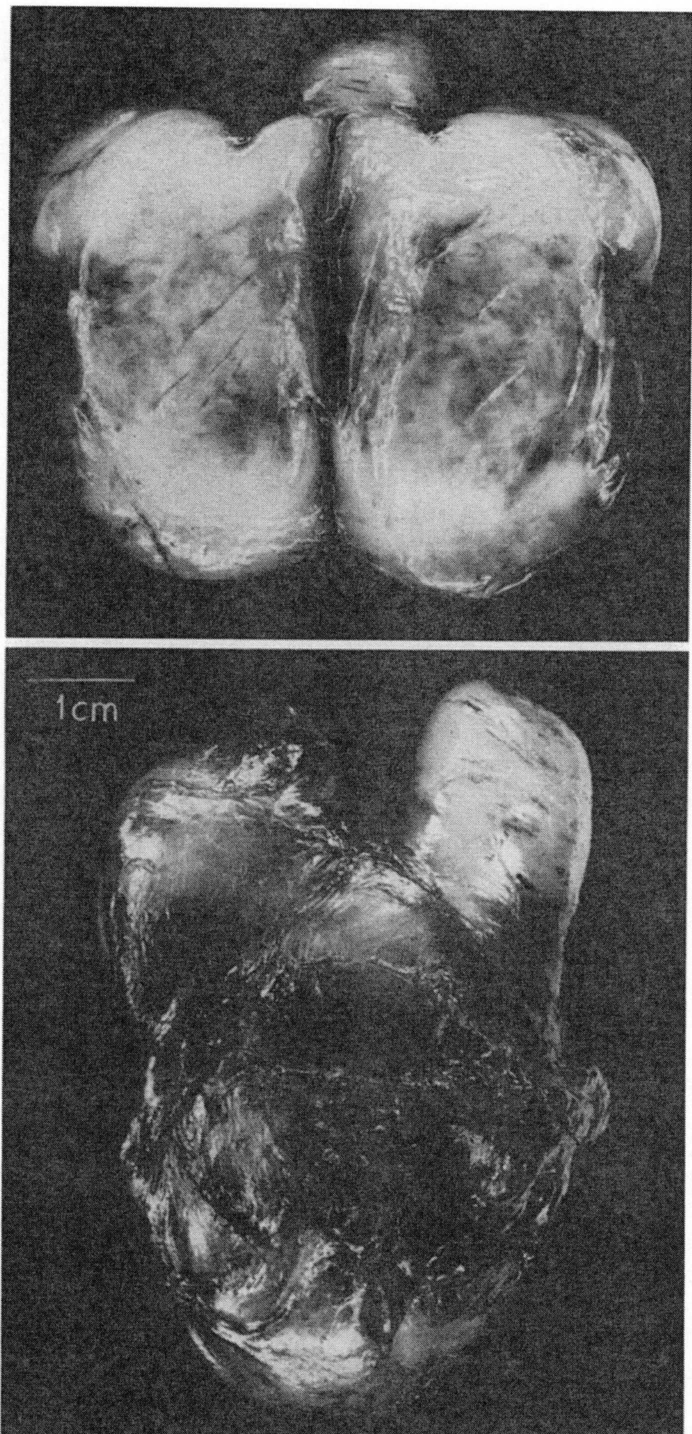

Abb. 153. Malignes Neurofibrom. E 2919. K. E., 54jährig, ♂. Intraneurales Neurofibrom mit Entdifferenzierung aus dem linken N. ischiadicus. Symptome 2 Jahre vor der Operation. Tumor mit Kapsel und fingerförmigen Auswüchsen

einen Typ des Sarkoms, der in der neueren amerikanischen Literatur als „malignes Schwannom" bezeichnet wird. Bei der Sektion fanden sich multiple Tumorherde in Lunge, Leber, Rippen und Wirbel, bei letzteren zellreiches Sarkomgewebe, in der Magenwand ein Leiomyom. Der Sohn, der im Alter von 24 Jahren starb, zeigte eine Neuro-

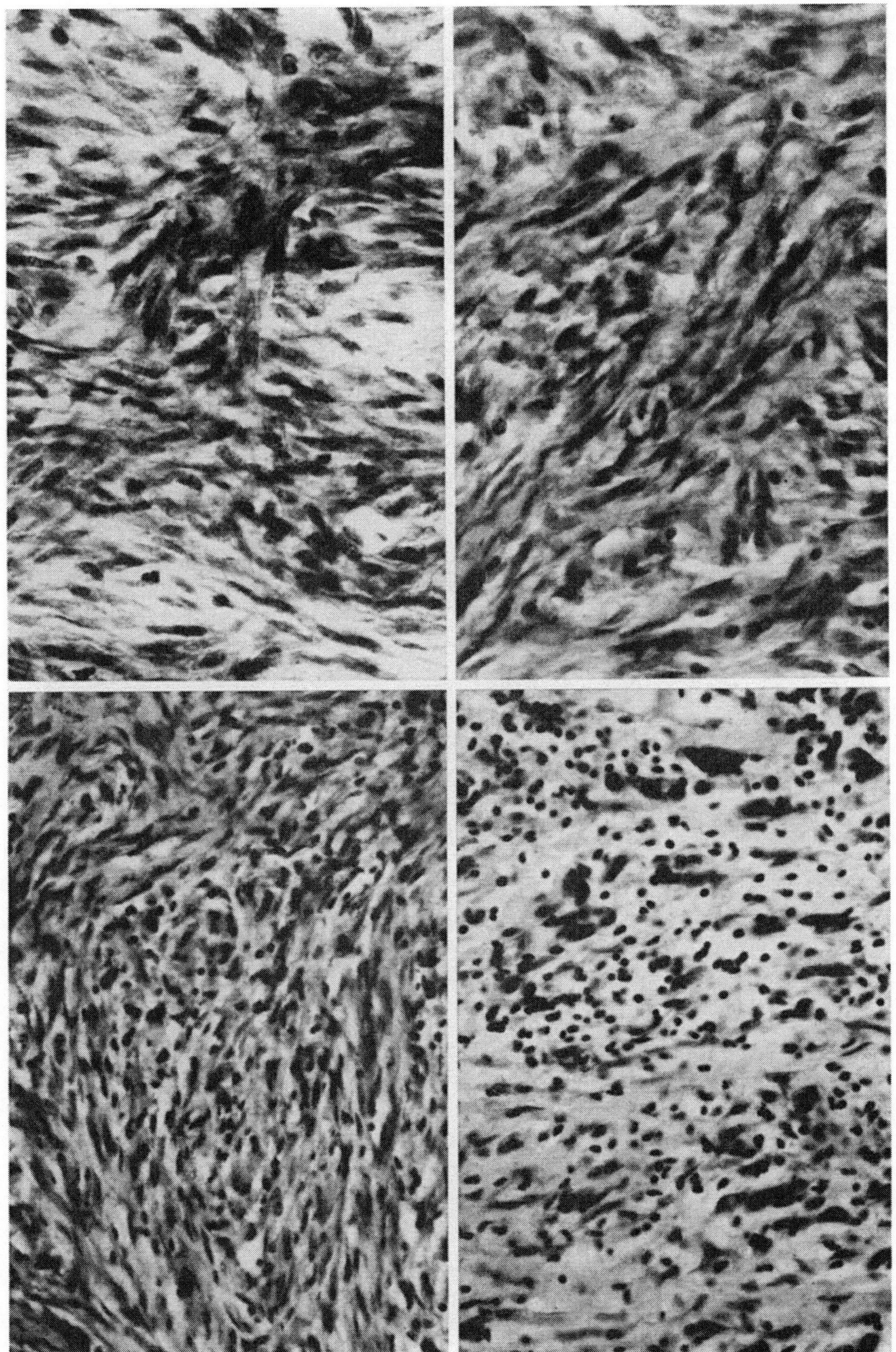

Abb. 154. Malignes Neurofibrom. Fall wie Abb. 153. Malignes „Schwannom" mit Riesenzellen und Lymphocyteninfiltraten. An vielen Stellen reichlich myxomatöse Grundsubstanz. Postoperativ 3 Jahre beobachtet, kein Rezidiv

fibromatose der Haut, er hatte mit 9 Jahren einen Tumor der linken Brustseite, der im Alter von 19 Jahren faustgroß war. Operation (SJÖQVIST), Tumor von 225 g, makroskopisch plexiformes Neurofibrom. Nach 3 Jahren Rezidiv, kindskopfgroßer Tumor. Die Sektion

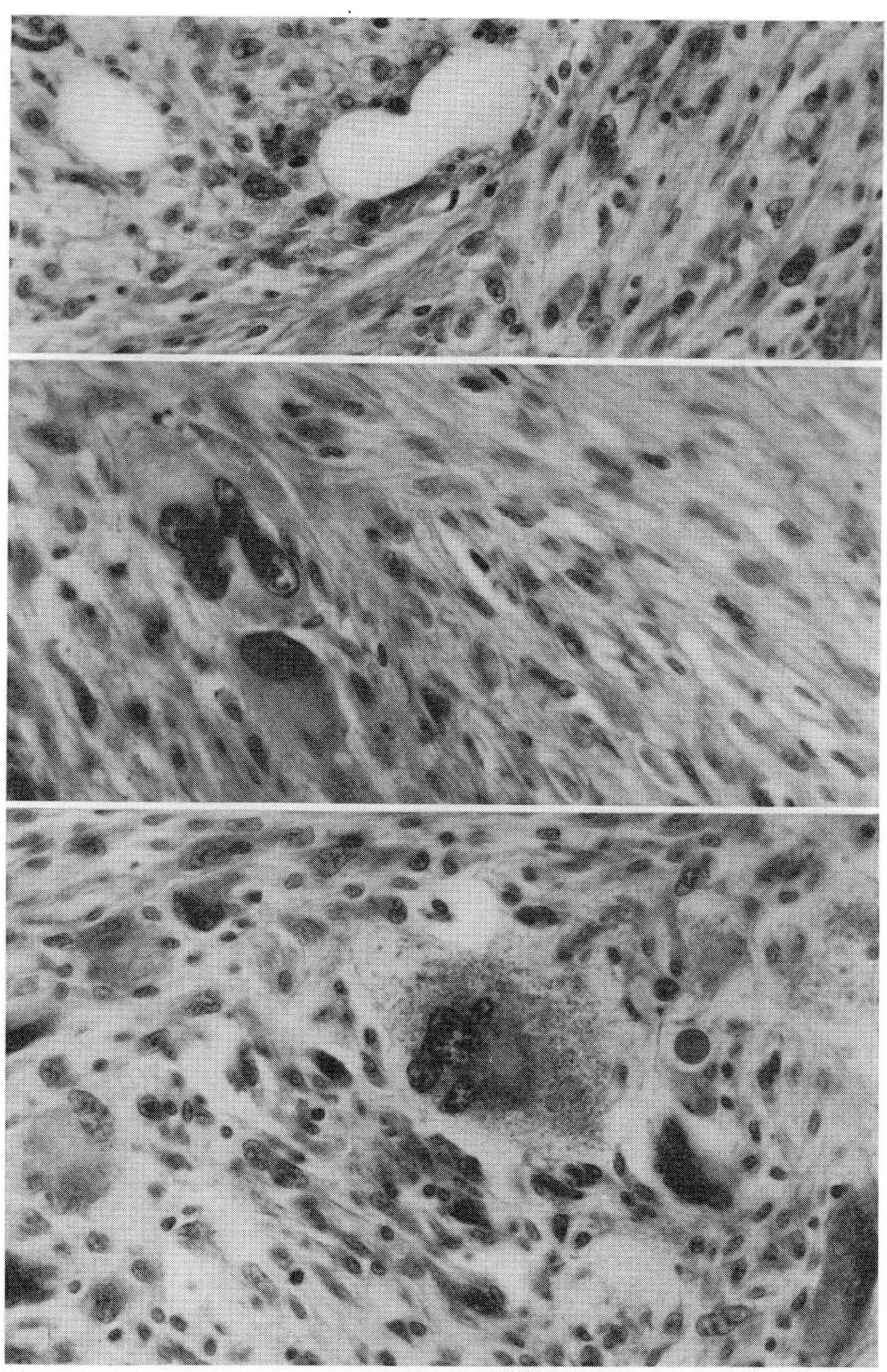

Abb. 155. Malignes Neurofibrom. E. 2143. R. A., ♂. Faustgroßes Neurofibrom des Nackens mit Einwachsen in die Muskulatur. Zahlreiche Riesenzellen, myxomatöse Matrix, einzelne Mitosen. HE-Färbung

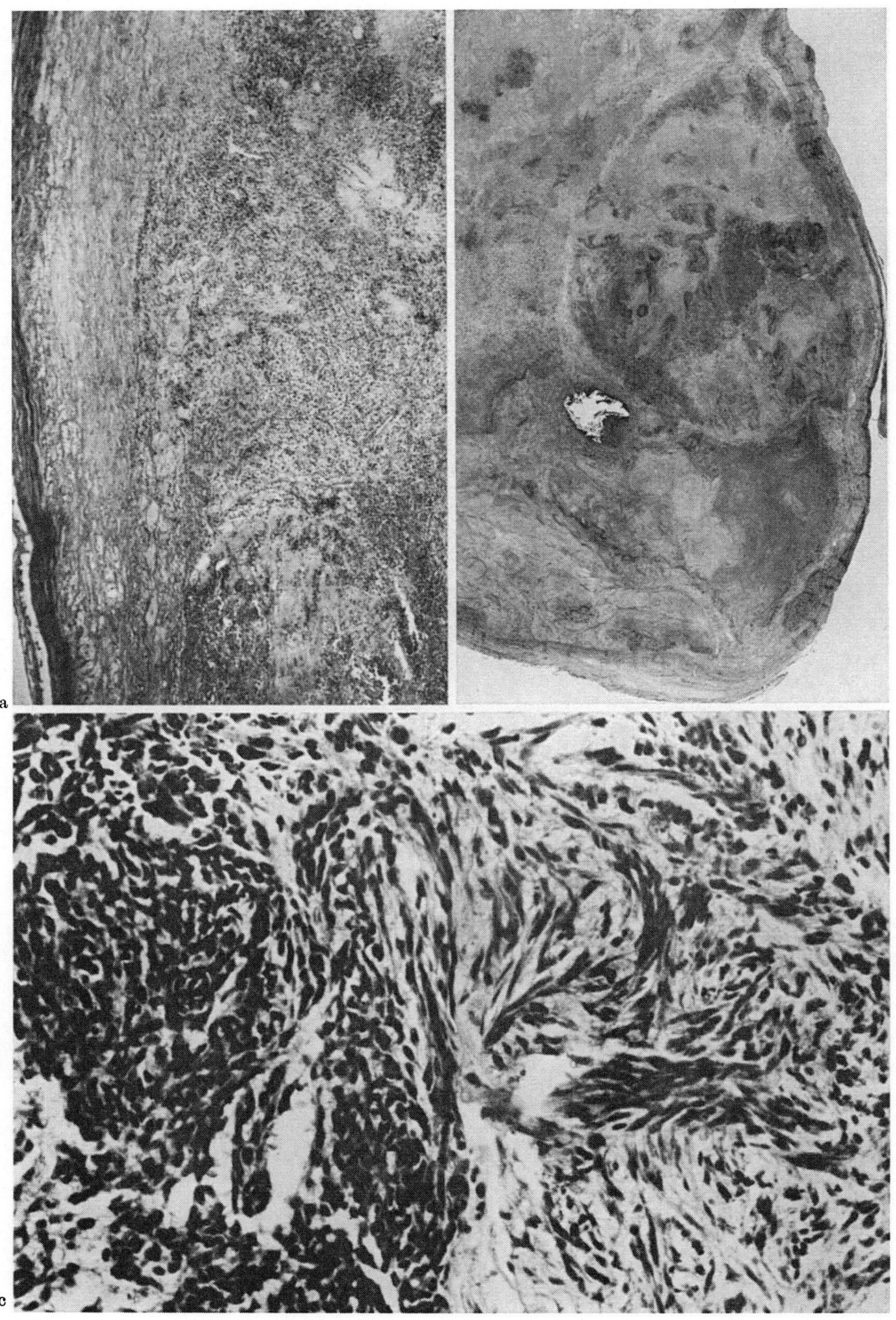

Abb. 156a—c. Multiformes Neurofibrosarkom. E 418/52. M.S., 23jährig, ♂. a Im zellreichen Abschnitt Inseln kernfreier, fibrosierter palisadenähnlicher Körperchen wie bei einem differenzierten Neurofibrom. b Übersichtsbild mit zahlreichen Nekrosen. c Zellreiche Abschnitte neben zellarmen mit dem Bilde des malignen Schwannoms

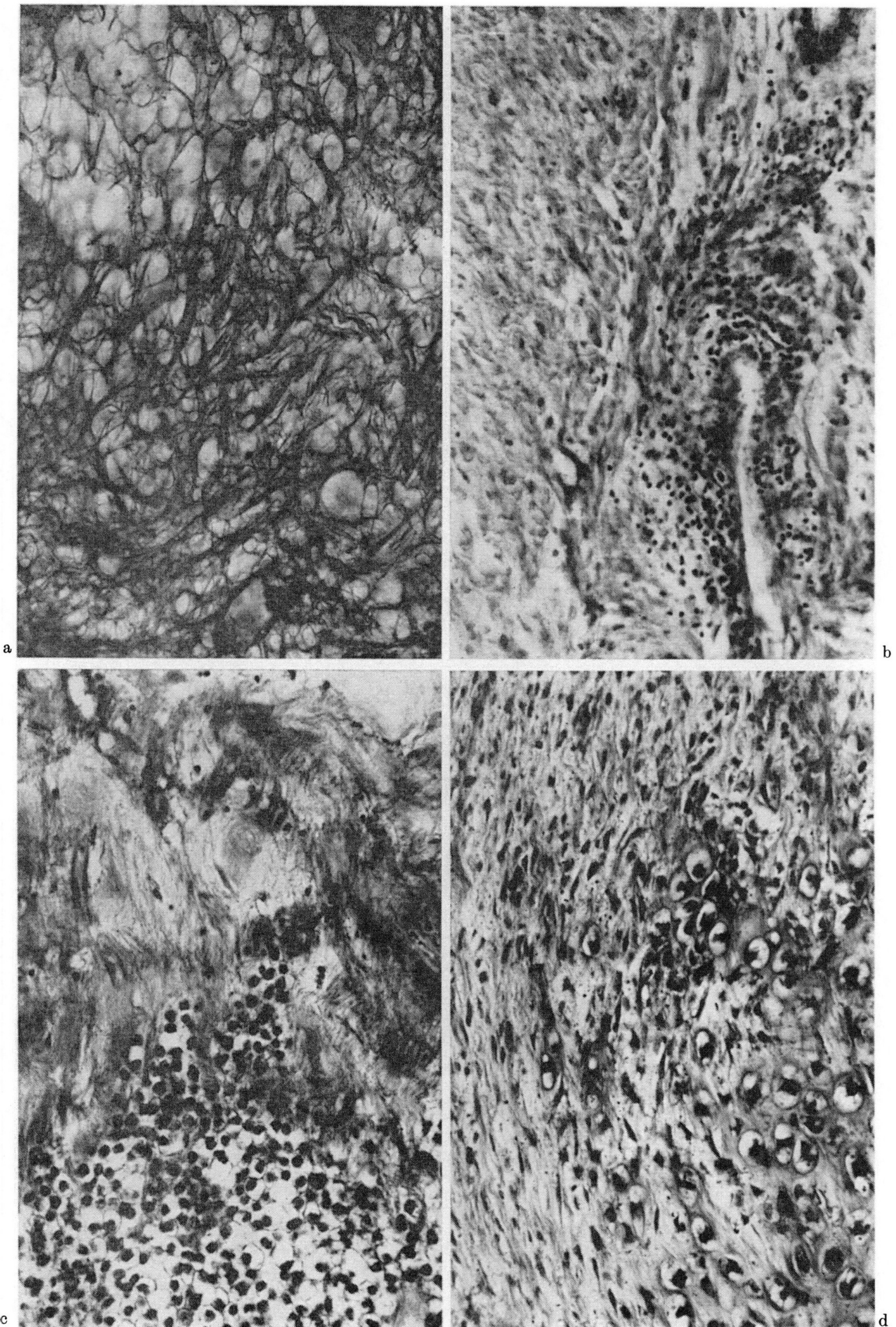

Abb. 157 a—d

ergab infiltrierendes Tumorwachstum, der Plexus brachialis war vom Tumor umwachsen; es bestand eine hochgradige Neurofibromatose in den proximalen Teilen sämtlicher spinaler Nerven. Der histologische Befund des Operationsmaterials ergab ein Sarkom und ein Neurofibrom. Der neurofibromatöse Teil des Tumors war mäßig zellreich, während der Bau des sarkomatösen Abschnittes einem malignen Neurinom entsprach. In der Lunge und der Leber fanden sich strangförmige Neurofibrome.

Unter den 37 Fällen von Neurofibromatose unserer Sammlung (Autopsie- und Biopsiematerial) fanden sich 2 Sarkome, eines bioptisch im Nervus ischiadicus, eines autoptisch als Sarkom der Mesenterialwurzel im retroperitonealen Raum. Nach den Beobachtungen von RINGERTZ und EHRNER sowie weiteren Beobachtungen aus der Literatur muß man bei Neurofibromen auch nach vielen Jahren mit Rezidiven und einer malignen Umwandlung rechnen. Möglicherweise kann es bei dem auf Seite 193 erwähnten Beispiel eines Rezidivs 7 Jahre nach der Operation eines plexiformen Neurofibroms beim 10jährigen zu weiteren Rezidiven kommen. 2 Jahre nach der 2. Operation ist noch kein Rezidiv aufgetreten.

Ein anderes selbst beobachtetes Beispiel eines histologisch malignen Neurofibroms bei einem 54jährigen Mann mit multiplen schmerzhaften subcutanen Knoten zeigte eine Geschwulst im linken N. ischiadicus, deren größter Durchmesser 6,5 cm (Abb. 153 und 154) betrug und die gut abgekapselt war. Seit 2 Jahren hatten ziehende Schmerzen im linken Oberschenkel bestanden, seit 6 Monaten blitzartige Schmerzen in der Fußsohle. Die Geschwulst wurde total exstirpiert (RUF), der Patient ist seit 4 Jahren frei von Rezidiv geblieben. Mikroskopisch ist die Geschwulst aus Spindelzellen mit Wirbelbildung und wechselnd zellreichen Abschnitten aufgebaut und entspricht dem Bilde eines „malignen Schwannoms“. Es finden sich ferner Riesenzellen und Mitosen sowie herdförmige Lymphocyteninfiltrate. In manchen Regionen des Tumors ist ein typisches Neurofibromgewebe mit deutlicher Kapsel vorhanden.

Bei einer weiteren eigenen Beobachtung, einem 54jährigen Mann, bestand ein faustgroßer Tumor im Nacken, der infiltrierend in das umgebende Fettgewebe und die Muskulatur eingewachsen war. Der Tumor konnte nicht völlig entfernt werden. Mikroskopisch war er vorwiegend aus Spindelzellen aufgebaut, die in Zügen und Wirbeln angeordnet waren und stellenweise in eine reichliche mucinöse Grundsubstanz eingebettet waren. Daneben bestanden neurofibromatöse Abschnitte mit derben Kollagenfibrillen. Besonders auffällig war das Auftreten zahlreicher multinucleärer Zellen mit granulärer Umwandlung ihres reichlichen Cytoplasmas (Abb. 155). Die Operation war 3 Monate nach dem ersten Auftreten der klinischen Symptome durchgeführt worden, postoperativ entwickelte sich schon 1 Monat später ein hühnereigroßes Rezidiv, das sich rasch wachsend vergrößerte und zum nekrotischen Zerfall und zu Blutungen führte. Tod ein halbes Jahr nach der Operation unter dem Bilde der Tumor-Kachexie bei einer Mischpsychose, wegen der er mehrfach hospitalisiert war. Keine Autopsie, klinisch kein Hinweis für das Vorliegen einer Neurofibromatose.

Bei extremen Fällen maligner Neurofibrome wird das mikroskopische Bild mit dem des Glioblastoma multiforme verglichen (RUSSELL und RUBINSTEIN, 1971), wobei die gelegentliche Zellproliferation an den dünnwandigen Blutgefäßen nicht von einem angioblastischen Sarkom zu unterscheiden sei.

c) Multiforme Neurofibrosarkome, undifferenzierte Sarkome

Das Fibrosarkom der Nervenscheiden ist als häufigster Typ einer malignen Geschwulst bei Neurofibromatose anzusehen. Morphologisch finden sich bei diesen Geschwülsten überwiegend mesenchymale Komponenten mit myxomatösen Abschnitten, chondroiden, osteoiden Elementen und rhabdomyosarkomatösen Regionen sowie bei intestinalen Tumoren leiomyosarkomatöse Anteile (HARKIN und REED, 1968). Das Gewebsbild ent-

Abb. 157a—d. Gleicher Fall wie Abb. 156. a Zahlreiche retikuläre Fibrillen im Tumorgewebe. Silberimprägnation nach PERDRAU. b Fibromatöser Abschnitt mit perivasculären Zellinfiltraten. HE-Färbung. c Myxomatöser Abschnitt mit Übergang in das zellreiche Gewebe mit pflanzenzellartigen Elementen (Rand der Nekrose). Kresylviolett-Färbung. d Chondroides Gewebe in mucinöser Grundsubstanz. Kresylviolett

spricht der Form des zellreichen, wenig differenzierten Fibrosarkoms mit wirbelförmiger Anordnung der spindelförmigen Kerne in ähnlicher Weise wie bei anderen malignen Nerventumoren. Einzelne Beobachtungen zeigen jedoch sehr variable Bilder in den verschiedenen Gewebsabschnitten des gleichen Tumors, wobei fast alle der bisher besprochenen Differenzierungs- und Entdifferenzierungsformen nebeneinander vorkommen können. Eine entsprechende eigene Beobachtung ist ein instruktives Beispiel für die Polymorphie der Geschwulst und die Schwierigkeit, aus kleinen excidierten Tumorstücken die zutreffende Diagnose zu stellen.

Bei dem 23jährigen Patienten ohne klinische Anzeichen einer Neurofibromatose hatte sich ein halbes Jahr vor der Klinikaufnahme eine Geschwulst in der Kniekehle entwickelt, die nach dem Operationsbefund (Hübner) aus dem N. ischiadicus hervorging und die Nervenfaszikel auseinanderdrängte. Aus dem unteren Teil der Geschwulst setzten sich N. tibialis und N. peroneus fort. Der Tumor war etwa daumendick und besaß eine Kapsel, die bei der Präparation einriß, wobei sich bröckelig-blutiges Gewebe entleerte wie aus einer halb organisierten Schokoladencyste. Nach der Schnelldiagnose maligner Tumor, Resektion des N. ischiadicus so weit wie möglich zentral und peripher. Nach 1 Monat sind bei der Lungenaufnahme eine große und mehrere kleine Metastasen in der rechten Lunge zu sehen, 3 Monate nach der Operation starb der Patient, eine Sektion konnte nicht durchgeführt werden.

Makroskopisch ist die Geschwulst von einer Kapsel umgeben. Auf dem Schnitt sieht man zahlreiche Nekrosen, Blutungen und weißlich-graues Gewebe, in das die Nervenfaszikel hineinziehen. Im mikroskopischen Bild besteht die Geschwulst aus mehreren Knoten, die vorwiegend ein zellreiches Tumorgewebe aus cytoplasmaarmen Zellen entsprechend einem undifferenzierten Sarkom enthalten. Die Nekrosen sind landkartenartig angeordnet und von frischen und älteren Blutungen durchsetzt. An mehreren Stellen findet sich ein mucinöses zellarmes Gewebe mit chondroiden Gewebsabschnitten. Andere Regionen bestehen aus sich durchflechtenden Spindelzellen vom Bau eines „malignen Schwannoms", in deren Umgebung, besonders subcapsulär, fibrosierte und hyalinisierte Palisadenknötchen liegen. An anderen Stellen mit mucinöser Grundsubstanz ist das Geschwulstgewebe dissoziiert: neben Einzelzellen mit langen Fortsätzen kommen riesige multinucleäre Zellen vor. Vereinzelt sind die Tumorzellen auch alveolär angeordnet, cytoplasmareich und enthalten zahlreiche Mitosen. Im Tumorgewebe bilden retikuläre Fasern in den zellärmeren Abschnitten ein dichtes irreguläres Netzwerk, sie sind dagegen in den zellreichen Abschnitten nur noch spärlich vorhanden (Abb. 156—160).

Die Bezeichnung „multiformes Neurofibrosarkom" ist zur Kennzeichnung des histopathologischen Gesamtbildes gerechtfertigt, die Entstehung der Geschwulstbildung aus einem Neurofibrom bei dem Nachweis von Palisadenknötchen und den mucinösen Gewebsabschnitten möglich zu sein.

Bei einer ganzen Reihe von undifferenzierten Sarkomen peripherer Nerven bleibt ungewiß, ob sie primär im Nerven entstanden oder von der Umgebung aus in den Nerven eingewachsen sind. Die hochmalignen Formen lassen sich histologisch von den Weichteilsarkomen nicht mehr differenzieren.

d) Sekundäre maligne Tumoren der peripheren Nerven

Zu den *Weichteilsarkomen*, die sekundär auf den Nerven übergreifen, gehört eine eigene Beobachtung bei einer 25jährigen Patientin mit einem Sarkom des linken Oberschenkels, bei der sich das Geschwulstgewebe ausschließlich im interfasciculären Epineurium ausbreitet und nicht auf die Nervenfaszikel und das Endoneurium übergreift (Abb. 161). Das Perineurium ist erheblich proliferiert mit Beteiligung des perifasciculären epineuralen Bindegewebes.

Das Einwachsen von *Carcinomen* ist wiederholt beschrieben worden (Herzog, 1924; Stout, 1949; Krücke, 1955), selten ist aber die Carcinose der Nerven bis zum Zentralnervensystem zu verfolgen, wie dies in einer neuen eigenen Beobachtung möglich war. Bei der 63jährigen Frau war 17 Jahre vor dem Tode eine Mammaamputation links wegen

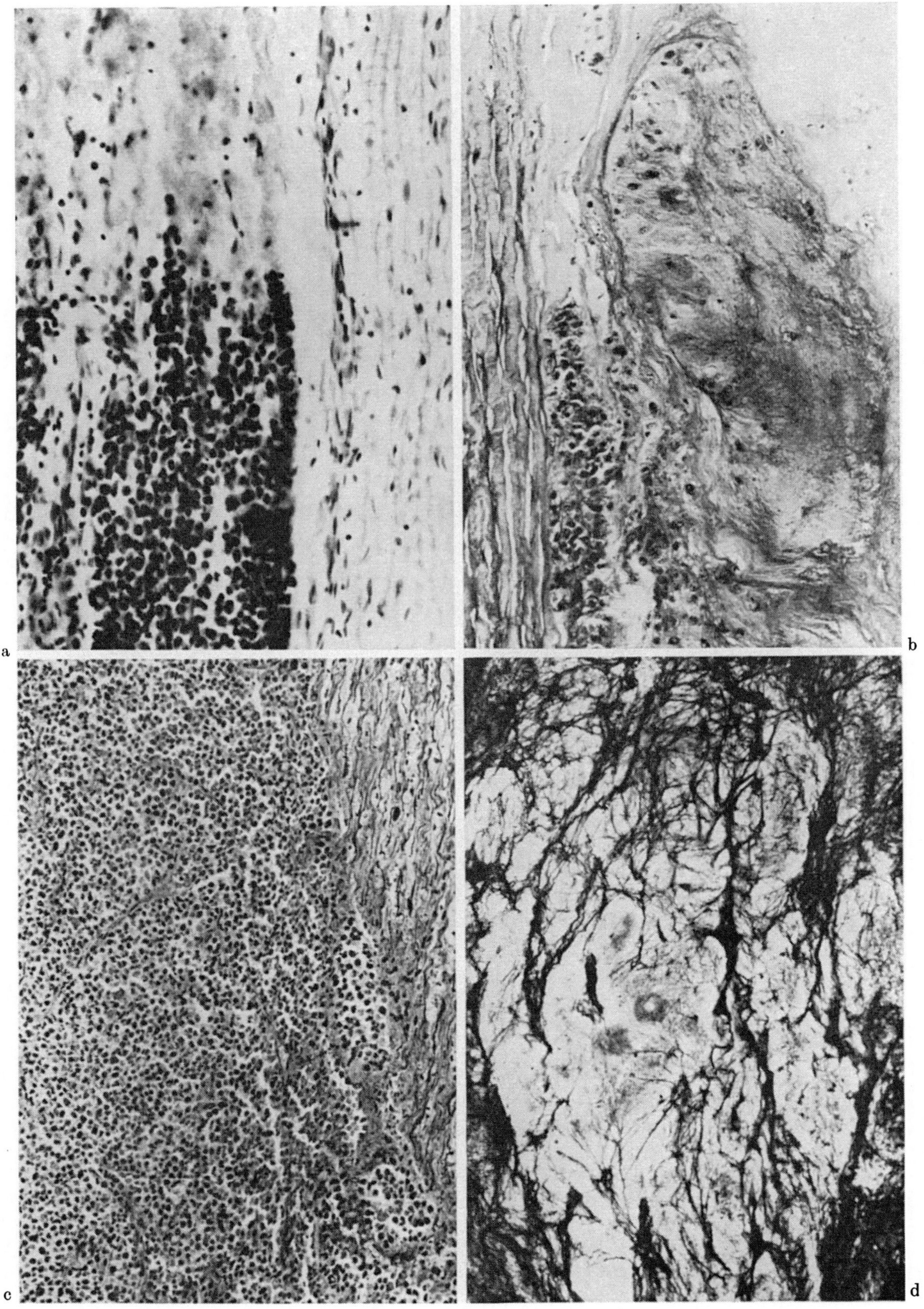

Abb. 158a—d. Gleicher Fall wie Abb. 156. a Ausbreitung des zellreichen Tumorgewebes vom Charakter des undifferenzierten Rundzell-Sarkoms entlang den Nervenfaszikeln. b Myxomatöse Randzone und aus derben kollagenen Fasern bestehende Bänder in der Kapsel. c Silberimprägnation nach BODIAN. d Verminderung der retikulären Fasern in den zellreichen Abschnitten. Silberimprägnation nach PERDRAU

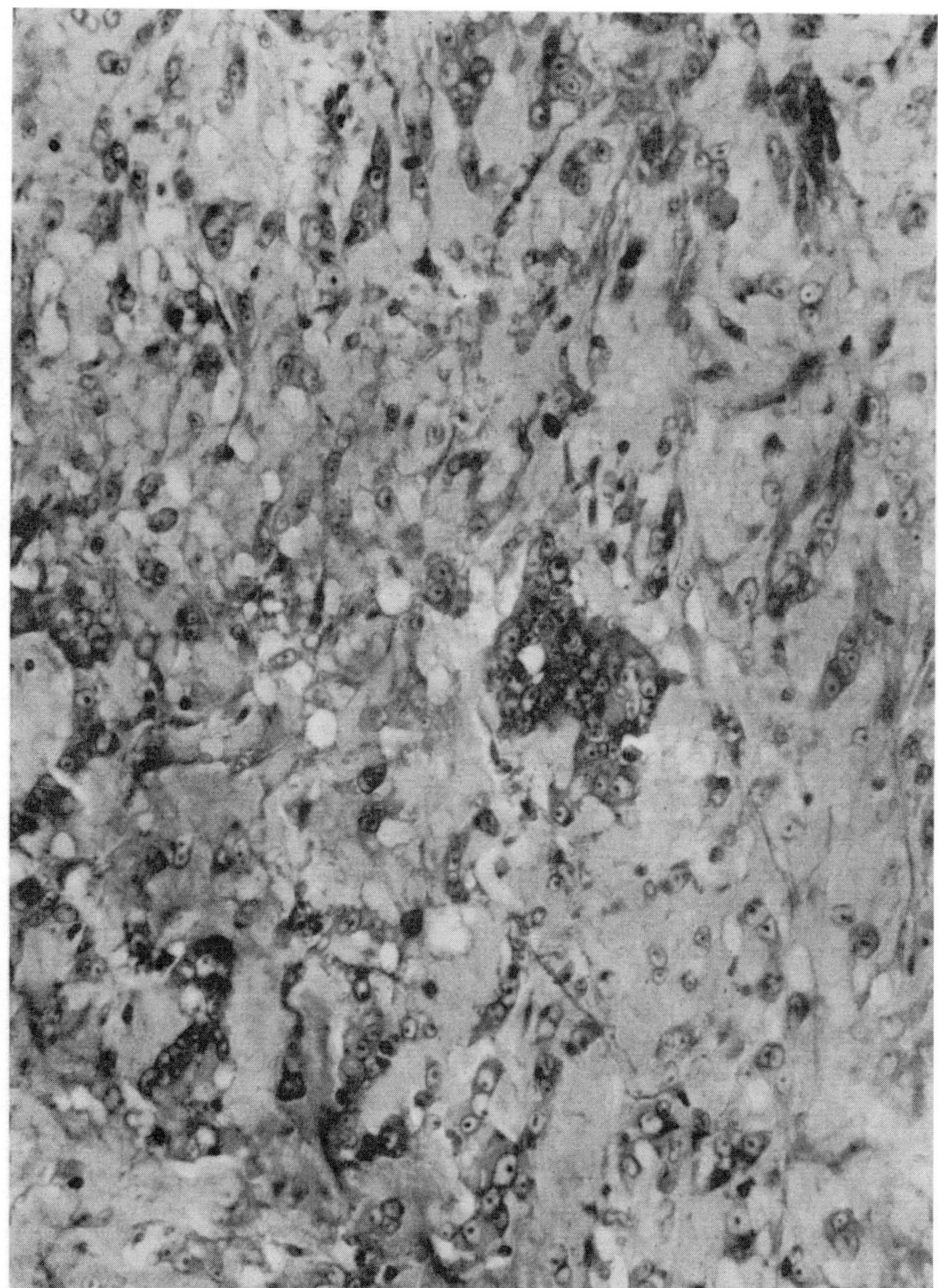

Abb. 159. Gleicher Fall wie Abb. 156. Dissoziierte Tumorzellen in mucinöser Grundsubstanz mit reichem Cytoplasma und bläschenförmigen Kernen. Einige Zellen besitzen langgestreckte und sich verzweigende Fortsätze (Schwannsche Zellen?). HE-Färbung

Tumorknötchen durchgeführt worden, die histologische Untersuchung ergab keinen Hinweis auf ein Carcinom. 14 Jahre später entwickelte sich eine Narbengeschwulst, die sich histologisch als Carcinom erwies. Von den neuromatösen Nerven im Operationsgebiet war eine kontinuierliche carcinomatöse Infiltration über den Plexus brachialis bis zum Subarachnoidalraum zu verfolgen. Da die Carcinomatose der Meningen vom Eintritt der

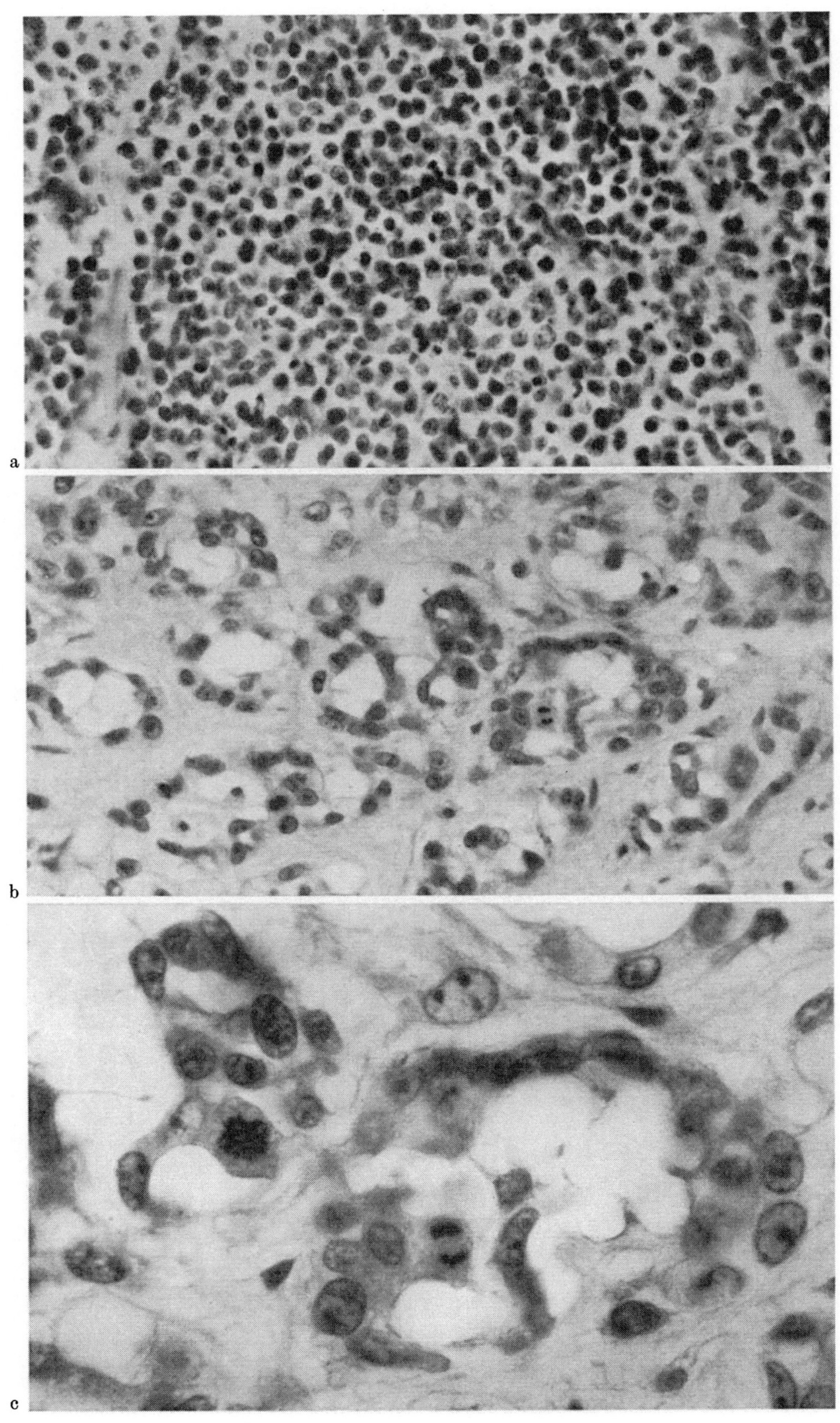

Abb. 160a—c. Gleicher Fall wie Abb. 156. a Undifferenzierter, zellreicher Abschnitt mit plasmareichen epitheloiden Zellen. b u. c Alveoläre Bildungen in der myxomatösen Grundsubstanz mit zahlreichen Mitosen und epitheloiden Zellen

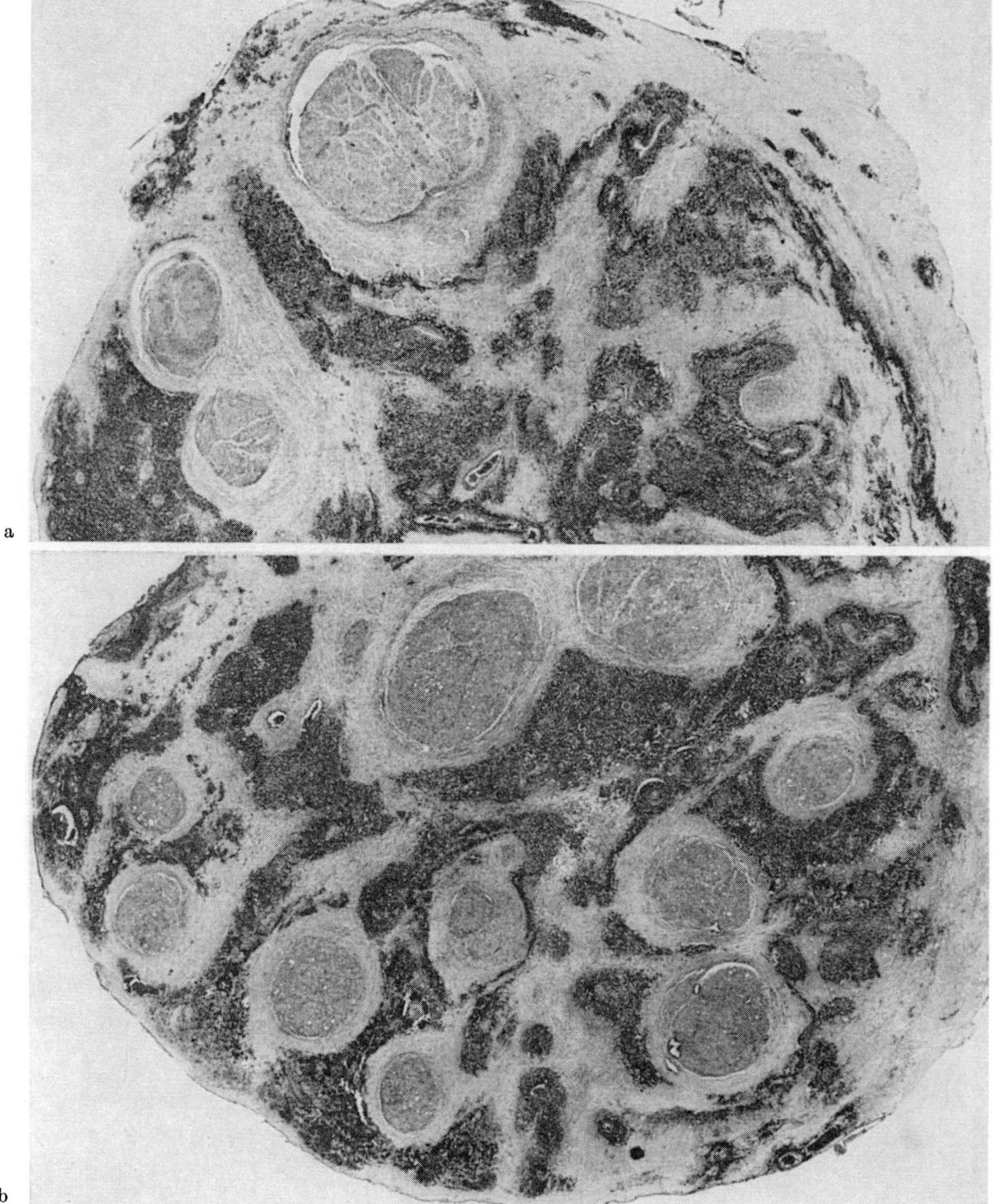

Abb. 161a u. b. Undifferenziertes Sarkom. E. 3796. K.B., 25jährig, ♀. Faustgroßer Tumor des linken Ober-
schenkels, in den der N. ischiadicus eingebettet ist. Querschnitt durch den N. ischiadicus. Undifferenziertes
Rundzellensarkom in den interfasciculären Abschnitten des Epineuriums mit hochgradiger Proliferation des
Perineuriums ohne Beteiligung des Endoneuralraumes

Wurzeln des Plexus brachialis sich im ganzen Spinalkanal unterhalb dieser Region aus-
breitete (Abb. 162 u. 163), ist es wahrscheinlich, daß diese Metastasierung nicht auf dem
Blutwege, sondern auf dem Nervenwege entstanden ist. Taylor und Norris (1967) haben
sogar bei sklerosierender Adenosis der Mamma ein Einwachsen des Tumors durch das
Perineurium in den Endoneuralraum gesehen.

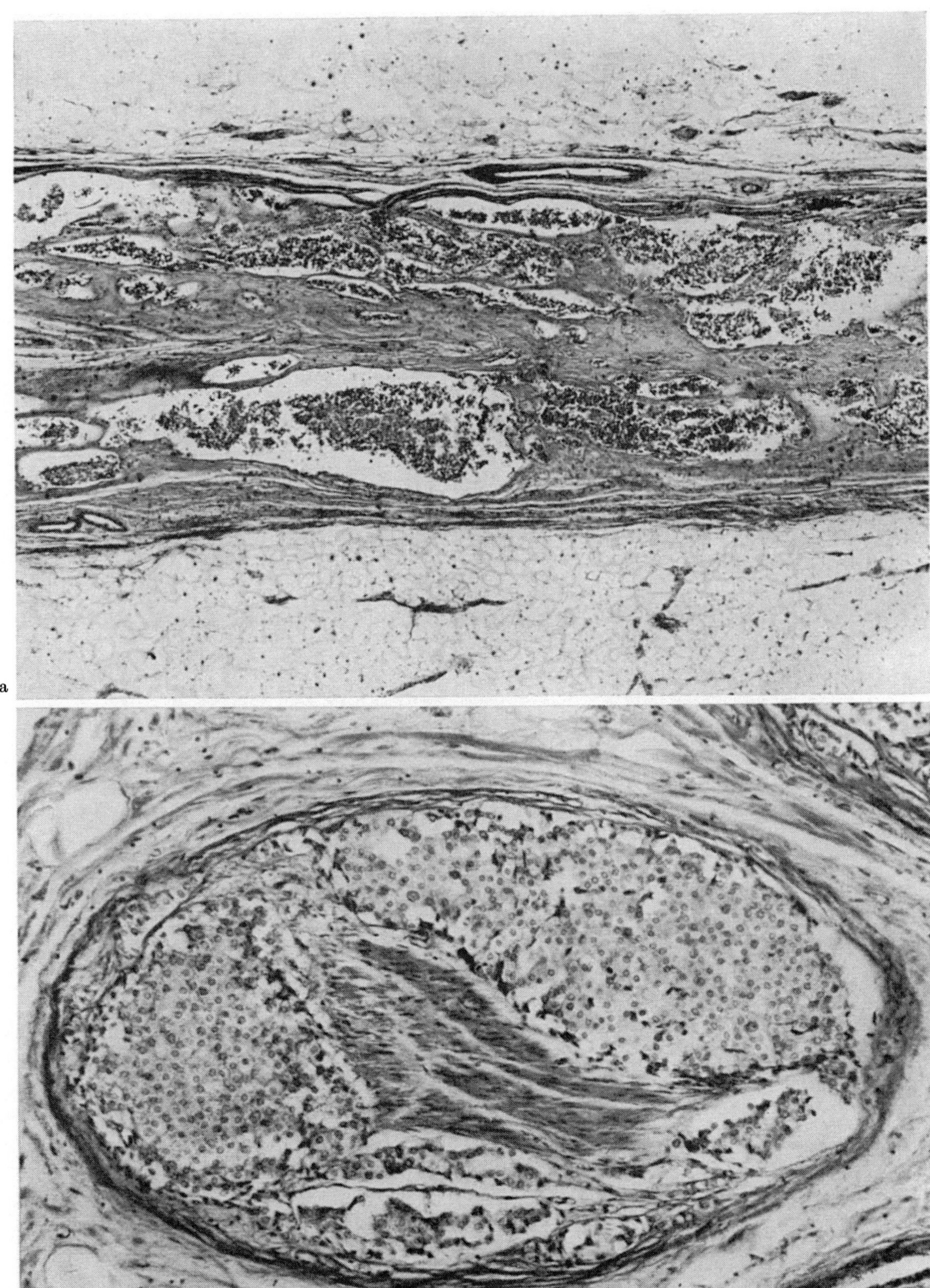

Abb. 162a u. b. Carcinose der Nerven. MPI 4632. V.E., 63jährig, ♀. 17 Jahre vor dem Tode Mamma-amputation links. Histologisch kein Nachweis von Carcinom. 3 Jahre vor dem Tode Tumor in der Narbe, histologisch Carcinom. Schlaffe Tetraplegie. Sensorsicher Querschnitt ab Th3. a Fibrose und Carcinose des Nerven. b Hochgradige carcinomatöse Kompression des zentral gelegenen Faszikels. HE-Färbung

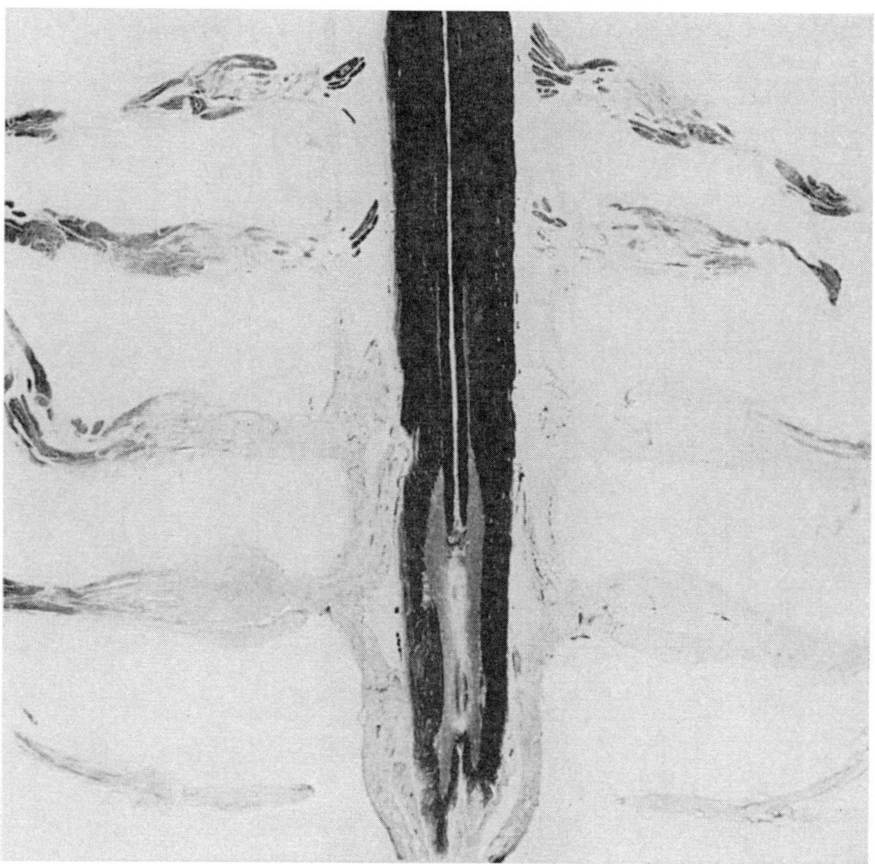

Abb. 163. Carcinose der Nerven und der Meningen. Gleicher Fall wie Abb. 162. Carcinose und Entmarkung der Spinalwurzeln von der Höhe Th 3 an absteigend. Die Wurzeln von Th 1 und Th 2 sind gut erhalten. Markscheidenfärbung nach Heidenhain-Woelcke

Die *carcinomatöse Polyneuropathie* als eine paraneoplastische multifokale Erkrankung der Nerven und des Zentralnervensystems dürfte weit häufiger sein als die Carcinose der Nerven. Ihr Entstehungsmechanismus ist noch ungeklärt (siehe Henson et al., 1954; Heathfield und Williams, 1954; Woolf, 1958; Henson, 1969). Klinisch tritt sie als sensorische Neuropathie mit Beteiligung der Hinterstränge, der Hinterwurzeln und der Spinalganglien sowie der peripheren Nerven auf (Denny-Brown, 1948).

Die *Hodgkinsche Lymphogranulomatose* gibt zu neurochirurgischem Eingreifen Anlaß, wenn der Prozeß auf die Wirbelsäule und die Spinalwurzeln übergreift (Bickel, 1971). Sie ist histologisch durch eine zellige Wucherung mit Sternbergschen Riesenzellen, eosinophilen Leukocyten und zahlreichen Lymphocyten charakterisiert, die sich intrafasciculär mit Dissoziation und eigenartiger Schädigung der markhaltigen Nervenfasern ausbreitet (Abb. 164). Die Manifestation in den Spinalwurzeln kann, wie in der eigenen Beobachtung eines extraduralen Tumors bei einer 58jährigen Frau, zur Klärung der Diagnose beitragen.

Abb. 164a—c. Hodgkinsche Lymphogranulomatose. E 2854. K. J., 58jährig, ♀. Granulom in Höhe der Spinalwurzeln C5 und C6 rechts. a Dissoziation der Nervenfasern durch das Granulom. Färbung: Heidenhain-Woelcke. b Vorwiegend kleinzellige Infiltration mit Riesenzellen und eosinophilen Granulocyten. Färbung: Hämatoxylin-Eosin. c Eigenartige Abbauphänomene in den markhaltigen Fasern mit beginnender Markballenbildung. Färbung: Heidenhain-Woelcke

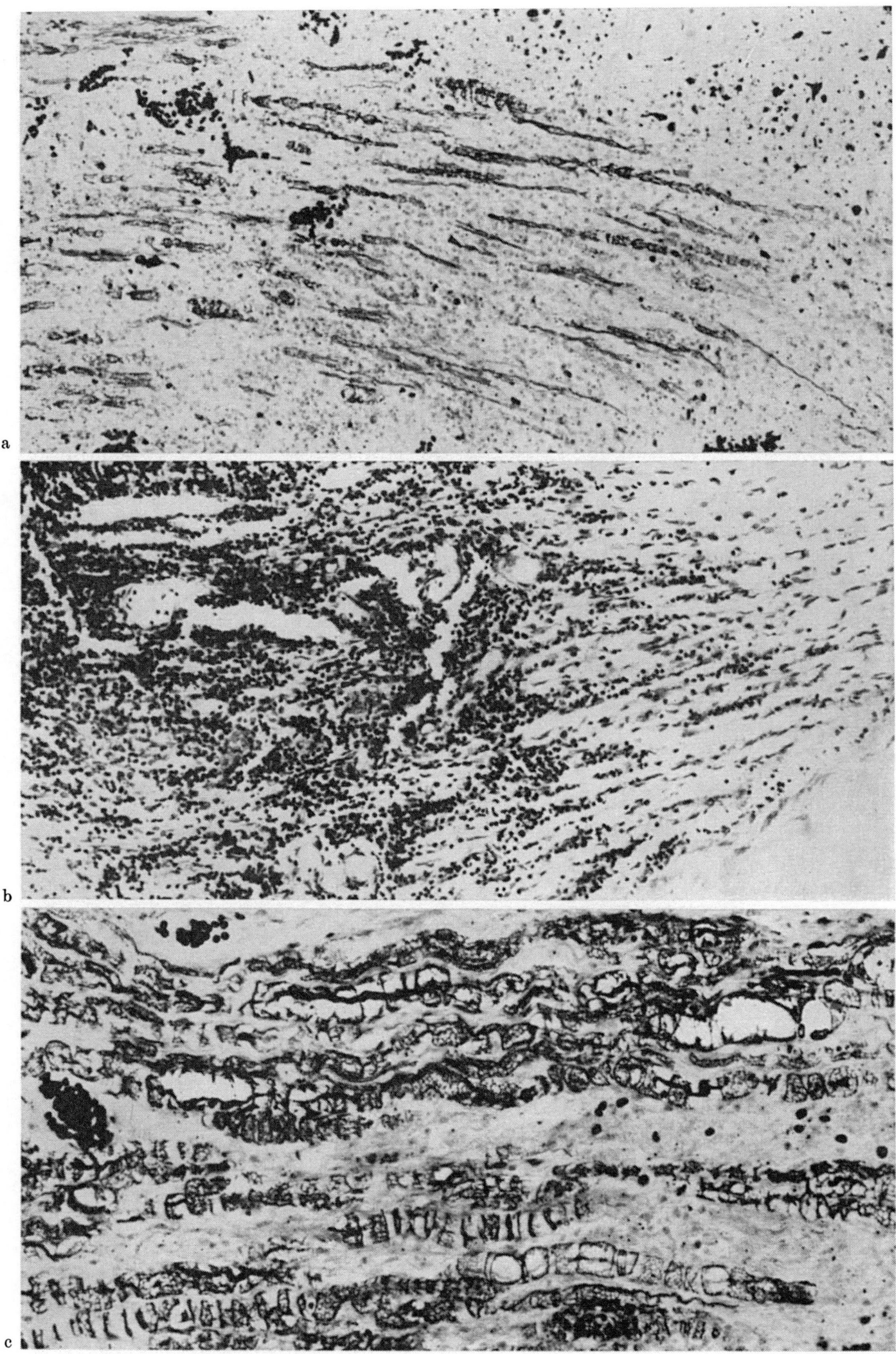

Abb. 164a—c

Literatur

Ackermann, L. W., Taylor, F. H.: Neurogenous tumors within the thorax; a clinicopathological evaluation of forty-eight cases. Cancer (Philad.) 4, 669—691 (1951).

Adams, W. E.: The blood supply of nerves. I. Historical Review. J. Anat. (Lond.) 76, 323—341 (1942).

Adams, W. E.: The blood supply of nerves. II. The effects of exclusion of its regional sources of supply on the sciatic nerve of the rabbit. J. Anat. (Lond.) 77, 243—250 (1943).

Adrian, C.: Über Neurofibromatose und ihre Komplikationen. Bruns' Beitr. klin. Chir. 31, 1—98 (1901).

Afanassieff, A.: Premiers résultats de 20 homograffes de nerfs conservéspar le cialit (main et avant-bras). Presse méd. 75, 1409—1410 (1967).

D'Agostino, A. N., Soule, E. H., Miller, R. H.: Primary malignant neoplasm of nerve in patients without manifestations of multiple neurofibromatosis (v. Recklinghausen's disease). Malignant neurilemoma without neurofibromatosis. Cancer (Philad.) 16, 1003—1914 (1963a).

D'Agostino, A. N., Soule, E. H., Miller, R. H.: Sarcoma of peripheral nerve and somatic soft tissues associated with multiple neurofibromatosis (v. Recklinghausen's disease). Cancer (Philad.) 16, 1015—1027 (1963b).

Aitken, J. T., Thomas, P. K.: Retrograde changes in fibre size following nerve section. J. Anat. (Lond.) 96, 121—129 (1962).

Andersson-Cedergren, E.: Ultrastructure of motor endplate and sarcoplasmic components of mouse skeletal muscle fiber. J. Ultrastruct. Res., Suppl. 1, 5—181 (1959).

Andres, K. H.: Untersuchungen über den Feinbau von Spinalganglien. Z. Zellforsch. 55, 1—48 (1961).

Andres, K. H.: Untersuchungen über morphologische Veränderungen in Spinalganglien während der retrograden Degeneration. Z. Zellforsch. 55, 49—79 (1961).

Andres, K. H.: Über die Feinstruktur besonderer Einrichtungen in markhaltigen Nervenfasern des Kleinhirns der Ratte. Z. Zellforsch. 65, 701—712 (1965).

Andres, K. H.: Über die Feinstruktur der Arachnoidea und Dura mater von Mammalia. Z. Zellforsch. 79, 272—295 (1967).

Andres, K. H.: Zur Ultrastruktur verschiedener Mechanorezeptoren von höheren Wirbeltieren. Anat. Anz. 124, 551—565 (1969).

Antoni, N. R. E.: Über Rückenmarkstumoren und Neurofibrome. München: J. F. Bergmann 1920.

Asbury, A. K.: The histogenesis of phagocytes during Wallerian degeneration: Radioautographic observations. In: VI. Internat. Kongr. für Neuropathologie, Berichte, Paris 1970, S. 666—682. Paris: Masson & Cie. 1970.

Asbury, A. K., Cox, S. C., Baringer, J. R.: The significance of giant vacuolation of endoneurial fibroblasts. Acta neuropath. (Berl.) 18, 123—131 (1971).

Babel, J., Bischoff, A., Spoendlin, H.: Ultrastructure of the peripheral nervous system and sense organs. Atlas of normal and pathologic anatomy. 452 S. Ed. A. Bischoff. Stuttgart: Georg Thieme 1970.

Bacsich, P., Wyburn, G. M.: The vascular pattern of peripheral nerve during repair after experimental crush injury. J. Anat. (Lond.) 79, 9—14 (1945a).

Bacsich, P., Wyburn, G. M.: The effect of interference with the blood supply on the regeneration of peripheral nerves. J. Anat. (Lond.) 79, 74—82 (1945b).

Ballin, R. H. M., Thomas, P. K.: Changes at the Nodes of Ranvier during Wallerian Degeneration: an Electron Microscope Study. Acta neuropath. (Berl.) 14, 237—249 (1969).

Bannwarth, A.: Die entzündliche Polyneuritis mit dem Liquorsyndrom von Guillain und Barré (Polryadiculitis) im Rahmen einer biologischen Krankheitsbetrachtung. Arch. Psychiat. Nervenkr. 115, 566—672 (1943).

Barber, K. W., Bianco, A. J., Soule, E. H., MacCarty, C. S.: Benign Extraneural soft-tissue tumors of the extremities causing compression of nerves. J. Bone Jt Surg. A 44, 98—104 (1962).

Bargmann, W., Lindner, E.: Über den Feinbau des Nebennierenmarkes des Igels (Erinaceus Europaeus). Z. Zellforsch. 64, 868—912 (1964).

Barker, D.: The motor innervation of the mammalian muscle spindle. In: Nobel Symposium I. Muscular afferents and motor control, ed. R. Granit, p. 51—58. Stockholm: Almquist & Wiksell 1966a.

Barker, D.: Three types of motor ending in cat spindles. J. Physiol. (Lond.) 186, 27—28 (1966b).

Barker, D.: The innervation of mammalian skeletal muscle. Ciba Foundation Symposium on Myostatic, Kinesthetic and Vestibular Mechanisms, p. 3 to 15 (ed. by A. V. S. de Reuck and J. Knight). London: J. & A. Churchill Ltd. 1967.

Barker, D.: The disposition of trail endings in mammalian spindles. J. Physiol. (Lond.) 196, 51—52 (1968).

Barker, D., Stacey, M. J., Adal, M. N.: Fusimotor innervation in the cat. Phil. Trans. B 258, No 825, 315—346 (1970).

Barnes, R., Bacsich, P., Wyburn, G. M., Kerr, A. S.: Study of fate of nerve homografts in man. Brit. J. Surg. 34, 34—41 (1945).

Barondes, S. H.: Axoplasmic transport. Chap. 18, p. 435—446, in: Handbook of neurochemistry. Ed. by Abel Lajtha, vol. II, Structural neurochemistry. New York-London: Plenum Press 1969.

Barr, M. L., Hamilton, J. D.: A quantitative study of certain morphological changes in spinal neurons during axon reaction. J. comp. Neurol. 89, 93—121 (1948).

Barrett, R., Cramer, F.: Tumors of the peripheral nerves and so-called "ganglia" of the peroneal nerve. Clin. Orthop. 27, 135—146 (1963).

BARRNETT, R. J.: The fine structural localization of acetylcholinesterase at the myoneural junction. Cell Biol. 12, 247—262 (1962).

BARRNETT, R. J.: Ultrastructural histochemistry of normal neuromuscular junctions. Ann. N.Y. Acad. Sci. 135, 27—34 (1966).

BARRNETT, R., SELIGMANN, A.: Histochemical demonstration of esterases by production of indigo. Science 194, 2970—2971 (1951).

BARRON, K. D., OLDERSHAW, J. B., BERNSOHN, J.: Hydrolase cytochemistry of retrograde neuronal degeneration in feline lateral geniculate body. J. Neuropath. exp. Neurol. 25, 443—478 (1966).

BARTHOLDY, K.: Die Arterien der Nerven. Morph. Arb. 7, 393—458 (1897).

BARTON, A. A.: An electron microscope study of degeneration and regeneration of nerve. Brain 85, 799—806 (1962).

BAUER, W. C., BLUMBERG, J. M., ZACKS, S. I.: Short and long term ultrastructure changes in denervated mouse motor endplates. Proc. IV Int. Congr. of Neuropathology, München 1962, S. 16—18. Stuttgart: Georg Thieme 1962.

BECKER, N. H., HIRANO, A., ZIMMERMANN, H. M.: Observation of the distribution of exogenous peroxide in the rat cerebrum. J. Neuropath. exp. Neurol. 27, 439—452 (1968).

BECKER, N. H., NOVIKOFF, A. B., ZIMMERMANN, H. M.: Fine structure observations of the uptake of intravenously injected peroxidase by the rat chorioid plexus. J. Histochem. Cytochem. 15, 160—165 (1968).

BEDNÁŘ, B.: Storiform neurofibromas of the skin, pigmented and nonpigmented. Cancer (Philad.) 10, 368—376 (1957).

BENKE, B., RÖHLICH, P.: Elektronenmikroskopische Untersuchungen an den Hüllen der Rückenmarkswurzeln. J. Hirnforsch. 7, 87—89 (1964).

BENNETT, G. A.: Malignant neoplasms originating in synovial tissues (synoviomata). J. Bone Jt Surg. 29, 259—291 (1947).

BENTLEY, F. H., SCHLAPP, W.: Experiments on the blood supply of nerves. J. Physiol. (Lond.) 102, 62—71 1943a).

BENTLEY, F. J., SCHLAPP, W.: The effects of pressure on conduction in peripheral nerve. J. Physiol. (Lond.) 102, 72—82 (1943b).

BERBLINGER, W.: Ein Beitrag zur epithelialen Genese des Melanins. Virchows Arch. path. Anat. 219, 328—365 (1915).

BESSOU, P., EMONET-DENAND, F., LAPORTE, Y.: Motor fibres innervating extrafusal and intrafusal muscle fibres in the cat. J. Physiol. Lond. 180, 649—672 (1965).

BETHE, A.: Allgemeine Anatomie und Physiologie des Nervensystems. Leipzig: Thieme 1903.

BETHE, A.: Zwei neue Methoden der Überbrückung größerer Nervenlücken. Dtsch. med. Wschr. 42, 43 (1916).

BICHAT, M. F. X. (1836): Zit. nach L. RANVIER, Arch. Sci. Physiol. 4, 427—446 (1871/72).

BICKEL, G. S.: Die Lymphogranulomatose Hodgkin des Spinalkanals. Schweiz. Arch. Neurol. Neurochir. Psychiat. 108, 193—208 (1971).

BIELSCHOWSKY, M.: Familiäre hypertrophische Neuritis und Neurofibromatose. J. Psychol. Neurol. (Lpz.) 29, 182—205 (1923).

BIELSCHOWSKY, M., UNGER, E.: Die Überbrückung großer Nervenlücken. J. Psychol. Neurol. (Lpz.) 22, 267—318 (1918).

BIELSCHOWSKY, M., VALENTIN, B.: Die histologischen Veränderungen in durchfrorenen Nervenstrecken. J. Psychol. Neurol. (Lpz.) 29, 133—152 (1923).

BIGNAMI, A., RALSTON, H. J.: The cellular reaction to wallerian degeneration in the central nervous system of the cat. Brain Res. 13, 444—461 (1969).

BIRKS, R., HUXLEY, H. E., KATZ, B.: The fine structure of the neuromuscle junction of the frog. J. Physiol. (Lond.) 150, 134—144 (1960).

BIRKS, R., KATZ, B., MILEDI, R.: Physiological and structural changes at the amphibian myoneural junction, in the course of nerve degeneration. J. Physiol. (Lond.) 150, 145—168 (1960).

BISCHOFF, A., MOOR, H.: Ultrastructural differences between the myelin sheaths of peripheral nerve fibers and CNS white matter. Z. Zellforsch. 81, 303—310 (1967a).

BISCHOFF, A., MOOR, H.: The ultrastructure of the "difference factor" in the myelin. Z. Zellforsch. 81, 571—580 (1967b).

BJÖRNEBOE, M.: Primäres Melanosarkom des Gehirns, massenhafte Naevi pigmentosi der Haut, ausgedehnte Neurofibromatose der Hautnerven. Frankfurt. Z. Path. 47, 363—373 (1934).

BLACK, A. N., BURNS, B. D., ZUCKERMAN, S.: An experimental study of the wounding mechanism of high velocity missiles. Brit. med. J. 1941 II, 872—874.

BLACKWOOD, W., HOLMES, W.: Histopathology of nerve injury. In: Peripheral nerve injuries. Ed. H. J. SEDDON, p. 88—134. London: Her Majesty's stationery office 1954.

BLINZINGER, K., KREUTZBERG, G.: Displacement of synaptic terminals from regenerating motoneurons by microglial cells. Z. Zellforsch. 85, 145—157 (1968).

BLÜMCKE, S., NIEDORF, H. R.: Elektronenoptische Untersuchungen an Wachstumsendkolben regenerierender peripherer Nervenfasern. Virchows Arch. path. Anat. 340, 93—104 (1965a).

BLÜMCKE, S., NIEDORF, H. R.: Fluoreszenzmikroskopische und elektronenmikroskopische Untersuchungen an regenerierenden adrenergischen Nervenfasern. Z. Zellforsch. 68, 724—732 (1965b).

BLÜMCKE, S., NIEDORF, H. R.: Electron microscope studies of Schwann cells during the Wallerian degeneration with special reference to the cytoplasmic filaments. Acta neuropath. (Berl.) **6**, 46—60 (1966).

BLÜMCKE, S., THEMANN, H., NIEDORF, H. R.: Deposition of glycogen during the degeneration and regeneration of the sciatic nerves of rabbits. Acta neuropath. (Berl.) **5**, 69—81 (1965).

BLUNT, M. J.: The vascular anatomy of the median nerve in the forearm and hand. J. Anat. (Lond.) **93**, 15—22 (1959).

BLUNT, M. J.: Ischemic degeneration of nerve fibres. Arch. Neurol. (Chic.) **2**, 528—536 (1960).

BODECHTEL, G., KRAUTZUN, K., KAZMEIER, F.: Grundriß der traumatischen peripheren Nervenschädigung. Mit Berücksichtigung der Berufskrankheiten. (Vom neurologischen Standpunkt aus gesehen.) Stuttgart: Georg Thieme 1951.

BODIAN, D.: An electron microscopic study of the monkey spinal cord. Bull. Johns Hopk. Hosp. **114**, 13—119 (1964).

BOEKE, J.: Studien zur Nervenregeneration. Die Regeneration der motorischen Nervenelemente und die Regeneration der Nerven der Muskelspindeln. Verh. kon. Akad. Wet. (Amst.), Tweede sectie, Deel 18, **6** p. 1—120 (1916).

BOEKE, J.: Nervenregeneration. In: Handbuch der Neurologie, Bd. 1, S. 995—1122, Hrsg. O. BUMKE und O. FOERSTER. Berlin: Springer 1935.

BOLTON, C. F., WINKELMANN, R. K., DYCK, P. J.: A quantitative study of Meissner's corpuscles in man. Neurology (Minneap.) **16**, 1—9 (1966).

BORCHARDT, M., WJASMENSKI: Der Nervus medianus. Bruns' Beitr. klin. Chir. **107**, 553—582 (1917).

BORISY, G. G., TAYLOR, E. W.: The mechanism of action of colchicine. J. Cell Biol. **34**, 525—535 (1967).

BOYD, I. A.: The motor innervation of mammalian muscle spindles. J. Physiol. (Lond.) **159**, 7—9 (1961).

BOYD, I. A.: The structure and innervation of the nuclear bag muscle fibre system and the nuclear chain muscle fibre system in mammalian muscle spindles. Phil. Trans. B **245**, 81—136 (1962).

BOYD, I. A.: The relation between conduction velocity and diameter for the three groups of efferent fibres in nerves to mammalian skeletal muscle. J. Physiol. (Lond.) **175**, 33—35 (1964).

BOYD, I. A.: The behaviour of isolated mammalian muscle spindles with intact innervation. J. Physiol. (Lond.) **186**, 109—110 (1966a).

BOYD, I. A.: The mechanical properties of mammalian intrafusal muscle fibres. J. Physiol. (Lond.) **187**, 10—12 (1966b).

BOYD, I. A., DAVEY, M. R.: Composition of peripheral nerves. 57 S. Edinburgh and London: E. & S. Livingstone LTD. 1968.

BOYD, I. A., EYZAGUIRRE, C., MATTHEWS, P. B. C., RUSHWORTH, G.: The role of the gamma system in movement and posture. Association for the Aid of Crippled Children, New York 1964/1968.

BRACHET, J.: Protein synthesis in the absence of the nucleus. Nature (Lond.) **213**, 650—655 (1967).

BRATTGÅRD, S.-O., EDSTRÖM, J.-E., HYDEN, H.: The chemical changes in regenerating neurons. J. Neurochem. **1**, 316—325 (1957).

BRODAL, A.: The cranial nerves. Oxford & Edinburgh: Blackwell Scientific Publications 1969a.

BRODAL, A.: Neurological anatomy in relation to clinical medicine, 2. ed. London: Oxford University Press, Inc. 1969b.

BRÖGLI, M.: Ein Fall von Rankenneurom mit Tastkörperchen. Frankfurt. Z. Path. **41**, 595—610 (1931).

BROOKS, D. M.: Nerve compression by simple ganglia. J. Bone Jt Surg. **34**, 391—400 (1952).

BROWN, A. G., IGGO, A.: A quantitative study of cutaneous receptors and afferent fibres in the cat and rabbit. J. Physiol. (Lond.) **193**, 707—733 (1968).

BRUNS, L.: Die Geschwülste des Nervensystems. III. Die Geschwülste des extrakraniellen Anteils der Hirnnerven, der peripheren spinalen Nerven und des Plexus. Neurome und paraneurale Geschwülste, S. 419—473 Berlin: S. Karger 1908.

BRYAN, R. S., LIPSCOMB, P. R., SVIEN, H. J.: Tardy paralysis of the ulnar nerve due to a cyst of the elbow: Report of case. Mayo Clin. Proc. **31**, 473—475 (1956).

BRZIN, M., MAJCEN-TKAČEV, Ž.: Cholinesterase in denervated end plates and muscle fibres. J. Cell Biol. **19**, 349—358 (1963).

BUNGE, R. P.: Glial cells and the central myelin sheath. Physiol. Rev. **48**, 197—251 (1968).

BUNGE, R. P.: Structure and function of neuroglia: Some recent observations. In: The neurosciences, second study program, p. 782—797, Ed.-in-Chief F. O. SCHMITT. New York: The Rockefeller University Press 1970.

BÜNGNER, O. VON: Über die Degenerations- und Regenerationsvorgänge an Nerven nach Verletzungen. Beitr. path. Anat. **10**, 321—393 (1891).

DEL BUONO, M. S., OSACAR, E. M.: Intrathoracic meningocele associated with cutaneous neurofibromatosis. Acta neurochir. (Wien) **9**, 561—580 (1961).

BURKEL, W. E.: The histological fine structure of perineurium. Anat. Rec. **158**, 177—190 (1967).

BUSCH, E., CHRISTENSEN, E.: Tumors of peripheral nerves with special reference to neurogenous sarcomas. Acta psychiat. (Kbh.) **46**, 72—93 (1947).

CAJAL, S. R.: Mecanismo de la regeneración de los nervios. Trab. Inst. Cajal Invest. biol. **4**, 119—210 (1905/06).

CAJAL, S. R.: Studien über Nervenregeneration. Leipzig: J. A. Barth 1908.

CAJAL, S. R.: Degeneration and regeneration of the nervous system, Bd. 1 u. 2. Oxford: University Press 1928.

CAJAL, S. R.: Die Neuronenlehre. In: Handbuch der Neurologie, Bd. I, S. 887—994. Hrsg. O. BUMKE und O. FOERSTER. Berlin: Springer 1935.

CAMMERMEYER, J.: Tumor of tactile end organs. Arch. Path. **42**, 1—11 (1946).

CAMMERMEYER, J.: Peripheral chromatolysis after transection of mouse facial nerve. Acta neuropath. (Berl.) **2**, 213—230 (1963).

CAMMERMEYER, J.: Histiocytes juxtavascular mitotic cells and microglia cells during retrograde changes in the facial nucleus of rabbits of varying age. Ergebn. Anat. Entwickl.-Gesch. **38**, 195—229 (1965).

CAMMERMEYER, J.: Species differences in acute retrograde neuronal reaction of the facial and hypoglossal nuclei. J. Hirnforsch. **11**, 13—29 (1969).

CARP, L., STOUT, A. P.: A study of ganglion. Surg. Gynec. Obstet. **47**, 460—468 (1928).

CAUNA, N.: Fine structure of the receptor organs and its probable functional significance. In: Touch, heat and pain. A Ciba Foundation Symposium. Hrg. A. V. S. DE REUCK and J. KNIGHT, p. 117—127. London: J. & A. Churchill Ltd. 1966.

CAUNA, N.: The fine morphology of the sensory receptor organs in the auricle of the rat. J. comp. Neurol. **136**, 81—98 (1969).

CAUNA, N., ROSS, L. L.: The fine structure of Meissner's touch corpuscles of human fingers. J. biophys. biochem. Cytol. **8**, 467—482 (1960).

CAUSEY, G.: The cell of Schwann. Edinburgh and London: E. & S. Livingstone 1960.

CAUSEY, G., BARTON, A. A.: The cellular content of the endoneurium of peripheral nerve. Brain **82**, 594—598 (1959).

CAUSEY, G., PALMER, E.: Early changes in degenerating mammalian nerves. Proc. roy. Soc. B **139**, 597—609 (1952).

CAUSEY, G., PALMER, E.: The epineural sheath of a nerve as a barrier to the diffusion of phosphate ions. J. Anat. (Lond.) **87**, 30—36 (1953a).

CAUSEY, G., PALMER, E.: The centrifugal spread of structural change at the nodes in degenerating mammalian nerves. J. Anat. (Lond.) **87**, 185—191 (1953b).

CAVANAGH, J. B.: The significance of the "dying back" process in experimental and human neurological disease. In: Internat. review of experimental pathology, ed. by G. W. RICHTER and M. A. EPSTEIN, vol. 3, p. 219—267. New York and London: Academic Press 1964.

CERVÓS-NAVARRO, J.: Elektronenmikroskopische Untersuchungen an Spinalganglien. II. Satellitenzellen. Arch. Psychiat. Nervenkr. **200**, 267—283 (1960).

CERVÓS-NAVARRO, J.: Elektronenmikroskopische Befunde an Spinalganglienzellen der Ratte nach Ischiadikotomie. Proceedings IV. Internat. Congr. Neuropath., Bd. II, S. 99—104. Stuttgart: Thieme 1962.

CERVÓS-NAVARRO, J., MATAKAS, F.: Elektronenmikroskopischer Beitrag zur Histogenese der Neurinome. Verh. dtsch. Ges. Path. **52**, 391—395 (1968).

CERVÓS-NAVARRO, J., MATAKAS, F., LAZARO, M. C.: Das Bauprinzip der Neurinome. Ein Beitrag zur Histogenese der Nerventumoren. Virchows Arch. path. Anat. **345**, 276—291 (1968).

CLARA, M., ÖZER, N.: Untersuchungen über die sogenannte Nervenscheide. Acta neuroveg. (Wien) **20**, 1—18 (1960).

CLARK, K.: Ganglion of the lateral popliteal nerve. J. Bone Jt Surg. **43**, 778—783 (1961).

CLOWARD, R. B.: Congenital spinal extradural cysts. Case report with review of literature. Ann. Surg. **168**, 851—864 (1968).

CLOWARD, R. B., BUCY, P. C.: Spinal extradural cyst and Kyphosis dorsalis juvenilis. Amer. J. Roentgenol. **38**, 681—706 (1937).

COËRS, C.: La localisation histochimique de la cholinestérase dans les fuseaux neuromusculaires. Med. Kl. Wetensch. bzw. Bull. Cl. Sci. **7**, 1000—1003 (1954).

COËRS, C.: Les variations structurales normales et pathologiques de la jonction neuromusculaire. Acta neurol. belg. **55**, 741—864 (1955).

COËRS, C.: Histochemical identification of motor nerve endings in muscle spindles. In: Symposium on muscle receptors, p. 221—226. Proceedings of a meeting held in September 1961 as part of the Golden Jubilee Congr. of the University of Hong Kong. Hong Kong: University Press 1962.

COËRS, C.: Structure and organization of the myoneural junction. Int. Rev. Cytol. **22**, 239—267 (1967).

COËRS, C., DURAND, J. (1956): Zit. nach C. COËRS, in: International review of cytology, vol. 22, p. 239—267. Eds. G. H. BOURNE and J. F. DANIELLI. New York and London: Academic Press 1967.

COLE, M.: Retrograde degeneration of axon and soma in the nervous system. In: The structure and function of nervous tissue. Ed. G. H. BOURNE, vol. I, Structure I, p. 269—300. New York and London: Academic Press 1968.

COLMANT, H.-J.: Aktivitätsschwankungen der sauren Phosphatase im Rückenmark und den Spinalganglien der Ratte nach Durchschneidung des Nervus ischiadicus. Arch. Psychiat. Nervenkr. **199**, 60—71 (1959).

COMPTON, A. T.: The intrinsic anatomy of the large nerve truncs of limbs. J. Anat. (Lond.) **51**, 103—124 (1917).

CONWAY, J. D., SMITH, M. B.: Hemangio-endothelioma originating in a peripheral nerve. Ann. Surg. **134**, 138—141 (1951).

COOPER, S.: Muscle spindles and other muscle receptors. In: Structure and function of muscle, p. 381—420. Ed. G. H. BOURNE. New York and London: Academic Press 1960.

COOPER, S., DANIEL, P. M.: Human muscle spindles. J. Physiol. (Lond.) **133**, 1—3 (1956).

CORNIL, L., CHALNOT, RAILEANU, THOMAS: Névrite hypertrophique progressive non familiale (étude anatomoclinique). Rev. neurol. **1930 I**, 1187—1192.

Corvaja, N., Marinozzi, V., Pompeiano, O.: The sensory innervation in the muscle spindles of the cat. In: Electron microscopy 1968, p. 537—538, Pre-Congr. Abstracts of papers presented at the Fourth European Regional Conference held in Rome, 1968. Ed. D. S. Bocciarelli, vol. II. Roma: Tipografia Poliglotta Vaticana 1968.

Corvaja, N., Marinozzi, V., Pompeiano, O.: Muscle spindles in the lumbrical muscle of the adult cat. Arch. ital. Biol. 107, 365—543 (1969).

Cotta, H., Becker, W.: Eine elektronenmikroskopische Studie am Ganglion. Arch. orthop. Unfall-Chir. 65, 193—208 (1969).

Couteaux, R.: Contribution à l'étude de la synapse myoneurale. Rev. canad. Biol. 6, 563—711 (1947).

Couteaux, R.: Localisation of cholinesterase at neuromuscular junctions. Int. Rev. Cytol. 4, 335—376 (1955).

Couteaux, R.: Morphological and cytochemical observations on the postsynaptic membrane at motor end-plates and ganglionic synapses. Exp. Cell Res., Suppl. 5, 294—322 (1958).

Couteaux, R.: Motor end-plate structure. In: Structure and function of muscle, vol. 1, p. 337—380. Ed. G. H. Bourne. New York and London: Academic Press 1960.

Couteaux, R. (1956): Zit. nach C. Coërs, in: International review of cytology, vol. 22, p. 239—267. Eds. G. H. Bourne and J. F. Danielli. New York and London: Academic Press 1967.

Cragg, B. G.: What is the signal for chromatolysis? Brain Res. 23, 1—21 (1970).

Cragg, B. G., Thomas, P. K.: Changes in conduction velocity and fibre size proximal to peripheral nerve lesions. J. Physiol. (Lond.) 157, 315—327 (1961).

Cragg, B. G., Thomas, P. K.: Changes in nerve conduction in experimental allergic neuritis. J. Neurol. Neurosurg. Psychiat. 27, 106—115 (1964).

Cravioto, H.: The perineurium as a diffusion barrier. Ultrastructural correlates. Bull. Los Angeles neurol. Soc. 31, 196—208 (1966).

Cravioto, H.: Long-spacing fibrous collagen in human acoustic nerve tumors. In vivo and in vitro observations. J. Ultrastruct. Res. 24, 70—85 (1968).

Cravioto, H.: The ultrastructure of acoustic nerve tumors. Acta neuropath. (Berl.) 12, 116—140 (1969).

Cravioto, H., Lockwood, R.: The behavior of acoustic neuroma in tissue culture. Acta neuropath. (Berl.) 12, 141—157 (1969).

Cruikshank, W. (1776): Zit. nach B. Rexed, Z. mikr.-anat. Forsch. 51, 177—205 (1942).

Csillik, B.: Cholinesterase-active myoneural structures of alpha and gamma efferent fibres. Fasc. 2. Histochemie der Cholinesterase. Bibl. anat. (Basel) 2, 161—173 (1961).

Csillik, B.: Functional structure of the post-synaptic membrane in the myoneural junction. 154 S. Budapest: Akadémiai Kiadó Publishing House of the Hungarian Academy of Sciences 1965.

Csillik, B.: Localization, synthesis and transport of esterolytic proteins in neuronal ultrastructure. In: Macromolecules and the function of the neuron, p. 129—136. Ed. Z. Lodin, S. P. R. Rose. Amsterdam: Excerpta med. 1968.

Csillik, B., Joó, F., Sávay, G.: Pb-Thiocholine techniques for the electron histochemical localization of acetylcholinesterase. Acta histochem. (Jena) 25, 58—70 (1966).

Cushing, H.: Tumors of the nervus acusticus and the syndrome of the cerebellopontile angle. Philadelphia: Saunders 1917.

Dahl, E. V., Waugh, J. M., Dahlin, D. C.: Gastrointestinal ganglioneuromas. Brief review with report of a duodenal ganglioneuroma. Amer. J. Path. 33, 953—965 (1957).

Dahlström, A.: Observations on the accumulation of noradrenaline in the proximal and distal parts of peripheral adrenergic nerves after compression. J. Anat. (Lond.) 99, 677—689 (1965).

Dahlström, A.: Effect of colchicine on transport of amine storage granules in sympathetic nerves of rat. Europ. J. Pharmacol. 5, 111—113 (1968).

Dahlström, A., Fuxe, K.: A method for the demonstration of adrenergic nerve fibres in peripheral nerves. Z. Zellforsch. 62, 602—607 (1964).

Das Gupta, T. K.: Mechanism of rejection of peripheral nerve allografts. Surg. Gynec. Obstet. 125, 1058—1068 (1967).

David, M., Hecaen, H., Bonis, A.: Tumeurs de systeme nerveux central et maladie de Recklinghausen. Sem. Hôp. Paris (Ann. Chir.) 32, C. 335 (1956).

Davis, L., Cleveland, D. A.: Experimental studies in nerve transplants. Ann. Surg. 99, 271—283 (1934).

Davison, P. F.: Axoplasmic transport: Physical and chemical aspects. In: The neurosciences, second study program. Ed. Francis O. Schmitt, p. 851—857. New York: The Rockefeller Univ. Press 1970.

Dejerine, J., Mme. Dejerine, Mouzon, M. J.: Les lésions des gros troncs nerveux des membres par projectiles de guerre, les différents syndromes cliniques et les indications opératoires. Presse méd. 20, 153—160 (1915); 31, 245—252 (1915); 40, 321—328 (1915).

Dejerine, J., Sottas, J.: Sur la névrite interstitielle, hypertrophique et progressive de l'enfance. C. R. Soc. Biol. (Paris) 45, 63—96 (1893).

Dejerine, J., Sottas, J.: Sur la névrite interstitielle hypertrophique et progressive de l'enfance. Mém. Soc. Biol. séance du 18 mars, p. 1—34. Paris: G. Masson 1893.

Denny-Brown, D.: Importance of neural fibroblasts in the regeneration of nerve. Arch. Neurol. Psychiat. (Chic.) 55, 171—215 (1946).

DENNY-BROWN, D.: Primary sensory neuropathy with muscular changes associated with carcinoma. J. Neurol. Neurosurg. Psychiat. 11, 73—87 (1948).

DENNY-BROWN, D., ADAMS, R. D., BRENNER, C., DOHERTY, M. M.: The pathology of injury to nerve induced by cold. J. Neuropath. exp. Neurol. 4, 305—323 (1945).

DENNY-BROWN, D., BRENNER, C.: Lesion in peripheral nerve resulting from compression by spring clip. Arch. Neurol. Psychiat. (Chic.) 52, 1—19 (1944a).

DENNY-BROWN, D., BRENNER, C.: Paralysis of nerve induced by direct pressure and by tourniquet. Arch. Neurol. Psychiat. (Chic.) 51, 1—26 (1944b).

DENNY-BROWN, D., BRENNER, C.: The effect of percussion of nerve. J. Neurol. Neurosurg. Psychiat. 7, 76—95 (1944c).

DENNY-BROWN, D., BRENNER, C.: Paralysis of nerve induced by direct pressure and by tourniquet. Arch. Neurol. Psychiat. (Chic.) 53, 88—89 (1945).

DENNY-BROWN, D., DOHERTY, M. M.: Effects of transient stretching of peripheral nerve. Arch. Neurol. Psychiat. (Chic.) 54, 116—129 (1945).

DEREUX, J.: La maladie de Refsum. Rev. neurol. 109, 599—608 (1963).

DIEKMANN, L., HÜTHER, W., PFEIFFER, R. A.: Ungewöhnliche Erscheinungsformen der Neurofibromatose. Z. Kinderheilk. 101, 191—222 (1967).

DIXON, J. S.: "Phagocytic" lysosomes in chromatolytic neurones. Nature (Lond.) 215, 657—658 (1967).

DIXON, J. S.: Changes in the fine structure of neurons after axon section. J. Anat. (Lond.) 103, 396—397 (1968).

DIXON, J. S.: Changes in the fine structure of satellite cells surrounding chromatolytic neurons. Anat. Rec. 163, 101—110 (1969).

DOINIKOW, B.: Beiträge zur Histologie und Histopathologie des peripheren Nerven. In: Histologische und histopathologische Arbeiten über die Großhirnrinde mit besonderer Berücksichtigung der pathologischen Anatomie der Geisteskrankheiten. Hrsg. v. F. NISSL und A. ALZHEIMER, Bd. 4, S. 445—630. Jena: Gustav Fischer 1911.

DOINIKOW, B.: Histologische und histopathologische Untersuchungen am peripheren Nervensystem mittels vitaler Färbung. Folia neuro-biol. (Lpz.) 7, 731—749 (1913).

DROZ, B.: Synthesis et transport des proteines cellulaires dans les neurones ganglionnaires: étude radioautographique quantitative en microscopie electronique. J. Mikroscop. 6, 201—228 (1967).

DROZ, B.: Metabolic information derived from radioautography. Chap. 21, p. 505—524. In: Handbook of neurochemistry. Ed. by ABEL LAJTHA II, Structural neurochemistry. New York-London: Plenum Press 1969.

DROZ, B.: Protein metabolism in nerve cells. Int. Rev. Cytol. 25, 363—390 (1969).

DROZ, B., LEBLOND, C. P.: Migrations of proteins along the axons of the sciatic nerve. Science 137, 1047—1048 (1962).

DRUCKREY, H., LANDSCHÜTZ, CH., IVANKOVIC, S.: Transplacentare Erzeugung maligner Tumoren des Nervensystems. Z. Krebsforsch. 73, 371—386 (1970).

DRUCKREY, H., PREUSSMANN, R., IVANKOVIC, S., SCHMÄHL, D., unter Mitarbeit von J. AFKHAM, G. BLUM, H. D. MENNEL, M. MÜLLER, P. PETROPOULOS und H. SCHNEIDER: Organotrope carcinogene Wirkungen bei 65 verschiedenen N-Nitroso-Verbindungen an BD-Ratten. Z. Krebsforsch. 69, 103—201 (1967).

DUCKER, B., HAYES, G. J.: Peripheral nerve grafts: experimental studies in the dog and chimpanzee to define homograft limitations. J. Neurosurg. 32, 236 (1970).

DÜRING, M. VON, ANDRES, K. H.: Zur Feinstruktur der Muskelspindel von Mammalia. Anat. Anz. 124, 566—573 (1969).

DURANTE, G.: Nerfs. In: CORNIL et RANVIER, Manuel d'histologie pathologique. Bd. III, S. 425—851. Paris: Alcan 1907.

DUSTIN, A. P.: La fasciculation des nerfs. Ambul. Océan 2, 135—146 (1918).

DYCK, P. J.: Histologic measurements and fine structure of biopsied sural nerve: normal, and in peroneal muscular atrophy, hypertrophic neuropathy and congenital sensory neuropathy. Mayo Clin. Proc. 41, 742—774 (1966).

DYCK, P. J.: Experimental hypertrophic Neuropathy. Pathogenesis of onion-bulb formations produced by repeated tourniquet applications. Arch. Neurol. (Chic.) 21, 73—95 (1969).

DYCK, P. J., GOMEZ, M. R.: Segmental demyelinization in Dejerine-Sottas disease. Light, phase-contrast and electron microscopic studies. Mayo Clin. Proc. 43, 280—296 (1968).

DYCK, P. J., JOHNSON, W. J., LAMBERT, E. H., O'BRIEN, P. C.: Segmental demylination secondary to axonal degeneration in uremic neuropathy. Mayo Clin. Proc. 46, 400—431 (1971).

DYCK, P. J., LAMBERT, E. H.: Lower motor and primary sensory neuron diseases with peroneal muscular atrophy. I. Neurologic, genetic and electrophysiologic findings in hereditary polyneuropathies. Arch. Neurol. (Chic.) 18, 603—618 (1968a).

DYCK, P. J., LAMBERT, E. H.: Lower motor and primary sensory neuron diseases with peroneal muscular atrophy. II. Neurologic, genetic and electrophysiologic findings in various neuronal degenerations. Arch. Neurol. (Chic.) 18, 619—625 (1968b).

DYCK, P. J., LAMBERT, E. H., SANDERS, K., O'BRIEN, P. C.: Severe hypomyelinisation and marked abnormality of conduction in Dejerine-Sottas hypertrophic neuropathy: Myelin thickness and compound action potential of sural nerve in vitro. Mayo Clin. Proc. 46, 432—436 (1971).

Dyck, P. J., Winkelmann, R. K., Bolton, C. F.: Quantitation of Meissner's corpuscles in hereditary neurologic disorders. Neurology (Minneap.) 16, 10—17 (1966).

Eccles, J. C., Eccles, R. M., Lundberg, A.: The action potentials of the alpha motoneurones supplying fast and slow muscles. J. Physiol. (Lond.) 142, 275—291 (1958).

Eccles, J. C., Sherrington, C. S.: Numbers and contraction-values of individual motor-units examined in some muscles of the limb. Proc. roy. Soc. B 106, 326—357 (1930).

Edinger, L.: Rückenmark und Gehirn in einem Fall von angeborenem Mangel eines Vorderarmes. Virchows Arch. path. Anat. 89, 46—63 (1882).

Edinger, L.: Vergleichende Anatomie des Gehirns. Vorlesungen über den Bau der nervösen Zentralorgane des Menschen und der Tiere für Ärzte und Studierende, Bd. 2. 334 S. Leipzig: F. C. W. Vogel 1908.

Edinger, L.: Über phlebogene Schmerzen. Berl. klin. Wschr. 51, 521—523 (1914).

Edinger, L.: Untersuchungen über die Neubildung der durchtrennten Nerven. Dtsch. Z. Nervenheilk. 58, 1—32 (1918).

Edshage, S.: Peripheral nerve suture. A technique for improved intraneural topography evaluation of some suture materials. Acta chir. scand., Suppl. 331, 1—104 (1964).

Edwards, C., Ottoson, D.: The site of impulse initiation in a nerve cell of a crustacean stretch receptor. J. Physiol. (Lond.) 143, 138—148 (1958).

Ehrlich, P.: Über die Methylenblaureaction der lebenden Nervensubstanz. Dtsch. med. Wschr. 12, 49—52 (1886).

Eldred, E., Yellin, H., Gadbois, L., Sweeney, S.: Bibliography on muscle receptors; their morphology, pathology and physiology. Exp. Neurol. 18, 1—154 (1967).

Ellis, V. H.: Two cases of ganglia on the sheath of the peroneal nerve. Brit. J. Surg. 24, 141—142 (1936).

Elsberg, C. A., Woods, A. H.: Problems in diagnosis and treatment of injuries to peripheral nerves. Arch. Neurol. Psychiat. (Chic.) 2, 645—666 (1919).

Elzholz, A.: Zur Kenntnis der Veränderungen am centralen Stumpfe lädierter gemischter Nerven. Jb. Psychiat. Neurol. 17, 323—359 (1898).

Elzholz, A.: Zur Histologie alter Nervenstümpfe in amputierten Gliedern. Jb. Psychiat. Neurol. 19, 78—105 (1900).

Emiroglu, F.: The permeability of the peripheral nerve sheath in frogs. Arch. int. Physiol. 63, 161—180 (1955).

Engel, W. K.: Histochemistry of neuromusculear disease-significance of muscle fiber types: "Neuromuscular diseases". In: Proceedings of the VIII Internat. Congr. of Neurology, Vienna 1965, vol. 22, p. 67—101. Amsterdam: Excerpta Medica 1965.

Engel, W. K.: Muscle biopsy in neuromuscular disease. Pediat. Clin. N. Amer. 4, 963—995 (1967).

Engel, W. K.: Selective and nonselective susceptibility of muscle fiber types. Arch. Neurol. (Chic.) 22, 97—117 (1970).

Erb, W.: Zur Pathologie und pathologischen Anatomie peripherischer Paralysen. Dtsch. Arch. klin. Med. 5, 42—94 (1869).

Erb, W. H.: Diseases of the peripheral cerebrospinal nerves. In: von Ziemssen, H. W., Cyclopaedia of the practice of medicine. New York: Wm. Wood & Co. 1876.

Erlanger, J., Gasser, H. S.: Electrical signs of nervous activity. Philadelphia: Univ. Penna Press 1937.

Escolá, J., Krücke, W., Thomas, E.: Edema in peripheral nerves. In: Brain edema. Proc. of the Symposium in Vienna 1965 (Ed. Klatzo, I. Seitel-Berger, F.), p. 240—248. Wien: Springer 1967.

Estable, C., Acosta-Ferreira, W., Sotelo, J. R.: An electron microscope study of the regenerating nerve fibers. Z. Zellforsch. 46, 387—399 (1957).

Evans, D. H. L., Gray, E. G.: Changes in the fine structure of ganglion cells during chromatolysis. In: Cytology of nervous tissue. Proc. Anat. Soc. Gr. Britain and Ireland, p. 71—74. London: Taylor and Francis Ltd. 1961.

Evans, D. H. L., Vizoso, A. D.: Observations on the mode of growth of motor nerve fibers in rabbits during post-natal development. J. comp. Neurol. 95, 429—461 (1951).

Ewing, J.: Neoplastic disease. Philadelphia 1927.

Farbman, A. I.: Fine structure of degenerating taste buds after denervation. J. Embryol. exp. Morph. 22, 55—68 (1969).

Feigin, I.: The nerve sheath tumor, solitary and von Recklinghausen's disease; a unitary mesenchymal concept. Acta neuropath. (Berl.) 17, 188—200 (1971).

Feng, T. P., Gerard, R. W.: Mechanism of nerve asphyxiation: with a note on the nerve sheaths as a diffusion barrier. Proc. Soc. exp. Biol. (N.Y.) 27, 1073—1076 (1930).

Feng, T. P., Liu, Y. M.: The connective tissue sheath of the nerve as effective diffusion barrier. J. cell. comp. Physiol. 34, 1—16 (1949).

Ferguson, L. K.: Ganglion of the peroneal nerve. Ann. Surg. 106 (II), 313—316 (1937).

Fernandez, H. L., Davison, P. F.: Axoplasmic transport in the crayfish nerve cord. Proc. nat. Acad. Sci. (Wash.) 64, 512—519 (1969).

Fernandez, H. L., Huneeus, F. C., Davison, P. F.: Studies on the mechanism of the axoplasmic transport in the crayfish cord. J. Neurobiol. 1, 395—409 (1970).

Ferriére, G., Poirier, J., Lavaron, J., Escourolle, R., Castaigne, P.: Étude au microscope électronique de deux névromes traumatiques. Rev. neurol. 121, 88—89 (1969).

FEYRTER, F.: Über Neurome und Neurofibromatose, nach Untersuchungen am menschlichen Magendarmschlauch. Wien: Wilhelm Maudrich 1948.

FINLAYSON, L. H.: Proprioceptors in the invertebrates. Symp. zool. Soc. Lond. 23, 217—249 (1968).

FINNESON, B. E.: Diagnosis and management of pain syndromes, 2. ed. London: W. B. Saunders comp. Ltd. 1969.

FISCHER-BRÜGGE, E.: Anatomische Ursachen funktionaler Kreislaufstörungen des Gehirns und am N. oculomotorius. Bruns' Beitr. klin. Chir. 181, 323—336 (1950).

FISCHER-BRÜGGE, E.: Das „Klivuskantensyndrom". Acta neurochir. (Wien) 11, 36—68 (1951).

FLODERUS, B.: Studien in der Biologie der Skeletgewebe mit besonderer Berücksichtigung der Pathogenese der histoiden Gelenkgeschwülste. Berlin: Friedländer 1915.

FLÖRCKEN, H., STEINBISS, W.: Ein elefantiastisches Neurofibrom der Kopfschwarte. Bruns' Beitr. klin. Chir. 124, 451—466 (1921).

FOERSTER, O.: Spezielle Anatomie und Physiologie der peripheren Nerven. In: Handbuch der Neurologie, Erg.-Bd., Teil II, 1. Abschnitt, Hrsg. von O. BUMKE und O. FOERSTER, S. 785—974. Berlin: Springer 1928.

FOERSTER, O.: Die Symptomatologie der Schußverletzungen der peripheren Nerven. In: LEWANDOWSKY, M., Handbuch der Neurologie, Erg.-Bd.: O. BUMKE und O. FOERSTER, Teil II, 2. Abschnitt, S. 975—1508. Berlin: Springer 1929a.

FOERSTER, O.: Die Therapie der Schußverletzungen der peripheren Nerven. Handbuch der Neurologie, Teil 2, 3. Abschnitt. Hrsg. O. BUMKE und O. FOERSTER. Berlin: Springer 1929b.

FOERSTER, O., GAGEL, O.: Zentrale diffuse Schwannose bei der Recklinghausenschen Krankheit. Z. ges. Neurol. Psychiat. 151, 1—16 (1934).

FONTANA, F.: Traité sur le Venin de la Vipere, sur le paissins américains. Sur la structure primitive du corps animal. Bd. I u. II. Florence 1781.

FOX, H. H., EMERY, J. L., GOODBODY, R. A., YATES, P. O.: Neuro-cutaneous melanosis. Arch. Dis. Childh. 39, 508—516 (1964).

FREY, M. v.: Beiträge zur Sinnesphysiologie der Haut. III. Ber. sächs. Ges. (Akad.) Wiss. 47, 166—184 (1895).

FREY, M. v.: Untersuchungen über die Sinnesfunktionen der menschlichen Haut. I. Druckempfindung und Schmerz. Abh. Kgl. sächs. Ges. Wiss. 23, 175—266 (1896).

FRIEDE, R.: Transport of oxidative enzymes in nerve fibers: A histochemical investigation of the regenerative cycle in neurons. Exp. Neurol. 1, 441—466 (1959).

FRIEDE, R. L., JOHNSTONE, M. A.: Responses of thymidine labeling of nuclei in gray matter and nerve following sciatic transection. Acta neuropath. (Berl.) 7, 218—231 (1967).

FRIEDE, R. L., MARTINEZ, A. J.: Analysis of axon-sheath relations during early Wallerian degeneration. Brain Res. 19, 199—212 (1970).

FRIEDE, R. L., SAMORAJSKI, T.: Relation between the number of myelin lamellae and axon circumference in fibers of vagus and sciatic nerves of mice. J. comp. Neurol. 130, 223—231 (1967).

FRIEDLÄNDER, K., KRAUSE, F.: Über Veränderungen der Nerven und des Rückenmarks nach Amputationen. Fortschr. Med. 4, 749—770 (1886).

FRIEDMANN, I., CAWTHORNE, T., BIRD, E. S.: Broad-banded striated bodies in the sensory epithelium of the human macula and in neurinoma. Nature (Lond.) 207, 171—174 (1965).

FROBOESE, C.: Das aus markhaltigen Nervenfasern bestehende, ganglienzellenlose, echte Neurom in Rankenform. Zugleich Beitrag zu den nervösen Geschwülsten der Zunge und des Augenlides. Virchows Arch. path. Anat. 240, 312—327 (1923).

FROBOESE, C.: Mediastinum. In: DOERR, SEIFERT, UEHLINGER, Spezielle pathologische Anatomie, Bd. 4, S. 431—655. Berlin-Heidelberg-New York: Springer 1969.

FRYKHOLM, R.: Cervical nerve root compression resulting from disc degeneration and root sleeve fibrosis. 149 S. Acta chir. scand., Suppl. 160 (1951).

FUKAMI, Y., RIDGE, R. M. A. P.: Electrophysiological and morphological changes at extrafusal endplates in the snake following chronic denervation. Brain Res. 29, 139—145 (1971a).

FUKAMI, Y., RIDGE, R. M. A. P.: The effects of chronic denervation on spindle discharge patterns and morphology in isolated costocutaneous muscles of garter snakes. J. comp. Neur. 143, 137—156 (1971b).

FULLERTON, P. M., GILLIATT, R. W.: Spontaneous peripheral nerve damage in the guinea-pig. J. Physiol. (Lond.) 183, 52—53 (1966).

FULLERTON, P. M., GILLIATT, R. W.: Pressure neuropathy in the hind foot of the guinea-pig. J. Neurol. Neurosurg. Psychiat. 30, 18—25 (1967a).

FULLERTON, P. M., GILLIATT, R. W.: Median and ulnar neuropathy in the guinea-pig. J. Neurol. Neurosurg. Psychiat. 30, 393—402 (1967b).

GABBIANI, G., MAJNO, G.: Endothelial microvilli in the vessels of the rat gasserian ganglion and testis. Z. Zellforsch. 97, 111—117 (1969).

GAGEL, O.: Tumoren der peripheren Nerven. In: BUMKE-FOERSTER, Handbuch der Neurologie, Bd. 9, S. 216—240. Berlin: Springer 1935.

GAMBLE, H. J.: Comparative electron-microscopic observations on the connective tissue of a peripheral nerve and a spinal nerve root in the rat. J. Anat. (Lond.) 98, 17—25 (1964).

GAMBLE, H. J.: Further electron microscope studies of human foetal peripheral nerves. J. Anat. (Lond.) 100, 487—502 (1966).

Gamble, H. J., Eames, R. A.: Study of the connective tissues of human peripheral nerve. J. Anat. (Lond.) 98, 655—663 (1964).

Garcin, R., Lapresle, J., Fardeau, M., De Recondo, J.: Étude au microscope électronique du nerf périphérique prélevé par biopsie dans quatre cas de névrite hypertrophique de Dejerine-Sottas. Rev. neurol. 115, 917—932 (1966).

Garré, C.: Über sekundär maligne Neurome. Beitr. klin. Chir. 9, 465 (1892).

Garré, C.: Über sekundär maligne Neurome. Wien. med. Bl. 15, 741, 758, 777, 791 (1892).

Gasser, H. S.: Discussion to: B. Frankenhäuser, The hypothesis of saltatory conduction. Cold Spr. Harb. Symp. quant. Biol. 17, 27—36 (1952).

Gasser, H. S.: Properties of dorsal root unmedullated fibers of the two sides of the ganglion. J. gen. Physiol. 38, 709—728 (1955).

Gasser, H. S.: Olfactory nerve fibers. J. gen. Physiol. 39, 473—496 (1956).

Gauthier, G. F., Padykula, H. A.: Cytological studies of fiber types in skeletal muscle. A comparative study of the mammalian diaphragm. J. Cell Biol. 28, 333—354 (1966).

Gautier-Smith, P. C.: Clinical aspects of spinal neurofibromas. Brain 90, 359—394 (1967).

Gay, J. R., Love, J. G.: Diagnosis and treatment of tardy paralysis of the ulnar nerve. Based on a study of 100 cases. J. Bone Jt Surg. 29, 1087—1097 (1947).

Gehuchten, A. van: La structure des centres nerveux la moelle épinière et le cervelet. Cellule 7, 79—122 (1891).

Gehuchten, A. van: Nouvelles recherches sur les ganglions cerebrospinaux. Cellule 8, H. 2 (1892).

Gemer, M., Feuchtwanger, M. M.: Ganglioneuroma of the duodenum. Gastroenterology 51, 689—693 (1966).

Genersich, A.: Beitrag zur Anatomie und pathologischen Anatomie der am sympathischen Bauchgeflechte des Menschen befindlichen Pacinischen Körperchen. Medizinische Jahrbücher, S. 133—156. Wien 1876. Hrsg. K. K. Gesellschaft der Ärzte. Redigiert von S. Stricker (Wilhelm Braumüller).

Georgsson, G., Wessel, W., Thomas, C.: Zur Feinstruktur experimenteller Nerventumoren. Z. Krebsforsch. 72, 12—23 (1969).

Gerebtzoff, M. A.: Les quatre localisations de l'acétylcholinestérase dans les muscles striés des Mammifères et des Oiseaux. C. R. Soc. Biol. (Paris) 149, 823—828 (1955).

Gerebtzoff, M. A.: Cholinesterases. A histochemical contribution to the solution of some functional problems. International series of Monographs on pure and applied biology. Div.: Modern trends in physiological science. Ed. P. Alexander and Z. M. Baco, vol. 3. London-New York-Paris-Los Angeles: Pergamon Press 1959.

Geren, B. B.: The formation from the schwann cell surface of myelin in the peripheral nerves of chick embryos. Exp. Cell Res. 7, 558—562 (1954).

Gilliatt, R. W.: Nerve conduction in human and experimental neuropathies. Proc. roy. Soc. Med. 59, 989—993 (1966).

Gleason, I. O. W., Beauchemin, J., Bursk, A.: Polypoid ganglioneuromatosis of the large bowel. Arch. Neurol. (Chic.) 6, 242—247 (1962).

Glees, P. O.: Observations on the structure of the connective and tissue sheath of cutaneous nerves. J. Anat. (Lond.) 77, 153—158 (1942).

Globus, J. H.: Neurinome central associé à une sclerose tubéreuse. Rev. neurol. 40 (II), 1—24 (1933).

Glushien, A. S., Mansuy, M. M., Littman, D. S.: Pheochromocytoma—Its relationship to the neurocutaneous syndromes. Amer. J. Med. 14, 318—327 (1953).

Gluszcz, A.: A histochemical study of some hydrolytic enzymes in tumours of the nervous system. Acta neuropath. (Berl.) 3, 184—201 (1963).

Godwin, J. T.: Encapsulated neurilemoma (schwannoma) of the brachial plexus. Report of eleven cases. Cancer (N.Y.) 5, 708—720 (1952).

Göthlin, G. F.: Die doppelbrechenden Eigenschaften des Nervengewebes, ihre Ursachen und ihre Konsequenzen. Kungl. Sv. Akad. Handl. 51, Nr 1 (1913).

Golgi, C.: Über die Nerven der Sehnen des Menschen und anderer Wirbeltiere und über ein neues nervöses muscolo-tendinöses Endorgan. „Untersuchungen über den feineren Bau des centralen und peripherischen Nervensystems." S. 203—216. Jena: Gustav Fischer 1894.

Gombault, A.: Contribution à l'étude anatomique de la névrite parenchymateuse subaigue et chronique. — Névrite segmentaire péri-axile. Arch. Neurol. (Paris) 1, 11—38, 177—190 (1880/81).

Gore, I.: Primary malignant tumors of nerve. A report of eight cases. Cancer (Philad.) 5, 278—296 (1952).

Granit, R.: Receptors and sensory perception. A discussion of aims, means, and results of electrophysiological research into the process of reception. New Haven: Yale University Press 1955.

Granit, R.: Some problems of muscle-spindle physiology. In: Symposium on muscle receptors, p. 1—12. Proceedings of a meeting held in September 1961 as part of the golden Jubilee Congr. of the University of Hong Kong. Hong Kong: University Press 1962.

Granit, R.: Effects of stretch and contraction on the membrane of motoneurones. In: Muscular afferents and motor control, p. 37—50. Proceedings of the First Nobel Symposium 1965 at Södergarn. Ed. R. Granit. Stockholm: Almquist & Wiksell; New York-London-Sidney: John Wiley & Sons 1966.

Granit, R.: The basis of motor control. Integrating the activity of muscles, alpha and gamma motoneurons and their leading control systems. London and New York: Academic Press 1970.

GRANIT, R., HENATSCH, H. D., STEG, G.: Tonic and phasic ventral horn cells differentiated by post-tetanic potentiation in cat extensors. Acta physiol. scand. **37**, 114—126 (1956).

GRANIT, R., LEKSELL, L., SKOGLUND, C. R.: Fibre interaction in injured or compressed region of nerve. Brain **67**, 125—140 (1944).

GREENMAN, M. J.: Studies on the regeneration of the peroneal nerve of the albino rat: Number and sectional areas of fibers: Area relation of axis to sheath. J. comp. Neurol. **23**, 479—513 (1913).

GRILLO, M. A.: Electron microscopy of sympathetic tissues. Pharmacol. Rev. **18**, 387—399 (1966).

GRUNER, J. E.: Les lésions élémentaires de la neurofibromatose de Recklinghausen. Etude au microscope électronique. (Die Elementarveränderungen bei der Neurofibromatose von Recklinghausen. Elektronenmikroskopische Studie.) Rev. neurol. **102**, 525—529 (1960).

GUDDEN, H.: Klinische und anatomische Beiträge zur Kenntnis der multiplen Alkoholneuritis nebst Bemerkungen über die Regenerationsvorgänge im peripheren Nervensystem. Arch. Psychiat. Nervenkr. **28**, 643—741 (1896).

GUTH, L.: Regeneration in the mammalian peripheral nervous system. Physiol. Rev. **36**, 441—478 (1956).

GUTH, L., SAMAHA, F. J., ALBERS, R. W.: The neural regulation of some phenotypic differences between fiber types of mammalian skeletal muscle. Exp. Neurol. **26**, 126—135 (1970).

GUTMANN, E. (ed.): The denervated muscle. Prague: Publishing House of the Czechoslovak Academy of Sciences 1962.

GUTMANN, E., GUTTMANN, L., MEDAWAR, P. B., YOUNG, J. Z.: The rate of regeneration of nerves. J. exp. Biol. **19**, 14—44 (1942).

GUTMANN, E., HNÍK, P. (eds.): The effect of use and disuse on neuromuscular functions. Prague: Publishing House Czechoslov. Acad. Sci 1963.

GUTMANN, E., SANDERS, F. K.: Functional recovery following nerve grafts and other types of nerve bridge. Brain **65**, 373—405 (1942).

GUTMANN, E., SANDERS, F. K.: Recovery of fibre numbers and diameters in the regeneration of peripheral nerves. J. Physiol. (Lond.) **101**, 489—518 (1943).

GYE, R. S., McLEOD, J. G., HARGRAVE, J. C., POLLARD, J. D., LOEWENTHAL, J., BOOTH, G. C.: The use of immunosuppressive agents in human nerve grafting. Lancet **1972I**, 647—650.

HABIB, R., HABIB, E.-C.: Les lésions vasculaires de la neurofibromatose de von Recklinghausen. Arch. Anat. path. **10**, 47—53 (1962).

HÄMMERLING, J.: Entwicklung und Formbildungsvermögen von Acetabularia mediterranea. II. Das Formbildungsvermögen kernhaltiger und kernloser Teilstücke. Biol. Zbl. **52**, 42—61 (1932).

HÄMMERLING, J.: Nucleo-cytoplasmic interactions in Acetabularia and other cells. Ann. Rev. Plant Physiol. **14**, 65—92 (1963).

HAFFNER, O.: Extradurale Cysten im Wirbelkanal. Dtsch. Z. Chir. **250**, 559—570 (1938).

HAFTEK, J., THOMAS, P. K.: Electron-microscope observations on the effects of localized crush injuries on the connective tissues of peripheral nerve. J. Anat. (Lond.) **103**, 233—243 (1968).

HAGER, H.: Die feinere Cytologie und Cytopathologie des Nervensystems. Veröffentlichungen aus der morphologischen Pathologie, H. 67. Stuttgart: Gustav Fischer 1964.

HALLER, A.: Icones anatomicae. Göttingen: Vandenhoeck 1756.

HALLER, F. R., Low, F. N.: The fine structure of the peripheral nerve root sheath in the subarachnoid space in the rat and other laboratory animals. Amer. J. Anat. **131**, 1—20 (1971).

HALLERVORDEN, J.: Bemerkungen zur zentralen Neurofibromatose und tuberösen Sklerose. Dtsch. Z. Nervenheilk. **169**, 308—321 (1952).

HALLERVORDEN, J., KRÜCKE, W.: Tuberöse Hirnsklerose. In: HENKE-LUBARSCH, Handbuch der speziellen pathologischen Anatomie und Histologie, Bd. 13, Teil IV, S. 602—663. Berlin-Heidelberg-Göttingen: Springer 1956.

HAMA, K.: The fine structure of the Schwann cell sheath of the nerve fiber in the shrimp (Penaeus japonicus). J. Cell Biol. **31**, 624—632 (1966).

HARKIN, J. C., REED, R. J.: Tumors of the peripheral nervous system. Atlas of tumor pathology, 2nd ser., Fasc. 3. Washington D. C.: Publ. Armed Forces Inst. of Path. 1968.

HARTWELL, A. S.: Contributions from the Long Island Hospital Boston Harbor. Cystic tumor of median nerve: Operation: Restoration of function. Boston med. surg. J. **144**, 582—583 (1901).

HARVEN, E. DE, COËRS, C.: Electron microscopic study of the human neuromuscular junction. J. biophys. biochem. Cytol. **6**, 7—10 (1959).

HASSLER, O.: Vascular reactions after experimental nerve section, suture, and transplantation. Acta neurol. scand. **45**, 335—341 (1969).

HAYMAKER, W., WOODHALL, B.: Peripheral nerve injuries: Principles of diagnosis. Philadelphia: W. B. Saunders Company 1953.

HEATHFIELD, K. W. G., WILLIAMS, J. R. B.: Peripheral neuropathy and myopathy associated with bronchogenic carcinoma. Brain **77**, 122—137 (1954).

HENLE, J.: Handbuch der systematischen Anatomie des Menschen, Bd. 3, Teil I. Handbuch der Gefäßlehre. Braunschweig: Vieweg 1868.

HENNEBERG, R., KOCH, M.: Über „centrale" Neurofibromatose und die Geschwülste des Kleinhirnbrückenwinkels (Acusticusneurome). Arch. Psychiat. Nervenkr. **36**, 251—304 (1903).

Hennig, G.: Die Nervenendigungen der Rattenmuskelspindel im elektronen- und phasenkontrastmikroskopischen Bild. Z. Zellforsch. 96, 275—294 (1969).

Hennig, J.: Über die Speziesvariationen der regionalen Verteilung alkalischer Phosphatase im peripheren cerebrospinalen Nervensystem. Z. Zellforsch. 123, 520—543 (1972).

Henschen, F.: Tumoren des Zentralnervensystems und seiner Hüllen. In: Handbuch der speziellen pathologischen Anatomie und Histologie, Bd. 13, Teil 3, S. 413—1040. Hrsg. O. Lubarsch, F. Henke und R. Rössle. Berlin-Göttingen-Heidelberg: Springer 1955.

Hensel, H.: Physiologie der Thermoregulation. In: Physiologie und Pathophysiologie des vegetativen Nervensystems, Bd. II, Pathophysiologie. Hrsg. von M. Monnier, S. 269—279. Stuttgart: Hippokrates 1963a.

Hensel, H: Electrophysiology of thermosensitive nerve endings. In: Temperature, its measurement and control in science and industry, vol. 3, p. 191—198. New York: Reinhold Publ. Corp. 1963b.

Hensel, H.: Allgemeine Sinnesphysiologie — Hautsinne, Geschmack, Geruch. In: Lehrbuch der Physiologie, S. 1—345. Hrsg. W. von Trendelenburg und E. Schütz. Berlin-Heidelberg-New York: Springer 1966.

Henson, R. A.: Neuromuscular disorders associated with malignant disease. In: Disorders of voluntary muscle, 2nd ed., p. 639—652. Ed. by J. N. Walton. London: J. & A. Churchill Ltd. 1969.

Henson, R. A., Russell, D. S., Wilkinson, M.: Carcinomatous neuropathy and myopathy. Brain 77, 82—121 (1954).

Herlin, L.: Sciatic and Pelvic pain due to lumbosacral nerve root compression. Springfield: Charles C. Thomas 1966.

Herzog, E.: Zur Pathologie der Achsenzylinder peripherer Nerven. Virchows Arch. path. Anat. 253, 402—412 (1924).

Herzog, G.: Über die Pathogenese der meniskalen Ganglien. Virchows Arch. path. Anat. 307, 27—36 (1941).

Hess, A.: The structure of extrafusal muscle fibers in the frog and their innervation studied by the cholinesterase technique. Amer. J. Anat. 107, 129—152 (1960).

Hess, A.: Structural differences of fast and slow extrafusal muscle fibres and their nerve endings in chickens. J. Physiol. (Lond.) 157, 221—231 (1961).

Hess, A.: Two kinds of motor nerve endings on mammalian intrafusal muscle fibers revealed by the cholinesterase technique. Anat. Rec. 139, 173—184 (1961).

Hess, A.: The sarcoplasmic reticulum, the T system and the motor terminals of slow and twitch muscle fibers in the garter snake. J. Cell Biol. 26, 467—476 (1965).

Hess, A., Pilar, G.: Slow fibres in extraocular muscles of the cat. J. Physiol. (Lond.) 58, 63—79 (1963).

Highet, W. B., Holmes, W.: Traction injuries to the lateral popliteal nerve and traction injuries to peripheral nerves after suture. Brit. J. Surg. 30, 212—233 (1942/43).

Highet, W. B., Sanders, F. K.: The effects of stretching nerves after suture. Brit. J. Surg. 30, 355—369 (1942/43).

Hillarp, N.-Å., Fuxe, K., Dahlström, A.: Demonstration and mapping of central neurons containing dopamine, noradrenaline, and 5-hydroxytryptamine and their reactions to psychopharmaca. In: Second Symposium on Catecholamines, Pharmacological Reviews, Vol. 18, No 1, p. 727—741. Hrsg. G. H. Acheson. Baltimore: The Williams & Wilkins Comp. 1966.

Hiller, F.: The role of the endoneurium in the regeneration of nerve grafts as compared with nerve traumas. J. Neuropath. 7, 94 (1948).

Hiller, F.: Die Bedeutung des mesodermalen Gewebes bei der Nervenregeneration. Experimentelle Untersuchungen an Nervenverletzungen und Transplantaten. Dtsch. Z. Nervenheilk. 160, 176—195 (1949).

Hiller, F.: Nerve regeneration in grafts. J. Neuropath. clin. Neurol. 1, 5—25 (1951).

Himango, W. A., Low, F. N.: The fine structure of a lateral recess of the subarachnoid space in the rat. Anat. Rec. 171, 1—20 (1971).

Hinrichs, U.: Intraradiculäre Cysten an Spinalganglien. Virchows Arch. path. Anat. 287, 242—246 (1932).

Hirano, A., Becker, N. H., Zimmermann, H. M.: Pathological alterations in the cerebral endothelial cell barrier to peroxydase. Arch. Neurol. (Chic.) 20, 300—308 (1969a).

Hirano, A., Becker, H. N., Zimmermann, H. M.: Isolation of the periaxonal space of the central myelinated nerve fibre with regard to the diffusion of peroxidase. J. Histochem. Cytochem. 17, 512—516 (1969b).

Hirano, A., Zimmermann, H. M., Levine, S.: Intramyelinic and extracellular spaces in triethyltin intoxication. J. Neuropath. 27, 571—580 (1968).

Hník, P., Payne, R.: Spontaneous activity in non-proprioceptive sensory fibres from de-efferented muscles. J. Physiol. (Lond.) 180, 25—26 (1965).

Hník, P., Zelená, J.: Atypical spindles in reinnervated rat muscles. J. Embryol. exp. Morph. 9, 456—467 (1961).

Hník, P., Zelená, J.: Sensory and motor nerve regeneration in young animals. Proceedings XXII. Internat. Congr. of Physiological Sciences, Leiden (E. Duyff et al., eds.), vol. II, p. 1110. Amsterdam: Excerpta Med. 1962.

Hoekstra, G.: Über zwei Fälle von familiärer Neurofibromatosis mit sekundärer traumatischer Sarkomentwicklung. Inaug.-Diss. Berlin 1921.

Hoekstra, G.: Über familiäre Neurofibromatose mit Untersuchungen über die Häufigkeit von Heredität und Malignität bei der Recklinghausenschen Krankheit. Virchows Arch. path. Anat. 237, 79—96 (1922).

Hoffmann, J.: Über progressive hypertrophische Neuritis. Dtsch. Z. Nervenheilk. 44, 65—94 (1912).

Hofmann, M.: Die Gefäßverhältnisse des Nervus ischiadicus und ihre Beziehung zur Dehnungslähmung. Langenbecks Arch. klin. Chir. 69, 677—694 (1903).

HOLL, M.: Zerreißung der Kniekehlengefäße und Nerven bei Streckung einer Kontraktur. Langenbecks Arch. klin. Chir. 22, 374 (1878).

HOLMES, W.: Histological observations on the repair of nerves by autografts. Brit. J. Surg. 35, 167—173 (1947).

HOLMES, W., HIGHET, W. B., SEDDON, H. J.: Ischaemic nerve lesions occurring in Volkmann's contracture. Brit. J. Surg. 32, 259—275 (1944).

HOLMES, W., MEDAWAR, P. B.: Local application of sulphanilamide to peripheral nerves. Lancet 1942 II, 334—335.

HOLMES, W., YOUNG, J. Z.: Nerve regeneration after immediate and delayed suture. J. Anat. (Lond.) 77, 63—96 (1942).

HOLMES, W., ZACHARY, R. B.: Nerve biopsy. J. Neurol. Psychiat. 9, 93—98 (1946).

HOLT, S., YATES, P. O.: Cervical nerve root "cysts". Brain 87, 263—279 (1964).

HOLTZMAN, E., NOVIKOFF, A. B., VILLAVERDE, H.: Lysosomes and GERL in normal and chromatolytic neurons of the rat ganglion nodosum. J. Cell Biol. 33, 419—435 (1967).

HOLTZMAN, T. Z., NOVIKOFF, A. B.: Lysosomes in the rat sciatic nerve following crush. J. Cell Biol. 27, 651—669 (1965).

HOMÉN, E. A.: Die histologischen Veränderungen in den peripherischen Nerven, den Spinalganglien und dem Rückenmarke in Folge von Amputation. Nach einem auf dem Internat. Congr. in Washington, Sept. 1887, gehaltenen Vortrage. Neurol. Zbl. 7, 66—68 (1888).

HONJIN, R., NAKAMURA, T., IMURA, M.: Electron microscopy of peripheral nerve fibers. III. On the axoplasmic changes during Wallerian degeneration. Okajimas Folia anat. jap. 33, 131-155 (1959).

HOSOI, K.: Multiple Neurofibromatosis (von Recklinghausen's Disease) with special reference to malignant transformation. Arch. Surg. 22, 258—281 (1931).

HOVELAQUE, A.: Anatomie des nerfs craniens et rachidiens et du système grand sympathique, chez l'homme. Paris: Doin 1927.

HOYLE, G.: High blood potassium in insects in relation to nerve conduction. Nature (Lond.) 169, 281-282 (1952).

HOYLE, G.: Potassium ions and insect nerve muscle. J. exp. Biol. 30, 121—135 (1953).

HROMADA, J., POLÁČEK, P.: A contribution to the morphology of encapsulated nerve endings in the joint capsule and in the periarticular tissue. Acta anat. (Basel) 33, 187—202 (1958).

HUDSON, G., LAZAROW, A., HARTMAN, J. F.: A quantitative electron microscopic study of mitochondria in motor neurons following axonal section. Exp. Cell Res. 24, 440—456 (1961).

HUNT, C. C.: Relation of function to diameter in afferent fibres of muscle nerves. J. gen. Physiol. 38, 117—131 (1954).

HUNT, C. C., McINTYRE, A. K.: An analysis of fibre diameter and receptor characteristics of myelinated cutaneous afferent fibres in cat. J. Physiol. (Lond.) 153, 99—112 (1960a).

HUNT, C. C., McINTYRE, A. K.: Characteristics of responses from receptors from the flexor longus digitorum muscle and the adjoining interrosseous region of the cat. J. Physiol. (Lond.) 153, 74—87 (1960b).

HUXLEY, A. F., STÄMPFLI, R.: Effect of potassium and sodium on resting and action potentials of single myelinated nerve fibres. J. Physiol. (Lond.) 112, 496—508 (1951).

HYDÉN, H.: The neuron. In: The cell, p. 216—323. Eds.: J. BRACHET and A. E. MIRSKY. New York-London: Academic Press 1960.

JACOBSON, S., GUTH, L.: An electrophysiological study of the early stages of peripheral nerve regeneration. Exp. Neurol. 11, 48—60 (1965).

JANSEN, J. K. S., MATTHEWS, P. B. C.: The central control of the dynamic response of muscle spindle receptors. J. Physiol. (Lond.) 161, 357—378 (1962).

JASINSKI, A., GORPMAN, A., HARA, T. J.: Rate of movement and redistribution of stainable neurosecretory granules in hypothalamic neurons. Science 154, 776—778 (1966).

JENKINS, A. S.: Solitary tumours of peripheral nerve trunks. J. Bone Jt Surg. 34, B401—411 (1952).

JENTZER, A., FATZER, H.: Ein Fall von Ganglioneurofibromatose des Mesenteriums und Darms mit maligner Umwandlung. Schweiz. med. Wschr. 67, 569—571 (1937).

JIRMANOVÁ, I.: Glycogen deposits in motorneurones of young chickens following peripheral nerve section. Acta neuropath. (Berl.) 19, 110—120 (1971).

JUGHENN, H., KRÜCKE, W., WADULLA, H.: Zur Frage der familiären Syringomyelie. (Klinisch-anatomische Untersuchungen über „familiäre neuro-vasculäre Dystrophie der Extremitäten".) Arch. Psychiat. Nervenkr. 182, 153—176 (1949).

KAESER, H. E.: Funktionsprüfungen peripherer Nerven bei experimentellen Polyneuritiden und bei der Waller-schen Degeneration. Dtsch. Z. Nervenheilk. 183, 268—304 (1962).

KAESER, H. E.: Veränderungen der Leitgeschwindigkeit bei Neuropathien und Neuritiden. Zur Klassifizierung der Erkrankungen der peripheren Nerven nach dem EMG. Fortschr. Neurol. Psychiat. 33, 221—230 (1965).

KAHLDEN, C. VON: Über Entzündung und Atrophie der Vorderhörner des Rückenmarkes. Beitr. path. Anat. 13, 113—159 (1893).

KAHLER, O., PICK, A.: Weitere Beiträge zur Pathologie und pathologischen Anatomie des Centralnerven-systems. Arch. Psychiat. Nervenkr. 10, 179—204, 297—365 (1880).

KARLSSON, U., ANDERSSON-CEDERGREN, E., OTTOSON, D.: Cellular organization of the frog muscle spindle as revealed by serial sections for electron microscopy. J. Ultrastruct. Res. 14, 1—35 (1966).

KARNOVSKY, J. M.: The ultrastructural basis of capillary permeability studied with peroxydase as a tracer. J. Cell Biol. 35, 213—236 (1967).

Karpati, G., Engel, W. K.: "Type grouping" in skeletal muscles after experimental reinnervation. Neurology (Minneap.) 18, 447—455 (1968).

Kasá, P., Csillik, B.: Electron microscopic localization of cholinesterase by a copper-lead-thiocholine technique. J. Neurochem. 13, 1345—1349 (1966).

Kelly, A. M.: The development of the motor end plate in the rat. J. Cell Biol. 31, 58A (Abstr.) (1966).

Kerkut, G. A.: Neurochemistry of invertebrates. In: Handbook of neurochemistry, vol. II, p. 539—562, ed. by A. Lajtha. New York-London: Plenum Press 1969.

Kernohan, J. W., Woltman, H. W.: Periarteriitis nodosa. A clinico-pathologic study with special reference to the nervous system. Arch. Neurol. (Chic.) 39, 655—686 (1938).

Kettel, K.: Peripheral facial palsy.—Pathology and surgery. Copenhagen: Munksgaard 1959.

Key, A., Retzius, G.: Studien in der Anatomie des Nervensystems und des Bindegewebes. 2. Hälfte. Stockholm: Samson & Wallin 1876.

Khera, K. S., Laham, Q. N.: Cholinesterase and motor end-plates in developing duck skeletal muscle. J. Histochem. Cytochem. 13, 559—565 (1965).

King, R. H. M., Thomas, P. K.: Electron microscope observations on aberrant regeneration of unmyelinated axons in the vagus nerve of the rabbit. Acta neuropath. (Berl.) 18, 150—159 (1971).

Kirkpatrick, J. B.: Chromatolysis in the hypoglossal nucleus of the rat: An electron microscopic analysis. J. comp. Neurol. 132, 189—212 (1968).

Klatzo, I., Steinwall, O.: Observation on cerebrospinal fluid pathways and behaviour of the bloodbrain barrier in sharks. Acta neuropath. (Berl.) 5, 161—175 (1965).

Klemm, H.: Das Perineurium als Diffusionsbarriere gegenüber Peroxydase bei epi- und endoneuraler Applikation. Z. Zellforsch. 108, 431—445 (1970).

Klinghardt, G. W.: Schädigungen des Nervensystems durch Nitrofurane bei der Ratte. Acta neuropath. (Berl.) 9, 18—33 (1967).

Klippel, M., Durante, G.: Des dégénér. rétrogrades dans les N. périph. et les centres nerv. Rev. Méd. (Paris) 2, 343 (1895).

Koelle, G. B.: Cytological distributions and physiological functions of cholinesterase. In: Handbuch der experimentellen Pharmakologie, Bd. 15, S. 187—298. Eds. Eichler, O., Farah, A. Sub.-Ed. Koelle, G. B. Berlin-Göttingen-Heidelberg: Springer 1963.

Kopell, H. P., Thompson, W. A. L.: Peripheral entrapment neuropathies. Baltimore: The William & Wilkins Company 1963.

Kopp, J.: Veränderungen im Nervensystem, besonders in den peripherischen Nerven des Hundes, nach Exstirpation der Schilddrüse. Virchows Arch. path. Anat. 128, 290—317 (1892).

Korbsch, H.: Zur Morphologie und Genese des Neurinoms. Arch. Psychiat. Nervenkr. 92, 183—278 (1930).

Kramer, W.: On the classification of tumours of the peripheral nervous system. Psychiat. Neurol. Neurochir. (Amst.) 72, 65—75 (1969).

Kramer, W.: Tumours of nerves. In: Handbook of clinical neurology, p. 412—512. Ed. P. J. Vinken and G. W. Bruyn, vol. 8, part II: Diseases of nerves. Amsterdam: North-Holland Publishing Comp. 1970.

Kraus, W. M., Ingham, S. D.: Electrical stimulation of peripheral nerve exposed at operation; surgical value. J. Amer. med. Ass. 74, 586—589 (1920).

Krause, F.: Über maligne Neurome und das Vorkommen von Nervenfasern in denselben. Leipzig: Breitkopf & Härtel 1887. Habil.-Schr. für Halle-Wittenberg und Volkmann's Sammlung klin. Vorträge 293/294.

Kreutzberg, G.: Aktivitätsanstieg von Enzymen der Oxydoreduktion in Axonen des zentralen und peripheren Nervensystems nach Durchschneidung. Acta neurol. scand., Suppl. 1, 38, 53—54 (1962).

Kreutzberg, G. W.: Lokalisierter Oxydoreductase-Anstieg bei der Wallerschen Degeneration des peripheren Nerven. Naturwissenschaften 50, 96 (1963).

Kreutzberg, G.: Das Verhalten oxydativer Enzyme im peripheren Nerven bei der sekundären Degeneration. Arch. Psychiat. Nervenkr. 206, 281—292 (1964).

Kreutzberg, G. W.: Autoradiographische Untersuchung über die Beteiligung von Gliazellen an der axonalen Reaktion im Facialiskern der Ratte. Acta neuropath. (Berl.) 7, 149—161 (1966).

Kreutzberg, G. W.: Autoradiographic study on the incorporation of leucine H3 in peripheral nerves during regeneration. Experientia (Basel) 23, 33—34 (1967).

Kreutzberg, G. W., Schubert, P.: Volume changes in the axon during regeneration. Acta neuropath. (Berl.) 17, 220—226 (1971).

Kreutzberg, G., Wechsler, W.: Histochemische Untersuchungen oxydativer Enzyme am regenerierenden Nervus ischiadicus der Ratte. Acta neuropath. (Berl.) 2, 349—361 (1963).

Kreybig, T. von: Die Wirkung einer carcinogenen Methylnitroso-Harnstoffdosis auf die Embryonalentwicklung der Ratte. Z. Krebsforsch. 67, 46—50 (1965).

Kristensson, K., Olsson, Y.: The perineurium as diffusion barrier to protein tracers. Differences between mature and immature animals. Acta neuropath. (Berl.) 17, 127—138 (1971).

Krnjević, K.: Some observations on perfused frog sciatic nerve. J. Physiol. (Lond.) 123, 338—356 (1954a).

Krnjević, K.: The connective tissue of the frog sciatic nerve. Quart. J. exp. Physiol. 39, 55—72 (1954b).

Krücke, W.: Die mucoide Degeneration der peripheren Nerven. Virchows Arch. path. Anat. 304, 442—463 (1939).

Krücke, W.: Zur Histopathologie der neuralen Muskelatrophie, der hypertrophischen Neuritis und Neurofibromatose. Arch. Psychiat. Nervenkr. 115, 180—236 (1942).

KRÜCKE, W.: Zur pathologischen Anatomie der Sulfonamidschädigung bei Injektion in den Subarachnoidalraum. Nervenarzt 18, 319—323 (1947).

KRÜCKE, W.: Histopathologische Untersuchungen bei Schußverletzungen des peripheren Nervensystems. Allg. Z. Psychiat. 124, 361—395 (1949).

KRÜCKE, W.: Erkrankungen der peripheren Nerven. In: Handbuch der speziellen pathologischen Anatomie und Histologie, Bd. 13/5, S. 1—248. Hrsg. O. LUBARSCH, F. HENKE und R. RÖSSLE. Berlin-Göttingen-Heidelberg: Springer 1955.

KRÜCKE, W.: Histopathologie d. Polyneuritis und Polyneuropathie. Dtsch. Z. Nervenheilk. 180, 1—39 (1959).

KRÜCKE, W.: Die Erkrankungen der peripheren Nerven. In: Lehrbuch der speziellen pathologischen Anatomie. Hrsg. M. STAEMMLER. Bd. 3/2, S. 750—793. Berlin: Walter de Gruyter & Co. 1960.

KRÜCKE, W.: Zur Morphologie der Erkrankungsformen peripherer Nervenfasern. Chir. Plast. Reconstr. 3, 1—16 (1967).

KRÜCKE, W., FROMM, H.: Über Cysten in den peripheren Nerven. Zbl. allg. Path. path. Anat. 114, 113—114 (1971).

LAMBERS, K., ORTIZ DE ZARATE, J. C.: Zentrale und periphere Neurofibromatose unter besonderer Berücksichtigung ihrer Beziehungen zur hypertrophischen Neuritis. Dtsch. Z. Nervenheilk. 169, 289—307 (1952).

LAMPERT, P. W.: A comparative electron microscopic study of reactive, degenerating, regenerating, and dystrophic axons. J. Neuropath. exp. Neurol. 26, 345—368 (1967).

LAMPERT, P., CRESSMAN, M. R.: Axonal regeneration in the dorsal columns of the spinal cord of adult rats. An electron microscopic study. Lab. Invest. 13, 825—839 (1964).

LAMPERT, P., CRESSMAN, M. R.: Fine-structural changes of myelin sheaths after axonal degeneration in the spinal cord of rats. Amer. J. Path. 49, 1139—1155 (1966).

LANDON, D. N.: Electron microscopy of muscle spindles. In: ANDREW, B. L., Control and innervation of skeletal muscle, p. 96—111. Edinburgh and London: E. & S. Livingstone 1966.

LANG, F. J., THURNER, J.: Erkrankungen der Gelenke. In: Lehrbuch der speziellen pathologischen Anatomie, Bd. 2, Teil 4, S. 2016—2021. Begr. v. E. KAUFMANN, Hrsg. M. STAEMMLER. Berlin: W. de Gruyter & Co. 1963.

LANG, J.: Über das Gleitgewebe der Sehnen, Muskeln, Fascien und Gefäße. Z. Anat. Entwickl.-Gesch. 122, 197—231 (1961).

LANG, J.: Über das Bindegewebe und die Gefäße der Nerven. Z. Anat. Entwickl.-Gesch. 123, 61—79 (1962).

LANG, J.: Über die Gefäße, die Faszikel und das Bindegewebe der Nerven während des Wachstums. Z. Zellforsch. 63, 226—246 (1964).

LANGHANS, TH.: Über Veränderungen in den peripheren Nerven bei Cachexia thyreopriva des Menschen und Affen, sowie bei Cretinismus. Virchows Arch. path. Anat. 128, 318—408 (1892).

LANGLEY, J. N., HASHIMOTO, M.: On the suture of separate bundles in nerve trunks and on internal nerve plexuses. J. Physiol. (Lond.) 51, 318—346 (1917).

LASEK, R.: Axoplasmic transport in cat dorsal root ganglion cells: as studied with (^{3}H)-L-Leucine. Brain Res. 7, 360—377 (1968).

LASSMANN, G.: Neurofibromatose Recklinghausen. Dtsch. Z. Nervenheilk. 190, 241—266 (1967).

LAUCHE, A.: Zur Kenntnis von Pathologie und Klinik der Geschwülste mit Synovialmembran-artigem Bau (Synovialome oder synoviale Endothelio-Fibrome und -Sarkome). Frankfurt. Z. Path. 59, 1—29 (1947).

LAZORTHES, G., ESPAGNO, J., ARBUS, L., LACAPÈRE, J. P., LAZORTHES, Y.: Les malformations du cul-de-sac spinal. Essai de classification. Neuro-chirurgie 12, 503—509 (1966).

LEDDERHOSE, G.: Die Aetiologie der Carpalen Ganglien. Dtsch. Z. Chir. 37, 102—143 (1893).

LEECH, R. W.: Changes in satellite cells of rat dorsal root ganglia during central chromatolysis. An electron microscopic study. Neurology (Minneap.) 17, 349—358 (1967).

LEHMANN, H. J.: The epineurium as a diffusion barrier. Nature (Lond.) 172, 1045—1046 (1953).

LEHMANN, H. J.: Über Struktur und Funktion der perineuralen Diffusionsbarriere. Z. Zellforsch. 46, 232—241 (1957).

LEHMANN, H. J.: Die Nervenfaser. In: Handbuch der mikroskopischen Anatomie, Bd. IV, Teil 4, S. 515—701. Hrsg. W. v. MÖLLENDORFF und W. BARGMANN. Berlin-Göttingen-Heidelberg: Springer 1959.

LEHMANN, H. J.: Zur Pathophysiologie der Refraktärperiode peripherer Nerven. Dtsch. Z. Nervenheilk. 192, 185—192 (1967).

LEHMANN, H. J., ULE, G.: Electrophysiological findings and structural changes in circumscript inflammation of peripheral nerves. Progr. Brain Res. 6, 169—173 (1964).

LEHMANN, J. G.: De consensu partium corporis humani occasione spasmi singularis in manu ejusque digitis ex hernia observatii. Exposito sinul nervorum brachialum et cruralium coalitu peculiari atque papillarum nervearum in digitis dispositione. Vitembergae 1741.

LEHMANN, W.: Die Chirurgie der peripheren Nervenverletzungen. Berlin: Urban & Schwarzenberg 1921.

LEKSELL, L.: The action potential and excitatory effects of the small ventral root fibres to skeletal muscle. Acta physiol. scand. 10, Suppl. 31 (1945).

LENTZ, T. L.: Fine structure of nerves in the regenerating limb of the newt Triturus. Amer. J. Anat. 121, 647—670 (1967).

Lentz, T. L.: Development of the neuromuscular junction. I. Cytological and cytochemical studies on the neuromuscular junction of differentiating muscle in the regenerating limb of the newt triturus. J. Cell Biol. **42**, 431—443 (1969).

Lichtenstein, B. W.: Neurofibromatosis (von Recklinghausen's disease) of the nervous system. Arch. Neurol. Psychiat. (Chic.) **62**, 822—846 (1949).

Lieberman, A. R.: The connective tissue elements of the mammalian nodose ganglion. A electron microscope study. Z. Zellforsch. **89**, 95—111 (1968).

Lieberman, A. R.: The axon reaction: A review of the principal features of perikaryal responses to axon injury. Int. Rev. Neurobiol. **14**, 49—124 (1971).

Livingston, W. K., Davis, E. W., Livingston, K. E.: Delayed recovery in peripheral nerve lesions caused by high velocity projectile wounding. J. Neurosurg. **2**, 170—179 (1945).

Lorente de Nó, R.: A study of nerve physiology. I. and II. Studies from the Rockefeller Inst. for Med. Res. **131**, 23—24, 58, 132 (1947).

Losli, E. J.: Intrinsic hemangiomas of peripheral nerves; Report of two cases and review of literature. Arch. Path. **53**, 226—232 (1952).

Lovshin, L. L., Kernohan, J. W.: Peripheral neuritis in periarteriitis nodosa: a clinic-pathologic study. Mayo Clin. Proc. **24**, 48—52 (1949).

Luban, B.: Neurale Muskelatrophie und hypertrophische Neuritis. Schweiz. Arch. Neurol. Psychiat. **68**, 34—63 (1951).

Lubińska, L.: Short internodes 'intercalated' in nerve fibres. Acta Biol. exp. (Warszawa) **18**, 117—136 (1958a).

Lubińska, L.: "Intercalated" internodes in nerve fibres. Nature (Lond.) **181**, 957—958 (1958b).

Lubińska, L.: Region of transition between preserved and regenerating parts of myelinated nerve fibers. J. comp. Neurol. **113**, 315—335 (1959).

Lubińska, L.: Sedentary and migratory states of Schwann cells. Exp. Cell Res., Suppl. **8**, 74—90 (1961).

Lubińska, L.: Axoplasmic streaming in regenerating and in normal nerve fibers. In: Progress in brain research (M. Singer and J. P. Schade, eds.), vol. 13, p. 1—71. Amsterdam: Elsevier 1964.

Lubińska, L., Niemierko, S., Oderfeld, B., Szware, L.: Bidirectional movements of axoplasm in peripheral nerve fibers. Acta Biol. exp. (Warszawa) **33**, 239—247 (1963).

Lubińska, L., Niemierko, S., Oderfeld-Nowak, B., Szware, L.: Behaviour of acetylcholinesterase in isolated nerve segments. J. Neurochem. **11**, 493—503 (1964).

Lundborg, G., Brånemark, P.-I.: Microvascular structure and function of peripheral nerves. Adv. Microcirc., vol. 1, p. 66—88. Basel-New York: Karger 1968.

Luse, S. A.: Electron microscopic studies of brain tumors. Neurology (Minneap.) **10**, 881—905 (1960).

Lux, H. D., Winter, P.: Studies on epsp's in normal and retrograde reacting facial motoneurons. Proc. 24. Internat. Congr. Physiol. Sci. Washington, D.C. (1968), vol. 7.

Lyons, W. R., Woodhall, B.: Atlas of peripheral nerve injuries. Philadelphia, Penn.: W. B. Saunders Comp. 1949.

Mackey, E. A., Spiro, D., Wiener, J.: A study of chromatolysis in dorsal root ganglia at the cellular level. J. Neuropath. exp. Neurol. **23**, 508—526 (1964).

Mahnke, P. F.: Angeborene Neurofibromatose der Zunge. Zbl. allg. Path. path. Anat. **98**, 576—581 (1958).

Majno, G.: Ultrastructure of the vascular membrane. In: Handbook of physiology, sect. 2, vol. 3 (W. F. Hamilton and P. Dow, ed.), p. 2293—2375. Washington, D.C.: Am. Physiol. Soc. 1965.

Marburg, O.: Zur Pathologie der Spinalganglien. Arb. neurol. Inst. Univ. Wien **8**, 103—189 (1902).

Marcarian, H. Q., Smith, R. D.: A quantitative study on the vasa nervorum in the ulnar nerve of cats. Anat. Rec. **161**, 105—110 (1968).

Marie, P.: Forme spéciale de névrite interstitielle hypertrophique et progressive de l'enfance. Rev. neurol. **14**, 557—560 (1906).

Marie, P., Foix, C.: Atrophie isolée de l'éminence thénar d'origine névritique. Rôle du ligament annulaire antérieur du carpe dans la pathogénie de la lésion. Rev. neurol. **26**, 647—649 (1913).

Marinesco, G.: Le mécanisme de la régénérescence nerveuse. 2e partie: Les transplantations nerveuses. Rev. gén. sci. **18**, 190—198 (1907).

Marmor, L.: The repair of peripheral nerves by irradiated homografts. Clin. Orthop. **34**, 161—169 (1964).

Marmor, L.: Peripheral nerve grafts. Clin. Neurosurg. **17**, 126—141 (1970).

Martin, K. H.: Untersuchungen über die perineurale Diffusionsbarriere an gefriergetrockneten Nerven. Z. Zellforsch. **64**, 404—428 (1964).

Martinez, A. J., Friede, R. I.: A quantitative analysis of reactive axon swellings. J. Neuropath. exp. Neurol. **19**, 139 (1970a).

Martinez, A. J., Friede, R. L.: Accumulation of axoplasmic organelles in swollen nerve fibers. Brain Res. **19**, 183—198 (1970b).

Mascaro, J.-M., Kuffer, R.: Neuromes myéliniques muqueux. Bull. Soc. franç. Derm. Syph. **73**, 231—234 (1966).

Masson, P.: Experimental and Spontaneous Schwannomas (peripheral gliomas). Part I. Amer. J. Path. **8**, 367—416 (1932).

Masson, P.: Tumeurs humaines.—Histologie, diagnostics et techniques, 2. ed. Paris: Maloine 1956.

MATTHEWS, P. B. C.: The differentiation of two types of fusimotor fibre by their effects on the dynamic response of muscle spindle primary endings. Quart. J. exp. Physiol. 47, 324—333 (1962).

MATTHEWS, P. B. C.: Muscle spindles and their motor control. Physiol. Rev. 44, 219—288 (1964).

MATTHEWS, P. B. C.: Central regulation of the activity of skeletal muscle. In: The role of the gamma system in movement and posture, p. 29—48. Eds. I. A. BOYD, C. EYZAGUIRRE, P. B. C. MATTHEWS and G. RUSHWORTH. New York: Association for the Aid of Crippled Children 1968.

MATURANA, H. R.: The fine anatomy of the optic nerve of anurans. An electron microscope study. J. biophys. biochem. Cytol. 7, 107—119 (1960).

MAYER, R. F., DENNY-BROWN, D.: Conduction velocity in peripheral nerve during experimental demyelination in the cat. Neurology (Minneap.) 14, 714—726 (1964).

MAYER, S.: Über Vorgänge der Degeneration und Regeneration im unversehrten peripherischen Nervensystem. Z. Heilk. 2, 154—258 (1881).

MAYSER, P.: Experimenteller Beitrag zur Kenntnis des Baues des Kaninchenrückenmarkes. Arch. Psychiat. Nervenkr. 7, 539—592 (1877).

McCABE, J. S., LOW, F. N.: The subarachnoid angle: An area of transition in peripheral nerve. Anat. Rec. 164, 15—34 (1969).

McDONALD, E. I.: Conduction in muscle afferent fibres during experimental demyelination in cat nerve. Acta neuropath. (Berl.) 1, 425—432 (1962).

McKINLEY, J. C.: The intraneural plexus of fasciculi and fibers in the sciatic nerve. Arch. Neurol. Psychiat. (Chic.) 6, 377—399 (1921).

MENDEL, K.: Psychiatrisches und Neurologisches aus dem Felde. Neurol. Zbl. 34, 2—7 (1915).

MENNEL, H. D., ZÜLCH, K. J.: Die Morphologie maligner Tumoren des peripheren Nerven. Zbl. Neurochir. 32, 11—24 (1971).

MERRILLEES, N. C. R.: The fine structure of muscle spindles in the lumbrical muscles of the rat. J. biophys. biochem. Cytol. 7, 725—740 (1960).

MERZBACHER, L.: Zur Biologie der Nervendegeneration. (Ergebnisse von Transplantationsversuchen.) Neurol. Zbl. 24, 150—155 (1905).

MEYER, E.: Zur Kenntnis der Rückenmarkstumoren. Dtsch. Z. Nervenheilk. 22, 232—249 (1902).

MILEDI, R., SLATER, C. R.: Studies of the fine structure of normal and denervated neuromuscular junction from mouse gastrocnemius. J. Ultrastruct. Res. 2, 269—282 (1959).

MILEDI, R., SLATER, C. R.: A study of rat nerve-muscle junctions after degeneration of the nerve. J. Physiol. (Lond.) 167, 23—24 (1963).

MILEDI, R., SLATER, C. R.: On the degeneration of rat neuromuscular junctions after nerve section. J. Physiol. (Lond.) 207, 507—528 (1970).

MILLESI, H.: Nerve transplantation for reconstruction of peripheral nerves injured by the use of the microsurgical technic. Minerva chir. 22, 950—951 (1967).

MILLESI, H.: Wiederherstellung durchtrennter peripherer Nerven und Nerventransplantation. Münch. med. Wschr. 111, 2269—2674 (1969).

MILLESI, H., GANGLBERGER, J., BERGER, A.: Erfahrungen mit der Mikrochirurgie peripherer Nerven. Chir. Plast. Reconstr. 3, 47 (1967).

MITCHELL, S. W.: Injuries of nerves and their consequences. Philadelphia: J. B. Lippincott & Co. 1872.

MITCHELL, S. W., MOREHOUSE, G. R., KEEN, W. W.: Gunshot wounds and other injuries of nerves. Philadelphia: J. B. Lippincott & Co. 1864.

MÖNCKEBERG, G., BETHE, A.: Die Degeneration der markhaltigen Nervenfasern der Wirbeltiere unter hauptsächlicher Berücksichtigung des Verhaltens der Primitivfibrillen. Arch. mikr. Anat. 54, 135 (1899).

MORGAN-HUGHES, J. A., ENGEL, W. K.: Structural and histochemical changes in the axons following nerve crush. Arch. Neurol. (Chic.) 19, 598—612 (1968a).

MORGAN-HUGHES, J. A., ENGEL, W. K.: Histochemical patterns in single pə pheral nerve fibers. Arch. Neurol. (Chic.) 19, 613—617 (1968b).

MOUNTCASTLE, V. B.: Physiology of sensory receptors: introduction to sensory process. In: Medical physiology, vol. 2, p. 1345—1371 (V. B. MOUNTCASTLE, ed.). St. Louis: Mosby & Co. 1968.

MÜLLER, W.: Altersunabhängige Gefäßwandveränderungen im Neurinom und ihre Ursachen. Verh. dtsch. path. Ges. 52, 396—398 (1968).

MUMENTHALER, M.: Die Ulnarisparesen. Der Processus supracondylicus humeri. Zur Dupuytrenschen Kontraktur. Stuttgart: Georg Thieme 1961.

MUMENTHALER, M., ENGEL, W. K.: Cytological localization of cholinesterase in developing chick embryo skeletal muscle. Acta anat. (Basel) 47, 274—299 (1961).

MURRAY, M., GRAFSTEIN, B.: Changes in the morphology and amino acid incorporation of regenerating goldfish optic neurons. Exp. Neurol. 23, 544—560 (1969).

MURRAY, M. R., STOUT, A. P.: Schwann cells versus fibroblast as the origin of the specific nerve sheath tumor. Amer. J. Path. 16, 41—60 (1942).

NACHMANSOHN, D.: Proteins in bioelectricity. Acetylcholine-esterase and -receptor. Handbook of sensory physiology, vol. I, Principles of receptor physiology, p. 18—102. Ed. W. R. LOEWENSTEIN. Berlin-Heidelberg-New York: Springer 1971.

Naffziger, H. C., Brown, H. A.: Hour-glass tumors of the spine. Arch. Neurol. Psychiat. (Chic.) **29**, 561—584 (1933).

Nageotte, J.: Note sur les formations cavitaires par perinévrite dans les nerfs radiculaires. C. R. Soc. Biol. (Paris) **54**, 1443—1445 (1902).

Nageotte, J.: L'organisation de la matière dans ses rapports avec la vie. Etudes d'anatomie générale et de morphologie expérimentale sur le tissu conjonctif et le nerf. Paris: Alcan 1922.

Nageotte, J.: Sheaths of peripheral nerves. Nerve degeneration and regeneration. In: Cytology and cellular pathology of the nervous system, vol. 1, p. 189—239. Ed. W. Penfield. New York: P. Hoeber 1932.

Napolitano, L. M., Scallen, T. J.: Observations on the fine structure of peripheral nerve myelin. Anat. Rec. **163**, 1—6 (1969).

Nickel, E., Waser, P. G.: Elektronenmikroskopische Untersuchungen am Diaphragma der Maus nach einseitiger Phrenikotomie. I. Die degenerierende motorische Endplatte. Z. Zellforsch. **88**, 278—296 (1968).

Nishi, K., Oura, Ch., Pallie, W.: Fine structure of pacinian corpuscles in the mesentery of the cat. J. Cell Biol. **43**, 539—552 (1969).

Nissl, F.: Über die Veränderungen der Ganglienzellen am Facialiskern des Kaninchens nach Ausreißung des Nerven. Allg. Z. Psychiat. **48**, 197—198 (1892).

Noback, Ch. R.: The protagon (π) granules of Reich. J. comp. Neurol. **99**, 91—101 (1953).

Nobel-Symposium, I.: Proceedings of the First Nobel Symposium 1965 at Södergarn: Muscular afferents and motor control. Ed. R. Granit. Stockholm: Almquist & Wiksell; New York-London-Sidney: Wiley & Sons 1966.

Nonne, M.: Meine Erfahrungen über die Diagnose und operative Behandlung von Rückenmarkstumoren. Neurol. Zbl. **27**, 749 (1908).

Novikoff, A. B.: Enzyme localization and ultrastructure of neurons. In: The neuron, p. 255—318. Ed. H. Hydén. Amsterdam-London-New York: Elsevier Publ. Comp. 1967.

Oberndorfer, S.: Neurome, Neurinome, Neurofibrome, Neurinofibrome, Rankenneurome, Ganglioneurome. In: Henke-Lubarsch, Handbuch der speziellen pathologischen Anatomie und Histologie, Bd. IV/3, „Die Geschwülste des Darmes", S. 717—953. Berlin: Springer 1921a.

Oberndorfer, S.: Partieller, primärer Riesenwuchs des Wurmfortsatzes, kombiniert mit Ganglioneuromatose. (Ein Beitrag zur Entstehung der Ganglienzellen.) Z. ges. Neurol. Psychiat. **72**, 105—118 (1921b).

Obst, T.: Über das Endgebiet des Perineuriums an den Zahnnerven der Ratte. Z. Zellforsch. **114**, 515—531 (1971).

Ochoa, J., Mair, W. G. P.: The normal sural nerve in man. I. Ultrastructure and numbers of fibres and cells. Acta neuropath. (Berl.) **13**, 197—216 (1969a).

Ochoa, J., Mair, W. G. P.: The normal sural nerve in man. II. Changes in the axons and Schwann cells due to ageing. Acta neuropath. (Berl.) **13**, 217—239 (1969b).

Ochs, S.: Fast axoplasmic transport of proteins and polypeptides in mammalian nerve fibers. In: Protein metabolism. A. Lajtha (Ed.), p. 291—304. New York: Plenum Press 1970.

Ochs, S.: Physiology of nerves. Excitation and conduction, maintenance, sensory and motor aspects. In: Handbook of clinical neurology, vol. 7, part I, p. 62—103. Ed. P. J. Vinken and G. W. Bruyn. Amsterdam: North-Holland Publishing Comp. 1970.

Ochs, S., Ranish, N.: Characteristics of the fast transport system in mammalian nerve fibers. J. Neurobiol. **1**, 247—261 (1969).

Ochs, S., Ranish, M.: Metabolic dependence of fast axoplasmic transport in nerve. Science **167**, 878—879 (1970).

O'Daly, J. A., Imaeda, T.: Electron microscopic study of Wallerian degeneration in cutaneous nerves caused by mechanical injury. Lab. Invest. **17**, 744—766 (1967).

Ohmi, S.: Electron microscopic study on Wallerian degeneration of the peripheral nerve. Z. Zellforsch. **54**, 39—67 (1961).

Okada, E.: Experimentelle Untersuchungen über die vasculäre Trophik des peripheren Nerven. (Obersteiners Arbeiten) Arb. neurol. Inst. Univ. Wien **12**, 59—85 (1905).

O'Leary, J., Heinbecker, P., Bishop, G. H.: Analysis of function of a nerve to muscles. Amer. J. Physiol. **110**, 636—658 (1934).

Olsson, Y.: Studies on vascular permeability in peripheral nerves. I. Distribution of circulating fluorescent serum albumin in normal, crushed and sectioned rat sciatic nerve. Acta neuropath. (Berl.) **7**, 1—15 (1966a).

Olsson, Y.: Studies on vascular permeability in peripheral nerves. II. Distribution of circulating fluorescent serum albumin in rat sciatic nerve after local injection of 5-hydroxytryptamine, histamine and compound 48/80. Acta physiol. scand. **69**, Suppl. 284, 1—22 (1966b).

Olsson, Y.: Phylogenetic variations in the vascular permeability of peripheral nerves to serum albumin. Acta path. microbiol. scand. **69**, 621—623 (1967).

Olsson, Y.: Studies on vascular permeability in peripheral nerves. III. Permeability changes of vasa nervorum and exudation of serum albumin in INH-induced neuropathy of the rat. Acta neuropath. (Berl.) **11**, 103—112 1968a).

Olsson, Y.: Topographical differences in the vascular permeability of the peripheral nervous system. Acta neuropath. (Berl.) **10**, 26—33 (1968b).

Olsson, Y.: Studies on vascular permeability in peripheral nerves. IV. Distribution of intravenously injected protein tracers in the peripheral nervous system of various species. Acta neuropath. (Berl.) 17, 114—126 (1971).

Olsson, Y., Reese, T. S.: Inaccessibility of the endoneurium of mouse sciatic nerve to exogenous proteins Anat. Rec. 163, 318—319 (1969).

Olsson, Y., Reese, T. S.: Permeability of vasa nervorum and perineurium in mouse sciatic nerve studied by fluorescence and electron microscopy. J. Neuropath. exp. Neurol. 30, 105—119 (1971).

Olsson, Y., Sjöstrand, J.: Proliferation of mast cells in peripheral nerves during Wallerian degeneration. A radioautographic study. Acta neuropath. (Berl.) 13, 111—121 (1969a).

Olsson, Y., Sjöstrand, J.: Origin of macrophages in wallerian degeneration of peripheral nerves demonstrated autoradiographically. Exp. Neurol. 23, 102—112 (1969b).

Orzechowski, K., Nowicki, W.: Zur Pathogenese und pathologischen Anatomie der multiplen Neurofibromatose und der Sclerosis tuberosa (Neurofibromatosis universalis). Z. ges. Neurol. Psychiat. 11, 237—307 (1912).

Pacini, F.: Nuovo organi scoperti nel corpo umano. Pistoia 1840.

Palade, G. E.: Electron microscope observations of interneuronal and neuromuscular synapses. Anat. Rec. 118, 335—336 (1954).

Palay, S. L., Palade, G. E.: The fine structure of neurons. J. biophys. biochem. Cytol. 1, 69—88 (1955).

Pannese, E.: Investigations on the ultrastructural changes of the spinal ganglion neurons in the course of axon regeneration and cell hypertrophy. I. Changes during axon regeneration. Z. Zellforsch. 60, 711—740 (1963).

Pannese, E.: Investigations on the ultrastructural changes of the spinal ganglion neurons in the course of axon regeneration and cell hypertrophy. II. Changes during cell hypertrophy and comparison between the ultrastructure of nerve cells of the same type under different functional conditions. Z. Zellforsch. 61, 561—586 (1963).

Pannese, E.: Number and structure of perisomatic satellite cells of spinal ganglia under normal conditions or during axon regeneration and neuronal hypertrophy. Z. Zellforsch. 63, 568—592 (1964).

Parkes, A. R.: Traumatic ischemia of peripheral nerves with some observations on Volkmann's ischemic contracture. Brit. J. Surg. 32, 403—414 (1945).

Parkes, A.: Intraneural ganglion of the lateral popliteal nerve. J. Bone Jt Surg. 43, 778—783 (1961).

Pease, D. C., Quilliam, T. A.: Electron microscopy of the Pacinian corpuscle. J. biophys. biochem. Cytol. 3, 331—342 (1957).

Pellegrino de Iraldi, A., De Robertis, E.: The neurotubular system of the axon and the origin of granulated and non-granulated vesicles in regenerating nerves. Z. Zellforsch. 87, 330—344 (1968).

Perthes, G.: Kriegschirurgische Mitteilungen aus dem Völkerkriege 1914. 2. Über indirekte Schußfrakturen nebst einer Bemerkung über Fernwirkungen des Infanteriegeschosses auf das Nervengewebe. Dtsch. Z. Chir. 132, 191—196 (1915).

Perthes, G.: Über Fernschädigungen peripherischer Nerven durch Schuß und über die sogenannten Kommotionslähmungen der Nerven bei Schußverletzungen. Dtsch. med. Wschr. 42, II., 842—845 (1916).

Perthes, G.: Die Schußverletzungen der peripheren Nerven. Z. ges. Neurol. Psychiat. 36, 400—420 (1917).

Peters, A.: The structure of myelin sheaths in the central nervous system of Xenopus laevis (Daudin). J. biophys. biochem. Cytol. 7, 121—126 (1960).

Peters, A., Palay, S. L., Webster, H. de F.: The fine structure of the nervous system. New York-Evanston-London: Harper & Row, Publ. 1970.

Petrovits, L., Szabo, Z.: Die arterielle Versorgung der Gliedmaßennerven. Anat. Anz. 88, 392—403 (1939).

Pick, L.: Über Neurofibromatose und partiellen Riesenwuchs, insbesondere über die sektorenförmige Kombination von wahrem partiellem Riesenwuchs des Darmes mit mesenterialer Neurofibromatose. Beitr. path. Anat. 71, 560—582 (1923).

Pick, L., Bielschowsky, M.: Über Neurofibromatose und Riesenwuchs. Zbl. allg. Path. path. Anat. 33, 172—174 (1922).

Pilar, G., Hess, A.: Differences in internal structure and nerve terminals of the slow and twitch muscle fibers in the cat superior oblique. Anat. Rec. 154, 243—252 (1966).

Pineda, A.: Neurolemmomas. A correlative study with silver carbonate techniques and electron microscopy. Trans. Amer. neurol. Ass. 89, 241—242 (1964).

Pinner-Poole, B., Tomasula, J. J., Campbell, J. B.: Histochemical sequences leading to success in neurorrhaphy by primary suture or grafting. In: Société Internat. de Chirurgie Orthopédique et de Traumatologie, 10th Congr., Paris, Sept. 1966, p. 782—798. Amsterdam: Excerpta Medica 1967.

Platt, H.: The surgery of the peripheral nerve injuries of warfare. Bristol 1921.

Platt, H.: Traction lesions of the external popliteal nerve. Lancet 1940 II, 612—614.

Plenge, K.: Über eine eigenartige plexiforme Neubildung des Nervensystems in der Gegend des Halses und der Halswirbelsäule. Virchows Arch. path. Anat. 269, 83—96 (1928).

Poirier, J., Escourolle, R.: Ultrastructure des neurinomes de l'acoustique. Z. mikr.-anat. Forsch. 76, 509—529 (1967).

Polak, M.: Blastomas del sistema nervioso central y periferico, patologia y ordenacion histogenética. Buenos Aires: Lopez Libreros Edit. 1966.

Prichard, R. W., Custer, R. P.: Pacinian neurofibroma. Cancer (Philad.) 5, 297—301 (1952).

17*

Prineas, J.: The pathogenesis of dying-back polyneuropathies. Part I. An ultrastructural study of experimental triorthocresyl phosphate intoxication in the cat. J. Neuropath. exp. Neurol. **28**, 571—597 (1969).

Puckett, W. O., Grundfest, H., McElroy, W. D., McMillen, J. H.: Damage to peripheral nerves by high velocity missiles without direct hit. J. Neurosurg. **3**, 294—305 (1946).

Quénu, J., Lejars, F.: Etude anatomique sur les vaisseaux sanguins des nerfs. Arch. Neurol. (Paris) **23**, 1—35 (1892).

Quick, D., Cutler, M.: Neurogenic sarcoma: a clinical and pathological study. Ann. Surg. **86**, 800—829 (1927).

Quilliam, T. A.: Structure of receptor organs. Unit design and array patterns in receptor organs. In: Touch, heat and pain. Ciba Found. Symp., p. 86—116. London: J. & A. Churchill Ltd. 1966.

Raff, M. C., Asbury, A. K.: Ischemic mononeuropathy and mononeuropathy multiplex in diabetes mellitus. New Engl. J. Med. **279**, 17—21 (1968).

Raff, M. C., Sangalang, V., Asbury, A. K.: Ischemic mononeuropathy multiplex in association with Diabetes mellitus. Neurology (Minneap.) **18**, 284 (1968).

Raimondi, A. J., Mullan, S., Evans, J. P.: Human brain tumors: An electron-microscopic study. J. Neurosurg. **19**, 731—753 (1962).

Ramsey, H. J.: Fibrous long-spacing collagen in tumors of the nervous system. J. Neuropath. exp. Neurol. **24**, 40—48 (1965).

Ranvier, L.: L'histologie et la physiologie des nerfs. Arch. Physiol. norm. path. **4**, 427—446 (1871/72).

Ranvier, L.: Recherches sur l'histologie et la physiologie des Nerfs. Arch. Physiol. norm. path. **4**, 129—149 (1871/72).

Ranvier, L.: De la régénération des nerfs sectionnés. C. R. Acad. Sci. (Paris) **76**, 491—495 (1875).

Ranvier, L.: Leçons sur l'histologie du système nerveux, vol. II. Paris 1878.

Ratzenhofer, M.: Ein Fall generalisierter Neurinomatose, zugleich ein Beitrag zur Kenntnis vom Bauplan und der Entstehungsweise des neurinomatösen Gewebes. Beitr. path. Anat. **105**, 127—175 (1941).

Recklinghausen, F. von: Über die multiplen Fibrome der Haut und ihre Beziehung zu den multiplen Neuromen. Festschrift f. R. Virchow. Berlin: A. Hirschwald 1882.

Reed, W. B., Becker, S. W., Becker, S. W., Jr., Nickel, W. R.: Giant pigmented nevi, melanoma, and leptomeningeal melanocytosis. Arch. Derm. **91**, 100—119 (1965).

Reese, T. S., Karnovsky, M. J.: Fine structural localization of blood-brain barrier to exogenous peroxydase. J. Cell Biol. **34**, 207—217 (1967).

Reger, J. F.: Electron microscopy of the motor end-plate in intercostal muscle of the rat. Anat. Rec. **118**, 344 (1954).

Reger, J. F.: Electron microscopy of the motor endplate in rat intercostal muscle. Anat. Rec. **122**, 1—15 (1955).

Reger, J. F.: Studies on the fine structure of normal and denervated neuromuscular junction from mouse gastrocnemius. J. Ultrastruct. Res. **2**, 269—282 (1959).

Reich, F.: Zur feineren Anatomie der Nervenzellen. Mendel, Neurol. Zbl. **22**, 138—139 (1903).

Reich, F.: Über den zelligen Aufbau der Nervenfasern auf Grund mikrohistochemischer Untersuchungen. I. Teil: Die chemischen Bestandteile des Nervenmarkes, ihr mikrochemisches und färberisches Verhalten. J. Psychol. Neurol. (Lpz.) **8**, 244—273 (1907).

Reich, F.: Über die feinere Struktur des peripheren markhaltigen Nerven und ihre Bedeutung für die Neuronfrage. Mendel, Neurol. Zbl. **29**, 83—85 (1910).

Remak: Über die Wiedererzeugung von Nervenfasern. Virchows Arch. path. Anat. **3**, 441—444 (1862).

Renaut, M. J.: Système hyalin de soutènement des centres nerveux et de quelques organes des sens. Arch. Physiol. norm. path., II. ser. (Paris) **8**, 845—860 (1881 b).

Renaut, M. J.: Recherches sur quelques points particuliers de l'histologie des nerfs. I. La gaine lamelleuse et le système hyalin intravaginal. Arch. Physiol. norm. path., II. ser. (Paris) **8**, 161—190 (1881 a).

Reubi, F.: Les vaisseaux et les glandes endocrines, dans la neurofibromatose. Le syndrome sympathicotonique dans la maladie de Recklinghausen. Schweiz. Z. Path. **7**, 168—236 (1944).

Revel, J.-P., Hamilton, D. W.: The double nature of the intermediate dense line in peripheral nerve myelin. Anat. Rec. **163**, 7—16 (1969).

Rexed, B.: Über die Aktivität der Schwann'schen Zellen bei der Nervenregeneration. I. Die Überbrückung neuritloser Nervenlücken. Z. mikr.-anat. Forsch. **51**, 177—205 (1942).

Rexed, B.: Arachnoidal proliferations with cyst formation in human spinal nerve roots at their entry into the intervertebral foramina. J. Neurosurg. **4**, 414—421 (1947).

Richards, R. L.: Ischaemic lesions of peripheral nerves: A review. J. Neurol. Neurosurg. Psychiat. **14**, 76—87 (1951).

Ringertz, N., Ehrner, L.: Über Sarkombildung bei Recklinghausenscher Neurofibromatose (mit Beschreibung zweier neuer Fälle). Z. ges. Neurol. Psychiat. **176**, 297—319 (1943).

Rio-Hortega, P. del: Nomenclatura y classificacion de los tumores del sistema nervioso. Arch. argent. Neurol. **24**, 7—60 (1941).

Rio-Hortega, P. del: Estudio citologico de los neurofibromas de Recklinghausen (lemmocitomas). Arch. Histol. (B. Aires) **1**, 373—414 (1943).

Rio-Hortega, P. del: Tumors of peripheral nerves. Springfield, Ill.: Ch. C. Thomas 1962.

Robertson, J. D.: The ultrastructure of a reptilian myoneural junction. J. appl. Physiol. **25**, 1466—1467 (1954).

ROBERTSON, J. D.: The ultrastructure of a reptilian myoneural junction. J. biophys. biochem. Cytol. **2**, 381—394 (1956a).

ROBERTSON, J. D.: Some features of the ultrastructure of reptilian skeletal muscle. J. biophys. biochem. Cytol. **2**, 369—380 (1956b).

ROBERTSON, J. D.: Structural alterations in nerve fibers produced by hypotonic and hypertonic solutions. J. biophys. biochem. Cytol. **4**, 349—364 (1958).

ROBERTSON, J. D.: Ultrastructure of cell membranes and their derivatives. In: The structure and function of subcellular components. Biochemical Soc. Symposium (CROOK, E. M., ed.), vol. 16, p. 3—43. New York: Cambridge Univ. Press 1959.

ROBERTSON, J. D.: The synapse: morphological and chemical correlates of function: Neurosci. Res. Progr. Bull. **3** (No 4), 1—79 (1965).

ROBERTSON, J. D.: The ultrastructure of synapses. Aus: The neurosciences, second study program, p. 715—728. Ed. FRANCIS O. SCHMITT. New York: The Rockefeller Univ. Press 1970.

ROBIN, CH.: Mémoire sur le périnèvre, espèce nouvelle d'élément anatomique qui entre dans la composition du tissu des nerfs. C. R. Soc. Biol. (Paris), II. sér., **1**, 87—103 (1854).

ROBIN, CH.: Mémoire sur le périnèvre, espèce nouvelle d'élément anatomique concourt a la constitution du tissu nerveux péripherique. C. R. Acad. Sci. (Paris) **39**, 489—493 (1854).

ROBINSON, P. M.: A cholinergic component in the innervation of the longitudinal smooth muscle of the guinea pig vas deferens. J. Cell Biol. **41**, 462—476 (1969).

RODRIGUEZ, H. A., BERTHRONG, M.: Multiple primary intracranial tumors in von Recklinghausen's neurofibromatosis. Arch. Neurol. (Chic.) **14**, 467—475 (1966).

RÖHLICH, P.: Zur Histochemie des Perilemmas. Acta morph. Acad. Sci. hung. **7**, 131—139 (1956).

RÖHLICH, P., KNOOP, A.: Elektronenmikroskopische Untersuchungen an den Hüllen des N. ischiadicus der Ratte. Z. Zellforsch. **53**, 299—312 (1961).

RÖHLICH, P., WEISS, M.: Studies on the histology and permeability of the peripheral nervous barrier. Acta morph. Acad. Sci. hung. **5**, 335—347 (1955).

ROMANUL, F. C. A., VAN DER MEULEN, J. P.: Slow and fast muscles after cross innervation. Arch. Neurol. **17**, 387—402 (1967).

ROSENTHAL, J. H.: Neuropathologische Untersuchungen an motorischen Vorderhornzellen bei Kindern mit Extremitätenmißbildungen. Inaug.-Diss. Frankfurt 1963.

ROUQUES, L., GUILLAUME, J., RIBADEAU-DUMAS, CH., ROGÉ, R.: Mémoires originaux. Les kystes spinaux extraduraux congénitaux et leurs rapports avec la cyphose dorsale juvénile. Ann. Méd. **49**, 370—395 (1948).

ROUSSY, G., CORNIL, L.: Névrite hypertrophique progressive non familiale de l'adulte. Ann. Méd. **6**, 296—305 (1919).

RUFFINI, A.: Sur un nouvel organe nerveux terminal et sur la présence des corpuscules Golgi-Mazzoni dans le conjonctif sous-cutané de la pulpe des doigts de l'homme. Arch. ital. Biol. **21**, 249—265 (1894).

RUFFINI, A.: Sulle espansioni nervose e sulla funzione dei fusi neuro-muscolari. Riv. Biol. **3**, 636—655 (1921).

RUPPERT, R. D., BUERGER, L. F., CHANG, W. W. L.: Pheochromocytoma, neurofibromatosis and thyroid carcinoma. Metabolism **15**, 537—541 (1966).

RUSSELL, D. S., RUBINSTEIN, L. J.: Pathology of tumours of the nervous system. 2nd ed. London: Edward Arnold (Publishers) Ltd. 1971.

RUSSELL, J., BARNETT, M. D.: The fine structural localization of acetylcholinesterase at the myoneural junction. J. Cytol. **12**, 247—262 (1962).

SAMAHA, F. J., GUTH, L., ALBERS, R. W.: Phenotypic differences between the actomyosin ATPase of the three fiber types of mammalian skeletal muscle. Exp. Neurol. **26**, 120—125 (1970).

SANDERS, F. K.: Repair of large gaps in the peripheral nerves. Brain **65**, 281—337 (1942).

SANDERS, F. K.: The thickness of myelin sheaths of normal and regenerating nerves. Proc. roy. Soc. B **135**, 323-347 (1948).

SANDERS, F. K.: Histopathology of nerve grafts. In: Peripheral nerve injuries, p. 134—155. Hrsg. H. J. SEDDON. London: Her Majesty's Stationery Office 1954.

SANDERS, F. K., YOUNG, J. Z.: The degeneration and reinnervation of grafted nerves. J. Anat. (Lond.) **76**, 143—166 (1942).

SANDERS, F. K., YOUNG, J. Z.: Influence of peripheral connexion on diameter of regenerating nerve fibers. J. exp. Biol. **22**, 203—212 (1946).

SAXÉN, E.: Tumors of the sheaths of the peripheral nerves (Studies on their structure, histogenesis and symptomatology). Acta path. microbiol. scand. **26**, Suppl. 79, 135 S. (1948).

SCHARF, J. H.: Sensible Ganglien. In: Hdb. mikr. Anatomie IV/3 (MÖLLENDORF-BARGMANN), Erg. z. Bd. IV/1. Berlin-Göttingen-Heidelberg: Springer 1958.

SCHERER, H.-J.: Zur Frage des Zusammenhanges zwischen Neurofibromatose (Recklinghausen) und umschriebenem Riesenwuchs. Virchows Arch. path. Anat. **289**, 127—150 (1933).

SCHERER, H.-J.: Untersuchungen über den geweblichen Aufbau der Geschwülste des peripheren Nervensystems. Virchows Arch. path. Anat. **292**, 479—553 (1934a).

SCHERER, H.-J.: Beitrag zur Differentialdiagnose neurogener Geschwülste. Virchows Arch. path. Anat. **292**, 562—576 (1934b).

Schlaepfer, W. W.: Acetylcholinesterase activity of motor and sensory nerve fibers in the spinal nerve roots of the rat. Z. Zellforsch. 88, 441—456 (1968).

Schlaepfer, W. W., Torack, R. M.: The ultrastructural localization of cholinesterase activity in the sciatic nerve of the rat. J. Histochem. Cytochem. 14, 369—378 (1966).

Schlote, W.: Zur Ultrastruktur primärer retrograder Axonveränderungen nach experimenteller Strangdurchtrennung am Rückenmark der weißen Ratte. IV. Int. Congr. Neuropath. München 1961. Vol. II, S. 105—112. Stuttgart: Thieme 1962.

Schlote, W.: Die läsionsbedingten primär-retrograden Veränderungen der Axone zentraler Nervenfasern im elektronenmikroskopischen Bild. Acta neuropath. (Berl.) 4, 138—157 (1964).

Schlote, W.: Zur Abgrenzung reaktiver von regenerativen Vorgängen im Axoplasma zentraler Nervenfasern. Verh. dtsch. Ges. Path. 50, 277—280 (1966).

Schlote, W.: Nervus opticus und experimentelles Trauma. Beitrag zur Cytologie und Cytopathologie eines zentralnervösen Markfasersystems. Monographien aus dem Gesamtgebiete der Neurologie und Psychiatrie, H. 131. Berlin-Heidelberg-New York: Springer 1970.

Schmidt, A.: Cyste der Dura mater spinalis, einen extramedullären Tumor vortäuschend, mit Erfolg operiert. Dtsch. Z. Nervenheilk. 26, 318—323 (1904).

Schmidt, R. F.: Möglichkeiten und Grenzen der Hautsinne. Klin. Wschr. 49, 530—540 (1971).

Schmincke, A.: Recklinghausensche Krankheit. In: Handbuch der speziellen pathologischen Anatomie und Histologie, Bd. 13, Teil 4, S. 664—695. Hrsg. O. Lubarsch, F. Henke und R. Rössle. Berlin-Göttingen-Heidelberg: Springer 1956.

Schnabel, R., Sir, G.: Histochemische Untersuchungen über die π-Granula (Reich) der peripheren markhaltigen Nervenfasern. Z. Zellforsch. 56, 1—19 (1962).

Schröder, J. M.: Die Hyperneurotisation Büngnerscher Bänder bei der experimentellen Isoniazid-Neuropathie: Phasenkontrast- und elektronenmikroskopische Untersuchungen. Virchows Arch. Abt. B 1, 131—156 (1968a).

Schröder, J. M.: Überzählige Schwannzellen bei der Remyelinisation regenerierter und segmental demyelinisierter Axone im peripheren Nerven. Verh. Dtsch. Ges. Path. 52. Tagg, 222—227 (1968b).

Schröder, J. M.: Altered ratio between the axon diameter and myelin sheath thickness in regenerated nerve fibers. (A long-term light and electron microscopic study of sciatic nerves in rats and dogs.) Brain Res. 45, 49—65 (1972).

Schröder, J. M., Krücke, W.: Zur Feinstruktur der experimentell-allergischen Neuritis beim Kaninchen. Acta neuropath. (Berl.) 14, 261—283 (1970).

Schröder, J. M., Seiffert, K. E.: Die Feinstruktur der neuromatösen Neurotisation von Nerventransplantaten. Virchows Arch. Abt. B 5, 219—235 (1970).

Schröder, J. M., Seiffert, K. E.: Untersuchungen zur homologen Nerventransplantation. Morphologische Ergebnisse. Zbl. Neurochir., 53, 103—118 (1972).

Schultz, A.: Ganglioneuromatose des Wurmfortsatzes. Verhandl. d. Nordostdtsch. Vereinig. d. Dtsch. Path. Ges. in Berlin 1922. Ref. Zbl. allg. Path. path. Anat. 33, 172 (1922/23).

Schweiger, H. G.: Cell biology of acetabularia. In: Current topics in microbiology and immunology, vol. 50, p. 1—36. Berlin-Heidelberg-New York: Springer 1969.

Seddon, H. J.: Three types of nerve injury. Brain 66, 238—288 (1943).

Seddon, H. J.: Use of autogenous grafts for repair of large gaps in peripheral nerves. Brit. J. Surg. 35, 151—167 (1947).

Seddon, H. J.: Carpal ganglion as a cause of paralysis of the deep branch of the ulnar nerve. J. Bone Jt Surg. B 34, 386—390 (1952).

Seddon, H. J.: Methods of investigating nerve injuries. In: Peripheral nerve injuries, p. 1—15. Ed. H. J. Seddon. London: Her Majesty's Stationery Office 1954a.

Seddon, H. J.: Nerve grafting and other unusual forms of nerve repair. In: Peripheral nerve injuries, p. 389—417. Ed. H. J. Seddon. London: Her Majesty's Stationery Office 1954b.

Seddon, H. J. (ed.): Peripheral nerve injuries. London: Her Majesty's Stationery Office 1961 (2. ed.).

Seddon, H. J.: Nerve grafting. J. Bone Jt Surg. 45, 447—461 (1963).

Seddon, H. J.: Fortschritte in der Behandlung von Nervenverletzungen. Sandoz-Z. med. Wiss. 8, 252—259 (1968).

Seddon, H. J., Holmes, W.: Late condition of nerve homografts in man. Surg. Gynec. et Obstét. 79, 342 (1944).

Seddon, H. J., Young, J. Z., Holmes, W.: Histological condition of nerve autograft in man. Brit. J. Surg. 29, 378—384 (1942).

Seiffert, K. E., Schindler, P., Thomas, E., Schröder, M., Hufschmidt, F.: Experimentelle Technik und Ergebnisse der homologen Nerventransplantation. Langenbecks Arch. klin. Chir. 322, 598—601 (1968).

Semenova-Tjan-Šanskaja, V. V.: Pathologische Anatomie von Neuritiden und Polyneuritiden. In: Erfahrungen der Sowjetischen Medizin im großen Vaterländischen Kriege 1941—1945, Bd. 26, S. 102. Moskau: Staatsverlag medizinischer Literatur 1949.

Semenova-Tjan-Šanskaja, V. V.: Grundlegende anatomisch-physiologische und pathophysiologische Besonderheiten, die Prinzip und Taktik bei chirurgischen Operationen an peripheren Nerven bestimmen. In: Handbuch der Chirurgie, Bd. X, S. 79—114. Moskau: Verlag „Medizin" 1964.

Semenova-Tjan-Šanskaja, V. V.: Morphologische Veränderungen der Nerven bei Neuritiden und traumatischen Schädigungen. In: Handbuch der Chirurgie, Bd. X, S. 115—131. Moskau: Verlag „Medizin" 1964.

SHANTHA, T. R., BOURNE, G. H.: The perineural epithelium—a new concept. In: The structure and function of nervous tissue. Ed. by G. H. BOURNE. Structure I, p. 379—459. New York and London: Academic Press 1968.

SHANTHAVEERAPPA, T. R., BOURNE, G. H.: The "perineural epithelium", a metabolically active, continuous, protoplasmic cell barrier surrounding peripheral nerve fasciculi. J. Anat. (Lond.) 96, 527—537 (1962).

SHANTHAVEERAPPA, T. R., BOURNE, G. H.: New observations on the structure of the pacinian corpuscle and its relation to the perineural epithelium of peripheral nerves. Amer. J. Anat. 112, 97—109 (1963a).

SHANTHAVEERAPPA, T. R., BOURNE, G. H.: The perineural epithelium: nature and significance. Nature (Lond.) 199, 577—579 (1963b).

SHANTHAVEERAPPA, T. R., BOURNE, G. H.: The effects of transection of the nerve trunk on the perineural epithelium with special reference to its role in nerve degeneration and regeneration. Anat. Rec. 150, 35—50 (1964).

SHAW, J. L., SAKELLARIDES, H.: Radial nerve paralysis associated with fracture of the humerus, a review of 45 cases. J. Bone Jt Surg. A 49, 899—902 (1967).

SHERRINGTON, C. S.: On the anatomical constitution of nerves of skeletal muscles; with remarks on recurrent fibres in the ventral spinal nerve-root. J. Physiol. (Lond.) 17, 211—258 (1894).

SHIMIZU, Y.: The π-granules of the Schwann cell. Acta anat. Nippon 34, 423—437 (1959).

SILVER, M. L., HENNIGAR, G. R.: Cerebellar hemangioma (hemangioblastoma) (clinicopathological review of 40 cases). J. Neurosurg. 9, 484—494 (1952).

SIMON, CH. M., SIMON, G.: Ungewöhnliche Neurofibromatosis v. Recklinghausen bei einem Säugling. Arch. Kinderheilk. 168, 47—53 (1963).

SIMPSON, H. E.: Oral neurofibromatosis with differentiation of sensory end organs. Oral Surg. 19, 228—233 (1965).

SINGER, M., SALPETER, M. M.: The transport of ³H-L-histidine through the Schwann and myelin sheath into the axon, including a re-evaluation of myelin function. J. Morph. 120, 281—316 (1966).

SJÖSTRAND, J.: Proliferative changes in glial cells during nerve regeneration. Z. Zellforsch. 68, 481—493 (1965).

SKOFF, R. P., VAUGHN, J. E.: An autoradiographic study of cellular proliferation in degenerating rat optic nerve. J. comp. Neurol. 141, 133—156 (1971).

SKOGLUND, S.: Anatomical and physiological studies of knee joint innervation in the cat. Acta physiol. scand. 36, Suppl. 124 (1956).

SLAUCK, A.: Beiträge zur Kenntnis der Muskelpathologie. Z. ges. Neurol. Psychiat. 71, 352—356 (1921).

SLOOFF, J. H., KERNOHAN, J. W., MacCARTY, C. S.: Primary intramedullary tumors of the spinal cord and filum terminale. Philadelphia: Saunders 1964.

SMITH, J. W.: Factors influencing nerve repair. I. Blood supply of peripheral nerves. Arch. Surg. 93, 335—341 (1966a).

SMITH, J. W.: Factors influencing nerve repair. II. Collateral circulation of peripheral nerves. Arch. Surg. 93, 433—437 (1966b).

SMITH, M. E.: The metabolism of myelin lipids. Advances Lipid Res. 5, 241—278 (1967).

SPATZ, H.: Über die Vorgänge nach experimenteller Rückenmarksdurchtrennung mit besonderer Berücksichtigung der Unterschiede der Reaktionsweise des reifen und des unreifen Gewebes, nebst Beziehungen zur menschlichen Pathologie (Porencephalie und Syringomyelie). Histol. und histopathol. Arbeiten über die Großhirnrinde mit bes. Berücksichtigung d. pathol. Anat. d. Geisteskrankheiten. Hrsg. v. F. NISSL und A. ALZHEIMER. Erg.-Bd. 49—367. Jena: Gustav Fischer 1921.

SPATZ, H.: Die Bedeutung der vitalen Färbung für die Lehre vom Stoffaustausch zwischen dem ZNS und dem übrigen Körper. Arch. Psychiat. Nervenkr. 101, 267—358 (1933).

SPATZ, H.: La maladie de Pick, les atrophies systématisées progressives et la sénéscence cérébrale prématurée localisée. Proc. I. Int. Congr. Neuropath., Rom II, 375—406 (1952).

SPENCER, P. S., THOMAS, P. K.: The examination of isolated nerve fibres by light and electron microscopy, with observations on demyelination proximal to neuromas. Acta neuropath. (Berl.) 16, 177—186 (1970).

SPIELMEYER, W.: Zur Klinik und Anatomie der Nervenschußverletzungen. Z. ges. Neurol. Psychiat. 29, 416—483 (1915).

SPIELMEYER, W.: Über Nervenschußverletzungen. Jber. Neurol. Psychiat. 19, XX—XXVI (1916).

SPIELMEYER, W.: Über Regeneration peripherischer Nerven. Z. ges. Neurol. Psychiat. 36, 421—430 (1917).

SPIELMEYER, W.: Erfolge der Nervennaht. Münch. med. Wschr. 65, 1039—1043 (1918).

SPIELMEYER, W.: Histopathologie des Nervensystems. Bd. 1.: Allgemeiner Teil. Berlin: Springer 1922.

SPIELMEYER, W.: Degeneration und Regeneration am peripheren Nerven. Handbuch der normalen pathologischen Physiologie, 9, 285—338. Berlin: Springer 1929.

SPURLING, R. G., LYONS, W. R., WHITCOMB, B. B., WOODHALL, B.: Failure of whole fresh homogenous nerve grafts in man. J. Neurosurg. 2, 79—101 (1945).

STEINWALL, O., KLATZO, I.: Selective vulnerability of blood-brain barrier in chemically induced lesions. J. Neuropath. exp. Neurol. 25, 542—559 (1966).

STEWART, F. W., COPELAND, M. M.: Neurogenic sarcoma. Amer. J. Cancer 15, 1235—1320 (1931).

STINTZING, R.: Über Nervendehnung. Leipzig: F. C. W. Vogel 1883.

STOCHDORPH, O.: Über Gewebsbilder von Tumoren der peripheren Nerven. Acta neuropath. (Berl.) 4, 245—266 (1965).

STOCKINGER, L.: Nervenabschnitte ohne Perineurium. Acta anat. (Basel) 60, 244—252 (1965).

STOFFEL, A.: Beiträge zu einer rationellen Nervenchirurgie. Münch. med. Wschr. 60, 175—179 (1913).

Stout, A. P.: The malignant tumors of the peripheral nerves. Amer. J. Cancer 25, 1—36 (1935).

Stout, A. P.: Tumors of the peripheral nervous system. Atlas of tumor pathology, sect. II, fasc. 6. Armed Forces Institute of Pathology, Washington 1949.

Stout, A. P.: Tumors of the soft tissues. In: Armed Forces Institute of Pathology. Atlas of tumor pathology, sect. II, fasc. 5, 138 pp. Washington, D. C.: National Research Council 1953.

Strauss, M.: Das Rankenneurom mit besonderer Berücksichtigung seiner Pathogenese. Dtsch. Z. Chir. 83, 111 (1906).

Stroebe, H.: Über die Degeneration und Regeneration peripherer Nerven nach Verletzungen. Dtsch. med. Wschr. 37, 903 (1893).

Stroebe, H.: Experimentelle Untersuchungen über Degeneration peripherer Nerven nach Verletzungen. Beitr. path. Anat. 13, 160—278 (1893).

Sultan, C.: Ganglion der Nervenscheide des Nervus peronaeus. Zbl. Chir. 48, 963—965 (1921).

Sunderland, S.: Intraneural topography of the radial, median and ulnar nerves. Brain 68, 243—299 (1945).

Sunderland, S.: Blood supply of the nerves of the upper limb in man. Arch. Neurol. Psychiat. (Chic.) 53, 91—115 (1945a).

Sunderland, S.: Blood supply of peripheral nerves. Arch. Neurol. Psychiat. (Chic.) 54, 280—282 (1945b).

Sunderland, S.: A classification of peripheral nerve injuries producing loss of function. Brain 75, 19—54 (1952).

Sunderland, S.: Nerves and nerve injuries. Edinburgh and London: E. & S. Livingstone Ltd. 1968.

Sunderland, S., Bradley, K. C.: The cross-sectional area of peripheral nerve trunks devoted to nerve fibres. Brain 72, 428—449 (1949).

Sunderland, S., Bradley, K. C.: Endoneurial tube shrinkage in the distal segment of a severed nerve. J. comp. Neurol. 93, 411—420 (1950).

Szabó, Z., Bölönyi, F.: On the blood supply of the nerves of the upper extremity. Acta morph. Acad. Sci. hung. 1, Fasc. 1—4, 1—9 (1951a).

Szabó, Z., Bölönyi, F.: The blood supply of the nerves in the lower extremity. Acta morph. Acad. Sci. hung. 1, Fasc. 1—4, 348—359 (1951b).

Takano, I.: Electron microscopic studies on retrograde chromatolysis in the hypoglossal nucleus and changes in the hypoglossal nerve, following its severance and ligation. Okajimas Folia anat. jap. 40, 1—69 (1964).

Tapp, E.: Ganglioneuroblastoma of the stomach. J. Path. Bact. 88, 79—82 (1964).

Tarlov, I. M.: Structure of the nerve root. I. Nature of the junction between the central and the peripheral nervous system. Arch. Neurol. Psychiat. (Chic.) 37, 555—583 (1937a).

Tarlov, I. M.: Structure of the nerve root. II. Differentiation of the sensory from motor roots, observations on identification of function in roots of mixed cranial nerves. Arch. Neurol. Psychiat. (Chic.) 37, 1338—1355 (1937b).

Tarlov, I. M.: Perineurial cysts of the spinal nerve roots. Arch. Neurol. Psychiat. (Chic.) 40, 1067—1074 (1938).

Tarlov, I. M.: Cysts (perineurial) of the sacral roots. J. Amer. med. Ass. 138, 740—744 (1948).

Tarlov, I. M.: Cysts of the sacral nerve roots. Arch. Neurol. Psychiat. (Chic.) 68, 94—108 (1952).

Tarlov, I. M.: Sacral nerve root cysts: Another cause of the sciatic or cauda equina syndrome. Springfield, Ill.: Ch. C. Thomas 1953.

Tarlov, I. M.: Spinal perineurial and meningeal cysts. J. Neurol. Neurosurg. Psychiat. 33, 833—843 (1970).

Taylor, H. B., Norris, H. J.: Epithelial invasion of nerves in benign diseases of the breast. Cancer (Philad.) 20, 2245—2249 (1967).

Tello, F.: Dégénération et régénération des plaques motrices après la section des nerfs. Trav. Lab. Rech. Biol. 5, 117—149 (1907a).

Tello, F.: La régénération dans les fuseaux de Kühne. Trav. Lab. Rech. Biol. (Univ. Madrid) 5, 227—236 (1907b).

Tennyson, V. M.: The fine structure of the axon and growth cone of the dorsal root neuroblast of the rabbit embryo. J. Cell Biol. 44, 62—79 (1970).

Tennyson, V. M., Brzin, M., Duffy, P. E.: Cholinesterase localization in the dorsal root ganglion of the rabbit embryo by electron microscopic histochemistry. J. Neuropath. exp. Neurol. 26, 136—137 (1967).

Teräväinen, H., Huikuri, K.: Effect of oculomotor and trigeminal nerve section on the ultrastructure of different myoneural junctions in the rat extraocular muscles. Z. Zellforsch. 102, 466—482 (1969).

Terry, R. D., Harkin, J. C.: Wallerian degeneration and regeneration of peripheral nerves. Progr. Neurobiol. (N.Y.) 4, 303—320 (1959).

Thomas, C., Sierra, J. L.: Neurogene Tumoren bei Ratten nach intraperitonealer Applikation von N-Nitroso-N-methyl-harnstoff. Naturwissenschaften 55, 183 (1968).

Thomas, E.: Histochemie am peripheren Nervensystem. Proc. V. Int. Kongr. Neuropath. Zürich 1965. Amsterdam: Excerpta Med. Found. 1966.

Thomas, E.: Histotopochemie und Histopathochemie des peripheren Nervensystems bei Verletzungen und Tumoren. Veröffentlichungen aus der morphologischen Pathologie, H. 80. Stuttgart: Fischer 1969. 85 S.

Thomas, E., Exss, R.: Histochemische Untersuchungen von Oxydoreduktasen und Esterasen im Perikaryon nach Axondurchtrennung. Acta neuropath. (Berl.) 7, 253—260 (1967).

Thomas, G. A.: Quantitative Histology of Wallerian Degeneration. II. Nuclear population in two nerves of different fibre spectrum. J. Anat. (Lond.) 82, 135—145 (1948).

THOMAS, P. K.: The connective tissue of peripheral nerve: an electron microscopic study. J. Anat. (Lond.) 97, 35—44 (1963).

THOMAS, P. K.: The deposition of collagen in relation to Schwann cell basement membrane during Wallerian degeneration. J. Cell Biol. 23, 375—382 (1964a).

THOMAS, P. K.: Changes in the endoneural sheaths of peripheral myelinated nerve fibres during Wallerian degeneration. J. Anat. (Lond.) 98, 175—182 (1964b).

THOMAS, P. K.: Schwann cell outgrowth from degenerating peripheral nerve: An electron microscope study. Proc. Vth Internat. Congr. Neuropath., Zürich 1965, p. 854—856. Amsterdam: Excerpta Medica Found. 1966a.

THOMAS, P. K.: The cellular response to nerve injury. 1. The cellular outgrowth from the distal stump of transected nerve. J. Anat. (Lond.) 100, 287—303 (1966b).

THOMAS, P. K.: The influence of repeated crush injuries on the nuclear population of peripheral nerve. J. Physiol. (Lond.) 201, 69P (1969).

THOMAS, P. K.: The cellular response to nerve injury. 3. The effect of repeated crush injuries. J. Anat. (Lond.) 106, 463—470 (1970).

THOMAS, P. K., FULLERTON, P. M.: Nerve fibre size in the carpal tunnel syndrome. J. Neurol. Neurosurg. Psychiat. 26, 520—527 (1963).

THOMAS, P. K., JONES, D. G.: The cellular response to nerve injury. 2. Regeneration of the perineurium after nerve section. J. Anat. (Lond.) 101, 45—55 (1967).

THOMAS, P. K., LASCELLES, R. G.: Hypertrophic neuropathy. Quart. J. Med. 36, 223—238 (1967).

TIEGS, O. W.: Innervation of voluntary muscle. Physiol. Rev. 33, 90—144 (1953).

TILLAUX, P.: Des affections chirurgicales des nerfs. Thèse de Paris 1866.

TINEL, J.: Nerve wounds. London: Hafner 1917.

TÖNNIS, W., GÖTZE, W.: Zur operativen Behandlung der Schußverletzungen der peripheren Nerven und ihre Erfolgsaussichten. Dtsch. Milit.-Arzt 7, 245—253 (1942).

TOMONAGA, M., SLUGA, E.: Zur Ultrastruktur der π-Granula. Acta neuropath. (Berl.) 15, 56—69 (1970).

TONKOFF, W.: Die Arterien der Intervertebralganglien und der Cerebrospinalnerven des Menschen. Int. Mschr. Anat. Physiol. (Lpz.) 15, 355—401 (1898).

TORVIK, A., SKJÖRTEN, F.: Electron microscopic observations on nerve cell. Regeneration and degeneration after axon lesions. I. Changes in the nerve cell cytoplasma. Acta neuropath. (Berl.) 17, 248—264 (1971a).

TORVIK, A., SKJÖRTEN, F.: Electron microscopic observations on nerve cell. Regeneration and Degeneration after axon lesions. II. Changes in the glial cells. Acta neuropath. (Berl.) 17, 265—282 (1971b).

TOURAINE, A.: Les mélanoses neuro-cutanées. Ann. Derm. Syph. (Paris) 9, 489—524 (1949).

VALENTIN, B.: Die feinere Gefäßversorgung der peripheren Nerven (experimentelle Untersuchungen). Arch. orthop. Unfall-Chir. 18, 57—62 (1920).

VANLAIR (1882): Zit. nach H. STROEBE, Beitr. path. Anat. 13, 160—278 (1893).

VAUGHN, J. E., PEASE, D. C.: Electron microscopic studies of Wallerian degeneration in rat optic nerves. II. Astrocytes, oligodendrocytes and adventitial cells. J. comp. Neurol. 140, 207—226 (1970).

VERNEUIL, A. A. S.: Observ. pour servir à l'hist. des alter. locales des N. (Névr. plexiforme). Arch. gén. Méd. II, 537—552 (1861).

VEROCAY, J.: Multiple Geschwülste als Systemerkrankung am nervösen Apparate. In: Festschrift für Hans Chiari, S. 378—415. Hrsg. PAUL DITTRICH, Prag. Leipzig: Wilhelm Braumüller 1908.

VEROCAY, J.: Zur Kenntnis der „Neurofibrome". Beitr. path. Anat. 48, 1—69 (1910).

VIAŁ, J. D.: The early changes in the axoplasm during Wallerian degeneration. J. biophys. biochem. Cytol. 4, 551—556 (1958).

VIETA, J. O., PACK, G. T.: Malignant neurilemomas of peripheral nerves. Amer. J. Surg. 82, 416—431 (1951).

VILLEGAS, G. M., VILLEGAS, R.: Extracellular pathways in the peripheral nerve fibres: Schwann-cell-layer permeability to thorium dioxide. Biochim. biophys. Acta (Amst.) 88, 231—233 (1964).

VIRCHOW, R.: Ein Fall von bösartigen zum Teil in der Form des Neuroms auftretenden Fettgeschwülsten. Virchows Arch. path. Anat. 11, 281—288 (1857).

VITZTHUM VON ECKSTAEDT, H. GRÄFIN: Ein Beitrag zur normalen und pathologischen Anatomie der spinalen Nervenwurzeln. Inaug.-Diss. Frankfurt 1954.

VIZOSO, A. D., YOUNG, J. Z.: Internode length and fibre diameter in developing and regenerating nerves. J. Anat. (Lond.) 82, 110—134 (1948).

VOGT, P.: Die Nervendehnung als Operation in der chirurgischen Praxis. Leipzig: F. C. W. Vogel 1877.

WADSTEIN, T.: Two cases of ganglia in the sheath of the peroneal nerve. Acta orthop. scand. 2, 221—231 (1932).

WAGGENER, J. D.: Ultrastructure of benign peripheral nerve sheath tumors. Cancer (Philad.) 19, 699—709 (1966).

WAGGENER, J. D., BUNN, S. M., BEGGS, J.: The diffusion of ferritin within the peripheral nerve sheath: an electron microscopy study. J. Neuropath. exp. Neurol. 24, 430—443 (1965).

WAKSMAN, B. H.: Experimental study of diphtheric polyneuritis in the rabbit and guinea-pig. III. The blood-nerve barrier in the rabbit. J. Neuropath. exp. Neurol. 20, 35—77 (1961).

WALLER, A.: Experiments on the section of the glossopharyngeal and hypoglossal nerves of the frog, and observations of the alterations produced thereby in the structure of their primitive fibres. Phil. Trans. B. 140, 423—429 (1850).

Waller, A.: Sur la réproduction des nerfs et sur la structure et les fonctions des ganglions spinaux. Arch. Anat., Physiol. u. wiss. Med. 1852, 392—401.

Walzel, P.: Zur Klinik und Therapie der Mediastinaltumoren neurogener Abstammung. Arch. klin. Chir. 163, 626—639 (1931).

Warren, R.: Ganglion of the common peroneal nerve. Case Report. Ann. Surg. 124, 152—155 (1946).

Watson, W. E.: An autoradiographic study of the incorporation of nucleic-acid precursors by neurons and glia during nerve stimulation. J. Physiol. (Lond.) 180, 754—756 (1965).

Watson, W. E.: Observations on the nucleolar and total cell body nucleic acid of injured nerve cells. J. Physiol. (Lond.) 196, 655—676 (1968).

Webster, H. de F.: Transient focal accumulation of axonal mitochondria during the early stages of Wallerian degeneration. J. Cell Biol. 12, 361—377 (1962).

Webster, H. de F.: The relationship between Schmidt-Lanterman incisures and myelin segmentation during Wallerian degeneration. Ann. N.Y. Acad. Sci. 122, 29—38 (1965).

Webster, H. de F., Schröder, J. M., Asbury, A. K., Adams, R. D.: The role of the Schwann cells in the formation of "onion bulbs" found in chronic neuropathies. J. Neuropath. exp. Neurol. 26, 276—299 (1967).

Wechsler, W., Hager, H.: Elektronenmikroskopische Untersuchung der Wallerschen Degeneration des peripheren Säugetiernerven. Beitr. path. Anat. 126, 352—380 (1962).

Wechsler, W., Hossmann, K.-A.: Zur Feinstruktur menschlicher Acusticusneurinome. Beitr. path. Anat. 132, 319—376 (1965).

Wechsler, W., Kleihues, P., Matsumoto, S., Zülch, K. H., Ivankovic, S., Preussmann, R., Druckrey, H.: Pathology of experimental neurogenic tumors chemically induced during pre- and postnatal life. Ann. N.Y. Acad. Sci. 159, 360—408 (1969).

Weddell, G.: Studies related to the mechanism of common sensibility. In: Advances in biology of skin, vol. 1: Cutaneous innervation (W. Montagna, ed.), p. 112—160. Oxford: Pergamon Press 1960.

Weddell, G., Pallie, W., Palmer, E.: The morphology of peripheral nerve terminations in the skin. Quart. J. micr. Sci. 95, 483—501 (1954).

Wegelin, C.: Über ein Ganglioneurom des Sympathicus. Beitr. path. Anat. 46, 403—428 (1909).

Weiss, P.: Endoneural edema in constricted nerve. Anat. Rec. 86, 491—522 (1943).

Weiss, P.: Experiments on cell and axon orientation in vitro: The role of colloidal exudates in tissue organization. J. exp. Zool. 100, 353—386 (1945).

Weiss, P.: Der Mechanismus des Nervenwachstums. Ber. physik.-med. Ges. (1947—1950) (Würzburg) 65, 11—21 (1951).

Weiss, P.: Neuronal dynamics and neuroplasmic ("axonal") flow. Symp. Int. Soc. Cell Biol. 8, 3—34 (1969).

Weiss, P.: Neuronal dynamics and neuroplasmic flow. Aus: The neurosciences, second study program, p. 840—850. Ed.: Francis O. Schmitt. New York: The Rockefeller Univ. Press 1970.

Weiss, P., Edds, M. V., Cavanaugh, M.: The effect of terminal connections on the caliber of nerve fibers. Anat. Rec. 92, 215—233 (1945).

Weiss, P., Hiscoe, H. B.: Experiments on the mechanism of nerve growth. J. exp. Zool. 107, 315—395 (1948).

Weiss, P., Taylor, A. C.: Repair of peripheral nerves by grafts of frozen-dried nerve. Proc. Soc. exp. Biol. (N.Y.) 52, 326—328 (1943).

Welch, C.Sr., Etinger, A., Hecht, P. L.: Recklinghausens neurofibromatosis associated with intrathoracic meningocele. Report of a case New Engl. J. Med. 238, 622—625 (1948).

Weller, R. O.: An electron microscopic study of hypertrophic neuropathy of Dejerine and Sottas. J. Neurol. Neurosurg. Psychiat. 30, 111—125 (1967).

Weller, R. O., Das Gupta, P. K.: Experimental hypertrophic neuropathy: an electron microscopic study J. Neurol. Neurosurg. Psychiat. 31, 34—42 (1968).

Welte, E.: Zur formalen Genese der traumatischen Mydriasis. Oculomotoriuswurzelschädigung durch einseitiges Vorquellen des Uncus hippocampi. Zbl. Neurochir. 8, 217—234 (1943).

Werz, G.: Morphogenic processes in acetabularia. Inhibitors tools in cell research. 20. Colloquium der Ges. für biologische Chemie, 14.—16. April 1969 in Mosbach/Baden. Ed. by Th. Bücher and H. Sies. S. 167—186. Berlin-Heidelberg-New York: Springer.

Wettstein, R., Sotelo, J. R.: Electron microscope study on the regenerative process of peripheral nerve of mice. Z. Zellforsch. 59, 708—730 (1963).

White, J. C.: Pain after amputation and its treatment. J. Amer. med. Ass. 124, 1030—1035 (1944).

Williams, E. D., Pollock, D. J.: Multiple mucosal neuromata with endocrine tumours: A syndrome allied to von Recklinghausen's disease. J. Path. 91, 71—80 (1966).

Willis, R. A.: Pathology of tumours, 3rd ed. London: Butterworth 1960.

Willis, R. A.: The hamartomatous syndromes: their clinical, pathological and fundamental aspects. Med. J. Aust. 1, 827—833 (1965).

Winkelmann, R. K.: Cholinesterase nevus: Cholinesterase in pigmented tumors of skin. Arch. Derm. 82, 17—23 (1960).

Winkelmann, R. K., Johnson, L. A.: Cholinesterase in neurofibromatosis. Arch. Derm. 85, 106—114 (1962).

Wishart, J. H.: Case of tumours in the skull, dura mater and brain. Edinb. med. Surg. J. 18, 393 (1822).

Wohlfart, G.: Aktuelle Probleme der Muskelpathologie. Dtsch. Z. Nervenheilk. 173, 426—447 (1955).

Woltman, H. W.: Neuritis and other diseases or injuries of peripheral nerves. Practice of medicine. Ed. F. Tice, vol. 9, p. 289—414. Hagerstown: Prior 1937.

Woodhall, B., Beebe, G. W. (ed.): Peripheral nerve regeneration. A follow-up study of 3.656 World war II injuries. Washington: V. A. Medical-Monography 1956.

Woodhall, B., Davis, C.: Changes in the arteriae nervorum in peripheral nerve injuries in man. J. Neuropath. 9, 335—343 (1950).

Woolf, A. L.: Neurological syndromes associated with carcinoma. Lancet 1958 II, 1121—1122.

Worster-Drought, C., Dickson, W. E. C., McMenemey, W. H.: Multiple meningeal and perineural tumours with analogous changes in the glia and ependyma (neurofibroblastomatosis). Brain 60, 85—117 (1937).

Wray, S. H.: Innervations ratios for large and small limb muscles in the baboon. J. comp. Neurol. 137, 227—250 (1969).

Young, J. Z.: Factors influencing the regeneration of nerves. Advanc. Surg. 1, 165—220 (1949).

Young, J. Z., Holmes, W., Sanders, F. K.: Effect of peripheral connexion on diameter of nerve fibers. Lancet 1940 II, 128—134.

Zaar: Über Ganglien in der Nervenscheide. Zbl. Chir. 40, 2551 (1926).

Zachary, R. B.: Results of nerve suture. In: Peripheral nerve injuries, p. 354—388. Ed. H. J. Seddon. London: Her Majesty's Stationery Office 1954.

Zacks, S. I.: The motor endplate. 321 S. Philadelphia-London: W. B. Saunders Company 1964.

Zacks, S. I.: Uptake of exogenous horseradish peroxidase by coated vesicles in mouse neuromuscular junctions. J. Histochem. Cytochem. 17, 161—170 (1969).

Zacks, S. I., Lipshutz, H., Elliott, F.: Histochemical and electron microscopic observations on "onion bulb" formations in a case of hypertrophic neuritis of 25 years duration with onset in childhood. Acta neuropath. (Berl.) 11, 157—173 (1968).

Zelená, J.: Development, degeneration and regeneration of receptor organs. Progr. Brain Res. 13, 175—213 (1964).

Zelená, J.: Bidirectional movements of mitochondria along axons of an isolated nerve segment. Z. Zellforsch. 92, 186—196 (1968).

Zelená, J.: Neurofilaments and microtubules in sensory neurons after peripheral nerve section. Z. Zellforsch. 117, 191—211 (1971).

Zelená, J.: Ribosomes in myelinated axons of dorsal root ganglia. Z. Zellforsch. 124, 217—229 (1972).

Zelená, J., Gutmann, E.: Bidirectional shifting of mitochondria along axons. Čs. Fysiol. 17, 39—40 (1968a).

Zelená, J., Gutmann, E.: Accumulation of organelles in central and peripheral stumps of interrupted axons. In: Macromolecules and the function of the neuron, p. 156—166. Ed. Z. Lodin. Excerpta Medica Monograph Series. Amsterdam 1968b.

Zelená, J., Hník, P.: Irreversible elimination of muscle receptors. Nature (Lond.) 188, 946—947 (1960a).

Zelená, J., Hník, P.: Absence of spindles in muscles of rats re-innervated during development. Physiol. bohemoslov. 9, 373—381 (1960b).

Zelená, J., Hník, P.: Motor and receptor units in the soleus muscle after nerve regeneration in young rats. Physiol. bohemoslov. 12, 277—290 (1963).

Zelená, J., Lubińska, L.: Early changes in acetylcholinesterase activity near the lesion of crushed nerve. Physiol. bohemoslov. 11, 261—268 (1962).

Zelená, J., Lubińska, L., Gutmann, E.: Accumulation of organelles at the ends of interrupted axons. Z. Zellforsch. 91, 200—219 (1968).

Zülch, K. J.: Biologie und Pathologie der Hirngeschwülste. In: Handbuch der Neurochirurgie, Bd. 3. Hrsg. H. Olivecrona und W. Tönnis. Berlin-Göttingen-Heidelberg: Springer 1956.

Die Chirurgie der peripheren Nerven

Von

P. Röttgen und R. Wüllenweber

Mit 113 Abbildungen

Einleitung

Unter den mannigfaltigen Formen peripherer Nervenerkrankungen interessieren den Neurochirurgen vor allem die umschriebenen Verletzungen, die durch akute oder chronische mechanische Schädigungen entstehen, und die allerdings seltenen Geschwülste der peripheren Nerven. Sie allein bedürfen einer aktiven chirurgischen Therapie. Toxische und infektiöse Prozesse, Neuritiden auf dem Boden von Stoffwechselerkrankungen, Allergie und Durchblutungsschäden, sind ihrem Wesen und ihrer Ausdehnung nach mehr Objekte konservativen Bemühens der Neurologen und Internisten.

Nach altem Brauche umfaßt die Chirurgie der peripheren Nerven nur Störungen der Nervenbahn nach Verlassen des Wirbelkanals. Deshalb gehört das neurochirurgisch heute so wichtige Kapitel der Störungen im Nervenwurzelbereich nicht in die vorliegende Betrachtung und bedarf nur gelegentlicher differentialdiagnostischer Erwähnung. Die Chirurgie am peripheren Nerven spielt sich an einem Zellfortsatz, dem Achsencylinder und seinen Hüllen ab. Nur an diesen Zellfortsätzen ist eine echte Regeneration und damit eine Wiederherstellungschirurgie im eigentlichen Sinne überhaupt möglich, weil nur die Schwannschen Zellen einen genügenden „Mutterboden" für die Achsencylinder (Auswachstheorie) abgeben. Das Fehlen von Schwannschen Zellen verhindert eine Regeneration im ZNS.

Die Chirurgie peripherer Nerven befaßt sich

1. mit traumatischen Schäden, mit dem Ziel, die gestörte Erregungsleitung wiederherzustellen oder zu verbessern,

2. mit den Geschwülsten,

3. mit Durchschneidungen am Orte der Wahl, um efferente oder afferente Impulse von und zu krankhaft veränderten Organen auszuschalten.

Die Chirurgie der peripheren Nerven blüht ausgesprochen in Zeiten „traumatischer Epidemien", wie man beschönigend die Kriege genannt hat. In Friedenszeiten gehen die Erfahrungen leicht verloren. Das gilt für das klinische Bild wie die therapeutischen Konsequenzen und, wie es scheint, sogar für die anatomischen Vorkenntnisse [über die nicht nur in Deutschland geklagt wurde (COLEMAN)]. So muß mit aller Deutlichkeit auf die erschreckende Tatsache hingewiesen werden, daß nicht selten die Zeit zwischen Verletzung und Nervenoperation heute durch Unkenntnis, Trägheit und Versicherungsdenken durchschnittlich größer als im Kriege mit all seiner Ungunst ist, und der günstigste Zeitpunkt für die sekundäre Naht oft verpaßt wird.

Als der 2. Weltkrieg die Aufgabe stellte, eine ungeheure Zahl von Verletzungen peripherer Nerven zu behandeln, schien dieses Kapitel operativer Chirurgie, insbesondere nach der einzigartigen Bearbeitung durch OTFRIED FOERSTER, praktisch abgeschlossen, wenigstens soweit es grundsätzliche Fragen betraf. Die neurologische Diagnostik war ausgebaut, die mannigfaltigen Operationsmethoden waren vielfältig erprobt und ihre Resultate besonders bei sorgfältiger Nachbehandlung gut. Die neuen Erfahrungen des 2. Weltkrieges rundeten aber dieses Bild nicht allein ab. In vielen und sehr wichtigen Punkten führten sie zu anderen Anschauungen, und eine Darstellung dieses Kapitels operativer Chirurgie muß heute vielfach zu anderen Ergebnissen kommen.

Wenn man ein Leitmotiv über die Chirurgie der peripheren Nervenverletzungen stellen müßte, so könnte es lauten:

Quam celerime et simplicissime.

Die Operation sollte so schnell und so einfach, dazu so exakt und so schonend wie möglich erfolgen, sobald feststeht, daß eine anatomische Unterbrechung des Nerven eingetreten ist, oder diese mit großer Wahrscheinlichkeit vermutet werden muß.

Geschichtlicher Überblick

Die Geschichte der Chirurgie peripherer Nerven ist nicht nur für Historiker interessant. Ihre Kenntnis verhilft dem Arzt zu der notwendigen Ehrfurcht vor den Vorfahren. Sie macht ihm klar, daß Wissen nicht nur seiner Generation eigen ist, daß aber selbst schon im Altertum der eine die Fehler des anderen abschrieb.

Mit Recht setzt WALKER in seiner Geschichte der Neurochirurgie einen Satz BILL-ROTHs an den Anfang: ,,Nur wer die Wissenschaft und Kunst der Vergangenheit und Gegenwart genau kennt, wird ihre Fortschritte mit Bewußtsein fördern".

Schon HIPPOKRATES (460—370 v. Chr.) hat die Nerven gekannt, vor ihrer Verletzung durch das Glüheisen gewarnt, Kälte als besonders schädlich für sie angesehen. Aber er hat sie noch nicht von den Sehnen unterschieden. Diesen Irrtum hat noch ein halbes Jahrtausend später GALEN (131—201 n. Chr.) übernommen, und er wurde bis ins Mittelalter z. B. von DALLA CROCE 1573 in Venedig gelehrt und ,,bewiesen". Dabei hatte der Alexandriner HEROPHILOS aus Chalcedon (um 300 v. Chr.) Nerven und Sehnen schon sauber unterschieden und ERASISTHRATOS um die gleiche Zeit und in der gleichen Schule schon festgestellt, daß die Nerven aus dem Rückenmark stammen und sensible und motorische Wurzeln zu unterscheiden sind. GALEN erkannte, daß der Nerv den Muskel versorgt. Er warnte sehr eindringlich vor Verletzungen der Nerven bei Operationen und unterschied folgende Arten von Nervenverletzungen: Stichwunden, Längswunden, Querverletzungen und Quetschwunden. Für jede dieser Wunden gibt er eine besondere konservative und medikamentöse Therapie an. Die Möglichkeit einer Naht wird nicht erwähnt. Dies erfolgt zuerst bei PAUL VON AEGINA (625—690 n. Chr.). Allerdings will er die Nerven nur durch Naht der Umgebung aneinander geheftet wissen, die gleiche Methode, die später von dem Perser RHACES (860—932 n. Chr.) gefordert wurde, und die man bis zur Mitte des 19. Jahrhunderts noch als richtig ansah. Die direkte Naht des Nerven lehnt er wegen der Gefahr von Nervenkrämpfen ab. Dagegen fordert sein Landsmann AVICENNA (980—1037) die direkte Naht des verletzten Nerven, die er für unbedingt notwendig für die Heilung erachtet. Eine Nervennaht scheint dann auch gegen den Widerstand der meisten Chirurgen in den folgenden Jahrhunderten immer wieder versucht worden zu sein. Jedenfalls behauptet GUY DE CHAULIAC (1300—1368) gesehen und gehört zu haben, daß genähte verletzte Nerven völlig wiederhergestellt gewesen seien, so daß nachher Verletzungsfolgen nicht mehr festgestellt werden konnten. Vor allem sollen nach seiner Meinung die Nähte bei Jugendlichen gute Erfolge aufweisen. Er stützt sich dabei neben eigenen Erfahrungen wohl u. a. auf die Erfahrungen des WILHELM VON SALICETO (1210—1280) aus Bologna und seines bekannten Schülers GUIDO LANFRANCO, dessen Geburtsjahr nicht bekannt ist, aber das Todesjahr 1315. Einzelheiten über die Technik werden bei allen nicht angegeben. Diese finden wir dann aber fast modern beschrieben bei dem Mailänder Chirurgen GABRIELE FERRARA in einem 1625 in Frankfurt erschienenen Chirurgiebuch. Es heißt dort: ,,Bevor man zur Nervennaht schreitet, muß man die Nerven von Fleisch und anderen bedeckenden Schichten frei machen, damit man die Stümpfe, die sich retrahiert haben, finden kann. Hat man diese gefunden, so muß man eine Nadel mit einer länglichen Öse zur Aufnahme des Fadens zur Hand haben. Man führt durch diese Öse eine sehr dünne Sehne einer Schildkröte. Man legt sie zusammen mit der Nadel in Rotwein, in dem man Rosmarin und Rosen gekocht hat und läßt sie eine Weile weich werden. Dann faßt man mit einer Pinzette das Ende des Nerven und bringt es möglichst nahe an das andere heran. Darauf führt man die Naht mit Nadel und Faden aus, jedoch so, daß man nicht zuviel Nervengewebe mit der Nadel faßt, aber auch nicht zu wenig; denn sonst reißt wegen der weichen Konsistenz des Nerven die Naht wieder. Ist so der Nerv genäht, macht man einen Verband mit Johanniskraut-Fichtennadelöl. Während der Heilung muß der Verwundete das Bett hüten und das Glied ruhig halten, damit die Nähte nicht wieder reißen und die Heilung verhindert wird."

Wie in der Praxis eine solche Nervennaht aber ausgesehen haben mag, kann man sich bei den damaligen operativen Möglichkeiten unschwer vorstellen. Es handelte sich im wesentlichen um Kriegschirurgie mit ihren eiternden Wunden. Die Möglichkeiten zur rekonstruktiven Nervenchirurgie waren deshalb zweifellos gering, wenn auch immer wieder wertvolle Angaben zu finden sind, so etwa die bei AMBROISE PARÉ (1510—1590). Ihm verdankten die Verwundeten bekanntlich, daß ihre Wunden nicht mehr mit glühendem Öl ausgegossen wurden. Er beschreibt erstmalig das Kausalgiesyndrom. Es war bei einer Medianusverletzung durch ungeschickten Aderlaß entstanden. Da diese Schmerzform meist bei einer Teilschädigung des Nerven aufzutreten pflegt, beschreibt er sehr richtig, daß unter Umständen die völlige Durchschneidung des Nerven zur Beseitigung der Schmerzen notwendig sei. Bei dem Kausalgiekranken (Karl IX. von Frankreich) wurde dieser Eingriff nicht notwendig. Eine Heilung trat nach 3 Monaten spontan auf. Nervenverletzungen führten im übrigen im größten Teil der Fälle zur Amputation des entsprechenden Gliedes.

Wie so oft, so konnte auch dieses Kapitel der Chirurgie erst auf gesichertem Boden aufgebaut werden, nachdem die grundsätzlichen Fragen, in diesem Falle die Frage der Degeneration und Regeneration der Nerven durch experimentelle Untersuchungen geklärt worden waren. Es begann damit, daß CRUIKSHANK am 24. 1. 1776 an einem Hunde den Nervus vagus und Intercostalnerven durchschnitt und die entstandenen Veränderungen studierte. Diese und spätere Untersuchungen von MICHAELIS, ARNEMANN, PRÉVOST, FLOURENS, JOHANNES MÜLLER u. a. ließen endgültig erkennen, daß durchschnittene Nerven in der Lage sind, die peripheren Teile wieder zu bewachsen. CH. F. NASSE war 1838 der erste, der unter dem Mikroskop die Veränderungen am durchschnittenen Nerven studierte. Ihm fiel der Markscheidenzerfall auf und die Auflösung der Fette. Der weitere Fortschritt, der an die Namen WALLER, RANVIER, SCHWANN u. a. geknüpft ist, führte schließlich zur heutigen Kenntnis der Degenerations- und Regenerationserscheinungen am durchschnittenen Nerven. Mit den neuen Erkenntnissen wurde 1836 erstmalig die Nervennaht beim Menschen angewandt. BAUDENS versuchte die Annäherung der Nerven durch die Naht der umgebenden Gewebe in einem Falle, bei dem durch einen Säbelhieb am Oberarm die Nerven Medianus, Ulnaris und Musculocutaneus durchschlagen worden waren. Es wird zwar von einer Wiederherstellung des Gefühls berichtet. Bei einer Sektion des 8 Tage später verstorbenen Verletzten wurde jedoch eine Wiedervereinigung der Nerven nicht gefunden. Wahrscheinlich war man, wie so oft, durch Innervationsanomalien und Grenzüberlappungen getäuscht worden. LANGENBECK soll mit der gleichen Methode 1854 eine erfolgreiche Medianuswiederherstellung erzielt haben. In der Folgezeit setzte sich dann aber die direkte Nervennaht endgültig durch. NÉLATON war der erste, der 1864 eine solche mit Silberdraht durchführte und dabei zum ersten Mal eine sog. Sekundärnaht mehrere Monate nach der Verwundung ausführte. Sensibilität und Motorik kehrten zurück. Wenige Tage später schon führte LAUGIER bei einem Knaben eine Medianusnaht am Unterarm durch. Er verwandte Seidenfäden zur direkten Naht. HÜTER war dann der erste, der 1870 die reine Nervenscheidennaht ausführte. Die ersten Angaben über kritische Resektionslängen verdanken wir SCHÜLLER 1886, der als äußerste Grenze 4 cm angab und bis zu solchen Ausmaßen eine Dehnung des Nerven als zulässig ansah. Aber

erst die Einführung von Narkose und Antisepsis bzw. Asepsis führten dazu, die Nervenverletzungen regelmäßig in die Wiederherstellungschirurgie einzuführen und sie zur
heutigen Entwicklung zu bringen.

A. Die traumatischen Schäden der peripheren Nerven

I. Allgemeiner Teil

Die Probleme einer mechanischen Nervenverletzung sind im Großen gesehen gleich.
Weder die Art der Verletzung noch das Betroffensein eines bestimmten Nerven, sieht man
von der Kausalgie ab, lassen wesentliche Unterschiede für Diagnose und Behandlung
erkennen.

Die häufigsten, mannigfaltigsten und auch folgenschwersten Nervenverletzungen
werden durch Kriegswunden hervorgerufen. Im 1. Weltkrieg hat man mit etwa 6%
Nervenverletzungen gerechnet. Exakte Zahlen sind nie errechnet worden. Das gilt auch
für den 2. Weltkrieg, von dem bei „verbesserter Verletzungstechnik" allgemein eine erhebliche Zunahme der Mitbeteiligung der Nerven bei Gliedmaßenverletzungen berichtet
wird. So schätzt Coleman 1946, daß auf amerikanischer Seite 15% aller Extremitäten-
verletzungen mit einer Nervenschädigung kompliziert waren. Naturgemäß standen auch
in diesem Kriege die Granatsplitterverletzungen bei weitem an erster Stelle (Woodhall:
über 60% Splitterverletzungen, 29,5% Geschoßverletzungen). Auch in diesem Kriege
waren die Armverletzungen wesentlich häufiger als die Beinverletzungen (af Björkesten
2:1, Woodhall 3:1, eigenes Krankengut 2:1). Während früher der Nervus radialis als
der am meisten verletzte Nerv galt, und dies bei kleineren Statistiken auch im 2. Weltkrieg
angegeben wurde, so geht aus den großen Statistiken einwandfrei hervor, daß der Nervus
ulnaris der bei weitem am häufigsten verletzte Nerv war (Tabelle 1).

Tabelle 1. Die häufigsten Nervenverletzungen (Kriegsschußverletzungen)

	O. Foerster: 1. Weltkrieg	Englische Zusammenstellung (Seddon u. a.): 2. Weltkrieg	Amerikanische Zusammenstellung (Woodhall): 2. Weltkrieg	Röttgen: Verletzungsgut 2. Weltkrieg, nur Operationsfälle[a]
N. ulnaris	742	499	2216	335
N. medianus	800	351	1376	284
N. radialis	938	198	997	224
N. ischiadicus	533	-	1191	92
N. tibialis	112	132	252	18
N. peroneus	183	264	558	96

[a] Gerettete Krankenblätter. Beobachtungsmaterial der konservativ behandelten Nervenverletzten nicht
erhalten. Gesamtkrankengut der konservativ und operativ Behandelten sicher 3000 Fälle.

Eine Vorrangstellung der Ellennerven zeigt sich auch bei den Schädigungen peripherer
Nerven im Frieden, wie aus einer 1965 von Wieck veröffentlichten Zusammenstellung
von 704 Fällen hervorgeht (Tabelle 2).

Die zunehmende Mechanisierung und die Verkehrsunfälle lassen heute der Nervenverletzung auch im Frieden eine zunehmende Bedeutung zukommen. Es handelt sich
dabei sowohl um offene wie vor allem auch gedeckte Verletzungen (Abb. 1). Eine der
wichtigsten und traurigsten traumatischen Nervenschädigungen ist z. B. die Schädigung des
Armplexus. Sie entsteht vor allem als typische Motorradfahrerverletzung: Sturz mit der
Schulter gegen einen Baum u. ä. Die daraus resultierende komplette oder teilweise Lähmung des Armes ist aber, wie wir heute wissen, meist keine eigentliche Plexusschädigung,

Tabelle 2. Schädigung peripherer Nerven (704 Fälle, ohne Kriegsverletzungen)

Die häufigsten Lähmungsformen:

N. ulnaris	23,0 %
Plexus brachialis	19,4 %
N. peroneus	15,4 %
N. radialis	14,2 %
N. medianus	11,6 %
N. facialis	6,3 %
N. ischiadicus	6,1 %

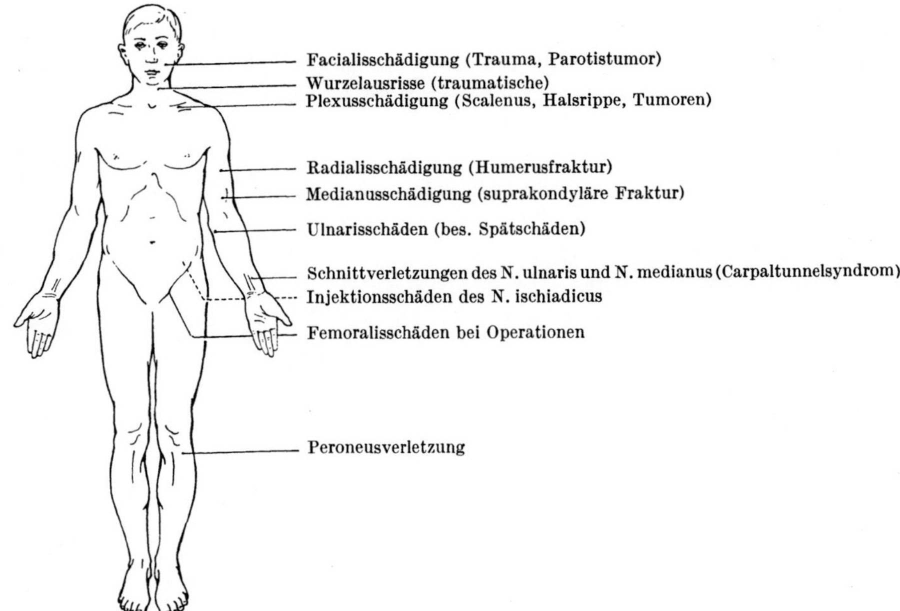

Abb. 1. Die häufigsten Schädigungen peripherer Nerven (außer Kriegsverletzungen)

sondern wird hervorgerufen durch intradurale Wurzelabrisse. Relativ häufig sind auch Schnittverletzungen der Nn. medianus und ulnaris, die, abgesehen von Suicidversuchen, z.B. am Handgelenk durch Fall in Glasscheiben hervorgerufen werden. Daneben stehen die schon immer bekannten Schäden des N. radialis bei Oberarmschaftbrüchen und des N. peroneus bei Brüchen des Wadenbeinköpfchens.

Eine zunehmende Aufmerksamkeit haben die Schäden peripherer Nerven auf sich gezogen, die durch chronischen mechanischen Druck hervorgerufen werden. Echte Kompressionssyndrome des Plexus finden wir oft als Scalenus-Halsrippensyndrom und bei Tumoren. Es sind dann vor allem Schäden des Nervus ulnaris am Ellenbogen, seltener am Handgelenk, und die Schäden des Nervus medianus im Carpaltunnel des Handgelenkes. Genaue Zahlen über die Häufigkeit aller dieser Verletzungen liegen nicht vor. Sie sind aber zweifellos häufiger als allgemein angenommen. Ihre Erkennung verlangt vor allem eine exakte neurologische Untersuchung und Kenntnis der möglichen Schädigungsursachen (s. Spezieller Teil).

Die pathologisch-anatomischen Veränderungen am Nerven durch akute und mechanische Einwirkungen sind im Prinzip immer gleich (s. pathologisch-anatomischer Abschnitt). Alle Schädigungen stehen zwischen zwei Extremen. Auf der einen Seite findet sich die völlige Zerstörung aller Elemente mit auf- und absteigender Degeneration und der Regenerationsmöglichkeit nur durch Neuwachsen des Achsencylinders von der Verletzungsstelle bis zu Peripherie. Auf der anderen Seite steht die rein funktionelle Störung ohne mit den heutigen Methoden nachweisbare Veränderungen am Nerven, der spontan nach mehr oder weniger kurzer Zeit seine Funktion wieder aufnimmt. Zwischen diesen Extremen liegen die verschiedensten Schädigungsmöglichkeiten; Fälle, bei denen der Achsencylinder zerfällt, aber sich spontan regenerieren kann, da der Schwannsche Schlauch erhalten bleibt, Fälle, bei denen der Achsencylinder erhalten bleibt, aber eine Demyelisation eintritt. Alles dies kann auch am gleichen Nerven in verschiedener Variation eintreten. Alle Schädigungsmöglichkeiten können alle Grade der Verletzung hervorrufen. Es gibt aber doch gewisse Beziehungen zu den einzelnen Verletzungsarten, so daß es keineswegs einerlei ist, ob ein Nerv durch Stich, Schnitt, eine Gewehrkugel oder einen Splitter verletzt wird, oder ob ein chronischer Druck ihn zerstört. Dabei spielt die Frage, ob offene oder geschlossene Verletzung, keine wesentliche Rolle. Eine Infektion am Nerven selbst ist von ganz untergeordneter Bedeutung. Entscheidend ist die Größe des einwirkenden Gegenstandes bzw. seine Schärfe und vor allem die Geschwindigkeit, mit der er den Körper trifft, da die Ausdehnung der zerstörenden Gewalt in der dritten Potenz mit der Geschwindigkeit wächst. Der glatte Stich und Schnitt durchtrennt zwar das Gewebe, schädigt aber die Umgebung nur gering, während der mit hoher Geschwindigkeit auftreffende Splitter nicht nur das Gewebe auf seinem Wege zerstört, sondern auch durch Weitergabe der auftreffenden Gewalt mit Druck und Sog weite Abschnitte in der Umgebung des Verletzungskanales zerstört. Hinzu treten dann die sog. sekundären Geschosse, die mitgerissenen Fremdkörper, Knochenfragmente u.a.m.

Beim chronischen Druck auf einen Nerven kann eine plötzlich hinzutretende Druckkomponente das letzte Tröpfchen zum Überlaufen sein und einen Nerven, der schon lange unter Druck stand, jetzt erst außer Funktion setzen.

So einfach die Einteilung bei systematischer Betrachtung erscheint, so schwierig wird sie am einzelnen Fall, bei dem nur klinische Symptome zur Verfügung stehen.

1. Die Einteilung der Nervenverletzungen (Artdiagnose)

Über die Einteilung der Nervenverletzungen ist man trotz der beiden „traumatischen Massenepidemien" bisher nicht zu einer Einigung gekommen. Es ist dies auch nicht möglich, solange die verschiedensten Einteilungsprinzipien gesondert oder miteinander verflochten angewendet werden: Entstehungsmechanismen, anatomischer Befund, klinischer Befund. Das ist an sich nicht wichtig, solange nur jeder angibt, was er unter seinen Gruppen im einzelnen versteht.

Auch im 2. Weltkrieg haben sich viele Bearbeiter an die alten Einteilungen von Déjerine und Mouzons aus dem Jahre 1915 gehalten, die in Nervendurchtrennungen, Druckschäden, degenerative Syndrome und unvollständige dissoziierte Syndrome eingeteilt haben oder die Einteilung Foersters, der Schädigungen durch direkte und indirekte Gewalteinwirkung unterschied (Stender). Verständlicherweise werden die Einteilungsprinzipien differieren, je nachdem sie aus neurologischer oder neurochirurgischer Sicht gemacht werden. Das Bedürfnis des Neurochirurgen ist ganz darauf abgestellt, schon präoperativ eine genaue Artdiagnose der Nervenverletzung zu erhalten. Für ihn gilt es zunächst einmal, 2 große Gruppen aufzustellen, die sich nach der Frage orientieren, kann sich der betreffende Nervenschaden spontan erholen oder nicht. Nach dieser klinischen Brauchbarkeit muß er den Wert jeder Einteilung beurteilen. Die Frage war nicht so wichtig, solange die Lehrmeinung vorherrschend war, daß eine Nervenschädigung, bei der eine Durchtrennung nicht gesichert war, zunächst einmal etwa 6 Monate konservativ behandelt werden könne. Nachdem aber heute durch Untersuchungen in der ganzen Welt geklärt ist, daß die günstigste Zeit für eine Nervennaht etwa die 4.—5. Woche nach der Verletzung ist, gewinnen diese präoperativ festzulegenden Klassifizierungen auch für die Praxis größte Bedeutung. Es ist zu berücksichtigen, daß die neue Auffassung praktisch erst zum Tragen kommen konnte, nachdem die moderne Wundbehandlung (Antibiotica!) schon nach 4 Wochen eine Sekundärnaht ermöglichte. Für die Masse der

Kriegsverletzungen auch des 2. Weltkrieges auf deutscher Seite war eine Nervenfreilegung 4 Wochen nach der Verletzung nur selten überhaupt diskutabel. So ist heute ganz unabhängig davon, wie hoch man den Wert konservativer Maßnahmen für die Nervenregeneration einschätzt, zweifellos die wichtigste Entscheidung für das Wohl des Verletzten die, ob die Verletzungsstelle freigelegt werden muß oder nicht, und wenn sie freigelegt ist, ob der Nerv reseziert werden muß oder nicht. Die Chirurgie der peripheren Nerven kann sich deshalb mit pathologisch-anatomischen Einteilungsprinzipien zufrieden geben, wobei es nur auf die Frage ankommt: sind die leitenden Elemente erhalten, können sie sich in ausreichender Weise spontan regenerieren oder nicht? Ob diese Schädigung der leitenden Elemente durch offene oder gedeckte Verletzung, durch scharfe oder stumpfe Gewalteinwirkung, durch Zug oder Druck entstand, ist dann letztlich von untergeordneter Bedeutung.

Im modernen, vor allem im angelsächsischen Schrifttum ist die Einteilung SEDDONs am häufigsten angenommen worden. Ihre generelle Einbürgerung erschweren aber nicht nur die humanistischen Wortneuschöpfungen. Er teilt ein:

a) Die Neurapraxia. SEDDON versteht darunter (in mißverständlicher Anwendung des Begriffes Apraxie der Hirnpathologie) Nervenstörungen ohne Strukturveränderungen und bei kurz dauernder Leitungsunterbrechung. Es wird angenommen, daß die Achsencylinder dabei intakt bleiben, aber eine Demyelisation auftritt. Klinisch zeigen sich mehr oder weniger ausgeprägte motorische und sensorische Lähmungen. Die elektrische Untersuchung, vor allem das Elektromyogramm, zeigen keine Veränderungen.

b) Die Axonotmesis. Es wird darunter die Unterbrechung der reizleitenden Elemente verstanden, wobei die äußere Struktur des Nerven intakt bleibt. Man nimmt an, daß die Axone unterbrochen werden, auch eine Demyelisation eintritt, aber die Schwannschen Scheiden erhalten bleiben. Es sind also im wesentlichen auf- und absteigende Degenerationen mit Spontanheilungen nach einiger Zeit. Das klinische Bild zeigt eine vollständige motorische und sensible Lähmung. Die elektrischen Veränderungen können bis zur kompletten Entartungsreaktion reichen. Das Elektromyogramm jedoch zeigt als wesentlichsten Befund keine Fibrillationen. Mit einer Spontanheilung kann also gerechnet werden. Sie kann sich allerdings solange hinziehen, daß unter Umständen irreparable Schäden an Muskeln und Gelenken eingetreten sind. Neurapraxia und Axonotmesis sind also Schäden, die den Neurochirurgen nur differentialdiagnostisch interessieren, während sein Feld die Gruppe c ist.

c) Die Neurotmesis. Hierunter versteht SEDDON eine völlige anatomische Unterbrechung des Nerven, sei es, daß der Nerv völlig durchtrennt ist oder bei erhaltener äußerer Kontinuität innerlich völlig narbig unterbrochen ist. Klinisch ist das Bild von den Fällen der Gruppe b während gewisser Stadien nur durch Änderung des Myogramms zu erkennen. Das Fehlen von motorischen Aktionspotentialen und der Nachweis einer spontanen Aktivität in Form von Fibrillationen ermöglicht heute eine praktisch sichere Unterscheidung.

SUNDERLAND hat 1952 von amerikanischer Seite aus eine Einteilung der Nervenverletzungen in 5 Grade vorgeschlagen. Der 1. Grad beinhaltet eine Unterbrechung der Leitfähigkeit der Achsencylinder ohne Kontinuitätsverletzung. Kleine Blutungen, Ödeme und temporäre Demyelisationen können auftreten. Meist kommt es zu einem völligen Verlust der motorischen Funktion, während von der Sensibilität die Schmerzempfindung erhalten bleibt. Die Störungen sind längstens in 4 Wochen abgeklungen. Dieser Grad entspricht der Neurapraxia SEDDONs.

Der 2. Grad zeigt die Achsencylinder zerstört, so daß sie degenerieren. Aber die Scheiden sind erhalten und in ihnen regenerieren sich die Achsencylinder. Der Ausgang ist deshalb gewöhnlich eine völlige Regeneration. Klinisch findet sich ein totaler Ausfall motorischer und sensibler wie auch vegetativer Funktionen. Die spontan einsetzende Regeneration, die jedoch länger braucht als beim 1. Grad, läßt sich entsprechend der Astfolge schrittweise verfolgen.

Der 3. Verletzungsgrad zeigt eine stärkere Zerstörung der endoneuralen Elemente. Epi- und Perineurium bleiben jedoch meist erhalten. Intraneurale Blutungen, Ödeme und Durchblutungsschäden können zu erheblichen Störungen vor allem auch zu fibrösen Veränderungen führen. Die Verletzungsstelle zeigt oft eine Verdickung. Die Regeneration erfolgt wechselnd und kann erhebliche Mängel aufweisen, so daß in einzelnen Fällen unter Umständen eine operative Revision erforderlich werden kann. 2. und. 3. Grad entsprechen etwa der Seddonschen Axonotmesis.

4. und 5. Grad der Verletzung zeigen schwerste Unterbrechungen aller Elemente, wobei beim 4. Grad einzelne durchlaufende Fasern erhalten sein können. Eine spontane Regeneration ist jedoch selten und beim 5. Grad unmöglich. Die Verletzungsstelle wird durch eine Narbe ersetzt. Bei Kontinuitätsunterbrechung können proximale und distale Stümpfe weit auseinanderliegen. Der proximale Stumpf bildet als Ausdruck frustraner Regeneration nach einiger Zeit ein Neurom. Diese Grade entsprechen der Seddonschen Neurotmesis.

Die Artdiagnose der Nervenverletzungen in neurochirurgischer Sicht

Die eigene Einteilung, die uns für neurochirurgische Belange geeigneter erscheint, umfaßt gleichfalls 3 Gruppen.

1. Die Totaldurchtrennung (absolute Operationsindikation).
2. Die Teilschädigung (Indikation je nach Sitz).
3. Verletzung ohne Faserunterbrechung (evtl. Neurolyse).

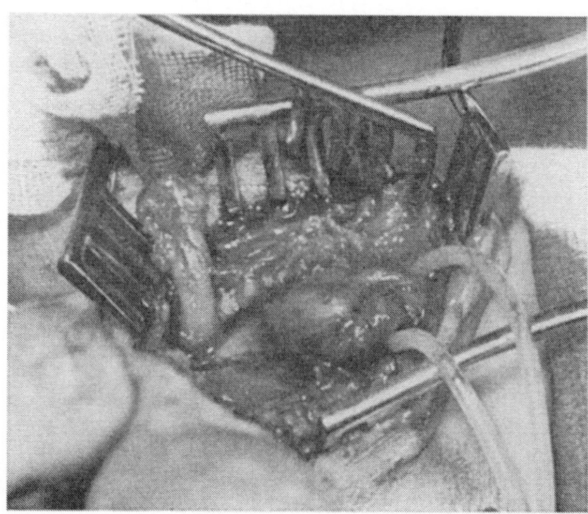

Abb. 2. Totaldurchtrennung des N. medianus nach Schnittverletzung an der Beugeseite des Handgelenkes

Unter Bevorzugung des neurochirurgischen Gesichtspunktes werden die spontan heilenden Schädigungen in einer Gruppe zusammengefaßt und die operativen Fälle getrennt.

1. Totaldurchtrennung (Abb. 2). Neben der völligen anatomischen Unterbrechung mit dem Vorhandensein zweier Nervenenden werden dazu auch solche Schäden gerechnet, bei denen trotz kompletter Zerstörung der Achsencylinder und ihrer Hüllen durch Quetschung, intraneurale Blutung u.a., die äußere Kontinuität erhalten ist. In diesen Fällen ist eine Regeneration nur nach Resektion des zerstörten Nervenabschnittes möglich. Die Gruppe entspricht der Neurotmesis Seddons. Das klinische Bild zeigt einen völligen motorischen und sensiblen Ausfall, eine komplette Entartungsreaktion bei der elektrischen Reizung und Fehlen der motorischen Aktionspotentiale im ganzen Muskelbereich bei vorhandener Spontanaktivität im Elektromyogramm. Die Indikation zur operativen Freilegung ist immer und baldmöglichst zu stellen.

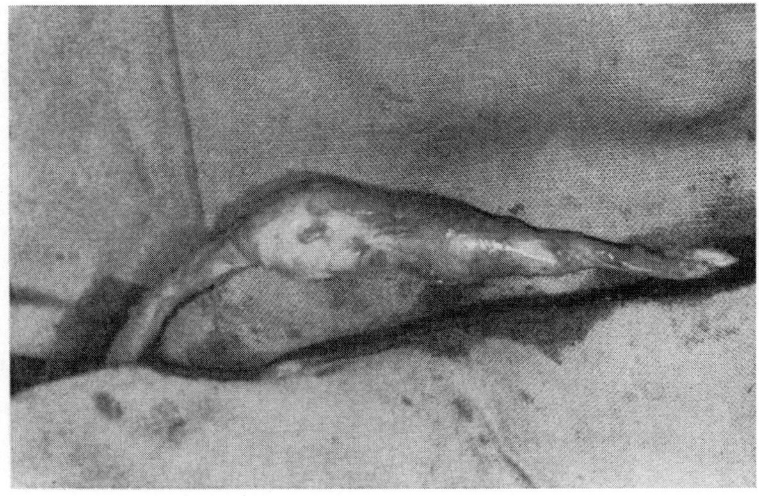

a

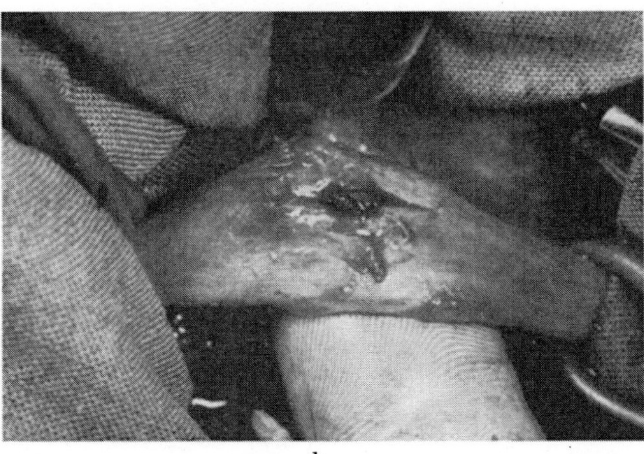

b

Abb. 3. a Teilschädigung des N. ulnaris, „Kontinuitätsneurom". b Splitterverletzung des N. ischiadicus mit Teilschädigung des peronealen Anteils

2. Teilschädigungen (Abb. 3 a—b). Bei ihnen überwiegen Schädigungen in Form tangentialer Verletzungen, bei denen ein nicht unerheblicher Nerventeil unbeschädigt geblieben sein muß. Selten findet man auch Lochschüsse, meist hervorgerufen durch kleine Splitter, die unter Umständen auch als Stecksplitter im Nerven verbleiben können (Abb. 4 a—c). Im deutschen Schrifttum (Tönnis, Wanke, Stender und Jaeger) wurde darauf vor allem als eine Ursache der Kausalgie hingewiesen. In unseren eigenen 13 Fällen bestand jedoch nur in einem Falle eine Kausalgie. Als seltenen Fall beobachteten wir einen Lochdurchschuß durch Infanteriegeschoß, das den N. medianus glatt durchbohrt hatte, wobei der Nerv zu beiden Seiten der Narbe erhaltene Anteile aufwies. Auch klinisch bestand nur eine Teilschädigung.

Die gesonderte Abtrennung der Teilschädigung erfolgte vor allem aus dem Blickwinkel der nur relativen Indikation. Der wichtigste Faktor ist die Höhe der Verletzung. Die innere Plexusbildung (Abb. 5 u. 6) im Nerven bringt es mit sich, daß eine Teilschädigung hoch am Stamm bedeutungslos sein kann und etwa bis zum Ausmaße eines Drittels des Querschnittes keiner Teilnaht bedarf. Dagegen führt eine gleichgroße Schädigung im Bereich der Astbahnen zum kompletten Ausfall der entsprechenden Muskulatur und muß deshalb exakt genäht werden. Das klinische Bild wechselt deshalb verständlicherweise auch von Fall zu Fall. Die hochsitzende Verletzung kann mehr oder weniger leichte und

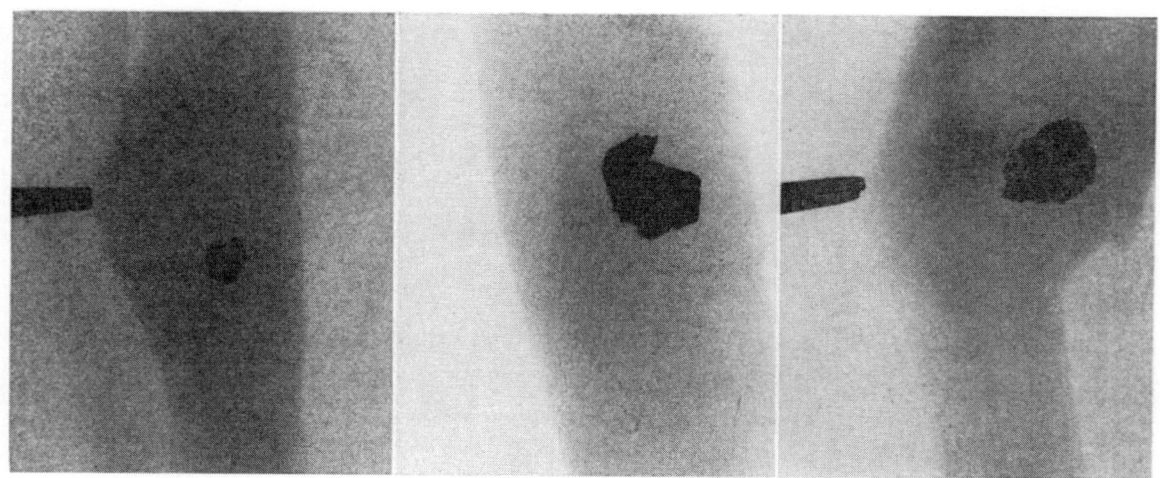

Abb. 4. Röntgenaufnahmen von Nervensteckspplittern während der Operation

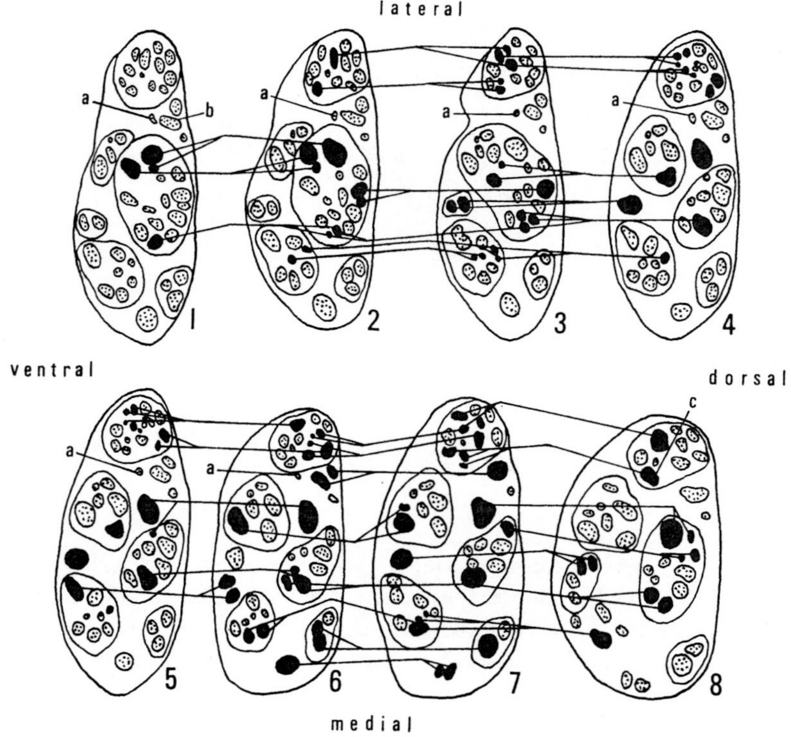

Abb. 5. Querschnittsbilder des N. ischiadicus in je 2,5 mm Abstand in Höhe des Abganges der Oberschenkel-
äste. Innere Plexusbildung mit fortlaufendem Wechsel der Faszikel. Schwarz die im Wechsel befindlichen
Faszikel mit Hinweislinien. [Nach Handbuch Neurol., Ergänzungsband 2, Bruns Beiträge **117** (1919)]

passagere motorische und sensible Ausfälle aufweisen, die in der ersten Zeit nicht von der
Schädigung der 3., folgenden Gruppe, zu unterscheiden sind. Die tiefsitzende Schädigung
zeigt dagegen komplette Ausfälle wie bei der Gruppe 1, wenn die Astbahn im entsprechenden Gebiet befallen ist, unter Umständen mit isolierten Ausfällen eines oder einiger
Muskeln.

3. Schädigungen ohne erkennbare dauernde Faserunterbrechung. Diese interessieren
den Neurologen mehr als den Neurochirurgen, sieht man von der Differentialdiagnose ab.

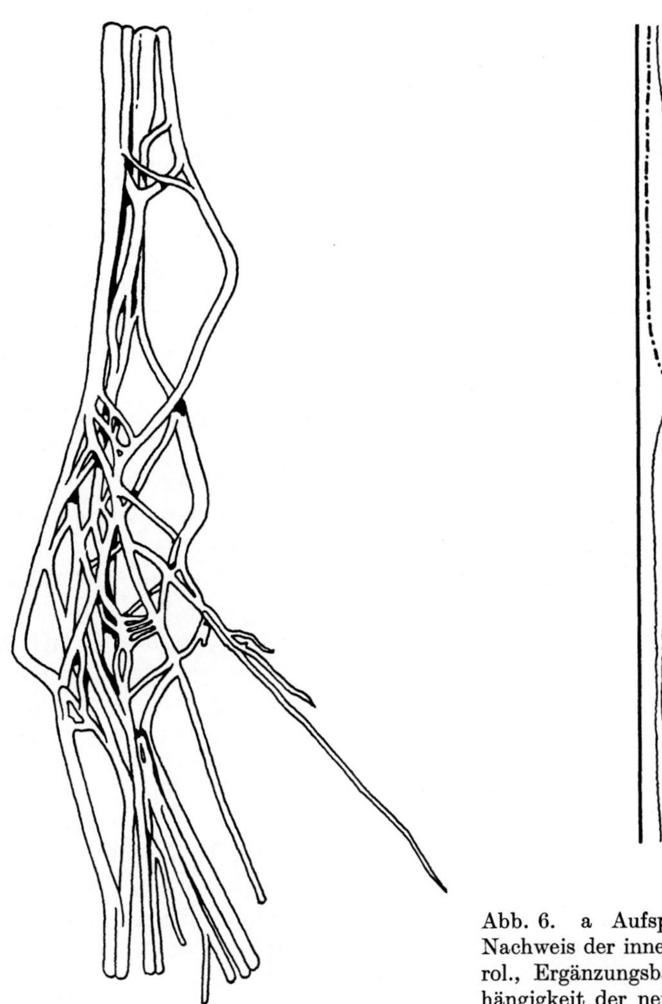

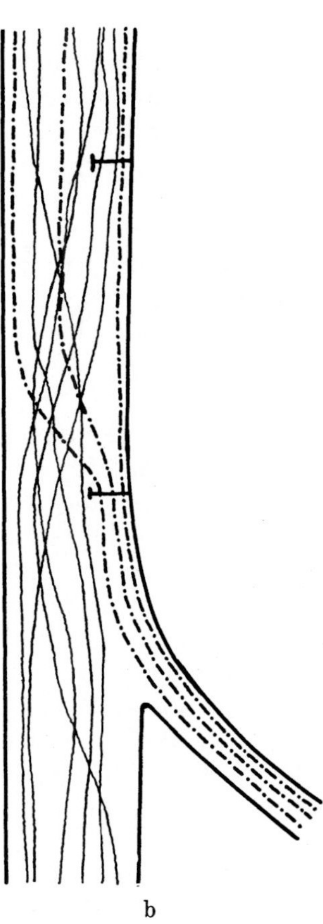

Abb. 6. a Aufsplitterungspräparat des N. radialis zum Nachweis der inneren Plexusbildung. [Nach Handbuch Neurol., Ergänzungsband 2, Bruns Beiträge 117 (1919).] b Abhängigkeit der neurologischen Ausfälle bei Teilschädigungen von der Höhe der Verletzung

Die Gruppe faßt die Gruppen a) und b) SEDDONs zusammen. Ihr gemeinsames Charakteristikum ist, daß pathologisch-anatomisch die Achsencylinder erhalten oder doch nur soweit geschädigt sind, daß sie sich wieder spontan regenerieren können. Chirurgische Eingriffe sind also allenfalls als Neurolyse erforderlich, um Fremdkörper zu entfernen, Callus abzutragen, drückende Aneurysmen, Narbenzug und Narbendruck vor allem nach Sekundärheilung schwerer Komplikationen zu beseitigen. Diese Gruppe umfaßt also zahlreiche der Entstehungsart wie der Schwere und der Ausdehnung nach sehr differente Krankheitsbilder. Sieht man einmal von rein psychogenen Reaktionen in Form mehr oder weniger gut imitierter Lähmungen ab, so sind es zunächst die flüchtigen, aber organisch bedingten Lähmungen, die man früher gerne unter den Begriff der Commotio nervi zusammengefaßt hat. FOERSTER hat sich schon gegen eine uferlose Ausweitung dieses Begriffes gewehrt. Was diesen flüchtigen, organisch bedingten Lähmungen zugrunde liegt, ist sehr schwer zu sagen. Bei einem Teil handelt es sich zweifellos um Fälle im Sinne der von SEDDON definierten Neurapraxie mit Demyelinisierung der Scheiden der Achsencylinder. Bei vielen anderen Fällen wird aber eine solche pathologisch-anatomisch faßbare Veränderung sicher nicht nachweisbar sein. Man könnte sich sonst nicht die immer wieder beobachteten sofortigen oder nach wenigen Stunden eingetretenen funktionellen Wiederherstellungen etwa nach einer Neurolyse vorstellen. Hier wird man wohl am ehesten an umschriebene Durchblutungsstörungen denken dürfen. Dabei ist es durchaus möglich, daß neurogen-spastische Veränderungen der Nervengefäße eine Rolle spielen, und es dürfte möglicherweise nur ein Schritt zu einer weiteren Gruppe von Nervenlähmungen sein, die man früher nach Oppenheim als Reflexlähmungen auffaßte, wobei ein vasomotorischer Durchblutungsschaden spastischer Natur der Störung zugrunde gelegt wurde. Abzugrenzen sind davon mit Laubenthal sog. ischämische Nervenlähmungen, bei denen es nach Eingriffen an den Arterien zur Ischämie des Nerven mit flüchtigem Funktionsausfall kommt. Diese dürfen nicht verwechselt werden mit den sog. ischämischen Muskelkontrakturen, bei denen ein neurogener Faktor bekanntlich keine alleinige Rolle spielt. In dieser Gruppe sind wohl auch Lähmungen durch Überbelastungen und Überdehnung der Muskulatur zu erwähnen, die vor allem am Nervus accessorius, radialis und peroneus eine Rolle spielen. Diese Faktoren haben besonders für die Regeneration große Bedeutung, worauf wir noch zurückkommen werden (Bekämpfung der Muskeldistraktion!). Abzugrenzen von diesen organischen Lähmungen sind die Gewohnheitslähmungen und schließlich die rein hysterischen Lähmungen.

Schließlich müssen noch die sog. sensiblen Kontrakturen erwähnt werden, womit, etwas unglücklich ausgedrückt, reflektorisch ausgelöste Kontrakturstellungen der Muskulatur durch sensible Reizerscheinungen verstanden werden. Nach Foerster und Lange sollen sie den Zweck einer Entspannungsstellung haben. Sie sind zu vergleichen dem Hartspann bei Wurzelreizungen an der Wirbelsäule. Hierzu gehören auch wohl die motorischen Reizerscheinungen, wie sie heute nur hin und wieder bei Verlagerung des N. ulnaris in die Ellenbeuge beobachtet werden (Reize an den abgehenden Ästen?). Die im Altertum und Mittelalter beobachteten „Nervenkrämpfe", die zu dieser Zeit eine Nervennaht untunlich erscheinen ließen, dürften ebenfalls mit solchen Reizerscheinungen identisch sein und ihre Ursache in lokalen Entzündungen gehabt haben.

2. Die allgemeine Diagnose einer Nervenschädigung

a) Die Vorgeschichte

Wie überall in der Medizin, so muß auch bei der Nervenschädigung die Untersuchung mit der Erhebung der Vorgeschichte beginnen. Man muß zunächst nach dem Zeitpunkt und den näheren Umständen der Verletzung fahnden. Dabei interessieren folgende Fragen: wann die Lähmung aufgetreten ist, ob sofort oder etwa erst im Verlaufe der Wundheilung, vor oder nach der Reposition einer Fraktur, ob die Lähmung sofort vollständig war oder sich allmählich verschlimmerte oder besserte. Die Kenntnis der einwirkenden Gewalt ist auch ärztlich bedeutungsvoll. Schnitt- und Stichverletzungen, die mit einer sofortigen Lähmung einhergehen, haben in der Regel eine anatomische Nervendurchtrennung zur Folge. Das gleiche gilt von Verletzungen durch kleinkalibrige Geschosse (Tönnis und Götze). Verletzungen mit starker und ausgedehnter Trümmerwirkung können dagegen besonders in der Peripherie zu kontusionellen Nervenschädigungen bei Erhaltenbleiben der leitenden Elemente führen (Fernschäden nach Strotzka).

Während Mißempfindungen infolge der Sensibilitätsstörungen häufig angegeben werden, gehören Schmerzen nicht zum typischen Bild einer akuten traumatischen Nervenschädigung, können dagegen bei chronischen Kompressionen als Neuralgie ganz im Vordergrund stehen (s. Spezieller Teil, S. 393). Wichtig sind für die späteren Untersucher Fragen nach der Wundheilung und deren Störungen, nach der Mitbeteiligung von Knochen, komplizierenden Gefäßverletzungen u.a.m.

b) Der klinische Befund

Der klinische Befund stützt sich auf die örtlichen Erscheinungen an der Verletzungsstelle und die klinisch neurologischen Ausfälle. Hinzu kommen Resultate der Hilfsmethoden, die in Abschnitt 3. behandelt werden.

Ein Chirurg wird sich bei der Beurteilung einer Verletzung immer zunächst der Verletzung selbst und ihren Folgen, den Narben, zuwenden. Aus der Verletzungsrichtung, aus dem Schußkanal, aus dem Verlauf und der Beschaffenheit der Narbe kann sehr oft geschlossen werden, ob die größere Wahrscheinlichkeit für eine Nervendurchtrennung oder eine kontusionelle Schädigung spricht. Auch sonstige einfache diagnostische Möglichkeiten werden allzu häufig übersehen. Während des vergangenen Krieges fiel uns immer wieder auf, daß manchmal Wochen und Monate auf eine Änderung des elektrischen Befundes gewartet wurde. Dabei stellte man durch ein simples Betasten der Verletzungsstelle das dicke Endneurom fest, das den Untersucher jeder weiteren diagnostischen Überlegung enthob. Bei den chronisch-mechanischen Nervenschäden ist die örtliche Druck- und Klopfschmerzhaftigkeit von entscheidender lokaldiagnostischer Bedeutung. Auch wenn sich bei der Untersuchung der gelähmten Muskulatur eine sicht- und tastbare, rasch fortschreitende Atrophie findet, können im allgemeinen Zweifel über die Schwere der Verletzung nicht bestehen.

Im übrigen muß die Diagnose einer Nervenschädigung naturgemäß auf Grund der Ausfallserscheinungen gestellt werden, d.h. auf eine exakte Untersuchung der Motorik, der Sensibilität und der vegetativen Funktionen, und sie ist in der Mehrzahl der Fälle leicht. Die Artdiagnose der Nervenschädigung, die möglichst bis zu den vorher angeführten Einteilungsprinzipien vordringen sollte, bereitete jedoch vor der Einführung der Elektromyographie dem klinischen Untersucher nicht selten nur schwer zu überwindende Schwierigkeiten. Das rein klinische Bild kann für alle Verletzungsarten wenigstens innerhalb der entscheidenden ersten 4 Wochen völlig gleich sein. Es kommt sogar nicht selten vor, daß auch noch nach längerer Zeit alle neurologischen Kriterien der Unterscheidung versagen. Besonders läßt sich bei einer einmaligen Untersuchung eine verbindliche Diagnose oft nicht stellen, während eine fortlaufende Beobachtung sie sehr wesentlich erleichtert. Da die Artdiagnose der Verletzung wegen der Operationsindikation jedoch innerhalb der ersten 4 Wochen zu klären ist, kann diese fortlaufende neurologische Kontrolle nur ausgenutzt werden, wenn Komplikationen eine Operation zu diesem Zeitpunkt unmöglich machen.

α) Der motorische Nervenausfall

Die vorübergehende, wie die dauernde Unterbrechung der leitenden Elemente des peripheren Nerven führen zur Lähmung des innervierten Muskels, d.h. zu einer Aufhebung der willkürlichen Bewegung. Sie kann von der angedeuteten Parese bis zur völligen Paralyse reichen. Aus Dokumentationsgründen ist es zweckmäßig, die verschiedenen Grade der Lähmung, wie es im angloamerikanischen Schrifttum üblich ist, mit Zahlen zu versehen von 0 = völlige Lähmung bis 5 = normale Muskelkraft:

0 = völlige Lähmung,
1 = frustrane Kontraktion,
2 = einfache Bewegung,
3 = Bewegung gegen die Schwerkraft,
4 = Bewegung gegen Widerstand,
5 = volle Kraft.

Diese Einteilung kann sich naturgemäß nur auf einzelne Muskeln oder Muskelgruppen beziehen. Bei der Beurteilung der Lähmung eines Nerven mit verschiedenen Muskelgruppen wird man sich mit der sonst üblichen Einteilung: völlige, teilweise oder geringe Lähmung begnügen müssen.

Bei den meist einseitigen Störungen ist der Vergleich mit der gesunden Extremität der gegebene Maßstab. Dynamometrische Untersuchungen können nützlich sein. Als periphere schlaffe Lähmung ist die Bewegungsstörung vergesellschaftet mit einer Herabsetzung des Muskeltonus, dem Verlust der Reflexe und einer primären Muskelatrophie, die bis zum völligen Verlust der contractilen Elemente reicht.

Die Prüfung der willkürlichen Bewegungsstörung setzt natürlich ausreichende anatomisch-physiologische Kenntnisse voraus. Die Symptome der Ausfälle großer Nerven dürften allgemein bekannt sein. Für Einzelheiten sollte sich auch ein erfahrener Chirurg nicht scheuen, immer wieder zum anatomischen Lehrbuch zu greifen. Auf die Ausfallserschei-

nungen der einzelnen Nerven wird im speziellen Teil eingegangen werden. Täuschungsmöglichkeiten bei der Befunderhebung bieten zunächst psychogene Störungen, die für den
Erfahrenen jedoch meist zu durchschauen sind. Es gibt aber daneben zahlreiche objektive
Täuschungsmöglichkeiten, die einmal auf Innervationsanomalien beruhen, zum anderen
auf ungewollten Vorspielungen anscheinend willkürlicher Bewegungen, auf die O. Foerster in allen Einzelheiten schon hingewiesen hat, wie überhaupt seit O. Foerster in der
klinischen Diagnostik der Verletzungen peripherer Nerven nichts Entscheidendes hinzugelernt worden ist. Diese Täuschungsmöglichkeiten liegen zunächst in der Verkennung der
Schwerkraftauswirkungen. Am bekanntesten etwa ist die Vortäuschung der Tricepsfunktion. Weiter können Schleuderbewegungen, hervorgerufen durch andere Muskeln, die
willkürliche Beweglichkeit nachahmen. Gelenkversteifungen und ischämische Muskelveränderungen und ihre Folgen können Lähmungsbilder vortäuschen. Die wichtigste
Irrtumsmöglichkeit liegt jedoch in den außerordentlich häufigen Innervationsanomalien.
Über die Untersuchungen O. Foersters hinaus sind im letzten Kriege zahlreiche Befunde
über die abnormen Innervationen erhoben worden. Am bekanntesten sind die Untersuchungen von Rowntreen geworden, der z.B. in einem Fünftel aller Fälle abnorme
Innervationen der Handmuskeln nachwies. Die Daumenballenmuskulatur kann sowohl
völlig vom Ulnaris als auch der Adductor pollicis vom Medianus versorgt werden. In vielen
Fällen sind auch Doppelinnervationen bekannt. Wir selbst konnten einen Fall einer völligen
Ulnarisdurchtrennung am Ellenbogen beobachten, der nur Sensibilitätsstörungen an der
Hand aufwies. Wir haben mehrere Medianusverletzungen bei völliger Intaktheit des
N. ulnaris beobachtet, bei denen die Interossei völlig atrophiert waren. Der M. biceps kann
vom N. medianus versorgt sein, wie andererseits der M. flexor carpi radialis vom N. musculocutaneus. Im Zweifelsfalle hat sich für die Unterscheidung dieser Innervationsanomalien die Novocainblockade der erhaltenen Nerven bewährt (Highet). In unklaren
Fällen sollte man also nicht zögern, durch eine Leitungsanaesthesie des anscheinend
erhaltenen Nerven eine sichere Aussage über die wirklichen Ausfälle zu erzwingen.

In der Regel gibt es jedoch für jeden Nerven Bewegungsstörungen, die als pathognomonisch angesehen werden können, so etwa die Beugung des Zeigefingerendgliedes für
die Medianusverletzung, das Abspreizen des 5. Fingers für die Ulnarisschädigung, die
Abduktion des Daumens für die Radialisschädigung, die Großzehenbewegungen im Sinne
einer Beugung oder einer Extension bei Schädigung des N. tibialis und des N. peroneus.
Auch hierüber wird im speziellen Teil Näheres ausgeführt.

Bei den Teillähmungen (den dissoziierten Lähmungen O. Foersters) ist besonders
wichtig, eine partielle Störung im Bereiche des Gesamtnerven von einer Schädigung im
Bereiche der Astbahnen zu unterscheiden. Im allgemeinen führt nach den Untersuchungen
von Sherren eine Schädigung im proximalen Nervenstamm, die bis zu einem Drittel des
Gesamtumfanges reichen kann, nur zu einer geringen quantitativen allgemeinen Herabsetzung der groben Kraft, ohne daß irgendwelche lokalisierten Ausfälle nachweisbar sind.
Ganz anders ist dies im Bereiche der Astbahnen, d.h. von 4—5 cm oberhalb des Astabganges ab, wo schon unter Umständen kleine Schädigungen zu völligen Ausfällen der
vom betreffenden Ast versorgten Muskulatur führen müssen und sich damit auch ganz
andere therapeutische Konsequenzen ergeben.

Es wurde erwähnt, daß die periphere Nervenschädigung eine schlaffe Lähmung, also
eine Herabsetzung des Muskeltonus hervorbringt. Der Erfahrene kann den Tonusverlust
meist gut tasten. Im allgemeinen stellt er dies im Zusammenhang mit der Atrophie des
Muskels fest, die typisch und für die meisten Muskeln schon mit bloßem Auge erkennbar
ist. Sofort ins Auge fallen etwa die Abflachung der Deltoideusregion, das Verschwinden
des Daumenballens oder der kleinen Handmuskeln, Veränderungen des Glutäus u. a. m. Nur
wo starkes Fettgewebe die Muskulatur verdeckt, sind Veränderungen schwerer zu erkennen. Differentialdiagnostisch ist von der neurogenen Muskelatrophie die durch Gefäßausfall erzeugte ischämische Muskelkontraktur zu unterscheiden. In zweifelhaften Fällen
klärt die elektrische, vor allen Dingen die elektromyographische Untersuchung schnell und

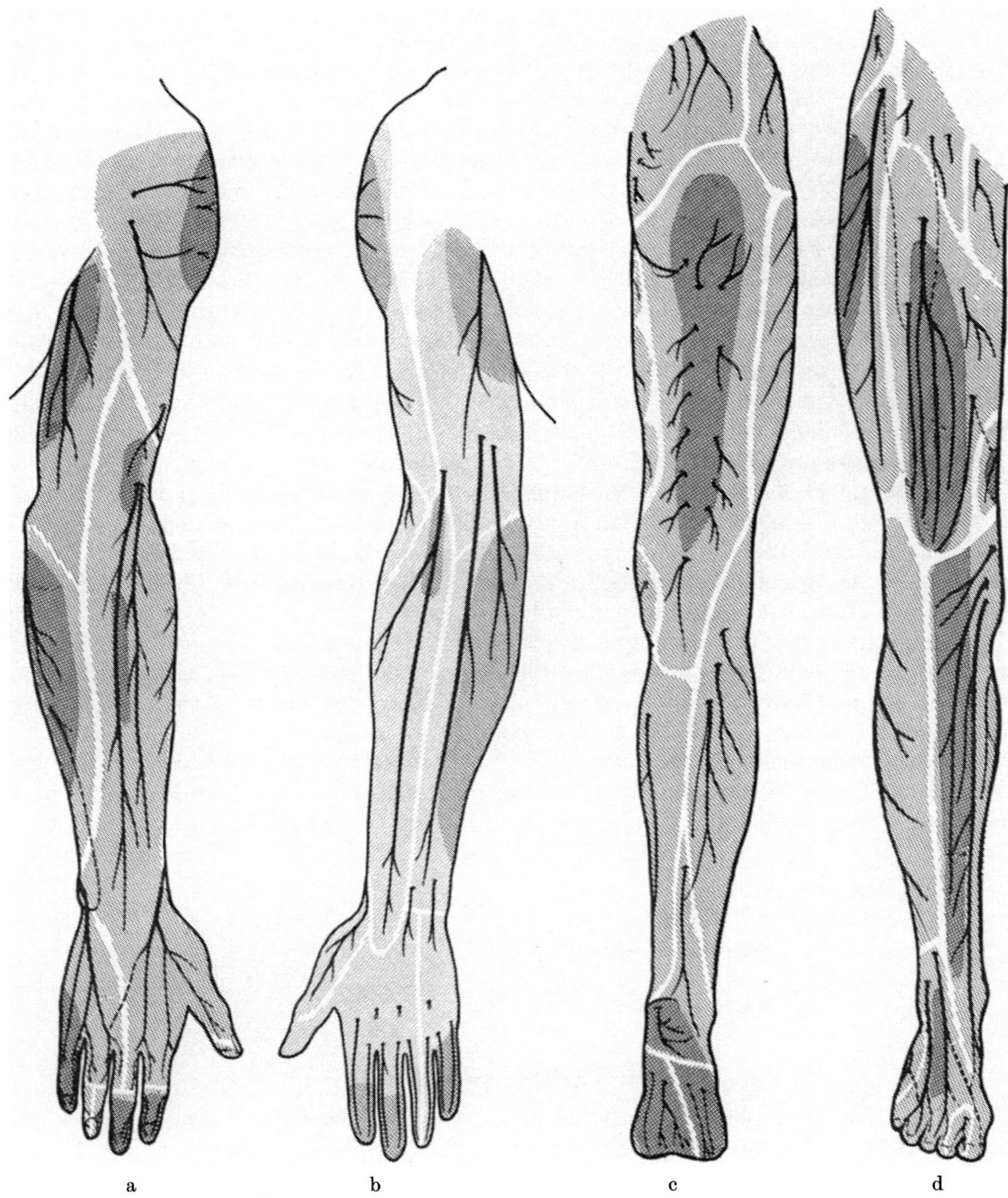

a   b   c   d

Abb. 7a—d. Autonome und anatomische Hautfelder

sicher die Differentialdiagnose. Neben diesen Veränderungen gehört die Areflexie zum Bild
der schlaffen Lähmung. So setzt das Erhaltensein des Patellarsehnenreflexes einen intakten N. femoralis voraus, wie der Achillessehnenreflex an einen intakten N. tibialis
gebunden ist. Unter Umständen können Reflexdifferenzen schon auf einen beginnenden
Schaden hinweisen, wo motorische Ausfälle noch fehlen.

β) Der sensible Nervenausfall

Bei der Verletzung eines peripheren Nerven werden bei der Schädigung der sensiblen
Fasern naturgemäß alle Sensibilitätsqualitäten betroffen. Es genügt deshalb im all-

gemeinen auch, im Gegensatz zu Schädigungen im Bereich des Rückenmarks und des Hirns, die Prüfung der Oberflächensensibilität mit Pinsel oder Wattebausch und der Schmerzsensibilität mit der Nadel. Die Prüfung des Temperatursinnes, der Lage, der Bewegungsempfindung, des Vibrationsempfindens u. a. kann man zur Beurteilung einer peripheren Nervenverletzung entbehren. Eine exakte Prüfung der Oberflächensensibilität fordert schon Zeit und Geduld genug. Dabei müssen zwei Fehlerquellen möglichst weitgehend ausgeschlossen werden. Die eine kommt vom Patienten, dessen Urteilsvermögen und Konzentrationskraft nicht überfordert werden dürfen. Man prüfe deshalb die Ausfälle zunächst mit deutlich wahrnehmbaren Reizen im Vergleich zur gesunden Seite und erst später die genaueren Grenzen mit Hilfe von Schwellenreizen. Die Prüfung soll prinzipiell mit abgewandtem oder besser noch verdecktem Kopf des Verletzten stattfinden. Die zweite Täuschungsmöglichkeit liegt beim Prüfer selbst, der weder dem Verletzten noch sich selber Grenzen suggerieren sollte, die er auf Grund der Motilitätsstörung und in Betrachtung des ja meist verwendeten Körperschemas erwartet. Von großer Wichtigkeit ist die Kenntnis der sog. autonomen Zonen (Abb. 7a—d) der peripheren Nerven, in denen bei einer Totalschädigung jede Empfindung unterbrochen ist. Sie entspricht dem alleinigen Ausbreitungsgebiet des Nerven, in dem eine Überlappung von benachbarten Nerven nicht stattfindet. Die Ausdehnung der überlappenden Zonen, der sog. Intermediärzone und Subsidiärzone, kann durch Novocainausschaltung der benachbarten Nerven exakt bestimmt werden und ist für alle Nerven bestimmt worden. Der Interessierte wird auf die entsprechenden Bücher der Neurologie verwiesen.

Bedeutungsvoller für den Neurochirurgen ist die Kenntnis der großen Variabilitäten der Ausdehnung der sensiblen Funktionsstörungen. Foerster, der sich mit dem Problem wohl am eingehendsten befaßt hat, zeigt in zahlreichen Bildern die verschiedenen Möglichkeiten auf, denen nichts Neues hinzugefügt werden kann.

Wie für die motorischen Ausfälle, so wird man zweckmäßigerweise auch für die sensiblen Ausfälle eine Skala der Schwere aufstellen, am besten nach dem englischen Vorbild von 0 = völliger Ausfall aller Qualitäten bis 4 = normale Sensibilität:

0 = völlige Anaesthesie im autonomen Gebiet,
1 = Schmerzempfindung,
2 = Berührungsempfindung,
3 = Schmerz- und Berührungsempfindung im ganzen Ausbreitungsgebiet,
4 = räumliches Unterscheidungsvermögen = praktisch normale Sensibilität (z. B. Münzentest nach Seddon).

γ) Vegetative Störungen

Fasern des vegetativen Systems sind in den einzelnen Nerven verschieden stark vertreten. Eindeutig bevorzugt sind (wichtig für die Kausalgie) N. medianus und N. tibialis, etwas weniger N. ulnaris. N. radialis und N. peroneus scheinen dagegen normalerweise keine oder nur sehr wenige vasomotorische Fasern zu besitzen. Infolgedessen ist das Ausmaß der vegetativen Störungen bei Verletzungen der erstgenannten drei Nerven wesentlich stärker als bei Verletzungen des N. radialis und N. peroneus.

Die Störungen der Vasomotorik, der Trophik und der Schweißsekretion können gemeinsam vorkommen, manchmal im einzelnen verschieden stark hervortreten, und sind am stärksten in den Fällen nachweisbar, bei denen auch eine Kausalgie vorhanden ist. Hierbei spielt unseres Erachtens die verschieden starke, konstitutionell festgelegte vegetative Labilität die größere Rolle und nicht die Art der Verletzung. Das gleiche sehen wir bei den analogen Phänomenen der Sudeckschen Atrophie nach allgemeinen Traumen, Frakturen, Quetschungen usw. Jedenfalls sind die ausgeprägten Grade der Störungen nur im Lichte konstitutioneller Zusammenhänge erklärbar.

Durch die Verletzung am peripheren Nerven resultiert eine postganglionäre Sympathicusstörung, d. h. ein Ausfall oder ein Zerfall der Neuriten bis zum Erfolgsorgan mit

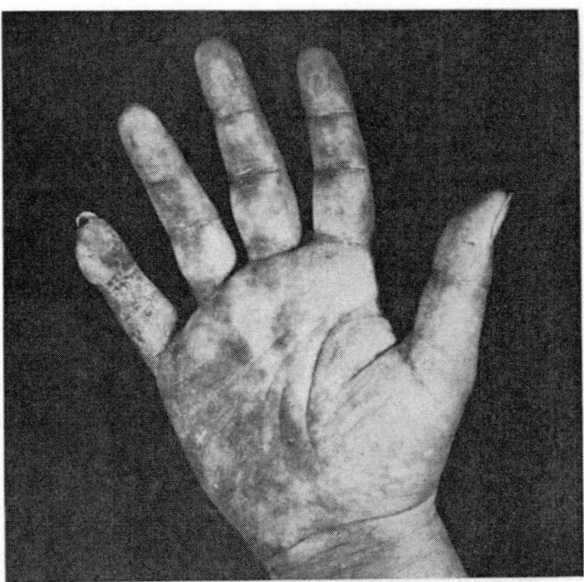

Abb. 8. Hyperkeratose nach Ulnarisausfall. Aföldisches Zeichen am kleinen Finger

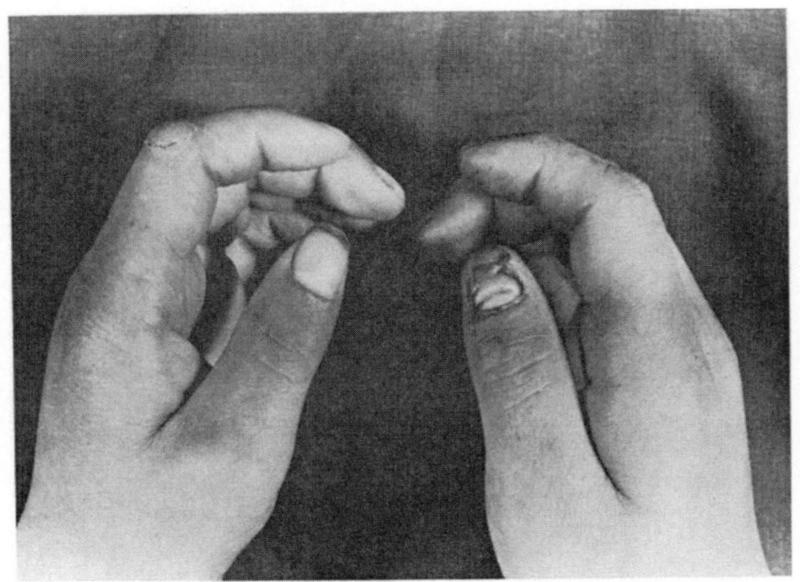

Abb. 9. Störung des Nagelwachstums nach Nervenverletzung

allen Folgen einer Schädigung des zweiten sympathischen Neurons. Diese postganglionäre Sympathicuslähmung hat eine erhebliche Steigerung der vasoconstrictorischen Eigenreaktionen der Gefäße auf Kältereize und eine vermehrte Ansprechbarkeit der glatten Muskelfasern auf Adrenalinausschüttung zur Folge. Bei dem Verbundsystem der sympathischen Fasern nimmt es nicht wunder, daß sich die vegetativen Störungen im allgemeinen nicht auf das Areal des verletzten Nerven beschränken, wenn sie auch hier am ausgeprägtesten sind (Ausnahme: die nur das Nervenareal betreffende Schweißsekretion).

Die Störungen der Vasomotorik zeigen einen deutlichen zeitlichen Wechsel, der wohl mit dem Einspielen der Eigenreaktionen zusammenhängt. In den ersten 2—3 Wochen ist die Haut hyperämisch, gerötet und die Hauttemperatur entsprechend gesteigert. Nach dieser Zeit schlägt die Reaktion um. Die Haut wird kalt, cyanotisch, die Hauttemperatur ist

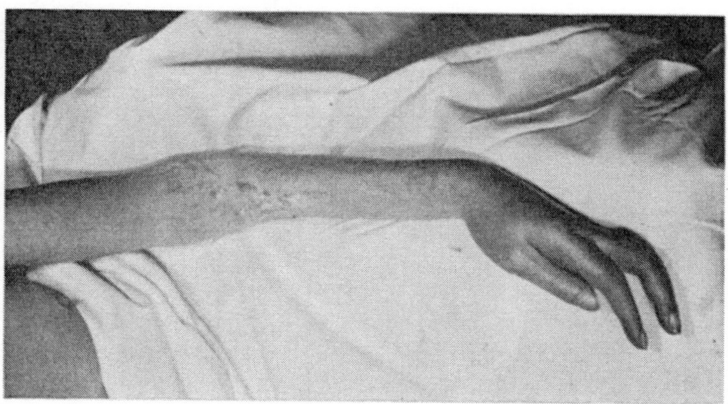

Abb. 10. Schwere trophische Störungen am ganzen Unterarm und an der Hand nach kombinierter Ulnaris-
Medianus-Radialis-Verletzung

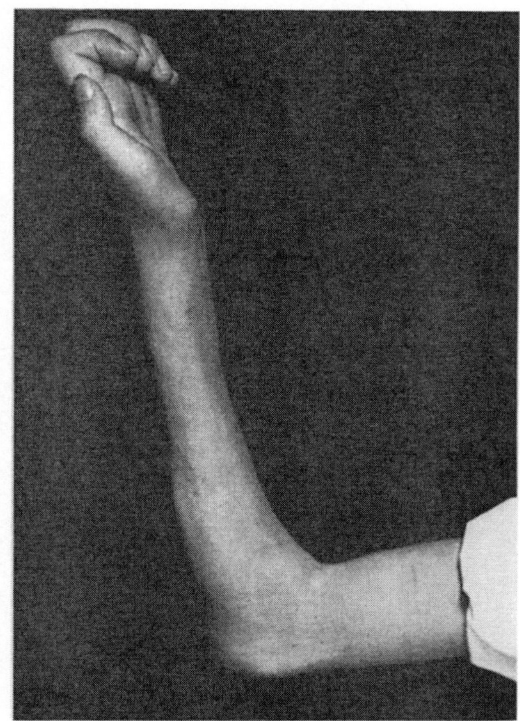

Abb. 11. Versteifung der Fingergrundgelenke und des Handgelenkes nach kombinierter Medianus- und
Ulnarisverletzung

herabgesetzt. Mikroskopische Untersuchungen der Capillaren zeigen eine venöse Stase. Eine
Besserung dieser für den Verletzten so unangenehmen Störungen kann nur durch örtliche
Reize (Reiben, Wärmezufuhr usw.) und über den Blutweg durch direkt am Gefäß angreifende Medikamente erzielt werden, während eine Sympathicusblockade (Phillipides)
wie auch alle zentral wirkenden Medikamente verständlicherweise unwirksam sind und
sein müssen.

Die trophischen Störungen fallen zunächst an der Haut auf. Die Haut wird dünn, glatt,
pergamentartig, leicht verletzlich, mit Neigung zu Ulcerationen. Dabei ist durch die
schlechte Blutversorgung die Heilneigung naturgemäß herabgesetzt. Später bilden sich
Hyperkeratosen und Hypertrichosen manchmal erheblichen Ausmaßes aus, da die Haut
geschont und die natürliche Abnutzung verhindert wird. Eindrucksvoll sind auch die

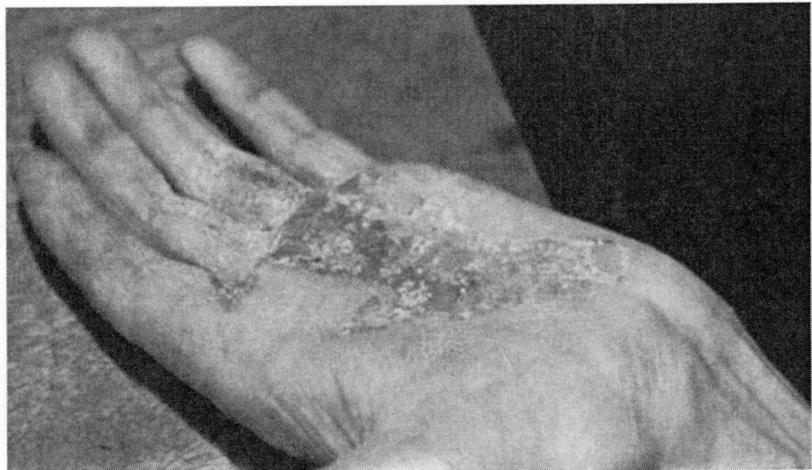

Abb. 12. Trophische Störung in der Hohlhand bei Kausalgie

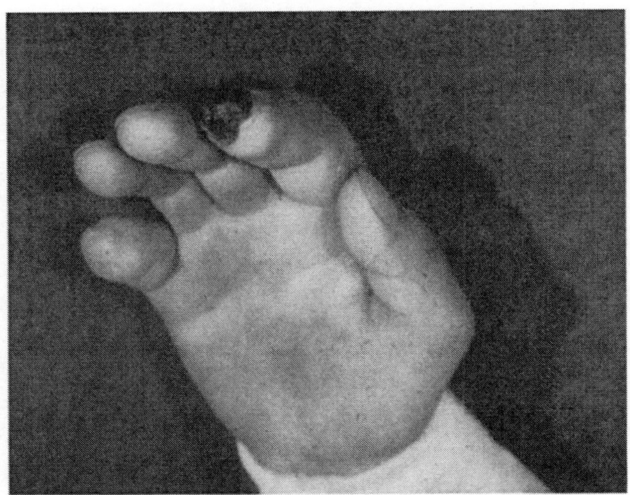

Abb. 13. Nekrose der Zeigefingerkuppe bei Medianuslähmung kombiniert mit peripherem Gefäßverschluß

allgemeinen Atrophien, etwa der ganzen Hand, besonders aber der Fingerspitzen. Geradezu immer und manchmal noch als einziges Zeichen finden wir z.B. die Atrophie des Zeigefingers mit einer ausgesprochenen Zuspitzung des Endgliedes bei einer Medianusschädigung. Die Nägel verdicken sich, weißliche Querstreifen (Meessche Streifen) treten auf. Häufig werden die Nägel krallenförmig und im Verein mit der Atrophie des Endgliedes wirkt das Nagelbett wie vorgeschoben (Aföldisches Zeichen) (Abb. 8 u. 9). Auffallend rasch kommt es zu Gelenkversteifungen, die zweifellos nicht nur durch Ruhigstellung verursacht sind. Sie verhindern nicht selten auch nach geglückter Nervennaht die Gebrauchsfähigkeit der Hand durch Ankylosierung der Fingergrundgelenke. Es kann nicht eindringlich genug auf diese Gefahren vor allem bei Verletzungen des N. medianus und des N. tibialis hingewiesen werden. Wie bei der Therapie noch näher auszuführen sein wird, helfen nur frühzeitige Sympathicusausschaltungen und örtliches Gefäßtraining nach Ausschalten des Schmerzes. Diese trophischen Störungen bilden den traurigsten Ballast in der Chirurgie peripherer Nervenverletzungen (Abb. 11—14).

In diagnostischer Hinsicht wichtiger sind die Störungen der Schweißsekretion. Da auch die Schweißfasern postganglionär durchbrochen sind, kann eine Schweißbildung weder reflektorisch noch durch Pilocarpin hervorgerufen werden, da der Neuritenverfall bis zum

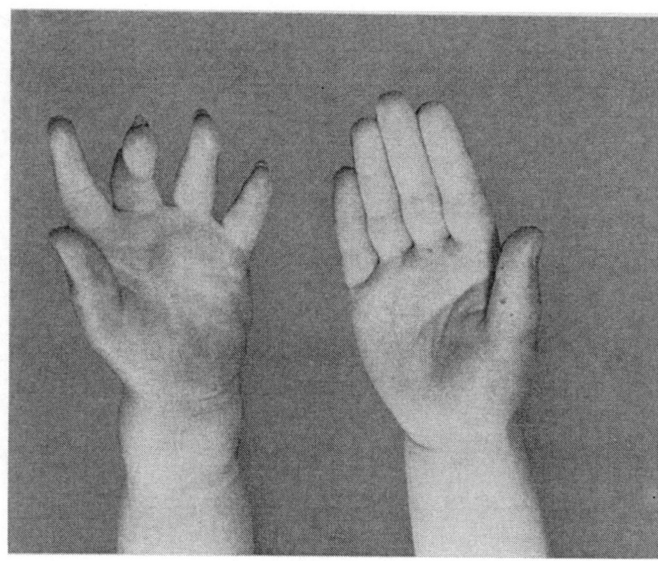

Abb. 14. Wachstumsstörungen der linken Hand nach Intrauteriner Strangulation des Unterarmes (s. Schnür-
furche) mit kombinierter Medianus- und Ulnarisschädigung. Besserung nach Neurolyse

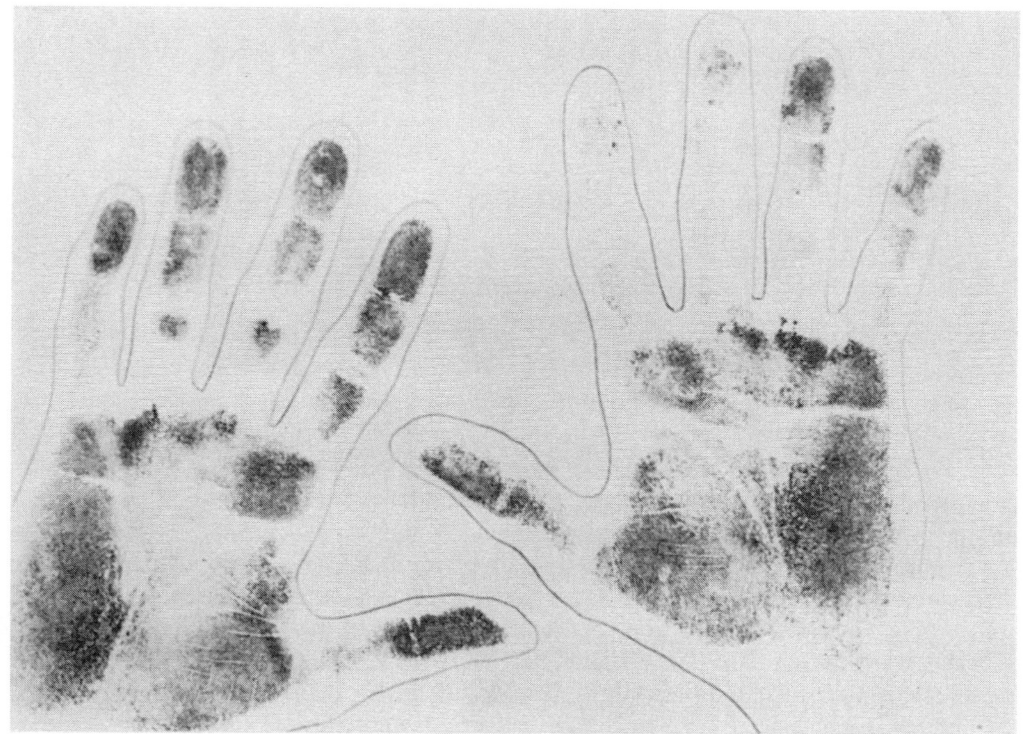

Abb. 15. Ninhydrintest bei Medianusausfall rechts. Links normale Schweißsekretion

Endgeflecht an der Drüse erfolgt, d.h. auch hier eine periphere Lähmung vorliegt. Der
diagnostische Wert der traumatischen Schweißsekretionsstörung ist deshalb so bedeu-
tungsvoll, weil die Schweißfasern mit den sensiblen Fasern verlaufen und die gleichen
Hautareale versorgen. Man kann also formulieren: keine Anaesthesie ohne Anhydrosis.
Anaesthesie ohne Anhydrosis bedeutet Schädigung oberhalb des Zutrittes der vegetativen
Fasern zum Nerven, bedeutet also Schädigung der Wurzel oder der sensiblen Bahnen im

Rückenmark und Hirn. Auch gehen bei der Regeneration die Ausfälle in den beiden Gebieten praktisch gleichmäßig zurück. Ihre Bestimmung kann deshalb auch dem Nachweis einer Simulation der Anaesthesie dienen. Andererseits bedeutet eine Anhydrosis auch nicht mehr als einen Funktionsausfall wie die Anaesthesie, und sie ist kein Beweis für eine pathologisch-anatomische Faserunterbrechung, sondern kann gelegentlich auch bei schweren Schädigungen ohne anatomische Unterbrechung vorkommen wie die Anaesthesie.

Unter den vielen Methoden zum Nachweis und zur Dokumentation der Schweißsekretionsstörungen hat sich heute der von MOBERG angegebene Ninhydrintest durch die Sicherheit der Aussage und durch die Einfachheit der Ausführung so durchgesetzt, daß alle anderen Methoden nur noch historisches Interesse, jedenfalls für den Neurochirurgen, beanspruchen können. Es soll auf sie deshalb nicht mehr näher eingegangen werden, weder auf den Minorschen Jod-Stärke-Versuch noch auf die von GUTMANN beschriebene Chinarizin-Methode. Messungen des galvanischen Hautwiderstandes, die auf Änderungen der Durchfeuchtung der Haut beruhen, sind für die Chirurgie peripherer Nerven überflüssig.

Der Ninhydrintest (Abb. 15) beruht auf der selektiven Färbbarkeit gewisser Aminosäuren durch das Ninhydrin. Die Methode stammt aus der Kriminalistik und ist leicht anwendbar. Die gut gewaschene und abgetrocknete Haut der zu untersuchenden Region, zweckmäßigerweise untersucht man gesunde und verletzte Seite gleichzeitig, wird auf ein weißes saugfähiges Papier, das vorher noch nicht angefaßt worden ist, gelegt. Man kann die Schweißproduktion durch Pilocarpin reizen, meist ist es nicht erforderlich. Das so berührte Papier wird in eine 1%ige Ninhydrinlösung in Aceton gelegt, dem einige Tropfen Eisessig zugeführt worden sind, mit der Pinzette in der Lösung hin- und hergeführt und dann in einem Trockenschrank erwärmt und getrocknet. Fixiert wird mit folgender Lösung:

Cupr. sulf. 1,0, Aqua dest. 5,0,
Methanol 95,0, Acid. nitr. gtt Nr. V.

Die fixierten Abdrücke sind unbeschränkt haltbar und können vor allem bei späteren Wiederholungen, etwa bei der Kontrolle von Regenerationsvorgängen, leicht miteinander verglichen werden. Wir haben das Verfahren dadurch vereinfacht, daß wir ständig mit Ninhydrin getränktes Filtrierpapier bereithalten, auf das der Patient z.B. die Hände aufpreßt. Durch Erwärmen dieses Papiers, das später (s. oben) fixiert werden kann, wird die Schweißsekretion sichtbar.

In vielen Fällen erübrigt sich jeder Test und die fehlende Schweißsekretion kann besonders bei einer Provokation mit bloßem Auge leicht erkannt werden. Ein besseres Erkennen ist im Quarzlampenlicht gegeben, ein Verfahren, auf das im 1. Weltkrieg SCHALL hingewiesen hat, und das uns gute Dienste unter anderem in den Regenerationsphasen geleistet hat.

c) Diagnostische Hilfsmethoden

Aus einem motorischen und sensiblen Ausfall kann auf die Art der Nervenschädigung nicht geschlossen werden. Hierzu bedürfen wir zusätzlicher diagnostischer Hilfsmittel, von denen die Elektrodiagnostik mit galvanischem und faradischem Strom, wie sie seit ERB (1872) gelehrt wird, zur Übersichtsuntersuchung auch heute noch mit Recht weit verbreitet ist. In der Exaktheit der Aussage ist sie aber von der Myographie absolut übertroffen worden.

Die *Elektrodiagnostik mit galvanischem und faradischem Strom* hat den großen Vorteil, rasch durchführbar zu sein. Sie ist außerdem die Methode der Wahl, um organische von funktionellen Lähmungen zu unterscheiden. Bekanntlich behält die funktionelle Lähmung ein vollkommen normales elektrisches Verhalten. Die Grundlage der elektrischen Untersuchung, das Pflügersche Zuckungsgesetz, lernt jeder Student in der Vorlesung der Physiologie. Die Technik der Untersuchung ist durch die Entwicklung moderner Apparate

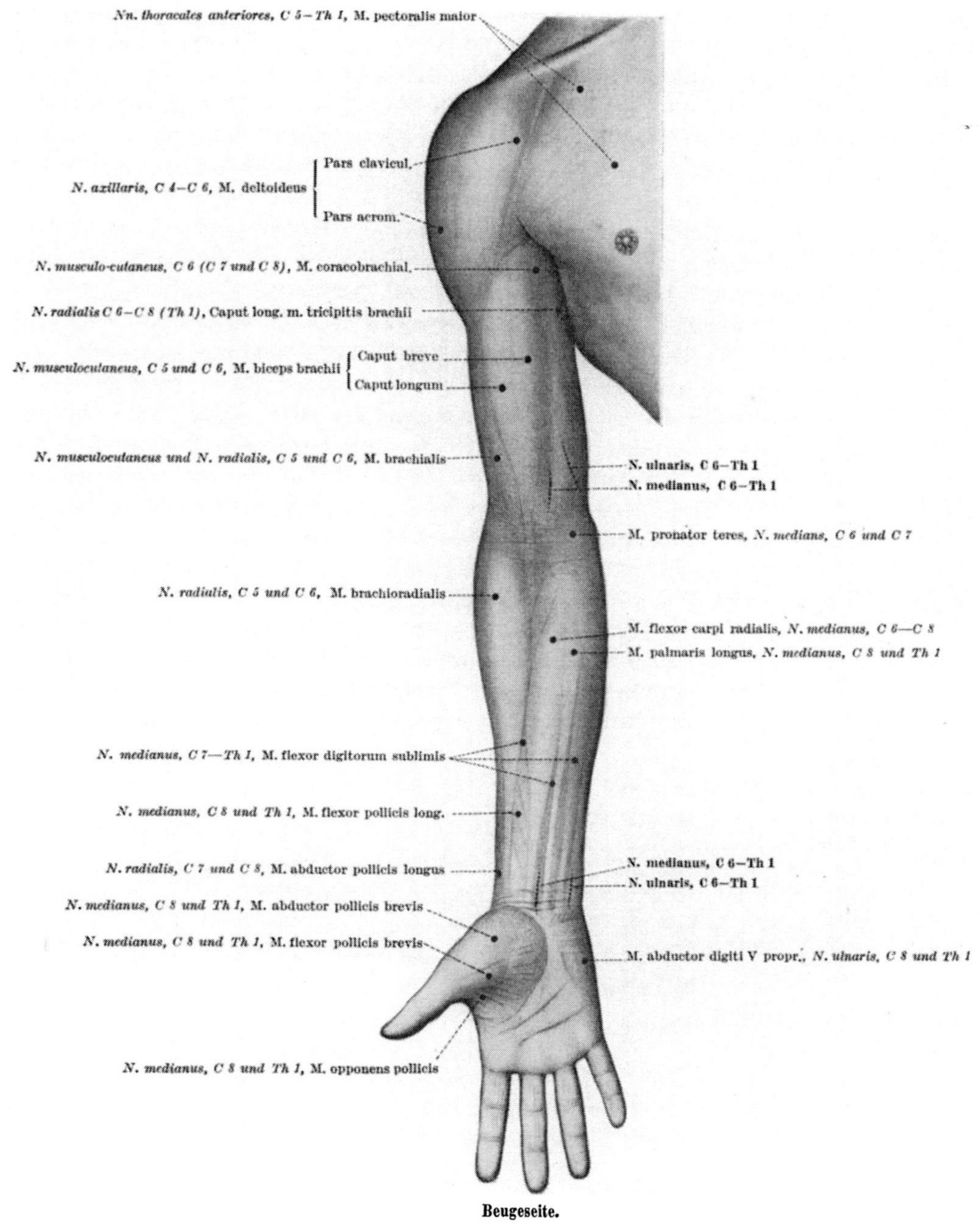

Abb. 16a—d. Elektrische Reizpunkte der Muskeln und Nerven des Armes und Beines. [Aus von Lanz-Wachsmuth, Bd. I/3. u. 4. (1935 u. 1938)]

wesentlich erleichtert worden. Die Ablösung des früher gebrauchten faradischen Induktionsstromes durch unterteilten Gleichstrom in Rechteckform hat die Untersuchung weniger schmerzhaft gemacht. Man reizt bekanntlich sowohl den motorischen Nerven selbst (indirekteReizung) wie die Eintrittsstelle des Nerven in den Muskel (direkte Reizung). Die Reizpunkte liegen praktisch in der Muskelmitte. Die bekannten Reizpunktschemata (Abb. 16a—d) erleichtern auch dem Erfahrenen die Untersuchung. Man reizt immer zunächst mit faradischem Strom vom Nerven aus. Kommt es zum Muskeltetanus, so ist jede weitere Untersuchung überflüssig, da der Nerv praktisch als intakt gelten kann.

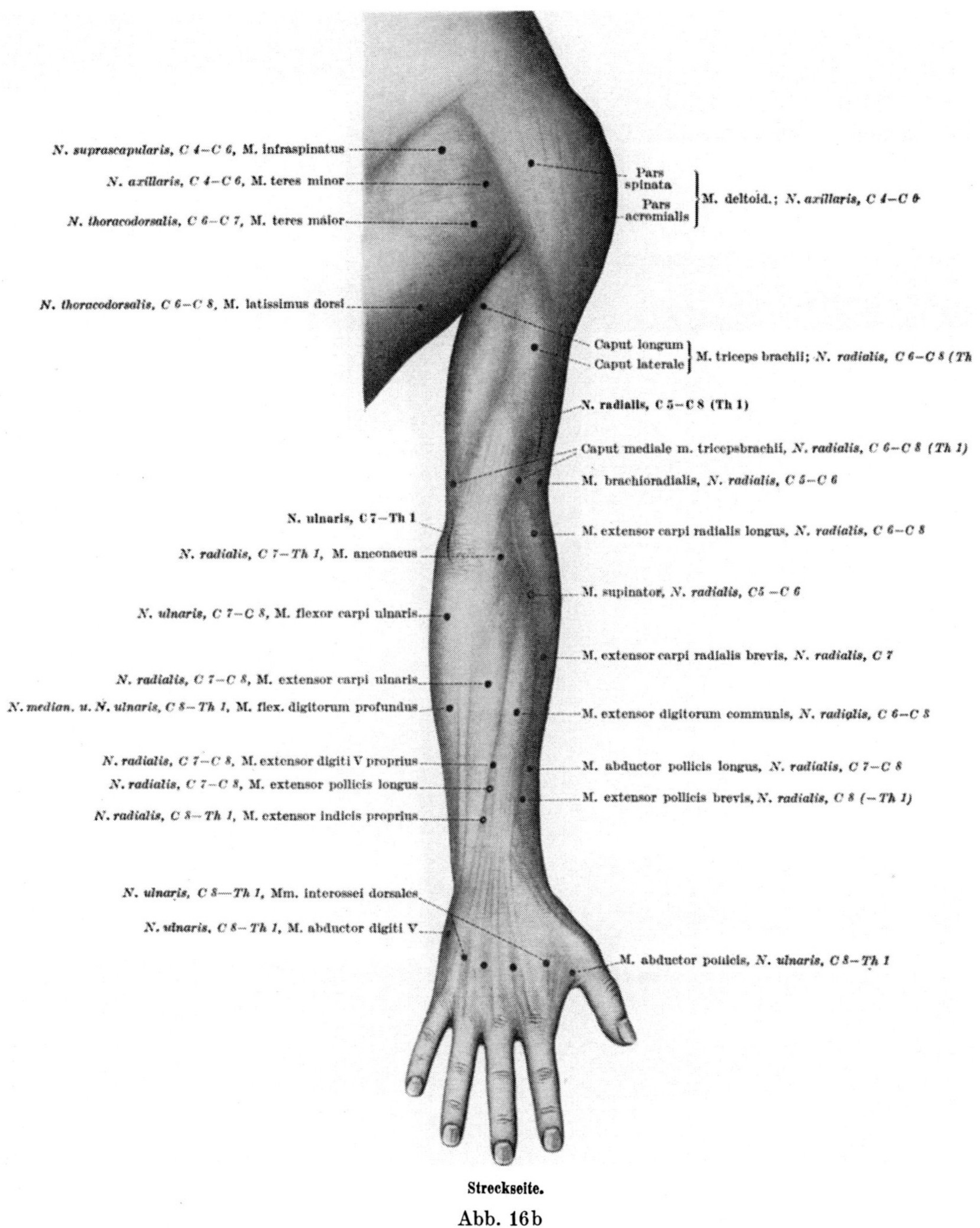

Abb. 16b

Besteht eine Herabsetzung der faradischen Reizbarkeit des Muskels, so muß diese zwar
schon als Ausdruck einer leichten Schädigung gelten. Diese Schädigung ist andererseits
aber noch nicht so schwer, daß eine neurochirurgische Intervention erforderlich wäre.
Mit dem galvanischen Strom prüft man zunächst vom Nerven und dann vom Muskel aus,
nachdem man die niedrigste Reizschwelle bestimmt hat. Die Erhöhung der Reizschwelle,
d.h. die quantitative Erregbarkeitsänderung, wird am einfachsten im Vergleich zur
gesunden Seite gewonnen. Die Stintzingschen Normalwerte der elektrischen Erregbarkeit
sind nur sehr bedingt verwertbar unter Berücksichtigung der Änderung der elektrischen
Leitfähigkeit, die vor allem durch Ödeme erheblichen Schwankungen unterliegt. Wichtiger

19*

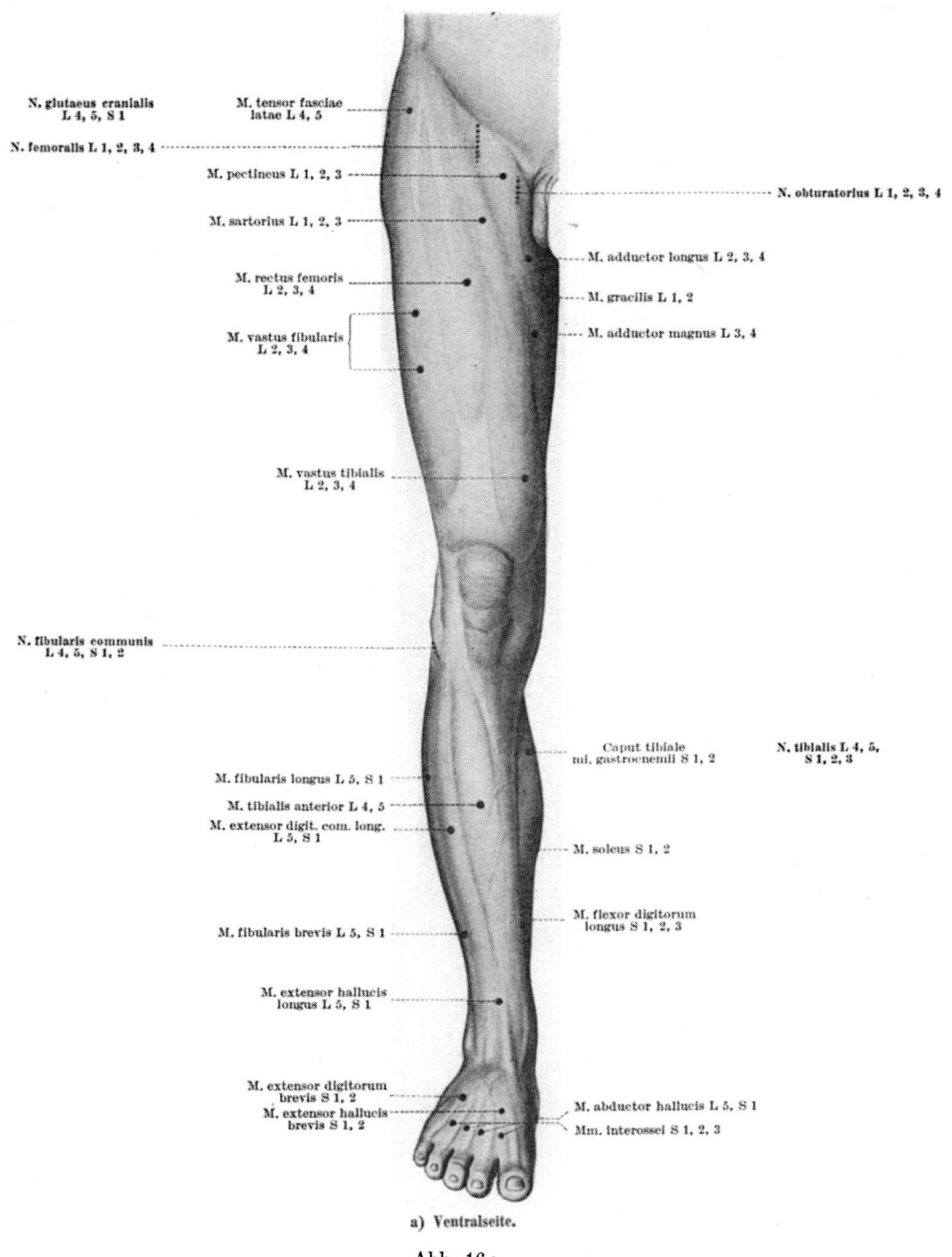

Abb. 16c

sind die qualitativen Erregbarkeitsänderungen, bei denen die komplette Entartungsreaktion von der partiellen unterschieden wird. Die komplette Entartungsreaktion tritt
auf bei einer totalen Unterbrechung der Leitfähigkeit des Nerven, die aber auch vorübergehender Natur sein kann. Die komplette Entartungsreaktion enthält als wichtigstes
Kennzeichen die sog. träge Zuckung bei direkter galvanischer Reizung. Die direkte
faradische Erregbarkeit ist aufgehoben, ebenso wie die indirekte galvanische und faradische Erregbarkeit. Die träge Zuckung geht meist einher mit der Änderung der Zuckungs-
formel dergestalt, daß die Anodenschließungszuckung größer ist als die Kathoden-

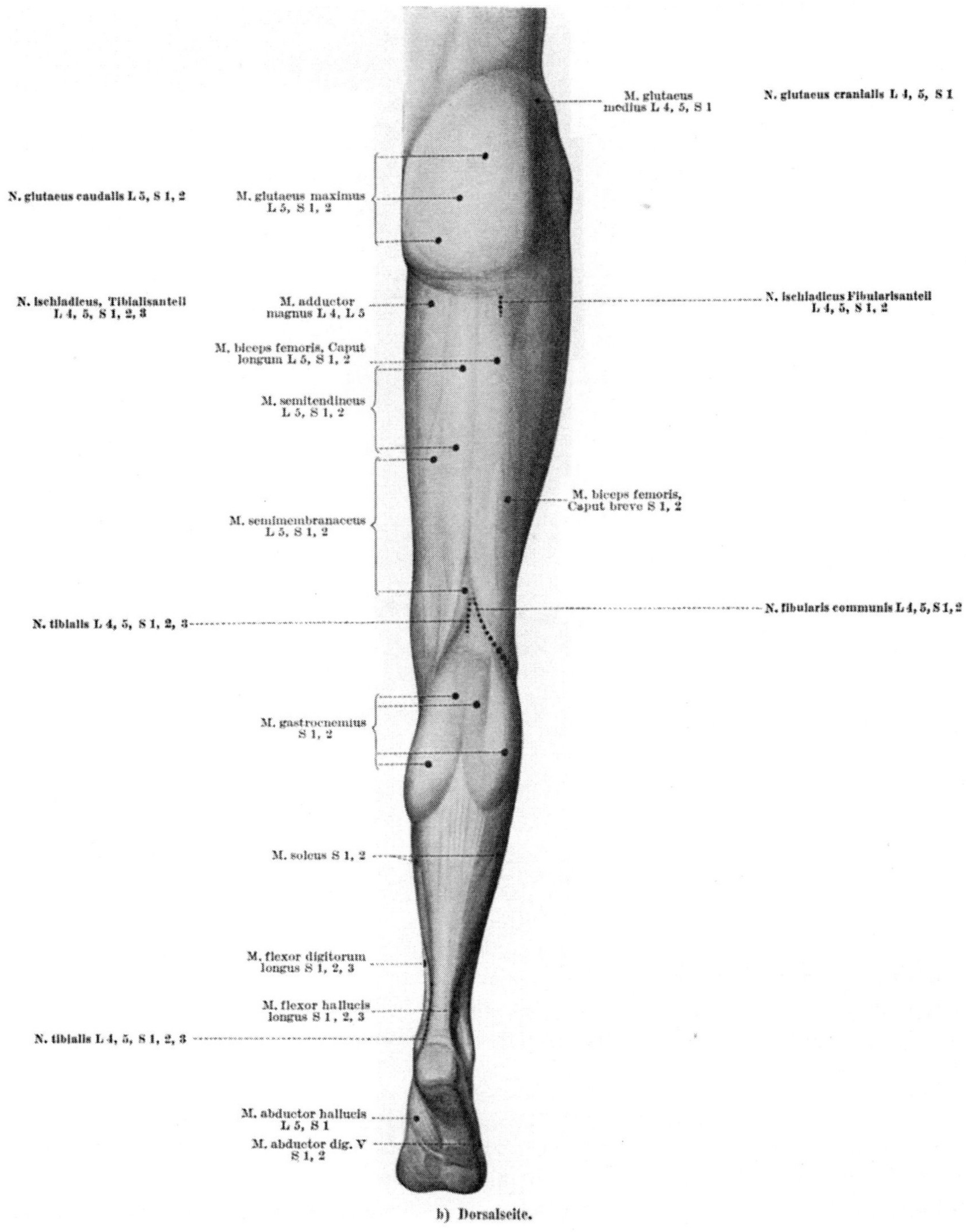

Abb. 16d

schließungszuckung und bei schwächerer Stromstärke vor der Kathodenschließungszuckung auftritt. Die partielle Entartungsreaktion unterscheidet sich von der kompletten dadurch, daß die direkte faradische Erregbarkeit erhalten ist und auch die indirekte faradische Erregbarkeit nachweisbar ist, wobei sich dann alle Übergangsstadien von leichteren zu schweren quantitativen Erregungsveränderungen nachweisen lassen. Für die Diagnostik ist vor allem bedeutungsvoll, daß partielle wie komplette Entartungsreaktionen eine organische Schädigung des peripheren motorischen Neurons auf jeden Fall anzeigen.

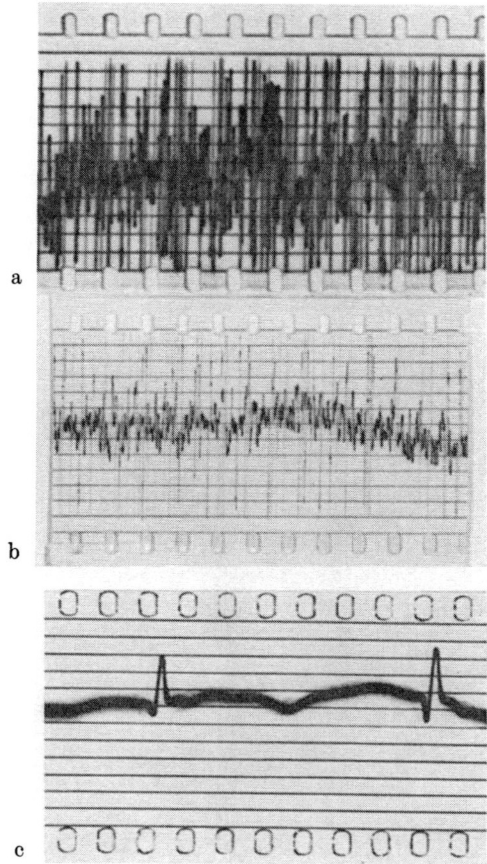

Abb. 17a—c. Elektromyogramme. a Normales Muster bei Willküranspannung. b Gemischtes Muster bei Nerventeilschädigung. c Spontanaktivität (Fibrillation bei totaler Leitungsunterbrechung)

Das Fehlen von Entartungsreaktionen jeder Form spricht also für eine normale Reizbarkeit und grenzt so vor einer Behandlung die psychogenen Störungen und nach einer operativen Behandlung die Gewohnheitslähmungen ab. Eine komplette Entartungsreaktion bedeutet immer eine schwere Schädigung. Die partielle Entartungsreaktion beweist immer eine leichte Schädigung, die einer chirurgischen Intervention nicht bedarf. Aus einer einmaligen Untersuchung mit dem Nachweis einer kompletten Entartungsreaktion ist aber eine sichere Artdiagnose einer Nervenschädigung noch nicht zu stellen. Sie kann nur aus dem Verlauf geschlossen werden. Bei einer akuten Schädigung sinkt erst nach 2—3 Tagen die indirekte (natürlich nur peripher der Verletzungsstelle) wie direkte galvanische und faradische Erregbarkeit ab. Erst im Verlaufe der 2. Woche tritt auch bei Totalschädigungen eine komplette Entartungsreaktion auf. Bleibt die Nervenbahn unterbrochen, so klingt nach 3—4 Monaten auch die direkte galvanische Erregbarkeit mit träger Zuckung allmählich ab bis zum völligen Erlöschen. In der entscheidenden Zeit, in den ersten 4 Wochen nach der Verletzung, kann demnach auch die komplette Entartungsreaktion nichts Entscheidendes über die Qualität der Nervenschädigung aussagen.

Stellt sich die motorische Funktion spontan oder nach operativer Behandlung wieder ein, so wandelt sich die komplette Entartungsreaktion allmählich in eine partielle; schließlich verschwindet auch als letzter Rest eine quantitative Erregungsveränderung. Meist wandelt sich die komplette Entartungsreaktion in eine partielle vor Wiederkehr der motorischen Willkürbewegungen um. In einigen Fällen hinkt sie aber auch nach.

Weitere Differenzierungen der elektrischen Prüfbarkeit, vor allem auch die Bestimmung der *Chronaxie*, haben praktisch nicht weitergebracht. Die chronaxiemetrischen Untersuchungen sind zwar durch die modernen Apparaturen wesentlich einfacher geworden als früher. Sie sind jedoch immer noch wesentlich zeitraubender und schwieriger und haben uns bei vielfachen Kontrollen keine besseren Resultate gezeigt als die einfache elektrische Untersuchung, so daß wir sie in der neurochirurgischen Praxis für überflüssig halten.

Ganz anders ist es dagegen mit der *Elektromyographie* (Abb. 17a—c), die sich schon jetzt zum unentbehrlichen Rüstzeug in der Chirurgie peripherer Nervenverletzungen entwickelt hat. Auch hier hat uns der technische Fortschritt Apparate geschenkt, deren Bedienung — und damit auch die Auswertung der Befunde — nicht schwieriger ist als die alte elektrische Untersuchung, aber wesentlich sicherere Aussagen erlaubt. Auch bei dieser wichtigen diagnostischen Hilfsmethode müssen wir uns mit Hinweisen begnügen und auf die entsprechende Spezialliteratur verweisen (BUCHTHAL, STEINBRECHER u.a.). Der normale Muskel ist in der Ruhe stumm und zeigt bei Willkürbewegung eine Interferenzkurve aus den auftretenden Aktionspotentialen. Bei kompletter Unterbrechung des motorischen Endneurons treten Zeichen spontaner Aktivität als Fibrillationen auf, solange contractiles Muskelgewebe vorhanden ist. Daneben werden komplexe Potentiale in der Zeit der Regeneration nachweisbar. Sie gehen der Willküraktivität lange voraus. Die Fibrillationen treten vom 8.—12. Tag nach der Unterbrechung der Leitung auf. In der entscheidenden Zeit, also innerhalb 4 Wochen nach der Verletzung, zeigen das Fehlen von motorischen Aktionspotentialen und der Nachweis einer spontanen Aktivität durch Fibrillieren mit Sicherheit eine völlige, nicht spontan wiederherzustellende Schädigung der Bahn an. Schädigungen, die spontan regenerieren, müssen also motorische Aktionspotentiale aufweisen. Das Auftreten polyphasischer Aktionspotentiale zeigt die beginnende Regeneration an und ist damit für die Prognose eine wertvolle Aussage. Auch partielle Nervenläsionen können klar erkannt bzw. so differenziert werden, daß man Aussagen machen kann, ob die Verletzung freigelegt werden muß oder nicht. Wie vorher schon hervorgehoben, spielt hierbei die Frage der Astbahnschädigung die entscheidende Rolle. Der von der Astbahn versorgte Muskel zeigt bei der Astbahnschädigung naturgemäß die Zeichen der kompletten Degeneration, während die übrigen Muskeln erhalten sein können.

Neben der Aufzeichnung der Muskelpotentiale bietet die Messung der Nervenleitungsgeschwindigkeit im motorischen wie im sensiblen Bereich eine Möglichkeit der exakten Lokalisation einer peripheren Störung. Die Nervenleitungsgeschwindigkeit für einen bestimmten Nervenabschnitt ergibt sich aus der Differenz der Latenzzeiten bei proximaler und distaler Reizung. Diese Methode (HUFSCHMIDT, STRUPPLER u.a.) hat sich als zusätzliches Untersuchungsverfahren mit der technischen Weiterentwicklung in den letzten Jahren als wertvoll erwiesen. Der Interessierte sei auf die spezielle Darstellung der Probleme in den Büchern der Elektromyographie (BUCHTHAL u.a.) verwiesen.

Auch die *Muskelbiopsie* wird hin und wieder als diagnostisches Hilfsmittel benutzt. An den Verteilungsmustern atrophischer Muskelfasern können primäre Muskelerkrankungen von neurogenen Ausfällen unterschieden werden. Noch eleganter ist der Nachweis, ob Nervenfibrillen und Muskelendplatten erhalten sind oder nicht. In größeren Ästen können auch Schwannsche Scheiden verfolgt werden. Einzelheiten der Methodik müssen im pathologisch-anatomischen Teil nachgelesen werden. Klinische Bedeutung kann diese Methode zweifellos nur gelegentlich haben, kann dann in ihrem Aussagewert aber selbst der Myographie überlegen sein.

3. Die konservative Behandlung

Natürlich kann auch der Neurochirurg eine konservative Behandlung der Nervenschädigungen nicht entbehren. Die mancherorts zu beobachtende Gleichgültigkeit, wenn nicht Ablehnung dieser Behandlung, ist sicher genau so falsch, wie ihre kritiklose Anwendung in Fällen ohne Aussicht auf Regeneration. Das Hauptverdienst FOERSTERs liegt u.a. darin, gezeigt zu haben, wie wichtig eine zielbewußte konservative Behandlung sowohl im prä- wie postoperativen Stadium ist.

Die Prinzipien dieser Behandlung sind praktisch gleich, ob eine Teilschädigung oder eine völlige Zerstörung der Nerven vorliegt, ob prä- oder postoperativ durchgeführt. Sie hat vor allem die nachfolgenden Faktoren zu berücksichtigen:

a) Die Wundheilung.
b) Das Erhalten einer funktionstüchtigen Muskulatur.
c) Die ausreichende Beweglichkeit der Gelenke.
d) Eine gute Durchblutung.

Einen direkten Einfluß auf die Regenerationskraft und Regenerationsgeschwindigkeit des Nerven selbst zu nehmen, erscheint jedenfalls vorläufig nicht möglich, weder medikamentös noch physikalisch. Daß z.B. elektrische Reizung des Nerven jedweder Art eine schnellere Regeneration herbeiführen könne, dürfte ohne Zweifel abzulehnen sein. Im Gegenteil haben letzthin noch BLÜMCKE und KNOCHE tierexperimentell nachgewiesen, daß eine fortgesetzte Elektroreiztherapie eine regenerationshemmende Wirkung hatte, womit frühere Befunde (REMAK, PIONTKOWSKI, SPEIDEL und STROTZKA) wie klinische Angaben (KOWARSCHIK, REUTER) widerlegt wurden. Diese Elektroreiztherapie am verletzten Nerven scheint jedenfalls eher nociceptiv (GUTMANN) als günstig zu wirken. Auch sind sichere Erfolge durch Medikamente, Zellextrakte u.a.m. nicht nachgewiesen worden. Ob etwa Gaben von Vitamin B einem traumatisch geschädigten Nerven gezielt nützen, ist keineswegs bewiesen, wenn auch die dem Vitamin nachgesagte gute Wirkung bei Neuritiden und seine Unschädlichkeit eine Verwendung der verschiedenen Präparate zweifellos gestattet. Dagegen muß aus allgemein biologischen Gesichtspunkten angenommen werden, daß eine gute Durchblutung bzw. die Verbesserung einer geschädigten Durchblutung mit durchblutungsfördernden Mitteln eine Unterstützung der Regenerationskraft bedeutet (s. unten).

a) Die Wundheilung

Die Aufmerksamkeit des Chirurgen ist immer zunächst auf die Wundheilung gerichtet. Eine sekundäre Wundheilung so schnell wie möglich abzuschließen, ist aber bei Verletzungen peripherer Nerven noch besonders wichtig. Es soll ja möglichst 4 Wochen nach der Verletzung eine notwendige Sekundärnaht der Nerven erfolgen, sie muß also in dieser Zeit durchführbar sein. Besondere Beachtung verdienen deshalb die Mitverletzungen der Knochen. Sequestrotomien sollten sobald als möglich erfolgen. Die verbesserte Behandlung infizierter Wunden hat in den letzten Jahren die Arbeit der Neurochirurgen besonders erleichtert. Auch die Heilung am verletzten Nerven selbst unterliegt den allgemeinen Prinzipien der Wundheilung. Besonderheiten brauchen nicht beachtet zu werden. Die nach dem 1. Weltkrieg häufig diskutierte sog. aufsteigende Neuritis konnte nicht bestätigt werden. An unserem großen Krankengut haben wir niemals aufsteigende Neuritiden oder Zeichen für durchgemachte Neuritiden, auch nach längster Wundeiterung, an den Stümpfen der durchschnittenen und durchschossenen Nerven gefunden.

b) Das Erhalten einer funktionstüchtigen Muskulatur

Die wichtigste Aufgabe der konservativen Behandlung peripherer Nervenschädigungen ist zweifellos das zielbewußte Erhalten einer funktionsfähigen Muskulatur. Welche Gefahren drohen der gelähmten Muskulatur? Die Zerstörung der contractilen Fasern und ihre Umwandlung in fibröses Gewebe und die sog. Distraktion. Die contractilen Elemente einer bis zur Muskelplatte denervierten Muskelfaser können nur durch künstliche Reizung erhalten bleiben. Daß dies möglich ist, war jedem sorgsamen Behandler immer klar. Daß man es experimentell beweisen mußte zeigt, wie wenig sorgfältig und in rechter Weise und damit erfolgreich die Muskulatur behandelt worden war. Was sich allerdings mancher behandelnde Arzt bei der Elektrotherapie gedacht hat und heute noch denkt, ist schwer einfühlbar. Eine gelähmte Muskelgruppe mit der faradisierenden Rolle zu bearbeiten, mag durch Reizung der nichtgelähmten Muskeln in der Optik des Laien zwar wirkungsvoll erscheinen. Daß sie völlig sinnlos ist, ist genau so klar. *Jede Elektrotherapie hat nur Sinn, wenn sie den gelähmten Muskel zur Kontraktion bringt.* Bei einem Muskel, der faradisch nicht mehr erregbar ist, ist eine faradische Durchströmung sinnlos. Das gleiche gilt für die früher vielfach geübte galvanische Dauerdurchströmung. Ein Muskel mit einer kompletten Entartungsreaktion kann also nur mit galvanischen Einzelreizen behandelt werden. Heute ist diese Behandlung zudem außerordentlich leicht. Die Industrie hat vor allem in den letzten Jahren Geräte bereitgestellt, die diese Behandlung in jeder Hinsicht erleichtern. Durch exakt dosierbare Dreieck- und Viereckströme ist eine optimale Kontraktion des Muskels zu erreichen, die zudem durch automatische Unterbrecher beliebig oft und lange durchgeführt werden kann. Sie ist auch wesentlich schmerzloser, ja sie ist bei rechtzeitiger und konsequent durchgeführter Anwendung praktisch schmerzlos. An der Schmerzhaftigkeit ist oft eine konsequente Behandlung gescheitert.

Über den Wert der Elektrotherapie wurde und wird gestritten. Klinisch vergleichbare Befunde am Menschen sind nicht bekannt. Experimentell ist jedoch an Tieren nachgewiesen worden, daß durch regelmäßige elektrische Reizung die Atrophie des Muskels hintangehalten werden kann. Die Reinnervation kann allerdings durch elektrische Stimulierung nicht beschleunigt werden (s. oben).

Eine solche exakt und zielbewußt durchgeführte galvanische Reizung mit Einzelreizen kann durch keine noch so gut gemachte Massage ersetzt werden. Eine heilgymnastische Behandlung dient überwiegend der Verhinderung der Gelenkversteifungen und der Besserung der Durchblutung (s. unten). Alle elektrische Übungsbehandlung wird natürlich nur sinnvoll sein, solange noch mit einer Regeneration gerechnet werden kann. Ist durch die Unmöglichkeit einer Nervennaht oder durch andere Faktoren eine Nervenlähmung als endgültig anzusehen, so wird jede weitere Behandlung nutzlos für den Patienten, unnötig zeit- und kräfteraubend für den Arzt und das Pflegepersonal. Hat die Reinnervation eingesetzt und ist willkürliche Bewegung wieder möglich, so ist eine elektrische Weiterbehandlung sinnlos. Der beste Anreiz für den Muskel ist die aktive Bewegung.

Die Erfahrung zeigt leider, daß vielfach der Muskeldistraktion keine genügende Beachtung geschenkt wird. Wo die Schwerkraft der Glieder den gelähmten Muskel durch Dauerzug distrahiert, kann die Wiederherstellung der Kontraktibilität der Fasern aufs schwerste gefährdet sein. Das gilt vor allem für die vom N. radialis versorgten Muskeln, dann die Schultermuskeln (vor allem den M. deltoideus) und an der unteren Extremität die vom N. peroneus versorgten Muskeln. Rechtzeitig angefertigte Nachtschienen in Überstreckung der Antagonisten, wenigstens zeitweises Lagern auf Abduktionsschienen u. a. m. bedeuten immer große Hilfen und gute Bedingungen für die spätere Regeneration, abgesehen davon, daß dadurch auch Kontrakturstellungen der nichtgelähmten Muskeln wie Schädigungen der Gelenke vermieden werden.

c) Die Vermeidung von Gelenkversteifungen

Der dritte wesentliche Punkt der konservativen Behandlung von Nervenschädigungen betrifft die Gelenke der verletzten Extremität. Ihre Vernachlässigung macht leider allzu häufig jede weitere Therapie illusorisch. Es gibt zweifellos Fälle, bei denen gleichzeitig vorhandene Gefäßverletzungen oder vegetative Störungen (s. oben) so rasch zu Gelenkversteifungen führen, daß jede Vorsorge versagen muß. Das ist jedoch nicht die Regel, sondern die Ausnahme. Auf den Faktor „trophische Störung" sollte man sich als Entschuldigung nicht so schnell zurückziehen. In der Mehrzahl der Fälle sind die Gelenkversteifungen zweifellos auf mangelnde Aufklärung, mangelnde Aufsicht und Überwachung der Verletzten zurückzuführen. Man muß jedem Verletzten sofort eindringlich klar machen, daß es mit seiner Nervenschädigung wie bei der Reparatur eines elektrischen Türschließers ist. Sie wäre sinnlos, wenn die Angeln verrostet sind. Eine besonders betrübliche Rolle spielt dabei die Versteifung der Fingergrundgelenke. Zahlreiche Fälle sind immer wieder zu beobachten, bei denen trotz erfolgreicher Regeneration des Nerven die Versteifung der Fingergrundgelenke verhindert, eine an sich mögliche völlige Gebrauchsfähigkeit der Hand zu erreichen. Hier hat in erster Linie die krankengymnastische Behandlung und Überwachung der Verletzten einzusetzen. Ebenso müssen aber zur Vermeidung derartiger Gelenkversteifungen auch immer wieder Kardinalfehler der unfallchirurgischen Versorgung angeprangert werden, wie sie z.B. die nicht funktionsgerechte Ruhigstellung von Gliedmaßen darstellt.

d) Die Durchblutung

Naturgemäß hat die Durchblutungsstörung eine entscheidende Bedeutung für die Regeneration der Nerven.

Zwei Faktoren scheinen beachtenswert zu sein: Direkte Schädigung zuführender Gefäße zum Nerven und spastische Schäden durch vasoconstrictorische Noxen verschiedenster Art. Die Folgen einer arteriellen Gefäßschädigung reichen bekanntlich von der Gangrän bis zu der nur unter Arbeitsbedingungen erkennbaren Durchblutungsstörung. Die ischämische Muskelkontraktur mit ihrer fibrösen Umwandlung der geschädigten Muskulatur ist als Volkmannsche Kontraktur bekannt. Mehr noch interessieren Versorgungsstörungen der Nerven selbst. Ob es eine segmental orientierte Blutversorgung der Nerven gibt, ist nicht sicher bekannt. Allem Anschein nach entspringen die Vasa nervorum sowohl der Zahl wie der Größe nach sehr variabel vom Hauptgefäßstamm der Gliedmaße direkt oder von kleineren Gefäßen. Nach Ramager (1927) sind die Nerven am Oberarm besser versorgt als am Unterarm, was aber von Perria (1940) bestritten wird. Die Bedeutung dieser Nervengefäße für die Regeneration der Nervenschädigung ist noch nicht in allen Einzelheiten bekannt. Zweifellos muß sie groß sein, da das organeigene Gefäßsystem der peripheren Nerven für alle polyneuritischen und toxischen Schäden eine entscheidende Rolle spielt (Kalm und Seitz). In der praktischen Nervenchirurgie scheinen die Nervengefäße in zweifacher Hinsicht von Bedeutung zu sein, zunächst, wenn Nerven besonders ausgedehnt aus ihrem Gewebezusammenhang ausgelöst werden müssen. Dies geschieht vor allem bei Verletzungen des N. ulnaris im distalen Unterarmgebiet mit großer Distanz. Um den Nerven überhaupt nähen zu können, muß er dann bis zum Oberarm freigelegt und in die Ellenbeuge verlagert werden, weil nur so der große Defekt spannungslos überwunden werden kann. Die wichtigste Gefäßversorgung des N. ulnaris erfolgt nach unseren Erfahrungen am Ellenbogen selbst und wir haben uns immer bemüht, die hier eintretenden Vasa nervorum soweit als möglich zu schonen. Der Nerv bekommt trotzdem ein livides Aussehen. Ohne es zahlenmäßig sicher nachweisen zu können, hatten wir immer den Eindruck, daß die Nervenregeneration in diesen Fällen besonders schlecht sei. Es kann aber nicht verhehlt werden, daß in einzelnen Fällen auch eine überraschend gute Regeneration eintrat, obwohl man bei der Operation den Eindruck einer schlechten Gefäßversorgung der Nerven hatte. Auch nach den anatomischen Untersuchungen (Ramager) bilden die über die Nervenäste eintretenden kleinen Gefäße eine wichtige kollaterale Zufuhr zu den kontinuierlichen Ketten von Gefäßästchen längs des ganzen Nerven. Der zweite wichtige Punkt hängt mit der später noch zu besprechenden sog. kritischen Resektionslänge zusammen. Werden nach Heilung der Nervennaht die in extremer Beugung fixierten Gliedmaßen gestreckt, so können bekanntlich Zugschäden am Nerven auftreten, die unseres Erachtens in der Hauptsache Zugschäden der Vasa nervorum sind und daraus resultierenden ischämischen Schäden zugeschrieben werden müssen. Das Experiment stützt diese Annahmen: Zugschäden der im Epineurium verlaufenden Gefäße führen so gut wie regelmäßig zu den mannigfaltigsten Gewebsschäden am Nerven.

Die Regeneration geschädigter Nerven kann wohl nur verbessert oder beschleunigt werden über eine Verbesserung der gestörten Blutversorgung. Bei der Besprechung der vegetativen Störungen nach Nervenverletzung wurde besonders auf die Beeinträchtigung der Vasomotorik hingewiesen. Jede Nervenschädigung, besonders der Nn. medianus und tibialis, stellt eine vasoconstrictorisch wirkende Noxe dar. Konstitutionell gefäßlabile

Menschen, wie besonders auch Jugendliche, scheinen quantitativ verstärkt zu reagieren. Gleichzeitig mit der Verletzung eingetretene Erfrierungen und direkte Gefäßverletzungen schädigen natürlich zusätzlich. So kann es nicht wundern, daß seit Jahrhunderten in der Behandlung der Nervenschäden durchblutungsfördernde Maßnahmen, Bäder der verschiedensten Art und Spasmolytika sich mit Recht großer Beliebtheit erfreuten und heute dazu die temporären Ausschaltungen sympathischer vasoconstrictorischer Nervenbahnen mit Novocain oder gelegentlich sogar die Sympathektomie aus dem Repertoire der Behandlung von Nervenverletzungen nicht mehr wegzudenken sind.

4. Die chirurgische Behandlung

a) Die Operationsindikation

Die Indikation zu einer primären Nervennaht, früher und auch im 2. Weltkrieg praktisch indiskutabel, muß heute im Zeitalter wirksamer antibakterieller Mittel erneut überprüft werden. Vor allem bedarf die Frage naturgemäß einer besonderen Beachtung für Friedensverletzungen mit glatter, unkomplizierter Wunde. Die Frage stellen, heißt zunächst beantworten, ob eine primäre Naht überhaupt zweckmäßig ist, oder ob erst die degenerativen Veränderungen am Nerven, insbesondere die Ausbildung der Büngnerschen Bänder abgewartet werden müssen. Eine prima reunio nervorum gilt seit den Untersuchungen von SHERREN unwiderrufen als unmöglich. BOURGIGNON glaubte zwar, an Hand einzelner Fälle festgestellt zu haben, daß die Degeneration unterbleiben könne, wenn die Naht innerhalb einer Stunde nach der Verletzung ausgeführt werde. Eine Bestätigung ist jedoch nirgends erfolgt, und es kann als sicher gelten, daß in jedem Fall die Degeneration des peripheren Nervenstücks eintritt. Andererseits ist auch die alte Auffassung von KILVINGTON sicher falsch. Er glaubte, daß die Degeneration erst abgewartet werden müsse, ehe eine Naht durchgeführt werden dürfe. Sein Irrtum beruhte darauf, daß er bei seinen Versuchen ein Jahr gewartet hatte, ehe er die degenerierten Nerven mit frisch durchschnittenen vertauschte und vernähte. Die Ursache für die schlechtere Regeneration der Naht des proximalen Endes der ein Jahr zuvor durchschnittenen Nerven auf das frisch durchschnittene periphere Stück war nicht dessen fehlende Degeneration, sondern die lange Wartezeit. Das frisch durchschnittene proximale Ende brachte für das ein Jahr lang degenerierte periphere Ende eine ungestörte Wuchskraft mit, die bei dem anderen proximalen Ende durch frustrane Auswuchsversuche nach einem Jahr erschöpft war. Schuld für die schlechten Resultate an den frisch durchschnittenen Nerven war nicht das Fehlen der Degeneration, der Ausbildung des Büngnerschen Bandes, sondern die erschöpfte Regeneration durch die lange Wartezeit. Aus eigenen Transplantationsversuchen (s. unten) geht eindeutig hervor, daß das nicht degenerierte Nervenstück sofort bewachsen werden kann. Die chirurgische Praxis zeigt auch, daß sich primäre und sekundäre Nervennähte in ihrer Restitutionsdauer aus anderen Gründen unterscheiden.

KRAUS und REISNER fanden bei der Gegenüberstellung primärer und sekundärer Nervennähte bessere Resultate bei der primären Naht bei der Zufallswunde, bei Schußwunden dagegen bessere Resultate bei der sekundären Naht. BORCHART hat nach den Erfahrungen des 1. Weltkrieges betont, daß eine primäre Nervennaht bei tadellos ausgeführter Wundexcision auch im Kriege möglich wäre. Im 2. Weltkrieg haben GOSSET wie COLEMAN den gleichen Standpunkt vertreten. Jedenfalls darf heute als feststehend gelten, daß aus Gründen der Regeneration eine primäre Nervennaht weder abgelehnt noch angepriesen werden kann. Ihre Ablehnung oder Anwendung erfolgt nach ganz anderen Grundsätzen, nämlich nach denen der technischen Möglichkeit. Wenn bei einer glatten Friedensverletzung bei der Wundrevision die Nervendurchtrennung festgestellt wird, wird jeder erfahrene Chirurg die sofortige Naht der Nerven für angezeigt halten. Ob man ihr die absolut günstigste Restitutionserwartung zusprechen kann (COLEMAN, SEDDON, SILER), ist schwer zu entscheiden. Erfolgt keine glatte Wundheilung, so ist nichts Entscheidendes verloren. Allerdings gilt auch für die primäre Naht der günstigen Friedensschnittverletzung der gleiche Grundsatz wie für die Schußverletzung, daß bei der Wundrevision die Nervennaht nicht durch eine weitgehende und komplizierende Freilegung und Mobilisation des Nerven erkauft werden darf. Als wichtigster Grundsatz für alle Fälle darf wohl gelten, was schon Enderlin im 1. Weltkrieg forderte, daß man bei allen Wundversorgungen, wenn man die primäre Naht nicht durchführen kann, jedenfalls doch die sichtbaren Nervenendigungen ohne Anfrischung einfach aneinandernähen soll, um für die spätere Freilegung möglichst günstige Verhältnisse zu schaffen. Eine primäre Nervennaht bei Schußverletzungen kann allgemein aus folgenden Gründen abgelehnt werden. Selbst unter Anwendung antibakterieller Mittel ist bei den ausgedehnten Trümmerzonen einer Schußverletzung eine primäre Heilung in vielen Fällen nicht zu erwarten. Die Erhaltung des Lebens bzw. die Erhaltung der verletzten Gliedmaße steht an erster Stelle. Vom speziell neurochirurgischen Standpunkt aus ist zu bedenken, daß der Zustand der Nervenendigungen nicht genügend beurteilt werden kann, vor allem nicht die eine Regeneration störende Trümmerzone am proximalen Nervenende. Weiter ist die so oft notwendige Mobilisation eines Nerven ohne wesentliche Erhöhung der Infektionsgefahr nicht möglich. Es kommt hinzu, daß das Epineurium frisch durchtrennter Nerven meist so dünn ist, daß der Naht technische Schwierigkeiten entgegenstehen (Spurling und Woodhall). Schließlich darf nicht vergessen werden, daß bei der Wundversorgung im Kriege der Zeitdruck dem Chirurgen meist eine genügend ruhige Bearbeitung der Nervenverletzungen nicht möglich machte (Seddon). Ganz allgemein gesehen kann man deshalb mit af Björkesten, Platt und Seddon formulieren, daß Nervenverletzungen dann primär genäht werden können, wenn eine primäre Heilung der Wunde mit genügender Wahrscheinlichkeit angenommen werden kann. Das gilt vor allem für die Friedensverletzungen. In allen fraglichen Fällen, zu denen die meisten Schußverletzungen gehören dürften, hat die Sekundärnaht den Vorrang, die nach Zachary und Holmes in einer Vergleichsserie zu besseren Resultaten führte. Spurling und Woodhall bestätigten das an 602 Fällen. Mißerfolge traten bei der Primärnaht in 22,4%, bei der Sekundärnaht nur in 5,0% der Fälle ein.

Die Ansicht über den Zeitpunkt für die sekundäre Nervenfreilegung hat sich sehr gewandelt. Dazu trugen die Erfahrungen des 2. Weltkrieges und der Ausbau der Elektromyographie bei. Die Erfahrungen des Krieges zeigten, daß die beste Zeit für eine Nervennaht zweifellos die 3.—5. Woche nach der Verletzung ist. Die Elektromyographie brachte erstmalig ein sicheres Urteil über die Artdiagnose für diesen Zeitabschnitt.

Auch die älteren Nervenchirurgen mit großer Erfahrung waren sich darin einig, eine Sekundärnaht eines sicher durchtrennten Nerven so früh wie möglich zu machen. Bei unklarer Artdiagnose aber galt vor allem im deutschsprachigen Gebiet ganz allgemein die Auffassung Foersters, daß zunächst eine konservative Behandlung von 4—6 Monaten durchzuführen sei, ehe die Indikation zu einem operativen Eingriff gestellt werden könne. Doch hat auch Foerster mehrfach betont, daß nach seiner Meinung die guten Ergebnisse der Nervennaht bei früherer Indikation (als 4—6 Monate) wahrscheinlich noch verbessert werden könnten. Meist konnte aber unter den Bedingungen des 1. wie auch des 2. Weltkrieges diese Zeit nicht einmal eingehalten werden, da die Wundstörungen, vor allem bei Mitbeteiligung der Knochen, eine frühere Freilegung des Nerven meist unmöglich machten. Ganz allgemein ist man sich auch heute noch darüber einig, daß grundsätzlich die Nervenfreilegung erst nach Abheilung der Wunde erfolgen dürfe. Zwar hat Lebedenko bei noch granulierenden Wunden operiert und Nervennähte ausführen können, und auch von Seddon wissen wir, daß er, anscheinend schon unter Penicillinschutz, Kausalgien bei noch granulierenden Wunden operierte und primäre Heilungen erzielte, eine so frühe Indikation wird jedoch immer die Ausnahme von der Regel bleiben. Die allgemein-chirurgische Forderung, daß wegen der latenten Infektionsgefahr wenigstens ein halbes Jahr und bei Osteomyelitiden noch länger zu warten sei, muß allerdings, insbesondere heute, abgelehnt werden. Schon im Kriege haben wir ohne Antibiotica und ohne moderne Chemotherapeutica eine Wartezeit von nicht länger als 4—6 Wochen bei Weichteilwunden

Tabelle 3. Kritische Zeit zwischen Verletzung und Operation (nach ZACHARY, Med. Res. Council)

Ulnaris	H. Verletzung	9 Monate
	M. Verletzung	16 Monate
	T. Verletzung	18 Monate
Medianus	H. Verletzung	9 Monate
	M. Verletzung	13 Monate
	T. Verletzung	32 Monate
Radialis	H. Verletzung	13 Monate
	M. Verletzung	16 Monate
	T. Verletzung	9 Monate
Peroneus	H. Verletzung	12 Monate
	M. Verletzung	13 Monate
	T. Verletzung	12 Monate
Tibialis	H. Verletzung	13 Monate
	M. Verletzung	15 Monate
	T. Verletzung	12 Monate

H = hoher Sitz, M = mittlerer Sitz, T = tiefer Sitz.

und röntgenologisch sequesterfreien Osteomyelitiden als völlig ausreichend angesehen. Schneidet man die Weichteilnarbe exakt in toto aus und verlagert die Nervennähte in narbenfreies Gewebe, so kann man im allgemeinen mit primärer Heilung rechnen. Im letzten Kriege hatten wir dabei Wundstörungen bei nur 1 % unserer Nervennähte zu verzeichnen, die zudem in vielen Fällen die Nervennaht nicht einmal mitergriffen, sondern sich auf subcutane und Hauteiterungen beschränkten.

Die örtliche Anwendung der Antibiotica hat heute keine wesentliche Bedeutung mehr, da es mit parenteraler Zufuhr der Mittel gelingt, auch am Verletzungsort einen ausreichenden Wirkungsspiegel zu erzielen. Die Nachteile einer örtlichen Anwendung (lokale Reizerscheinungen, Sensibilisierung durch Unterdosierung) können so vermieden werden.

Für die frühzeitige Freilegung argumentieren so erfahrene Autoren, wie es SPURLING und WOODHALL sind, wie folgt: „Es hat sich gezeigt, daß die frühzeitige operative Behandlung von Nervenverletzungen technisch weniger Schwierigkeiten macht als eine erst nach Monaten ausgeführte Operation. Die Mobilisation der Nervenenden ist einfacher zu bewerkstelligen, da die Bindegewebsreaktionen noch gering und die pathologischen Veränderungen an der Läsionsstelle noch nicht so ausgebildet sind. Der Zustand der Gelenke ist für den Fall etwa notwendiger Gelenkflexion nicht durch statische Fixation beeinträchtigt. Der Heilverlauf wird abgekürzt. Je länger man mit der Operation wartet, um so weiter gedeihen die degenerativen Veränderungen im distalen Stumpf, den Nervenendigungen und Nervenverbindungen sowie in der Muskulatur." Diesen Ausführungen möchten wir uns an Hand unserer Erfahrungen anschließen. Gründe für die frühzeitige Operation sind zunächst aus der Pathologischen Anatomie zu entnehmen. Zahlreiche Untersuchungen vor allem von ABERCROMBIE und JOHNSON haben gezeigt, daß die Degeneration mit Resorption der geschädigten Nervenelemente und Proliferation des Leitgewebes nach etwa 3 Wochen beendet ist, und daß in dieser Zeit, also in der 3.—4. Woche, auch die Regenerationskraft am stärksten zu sein scheint, da vor allem das Wachstum der Schwannschen Zellen zu dieser Zeit am stärksten ausgeprägt ist. Ultraspektrographische und elektronenmikroskopische Untersuchungen der letzten Zeit (CERVÓS-NAVARRO) an den Zellen der Spinalganglien der Katze haben nachgewiesen, daß 3 Wochen nach Durchtrennung des Ischiadicus die Restitutionsphase beginnt. Die Zusammenstellungen des 2. Weltkrieges haben bewiesen, daß die Prognose bei einer frühzeitigen Nervennaht um ein Vielfaches günstiger ist als die bei späteren Freilegungen (s. unsere Ergebnisse).

Die Operation einer Nervenverletzung kann naturgemäß nicht immer zum günstigsten Zeitpunkt erfolgen. Deshalb ist die Frage wichtig, wie lange nach der Verletzung noch mit einem Erfolg gerechnet werden kann. Daß auch noch nach Jahren Erfolge möglich sind, wenn auch quantitativ geringeren Ausmaßes, zeigen die Untersuchungen von AF Björkesten, Deery und Foerster. Auch im eigenen Material können zahlreiche Fälle angeführt werden. Man muß sich aber darüber klar sein, daß die Freilegung mehr als ein Jahr nach der Verletzung sehr problematisch wird. Die Regenerationskraft am proximalen Ende hat dann erheblich nachgelassen. Die Büngnerschen Bänder im peripheren Anteil sind bindegewebig sklerosiert. An den Endapparaten sind irreparable Schäden eingetreten. Die Muskulatur ist bindegewebig sklerosiert. Es brauchen dann nicht einmal Gelenkversteifungen, Durchblutungsstörungen u.a.m. eingetreten zu sein, um die Prognose zu verschlechtern. Nach allgemeinen Erfahrungen kann deshalb die Tabelle der kritischen Zeit von Zachary als Leitschnur genommen werden (Tabelle 3). Jenseits der in dieser Tabelle angegebenen Zeit lohnt sich normalerweise die Naht nicht mehr. Natürlich ist sie auch dann noch erlaubt. Der Verletzte muß aber auf die Bedenken hingewiesen werden. Noch wichtiger erscheint aber, daß die konservativ behandelnden Ärzte sich der Tragweite des langen Wartens bewußt werden.

b) Allgemeine chirurgische Probleme

α) Anaesthesie

Die prinzipielle Bevorzugung einer bestimmten Narkoseart ist wie bei allen anderen Operationen so auch bei der operativen Behandlung der Nervenverletzungen nicht gerechtfertigt. Eigenart und Gewohnheit des Operateurs, örtliche Verhältnisse, Zeitdruck u.a.m. spielen eine von Fall zu Fall wechselnde Rolle. Die Erfahrungen des vergangenen Krieges sind heute nicht mehr wichtig. Damals waren, wie auch in der Hirnchirurgie, die Lokalanaesthesien verschiedenster Art (Infiltrationsanaesthesie bei oberflächlich liegenden Nerven, Plexusanaesthesie für Armverletzungen, Lumbalanaesthesie für Beinverletzungen) die bevorzugten Narkosearten. So sind auch unsere eigenen Nervennähte während des 2. Weltkrieges mit diesen Betäubungen durchgeführt worden. Für die heutigen Verhältnisse gelten viele der damaligen Bedingungen nicht mehr, und es kann kein Zweifel darüber bestehen, daß heute die psycheschonende Allgemeinnarkose die Methode der Wahl auch bei der Freilegung und operativen Versorgung einer Nervenverletzung darstellt. Mit ihr ist man in der Lage, den Schnitt beliebig lang zu erweitern. Komplikationen bei der Operation, etwa Mitbeteiligung von Gefäßen u.a.m., können leicht berücksichtigt werden (Blutdrucksenkung). Die Entspannung der Muskulatur ist eine vollständige. Wir verwenden deshalb heute nur noch die Intubationsnarkose und infiltrieren die Schnittlinie zusätzlich nicht, was mancherorts feiner Hautblutungen wegen geschieht.

β) Blutleere

Die Blutleere wird auch heute noch von vielen Operateuren bei Operationen an den Extremitäten angewandt. Für die hier zur Frage stehenden Operationen halten wir die Blutleere jedoch nicht nur für unnötig, sondern für schädlich. Wer verletzte Nerven freilegen und nähen will, sollte die anatomischen Verhältnisse auch ohne Blutleere übersehen können. Die durch die Verletzung geschädigten Gliedmaßen, bei denen nicht selten auch die Durchblutung gelitten hat, vertragen eine zusätzliche Blutunterbrechung häufig nicht. Die Dauer einer Operation an einem verletzten peripheren Nerven ist nie abzusehen. Die Gefahr einer zusätzlichen Schädigung ist deshalb immer gegeben. Der Nutzen ist gering. Die sofort durchgeführte Blutstillung ist immer sicherer als eine solche nach Aufhebung der Blutleere. Auch bei komplizierenden Gefäßverletzungen ist die operative Blutleere unseres Erachtens unnötig, eine genügend weite Schnittführung und die Freilegung sowohl proximal wie peripher der Verletzungsstelle im Bereich des Gesunden das vernünftigste Vorgehen. Die örtliche temporäre Unterbrechung des geschädigten Gefäßes ist dann immer noch die schonendste Methode.

γ) Hautschnitt

Der Hautschnitt ist zunächst nach den Verletzungsverhältnissen auszurichten. Vorhandene Narben sind möglichst mitzuentfernen. Bei Schußverletzungen kann es sogar

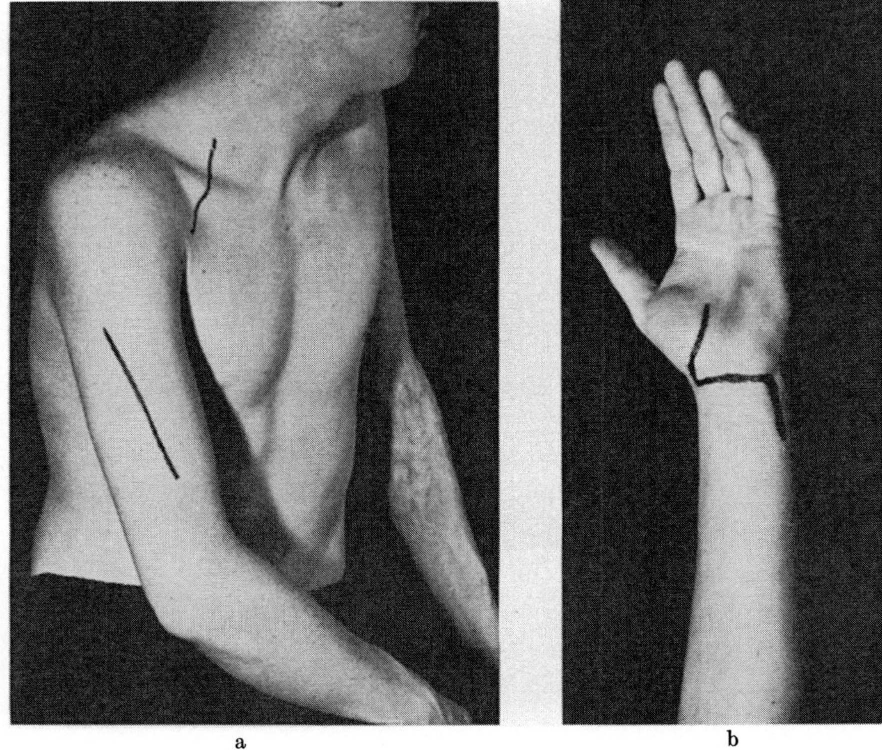

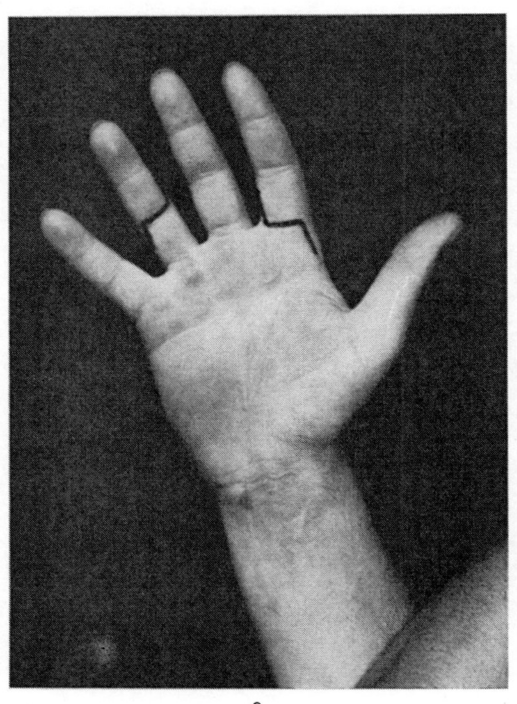

Abb. 18a—f. Schnittführungen zur Freilegung der einzelnen Nerven. a Schnittführung zur Freilegung des Plexus brachialis und des N. radialis. b Schnittführung zur Freilegung der Nerven am Handgelenk (auch Carpaltunnelsyndrom). c Schnittführung zur Freilegung von Fingernerven. d Schnittführung zur Freilegung der großen Nervenstämme am Arm. e Schnittführung zur Freilegung der Hohlhandnerven und der Nerven der Ellenbeuge. f Schnittführung zur Freilegung der Beinnerven

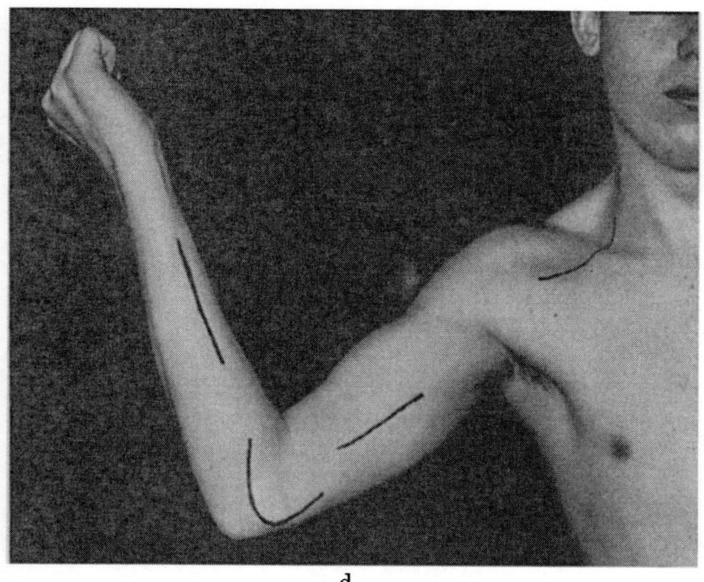

d

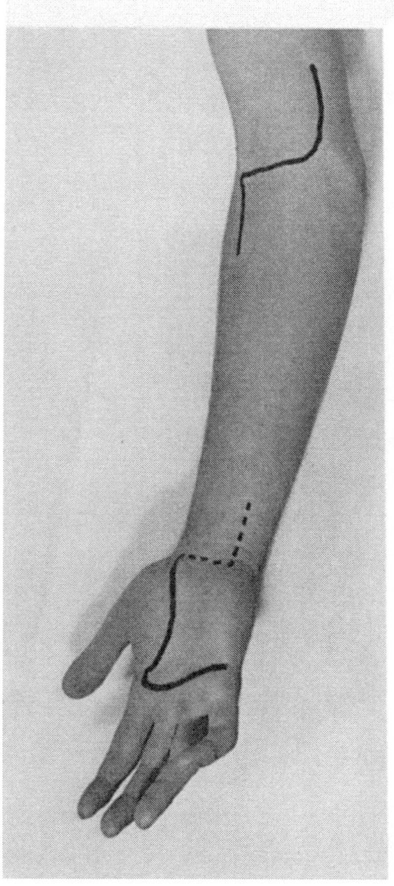

e

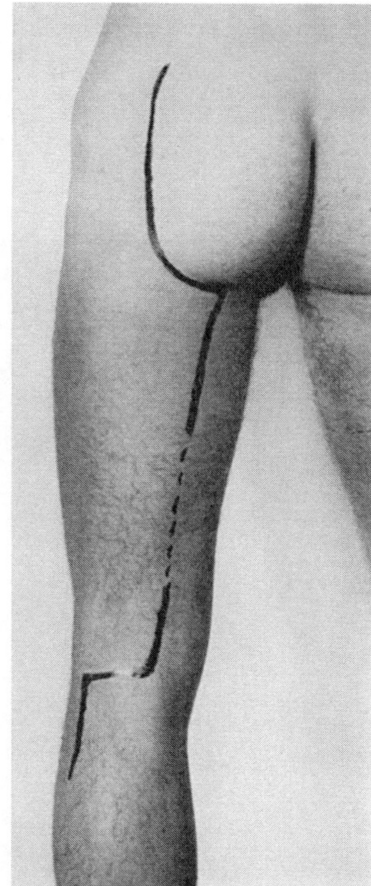

f

Abb. 18e—f

oft angeraten sein, in einer ersten Sitzung die Hautnarbe zu entfernen, um gute operative
Verhältnisse für die eigentliche Nervenfreilegung zu schaffen, insbesondere, wenn breite,
tief eingezogene Narben, z.B. nach einer langdauernden Eiterung und bei großen Weich-

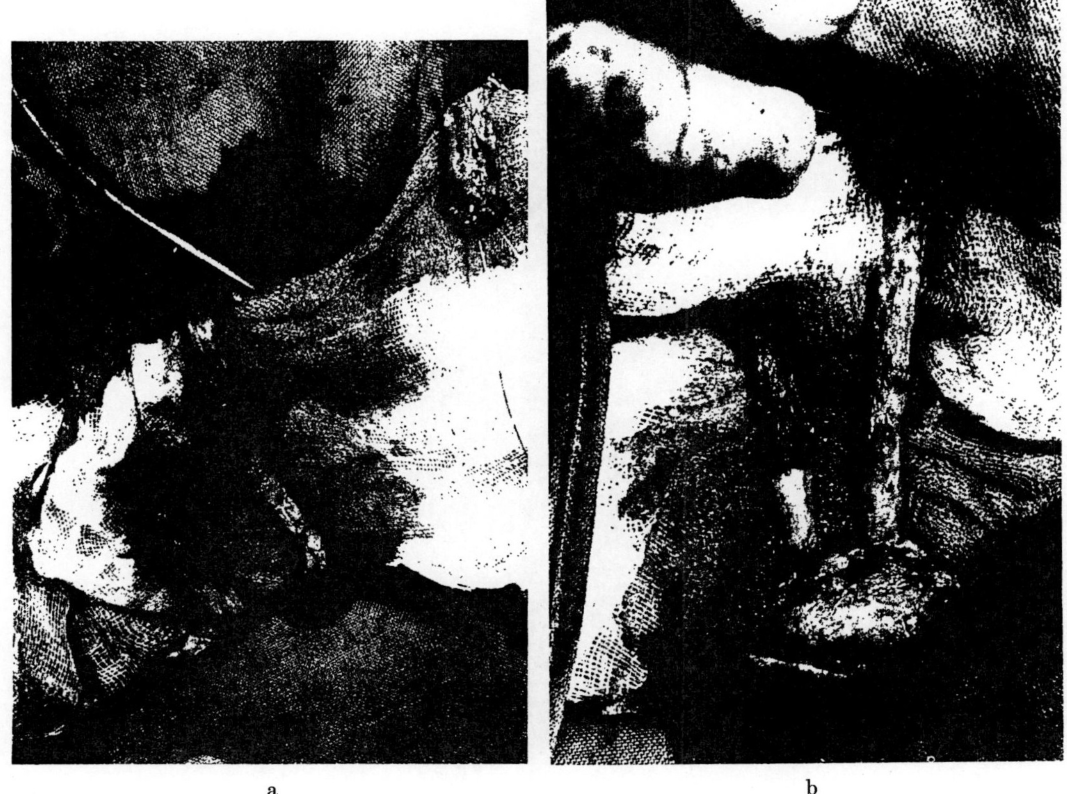

a   b

Abb. 19a u. b. Verwechslung der Nn. medianus und ulnaris bei Durchtrennung beider Nerven. Proximaler Medianusanteil mit distalem Ulnarisanteil vernäht: a) vor, b) nach der Sekundärnaht

teildefekten, vorliegen. Der Nutzen einer solchen Narbenregulierung erscheint uns den Zeitverlust zu rechtfertigen. Die Operation am Nerven kann dann günstiger durchgeführt werden, und die Nervennaht ist weniger gefährdet. Im übrigen muß sich der Hautschnitt naturgemäß nach den anatomischen Gegebenheiten, d.h. nach der Projektion des Nerven auf die Haut richten (Abb. 18a—f). Im allgemeinen dürfte der kürzeste Weg der beste sein. Im Bereich des Extremitätenschaftes ist der Längsschnitt über dem Nerven die gegebene Schnittführung. Etwas anders ist die Situation, sobald man den Nerven an einem Gelenk freilegen muß. Steht von vorneherein fest, daß die Nervenverletzung nicht ausgedehnt sein kann (scharfe Schnitt- und Stichverletzungen), sich also eine weitgehende Exploration und Mobilisation des Nerven voraussichtlich erübrigt, so sollte man auf alle Fälle einen Querschnitt in der Hautspaltenrichtung wählen, da er eine bessere funktionelle (und kosmetische) Hautnarbe ergibt. Muß man jedoch eine ausgedehnte operative Freilegung erwarten, so wird man sich am Handgelenk, in der Ellenbeuge und in der Kniekehle mit großem Vorteil einer z-förmigen Schnittführung (SELETZ) bedienen, in der Achselhöhle den Schnitt am besten etwas aus der Achselhöhle heraus und auf die Höhe des M. pectoralis legen. Immer aber sollte man auch daran denken, durch Quermarkierungen die Hautnaht bei späterer Entspannungsstellung der Gelenke zu erleichtern.

Allgemeines zur Freilegung der Nervenverletzungen. Die anatomischen Gesichtspunkte für die operative Freilegung der einzelnen Nerven können in jeder Operationslehre nachgelesen werden. Dem Anfänger sei dringend geboten, genügend weit freizulegen und die entsprechenden Nerven sowohl proximal als auch distal der Verletzungsstelle zunächst im Gesunden aufzusuchen, um von dort aus die Nerven zur Verletzungsstelle hin zu verfolgen. Damit wird er sich am ehesten vor Irrtümern schützen und unbeabsichtigte zu-

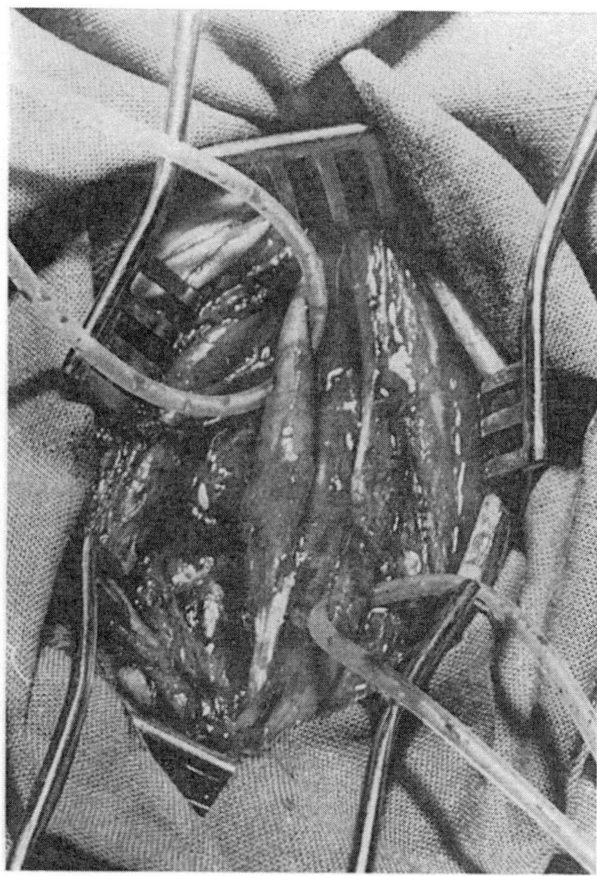

Abb. 20. N. medianus mit Beugesehne vernäht

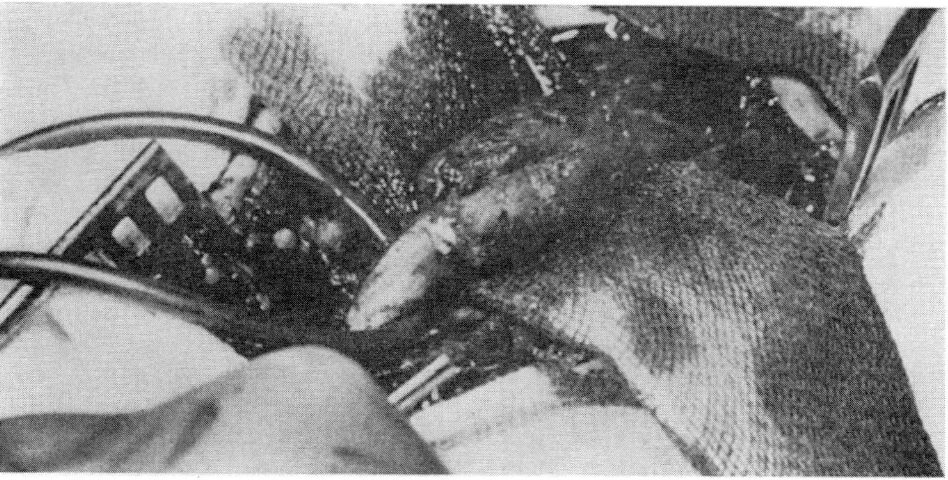

Abb. 21. Seitlich aneinandergenähte Nervenstümpfe mit entsprechenden Stumpfneuromen

sätzliche Verletzungen vermeiden. Daß diese Mahnung nicht unbegründet ist, zeigt leider immer noch die Praxis, daß Nerven miteinander verwechselt (Abb. 19a—b), Sehnen an Nerven (Abb. 20) angenäht werden u.a.m. (Abb. 21). Die technisch größten Schwierigkeiten entstehen in Gebieten von Nervenaufspaltungen und Astabgängen. Das ist besonders im proximalen Drittel des Unterarmes der Fall. Das rücksichtslose Freilegen

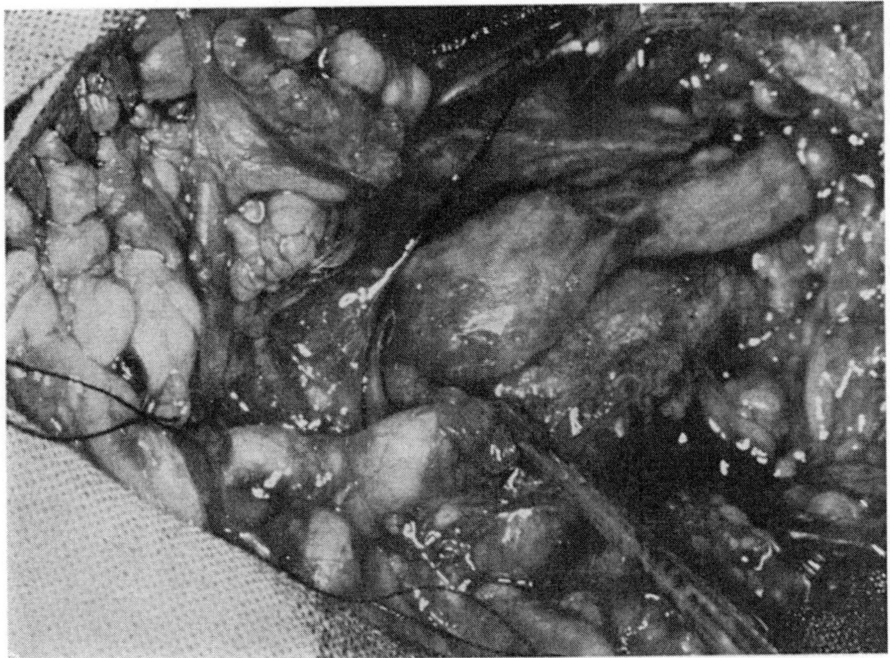

Abb. 22. Völlige Durchtrennung des N. ulnaris am Handgelenk mit großem Stumpfneurom am proximalen Nervenende

des Hauptstammes und das Zerstören noch funktionstüchtiger Muskeläste kann leicht den Nutzen der Operation ins Gegenteil verwandeln. Die freigelegten Nerven sollen mit weichen Gummischläuchen angeschlungen werden. Jede Gewalt, vor allem jede Quetschung des proximalen Nervenendes ist zu vermeiden. Bei der völligen Unterbrechung eines Nerven mit Ausbildung eines proximalen Stumpfneuroms (Abb. 22) ist die Freilegung und die Beurteilung der örtlichen Nervenverletzung natürlich am leichtesten. Bei Erhaltung der Kontinuität sollte man zunächst die Nerven grob befreien und dann sorgfältig am Epineurium von gesunden Stellen ausgehend die Narben abtragen. Die Narbenverhältnisse am Nerven können dann am besten beurteilt werden. Sehr irreführend kann ein glattes Zurechtschneiden unregelmäßiger Verletzungsstellen sein. Der Eindruck einer erhaltenen Kontinuität bei durchgehender Narbe kann dabei leicht zu schwerwiegenden Täuschungen führen.

c) Wichtige Faktoren für das Gelingen einer Nervennaht

Folgende Gesichtspunkte sind für das Gelingen einer Nervennaht wichtig:
Das Lebensalter.
Die Begleitverletzungen.
Der Ort bzw. die Höhe der Nervenverletzung.
Der Zeitpunkt der Operation.
Die Ausdehnung der Nervenverletzung.
Fehler der operativen Technik und postoperative Störungen.
Vor- und Nachbehandlung.

Das Lebensalter. Es wird oft, besonders im älteren Schrifttum angegeben, daß das Lebensalter für die Regeneration eines genähten Nerven keine Rolle spiele. Dies gilt sicher nur für die üblichen Nervenverletzungen des Krieges bzw. beim üblichen Lebensalter der Soldaten. Ob ein Verletzter 20 oder 50 Jahre alt ist, scheint verständlicherweise für eine Regeneration von untergeordneter Bedeutung zu sein. Bei Kindern ist dies jedoch

20*

ganz anders. Sie wurden ja leider im vergangenen 2. Weltkrieg durch das Hineinziehen der Zivilbevölkerung in die Kriegshandlungen besonders beim Luftkrieg gar nicht so selten verletzt und werden es auch im Frieden immer häufiger. Bei ihnen kann man nun eine wesentlich schnellere Restitution nach einer Nervennaht beobachten. Unvergessen ist ein 8jähriger Junge in unserem Krankengut, der eine Bombensplitterverletzung durch die linke Achselhöhle erhalten hatte. Der Splitter hatte ihm N. medianus, N. ulnaris und Arterie völlig zerstört. Die Nervennaht erfolgte 4 Monate nach der Verletzung. Sechs Wochen nach der exakt ausgeführten Naht waren beide Nerven völlig regeneriert. Ähnliche Beobachtungen kann man immer wieder machen, und es besteht meines Erachtens kein Zweifel darüber, daß die kindliche Regenerationskraft eines Nerven wesentlich besser ist als die der Erwachsenen.

Die Begleitverletzungen. Von großer Bedeutung für die Erfolge einer Nervennaht sind die komplizierenden Begleitverletzungen. Ausschlaggebend für die ganze Prognose kann dabei vor allem die Schädigung der arteriellen Blutversorgung sein, auf die früher schon hingewiesen wurde. Sind genügend Kollaterale vorhanden, wie im eben erwähnten Fall des 8jährigen Jungen, so kann auch eine Zerstörung der Hauptarterie unter Umständen belanglos sein. In anderen Fällen führt sie jedoch zu einer schweren Mangeldurchblutung der Extremität, deren schwerste Folge nach der Gangrän die sog. Volkmannsche ischämische Muskelkontraktur ist. In Friedenszeiten wird die rechtzeitige Erkennung und sofortige Behandlung mit dem Ziele der Naht der verletzten Arterie oder der Beseitigung des schnürenden Druckes beim Hämatom diese schlimmen Folgen verhindern können. Mangelnde ärztliche Kunst und Aufmerksamkeit verurteilen jedoch durch diese Durchblutungsschäden auch heute noch viele an sich erfolgreiche restaurative Nervenoperationen zum Mißerfolg. Das gleiche gilt für die schon früher erwähnten Gelenkschäden und die Knochenverletzungen. Ihre erste Folge, die Osteomyelitis, hat heute durch die Antibiotica wesentlich ihren Schrecken verloren.

Die Frage, ob bei gleichzeitig bestehenden Sehnenverletzungen die Nervennaht durchgeführt werden soll, wird verschieden beantwortet. Manche Chirurgen stehen auf dem Standpunkt, zunächst die Sehnenverletzung zu nähen und erst nach deren Heilung die Nervennaht durchzuführen. Bei der Sehnennaht adaptieren sie lediglich die Nervenenden. Andere bevorzugen prinzipiell gleichzeitige Sehnen- und Nervennähte, die bei glatten Wundverhältnissen auch unseres Erachtens in der Regel zweckmäßig sind. Gelegentlich wird auch die Meinung vertreten, daß man zunächst die Nervennaht durchführen solle, da von ihrem Erfolg die weitere Funktionsbesserung durch Sehnennaht abhängt. Es kommt hinzu, daß die Versorgung von Beugesehnenverletzungen durch Transplantate erst zu einem späteren Zeitpunkt durchgeführt wird.

Der Ort bzw. die Höhe der Nervenverletzung. Das alte Etzoldsche Gesetz, wonach distale Verletzungen allgemein gesehen eine bessere Prognose haben als proximale, hat sich auch im 2. Weltkrieg an großem Material bestätigt. Die Voraussetzungen dieses Gesetzes sind wahrscheinlich 2 Faktoren. Zunächst erreicht die primäre Degeneration nach einer Nervenverletzung um so leichter die nutritiven Zentren im Spinalganglion bzw. in der Vorderhornsäule, je proximaler die Verletzung ist. Es kann angenommen werden, daß diese primär-degenerativen Veränderungen an den Zellen der nutritiven Zentren, histologisch sich als sog. primäre Nisslsche Reizung zeigend, die Regenerationskraft der Achsencylinder beeinflussen. Es kann ebenso angenommen werden, daß die primär degenerativen Veränderungen um so stärker sind, je näher die Verletzung liegt. Der zweite Faktor sind die Veränderungen am peripheren abgeschnittenen Nervenende. Je länger die zu durchwachsende Strecke ist, um so mehr Schwierigkeiten scheinen sich dem auswachsenden Achsencylinder entgegen zu stellen. Jedenfalls besteht nach allen Erfahrungen der Grundsatz weiter, daß im allgemeinen distale Verletzungen eine bessere Prognose haben, wie z.B. eigene Erfahrungen zeigen (s. Tabellen 16 und 17).

Aber das gilt natürlich auch wieder, wie alles, mit Einschränkungen. Die beste Prognose haben zweifellos Nervenverletzungen, die nicht sehr weit proximal, aber auch nicht so weit distal sind, daß sie in den Bereich zahlreicher Astbahnen gelangen. Das bedeutet, daß Nervenverletzungen im Stamm 5—10 cm oberhalb der Aufzweigungen der Nerven am leichtesten regenerieren. Das hängt wahrscheinlich wiederum mit der immer wieder zu berücksichtigenden inneren Plexusbildung der Nerven zusammen. Bei einem noch nicht völlig determinierten Faszikelbild können die auswachsenden Achsencylinder, auch wenn einzelne Faszikel nicht besonders gut bewachsen werden, schließlich doch eine ausreichende Besetzung der später abgehenden Astbahnen garantieren. Liegt einmal die Determinierung in die einzelnen Astbahnen vor, so ist ein Mißerfolg viel eher möglich, da eine nun nicht bewachsene Astbahn keinerlei Möglichkeit hat, auf Umwegen doch noch bewachsen zu werden. Es kommt hinzu, daß ein Einwachsen motorischer Achsencylinder in sensible Büngnersche Bänder und umgekehrt ein fruchtloses Liebesbemühen ist. Deshalb sind im allgemeinen Nähte im Bereiche der Astbahnen besonders diffizil und Mißerfolge an einzelnen Muskeln oder Muskelgruppen bei guter Restitution anderer nicht selten. Nerven mit besonders differenzierter Muskelversorgung, wie etwa der N. ulnaris am Handgelenk oder der N. peroneus am Wadenbeinköpfchen, zeigen dadurch entgegen dem Etzoldschen Gesetz oft schlechtere Prognosen als etwa Nähte am Unterarm bzw. im Bereich des Oberschenkels.

Der Zeitpunkt der Operation. Im Kapitel Indikation zur Operation wurden die wichtigsten Punkte der heutigen Auffassung behandelt. Danach gilt für Friedensverletzungen im allgemeinen die Primärnaht, bei unsicherer Beurteilung wie bei Kriegsverletzungen die frühe Sekundärnaht, d. h. die Naht nach etwa 4 Wochen als der günstigste Zeitpunkt. Wenn man sich auch darüber klar sein muß, daß alle Angaben, wann eine Nervennaht überhaupt noch möglich ist, mit großer Zurückhaltung aufgefaßt werden müssen, so hat auch die englische Zusammenstellung von ZACHARY über die sog. kritische Zeitspanne eine gewisse Bedeutung. Natürlich sind Nervennähte auch noch nach Jahren möglich und erfolgreich. Eine optimistische Betrachtung der Ergebnisse ist aber nicht angebracht. Wo (vor allem kurz nach dem 2. Weltkrieg) solche Veröffentlichungen erfolgten, sind sie mit großer Vorsicht aufzufassen und wenig glaubhaft.

Die Ausdehnung der Nervenverletzung. Die Ausdehnung der Nervenverletzung spielt für die Regeneration an sich keine Rolle. In der Praxis bedeutet die ausgedehnte Verletzung jedoch eine stärker ausgeprägte primäre Degeneration. Astbahnen und Nervenabgänge sind häufiger einbezogen, vor allem aber kann eine ausgedehnte Verletzung unüberwindliche technische Schwierigkeiten durch die entstandene Distanz verursachen. Schon 1886 hatte SCHÜLLER darauf hingewiesen, daß die Grenze für eine Resektion 4 cm sei. Im allgemeinen werden die BABCOCKschen Angaben angeführt. Sie zeigen, wie weit für jeden Nerven bei möglichster Mobilisierung und weitgehendster Entlastungsstellung der Gelenke Distanzen zwischen den Nervenenden überwunden werden können (s. Tabelle 4). Diese Zahlenangaben sind jedoch für die praktische Nervenchirurgie kaum brauchbar.

Zwar können exakte spannungsfreie Nähte bei solchen großen Distanzen durchgeführt werden. Bei der späteren Mobilisierung werden die Nerven jedoch solch starken Zugkräften ausgesetzt, daß sie eine weitere Regeneration verhindern, besonders durch eine Durchblutungsstörung der Vasa nervorum. In der Ausdehnung der Resektion kann man sich deshalb nicht so sehr nach den BABCOCKschen Zahlen richten, sondern verwendet besser die von ZACHARY-SEDDON angegebenen sog. kritischen Resektionslängen (Tabelle 5). Auch sie sind natürlich Durchschnittswerte und können von Fall zu Fall variieren, sowohl in bezug auf die absolute Länge der Gliedmaße bzw. der Körpergröße des Verletzten, aber auch die Lage der Schädigung (HIGHET und SANDERS). Dicht vor Nervenaufsplitterungen kann peripher nicht sehr weit mobilisiert werden, so daß hier die überwindbaren Distanzen kleiner sind. Für den N. ulnaris gelten zweifellos etwas größere kritische Resektionslängen. Eine Verlagerung in die Ellenbeuge ermöglicht auch für Verletzungen am Handgelenk große Distanzüberbrückungen. Gute Resultate sind im Durchschnitt aber nur bei kleinen und mittleren Distanzen zu erreichen. Allgemein bringen Distanzen über 8 cm große Schwierigkeiten für die Technik und machen einen Erfolg sehr zweifel-

Tabelle 4. Maximale Resektionslängen (nach Babcock)

Plexus brachialis	11,5 cm
Radialis am Oberarm	15 cm
Radialis am Unterarm	10,5 cm
Ulnaris am Oberarm	16 cm
Ulnaris am Unterarm	12,5 cm
Medianus am Oberarm	15 cm
Medianus am Unterarm	23 cm
Ischiadicus	15 cm
Tibialis und Peroneus	13—15 cm

Tabelle 5. Kritische Resektionslänge (nach Zachary, Med. Res. Council)

Ulnaris	H. Verletzung	10 cm
	M. Verletzung	13 cm
	T. Verletzung	10 cm
Medianus	H. Verletzung	7 cm
	M. Verletzung	8,5 cm
	T. Verletzung	7 cm
Radialis	H. Verletzung	8 cm
	M. Verletzung	8 cm
	T. Verletzung	7,5 cm
Peroneus	H. Verletzung	9 cm
	M. Verletzung	8,8 cm
	T. Verletzung	9 cm
Tibialis	H. Verletzung	11,5 cm
	M. Verletzung	11 cm
	T. Verletzung	8 cm

H. = hohe Verletzung, M. = mittlere Verletzung, T. = tiefe Verletzung

haft. Es ist sehr zu überlegen, ob z.B. bei übergroßen Distanzen am N. radialis und peroneus der Verletzte nicht besser mit den sich hier anbietenden Sehnentransplantationen und beim N. tibialis mit einer Amputation im Unterschenkel versorgt ist. Dagegen wird man beim N. ulnaris und medianus wegen schlechter Ausweichmöglichkeiten schon eher eine Naht mit großer Distanz versuchen oder auch eine Transplantation in Betracht ziehen. Fehler der Technik, Vor- und Nachbehandlung sind bei der operativen Technik wie bei der konservativen Behandlung besprochen.

d) Die Nervennaht

Die einfache zirkuläre Naht ist die wichtigste Wiederherstellungsoperation am peripheren Nerven. Seit Hüter (1870) wird sie als reine Nervenscheidennaht durchgeführt. Sie ist überall dort indiziert, wo der Nerv endgültig unterbrochen ist und eine spontane Regeneration nicht erwartet werden kann. Die Entscheidung dazu ist leicht, wenn die operative Freilegung den Nerven völlig durchtrennt zeigt mit einem proximalen und distalen Stumpf, wobei der proximale als Ausdruck der frustranen Regeneration das typische Stumpfneurom zeigt. Schwierig kann die Entscheidung werden, wenn der Nerv in seiner Kontinuität äußerlich erhalten ist, die innere Faserstruktur jedoch völlig zerstört und durch eine intraneurale Narbe ersetzt ist. Hier die Entscheidung zu treffen, ob der Eingriff mit einer Neurolyse oder mit Resektion und Naht zu beenden ist, kann auch für den Erfahrenen schwierig sein. Eine Reihe von Faktoren können für die Entscheidung herangezogen werden. Zunächst kann man, jedenfalls praktisch, annehmen, daß die Faserstruktur erhalten ist, wenn der Nerv keine wesentliche Auftreibung zeigt, die äußere Nervenscheide intakt ist und sich aus dem Gewebe gut herauspräparieren läßt. Überhaupt

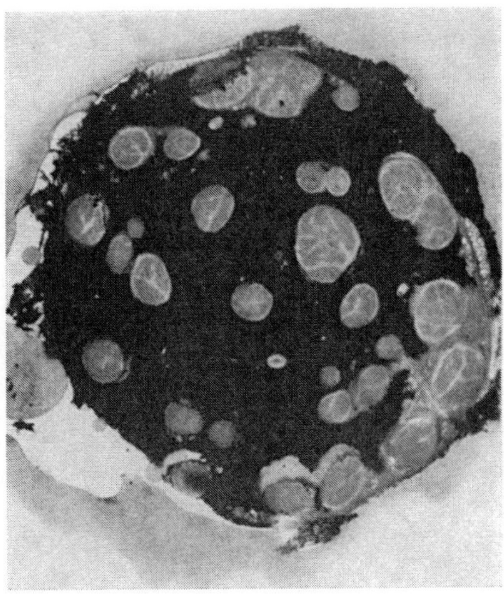

Abb. 23. Querschnitt eines normalen Nerven nach Aufschwemmung der interfasciculären Räume mit Tusche

ist die Möglichkeit der Präparation der äußeren Nervenscheide von großer Bedeutung für die Artdiagnose der Nervenverletzung. Ist sie nicht erhalten, so kann meist auch mit einer Zerstörung der Faszikel gerechnet werden. Der Unerfahrene darf sich nicht verleiten lassen, aus dem Narbengewebe heraus einen Nervenstrang modellierend zu schneiden, der dann nur ein narbiges Zwischenstück darstellt. Für die Entscheidung ist zweifellos der Zeitfaktor ein wichtiges Argument. Man wird sich leichter zur Resektion eines äußerlich intakt erscheinenden Nerven entschließen können, wenn genügend lange Zeit zu seiner spontanen Regeneration vergeblich abgewartet worden ist. Dieser Zeitfaktor spielt auch für die Frage der elektrischen Prüfung des freigelegten Nerven naturgemäß eine große Rolle. Die elektrische Reizung des Nerven oberhalb der freigelegten Verletzungsstelle ist allseitig eingehend erprobt worden. In den niedergelegten Meinungen kommt nicht immer deutlich zum Ausdruck, daß das Stadium der Regeneration, d.h. die Zeit nach der eingetretenen Verletzung für die Beurteilung naturgemäß sehr wichtig ist. Auch ein anatomisch erhaltener Achsencylinder mit funktionellem Ausfall kann in der ersten Zeit eine elektrische Reizfähigkeit vermissen lassen. So muß festgestellt werden, daß der positive Ausfall der elektrischen Prüfung oberhalb der Verletzungsstelle zwar immer beweist, daß der Nerv erhalten ist, ein negativer Ausfall jedoch nur dann verwertet werden kann, wenn die Zeit seit der Verletzung so lang ist, daß eine Regeneration eingetreten sein müßte. Die eigenen Erfahrungen decken sich durchaus mit denen von TÖNNIS, KOLMER u. a. In der heutigen Zeit, wo im allgemeinen die Nervenverletzung innerhalb von 4 Wochen freigelegt wird, spielt deshalb die örtliche Reizung des Nerven nur noch eine untergeordnete Rolle. Sie kann jedenfalls keine besseren Erkenntnisse als die präoperative Elektromyographie vermitteln. Im 2. Weltkriege hatte man große Hoffnungen auf die Kontrastdarstellung der Nerven gesetzt (KUDLECK, BODECHTEL und BUSCH). In Analogie zu anderen Kontrastmittelstops hatte man angenommen, auch im peripheren Nerven einen Kontrastmittelstop artdiagnostisch verwerten zu können. Wie seinerzeit von uns nachgewiesen werden konnte und später von KATZ bestätigt wurde, ist die Methode jedoch nur verwertbar bei freier Passage des Kontrastmittels. In allen diesen Fällen war jedoch die Artdiagnose auch ohne Kontrastmittel zu stellen, d.h., das äußere Bild sprach schon dafür, daß die Faszikel erhalten geblieben waren. Ein Stop des Kontrastmittels (Abb. 23, 24a—e) im peripheren Nerven besagt nur, daß die interfasciculären Räume verlegt sind. Dies kann aber auch der Fall sein, wie wir nachweisen konnten, wenn die leitenden Elemente der Faszikel selbst völlig intakt sind. Die Methode erwies sich deshalb

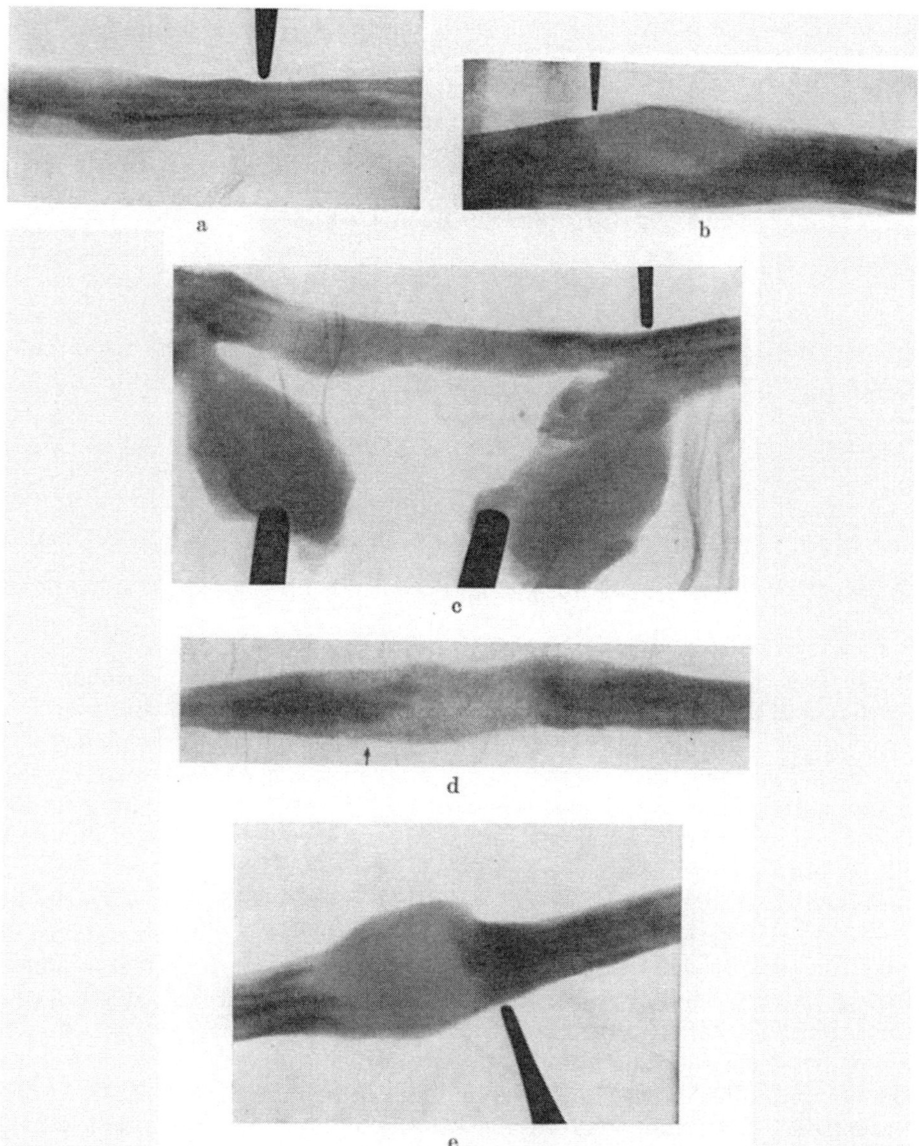

Abb. 24a—e. Kontrastdarstellung (Perabrodil) peripherer Nervenverletzungen während der Operation. a Röntgenaufnahme des mit der Umgebung verwachsenen N. peroneus bei der Operation nach Einspritzung von Perabrodil. Das Kontrastmittel läuft glatt durch. Nervenfaserbündel anatomisch erhalten. Funktionswiederkehr sofort nach der Neurolyse. b Röntgen-Kontrastaufnahmen des N. ischiadicus bei der Operation. Scharf abgegrenzte Teilschädigung des Nerven. Im Bereich der Zerstörung völliger Kontrastausfall. Im erhaltenen Nerven glatter Verlauf des Kontrastmittels. c Röntgen-Kontrastaufnahme des teilgeschädigten N. tibialis. Zerstörter Anteil abgelöst. Durchlaufender Teil anatomisch wie funktionell erhalten. Kontrastausfall auch in diesem Teil infolge Vernarbung der bindegewebigen Zwischenräume bei Unversehrtheit der Nervenfasern. d Röntgen-Kontrastaufnahme bei der Operation, verdickter N. ulnaris am Oberarm mit völligem Kontrastausfall. Proximal zungenförmiges Vordringen des Kontrastmittels (Pfeil). Histologisch Achsencylinder nur zum Teil zerstört. e Kontrastdarstellung eines Kontinuitätsneuroms. Völliger Kontrastausfall. Histologisch komplette Unterbrechung aller Faszikel

als überflüssig. Sie leistete im übrigen zweifellos nicht mehr als die alte Hoffmeistersche Kochsalzaufschwemmung, die schon im 1. Weltkriege keine wesentliche Bedeutung erlangt hatte.

Ist man sich über die Artdiagnose an einer freigelegten Nervenverletzung nicht im klaren, so bleibt als sicherste Methode nur das vorsichtige, quere, scharfe Eingehen auf die Verletzung, um erhaltungsfähige und gut sichtbare Faszikel nachzuweisen oder nicht. Alle erfahrenen Neurochirurgen diesseits und jenseits des Ozeans sind schließlich immer wieder auf diese Methode zurückgekommen, und wir selbst haben sie praktisch bei unserem großen Material als einzige sichere Entscheidung schätzen gelernt. Eine gute Lupenbrille erleichtert auch dem Normalsichtigen die Entscheidung. Gewiß kann man dabei in manchen Fällen in der Narbe noch erhaltene einzelne Faszikel durchschneiden. Lassen sich jedoch gut erhaltene Faszikel nicht nachweisen *und isolieren*, so ist es nach unseren Erfahrungen immer besser, eine Resektion und zirkuläre Naht durchzuführen, als auf eine völlig unsichere Restitution vielleicht nur einiger erhaltener Achsencylinder zu vertrauen.

Wenn in unserem Leitspruch zur Nervenoperation gefordert wurde, eine Naht so exakt wie möglich zu machen, so darf andererseits diese Forderung nicht über die biologischen Möglichkeiten hinausgetrieben werden. Ein peripherer Nerv ist kein Telephonkabel mit immer gleichem Querschnitt. Die innere Plexusbildung des Nerven ist so mannigfaltig, daß das Querschnittsbild von Zentimeter zu Zentimeter wechselt (vgl. Abb. 5) und nach Resektion einer verletzten Nervenstelle ein genaues Aufeinanderpassen der einzelnen Faszikel gar nicht möglich ist. Deshalb ist auch die alte STOFFELsche Forderung, die einzelnen Faszikel so exakt wie möglich aufeinander zu passen, illusorisch. Es gibt in der Praxis nach Resektion einer Nervenverletzung keine adäquaten Querschnitte mehr. So müssen sich die auswachsenden Fasern des nächstbesten Büngnerschen Bandes bemächtigen. Das wird jedoch dadurch ausgeglichen, daß am proximalen Stumpf durch dichotone Teilung eine Überschußbildung der Achsencylinder auftritt, die früher mit etwa 125%, nach den Untersuchungen von DOGLIOTTI jedoch mit 200—300% geschätzt wird. So geraten denn auch sensible Achsencylinder in motorische Bahnen und umgekehrt. ZÜLCH hat dazu eine interessante eigene Beobachtung gegeben, wenn diese vielleicht auch nicht verallgemeinert werden kann. Zwar hat BOEKE u.a. gezeigt, daß in der Zunge des Igels einwachsende sensible Fasern imstande sind, motorische Endplatten aufzubauen. Für den Menschen erscheinen solche Falschleitungen jedoch — jedenfalls nach den bisherigen Erfahrungen — unwichtig und die sog. Ambivalenz der einwachsenden Achsencylinder ist nur von theoretischem Interesse. Bei der überschießenden Faserproduktion am proximalen Ende erscheint jedenfalls die Forderung berechtigt, vor allem um eine gute Einwachsmöglichkeit am peripheren Nervenende bestrebt zu sein und hier die Adaption besonders sorgfältig durchzuführen. Das gilt ganz besonders, wenn die Verletzung im Bereich der Astbahnen erfolgt ist. Für die Aufteilungsgebiete im Bereich des N. ulnaris am Handgelenk und des N. peroneus am Wadenbeinköpfchen ist es deshalb von besonders großer Bedeutung. Eine nicht bewachsene Astbahn bedeutet ja einen absoluten und völligen Ausfall des Muskels, während das Nichtbewachsenwerden eines Faszikels im Stamm von geringer Bedeutung sein kann, da andere bewachsene Faszikel zum Ausgleich dienen können.

Über das Nahtmaterial hat es schon seit den frühesten Nervennähten Diskussionen gegeben. Heute ist festzustellen, daß alles Material ausreicht, was nicht frühzeitig resorbiert wird und keine Gewebsreizungen verursacht. Während das zweckmäßigste zur Verfügung stehende Material noch im 2. Weltkrieg die feine Seidennaht war, sind heute feinste Kunststoffäden (6 × 0) als das Material der Wahl anzusehen. Daneben hat sich feinster Stahl- bzw. Tantalumdraht bewährt.

Im 2. Weltkrieg hat die von MEDEWAR und YOUNG (1940) angegebene Fibrinnaht großes Aufsehen erregt. Die aneinandergelegten Nervenstümpfe wurden in einer entsprechenden Apparatur mit einer Manschette umgossen, die aus Menschenplasma vermischt mit Hähnchenplasma und Hühnerembryonenextrakt bestand. Diese Versuche waren jedoch nicht imstande, die feine Seidennaht zu ersetzen, wie denn auch die Nachuntersuchungen von TARLOV ergeben haben, daß diese Plasmanaht in vielen Fällen nicht hielt und im übrigen schwere Narbenbildungen erzeugt hat.

Versuche mit neuen Gewebeklebstoffen (Acrylsäure-Derivaten) sind in den letzten Jahren in der gesamten Chirurgie vielversprechend verlaufen. Die positiven Ergebnisse

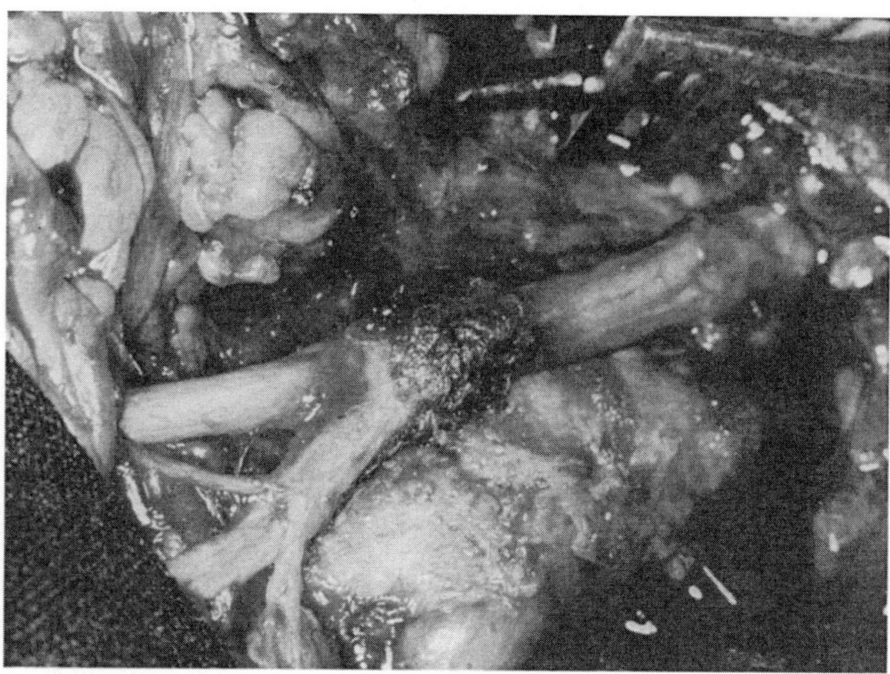

Abb. 25. Verstärkung einer sekundären Nervennaht durch äußeres Aufbringen von Acryl-Klebstoff

von Tierversuchen (HEISS u. FAUL u.a.), bei denen eine „nahtlose Nervennaht" durch Zusammenkleben der gesamten Circumferenz erreicht wurde, können nicht auf die Verhältnisse beim Menschen übertragen werden. Durch experimentelle Untersuchungen über Gewebsverträglichkeit und Gewebsreaktionen bei Anwendung dieser Klebstoffe (BETTAG u. KERSTING) konnte nachgewiesen werden, daß die polymerisierten Klebstoffe lange Zeit unverändert im Gewebe liegen bleiben und als Fremdkörper wirken. Eine „Nervennaht" durch Zusammenkleben von Nervenstümpfen kann deshalb nur äußerlich zu einer Wiederherstellung der Kontinuität führen. Der zwischen die Nervenenden eindringende Klebstoff muß aber zwangsläufig ein Einwachsen von Achsencylindern in den distalen Nervenabschnitt verhindern. Wir haben deshalb die Klebstoffe bei Nervennähten nur äußerlich angewendet, d.h. zur Verstärkung und Stabilisierung der Nervennaht wird diese Naht zum Abschluß mit kleinen Klebstoffmengen ummantelt (Abb. 25). Dabei ist genau darauf zu achten, daß kein Klebstoff zwischen die Schnittflächen der Nerven eindringen kann.

Einer der wichtigsten Faktoren der zirkulären Nervennaht ist die Überwindung großer Distanzen. Bei der Besprechung der kritischen Resektionslänge wurde schon darauf hingewiesen. Es ist ja nicht nur wichtig, daß im Augenblick der Operationen die Stümpfe aneinander gebracht werden können. Die später geheilte Nervennaht muß auch der Zugbelastung bei Remobilisation des in Entspannungsstellung fixierten Gliedes standhalten.

Die nach der Resektion einer Nervennarbe entstandenen Distanzen können überwunden werden: 1. durch weitgehende Mobilisierung der Nervenenden, 2. durch Entspannungsstellungen der Gelenke, 3. unter Umständen durch Nervenverlagerung, besonders am N. ulnaris. Die von BABCOCK (1927) angegebenen extremen Längen, die nach Anwendung der drei erwähnten Methoden gewonnen werden können, sind in der Praxis meistens nicht zu erreichen. Im allgemeinen gelten die auch für die Höhe der Läsion different angegebenen kritischen Resektionslängen von SEDDON, die naturgemäß von Fall zu Fall etwas differieren können.

Die Mobilisierung der Nervenenden muß im Bereich der narbigen Veränderungen naturgemäß scharf erfolgen. In narbenfreien Gebieten gelingt eine vorsichtige stumpfe Ablösung meist schonender als eine scharfe. Daß auf die abgehenden Nervenäste geachtet werden muß, ist selbstverständlich. Es bleibt nicht aus, daß zum Nerven tretende kleine Gefäße verlorengehen. Über die Blutversorgung der Nerven und ihre Bedeutung wurde oben schon berichtet. Im allgemeinen wird angenommen, daß die Mobilisierung in proximaler Richtung ungefährlicher ist als die in distaler Richtung. Es wird meist (vor allem auch von SEDDON) angenommen, daß distal die Kollateralen wichtiger sind als proximal. Ich persönlich habe mich davon nicht so sehr überzeugen können, z.B. bei weitgehenden Mobilisierungen bei Verlagerungen des N. ulnaris. Eine größere Bedeutung kommt unseres Erachtens den Zugschäden und Verletzungen an den peripher befindlichen Astabgängen zu, die auch bei noch so schonender Mobilisation nicht immer vermieden werden können. Das proximale Nervenende gibt viel leichter einem vorsichtigen Zuge nach, zumal hier der Zug auch in Richtung der abgehenden Äste erfolgt. Gelegentlich müssen abgehende Äste vom Stamm des Nerven scharf abgelöst werden, was im allgemeinen in einer Ausdehnung von 2—3 cm leicht gelingt. Dadurch wird der Nervenstamm meist wesentlich leichter mobilisierbar. Ein weitergehendes Auslösen des Astes gelingt wegen der nun vorhandenen Aufsplitterung auf die einzelnen Faszikel nicht ohne Verletzung von einzelnen Fasern.

Der größte Raum ist durch die Entspannungsstellung der Gelenke zu gewinnen. Als didaktisch einprägsame Darstellung ist die Abbildung von SELETZ bekannt geworden. Die Methode selbst ist naturgemäß allen Chirurgen geläufig, seitdem Nervennähte im größeren Umfange durchgeführt werden. Liegt die Nervenverletzung in der Nähe des zu beugenden Gelenkes, so ist vor der zirkulären Nervennaht der übrige Wundschluß soweit als möglich vorzupräparieren, weil er sonst unter der starken Beugestellung nur schwierig durchgeführt werden kann. Insbesondere muß auf adäquate Anpassung der Haut geachtet werden. Übertriebene Gelenkstellungen sind möglichst zu vermeiden. Das gilt vor allem für das Handgelenk. Das Fixieren extremer Beugestellungen ist meist sehr schmerzhaft. Außerdem treten bei den sehr kurzen Bewegungsmöglichkeiten der Nerven am Handgelenk sehr schnell nach Heilung der Naht Zugspannungen auf, die unter Umständen ein gutes Resultat vereiteln. Besser ist es dann, die Mobilisierung nach proximal noch weiter zu betreiben.

Neben den Gelenkentlastungen können bei einzelnen Nerven Verlagerungen weiteren Gewinn an Distanz bringen. Im allgemeinen lohnt es sich nur am N. ulnaris, der aus seiner Lage um den Epicondylus herum ausgelöst und in die Ellenbeuge verlagert, wesentlich an Länge gewinnt. Am N. radialis lohnt sich dagegen die Verlagerung meist nicht, zumal die distalen Tricepsäste geopfert werden müssen. Im speziellen Teil wird darauf noch weiter eingegangen werden.

Es hat sich uns immer als außerordentlich wichtig erwiesen, die Resektion der Nervennarbe nicht eher vorzunehmen, als bis die Mobilisierung ausgeführt und die Entlastungsstellungen der Gelenke erprobt sind. In kritischen Fällen kann ein sparsames Resezieren proximal die entscheidenden Millimeter erbringen, unter Umständen kann man auch die Nervenenden für einige Minuten aneinander halten, wonach sie im allgemeinen sich noch etwas, unter Umständen um die entscheidenden Millimeter dehnen lassen. Es ist immer wieder der Vorschlag gemacht worden, den Knochen zu resezieren, wenn es sich als unmöglich erwies, die große Distanz zu überwinden. Eine wesentliche Bedeutung hat diese Methode jedoch, wie auch dem Schrifttum zu entnehmen ist, nicht erlangt. Sie kann sicher nur in Ausnahmefällen einen relativen Wert haben. In einem eigenen Fall einer kompletten Ischiadicusverletzung war das andere gesunde Bein durch einen Schußbruch um 12 cm verkürzt. Bei der Freilegung der Nervenverletzung war eine Überbrückung nicht möglich. Hier entschlossen wir uns zur Resektion des Knochens, der nach Bolzung glatt heilte. Die Nervennaht hatte sich spannungslos ermöglichen lassen. Leider ist das Resultat nicht bekannt, da wir den Verletzten durch die Kriegswirren aus den Augen verloren haben. Im übrigen haben wir nie mehr ernstlich vor der Frage gestanden, durch Knochenresektion eine wesentliche Verbesserung erzielen zu können.

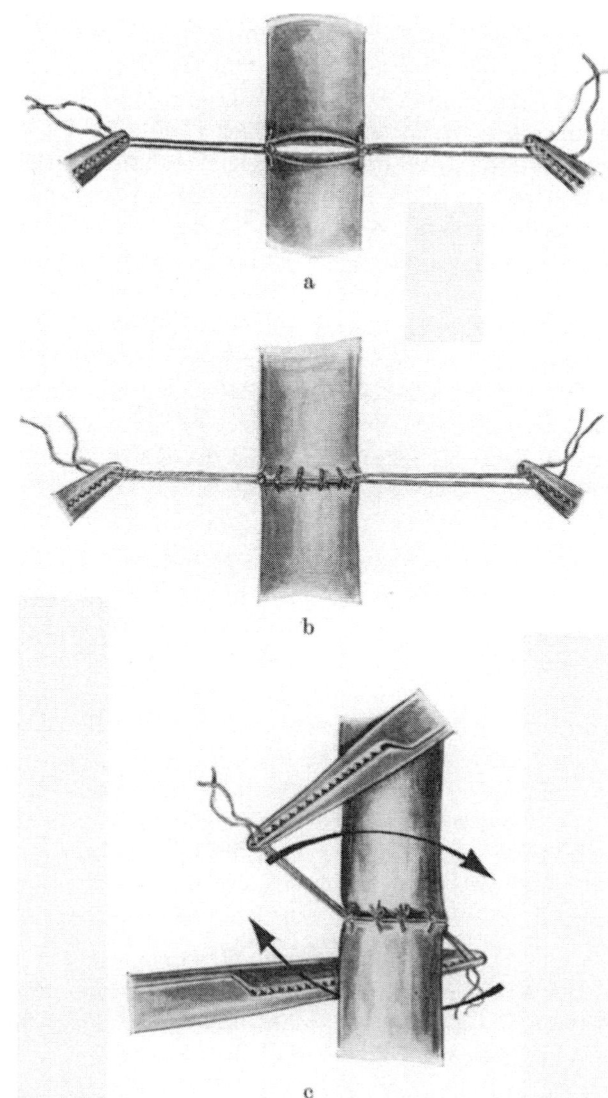

Abb. 26 a—d. Technik der zirkulären Nervennaht. a Knüpfen der Haltefäden; b Naht der vorderen Circumferenz der Nervenscheide; c Drehen des Nerven; d Naht der hinteren Circumferenz der Nervenscheide

Das Absetzen der narbigen Nervenenden oder der Nervennarbe selbst muß verständlicherweise so scharf wie möglich erfolgen. Rasierklingen eignen sich dazu zweifellos gut.
Die modernen auswechselbaren Klingen der chirurgischen Messer genügen aber sicher.
Der Schnitt erfolgt am besten zunächst in der Narbe, um dann schrittweise nach proximal
und distal vorzudringen. Man hält den Nerven zweckmäßigerweise auf seinem Finger und
schneidet scheibenweise, bis ein guter Querschnitt (mit der Lupe) zu erkennen ist. Der
Querschnitt muß vor allem distal eine völlig exakte Zeichnung aufweisen, und die einzelnen Faszikel müssen mit den interfasciculären Räumen deutlich erkennbar sein. Am
proximalen Ende darf noch Ödem vorhanden, aber es müssen natürlich auch hier die
Faszikel sichtbar sein.

Bei der nun folgenden zirkulären Naht sind die ersten beiden Nähte die wichtigsten.
Sie müssen exakt sitzen und halten. Allgemein werden Einzelknopfnähte durchgeführt.
Bei Spannung des Nerven kann die Naht der Rückwand vor allem bei stärkerer Beugung
im Gelenk schwierig sein. Man näht sie deshalb zweckmäßigerweise zuerst (Abb. 26 a—d).

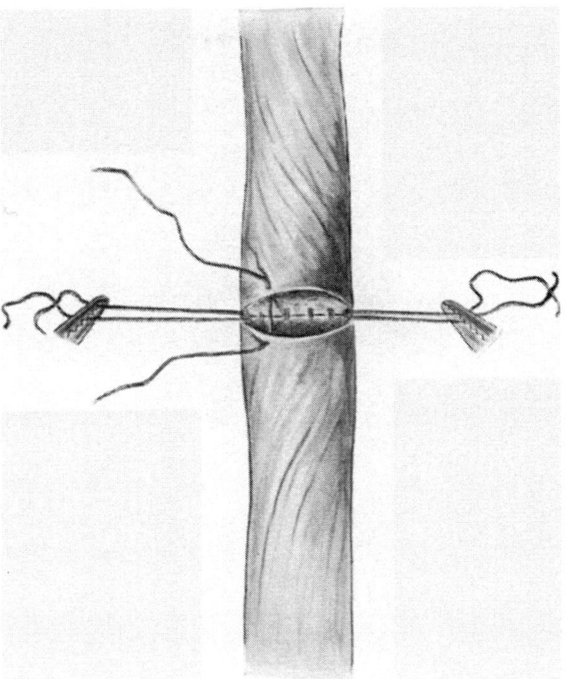

Abb. 26d

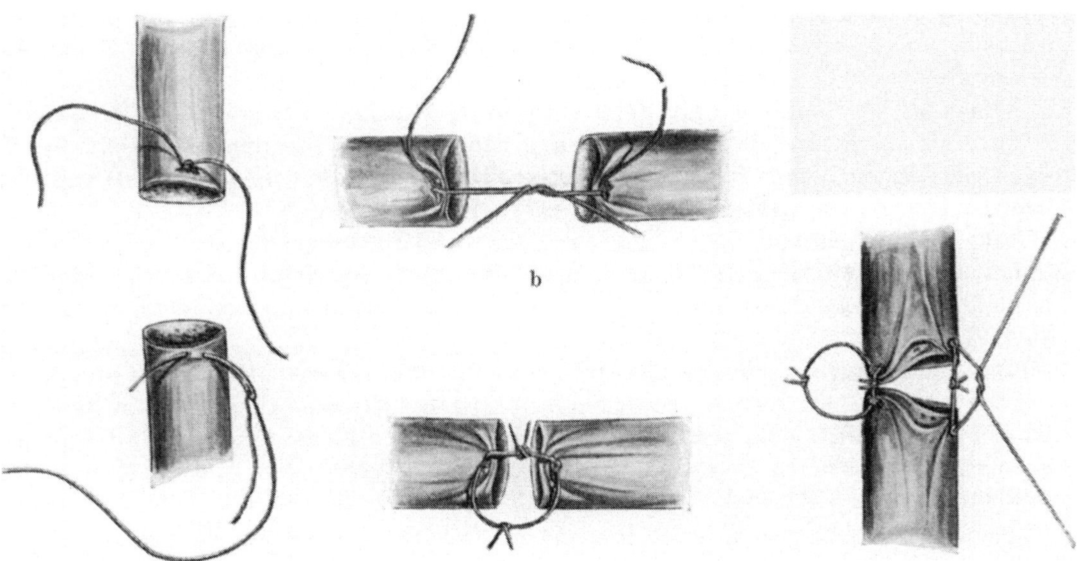

Abb. 27a—d. Technik der Nervennaht, Vorgehen bei erhöhter Spannung, Fixieren von Zügeln an der Nervenscheide, Knüpfen der Zügel unter fortschreitendem Zug

Reißt die Nervenscheide bei den ersten beiden Haltefäden ein, so kann es sehr zweckmäßig sein, die Fäden um ein Stück Epineurium zu knüpfen und dadurch fest zu machen (Abb. 27a—d). Die größte Verantwortung trägt bei der unter Spannung erfolgten Naht der die Gliedmaßen haltende Assistent. Wird das Gelenk unbeabsichtigt gestreckt und reißen die Nähte, ist eine erneute Naht meist außergewöhnlich erschwert.

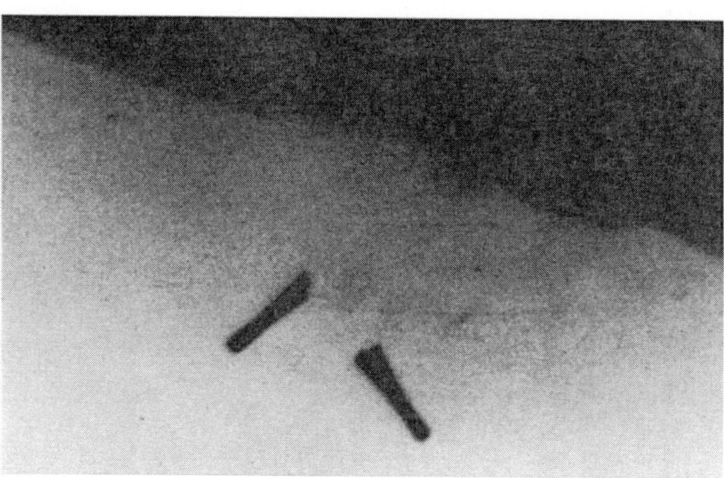

Abb. 28. Röntgendiagnose einer Nahtdehiszenz. Die an der proximalen und distalen Nervenscheide parallel dicht nebeneinander angebrachten Silberclips sind durch Nahtdehiszenz auseinandergezogen worden

Ist die Nervenscheide locker und zieht sich vor, so muß sie etwas größer gefaßt werden, damit kein Hohlraum entsteht.

Vor der Naht sind selbstverständlich blutende, intraneurale Gefäße am besten durch feinste Unterbindung zu verschließen. Die Blutstillung durch Elektrocoagulation ist zu riskant. Selbstverständlich nur vorübergehend kann ein Muskel- oder Fibrinstück zur Blutstillung aufgedrückt werden. Ein Stumpfhämatom zwischen der Naht kann das Resultat genauso gefährden wie das Einkrempeln von Nervenscheidenstücken oder das Zurücklassen eines Muskelstückes.

Vielfach wurde die Naht durch ein aufgenähtes Fascienstück gesichert (Riechert). Um spätere Dehiszenzen sichtbar zu machen, haben wir bei Spannungen regelmäßig die Nervenscheidenenden mit 2 Clips markiert (Abb. 28). Seddon verwandte kleine Goldplättchen. Sie können später röntgenologisch kontrolliert werden.

Ist die Distanz nicht zu überwinden, so kann unter Umständen die Naht bis auf wenige Millimeter Abstand durchgeführt und nach 4 Wochen wiederholt werden. Es läßt sich zwar dann die Distanz meist überwinden, die Resultate scheinen jedoch nicht sehr zuverlässig zu sein.

Manchmal bestehende Querschnittsunterschiede — besonders bei Ödem am proximalen und Schrumpfung am distalen Stumpfende — lassen sich meist durch geschicktes Verteilen der Knopfnähte gut überwinden. Als wichtigstes muß das periphere Ende mit genügenden auswachsenden Faszikeln besetzt sein. Am proximalen Ende darf eher ein Faszikel überstehen als distal.

Eine Umscheidung der Nervennahtstelle mit welchem Material auch immer muß abgelehnt werden. Es ist ganz unverständlich, welche Vorteile sich die Verfechter dieser Methoden davon versprechen. Entweder ist die Naht des Epineuriums exakt und die auswachsenden Fibrillen der proximalen Faszikel finden die Büngnerschen Bänder oder sie wachsen aus dem Epineurium heraus, finden dann auch keinen Anschluß, wenn sie umscheidet sind. Bisher ist es auch noch in keinem Falle gelungen, eine klinische Verbesserung durch die Methode nachzuweisen. Die Verbesserung wird immer nur im subjektiven Anblick der frischen Naht gesehen. Dabei ist die Geschichte der Nerveneinscheidungen seit dem 19. Jahrhundert so bunt wie nur irgend etwas. Jedes Material ist versucht worden: Peritoneum, Gefäßwandungen, selbst entkalkte Knochen, künstlich hergestellte Magnesiumröhrchen, Gummi, Agarröhrchen, schließlich Pergament, und mit der neuen Technik erschienen das Tantalum, das Plexiglas und neuerdings der nylonverstärkte

Mikrofilter Millipore. Mit der Entdeckung jedes neuen Stoffes folgen zwangsläufig in der Literatur Mitteilungen, daß hiermit die Nervennähte wesentlich besser durchgeführt und gesichert werden könnten. Während des 2. Weltkrieges hat das Tantalum im angelsächsischen Schrifttum eine große Rolle gespielt. Prompt kam kurz nachher die Ernüchterung als CLIFFTON (1948) die Sinnlosigkeit bewies. Er fand keinen Nutzen, es sei denn, daß man die Hülle um eine Nervenverletzung legt, die erst später reseziert werden soll. Natürlich wird dadurch die Sekundärnaht erleichtert, weil die Nahtstelle leichter freizulegen ist. Alle Fälle, bei denen jedoch die Möglichkeit einer Tantalumumhüllung besteht, sind zweifellos auch für eine Primärnaht geeignet. Auch die Verwendung der Tubulisation mit den verschiedensten Mitteln bei „nahtlosen Nähten" erscheint nicht sinnvoll. Bei der Plasmanaht nach YOUNG und MEDAWAR wie auch bei den neuen Nähten mit Kunststoffen ist ja schon eine Tubulisation geschaffen und eine zusätzliche kann keine Besserung versprechen. Als Vorteil wird bei der Tubulisation erwähnt, daß nach der Entfernung des Tantalums wie auch des Millipore nach 4—6 Wochen die Nahtstelle gegenüber den früheren nicht aufgetrieben sei. Autoren, die so etwas verkünden, zeigen, daß sie keine Vergleichsmöglichkeiten besitzen. Nahtstellen sind nach 4 Wochen meist noch nicht aufgetrieben, und im übrigen sind die Auftreibungen kein Zeichen für eine schlechte Naht.

Es gibt keine noch so gute zirkuläre Nervennaht, die nicht eine gewisse Auftreibung erkennen ließe, da niemals alle auswachsenden Achsencylinder und vorwachsenden Schwannsche Zellen Anschluß an die peripheren Stümpfe bekommen, so daß zwangsläufig leichte Auftreibungen der Nervennähte die Folge sind. Mit allen Umscheidungen verhindert man nicht das Verwachsen, sondern fördert es. Es ist deshalb auch interessant, daß die Tubulisation im Finger- und Hohlhandbereich, d.h. in unmittelbarer Nähe von Sehnen und Gelenken, abgelehnt wird, weil es hier zu Gewebsirritationen komme. Was aber in diesen Gegenden ungesund ist, kann unmöglich in anderen Gegenden gesund sein. Es wird allenfalls vom Gewebe vertragen. Die einzig wahre Umscheidung einer Nervennahtstelle ist das gesunde narbenfreie Gewebe, und der Schaffung eines guten Nervenbettes ist deshalb immer größte Beachtung zu schenken. Wo eine direkte Polsterung des Nerven erforderlich erscheint, etwa am Knochen, kann nur im allgemeinen die gestielte und gut ernährte Gewebelappenverschiebung günstige Verhältnisse bringen. Die beste Umscheidung für die Nervennaht ist zweifelsohne die Muskulatur oder das subcutane Fettgewebe.

e) Die Teilnaht

Neben der völligen Durchtrennung sind scharf erfolgte Teilschädigungen mit einem Teilneurom noch am leichtesten zu beurteilen. Die häufig vertretene Auffassung, daß bei erheblicher Schädigung die völlige Resektion besser als die Teilnaht sei, kann man weder im Nervenstamm noch im Bereiche der Astbahnen gelten lassen. Jedenfalls ist eine völlige Resektion nur bei diffus den Nerv durchsetzenden Teilschädigungen berechtigt. Bei scharf abgesetzten Teilschädigungen aber und der Möglichkeit der Dissektion eines noch so kleinen erhaltenen Anteiles sollte man an Faszikeln erhalten, was immer intakt geblieben ist. Auch die beste Naht ist nicht so gut wie der ursprüngliche Nerv und eine Teilnaht läßt sich mit etwas Erfahrung meist technisch exakt ausführen. Bei den Teilschädigungen muß ganz besonders auf die Höhe der Verletzung hingewiesen werden (s. oben). Bei hoch proximal im Stamm sitzenden Verletzungen kann bekanntlich etwa ein Drittel des Stammes als Teilschädigung unbeachtet und unbehandelt bleiben, da die innere Plexusbildung den Schaden ausgleicht. Im Bereiche der Astbahn muß hingegen auch die kleinste Teilschädigung reseziert und genäht werden. Entgegen der meist vertretenen Auffassung des Eingehens längs der Verletzungsstelle zur Erkennung der Ausdehnung einer Teilnarbe, fährt man besser, wenn man scharf quer auf die stärkste Vernarbung eingeht, bis mit der Lupenbrille die erhaltenen Faszikel zu erkennen sind. Ist die Teilnarbe in der Länge sehr ausgedehnt, so kann sich bei ihrer Ablösung die innere Plexusbildung sehr störend bemerkbar machen. Da genügend Platz für die Schlingenbildung

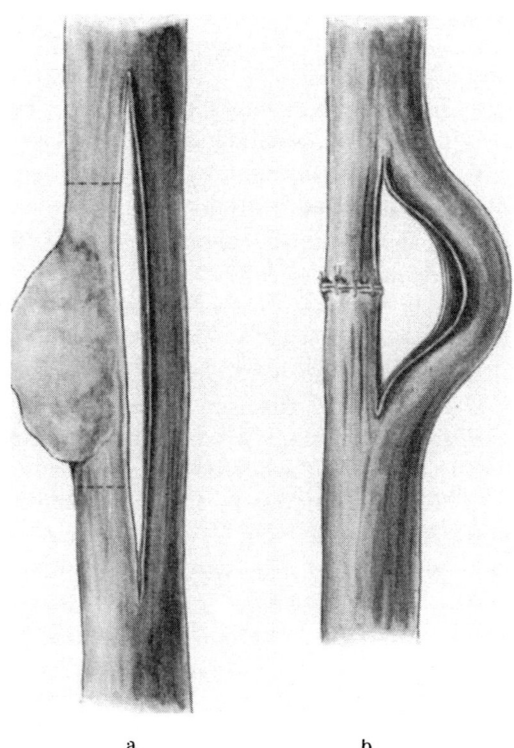

Abb. 29a u. b. Operationstechnik, Operation einer Nerventeilschädigung. a Ablösen des geschädigten Nervenanteils; b Resektion des Teilneuroms und Naht (der erhaltene Nervenanteil bildet eine Schlinge)

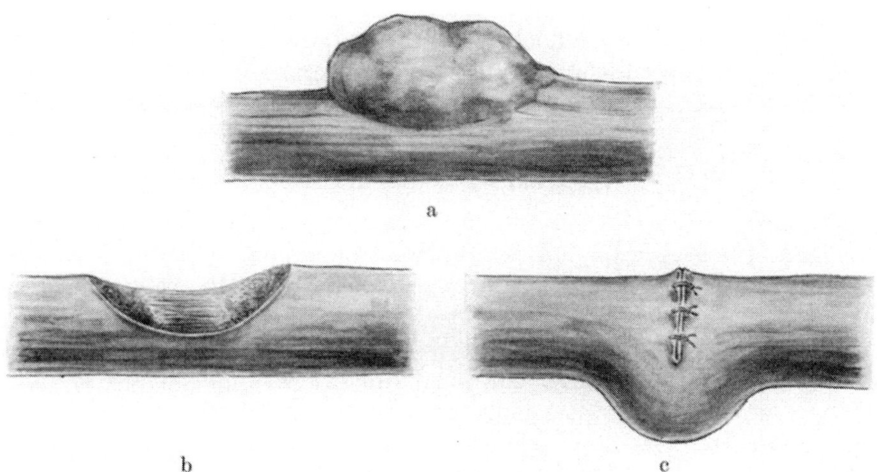

Abb. 30a—c. Falsche Operationstechnik bei Nerventeilschädigung, Exstirpation des Teilneuroms und Naht
ohne Ablösung des geschädigten Nervenanteils

(Abb. 29a—b) gewonnen werden muß, hilft man sich am besten dadurch, daß man die
Ablösung der erhaltenen Anteile durch vorsichtigen Zug an den durchschnittenen, zerstörten Anteilen durchführt. Dadurch lassen sich die erhaltenen Faszikel eher schonen
und noch weiter ablösen. Ein Teilneurom ohne Dissektion des erhaltenen Anteils auszu-
schneiden und die Schnittflächen einfach zu vernähen (Abb. 30a—c), muß zweifellos unbefriedigend bleiben.

f) Mehrfache Verletzungen am gleichen Nerven

Eine im Schrifttum vernachlässigte Erwähnung verdient das operative Vorgehen bei mehrfachen Verletzungen, wie sie in Kriegszeiten gelegentlich vermutet werden müssen. Zahlen sind im Schrifttum nicht bekannt. Wir selbst haben 9 Fälle behandelt. Man darf diese Fälle nicht verwechseln mit mehrfachen Nervenschäden, wobei mehrere Nerven gleichzeitig (ca. 9%) verletzt sind. Nur ein geringer Teil dieser Verletzungen kann auf Grund von Ausfällen bestimmter Äste, aus Palpationsbefunden, Verletzungsrichtungen und anderem diagnostiziert werden. Im allgemeinen ist man auf eine präoperative Vermutungsdiagnose angewiesen. Bei der Operationsplanung muß aber unterschieden werden, ob eine mehrfache Verletzung wahrscheinlich oder nicht wahrscheinlich ist. Das gilt naturgemäß nur für Verletzungen, die weit auseinander liegen, im anderen Falle ist die gleichzeitige Freilegung das Naturgegebene. Spricht die Wahrscheinlichkeit für eine mehrfache Verletzung, so wird man immer zunächst die proximalste Verletzung revidieren und gegebenenfalls nähen. Die distale Verletzung oder die distalen Verletzungen wird man dagegen erst in einer zweiten Sitzung entsprechend der Zwischenstrecke angehen, wenn angenommen werden kann, daß die auswachsenden Achsencylinder die zweite Verletzungsstelle erreicht haben. Entsprechend der Wachstumsgeschwindigkeit von etwa 2 mm pro Tag kann man sich den Zeitpunkt einigermaßen errechnen. Erst nach dieser Zeit wird man eine evtl. zweite Naht für zweckmäßig erachten müssen, damit die ankommenden neugewachsenen Achsencylinder an der distalen Naht weitergeleitet werden können und nicht auf eine inzwischen neugebildete Narbe stoßen, wie das der Fall wäre, wenn beide Verletzungen gleichzeitig genäht worden wären. Wird dagegen die mehrfache Verletzung nur vermutet und ist eher unwahrscheinlich, so erscheint es uns auf Grund der eigenen Beobachtungen zweckmäßig, zunächst die distalste Verletzung aufzusuchen, da nur hier allein ohne zusätzliche und damit evtl. vermeidbare Freilegung aller weiteren vermuteten Verletzungsstellen entschieden werden kann, ob oberhalb noch eine wesentliche Verletzung vorliegt oder nicht. Findet sich nämlich jetzt an der distalsten Verletzungsstelle eine neuromatöse Verdickung, so ist damit bewiesen, daß weiter oberhalb keine wesentliche Verletzung mehr vorliegen kann, sonst hätte es ja nicht zu dem Neurom kommen können. Wir haben jedenfalls bei gesicherten mehrfachen Verletzungen keine Neurombildungen wesentlichen Ausmaßes an den distalen Verletzungsstellen feststellen können.

g) Die Neurolyse

Die *äußere Neurolyse* eines peripheren Nerven ist immer dann angezeigt, wenn ein an sich erhaltener Nerv durch äußeren Druck gereizt oder in seiner Funktion gestört wird. Der Eingriff in dieser speziellen Form kann deshalb von vornherein geplant sein oder sich erst nach der Freilegung ergeben (präoperative oder intraoperative Indikation zur Neurolyse). Präoperativ ist die Indikation unzweifelhaft bei den chronischen Druckzuständen auf den Nerven etwa beim Scalenushalsrippensyndrom, bei der Ulnarisspätschädigung, dem Carpaltunnelsyndrom. Letztlich ist auch die Exstirpation eines Tumors oder die Resektion eines Aneurysmas indirekt eine Neurolyse des Nerven. Beim Callusdruck ist die Frage manchmal präoperativ schwer zu entscheiden, ob man von vornherein mit einer Neurolyse oder mit einer Nervenresektion zu rechnen hat. Die Fälle, bei denen Nervenkompression progressiv erfolgte, sind naturgemäß klar. Bei anderen Fällen ist jedoch die Entscheidung schwierig und es ist die Indikation meist erst intraoperativ zu stellen. Ähnlich liegen die Verhältnisse bei akuten Nervenschädigungen, vor allem in den ersten 4 Wochen nach der Verletzung. Nur für die Fälle, bei denen ein klinischer Funktionsausfall des Nerven nachweisbar ist, die elektrische Erregbarkeit aber und vor allem das Elektromyogramm normal bleiben, ist präoperativ eine Neurolyse gegebenenfalls indiziert. In allen anderen Fällen bedeutet die Indikation zunächst eine Probefreilegung. Sie soll die Unsicherheit in der präoperativen Artdiagnose der Nervenschädigung beseitigen. Im übrigen gelten alle Voraussetzungen, wie sie für die Nervennaht bei erhaltener Kon-

tinuität diskutiert worden sind. Eine intraoperative Indikation zur reinen Neurolyse ist
nur zu stellen, wenn die Nervenscheide erhalten ist und die Faszikel ungestört durchlaufen. In vielen dieser Fälle wird sich die Operation als unnötig herausstellen. Schon im
1. Weltkrieg ist darüber ein großer Streit entbrannt, und Statistiken behaupteten, daß
bei der Frühoperation etwa 40% unnötig operiert worden seien. Natürlich ist die Indikation in diesen Fällen eine relative und dient mehr dem Sicherungsbedürfnis des Chirurgen
wie des Patienten. Wer will das verdenken, und wer will im Gegenteil beweisen, daß die
Operation unnötig war. Dies kann jedenfalls nur für Fälle gelten, bei denen die Probefreilegung keine äußeren Verletzungen, Strangulationen, Narbeneinbettungen usw. aufwies. Wenn es aber schließlich darauf ankommt, einem Verletzten die Funktion einer Gliedmaße wiederzugeben, so kann unter Berücksichtigung der notwendigen Kautelen eher
zur Probefreilegung geraten und damit die relative Indikation zur Neurolyse gestellt
werden. Natürlich wird es im Einzelfalle von der Erfahrung und dem Temperament des
Operateurs abhängen, ob er bei unsicherer Artdiagnose eine gewisse längere Wartezeit
anerkennen will oder nicht.

Im eigenen Krankengut erwiesen sich etwa die Hälfte der in Narben oder Callusgewebe
eingeschlossenen Nerven der oberen und unteren Extremität äußerlich ohne Veränderung.
Ein Viertel zeigte eine deutliche Verdickung im Bereiche der Schädigung, während ein
weiteres Viertel eine deutliche Einschnürung mit Verdünnung aufwies. Bei den Opera-
tionsergebnissen verhielten sich verdickte und normal kalibrige Nerven gleich. Bei den
eingeschnürten und verdünnten Nerven zeigte sich jedoch, besonders wenn die Operation
sehr spät ausgeführt worden war, eine schlechtere Regeneration (s. Ergebnisse).

Bezüglich der Technik der äußeren Neurolyse kann man sich kurz fassen. Wie bei der
Freilegung zur zirkulären Naht legt man die Nerven zweckmäßigerweise im Gesunden
frei und verfolgt sie von proximal und distal her zur Verletzungsstelle hin. Wichtig erscheint wiederum die scharfe Präparation ohne Druck und Quetschen unter Zuhilfenahme
einer Lupenbrille. Wieder wird man die Nerven nur mit weichen Gummikathetern an-
schlingen und keinesfalls sog. „Nervenhaken" benutzen. Wichtigster Akt ist die Freilegung der Nervenscheide, deren mehr oder weniger ausgeprägte Intaktheit den wichtigsten
Indikator zur Resektion oder Neurolyse darstellt. Ein sorgfältiges Abnähen des Narben-
bettes, das Abpolstern des Knochens und die Verlagerung des ausgelösten Nerven in
gesundes Gewebe beendet die Operation. Die Ruhigstellung wird man nicht länger als
einige Tage ausdehnen.

Im 1. Weltkrieg ist über die *innere Neurolyse* häufig diskutiert worden. Ihr Wert
wurde immer angezweifelt und es kann heute als sicher gelten, daß die Methode praktisch
wertlos ist. Auch bei sorgfältigster Präparation und Zurhilfenahme einer stark vergrößernden Lupenbrille kann ein Schonen der einzelnen Faszikel nicht gewährleistet werden,
ganz abgesehen davon, daß im Nervenstamm die innere Plexusbildung eine Präparation
der einzelnen Faszikel nur über eine kurze Strecke erlaubt. Im übrigen war immer wieder
festzustellen, daß in den Fällen, in denen die Faszikel gut darstellbar waren, d.h. die interfasciculären Räume nicht vernarbt waren, eine innere Neurolyse nicht notwendig war,
bei starker Vernarbung der interfasciculären Räume die innere Neurolyse jedoch unüberwindliche Schwierigkeiten bot und wahrscheinlich mehr geschadet als genutzt hat. In
gewissem Maße kann man von einer inneren Neurolyse sprechen, wenn es darum geht,
erhaltene und funktionstüchtige Astabgänge im Bereiche einer Narbe herauszupräparieren,
um dann nur den übriggebliebenen Stamm alleine zu resezieren und zu nähen.

h) Die Transplantation

Ist eine zirkuläre Naht infolge Überschreitens der kritischen Resektionslänge oder auch
bei kleineren Defekten und Versteifung des entsprechenden Gelenkes (im wesentlichen
kommt dafür ein versteiftes Kniegelenk bei N. tibialis- und N. peroneus-Verletzungen in
Frage) nicht möglich, so muß für die Überbrückung des Defektes an eine Transplantation
gedacht werden.

1870 berichteten PHILIPEAUX und VULPIAN über eine gelungene Überbrückung eines Defektes des N. hypoglossus am Hunde, wobei sie ein Stück N. lingualis des gleichen Tieres in den Defekt einpflanzten. Das Transplantat heilte glatt ein. Die Hypoglossuslähmung verschwand völlig. Das in den folgenden Jahrzehnten entstandene Schrifttum ist, wie das Schrifttum über die Transplantationen überhaupt, voller ernsthafter Bemühungen, voller Irrwege und Enttäuschungen und enthält auch zweifellos Täuschungen, jedenfalls leichtfertige Behauptungen bei unkritischer Experimentierfreude.

Alle alloplastischen und heteroplastischen Methoden sind heute nur noch geschichtsmedizinisch interessant. Es erscheint uneinfühlbar, daß im 2. Weltkrieg noch konserviertes Tierrückenmark als Transplantat versucht wurde oder noch in unseren Tagen geglaubt wird, daß in einer Tantalumumscheidung oder Milliporeumscheidung die Nerven auswüchsen wie in einer Zellkultur. Jedenfalls kann die Anwendung alloplastischen und heteroplastischen Materials in der Chirurgie der peripheren Nerven am Menschen nicht mehr verantwortet werden und dürfte heute den Vorwurf des Kunstfehlers einbringen.

Was die Frage der Homoiotransplantate peripherer Nerven betrifft, so muß trotz überschwenglicher Presseberichte der letzten Jahre festgestellt werden, daß die klinischen Endresultate im krassen Gegensatz zu den geweckten Hoffnungen stehen. Die Versuche von LYONS und WOODHALL (1949) blieben bei 20 Transplantaten ohne verwertbares Resultat. Eine sichere Verbesserung der Einheilungschancen bei Homoiotransplantaten durch Verwendung von Cortison (NIGST) konnte nicht nachgewiesen werden. Während tierexperimentelle Untersuchungen (CAMPBELL) mit durch Einfrierung und Bestrahlung konservierten Nerven in ihren Ergebnissen zunächst enttäuschten, konnte IKEDA (1966) erfolgreiche Tierversuche nachweisen und anschließend bei 2 Patienten ein elektronenbestrahltes tiefgefrorenes Homoiotransplantat mit Erfolg übertragen. Im gleichen Jahr berichteten GOLOVANOV u. Mitarb. bereits über 50 Homoiotransplantate: Bei 12 Patienten konnte angeblich eine Wiederherstellung der autonomen Nervenfunktion, bei 22 Patienten eine deutliche Besserung der Durchblutung, Trophik und Sensibilität festgestellt werden. JACOBY u. Mitarb. berichteten 1969 erstmalig über erfolgreiche Homoiotransplantate mit lyophilisierten Nervenstücken, die mit lyophilisierter Dura umscheidet waren. Im Anschluß an diese Publikationen erfolgte eine Vielzahl tierexperimenteller Untersuchungen mit lyophilisierten Nerven, deren klinische Ergebnisse zwischen hervorragend und unbefriedigend schwankten. Auch die Ergebnisse beim Menschen waren so divergierend, daß sich die Deutsche Gesellschaft für Neurochirurgie 1972 zur Einsetzung einer Untersuchungskommission entschloß und gleichzeitig die Neurochirurgischen Kliniken, die über größere Erfahrungen mit lyophilisierten Nerven verfügten, zur kritischen Überprüfung der Spätresultate aufforderte. Das Ergebnis dieser Nachuntersuchungen muß für die Methode als vernichtend bezeichnet werden, da in keinem Fall eine sichere Restitution nachweisbar war*.

Die Autotransplantation hat bei den verschiedensten Autoren gute Erfolge zu verzeichnen. Eine Übersicht über das ältere Schrifttum ergibt bei etwa $^1/_3$ der operierten Patienten gute Erfolge, bei einem weiteren $^1/_3$ deutliche Besserung, vor allem im sensiblen Bereich, und bei $^1/_3$ Mißerfolge. Es sind allerdings eine Reihe von Voraussetzungen notwendig, um günstige Erfolge zu erzielen. Zunächst müssen natürlich alle Faktoren bedacht werden, die auch bei der zirkulären Naht des Nerven eine Rolle spielen, wobei insbesondere der Zeitpunkt der Operation wichtig ist. Auch die Transplantation sollte möglichst innerhalb der ersten 4 Wochen nach der Verletzung stattfinden, damit die Muskulatur intakt bleibt, die Gelenke freibleiben und die Regeneration unter möglichst günstigen Bedingungen erfolgt. Es sind aber natürlich noch weitere Voraussetzungen nötig. Diese beziehen sich zunächst auf das Transplantat selbst. Es ist vielfach darüber diskutiert worden, ob das Transplantat schon degeneriert sein müsse oder ob ein undegeneriertes Nervenstück die gleichen Dienste

---

* Kommissionsbericht der Deutschen Gesellschaft für Neurochirurgie zum Thema „Behandlung peripherer Nervenverletzungen mit homologen Nervenimplantaten" von H. KUHLENDAHL, M. MUMENTHALER, H. PENZHOLZ, P. RÖTTGEN, H. SCHLIACK und A. STRUPPLER, Z. Neurol. **203**, 1—7 (1972).

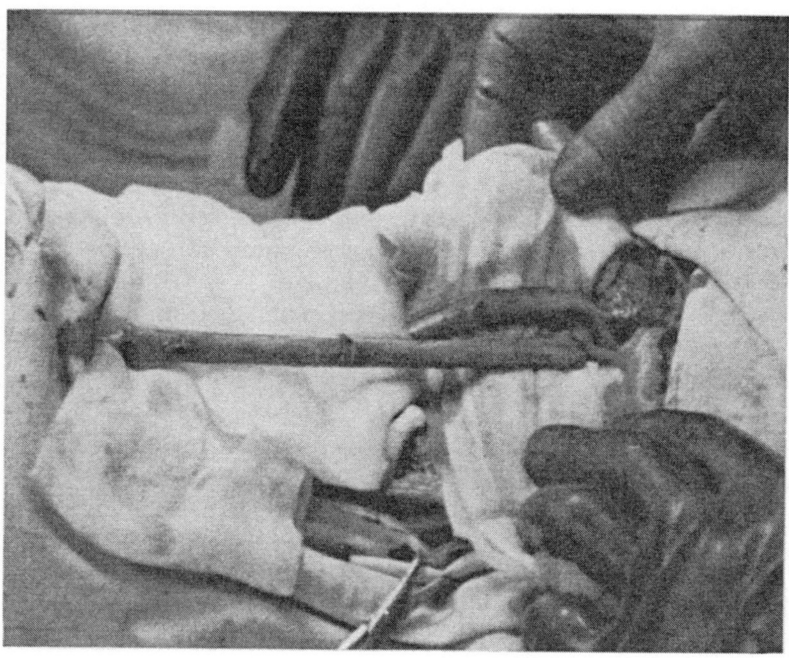

Abb. 31. Operationsphoto einer Nerventransplantation. Der N. ischiadicus vom Amputationsstumpf des anderen Beines ist als Transplantat in den Defekt des N. peroneus eingenäht. Ungeschädigter N. tibialis oberhalb unter dem Tuch verschwindend

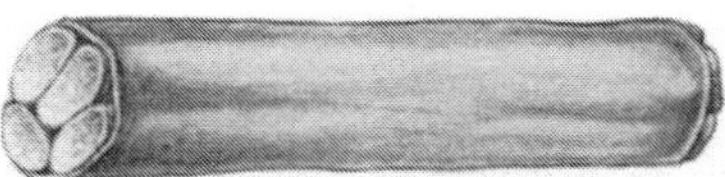

Abb. 32. Technik der Nerventransplantation, Einziehen von Kabeltransplantaten in eine Vene, die als Nervenscheide dient

tue. Diese Frage kann zweifellos dahin entschieden werden, daß die Degeneration nicht erst abgewartet zu werden braucht und als Transplantat sich die nichtdegenerierten Nervenstücke durchaus eignen. Dafür sprechen sowohl die Erfahrungen des Schrifttums als auch eigene Untersuchungen. Ganz abgesehen davon ist es in den meisten Fällen auch unmöglich, degenerierte Nervenstücke zur Verfügung zu haben. Damit kommen wir zur Frage, wie die Transplantationsstücke gewonnen werden können. Bei den vielfachen Verletzungen des 2. Weltkrieges kam es nicht selten vor, daß an einer Gliedmaße eine Amputation erforderlich war und von dem Gliedmaßenstumpf Nervenstücke in großer Ausdehnung entnommen werden konnten (Abb. 31). Das ist zweifellos der günstigste Fall für die Autotransplantation, und sie ist nach dem Schrifttum wie auch in eigenen Fällen mehrfach auf diese Weise durchgeführt worden. Die zweite Möglichkeit besteht darin, daß bei ausgedehnten Verletzungen mehrere Nerven große Defekte haben, die nicht überbrückt werden können. Man kann einen Nerven als Transplantat opfern, um die Regeneration des anderen zu ermöglichen. Die meisten Fälle sind Armverletzungen, bei denen Medianus und Ulnaris zerstört sind. Am Bein kann man versuchen, die wichtige Funktion des N. tibialis wiederherzustellen. Den N. peroneus zu opfern, ist dabei keine Frage. Am Arm hat man den ulnaren Anteil geopfert. Ob aber der N. medianus oder der N. ulnaris für die Hand wichtiger sind, ist zwar generell zugunsten des N. medianus entschieden. Es gibt aber zweifellos Fälle, bei denen der N. ulnaris wesentlich wichtigere und ausgedehntere Funktionen hat. In Friedenszeiten, wo Zeit und Muße genug zur Prüfung bestehen, sollte man nur deshalb in solchen Fällen immer an der anderen, ungeschädigten

Tabelle 6a. Mittlerer Durchmesser der wichtigsten peripheren Nerven (nach TARLOV, 1946)

Ischiadicus	(Mittlerer Oberschenkel)	8,33 mm
Tibialis	(Fossa poplitea)	4,7 mm
Peroneus	(Fossa poplitea)	3,6 mm
Tibialis	(Fußgelenk)	3,5 mm
Femoralis	(Inguinalgegend)	4,8 mm
Medianus	(Ursprung)	4,1 mm
Radialis	(Ursprung)	4,3 mm
Ulnaris	(Ursprung)	3,8 mm
Medianus	(Handgelenk)	3,5 mm
Ulnaris	(Handgelenk)	2,5 mm

Tabelle 6b. Durchschnittliche Länge und Durchmesser der Spendernerven

1. Intercostalnerven	15—20 cm	1—2 mm
2. N. suralis	25—40 cm	2 mm
3. N. cutaneus femoris lat.	15—20 cm	2 mm
4. N. saphenus	40 cm	1 mm
5. N. cutaneus antibrachii uln.	20—27 cm	2—3 mm
6. N. cutaneus antibrachii rad.	25 cm	2 mm

Seite durch Novocainblockade zu klären versuchen, welcher Nerv für die Funktion der wichtigere ist. Es gibt eine Reihe von Menschen, bei denen der Ausfall des N. medianus motorisch nur in einem Ausfall der Beugung des Zeigefingerendgliedes besteht und alle anderen Funktionen vom N. ulnaris mitversorgt werden. In solchen Fällen wäre naturgemäß die Rettung des N. ulnaris wichtiger als die des N. medianus. Soweit zu übersehen ist, sind solche Überlegungen bisher noch nicht zum Tragen gekommen. Sie erscheinen uns jedoch wert genug, diskutiert zu werden, wobei der Beruf zu berücksichtigen ist. Eine gute Sensibilität ist z.B. für Feinmechanik wichtiger als für grobe Handarbeit.

Es können zur Transplantation entbehrliche, vor allem sensible Nerven genommen werden. Die wichtigsten am Arm sind die Nn. cutanei antebrachii und am Bein der N. cutaneus femoris dorsalis. Diese viel dünneren Nerven müssen naturgemäß in einer Vielzahl gebraucht werden. Man kann im allgemeinen damit rechnen (s. Tabelle 6), daß 3—4 Nervenstücke zum Ausgleich der üblichen zu regenerierenden Nerven benötigt werden (Abb. 31 u. 32).

Bei allen Transplantaten ist zu berücksichtigen, daß das Transplantat etwas länger sein muß als der zu überbrückende Defekt. Über die Länge der Transplantate ist eine relativ große Diskussion entstanden. Nach allen Erfahrungen kann nicht bezweifelt werden, daß Transplantate bis zu 15 cm glatt einheilen können. Das Einheilen des Transplantates hängt vor allem von seinem Bett ab, da es ja in der ersten Zeit durch Osmose ernährt werden muß. Der Anschluß an die Blutgefäße der Umgebung kann nicht vor 2—3 Wochen erwartet werden. Transplantate in Narben haben deswegen wenig Aussicht, lange genug zu überleben. Das gleiche gilt für umscheidete Transplantate.

Es wird häufig diskutiert, ob die von BETHE angenommene Polarität der Nerven für die Transplantation wichtig sei. Er hielt sensible Nerven für ungeeignet. In der Zwischenzeit ist durch vielfache Untersuchungen und Erfolge nachgewiesen, daß als Schaltstücke sensible Nerven in der gleichen Weise geeignet sind wie gemischte Nerven.

Bei den Problemen der Autotransplantation sind unseres Erachtens im Schrifttum die Probleme am distalen Stumpf vernachlässigt worden.

Die tierexperimentellen Untersuchungen haben ergeben, daß die Wachstumsgeschwindigkeit im Autotransplantat etwa die gleiche ist wie im peripheren Nerven. Die proximale Nahtstelle kann deshalb auch dem Auswachsen der Achsencylinder keinen wesentlich größeren Widerstand entgegen setzen als bei der gewöhnlichen zirkulären Naht. Dagegen

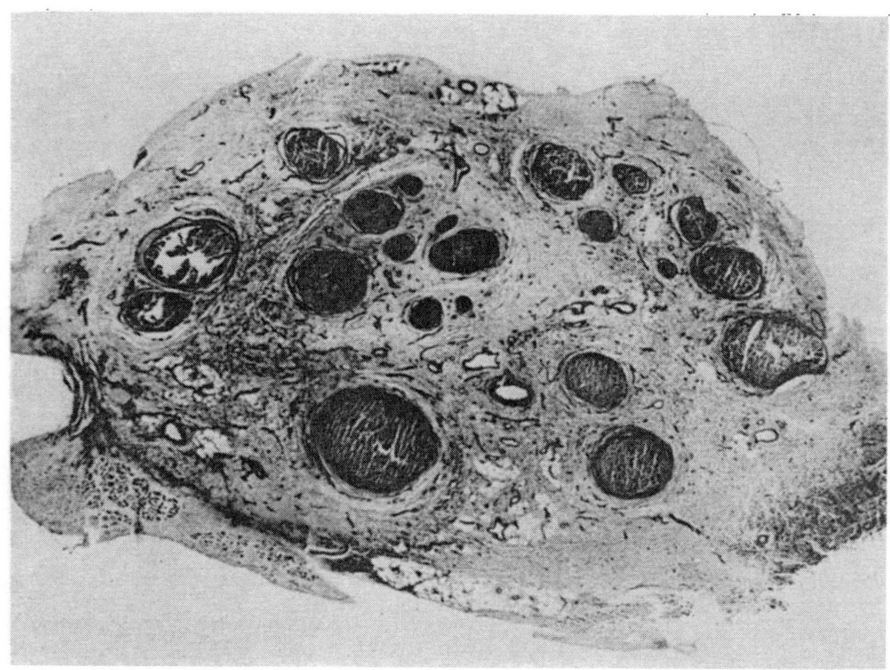

Abb. 33. Menschliches Nerventransplantat (Bielschowsky), Querschnitt proximal der distalen Nahtstelle eines Kabeltransplantates, das in allen Teilen gut bewachsen ist

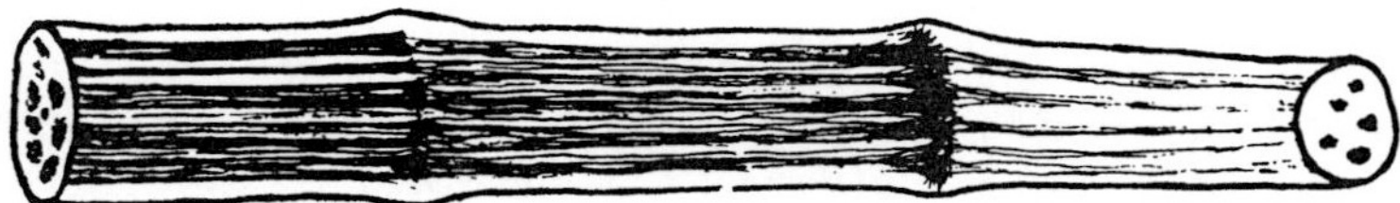

Abb. 34. Schema einer freien Nerventransplantation, Wachstumsrichtung von links nach rechts. Zwischen der proximalen und distalen Nahtstelle ist das bewachsene Transplantat erkennbar. Den Achsencylindern setzt die distale Naht größeren Widerstand entgegen, da in der Zeit zwischen Durchwachsen der proximalen Nahtstelle und Eintreffen an der distalen Nahtstelle hier eine bindegewebige Narbe entstanden ist. Durch Resektion der distalen Nahtnarbe wird das Weiterwachsen der Achsencylinder erleichtert und verbessert

hat sich an der distalen Naht in der Zeit zwischen der Operation und dem Eintreffen der das Transplantat durchwachsenen Achsencylinder eine bindegewebige Narbe gebildet, die für die auswachsenden Achsencylinder zweifellos ein stärkeres Hindernis sein muß als es die proximale Nahtstelle ist (Abb. 33 u. 34). Davis und Cleveland haben deshalb auch folgerichtig bei ihren Tierversuchen in der distalen Nahtstelle das Hindernis gesehen und diese Nahtstelle in einer zweiten Sitzung reseziert und erneut genäht. Sie haben sich dabei gestützt auf früher von Stockey und Lewis geäußerten Vorstellungen, die allerdings nur theoretischer Natur waren. Vor ihnen hatte allerdings schon Kirschner auf diese Probleme 1911 und 1917 hingewiesen. Er schrieb „. . . so würde eine bedenkliche Schwäche einer Überbrückung des Nervendefektes durch freie Nerventransplantation stets darin liegen, daß nach Beendigung des Eingriffes 2 Nahtstellen vorhanden sind. Da aber nach unseren, durch die zahlreichen Kriegsverletzungen wieder besonders eindringlich vor Augen geführten Erfahrungen schon der Erfolg einer Nervennaht zweifelhaft und trotz exaktester Ausführung völlig unberechenbar ist, so ist der Erfolg einer doppelten Nervennaht um ein Vielfaches aussichtsloser." Er hat aber auch noch nicht wie Stockey und Lewis die Resektion der distalen Nahtstelle in Betracht gezogen. Übrigens wurden die Versuche von Davis und Cleveland durch Okonek in einer unveröffentlichten Habilitationsschrift bestätigt. Auch Dott hat praktisch diesen Gedanken immer vertreten. Bei Facialis-

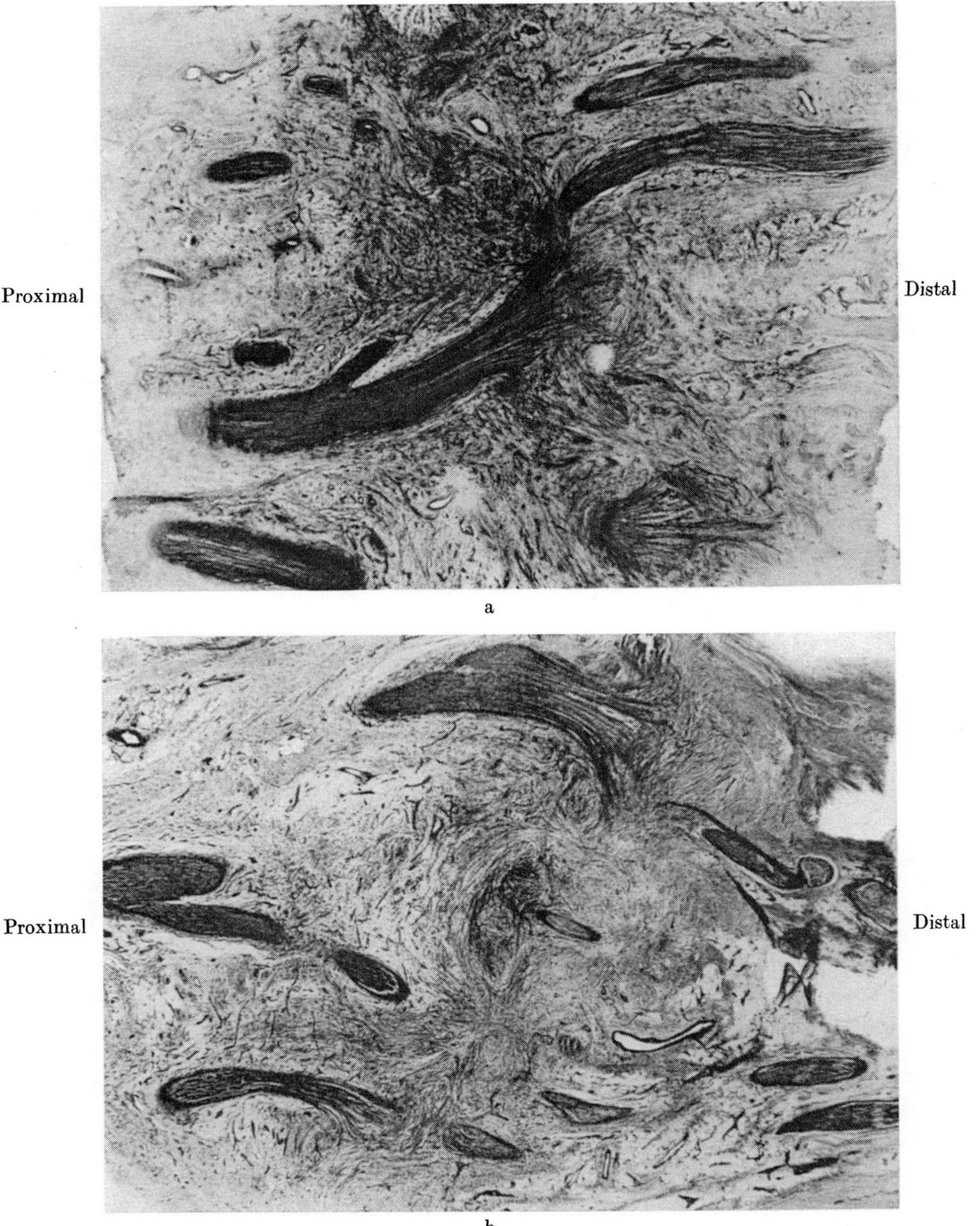

Abb. 35a u. b. Längsschnitt durch die distale Narbe eines menschlichen Nerventransplantates, Wachstumsrichtung von links nach rechts. Die gut bewachsenen Faszikel splittern sich pinselförmig in die Naht auf, die
distalen Abschnitte sind wesentlich schlechter bewachsen (BIELSCHOWSKY-Methode)

(Den größten Teil der Abbildungen histologischer Präparate verdanken wir den Herren Proff. KERSTING
und GULLOTTA (Institut für Neuropathologie der Universität Bonn), denen wir an dieser Stelle unseren herz-
lichen Dank aussprechen möchten.)

plastiken und auch bei Plastiken des N. radialis hat er immer erst in einer zweiten
Sitzung, etwa nach 4 Monaten, die distale Naht durchgeführt. Aus den gleichen Gedankengängen heraus haben wir im 2. Weltkrieg bei Nerventransplantaten die distale

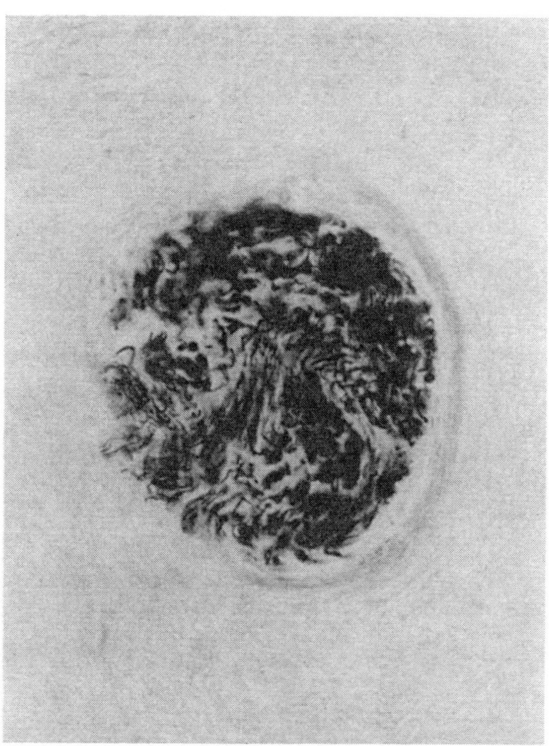

Abb. 36. Histologisches Bild eines menschlichen Nerventransplantates, gut bewachsener Faszikel zwischen
proximaler und distaler Nahtstelle (Bielschowsky)

Nahtstelle nach 3—4 Monaten reseziert und erneut genäht. Wie die Abb. 35—37 zeigen,
sind alle distalen Nahtstellen bewachsen, aber distal wesentlich geringer als proximal.
Leider waren die Fälle nicht lange genug verfolgbar, so daß bis zum Abschluß der Behandlung nur die Regeneration sensibler Qualitäten nachgewiesen werden konnte. Ob
später noch motorische Regenerationen erfolgt sind, entzieht sich der Kenntnis. In einem
weiteren Falle wurden Kabeltransplantate von sensiblen kleinen Nervenästen in eine Vene
eingezogen und eingenäht. Auch hier erfolgte eine Einheilung und an der distalen Nahtstelle der Nachweis des Einwachsens von Achsencylindern (Abb. 36). Leider konnte auch
dieser Verletzte nicht weiter verfolgt werden. In 11 Fällen haben wir an Amputationsstümpfen zur Behandlung von Stumpfschmerzen die proximalen Nervenenden des
Stumpfes an 2 Stellen durchschnitten und genäht, so daß ein künstliches Transplantat
entstand. Die Nervenenden wurden nach einiger Zeit entnommen. Leider ging das ganze
Material verloren. Einige Übersichtsuntersuchungen, deren Befunde nach der Erinnerung
wiedergegeben werden müssen, bewiesen jedoch die Ansichten von Davis und Cleveland
auch für den Menschen einwandfrei. Sanders und Young haben den Auffassungen von
Davis und Cleveland 1942 auf Grund von Tierversuchen widersprochen. Ihre Transplantate sind jedoch zu kurz, um als Gegenbeweis gelten zu können.

Daß die Mißerfolge der autoplastischen Transplantation auf Sklerosierungen und
fibrösen Veränderungen des Transplantates beruhen, wie sie in viel stärkerem Ausmaße
bei immunreaktiven Veränderungen an den Homoiotransplantaten beobachtet werden,
kann nicht bezweifelt werden. Im wesentlichen beruhen sie wohl auf einer ungenügen-
den Ernährung. Es wurde deshalb häufig die Frage einer gestielten Nervenplastik diskutiert und von Strange, Sheldon, Judas und McCarty sind Methoden angegeben,
bei denen die proximalen Enden von 2 Nerven zunächst aneinander genäht, später der
eine Nerv durchschnitten nach unten geschlagen und mit den peripheren erhaltenen
Nerven vernäht wurde. Es wurden auch Erfolge berichtet. Die Methode erscheint jedoch

Proximal

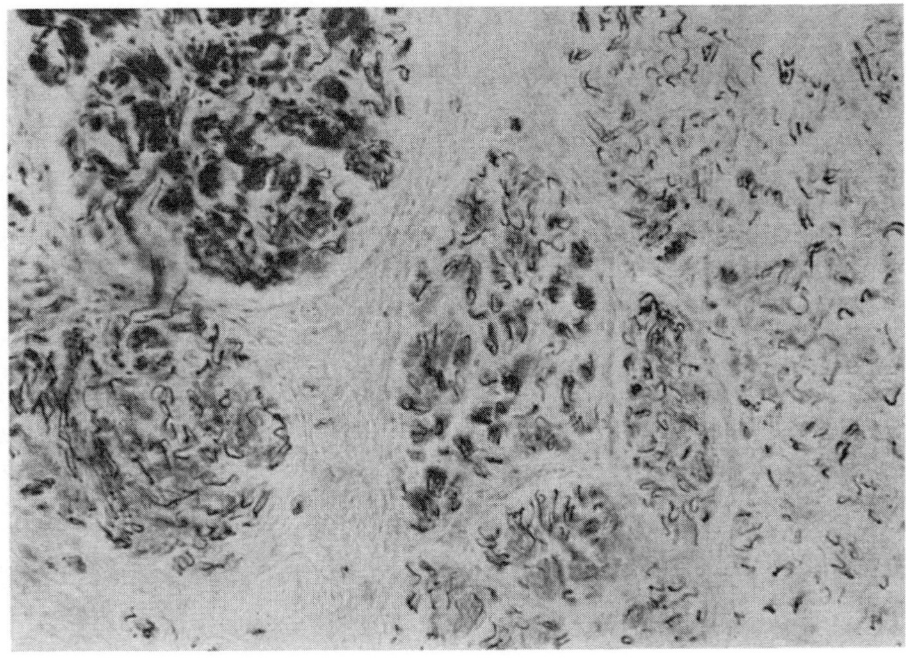

a

Distal

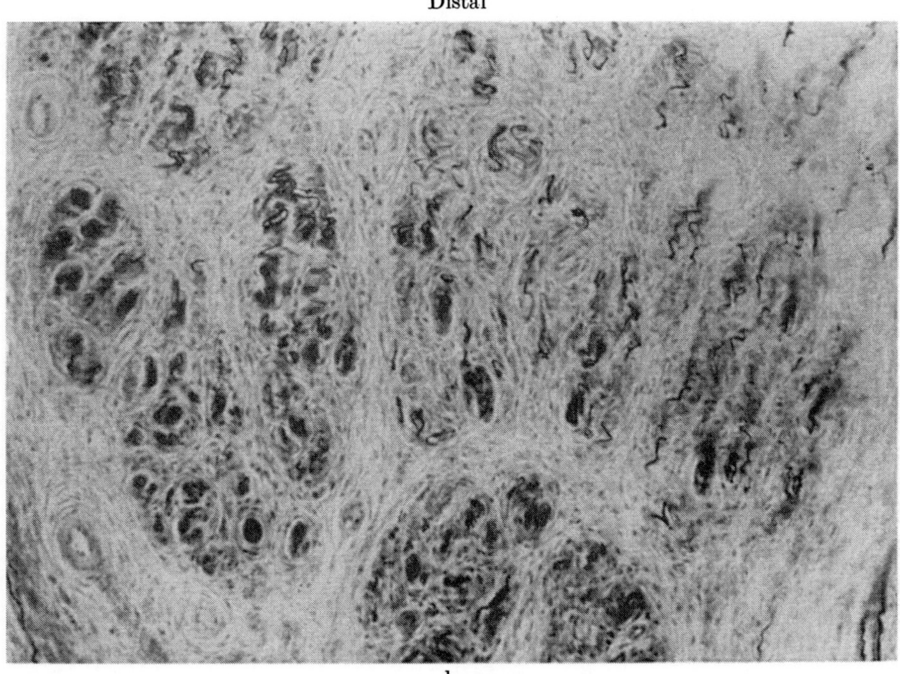

b

Abb. 37a u. b. Histologische Bilder von Querschnitten menschlicher Nerventransplantate. a Schnitt proximal
der distalen Nahtstelle. b Schnitt distal der distalen Nahtstelle. Der proximale Querschnitt ist sehr reichlich
mit Achsencylinder bewachsen, der distale nur ganz spärlich (BIELSCHOWSKY)

gedanklich nicht so vertrauenerweckend, da während der 3 Wochen an 2 Stellen Achsencylinder und Schwannsche Zellen gegeneinanderwachsen müssen, ehe später das eine
Ende zum peripheren wird. Wenn überhaupt, dann sollte in diesen Fällen eine periphere

Lappenbildung versucht werden. Allerdings würden dann die Nervenfasern im Transplantat in umgekehrter Richtung vorwachsen. Es ist nicht bekannt, ob dem eine Bedeutung beizumessen wäre.

Der Gebrauch des Operationsmikroskops in der Behandlung peripherer Nervenverletzungen hat sich in den letzten Jahren bei Autotransplantationen bewährt (Millesi u. Mitarb., Millesi, Geldmacher, Samii u.a.). Die hervorragenden Ergebnisse bei der spannungsfreien, interfasciculären Autotransplantation sind offensichtlich auf die ausgezeichnete atraumatische Technik zurückzuführen. Bei 50 Nerventransplantationen, über die Millesi zunächst berichtete, konnte eine Besserung der Motorik in 42 Fällen, eine Besserung der Sensibilität in 47 Fällen erreicht werden, wobei Transplantate bis zu einer Länge von 20 cm verwendet wurden. Nur in 6 Fällen mußte sekundär eine Resektion der distalen Nahtstelle durchgeführt werden. Inzwischen können mehrere 100 Operationen dieser Art bei verschiedenen Operationsgruppen übersehen werden und es besteht kein Zweifel, daß die Methode, die ebenfalls von der Kommission der Deutschen Gesellschaft für Neurochirurgie überprüft wurde, einen echten Fortschritt in der Behandlung peripherer Nervenverletzungen darstellt. Über die Indikationsstellung, ob Transplantation oder einfache Naht, ist im Einzelfall noch zu diskutieren und es bedarf weiterer Erfahrungen, um eine exakte Indikationsliste aufstellen zu können. Die Frage, ob man mit einer stark vergrößernden Lupenbrille bei diesem Operationsverfahren auskommt oder die 10—16fache Vergrößerung des Operationsmikroskopes benötigt, kann nicht generell beantwortet werden, sondern ist von der Gewohnheit und dem Geschick des einzelnen Operateurs abhängig.

i) Sonstige Methoden

Neben der zirkulären Naht und der autoplastisch durchgeführten freien Transplantation sind im Schrifttum zahlreiche andere Methoden niedergelegt, die im wesentlichen aber nur noch historisches Interesse haben. Die meisten von ihnen entsprangen phantastischen Vorstellungen um die Nervenregeneration. Unglaubwürdig sind die mit diesen Methoden im Schrifttum veröffentlichten guten Resultate. Es fällt schwer, bei manchen von ihnen nur an eine Selbsttäuschung zu glauben.

Einen gewissen Wert können die Lappenplastiken haben, die dabei aber eigentlich zu atypischen autoplastischen Nerventransplantationen werden, um große Defekte überbrücken zu helfen (Abb. 38). Etwa die Hälfte eines Nervenstückes am proximalen Ende abzuspalten und dieses Stück in die Lücke einzupflanzen, kann bei großen Nerven unter Umständen einmal von Bedeutung sein. Die Lappenbildung erfolgt dann aus dem proximalen Nervenende und das Ziel wird immer sein, das periphere Ende möglichst vollständig mit dem zwischengeschalteten Teilstück des Nerven zu anastomosieren. Die eigentlichen Lappenplastiken, die oft beschrieben wurden (Abb. 39), sind dagegen sinnlos. Schließlich kann man von den auswachsenden Achsencylindern nicht ein mehrmaliges Wachsen um Ecken herum verlangen. Hier hat der Gedanke der rein mechanischen Kontinuitätsverbindung Pate gestanden.

Dagegen ist auch heute noch die einfache Nervenpfropfung oder die Anastomosenoperation gelegentlich bedeutungsvoll (Abb. 40). Es wird dabei ein weniger wichtiger gesunder Nerv durchschnitten und sein proximales Ende auf das distale Ende des geschädigten Nerven aufgepfropft mit dem Ziele, ihn zu bewachsen und nach Regeneration eine Wiederkehr der Funktion zu erreichen. Bekannt sind solche Nervenpfropfungen besonders am N. facialis geworden. Auch heute pflegen wir gelegentlich einen N. hypoglossus auf das periphere Facialisende aufzupfropfen. Im speziellen Teil ist darüber nachzulesen. Es sind die verschiedensten Nerven gepfropft worden, zum Teil mit sehr gutem Erfolg. Viele dabei im 1. Weltkrieg erworbenen Kenntnisse wurden im 2. neu erfunden und beschrieben. Wichtig kann die Nervenpfropfung neben der schon erwähnten Facialispfropfung vor allem beim N. axillaris sein, auf den der N. thoracodorsalis und subscapularis mit Erfolg aufgenäht wurden, weiter das Aufpflanzen des N. musculocutaneus auf den

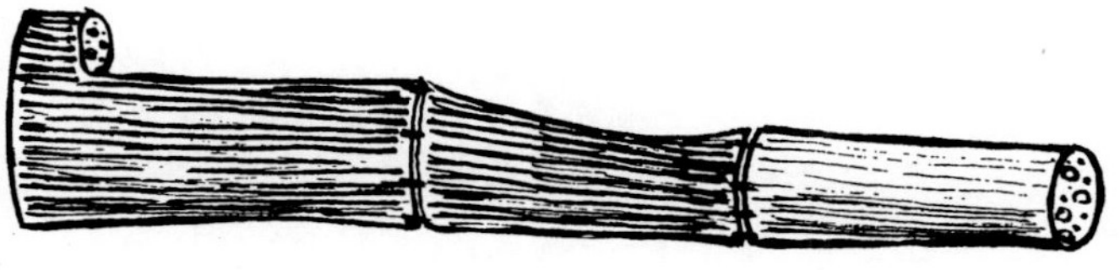

Abb. 38. Technik zur Überwindung großer Distanzen. Lappenplastik mit Abspalten eines Teiles des proximalen Endes und Interposition. Spenderanteil dunkel

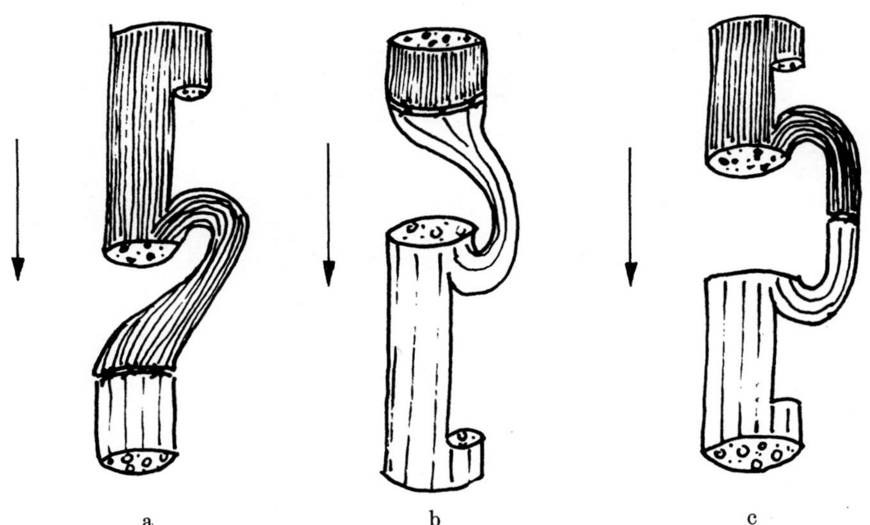

a   b   c

Abb. 39a—c. Irrwege der Lappenplastik. Spenderanteile dunkel. Eine ausreichende Regeneration kann in diesen Fällen nicht erwartet werden

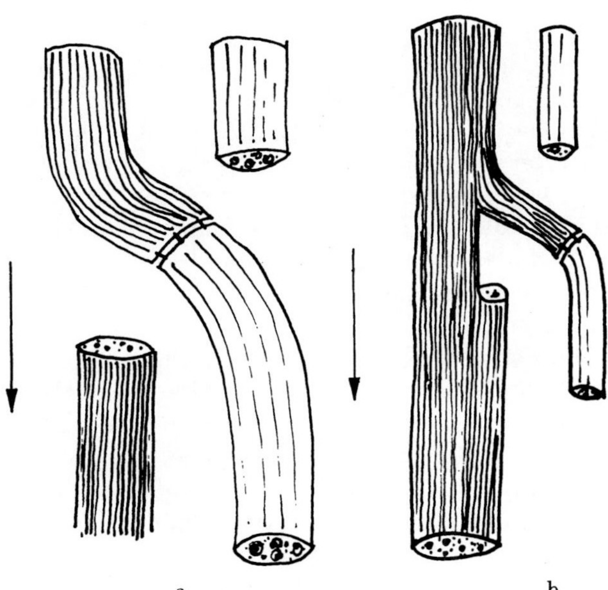

a   b

Abb. 40a u. b. Möglichkeiten einer Nervenpfropfung. a Aufpfropfen eines ganzen Nerven. b Aufpfropfen eines abgespaltenen Teilstückes, Spendernerven dunkel

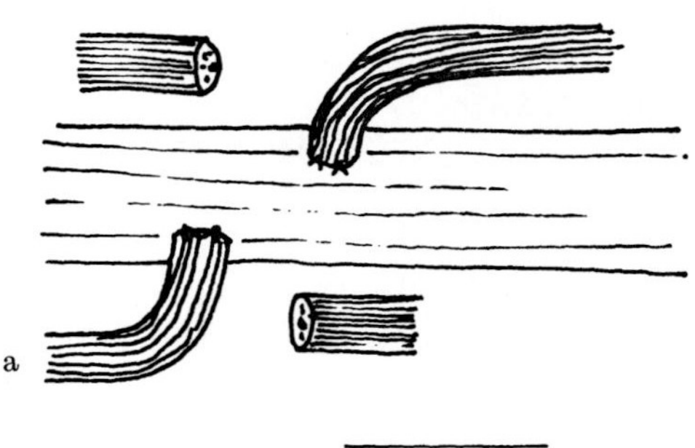

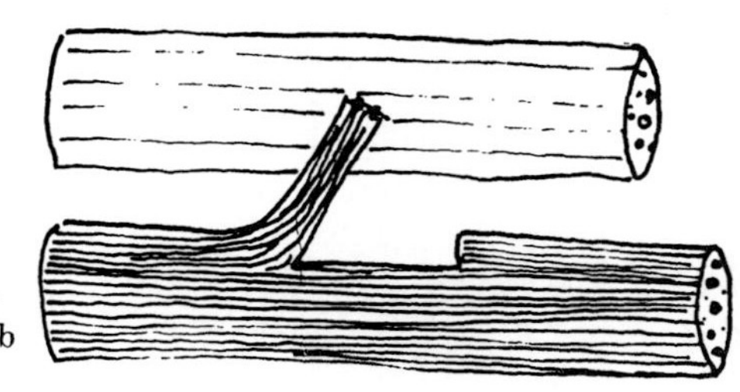

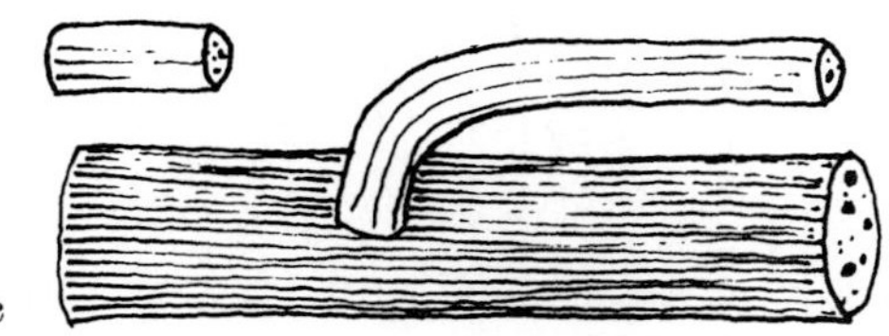

Abb. 41a—c. Irrwege der Nervenpfropfung, Spendernerven dunkel. Eine ausreichende Regeneration kann in diesen Fällen nicht erwartet werden

N. radialis, den peripheren N. tibialis nach Abgang der Wadenäste auf den N. peroneus u.a.m. Alle diese Eingriffe wurden z.B. von Foerster u.a. durchgeführt.

Andere Methoden der Pfropfung, vor allem die Doppel- und Mehrfachpfropfungen von Hoffmeister, sind zweifellos sinnlos (Abb. 41). Das gleiche gilt von der Reneurotisation gelähmter Muskel durch Nervenimplantation, wie sie im 1. Weltkriege von Erlacher und Foerster beschrieben worden sind. Auch hier wurden unglaubhafte Regenerationen beschrieben. Wir selbst haben in 6 Fällen bei inoperablen Radialisverletzungen den Nerven direkt in die Muskulatur hineingepflanzt und gelegentlich der späteren Sehnenplastik die Implantate exstirpiert und histologisch untersucht. In keinem Falle war es zu einem Auswachsen von Neurofibrillen in die Muskulatur gekommen. Das einzige Resultat war ein schönes Stumpfneurom. Auch die Gersunysche Methode des Muskelanschlusses und der von Muskel zu Muskel zu erstrebenden Neurotisation ist zweifellos ein Trugschluß. Die aufgepflanzten Muskellappen wirken (etwa bei der Rosenthalschen Gesichtsplastik) nur durch eigene Zugwirkung am angenähten Gewebe und nicht durch Neurotisation. Auch die Muskelinterplantation nach Moskowitz muß der Medizingeschichte überantwortet werden. Das gilt auch für die Tubulisationen, die immer wieder im Schrifttum herumgeistern und mit jedem neu erfundenen Stoff erneut für kurze Zeit kometenhaft auftauchen. Vom zwischengeschalteten Woll- und Seidenfaden über das Edinger-Röhrchen bis zum modernen Millipore führt der Weg therapeutischer Irrungen ohne Sinn und Effekt.

5. Die Nachbehandlung

Nach Beendigung der Nervennaht und Verschluß der Weichteilwunde muß die Gliedmaße in der Entspannungsstellung unverändert gehalten und fixiert werden (Abb. 42a bis c). Am besten geschieht dies mit einem Gipsverband, der über 4 Wochen belassen wird. Manche Autoren haben eine kürzere Fixierung vorgeschlagen. Nach den Tierversuchen (TARLOV) ist die Naht nach 3 Wochen fest. Wir selbst sind nie von den 4 Wochen abgewichen und halten sie für den sichersten Zeitraum. Da die Hautnaht entweder mit dünnem Catgut fortlaufend genäht worden war oder heute mit Kunststoffklebern geklebt

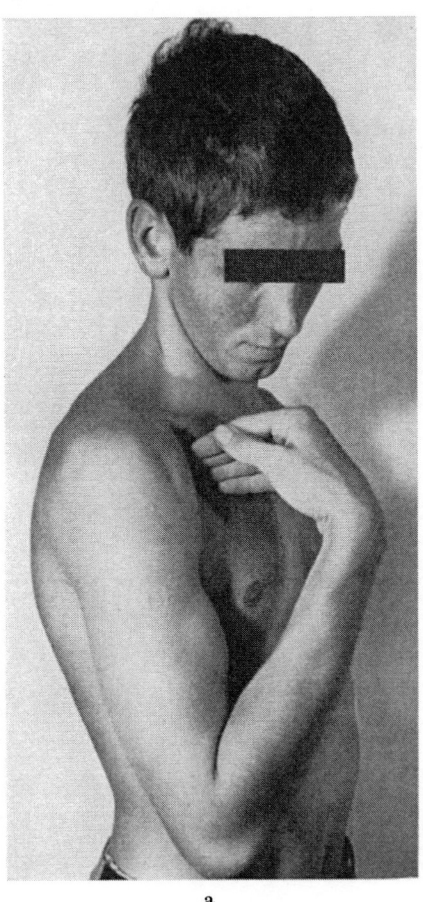

a

Abb. 42a—c. Entspannungsstellungen nach Naht peripherer Nerven. a Entspannungsstellung nach Naht der Armnerven mit Ausnahme des nicht in die Ellenbeuge verlagerten N. ulnaris. b Entspannungsstellung nach Naht des N. ischiadicus und seiner Äste. c Entspannungsstellung nach Naht des N. femoralis

werden kann, brauchen die Fäden nicht gezogen zu werden, so daß der Verband unverändert für die angegebene Zeit liegen kann. In dieser Zeit kann der Operierte nach Hause entlassen werden, um zur Abnahme des Gipsverbandes wieder einige Tage in die Klinik zurückzukehren. Nach Abnahme des Gipsverbandes muß die distanzverkürzende Gelenkstellung langsam, d.h. über mehrere Tage bis Wochen je nach Größe des überbrückten Defektes in die normale Lage zurückgebracht werden bzw. die alte Beweglichkeit erreicht werden. Erfolgt diese Streckung zu brüsk, so kann es zu schweren Traktionsschäden des Nerven kommen, die unter Umständen das Resultat der Nervennaht illusorisch machen. Am besten erfolgen diese Streckungen nicht fremdtätig, sondern durch eigene Bewegungen des Verletzten, wiederum am besten in einem warmen Bade. Es wird dadurch eine brüske Streckung und Schädigung verhindert.

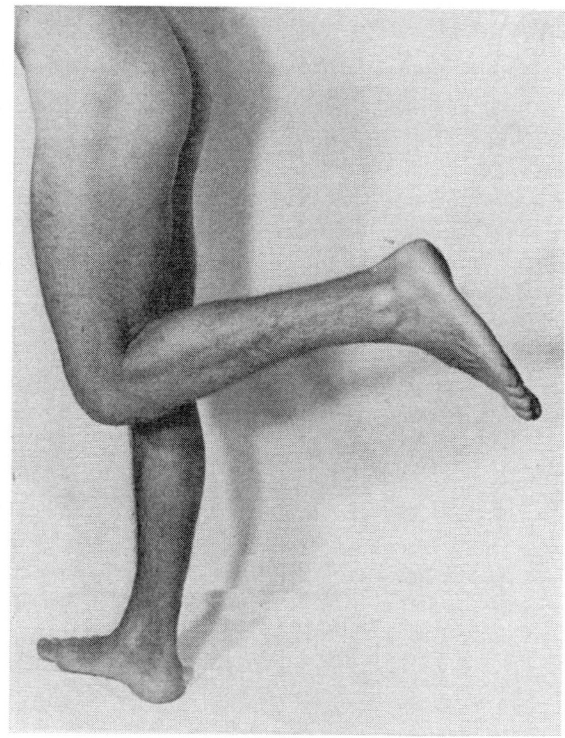

b

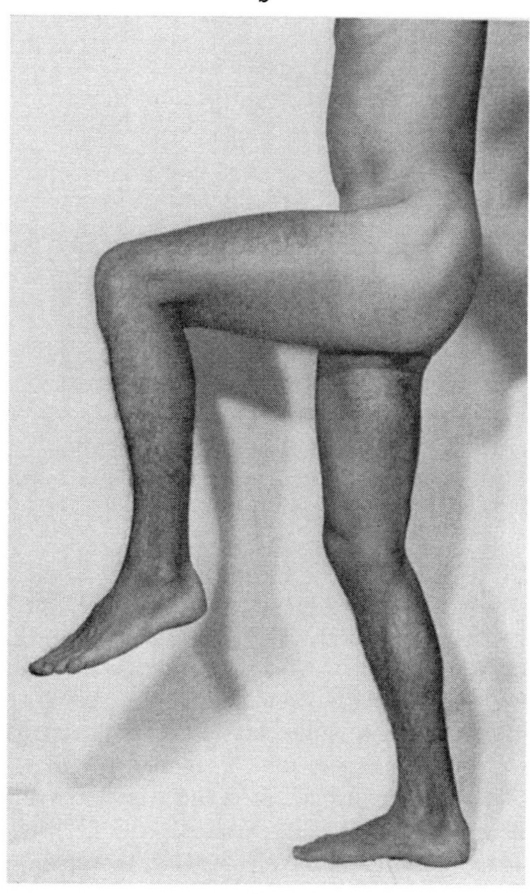

c

Abb. 42b u. c

Das Wachstum der Neurofibrillen und der Schwannschen Zellen an der Nahtstelle und im Bereiche des peripheren denervierten Nerventeiles zu beschleunigen bzw. irgendwie zu beeinflussen, erscheint unmöglich. Alle Mitteilungen im Schrifttum, die mit Gaben von Vitaminen, von Hormonen, von Zellextrakten oder auch von Cortison eine Beschleunigung der Regeneration erzielt haben wollen, halten einer strengen Kritik nicht stand. Allenfalls kann mit Cortison (NIGST) eine stärkere Gewebereaktion vermieden werden, wodurch unter Umständen besonders die Heilung eines Transplantates begünstigt würde. Daß aber etwa mit Cortison ein heteroplastisches Transplantat zur Einheilung gebracht werden könne, ist nicht bewiesen und ist nach allen Erfahrungen der Organtransplantationen unwahrscheinlich. Im übrigen gilt das bei der konservativen Behandlung Gesagte. Auch postoperativ kann die Regeneration durch eine Verbesserung der Durchblutung günstig beeinflußt werden. Es kann gar kein Zweifel darüber bestehen, daß alle Maßnahmen, die die Durchblutung der gelähmten Gliedmaße bessern, sich auf das Wachstum und auf die Regeneration günstig auswirken müssen. Dazu gehört natürlich die Ausschaltung schädigender Faktoren, wozu unseres Erachtens das Nicotin gehört. Wenn GUTMANN am Kaninchen nachweisen konnte, daß nociceptiv-gereizte Tiere wesentlich später Funktionserneuerungen nach Nervenschädigungen zeigen, so sind in der menschlichen Pathologie solche Mechanismen zwar nicht bewiesen, aber doch leicht einfühlbar, vor allem, wenn es z. B. bei Schädigungen des N. medianus und des N. tibialis zu kausalgieformen Schmerzzuständen kommt, die zweifellos über die Durchblutungsschädigung auch eine Regenerationsverlangsamung zu verursachen scheinen. Hier wird man mit der Ausschaltung des Schmerzes zugleich eine Durchblutungsbesserung durch Vasodilatation erreichen. Neben dilatatorisch wirkenden Medikamenten ist die gezielte Sympathicusblockade, für den Arm die Stellatumblockade und für das Bein die lumbale Sympathicusblockade, das Mittel der Wahl, das unseres Erachtens viel zu wenig angewandt worden ist und auch angewandt wird. Neben den direkt am Gefäß angreifenden Medikamenten sind möglicherweise auch die sog. Ganglienblocker wirksam. In gleicher Weise wirken naturgemäß und seit Urzeiten therapeutisch angewandt die örtliche Wärme des warmen Bades oder noch besser das Gefäßtraining des Wechselbades.

Im weiteren Verlauf der Behandlung steht die Muskulatur im Vordergrunde des Interesses. Stand in der Vorbehandlung die elektrische Reizung an erster Stelle, um die contractilen Elemente zu erhalten, so ist es in der Nachbehandlung neben der Fortführung dieser Therapie vor allem die Vermeidung der Distraktion der Muskulatur. Dieser Faktor steht vor allem für die unter einer Dauerstreckung stehenden Muskeln, bei Lähmung des Axillaris des Deltoideus, der Handstrecker für den Radialis und der Fußheber für den N. peroneus, an erster Stelle. Hier muß unbedingt durch Anlegen einer Gipsschiene in Überkorrektur die Distraktion der Muskulatur bekämpft werden. Am zweckmäßigsten eignen sich dafür Nachtschienen, damit am Tage die Bewegung der Gelenke nicht zu sehr vernachlässigt wird.

Daß den Gelenken auch weiterhin besondere Aufmerksamkeit gelten muß, erscheint verständlich. Alles in allem kann die physikalische Therapie in der Nachbehandlung nicht intensiv und sorgfältig genug durchgeführt werden, und es kann nicht eindringlich genug klar gemacht werden, daß es mit der Nervennaht, und sei sie noch so exakt und noch so frühzeitig durchgeführt, allein nicht genug ist, und daß nur solche Neurochirurgen gute Erfolge in der Nervenchirurgie aufzuweisen haben, die neben der Vorbehandlung auch eine sorgfältige und lange genug durchgeführte Nachbehandlung gemacht haben. Regelmäßige neurologische und elektrodiagnostische Kontrollen können, abgesehen vom Dokumentationswert, vor allem auch die sich schnell einstellende Trägheit des Verletzten günstig beeinflussen.

6. Die Regeneration

Die Regeneration nach einer Nervennaht setzt nach allen Untersuchungen nach einer Latenzzeit von etwa 1 Woche ein. Die Latenzzeit ist wahrscheinlich bedingt durch die

Überwindung des neuen Verletzungsschocks infolge der Resektion der narbigen Enden. Die aussprossenden Schwannschen Zellen bereiten den auswachsenden Achsencylindern den Weg. Nach Untersuchungen sowohl bei experimentellen Durchschneidungen (Gutmann) wie auch nach den klinischen Befunden am Menschen durch sorgfältiges Studium des Hoffmann-Tinelschen Zeichens kann angenommen werden, daß die Nahtstelle in etwa 20 Tagen überbrückt wird. Von dann ab scheinen die Achsencylinder in einem Tagesdurchschnitt von im Experiment 2—3 mm, nach menschlichen Nähten 1—2 mm zu wachsen. Die Schnelligkeit hängt zweifellos vom Alter des Patienten ab, wobei sich, wie schon früher erwähnt, jedoch nur Kinder von Erwachsenen unterscheiden. Die Geschwindigkeit hängt ab von der Regenerationskraft, die vor allem eine Funktion der Zeitdauer zwischen Verletzung und Nervennaht ist. Sie hängt ab von der Beschaffenheit des peripheren Nervenstückes bzw. von der hier nach langer Dauer eingetretenen fibrösen Umwandlung. Für den funktionellen Fortschritt hat man deshalb im allgemeinen keine schnellere Restitution als 1—2 mm pro Tag im Durchschnitt zu erwarten.

Zeichen der Regeneration an den versorgten Organen sind naturgemäß nicht eher zu erwarten, als bis die auswachsenden Achsencylinder diese Organe erreichen, was im wesentlichen eine Frage der Länge des zu überwindenden Weges ist. Schon die alten Nervenchirurgen haben deshalb nach Zeichen gesucht, die Regeneration im bewachsenen Stamm nachzuweisen, und es hat sich bisher trotz aller Anfeindungen das 1915 von Hoffmann und unabhängig von ihm von Tinel beschriebene Zeichen bewährt. Dieses Hoffmann-Tinelsche Zeichen besteht in einem Beklopfen oder Bedrücken des peripheren Nervenstammes unterhalb der Nahtstelle. Für tiefliegende Nerven ist das Hoffmann-Tinelsche Zeichen natürlich schwerer zu erbringen als für oberflächlich liegende. Es beruht darauf, daß der äußere mechanische Reiz die im Nerven vorwachsenden sensiblen Achsencylinder reizt. Es bleibt anscheinend so lange positiv, bis die Markscheidenbildung abgeschlossen ist, da es weder am normalen noch am völlig regenerierten Nerven nachweisbar ist.

Man muß sich natürlich der Grenzen des Aussagekraft des Zeichens bewußt sein. Zunächst sind grobe Täuschungsmöglichkeiten auszuschließen. Starker Druck unweit der Narbe kann durch Fortpflanzen des Druckes auf das proximale Ende täuschen. Aber auch exakt distal durchgeführte Druckversuche mit Ausstrahlungen in das Ausbreitungsgebiet des Nerven besagen nur etwas über das Bewachsensein des peripheren Nervenstückes mit sensiblen Achsencylindern. Das positive Zeichen sagt nichts über die tatsächliche Wiederkehr der Sensibilität und noch weniger über die Möglichkeiten der motorischen Regeneration aus. Ein Fortschreiten des Zeichens in die Peripherie bedeutet aber das Fortschreiten der Regeneration und ist naturgemäß auch in seinem psychologischen Effekt nicht bedeutungslos. Fehlt das Tinelsche Zeichen und ist man sicher, das periphere Stück durch den Druck oder das Beklopfen zu reizen, so muß mit einem Fehlen der Regeneration gerechnet werden. Praktisch wurden so die Erfahrungen des 1. Weltkrieges auch im 2. Weltkrieg bestätigt (Bunnell, Henderson, Ruf, Woodhall u.a.).

Entsprechend der Astfolge kehren dann bei erfolgreichem Auswachsen Motorik, Sensibilität und vegetative Funktionen allmählich zurück, sobald die auswachsenden Achsencylinder die Endorgane erreicht und ihre neuen Endverzweigungen aufgebaut haben. Entscheidende Aussagen über die wirkliche Funktionswiederkehr können nur die einfache klinische Untersuchung der Muskelbewegung, die Prüfung der Sensibilität und die Prüfung der Schweißsekretion machen. Die Prüfung der Motorik beginnt mit den geringen Kontraktionen, die noch keine Bewegung hervorrufen, über einfache Bewegungen und Bewegungen gegen Widerstand bis zur vollen Kraft. Da die Astbahnen zu den einzelnen Muskeln nicht alle gleich gut bewachsen werden, ist die Regeneration in den einzelnen Muskeln wenigstens in der ersten Zeit nicht gleichmäßig. Häufig kommt es auch in der ersten Zeit zu Fehlbewegungen und pathologischen Mitbewegungen, die durch Fehleinsprossungen bedingt sind. Diese Fehlleistungen können wir vor allem an Nerven mit komplizierter Muskelversorgung in der Endverzweigung beobachten, besonders an der Hand.

Auch die sensible Regeneration geht über den Beginn einer Schmerzempfindung hin zur Temperaturempfindung und feinen Berührungsempfindung, um schließlich bei guter Regeneration auch stereognostische Leistungen zu erreichen. Ja, es gibt nicht selten Fälle, bei denen nach längerer Zeit auch bei sorgfältiger Untersuchung Reste der Schädigung nicht oder doch nur geringfügig nachgewiesen werden können. Daß das nicht immer der Fall ist, ist bei der Kompliziertheit der Regeneration nicht zu verwundern. Gleichzeitig mit den sensiblen Fasern werden die Schweißsekretionsfasern regeneriert. Damit haben wir eine objektive Möglichkeit der Nachprüfung von noch bestehenden völligen sensiblen Ausfällen. Das Vorhandensein von Schweißsekretion schließt eine Analgesie aus.

Erklärlich, daß mit den Hilfsmethoden die beginnende Wiederkehr der Muskelfunktion genauso zu erkennen ist wie die mehr oder weniger ausgeprägte qualitative oder quantitative Störung. Bei der konventionellen elektrischen Reizung klingt die komplette Entartungsreaktion über die partielle zur normalen Erregbarkeit ab. Die elektrischen Befunde können mit der Willkürbewegung Hand in Hand gehen, sie können auch nachhinken, genauso vorauseilen. Exakter ist für die Regeneration der elektromyographische Befund, d. h. das Wiederauftreten polyphasischer Aktionspotentiale, die schließlich dann wieder in willkürliche Potentiale bis hin zum vollen Interferenzbild auswachsen. Sporadisch wird hin und wieder die Frage nach per primam-Heilungen bzw. sog. Schnellheilungen aufgeworfen und gezeigt, daß auch im wissenschaftlichen Schrifttum die Phantasie gelegentlich keine Grenzen hat. Nach dem 1. Weltkrieg ist viel darüber diskutiert worden (s. FOERSTER). Von einer pp.-Heilung bzw. Schnellheilung kann natürlich nur gesprochen werden, wenn nach einer kompletten Nervennaht eine Funktionswiederkehr in Stunden oder Tagen auftritt. Alle diese Fälle halten einer Kritik nicht stand. Neben Irrtümern bei der Operation durch Verwechseln der Nerven hat in den Darstellungen die abnorme Innervation das falsche Bild ausgelöst. Man kann die Akten über diese Heilungen ruhig schließen und auch die, soweit zu übersehen, einzige Befürwortung nach dem 2. Weltkrieg (KOSCHITZ-KOSIÇ) kann weder in den Experimenten noch in den Schlußfolgerungen überzeugen.

7. Resultate der operativen Behandlung

Die mannigfaltigen Berichte über die Ergebnisse der Nervenoperationen ergeben ein buntes und den Unerfahrenen verwirrendes, im allgemeinen zu optimistisches Bild. In umschriebenen Zeitabschnitten werden bei gleicher Technik der durchgeführten Operationen die Resultate immer etwas besser. Man hat den Eindruck, der Nächste schäme sich, nicht so gut zu sein bzw. nicht etwas besser zu sein als der Vorhergehende. Schließlich erklettern die statistischen Behandlungserfolge bis zu 97 %. Es soll damit nicht behauptet werden, daß beabsichtigte Täuschungen der Statistik zugrunde lägen, obwohl bei einzelnen Berichten ein „Verschönerungseffekt" in die Augen zu springen scheint. Die Gründe für unbeabsichtigte Täuschungen sind zahlreich. Es fällt zunächst immer wieder auf, daß die Verletzten selbst nicht so zufrieden sind wie die Behandler. Sieht man von den guten Resultaten ab, so sind ja auch die Einstellungen der Verletzten etwa zu einer geringen Besserung natürlich ganz andere als die der ärztlichen Bearbeiter. Im allgemeinen bewertet ein Verletzter eine leichte Besserung der Sensibilität nicht als Erfolg, im Gegenteil, die mit der Wiederkehr der Sensibilität verbundenen häufig schmerzhaften oder doch unangenehmen Parästhesien lassen manche Verbesserung als sehr zweifelhaft im Wert erscheinen.

Deshalb sind auch alle globalen Zusammenstellungen von Erfolgen und Mißerfolgen weitgehend unbrauchbar. Wenn man von Erfolgen spricht, so muß man wenigstens eine nützliche Verbesserung des Befundes („useful grade of recovery" SEDDON u. a.) festlegen und beachten. Diese nützliche Verbesserung als Kriterium umfaßt für jeden Nerv bestimmte motorische und sensible Regenerationsbefunde und hat sich als wichtigstes Einteilungsprinzip herausgestellt.

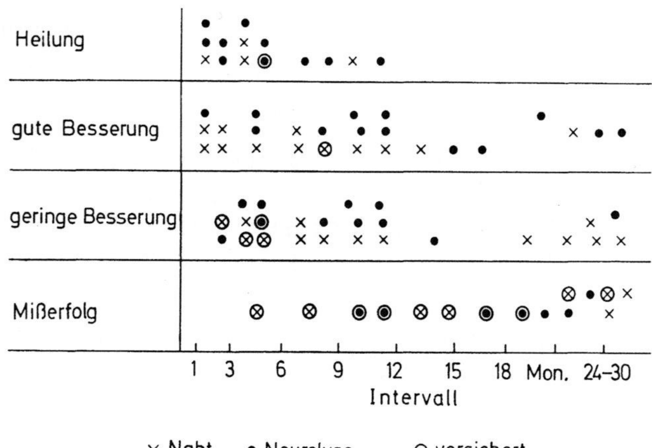

Abb. 43. Unterschiede in den Ergebnissen von sekundären Nervennähten und Neurolysen bei versicherten und
nichtversicherten Kranken (Röttgen und Wüllenweber)

Daß auf der anderen Seite echte objektive Verbesserungen von den Verletzten selbst
geleugnet oder herabgesetzt werden, ist bei der heutigen Sozialstruktur nicht unverständlich. Auffallenderweise waren solche neurotischen Tendenzen nach unseren Erfahrungen im Kriege seltener als jetzt in Friedenszeiten im Rentenkampf. Die Einstellung:
„Herr Stabsarzt, mein Radialis weiß, wann der Krieg zu Ende ist", war bei den damaligen
Verhältnissen noch verständlich. Leider muß aber heute in Friedenszeiten festgestellt
werden, daß nicht nur viele Nervenschäden zu spät zur neurochirurgischen Indikationsstellung kommen, sondern auch Mißerfolge bei Versicherten doppelt so hoch liegen wie
bei Nichtversicherten, was den Schweizer Ergebnissen von Stämpfli entspricht, der am
Krankengut der schweizerischen Unfallversicherungen feststellte, daß von 103 versicherten
Nervenverletzten 92 Dauerinvaliden wurden (Abb. 43).

Bei der Besprechung der Diagnostik wurde auf die großen Täuschungsmöglichkeiten
unbewußter Art durch Trickbewegungen und abnorme Innervationen hingewiesen. Besonders bei einem präoperativ unvollständig niedergelegten Befund können Trickbewegungen und abnorme Innervationen das postoperative Bild der Resultate sehr verwirren.

Die gleichen Einteilungsprinzipien, wie sie bei der Diagnostik für die Ausdehnung der
motorischen und sensiblen Störungen gebräuchlich sind, werden zweckmäßig auch für die
Wiederherstellung verwandt. Für die motorische Wiederherstellung sind es nach dem Vorschlag der britischen Zusammenstellung:

0 völlige Lähmungen
1 frustrane Kontraktion
2 einfache Bewegungen
3 Bewegung auch gegen die Schwerkraft
4 Bewegung gegen Widerstand
5 volle Kraft
und bei den Störungen der Sensibilität:
0 völlige Anaesthesie im autonomen Gebiet
1 Wiederkehr der Schmerzempfindung im autonomen Gebiet
2 Wiederkehr von Berührungsempfindung und oberflächlicher Schmerzempfindung im
autonomen Gebiet
3 die gleiche Wiederkehr über das autonome Gebiet hinaus auf das ganze cutane Ausbreitungsgebiet des Nerven
4 zusätzlich räumliches Unterscheidungsvermögen und damit praktisch völlige Wiederherstellung.

Bei den Ergebnissen der operativen Behandlung interessieren letztlich nur die Endresultate, wenn es auch natürlich von großem Interesse ist, zu sehen, in welchen Zeitabschnitten und wie schnell, in den einzelnen Fällen sehr different, die Rückkehr der motorischen und sensiblen Funktionen eintrat. Ein wirklich echtes Bild über die Möglichkeiten der Nervenoperationen ergeben deshalb praktisch aus dem gesamten Weltschrifttum nur die Fünfjahresresultate des britischen „Medical Research Council", zusammengestellt von ZACHARY. Als nützlicher Wiederherstellungsgrad wird dabei vom N. ulnaris die Wiederkehr der Kraft in allen Interossei gefordert. Für den Medianus beinhaltet diese Funktionswiederkehr die Möglichkeit der aktiven Bewegung der langen Beuger und die Opposition des Daumens. Für den N. radialis muß die Handstreckung so kräftig sein, daß gegebenenfalls eine Sehnennaht für die Fingerstrecker mit ausreicht. Für den Tibialisnerven (der Ischiadicus wird nicht gesondert betrachtet) müssen die Wadenmuskeln kräftig bewegt werden können und beim Peroneusnerv muß der Fuß gegen die Schwerkraft gehoben werden können. Es kommen hinzu Sensibilitätsverbesserungen im Sinne einer Wiederkehr der Berührungsempfindung im autonomen Gebiet. In der Tabelle wurden diese 5-Jahres-Erfolge der Nervennähte unter den Rubriken: völlige Wiederherstellung, nützliche und brauchbare Erfolge zusammengestellt. Die besten Resultate finden sich beim N. radialis mit der geringsten Unbrauchbarkeitsquote, die wenigsten völligen Heilungen beim N. ulnaris und N. peroneus, wie nicht anders bei diesen hochdifferenziert gebauten Nerven zu erwarten, worauf früher hingewiesen wurde. Schließlich findet sich ein nützlicher Grad, d.h. eine völlige Wiederherstellung und ein nützlicher Erfolg zusammengefaßt bei 1119 Fällen nach 5 Jahren in 50%. Es kann kein Zweifel darüber bestehen, daß sich an dieser Zahl alle späteren Statistiken werden orientieren können und müssen. Die großen amerikanischen Statistiken über 7050 Fälle sind damit nicht vergleichbar, da Spätresultate bisher nur beschränkt bekannt geworden sind. Am brauchbarsten ist noch eine Zusammenstellung von BATEMAN von 1962 (s. Tabelle 12), bei dem eine „völlige Wiederherstellung" und „etwas Regeneration" unterschieden wird, wobei die völlige Wiederherstellung wahrscheinlich mit einem nützlichen Wiederherstellungsgrad verglichen werden kann und etwas Regeneration einem unbrauchbaren Wiederherstellungsgrad entsprechen dürfte. Auch hier ist der N. radialis wieder der beste.

Von diesem Gesichtspunkt aus werden nun auch die älteren Statistiken besser verständlich und man geht wohl nicht fehl, wenn man die als Heilung bezeichneten Fälle unter dem Begriff der nützlichen Wiederherstellung zusammenfaßt und alles, was an geringer Besserung und ohne Erfolg geblieben ist, als unbrauchbare Resultate wertet. Nur so gleichen sich die Statistiken an, etwa in der Zusammenstellung von FOERSTER im Handbuch der Neurologie, die im Durchschnitt auch, bei FOERSTER jedenfalls, in dieser Sicht einen 50%igen nützlichen Grad der Wiederkehr ergaben, während die Statistik von SPIELMEYER, die allerdings klein ist, schlechtere Resultate aufzuweisen hat. Möglicherweise wird man hier aber „Besserungen" höher einschätzen können.

Die vielen anderen Statistiken (s. Tabellen 13—15) zeigen letztlich das gleiche Bild. Im Durchschnitt kann in der Hälfte der Nähte mit einem nützlichen Regenerationsgrad gerechnet werden, wobei der N. radialis den besten, der N. peroneus den schlechtesten Erfolg zeigt (Abb. 44 u. 45).

Bezüglich der im Schrifttum vernachlässigten Teilnähte wird auf die Tabelle der Mißerfolge im genähten Anteil verwiesen. Die Abwägung, was wirklich Erfolg und Mißerfolg ist, ist bei den Teilnähten besonders schwierig, da nie sicher abzugrenzen ist, was sich über die erhaltenen und nicht genähten Bahnen gebessert hat. Die Mißerfolge müssen deshalb in Wirklichkeit wahrscheinlich wesentlich (?) höher eingeschätzt werden. Der entscheidende Faktor, die Höhe der Verletzung, ist in unserer Tabelle leider nicht feststellbar.

Die Resultate der Neurolysen sind sehr unsicher zu bestimmen, da der Anteil der ohne Eingriff sich bessernden Funktionen auch nicht annähernd geschätzt werden kann. Zu unserem Material muß gesagt werden, daß intra operationem nur die Nerven nicht reseziert wurden, bei denen ein glatter Faszikelverlauf deutlich erkennbar war. Die Neurolysen

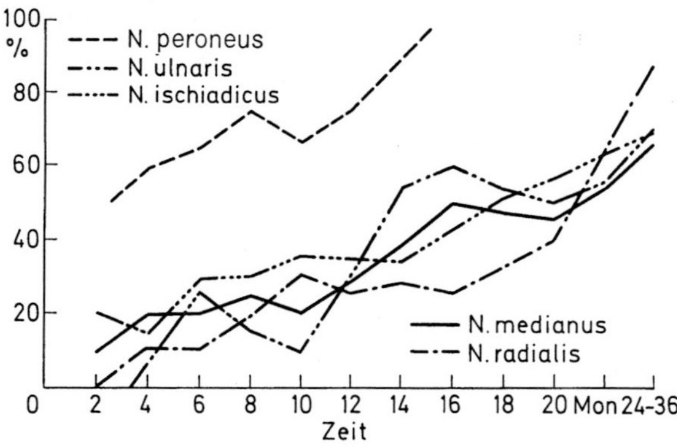

Abb. 44. Abhängigkeit der Mißerfolge sekundärer Nervennähte vom Operationstermin
(Röttgen und Wüllenweber)

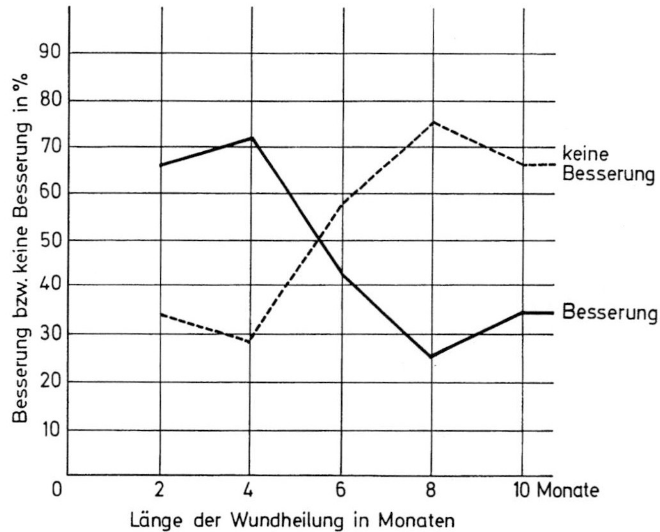

Abb. 45. Einfluß der Wundheilung (= Verzögerung der Naht) auf die Regeneration (Röttgen)

erbrachten eine gute Besserung (in 80 %), wenn die Operation bis zum 6. Monat durchgeführt wurde. Besonders interessant und sicher typisch (und verständlich) war die Feststellung, daß bei den Neurolysen alles, was sich nach der Operation bis zum 6. Monat nicht gebessert hatte, sich praktisch auch nicht mehr weiter besserte im Gegensatz zu den Nähten.

Nach Neurolysen haben wir oft beobachtet, daß die Wiederkehr der Funktion sehr rasch eintrat. Manchmal begann, ohne daß eine psychogene Störung angenommen werden könnte, die Lähmung sich schon wenige Stunden nach der Operation zu bessern. Analog den Beobachtungen an Hirn und Rückenmark mit gleich schnellen Funktionsverbesserungen nach der Entfernung eines Tumors etwa, muß die Ursache wohl im wesentlichen in einer Durchblutungsverbesserung gesehen werden.

Im Kapitel über die Faktoren, die für die Erfolge der Nervennaht wichtig sind, wurden die seit langem bekannten Einflüsse der Verletzungshöhe (Etzoldsches Gesetz) erwähnt. Eine Zusammenstellung aus den Ergebnissen des britischen Medical Research Council zeigt in aller Deutlichkeit, daß die besseren Resultate bei tiefen Verletzungen erzielt werden. Es ist dies besonders auffällig, wenn man die völligen Heilungen betrachtet. Auch der

Einfluß der Zeit zwischen Verletzung und Nervennaht kommt sehr deutlich zum Vorschein. Das gleiche gilt von der Länge der Resektion. Die Tabellen unterstreichen mit aller Deutlichkeit den Wert dieser Faktoren.

Tabelle 7. 5-Jahres-Erfolg bei Nervennähten (Zusammengefaßt aus dem Zahlenmaterial des brit. Med. Res. Council: SEDDON 1954)

Wiederherstellung (Grad)	Ulnaris	Medianus	Radialis	Tibialis	Peroneus
Motorik (Fallzahl)	384	290	114	126	205
völlig	4,9 %	18,6 %	36,9 %	25,4 %	13,6 %
nützlich	41,4 %	44,8 %	52,6 %	49,2 %	38,6 %
wenig bis unbrauchbar	53,7 %	36,6 %	10,5 %	25,4 %	47,8 %
Sensibilität (Fallzahl)	390	278		118	
völlig	2,6 %	8,6 %		6,8 %	
nützlich	43,4 %	44,7 %		20,3 %	
wenig bis unbrauchbar	54,0 %	46,7 %		72,9 %	

Nützliche Grade der motorischen Wiederherstellung bis insgesamt 1119 Fällen nach 5 Jahren = 50 %.

Tabelle 8. Einfluß der Zeit zwischen Verletzung und Nervennaht. Tiefe Verletzungen bei weniger als 5 cm Resektionslänge. 5-Jahres-Erfolge der Motorik. (Zusammengestellt aus Med. Res. Council: ZACHARY)

	Ulnaris		Medianus		Radialis		Peroneus		Tibialis	
	K.	L.	K.	L.	K.	L.	K.	L.	K.	L.
Zahl der Fälle	93	34	89	48	45	19	22	22	22	7
Völlige Heilung	16,1 %	5,9 %	31,5 %	18,8 %	51,1 %	31,6 %	31,8 %	13,6 %	31,8 %	28,6 %
Nützliche Regeneration	62,4 %	58,8 %	39,9 %	47,9 %	40 %	57,8 %	36,4 %	54,6 %	45,5 %	71,4 %
Wenig bis unbrauchbar	21,5 %	35,3 %	29, %	33,3 %	8,9 %	10,6 %	31,8 %	31,8 %	22,7 %	—

K. = kürzer als 6 Monate; L. = länger als 6 Monate.

Tabelle 9. Einfluß der Verletzungshöhe auf die Operationserfolge der Nähte bei weniger als 5 cm Resektionslänge und weniger als 6 Monate seit Verletzung. 5-Jahres-Erfolge der Motorik. (Zusammengestellt aus Med. Res. Council: ZACHARY)

	Ulnaris			Medianus			Radialis			Peroneus			Tibialis		
	H.	M.	T.	H.	M.	T.	H.	M.	T.	H.	M.	T.	H.	M.	T.
Zahl der Fälle	35	44	93	94	38	158	23	81	10	62	74	69	54	56	16
Heilung (%)	2,8	2,3	16,1	6,4	18,4	26	26,1	43	10	6,5	13,5	20,2	18,5	30,4	31,3
Nützlich (%)	22,7	38,6	62,4	54,3	42,1	39,8	56,5	48,3	80	25,8	39,2	49,3	51,8	50	37,4
Wenig bis unbrauchbar (%)	74,5	59,1	21,5	39,3	39,5	34,2	17,4	8,5	10	67,7	47,3	30,5	29,7	19,6	31,3

H. = hohe Verletzung; M. = mittlere Verletzung; T. = tiefe Verletzung.

Tabelle 10. *Einfluß der Länge der Resektion. 5-Jahres-Erfolge der Motorik bei hohen Verletzungen und kürzer als 6 Monate Zeit seit Verletzung. (Zusammengestellt aus Med. Res. Council: Zachary)*

	Ulnaris		Medianus		Radialis		Fibularis		Tibialis	
	W.	M.	W.	M.	W.	M.	W.	M.	W.	M.
Zahl der Fälle	93	9	51	10	45	8	22	10	22	14
Völlige Herstellung	16,1 %	11,1 %	9,8 %	10 %	51,1 %	50 %	31,8 %	20 %	31,8 %	28,6 %
Nützliche Regeneration	62,4 %	88,9 %	68,6 %	80 %	40,1 %	50 %	36,4 %	50 %	45,5 %	50,0 %
Wenig bis unbrauchbar	21,5 %	33,3 %	21,6 %	10 %	8,9 %	—	40,9 %	30 %	22,7 %	21,4 %

W. = weniger als 5 cm; M. = mehr als 5 cm.

Tabelle 11. *Ergebnisse bei 68 Autotransplantaten. (Brit. Med. Res. Council: Seddon)*

	Guter Erfolg	Guter Erfolg erwartet	Teilerfolg	Mißerfolg
Digitalnerven	7	—	3	6
Kabeltransplantate				
Medianus	4	—	2	1
Plexus brachialis	—	1	1	3
Andere	3	—	2	·
Stammtransplantate				
Medianus	9	2	2	2
Ischiadicus	—	1	3	5
Andere	1	—	—	3
Transplantate bei Teilschädigung	4	1	—	1
	28	5	13	21

Tabelle 12. *Resultate der Nervennaht. (Amerikanische Zusammenstellung [Bateman, 1962]: Zeiten nach Operation und Beurteilung unbestimmt)*

	Ulnaris	Medianus	Radialis	Ischiadicus	Peroneus
Fallzahl	198	116	93	43	51
Völlige Wiederherstellung	41 %	58 %	90 %	39 %	67 %
Etwas Regeneration	96 %	92 %	93 %	77 %	78 %

Tabelle 13. *Resultate der Nervennaht (1. Weltkrieg). (Nach Foerster, Handbuch Neurologie, zusammengestellt)*

	Foerster				Spielmeyer			
	Zahl	Heilung %	Besserung %	ohne Erfolg %	Zahl	Heilung %	Besserung %	ohne Erfolg %
Radialis	109	56	39,4	4,6	32	34,3	34,3	31,3
Medianus	83	41	56,6	2,4	16	25	25	50
Ulnaris	64	43,9	54,9	0,8	12	25	8,4	66,6
Ischiadicus	44	34	60	6	21	4,8	52,4	42,8
Peroneus	16	62,5	31,3	6,2	9	22,2	44,4	33,4
Tibialis	10	60	40	0	2	0	100	0

Tabelle 14. Resultate der Nervennaht. Sammelstatistik (MAURER, 1958)

Nerv	MAURER		Sammelstatistik FOERSTER		M. LANGE (veröffentlicht von DECKER)		Durchschnittliche Mißerfolge aus den Statistiken von GRANTHAM, HOEN, BJOERKESTEN	Gesamt-durch-schnitt der Miß-erfolge
	Zahl der Fälle	Miß-erfolge	Zahl der Fälle	Miß-erfolge	Zahl der Fälle	Miß-erfolge		
Medianus	24	25 %	198	31 %	26	12 %	34 %	25 %
Ulnaris	35	37 %	228	43 %	44	18 %	39 %	34 %
Radialis	61	32 %	397	28 %	49	12 %	27 %	29 %
Musculocutaneus			33	18 %	3	—		18 %
Ischiadicus	20	10 %	121	30 %	27	15 %	45 %	25 %
Peroneus	23	48 %	152	62 %	13	69 %	57 %	5 %
Tibialis			67	54 %	3	—	40 %	47 %
Plexus brachialis	18	36 %			9	33 %		33 %

Tabelle 15. Resultate der Nervennaht (MAURER, 1958)

Nerv	Zahl der ope-rierten Fälle	Vollkommene Heilung	Fast geheilt	Gebessert	Kein Erfolg
N. radialis	61	7	18	16	20
N. ulnaris	35	4	5	13	13
N. peroneus	23	4	2	6	11
N. ischiadicus	20	—	5	13	2
N. medianus	24	6	4	8	6
N. medianus u. ulnaris	25	1	4	8	12
Plexus brachialis	18	—	4	8	6
	206	22	42	72	70

Tabelle 16. Nervenverletzungen 2. Weltkrieg (RÖTTGEN)

a) Operationen (O. FOERSTER in Klammern)

	Gesamtzahl	Totalnaht	Teilnaht	Neurolyse (äußere)
N. ulnaris	335	229 (64)	20	86
N. medianus	284	140 (83)	46	98
N. radialis	224	152 (109)	9	63
N. ischiadicus	208	92 (44)	69	47
N. peroneus	143	96 (16)	22	25
N. tibialis	60	18 (10)	13	29
Plexus	55	4	31	20
Sonstige	30	30	—	—
Transplantationen	15	15	—	—
	1354	776 (370)	210 (31)	368 (194)

b) Erfolge bei vollständiger Naht bei einjähriger Nachbeobachtung

	Völlige Heilung	Besserung	Mißerfolg
N. radialis	43,6 %	34,6 %	21,8 %
N. medianus	33,2 %	46,2 %	20,6 %
N. ulnaris	9,1 %	54,5 %	36,4 %
N. ischiadicus	2,0 %	69,3 %	28,7 %
N. tibialis	34,0 %	44,3 %	21,7 %
N. peroneus	5,0 %	22,5 %	72,5 %

Tabelle 16. (Fortsetzung)

c) Vorläufige Erfolge der Nervennaht bei einjähriger Nachbeobachtung

	Operation bis 6 Monate nach Verwundung		Operation mehr als 6 Monate nach Verwundung	
	Erfolg gut	kein wesentlicher Erfolg	Erfolg gut	kein wesentlicher Erfolg
N. radialis	67 %	14,5 %	51 %	30 %
N. medianus	55 %	35,5 %	50 %	40 %
N. ulnaris	40 %	45 %	44 %	45 %
N. ischiadicus	50 %	39 %	41 %	49 %
N. peroneus	35 %	60 %	32 %	65 %
Plexus brachialis			40 %	38 %

Tabelle 17. Einfluß der Verletzungshöhe auf die Regeneration beim N. medianus. Spätergebnisse (Röttgen und Wüllenweber)

Sitz	Zahl	Geheilt	Gut gebessert	Gering gebessert	Mißerfolg
Oberarm	50	5 (10 %)	13 (26 %)	16 (32 %)	16 (32 %)
Ellenbogen	11	—	4 (36,5 %)	4 (36,5 %)	3 (27 %)
Unterarm	41	6 (14,6 %)	14 (34,2 %)	15 (36,6 %)	6 (14,6 %)
Handgelenk	11	3 (27,3 %)	4 (36,6 %)	3 (27,3 %)	1 (9,1 %)

Tabelle 18. Spätergebnisse bei Nervennähten unter Kriegs- und Friedensbedingungen (Röttgen und Wüllenweber)

	Gesamtzahl	Erfolg	Mißerfolg
N. ulnaris (K)	57	72 %	28 %
N. ulnaris (F)	40	77,5 %	22,5 %
N. medianus (K)	84	74 %	26 %
N. medianus (F)	30	83 %	17 %

Tabelle 19. Resultate nach Teilnähten. Anteil der Mißerfolge (Röttgen)

N. radialis	17 %
N. medianus	20 %
N. ulnaris	52 %
Plexus brachialis	11 %
N. ischiadicus	34 %
N. tibialis	21 %
N. peroneus	5 %

Tabelle 20. Spätresultate nach Neurolysen (Röttgen und Wüllenweber)

Nerv	Zahl	Heilung	Gute Besserung	Geringe Besserung	Erfolg	Mißerfolg
N. radialis	55	32 = 58,1 %	18 = 32,8 %	4 = 7,3 %	54 = 98,2 %	1 = 1,8 %
N. medianus	65	15 = 23,1 %	18 = 27,7 %	24 = 36,9 %	47 = 87,7 %	8 = 12,3 %
N. ulnaris	56	10 = 17,1 %	19 = 34,9 %	16 = 27,8 %	45 = 80,5 %	11 = 19,5 %
N. ischiadicus	42	15 = 35,7 %	11 = 26,2 %	9 = 21,4 %	35 = 83,3 %	7 = 16,7 %
N. tibialis	26	10 = 38,5 %	10 = 38,5 %	5 = 19,2 %	25 = 96,2 %	1 = 3,8 %
N. peroneus	26	13 = 50,6 %	7 = 26,6 %	2 = 7,6 %	22 = 84,8 %	4 = 15,2 %

8. Schmerzen bei der Verletzung peripherer Nerven und ihre Behandlung

Da das physische Korrelat des psychischen Schmerzerlebnisses in einem Erregungs-
vorgang afferenter Nervenfasern besteht, sollte man bei jeder Nervenverletzung schwerste
Schmerzen erwarten. Dies ist jedoch im allgemeinen nicht der Fall. Immer wieder ist man
erstaunt zu hören, daß bei der Verletzung ausstrahlende Schmerzen, die auf die Nervenreizung zu beziehen wären, nur selten wahrgenommen werden. Im Schock der Verletzung
wird die kurzdauernde Ausstrahlung wahrscheinlich allgemein untergehen. Schmerzen
gehören deswegen bei der Nervenverletzung zu den Komplikationen und sind im allgemeinen Späterscheinungen. In Anlehnung an die Einteilung von ZÜLCH unterscheiden
wir 3 verschiedene Schmerzformen:

1. den paraesthetischen Kribbelschmerz,

2. den stechenden schneidenden Dauerschmerz (wozu wir auch den quetschend-
pressend-krampfenden Schmerz von ZÜLCH hinzuzählen und nicht abtrennen) und

3. den Glühbrennschmerz, allgemein als Kausalgie bezeichnet.

So schön und einleuchtend eine solche Einteilung ist, so muß doch immer wieder betont werden, daß diese Schmerzbilder nur selten getrennt voneinander erscheinen. Die
Einteilung ist jedoch gerechtfertigt, da in vielen Fällen eine der Schmerzformen für
sich das Krankheitsbild beherrscht. Erst wenn in einigen Fällen die eine Schmerzform
ausgeschaltet ist, läßt sich erkennen, daß unter ihr noch eine der anderen verborgen war,
die jetzt zum Bewußtsein kommt. So tritt z.B. vielfach erst ein Kribbelschmerz in Erscheinung, wenn durch eine präganglionäre Sympathektomie die Kausalgie beseitigt
wurde.

Allen 3 Schmerzformen ist zunächst gemeinsam, daß sie im wesentlichen und am stärksten bei Teilschädigungen der peripheren Nerven aufzutreten pflegen. Verletzte mit
völliger Durchtrennung des Nerven, insbesondere solche mit glatter scharfer Durchtrennung, sind meist auch in den späteren Stadien schmerzfrei. Auf die Ausnahme, den
Amputationsstumpfschmerz wie seine besondere Form, den Phantomschmerz, wird noch
gesondert zurückzukommen sein.

Zunächst muß ein scharfer Trennungsstrich gezogen werden zwischen dem paraesthetischen Kribbelschmerz und dem stechenden schneidenden Dauerschmerz einerseits und
der Kausalgie andererseits. Der Charakter des Schmerzes ist ein ganz anderer. Der Kribbelschmerz mit dem Gefühl des Eingeschlafenseins, des Stechens wie mit 1000 Nadeln, der
Dauerschmerz mit dem Gefühl des Gequetschtwerdens, als wenn man in einem Schraub-
stock eingeklemmt sei, des erbarmungslosen Schneidens und Stechens sind als Ausdruck
des Reizes der sensiblen afferenten Nervenfasern durchaus erklärlich und verständlich.

a) Kausalgie

Dagegen hat die Kausalgie in ihrer Erscheinungsform zunächst etwas ganz Unerklärli-
ches, was zu Verkennungen mit psychogenen hysterischen Reaktionen führen kann und
auch wieder im letzten Kriege nicht selten geführt hat. Einweisungen in psychiatrische Abteilungen, Elektrosuggestivbehandlungen brutaler Natur sind auch im vergangenen Krieg
noch von unerfahrenen Ärzten angeordnet worden. Das Krankheitsbild ist ja auch sonder-
bar genug: Es hat ein Verletzter eine ganz leichte Nervenschädigung und erst nach einigen
Wochen klagt er über heftiges Brennen im Ausbreitungsgebiet des Nerven. Er ist ängstlich bemüht, jede Bewegung der motorisch und sensibel kaum geschädigten Gliedmaße
zu vermeiden. Bei jeder Erschütterung, beim Zuschlagen einer Türe, beim Rascheln einer
Zeitung, beim Einschalten des Lichtes, beim Anreden schreit er auf und windet sich vor
Schmerzen. Dauernd hält er die Hand oder den Fuß in kaltes Wasser. Den sehenden Arzt
müßte allerdings stutzig machen, daß die Haut im Ausbreitungsgebiet des Nerven schwere
atrophische Veränderungen zeigt. Sie ist je nach der Umgebungstemperatur heiß-rot oder
blaß-kalt fleckig. Blasen- und Geschwürsbildungen finden sich rasch und häufig. Die
Haut wird glänzend dünn und haarlos, sie schwitzt vermehrt. Das ganze Gewebe der

Gliedmaße wird atrophisch. Die kranke Hand erscheint z.B. kleiner als die gesunde. Das Röntgenbild deckt eine erhebliche Kalkarmut des Knochens auf. Auffallend rasch bilden sich schwerste Gelenkversteifungen. Der in der Unfallchirurgie Erfahrene erkennt mit einem Blick das Bild des schweren Sudeckschen Syndroms.

All dies fehlt bei der gleichen Verletzung bei einem anderen, der nur über den verständlichen Kribbel- oder Dauerschmerz klagt.

Außer dem Schmerzcharakter unterscheiden sich die Gruppen paraesthetischer Kribbelschmerz-Dauerschmerz einerseits, Kausalgie andererseits in der Lokalisation. Während paraesthetischer Kribbelschmerz und stechender Dauerschmerz an allen peripheren Nerven zur Beobachtung kommen, ist die Kausalgie so gut wie ausschließlich am N. medianus und N. tibialis und nur noch selten am N. ulnaris lokalisiert. Wir selbst haben nie eine Kausalgie am N. radialis oder N. peroneus gesehen, wenn mit Sicherheit feststand, daß N. medianus oder N. tibialis nicht mitverletzt waren. Bei den seltenen Fällen, bei denen eine Verletzung des N. radialis angeblich eine Kausalgie erzeugt haben soll, scheint mir die Mitbeteiligung nicht genügend ausgeschlossen. Wir selbst haben in einem solchen Fall den N. medianus dann freigelegt und auch hier eine kleine Teilschädigung gefunden. Es sind also die Beugernerven, die eine Kausalgie aufweisen können, die entwicklungsgeschichtlich ältesten Nerven, die Träger der Umklammerungsreflexe, die mit dem weitesten Ausbreitungsgebiet an der Haut und, das ist wohl das Ausschlaggebende, die mit dem reichlichen Gehalt an sympathischen Fasern.

Daß man diesen sonderbaren, so außergewöhnlich affektbesetzten Schmerz bis in die jüngste Zeit hinein mit Eigenarten der Persönlichkeit, einer Psychopathie, in Zusammenhang brachte, darf bei oberflächlicher Betrachtung dieser Probleme und ohne Kenntnis ihrer organischen Grundlage nicht verwundern. Heute muß aber mit aller Schärfe betont werden, daß auch nicht der geringste Zusammenhang des echten Kausalgieschmerzes mit psychopathischen charakterlichen Eigenarten besteht.

Den sichersten Beweis für das Fehlen psychopathischer Komponenten bei der echten Kausalgie ergibt die Behandlung. Wer einmal erlebt hat, wie alles, was so „hysterisch" aussah, nach einer Sympathektomie schlagartig verschwindet und einen normalen Verletzten zurückläßt, ist sich darüber völlig klar. Im Kriege mußte insbesondere sehr energisch abgelehnt werden, daß es sich bei den Kausalgiekranken etwa um minderwertige Menschen handele. Aus dem amerikanischen Schrifttum wie aus unseren Beobachtungen geht einwandfrei hervor, daß es sich im Gegenteil meist um besonders tapfere und wertvolle Menschen handelte. Über 50 % unserer Kausalgiekranken trugen Tapferkeitsauszeichnungen. Ohne Zweifel verändern langdauernde Schmerzzustände mit der Tiefenwirkung eines Sympathicusschmerzes analog der Kolik psychisch auch einen normalen Menschen.

Es kann andererseits kein Zweifel darüber bestehen, daß die Kausalgie von einer bestimmten somatischen Konstitution abhängt. Ein paraesthetischer Kribbelschmerz oder ein stechender schneidender Dauerschmerz entsteht bei bestimmten Verletzungen bei jedem Menschen. Ganz anders ist dies dagegen bei der Kausalgie. Es finden sich gerade bei den leichtesten Verletzungen, manchmal ohne nachweisbaren sensiblen oder motorischen Ausfall, die schwersten Formen von Kausalgie. Auf einer Abteilung mit vielen solchen Verletzungen fiel bald auf, daß es immer ganz bestimmte Menschentypen waren, bei denen die Verletzung des N. medianus oder des N. tibialis mit einer Kausalgie vergesellschaftet war, während sie bei den anderen fehlte. Es zeigte sich auch, daß eine ausgesprochene Korrelation zwischen der Stärke der Erscheinung und der Ausprägung des Typus vorhanden war. Je schwerer das Schmerzsyndrom auftrat, um so ausgeprägter war im allgemeinen auch die konstitutionelle Abart. Das erschien uns so sicher, daß bei Neuaufnahmen auf das Vorhandensein einer Kausalgie vor der Befragung gewettet wurde. Schon Leriche hatte betont, daß nicht eine bestimmte Verletzung eine Kausalgie zur Folge habe, sondern bestimmte Individuen eine Verletzung mit einer Kausalgie beantworten. Er konnte die spezifische Konstitution aber nicht näher charakterisieren.

Tabelle 21. Vegetative Symptomatik bei Teilschädigungen des N. medianus und N. tibialis je 65 Fälle

	Mit Kausalgie (Anzahl)	Ohne Kausalgie (Anzahl)
1. Vorwiegender Konstitutionstyp		
leptosom	58	34
athletisch	8	13
athlet.-pyknisch	2	8
pyknisch	—	10
2. Vasolabilität, z.B. Leichenfinger bei Kälte		
stark ausgeprägt	54	29
mäßig ausgeprägt	7	10
fehlend	4	26
3. Neigung zu Hypotonie		
stark	28	18
mäßig	17	15
keine	20	32
4. Neigung zu allergischer Reaktion, z.B. Nesselsucht, Heuschnupfen	40	17
5. Verstärkter Dermographismus	57	32
6. Labilität der Darmfunktion besonders nach Affekten	17	10
7. Asthma selbst oder bei nächsten Angehörigen	12	—

Für Einflüsse der Rasse hatten sich sichere Beweise schließlich doch nicht erbringen lassen. Die Kausalgie ist bei Angehörigen aller Rassen beobachtet worden. TROSTDORF fand 60% Leptosome, unter den Schwerkranken sogar 80%. Auffallend gering waren Pykniker oder Typen mit pyknischem Einschlag vertreten. Nach unseren Erfahrungen gehören die Kausalgiekranken zur Gruppe der vegetativ Stigmatisierten oder vegetativ Labilen im Sinne von BERGMANNs, wobei sich das Labile des vegetativen Systems im wesentlichen auf das Gefäßsystem bezieht. Unsere eingehenden Untersuchungsunterlagen aus dem vergangenen Kriege sind zwar verlorengegangen. Es blieb aber erhalten eine Aufstellung von 65 Verletzten mit schwerer Kausalgie, denen ich 65 Verletzte ohne Kausalgie bei alleinigem Betroffensein des N. tibialis oder des N. medianus auswahllos seinerzeit gegenübergestellt hatte. Dabei ergab sich die nachfolgende Zusammenstellung (Tab. 21). Bei aller Primitivität der Befunde, die einmal einer exakten Kontrolle bedürften (deren Möglichkeit uns erspart bleiben möge), spiegeln sie doch in etwa unsere Beobachtungen wider.

Verwertbare Schlüsse bezüglich der Bevorzugung bestimmter Haar- und Hautfarben waren nicht nachweisbar. Unter all den Fällen waren bei für unsere damaligen Verhältnisse sorgfältiger Befragung psychopathische Züge, wenigstens gröberer Form, nicht aufgezeichnet worden.

Histologische Untersuchungen der exstirpierten Verletzungsstellen der Nerven brachten keine Unterschiede zwischen Verletzungen mit und ohne Kausalgie, insbesondere fehlten Hinweise auf etwaige neuritische Komponenten. Die Hoffnung, bei der mikroskopischen Untersuchung der exstirpierten Grenzstrangganglien für die Kausalgie verantwortlich zu machende Veränderungen nachzuweisen, hat getäuscht. Unserer Meinung nach gehört auch diese Frage zum konstitutionellen Problem der Kausalgie. Unsere histologischen Untersuchungen zeigten die gleichen histologischen Veränderungen am Ganglion stellatum, wie sie auch beim Asthma und bei der Raynaudschen Erkrankung durch STÖHR und seine Schule beschrieben wurden: Fortsatzdisharmonien mit hypertrophischen Knäuelbildungen, Vermehrung des Nebenzellplasmodiums, ausgesprochene Vakuolisierungen an den Ganglienzellen, Auftreten des Kugelphänomens, Kernveränderungen und gehäuftes Auftreten von mehrkernigen Ganglienzellen. Wir können in dieser Frage einen endgültigen Standpunkt nicht beziehen, und hier müßten konstitutionelle

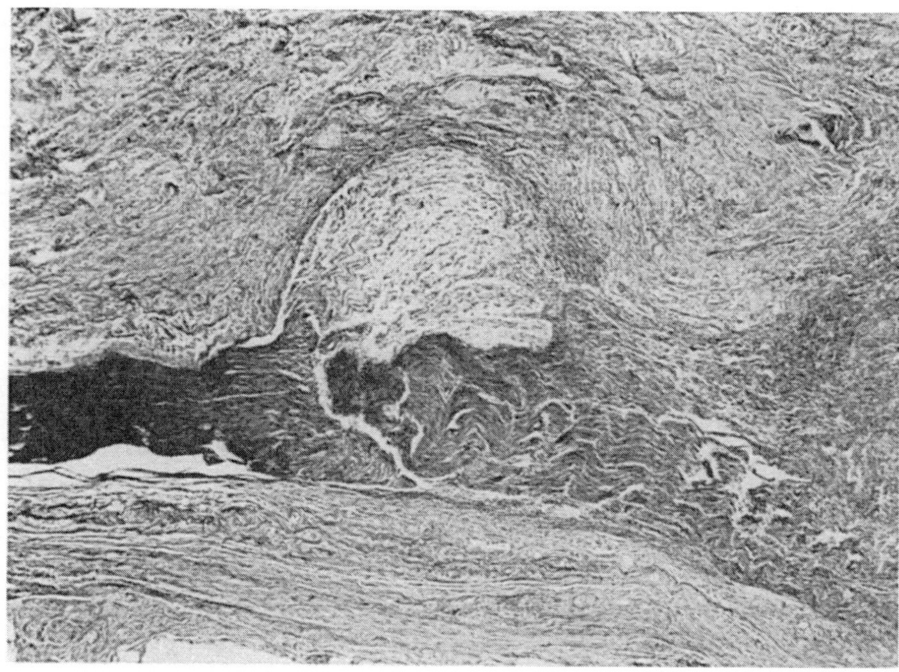

Abb. 46. Histologisches Bild eines Neuroms nach Teilschädigung eines Hautnerven durch Schnittverletzung, hartnäckige Neuralgie im verletzten Finger

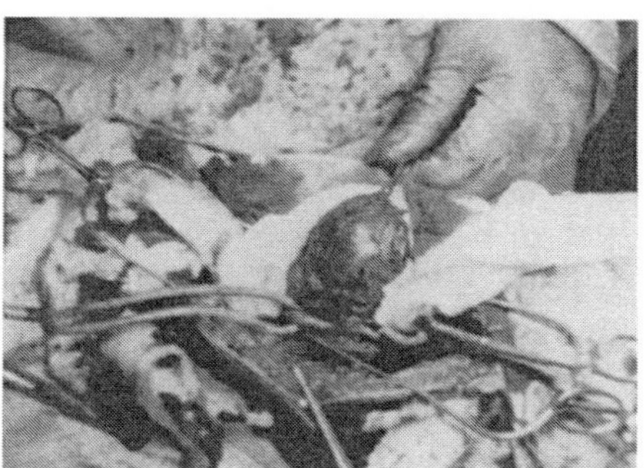

Abb. 47. Aneurysma der Arteria femoralis durch Schußverletzung. Kompression des N. femoralis ohne primäre Schädigung, schwere Neuralgie

Forschungen sicheren Boden erbringen. Auffällig ist aber besonders die enge Verwandtschaft zur Raynaudschen Erkrankung, die mit angiospastischen Zuständen und kausalgieartigen Schmerzen, dazu der gleichen therapeutischen Beeinflußbarkeit durch den gleichen operativen Eingriff eine besonders enge Verwandtschaft mit der Kausalgie erkennen läßt. Über das Zufällige hinaus scheinen mir auch die Zusammenhänge der Kausalgieerkrankungen zum asthmatischen Formenkreis in unserer Zusammenstellung zu gehen.

Die Ursache der Schmerzen liegt naturgemäß in der Verletzung der schmerzleitenden Bahnen des peripheren Nerven. Nach allen bisherigen Erfahrungen kann man annehmen, daß der Kribbelschmerz im wesentlichen bei neugebildeten Fasern bzw. in Regeneration befindlichen Fasern auftritt und bei geringem Druck (Abb. 46). Der stechend schneidende Dauerschmerz entsteht dagegen häufig bei starker mechanischer Einwirkung, manchmal sogar bei völlig intaktem Nerven etwa bei Aneurysmen, Knochencallus, starker Narbenbildung. Die Behandlung dieser beiden Schmerzformen ist deshalb naturgemäß eine örtliche, die Befreiung des Nerven vom Narbenzug und Druck, die Resektion eines Aneurysmas (Abb. 47), die Beseitigung des Knochencallus. Von einer konservativen Behandlung haben

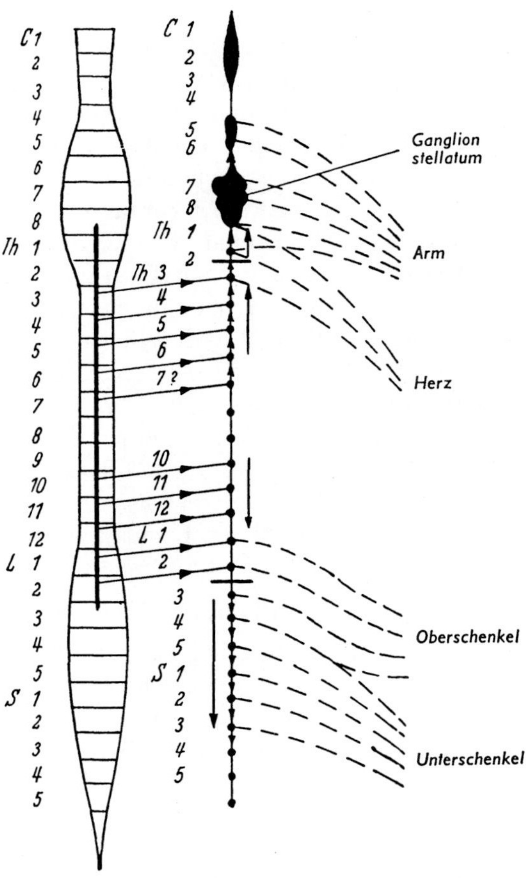

Abb. 48. Schematische Darstellung der sympathischen Bahnen zum Arm und Bein (in Anlehnung an FOER-STER). Präganglionäre Bahnen ausgezogen, postganglionäre Bahnen gestrichelt. Zwischen dem 2. und 3. Thorakalganglion des Grenzstranges können alle Bahnen zum Arm, zwischen dem 2. und 3. Lumbalganglion die präganglionären Bahnen zum Bein unterbrochen werden

wir wenig spezifische Erfolge gesehen, auch hohe Gaben von Vitamin B haben keine sichere Wirkung, auch nicht auf den Kribbelschmerz. Mit schmerzstillenden Mitteln kann man beim Kribbelschmerz manchmal die kritische Zeit überwinden, bei weiterer Regeneration bessert er sich oder verschwindet schließlich, wie denn überhaupt der Verletzte darauf aufmerksam gemacht werden muß, daß normalerweise die Anaesthesie bei der Regeneration über eine Dyskinesie, die manchmal sehr unangenehm und schmerzhaft sein kann, erst in eine Wiederherstellung der Sensibilität übergehen kann.

Was dagegen die Kausalgie anbelangt, so ist das örtliche Angehen der meist kleinen Verletzung des Nerven nicht erfolgversprechend. Derjenige, der keine Nervenschußverletzung mit Kausalgie im Kriege gesehen hat, kann sich nach meiner Meinung gar kein Bild über die Schwere dieser Schmerzzustände machen. Jedenfalls haben wir in Friedenszeiten keine solchen Bilder gesehen, es sei denn bei direkten gleichzeitigen Gefäßstörungen. Schon AMBROISE PARÉ hat die Durchschneidung des Nerven proximal der Verletzung empfohlen. Und auch im 1. und selbst im 2. Weltkrieg sind solche Operationen durchgeführt worden. Alle diese Eingriffe sind jedoch als Behandlung der Kausalgie hinfällig geworden, seitdem die Sympathektomie, von LÉRICHE als periarterielle Sympathektomie begonnen, später als Stellatumresektion fortgeführt wurde, während schon OTFRIED FOERSTER, ohne selbst solche Eingriffe bei Kausalgie durchgeführt zu haben, zu der präganglionären Durchtrennung durch thorakale Sympathektomie und Erhalten des Ganglion stellatum geraten hatte. Durch vielfältige Erfahrungen ist es völlig klar, daß die Sympathektomie als präganglionäre, d.h. als thorakale Durchschneidung zwischen dem 2. und 3. Thorakalganglion durchzuführen ist, womit eine präganglionäre sympathische Denervierung des ganzen Armes erreicht wird, während am Bein zwischen dem 2. und 3. Lumbalganglion durchschnitten werden muß, womit die präganglionären Bahnen für das Bein erreicht werden (Abb. 48). Wegen der hier häufigen Anastomosen empfiehlt es sich, das 2. und 3. Thorakalganglion zu exstirpieren und vor allen Dingen zur Gegenseite verlaufende Bahnen zu durchschneiden. Der Vorzug der präganglionären gegenüber der postganglionären Lähmung ist das Fehlen der Adrenalinüberempfindlichkeit der Gefäße und der gesteigerten vasoconstrictorischen Reaktion auf lokale Kältereize. Bei einem schwer Kausalgie-Kranken wird man immer zunächst diese Sympathektomie durchführen. Temporäre Ausschaltungen durch Novocainblockaden des Ganglion stellatum reichen nicht. Erst wenn sich nach Beseitigung der Kausalgie, wie das oft der Fall ist, ein Kribbelschmerz oder auch ein Dauerschmerz bemerkbar macht, kann man entscheiden, ob noch ein örtliches Angehen der Nervenverletzungen angezeigt ist oder nicht. Nach der Sympathektomie verschwinden sowohl die Hautveränderungen wie auch die übrigen Zeichen einer Sudeckschen Atrophie. Eine nun einsetzende medico-mechanische Behandlung kann evtl. eingetretene Gelenkversteifungen beseitigen.

b) Stumpf- und Phantomschmerzen

An einem amputierten Glied müssen aus ätiologischen wie therapeutischen Gründen die Stumpfschmerzen von den Phantomschmerzen scharf getrennt werden. Der Stumpfschmerz der Amputierten ist allerdings häufig mit dem Phantomschmerz kombiniert. Die Hauptursache für den Stumpfschmerz ist nach wie vor das Stumpfneurom des durchtrennten Nerven, das oft in derbes Narbengewebe eingebettet, mit der narbig veränderten Muskulatur oder dem Knochenstumpf verwachsen ist und bei schlecht gepolsterten Stümpfen dem ständigen Prothesendruck ausgesetzt wird. Zur Behandlung dieser Stumpfbeschwerden reicht die alleinige Entfernung des komprimierten Neuroms meist nicht aus. Die verschiedenen Versuche, etwa durch Einpflanzung des Nervenstumpfes in den Knochen oder durch Umscheidung mit einer Plastikfolie die weitere Neurombildung zu verhüten, gehen von mechanisch unbiologischen Gedankengängen aus und sind sinnlos. Solange das Nervenende Regenerationskraft besitzt, wird es auszuwachsen versuchen und Neurome bilden. Die Methode der Wahl ist die Verödung des Nervenstumpfes durch Alkoholinjektion proximal vom Stumpfneurom oder die Resektion der zu diesen Nerven gehörenden Wurzeln, am besten intradural.

Von den Neurombeschwerden zu unterscheiden sind Stumpfbeschwerden, die durch unzureichende Muskeldeckung des Stumpfes und meist damit verbundene Durchblutungsstörung entstehen. Dederichs hat nachweisen können, daß die Durchblutungsverhältnisse und damit die Stumpfschmerzen wesentlich gebessert werden können, wenn die Muskulatur sorgfältig freipräpariert wird und die antagonistisch wirkenden Muskelenden der Streck- und Beugeseite über den Stumpf vernäht werden (Methode nach Mondry). Neben der Coxarthrose, die ebenfalls vor allem bei Belastung zu erheblichen Stumpfbeschwerden führen kann, müssen differentialdiagnostisch Bandscheibenschäden und andere Affektionen des Lumbalbereiches in Erwägung gezogen und einer Kausalbehandlung zugeführt werden (Finneson u. Mitarb., Perazzini, Vogt u. a.).

Unter Phantomschmerzen versteht man Schmerzen, die nach Amputation in nicht mehr vorhandenen Gliedabschnitten verspürt werden. Während der Phantomschmerz nur bei einer Gruppe von Amputierten auftritt, besteht bei fast allen Amputierten ein Phantomgefühl, das Gefühl nämlich, als ob der nicht vorhandene Gliedmaßenabschnitt noch vorhanden wäre, ohne daß er als schmerzhaft empfunden wird. Dieses Phänomen, mit dem sich schon Ambroise Paré, Descartes und Albrecht von Haller beschäftigt haben, wird heute überwiegend als Folge einer Körperschemastörung angesehen und ist auch in jüngster Zeit noch in sehr interessanten Arbeiten (Frederiks, Poeck) beschrieben und interpretiert worden. Es würde diesen Rahmen übersteigen, auf die Problematik der Psychopathologie des Phantoms näher einzugehen.

Durch die große Zahl der Amputierten der letzten Kriege ist die Behandlung und die Beurteilung des Phantomschmerzes immer wieder diskutiert worden. Lériche machte auf die unterschiedliche Schmerzqualität bei Stumpf- und Phantomschmerz aufmerksam. Während die Stumpfschmerzen mehr durch eine diffuse Überempfindlichkeit charakterisiert sind, findet man beim Phantomschmerz verschiedene Schmerzqualitäten wie beim Nervenschuß. Man kann einen Kribbelschmerz, einen Spannungsschmerz, einen stichartigen, oft auch schneidenden Schmerz, den Sorgo mit den lanzinierenden Schmerzen des Tabikers vergleicht, registrieren und beobachtet sogar nicht selten eine kausalgiforme Komponente.

Alle Schmerzformen, die sich häufig überschneiden und selten in reiner Form zu beobachten sind, zeigen nach unserer Erfahrung starke Abhängigkeit von Witterungseinflüssen, von Milieueinflüssen wie Lärm, aber auch von seelischen Einflüssen, die sich besonders bei Konfliktsituationen auswirken. In unserem Krankengut war auffällig, daß bei vielen Kranken mit Phantomschmerzen, die gleichzeitig über Stumpfschmerzen klagten, die Beschwerden überwiegend dem neurovegetativen Brennschmerztyp zuzurechnen waren. Diese Kranken wiesen außerdem kalte, livide Stümpfe auf, und es fanden sich oft Zeichen einer vegetativen ,,Stigmatisation'' im Sinne v. Bergmanns wie bei der echten Kausalgie. Es ist eine Frage der Nomenklatur, ob man den Begriff der ,,Phantomkausalgie'' wie Sorgo u. a. ablehnt und diese Schmerzzustände im Phantom und Stumpf als ,,kausalgiform'' bezeichnet. Es besteht kein Zweifel daran, daß es bei den Phantomschmerzen Schmerzqualitäten gibt, die ihren Erscheinungen nach eindeutig auf einer Störung des vegetativen Nervensystems beruhen. Im Gefolge der dadurch bedingten Vasoconstriction kommt es zur Hypoxämie in dem betreffenden schmerzenden Gliedabschnitt, die wiederum schmerzauslösend über das vegetative System wirkt, so daß sich im Laufe der Zeit eine ,,Schmerzspirale'' (Gagel) entwickelt. Die Hypoxämie wirkt sich weiter schädigend auf das Nervensystem aus, so daß ein Zustand erhöhter Reizbarkeit resultiert. Sorgo hat solche Fälle von spinalsegmentaler Übererregbarkeit bei Amputierten mit schon länger bestehenden Phantomschmerzen analysiert und fand Zeichen der Übererregbarkeit sowohl im Hinterhorn als auch im Seiten- und Vorderhorn des Rückenmarks. Als Beispiele von Reizerscheinungen seitens des Hinterhorns wurden Hyperaesthesie, Ausweitung der hyperaesthetischen Zonen im Laufe der Sensibilitätsprüfung und das Auftreten von Phantomschmerzen bei bestimmten sensiblen Reizen in Dermatomen angeführt, die nicht zum amputierten Glied gehören (Trigger-Zone). Dazu gehören weiter die häufigen Beobachtungen der Schmerzverstärkung bei Miktion und Defäkation. Reizerscheinungen von seiten der Seitenhörner nimmt Sorgo an bei Auftreten von visceralen Beschwerden oder Funktionsstörungen von Sudo-, Pilo- und Vasomotoren. Schließlich soll sich eine erhöhte Reizbarkeit der Vorderhörner durch Tonus- und Reflexdifferenzen, Muskelzittern und unwillkürliche Phantombewegungen bemerkbar machen. Sprechen viele pathophysiologische Zeichen für eine rein periphere, cerebrospinale oder vegetative Genese der Phantomschmerzen, so muß doch von der Klinik her auf einen Punkt eingegangen werden, der den Verfechtern der Theorie einer zentralen Genese des Phantomschmerzes recht zu geben scheint. Foerster und Riese wiesen schon darauf hin, daß das Phantomglied nicht selten in der Stellung als schmerzhaft empfunden wird, die der verlorene Gliedabschnitt unmittelbar vor dem Verlust innehatte. Häufig wird das Phantomglied kleiner als normal empfunden oder es schrumpft im Laufe der Zeit, um unter Umständen nach längerer Zeit ganz zu verschwinden. Nach unseren Beobachtungen wird das amputierte Glied niemals als völlig entspannt geschildert, sondern in der großen Mehrzahl der Fälle als verkrampft. Diese Phänomene werden von den Anhängern der zentralen Schmerzgenese in dem Sinne gewertet, daß Engramme, die durch eine starke psychische Erregung der Hirnrinde eingeprägt sind, maßgeblich an der Entstehung des Phantomschmerzgefühls beteiligt sind. Sie sollen durch die Diskrepanz, die zwischen ihnen und dem angeborenen bzw.

in frühester Kindheit unbewußt erworbenen Engramm der Ganzheit des Körperschemas vorliegen, entstehen. Dem entspricht auch die Beobachtung, daß Phantomgefühl und Phantomschmerz bei angeborenem Fehlen eines Gliedabschnittes oder bei Gliedverlust in frühester Kindheit kaum vorkommen. Zur Pathogenese des Phantomschmerzes sei schließlich noch die Ansicht Mitscherlichs und anderer Psychiater angeführt, die den Phantomschmerz als Neurose ansehen und seine Entstehung aus dem Konflikt zwischen archaisch angelegtem Streben nach Regeneration und endgültigem Verzicht auf das amputierte Glied erklären.

Ob man diesen tiefenpsychologischen Gedankengängen folgen will oder nicht: Es besteht unseres Erachtens kein Zweifel, daß der Phantomschmerz ein psychisch falsch verarbeitetes Phantomgefühl ist, mit dem der Betreffende aus irgendeinem Grunde nicht fertig wird. Alle diese Menschen träumen, sie hätten intakte Glieder, und es erscheint uns typisch, daß einer dieser Verletzten, der zwar ein Phantomgefühl, aber keinen Schmerz hatte, und auch im Leben seinen ganzen Mann stand, auf die Frage nach dem Traum sagte: „Das Träumen, noch das vollständige Glied zu besitzen, habe ich mir bald abgewöhnt". Es scheint, als ob hier etwas von der Freiheit des Menschen herausleuchte, die in einer psycho-analytisch orientierten Zeit nicht nur teilweise in Frage gestellt wird.

Die Behandlung der reinen *Stumpfschmerzen* muß eine chirurgische sein, da ihnen lokale Störungen zugrunde liegen: eingemauerte Neurome, Osteomyelitiden und Sequestrierungen, schlecht gepolsterte und in der Durchblutung gestörte Amputationsstümpfe u.a.m. Differentialdiagnostisch sind Wurzelkompressionssyndrome in Erwägung zu ziehen. Die Ursachen sind meist einer erfolgreichen operativen Behandlung zugängig.

Die Behandlung des Phantomschmerzes dagegen ist sehr problematisch. Die *konservative Behandlung des Phantomschmerzes* umfaßt ein weites Repertoire an Behandlungsmöglichkeiten, ein Zeichen dafür, daß es keine effektiv wirksame Behandlung gibt. Die medikamentöse Behandlung setzt neben der Schlaftherapie mit Phenothiazinen vor allem gefäßwirksame Medikamente, Vitaminpräparate, Antihistaminica und Novocainpräparate ein. Weiter wäre die Injektionsbehandlung mit Novocain und Novocainabkömmlingen zu erwähnen, die einmal die Injektion in die peripheren Nerven oder Stumpfneurome betrifft, zum anderen Stellatumblockade, Grenzstrangblockade, Lumbal- oder Periduralanaesthesie. Ein weiterer wesentlicher Punkt der konservativen Behandlung ist schließlich die Psychotherapie. Daneben wären physikalische Maßnahmen wie Stumpfmassage, Diathermie und Ultraschallanwendung, Bäderbehandlung und die Verklopfung des Stumpfneuroms anzuführen.

Die Dauererfolge der konservativen Therapie waren in 55 Fällen unseres Krankengutes, die über einen längeren Zeitraum beobachtet werden konnten, schlecht.

Die *operative Therapie* umfaßt zunächst die Eingriffe am peripheren, cerebro-spinalen und vegetativen Nervensystem. Geht man von der Annahme aus, daß der Phantomschmerz durch einen peripheren Reiz ausgelöst wird, so ist naheliegend, daß man zunächst versucht, diesen Reiz so weit peripher wie möglich auszuschalten. Die am weitesten peripher angreifende Operation ist zweifellos die *Entfernung des Stumpfneuroms*. Die Sinnlosigkeit der alleinigen Stumpfneuromentfernung betonte schon Foerster (1927) nachdrücklich, da der periphere Nerv eine außerordentlich starke Regenerationsfähigkeit besitzt. Es kommt deshalb schon nach kurzer Zeit zur erneuten Neurombildung. Immer wieder sind Methoden angegeben worden, um eine Neubildung von Stumpfneuromen zu verhüten. So geht die Vereisung des Stumpfes schon auf Trendelenburg zurück. Die Unterbindung des abgesetzten Nerven mit einem kräftigen Seidenfaden, die Sorgo empfahl, oder die Einhüllung in eine Polyäthylenmembran haben auf die Dauer zu ebenso unbefriedigenden Ergebnissen geführt wie die Einpflanzung des Nervenstumpfes in den Knochen.

Die *Verödung des peripheren Nerven mit Injektion von hochprozentigem Alkohol* oder Formalin geht auf die Empfehlung Schlössers aus dem Jahre 1903 zurück. Dieser Eingriff zur Unterbrechung der Schmerzbahn, der zweifellos der schonendste und den Gesamtorganismus am wenigsten belastende ist, wurde an unserem Krankengut in 33 nachuntersuchten Fällen durchgeführt. Bei 18 dieser Patienten mußte nach vorübergehender Besserung der Beschwerden später erneut chirurgisch eingegriffen werden. Bis zum Ende des 2. Jahres nach der Operation blieben nur 6 wesentlich gebessert bzw. schmerzfrei. Nur bei 2 Kranken hielt die völlige Schmerzfreiheit länger als 5 Jahre an. Diese schlechten Spätresultate veranlaßten E. K. FREY und zahlreiche amerikanische Autoren, die Eingriffe am peripheren Nerven als zwecklos ganz abzulehnen, während von russischer Seite (GODUNOW u.a.) die Exhairese des peripheren Nerven, die 1889 von THIERSCH schon für die Behandlung der Trigeminusneuralgie angegeben worden war, erneut aufgegriffen wurde und in 50% aller Fälle den Phantomschmerz beseitigt haben soll. Wir halten es für unwahrscheinlich, daß die Spätergebnisse der Nervenexhairese besser als die der Alkoholverödung sind.

Im Jahre 1908 gab O. FOERSTER zur Behandlung spastischer Lähmungen der unteren Extremität die Durchtrennung der hinteren Wurzeln an, die von ihm später auch für die Behandlung tabischer Krisen und anderer Schmerzzustände empfohlen wurde. Diese Foerstersche Operation stellt mit Eröffnung der Dura des Rückenmarks schon einen größeren operativen Eingriff dar, der nicht risikolos ist. An der Neurochirurgischen Universitätsklinik Bonn wurde die Hinterwurzeldurchschneidung in 10 Fällen von Phantomschmerzen durchgeführt. Bei 9 dieser Patienten waren zum Teil bereits mehrfache Eingriffe am peripheren Nerven vorausgegangen. Neun Operierte konnten nach 3—10 Jahren nachuntersucht werden, keiner war völlig schmerzfrei. Die meisten gaben nach der Operation vorübergehende Besserung oder Beschwerdefreiheit an, die aber lediglich einige Wochen oder Monate anhielt.

Die lumbalen und thorakocervicalen Sympathektomien werden hinsichtlich der Dauererfolge beim Phantomschmerz sehr unterschiedlich beurteilt. Während LIVINGSTON sich auf Grund seiner Erfolge sehr positiv zu der Sympathektomie äußert, fand KALLIO bei 68 Patienten, die mit Sympathektomie, Stellektomie und Sympathicusinfiltration behandelt wurden, nach 1—4 Jahren nur noch 6 schmerzfreie. GINZBURG berichtete über 16 Sympathektomierte, von denen 6 gebessert waren, und ROSENAUER operierte 10 Phantomkranke, bei denen die Besserung nur über mehrere Monate vorhielt. Nach SORGOs Erfahrungen sind die Eingriffe am sympathischen System nur erfolgversprechend, wenn der Schmerz noch nicht allzu lange besteht und wenn anatomische Veränderungen des Grenzstranges nachweisbar sind. Maßgebend war für die Indikation zu Eingriffen am sympathischen System an unserer Klinik, daß klinisch eine kausalgiforme Komponente des Phantomschmerzes vorzuherrschen schien und die Novocainblockade des zugehörigen Sympathicus einen vorübergehenden Erfolg hatte. Bei 15 Patienten, bei denen 8mal eine thorakale und 7mal eine lumbale Sympathektomie wegen Phantomschmerzen durchgeführt wurde, bestanden erhebliche Zeichen einer vegetativen Stigmatisation. Bei allen Kranken waren Eingriffe an den peripheren Nerven vorausgegangen und die Novocainblockaden hatten zu vorübergehender Schmerzfreiheit geführt. Ein Jahr nach der Operation waren von den 15 Patienten nur noch 2 schmerzfrei. Nur ein Kranker war nach 12 Jahren noch völlig beschwerdefrei, in diesem Falle handelte es sich unseres Erachtens um eine echte „Phantomkausalgie". Wegen der schlechten Spätresultate wurden die Operationen am sympathischen System seit 1950 von uns nicht mehr durchgeführt.

Die thorakale Vorderseitenstrangdurchtrennung, die von FRAZIER erstmalig bei einem Schmerzzustand, der durch eine Nervenverletzung entstanden war, durchgeführt wurde, fand seit etwa 1930 im deutschen Schrifttum die Zustimmung zahlreicher Autoren (FOERSTER, KIRSCHNER, SCHLOESSMANN u.a.). PETIT-DUTAILLIS führte bei Phantomschmerzen 10mal die Chordotomie aus, berichtete aber ebensowenig über Spätresultate wie HAMBY u.a. ROUSSEAUX und LÉPOIRE sahen in 4 von 5 Fällen von Phantomschmerzen Besserung bis zu 5 Jahren. HORRAX und PRICE gaben eine Besserung in $^2/_3$ ihrer Fälle an. Sie kombinierten die Chordotomie mit der von FOERSTER empfohlenen Hinterwurzeldurchtrennung. Erfolge wurden auch von FALCONER bei Nachbeobachtungszeiten von $^3/_4$—7 Jahren angegeben. Andere, überwiegend amerikanische Autoren, stellten diesen guten Resultaten ausgesprochen schlechte Spätergebnisse gegenüber. Mit der einseitigen kontralateralen oder doppelseitigen Vorderseitenstrangdurchtrennung behandelten wir 10 Patienten, die sämtlich schon mehrfach voroperiert waren. Die Beschwerden von 2 Patienten blieben durch die Operation völlig unbeeinflußt, nur einer blieb über 7 Jahre beschwerdefrei, ohne daß es zu einem Schmerzrezidiv kam. Dieser Patient wurde bereits kurz nach der Operation mit einer Hook-Prothese versorgt, mit der er den Beruf eines Maschinenarbeiters in einer Metallwarenfabrik voll ausführen konnte. Bei 2 Patienten war der Chordotomie eine psychotherapeutische Behandlung vorausgegangen, die keinen Erfolg gehabt hatte. Zwei weitere Patienten mußten längere Zeit nach der Operation Entziehungskuren wegen eines Alkaloidabusus durchführen. Ähnlich schlechte Ergebnisse mit der Vorderseitenstrangdurchtrennung veranlaßten Pool; Browder und Gallagher, die hintere Chordotomie auszuführen. Sie gingen von der Überlegung aus, daß mit der Beseitigung aller afferenten Impulse nicht nur das Phantomgefühl, sondern auch der Schmerz verschwinden müsse. Pool operierte 3 Patienten mit dieser Methode. Der gute Anfangserfolg hielt jedoch nicht an, sondern es kam bei allen 3 Patienten zu Schmerzrezidiven. Von Browders und Gallaghers Patienten wurden $^2/_3$ über längere Zeit beschwerdefrei. Ob der Eingriff zu Nebenerscheinungen führte, wie nach den anatomischen Verhältnissen und Beobachtungen an Tabikern zu erwarten wäre — etwa zu Koordinationsstörungen, die das Tragen einer Prothese unmöglich machen — wurde nicht berichtet.

Über operative Maßnahmen, die darauf hinzielen, die Schmerzzentren im Thalamus auszuschalten oder die corticothalamischen Schmerzbahnen zu beeinflussen, um so in den „Mechanismus der Schmerzentstehung" einzugreifen, liegen zahlreiche Berichte vor, die zum großen Teil auf die Entwicklung der stereotaktischen Operationsmethoden zurückgehen. Riechert sah bei 6 wegen schwerster Schmerzzustände durchgeführten Elektrocoagulationen des caudalen Ventralkernes 4mal eine Besserung der Beschwerden, auch Puech konnte über gute Erfolge berichten, ohne daß er Spätergebnisse vorlegte. Die in unserer Klinik von Bettag und Yoshida durchgeführten Thalamotomien führten zu guten Resultaten bei Schmerzzuständen, die durch Neoplasmen ausgelöst waren. Bei 11 Phantomkranken führte die einseitige Thalamotomie zu einer vorübergehenden Besserung. Etwa die Hälfte der Patienten blieb auch über einen längeren Zeitraum gebessert bzw. beschwerdefrei. Ähnliche Spätergebnisse wurden von Wycis und Spiegel mitgeteilt.

Über die Excision bestimmter Rindengebiete in der hinteren Zentralwindung berichtete erstmalig 1944 De Gutierrez-Mahoney. Weitere Ergebnisse liegen von Horrax, Echols und Colclough, Pool und Bridges vor. Schmerzrezidive in der Mehrzahl der Fälle waren die Regel.

Als drittes operatives Verfahren am Gehirn wurde schließlich die Durchtrennung der fronto-thalamischen Bahnen in Form der frontalen Leukotomie bzw. der Rindenexcision oder Unterschneidung der Areale 9, 10 und 46 nach Brodman angegeben. Freeman und Watts berichteten 1946 über die günstige Beeinflussung schwerster Schmerzzustände durch die Leukotomie und führten in der Folgezeit den Eingriff bei zahlreichen Patienten mit Schmerzen verschiedenster Genese durch. Andere Autoren (Baudauin und Puech, Falconer, Rylander, Scarraff, Stender u. a.) berichteten über sehr unterschiedliche Resultate. Poppen und Freshwater betonten nach Operation von 64 Patienten wegen schwerster Schmerzzustände die guten Erfolge der primär bilateralen Leukotomie, dagegen schlechtere der primär unilateralen. Le Beau u. Mitarb. fanden die gleichen Erfolge bei 13 topektomierten Patienten, bei denen im Gegensatz zu den anderen Verfahren angeblich keine Wesensänderungen auftraten. Während die Erfolge der Leukotomie bei bisher unbeeinflußbaren Psychosen im allgemeinen anerkannt sind, ist man in den letzten Jahren hinsichtlich der Schmerzbekämpfung zu einem wesentlich skeptischeren Standpunkt gelangt (Krayenbühl und Stoll u.a.). Von 9 leukotomierten und einem topektomierten Schmerzkranken Krayenbühls waren die meisten in den ersten Monaten gebessert, aber gleichzeitig wesensverändert. Nach 7—20 Monaten war nur noch bei einem das Schmerzbild positiv beeinflußt, alle anderen waren nach Abklingen des

Stirnhirnsyndroms hinsichtlich der Schmerzen unbeeinflußt, während bei einem über längere Zeit schmerzfreien Patienten noch ein deutliches Stirnhirnsyndrom vorlag. Nach diesen Erfahrungen kommt KRAYENBÜHL zu dem Schluß, daß die geschilderten Eingriffe zur Schmerzbekämpfung nur bei Kranken mit geringer Lebenserwartung in Frage kommen und somit für die Phantomkranken in der Mehrzahl der Fälle auszuschließen sind. Auch BARTSCH betont in einer Literaturzusammenstellung, daß alle Operationen von Phantomschmerz und Kausalgie Versager waren und verneint ebenso wie KRÜGER die Indikation zur Leukotomie beim Phantomschmerz, da Schmerzrezidive bei bleibenden psychischen Veränderungen zu erwarten sind.

Die Spätresultate jeder chirurgischen Behandlung der Phantomschmerzen sind also schlecht. Sie können auch nicht gut sein. Auf Grund der reichen Erfahrungen, die in der Literatur niedergelegt sind, und unserer eigenen Untersuchungsergebnisse muß man hinsichtlich der Pathogenese des Phantomschmerzes zu der Auffassung gelangen, daß seine wesentlichste Ursache die Störung des Körperfunktionsschemas und das Unvermögen, mit einer solchen Störung innerlich fertig zu werden, ist. Daraus ergibt sich für die zweckmäßige Behandlung zunächst die Forderung einer Funktionsbesserung des nach der Amputation verbliebenen Gliedmaßenabschnittes. In prophylaktischer Hinsicht ist eine frühzeitige gute prothetische Versorgung wesentlich, wobei weniger Wert auf Schönheit als auf funktionelle Zweckmäßigkeit zu legen ist, damit der Amputierte nicht bei jedem Schritt oder bei jeder Handreichung an seine Mängel erinnert wird. Dazu muß eine psychotherapeutische Beeinflussung treten, die Minderwertigkeitsgefühle verhindert oder beseitigt.

9. Ersatzoperationen bei irreparabler Lähmung peripherer Nerven

Ist mit einer Regeneration eines geschädigten peripheren Nerven nicht mehr zu rechnen, so sollte möglichst frühzeitig die Indikation zu einer Ersatzoperation gestellt werden, um dem Verletzten durch Wiederherstellung der vollen Funktion oder eines Teiles der verlorengegangenen Funktion die Wiedereingliederung in den Arbeitsprozeß zu ermöglichen. Diese Operationen fallen vorwiegend in das Fach der Orthopädie und können deshalb hier nur kursorisch abgehandelt werden. Insbesondere muß bezüglich der Operationstechnik auf die Bücher der Orthopädie und Wiederherstellungschirurgie verwiesen werden.

Für die Durchführung einer derartigen Ersatzoperation ist eine intellektuell wie affektiv positive Einstellung des Verletzten von ausschlaggebender Bedeutung. Wie bei allen plastischen Operationen ist eine sehr langwierige und energische Nachbehandlung erforderlich, um den Operationserfolg voll auszuschöpfen. Neben fortgeschrittenem Alter sind ausgedehnte Narbenbildungen der Muskulatur, der Haut und der Sehnen, sowie Durchblutungsstörungen und Ankylosierungen der Gelenke Gegenindikationen einer solchen Operation. Die wichtigsten Ersatzoperationen, die gelegentlich schon im vorigen Jahrhundert ausgeführt wurden, beziehen sich auf die Funktion der Hände und Füße, d.h., es sind überwiegend Operationen, die bei Lähmungen des N. radialis, des N. medianus, des N. ulnaris und des N. ischiadicus anzuwenden sind.

Radialislähmung. Die typische Ersatzoperation bei der Radialislähmung ist die Perthessche Operation: Das Handgelenk wird in leichter Streckstellung durch eine Tenodese fixiert und die Handbeuger werden als Ersatz für die Fingerstrecker einschließlich des Daumens verwendet. Eine Vereinfachung der recht komplizierten Originalmethode nach PERTHES wurde von FRANKE durch Überpflanzen der Handbeuger auf die Fingerstrecker erreicht. WITT hat in größerer Serie die Brauchbarkeit dieses Verfahrens bestätigt. K. H. BAUER hat nur noch den Flexor carpi ulnaris auf den Extensor digitorum communis verpflanzt. Auch wir haben in zahlreichen Fällen von irreparablen Radialisverletzungen des 2. Weltkrieges (das Krankenblattmaterial ging leider verloren, es sind mehr als 20 Fälle) mit Sehnenplastiken behandelt. Es wurden die Muskeln Flexor carpi radialis und ulnaris auf die Fingerstrecker überpflanzt. Die Resultate waren so gut, daß wenn eine nur schlecht durchführbare Radialisnaht (etwa mit Hilfe einer freien Nerventransplantation) nicht empfehlenswert erschien, wir eine Sehnenplastik vorgezogen haben und auch heute noch auf diesem Standpunkt stehen.

Die Ersatzoperation bei der irreparablen **Ulnarisschädignng** dient vor allem der Beseitigung der Krallenhandstellung der Finger. Durch Verpflanzung von Sehnenzügeln in die Tractus laterales der Dorsalaponeurose wird eine Streckung der Mittel- und Endgelenke erreicht. Bei diesem Verfahren bleibt die Überstreckung in den Grundgelenken bestehen. Zu diesen Plastiken gehören die Verfahren von Riordean, Fowler und Brand. Eine weitere Operationsmöglichkeit besteht in der Verwendung von beugeseitigen Kraftspendern. Dabei werden die Sehnenzügel von der Palmarseite durch die Lumbrikalkanäle zur Streckseite geführt und gleichfalls an der Dorsalaponeurose befestigt. Diese von Nussbaum inaugurierte und später von Bunnell angewandte Methode wird in letzter Zeit von Schink empfohlen. Dabei wird nur die Superficialissehne vom Ringfinger als Kraftspender für den 4. und 5. Finger benutzt. Die beiden Sehnenzügel werden an der radialen Seite der Dorsalaponeurose des 4. und 5. Fingers befestigt. Als Ergebnis dieser Sehnenverpflanzung werden nicht nur die Interphalangealgelenke gestreckt, sondern auch die Überstreckung der Grundgelenke gebessert.

Kommt eine Sehnenplastik nicht in Frage, so ist die Möglichkeit einer Arthrodese zu erörtern, die vor allem bei ankylosierten Gelenken und zum Ausgleich deformierter Gelenke indiziert ist. Durch eine Versteifung der Fingergrundgelenke erreicht man eine günstige Gebrauchsstellung.

Um weiterhin den Ausfall des N. adductor pollicis und die fehlende Abduktion des Zeigefingers zu kompensieren, ist eine Stabilisation des Daumengrundgelenkes erforderlich. Diese kann man erreichen durch die Verpflanzung der Sehne des M. extensor indicis in die Sehne des M. interosseus I und durch gleichzeitige Arthrodese des Daumengrundgelenkes. Dieser Eingriff wurde von Littler, Zrubecky u.a. empfohlen.

Bei der **Lähmung des N. medianus** sind plastische Ersatzoperationen nur dann angezeigt, wenn eine genügende Schutzsensibilität an den Fingern 1—3 vorhanden ist. Um die fehlende Opposition des Daumens auszugleichen, kann als Kraftspender die Superficialissehne des Ringfingers verwendet werden. Eine andere Möglichkeit der Oppositionsplastik wurde von Steindler angegeben. Sie besteht darin, daß die Opposition durch Abspaltung eines Streifens aus der Sehne des M. flexor pollicis longus wiederhergestellt wird. Foerster hatte bereits eine Plastik zur Wiederherstellung der Oppositionsstellung angegeben, die in einer intermetacarpalen Knochenverstrebung zwischen dem 1. und 2. Mittelhandknochen besteht.

Da bei der peripheren irreparablen Medianusparese die Gefühllosigkeit der Beugeseiten der Finger 1—3 und der Handinnenfläche auch die beste plastische Operation in ihrem Wert wesentlich mindert, ist zur Korrektur ein Austausch der Greifflächen am Daumen- und Zeigefingerendglied mit sensibel versorgter Haut aus dem Versorgungsgebiet des intakten N. ulnaris vorgeschlagen worden. Man benutzt dazu neurovaculär gestielte Hautinseln vom 4.—5. Finger, die auf Daumen und Zeigefinger verlagert werden. Nach dieser Verlagerung werden die Entnahmestellen mit Vollhauttransplantaten gedeckt. Derartige sensible Ersatzoperationen wurden von Littler, Moberg und Zrubecky u.a. erfolgreich durchgeführt.

Die schwerste Funktionsbehinderung der Hand tritt bei der **kombinierten Ulnaris-Medianus-Lähmung** ein. Von Bunnell wurde für die kombinierte Medianus-Ulnaris-Lähmung eine Plastik angegeben, bei der die Superficialissehne des Ringfingers als Kraftspender auf ein Sehnentransplantat einwirkt, das die Ansatzstelle des M. adductor pollicis an der ulnaren Daumenseite mit dem Köpfchen des 5. Mittelhandknochens verbindet. Von Zancolli wurde eine einfache Kapselplastik inauguriert, bei der ein distal gestieltes Läppchen aus der Beugeseite der Gelenkkapsel eines jeden Grundgelenkes ausgeschnitten und das Gewebe durch Naht der Kapsel verkürzt wird. Statt dieser Läppchenbildung kann auch eine ovaläre Kapselexcision durchgeführt werden, um durch Schrumpfung der Gelenkkapsel die Überstreckung zu beseitigen.

Bei der vollständigen **Plexuslähmung**, wie sie überwiegend durch cervicale Wurzelausrisse verursacht ist, sind plastische Operationen nur sinnvoll, wenn noch ein Funktionsrest im Bereiche der Hand vorhanden ist. Bei der oberen Plexuslähmung wird durch eine Ankylosierung des Schulter- und Ellenbogengelenkes in mittlerer Beugestellung in vielen Fällen eine wesentliche Besserung der verbliebenen Handfunktionen erreicht. Für den Ausfall einzelner Muskeln am Oberarm (Triceps, Biceps, Deltoides) sind zahlreiche Operationsmethoden angegeben worden, die in den Arbeiten von LANGE und WITT u. a. hinsichtlich der Technik und operativen Erfolgsaussichten dargestellt sind. Hervorzuheben sind die Schulterblattfixierung bei der Serratuslähmung und der Deltoideusersatz durch einen Teil des Trapezius.

Eine komplette **Ischiadicuslähmung,** bei der nicht einmal eine Schutzsensibilität vorliegt, ist auch durch Ersatzoperationen häufig nicht befriedigend zu versorgen. Immer wieder auftretende trophische Ulcera zwingen schließlich doch zur Unterschenkelamputation, bei der der Stumpf durch einen vom N. saphenus versorgten Hautlappen gut gedeckt werden kann.

Das gleiche gilt von der kompletten *Tibialislähmung.*

Dagegen ist eine komplette *Peroneuslähmung* gut durch eine Sehnenplastik zu versorgen. Die Ablösung der Sehne des M. tibialis posterior vom Kahnbein und seine Verpflanzung auf die Extensorensehnen erbringt so gute Resultate, daß wie beim N. radialis eine schwierige und prognostisch ungünstige Nervenoperation zugunsten der Sehnenplastik abgelehnt werden kann. Bei Teillähmungen genügt sogar häufig nur die Sehnenkoppelung der gelähmten und noch erhaltenen, vom N. peroneus versorgten Muskeln. Mit diesen plastischen Operationen haben wir im Kriege an zahlreichen Fällen so gute Erfolge gehabt, daß die prognostisch schlechte Peroneusnaht weitgehend ausgeglichen werden konnte. Viele Verletzte sind aber schon mit einem Peroneusschuh zufrieden.

Bei der Quadricepslähmung hat sich die Verpflanzung des Biceps femoris bewährt, die geeignet ist, eine ausreichende Stabilität des Kniegelenkes wiederzuerlangen.

II. Spezieller Teil

1. Die extrakraniellen Hirnnerven

Die Besprechung der chirurgischen Behandlung von Läsionen und Krankheitsbildern extrakranieller Hirnnervenabschnitte beschränkt sich auf die Nn. facialis, glossopharyngicus, accessorius und hypoglossus. Der Grund dafür ist einmal die Tatsache, daß die Gesichtsschmerzen gesondert behandelt werden, daß die Nerven der Orbita zum Fachgebiet der Ophthalmologen gehören, und daß die vom Vagus abgehenden Kehlkopfnerven eine Domäne der Laryngologen sind.

Die weitere Chirurgie des N. vagus wird gemeinsam mit der Sympathicus-Chirurgie abgehandelt. Auch der Facialisverlauf im Bereiche des Ohres ist zum Behandlungsobjekt der Hals-Nasen-Ohren-Heilkunde geworden und wird deshalb nicht erwähnt.

Der Ausfall des *N. glossopharyngicus* kann wegen seines klinischen Bildes, der Anaesthesie im Bereich der oberen Pharynxhälfte, der Geschmacksstörungen im Bereich des Zungengrundes und des Gaumens und wegen des Fehlens des Würgreflexes differentialdiagnostische Bedeutung haben. Neuritiden des Glossopharyngicus sind nach Infektionskrankheiten und Intoxikationen isoliert bzw. in Verbindung mit einem Befall des N. vagus beobachtet worden. Verletzungen des Nerven durch Stich- oder Schußverletzungen außerhalb der Schädelbasis kommen gelegentlich vor, die Notwendigkeit oder Möglichkeit einer Naht sind praktisch nicht gegeben. Das Krankheitsbild der Glossopharyngicus-Neuralgie bevorzugt wie die Trigeminus-Neuralgie das höhere Lebensalter. Die Symptomatik ist wegen der Lokalisation in einer Hals- oder Zungenseite von der Trigeminus-Neuralgie abgegrenzt. Wie bei dieser kommt es zu Attacken von reißenden oder stechenden Schmer-

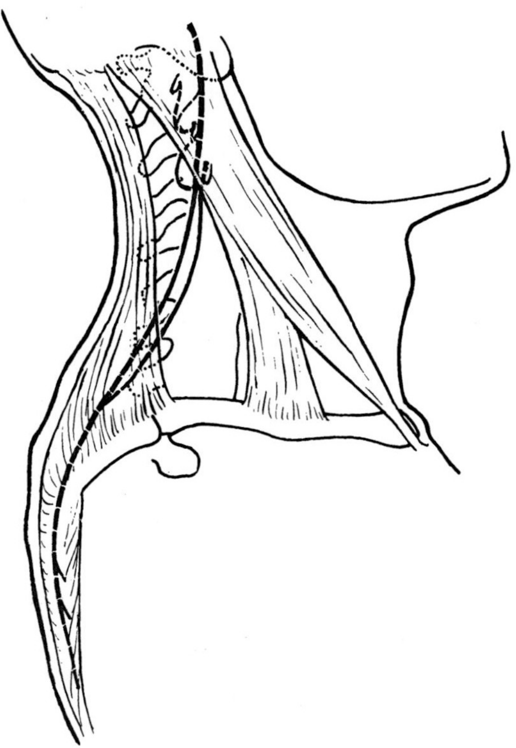

Abb. 49. Extrakranieller Verlauf des N. accessorius

zen, die durch Sprechen, Kauen, Gähnen oder Schlucken ausgelöst werden können. Okonek hat auf die Bedeutung der exakten Schmerzlokalisation zur Abgrenzung von anderen Gesichtsschmerzen aufmerksam gemacht. Wie bei der Trigeminus-Neuralgie sind die Patienten auch bei diesem Krankheitsbild im Intervall beschwerdefrei. Im Anfall kann es zu einer Abnahme der Speichelsekretion oder aber auch zu vermehrtem Speichelfluß kommen. Okonek beobachtete, daß die Schmerzanfälle zuweilen von einem trockenen Hüsteln begleitet waren. Die Auslösung der Schmerzen durch Berühren umschriebener Schleimhautpartien, die schon Foerster als hyperaesthetische Zonen beschrieb, begründen einen Behandlungsversuch mit einer Schleimhautanaesthesie des Pharynx. Eine derartige Anaesthesie kann vorübergehend zur Schmerzlinderung führen. Ein Dauererfolg ist nach unserer Erfahrung aber nicht zu erzielen, sondern man ist bei hartnäckigen Fällen der typischen Glossopharyngicus-Neuralgie zur Durchtrennung des Nerven gezwungen.

Der extrakranielle Zugang, der die Durchtrennung am Foramen jugulare zum Ziel hat, wird von Lazorthes nach der Empfehlung von Sicard und Robineau beschrieben. Die meisten Neurochirurgen dürften sich aber wie wir auf den Standpunkt stellen, daß die intrakranielle Durchschneidung des Nerven in der hinteren Schädelgrube technisch einfacher, schonender und komplikationsloser ist.

Der *N. accessorius* (Abb. 49), der in seinem extrakraniellen Verlauf mit Ästen des Plexus cervicalis anastomosiert, versorgt nach seinem Austritt durch das Foramen jugulare mit Endästen die Mm. sternocleidomastoideus und trapezius. Sein kompletter Ausfall hat eine Lähmung des M. sternocleidomastoideus zur Folge, die sich funktionell nur gering auswirkt. Der Muskel neigt den Kopf nach einer Seite und dreht das Kinn zur entgegengesetzten Seite. Bei einer Lähmung des Muskels werden seine Funktionen von den tiefen Halsmuskeln übernommen. Der Ausfall des Trapezius ist nur dann komplett, wenn gleichzeitig die mit dem Accessorius anastomosierenden Cervicalwurzeln ausgefallen sind. Wegen seiner Bedeutung für die Funktion der Schultermuskulatur wird er bei der Besprechung der

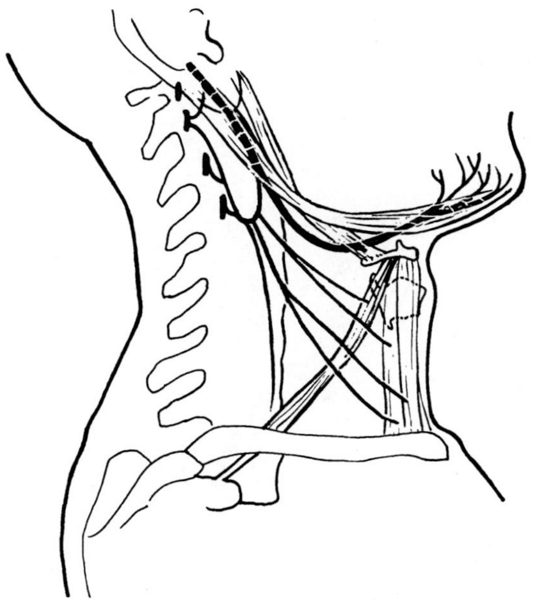

Abb. 50. Extrakranieller Verlauf des N. hypoglossus

Plexusschädigungen mitberücksichtigt. Zur extrakraniellen Accessoriusschädigung kann es vor allem bei der Entfernung von Halsdrüsen kommen. Da bei spezifischen Halslymphomen die Narbenbildung sehr ausgedehnt ist und sich bis zur Aufzweigung des Nerven im M. trapezius erstrecken kann, ist eine Naht des Nerven nach derartigen Verletzungen häufig unmöglich. Nur bei 1 von 4 Patienten mit einer Accessoriuslähmung nach operativer Entfernung von Halsdrüsen gelang uns die Sekundärnaht.

Die Denervation des M. sternocleidomastoideus zur Behandlung des spastischen Schiefhalses wird noch gelegentlich angewendet. Sie stellt alleine zwar den kleinsten, hinsichtlich der Dauerresultate aber auch am wenigsten erfolgreichen Eingriff bei diesem Krankheitsbild dar und tritt deshalb gegenüber der Rhizotomie der oberen Cervicalwurzeln evtl. kombiniert mit der Neurotomie des N. accessorius in den Hintergrund. Die Freilegung des N. accessorius erfolgt von einem Hautschnitt aus, der vom Kieferwinkel parallel dem Trapeziusrand abwärts zieht. Bei der Behandlung der Facialislähmung durch Nervenpfropfung kann der N. accessorius ebenso wie der N. hypoglossus als Spendernerv dienen.

Der *N. hypoglossus* (Abb. 50) ist rein motorisch, verläßt die Schädelhöhle durch den Canalis hypoglossi und liegt nach dem Austritt der Gefäße aus dem Foramen jugulare zunächst hinter, dann lateral vom Gefäßnervenstrang. Als Arcus nervi hypoglossi kreuzt er die A. carotis externa und gibt seine Hauptäste zur Zungenmuskulatur ab. Über die Ansa hypoglossi erhält er Fasern aus der 1. und 2. Cervicalwurzel. Bei einseitiger Lähmung des hypoglossus weicht die Zunge zur Seite der Lähmung ab als Folge des Überwiegens des M. genioglossus der gesunden Seite. Die gelähmte Zungenhälfte atrophiert, zeigt fibrilläre Zuckungen, erscheint etwas eingerollt. Schußverletzungen des Nerven sind ebenso beschrieben wie Kompressionen durch Geschwülste oder Carotis-Aneurysmen. Da die Funktionsstörungen bei einseitiger Hypoglossuslähmung unerheblich sind, keine Störungen des Schluckaktes und der Sprache auftreten, sondern lediglich die Entfernung von Speiseresten mit der Zunge aus der Backentasche auf der gelähmten Seite erschwert ist, dient der N. hypoglossus in größerem Umfang als der N. accessorius als Spendernerv zur Pfropfung auf den N. facialis. Zur Anastomosierung mit dem Facialis erfolgt die Freilegung des Hypoglossus durch einen Hautschnitt, der submandibulär parallel dem Unterkieferrand bis zum Foramen styloideum nach hinten reicht.

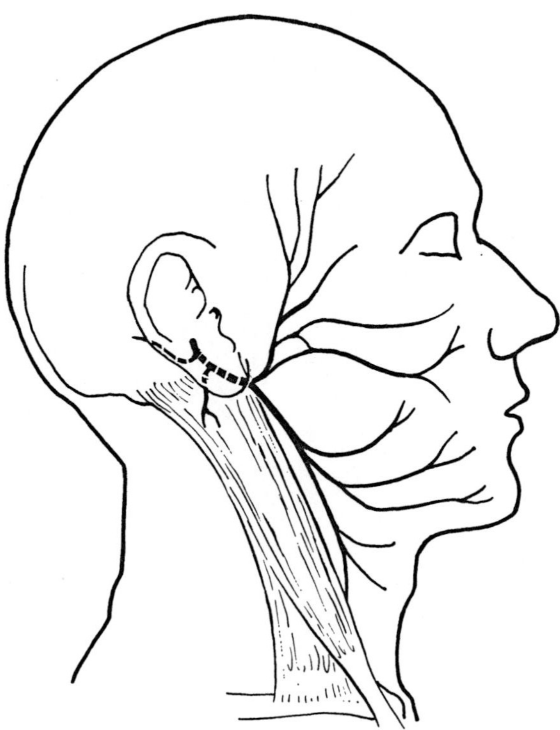

Abb. 51. Extrakranieller Verlauf des N. facialis

Den Lähmungen des *N. facialis* (Abb. 51) liegt entweder eine intrakranielle Ursache zugrunde (Tumoren des Kleinhirnbrückenwinkels), sie können durch Affektionen im Bereich des Ohres (Entzündungen, Neoplasmen, Traumen) bedingt sein, oder durch eine traumatische Schädigung des extrakraniellen Nervenabschnittes, wie auch eine Kompression durch Tumoren der Ohrspeicheldrüse verursacht werden. Nach seinem Austritt aus dem Foramen stylomastoideum gibt der Facialis den N. auricularis posterior zu den Muskeln des Ohres und Schädeldaches und den Ramus biventer zum hinteren Bauch dieses Muskels ab. Außerdem anastomosiert er über diesen Ast mit dem N. glossopharyngicus. Innerhalb der Parotis spaltet er sich in seine beiden Gesichtsäste auf, die die gesamte mimische Gesichtsmuskulatur und das Platysma motorisch innervieren.

Die periphere Facialislähmung ist ein so bekanntes Krankheitsbild, daß die klinische Symptomatik nur gestreift werden braucht. Bei der einseitigen peripheren Facialislähmung fehlt im Gegensatz zur zentralen Lähmung die Faltenbildung auf der Stirn. Die Stirnhälfte erscheint glatt und kann nicht gerunzelt werden. Die Augenbraue steht tiefer, die Lidspalte ist erweitert und das Unterlid ist abgesunken. Die Nasolabialfalte ist verstrichen, der Mundwinkel steht tiefer und der ganze Mund ist leicht zur gesunden Seite hin verzogen. Bei der Funktionsprüfung zeigt sich die Unmöglichkeit des Stirnrunzelns, des Hochziehens der Augenbraue, des Zeigens der Zähne, des Mundspitzens und Pfeifens, des Aufblasens der Backen und des völligen Lidschlusses.

Außer den traumatischen Schädigungen als Entstehungsursache der Facialisparese spielt die sog. rheumatische oder ischämische Parese ätiologisch eine Hauptrolle. Hinsichtlich der Ätiologie dieser Parese muß auf die Lehr- und Handbücher der inneren Medizin und Hals-Nasen-Ohren-Heilkunde verwiesen werden. Zweifellos heilt ein hoher Prozentsatz der rheumatischen Facialisparesen unter konservativer Behandlung ab. SCHLIACK fand bei einer Gegenüberstellung von 26 operierten und 22 spontanverlaufenden idiopathischen Facialislähmungen keinen signifikanten Unterschied im Endergebnis. Bei 500 Beobachtungen wurde keine einzige totale Dauerlähmung festgestellt. Die Operationsindikation muß deshalb mit größter Skepsis gestellt werden. Zweifellos bleibt aber bei der Häufigkeit des Krankheitsbildes eine größere Zahl mehr oder weniger deutlich ausgeprägter Schäden zurück, die eine chirurgische Behandlung erforderlich macht.

Schuß- und Stichverletzungen des N. facialis in seinem extrakraniellen Anteil haben in beiden Weltkriegen zahlenmäßig eine große Rolle gespielt. Sie treten als Mechanismen unter Friedensbedingungen naturgemäß zurück gegenüber stumpfen Traumen des Nerven bzw. Schädigungen durch Felsenbeinfrakturen.

Bei den chirurgischen Eingriffen zur Behandlung der irreparablen Facialislähmung sind die Eingriffe am Nerven selbst (Naht, Transplantation, Anastomosen) den Ersatzoperationen an der mimischen Muskulatur gegenüberzustellen (Fascien- und Muskellappenplastiken).

Die primäre oder sekundäre Naht des Nervenstammes nach scharfer Durchtrennung spielt keine große Rolle, da sie schon bei Vorliegen einer kleinen Distanz zwischen den Nervenenden wegen der mangelnden Mobilisationsmöglichkeit kaum durchführbar wird. Die Autonerventransplantation soll nach dem Hals-Nasen-Ohren-ärztlichen Schrifttum (MIEHLKE u. a.) ihr Hauptanwendungsgebiet bei Schädigungen des Nerven im Canalis nervi facialis und innerhalb der Parotis haben. Als Spendernerv haben sich hier Äste des N. auricularis magnus bewährt. Auf eine genauere Besprechung kann hier verzichtet werden, da es sich um Indikationen und Techniken handelt, die dem Fachgebiet der Hals-Nasen-Ohren-Heilkunde zugehören.

Eine kombinierte intrakranielle extratemporale Facialisplastik wurde von DOTT angegeben. Sie besteht darin, ein etwa 20 cm langes, vom N. suralis gewonnenes Autotransplantat mit seinem proximalen Ende an den zentralen Stumpf des N. facialis im Kleinhirnbrückenwinkel anzunähen. Das Transplantat wird unter Umgehung des Felsenbeins zur Kraniotomieöffnung herausgeführt und mit dem peripheren Facialisstumpf nach etwa 3 Monaten in der Fossa retromandibularis vernäht. DOTT berichtete bis 1958 über 4 Patienten, die er mit Erfolg nach dieser Methode operiert hatte. Die Schwierigkeit der Methode liegt einmal in der zentralen Anastomose, die bei Brückenwinkeloperationen mit Verletzung des N. facialis nur in seltenen Fällen ausführbar sein dürfte. Zum anderen erscheint es zweifelhaft, ob die auswachsenden Nervenfasern auf dem Umweg über ein so langes Transplantat die peripheren Nervenanteile erreichen. Schließlich besteht eine Kompressionsgefahr für das Transplantat am Knochenrand der Kraniotomieöffnung. Wir haben keine eigenen Erfahrungen mit dieser Methode, sind aber im Hinblick auf die durchweg unbefriedigenden Spätresultate der anderen Methoden der Meinung, daß man diese kombinierte Transplantation in geeigneten Fällen versuchen sollte.

Die Nervenpfropfung mit dem distalen Anteil des N. accessorius oder N. hypoglossus ist ein Verfahren, das schon um die Jahrhundertwende von CUSHING u. a. beschrieben wurde. Die technische Durchführung der Operation bietet keine Schwierigkeit. Die Freilegung des Accessorius erfolgt von einem Schnitt, der von der Warzenfortsatzspitze über den Sternocleidomastoideus in Richtung auf den Trapeziusrand verläuft, um den Accessorius möglichst weit distal nach Abgang seines Muskelastes zum M. sternocleidomastoideus durchtrennen zu können. Die Schnittführung zur Hypoglossusfreilegung wurde bereits beschrieben. Die Anastomosierung der Nn. accessorius oder hypoglossus mit dem am Foramen styloideum abgetrennten peripheren Facialisanteil geschieht unter Zuhilfenahme einer Lupenbrille mit 4—6 feinsten perineuralen Nähten. Die Wahl des Spendernerven sollte von der Tätigkeit des Verletzten abhängig sein, da bei körperlich schwer arbeitenden Patienten der Ausfall des Trapezius beim Tragen von Lasten auf der Schulter sehr störend wirkt. Wir haben deshalb in den letzten Jahren in den meisten Fällen die Anastomosierung mit dem Hypoglossus vorgezogen, da die objektiven Ausfälle nach Gewöhnung praktisch keine Rolle mehr spielen. Den größten Vorteil der Nervenpfropfung sehen wir darin, daß die schlaff gelähmte mimische Muskulatur wieder tonisiert wird, sofern die Pfropfung zu einem Zeitpunkt durchgeführt wird, an dem es noch nicht zu einer fibrösen Umwandlung der gelähmten Muskulatur gekommen ist. Eine Willkür-

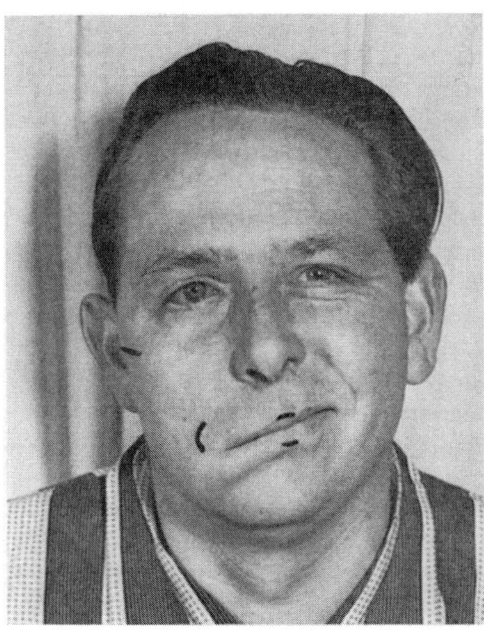

Abb. 52. Schnittführung für Zügelplastiken bei peripherer Facialislähmung

innervation der mimischen Muskulatur setzt neben ausreichender Intelligenz und Eitelkeit große Energie des Patienten voraus. Ein Umlernen von der Innervation des Trapezius bzw. der Zunge auf die mimische Muskulatur ist nur durch monatelange Übungen vor dem Spiegel möglich, wobei schließlich die Mitbewegungen der Schulter bzw. der Zunge völlig unterdrückt werden können. Das gelingt nur bei einzelnen Patienten. Ein von uns mit einer Accessoriuspfropfung operierter junger Studienrat, der infolge seiner traumatischen Facialisparese dem Spott seiner Schüler ausgesetzt war, erreichte z.B. durch intensives Training eine so weitgehende Besserung, daß die Parese für einen Laien nicht mehr zu erkennen ist und außer einer leichten mimischen Starre keine Ausfälle mehr vorliegen.

Ist mit einer Regeneration des Nerven etwa nach Operation eines Brückenwinkeltumors nicht zu rechnen, so führen wir die Hypoglossuspfropfung baldmöglichst durch, zumal wir die Erfahrung gemacht haben, daß eine langfristige elektrische Behandlung mit dem Ziel, die contractilen Elemente der Muskulatur zu erhalten, in den meisten Fällen doch nicht regelmäßig und intensiv genug erfolgt. Reicht das kosmetische Ergebnis der Nervenpfropfung nicht aus, so bleibt die Möglichkeit offen, zu einem späteren Zeitpunkt immer noch zusätzlich eine Fascienplastik durchzuführen.

Die muskelplastischen Ersatzoperationen gehen auf das Verfahren Lexers zurück, der 1867 als erster die Transplantation eines gestielten Masseterlappens in den Mundwinkel vorschlug. Diesem Verfahren der „muskulären Neurotisation", das später von Rosenthal weiter ausgebaut wurde, liegt die Annahme zugrunde, daß Nervenfasern aus gesunden in gelähmte Muskeln einwachsen können, diese tonisieren und schließlich zu Willkürbewegungen bringen können. Nach eigenen experimentellen Untersuchungen erscheint uns diese Theorie, die auf Tierversuche Erlachers gestützt ist, sehr zweifelhaft. Bei dem Vorgehen nach Lexer-Rosenthal wird ein Muskellappen aus dem M. temporalis breitflächig auf den Orbicularis oculi am äußeren Lidrand, ein Masseterlappen auf den Orbicularis oris am Mundwinkel aufgenäht. Einzelheiten dieses Verfahrens und der Modifikation nach Gohrband können in den speziellen Operationslehren nachgelesen werden (z.B. Rosenthal).

Die Verwendung von Fascienstreifen zur Aufhängung der gelähmten Gesichtshälfte soll auf eine Anregung Kirschners zurückgehen. Die von Blair-Brown angegebene

Technik wurde mehrfach modifiziert. Ein der Fascia lata des Oberschenkels entnommener Streifen oder ein lyophilisierter Fascienstreifen, wie wir ihn in letzter Zeit verwenden, wird einfach oder in einer Achtertour subcutan um die gelähmte Mundhälfte geschlungen. Nach einer kleinen Hautincision (Abb. 52) am Übergang des Lippenrots, etwas paramedian zur gesunden Seite hin, wird der Fascienzügel durch feinste Einzelknopfnähte mit den erhaltenen Anteilen des M. orbicularis oris vernäht. Vom Mundwinkel aus wird ein zweiter Fascienstreifen mit dem bereits eingelegten Streifen vereinigt und unter Spannung am Jochbogen oder an der Temporalissehne befestigt. Das Verfahren nach McLaughlin, die Befestigung an der Sehne des M. temporalis, kommt natürlich nur dann in Frage, wenn der Trigeminus intakt ist, so daß diese Operationsmöglichkeit ebenso wie die der Muskelplastiken entfällt, wenn der Trigeminusstamm bei einem Brückenwinkeltumor mitgeschädigt ist. Bei älteren Patienten mit einer schlaffen Haut kann das kosmetische Ergebnis dadurch gebessert werden, daß gleichzeitig eine Straffung der Gesichtshaut durchgeführt wird. Durch die Hautincisionen an der Wange wird das kosmetische Ergebnis nicht beeinträchtigt, vielmehr kann durch die Narbe am Mundwinkel die verstrichene Nasolabialfalte zum Teil rekonstruiert werden.

Alle Operationsverfahren mit Fascienzügeln haben den Nachteil, daß sich die Fascienzügel trotz der Überkorrektur während der Operation in manchmal schon kurzer Zeit dehnen und daß Korrekturen erforderlich werden. Von 47 Fascienplastiken, die wir in den letzten Jahren durchführten, sind auf die Dauer nur die kosmetisch befriedigend, bei denen die Zügelplastik mit einer Nervenpfropfung kombiniert wurde. Was die Auswahl des Verfahrens anbelangt, so stimmen wir mit Winkler überein, die bei erhaltener Temporalisfunktion die besten Ergebnisse nach der Methode von McLaughlin erzielte.

Die zur Vermeidung einer Hornhautschädigung in Kombination mit den Facialisplastiken erforderlichen Operationen an den Augenlidern (Tarsorhaphie, ,,Lidfeder" u. a.) müssen den speziellen Darstellungen in der Augenheilkunde entnommen werden.

Von den Krankheitsbildern, die außer der traumatischen Parese noch eine chirurgische Intervention am N. facialis erfordern können, sollen zwei kurz gestreift werden, der Hemifacialisspasmus und das Melkersson-Rosenthal-Syndrom. Der Facialisspasmus ist wie der Facialistic ein ätiologisch nicht ganz geklärtes Krankheitsbild. Während die Bezeichnung ,,Facialistic" heute fast ausschließlich für den rein psychogenen Facialiskrampf verwendet wird, kann der Spasmus u. a. bei Teilschädigungen des N. facialis, aber auch nach entzündlichen Affektionen (Encephalitis u.a.) auftreten. Die Krämpfe, die in ihrem Rhythmus und in ihrer Intensität wechseln können, befallen entweder einzelne Äste oder den gesamten Versorgungsbereich des Facialis. Differentialdiagnostisch kann die Abgrenzung von Jackson-Anfällen Schwierigkeiten bereiten. Partielle Durchschneidungen des Facialisstammes oder Alkoholverödungen des Stammes oder einzelner Äste können zu einer Besserung der Spasmen führen. Die Dekompression im Facialiskanal hat nur bei posttraumatischem Spasmus ein vorübergehendes Verschwinden der Symptome gebracht. Das Ergebnis aller derartigen Eingriffe wird durch Rezidive beeinträchtigt. In einem von uns beobachteten Fall (Bettag u. Mitarb.) gelang es, durch stereotaktische Ausschaltung des Centrum medianum des kontralateralen Thalamus den Facialisspasmus zu beseitigen.

Das Melkersson-Rosenthal-Syndrom, mit dem sich in den letzten Jahren überwiegend Dermatologen beschäftigt haben (Schürmann u.a.), ist durch eine rezidivierende Ödembildung einer Gesichtshälfte kombiniert mit Facialislähmungen gekennzeichnet. Als Endzustand kann eine irreparable Lähmung bestehen, so daß die erwähnten Ersatzoperationen indiziert sind. Wegen der gleichzeitig vorhandenen Weichteilveränderungen wird die Kombination einer Zügelplastik mit einer Gesichtsraffung empfohlen.

2. Die Plexus

Die Plexusbildung als wichtigstes Bauprinzip der Nervenleitung, teleologisch gesehen die beste Sicherung gegen Verletzungen, wurde als innere Plexusbildung für den Nerven

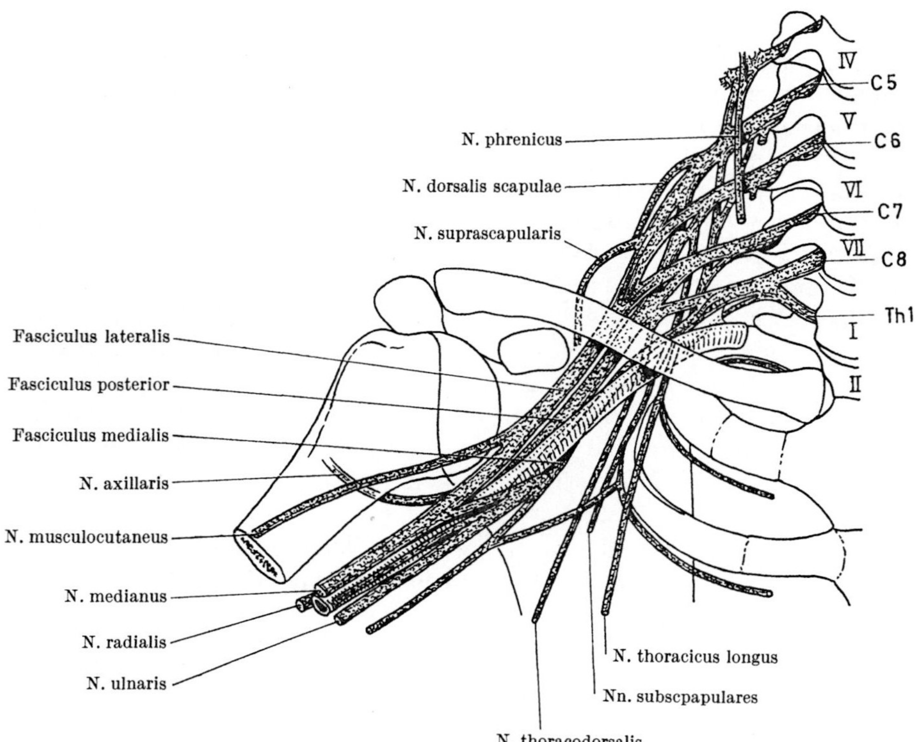

Abb. 53. Teilschematische Darstellung des Plexus brachialis und seiner Beziehungen zum Schlüsselbein, zur
A. subclavia und zur A. axillaris

selbst im allgemeinen Teil hervorgehoben. Am ausgeprägtesten ist aber naturgemäß die
äußere und innere Plexusbildung bei den Plexus selbst, den Plexus cervicalis, brachialis
und lumbosacralis. Die auswachsenden Extremitätenknospen bringen Nervenelemente aus
verschiedenen Segmenten mit, die durch Verbindung, Aneinanderlagerung und Drehungen
diese Nervengeflechte entstehen lassen. In ihrem verwirrenden Aufbau setzen sie klinischen
Lokalisationsversuchen der Schädigungen große Schwierigkeiten entgegen. Die Beschäftigung mit der Klinik der Plexusschädigungen verlangt deshalb eine besondere Kenntnis
der anatomischen Verhältnisse, die in diesem Zusammenhang nur angedeutet, im übrigen
aber in den Anatomiebüchern nachgesehen werden können. Die Erfahrungen der letzten
Zeit haben dabei besonders die Wurzeln des Plexus für die Schäden bei stumpfen Gewalteinwirkungen in das Blickfeld gezogen. Als hochsitzende Schädigung ist jede Plexus-
verletzung prognostisch ungewiß, einmal wegen der Nähe der nutritiven Zentren (primäre
Degeneration), zum anderen wegen der langen Auswachsstrecke. Dafür haben umschriebene Verletzungen den Vorteil, daß durch die Plexusbildung eine ausgleichende Funktion
durch erhaltene Bahnen anderer Anteile erfolgen kann.

a) Plexus cervicalis

Der im wesentlichen unter dem M. sternocleidomastoideus liegende Plexus cervicalis entsteht aus den
Wurzeln C 1 bis C 4. Verbindungen bestehen zu den auch für die Klinik der Nervenschäden wichtigen Nn. accessorius und hypoglossus, weiter zu N. vagus und sympathischen Fasern der oberen und mittleren Grenzstrangganglien. Sensibel werden von den Nerven des Plexus versorgt: die seitliche Halsregion und die Supraclavicular-
region (N. cutaneus colli, Nn. supraclaviculares), die Hinterhauptsgegend sowie Ohr- und Schläfenregion
(Nn. auriculares und occipitales). Motorisch versorgt der Plexus die tiefen Halsmuskeln, teilweise den Sternocleidomastoideus, Trapezius, Levator scapulae, mittleren und vorderen Scalenus und durch den N. phrenicus
das Zwerchfell.

Eine Halsplexusschädigung kann spontan eintreten durch Drüsenerkrankungen und
fortgeleitete Erkrankungen der Halswirbel, besonders durch Tumoren. Häufiger jedoch

ist die Verletzung durch äußere Gewalteinwirkung (Schuß, Stich). Gelegentlich werden Teile des Plexus bei der Operation von Drüsen und Tumoren verletzt (BODECHTEL, eigene Beobachtungen). Nicht selten kommt es auch zu differentialdiagnostisch wichtigen Wurzelabrissen von C 3 und 4 bei Zerrungen der Schulter und des Kopfes, woraus als wesentlichstes eine Schädigung des N. phrenicus resultiert. Die in großer Zahl an unserer Klinik beobachteten Wurzelausrisse ergaben (ROHR), daß der Nerv anscheinend nur aus den Segmenten 3 und 4 gespeist wird. Jedenfalls haben wir bei Wurzelausrissen von C 5 keine Diaphragmalähmungen gesehen. Da der Nerv manchmal mit sehr wichtigen Leitungen aus C 3 kommt, kann die doppelseitige Durchschneidung der motorischen C 3-Wurzel bei der Behandlung des Torticollis unter Umständen schwerwiegende Störungen hervorrufen. Die Exhairese des N. phrenicus, früher bekanntlich oft supraclaviculär durchgeführt, um tuberkulöse Lungenlappen ruhigzustellen, hat heute keine Bedeutung mehr. Die Cervicalneuralgien werden nur selten durch Schädigungen der peripheren Nn. auriculares und suboccipitales hervorgerufen (z. B. durch Narben nach Kleinhirnoperationen, einwachsende Tumoren der Ohr- und Nackenregion u. a. m.). Viel häufiger sind die Wurzelneuralgien durch osteochondrotische Kompressionssyndrome der Halswirbelsäule. Zahlreiche Patienten mit dieser Symptomatik konnten an unserer Klinik durch Ausräumung der Bandscheibe und vordere Fusion C 3/4 endgültig von ihren Schmerzen befreit werden. Ungeklärt ist hierbei, wie auch bei den Brachialgien, das häufige Zusammentreffen mit Hypotonien des Blutdrucks.

Völlige Ausfälle des Plexus sind klinisch nicht bekannt. Es handelt sich immer um mehr oder weniger ausgedehnte Teilschäden. Insbesondere bei Schußverletzungen können gleichzeitig intrakranielle Hirnnervenschädigungen beobachtet werden. Kombinationen mit den Hirnnerven IX—XII sind in mannigfaltiger Weise möglich. Alle Schädigungen können auch sympathische Bahnen erfassen und einen Hornerschen Symptomenkomplex erzeugen. Die häufigste Mitschädigung ist die des N. accessorius, und am häufigsten wiederum die Schädigung unterhalb des Astabganges zum Sternocleidomastoideus, so daß unter Umständen eine völlige Trapeziusschädigung resultiert. Nahtversuche im Bereiche des Plexus cervicalis sind wenig erfolgreich und im allgemeinen auch nicht notwendig.

b) Plexus brachialis

Der Plexus brachialis (Abb. 53) entsteht aus der 5.—8. Cervical- und aus der 1. Thorakalwurzel. In manchen Fällen beteiligt sich an der Bildung auch die 4. Cervicalwurzel (präfixierter Typ mit Cranialverschiebung) oder ein Teil der 2. Thorakalwurzel (postfixierter Typ mit Caudalverschiebung des Plexus). Über einen oberen, mittleren und unteren Primärstrang oder Truncus werden die hinteren (aus C 5 bis Th 1), seitlichen (aus C 5 bis C 7) und medialen Faszikel (aus C 8 und Th 1) gebildet, aus denen dann die Armnerven entspringen. Zahlreiche Variationen sind bekannt (Abb. 54a—d).

Diese anatomischen Varietäten betreffen besonders den mittleren Faszikel. Sie verwirren bei penetrierenden Verletzungen noch zusätzlich die verschiedensten klinischen Bilder. Diese lassen sich nur in große Gruppen zusammenfassen. Für die klinischen Bedürfnisse unterscheiden wir zunächst eine Schädigung des ganzen Plexus, der eine völlige Lähmung der oberen Extremität und des Schultergürtels zur Folge hat (Abb. 55). Übrig bleibt „nurmehr ein Achselzucken" (LAUBENTHAL) durch den vom N. accessorius innervierten Trapezius. Häufiger sind Teillähmungen. Grob unterscheiden wir die obere Plexuslähmung (Abb. 56) (DUCHENNE, ERB), vor allem betreffend die Bereiche der 5. und 6. Cervicalwurzel, von der unteren Plexuslähmung (KLUMPKE), vor allem die 8. Cervical- und die 1. Thorakalwurzel betreffend (Abb. 57). Ist vorwiegend die 7. Wurzel bzw. der aus ihr entstehende Plexusanteil betroffen, wobei besonders der N. radialis in Mitleidenschaft gezogen wird, so spricht man auch von einem mittleren Typ. Bei unterer Lähmung ist durch Mitbeteiligung sympathischer Fasern ein Hornerscher Symptomenkomplex nicht selten. Die enge Nachbarschaft zur A. subclavia und axillaris bedingt oft eine unter Umständen besonders schwerwiegende Mitverletzung dieser Gefäße.

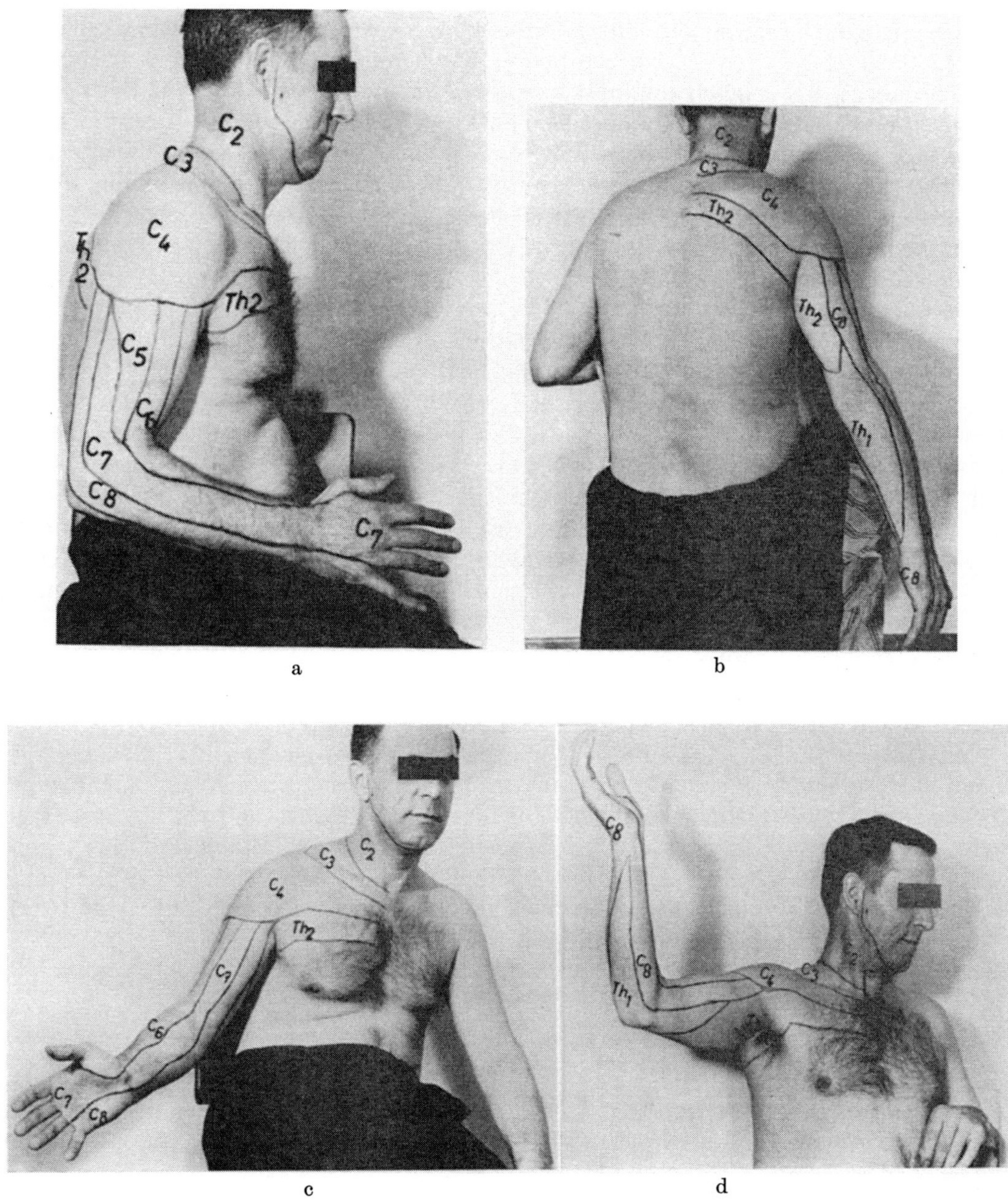

Abb. 54a—d. Beispiele der segmentalen Innervation am Arm, Differentialdiagnose der Wurzelausrisse

Penetrierende Schuß- und Stichwunden können den Plexus naturgemäß an allen Stellen erreichen und schädigen. Die besondere Lage des Plexus im supra- und infraclaviculären Raum setzt den Plexus jedoch noch vielen anderen Schädigungsmöglichkeiten aus. Kein peripherer Nervenbereich ist so mannigfaltig zu schädigen wie der Armplexus. Nach dem Austritt der Wurzeln aus den Foramina intervertebralia verlaufen die Nerven zunächst zwischen dem vorderen und mittleren M. scalenus, um dann durch den Engpaß zu ziehen, der von erster Rippe und Schlüsselbein gebildet wird. Für die Klinik, vor allem für operative Belange, ist die Unterteilung in supra- und infraclaviculären Teil besonders wichtig. Eine klinische Höhenlokalisation kann durch die Prüfung der Schweißsekretion erfolgen. Die als Rami communicantes grisei vom Grenzstrang zum Plexus verlaufenden Schweißbahnen treten dicht unterhalb des Zusammentretens der Wurzeln ein. Nur die

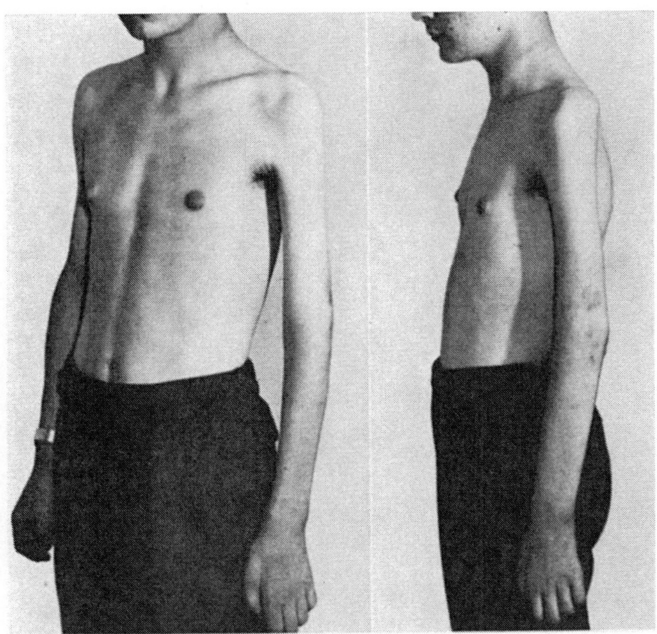

Abb. 55. Komplette Plexuslähmung durch cervicale Wurzelausrisse

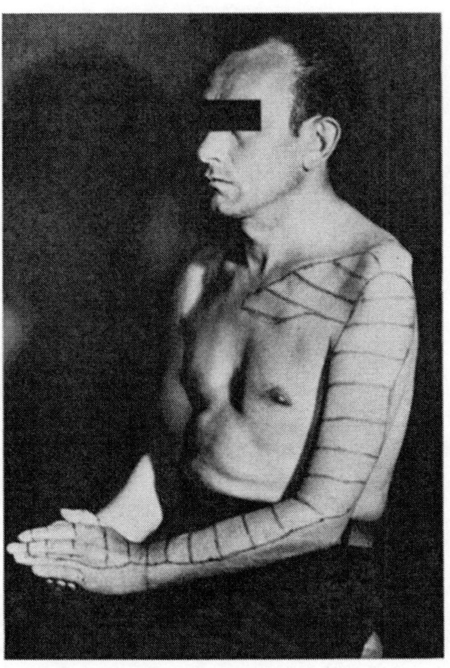

Abb. 56. Sensibilitätsausfälle bei traumatischen Wurzelausrissen C4—C7, Kombination von oberer und mittlerer Plexuslähmung

eigentlichen Wurzelabschnitte sind frei von Schweißbahnen. Ist bei einem Plexusausfall die Schweißsekretion intakt, so kann es sich nur um eine Wurzelschädigung handeln.

In der Ätiologie der Plexusschädigungen haben wir zunächst die akuten von den chronischen Läsionen zu unterscheiden. Altem chirurgischem Brauche nach müssen bei den akuten Verletzungen die offenen von den geschlossenen abgegrenzt werden. Wenn man die Kriegsverletzungen einbezieht, so steht die offene Verletzung durch Schußwunden bei

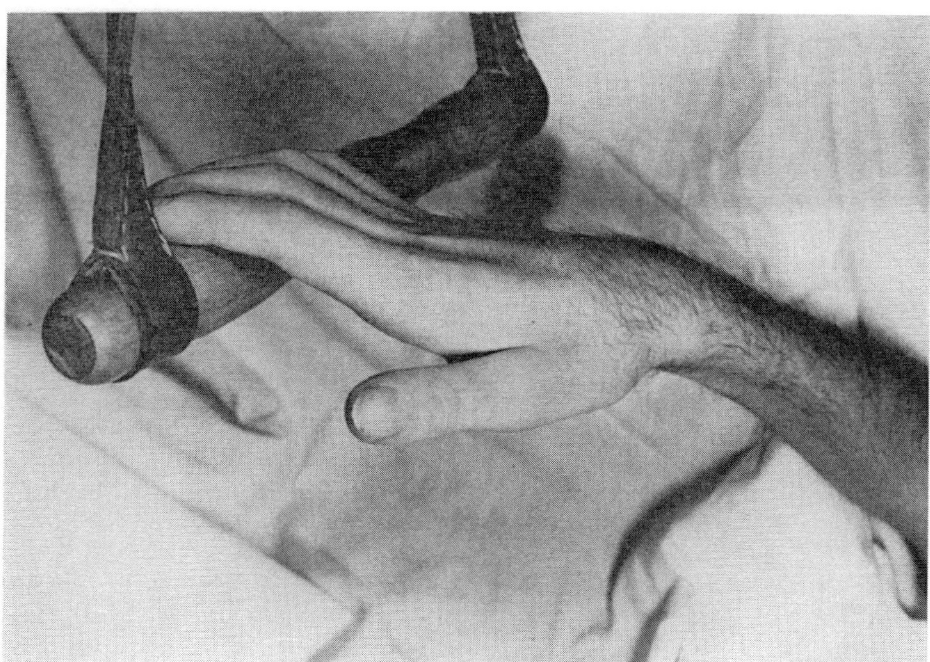

Abb. 57. Kombinierte Handmuskelparese bei unterer Plexuslähmung durch Wurzelschädigung C7 und C8

weitem an erster Stelle. Auch Stich- und Schnittverletzungen sind im Kriege naturgemäß viel häufiger, obwohl sie auch im Frieden vorkommen.

So beobachteten wir eine komplette Plexuslähmung bei einem jungen Mädchen, das von einem Messerstecher überfallen worden war. Die Sekundärnaht des supraclaviculär völlig durchtrennten Plexus brachialis wurde 6 Wochen nach der Verletzung durchgeführt. Erste Anzeichen einer Restitution der Motorik fanden sich 9—10(!) Monate nach der Naht. Der weitere Verlauf führte unter konsequenter Fortsetzung der Elektrotherapie über insgesamt 15 Monate zu einer weitgehenden Wiederherstellung von Motorik und Sensibilität.

Die Schußverletzungen unterscheiden sich von den Stich- und Schnittverletzungen sehr wesentlich dadurch, daß die sekundäre Schädigungszone bei den Schußverletzungen, vor allem bei den modernen rasanten Explosivgeschossen und bei Splitterwunden, eine wesentlich ausgedehntere ist als bei glatten Stich- und Schnittverletzungen. Infolgedessen erscheint der klinische Ausfall bei den Schußverletzungen zunächst immer wesentlich größer und das endgültige Ausmaß der wirklichen und endgültigen Schädigung kann erst nach einigen Wochen sicher abgesehen werden, während bei Stich- und Schnittverletzungen der nach Abheilung der Wunde noch bestehende Ausfall im allgemeinen der endgültige ist. Bei der akuten Behandlung der Schußverletzung spielt der Nervenschaden vielfach zunächst keine entscheidende Rolle. Vielmehr ist die mitbegleitende Verletzung der Blutgefäße, der Knochen und der Lungenspitze von wesentlich größerer Bedeutung für das Leben, dessen Erhaltung immer an erster Stelle stehen muß. Ob der Einstich supra- oder infraclaviculär oder axillär ist, ist im allgemeinen weniger entscheidend als die Richtung, die die Verletzung genommen hat. Eine endgültige völlige Plexuslähmung wird praktisch so gut wie nicht bei den penetrierenden Verletzungen beobachtet, jedenfalls nicht, wenn sie mit dem Leben vereinbar sind. Es resultieren also im allgemeinen Teillähmungen, die die verschiedensten Nervenabschnitte betreffen können und mannigfaltig in ihrer Ausdehnung sind. Gemäß der Anatomie der Plexus gibt es Formen, die mehr der oberen Plexuslähmung (ERB) oder mehr der unteren Plexuslähmung (KLUMPKE) entsprechen. Der Mitteltyp kann vorherrschen, wie auch nur die Nerven verletzt sein können die oberhalb der Clavicula zu den Schultermuskeln direkt von den Primärsträngen abgehen.

Im Gegensatz zu den offenen Verletzungen sind die geschlossenen Verletzungen häufiger in Friedenszeiten zu beobachten. Sie gehören mit zu den schwersten Schäden am peripheren Nervensystem (s. auch LECHNER u.a.). Zunächst sind solche zu unterscheiden, die durch Quetschung des Plexus entstehen, z.B. durch eine Fraktur der Clavicula, die den Plexus auf die 1. Rippe als Widerlager drückt. Wir beobachteten aber auch Unfallschäden, bei denen eine nicht frakturierte Clavicula den Plexus auf der 1. Rippe durchgequetscht hatte. Im übrigen kommen die kompletten Plexuslähmungen häufig bei Humerusluxationen vor.

LEFFERT u. SEDDON fanden bei etwa der Hälfte der infraclaviculären Plexusverletzungen als Ursache Schulterluxationen mit gleichzeitigem Abriß des Tuberculum maius humeri.

Diese Verletzungen der Primärstränge und Faszikel durch Quetschung stehen weit im Schatten der modernen Plexusverletzungen durch Zerrung und Zerreißung, die sich an den Wurzeln auswirken. Sie sind etwas zurückgegangen, seitdem das Motorrad aus der Mode kam. Man kann von einer typischen Motorradverletzung sprechen. Der Unfallmechanismus ist folgender: Beim Sturz über das Rad wird der Körper mit der Schulter aufgefangen. Bei fortbestehender Beschleunigung des Kopfes und Drehung des Kopfes zur entgegengesetzten Seite kommt es zu starken Zugwirkungen am Armplexus, die sich je nach Stellung des Armes, ob adduziert oder abduziert, mehr auf die oberen Anteile oder mehr auf die unteren Anteile der Cervicalwurzeln fortpflanzen. Es resultiert eine vollständige oder Teillähmung des Plexus. Sie wurden früher als Schädigung des intravertebralen Wurzelanteils, Primärstrangs oder Faszikels aufgefaßt und unter Umständen operativ revidiert. Bei unseren Beobachtungen an mehr als 100 solcher schwerer Plexusverletzungen konnte festgestellt und erstmalig mit Operationsphotos belegt werden, daß meist die Wurzeln intradural, und zwar direkt an der Medulla abreißen. Der Riß erfolgt wie immer, wenn eine Kette mit verschiedener Festigkeit beansprucht wird, am schwächsten Glied, nämlich dort, wo die Wurzel nackt und ohne schützendes Epineurium ist. Die Abrisse betreffen manchmal mehrere Wurzeln, manchmal nur einzelne. Es kommt sogar vor, daß nur die vorderen oder die hinteren Wurzelanteile an der Medulla abreißen (Abb. 58 u. 59). Dabei ist es besonders wichtig festzustellen, daß der Abriß, auch der Abriß mehrerer Wurzeln, nicht mit einer Schädigung der Medulla einhergeht. Jedenfalls konnten wir an unseren Fällen Folgen medullärer Schäden nicht nachweisen. Es kann wohl zu kleineren Blutungen kommen, die aber klinisch im allgemeinen keine Zeichen machen. Im Vordergrund steht immer die reine periphere Verletzung. Zu den gleichen Verletzungen konnte es früher bei gewerblichen Unfällen dadurch kommen, daß eine Hand in eine Transmissionsanlage kam, oder daß in der Landwirtschaft ausbrechende Großtiere mit aller Macht festgehalten wurden.

Die geburtstraumatischen Plexusschäden sind wie die geburtstraumatischen Hirnschäden ein besonderer Tribut an eine heroische Geburtshilfe. Die einzig mögliche Behandlung ist die Verhütung dieser Schäden durch die Geburtshelfer, die nicht eindringlich genug hierauf hingewiesen werden können. Die Schäden haben zweifellos in den letzten Jahren nachgelassen. BATEMAN berichtet über nur noch 2 leichte Fälle bei 6 000 Geburten in 2 Jahren. Wahrscheinlich weltgeschichtliche Bedeutung hat eine solche geburtshilfliche Plexuslähmung beim letzten deutschen Kaiser durch Überkompensation seiner gelähmten und in der Entwicklung zurückgebliebenen oberen Extremität in einem militanten Zeitalter erlangt.

Im allgemeinen handelt es sich bei diesen Geburtslähmungen um Schädigungen des Armplexus, Schädigungen an den Beinplexus sind selten und meistens harmloser (s. unten). Meist handelt es sich bei den Armplexuslähmungen um Erbsche Lähmungen (80%), während nur 10% Klumpkesche Lähmungen, 1% vollständige und 9% gemischte Typen anzutreffen sind (KEHRER). Meist sind die Muskelgruppen aus den Wurzeln C 5 und 6

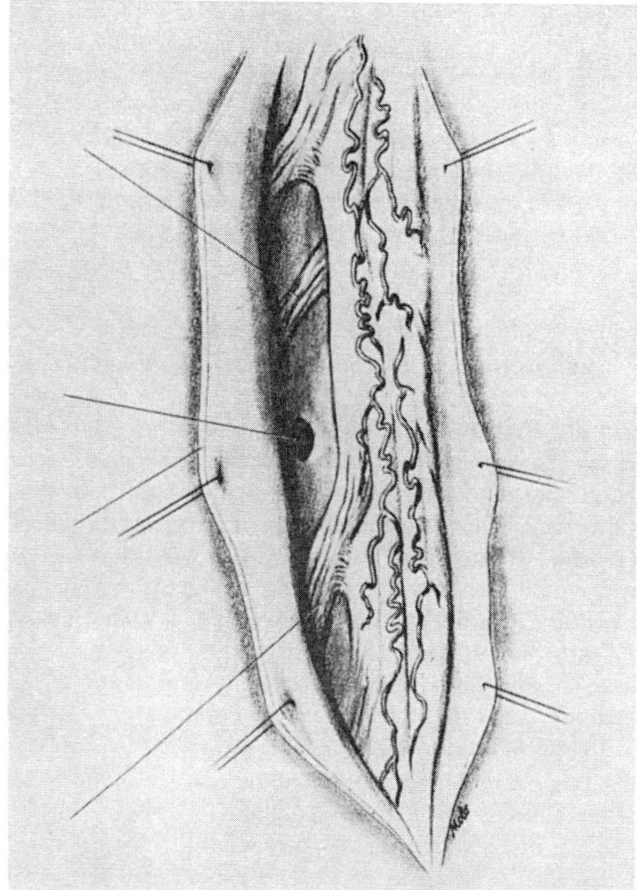

a

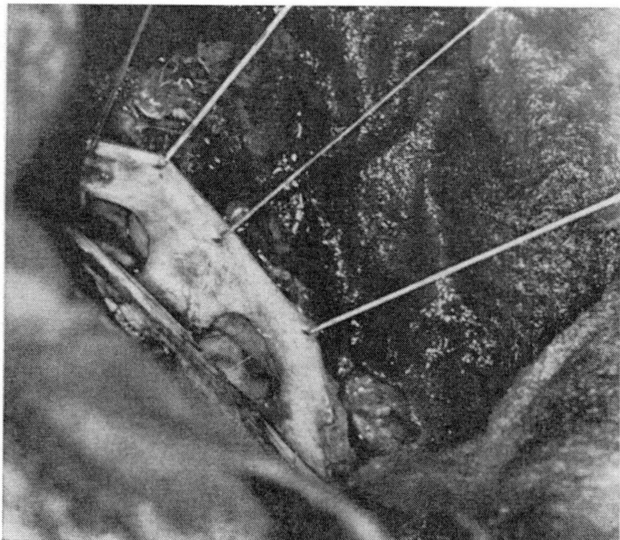

b

Abb. 58 a u. b. Lokalbefund bei cervicalen Wurzelausrissen. a Zeichnung nach einem Operationsphoto, 8. Halswurzel erhalten, 7. Halswurzel ausgerissen, leeres Intervertebralloch, 6. Halswurzel mit erhaltenem vorderen Anteil, 5. Halswurzel unverletzt. b Operationsphoto von 2 leeren Intervertebrallöchern bei komplettem Wurzelausriß

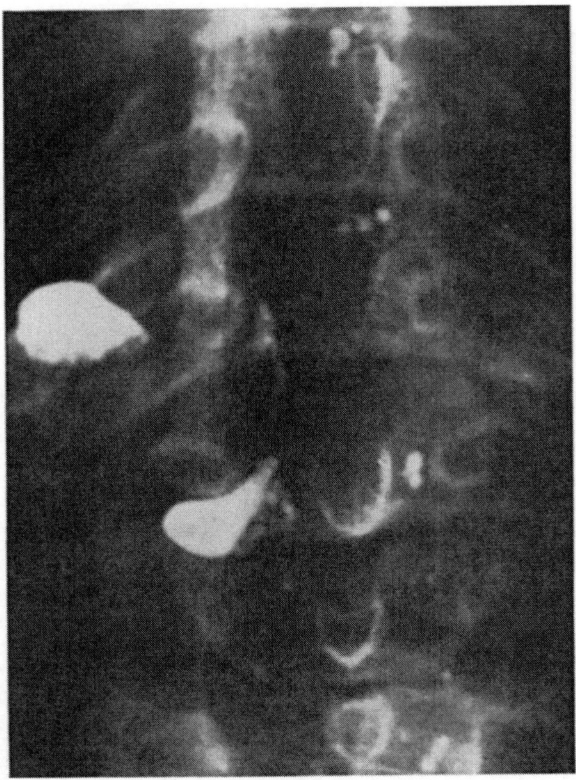

Abb. 59. Kontrastmitteldarstellung von leeren cervicalen Wurzeltaschen (Pantopaque-Myelogramm)

befallen. Gelähmt sind also Deltoideus, Supra- und Infraspinatus und die Beuger am Oberarm. Gelegentlich ist auch die 7. Wurzel betroffen, so daß Strecker des Oberarms wie auch am Unterarm mitbeteiligt sein können. Die in 10 % der Fälle auftretende Klumpkesche Lähmung (C 8 und Th 1) betrifft vor allem die Beuger an Unterarm und Hand. Hierbei fehlt dann nur selten der Hornersche Symptomenkomplex durch Schädigung der zahlreichen in der ersten Thorakalwurzel verlaufenden sympathischen Bahnen. Das Hornersche Syndrom ist nie ein Symptom der Schwere einer Verletzung, sondern nur lokalisatorisch bedeutungsvoll.

Während diese Schädigungen früher als Schädigungen der Primärstränge oder Faszikel durch direkten Druck oder indirekten Druck über die Clavicula angesehen wurden, kann kein Zweifel darüber bestehen, daß es sich jedenfalls in der großen Mehrzahl der Fälle um echte Wurzelabrisse wie bei den traumatischen Abrissen der Erwachsenen handelt. Wird bei Scheitellagen der Kopf zur Lösung der Schulter zur Seite gedreht, so konzentriert sich bei zurückbleibender breiter Schulter die Kraft auf die oberen Wurzeln C 5 und C 6 genau wie bei den Verletzungen der Erwachsenen mit adduziertem Arm. Ist dagegen der Arm abduziert, vor allem bei Lösungen mit Steißlage, so pflanzt sich der Zug mehr auf die unteren Wurzeln fort und es kommt zur Klumpkeschen Lähmung.

Da die Wurzeln nicht immer abgerissen, sondern nur gezerrt sind, können sich einzelne Anteile spontan erholen, so daß die Prognose unter Umständen wesentlich besser ist, als es zunächst den Anschein hat. Untersuchungen Gjørubs über Spätfolgen ergaben, daß von 314 Patienten etwa ein Drittel den Arm gebrauchen konnte, bei einem weiteren Drittel völlige Gebrauchsunfähigkeit vorlag und der Rest zwischen diesen beiden Extremen schwankte. Eine aktive Besserung der Wurzelabrisse ist jedoch genau so wenig möglich wie bei den Erwachsenen und es bleiben für die spätere Behandlung nur Ersatzoperationen.

Die sog. Narkoselähmungen des Plexus haben allem Anscheine nach verschiedene Ursachen. Sie sind im allgemeinen heute so selten, daß eine exakte Klärung an größeren

24*

Zahlen von Zwischenfällen nicht möglich ist. Das Schrifttum wie auch die eigenen Fälle zeigen, daß die Plexuslähmungen mehr ihre Ursache in anatomischen Varietäten (Scalenushalsrippensyndrome) oder schon bestehenden osteochondrotischen Veränderungen an der Wirbelsäule haben und weniger in Unachtsamkeit des Operationspersonals. Letzteres mag häufiger Schuld haben an den direkten Drucklähmungen peripherer Nerven an Arm und Bein auf Kanten oder harten Unterlagen. Das Abduzieren des Armes im Schultergelenk im Verein mit einer Abduktion des Kopfes zur Seite bei zurückgenommener Schulter ist durchaus in der Lage, Zugschäden an den Nervenwurzeln oder auch am Plexus selbst hervorzurufen, aber nur dann, wenn die erwähnten anatomischen Varietäten oder pathologischen Veränderungen vorhanden sind. Die gleichen Prinzipien scheinen übrigens für die sog. Serumneuritis oder andere allergische und auch entzündliche Neuritiden des Plexus zu gelten. Man findet sie so gut wie nie bei Jugendlichen. In einigen Fällen war es unzweifelhaft, daß das allergische Ödem des Nerven, das schließlich alle Nerven des Körpers betraf, nur dort schädigend wirkte, wo eine Nervenwurzel in einem verengten Foramen intervertebrale stranguliert wurde. Gleiche Verhältnisse sehen wir auch am N. facialis. Praktisch wirken sich nur an ihm und am N. opticus Strangulationsschäden bei Ödem aus, von dem nicht angenommen werden kann, daß es sich nur auf diese Nerven beschränkt.

Die früher oft beschriebenen Rucksacklähmungen oder Belastungslähmungen, etwa bei Handlangern durch Tragen von Baumaterialien, spielen heute in einer Industriegesellschaft keine Rolle mehr. Das gleiche gilt von den Krückendrucklähmungen.

Eine differentialdiagnostische Bedeutung hat weiterhin die sog. Chassaignacsche Armlähmung der Kleinkinder. Dieses seit HIPPOKRATES bekannte Bild der sog. Scheinlähmung des Armes betrifft am häufigsten Kleinkinder im Alter von 2—4 Jahren. Die Ursache beruht darauf, daß durch eine plötzliche Streckung, Zerrung oder Supination des Armes das Capitulum radii aus der Schlinge des Lig. anulare herausschlüpft und die proximalen Teile dieses Bandes zwischen Capitulum radii und Capitulum humeri einklemmt. Das klinische Bild ist dadurch gekennzeichnet, daß der Arm adduziert und der Unterarm proniert gehalten wird. Die Hand hängt scheinbar schlaff herab. Das Kind vermeidet ängstlich jede aktive Bewegung des Ellenbogen- und Schultergelenks (HEINRICH u. MORDEJA).

Neben den akuten Läsionen hat sich die Kenntnis der chronischen Schäden des Armplexus in den letzten Jahren sehr in den Vordergrund geschoben. Ihre Diagnose und Differentialdiagnose ist praktisch heute zur täglichen Beschäftigung neurologischer und neurochirurgischer Ambulanzen geworden.

Es handelt sich zunächst um das sog. Scalenussyndrom (im englischsprachigen Schrifttum ,,Thoracic-Outlet-Syndrome'' genannt) mit oder ohne Halsrippen. Der Plexus durchläuft bekanntlich zwei Engen. Es sind zunächst die Scalenuslücke (Abb. 60) und dann der Raum zwischen Clavicula und erster Rippe. Normalerweise haben in der Scalenuslücke sowohl Nerven wie Arterie Platz und nur anatomische Abnormitäten können die Durchtrittspforte so verengen, daß ein schädigender Druck auftreten kann. Diese anatomischen Varietäten bestehen zunächst in einer sehr verschiedenen Ausdehnung und Größe des Scalenus, vor allem des mittleren Scalenus, dann in den in etwa 1% aller Fälle vorhandenen Halsrippen von mehr oder weniger großer Ausdehnung, oft auch in von den Halsrippen zur ersten Rippe verlaufenden fibrösen Bändern. Ähnlich kann ein abnormer M. scalenus minimus wirken. Die Halsrippe (Abb. 61) verrät sich äußerlich nicht selten durch eine Abflachung der Supraclaviculargrube im Vergleich zur anderen Seite und ist dort dann auch typisch druckschmerzhaft. Die zweite Enge ist zwischen Clavicula und erster Rippe gelegen. Dieser Raum kann eingeengt werden dadurch, daß die Schulter absinkt und die am Acromion befestigte Clavicula stärker zur ersten Rippe hingezogen wird. In einigen Fällen wurde auch ein vergrößerter M. subclavius verantwortlich gemacht. Außerdem kann ein Callus oder Clavicula ein ausgedehntes Kompressionssyndrom erzeugen. Bei mehreren eigenen Fällen klang nach Abmeißelung des Callus die Lähmung völlig ab. Ein ähnliches Bild macht das sog. Hyperabduktionssyndrom, bei dem nicht so sehr die Clavicula als der

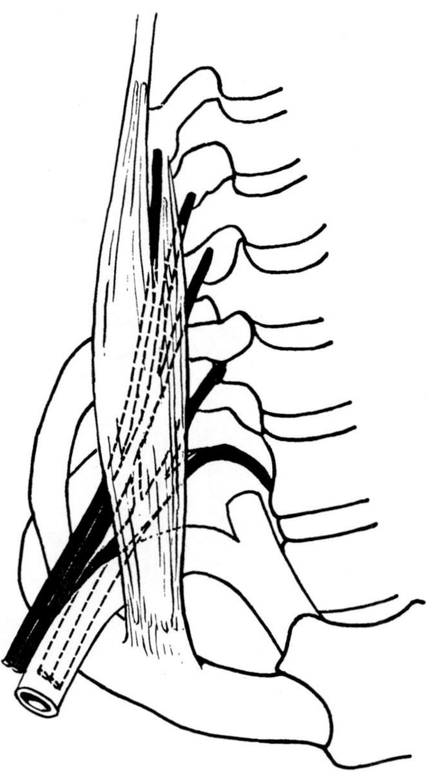

Abb. 60. Scalenuslücke mit Halsrippe

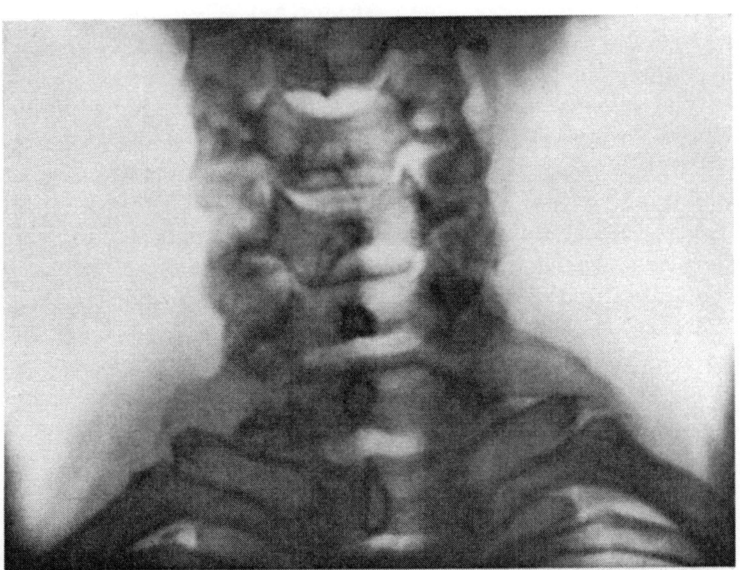

Abb. 61. Röntgenaufnahme der Halswirbelsäule mit Halsrippe links, kleiner Stummelrippe rechts. Ausgeprägtes Scalenushalsrippensyndrom links, völlige Heilung nach Durchtrennung des Scalenus und Resektion des Rippenendes und des vom Rippenende zur ersten Rippe verlaufenden derben Bandes

vom Processus coracoideus kommende M. pectoralis minor bei Anspannung durch den erhobenen und abduzierten Arm den Plexus quetscht, z.B. im Schlaf mit hinter den Kopf verschränkten Armen (Abb. 62). Die ersten Symptome aller dieser Schädigungen sind im allgemeinen Brachialgien. Jede Brachialgie, bei der eine Osteochondrose der HWS nicht

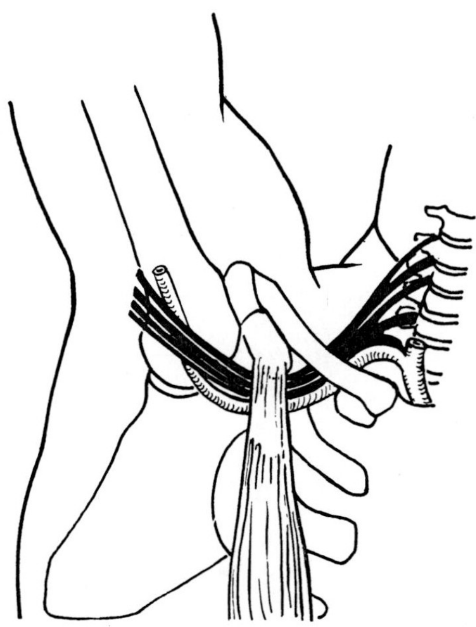

Abb. 62. Hyperabduktionssyndrom, Kompression des Plexus durch den Musculus pectoralis minor bei Anspannung durch den erhobenen abduzierten Arm

vorliegt, ist auf ein solches chronisches Kompressionssyndrom des Plexus, vor allem auf ein Scalenussyndrom, verdächtig. Die Differentialdiagnose ist leicht, da bei diesen Kompressionssyndromen die A. subclavia mitbetroffen ist und alle Manöver, die zum Druck auf den Plexus führen, gleichzeitig einen Druck auf die Subclavia ausüben und den Radialispuls zum Verschwinden bringen. Man muß sich deshalb angewöhnen, bei Klagen von Brachialgien sofort das Kompressionssyndrom der A. subclavia zu kontrollieren in den Stellungen, in denen am häufigsten über Schmerzen und Paraesthesien geklagt wird. Meistens entsteht die Kompression durch das Zurücknehmen der Schulter im Sinne des Einnehmens einer militärischen Haltung, auch durch das Vorheben der Arme gleichzeitig mit einer Wendung des Kopfes nach der Gegenseite und dadurch erfolgtes Anspannen des M. scalenus. Diese Syndrome, als Adson-Naffziger-Syndrome bekannt, erlauben meist eine exakte ambulant durchzuführende Diagnose der Kompressionsschäden. Als nächstes ist durch eine Röntgenaufnahme die Frage der Halsrippe zu klären. Bei diagnostischen Unklarheiten kann die Kompression der Arterie auch röntgenologisch im Arteriogramm sichtbar gemacht werden (Abb. 63 a u. b). Dabei wird zudem eine Gefäßanomalie diagnostiziert oder ausgeschlossen, die unter Umständen ebenfalls komprimierend wirken kann. Neben der Palpation des Radialispulses kann natürlich auch oscillographisch die Durchblutungshemmung nachgewiesen werden.

Weitere Kompressionssyndrome entstehen durch Neoplasmen, besonders den Pancoasttumor oder andere Sarkome (Abb. 64), Metastasen eines Mammacarcinoms u.a.m. Sogar 22 und 18 Jahre nach Ablatio mammae fanden wir in zwei Fällen Metastasen im Plexus als Ursache schwerer Brachialgien und Lähmungen.

Auch nach Röntgenbestrahlung sind Plexusschäden nicht selten, wenn die Tumorkranken lange genug überleben (Mumenthaler). Bei der Epilation der Achsel wegen Neigung zu Schweißdrüsenabscessen sind bei fehlerhafter Dosierung Schäden bekannt. Die Röntgenschäden sind anscheinend nicht so sehr intraneurale Schäden als Kompressionsschäden durch narbige Umklammerung des Plexus. Wir konnten in mehreren Fällen durch sorgfältige Neurolyse eine wesentliche Besserung erzielen.

Die *Behandlung* der Plexusschäden unterscheidet sich praktisch nicht von den im allgemeinen Teil dargelegten Prinzipien. Sie richtet sich naturgemäß nach der Ätiologie.

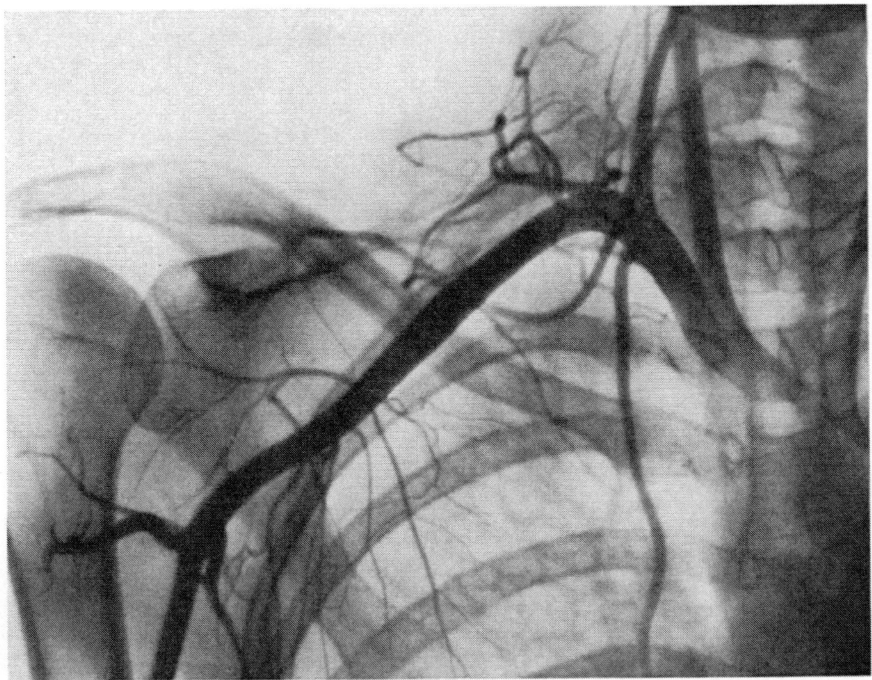

a

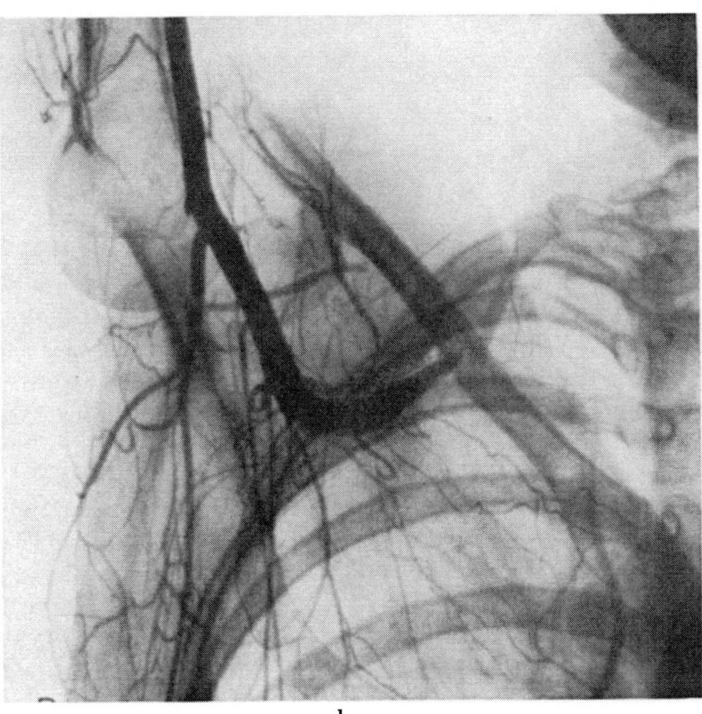

b

Abb. 63a u. b. Brachialisarteriogramm zur Darstellung der A. axillaris und A. subclavia. a Normale Darstellung der Gefäße. b Abbruch der Kontrastmittelsäule in Höhe der Clavicula bei erhobenem Arm (Naffziger-Syndrom)

Wurzelausrisse können nicht genäht werden und sind deshalb prognostisch absolut infaust. Eine konservative Behandlung, vor allem auch eine Elektrotherapie, ist nur sinnvoll in den ersten Monaten, bis der Schaden in seiner ganzen Ausdehnung überblickt werden kann.

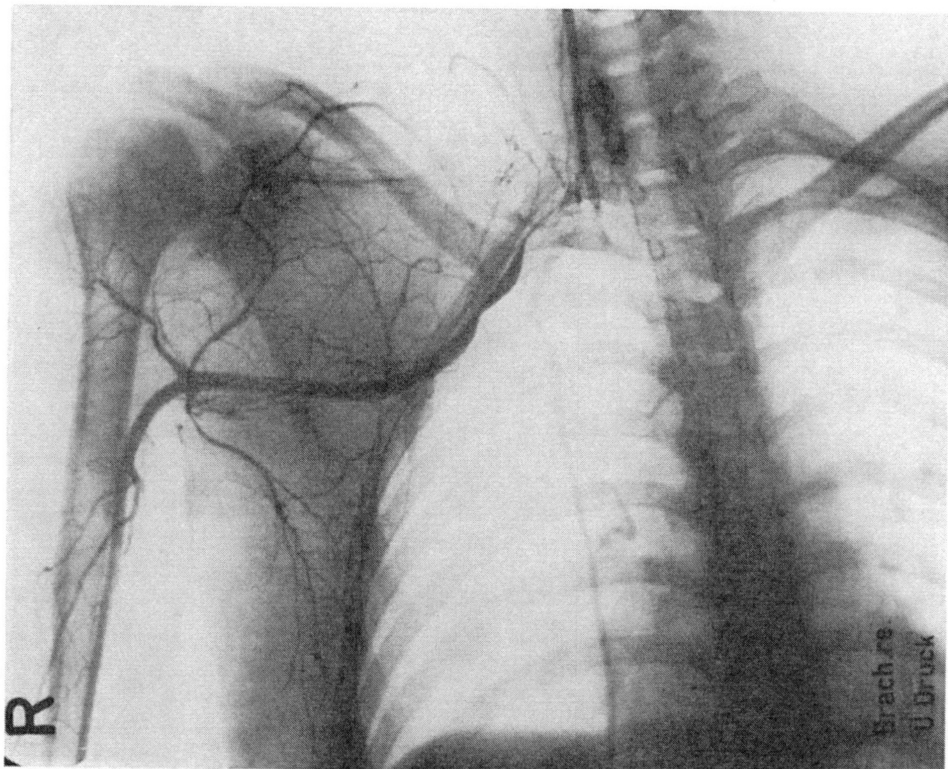

Abb. 64. Einengung der A. subclavia und des Plexus brachialis durch Pancoasttumor

Zeigt sich bis dahin keine Neigung zur Besserung, so ist im allgemeinen die Prognose ungünstig. Besserungen können jedoch noch viele Monate, unter Umständen bis zum Ablauf des 2. Jahres erwartet werden.

Die offenen Verletzungen bedürfen einer operativen Freilegung und evtl. sekundären Naht, sobald es die Wundverhältnisse erlauben und elektrischer Befund wie Elektromyogramm eine organische Unterbrechung anzeigen. Die weitgehende Freilegung des Plexus verlangt gegebenenfalls ein temporäres Durchtrennen der Clavicula. Die Schnittführung (Abb. 18a) sollte zur Achsel hin auf die Schulterhöhe gelegt werden, um Flügelfelle und Einengungen zu vermeiden. Nach Ablösen des Pectoralis minor können der Plexus in völliger Ausdehnung freigelegt, narbige Anteile reseziert und unter Adduktion des Armes bei nicht zu großer Distanz genäht werden. Man muß sich vor der Operation darüber klar sein, daß jede Freilegung eines verletzten Plexus eine langwierige, mühsame und größte Behutsamkeit verlangende Operation ist, bei der man leicht den Schaden vergrößern kann. Da große Gefäße durch das Operationsgebiet verlaufen, muß man auf gefäßchirurgische Maßnahmen vorbereitet sein.

Die Spätergebnisse, die Merrem bei 112 operativ oder konservativ Behandelten mit Armplexusverletzungen beobachtete, zeigen deutlich, daß die Ergebnisse aus der Kriegszeit wesentlich besser waren, als unter Friedensbedingungen. Andererseits konnten aber in mehr als 40% der Plexusrevisionen (46 Fälle) brauchbare motorische Besserungen erreicht werden. Merrem schloß daraus, daß die Zahl der cervicalen Wurzelausrisse doch nicht so groß ist, wie ursprünglich angenommen wurde, und fordert deshalb im Gegensatz zu seiner früheren und auch unserer bisherigen Einstellung die operative Freilegung des Plexus 4—6 Wochen nach der Verletzung. Eine Gegenindikation ergibt sich nur dann, wenn die Wurzelausrisse durch Kontrastmittelverfahren oder den Schweißtest absolut gesichert sind. Als Operationsverfahren wird die völlige Plexusfreilegung bis zur Achselhöhle mit Durchtrennung der Clavicula angegeben.

Die Schäden durch Kompressionssyndrome bedürfen baldigster entsprechender Behandlung. Sowohl bei Druck durch Knochencallus, Zug durch narbiges Gewebe, Druck durch Scalenus oder Halsrippe sollte man nicht zu lange Zeit mit konservativen Maßnahmen verlieren, sondern die operative Behandlung einsetzen. Beim Scalenussyndrom ist es besonders wichtig daran zu denken, daß die verschiedensten Ursachen mitverantwortlich sein können (Halsrippen, Bänder, Clavicula, Pectoralis minor). Jedenfalls darf man sich mit einer Durchtrennung des Scalenus anterior allein nicht begnügen, ohne den Plexus und seine typischen Einengungsmöglichkeiten sorgfältig kontrolliert zu haben.

Auf die Besserungsmöglichkeiten durch Neurolyse bei Röntgenschädigung wurde schon hingewiesen. Narkoseschäden, umschriebene „Neuritisfälle" sollten Anlaß zu sorgfältiger Diagnostik und daraus sich notwendig ergebender operativer Behandlung, vor allem der Zwischenwirbellöcher, sein.

Plexusschäden, die sich nicht spontan oder nach entsprechender operativer Freilegung bessern, können unter Umständen sehr dankbare Objekte von Wiederherstellungsoperationen sein. Sie verlangen dann ein sorgfältiges Zusammenspiel von Neurologen, Neurochirurgen und Orthopäden, um gelähmte und verpflanzungswürdige Muskeln herauszufinden und einen gemeinsamen Plan zur evtl. Besserung auszuarbeiten. Für die obere Plexuslähmung kommen Verpflanzungen von Muskeln der Trapezius- und Latissimusgruppe in Frage, für untere Lähmungen unter Umständen Sehnenkoppelungen. Es wird auf das Kapitel Ersatzoperationen verwiesen.

Grenzen für Wiederherstellungsoperationen sind vor allem durch schwere Sensibilitätsstörungen an der Hand gegeben. Das Fehlen von Schutzsensibilitäten macht Ersatzoperationen meist illusorisch.

Ein völlig gelähmter Arm infolge einer kompletten Plexuslähmung ist im allgemeinen nicht nur ein unnützes, sondern vielfach sehr hinderliches Glied, das die Indikation zu einer Amputation fordert. Ein nur nach Bedarf getragener Schmuckarm wird meist angenehmer für den Verletzten sein.

Restaurierungsversuche an völlig gelähmten Armen sind vielfach gemacht worden. Letztlich hat SEDDON noch über die Einpflanzung von Intercostalnerven auf den N. musculocutaneus hingewiesen. Der Nutzen aller dieser restaurierenden Operationen steht meist in keinem Verhältnis zu den aufgewandten Mühen und Beschwerden und führt selten zur Zufriedenheit des Patienten. Eine gute menschlich-ärztliche Führung, ein schnelles Wiedereinfügen in die Gesellschaft und den Arbeitsprozeß sind im allgemeinen sinnvoller als monatelang durchgeführte und schließlich doch wenig Nutzen bringende Wiederherstellungsoperationen. Der lange Krankenhausaufenthalt leistet der Neurotisierung nur Vorschub.

c) Plexus lumbosacralis

Der Plexus lumbosacralis entsteht im allgemeinen aus der 1.—5. Lendenwurzel mit den oberen 3 Sacralwurzeln (Abb. 65). Die 12. Thorakal- wie die unterste Sacralwurzel können einbezogen sein. Der oberste Anteil, der Plexus lumbalis, setzt sich im allgemeinen aus den Lumbalwurzeln 1—4 zusammen. Er versorgt im wesentlichen den Quadratus lumborum und die beiden Psoasmuskeln, um in den Beckennerven, besonders dem N. femoralis (im wesentlichen aus L 4), zu enden. Bei Schädigung der 4. Lendenwurzel oder auch des N. femoralis ist der Patellarsehnenreflex nicht mehr auslösbar. Der Plexus sacralis entsteht aus der 5. Lendenwurzel und aus den oberen Sacralwurzeln und bildet die Hauptbahnen zum N. ischiadicus. 94% aller Ischialgien haben ihre Ursache in einer Kompression dieser Wurzeln durch Bandscheibenvorfälle. Der Ausfall der 5. Lendenwurzel bedingt häufig, aber durch die Mitbeteiligung benachbarter Wurzeln keineswegs immer, eine Fußheberlähmung, während an der 1. Kreuzbeinwurzel eine Fußsenkerlähmung ausgelöst werden kann. Der Achillessehnenreflex ist an die Intaktheit der 1. Kreuzbeinwurzel geknüpft. Die unteren Sacralwurzeln bilden den Plexus pudendus, der motorisch die Damm-Muskulatur versorgt und die wichtigsten sensiblen Bahnen für die Anal- und Genitalregion enthält. Die letzten Abschnitte der Sacralwurzeln bilden den Plexus coccygeus und spielen chirurgisch vor allem beim Schmerzbild der Coccygodynie eine Rolle (s. unten).

Die Mannigfaltigkeit der Plexusschädigungen, wie wir sie an der oberen Extremität kennen, findet sich am unteren Plexus nicht. Wegen der geschützten Lage sind echte Wurzelzerreißungen nicht bekannt. Möglicherweise kann die sog. Entbindungslähmung

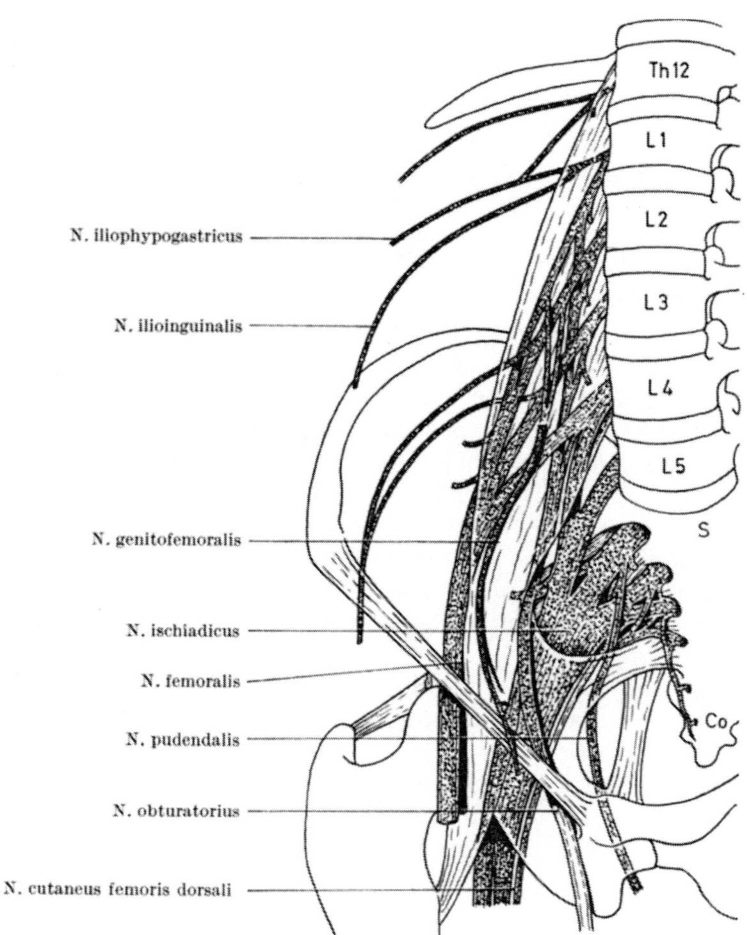

Abb. 65. Halbschematische Darstellung des Plexus lumbosacralis

durch starken Zug an den Kindbeinen sich einmal analog der geburtstraumatischen Armlähmung auswirken. Daß Gewalteinwirkungen auch bis an die Lenden- und Sacralwurzeln
übertragen werden können, ist unzweifelhaft, was jedes Lasèguesche Zeichen beweist. Da
die Lenden- und Sacralwurzeln alle im Bereich der Cauda sehr lang sind, wirken sich
wahrscheinlich Zugkräfte weniger aus. Die offenen Verletzungen, insbesondere die Schußverletzungen, bedingen im allgemeinen so schwere Begleitschäden, daß die Verletzung des
Plexus lumbosacralis keine wesentliche Bedeutung erlangt hat. Gelegentlich kann es bei
Beckenfrakturen zu Schädigungen kommen. Am häufigsten tritt in Friedenszeiten im
neurochirurgischen Krankengut der Plexus lumbosacralis in Erscheinung, wenn durch
Druck neoplastischer Prozesse, vor allem gynäkologischer Tumoren im kleinen Becken,
schwere Schmerzzustände und Lähmungen auftreten. Die Klinik dieser Schädigungen ist
sehr unterschiedlich. Für die Behandlung spielt das keine entscheidende Rolle. Da es sich
meist um maligne Tumoren handelt, kommt eine chirurgische Behandlung nur selten in
Frage. Dagegen machen die erheblichen Schmerzzustände häufig eine Chordotomie
notwendig.

Die Coccygodynie

Unter Coccygodynie versteht man chronische Schmerzzustände, die in den Bereich des
Steißbeins lokalisiert werden, sowohl in Ruhe als auch bei Bewegung — vor allem beim
Sitzen — auftreten und vom Steißbein in die umgebende Analregion, die Gesäßfalte oder
in die Beckenweichteile ausstrahlen können.

Als alleinige Ursache dieses Krankheitsbildes wurde von älteren Chirurgen eine Fraktur des Steißbeins angesehen. Später wurde das Krankheitsbild aber auch ohne eine derartige Fraktur beobachtet, so daß Mikrotraumen, wie mehrfaches Fallen auf das Gesäß — etwa bei Skiläufern —, als Ursache vermutet wurden. Von COOPER, der 100 Coccygodyniefälle analysierte, wurde das lange Sitzen vor Fernsehapparaten als auslösende Ursache für die Erkrankung beschrieben. Zu den traumatisch bedingten Coccygodynien sind weiter die Fälle zu rechnen, die sich im Anschluß an Operationen entwickelten, wie z.B. nach Rectumamputationen mit und ohne Steißbeinresektion. Wie ZUCKSCHWERDT u. Mitarb. betonen, befällt die Coccygodynie auffallend häufig Frauen. Nach seiner Ansicht kommt es beim Geburtsvorgang zu einer Verlagerung des Steißbeins, die in vielen Fällen durch manuelle rectale Reposition beseitigt werden kann. Auch in einer Zusammenstellung von BUCHMANN waren 80 % seiner 115 Patienten Frauen und nur 20 % Männer, wobei eine gleichmäßige Verteilung auf alle Altersstufen zu beobachten war. SCHOGER wies darauf hin, daß auch im Rahmen einer generalisierten Osteochondrose der Wirbelsäule bei Miterkrankung des Sacrococcygealgelenkes Steißbeinschmerzen auftreten können, die als Coccygodynie imponieren. Über einen solchen Fall berichtete auch PENZHOLZ. Er empfahl deshalb eine genaue internistische, neurologische und röntgenologische Durchuntersuchung zur ätiologischen Klärung des Krankheitsbildes. COOPER führte als weitere maßgebliche Ursachen entzündliche Herde im Beckenbereich, z.B. Analfissuren, an. MÜLLER beobachtete eine größere Anzahl von Coccygodynien nach Pantopaque-Myelographie, wobei allerdings große Kontrastmittelmengen (6—15 cm³) verwendet wurden.

So mannigfaltig die Entstehungsursachen des Krankheitsbildes sind, so zahlreich sind auch die Behandlungsvorschläge. Unter den konservativen Behandlungsmethoden hat sich neben der Novocainüberflutung des Sacralkanals die lokale Injektion von Corticosteroiden am besten bewährt. Daneben sind an konservativen Behandlungsmaßnahmen heiße Sitzbäder, Röntgenbestrahlungen und die digitale Massage des M. levator ani vom Rectum aus empfohlen worden. Da die konservativen Behandlungsmethoden in zahlreichen schweren und mittelschweren Fällen aber nicht ausreichen, wurde schon im vorigen Jahrhundert von mehreren Chirurgen die Steißbeinresektion empfohlen. Die Operationsergebnisse waren überwiegend bei den Patienten befriedigend, bei denen eine Fraktur des Steißbeins vorlag. Wegen der Mißerfolge bei nicht frakturiertem Steißbein, aber auch bei eindeutiger Steißbeinfraktur wurde die Operationsmethode in jüngerer Zeit in den meisten chirurgischen Operationslehren (GARRÉ-STICH-BAUER, HOLLE-SONNTAG) abgelehnt. Auch COOPER sah keine überzeugenden Erfolge der Steißbeinresektion. O. FOERSTER empfahl neben der Entfernung des Steißbeins die Resektion der coccygealen und der beiden unteren Sacralwurzeln. Nach dem 2. Weltkrieg wurde diese Operationsmethode von GUILLAUME und SIGWALD und von SICARD und BRUEZIÈRE wieder aufgegriffen und zur Behandlung der Coccygodynie mit Erfolg durchgeführt. BACIU u. Mitarb. modifizierten diese Methode, indem sie auf die Durchtrennung der S 5-Wurzel verzichteten und nur die Steißbeingelenksnerven im Hiatus durchtrennten.

BOHM und FRANKSON (zitiert nach PENZHOLZ) resezierten beidseits die 4. und 5. Sacralwurzel und zum Teil auch die 3. Sacralwurzel. Sie berichteten über 15 erfolgreich operierte Fälle, bei denen postoperativ keine Funktionsstörungen der Blase oder des Analschließmuskels beobachtet wurden. Dem operativen Vorgehen dieser Autoren schloß sich PENZHOLZ an. Nach Laminektomie des 1. Sacralwirbels wird das Ende des Caudalsacks dargestellt und der Caudalsack wird eröffnet. Nach Darstellung der S 1-Wurzeln, die nach Verlauf und Kaliber leicht zu erkennen sind, werden von dort ausgehend die tieferen Sacralwurzeln identifiziert und durchtrennt. Neben der Radikotomie der Wurzeln 4 und 5 durchtrennte PENZHOLZ in 3 Fällen noch zusätzlich die Wurzel S 3 einseitig.

Übereinstimmend mit den Ergebnissen der anderen Autoren wurde postoperativ nur ein relativ geringer Sensibilitätsdefekt beobachtet, der die Umgebung der Steißbeinspitze betraf und kaum bis zur Analöffnung heranreichte.

Pathologisch-anatomisch ließen sich sowohl bei den Operationspräparaten Penzholz' wie auch bei denen von Bohm und Frankson erhebliche degenerative Veränderungen an den resezierten Wurzeln nachweisen. Sie bestanden in endoneuralen und perineuralen Fibrosen, ödematöser Faseraufquellung und Rundzelleninfiltraten bzw. leukocytären Zellansammlungen. Makroskopisch waren Verwachsungen der Wurzeln untereinander und mit der verdickten Dura des Duralendsackes festzustellen.

Aus den Ergebnissen der histologischen Untersuchung und der erfolgreich durchgeführten Operationen wird der Schluß gezogen, daß chronisch degenerative oder entzündliche Prozesse im unteren Teile des Duralendsackes mit besonderer Beteiligung der unteren Sacralwurzeln für die Entstehung der Coccygodynie ursächlich eine erhebliche Rolle spielen. Da keine zusätzliche Störung der Blasen-, Mastdarm- und sexuellen Funktionen zu erwarten ist, wird die Radikotomie der Sacralwurzeln 4 und 5 beidseits als zuverlässige und gefahrlose Methode zur Behandlung der konservativ therapieresistenten Coccygodynie empfohlen.

Die Resektion der Nn. hypogastrici und pelvici nach der Thiermannschen sacralen Operationsmethode betrachtet Sinner als die Methode der Wahl bei schweren Schmerzzuständen der Beckenorgane. Neben der Coccygodynie handelt es sich überwiegend um Erkrankungen im Bereich der Blase oder Prostata. Einzelheiten sind dem urologischen Schrifttum zu entnehmen, auf das auch bezüglich der Rolle des N. pudendus für die Regulation des Blasendrucks verwiesen werden muß (Holmquist u. Staupitz).

3. Die Nerven der oberen Extremität

a) Nervus radialis

Der Speichennerv, mit wechselnd starken Bezügen aus C 5—8 (im wesentlichen aus C 7), entspringt aus dem Fasciculus posterior des Armgeflechts (Abb. 66). Er streckt Unterarm, Hand und Finger und abduziert den Daumen. Seine Astfolge ist relativ konstant, was sich bei der Regeneration mit einer fast schematischen Wiederkehr der Funktion ausweist. Dagegen ist bei keinem Nerven (Foerster) die Variabilität der Sensibilitätsausfälle so mannigfaltig wie bei ihm. Die Zone der autonomen Sensibilität ist sehr klein (Abb. 67). Es sind immer wieder Fälle beschrieben (Head, Oppenheim, Foerster, eigene Beobachtung), bei denen eine Totaldurchtrennung des Nerven keinen Sensibilitätsausfall erzeugte. Er führt keine klinisch ins Gewicht fallenden vegetativen Bahnen, so daß trophische Störungen nicht zum klinischen Bild gehören und bei Verletzungen des N. radialis vor allem auch keine Kausalgien zur Beobachtung kommen. Allerdings findet man gelegentlich Hypertrichosen. Nach Ramage erhält der Radialis mehr Arterienäste mit starker Blutzufuhr als Medianus und Ulnaris.

Der Nerv verläuft in der Achselhöhle am weitesten dorsal und kann hier auch bei Schüssen durch die Achselhöhle isoliert verletzt werden. Das kann vor oder hinter dem Abgang des ersten Astes, des N. cutaneus brachii posterior, der den dorsalen Oberarm sensibel versorgt, geschehen. Bevor der Nerv mit der tiefen Armarterie nach hinten auf die Streckseite des Oberarms abdreht und in den Sulcus des Humerus eintritt, gibt er die motorischen Äste zum Triceps ab. Im Sulcus liegt er mit der tiefen Armarterie in lockerem Gewebe und kann auch von distal her leicht bei adduzierter Schulter nach unten mobilisiert werden. Im Sulcus verläßt der N. cutaneus antebrachii posterior den Stamm, um die Streckseite des Unterarms sensibel zu versorgen. Zwischen den Mm. brachialis und brachioradialis liegend teilt er sich in seine Endäste, den Ramus superficialis und profundus. Der Ramus superficialis, im wesentlichen sensibel, gibt Äste zum M. brachioradialis ab, läuft unter diesem schließlich zur Hand und versorgt mit dem N. cutaneus antebrachii lateralis und dem N. ulnaris die radiale dorsale Seite der Hand und der Finger bis zu den Grundgelenken. Der tiefe Ast des N. radialis (im angelsächsischen Schrifttum „dorsal interosseous nerve" genannt) durchbohrt den M. supinator, wo er vielfachen Schädigungen ausgesetzt sein kann (s. unten), versorgt motorisch die Hand- und Fingerstrecker und den langen Abductor pollicis.

Bei Kriegsverletzungen kann der Nerv natürlich an allen Stellen geschädigt werden und er gehört (s. Tabelle 1) mit zu den häufigst verletzten Nerven des Krieges. In Friedenszeiten wird er dagegen im wesentlichen dort verletzt, wo er dem Humerus direkt anliegt (Abb. 68)

In der Zusammenstellung von Klar und Krebs war er bei 743 Oberarmschaftbrüchen in 2,8% geschädigt, und zwar 13mal so, daß eine Naht des Nerven erfolgen mußte, in 2 Fällen war eine Nervenplastik notwendig und nur 3mal genügte eine Neurolyse. An der dorsalen Oberarmseite kann er gelegentlich auch einmal durch Injektionsschäden betroffen

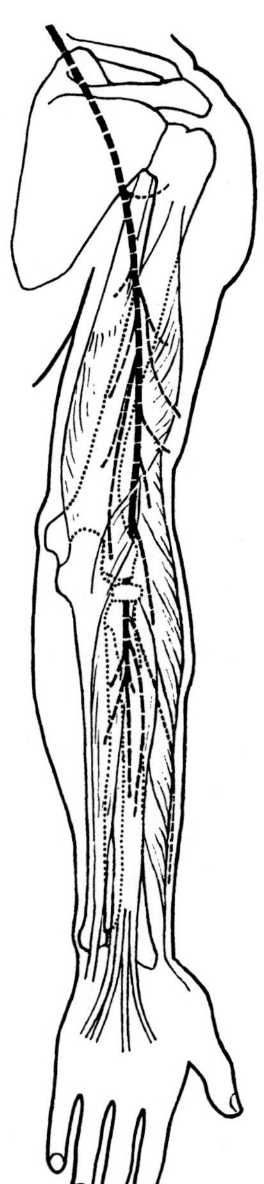

Abb. 66. Verlauf des N. radialis. (Nach VON LANZ-WACHSMUTH)

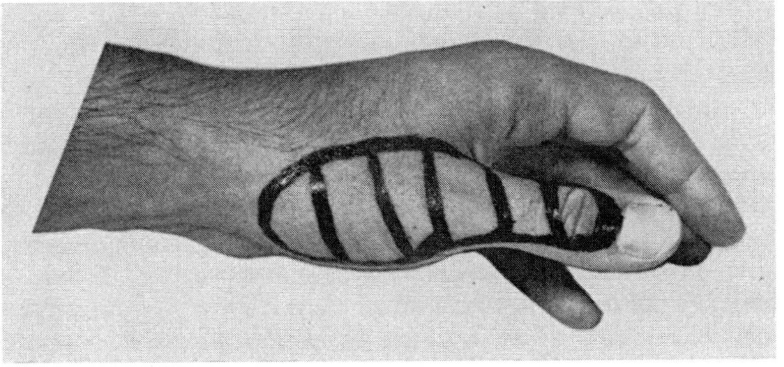

Abb. 67. Beispiel eines Sensibilitätsausfalls bei Radialislähmung

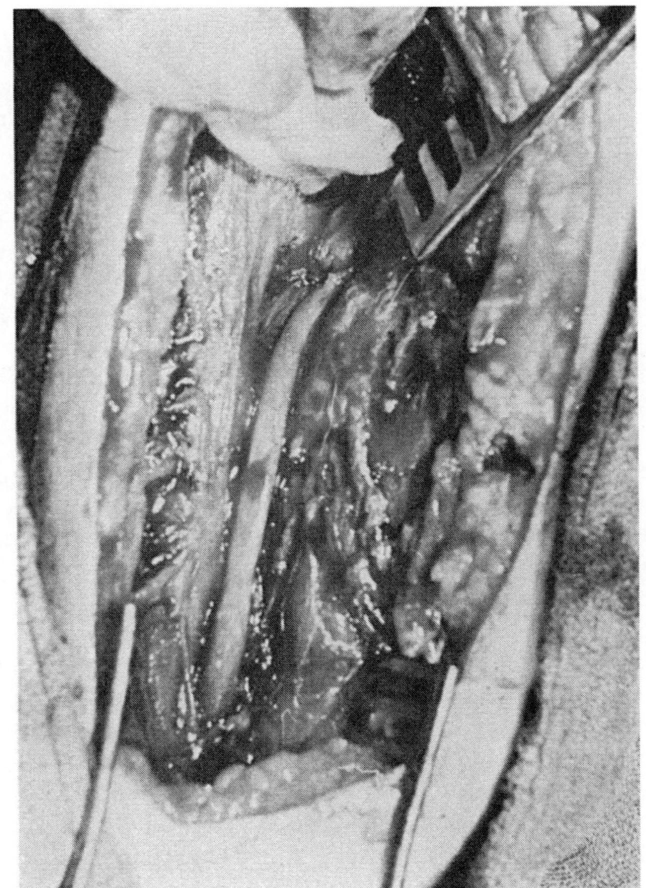

Abb. 68. Einklemmung des N. radialis in den Frakturspalt bei Humerusfraktur

werden. Am Oberarm erleidet der Nerv auch nicht selten eine Druckschädigung im Schlaf, besonders bei Betrunkenen (Parkbanklähmung), dann bei Narkotisierten und bei langen Bewußtseinsstörungen etwa der Hirnverletzten, hierbei vor allem, wenn der Arm gestreckt wegen der Unruhe der Verletzten festgeschnallt worden war. Schon der Druck einer festen Matratze bei genügend langer Einwirkung kann unter Umständen dem Nerven eine schwere langanhaltende Druckschädigung zufügen (FRANKE, WOLF, eigene Beobachtung). Bei Lastträgern hat KIRCHHOF durch Riemendruck eine doppelseitige Radialislähmung beschrieben.

Die tiefe Lage im Ellenbogen- und Unterarmbereich, geschützt durch dicke Muskelpolster, macht hier Verletzungen relativ selten. Außer den offenen Verletzungen beobachteten wir Schädigungen durch Hakenzug bei Operationen am Ellenbogen. Beim Durchtritt durch den M. supinator sind eine Reihe atraumatischer Radialislähmungen des Ramus profundus beschrieben (Hustead u. a., Kruse, Petit-Dutaillis u. a., Richmond).

Ätiologisch kommen Arbeitstraumen mit häufigen Pro- und Supinationsbewegungen in Betracht. Meistens handelt es sich aber wohl um Fibrome, Lipome, Schleimbeutel und ähnliche in der Tiefe verborgene anatomische Veränderungen, die den Nerven komprimieren. Auf die für eine spezifische Diagnose allein typische Druckschmerzhaftigkeit an diesem Punkt muß besonders hingewiesen werden. Gelegentlich muß auch an eine, wenn auch heute sehr seltene chronische Bleivergiftung gedacht werden, für die eine motorische Lähmung der Handstrecker ohne wesentliche Sensibilitätsstörung fast pathognomonisch ist. In einem modernen Industriestaat sollte sie aber — wie Krückenlähmungen und Lähmungen durch Arbeitshebel — nicht mehr vorkommen.

Je nach Höhe der Verletzung unterscheidet man zweckmäßigerweise eine obere, eine mittlere und eine untere Radialisschädigung. Die obere Radialisschädigung, meist durch offene Verletzungen im Bereich der Achselhöhle entstanden, führt zu einer völligen Lähmung einschließlich des M. triceps. Der Unterarm kann dann nicht mehr gegen die Schwerkraft gestreckt, nicht mehr supiniert, Hand und Finger können nicht mehr gestreckt und der Daumen nicht mehr abduziert werden (Fallhand). Je weiter die Verletzung distalwärts rückt, um so weniger Ausfälle werden erkennbar. Bei der Verletzung im Sulcus bleibt naturgemäß der Tricepsmuskel intakt, bei Verletzungen des tiefen Astes sind die verschiedenartigsten Ausfälle möglich, isolierte Lähmungen der Handstrecker oder der Fingerstrecker oder auch der Daumenabduktion, da im Bereich der Aufsplitterung mannigfaltigste Schädigungsmöglichkeiten gegeben sind.

Bei der Untersuchung einer Radialis-Schädigung muß der Unerfahrene sich mancherlei Täuschungsmöglichkeiten bewußt sein. Die Lähmung des M. triceps muß gegen fremdtätigen Widerstand oder gegen die Schwerkraft geprüft werden. Der M. brachioradialis gleicht in seiner Funktion im wesentlichen dem M. brachialis und bezüglich der Pronation dem vom Medianus versorgten M. pronator. Die klinische Prüfung eines gelähmten Brachioradialis ist deshalb meist schwierig. Man muß mehr auf die Atrophie achten und kann sich sonst nur auf die Resultate der elektrischen und elektromyographischen Untersuchungen verlassen. Die Prüfung der Supination muß bei gestrecktem Ellenbogengelenk erfolgen, da sonst die Oberarmbeuger eine Funktion vortäuschen können. Hand- und Fingerstrecker sind meist leicht zu prüfen. Bei kräftiger Beugung des Handgelenks können die Finger manchmal wie gestreckt erscheinen und vor allem eine beginnende Restitution vortäuschen. Die Prüfung mit gestrecktem Handgelenk erweist schnell die Täuschung. Der vom Medianus versorgte Abductor pollicis brevis kann in seltenen Fällen eine Abduktion des Daumens vollführen, die allerdings volarwärts gerichtet und meistens mit einer leichten Beugung vergesellschaftet ist. Bei einer Radialislähmung kann die in Beugestellung erkennbare Kraftlosigkeit des Faustschlusses zunächst an eine Medianus- und Ulnarisläsion erinnern. Die Prüfung bei gestreckter Hand und gestreckten Fingern zeigt dann aber bei vollem Faustschluß die reine Extensorenlähmung (während die Störung bei funktioneller Lähmung fortbesteht).

Wie schon erwähnt, wechseln die Sensibilitätsdefekte außerordentlich und man kann sich auch hinsichtlich der Höhenlokalisationen nicht auf Sensibilitätsausfälle verlassen. Trophische Störungen sind — wie gleichfalls schon erwähnt — selten. Hypertrichosen und Pigmentveränderungen mit Ödemen am Handrücken können gelegentlich beobachtet werden.

Differentialdiagnostisch sind Schwierigkeiten eigentlich selten. Spastische Paresen dürften dem auch nur wenig neurologisch Geschulten keine Schwierigkeiten bereiten, obwohl zunächst der Eindruck einer „Fallhand" besteht. Wurzelausrisse C 7 und Plexusschädigungen können das Bild einer Radialislähmung annehmen. Schäden am Bewegungs-

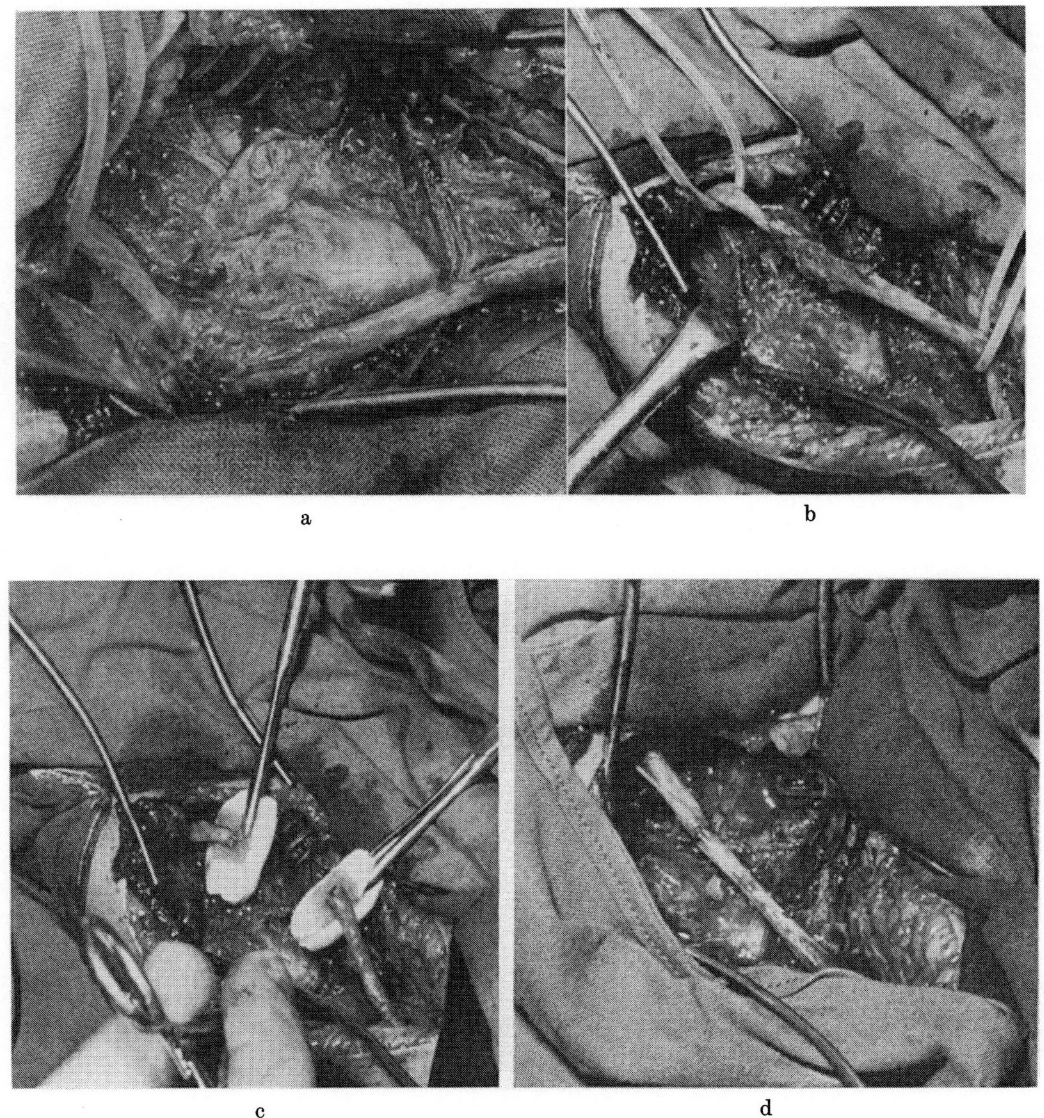

Abb. 69a—d. Radialisverletzung nach suprakondylärer Humerusfraktur bei einem 12jährigen Mädchen. a Der
Nerv ist in den Frakturspalt eingeklemmt. b Zustand nach Auslösung aus dem Frakturspalt. c Zustand nach
Excision der narbig durchsetzten Stumpfneurome. d Zustand nach sekundärer Naht

apparat, vor allem die nicht so seltenen Sehnenabrisse, werden einer sorgsamen Untersuchung nicht entgehen. Die erwähnten Schwierigkeiten in der Diagnose tiefsitzender
Schädigungen am M. supinator können neben der isolierten Druckschmerzhaftigkeit
schließlich nur durch eine Probefreilegung endgültig geklärt werden.

Die Behandlung richtet sich nach den Prinzipien der Nervenversorgung, wie sie im
allgemeinen Teil beschrieben wurde. Liegt bei offenen Verletzungen ein völliger Ausfall für
die betreffende Höhe vor, sind elektrische und elektromyographische Befunde entsprechend, so sollte möglichst bald die Verletzung freigelegt und gegebenenfalls genäht
werden. Distanzen bis zu 8 cm sind bei hohen und mittleren Verletzungen leicht zu
überwinden. Am Unterarm kann die Wiederherstellung nicht nur wegen der geringeren
Möglichkeit der Distanzüberwindung, sondern vor allem wegen der schon bestehenden
Nervenaufsplitterung großen Schwierigkeiten begegnen. Wenn einzelne Muskeln oder
Muskelgruppen erhalten sind, wird man sich eher auf eine Sehnenkoppelung als auf eine

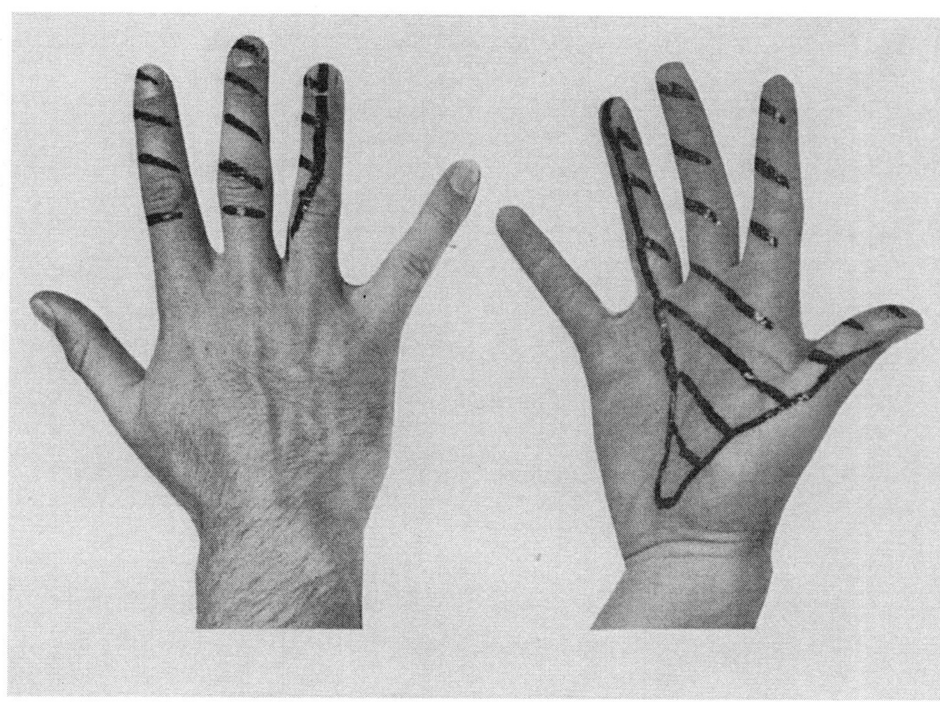

Abb. 71. Beispiel eines Sensibilitätsausfalls bei Medianusverletzung

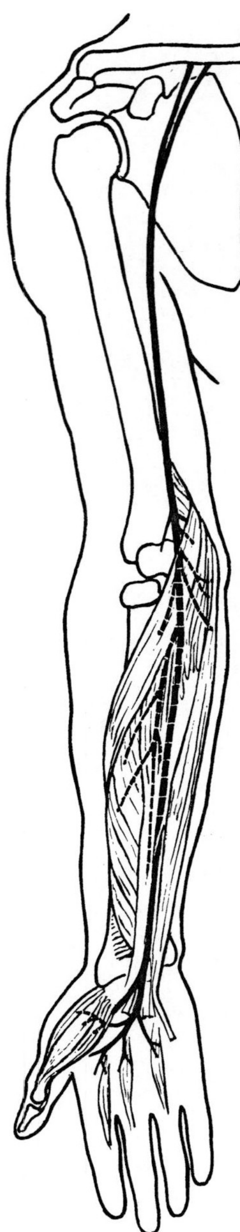

Abb. 70. Verlauf des N. medianus. (Nach von Lanz-Wachsmuth)

im Erfolg dubiöse Nervennaht verlassen. Die Operation kann im Narbengebiet nicht erkennbare erhaltene Äste verletzen und so nicht selten eher schaden als nutzen.

Auch bei den gedeckten Verletzungen muß man sich bezüglich der Operationsindikation nach den Ergebnissen der Hilfsmethoden richten. Die Humerusfrakturen stellen uns am häufigsten vor diese Frage. Ist mit der Fraktur die Radialislähmung direkt komplett eingetreten (Abb. 69a—d), so ist im allgemeinen mit einer resektionsbedürftigen Schädigung zu rechnen und die Operation sollte baldigst, am besten nach 4—6 Wochen durchgeführt werden. Wird eine Fraktur operativ gestellt, so ist die Nervenfreilegung in jedem Falle notwendig. Bei vorhandener Lähmung führt sie zur Neurolyse oder Naht, bei nicht bestehender Radialisschädigung dient sie zur Prophylaxe bei den Repositionsmanövern. Im übrigen entscheidet der elektrische bzw. der elektromyographische Befund. Gipsverbände müssen immer bei bestehender Lähmung wenigstens ein Fenster über den Unterarmstreckern zur Kontrollmöglichkeit enthalten. Wie früher ausgeführt, kann man sich leider auf die Prüfung der Sensibilität an der Hand nicht verlassen, abgesehen davon, daß sie sich im allgemeinen als letztes regeneriert. Unsere Erfahrungen decken sich mit denen von KLAR und KREBS, daß bei den Humerusfrakturen und Radialislähmungen die nahtbedürftigen Verletzungen die, die nur mit einer Neurolyse behandelt zu werden brauchen, bei weitem überwiegen. Bei der ausgezeichneten Restitutionsmöglichkeit gerade eines genähten N. radialis (s. Tabelle 7) ist das nicht einmal schlimm.

Ob operativ oder konservativ zu behandelnde Verletzung, wichtigste Maßnahme für beide Gruppen ist die Vermeidung der Muskeldistraktion (s. allgemeiner Teil).

Der Radialis ist nicht nur der nach einer Nervennaht prognostisch günstigste Nerv. Es lassen sich bei unheilbaren Lähmungen auch Ersatzoperationen mit bestem Erfolg durchführen (s. S. 355).

Der Vollständigkeit halber erwähnt zu werden verdient, daß zur Behandlung der Epicondylitiden gelegentlich die feinen, aus dem N. radialis stammenden Äste zum Epicondylus radialis durch einen Bogenschnitt freigelegt und umschnitten wurden (KAPLAN, WILHELM und GIESELER). Heute erübrigt die lokale Cortisonbehandlung solche Eingriffe in den meisten Fällen.

b) Nervus medianus

Der N. medianus (Abb. 70) erhält seine Fasern aus den Wurzeln C 5 bis Th 1, die in je einem Zweig des Fasciculus medialis und Fasciculus lateralis des Plexus brachialis verlaufen, um sich vor der Arteria axillaris — diese umfassend — ventral zum Medianusstamm zu vereinigen. Im Verlauf der Armgefäße zieht er am Oberarm im Sulcus bicipitalis medialis zunächst vor, dann ulnar von der A. brachialis zur Ellenbeuge. Dabei liegt er dorsal auf dem Septum intermusculare mediale und dem daraus entspringenden M. brachialis. In der Ellenbeuge wird er vom Lacertus fibrosus bedeckt, unter dem er die Äste für die Unterarmmuskulatur abgibt. Der Nervenstamm tritt distal der Ellenbeuge zwischen den beiden Köpfen des M. pronator teres in die Tiefe und zieht zwischen dem Flexor digitorum profundus und dem Flexor digitorum superficialis zum Handgelenk. Proximal des Handgelenks gelangt er wieder an die Oberfläche und verläuft zwischen den Sehnen des Flexor carpi radialis und des Palmaris longus in den Carpaltunnel. Unter dem Ligamentum carpi transversum gelangt er zusammen mit den Sehnen der Fingerbeuger zur Hohlhand, wo er sich in seine Endäste aufteilt, die motorisch die Mm. abductor pollicis brevis, opponens und den oberflächlichen Kopf des Flexor pollicis brevis sowie die Mm. lumbricalis 1 und 2 versorgen. Die sensiblen Äste sind die Nn. digitales palmares communes 1—3, die sich in die Nn. digitales palmares proprii aufzweigen, welche den Daumen, Zeigefinger, Mittelfinger und die radiale Hälfte des Ringfingers innervieren. In der Hohlhand besteht eine konstante Anastomose zum N. ulnaris. Während am Oberarm keine Muskeläste abgehen, entspringen dem Nervenstamm unter dem Lacertus fibrosus des Ellenbogengelenks und im proximalen Drittel des Unterarms die Muskeläste, die die Mm. pronator teres, flexor carpi radialis, palmaris longus und Flexor digitorum superficialis innervieren. Distal vom M. pronator teres geht der N. interosseus antebrachii volaris ab, der auf der Membrana interossea bis zum Pronator quadratus zieht und auf diesem Wege den Flexor pollicis longus und die Zeige- und Mittelfingerportion des Flexor digitorum profundus versorgt. Dicht oberhalb des Handgelenks zweigt der Ramus palmaris ab, um die sensible Versorgung der Haut (Abb. 71) über dem volaren Anteil des Daumenballens und der radialen Hälfte der Hohlhand durchzuführen. Die sensiblen Aufzweigungen in der Hohlhand innervieren die Haut des 1.—3. und der radialen Hälfte des 4. Fingers, außerdem an den Streckseiten der Finger 2—4 die Hautbezirke über den Mittel- und Endgliedern.

Beim Ausfall des N. medianus am Oberarm kommt es zu folgenden Funktionsstörungen: Die Pronation ist durch den Ausfall der Mm. pronator teres und pronator quadratus stark eingeschränkt, der Arm kann lediglich bei gebeugtem Unterarm bis zur Mittelstellung durch den vom N. radialis versorgten Brachioradialis proniert werden. Durch den Ausfall des M. flexor carpi radialis ist die Radialabduktion eingeschränkt, und es kommt durch die antagonistische Wirkung des M. flexor carpi ulnaris zur Ulnarabduktion. Da die langen Fingerbeuger mit Ausnahme der Köpfe des M. flexor digitorum profundus für den 4. und 5. (teilweise auch den 3.) Finger ausfallen, entsteht die charakteristische „Schwurhandstellung". Beim Versuch des Faustschlusses können Daumen und Zeigefinger nicht, der Mittelfinger nur teilweise gebeugt werden, während die Beugung der Finger 4 und 5 uneingeschränkt ist. Eine leichte Beugung in den Grundgelenken des Zeige- und Mittelfingers ist auch beim Medianusausfall möglich, da die Grundgelenke durch die vom Ulnaris innervierten Mm. interossei gebeugt werden können. Da der größte Anteil der Daumenballenmuskulatur ebenfalls vom Medianus versorgt wird, entsteht bei einer länger an-

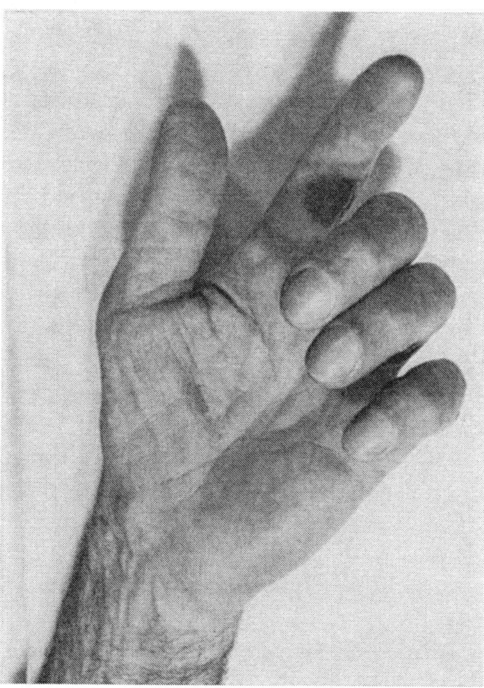

Abb. 72. Atrophie des Daumenballens bei Medianuslähmung

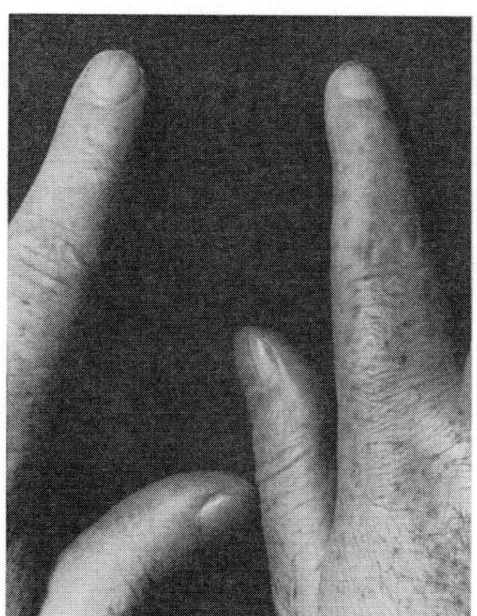

Abb. 73. Typische Atrophie der Zeigefingerspitze bei Medianusverletzung rechts

dauernden Lähmung eine auffallende Atrophie der Muskulatur des Daumenballens
(Abb. 72), der abgeflacht und in die Ebene der Mittelhandknochen zurückgesunken ist.
Die Opposition des Daumens insbesondere gegen den Kleinfinger ist unmöglich, vor allem
gelingt es durch die fehlende Rotation und Beugung im Daumenendglied nicht, die Finger-
kuppe mit der Kuppe eines gegenübergestellten Fingers in Berührung zu bringen. Die
Hand gleicht bei dieser Verletzung der eines Affen, so daß auch die Bezeichnung ,,Affen-
hand" berechtigt ist. Die durch den Ausfall des M. abductor pollicis brevis verursachte
ungenügende Abduktion des Daumens läßt sich dadurch prüfen, daß der Verletzte nicht

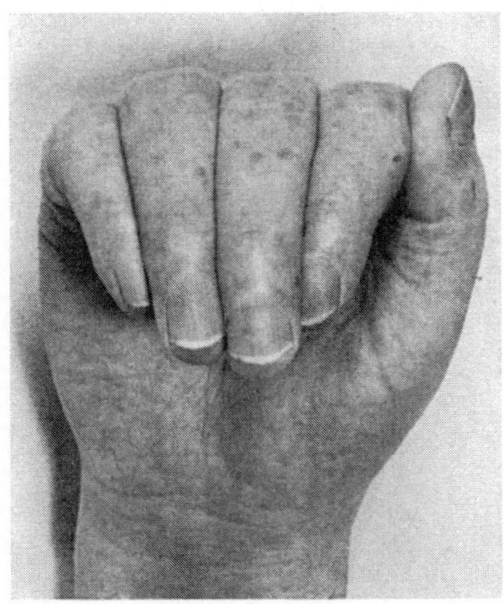

Abb. 74. Glanzhaut mit verstrichenen Hautfalten über den Fingerendgelenken bei Medianuslähmung mit erheblichen trophischen Störungen

in der Lage ist, eine Flasche zwischen Daumen und den übrigen Fingern fest zu umgreifen, so daß sich die Schwimmhautfalte zwischen Daumen und Zeigefinger der Flasche nicht eng anlegt. Der Ausfall der Daumenmuskulatur macht sich besonders beim Ergreifen und Festhalten von Gegenständen zwischen Daumen und Zeigefinger oder Mittelfinger bemerkbar. Diese Behinderung z.B. beim Ergreifen kleinerer Gegenstände wie Büroklammern oder Nadeln wird durch die gleichzeitig bestehenden Sensibilitätsausfälle an den Beugeseiten des 1., 2., 3. und der radialen Hälfte des 4. Fingers verstärkt. Die „taktile Gnosis", das Erkennen von Gegenständen durch Betasten, ist bei völligem Ausfall der Sensibilität des vom Medianus versorgten Hautareals aufgehoben. In den letzten Jahren haben vor allem Handchirurgen auf die erhebliche Minderung der Gebrauchsfähigkeit einer asensiblen Hand hingewiesen, auf die auch schon Scheller aufmerksam machte.

Ein weiterer wichtiger Faktor für die klinische Symptomatologie ergibt sich aus der Tatsache, daß der N. medianus besonders reich an vegetativen Fasern ist und daß bei Ausfall der Nerven fast immer erhebliche vasomotorisch-trophische Störungen bestehen. Auffallend ist in erster Linie die Atrophie des Zeigefingers (Abb. 73), der spitz zuläuft. Störungen des Nagelwachstums und eine ausgesprochene Glanzhaut (Abb. 74) mit fehlender Fältelung über dem Mittel- und Endgelenk kommen hinzu. Unter den Schmerzzuständen, die mit Verletzungen des N. medianus einhergehen, ist vor allem die Kausalgie zu erwähnen, auf deren gesonderte Besprechung verwiesen wird.

Die Häufigkeit der Medianusverletzungen hat sich in den beiden Kriegen nicht wesentlich geändert. Unter Friedensbedingungen steht nach der Statistik Wiecks der Medianus mit 11,6% an 5. Stelle. Berücksichtigt man die Lokalisation, so dürfte am Handgelenk die Zahl der Medianusverletzungen der der Ulnarisverletzungen nicht nachstehen.

Die traumatischen gedeckten Schädigungen des N. medianus am Oberarm sind relativ selten. Nach der Zusammenstellung Spurlings betrafen von den Nervenläsionen, die bei Humerusfrakturen beobachtet wurden, nur 8% den N. medianus. Die Verletzungen des N. medianus durch suprakondyläre Humerusfrakturen sind nicht ganz so häufig wie die des N. ulnaris, oft kommen beide Lähmungen bei diesen Frakturen kombiniert vor, vor allem dann, wenn ein größeres Fragment des medialen Epicondylus abgesprengt und disloziert ist (s. Abb. 75).

Drucklähmungen des N. medianus — meist reversibel — sind sowohl als Schlaf- als auch Narkoselähmungen beschrieben worden, es ist aber fraglich, ob es sich dabei nicht

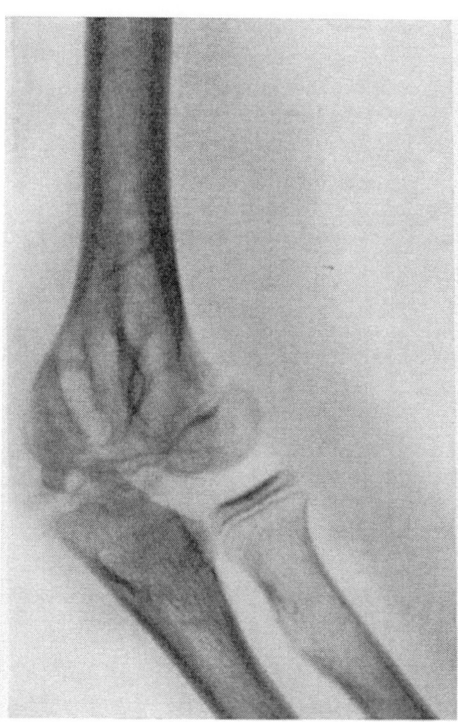

Abb. 75. Röntgenbild einer Ellenbogenfraktur mit kombinierter Ulnaris-Medianus-Lähmung. Ulnarislähmung durch Absprengung des Epicondylus ulnaris, Medianuslähmung durch ein in die Ellenbeuge verlagertes Fragment

eher um Plexusschäden gehandelt hat. Medianusparesen wurden auch nach Eingriffen in Blutleere mit der Esmarchbinde beobachtet, sie sind allerdings seltener als Radialisparesen, da die Nn. medianus und ulnaris in der Muskulatur stärker geschützt liegen. Schädigungen durch paravenöse Injektion lokal reizender Arzneimittel oder Narkotica sind bekannt.

Nach BELL und GOLDNER, GANTERT und ALZHEIMER und MUMENTHALER findet sich bei etwa 1 % der Menschen an der Innenkante des Oberarms oberhalb des Ellenbogengelenks ein Processus supracondylicus humeri, von dessen Spitze ein fibröses Band zum Epicondylus medialis zieht. Der N. medianus, der unterhalb dieses Processus hindurchzieht, kann durch eine Fraktur oder eine narbige Einschnürung ebenso geschädigt werden wie der N. ulnaris. Eine Irritation des N. medianus soll nach GANTERT und ALZHEIMER auch allein durch die Kompression des starken fibrösen Bandes ohne Vorliegen eines knöchernen Sporns vorkommen und durch Pro- und Supinationsbewegungen wie durch Strecken des Arms im Ellenbogengelenk provozierbar sein.

Spätparesen des N. medianus nach Ellenbogengelenkfrakturen sind wesentlich seltener als arthrogene Spätlähmungen des N. ulnaris. Wie bei der Spätlähmung des N. ulnaris werden auch für diese Fälle arthrotische Veränderungen oder Veränderungen der Gelenkstatik verantwortlich gemacht (LANGE, LEWIS und MILLER). Ein Kompressionssyndrom des N. medianus am Unterarm wurde als „Pronator-teres-Syndrom" bekannt. SEYFFARTH führte dieses Kompressionssyndrom, das durch Reizung des Nerven unter dem M. pronator teres bedingt sein soll, auf eine primäre Veränderung des Muskels zurück. Bei 17 von ihm beschriebenen Fällen handelte es sich um Arbeiter, die Krämpfe und Paraesthesien der radialen Finger und eine Druckempfindlichkeit über dem Muskel aufwiesen. THOMPSON und KOPELL fanden bei einer chirurgischen Exploration ein fibröses Band, das zwischen dem tiefen Kopf des M. pronator teres und dem M. flexor digitorum sublimis verlief und den N. medianus einklemmte. Nach Incision des Bandes sollen die Beschwerden völlig abgeklungen sein.

Verletzungen des N. medianus am Unterarm sind nach Unterarmbrüchen, aber auch nach isolierten Radiusbrüchen beschrieben (ABBOTT und SAUNDERS). Nach SPURLING treten Medianusläsionen nur in einem Viertel der Fälle von Nervenlähmungen in Verbindung mit Unterarmbrüchen auf. Auch Spätlähmungen durch vermehrte Callusbildung sind bekannt, ebenso wie reversible Paresen in Verbindung mit einer Sudeckschen Dystrophie. Am häufigsten wird der Medianus an der Beugeseite des Handgelenks durch Schnitt- und Stichverletzungen betroffen. Neben Verletzungen, die durch Schlagen oder Fallen in Glassplitter entstehen, sahen wir Arbeitsunfälle, die durch das Abrutschen von Messern oder anderen spitzen Werkstücken verursacht waren. Bei Suicidversuchen durch Aufschneiden der Pulsadern wird nach unserer Erfahrung der Medianus mit den oberflächlichen Beugesehnen eher verletzt als die A. radialis. Eine Medianusbeteiligung bei Radiusfrakturen an typischer Stelle scheint nach den Erfahrungen von LYNCH und LIPSCOMB aus der Mayo-Klinik häufiger zu sein als allgemein angenommen wird. Auch SISEFSKY beschreibt derartige Verletzungen. Handwurzelfrakturen und Luxationen können ebenfalls Medianusläsionen verursachen. Die Nervenverletzung stellt bei Mißlingen der unblutigen Reposition eine Indikation zur Resektion der luxierten Handwurzelknochen dar (CIRILLO und GASPARINI).

Neben Stich- und Schnittverletzungen, die zu einer Medianusläsion im Aufzweigungsgebiet in der Hohlhand und zur Durchtrennung von Fingernerven führen können, spielen als Ursache für die Medianuslähmungen im Bereich der Hand die sog. professionellen Lähmungen eine wesentliche Rolle. Derartige Drucklähmungen, die bei Schneiderinnen, Büglerinnen, Zigarrenwicklern und Tischlern, aber auch bei Zahnärzten beobachtet wurden, betreffen überwiegend den zum Daumenballen ziehenden motorischen Endast.

Die Differentialdiagnose der Medianuslähmungen hat, wie bei den übrigen Nervenlähmungen des Armes, in erster Linie cervicale und brachiale Plexusschädigungen zu berücksichtigen. Die Abgrenzung gegenüber der spinalen Muskelatrophie oder einer amyotrophischen Lateralsklerose ist dadurch erleichtert, daß sich bei Medianusstörungen zunächst überwiegend Sensibilitätsausfälle bemerkbar machen. Eine rein spinal verursachte Form der isolierten Daumenballenatrophie kann auf eine Poliomyelitis oder bei älteren Patienten auf lokale Durchblutungsstörungen im Vorderhornbereich zurückzuführen sein (SCHEID). Nach unseren Beobachtungen ist die Daumenballenatrophie bei älteren Menschen häufiger durch eine C 6-Schädigung am Foramen intervertebrale bedingt. Auf eine differentialdiagnostisch wichtige traumatische Schädigung des Kindesalters, die ischämische Muskelkontraktur, wird weiter unten eingegangen. Die Frage, ob eine isolierte Funktionsstörung auf eine periphere Nervenläsion oder auf die Beeinträchtigung des freien Muskel- und Sehnenspiels zurückzuführen sei, ist mit einer exakten neurologischen Untersuchung unschwer zu klären.

Konservative Behandlungsversuche sind nur angezeigt, wenn eine von außen einwirkende z. B. professionelle Druckschädigung ausgeschaltet werden kann und eine Rückbildung der subjektiven Beschwerden und der neurologischen Ausfälle einsetzt. Sind bereits motorische Ausfälle und Muskelatrophien vorhanden, kann auch eine intensive konservative Therapie häufig nicht die erwartete Funktionswiederkehr erzielen. Atrophien bilden sich zögernd zurück. Der Grund dürfte darin liegen, daß die Achsencylinder zerstört sind und endoneurale Fibrosen eine Regeneration erschweren.

Bei der Freilegung des N. medianus am Oberarm verläuft der Hautschnitt an der Innenseite des Oberarms entsprechend dem Gefäßnervenstrang. Nach Spaltung der bindegewebigen Hülle, die den Gefäßnervenstrang einschließt, kommt im Sulcus bicipitalis der Medianusstamm zur Darstellung. Am Übergang vom oberen zum mittleren Oberarmdrittel kann eine Anastomose zum N. musculocutaneus vorgefunden werden. Die Naht des Medianusstammes am Oberarm bereitet nur dann Schwierigkeiten, wenn eine größere Dehiscenz zu überbrücken ist. Durch breites Freipräparieren aus der bindegewebigen Hülle des Gefäßnervenstranges können aber bei entsprechender Beugung der angrenzenden Gelenke etwa 8 cm überbrückt werden, so daß eine spannungsfreie Naht möglich ist.

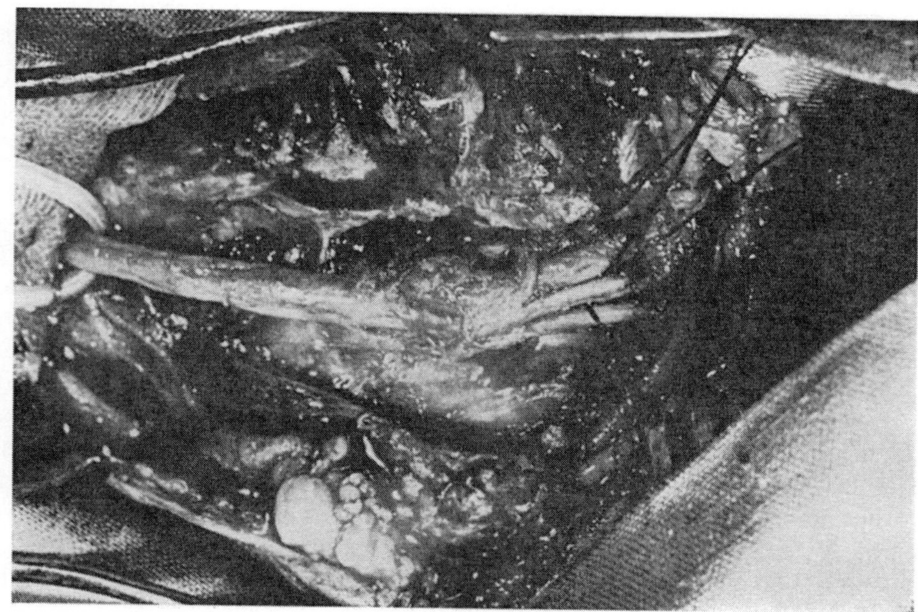

a

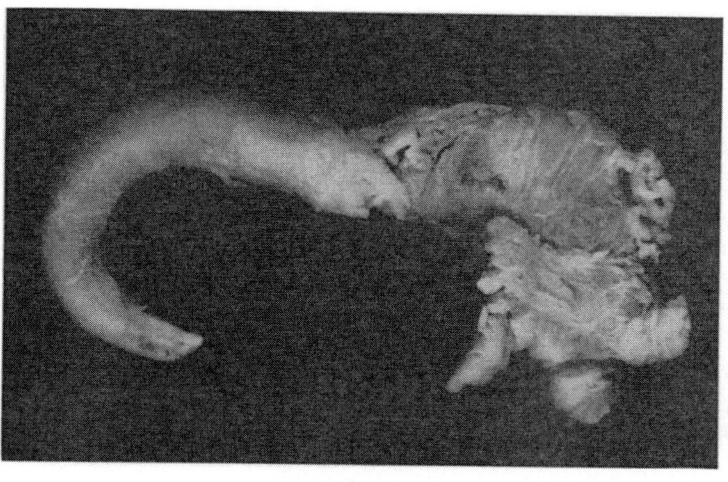

b

Abb. 76a u. b. Verletzung des N. medianus in der Hohlhand. a Narbige Einschnürung vor Aufteilung in die Fingernerven. b Neurom des N. medianus in der Hohlhand (Operationspräparat)

Zur Darstellung des N. medianus in der Ellenbeuge reicht in vielen Fällen ein Querschnitt aus, in den übrigen Fällen muß er Z-förmig verlängert werden (Abb. 18e). Ein Längsschnitt in der Ellenbeuge erscheint schlechter, da sich unter Umständen flügelfellartige Narben ungünstig streckhemmend auswirken. Zur Freilegung des Medianusstammes in der Ellenbeuge ist nach Spaltung der Fascie zunächst die Darstellung des Lacertus fibrosus erforderlich, der die Bicepssehne mit der Fascie der ulnaren Beuger verbindet. Durch stumpfes Auslösen aus den beiden Muskelbäuchen des Pronator teres und starker Beugung im Ellenbogengelenk können Defekte des Nerven wie am Oberarm überbrückt werden. Zur Freilegung des Nervenstammes am Unterarm ist eine senkrechte Schnittführung deshalb erforderlich, weil der Hautschnitt unter Umständen bis zum Handgelenk oder Ellenbogengelenk verlängert werden muß. Die Überbrückung größerer Nervendefekte des Medianus am Unterarm wird durch die Muskeläste erschwert.

Zur Darstellung des Medianus in der Handgelenksbeugefalte bevorzugen wir wiederum einen Querschnitt, der bei Bedarf an der Ulnarseite zum Unterarm hin und an der Basis des Daumenballens zur Hohlhand verlängert werden kann. Einzelheiten sind im Abschnitt über das Carpaltunnelsyndrom dargelegt.

Für die operative Freilegung der Aufzweigungen des N. medianus in der Hohlhand ist ein bogenförmiger Schnitt zu bevorzugen, der an der Basis des Daumenballens in der sog. Lebenslinie bis zum Grundgelenk des Zeigefingers verläuft und dort umbiegt, um in der volaren Beugefalte über den Fingergrundgelenken bis zum kleinen Finger zu verlaufen. Dieser Schnitt kann bei der Notwendigkeit, das Ligamentum carpi transversum zu spalten, an der Beugeseite des Handgelenkes in der Art verlängert werden, wie bei der Freilegung des Nerven in diesem Gebiet beschrieben wurde (Abb. 18e). Die Aufzweigungen der Medianusäste im Hohlhandbereich sind nur zu übersehen, wenn die Palmaraponeurose breit gespalten, unter Umständen lappenförmig zurückgeschlagen bzw. exstirpiert wird.

Im Gegensatz zum N. ulnaris steht die Wiederherstellung der *sensiblen* Äste des N. medianus absolut im Vordergrund (Abb. 76a—b). Die Nn. digitales volares communes verlaufen mit den sie begleitenden Arterien zwischen den oberflächlichen Fingerbeugern und spalten sich etwa in Höhe der Grundgelenke in die Nn. digitales volares proprii auf. Bei Dehiscenzen, die durch Retraktion der Nervenenden oder ausgedehnte Narben verursacht sind, gelingt die Überbrückung von einem Zentimeter Abstand ohne Schwierigkeiten, wenn man die Finger beugt. Notfalls muß, wie schon erwähnt wurde, das Ligamentum carpi transversum zusätzlich gespalten werden. Bei der Durchführung von Fingernerven-Nähten ist der Gebrauch einer Lupenbrille unumgänglich. BUNNELL, ISELIN und andere Handchirurgen sind der Meinung, daß 2 Nähte ausreichen. Wir haben in den meisten Fällen ohne Schwierigkeiten 3—4 feinste atraumatische Seidennähte anbringen können, um eine exakte Adaptation zu erzielen. Werden die Nervennähte in der Hohlhand durch zu ausgedehnte Verwachsungen kompliziert, so reicht für die sensible Versorgung des Fingers die Naht eines Nerven aus. Man soll dann nicht auf Kosten der Gefäßversorgung weitere Nähte zu erzwingen suchen, da die Verletzung einer Fingerarterie das Ergebnis der Nervennaht in Frage stellen könnte. Auch bei diesen Operationen ist die Blutleere nach unserer Erfahrung entbehrlich. Die Präparation der Blutgefäße wird durch gute Durchblutung eher erleichtert als erschwert. Es bedarf einiger Übung in der Beurteilung der Größenverhältnisse der Hohlhand, um die Nervennähte auch bei stark narbigen Veränderungen durchzuführen. Bei einer schweren Kreissägenverletzung, die in Höhe der Grundgelenke quer durch die Hohlhand verlief, konnten 6 von 8 Nerven der Finger 2—4 sekundär genäht und hinsichtlich der Wiederkehr der Sensibilität konnte ein gutes Resultat erzielt werden.

Die operative Behandlung der Nervenverletzungen an den Fingern wird vielerorts heute noch zu Unrecht als chirurgische Spielerei angesehen. Von seiten der Handchirurgen (BUNNELL, HILGENFELDT, ISELIN, MOBERG, ZRUBECKY u.a.) wurde dagegen wiederholt auf durchaus befriedigende Ergebnisse der Fingernervennähte hingewiesen, was wir bestätigen können. Die Führung des Hautschnittes geschieht in der Beugefalte der Fingergelenke und kann, je nach Lage der Verletzung, an der ulnaren oder radialen Fingerseite senkrecht zu diesem Schnitt verlängert werden. Durch Beugung der Finger kann auch bei Substanzverlusten des Fingernerven von mehreren Millimetern ohne weiteres eine Naht durchgeführt werden. Je dünner der Nerv nach distal zu wird, um so weniger perineurale Nähte können durchgeführt werden, am Mittel- und Endglied der Finger wird man sich deshalb mit zwei Nähten begnügen müssen.

Über die Restitution der Sensibilität nach Finger-Nervenverletzungen gehen die Meinungen sehr weit auseinander. In 85—90% kann mit der Wiederkehr einer Schutzsensibilität gerechnet werden. Volle „taktile Gnosis" ist aber in der Regel nur bei Kindern oder Jugendlichen wiederherzustellen. Das Ergebnis ist nach unserer Erfahrung wie bei den anderen Nähten vom Zeitpunkt der Sekundärnaht abhängig. Die besten Ergebnisse sind bei Finger-Nervennähten mit der primären Naht zu erzielen. Wir beobachteten eine Verletzung bei einer jungen Operationsschwester, die sich beim Öffnen einer Ampulle den rechten radialen Zeigefingernerv in Höhe des Grundgliedes glatt durchschnitten hatte. Nach sofortiger primärer Naht kam es innerhalb von 4 Wochen zu einer völligen Wiederherstellung der Sensibilität an der Zeigefingerkuppe. Im Gegensatz zu angelsächsischen Autoren, die die 3. Woche als Optimum für die Finger-Nervennaht betrachten, empfehlen auch Recht u.a. die Sofortnaht des Nerven. Neef fand bei Nachuntersuchungen von Finger-Nervennähten keine wesentlichen Unterschiede in den Ergebnissen primärer und sekundärer Nähte. Auffällig ist in seinem Krankengut die lange Restitutionszeit, die bei sekundären Nähten bis $7^1/_2$ Monate dauerte.

Die Ansichten über das zu verwendende Nahtmaterial gehen auseinander, Iselin u. a. bevorzugen feinsten Stahldraht, die Verwendung von feinster atraumatischer Seide scheint demgegenüber aber keine Nachteile zu haben. Die Umscheidung der Nahtstellen mit Milliporefolien ist wegen des Fremdkörperreizes und der erforderlichen zweiten Operation gerade im Handbereich ebenso entbehrlich wie bei den großen Nervenstümpfen. Die Überbrückung von größeren Defekten an Fingernerven mit Transplantaten, für die sich als Spendernerv der N. suralis besonders eignet, soll nach Shaffer und Cleveland u.a. zu befriedigenden Ergebnissen führen. Die Verfasser betonen, daß die Regenerationszeit der sensiblen Funktionen bis zu $1^1/_2$ Jahren betragen kann. Es bleibt zu bedenken, ob bei solchen langen Zeiten die Funktionswiederkehr nicht vielmehr durch Einwachsen von der Peripherie erfolgte. Ist die Wiederherstellung des normalen Hautgefühls an den Kuppen des Daumens und Zeigefingers durch Nervennaht nicht möglich, aber aus beruflichen Gründen erforderlich, so ist eine sensible Ersatzoperation zu erwägen, die von Zrubecky in Weiterentwicklung einer Idee Littlers ausgearbeitet wurde. Dabei wird die Fingerkuppenhaut eines gesunden Spenderfingers mit dem volaren Gefäßnervenbündel auf die gefühllose Kuppe des Daumens bzw. Zeigefingers verpflanzt. Die Funktionsfähigkeit des Spenderfingers wird dadurch erhalten, daß nur *ein* volares Gefäßnervenbündel transponiert wird. Die angegebenen Ergebnisse scheinen ermutigend.

Bei einer postoperativen extremen Volarflexion im Handgelenk werden von den Patienten in den ersten Tagen häufig heftige Schmerzen an der Streckseite des Handgelenkes angegeben, die aber mit Analgetika überbrückt werden können und nach einigen Tagen abklingen. Nach der Naht von Fingernerven genügt eine Fixation der Finger durch einen kräftigen Seidenfaden, den man durch die Fingernägel zieht und bis zur Haut des Daumenbzw. Kleinfingerballens spannt.

Auch an den Fingernerven können nach Amputationen von Fingern die Stumpfneurome ein therapeutisches Problem darstellen. Liegen derartige Stumpfneurome im Narbengewebe, so beeinträchtigen sie unter Umständen durch ihre Berührungsempfindlichkeit die Funktion. Sie scheinen auch infolge der Schmerzen trophische Störungen an den Amputationsstümpfen unterhalten zu können. Die von Dieckmann angegebene Einhüllung des Nervenendes in eine Polyäthylenfolie kommt wegen des Fremdkörperreizes nicht in Frage. Iselin empfiehlt als beste Behandlungsmethode die intraossale Inclusion von Teneff. Dabei wird der Nerv nach Entfernung des Neuroms in einen Knochenkanal hineingezogen, den man durch die Phalanx gebohrt hat. In den meisten Fällen dürfte wohl die von Moberg angegebene Kürzung des Fingernerven um 6—8 mm ausreichen, um zu verhindern, daß das Stumpfneurom bei der Handfunktion besonderem Druck ausgesetzt wird.

α) Das Carpaltunnelsyndrom

Das Carpaltunnelsyndrom hat im letzten Jahrzehnt zunehmend große Beachtung gefunden. Mehr als 50 Veröffentlichungen sind im Literaturverzeichnis aufgeführt. Unter Carpaltunnelsyndrom versteht man die Kompression des N. medianus bei seinem Durchtritt in die Hohlhand unter dem Ligamentum carpi transversum. Dieser enge Kanal, der von der volaren Fläche der Handwurzelknochen und dem Ligamentum carpi transversum gebildet wird, enthält außer dem N. medianus die Sehnen und Sehnenscheiden der langen Fingerbeuger. Der Kompression des Nerven im Carpaltunnel entspricht nach dem Schrift-

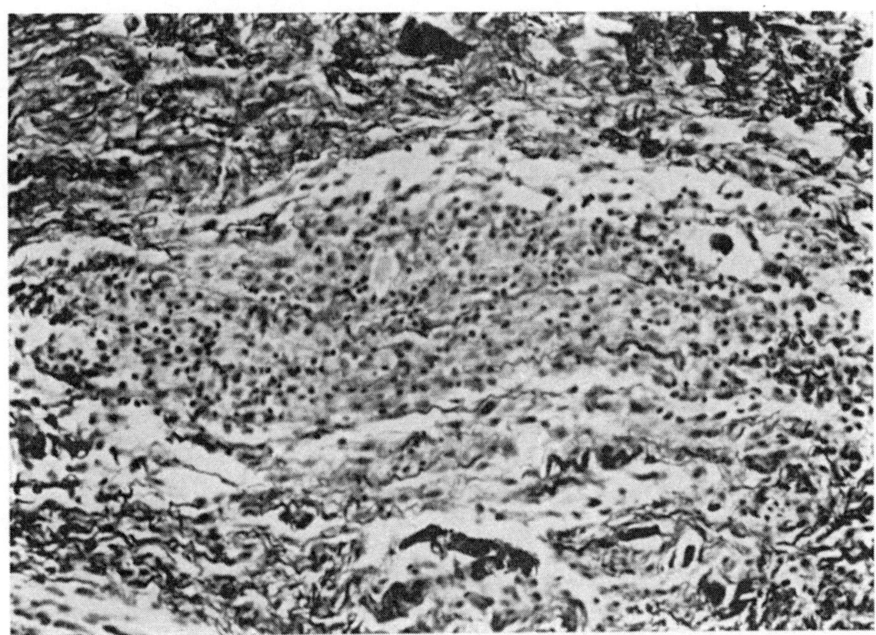

Abb. 77. Aschoffsches Knötchen aus dem peritendinösen Gewebe bei Carpaltunnelsyndrom

tum das typische klinische Bild der „Brachialgia paraesthetica nocturna". Es handelt sich um anfallsartig, überwiegend nachts oder in den frühen Morgenstunden auftretende, Minuten bis Stunden anhaltende Attacken von schmerzhaften Paraesthesien in den Fingern 1—3, gelegentlich auch 4 und in der Handfläche, die zu einem Dauerschmerz ausarten können. Die Patienten wachen häufig nachts auf, die Finger sind steif, teilweise geschwollen oder weiß verfärbt, vereinzelt wird auch ein verstärktes Schwitzen der schmerzenden Finger im Anfall beobachtet. Nach Schütteln oder Massieren der Hand tritt meistens vorübergehend eine Besserung der Beschwerden ein. Die Schmerzen strahlen nicht selten bis zum Oberarm oder sogar zur Schulter aus. Im Laufe der Zeit kommt es zu wechselnd stark ausgeprägten, zunächst sensiblen Ausfällen an der erkrankten Hand in Form von Hypaesthesien, seltener Hyperpathien im Bereich der Finger 1—3, teilweise auch 4. Häufig erst nach Jahren entwickelt sich eine Atrophie und Parese der Daumenballenmuskulatur (M. abductor pollicis brevis und opponens). Pathologische Veränderungen im Elektromyogramm und eine Verlängerung der Erregungsleitungsgeschwindigkeit sind die Regel. In der überwiegenden Zahl der Fälle tritt das Krankheitsbild zunächst einseitig, später doppelseitig auf. Auffällig ist, daß wesentlich mehr Frauen als Männer erkranken, die Anzahl der erkrankten Frauen beträgt $^3/_4$—$^4/_5$. Der Gipfel der Erkrankung liegt zwischen dem 40. und 50. Lebensjahr, also oft im Klimakterium. Andererseits wurde mehrfach über ein verstärktes Auftreten der Erkrankung während der Schwangerschaft berichtet. Eine gehäufte Kombination mit Akromegalie, Myxödem und anderen Endokrinopathien deutet darauf hin, daß endokrinen Faktoren eine Rolle als Teilursache zukommt. Auch eine Kombination mit Hämatoblastosen, rheumatischen Erkrankungen (Abb. 77) und der Tuberkulose ist bekannt. Mechanische Faktoren spielen zweifellos eine Rolle, da eine Verschlimmerung der Beschwerden nach intensiver körperlicher Arbeit, insbesondere nach Knet- und Greifbewegungen, langem Festhalten eines Handgriffs, Stricken und Wäschewaschen, bekannt ist. Auch Hyperflexion oder Extension im Handgelenk, lokaler Druck auf den Medianusstamm proximal vom Ligamentum carpi transversum und vorübergehende Ischämie durch Aufblasen einer Blutdruckmanschette können zu den typischen Schmerzattacken führen. Dieser Ischämietest (FULLERTON) zeigt, daß ursächlich vasogene Faktoren beteiligt sein können. Diese Tatsache gibt vielleicht auch eine Er-

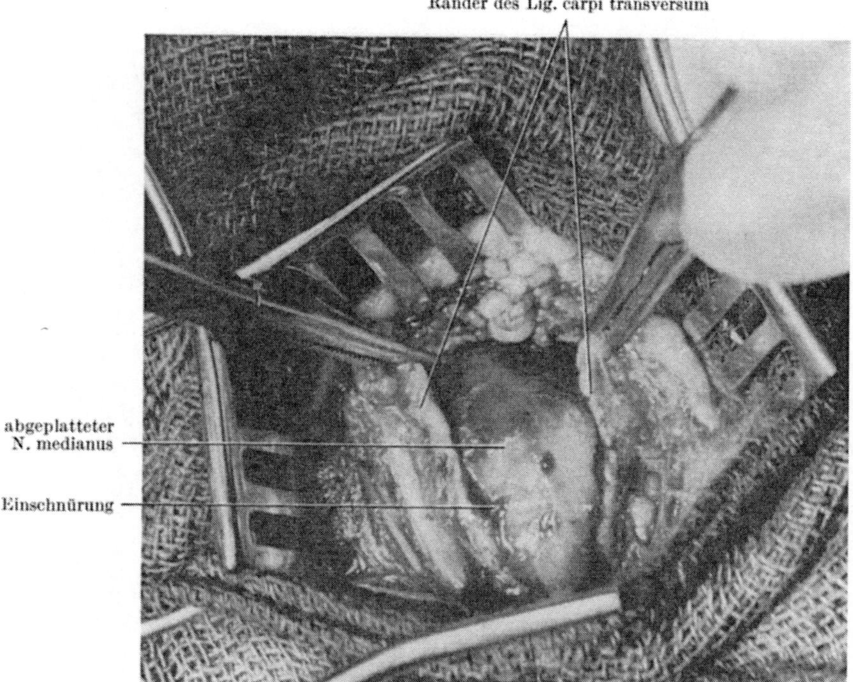

Abb. 78. Operative Dekompression bei Carpaltunnelsyndrom

klärung für das gehäufte Auftreten der Erkrankung im höheren Lebensalter. Die Diagnose wird weiter dadurch erhärtet, daß die Sensibilitätsstörungen und evtl. motorischen Ausfälle ausschließlich auf den Medianusbereich der Hand beschränkt sind.

Ein symptomatisches Carpaltunnelsyndrom kann posttraumatisch, bei Frakturen, Luxationen oder Luxationsfrakturen im Handgelenk oder im Bereich der Handwurzelknochen auftreten. Bei der operativen Freilegung erkennt man nicht selten Ganglien des Handgelenks oder der Handwurzelgelenke, die zu einer Kompression des Nerven im Carpaltunnel geführt haben. Auch entzündliche Veränderungen wie Sehnenscheidenaffektionen können zum Bild eines symptomatischen Carpaltunnelsyndroms führen.

Wegen der nicht ganz geklärten Rolle, die den mechanischen Faktoren bei der Auslösung des Carpaltunnelsyndroms zukommt, ist die versicherungsrechtliche Frage des Zusammenhangs zwischen dem Auftreten der Erkrankung und bestimmten Handarbeiten nur individuell zu beantworten. Das starke Überwiegen der Frauen deutet darauf hin, daß mechanische Faktoren möglicherweise nur eine untergeordnete Rolle spielen, da die Zahl der Männer, die schwere körperliche Handarbeit verrichten, zweifellos größer als die der Frauen ist. Man wird bei der Anerkennung eines Zusammenhanges deshalb im Einzelfall neben mechanischen vor allem konstitutionelle Faktoren zu berücksichtigen haben und unter Umständen gezwungen sein, lediglich eine Verschlimmerung als Folge der mechanischen Beanspruchung anzunehmen. Die Berücksichtigung des konstitutionellen Faktors bei der Genese des Carpaltunnelsyndroms ist auch deshalb erforderlich, weil es zu fortschreitenden Medianuslähmungen auf Grund von Skeletanomalien im Bereich des Handgelenks und der Handwurzeln kommen kann. Alajouanine u. Mitarb. beschrieben einen derartigen Fall. Wir selbst beobachteten eine Medianusparese beim Vorliegen einer Madelungschen Deformität.

Ein konservativer Behandlungsversuch beim Carpaltunnelsyndrom erscheint uns nur angezeigt, wenn endokrine Störungen nachweisbar sind, z.B. bei Schwangerschaftsödemen, bei denen vielfach schon eine Entwässerung zur Rückbildung der Beschwerden führen soll, und bei sonstigen Stoffwechselstörungen oder entzündlichen Erkrankungen, bei denen selbstverständlich in erster Linie eine kausale Behandlung der Grundkrankheit angezeigt ist. Die Behandlung des Carpaltunnelsyndroms mit lokalen Hydrocortison-Injektionen kann nach der Ansicht einzelner Autoren aussichtsreich sein. Andere, denen wir uns anschließen, sind dagegen der Meinung, daß bei typisch ausgebildetem Carpaltunnelsyndrom die konservative Behandlung nur einen unnötigen Zeitverlust bedeutet.

Bei der chirurgischen Behandlung des Carpaltunnelsyndroms sollte das Ligamentum carpi volare und transversum etwas ulnarwärts der Mittellinie gespalten werden (Abb. 78), um den weiter radial verlaufenden Ramus palmaris nervi mediani nicht zu gefährden. Die Spaltung des Ligamentum carpi transversum muß so weit nach distal geführt werden, daß der Nerv völlig frei liegt und beim Spiel der unter ihm liegenden Beugesehnen nicht mehr komprimiert wird. Die Durchtrennung des Bandes hat unter genügender Sicht zu geschehen, da bei blindem Einschneiden nicht nur die Nerven und die Sehnenscheiden der Beugesehnen, sondern auch der Arcus volaris superficialis verletzt werden können. Bei der Operation eines Carpaltunnelsyndroms muß besonders auf Handgelenkganglien geachtet werden, die nach unseren Erfahrungen häufig zwischen den Beugesehnen den Carpaltunnel einengen. Diese Ganglien müssen radikal exstirpiert werden, da in diesen Fällen die Spaltung des Ligaments nicht genügt, das Syndrom zum Verschwinden zu bringen. Nach der Operation des Carpaltunnelsyndroms ist, wie bei allen Neurolysen, eine längere Ruhigstellung nicht erforderlich.

β) Die ischämische Muskelkontraktur (Volkmann)

Die von VOLKMANN erstmalig beschriebene ischämische Kontraktur ist ein Krankheitsbild, das als Komplikation nach supracondylären Humerusfrakturen vor allem im Kindes- und Jugendalter beobachtet wird. Die Annahme, daß dieses Krankheitsbild ausschließlich als Folge einer akuten Durchblutungsstörung nach Verletzung der A. cubitalis auftritt, ist umstritten. BÖHLER wies darauf hin, daß nach guter Reposition der häufig stark verschobenen distalen Frakturenfragmente die peripheren Teile der Extremität wieder eine normale Farbe und Temperatur annehmen können, obwohl der Puls nicht mehr tastbar ist. Neben der Verletzung der Arterie spielen wahrscheinlich eine venöse Stauung und die Kompression der Muskulatur, der kollateralen Gefäße und der Nerven durch Hämatome in der straffen Fascienloge eine wesentliche Rolle für die Ausbildung einer irreversiblen ischämischen Schädigung von Muskeln und Nerven. Die Kompression durch Hämatome wird verstärkt durch die Anlage eines zirkulären Gipsverbandes. Im Gegensatz zu MUMEN-THALER ist UEBERMUTH der Ansicht, daß nachteilige Wirkungen durch zu enge oder schnürende Gipsverbände nur dann als Teilursache in Frage kommen, wenn als Beweis eine Schnürmarke oder Gewebsnekrose der Haut vorliegt. Er betrachtet die Kontraktur als ein weitgehend gefäßunabhängiges neurotropes Geschehen, das auf eine Überdehnungsschädigung des Medianus- bzw. Ulnarisstammes in der Ellenbeuge zurückzuführen ist. Für die forensische Beurteilung wird der Standpunkt vertreten, daß die Prognose einer evtl. ischämischen Kontraktur schon im Augenblick des Unfalles festliegt, und daß sie deshalb eine unabwendbare Unfallfolge und keine vermeidbare Behandlungsfolge darstellt. Für die Entstehung der Durchblutungsstörung muß weiter die Möglichkeit eines generalisierten Arterienspasmus' in Betracht gezogen werden, der durch Reizung der sympathischen, im Medianus verlaufenden Fasern unterhalten wird.

Das klinische Bild der Volkmannschen Kontraktur, das schon in verhältnismäßig kurzer Zeit nach der Verletzung mehr oder weniger stark ausgeprägt sein kann, betrifft überwiegend die von den Nn. ulnaris und medianus innervierte Muskulatur. Während die Bewegungseinschränkung im Ellenbogengelenk von dem Zustand der Fraktur selbst und deren Heilung mitbestimmt wird, kommt es zu einer mäßigen Beugekontraktur im Handgelenk, zu einer Krallenstellung der Finger 2—5 bei Streckstellung in den Fingergrundgelenken. Dadurch, daß der N. radialis nur gering beteiligt ist, bleibt die Abduktionsfähigkeit des Daumens meist erhalten. Die Sensibilitätsstörung betrifft nach unserem

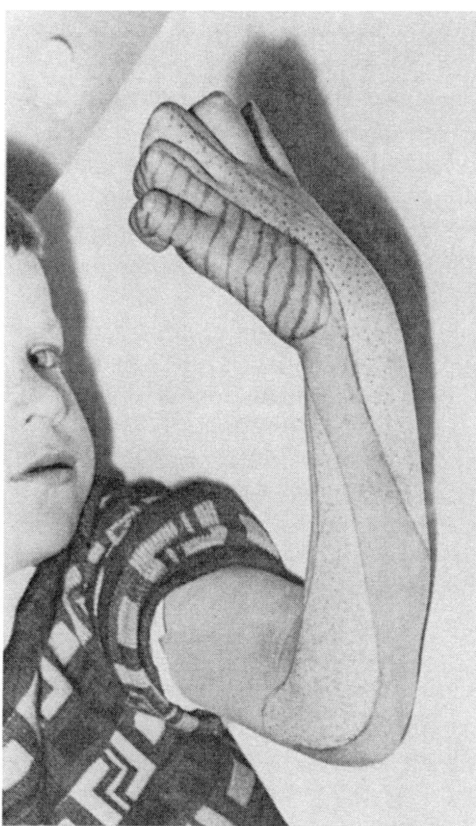

Abb. 79. Volkmannsche ischämische Muskelkontraktur mit kombinierter Medianus-Ulnaris-Lähmung, überwiegender Sensibilitätsausfall im Ulnarisgebiet

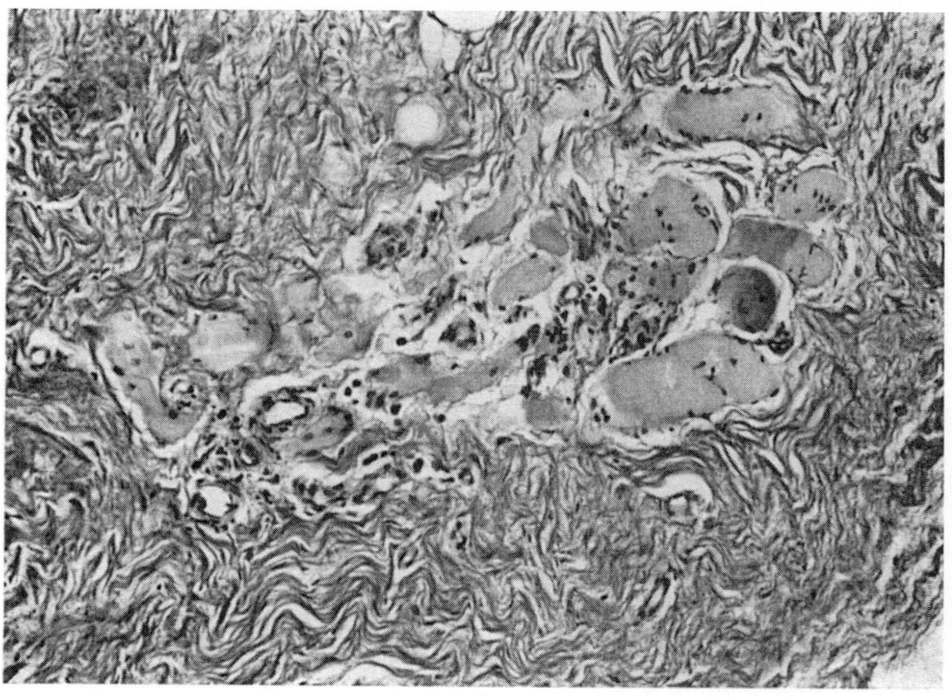

a

Abb. 80a—d. Histologisches Bild der Muskulatur bei ischämischer Kontraktur: schwere regressive Veränderungen der Muskelfasern mit Zunahme des interstitiellen Bindegewebes und Narbenbildung. d Gefäßveränderungen mit hochgradiger Wandhypertrophie

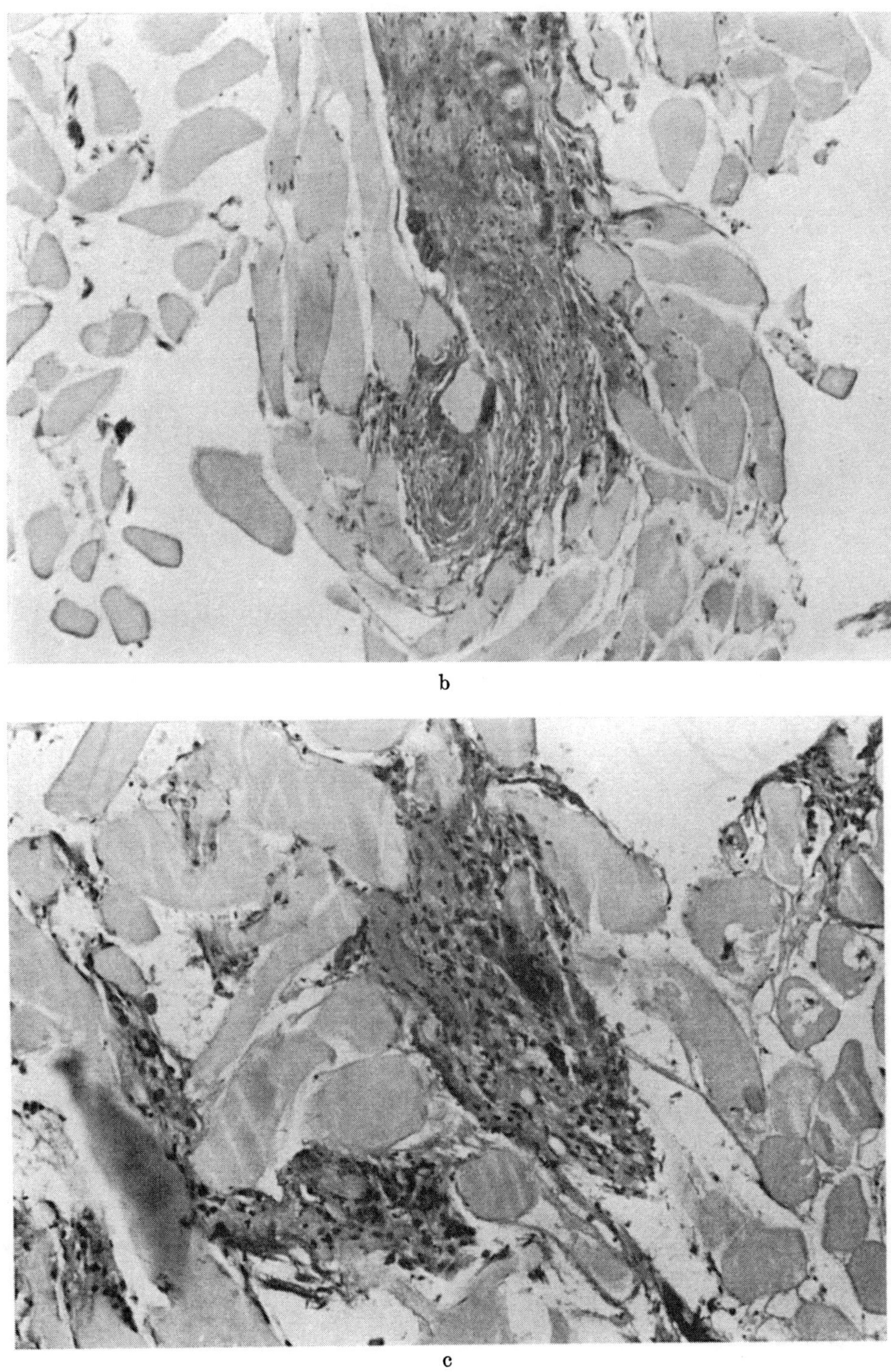

b

c

Abb. 80b u. c

Krankengut in erster Linie die vom N. ulnaris versorgte Zone (Abb. 79), darüber hinaus
mehr oder weniger ausgeprägt die vom Medianus sensibel innervierte Haut. Trophische
Störungen sind in erheblichem Ausmaße zu beobachten und führen an den Fingerkuppen
nicht selten zu Ulcerationen.

Bei der operativen Revision der Nerven und der Arterie in der Ellenbeuge fanden wir in
allen Fällen erhebliche Narbenbildungen (Abb. 80a—d), die Arterie war nicht durchgängig

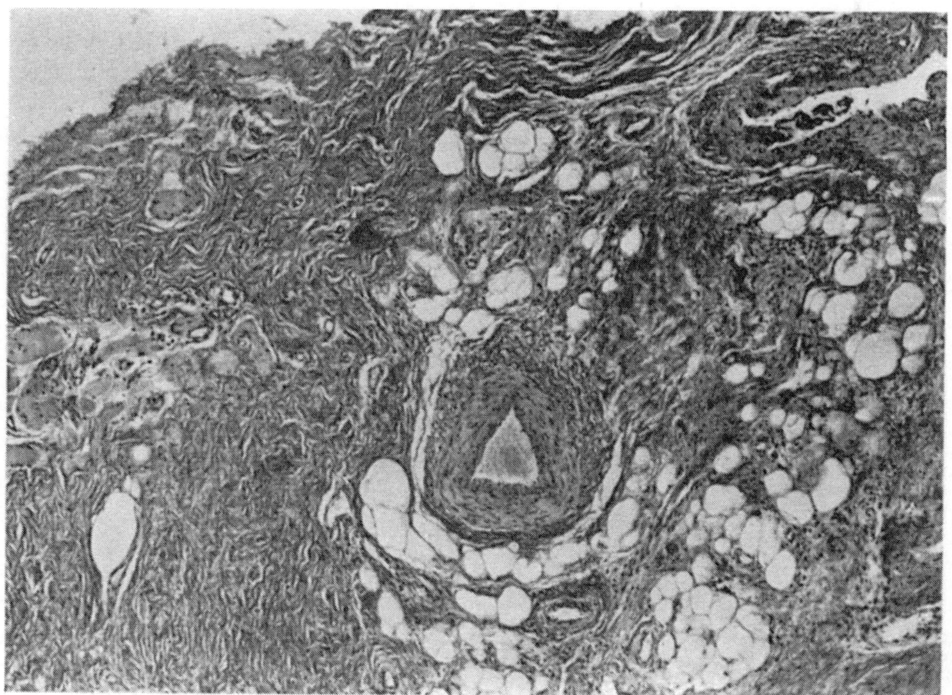

Abb. 80d

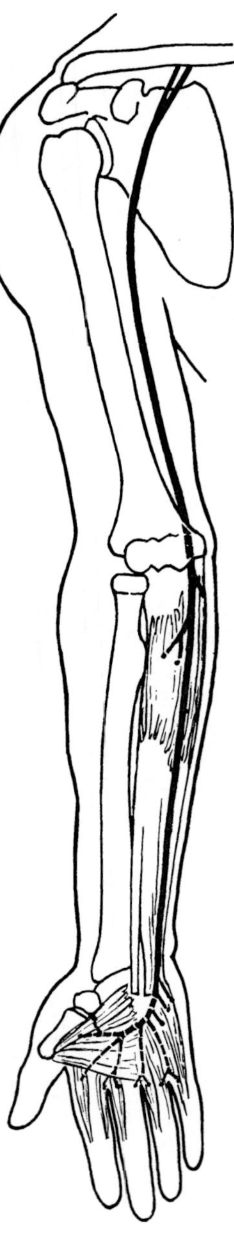

Abb. 81. Verlauf des N. ulnaris. (Nach von Lanz-Wachsmuth)

und die Nerven wiesen eine grau-gelbliche Verfärbung und deutliche Verdünnung auf. Eine Besserung des klinischen Bildes durch die Neurolyse haben wir in keinem Fall feststellen können, auch dann nicht, wenn die Nerven nach Spaltung der Fascien und der narbigen Veränderungen über eine größere Strecke freigelegt worden waren. Da es sich bei unserem Krankengut ausschließlich um Spätfälle handelte, besitzen wir keine eigene Erfahrung mit der Frühbehandlung der Volkmannschen Kontraktur. Durch sofortige Spaltung der Fascie und Ablassen des Hämatoms soll es bei posttraumatischen Durchblutungsstörungen nach suprakondylären Frakturen gelingen, die Kontraktur zu verhüten.

Die operative Behandlung der Spätfälle besteht darin, durch Desinsertion die geschrumpften Muskeln der Beugeseite des Unterarmes zu verlängern. Auf Einzelheiten dieses Operationsverfahrens kann in diesem Rahmen nicht eingegangen werden. Wie Niederecker und Schoch betonen, hat es bei völligem Schwund von contractilem Muskelgewebe keinen Sinn mehr, große muskelplastische Ersatzoperationen durchzuführen, da

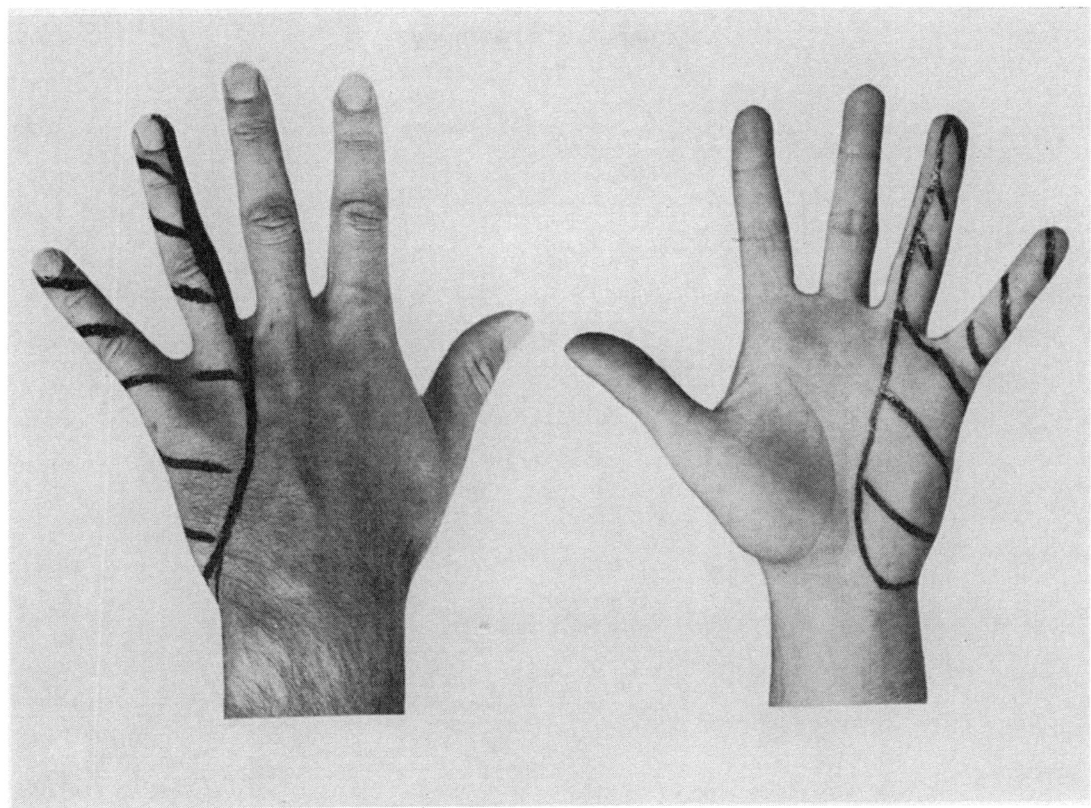

Abb. 82. Beispiel einer Sensibilitätsstörung bei Ulnarislähmung

mit einer aktiven Beweglichkeit nicht mehr gerechnet werden kann. Die Prophylaxe der Volkmannschen Kontraktur besteht in einer rechtzeitigen Reposition der Knochenfragmente, die in den Fällen blutig durchgeführt werden sollte, in denen bereits Durchblutungsstörungen oder neurologische Ausfälle nachweisbar sind. Außerdem müssen schnürende Verbände vermieden werden. Bei der schlechten Prognose muß man einer rechtzeitigen Fascienspaltung zustimmen.

c) Nervus ulnaris

Der N. ulnaris (Abb. 81) erhält seine Fasern aus den Wurzeln C 8 und Th 1, verläuft im Fasciculus medialis des Plexus brachialis und folgt dann im Bereich des Oberarmes dem Laufe der A. brachialis. Durch das Septum intermusculare ulnare geht er in der Mitte des Oberarmes auf die Streckseite über und zieht von da auf der vorderen Fläche des mittleren Tricepskopfes zum Sulcus ulnaris humeri dorsal vom Epicondylus ulnaris des Ellenbogengelenkes. Zwischen den Köpfen des M. flexor carpi ulnaris gelangt der Nerv im weiteren Verlauf auf die Beugeseite des Vorderarmes und zwischen dem Flexor carpi ulnaris und dem Flexor digitorum profundus zum Handgelenk. Am Handgelenk teilt sich der Ulnarisstamm in zwei Endäste, und zwar den Ramus profundus, der zwischen Flexor digiti V brevis und Abductor digiti V in die Tiefe verläuft, und den Ramus superficialis, der sich in die volaren Fingernerven für den 5. Finger und den ulnaren Anteil des 4. Fingers aufzweigt und einen Hautast für die Versorgung des Kleinfingerballens abgibt. Der Ramus superficialis anastomosiert in der Hohlhand mit Ästen des N. medianus.

Im Bereich des Oberarmes gibt der N. ulnaris keine Äste ab, distal des Ellenbogengelenkes ziehen Zweige zu dem M. flexor carpi ulnaris und flexor digitorum profundus IV/V. Etwa in der Mitte des Unterarmes wendet sich der Ramus dorsalis manus der Streckseite zu und teilt sich dorsal über dem Handgelenk in die Nn. digitales dorsales für die Haut auf der Streckseite der ulnaren Hälfte des 4. und des 5. Fingers. Auf dem Handrücken bestehen Anastomosen zum N. radialis, so daß die sensible Versorgung (Abb. 82) des übrigen Handrückens variiert und zwischen dem N. radialis und ulnaris nicht scharf abzugrenzen ist. Proximal vom Handgelenk zieht der Ramus cutaneus palmaris in die Haut der ulnaren Seite des Handtellers und des Kleinfingerballens. Der Ramus profundus gibt in der Hohlhand Äste ab für den Flexor brevis, abductor und opponens des 5. Fingers,

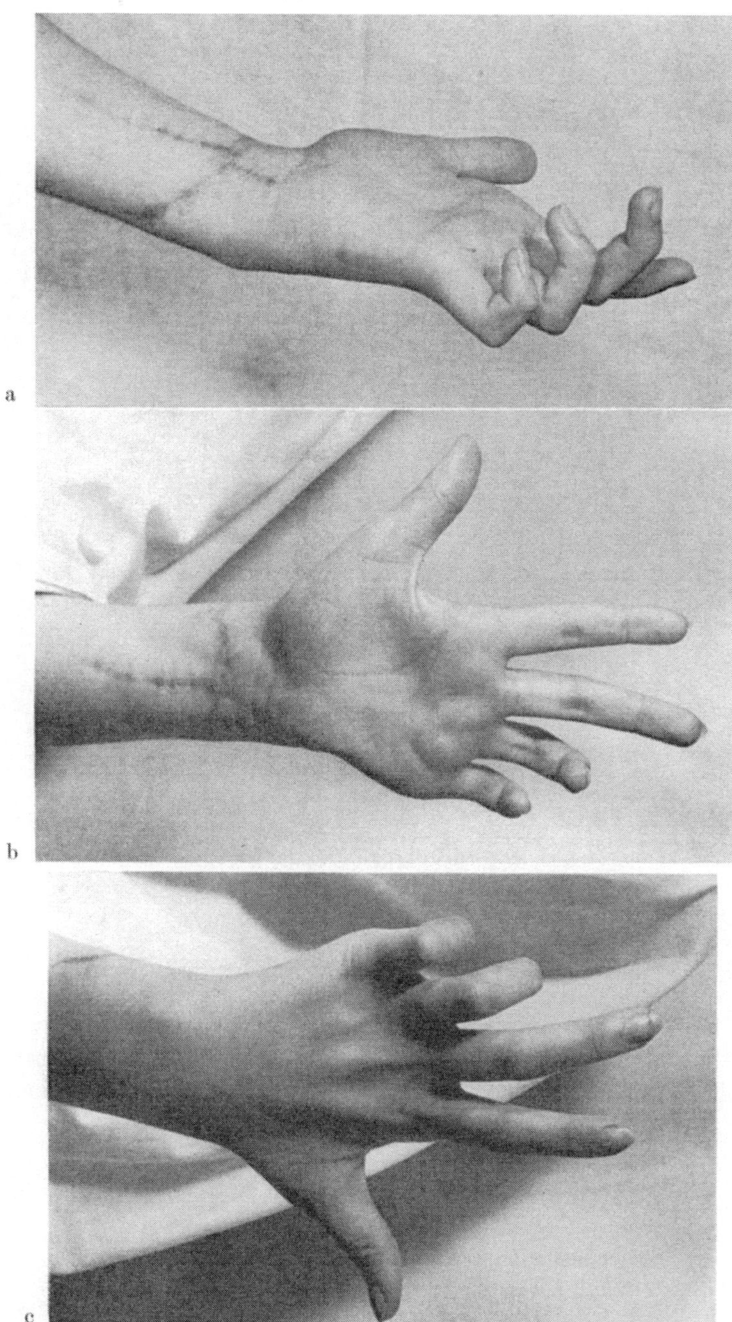

Abb. 83a—c. Typische Krallenhand bei distaler Ulnarisverletzung

die Lumbricales III und IV, sämtliche Mm. interossei, den M. adductor pollicis und den tiefen Kopf des Flexor pollicis brevis.

Die völlige Lähmung des N. ulnaris bis zur Höhe des Ellenbogengelenks führt zum Ausfall aller oben erwähnten Muskeln, soweit nicht eine vikariierende Versorgung durch den N. medianus vorhanden ist. Die vom N. ulnaris am Unterarm versorgten Muskeln beteiligen sich an der Volarflexion und Ulnarabduktion im Handgelenk und an der Beugung der Finger 4 und 5. Da der Flexor profundus für den 3. Finger auch teilweise vom N. ulnaris, zum größeren Teil aber vom N. medianus versorgt wird, ist die Beugung des Fingerendgliedes des 3. Fingers meist beim Ulnarisausfall noch möglich. Da beim Ausfall

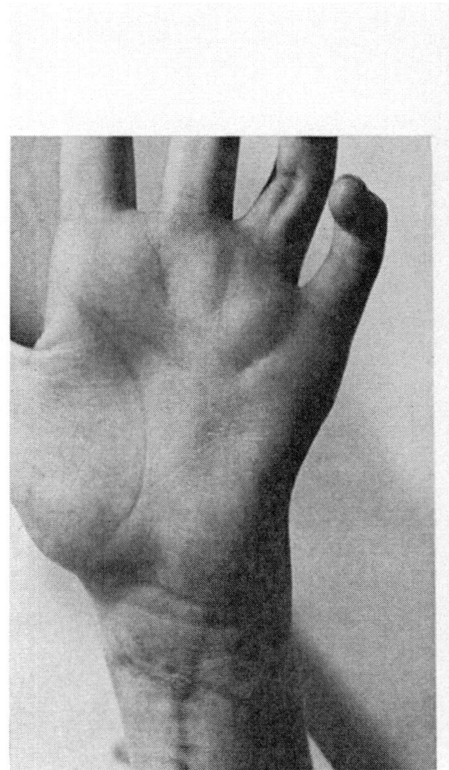
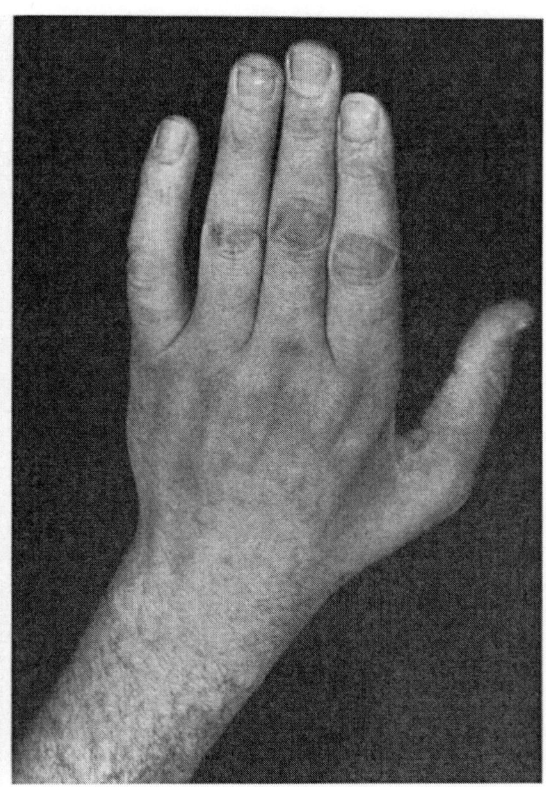

Abb. 84   Abb. 85

Abb. 84. Atrophie des Kleinfingerballens bei distaler Ulnarislähmung

Abb. 85. Atrophie des M. adductor pollicis bei Ulnarislähmung

des N. ulnaris sämtliche Mm. interossei, die das Grundglied beugen, Mittel- und Endglied aber strecken, ausgefallen sind, führt das Überwiegen der Antagonisten, der langen Fingerstrecker, zu einer Überstreckung der Finger im Grundgelenk. Der Ausfall der Streckung des Mittel- und Endgliedes hat ebenfalls ein Überwiegen des Antagonisten, des Flexor superficialis, zur Folge, es resultiert eine Beugung in den Mittelgelenken. Sowohl die Überstreckung der Grundglieder als auch die Beugung der Mittel- und Endgelenke führt zu dem für die Ulnarislähmung typischen Bild der „Krallenhand" (Abb. 83 a—c). Von dieser Krallenstellung ist lediglich der Zeigefinger in jedem Fall ausgenommen, da sein Flexor profundus ausschließlich vom Medianus innerviert wird, teilweise ausgenommen kann der 3. Finger sein, dessen Flexor profundus überwiegend vom Medianus innerviert wird. Die Krallenstellung des 4. und 5. Fingers wird im äußeren Aspekt noch dadurch unterstrichen, daß die Zwischenknochenräume infolge der Atrophie der kleinen Handmuskeln (Abb. 84) deutlich eingefallen sind, so daß die Konturen der Sehnen- und Mittelhandknochen deutlicher hervortreten. Noch stärker tritt die Krallenstellung in Erscheinung bei dem Versuch, die Finger zu strecken, da durch die Anspannung des Extensor digitorum communis eine noch stärkere Überstreckung in den Grundgliedern und ein stärkeres Hervortreten der Strecksehnen erfolgt. Wie FOERSTER betont, hat die Entwicklung der Krallenhand zur Voraussetzung, daß die Antagonisten normal funktionieren. Bei gleichzeitiger Radialislähmung fehlt deshalb die Überstreckung der Grundglieder, bei gleichzeitiger Medianuslähmung die Beugestellung des Mittel- und Endgliedes. Auch bei der totalen Plexuslähmung, bei der sämtliche Armnerven ausgefallen sind, ist die Krallenhand nicht nachweisbar, sondern es besteht eine Lähmung in Streckstellung. Trotz des Ausfalls der Mm. interossei ist eine Streckung des Mittel- und Endgliedes des 4. und 5. Fingers in gewissem Maße noch möglich

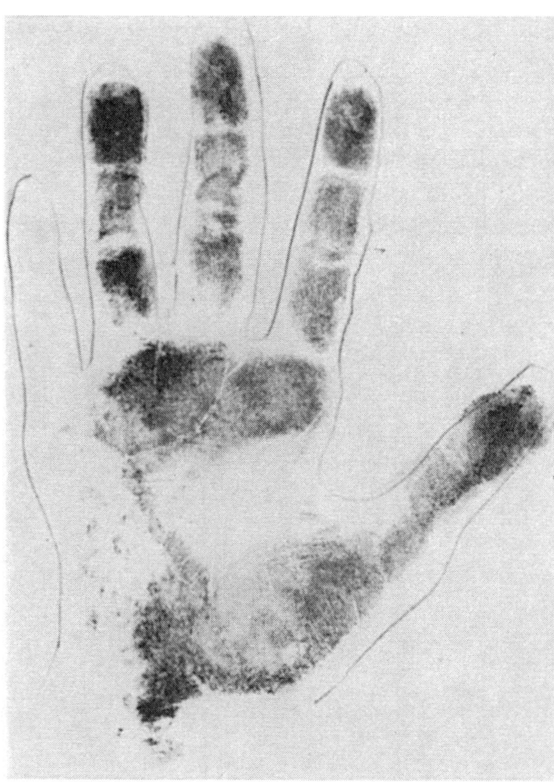

Abb. 86. Ninhydrintest bei Ulnarislähmung mit atypischer sensibler Versorgung des 4. Fingers durch den N. medianus, Ausfall der Schweißsekretion ausschließlich im Bereich des 5. Fingers und des Kleinfingerballens

durch die Anspannung des Extensor digitorum communis. Das gelingt jedoch nur bei passiv gebeugtem Grundglied bzw. bei Druck auf die Grundgelenke von dorsal her. Durch den Ausfall der Interossei ist weiterhin das Abspreizen und Adduzieren der Finger stark beeinträchtigt. Das Überwiegen des Extensor digitorum communis hat weiter zur Folge, daß der 5., manchmal auch der 4. Finger in Ruhestellung etwas abgespreizt sind. Weiterhin ist die Adduktion des Daumens durch den Ausfall des M. adductor pollicis (Abb. 85) erheblich beeinträchtigt. Der Ausfall des Adductor pollicis wird teilweise dadurch kompensiert, daß der Verletzte mit Hilfe des Medianus-innervierten M. flexor pollicis longus das Daumenendglied beugt und so Gegenstände zwischen Daumen und Zeigefinger festhalten kann. Die Funktion des Adductor pollicis ist dadurch leicht zu prüfen, daß man ein Stück Papier zwischen gestrecktem Daumen und Zeigefinger halten läßt. Der Verletzte ist bei der Ulnarislähmung nicht in der Lage, dieses Papier festzuhalten, sondern es läßt sich mühelos zwischen den beiden Fingern herausziehen (Fromentsches Zeichen). Der Ausfall des M. adductor pollicis kann bei bestimmten Berufen eine große Rolle spielen und die Ausübung dieser Berufe unmöglich machen.

Wir beobachteten in unserem Krankengut 2 Metzger, bei denen es durch Stichverletzung am Handgelenk zu einem Ulnarisausfall gekommen war. Obwohl dieser Ulnarisausfall bei beiden Patienten die linke Hand betraf, gaben sie an, daß sie bei der Wurstherstellung schwer behindert seien. Es sei ihnen nämlich nicht mehr möglich, den mit Wurstmasse gefüllten Darm, der in der rechten Hand gehalten wird, mit dem Daumen und Zeigefinger der linken Hand abzuschnüren, um so die gesamte Masse in Einzelwürste zu unterteilen. Der Ausfall des Adductor pollicis wirkt sich natürlich auch bei allen Tätigkeiten aus, bei denen ein feiner Spitzgriff zwischen Daumen und Zeigefinger verlangt wird, wie beim Nähen, Zeichnen und Schreiben. Musiker können durch eine Ulnarislähmung in der Ausübung ihres Berufes stark behindert sein. So berichtet Duchenne von einer

Pianistin, die infolge einer Lähmung des Flexor profundus nicht mehr die Fähigkeit besaß, die Tasten des Instruments mit den Fingerkuppen anzuschlagen.

Das Ausmaß der Sensibilitätsstörung (Abb. 86) ist von der Höhe der Leitungsunterbrechung abhängig. Bei Läsionen am Handgelenk distal vom Abgang des Ramus dorsalis manus tritt eine Sensibilitätsstörung an der Streckseite der Hand nicht in Erscheinung, sondern der Sensibilitätsausfall ist lediglich auf die Volarseite des Kleinfingerballens, des 5. und des ulnaren Abschnitts des 4. Fingers beschränkt. Bei höhersitzenden Leitungsunterbrechungen ist auch die Sensibilität an der Streckseite beeinträchtigt, wobei das Ausmaß der Schädigung allerdings durch die bestehenden Anastomosen zum N. radialis stark variiert.

Die Häufigkeit der Ulnarislähmungen hat in der Zeit seit dem 1. Weltkrieg eine erhebliche Wandlung erfahren. Während in dem großen Material FOERSTERs aus dem 1. Weltkrieg die Verletzungen des N. ulnaris hinter dem Radialis und Medianus erst an 3. Stelle standen, ist die Ulnarislähmung nach den Statistiken des 2. Weltkriegs die häufigste Parese eines peripheren Nerven überhaupt. Wir haben wie WIECK (Tabelle 2) auch nach unserem Krankengut den Eindruck, daß unter Friedensverhältnissen die Zahl der Ulnarislähmungen die der anderen Nervenstämme übertrifft. Der Grund dafür dürfte darin liegen, daß der Nerv in seinem Verlauf einer Vielzahl von mechanischen Schädigungsmöglichkeiten unterliegt. Die Anzahl der direkten traumatischen Nervenschäden ist kleiner als die durch Druck und Zugmechanismen verursachten, auf die noch später einzugehen sein wird.

Eine direkte traumatische Schädigung des Nervenstammes am Oberarm kam während der Kriege als Schuß- oder Granatsplitterverletzung relativ häufig vor, während sie unter Friedensbedingungen zu den Seltenheiten gehört. Ulnarislähmungen durch Oberarmschaftbrüche werden nur dann beobachtet, wenn es gleichzeitig zu ausgedehnten Lacerationen der Muskulatur gekommen ist oder der Nerv durch Hämatome komprimiert wird. NIGST und MUMENTHALER-SCHLIACK berichten über das Auftreten einer Ulnarisparese beim Abriß des lateralen Tricepskopfes. In dem von NIGST mitgeteilten Fall soll es zur Heilung nach Naht des Muskels gekommen sein.

Wesentlich häufiger als durch Schaftbrüche kommt es durch supracondyläre Frakturen oder durch Frakturen des Epicondylus medialis zu einer Ulnarisläsion. So sah CRAMER unter 191 supracondylären Brüchen 25 Schäden des N. ulnaris. Nach LEWIS-MILLER und MUMENTHALER soll bei 4% der Frakturen des unteren Humerusendes eine primäre Ulnarisschädigung beobachtet werden. Nach MAYLAHN und FAHEY kommt es im Kindesalter sogar bei 15% der Frakturen mit Dislokation zur Ulnarisschädigung insbesondere dann, wenn die Fraktur mit einer Luxation einhergeht (OUTLAND und HANLON, SCHMIER).

Die Fraktur des medialen Epicondylus ist wegen der engen topographischen Beziehungen zu dem im Sulcus ulnaris verlaufenden Nerven nicht selten die primäre Ursache für die Nervenschädigung, häufiger aber noch für eine sekundäre Parese (ANTON, REITZ, SADER und SPIEGEL).

Wir sahen bei einem 13jährigen Jungen eine kombinierte Ulnaris-Medianusschädigung bei Fraktur des medialen Epicondylus, der stark dislociert war (Abb. 75). Während sich die Ulnarislähmung nach der Fraktur zunächst spontan gebessert hatte, kam es nach einigen Wochen zu einer Verschlimmerung der Lähmung, die auf eine starke Callusbildung zurückzuführen war. Bei der operativen Freilegung zeigte sich, daß der N. ulnaris von einer bindegewebigen Narbe eingeschnürt, der N. medianus dagegen in den Frakturspalt eingeklemmt war. Während der Ulnaris durch Neurolyse befreit werden konnte, war der Medianus durch die Interposition im Frakturspalt so stark geschädigt, daß eine Sekundärnaht erforderlich war. Beide Nerven zeigten eine gute Restitution.

Da der N. ulnaris im Bereich des Ellenbogens stark exponiert ist, sind direkte traumatische Schädigungen durch Schlag- oder Schnittverletzungen häufig zu beobachten. Als sicher seltenes Ereignis sahen wir bei einem Metallarbeiter eine Splitterverletzung des

N. ulnaris im Sulcus. Bei der Bearbeitung eines Werkstückes mit dem Hammer war der Metallsplitter abgesprungen.

Ulnarisparesen durch Schädigung am Unterarm kommen relativ selten vor, da der Nerv hier von der kräftigen Muskulatur geschützt in der Tiefe liegt. Trotzdem sind nach Spurling 51% der Nervenverletzungen bei Unterarmfrakturen Ulnarisschädigungen. Im Anschluß an eine derartige Fraktur der Unterarmknochen kann auch selten einmal eine Spätschädigung durch Narbenzug oder Callusbildung eintreten. Nach der Fraktur des distalen Radiusendes soll es vorwiegend zur Ausbildung sensibler Ulnarissymptome kommen. Der Ramus dorsalis manus kann isoliert traumatisch geschädigt werden. Derartige Störungen sind als Fesselungslähmung bekannt oder können nach Mumenthaler auch durch ein zu enges Uhrarmband verursacht sein.

Schnittverletzungen am Unterarm und an der Beugeseite des Handgelenkes treten nach unserer Erfahrung häufig im Alkoholrausch auf. Der typische Unfallmechanismus ist das Fallen oder Schlagen mit der Beugeseite des Unterarms in die Splitter einer Flasche, die mit der gleichen Hand getragen wurde, oder das Schlagen in eine übersehene Glastür oder Fensterscheibe. Ulnaris- oder Medianusverletzungen sahen wir wiederholt bei Stichverletzungen am Handgelenk, wie sie beispielsweise bei Fleischern durch Abrutschen eines Messers vorkommen. Auch Kreissägenverletzungen, die meist mit einer weitgehenden Zerfetzung der oberflächlichen Beugesehnen einhergehen, gehören zu den Unfallmechanismen, die eine Läsion des N. ulnaris und medianus am Handgelenk zur Folge haben können. Wiederholt konnten wir auch die Durchtrennung des N. ulnaris oder medianus nach Suicidversuchen beobachten, bei denen nur selten die A. radialis, in den meisten Fällen dagegen die Flexorensehnen und die Nn. ulnaris und (oder) medianus durchtrennt waren.

Die Verletzung des Ramus profundus ist bei Schußverletzungen der Mittelhand im Kriege wiederholt beobachtet worden. Scheller hält in diesen Fällen eine Nervennaht nach eigenen Erfahrungen für aussichtslos. Ebenso wie die Stichverletzungen am Handgelenk sieht man Stichverletzungen der Hohlhand, die zur Durchtrennung einzelner Nervenäste und auch des Ramus profundus nervi ulnaris führen können, nicht ganz selten als Arbeitsverletzungen bei Berufen, die spitze Messer gebrauchen. Da es sich bei diesen Schäden meist nicht um größere Substanzverluste wie bei den Schußverletzungen handelt, ist die Prognose einer operativen Behandlung günstiger. Wenn man den Ramus profundus des N. ulnaris freilegen will, so muß der Hautschnitt bis zum Metacarpale II reichen, um dort das distale Ende aufzusuchen. Das Ligamentum carpi transversum muß breit durchtrennt werden, damit die Beugesehnen zur Freilegung der tiefen Schicht luxiert werden können. Der den N. ulnaris bedeckende M. palmaris brevis wird an der Palmaraponeurose inzidiert, der Arcus palmaris superficialis kann nicht erhalten, sondern muß ligiert werden. Nachdem die Beugesehnen mit ihren Sehnenscheiden und der N. medianus nach radial zurückgehalten werden, gelingt in der tiefen Schicht zwischen dem Caput obliquum und Caput transversum des Adductor pollicis brevis die Darstellung des tiefen Astes des N. ulnaris, der vom Arcus palmaris profundus begleitet wird. Die Naht des Ramus profundus gelingt nur dann, wenn kein größerer Substanzdefekt vorliegt, d.h. bei einer glatten Durchtrennung durch Stich- oder Schnittwunden. Zur Wiedervereinigung der durchtrennenden Nervenenden reichen wie bei den Fingernerven 3—4 feinste atraumatische Knopfnähte aus.

Ulnarisspätschäden

Als posttraumatische Spätschäden des N. ulnaris sind vor allem die Paresen zu erwähnen, die als charakteristische Folgeerscheinung von Brüchen des medialen oder lateralen Epicondylus humeri oft 20 und mehr Jahre nach der Verletzung manifest werden. Scheuer berichtet über eine Ulnarisspätlähmung, die 63 Jahre nach dem Trauma auftrat. Die Spätlähmungen nach Frakturen des lateralen Epicondylus werden von Bergmann u.a. durch eine zunehmende Ausbildung eines Cubitus valgus erklärt. Während bei Frakturen im Kindesalter der mediale Teil des unteren Humerusendes sein normales

Wachstum fortsetzt, schiebt sich der Vorderarm allmählich in Valgusstellung. Durch die Winkelstellung im Ellenbogengelenk gerät der N. ulnaris in eine Spannung, so daß sich schließlich Lähmungszeichen zunächst sensibler, später auch motorischer Art bemerkbar machen. Es wird deshalb empfohlen, Brüche des äußeren Epicondylus blutig zu reponieren und zu fixieren. MARION und FAYSSE sahen dagegen bei Frakturen des Epicondylus humeri medialis in einer größeren Vergleichsserie keine wesentlichen Unterschiede in den Spätergebnissen zwischen operativ fixierten und konservativ behandelten Frakturen in ihrer Auswirkung auf die Nervenlähmung.

Neben der Veränderung der Statik (Cubitus valgus), Verlagerung abgesprengter Knochenteile und überschüssiger Callusbildung ist eine weitere Ursache der arthrogenen Spätlähmung in arthrotischen Veränderungen zu sehen, die mit fortgeschrittenem Alter als Folge der Fehlbelastung des Gelenkes auftreten können. Arthrotische Randzacken können im Sulcus ulnaris zu mehr oder weniger starker Einschnürung des Nerven führen. Die Diagnose wird röntgenologisch durch eine Tangentialaufnahme des Sulcus gestellt, sofern nach dem klinischen Befund Zweifel an der Höhenlokalisation der Schädigung bestehen.

Nach den zusammenfassenden Berichten von NIGST, MUMENTHALER u. a. ist bei Ulnarisspätschäden nur in etwa der Hälfte der Fälle eine traumatische Anamnese nachweisbar. Eine andere Ursache der Ulnarisparesen am Ellenbogengelenk kann die Drucklähmung durch Aufstützen des Ellenbogens auf eine harte Unterlage bei bestimmten Arbeiten sein. Diese Krankheitsbilder können auch bei Bettlägerigen auftreten (STIRDGE und SMITH, MUMENTHALER), wobei die Patienten mit gebeugtem Ellenbogen in Rückenlage einschlafen. SCHELLER beobachtete z.B. in 2 % bei Fleckfieberkranken solche Druckschäden. BRYAN, LIPSCOMB und SVIEN berichteten über eine Spätlähmung bei posttraumatischer Knochencyste, die erfolgreich durch Entfernung der Cyste behandelt werden konnte. Die nichttraumatischen Spätschäden am Ellenbogen werden von FEINDEL, STRATFORD und KALLIO als eine Druckschädigung in einem durch Fascienzüge verengten „Cubitaltunnel" angesehen. KALLIO sah eine derartige Kompression auch doppelseitig bei Überstreckbarkeit des Ellenbogengelenks. Als operative Behandlung soll es genügen, die verstärkten Fascienzüge zu durchtrennen. Unseres Erachtens wird man vorsichtshalber eine Verlagerung des Nerven in die Ellenbeuge anschließen.

Der Frage des ursächlichen Zusammenhanges einer Spätlähmung des N. ulnaris und einer Osteochondritis dissecans des Ellenbogengelenks ist LÜTHY nachgegangen. Wir beobachteten einen Fall, bei dem es zur beidseitigen Ulnarislähmung gekommen war, nachdem der Patient über Jahre mit Preßluftwerkzeugen beschäftigt war und sich eine ausgedehnte Osteochondritis mit zahlreichen freien Gelenkkörpern ausgebildet hatte (Abb. 87a—b).

Auf die pathogenetische Bedeutung der Luxation des Ellennerven aus dem Sulcus hat MUMENTHALER hingewiesen. Diese Anomalie soll weitaus häufiger sein als angenommen wird und bei 5—10 % aller Menschen vorkommen. Die Diagnose der Ulnarisluxation wird dadurch gestellt, daß man den N. ulnaris bei gestrecktem Ellenbogen palpiert. Bei Beugung im Ellenbogengelenk ist die Luxation des Nervenstranges aus dem Sulcus heraus zu tasten. Die Ulnarisluxation ist fast immer beidseitig ausgeprägt und angeboren. Nach MUMENTHALER sind die traumatischen Luxationen große Ausnahmen. Der Mechanismus der Ulnarisluxation wird so erklärt, daß bei der Beugung der M. triceps in den Sulcus hineingezogen wird und so den Nerven nach ulnar abdrängt. Dieser Mechanismus kann verstärkt werden bei Abflachung oder sonstiger Deformation des Sulcus, durch einen besonders breiten Olecranonfortsatz oder durch eine Varusstellung des Ellenbogens. Dieser Tendenz des Nerven zum Herausluxieren aus dem Sulcus wirkt als einzige Kraft eine stärkere Anspannung des Ligamentum epicondylo-olecranicum entgegen. Falls dieses Ligament fehlt oder schlaff ausgebildet ist, wird der Luxation des Ellennerven beim Beugen des Ellenbogens kein Widerstand entgegengesetzt. MUMENTHALER stellte bei 60 Kranken (52 Männer, 8 Frauen) mit Luxation oder Subluxation des N. ulnaris im Sulcus neben

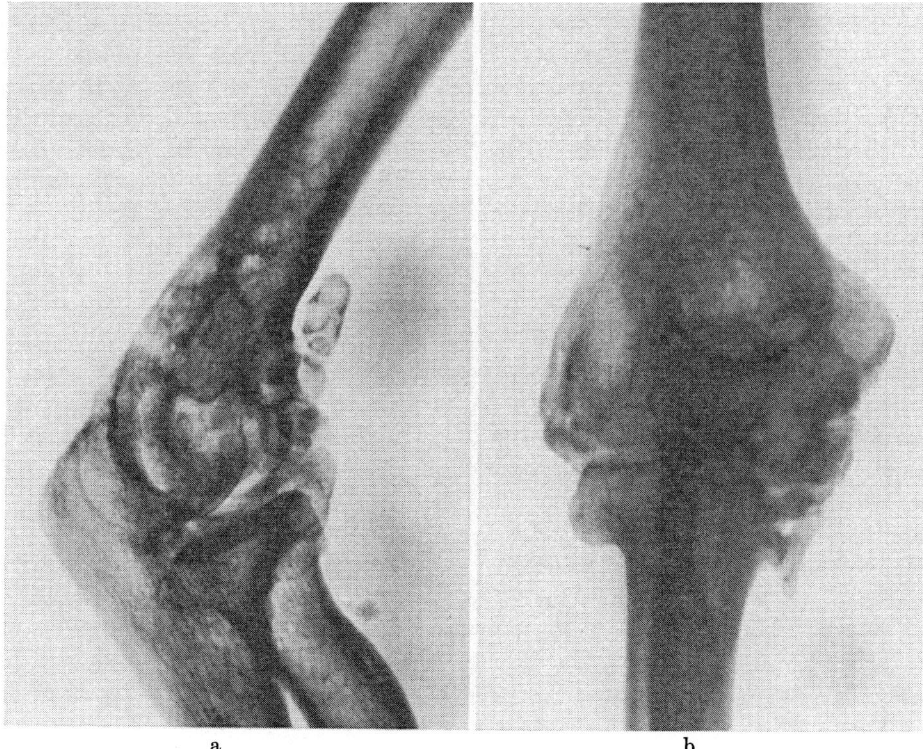

a   b

Abb. 87a u. b. Ulnarisspätschaden, Röntgenaufnahme des Ellenbogengelenkes. a Osteochondritis dissecans (Preßluftschaden). b Arthrosis deformans nach kindlicher Fraktur (vor 40 Jahren)

sensiblen und motorischen Ausfällen eine auffallende Häufung von pathologischen Veränderungen an der Hand fest. Er fand bei 15 dieser Kranken eine Dupuytrensche Kontraktur, bei 9 Patienten eine Camptodaktylie oder sonstige Kleinfinger- oder Kleinfingernageldeformitäten. Die überraschend große Zahl von kombinierten Ulnarisluxationen und Dupuytrenschen Kontrakturen spricht nach MUMENTHALER für die neurogene Entstehung des *Dupuytren*. Eine untergeordnete Rolle spielen die Spätlähmungen nach Entzündungsprozessen am Ellenbogengelenk. Neben akuten arthritischen Prozessen kommen Neuritiden nach Infektionen vor. Aus Gegenden mit endemischer Lepra liegen Berichte über Nervenlepra mit isoliertem Befall des N. ulnaris vor (DWYER, SAINT-CYR). KUNDU und GHOSH beobachteten dabei sogar Abscesse der Nn. ulnaris und radialis superficialis am Ellenbogengelenk.

Injektions- und Narkoselähmungen (SCHELLER, MENNINGER, LERCHENTHAL) sind gleichfalls wiederholt beobachtet worden. Eine Nervenschädigung durch paravenöse Injektion lokal reizender Arzneimittel oder Narkotica ist beim Ulnaris sehr selten.

Narbige Veränderungen im perineuralen Bett des Nerven im Sulcus sind bei der operativen Freilegung des Nerven bei arthrogenen Spätlähmungen die Regel, wurden aber auch nach lokalen Traumen ohne Frakturen beobachtet und müssen dann als Folge von alten Weichteilwunden, infektiösen Prozessen oder Hämatomen angesehen werden.

Außer den Verletzungen am Ellenbogengelenk sind knöcherne Verletzungen am Handgelenk für arthrogene Spätlähmungen verantwortlich zu machen. Da der Nerv in dieser Gegend weniger stark exponiert ist, treten die arthrogenen Spätlähmungen am Handgelenk aber zahlenmäßig stark in den Hintergrund. WEGGE berichtete über eine Spätlähmung 40 Jahre nach Fraktur des Processus styloides ulnae, MUMENTHALER konnte bei insgesamt 34 Patienten Läsionen an der Handwurzel als Ursache von Ulnarislähmungen nachweisen.

Analog dem Carpaltunnelsyndrom ist auch ein Kompressionssyndrom des N. ulnaris im sog. Kanal de Guyon am Handgelenk in den letzten Jahren wiederholt beschrieben worden (NIGST, MUMENTHALER u.a.). Im Gegensatz zum Carpaltunnel handelt es sich dabei nicht um einen eigentlichen Kanal, sondern um eine von GUYON erstmals beschriebene Loge, deren Boden vom Ligamentum carpi transversum, deren Dach und Wände von der Palmarfascie bzw. dem Os pisiforme und dem Hamulus ossis hamati gebildet werden. Da der Nerv und die Gefäße in reichliches Fettgewebe eingebettet sind, ist eine mechanische Einengung des Nerven durch die umgebenden Weichteile oder Knochen in der Loge fraglich und keineswegs so geklärt wie beim Carpaltunnel, der anatomisch einen echten Engpaß darstellt. In pathogenetischer Hinsicht ist deshalb die Beziehung des Nerven in der Loge zum Os pisiforme wesentlich. Dieser Knochen bildet ein Widerlager, gegen das der Nerv durch akute oder chronische mechanische Einwirkungen gepreßt werden kann. Auf diesen Mechanismus sind Spätlähmungen beispielsweise bei Radfahrern zurückzuführen. BAKKE und WOLFF teilten die Beobachtung einer Ulnarislähmung distal vom Abgang der Äste zum Kleinfingerballen mit, die bei einem Kabelarbeiter aufgetreten war, der 31 Jahre lang mit einer Drahtschere Kabel geschnitten hatte. Über dem Kleinfingerballen hatte sich eine dicke Hornschwiele ausgebildet. Die Kompression des Nerven in der Loge de Guyon kann auch durch Ganglien verursacht sein, die den Nerven gegen das Os pisiforme oder Os hamatum drücken (MUMENTHALER, SEDDON, eigene Beobachtungen).

Als Ursache einer nichttraumatischen rein motorischen Ulnarisläsion durch Quetschung der tiefen Äste des Nerven beschrieb BRONISCH einen braunen Tumor der Sehnenscheide und wies auf 20 ähnlich gelagerte Fälle aus der Literatur hin.

Solitäre Neurinome können wie bei jedem anderen Nervenstamm auch am N. ulnaris vorkommen und zu einer Parese führen (PELLICCIOLI). Unter den Tumoren, die durch Kompression des Nerven von außen eine Lähmung verursachen können, sind neben Fibromen Synovialome des Ellenbogengelenkes bekannt.

Differentialdiagnostisch kommen, wie schon erwähnt, mononeuritische Prozesse nach Infektionskrankheiten, ferner nach Kohlenoxyd-, Blei- und Barbitursäurevergiftungen in Frage. BODECHTEL weist darauf hin, daß auch in derartigen Fällen mechanische Faktoren wahrscheinlich eine wesentliche Teilursache insbesondere bei langem Krankenlager spielen. Die spinale Muskelatrophie kann differentialdiagnostische Schwierigkeiten bereiten, meist aber durch die fehlenden Sensibilitätsstörungen abgegrenzt werden. Auch Plexusschädigungen bzw. cervicale Wurzelläsionen sind gegenüber peripheren Ulnarisschädigungen manchmal schwer abgrenzbar, so daß zu weiteren Differenzierungen elektromyographische und Leitungsmessungen der motorischen und sensiblen Nervenfasern (KAESER) und Schweißsekretionsprüfungen erforderlich sind. Weitere differentialdiagnostische Schwierigkeiten können sich aus der Variabilität des sensiblen Versorgungsgebietes des N. ulnaris und aus dem Vorhandensein anastomotischer Verbindungen zwischen dem N. medianus und dem N. ulnaris (Villarssche Anastomose) ergeben, worauf FOERSTER und ARRIGO hingewiesen haben. Atrophien der kleinen Handmuskeln bei Polyarthritis sind wegen der gleichzeitig bestehenden Gelenkveränderungen unschwer gegenüber einer peripheren Ulnarislähmung abzugrenzen. Zentral bedingte Lähmungen können im äußeren Aspekt manchmal das Bild einer peripheren Ulnarislähmung täuschend nachahmen. Die gleichzeitig vorliegende Spastik erlaubt in den meisten Fällen die richtige Diagnosestellung. Raumfordernde Halsmarkprozesse mit Übergreifen auf die Wurzeln sind, sofern keine segmental begrenzte Sensibilitätsstörung vorliegt, häufig nur unter Zuhilfenahme der elektrodiagnostischen Methoden und Schweißmethoden von weiter distal sitzenden Läsionen zu unterscheiden; das gleiche kann für cervicale Discusprolapse gelten.

Die konservative Behandlung der Ulnarislähmungen ist ausschließlich den Fällen vorbehalten, bei denen eine chronische Druckschädigung durch Arbeitsinstrumente oder durch die Armhaltung am Arbeitsplatz vorliegt. Die Unterbrechung der schädigenden Tätigkeit genügt bei diesen Patienten meist, um die Symptome der Ulnarisparese zum

Schwinden zu bringen, falls nicht schon Muskelatrophien ausgebildet sind, die immer auf eine narbige Veränderung des Nerven schließen lassen. Druckschädigungen durch einen Gipsverband bilden sich nach Lockerung des Verbandes meist schnell zurück und sind prognostisch günstig.

In allen anderen Fällen von primären und sekundären Ulnarisparesen ist die Operation die Methode der Wahl. Wie in dem Kapitel über die Ergebnisse der Nervennähte schon betont wurde, sind zwar die Erfolgsaussichten für die hohen Ulnarisnähte am Oberarm gegenüber anderen Nervenstämmen schlechter. Andererseits bietet der Nerv durch die Volarverlagerung im Ellenbogengelenk aber die Möglichkeit einer weitgehenden Mobilisierung, so daß sogar über 10 cm überbrückt werden können. Die Schnittführung erfolgt am Ober- und Unterarm entlang dem Verlauf des Nerven. Am Ellenbogengelenk bevorzugen wir einen bogenförmigen Schnitt, der etwas volar vom Epicondylus medialis verläuft, am Handgelenk eine Z-förmige Schnittführung, die zunächst am Unterarm über dem Nerven bis zur Handgelenksbeugefalte zieht, dann in der Beugefalte bis zur Mittellinie reicht und von dort bogenförmig der Hautspaltenrichtung in die Hohlhand folgt bzw. nach dort verlängert werden kann. Diese Schnittführung am Handgelenk bietet den Vorteil, daß es nicht zu einer für Handarbeiter störenden Narbenbildung am Hypothenar kommt, und daß die tiefen Äste in der Hohlhand gut freigelegt werden können. Ist bei Ulnarisnähten am Unterarm und Handgelenk auf Grund der vorliegenden narbigen Veränderungen eine größere Resektion notwendig, so muß der Hautschnitt bis über das Ellenbogengelenk zur Verlagerung des Nerven aus dem Sulcus in die Ellenbeuge nach proximal verlängert werden. Bei dieser Mobilisierung des Nerven ist man zugunsten der Wiederherstellung der Handfunktion häufig gezwungen, den Muskelast zum Flexor carpi ulnaris zu opfern. Wie oben schon erwähnt wurde, fällt der Mobilisierung oft auch der in Höhe des Ellenbogengelenkes in den Nerv eintretende arterielle Zufluß zum Opfer. Um weitere Kreislaufstörungen zu vermeiden, halten wir deshalb auch gerade bei der Freilegung des N. ulnaris die Blutleere für entbehrlich. Die Verlagerung des Nerven in die Ellenbeuge, die Methode der Wahl bei allen arthrogenen Spätschäden in Höhe des Ellenbogengelenks, bietet technisch auch ohne Blutleere keinerlei Schwierigkeiten. Wie auch Mumenthaler vorschlägt, wird die Präparation des Nerven im Sulcus ulnaris dadurch wesentlich erleichtert, daß man ihn zunächst proximal vom Sulcus freilegt und anschlingt. Ist der Nerv vor Eintritt in den Sulcus freigelegt, so bietet die Unterscheidung zwischen normalem Nervengewebe und narbig verdicktem perineuralem Gewebe im Sulcus meist keine Schwierigkeiten. Nach Präparation des Nerven im Sulcus selbst erkennt man gegebenenfalls Veränderungen des Nervenstammes, sei es durch Einschnürungen durch Bindegewebsstränge oder durch eine sichtbare Verdickung und tastbare Sklerosierung des Nerven. Diese Veränderungen (Abb. 3a) können so stark sein, daß sie von einem Kontinuitätsneurom schwer zu unterscheiden sind und deshalb zur Resektion und Sekundärnaht verleiten könnten. Trotz der starken Auftreibung ist man häufig überrascht, wie schnell sich die klinischen Zeichen der Parese nach der Verlagerung des Nerven in die Ellenbeuge zurückbilden. Eine exakte präoperative elektrische und myographische Diagnostik schützt vor Irrtümern. Aber auch in Zweifelsfällen sollte man zunächst von einer Resektion absehen und die weitere klinische Entwicklung abwarten. Die wenigen in der Literatur mitgeteilten Spätresultate nach Entfernung dieser „Pseudoneurome" befriedigen nicht. Zur Verlagerung in die Ellenbeuge muß der Nerv soweit freigelegt werden, daß eine spannungsfreie Lagerung bei gebeugtem wie gestrecktem Ellenbogen garantiert ist. Manchmal gelingt es dabei, die Astbahnen des zum Ellenbogengelenk ziehenden Astes vom Hauptstamm abzuspalten und zu erhalten. Ist die Abspaltung aber nicht möglich, so kann der Nervenast bedenkenlos durchtrennt werden, da die sensible Versorgung des Ellenbogengelenks durch den Medianus ausreicht. Um bei der Verlagerung eine Abknickung des Nerven am distalen Humerusende zu verhindern, muß das Septum intermusculare gespalten werden, Mumenthaler schlägt die völlige Resektion des Septums vor. Eine Abknickung des Nerven distal vom Ellenbogengelenk beim Eintritt in die Beugemuskulatur wird dadurch verhindert, daß man die Fascie der Flexoren ausgiebig spaltet, von der Unterlage ablöst und teilweise reseziert. Nach stumpfem Auseinanderdrängen der Muskulatur entlang dem Nervenverlauf kann der Nervenstamm ohne Abknickung in sein neues Bett verlagert werden. Dabei ist es unseres Erachtens nicht erforderlich, daß der Sehnenursprung der ulnaren Beuger am Epicondylus medialis völlig abgelöst wird, um nach der Verlagerung wieder angenäht zu werden (MUMENTHALER). Wir haben keine Nachteile dadurch gesehen, daß der Nerv im Bereich der Ellenbeuge subcutan liegt, zumal das subcutane Fettgewebe in dieser Region meist so stark ausgebildet ist, daß ein genügender Schutz des Nerven besteht und nicht die Gefahr einer erneuten Narbenbildung das Resultat gefährdet. Die gespaltene Fascie der Unterarmbeuger kann wieder vernäht werden. In den meisten Fällen lassen wir sie offen, um einer Vernarbung mit dem Nerven vorzubeugen. Die Fixation des verlagerten Nerven in seinem neuen Bett geschieht dadurch, daß das subcutane Bindegewebe mit 2 oder 3 feinen Catgutnähten locker angeheftet wird. In den meisten Fällen ist auch diese Fixation entbehrlich. Auf eine Drainage kann nach sorgfältiger Blutstillung verzichtet werden. Für die postoperative Ruhigstellung mit einer Gips- oder Kramer-Schiene genügt ein Zeitraum von 1 Woche.

Die Freilegung des Nerven am Handgelenk wird manchmal dadurch schwierig, daß die oberflächlichen Beuger bei der Primärversorgung vernäht und in Narben eingebettet sind. Bei der sekundären Revision des N. ulnaris am Handgelenk trifft man gelegentlich den Nervenstumpf an einen Sehnenstumpf angenäht (Abb. 20), was dokumentiert, daß die operative Versorgung von Schnittwunden am Handgelenk keine chirurgische Übung für Anfänger darstellt, sondern operative Erfahrungen erfordert. Die Dehiszenz ist bei der Sekundärnaht häufig nur dadurch zu überbrücken, daß das Handgelenk in extremer Beugestellung ruhig gestellt wird. Falls die Verletzung des N. ulnaris distal der Aufzweigung in den Ramus profundus und Ramus superficialis stattgefunden hat, so ist es in den meisten Fällen nicht möglich, beide distalen Stümpfe mit dem proximalen zu vereinigen. Es ist selbstverständlich, daß dann der Naht des Profundusastes der Vorrang gebührt.

Zur Freilegung des Nerven in der Loge de Guyon dient als Orientierungspunkt die Ansatzstelle des Flexor carpi ulnaris am Os pisiforme. Wegen der oftmals unklaren Ätiologie der Kompression des Nerven in der Loge muß besonderes Augenmerk auf Veränderungen am Os pisiforme und hamatum bzw. auf Ganglien gelegt werden.

d) Übrige Nerven

Die supraclaviculären Nerven des Plexus brachialis

Die supraclaviculären Nerven des Plexus brachialis sind mit Ausnahme des N. axillaris fast rein motorisch. In der Chirurgie der peripheren Nerven spielen sie eine untergeordnete Rolle.

Der *N. dorsalis scapulae*, aus C 4 und 5 entstehend, verläuft im Bereich des M. scalenus medius und versorgt den M. levator scapulae, die Mm. rhomboidei minor und major. Eine isolierte Verletzung des Nerven ist selten. Die isolierte Lähmung dieser Nerven ist schwer feststellbar. Sie wirkt sich vor allem auf das Zurücknehmen der Schultern aus. Die Freilegung und Naht eines zerstörten Nerven ist denkbar, aber nicht bekannt. Der *N. suprascapularis*, auch dieser Nerv aus C 4 bis C 6, der die Mm. supra- und infraspinatus versorgt, kann isoliert durch Schuß, Stich oder Schnitt, gelegentlich auch bei Frakturen des Schulterblattes verletzt werden. Es soll Fälle von atraumatischer Schädigung durch Bandschrumpfung an der Incisur geben. Die isolierte Lähmung des Nerven ist meist deutlich schon von außen sichtbar durch den Schwund der beiden Muskeln, die das Schulterblattrelief zur Darstellung kommen lassen. Die Armhebung, Abduktion und Außenrotation der Schulter wird nur geschwächt. Allerdings kann der Arm manchmal nicht mehr hinter den Kopf gelegt werden. Die elektrische und elektromyographische Untersuchung ist leicht durchzuführen und geeignet, die Natur der Lähmung zu bestimmen.

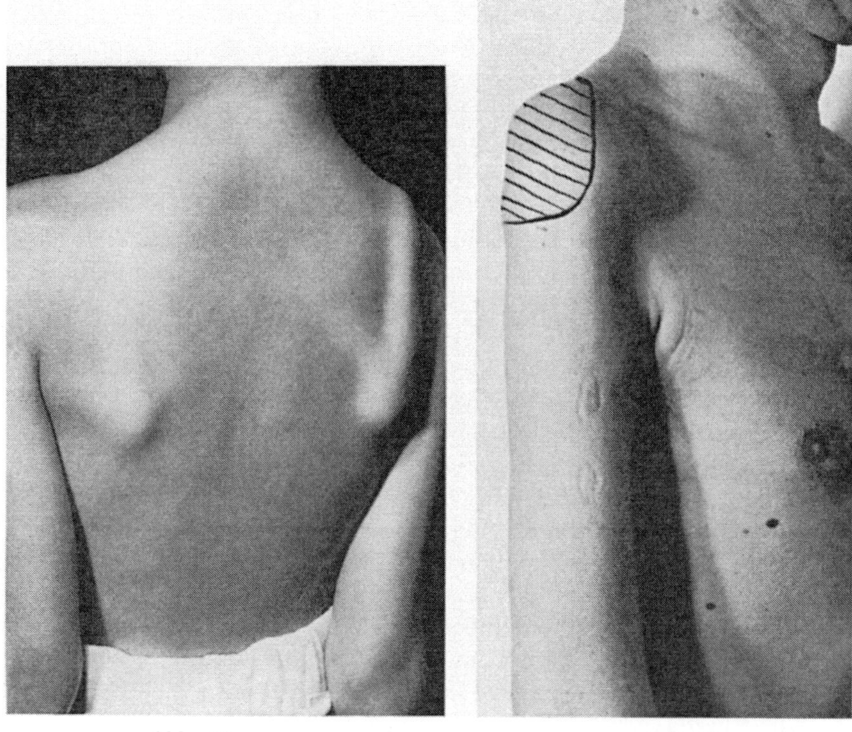

Abb. 88   Abb. 89

Abb. 88. Scapula alata bei traumatischer Serratuslähmung

Abb. 89. Beispiel eines Sensibilitätsausfalles bei Axillarislähmung

Von noch geringerer chirurgischer Bedeutung sind die *Nn. subscapulares*, die aus C 5 bis C 7 stammend, zu dem gleichnamigen Muskel und dem M. teres verlaufen.

Dagegen spielt der *N. thoracicus longus* (mit Bezügen aus C 5 bis C 7) eine größere Rolle, weil die Serratuslähmung mit der Scapula alata (Abb. 88) immer einen auffallenden und seit langem bekannten Befund ergibt: durch den Ausfall des M. serratus steht das Schulterblatt flügelförmig ab, und der untere Winkel ist zur Mittellinie gedreht.

Der N. thoracicus longus ist besonders gefährdet bei der Ausräumung der Achselhöhlenspitze bei radikalen Mammaamputationen. Im übrigen spielen aber alle erwähnten Nerven keine große Rolle bei offenen Verletzungen. Die Schädigungsmöglichkeiten bestehen vielmehr in Wurzelzerrungen der früher erwähnten Art und bei Scalenussyndromen. Eine ausgeprägte Serratuslähmung haben wir durch Scalenotomie sowohl des vorderen wie mittleren M. scalenus völlig heilen können. Gegen die Wurzelschädigungen ist die Therapie, wie beim Plexus beschrieben, machtlos.

Im übrigen ist die Serratuslähmung durch Ersatzoperationen, die Fixierung der Scapula durch Fascienstreifen an den Rippen, relativ gut zu kompensieren.

Der *N. thoracodorsalis* aus C 6 bis C 8 kommt wie die Nn. axillaris und radialis aus dem hinteren Faszikel — gelegentlich aus einem dieser beiden Nerven — und versorgt den M. latissimus dorsi. Auch er kann bei Mammaamputationen gelegentlich verletzt werden. Beim rechtzeitigen Erkennen der Verletzung ist die Naht mit Erfolg ausgeführt worden.

Die *Nn. thoracici anteriores* versorgen die Pectoralismuskeln. Sie spielen chirurgisch keine Rolle. Isolierte Verletzungen sind nicht bekannt.

N. axillaris. Der wichtigste der supraclaviculären Nerven des Armplexus ist der N. axillaris mit Bezügen aus C 5 bis C 6. Aus dem Fasciculus posterior stammend, umkreist

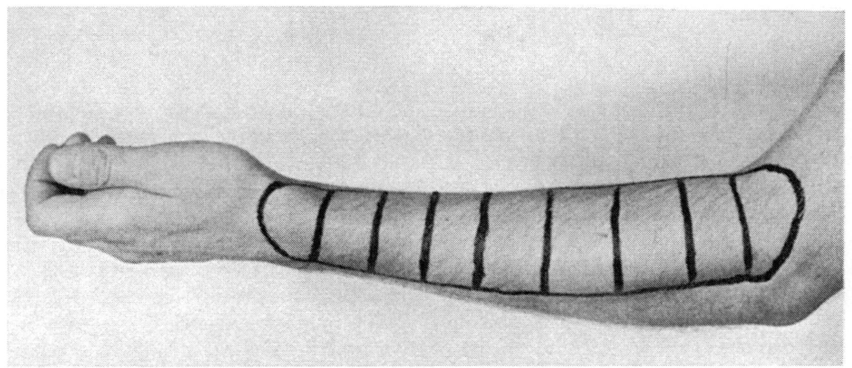

Abb. 90. Beispiel eines Sensibilitätsausfalles bei Lähmung des Musculocutaneus

er mit der A. circumflexa humeri posterior den chirurgischen Hals des Humerus, um zum M. deltoideus zu gelangen, den er — ebenso wie den M. teres minor — versorgt. Außerdem hat er sensible Bahnen für die Haut, welche die Ansatzstelle des Muskels und angrenzende Abschnitte des Oberarms deckt (s. Abb. 89). Neben Schuß- und Stichverletzungen, die jedoch nur selten den Nerven isoliert treffen, kann er durch Frakturen der Schulterblattpfanne wie des Humerushalses, besonders auch bei Luxationen, leicht geschädigt werden.

Der Ausfall des Nerven, der die Lähmung und daraus folgende Atrophie des M. deltoideus zur Folge hat, ist meist leicht erkennbar. Die wie skeletiert aussehende Schulterhöhe ist nicht zu verkennen (Abb. 89): Humeruskopf und Acromion treten hervor. Der isolierte Ausfall wird funktionell noch relativ gut durch die anderen Muskeln des Schultergürtels kompensiert. Da meist aber Plexusschädigungen bzw. Wurzelausrisse diese Nerven mitbetreffen, entsteht ein schweres Verletzungsbild mit der Unmöglichkeit, den Arm im Schultergelenk zu heben. Die Distraktion führt zu einer Gelenkdiastase.

Der Nerv ist nach Schuß- und Stichverletzungen gelegentlich genäht worden. Die Erfolge sind als besonders gut beschrieben. Die Schädigungen durch Zug und Druck sind meist einer chirurgischen Therapie nicht zugängig. Ergeben elektrische und elektromyographische Befunde Hoffnung auf eine Wiederkehr der Funktion, so ist die Bekämpfung der Distraktion wichtigste Aufgabe. PETIGNAT fand nach konsequenter Elektrotherapie eine Besserung in $^2/_3$ aller Fälle von peripheren Axillarislähmungen, die durch Zug oder Druck verursacht waren. Wiederherstellungsoperationen durch Ersatz vor allem vom M. trapezius sind manchmal sehr erfolgreich.

Der *N. musculocutaneus* mit Bezügen aus C 5 bis C 7 verläßt den seitlichen Faszikel, verläuft mit dem N. medianus durch die Achsel, verläßt ihn jedoch, um den M. coracobrachialis zu durchbohren, diesen zu innervieren und die Mm. biceps und brachialis zu versorgen. Er endet als N. cutaneus antebrachii lateralis, der die radiale Seite des Vorderarms sensibel versorgt (Abb. 90). Auch er wird wie der N. axillaris durch Schuß- und Stichwunden selten isoliert, dafür relativ häufig im lateralen Faszikel mitverletzt. Allein wird er nur selten bei Schulterluxationen verletzt, während er bei der unteren Plexuslähmung infolge stumpfer Gewalteinwirkung mitbetroffen sein kann.

Der völlige Ausfall des Nerven führt zu schwerwiegenden Beeinträchtigungen der Funktion, da die Beugung des Armes im Ellenbogen nur noch mit Hilfe des M. brachioradialis in Pronationsstellung mit schwacher Kraft möglich ist.

Bei offener Verletzung ist die Naht des Nerven nach den üblichen Voraussetzungen und Bedingungen durchzuführen. Die Naht des N. musculocutaneus gehört wegen seines einfachen Aufbaus zu den erfolgreichsten Nervennähten und sollte in allen traumatischen Fällen versucht werden.

4. Die Nerven der unteren Extremität

a) Nervus ischiadicus

Der N. ischiadicus, der kräftigste und längste Nerv des Körpers, geht aus allen Anteilen des Plexus lumbosacralis hervor (L 4 bis S 3, überwiegend L 5/S 1). Die Vereinigung der Wurzeln zum Stamm des Nerven erfolgt etwa in Höhe des unteren Randes des M. piriformis. Durch das Foramen ischiadicum majus (Foramen infrapiriforme) verläßt der Ischiadicus das Becken, zieht in der Gesäßregion zunächst etwas lateralwärts und dann dorsal vom M. obturatorius internus und den Mm. gemelli nach abwärts. Am Übergang zum Oberschenkel liegt er auf dem M. quadratus femoris etwa in der Mitte. In diesem ganzen Verlauf ist er vom M. glutaeus maximus bedeckt. Nach dem Übergang auf die Rückseite des Oberschenkels wird er vom M. biceps femoris überkreuzt und verläuft in der tiefen Fascienloge der Oberschenkelbeuger auf der hinteren Fläche des M. adductor magnus bis zur Kniekehle, wo er lateral von den großen Gefäßen liegt. Die Teilung des Stammes in den N. peroneus und den N. tibialis erfolgt häufig schon etwa in der Mitte des Oberschenkels, in den meisten Fällen aber weiter distal beim Eintritt in die Kniekehle. Die den N. peroneus und tibialis bildenden Nervenfasern sind in der Regel schon im gemeinsamen Ischiadicusstamm getrennt.

Beim Durchtritt durch das Foramen ischiadicum majus gehen Äste zu den Mm. quadratus femoris, obturator internus und gemelli sowie ein Ramus articularis coxae ab. Während des Verlaufs im Oberschenkelbereich gibt der Ischiadicus motorische Äste an die Mm. semitendinosus und semimembranosus, den langen Bicepskopf und den Adductor magnus ab. Während diese Äste aus der zum Tibialis gehörenden Portion des Ischiadicus entstehen, verläuft von dem peronealen Anteil ein Ast zum kurzen Bicepskopf.

Da die beiden Endäste des N. ischiadicus die gesamte Muskulatur des Unterschenkels und Fußes motorisch innervieren, ist bei vollständigem Ausfall des N. ischiadicus (Abb. 91 a—b) die aktive Bewegung in den Fuß- und Zehengelenken aufgehoben und die Unterschenkelbeugung weitgehend eingeschränkt, da die vom N. obturatorius versorgten Kniebeuger (M. gracilis und ein Teil des M. adductor magnus) und der vom Femoralis versorgte M. sartorius allein eine ausreichende Beugekraft nicht entfalten können. Der Sensibilitätsausfall bei der kompletten Ischiadicusdurchtrennung (Abb. 92) betrifft die gesamte Haut des Unterschenkels und Fußes mit Ausnahme der vom N. saphenus versorgten Innenseite des Unterschenkels. Wegen des Reichtums des tibialen Anteils des N. ischiadicus an vegetativen Fasern kommt es bei der Ischiadicuslähmung zu erheblichen trophischen Störungen bis zu dem bekannten Fersenulcus.

Die Verletzung des N. ischiadicus gehörte unter Kriegsverhältnissen zu den häufigsten Nervenverletzungen und steht in der Statistik Foersters hinter den großen Armnerven an 4. Stelle. Die häufigste Ursache waren Schuß- und Splitterverletzungen. Unter Friedensbedingungen ist die Ischiadicusverletzung wesentlich seltener. Wieck gibt sie mit 6,1 % an. Dabei dürften sogar die eigentlichen traumatischen Schäden hinter den iatrogenen Schäden zurücktreten. Da der Nerv in seinem ganzen Verlauf bis zur Kniekehle durch sehr derbe Muskelmassen geschützt ist, kommen scharfe Verletzungen infolge von Schnitt- und Stichwunden praktisch nicht vor. Während seines Verlaufs innerhalb des Beckens kann der N. ischiadicus durch Frakturen des Beckens und des Kreuzbeines, Tumoren — vor allem von den weiblichen Genitalorganen ausgehend —, Blutungen, parametritische Exsudate und Abscesse geschädigt werden. Eine Druckschädigung stellt weiter die sog. Entbindungslähmung der Mütter dar, die darauf zurückzuführen ist, daß der kindliche Kopf lange Zeit im Beckeneingang steht, wobei es zu heftigen ausstrahlenden Schmerzen im Ischiadicusbereich kommt. Die Prognose dieser Entbindungslähmung wird im allgemeinen als günstig angesehen. Nach Scheller sollen aber auch Lähmungen beobachtet worden sein, die sich nicht völlig zurückbildeten, sondern bei denen einzelne Muskelgruppen dauernd paretisch blieben. Weitere Schädigungsmöglichkeiten ergeben sich aus der engen räumlichen Beziehung des N. ischiadicus zum Hüftgelenk. Luxationen des Hüftgelenkes, Luxationsfrakturen und Frakturen mit einer Absprengung des Acetabulums können zu einer Zerrung, Überdehnung oder Einklemmung des Nerven führen. Vor allem bei den mit großem Kraftaufwand durchgeführten Repositionsmanövern nach Hüftgelenksluxationen sind Dehnungsschäden des Nerven nicht ganz selten. Bei der großen Zugfähigkeit des Ischiadicusstammes ist anzunehmen, daß es sich hierbei viel eher um Schädigungen lumbosacraler Wurzeln handelt. Bei Frakturen des Femurschaftes und

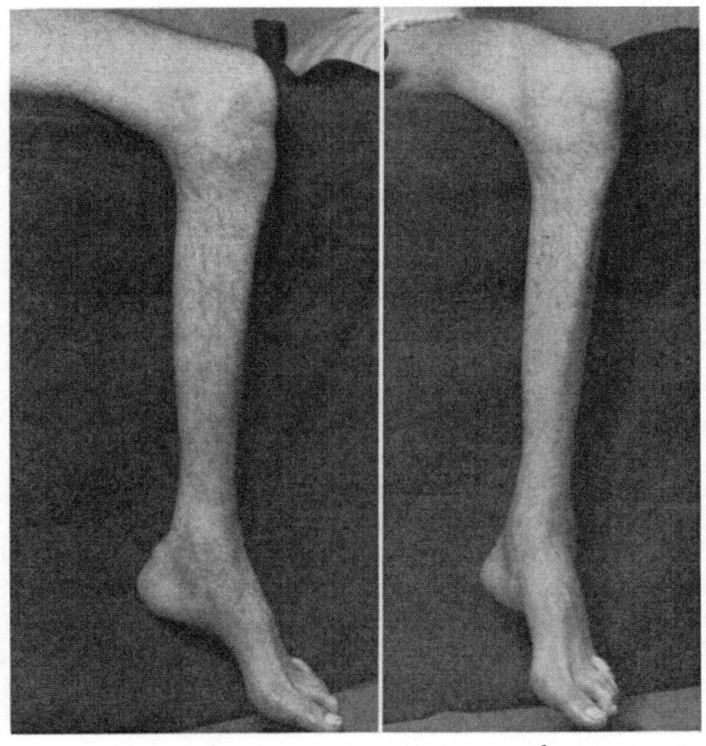

Abb. 91 a—b. Hochgradige Muskelatrophie bei Ischiadicuslähmung

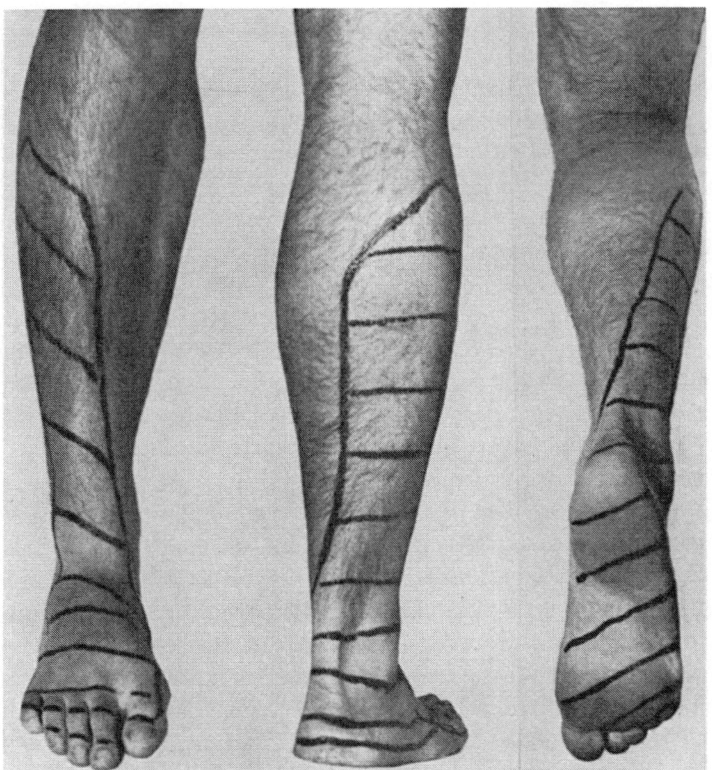

Abb. 92. Beispiel eines Sensibilitätsausfalles bei Ischiadicuslähmung

supracondylären Femurfrakturen kann eine Ischiadicusschädigung durch Anspießung auf ein disloziertes Knochenfragment hervorgerufen werden.

Druckschädigungen des Ischiadicusstammes wurden bei Patienten beobachtet, die bewußtlos oder mit gelähmter Gesäßmuskulatur längere Zeit auf einer harten Unterlage lagen (Mumenthaler, Olsen, D. Tönnis). Mumenthaler berichtet den Fall eines Sportlers, bei dem im Anschluß an einen Einriß eines ischiocruralen Muskels eine leichte Ischiadicusparese beobachtet wurde. Über eine Irritation des N. ischiadicus durch eine im Bereich des Tuber ossis ischii vorkommende Exostose teilte Huber eine Beobachtung mit. Eine weitere Form der Drucklähmung wurde von Girard und Childress bei Ruptur des M. semitendinosus und großer Muskelhernie beschrieben. Die Möglichkeit einer Druckschädigung durch den M. piriformis wurde von Kopell und Thompson mitgeteilt.

Über Injektionsschäden, die in der heutigen Zeit zu den häufigsten Verletzungen des N. ischiadicus zählen, liegen nicht nur wegen der therapeutischen, sondern auch forensischen Bedeutung zahlreiche Arbeiten der letzten Jahre vor (Bay, von Coelln, Derwort, Fuhrmann und Gruenwaldt, Kirchmair, Lüthy, Oppenheimer, Perret u. v. a.). Die Schädigung durch eine intraglutäale Injektion wird durch das unter dem M. glutaeus maximus befindliche, von lockerem Binde- und Fettgewebe erfüllte Spatium subglutaeale begünstigt. In diesem Raum, der durch das Foramen ischiadicum majus mit dem subserösen Beckenbindegewebe in Verbindung steht, und der sich caudalwärts in das Bindegewebe der Flexorenloge des Oberschenkels fortsetzt, können sich Injektionslösungen sehr leicht verteilen, ebenso wie sich infektiöse Prozesse (Spritzenabscesse) leicht ausbreiten können. Perret, der eine sehr große Zahl von Spritzenlähmungen beobachtete, unterscheidet 3 Lähmungsformen: 1. Sofortlähmung mit Sofortschmerz. 2. Subakute Lähmung ohne Schmerz. 3. Sofortlähmung ohne Sofortschmerz. Er ist der Ansicht, daß die verschiedenen Lähmungsformen nicht an bestimmte Arzneimittel gebunden sind, und daß man nicht von der besonderen Gefährlichkeit eines bestimmten Medikamentes sprechen könne, daß auf der anderen Seite aber doch eine Häufung bei in Öl suspendierten Medikamenten und Schwermetallsalzen bestehe. Hinsichtlich der Genese der Schädigung vertritt er die Meinung, daß die paraneurale oder epineurale Konzentration des Medikamentes zu einer akuten Durchblutungssperre umschriebener Nervenbezirke infolge einer toxischen Gefäßwandreizung im arteriellen Zuflußgebiet führe. Die Symptomatologie kann sich zu einer voll ausgeprägten Sudeckschen Dystrophie entwickeln. Auffällig ist auch bei den Spritzenlähmungen eine stärkere Beteiligung des peronealen Abschnittes, wie es überhaupt bei den Ischiadicusschäden auf Grund der besonderen topographischen Verhältnisse (Teilung in peronealen und tibialen Anteil im Verlauf des ganzen Nervenstammes) sehr häufig zu Teillähmungen kommt. Diese Bevorzugung des peronealen Anteils bei der Ischiadicusschädigung wurde von Oppenheimer auf Grund einer 1903 von Hofmann veröffentlichten anatomischen Studie darauf zurückgeführt, daß dieser Nervenanteil zirkulatorisch schlechter versorgt ist. Deshalb soll eine erhöhte Vulnerabilität des Peroneus besonders bei einer organischen Gefäßschädigung bestehen. Für viele Schädigungen ist die Erklärung aber wahrscheinlich viel einfacher: der lateral liegende peroneale Anteil ist Verletzungen — vor allem auch Spritzenschäden — leichter ausgesetzt.

Die Teillähmungen können häufig zu Schwierigkeiten in der Höhenlokalisation der Ischiadicusschädigung Anlaß geben. Cramer weist darauf hin, daß in vielen Fällen eine Entscheidung schwerfällt, ob es sich von Anfang an um eine partielle Schädigung oder schon um Restitutionserscheinungen handelt. Eine beginnende Restitution ist wahrscheinlich, wenn die Schädigung der distalen Gebiete stärker als die der proximalen ist, außerdem sind Restitutionen elektromyographisch erkennbar. Differentialdiagnostisch kommen vor allem die Wurzelkompressionssyndrome im unteren Lumbalbereich in Frage, auf die hier nicht näher eingegangen werden kann.

Eine kausale operative Behandlung der die Nerven komprimierenden Tumoren im kleinen Becken wird häufig nicht möglich sein, da es sich in den meisten Fällen um ausgedehnte Malignome handelt, bei denen allenfalls eine Strahlentherapie indiziert ist. Die

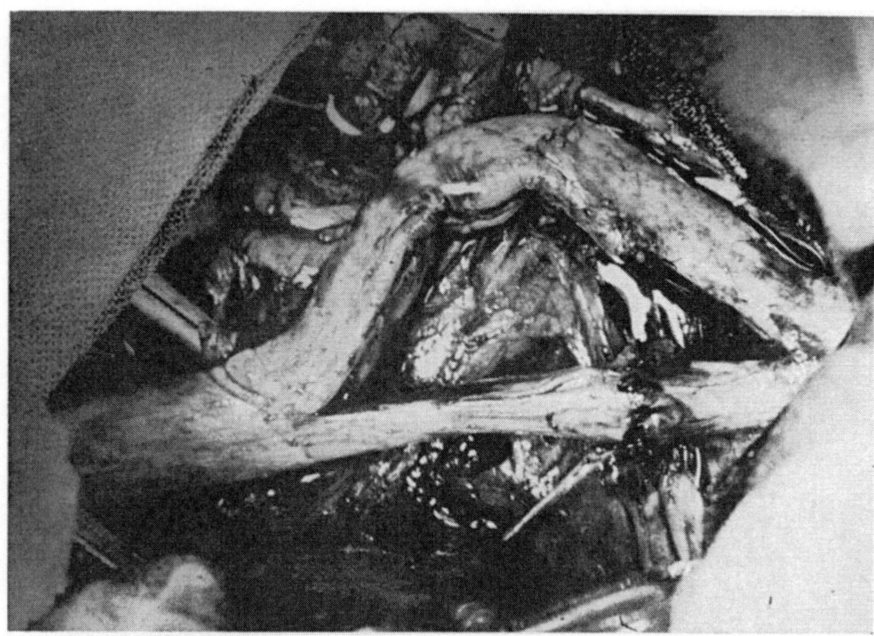

Abb. 93. Verletzung des peronealen Ischiadicusanteiles, Sekundärnaht des geschädigten Abschnittes mit Schlingenbildung des erhaltenen tibialen Ischiadicusanteils

im Zusammenhang mit derartigen Blastomen auftretenden Schmerzzustände sind je nach Lage des Falles durch Rhizotomie sensibler Wurzeln oder ein- oder doppelseitige thorakale Chordotomie zu beeinflussen.

Paresen des N. ischiadicus nach Luxationen oder Frakturen sollten nach BATEMAN nicht länger als 6 Wochen konservativ behandelt werden, wenn in dieser Zeit keine Restitutionszeichen zu erkennen sind.

Die fatalen Folgen der Spritzenschädigung können vielleicht dadurch gemildert werden, daß sofort versucht wird, durch Nachinjektion von 100 cm³ physiologischer Kochsalzlösung das injizierte Medikament möglichst stark zu verdünnen. Für eine frühzeitige operative Freilegung des injektionsgeschädigten Nerven plädieren BATEMAN, CARAYON u. a. Bei der operativen Exploration nach einer Spritzenschädigung finden sich derbe narbige perineurale Veränderungen, deren Ausbildung um so stärker, je länger der Zeitraum seit der Injektion ist. CARAYON u. Mitarb. konnten durch Neurolyse in der Hälfte ihrer 12 Fälle Beschwerdefreiheit erzielen. Diese guten Resultate können wir an unserem eigenen Krankengut nicht bestätigen. Der Grund ist vielleicht darin zu suchen, daß es sich um Spätfälle handelte, die Wochen, teilweise erst Monate nach der Injektion zur operativen Behandlung kamen.

Der Ischiadicus wird mit einer Schnittführung nach ISELIN freigelegt: der Hautschnitt zieht lateral um den Glutaeus maximus bis zur Gesäßfalte und biegt etwa in der Mitte der Gesäßfalte senkrecht auf den Oberschenkel um. Je nach der Lokalisation der Verletzung kann der Hautschnitt am Oberschenkel bis zur Kniekehle verlängert werden (Abb. 18f). In vielen Fällen genügt es, durch Spaltung der Muskulatur des Glutaeus maximus in der Faserrichtung eine ausreichende Freilegung des Ischiadicusstammes zu erzielen. Ist der Nervenstamm bei dieser Freilegung aber nicht genügend übersichtlich, so sollte man nicht zögern, den gesamten Glutaeus maximus an seiner Ansatzstelle am Trochanter und an der Fascia lata abzutrennen.

Nach scharfen Ischiadicusverletzungen ist bei Teilschädigungen eine Teilnaht besonders leicht durchführbar, weil tibialer und peronealer Anteil des Nerven ohne Schwierigkeit auf lange Strecken zu trennen sind (Abb. 93). Größere Dehiszenzen im Bereich des

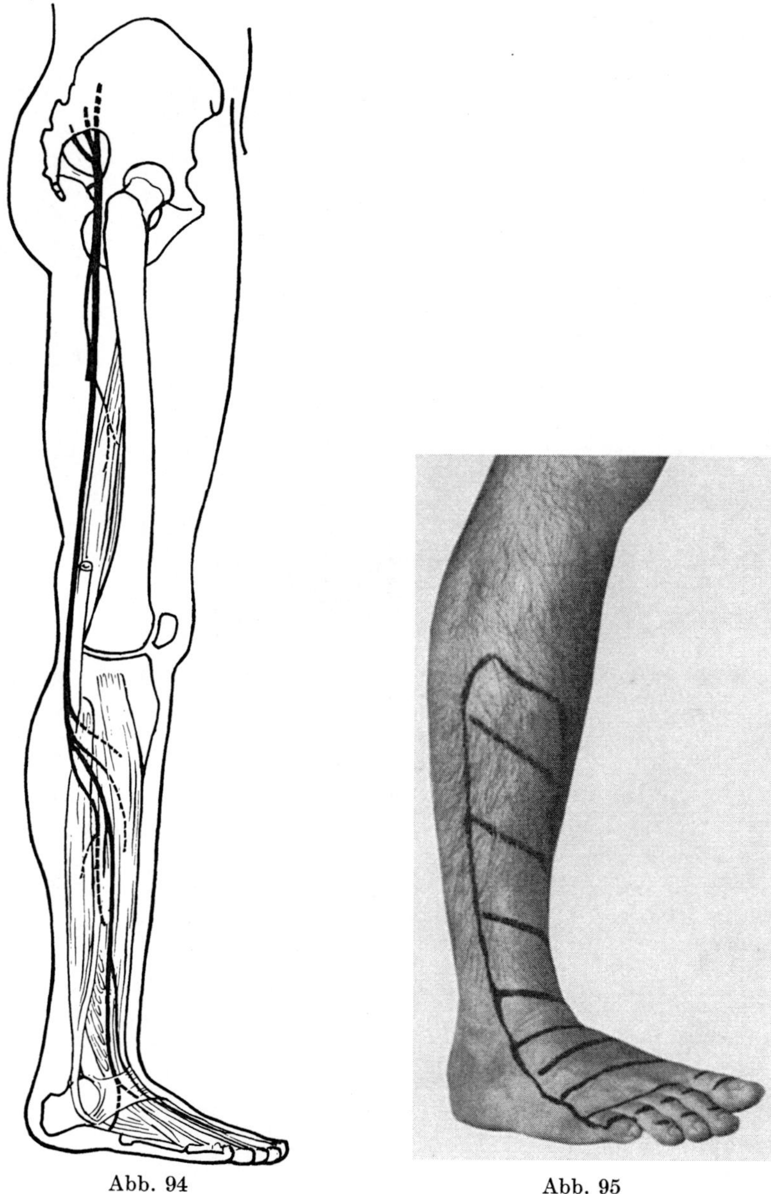

Abb. 94   Abb. 95

Abb. 94. Verlauf des N. peroneus. (Nach von Lanz-Wachsmuth)

Abb. 95. Beispiel eines Sensibilitätsausfalles bei Peroneuslähmung

Oberschenkels lassen sich durch extreme Beugung des Unterschenkels im Kniegelenk gut überbrücken. Die Verletzungen am Foramen ischiadicum majus sind dagegen wesentlich ungünstiger, da hier eine Mobilisierung nach proximal kaum möglich ist.

Ist eine Ischiadicuslähmung so ausgedehnt, daß der Defekt nicht überbrückt werden kann, so kann man eine freie Transplantation versuchen, für die jedoch in den meisten Fällen genügend Material schwer zu beschaffen sein dürfte. Gegebenenfalls sollte man dann den peronealen Anteil opfern, um den tibialen Anteil wiederherzustellen. Ist das nicht möglich, und kann als Wesentlichstes eine Schutzsensibilität nicht erzielt werden, wird das weitere Hinausschieben einer Unterschenkelamputation sinnlos. Die komplizierten Wiederherstellungsoperationen kommen ohnehin nur in Ausnahmefällen in Frage.

b) Nervus peroneus

Der N. peroneus communis (Abb. 94) verläuft nach der Trennung vom N. tibialis aus dem gemeinsamen Ischiadicusstamm am medialen Rand des M. biceps hinter das Fibulaköpfchen. Er zieht um das Collum fibulae herum und tritt in einen Kanal ein, der von der Fibula und den Ursprüngen des M. peroneus longus gebildet wird. Innerhalb dieses Kanals teilt er sich in einen N. peroneus profundus und superficialis. Der N. peroneus superficialis liegt zunächst unter dem M. peroneus longus, zieht dann an die vordere seitliche Fläche des M. extensor digitorum longus, durchbricht im distalen Drittel des Unterschenkels die Fascie und endet als Hautnerv mit zwei größeren Ästen, den Nn. cutaneus dorsalis intermedius und cutaneus dorsalis medialis. Der N. peroneus profundus durchbricht ebenfalls den M. peroneus longus und zieht zwischen dem M. tibialis anterior und dem Extensor digitorum longus bzw. Extensor hallucis longus auf der Membrana interossea nach abwärts zum ersten Zwischenknochenraum. Sein Endast, der N. digitalis dorsalis pedis, verzweigt sich in der Haut der 1. und 2. Zehe.

Aus dem N. peroneus communis geht innerhalb der Kniekehle der N. cutaneus surae lateralis ab und bildet einen Teil des N. suralis (s. oben). Vom N. peroneus superficialis gehen motorische Äste zu den Mm. peroneus longus und brevis ab. Sensibel versorgt er das untere Drittel der Haut an der Streckseite des Unterschenkels und die Haut des Fußrückens (Abb. 95). Die übrigen motorischen Äste für die Streckmuskulatur entstammen dem N. peroneus profundus, der in seinem Verlauf Äste zum M. tibialis anterior, Extensor digitorum longus und brevis und Extensor hallucis longus und brevis abzweigt.

Beim Ausfall des N. peroneus communis sind die Strecker des Fußes und der Zehen gelähmt und die Fußspitze hängt schlaff herunter. Durch den Ausfall der abduzierenden Wirkung des Peroneus brevis und longus kommt noch eine Varusstellung hinzu, so daß das charakteristische Bild des Pes equinovarus resultiert. Beim Gehen zeigt sich bei der völligen Lähmung des N. peroneus communis eine charakteristische Gangstörung, der sog. „Steppergang". Durch das Hängen der Fußspitze schleifen die Fußspitze und der äußere Fußrand am Boden. Diese Lähmung wird durch eine stärkere Beugung im Hüft- und Kniegelenk ausgeglichen, so daß für diese Gangstörung auch die Bezeichnung „Hahnentritt" angebracht ist. Ist der N. peroneus superficialis isoliert geschädigt, so besteht die Unfähigkeit, den Fuß zu abduzieren. Da dieser Nerv gleichzeitig infolge seiner Wirkung auf das Metatarsale I die Wölbung des Fußes verstärkt, entwickelt sich das Bild eines schmerzhaften Plattfußes (pes planovalgus). Wenn der N. peroneus profundus allein ausgefallen ist, so ist die Abduktion des Fußes erhalten, der laterale Fußrand kann noch angehoben werden. Dagegen sind die Extensoren des Fußes und der Zehen gelähmt, so daß Stehen und Gehen auf der Ferse nicht möglich sind.

Die Peroneuslähmungen gehören zu den häufigsten peripheren Lähmungen überhaupt. Ihre Häufigkeit hat sich auch unter Friedensverhältnissen gegenüber den Kriegsverletzungen nicht merklich verschoben. WIECK führt die Peroneuslähmungen in ihrer Häufigkeit mit 15,4 % an dritter Stelle auf. Sie liegen damit mit Ausnahme des N. ulnaris vor den großen Armnerven.

Die Schädigungen können einmal durch Verletzungen am Oberschenkel hervorgerufen werden. Eine vielfach angenommene erhöhte Vulnerabilität erscheint fraglich, der Nerv ist einfach stärker exponiert. ROSOLLECK berichtete über 16 Peroneusparesen, die nach Nagelung von Femurfrakturen beobachtet wurden. Da der N. peroneus am Fibulaköpfchen besonders gefährdet ist, wird er hier auch am häufigsten durch Schlag oder Druck, Schnittverletzungen oder Frakturen des Wadenbeinköpfchens verletzt. Zudem ist er hier auch anscheinend Zerrungen und Überdehnungen ausgesetzt. Peroneuslähmungen wurden nach plötzlicher Supination des Fußes, kräftigem Aufspringen auf den Fuß und Distorsionen des Kniegelenkes auch ohne lokale Traumatisierung gesehen. Das gleiche gilt für Luxationen des Kniegelenkes.

Eine typische professionelle Lähmung stellt die Peroneusschädigung dar, die durch Arbeiten in hockender Stellung ausgelöst wird. Auch dabei handelt es sich um eine Überdehnung bzw. Zerrung des Nerven. Im Gegensatz zu der unmodern gewordenen, noch durch die Lehrbücher ziehenden „Rübensteckerlähmung" ist von SPROSKIN die moderne Peroneuslähmung infolge und als Risiko einer Entfettungskur angegeben worden. Der Verfasser beobachtete in 9 Fällen eine ein- oder doppelseitige Peroneuslähmung nach erheblichem Gewichtsverlust in kurzer Zeit. Die Patienten waren zu weitgehender

Untätigkeit gezwungen und hatten die Gewohnheit, stundenlang mit übereinander geschlagenen Beinen vorzugsweise vor dem Fernsehschirm zu sitzen. Dadurch kam es zu einer Drucklähmung des Nerven zwischen dem Fibulaköpfchen des betroffenen und der Patella des anderen Beines. Peroneusschäden als Folge von Sportverletzungen sind durch Schlag, Stoß oder Fehltreten vor allem bei Fußballspielern bekannt (Rütt, Wüllenweber). Eine Drucklähmung des Peroneus kann auch durch Gipsverbände oder Lagerung eines verletzten Beines auf einer Braunschen Schiene zustande kommen. Bei kachektischen Patienten genügt unter Umständen schon die Lagerung auf einer harten Unterlage, um zu einer Druckschädigung des Nerven am Fibulaköpfchen zu führen. Olsen u.a. beobachteten periphere Nervenschädigungen nach tiefer Bewußtlosigkeit, wie sie durch Barbitursäure- und andere Vergiftungen mit komatösem Zustandsbild auftreten können. Diese Lähmungen sind ebenfalls als Drucklähmungen anzusehen. Die Autoren diskutieren die Frage, ob die Intoxikation eine Teilursache der Lähmung im Sinne einer besonderen Prädisposition darstellt. Nervenschäden durch Druck oder ein einmaliges stumpfes Trauma sind auch nach Elektroschockbehandlung beobachtet worden (Mason). Druckschädigungen von Hautästen am Fußrücken können durch zu enges Schuhwerk, meist durch hohe Berg- oder Skischuhe entstehen (Mumenthaler u. Schliack). Weitere Schädigungsmöglichkeiten bestehen durch Ganglien (Clark, Jung, Parkes), Exostosen (Solomon) oder durch perineurale und intraneurale Tumoren, auf die wir in dem Abschnitt über die peripheren Nerventumoren näher eingegangen sind. Von Brunner und Pommier und Lecomte wurden Fälle von Peroneuslähmungen im Wochenbett mitgeteilt. Die von Brunner beobachtete Lähmung ergab die Indikation zur Schnittentbindung. Diese Paresen dürften mit großer Wahrscheinlichkeit auf eine Plexusschädigung durch den kindlichen Kopf zurückzuführen sein, wie schon im Abschnitt über die Ischiadicusschäden angeführt wurde.

Die Differentialdiagnose der Peroneuslähmungen hat in erster Linie den Nucleus pulposus-Prolaps zwischen 4. und 5. Lendenwirbel mit Schädigung der Wurzel L 5 zu berücksichtigen. Bei der Lähmung, die durch Wurzelkompression in dieser Höhe bedingt sein kann, besteht eine mehr oder weniger stark ausgeprägte Schwäche der Extensoren mit der Unmöglichkeit, auf der Ferse zu stehen. Diese Wurzelkompression ist durch das typische Schmerzband und den Sensibilitätsausfall im L 5-Dermatom gegenüber der peripheren Peronäuslähmung abzugrenzen.

Myelographie und Liquoruntersuchung ermöglichen die Unterscheidung zwischen Caudaläsionen oder neoplastischen Prozessen im Caudabereich und einer distalen Peroneusschädigung. Entzündliche oder degenerative Vorderhornprozesse können ebenso wie die neurale Muskelatrophie vom Typ Charcot-Marie eine distale Lähmung vortäuschen, sind aber meist durch die langsame Progredienz und Beidseitigkeit der Ausfälle unschwer zu erkennen. Eine zentral bedingte Parese ist einmal durch die vorhandene Spastik, zum anderen im Gang von einer distalen Lähmung zu unterscheiden. Der Spastiker circumduziert das steifgehaltene Bein beim Gehen und beugt das Knie nicht stärker an, wie es beim typischen Hahnentritt der Peroneuslähmung der Fall ist.

Obwohl selbstverständlich die Möglichkeit einer ischämischen Schädigung auch des N. peroneus besteht (Ferguson und Liversedge), kann eine andere Folge einer ischämischen Nekrose, das Tibialis anterior-Syndrom, häufiger Anlaß zu differentialdiagnostischen Schwierigkeiten bieten. Mumenthaler, Baasch und Ulrich haben diese Fußheberparese auf vasculärer Grundlage genau beschrieben und darauf hingewiesen, daß das Krankheitsbild im Frühstadium nicht von einer distalen Peroneuslähmung abzugrenzen ist. Bei dem Tibialis anterior-Syndrom handelt es sich um eine ischämische Nekrose der Mm. tibialis anterior, extensor hallucis longus und extensor digitorum longus. Entsteht durch eine primäre Ischämie infolge einer Embolie oder eines Verschlusses einer weiter proximal gelegenen Arterie ein Ödem, so haben die in der Tibialisloge liegenden Muskeln infolge der straffen Umgebung keine Möglichkeit, sich auszudehnen. Eine derartige Gewebsschwellung soll schon durch Überbeanspruchung der Muskulatur nach

Märschen, Fußballspiel u. ä. möglich sein. Im Beginn der klinischen Symptomatik steht eine intensive Schmerzhaftigkeit im Bereich der Schienbeinkante und eine Schwellung und Rötung an der Unterschenkelstreckseite. Zunehmend bildet sich eine motorische Schwäche für die Dorsalextension des Fußes aus. Da der ebenfalls in der Tibialisloge verlaufende N. peroneus profundus im weiteren Verlauf durch die Ischämie auch geschädigt wird, tritt eine neurogene Parese der Mm. extensor digitorum und hallucis brevis zusätzlich auf. Es kommt zu einer Sensibilitätsstörung entsprechend dem Versorgungsbereich im 1. Zwischenzehenraum. Eine ischämische Schädigung des N. peroneus superficialis, die im weiteren Verlauf eine neurogene Parese der Mm. peronei zur Folge hat, soll dadurch zustande kommen, daß manchmal der N. peroneus superficialis von einem Ast aus der A. tibialis anterior versorgt wird. Die frühzeitige Abgrenzung des Tibialis anterior-Syndroms gegenüber einer peripheren Lähmung anderer Genese ist vor allem deshalb wesentlich, da nur durch die operative Spaltung der Fascia cruris anterior innerhalb der ersten 24—48 Std die Aussicht besteht, daß sich die in ihrer Ernährung geschädigte Muskulatur erholt. Die ischämische Nekrose der Mm. peronei nach Überbeanspruchung der Muskulatur ist als große Seltenheit von RESZEL, JANES und SPITTELL beschrieben worden.

KOPELL und THOMPSON berichteten in einer Zusammenstellung über periphere Kompressionsneuropathien der unteren Gliedmaße unter anderem über eine Irritation des N. peroneus communis, die durch den M. peroneus longus verursacht war. Falls die lokale Infiltration mit Hydrocortison keine Beschwerdefreiheit bringt, soll in derartigen Fällen eine Neurolyse angezeigt sein.

Die konservative Behandlung der Peroneuslähmung ist ausschließlich den Fällen vorbehalten, in denen es durch vorübergehenden Druck zu einer Nervenschädigung gekommen ist. Je länger die Druckwirkung angehalten hat, um so ungünstiger wird die Prognose, und es empfiehlt sich auch für diese Fälle bei entsprechenden Befunden eine möglichst frühzeitige chirurgische Exploration. Die Prognose der Peroneusnähte ist nach den Statistiken der Literatur und unseren eigenen Erfahrungen die schlechteste aller peripheren Nervenstämme überhaupt. Bei der Freilegung des Nerven in der Kniekehle wird der in der Beugefalte verlaufende Hautschnitt am Fibulaköpfchen entsprechend dem Nervenverlauf nach distal verlängert. Ist die Lokalisation am Fibulaköpfchen als Einwirkungsort der Schädigung gesichert, so genügt ein bogenförmiger, hinter dem Fibulaköpfchen verlaufender Hautschnitt zur Freilegung des Nerven.

Bei Schädigungen in der Kniekehle können durch Beugung der Kniegelenke Distanzen von 8—9 cm ausgeglichen werden. Bei der Schädigung am Fibulaköpfchen wird die Distanz geringer, da die zahlreichen distal vom Fibulaköpfchen abgehenden Muskeläste eine ausgedehnte Mobilisierung des Nerven im Unterschenkelbereich erschweren. Durch die Resektion des Fibulaköpfchens kann etwas Platz geschaffen werden, so daß eine Naht evtl. spannungsfrei durchführbar ist. Bei Spätschäden durch Druck können sich so ausgedehnte intraneurale bindegewebige Veränderungen finden, daß die Resektion des Nerven über einen größeren Abschnitt erforderlich wäre und die Sekundärnaht aus diesem Grunde undurchführbar wird. Da die Kompensation der Peroneusparese mit orthopädischen Mitteln bzw. muskelplastischen Ersatzoperationen relativ leicht möglich ist, sind ausgedehnte Nerventransplantationen nicht indiziert, zumal deren Erfolg bei der schlechten Prognose, die für die Nervennähte am Peroneus ohnehin besteht, äußerst zweifelhaft sein dürfte. LIVINGSTON, LIVINGSTON u. ANDRUS und HIGHET u. HOLMES wiesen auf die Zugschädigung hin, die die Naht des N. peroneus postoperativ gefährden kann. LIVINGSTON u. Mitarb. sahen unter 300 Nähten 10mal eine postoperative Dehiszenz, in 9 Fällen war der N. peroneus betroffen.

c) Nervus tibialis

Der N. tibialis (Abb. 96), der oberhalb des Kniegelenks als einer der Endäste den Ischiadicusstamm verläßt, entstammt den ventralen Anteilen des Plexus lumbo-sacralis. Im mittleren Bereich der Kniekehle lateral von den Gefäßen liegend, zieht er zwischen dem M. soleus und den tiefen Wadenmuskeln abwärts und gelangt zwischen dem Flexor digitorum longus und dem Flexor hallucis longus zur medialen Seite des Fußgelenkes, wo er sich dicht hinter dem Innenknöchel in die beiden Endzweige, die Nn. plantares medialis und lateralis, aufsplittert. In der proximalen Hälfte der Kniekehle gibt er den N. cutaneus surae medialis ab, der sich mit dem N. cutaneus surae lateralis des N. peroneus communis zum N. suralis vereinigt. Der N. suralis zieht gemeinsam mit der Vena saphena parva lateral von der Achillessehne in den Sulcus retromalleolaris lateralis, von wo er Hautäste an die Außenseite der Ferse, den seitlichen Fußrand und die Außenfläche der kleinen Zehe abgibt.

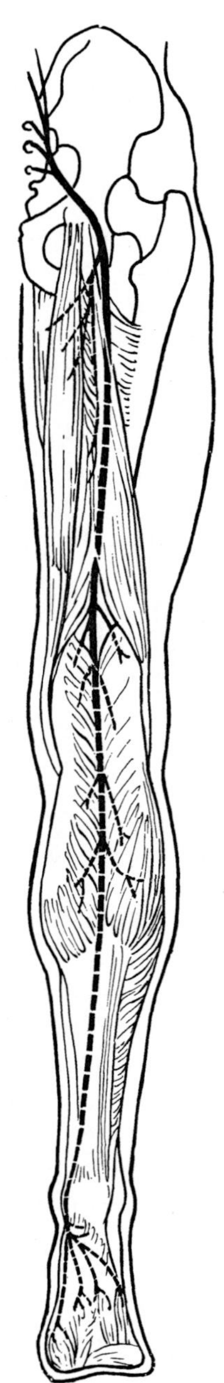

Abb. 96. Verlauf des N. tibialis. (Nach von Lanz-Wachsmuth)

Im distalen Abschnitt der Kniekehle zweigen vom N. tibialis zahlreiche motorische Äste zur Versorgung des M. gastrocnemius, der Mm. soleus, popliteus und plantaris ab. Der tiefe Ast für den M. popliteus setzt sich in den N. interosseus cruris fort und zieht auf der Membrana interossea abwärts bis zum oberen Sprunggelenk. Der Tibialisstamm verläßt die Kniekehle unter den beiden Gastrocnemiusköpfen und tritt unter dem Arcus tendineus musculi solei in die tiefe Beugerloge ein, wo er Endäste zu den tiefen Wadenmuskeln, den Mm. tibialis posterior, flexor digitorum longus und flexor hallucis longus abgibt. In der tiefen Schicht der Unterschenkelbeuger verläuft der Stamm des N. tibialis gemeinsam mit der A. und V. tibialis posterior in einem Gefäßnervenstrang, der mit den Sehnen der tiefen Beuger im Canalis malleolaris an die Fußsohle zieht. Im unteren Drittel des Unterschenkels liegt der Gefäßnervenstrang relativ oberflächlich. Die ihn bedeckende Fascie wird in der Gegend des Innenknöchels derber und schließlich zum Retinaculum musculorum flexorum verstärkt. Der Canalis malleolaris wird durch das von der tiefen Fascie abgehende, am Periost der Unterschenkelknochen anhaftende Ligamentum laciniatum und bindegewebige Septen in mehrere Fächer unterteilt. Der Gefäßnervenstrang liegt zwischen der Sehne des M. flexor digitorum longus und M. flexor hallucis longus. Beim Eintritt in den Malleolenkanal gehen die für die Haut an der medialen Fläche der Ferse und den medialen Teil der Fußsohle bestimmten Rami calcanei mediales ab. Im Malleolarkanal selbst teilt sich der Tibialis in seine beiden Endäste. Der N. plantaris medialis entspricht in seinem Versorgungsgebiet dem N. medianus an der Hand. Er innerviert die Muskulatur des Großzehenballens mit Ausnahme des M. adductor hallucis sowie die beiden ersten Mm. lumbricales. Sensibel versorgt er den tibialen Fußrand, die tibiale Hälfte der Fußsohle und die Beugeflächen der Zehen bis zur Mitte der 4. Zehe. Der zweite Endast, der N. plantaris lateralis, versorgt motorisch — dem Ulnaris an der Hand entsprechend — den Adductor hallucis, sämtliche Interossei, die Lumbricales III und IV und die Muskeln des Kleinzehenballens. Auch in der sensiblen Versorgung entspricht er dem N. ulnaris, da er die Haut im peronealen Abschnitt der Fußsohle und die Beugefläche der 4. und 5. Zehe sensibel innerviert. Auch die Haut der Streckseite der End- und Mittelglieder der Zehen wird von den Nn. plantaris med. und lat. versorgt.

Bei der Verletzung des N. tibialis in der Kniekehle sind zunächst sämtliche Wadenmuskeln ausgefallen, die Plantarflexion des Fußes ist aufgehoben, die Beugung der Zehen in allen Gelenken und die Streckung im Mittel- und Endgelenk sind nicht möglich. Infolge des Ausfalles der Interossei tritt analog der Ulnarisverletzung an der Hand eine Krallenstellung der Zehen ein, es bildet sich der sog. Hohlklauenfuß. Durch den Ausfall des M. tibialis posterior sind Adduktion und Supination des Fußes eingeschränkt. Das Überwiegen der Extensoren führt zur Hackenfußstellung, gleichzeitig tritt durch die Wirkung des M. peroneus longus eine Valgusstellung, verbunden mit leichter Hohlfußstellung auf. Das Stehen auf den Fußspitzen ist nicht möglich, und der Fuß kann beim Gehen nicht abgerollt werden. Bei einer distalen Läsion des N. tibialis unterhalb des Abganges der Muskeläste für die Wadenmuskulatur und die langen Zehenbeuger ist lediglich die Muskulatur der Fußsohle gelähmt. Die Folge sind statische Beschwerden, die sich besonders bei Belastung bemerkbar machen. Der Sensibilitätsausfall erstreckt sich bei der hohen Tibialislähmung entlang der dorsalen Fläche des Unterschenkels über die Fersengegend bis auf die Fußsohle und die Beugeseite der Zehen. An der lateralen Fußkante greift die sensible Innervation auf den Fußrücken und die Streckseite der kleinen

Zehen über. Die Sensibilität im Versorgungsbezirk des N. suralis (peronealer Fußrand und Außenknöchel) zeigt nur dann eine Störung, wenn der N. suralis im Bereich seines Stammes verletzt ist, da sich Peroneus und Tibialis hier weitgehend überlagern. Es wurde schon erwähnt, daß der N. tibialis analog dem N. medianus am Arm zahlreiche vegetative Fasern führt, so daß es bei seinem Ausfall zum Bild der Kausalgie und schweren vasomotorisch-trophischen Störungen kommen kann. Die schwerwiegendste Folge sind tiefreichende Ulcerationen, die therapieresistent häufig zu Phlegmonen führen.

Die Zahl der Tibialisverletzungen durch Kriegseinwirkung war relativ groß (Tabelle 1).

Dagegen ist die Wahrscheinlichkeit einer Tibialisschädigung durch Schnittverletzungen oder Schlag sehr gering und wird nur gelegentlich bei Verletzungen der Kniekehle beobachtet. Auch im Verlauf in der Tiefe der Wadenmuskulatur liegt der Nerv so geschützt, daß eine Verletzung von außen kaum vorkommt. Bei Kniegelenksluxationen, suprakondylären Femurfrakturen und Tibiafrakturen am Übergang vom proximalen zum mittleren Drittel sind isolierte Tibialislähmungen beschrieben. In der Mehrzahl der Fälle kommt es aber eher zu einer Peroneusschädigung, der in seinem Verlauf am Unterschenkel ungeschützt liegt. Bei weiter distal lokalisierten Tibiaschaftbrüchen ist bei starker Dislokation der Fragmente eine isolierte Tibialisverletzung möglich. Ebenso kommen Spätschäden bei Unterschenkelbrüchen durch vermehrte Callusbildung und Umklammerung der Nerven durch narbige Strikturen vor. Eine weitere Schädigungsmöglichkeit besteht durch Luxation und Frakturen im Bereich der Sprunggelenke, überwiegend bei Luxationsfrakturen des Talus und des Innenknöchels.

Professionelle Lähmungen des N. tibialis sind früher bei Beschäftigungen beobachtet worden, die dauernde Tretbewegungen erfordern (Näherinnen, Töpfer).

Als Spätschäden nach Trauma des Innenknöchels wird eine Kompression des N. tibialis oder seiner Äste beobachtet, die zu Paraesthesien der Fußsohle führt, häufig durch Belastung verstärkt wird und sowohl sensible als auch motorische Ausfälle aufweisen kann. Entsprechend dem Carpaltunnelsyndrom an der Hand wurde diese Nervenkompression, die unter dem Ligamentum laciniatum stattfindet, als Tarsaltunnelsyndrom bezeichnet. MUMENTHALER u. Mitarb. berichteten über 12 Fälle, bei denen in 6 Fällen eine Distorsio pedis, bei 3 Patienten eine Malleolarfraktur und bei einem ein anderes Fußtrauma vorausgegangen waren. Die beobachtete Latenzzeit betrug bis zu 14 Jahren. Im objektiven Befund fanden sich Druckempfindlichkeit des N. tibialis, Sensibilitätsausfälle an der Fußsohle, Verminderung der Schweißsekretion an der Fußsohle und eine Parese der kleinen Fußmuskeln in verschieden starker Ausprägung. Bei der operativen Freilegung zeigte sich in 9 Fällen eine „Pseudoneurombildung", d.h., der Nerv war unter dem Lig. laciniatum kolbig aufgetrieben, außerdem lagen sulzige Verdickungen des perineuralen Bindegewebes vor. Das doppelseitige Auftreten des Syndroms wurde von KECK, MUMENTHALER u. Mitarb. beobachtet. Es sind auch Fälle beschrieben worden, bei denen objektivierbare neurologische Ausfälle nicht bestanden, sondern nur subjektive schmerzhafte Sensationen der Fußsohle, vor allem bei Belastung vorlagen. Zur Sicherung der Diagnose wird von MUMENTHALER und SCHLIACK die Novocaininfiltration des Nerven hinter dem Malleolus empfohlen.

Schnittverletzungen an der Fußsohle können zur Durchtrennung der Nn. plantares und deren Aufzweigungen führen. Solche Verletzungen sind aber deshalb selten, weil die Nerven durch die verschwielte Haut der Fußsohle und die derbe Plantaraponeurose geschützt sind. Auf das Krankheitsbild der Mortonschen Metatarsalgie, dem Neurome der Digitalnerven zugrunde liegen, wird an anderer Stelle eingegangen. Differentialdiagnostisch wichtig ist der Nucleus pulposus-Prolaps zwischen dem 5. Lendenwirbel und dem Kreuzbein, der durch Schädigung der S 1-Wurzel zu einer Parese der Plantarflektoren führen kann, die den Zehenstand unmöglich machen. Außerdem ist der Achillessehnenreflex beim Nucleus pulposus-Prolaps S 1 ebenso ausgefallen wie bei der distalen Tibialisschädigung und wie bei den meisten Läsionen des Ischiadicusstammes. Eine beim Discusprolaps evtl. ausgebildete Sensibilitätsstörung ist wie das Schmerzband segmental begrenzt und erlaubt damit die Unterscheidung von der distalen Tibialisschädigung. Störungen der Statik des Fußes sollten unschwer durch die fehlende Sensibilitätsstörung von einer isolierten Tibialisparese abgrenzbar sein.

Die konservative Behandlung der Tibialisparese nach Luxation und Frakturen des Unterschenkels oder Fußes ist nur in solchen Fällen gerechtfertigt, in denen eine schwere Verletzung des N. tibialis durch einen entsprechenden elektrischen oder myographischen Befund ausgeschlossen werden kann. Da bei Unterschenkelbrüchen und Luxationsfrakturen die chirurgische Behandlung meist völlig im Vordergrund steht, wird eine Tibialislähmung leicht übersehen. Die Behandlung im Gipsverband verzögert eine exakte neurologische Diagnostik. Eventuell auftretende Decubiti und Ulcerationen werden erfahrungsgemäß eher auf eine Druckschädigung durch den Gips als auf eine Nervenläsion bezogen.

Beim Tarsaltunnelsyndrom führt wie bei den anderen Kompressionssyndromen ein konservativer Behandlungsversuch durch Injektion von Hydrocortison vorübergehend zur Besserung, aber nur in seltenen Fällen zur Beschwerdefreiheit. Falls gröbere neurologische Ausfälle bestehen, sollte man hier mit der operativen Behandlung, der Durchtrennung des Ligaments, nicht warten.

Für die operative Freilegung des N. tibialis im Bereich der Kniekehle legen wir einen Hautschnitt, der am Oberschenkel senkrecht über dem Nervenstamm bis etwa zur Mitte der Kniegelenksbeugefalte zieht, dann in dieser Falte verläuft, um, wenn nötig, medial nach distal abzubiegen. Diese Schnittführung verhindert die Bildung von flügelfellartigen Narben, die Bewegungseinschränkungen im Kniegelenk verursachen können. Am Unterschenkel muß man den Tibialis unter dem M. soleus von einem Längsschnitt her freilegen. Eine manchmal empfohlene Verlagerung des Nerven am Unterschenkel aus der Muskulatur heraus ist nach unseren Erfahrungen sinnlos. Durch eine ausreichende Mobilisierung in der Kniekehle und die Beugung im Kniegelenk können Dehiszenzen von 8—10 cm überbrückt werden. Für die Freilegung des Nerven am Innenknöchel zur Behandlung des Tarsaltunnelsyndroms wird ein retromalleolarer bogenförmiger Hautschnitt empfohlen. Die Spaltung des Ligamentum laciniatum reicht nach Mumenthaler und Schliack für die Behandlung nicht aus, sondern der Nerv muß in seinem Verlauf am unteren Drittel des Unterschenkels mobilisiert werden, um Rezidive zu vermeiden. Außer der Beugung im Kniegelenk kann bei Nervennähten zusätzlich eine Spitz-Fußstellung notwendig werden. Sie bringt aber nur geringe Gewinne.

Das trophische Fersenulcus (mal perforant) ist neben der Kausalgie die schwerwiegendste Komplikation nach Tibialisläsionen. In Einzelfällen wurde durch die Nordmannsche Neurotisation (s. auch oben) eine Abheilung erzielt. Ob die Heilung lange genug angehalten hat, ist nicht bekannt. Unsere Erfahrungen mit lumbalen Sympathektomien zeigten auch eine temporäre und zum Teil sehr imponierende Abheilung der Ulcera. In keinem unserer Fälle hielt jedoch die Heilung an, wenn nicht wenigstens eine Schutzsensibilität durch Teilrestitution des Nerven erzielt worden war. Nach unserer Erfahrung kann nur in solchen Fällen und nur mit einer gestielten Hautplastik ein Narbenulcus auf die Dauer erfolgreich gedeckt werden. In allen anderen Fällen wird durch eine frühzeitige Unterschenkelamputation mit Stumpfdeckung durch einen Hautlappen aus dem Saphenusgebiet dem Verletzten ein langes nutzloses Krankenlager erspart.

Mortons Metatarsalgie

Morton hat bereits im vorigen Jahrhundert ein Krankheitsbild beschrieben, das wegen der lange bestehenden pathogenetischen Unklarheiten häufig zu Fehldiagnosen und Fehlbehandlungen geführt hat und noch führt. Es handelt sich um eine durch chronisches Trauma hervorgerufene Hypertrophie und Fibrose eines interdigitalen Nerven in seinem intermetatarsalen Verlauf zwischen dem 3. und 4. Mittelfußknochen. Nach Mumenthaler und Schliack, Nissen u.a. tritt diese spindelige Auftreibung des N. digitalis knapp vor seiner Aufzweigung im 3. und 4. Zwischenknochenraum auf. Sie zeigt eine Bindegewebszunahme, kleine Gefäßthrombosen und sekundäre ischämische Nervenver-

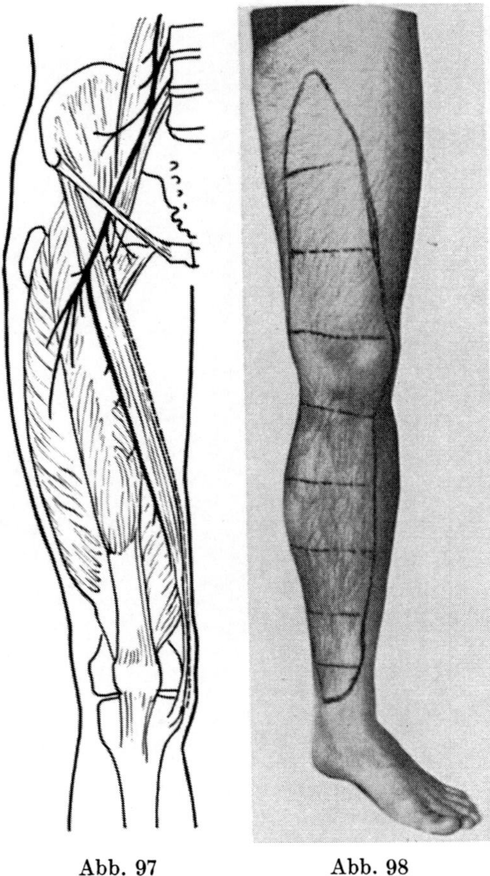

Abb. 97   Abb. 98

Abb. 97. Verlauf des N. femoralis. (Nach VON LANZ-WACHSMUTH)

Abb. 98. Beispiel eines Sensibilitätsausfalles bei Femoralislähmung

änderungen. Es kommt zu heftigen, oft brennenden Schmerzen an der Fußsohle, die in den Bereich des Mittelfußes und der äußeren Zehen lokalisiert werden. Da die Schmerzen überwiegend bei Belastung auftreten, ist eine Verwechslung mit Senk-Spreizfuß-Beschwerden und eine entsprechende Behandlung mit Einlagen naheliegend. Ein Test zur diagnostischen Klärung ist die Novocainblockade der Nerven zwischen dem 3., 4. und 5. Mittelfußknochen. Mehrere Fälle dieses Krankheitsbildes wurden von COHEN, MONEY, WARTER und KUHN, MOORE und MEREDITH beschrieben und durch Entfernung des Neuroms erfolgreich operativ behandelt. Der operative Zugang von der Fußsohle her bietet keinerlei Schwierigkeiten. Wegen der störenden Narbenbildung an der Fußsohle wird von KAPLAN u. a. der etwas schwierigere Zugang vom Fußrücken empfohlen. Wir haben selbst keine Erfahrung mit der operativen Behandlung dieses Krankheitsbildes. Es ist auch in der Literatur nichts über Spätergebnisse bekannt. Es könnte vermutet werden, daß es durch Excision des Neuroms zu einer erneuten Bildung eines Stumpfneuroms kommt, das theoretisch die gleichen Beschwerden verursachen könnte.

d) Nervus femoralis

Der N. femoralis (Abb. 97), der den Lumbalwurzeln 2—4 (überwiegend L 4) entspringt, verläuft retroperitoneal zwischen dem M. psoas und dem M. iliacus, die er motorisch versorgt, bis zum Leistenband. Bevor er das Leistenband in der Lacuna musculorum durchquert, gibt er einen weiteren motorischen Ast an den M. pectineus ab. Unterhalb des Leistenbandes teilt er sich fächerförmig in seine Endäste auf, die motorisch die Mm. quadriceps und sartorius, sensibel die Streckseite des Oberschenkels versorgen. Der längste sensible Endast, der N. saphenus, innerviert die Haut der Innenfläche des Unterschenkels bis zum medialen Fußrand (Abb. 98).

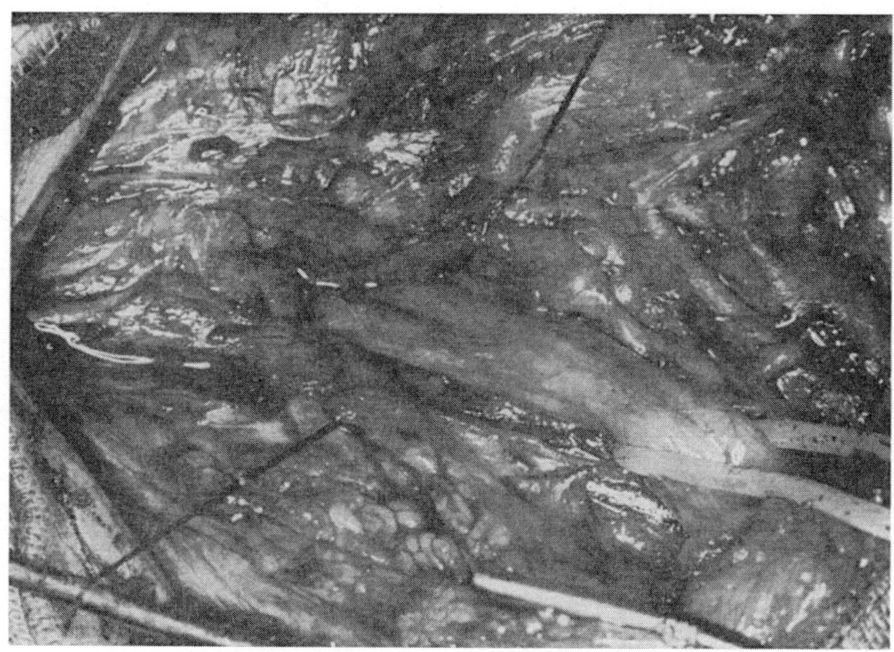

Abb. 99. Einengung des N. femoralis am Leistenband nach Herniotomie

Die neurologischen Ausfälle einer Femoralisschädigung sind wie bei allen Nervenstämmen von der Höhe der Läsion abhängig. Bei einer Schädigung des proximalen Nervenanteiles kommt es nur zu einer Teillähmung des M. iliopsoas, da diese Muskelgruppe zusätzlich durch direkt vom Lumbalplexus abgehende Äste versorgt wird (FOERSTER). Der Ausfall des Iliopsoas hat zur Folge, daß die Beugung im Hüftgelenk und gleichzeitig die Außenrotation aufgehoben sind. Außerdem ist durch den Ausfall dieser Muskelgruppe die Vorwärtsbeugung des Rumpfes behindert. Der M. pectineus zählt zu den Adductoren. Seine isolierte Parese wird aber durch die übrigen Adductoren kompensiert. Viel wichtiger für die Statik des Beines ist der Ausfall der Quadricepsgruppe, weniger wichtig der des M. sartorius. Die Muskeln des Quadriceps wirken als Strecker des Kniegelenks, der Sartorius zusätzlich durch seinen Ansatz am Pes anserinus des Kniegelenks als Beuger im Kniegelenk und als Innenroller des Beines. Bei Ausfall der Muskeln an der Vorderseite des Oberschenkels, sei es durch eine Schädigung des Nerven oberhalb des Leistenbandes oder durch eine Läsion im Bereiche des Leistenbandes, ist ein Stehen auf dem geschädigten Bein nur möglich, wenn das Knie nach hinten durchgedrückt ist. Daraus ergibt sich eine besondere Behinderung beim Aufstehen aus dem Sitzen, beim Treppensteigen oder beim Aufrichten aus der Kniebeuge. Der Sensibilitätsausfall reicht bei der Femoralislähmung von der Streckseite des Oberschenkels dicht unterhalb des Leistenbandes über den medialen Kniegelenksanteil bis zur Innenseite des Unterschenkels und zum medialen Fußrand (Abb. 98). Der Patellarsehnenreflex ist aufgehoben.

Die Ursachen der Femoralisparese sind sehr mannigfaltig. Verglichen mit der Gesamtzahl der Kriegsverletzungen peripherer Nerven stellt die Gruppe der Femoralislähmungen nur einen kleinen Teil dar. WOODHALL fand z. B. unter 7050 Nervennähten 21 Femoralisnähte.

Unter den in Friedenszeiten beobachteten Läsionen stehen die durch retroperitoneale, entzündliche oder neoplastische Veränderungen hervorgerufenen im Vordergrund. CALVERLEY und MULDER, KAMMERER, REGLI u. HAYNAL berichteten jeweils über mehrere Fälle der Mayo-Klinik, der Univ.-Nervenklinik Heidelberg und der Univ.-Nervenklinik Zürich. Die von KAMMERER mitgeteilten Quadricepsparesen infolge einer lumbalen Osteochondrose oder von Wirbelmetastasen sollten u. E. nicht zur Gruppe der Femoralisparesen gerechnet werden, da es sich um reine Wurzelschädigungen handelt. Auffällig ist die große Anzahl der in diesen Zusammenfassungen aufgeführten Diabetiker, die Zeichen einer Schädigung des N. femoralis aufwiesen. Daneben werden als allgemeine Ursachen Arteriosklerose und Periarteriitis nodosa angeführt. Auch der Tuberkulose, entzündlichen Nierenaffektionen und retroperitonealen Lymphomen kommt eine ursächliche Bedeutung zu. Die Femoralislähmung als Folge einer Appendicitis bzw. Appendektomie (CHIASSERINI JR., SCHEWKET, SCHWINK) ist seit längerer Zeit ebenso bekannt, wie die durch eine Herniotomie hervorgerufene (BODECHTEL, KRENKEL u. TÖNNIS, MUMENTHALER u. SCHLIACK). Wir konnten 3 komplette Femoralislähmungen nach Appendektomie bzw. nach Sekundäroperation appendizitischer Verwachsungen, 2 nach Herniotomie (Abb. 99), mit Erfolg nähen. Über eine größere Zahl von Femoralisschädigungen wurde in den letzten Jahren nach gynäkologischen Operationen berichtet (BUCHBENDER und WEISS, KENRICK, WINKELMANN). Es soll sich dabei um eine isolierte Druckschädigung des Nerven nach Verwendung des Bauchdeckenhalters nach COLLIN handeln. Wir konnten in einem halben Jahr allein 3 Femoralisschädigungen beobachten, die bei der orthopädischen Freilegung des Hüftgelenks durch Hakendruck bzw. -zug verursacht worden waren. In den meisten der referierten Fälle scheint eine spontane Rückbildung der Lähmung unter konservativer Behandlung eingetreten zu sein. Auf die Möglichkeit einer Femoralislähmung durch Überstreckung wiesen LUFT, KOLL, MUMENTHALER und KATZENSTEIN, SUTROW hin. Es muß dabei offengelassen werden, ob durch die Überstreckung nicht wahrscheinlicher eine Wurzelläsion L 4 erfolgt ist. Als weitere Schädigungsmöglichkeit ist mit der Entwicklung der Kathetermethoden in der Arteriographie der Punktionsschaden des Nerven bei Punktion der A. femoralis am Leistenband zu nennen. Die meisten dieser Schädigungen zeigen spontane Rückbildungstendenz, da sie durch Hämatome in der Nachbarschaft verursacht sind. Eine Femoralislähmung als Folge eines Aneurysmas der A. femoralis wurde schon im vorigen Jahrhundert von OPPENHEIM beschrieben. BODECHTEL schilderte einen Fall eines mykotischen Aneurysmas der A. iliaca mit Kompression des N. femoralis. Schließlich sei auf die Spritzenschädigung des N. femoralis (WISSFELD u. MATHEIS) hingewiesen. Die Verfasser vermuten allerdings, daß bei der glutäalen Injektion eine paravertebrale Wurzelschädigung stattgehabt hat.

Die Differentialdiagnose der Femoralislähmung hat in erster Linie die Wurzelkompression durch einen Nucleus-pulposus-Prolaps L3/4 zu berücksichtigen. Differentialdiagnostische Schwierigkeiten ergeben sich in den seltensten Fällen, da die segmentalen Sensibilitätsstörungen eine Abgrenzung gegenüber der Schädigung des Femoralisstammes erlauben. Die Unterscheidung vom pelveofemoralen Typ der spinalen Muskelatrophie wird erleichtert durch die bei diesem Krankheitsbild fehlende Sensibilitätsstörung. Die Verwechslung mit einer arthritischen Muskelatrophie ist kaum möglich, da die Schmerzen bei diesen Erkrankungen primär auf die Gelenke konzentriert sind. Die Abgrenzung der Femoralisparese gegenüber der Poliomyelitis oder polyneuritischen Krankheitsbildern dürfte keine Schwierigkeiten bereiten. Die als ,,kryptogenetische Femoralisneuritis" (KAMMERER) beschriebenen Fälle entsprechen auch von uns gelegentlich beobachteten Quadricepslähmungen, die ätiologisch nicht eindeutig zu klären waren, bei denen eine retroperitoneale Kompression des N. femoralis aber nicht mit Sicherheit ausgeschlossen werden konnte.

Ein konservativer Behandlungsversuch mit Elektrotherapie und physikalischen Maßnahmen ist nur dann angezeigt, wenn die Lähmung infolge einer intraabdominellen oder retroperitonealen Entzündung aufgetreten ist, als diabetische Neuritis (SKANSE u. GYDELL) aufgefaßt werden muß, oder wenn keine sonstigen Anhaltspunkte für eine Druckschädigung oder eine scharfe oder narbige Läsion bestehen. Die Berichte über erfolgreich durchgeführte Nervennähte sind relativ spärlich auf Grund der nur kleinen Zahl der durchgeführten Sekundärnähte. Eine operative Revision sollte aber baldmöglichst bei allen Femoralisschädigungen durchgeführt werden, bei denen eine Appendektomie oder Herniotomie vorausgegangen ist. Sofern die Schnittführung nicht die vorhandenen Narben zu berücksichtigen hat, kommt für den proximalen Abschnitt ein Flankenschnitt oder ein Pararectalschnitt im Unterbauch in Frage, der unter Umständen bis zum Leistenband bzw. über das

Leistenband hinaus auf die Streckseite des Oberschenkels verlängert werden muß. In den 4 von uns operativ behandelten Fällen gelang die retroperitoneale Freilegung der Nervenstümpfe ohne größere Schwierigkeit. Im Gegensatz zu dem bei den übrigen Nervenstämmen bevorzugten Vorgehen ist es zweckmäßig, bei der hohen Läsion des N. femoralis zunächst den *distalen* Nervenanteil freizulegen, da dessen Identifizierung am Leistenband bzw. dicht oberhalb davon am leichtesten gelingt. Von dort aus wird der Nerv bis zur Verletzungsstelle nach proximal freipräpariert, wobei ein stumpfes Abschieben des Peritoneums bei starken narbigen Veränderungen nicht immer durchzuführen ist. Ein Einriß des Peritoneums, der manchmal nicht zu vermeiden ist, wird zweckmäßigerweise sofort verschlossen, damit der Operationssitus nicht durch prolabierte Darmschlingen unübersichtlich wird. Bei sorgfältiger Präparation des Narbengewebes ist der proximale Nervenstumpf unschwer zu erkennen, da er in der Regel ebenfalls in diesen Narben fixiert ist. Durch starke Beugung im Hüftgelenk bei gleichzeitiger Hochlagerung des Unterschenkels gelang es, Dehiszenzen von 4—5 cm zu überbrücken und eine spannungsfreie Naht durchzuführen.

Die Resultate der Nervennähte in diesen 4 Fällen waren gut. Die ersten Anzeichen einer schließlich vollständigen Funktionswiederkehr im Quadricepsbereich machten sich nach 3—4 Monaten bemerkbar. Ein Rückgang der Sensibilitätsstörung war erst nach 6—8 Monaten festzustellen und der Patellarsehnenreflex war in keinem Fall nach der Nervennaht wieder auslösbar. Die Ruhigstellung mit einem Gipsverband in Beugestellung des Hüftgelenkes erfolgte in unseren Fällen jeweils über einen Zeitraum von 6 Wochen.

e) Übrige Nerven
α) Nervus iliohypogastricus, Nervus ilioinguinalis

Diese beiden Nerven entstammen der ersten Lumbalwurzel, sind durch eine Anastomose verbunden und verlaufen zunächst parallel durch den M. iliopsoas. Sie liegen dann im Fett- und Subcutangewebe an der Dorsalfläche der Niere. Der N. iliohypogastricus gibt zwei Äste für die Mm. transversus abdominis und obliquus abdominis internus ab und innerviert die Haut im Bereich der Leistenbeuge und über der Symphyse. Auch der N. ilioinguinalis versorgt die Mm. obliquus internus und transversus abdominis, verläuft dann innerhalb des Leistenkanals und liefert die sensible Innervation für einen Teil der Symphysenhaut, der Peniswurzel und des Scrotums bzw. der großen Labien.

Eine Läsion dieser Nerven fällt klinisch kaum ins Gewicht, da die Muskeln der lateralen unteren Bauchwand auch von den beiden unteren Thorakalnerven versorgt werden. Zu Schädigungen beider Nerven kann es im Verlauf von Nierenoperationen oder bei retroperitonealen blastomatösen oder entzündlichen Prozessen wie paranephritischen Abscessen kommen. Die Läsion der Nerven führt zu Sensibilitätsstörungen und unter Umständen auch neuralgischen Schmerzen im sensiblen Versorgungsbereich. Der N. ilioinguinalis kann zusätzlich durch operative Eingriffe am Leistenband, z.B. eine Herniotomie, geschädigt werden. Außerdem sind hartnäckige Neuralgien nach Appendektomien bekannt (Bernaschek). Kopell und Thompson beschrieben ein nicht traumatisches Kompressionssyndrom des N. ilioinguinalis, das durch eine mechanische Reizung des Nerven an den Durchtrittsstellen durch den M. transversus abdominis und M. obliquus abdominis internus hervorgerufen sein soll. Bei stärkerer Ausprägung dieses Syndroms soll es zu einer schmerzhaften Einschränkung der Innenrotation und Extension des Hüftgelenkes kommen.

Bei Neuralgien dieser beiden Nerven genügt unter Umständen eine Novocaininfiltration oder Hydrocortison-Injektion, um Beschwerdefreiheit herbeizuführen. In hartnäckigen Fällen ist eine Neurolyse oder Neurektomie oberhalb der Narbe angezeigt.

Mumenthaler u. Mitarb. beobachteten das Ilioinguinalis-Syndrom bei 7 Patienten. Außer einer Schonhaltung im Hüftgelenk fanden sich Sensibilitätsstörungen in der Leiste, teilweise über dem Darmbeinkamm und an der Peniswurzel sowie den proximalen Zonen des Scrotums oder der Labia maiora.

β) Nervus genito-femoralis

Dieser den Lumbalwurzeln 1 und 2 entstammende Nerv teilt sich in einen N. spermaticus externus und N. lumboinguinalis. Beide Nerven ziehen auf dem M. psoas abwärts, versorgen die Haut unterhalb der Leistenbeuge und des Scrotums bzw. einen kleinen medialen Hautbezirks des Oberschenkels unterhalb des Leistenbandes. Motorisch wird der M. cremaster vom N. spermaticus externus versorgt.

Eine Schädigung dieses Nerven kann ebenfalls bei Herniotomien vorkommen, führt zu Sensibilitätsausfällen im genannten Versorgungsbereich und kann Ursache intensiver Schmerzzustände, der sog. Spermaticus-Neuralgie sein. Objektiv ist ein Ausfall des Cremasterreflexes bei Schädigung des Nerven nachweisbar. Die Neuralgie kann zu so intensiven Schmerzen führen, daß eine Resektion des Nerven oberhalb der Verletzungsstelle notwendig werden kann.

γ) Nervus obturatorius

Der N. obturatorius (Abb. 100), der den Lumbalwurzeln L 2—4 entstammt, zieht am medialen Psoasrand abwärts und erreicht unter den Vasa iliaca communes liegend den Canalis obturatorius. Die beiden Endäste des Obturatorius, der Ramus superficialis und der Ramus profundus, versorgen die Adductorengruppe motorisch, und zwar die Mm. obturator externus, pectineus, adductor magnus, adductor brevis und longus und den M. gracilis. Der Ramus superficialis endet in dem sensiblen N. cutaneus femoris medialis, der die Haut der distalen Hälfte der medialen Fläche des Oberschenkels innerviert und sich in diesem Innervationsgebiet teilweise mit den Rami cutanei mediales des N. femoralis überlagert.

Da die Adductoren zusätzlich von Ästen des N. femoralis und N. ischiadicus mitversorgt werden, kommt es bei der Schädigung des Obturatorius nicht zum völligen Ausfall der Adduktion des Oberschenkels. Die Adduktion ist aber soweit eingeschränkt, daß eine Gehbehinderung auftritt, die dadurch verursacht ist, daß das Bein beim Vorwärtsschwingen wegen des Übergewichtes der Abductoren vermehrt circumduziert wird. Da die kürzeren Muskeln der Adductorengruppe außerdem die Außenrotation unterstützen, kommt es bei einer Obturatoriusläsion auch zu einer Abschwächung der Rollbewegungen im Hüftgelenk.

Obturatoriuslähmungen werden nach Beckenbrüchen, Beckentumoren, bei der Hernia obturatoria und nach schweren Entbindungen beobachtet. Auch durch entzündliche Affektionen des Hüftgelenkes kann der Nerv in Mitleidenschaft gezogen werden und je nach Stärke der Irritation zu Paraesthesien im sensiblen Versorgungsbereich Anlaß geben. Von FETTWEIS wurde über Kniegelenks- und Hüftgelenkskontrakturen bei narbiger Irritation des sensiblen Astes des N. obturatorius berichtet. Da der Obturatorius auch an der sensiblen Versorgung des Hüftgelenks beteiligt ist, spielt die Durchtrennung dieser Gelenkäste in der orthopädischen Behandlung der chronischen Entzündung des Hüftgelenkes eine Rolle. Bei der Littleschen Krankheit ist die operative Durchtrennung des Nerven zur Beseitigung von Adductorenspasmen mit Erfolg durchgeführt worden.

δ) Nervi glutaei

Der *N. glutaeus superior* entspringt den Wurzeln L 5 bis S 2, verläuft oberhalb des M. piriformis durch die obere Abteilung des Foramen ischiadicum majus (Foramen suprapiriforme) und zieht in der Bindegewebsschicht zwischen dem M. glutaeus medius und minimus mit einem Endast bis zum M. tensor fasciae latae. Er gibt in diesem Verlauf motorische Äste zu den Mm. glutaeus medius und minimus ab.

Diese Muskeln dienen der Abduktion des Oberschenkels in der Hüfte sowie der Innenrotation im Hüftgelenk. Diese innenrotierende Wirkung des M. glutaeus medius wird durch den M. tensor fasciae latae unterstützt. Dem M. glutaeus medius kommt beim Gehen eine große Bedeutung zu, da er die Aufgabe hat, das Becken auf der Seite des belasteten Beines aufrecht zu halten. Beim Ausfall des N. glutaeus superior kommt es deshalb bei jedem Schritt zum sog. Trendelenburg-Zeichen, das darauf beruht, daß das Becken bei jedem Schritt mit Belastung des paretischen Beines nach seitwärts kippt. Dieses Seitwärtskippen des Beckens kann dadurch kompensiert werden, daß beim Belasten des Beines der Lähmungsseite die Lendenwirbelsäule gleichzeitig stark zu dieser Seite hin verbogen wird. Bei beidseitiger Lähmung des Glutaeus medius kommt es zu einem charakteristischen Hin- und Herschwanken des Beckens und der Lendenwirbelsäule, zu einem watschelnden Gang. Die einseitige Lähmung des Glutaeus medius ist dadurch zu diagnostizieren, daß man den Patienten auffordert, auf einem Bein zu stehen. Während normalerweise durch die Anspannung des Muskels das Becken fixiert wird, kann es bei der Lähmung nicht gehalten

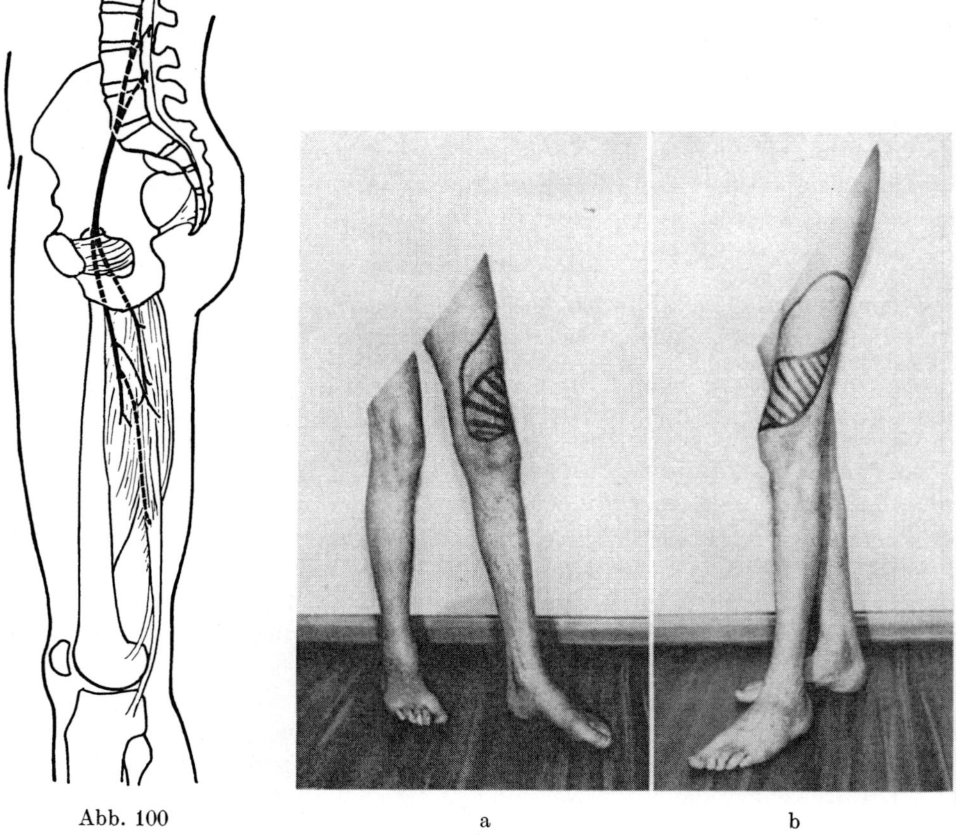

Abb. 100

a

b

Abb. 100. Verlauf des N. obturatorius. (Nach von Lanz-Wachsmuth)

Abb. 101a u. b. Sensibilitätsstörung bei Meralgia paraesthetica (N. cutaneus femoris lateralis)

werden, sondern sinkt nach der anderen Seite ab. Der Tensor fasciae latae hat als Einwärtsroller die Aufgabe, beim Vorschwingen des Beines die außenrotierende Wirkung des M. iliopsoas zu kompensieren. Bei der Lähmung des M. tensor fasciae latae kommt es deshalb beim Vorschwingen zu einem Überwiegen der Außenrotation.

Der *N. glutaeus inferior* entstammt der 5. Lumbalwurzel und den ersten beiden Sacralwurzeln. Er verläßt dorsal vom N. ischiadicus und lateral vom N. cutaneus femoris posterior die untere Abteilung des Foramen ischiadicum maius. Seine Aufgabe ist es, mit mehreren Ästen den M. glutaeus maximus zu innervieren. Außerdem ziehen einzelne Äste zur Kapsel des Hüftgelenkes.

Durch den Ausfall des M. glutaeus maximus ist die Streckung im Hüftgelenk stark behindert. Der Kranke kann aus dem Sitzen nicht ohne Unterstützung der Arme aufstehen und nicht Treppensteigen. Die Infraglutäalfalte steht bei der Parese des Nerven tiefer. Das Becken ist durch den Ausfall des Muskels mit seinem vorderen Rand nach unten abgesunken, so daß eine kompensatorische Lordose der Lendenwirbelsäule eintritt. Beim Stehen und Gehen auf ebener Erde macht sich der Ausfall des M. glutaeus maximus kaum bemerkbar.

Isolierte Lähmungen der Nn. glutaei kommen durch Schußverletzungen am Austritt des Nerven aus dem Foramen ischiadicum maius zustande (Foerster u.a.). Meist besteht jedoch eine Kombination mit einer Ischiadicusschädigung. Bei den verschiedensten Prozessen entzündlicher oder blastomatöser Art im Bereich des Beckens können die Nerven mitgeschädigt werden. Auch als Entbindungslähmungen wurden Ausfälle der Glutäalmuskulatur beobachtet. Eine isolierte Lähmung kann durch intraglutäale Injektionen hervorgerufen werden (Lüthy, Perret).

Differentialdiagnostisch kommen neben der progressiven Muskeldystrophie wiederum Kompressionssyndrome durch Bandscheibenprolapse im Bereich der unteren Lendenwirbelsäule in Frage. Die kongenitale Hüftgelenksluxation und die Coxa vara können wegen des Trendelenburgschen Zeichens zu differentialdiagnostischen Schwierigkeiten führen. Die chirurgische Therapie der Verletzungen der Nn. glutaei wird in ihren Erfolgsaussichten dadurch gemindert, daß es sich meist um ausgedehnte Defekte handelt, so daß eine sekundäre Naht wegen der bestehenden Dehiszenz nicht in Frage kommt. Die Darstellung der Nn. glutaei gelingt ohne Schwierigkeiten mit der gleichen Schnittführung nach ISELIN wie bei der Freilegung des N. ischiadicus. Es reicht dabei aus, den M. glutaeus maximus im Faserverlauf zu spalten, ohne daß der gesamte Muskel an seinem Ansatz losgelöst werden muß.

ε) Nervus cutaneus femoris posterior

Dieser Nerv, der der 1.—3. Sacralwurzel entstammt, verläßt mit dem N. ischiadicus durch die untere Abteilung des Foramen ischiadicum majus das Becken und zieht unter dem M. glutaeus maximus und der Fascie des Oberschenkels bis zur Kniekehle. Er innerviert einen größeren Hautstreifen an der Rückseite des Oberschenkels. Die Überlagerung des Innervationsgebietes durch die benachbarten Hautnerven ist die Regel, so daß ein Sensibilitätsausfall durch Verletzung dieses Nerven sehr unterschiedliche Ausbreitung haben kann.

Da der Nerv während seines ganzen Verlaufes dem N. ischiadicus eng anliegt, kommt es häufig in Verbindung mit Ischiadicusschädigungen auch zu einer Verletzung des N. cutaneus femoris posterior. Seine besondere Erwähnung verdient er dadurch, daß er der wichtigste Spendernerv für Kabeltransplantate ist (s. o.).

ζ) Nervus cutaneus femoris lateralis
Meralgia paraesthetica (Roth-Bernhardtsche Krankheit)

Bei dem Krankheitsbild der Meralgia paraesthetica handelt es sich um unangenehme Paraesthesien in einem umschriebenen Hautbezirk an der Außenseite des Oberschenkels oberhalb des Kniegelenkes im Versorgungsbereich des rein sensiblen N. cutaneus femoris lateralis.

Dieser Nerv, der der 2. und 3. Lumbalwurzel entspringt, verläuft hinter dem M. psoas, überquert die Crista iliaca und zieht über den M. iliacus zur Spina iliaca ventralis. Medial der Spina iliaca ventralis durchbohrt er das Leistenband und verläuft in einem von der Fascia lata gebildeten Kanal zu seinem Innervationsgebiet an der Außenseite des Oberschenkels.

Wie aus diesem Verlaufe verständlich wird, gibt es topographisch zahlreiche Irritationsmöglichkeiten des Nerven, die zu paraesthetischen Erscheinungen führen können.

NATHAN hat die in der Literatur zusammengestellten möglichen Ursachen der Meralgia paraesthetica aufgeführt. Neben allgemeinen Ursachen wie Intoxikationen, Stoffwechselstörungen, Infektionen und Erkältungskrankheiten kommen vor allen Dingen lokale Ursachen im Intra- und Paravertebralbereich und im Abdomen als auslösend in Frage. An abdominellen Ursachen werden neben Schwangerschaft und entzündlichen Prozessen im Becken wie Adnexitis oder Gonorrhoe vor allem die Appendicitis, Ureterenveränderungen und Zustände nach Operationen der Appendix oder der weiblichen Genitalien angegeben. Von intra- oder paravertebralen Ursachen werden neben allgemeinen — wie der multiplen Sklerose, Syringomyelie, Tabes und Paralyse — radikuläre Prozesse, meningitische Veränderungen und Erkrankungen der Knochen und Gelenke wie Ostitis, Arthritis, Frakturen, Osteophyten und Spondylolisthesis, schließlich auch Bandscheibenschäden angeschuldigt. STEVENS, der die topographischen Verhältnisse an 47 Leichen studierte, stellte erhebliche individuelle Abweichungen im Verlauf der Nerven fest.

In einer Zusammenstellung von BOLLINGER, der zur Klinik und Pathogenese des Krankheitsbildes an Hand von 158 Fällen der Neurologischen Univ.-Klinik Zürich Stellung nahm, wurden die pathogenetisch klaren Formen den unklaren gegenübergestellt. Er fand in seinem Krankengut typische Meralgien bei einem Beckentrümmerbruch, einem Coecumcarcinom, aber auch bei direkter Kompression von außen, wie sie etwa durch ein Gipskorsett entstehen kann, nach Operation einer retrocoecal fixierten Appendix und nach Sturz auf den linken Trochanter. Unter den zunächst unklaren Fällen fand sich u. a. ein röntgenologisch nachweisbarer Osteophyt an der Spina iliaca ventralis.

Der Zusammenhang zwischen einer Discopathie und der Meralgie wird von verschiedenen Autoren kritisch bewertet. Stevens hält eine Discopathie als auslösenden Faktor einer Meralgie für möglich. Daneben betont er aber auch die Möglichkeit eines zufälligen Zusammentreffens von Discopathie und Meralgie und schließlich die Möglichkeit eines gemeinsamen Entstehungsmechanismus beider Affektionen. Bei der Seltenheit von Bandscheibenvorfällen mit Kompressionserscheinungen in der zuständigen Höhe erscheinen uns die Zusammenhänge sehr unwahrscheinlich.

Wir konnten einen Fall von typischer Meralgie bei einem Caudaneurinom, einen anderen bei einer ausgeprägten epiduralen Varicosis kombiniert mit einem Hämangiomwirbel beobachten. Mumenthaler und Schliack betrachten die Meralgie als „ein Leistenbandsyndrom", das durch eine mechanische Schädigung des N. cutaneus femoris lateralis bei seinem Durchtritt zwischen den Sehnenfasern der Mm. obliquii abdominis verursacht ist. Für diese Annahme soll die Abhängigkeit der Beschwerden von einer Beanspruchung der Abdominalmuskulatur, die Verstärkung durch Streckung der Hüfte bzw. die Erleichterung beim Beugen der Hüfte sprechen. Nathan fand eine spindelige Auftreibung und eine leichte Verdickung des Nerven an der Stelle, an der er durch das Leistenband tritt. Er nannte diese Veränderungen „gangliform enlargement" und vermutet, daß diese Veränderungen durch mechanische Einflüsse bei Bewegungen im Hüftgelenk entstehen. Auch andere Autoren, die eigene Beobachtungen veröffentlichten (Ecker und Woltman, Friedländer, Ghent, Jost, Keegan und Holyoke, Kliburg, King, Krewer, Lièvre und Bloch-Michel, Mack) machten eine mechanische Irritation des Nerven am Leistenband in solchen Fällen für die Entstehung der Meralgie verantwortlich, in denen sich keine neoplastischen, entzündlichen oder statischen Veränderungen fanden, die durch Druck auf den Nerven im abdominellen Abschnitt zu einer Meralgie hätten führen können.

Das *klinische Bild der Meralgie* ist objektiv durch eine Sensibilitätsstörung (Abbildung 101a—b) gekennzeichnet, und zwar handelt es sich meist um eine Hypaesthesie, in seltenen Fällen um eine Anaesthesie. Daneben gibt es hyperaesthetische Formen, die manchmal nur einzelne sensible Qualitäten betreffen können. Neben dieser Sensibilitätsstörung, die bei der typischen Meralgie nicht über das Knie hinausreicht, besteht in vielen Fällen ein Druckschmerz medial von der Spina iliaca ventralis. Bollinger fand diesen Druckschmerz bei fast 70% seiner Fälle. Die Hyperextension im Hüftgelenk führt in vielen Fällen zu einer Verstärkung der Beschwerden. Trophische Störungen werden nur selten festgestellt und können neben einer Verminderung der Behaarung in einer pergamentartigen Verdünnung der Haut der betroffenen Oberschenkelgegend bestehen.

Die subjektiven Beschwerden werden individuell sehr unterschiedlich angegeben. So betont Stevens, daß keiner seiner 42 Patienten einer chirurgischen Therapie bedurfte. Die *konservative Behandlung* besteht in der Anwendung von hyperämisierenden Salben und Badekuren. Daneben spielt die lokale Blockade des Nerven mit Novocain und die Injektion von Hydrocortison eine wesentliche Rolle. Nach Bollinger führt dieses konservative therapeutische Vorgehen in einem großen Prozentsatz zum Erfolg.

Die *chirurgische Behandlung* muß ihr Augenmerk bei den Fällen von symptomatischer Meralgie zunächst selbstverständlich auf die Beseitigung der Ursache (Neoplasma, Fraktur, Entzündung usw.) lenken. Ist eine derartige Ursache nicht nachweisbar, so wird die Verlagerung des Nerven im Bereich der Leiste empfohlen. Keegan und Holyoke verlagerten den Nerven nach medial. Die Operation besteht darin, daß der Nerv unterhalb des Leistenbandes aufgesucht, und daß die Fascia lata über dem oberen Anteil des M. sartorius eröffnet wird. Dann wird die Freilegung nach oben zur Spina iliaca ventralis fortgeführt und der mediale Ansatz des M. sartorius am Leistenband durchtrennt. Die weitere Mobilisierung des Nerven ist dadurch möglich, daß der untere laterale Ansatz der Fascia iliaca am Leistenband ebenfalls durchtrennt und der M. iliacus freipräpariert wird. Dadurch ist eine Verlagerung des Nerven nach medial ohne Schwierigkeiten und ohne Spannung durchführbar. Im Gegensatz zu diesem operativen Vorgehen verlagerte MACK den Nerven nach lateral in einen osteoplastischen Schlitz am Darmbeinkamm. GHENT hielt eine einfache Circumcision der Bandeinklemmung für ausreichend. KILBURN empfahl die „Neurolyse", von der auch MUMENTHALER und SCHLIACK in Einzelfällen gute Erfolge sahen. Diese Operationsmethode beruht darauf, daß das Dach des Kanals, in welchem der Nervenstamm zwischen den Fasern des Leistenbandes verläuft, gespalten und durch Zurücknähen der Ecken breit offengelassen wird. Ist eine derartige Dorsalverlagerung des Nerven nicht möglich, so bleibt als letzte Maßnahme nur die Durchtrennung übrig, die bei der Bedeutungslosigkeit des Nerven wahrscheinlich das Mittel der Wahl ist.

5. Die Intercostalnerven

Die vorderen Äste der aus den thorakalen Wurzeln stammenden Nerven verlaufen bis auf den letzten, den N. subcostalis, als Nn. intercostales 1—11 am caudalen Rand der jeweils zugehörigen Rippe des betreffenden Intercostalraumes, der von ihnen versorgt wird, und an der Bauchwand zwischen dem M. transversus und dem M. obliquus abdominis. Von den Intercostalnerven werden die Muskeln der Brust- und Bauchwand innerviert. Außerdem dienen die Nn. intercostales der sensiblen Versorgung der Haut des Bauches, der Brust und des Rückens mit Ausnahme der von den dorsalen Ästen der Spinalnerven versorgten Region zu beiden Seiten der Mittellinie. Die hinteren Äste der Thorakalnerven versorgen die eigentliche Rückenmuskulatur und die übrige Rückenhaut.

Da die Rumpfmuskeln zum größten Teil von mehreren Einzelnerven versorgt werden, wirkt sich der Ausfall eines einzelnen Rumpfnerven motorisch nicht aus.

Bei einseitiger Lähmung der Rückenmuskulatur kommt es zur Skoliose nach der entgegengesetzten Seite. Bei einseitiger Bauchmuskellähmung wölbt sich die Bauchwand vor und der Nabel wird zur gesunden Seite hin verzogen. Völlige Lähmungen treten praktisch nur als Querschnittssyndrom auf.

Sensibilitätsausfälle sind im Bereich der Intercostalnerven relativ leicht zu diagnostizieren, da sie wie radikuläre Sensibilitätsstörungen angeordnet sind. SCHLIACK und MUMENTHALER weisen auf die Bedeutung der efferenten vegetativen Innervation hin. Wenn man in einem Dermaton exakt begrenzte thermoregulatorische Störungen oder Störungen der Schweißsekretion antrifft, so spricht das für eine Läsion eines Rumpfnerven distal der Einmündung des Ramus communicans griseus, d.h., es muß sich um eine Störung außerhalb des Foramen intervertebrale handeln.

Schwierigkeiten für die diagnostische Beurteilung von Sensibilitätsstörungen bieten die teilweise vorliegenden Übereinstimmungen der peripheren Innervation der Intercostalnerven mit den Headschen Zonen, in die akute Visceralschmerzen projiziert werden. Über die wichtigsten konstanten Segmentbeziehungen der Bauchorgane unterrichten die Arbeiten von HANSEN und SCHLIACK.

Periphere Lähmungen der Intercostalnerven sind selten. Nach SCHELLER soll es sich dabei meist um toxische Neuritiden (Malaria, Typhus, Alkoholismus, Diabetes) handeln. Daneben werden traumatische Läsionen der Rumpfnerven beobachtet, die selten infolge von Stichverletzungen, häufiger bei Rippenbrüchen und Schußverletzungen auftreten können. Thorakale Wurzelläsionen durch Bandscheibenvorfälle oder Wurzeltumoren kommen nicht ganz selten vor. Auch Kompressionssyndrome durch neoplastische Prozesse der Brustwand (Bronchial- und Mammacarcinome, Pleuratumoren, Lymphogranulome) oder Rippenmetastasen können zu sensiblen Reizerscheinungen (Intercostalneuralgien) oder sensiblen Ausfällen führen. Gleiche Bilder können durch die Fortleitung entzündlicher Prozesse im Bereich der Pleura, des Zwerchfells, der Lungen und des Mediastinums beobachtet werden. Auch die Tuberkulose oder deren Folgen (Pleuraschwarten), spezifische und unspezifische Spondylitiden mit Senkungsabscessen und schließlich Narbensymptome nach paranephritischen und retroperitonealen Entzündungen können die Ursache hartnäckiger sensibler Reizerscheinungen sein. Das Krankheitsbild der Intercostalneuralgie ist durch anhaltende oder auch anfallsartig auftretende hartnäckige Schmerzen gekennzeichnet, die von der Wirbelsäule um den Rumpf herum im Verlauf der Intercostalnerven bis zur Mittellinie ausstrahlen. Häufig besteht im Versorgungsbereich des betreffenden Intercostalnerven eine Hyperpathie, seltener eine Hypalgesie oder Analgesie mit oder ohne hyperpathischer Randzone.

Man ist heute meist der Ansicht, daß alle intercostalen Schmerzzustände symptomatisch sind. Neben den erwähnten Ursachen der Intercostalneuralgie spielt der Herpes zoster eine wesentliche Rolle. Auf die Ätiologie dieser Viruserkrankung kann hier nicht eingegangen werden. Neben der Lokalisation im Trigeminusbereich sind die oberen Intercostalnerven die Hauptprädilektionsstelle des Herpes zoster. Weniger im akuten Stadium der Erkrankung als vielmehr nach Abklingen der herpetischen Hautveränderungen sind heftige Schmerzzustände die Regel.

Zur differentialdiagnostischen Klärung, aber auch zur Behandlung von Intercostalneuralgien kann die Blockade einzelner oder mehrerer Intercostalnerven mit Novocain, Pantocain o. ä. Anaesthetica herangezogen werden. Moore und Bridendaugh berichten über eine große Serie von vielen tausend Einzelblockaden der Intercostalnerven, die sie einmal aus therapeutischen und differentialdiagnostischen Erwägungen bei Neuralgien, bei Herpes zoster, Rippenfrakturen und postoperativen Schmerzen nach Gallenblasen- und Magenoperationen durchführten, zum anderen in Verbindung mit Anaesthesie des Plexus coeliacus und oberflächlicher Allgemeinnarkose bei Oberbauchoperationen verwandten. Auch andere Autoren (McCleery, Zollinger, Lehahan, Belinkoff, Graham, Seldon und Priestley) benutzen die Blockade der Intercostalnerven zur Lokalanaesthesie bei Eingriffen im Oberbauch und am Thorax. Die Ausschaltung der Intercostalnerven durch Alkoholinjektion für die Behandlung der Lungentuberkulose hat heute nur noch historisches Interesse. Dagegen ist die Novocainblockade oder Alkoholinjektion einzelner Intercostalnerven bei Rippenfrakturen eine Methode, die auch heute noch gelegentlich Anwendung findet.

Die Behandlung der symptomatischen Intercostalneuralgie hat sich selbstverständlich in erster Linie nach dem Grundleiden zu richten. Sofern eine kausale Behandlung nicht möglich ist, kommt die Durchtrennung der betreffenden Intercostalnerven, besser aber die Rhizotomie der Thorakalwurzeln in Frage. Es empfiehlt sich, vor einem derartigen Eingriff durch Novocainblockade der Intercostalnerven die Höhe exakt zu lokalisieren.

Die Behandlung der postherpetischen Intercostalneuralgien mit Resektion der Intercostalnerven oder der thorakalen Wurzeln hat sich nicht bewährt. Bei diesen therapieresistenten Schmerzzuständen sind fast alle Methoden der Schmerzchirurgie bis zu den stereotaktischen Operationen am Thalamus mit negativem oder nur sehr geringem Erfolg ausprobiert worden. Ein hinsichtlich der Operation risikoloses und deshalb auch bei älteren Menschen anwendbares Verfahren wurde erstmalig von Wustmann erwähnt, später von Abbott und Brauce, Browder und De Veer, Busch, Tindall, Odom und Vieth, zur Behandlung der therapieresistenten postherpetischen Neuralgien empfohlen. Es handelt sich um die Ablösung der Haut und des Subcutangewebes von der Unterlage im Versorgungsbereich der befallenen Intercostalnerven. Alther hat über das Verfahren an Hand mehrerer Fälle aus unserer Klinik berichtet. Die Umschneidung des Hautlappens und die Ablösung von der Unterlage kann in einer Sitzung geschehen, wenn der Lappen entweder einseitig oder doppelseitig lateral oder basal gestielt bleibt. Bei der einseitigen lateralen Stielung empfiehlt sich die Durchführung der Operation in mehreren Sitzungen, um eine Ernährungsstörung zu vermeiden. Der von Alther empfohlene Lappen, ist brückenförmig abgehoben, breitbasig bilateral gestielt und umfaßt ein möglichst großes über die ursprünglich vom Herpes befallenen Intercostalnervenareale hinausgehendes Gebiet. Die Spätresultate sind zwar besser als die mit anderen operativen Maßnahmen erzielten. Sie befriedigen aber auch noch nicht in allen Fällen, besonders, wie zu erwarten, wenn ein Arzneimittelabusus vorliegt. Aus diesem Grunde ist die Frühoperation anzustreben. Das Verfahren kann auch bei postherpetischen Trigeminus-Neuralgien versucht werden. Einzelne gute Resultate konnten wir erreichen.

Mumenthaler und Schliack weisen schließlich noch auf einige seltene Krankheitsbilder hin, die ebenfalls symptomatische Intercostalneuralgien verursachen können. Es handelt sich dabei um das Tietze-Syndrom, eine schmerzhafte Schwellung der parasternalen Knorpel der beiden oberen Rippen, deren Ätiologie unbekannt ist. Nach lokaler Novocain- oder Cortisoninjektion soll es zu spontaner Rückbildung nach Wochen oder Monaten kommen.

Nach Rippenfrakturen, insbesondere im Bereich der unteren Rippen, werden Schmerzsyndrome beschrieben, die auf eine abnorme Beweglichkeit der 9. und 10. Rippe bzw. eine Pseudarthrosenbildung nach Rippenfraktur zurückzuführen sind. In vielen Fällen reicht die wiederholte Novocainblockade und lokale Corticosteroidanwendung zur Behebung der Schmerzen aus, in Einzelfällen ist die Resektion des betroffenen Rippenabschnittes unvermeidlich.

Ein therapeutisch sehr viel schwierigeres Problem ergibt sich bei schweren Thorax- und Wirbelsäulendeformierungen, wie sie etwa beim Pottschen Buckel mit fortschreitendem Alter vorkommen. Es kommt zu schwersten sensiblen Reizerscheinungen, die einmal durch Zugwirkungen an den Nervenwurzeln, zum anderen aber durch Kompression der Rippen gegeneinander oder auf den Beckenkamm verursacht werden. Die Rhizotomie ist wegen der Wirbelsäulendeformierung häufig technisch so erschwert, daß der Eingriff für die in ihrer Atemkapazität stark eingeschränkten Patienten vielfach nicht zumutbar ist. Die Resektion einzelner Rippen bringt nur für kurze Zeit Linderung, da es durch die motorischen Ausfälle im Bereich der Rücken- und Bauchmuskulatur bald erneut zur Kompression kommt und die Deformierung der Brustwirbelsäule bei fehlender Abstützung der Rippen auf den Beckenkamm nur noch verstärkt wird. Neben lokaler Blockade der Intercostalnerven sollte man nach unserer Erfahrung in diesen Fällen versuchen, mit orthopädisch apparativen Maßnahmen wie Stützkorsetts auszukommen.

Die Zunahme der traumatischen Querschnittslähmungen infolge von Verkehrsunfällen hat wiederholt zu Überlegungen mit dem Ziel einer Verbesserung der Therapie geführt. Einpflanzungen peripherer Nerven in distale Rückenmarksabschnitte sind an Tieren schon früher versucht worden, ohne zu therapeutischen Konsequenzen am Menschen zu führen. FREEMAN versuchte bei einer Schußverletzung der unteren Brustwirbelsäule Intercostalnerven mit Sacralwurzeln zu anastomosieren. Bei dem 5 Monate später verstorbenen Patienten zeigte die Sektion in den anastomosierten Sacralnerven reichlich einwachsende Nervenfasern.

Vielleicht ist es auch möglich, bei Rückenmarksdurchtrennungen in Höhe der mittleren Brustwirbelsäule durch Anastomosen zwischen den oberen unverletzten und den unteren ausgefallenen Intercostalnerven die Funktion der Bauchpresse wiederherzustellen. Eigene Untersuchungen über derartige Intercostalanastomosen sind noch nicht abgeschlossen und können nicht endgültig beurteilt werden.

B. Die Geschwülste der peripheren Nerven

Die peripheren Nerventumoren nehmen nur einen kleinen Teil aller vorkommenden Neubildungen ein. Nach großen Sektionsstatistiken (HERMANN, MONEY, HUNT und PUGH, SCHLEGEL) liegt die Morbidität bei 3—3,5 auf 1000. Die Nomenklatur und die Klassifikationsversuche sind mannigfaltig und verwirrend. VIRCHOW unterschied zwischen echten oder ektodermalen und falschen oder mesodermalen Neuromen. Dieser Einteilung schloß sich GESCHICKTER an, der unter 900 Fällen von Nervengeschwülsten 850 „falsche Neurome" (Tumoren der Nervenscheide) und 50 „echte Neurome" (Tumoren der Nervenfasern) fand. In der Einteilung von GAGEL wurde folgende Unterscheidung durchgeführt:

I. Geschwülste mesenchymaler Herkunft:

  1. Perineurale Fibrome;
  2. Rankenneurofibrome, plexiforme Neurofibrome;
  3. Spindelzellen-, Fibro-, Myxosarkome.

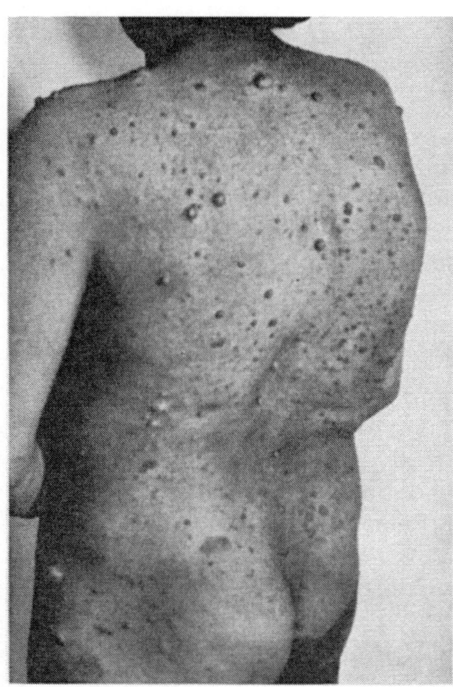

Abb. 102. Neurofibromatosis (von Recklinghausen) mit multiplen Neurofibromen und café-au-lait-Flecken

II. Geschwülste ektodermaler Herkunft:
    1. Tumoren der Nervenscheide:
       a) Neurinome (Schwannome),
       b) Multiple Neurofibrome (v. Recklinghausen);
    2. Neuroepitheliome;
    3. Tumoren des vegetativen Nervensystems, wie Sympathogoniome, Sympatho-
       blastome, Ganglionneurome, Paragangliome.
III. Neurome:
    1. Amputationsneurom;
    2. Kontinuitätsneurom;
    3. Sanduhrförmiges Neurom.

Diese Einteilung ist vielfach abgewandelt worden, insbesondere werden die Neurome heute nicht mehr zu den echten peripheren Nervengeschwülsten gerechnet, da sie keine Tumoren von autonomem Wachstum, sondern Regenerationsprodukte sind. Stochdorph stellt in jüngster Zeit die Schwierigkeiten der Nomenklatur heraus und plädiert dafür, die alte Virchowsche Bezeichnung „Neurom" als Oberbegriff wieder einzuführen. Neben der Einteilung von Vieta und Pugh, die überwiegend klinische Gesichtspunkte berücksichtigt, ist die Klassifikation von Foot, die 3 Hauptgruppen umfaßt, in den Vordergrund des Interesses getreten. Foot unterscheidet zwischen Tumoren aus neuroplastischen oder neurocytären Elementen, Tumoren der Nervenscheiden und neurogenen Tumoren der Endgebiete [s. anatomisch-pathologischer Teil (Krücke)].

Die peripheren Nerventumoren treten einzeln oder multipel auf und können am ganzen Körper überall dort vorkommen, wo mit Schwannschen Scheiden versehene Nerven verlaufen. Tumoren an Hirnnerven und Nervenwurzeln werden als Hirn- und Rückenmarkstumoren hier nicht besprochen. Wegen der bevorzugten Lage der großen Nervenstränge an den Beugeseiten der Extremitäten sind die Tumoren überwiegend in diesen Gebieten lokalisiert. Bei 14 peripheren Nerventumoren unserer Klinik hatten 10 Patienten multiple Neurofibromknoten im Sinne der v. Recklinghausenschen Neurofibromatose. Nur bei 4 Patienten waren ausschließlich solitäre Tumoren erkennbar. 8 Fälle betrafen die untere Extremität, 3 Fälle die obere, während bei den übrigen Patienten die Tumorbildung über den ganzen Körper ausgebreitet war. Diese Reihenfolge des Befalls der verschiedenen Körperteile stimmt mit den Angaben in der Literatur überein. Vor allem bei den malignen Nerventumoren wird eine Bevorzugung der unteren Extremität angegeben (CUTLER und GROSS, GESCHICKTER, VIETA und PUGH). Drei der in unserer Klinik beobachteten malignen Tumoren eines größeren Nervenstammes betrafen den N. ischiadicus.

Die Größe der Nerventumoren kann recht unterschiedlich sein. Während die multiplen Hauttumoren bis zu Haselnußgröße erreichen (Abb. 102), können die solitären Tumoren bis zu Faustgröße und mehr heranwachsen. Diese monströsen ausgedehnten Tumoren sahen wir hauptsächlich bei 3 sarkomatös entarteten Neurofibromen. Die Größe einer Geschwulst ist jedoch prognostisch nicht entscheidend, da auch sehr große Tumoren kein infiltrierendes Wachstum aufzuweisen brauchen. Die meisten Nerventumoren wachsen expansiv den Faszikeln entlang innerhalb der Nervenscheide, so daß der Nerv spindelig aufgetrieben wird und es zu Kompressionserscheinungen kommt. Die Nervenfaszikel können den Tumor aufgefasert durchziehen, ohne daß eine Schädigung eintritt. Sie können aber — nach unserem Material zumeist — vom Tumor geschlossen verdrängt werden. Da die Wachstumsgeschwindigkeit bei den benignen Geschwülsten sehr gering ist und die Entwicklung sich über Jahre bis Jahrzehnte hinziehen kann, sind die klinischen Erscheinungen zunächst in vielen Fällen gering. Auch die meisten der in unserer Klinik beobachteten Patienten hatten erst einen Arzt aufgesucht, als sie durch eine umschriebene Volumenzunahme auf das Tumorwachstum aufmerksam wurden. Nach MONEY traten bei 56 % der Erkrankten keine Schmerzen auf. Die übrigen Patienten gaben eine Druckempfindlichkeit des Nerventumors an, wobei der Druckschmerz in das Versorgungsgebiet des betreffenden Nerven ausstrahlte. Gerade die ischialgischen Beschwerden verleiten häufig zur Fehldiagnose eines Wurzelkompressionssyndroms, so daß die Patienten längere Zeit konservativ behandelt werden. Zwei der von uns beobachteten Neurofibrome des N. ischiadicus waren mehrere Jahre lang antirheumatisch behandelt worden, bevor die Tumordiagnose gestellt werden konnte. Man sollte deshalb bei allen Neuralgien die Nervenstämme sorgfältig palpieren.

Neben spontanem und Druckschmerz zeigen sich im klinischen Bild als nächstes Paraesthesien und Sensibilitätsstörungen. Mehrere unserer Patienten klagten über ein schmerzhaftes Kribbelgefühl und eine Hyperpathie, bevor es zu einer Hypaesthesie und in einem Fall zu einer Anaesthesie im Versorgungsbereich des betroffenen Nerven kam. Auch MONEY und STOUT geben Sensibilitätsstörungen als Zeichen einer Nervenkompression durch einen Tumor an. Erst in fortgeschrittenen Stadien treten motorische Ausfallserscheinungen auf (BUCK-GRAMCKO, MONEY, STOUT), die entweder darauf zurückzuführen sind, daß der Tumor den Nerven völlig umwachsen bzw. aufgetrieben oder zu einer weitgehenden Kompression der nervösen Anteile geführt hat. Sie können auch dadurch erklärt sein, daß es zu einem infiltrierenden Tumorwachstum gekommen ist. Dies kann durch die Entartung eines benignen Tumors oder einen primär malignen Tumor erfolgen. Reflexstörungen sind häufig schon nachweisbar, bevor erkennbare motorische Ausfälle und Muskelatrophien vorliegen.

Auch die malignen Tumoren können zunächst relativ spärliche Symptome aufweisen. Durch das infiltrierende Wachstum kommt es dann aber schnell zu massiveren motorischen Ausfällen. Außerdem können oberflächlich liegende maligne Tumoren ulzerieren (Abb. 109a). Obwohl die Nerventumoren prinzipiell in jedem Lebensalter auftreten können, scheint das mittlere bevorzugt zu sein. Das Durchschnittsalter der Patienten in unserer Klinik betrug etwa 40 Jahre. BAUER fand ein Durchschnittsalter von 55 Jahren, VIETA und PUGH gaben bei 20 Fällen ein Durchschnittsalter von 42 Jahren an. Nach GESCHICKTER bevorzugen die Neurinome das Alter zwischen dem 30. und 50. Lebensjahr. Sarkome treten schon zwischen dem 30. und 40. Lebensjahr auf. Die Sympathicoblastome gehören als Tumoren des autonomen Systems in das entsprechende Kapitel. Die Manifestation der Neurofibromatose v. Recklinghausen ist an kein bestimmtes Alter gebunden, weil es sich um ein erbliches Leiden handelt.

28*

Die Neurinome (Synonyma: Schwannom, Neurilemmom, fälschlich „Neurom") bevorzugen die zentralen Abschnitte der Nerven, insbesondere das Gebiet der Wurzeln und der Hirnnerven. Daneben kommen sie im Intestinaltrakt, überwiegend am Magen, und an den großen Nervenstämmen als solitäre Neurinome vor. An den spinalen Wurzeln führen Dura wie auch die knöchernen Anteile des Wirbelkanals häufig zu einer Einschnürung der Tumoren, so daß die sog. Sanduhrgeschwülste entstehen. Das typisch röntgenologische Zeichen dieser Sanduhrgeschwülste ist die Exkavation im Bereich des Foramen intervertebrale (Müller und Grote, Tönnis und Nittner u. a.).

Mit der rapiden Entwicklung der Thoraxchirurgie nach dem letzten Weltkrieg sind die Berichte über intrathorakale neurogene Tumoren zahlreicher geworden. Ihre Diagnostik und Behandlung betreffen keine neurochirurgischen, sondern allgemeinchirurgische Probleme.

Außerhalb des Thorax scheint der N. vagus bevorzugt solitäre Nerventumoren zu haben. Neben Neurinomen und Neurofibromen des N. vagus und N. phrenicus wird über Paragangliome und maligne Neurinome des N. vagus berichtet. Die cervicalen Vagustumoren äußern sich meist in Heiserkeit, lokalisierter Schwellung am Hals oder am Pharynx, Druckgefühl am Hals, Würgen, Husten, Horner-Syndrom, Stimmbandlähmung, Dysphagie, Dyspnoe und Tachykardie. Dagegen sind die thorakalen Vagustumoren gewöhnlich asymptomatisch und äußern sich höchstens in Husten und Schluckbeschwerden. Wegen der offensichtlich stärkeren Neigung zur malignen Entartung wird die vollständige Exstirpation der Vagustumoren dringend empfohlen. Dabei soll es gelegentlich möglich sein, die Nervenenden zu nähen. Nach einseitiger cervicaler Vagotomie beim Menschen wurden Tachykardie, Blutdruckerhöhung und eine Lähmung des gleichseitigen Stimmbandes beobachtet (D'Agostino und Loria, Davis jr. und Brown, Gerbode und Marguiles, Horsich und Hawe, Kleinsasser, Lago, Pang, Penido, Dodge jr., Clagett und Starr, Zeumer).

Casolo berichtet über ein intercostales Neurofibrom, das offensichtlich von einem Intercostalnerven ausging und dem hinteren Drittel der 3. Rippe fest ansaß. Grinels teilte die Beobachtung eines Neurilemmoms mit, das im vorderen Bogenanteil der 4. Rippe lokalisiert war und als Mammatumor imponierte. Beide Intercostalnervengeschwülste konnten durch radikale Operation geheilt werden.

Der Vollständigkeit halber erwähnt werden die Neurinome der Bauchorgane, die in Diagnose und Therapie allgemeinchirurgische Probleme darstellen, auch wenn sie im Rahmen einer Recklinghausenschen Neurofibromatose auftreten.

Die solitären Tumoren der großen Nervenstämme sind überwiegend Neurinome ohne wesentliche fibröse Anteile. Neurofibrome und Rankenneurome kommen fast ausschließlich im Rahmen einer generalisierten Neurofibromatose vor. Die Neurinome sind gut gekapselt und gegen das übrige Nervengewebe abgegrenzt. Es ist deshalb in den meisten Fällen möglich, den Tumor zu enucleieren, nachdem die Nervenfaszikel abgeschoben und geschont worden sind (Abb. 103a—d). Entscheidend ist nach unseren Erfahrungen der Längsschnitt im Nerven bis auf die Tumorkapsel, um den Tumor in der richtigen Schicht isolieren zu können, während eine scharfe Excision zu einer vermeidbaren Verletzung von Nervensubstanz führt. Häufig sind solitäre Neurinome cystisch. Mit dem Tumor müssen auch die Cystenwände exstirpiert werden, um ein Rezidiv zu vermeiden.

Buck-Gramcko berichtet über 6 Fälle von isolierten Neurinomen, die auf diese Art operativ behandelt werden konnten und bei denen bis zu 5 Jahren keine Rezidive auftraten. Auch Johannsen, der unter 4 peripheren Nervengeschwülsten ein Neurinom am N. ulnaris entfernte, konnte den Tumor ohne Funktionsausfälle entfernen. Felugo operierte ein Neurinom des N. medianus, wobei einige Nervenfasern geopfert werden mußten, ohne daß gröbere Funktionsausfälle zurückblieben. Abbes konnte ein Schwannom des N. radialis nur durch Resektion entfernen. Nach primärer Naht der Nervenenden kam es zur völligen Wiederherstellung der Funktion. Alajouanine und Petit-Dutaillis konnten schon 1930 von der erfolgreichen Enucleation eines Neurinoms des N. ischiadicus berichten, das ebenfalls ohne Funktionsbeeinträchtigung ausheilte. Von unseren 4 solitären Neuri-

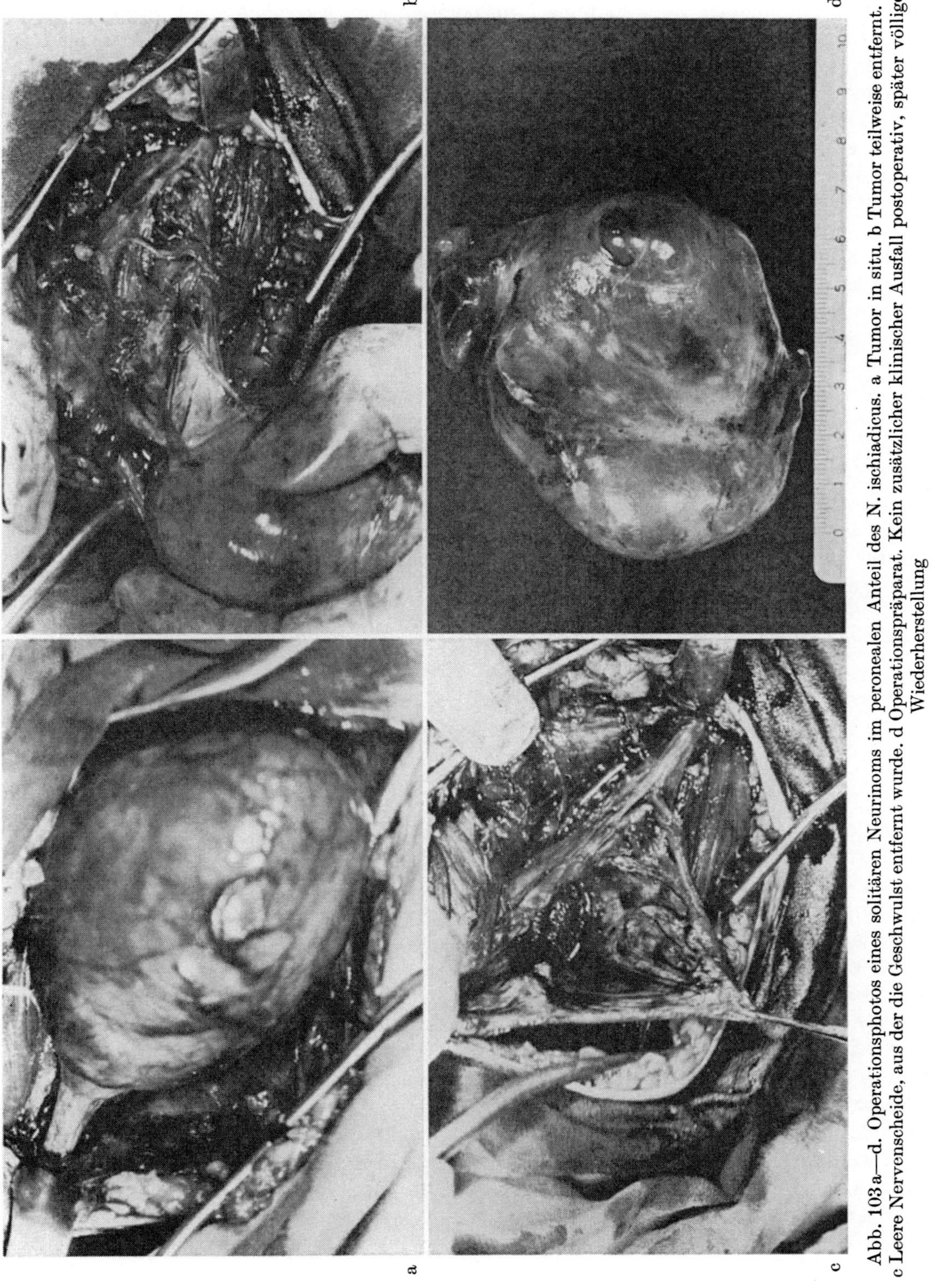

Abb. 103 a—d. Operationsphotos eines solitären Neurinoms im peronealen Anteil des N. ischiadicus. a Tumor in situ. b Tumor teilweise entfernt. c Leere Nervenscheide, aus der die Geschwulst entfernt wurde. d Operationspräparat. Kein zusätzlicher klinischer Ausfall postoperativ, später völlige Wiederherstellung

nomen konnten 3 enucleirt werden. Postoperativ bestanden keine Funktionsausfälle. Während der bisherigen bis 10jährigen Nachbeobachtung ergab sich kein Anhalt für ein Rezidiv. Bei einem Fall war eine Resektion nicht zu umgehen.

Hinsichtlich der Prognose der solitären Neurinome muß man sich der Ansicht von Buck-Gramcko anschließen, daß das reine Neurinom ein gutartiger Tumor ist, der auch durch einen operativen Eingriff nicht zu maligner Entartung angeregt werden kann. Krücke bekräftigt die Ansicht Godwins, daß aus dem „Pleomorphismus" der Neurinome nicht auf Malignität geschlossen werden könne. Godwin berichtete über 11 Fälle von abgekapselten Neurinomen im Plexus brachialis mit histologisch sehr unterschiedlichen Bildern, ohne daß aber ein malignes Wachstum daraus zu diagnostizieren war, mit Rezidivfreiheit bis zu 14 Jahren.

Die Literaturangaben über die *maligne Entartung von Neurinomen* kranken offensichtlich an der Verwirrtheit der Terminologie und der Unklarheit der pathomorphologischen Befunde. So berichten Taskira u. Yenermen über 2 Fälle von entarteten „Neurinomen", bei denen es sich nach dem Operationsbericht offenbar nicht um mit einer Kapsel versehene solitäre Neurinome, sondern primär schon um infiltrierend wachsende Tumoren gehandelt hat. Rinaldi führt einen Fall eines Neurinoms in der linken Kniekehle an, das nach über einem Jahr gutartigen Wachsens im Anschluß an ein Trauma zu wuchern begann. Bei dem operativ entfernten Tumor soll eine scharfe Trennung zwischen einem gutartigen neurinomatösen und bösartigen fibrosarkomatösen Gewebe bestanden haben. Auch Ninfo und Palermo betonen die Rolle eines lokalen Traumas für die Entstehung neurogener Geschwülste.

Zur Frage des Zusammenhanges zwischen Trauma und Geschwulstbildung muß auf die zusammenfassenden Darstellungen etwa bei K.H. Bauer verwiesen werden. Nach unserer Übersicht über das Schrifttum ist kein eindeutig belegter Fall der malignen Entartung eines gutartigen solitären Neurinoms beschrieben. Auch Rinaldi räumt für den von ihm veröffentlichten Fall die Möglichkeit ein, daß es nebeneinander zur Entwicklung eines gutartigen und eines bösartigen neurogenen Tumors gekommen sein kann.

Ebenso wie ein einmaliges Trauma als Entstehungsursache einer neurogenen Geschwulst, sind auch wiederholte Traumen als Ursache abzulehnen. Anders liegen die Verhältnisse sowohl was Rezidivneigung als auch Malignität anbelangt bei den isolierten oder generalisierten Neurofibromen.

Neurofibrome (Abb.104,105) *und Rankenneurofibrome* kommen nur sehr selten ohne Beziehung zur generalisierten Neurofibromatose (v. Recklinghausen) vor. Der Unterschied zwischen den Neurinomen und den Neurofibromen im histologischen Bild beruht vor allem auf einem stärkeren Bindegewebsanteil der Neurofibrome. Die Neurofibrome (Synonyma: perineurale Fibrome, Rankenneurofibrome) können ihren Ausgang vom Peri- und Endoneurium nehmen, nur selten ist auch das Epineurium beteiligt. Es handelt sich um reine Bindegewebsgeschwülste, die an jedem peripheren Nerven auftreten können. Unter der Haut erscheinen sie als spindelige knollige Auftreibungen von meist prall elastischer Konsistenz. Isolierte Neurofibrome im Verlaufe eines größeren Nervenstammes weisen häufig eine weniger scharf begrenzte Kapsel auf, so daß sie oft nicht wie die solitären Neurinome „enucleiert" werden können. Wenn sich die Neurofibrome nicht ohne Verletzung des Nerven aus der Kontinuität des Nervenstammes ausschälen lassen, empfehlen Woodhall u. a. die Geschwülste zu belassen, um keine stärkeren Funktionsausfälle herbeizuführen, sofern kein Anhalt für Malignität besteht und wenn keine neuralen Ausfälle oder wesentlichen Beschwerden vorliegen. Im Gegensatz zu den solitären Neurofibromen lassen sich auch die perineuralen Fibroblastome, die sowohl im Verlauf von Nervenstämmen als auch im Subcutangewebe vorkommen, wo sie von den Aufzweigungen kleiner Hautnerven ausgehen, in den meisten Fällen gut ausschälen und ohne größere Funktionsausfälle beseitigen. Andererseits bestehen diese Rankenneurofibrome, deren Prädilektionsstellen das Subcutangewebe der Nacken-, Gesichts-, Schläfen-, Rücken- und Brustgegend sind, häufig aus einer Unzahl kleinster bis größerer perlschnurartig aufgereihter Tumoren (Abb. 106), von denen kleinere bei den Operationen übersehen werden können. Eine völlige operative Befreiung von den vielen Tumoren ist deshalb meist nicht möglich. Die Rankenneurofibrome können ein solches Ausmaß erreichen, daß monströse Bilder entstehen. Dazu kommen häufig angio-

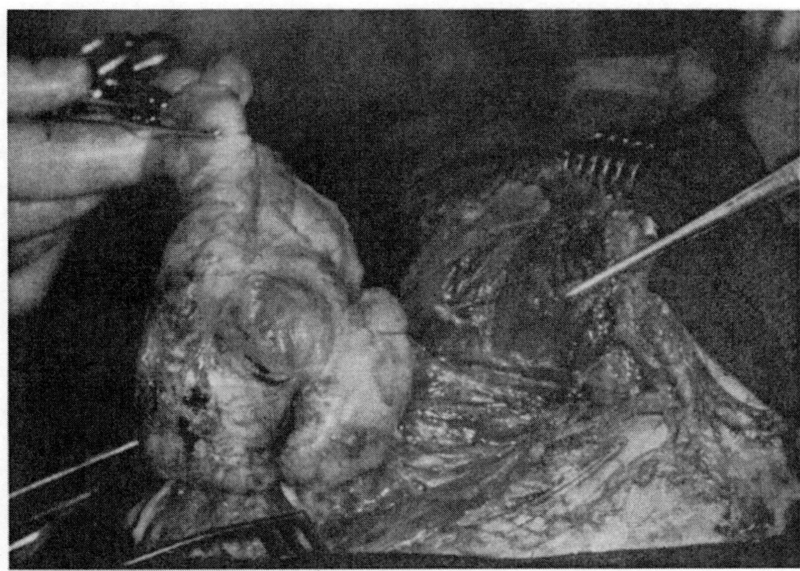

Abb. 104. Riesiges Neurofibrom des N. ischiadicus

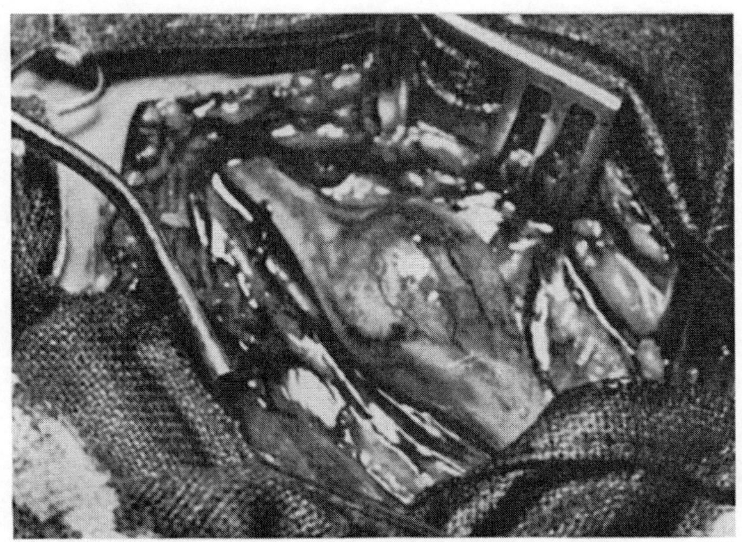

Abb. 105. Solitäres Neurinom im tibialen Anteil des N. ischiadicus, Totalexstirpation nach Längsschnitt, kein neurologischer Ausfall

matöse Mißbildungen und Verlegungen der abführenden Lymphwege, so daß auf der Grundlage eines Rankenneurofibroms das klinische Bild der Elephantiasis resultiert (Abb. 107 a—b). Obwohl die neurogenen Tumoren im Kiefer- und Gesichtsbereich relativ selten sein sollen, berichten mehrere Autoren über derartige Tumoren, die in den meisten Fällen im Zusammenhang mit einer generalisierten Neurofibromatose beobachtet wurden (BADEN, PIERSE und JACKSON, BOECKLER, CALLO u. MIRABELLA, GÄRTNER und PREIS, GÉNISSEL, MARGAILLAN u. BERNARD, GÖTSCH, HUBER, JANVIER, KRAGH, SOULE u. MASSON, DAMASDEA u. PACE, MELA, ROBERTSON, SVEJEDA). Diese Tumoren im Orofacialbereich können nicht nur kosmetisch sehr störend sein, sondern auch zur Verlegung der Atemwege führen und Sprechen und Kauen behindern, so daß auch aus funktionellen Gründen die operative Beseitigung zwingend ist.

Von 10 Patienten unseres Krankengutes mit Neurofibromen großer Nervenstränge wiesen alle gleichzeitig andere Symptome der Recklinghausenschen Erkrankung auf.

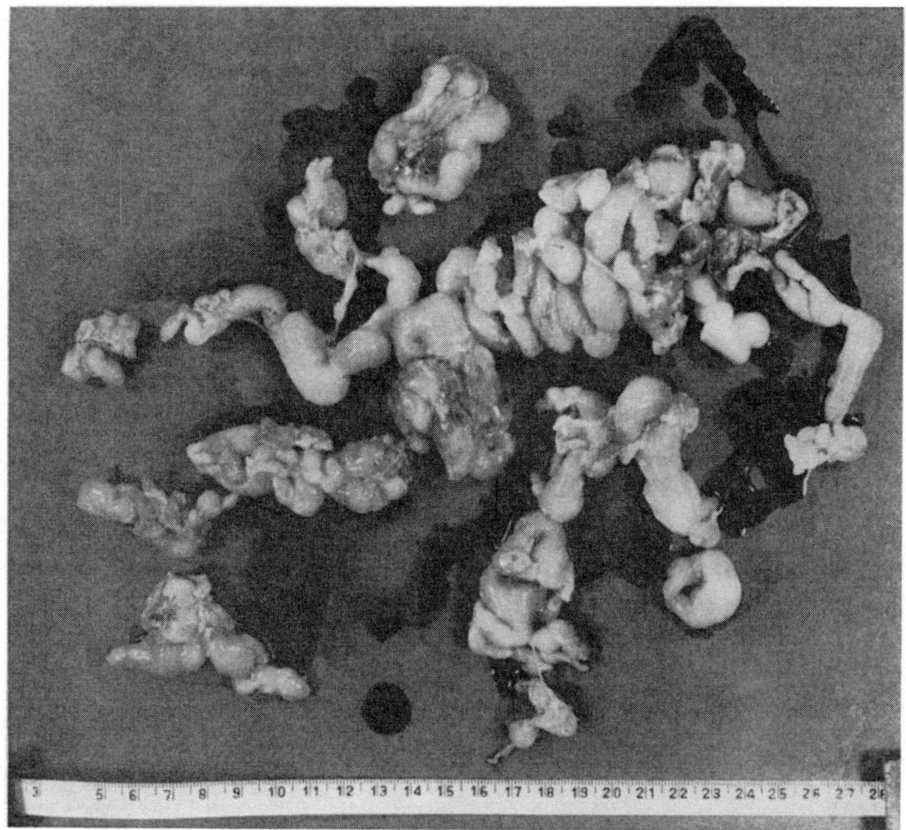

Abb. 106. Multiple Rankenneurofibrome, durch Längsschnitt aus Nervenästen exstirpiert wegen starker Neuralgien

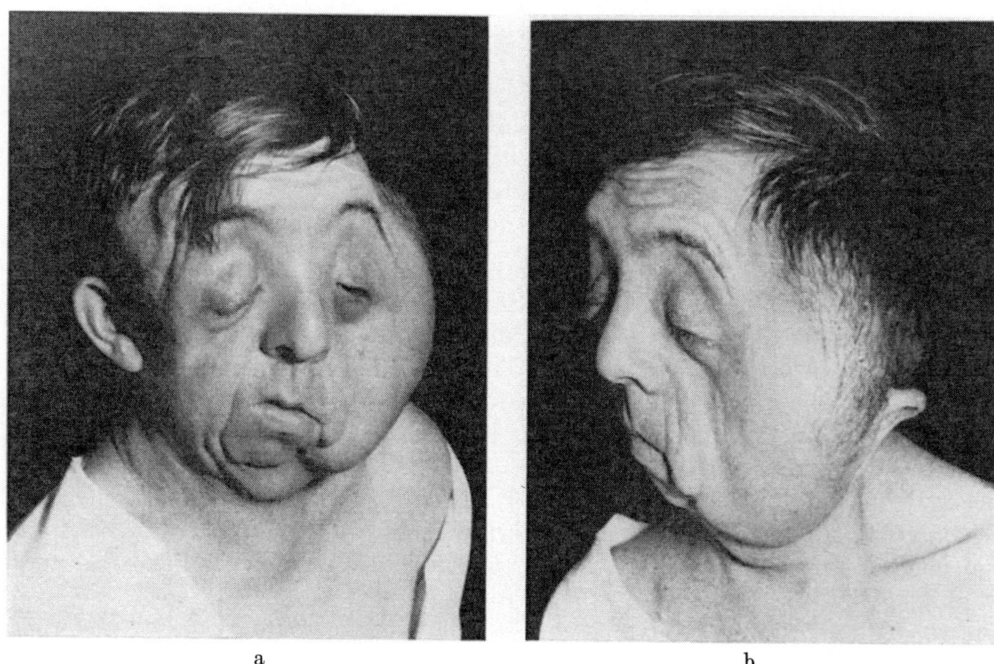

a   b

Abb. 107a u. b. Rankenneurofibrom des Gesichtes mit Elephantiasis bei von Recklinghausenscher Erkrankung

Die *generalisierte Neurofibromatose (Morbus Recklinghausen)* ist ein vorwiegend dominantes Erbleiden, das mit wechselnder Durchschlagskraft auftritt. Nach der Statistik der Mayo-Klinik (HUNT und PUGH), die 192 diagnostisch gesicherte Fälle der Recklinghausenschen Erkrankung umfaßt, beträgt die Morbidität 1:3100, wobei Fälle mit geringen Hautveränderungen miterfaßt sind. Hinsichtlich einer zusammenfassenden Darstellung der Neurofibromatose Recklinghausen kann auf den Handbuchbeitrag im Handbuch für Neurologie von BODECHTEL verwiesen werden. Nach klinischen Gesichtspunkten unterscheidet man eine periphere und eine zentrale Form, die sich nach pathologisch-anatomischen Gesichtspunkten nicht decken. Im Zusammenhang dieses Handbuchs interessiert vor allem die periphere Form, die gekennzeichnet ist durch das neurocutane Syndrom, d.h., daß Veränderungen an der Haut mit solchen am Nervensystem einhergehen. Die für die Diagnose bestimmenden Hautveränderungen der Neurofibromatose bestehen vor allem in den sog. café-au-lait-Flecken, charakteristischen schmutzig braunen Pigmentflecken (Abb. 102). Ebenso häufig kommen aber punktförmige Pigmentveränderungen im Sinne von Epheliden oder Lentigines vor. Diese Pigmentveränderungen können mehr vereinzelt, aber auch herdförmig oder diffus über den ganzen Körper verteilt in Erscheinung treten. Daneben bestehen typische weiche Fibrome, die entweder der Haut breit aufsitzen oder an einem dünnen Stiel als Fibroma pendulans von der Haut abgehoben sind. Gelegentlich kommen sowohl in der Haut als auch im Subcutangewebe die schon erwähnten rankenförmigen Neurofibrome vor, und zwar können sie sich an allen Verzweigungen der Hautnerven entwickeln, ohne wesentliche Schmerzen hervorzurufen. Die Hautveränderungen des Morbus Recklinghausen bestehen selten von Geburt an, sondern treten meist erst im Entwicklungsalter stärker in Erscheinung.

Zu den häufigen Begleiterscheinungen des Morbus Recklinghausen gehört der lokale Riesenwuchs an umschriebenen Hautstellen bzw. Gewebsteilen an Kopf, Rumpf und Extremitäten. Dieser lokale Riesenwuchs kann etwa im Gesicht in Form der Lappen-Elephantiasis allein oder in Verbindung mit Rankenneurofibromen zur monströsen Verunstaltung führen. Das allgemein populäre Beispiel ist die Darstellung CHARLES LAUGHTONs des Glöckners von Notre-Dame im gleichnamigen Film. Diese Filmdarstellung weist gleichzeitig die typischen Skeletveränderungen auf, die mit der Recklinghausenschen Erkrankung einhergehen können. Auf Grund einer zunehmenden, im höheren Lebensalter ausgeprägten Entkalkung der Wirbelsäule kommt es, ähnlich wie bei der Osteoporose oder Osteomalacie, zu einer langsam fortschreitenden Verbiegung im Sinne einer Skoliose und teilweise einer Kyphose. Daneben treten Wachstumsstörungen einschließlich Über- und Unterentwicklung vor allem im Bereiche der langen Röhrenknochen auf, Verbiegungen und Pseudarthrosen überwiegend der unteren Extremitäten, interossaere Cysten und erosive Knochendefekte infolge der Lokalisation von Neurofibromen in der Nähe der Knochen. Die Prädilektionsstelle für dystrophische Knochenveränderungen sind Schienbein, Wadenbein und Oberschenkel, daneben aber auch die Wirbelsäule und die Schädelknochen (Abb. 108). Cystische Knochenveränderungen sind sowohl solitär als auch als dislozierte polycystische Herde beschrieben, die zentral oder subperiostal lokalisiert werden. An Gelenkveränderungen kommen nach SALZER neben der kongenitalen Tibiapseudarthrose akute und chronische Erscheinungen vor. CLOWARD beobachtete eine Halswirbelzerstörung durch ein solitäres Neurofibrom mit Tetraplegie, die nach operativer Behandlung wesentlich gebessert werden konnte. Neben knöchernen Deformierungen der Wirbelsäule sind auch solche des Schädels nicht selten. Umschriebene glattwandig begrenzte Veränderungen an der Schädelkalotte konnten wir in einem Fall mit Deformierungen der knöchernen Orbitabegrenzung und ausgeprägter Hypoplasie der Knochen des Gesichtsschädels feststellen. Mehrere Verfasser beschreiben dorsale Wirbelkörperexkavationen sowohl im Bereiche der Brustwirbelsäule als auch der Lendenwirbelsäule. Diese Veränderungen sind überwiegend durch Neurofibrome oder Neurinome der Nervenwurzeln bedingt. Daneben scheint die Kombination der Neurofibromatose mit intrathorakalen Meningocelen nicht ganz selten zu sein (SCHULTE-BRINKMANN u. v. MALLINCKRODT, SCHRÖDER, PASQUALI).

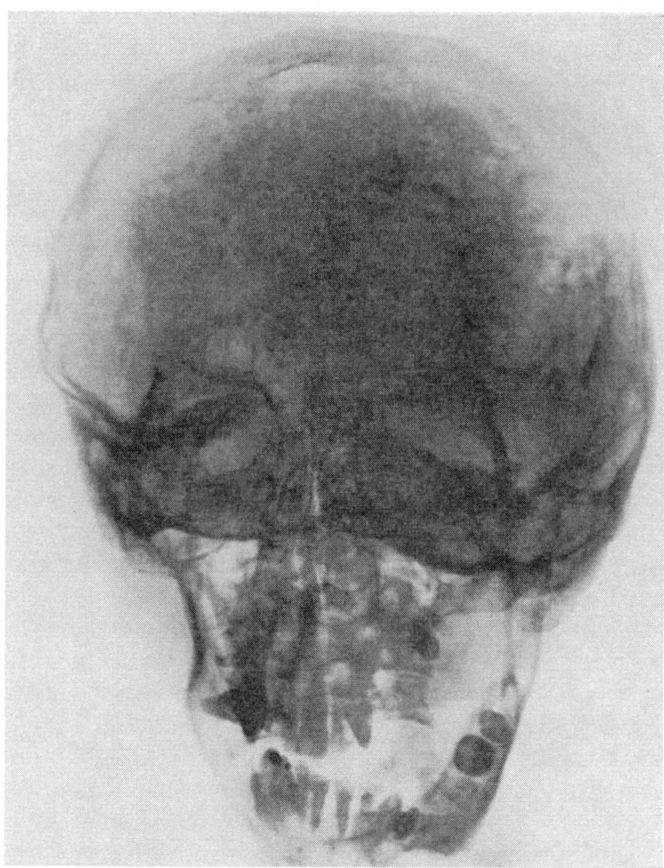

Abb. 108. Schädelaufnahme des gleichen Falles mit cystischer Auftreibung von Kalottenanteilen

Foukas u. Skouteris diskutieren die mögliche kausale Rolle, die dem Nebennierenmark bei dem Zusammentreffen von Morbus Recklinghausen und Hyperparathyreoidismus zukommt.

Die weitere periphere Manifestation der v. Recklinghausenschen Erkrankung umfaßt vor allem die Neurofibrome im Bereich der großen Nervenstämme. Von den Armnerven sind am meisten der N. medianus und der N. ulnaris betroffen, an den unteren Extremitäten ist der N. ischiadicus und der N. peroneus bevorzugt. Wie schon bei der Besprechung der Neurinome erwähnt, imponiert ein Nerventumor im Stamm des N. ischiadicus häufig als Ischias, mit dem Erfolg, daß die Grundkrankheit verkannt und eine antirheumatische Behandlung über einen längeren Zeitraum durchgeführt wird. Die differentialdiagnostischen Schwierigkeiten sind tatsächlich groß, da sowohl bei den Tumoren des N. ischiadicus als auch bei den Bandscheibenvorfällen Paresen, Muskelatrophien, ein positiver Lasègue-Reflex und Sensibilitätsausfälle vorkommen können. Die Diagnose ist in derartigen Fällen meist aus dem Palpationsbefund zu stellen. Obwohl der lumbale Bandscheibenvorfall heute zu den häufig beobachteten Krankheitsbildern gehört, sollte man beim Vorhandensein anderer Symptome der Recklinghausenschen Erkrankung bei einer Ischias auch an ein Neurofibrom des N. ischiadicus denken.

Die operative Behandlung hat in erster Linie die Funktionsausfälle zu berücksichtigen, die sich bei Befall peripherer Nervenstämme ergeben. Daneben spielen kosmetische Gesichtspunkte eine untergeordnete Rolle. Im Gegensatz zu den isolierten Neurinomen gelingt bei Neurofibromen die Entfernung eines im Nervenstamm sitzenden Tumors häufig nicht ohne Resektion der vom Tumor umschlossenen oder infiltrierten Nerventeile. Eine

Naht ist oft wegen der erheblichen Längenausdehnung der Tumoren nicht möglich, so
daß evtl. plastische Ersatzoperationen angezeigt sind. Bei fehlendem oder nur geringem
Funktionsausfall ist mit WOODHALL die Frage zu diskutieren, ob ein endoneurales Neurofibrom entfernt oder belassen werden soll. Falls man sich dazu entschließt, den Tumor
nicht zu entfernen, ist eine exakte klinische Nachbeobachtung dringend erforderlich, da
die maligne Degeneration der Neurofibrome im Gegensatz zu den solitären Neurinomen
ziemlich häufig ist. Wir konnten im eigenen Krankengut bei 10 Neurofibromen im Rahmen
einer generalisierten Neurofibromatose von Recklinghausen in 3 Fällen eine maligne
Entartung beobachten, eine Tatsache, die unseres Erachtens doch meist dazu zwingt, das
diagnostizierte Neurofibrom operativ zu entfernen. Die operative Behandlung der Neurofibromatose ist in vielen Fällen für Patienten wie Neurochirurgen unbefriedigend, weil
meistens eine radikale Heilung bei der Vielfalt der Tumoren unmöglich ist. Die Häufigkeit der malignen Degeneration bei der Neurofibromatose wird im Schrifttum mit etwa
10—15% angegeben. Entsprechend unseren Erfahrungen, bei denen in allen 3 Fällen der
N. ischiadicus betroffen war, scheint auch nach dem Schrifttum eine Bevorzugung der
malignen Entartung an diesem Nerven vorzuliegen. Die maligne entarteten Neurofibrome
zeigen meist plötzlich ein expansives Wachstum mit schnell ausgeprägten klinischen
Bildern. In einem unserer Fälle wurde die Entwicklung eines kleinen Tumors auf fast
Kopfgröße innerhalb von 4 Monaten beobachtet. Gegenüber anderen maligne entarteten
Tumoren und primär malignen Tumoren scheint die lokale Rezidivierung der malignen
Neurofibrome wesentlich häufiger zu sein als die Metastasierung, die in unseren 3 Fällen
einmal beobachtet wurde. MONEY, VENNER, STOUT und VIETA und PUGH berichteten
über ausgedehnte Metastasierungen, bei denen die Lungenmetastasen überwogen.

Ob ein Trauma oder ob chronische Reize ein primär benignes Neurofibrom zur malignen
Entartung anreizen können, ist nach wie vor ungeklärt. Manche Autoren (HERMANN,
MONEY) gehen soweit, daß sie die Probeexcision aus einem Neurofibrom ablehnen, da sie
eine Provokation des Tumorwachstums bzw. der Metastasierung durch einen derartigen
Eingriff vermuten. Das Problem liegt wahrscheinlich darin, daß die Recklinghausensche
Erkrankung als Dysplasie mit blastomatöser Komponente wie andere vererbbare Ge-
schwulsterkrankungen zur malignen Entartung prädisponiert (K. H. BAUER u.a.). Wie
bei den solitären Nerventumoren haben wir auch bei den maligne entarteten Neurofibromen eine erhebliche Strahlenresistenz feststellen können. Bei Verdacht auf eine
maligne Entartung besteht die Behandlung deshalb in der ausgiebigen Tumorexcision
weit im Gesunden. Häufig wird man auch an einer Amputation nicht vorbeikommen.
Wir haben bei den von uns beobachteten maligne entarteten Tumoren eine Röntgenbestrahlung durchführen lassen, ohne daß eine wesentliche Beeinflussung des malignen
Tumorwachstums nachzuweisen war.

Das *Neurosarkom* = malignes Neurinom wird teilweise auch fälschlich als „malignes
Neurom" bezeichnet. Die Häufigkeit der primär malignen neurogenen Tumoren ist
relativ gering. Sie beträgt nach den Statistiken von BONO und NERIGGI gegenüber den
gutartigen Nerventumoren etwa 1:10. Da die Neurosarkome wie auch die gutartigen
Tumoren von den Nervenscheiden ausgehen, gibt es auch bei diesen Tumoren keine
bevorzugte Lokalisation, sondern sie können sowohl an den großen Nervenstämmen als
auch an den kleinsten peripheren Nervenaufzweigungen auftreten. GORE und WISE und
ASPARY betonten wie auch andere Autoren das schnelle Wachstum der Tumoren und die
rasch progredienten neurologischen Ausfallserscheinungen. Neben dem intraneuralen
Wachstum der Geschwülste sowohl nach proximal als auch nach distal infiltrieren die
Tumoren häufig das benachbarte Gewebe. So wurde bei einem malignen Tumor des N.
medianus ein Übergreifen auf das Halsmark und bei einem Neoplasma des N. axillaris
eine Infiltration in das Cerebrum beobachtet.

Wir konnten ein ausgedehntes malignes Neurinom der Kopfschwarte diagnostizieren.
Innerhalb eines Jahres war es bei einer sehr indolenten 56jährigen Patientin zu einer
riesigen Tumorbildung gekommen, die einen großen Teil der Kopfschwarte einnahm und

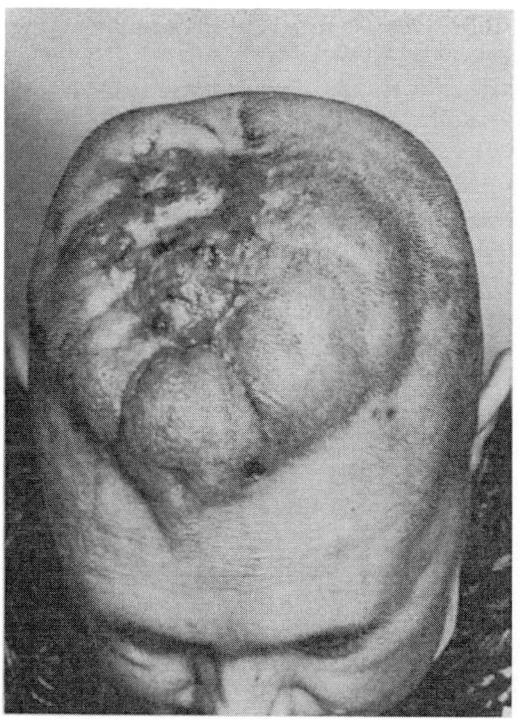

a

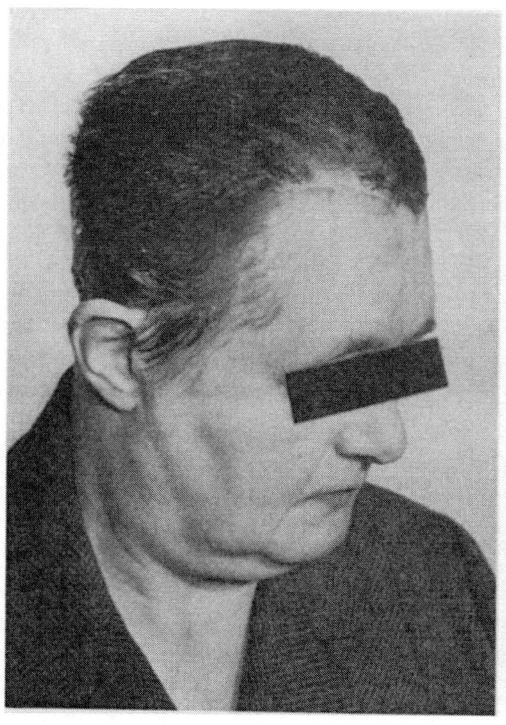

b

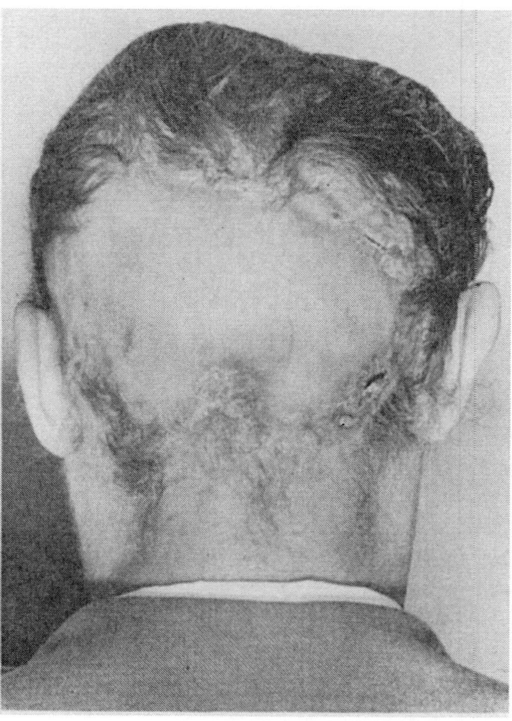

c

Abb. 109a—c. Malignes Neurinom der Kopfhaut. a Ulcerierender Tumor vor der Operation. b 6 Monate nach Exstirpation des Tumors und Durchführung einer Verschiebeplastik der Kopfhaut. c Der durch die Verschiebeplastik entstandene Hautdefekt ist durch ein freies Vollhauttransplantat gedeckt

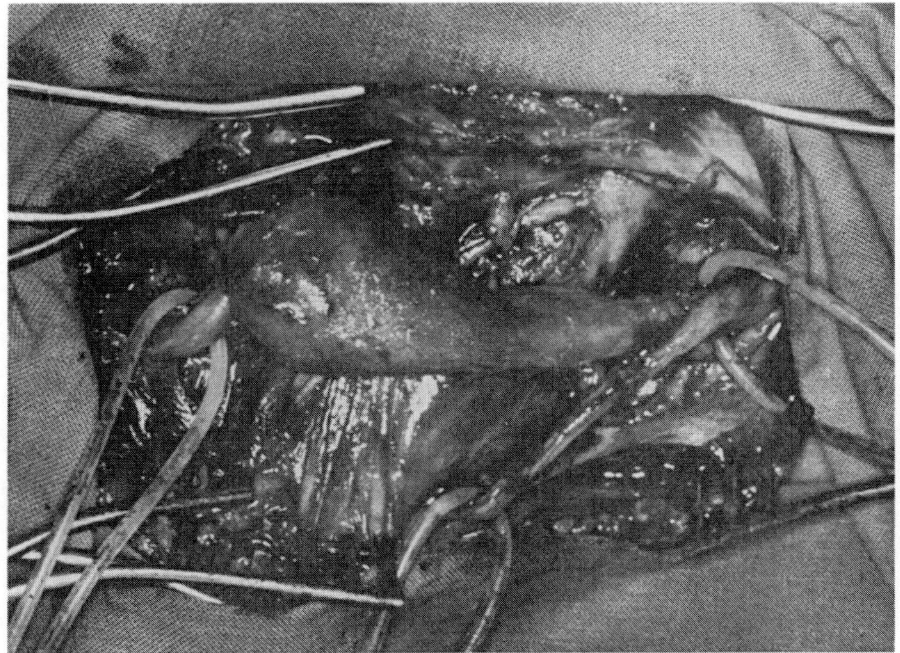

a

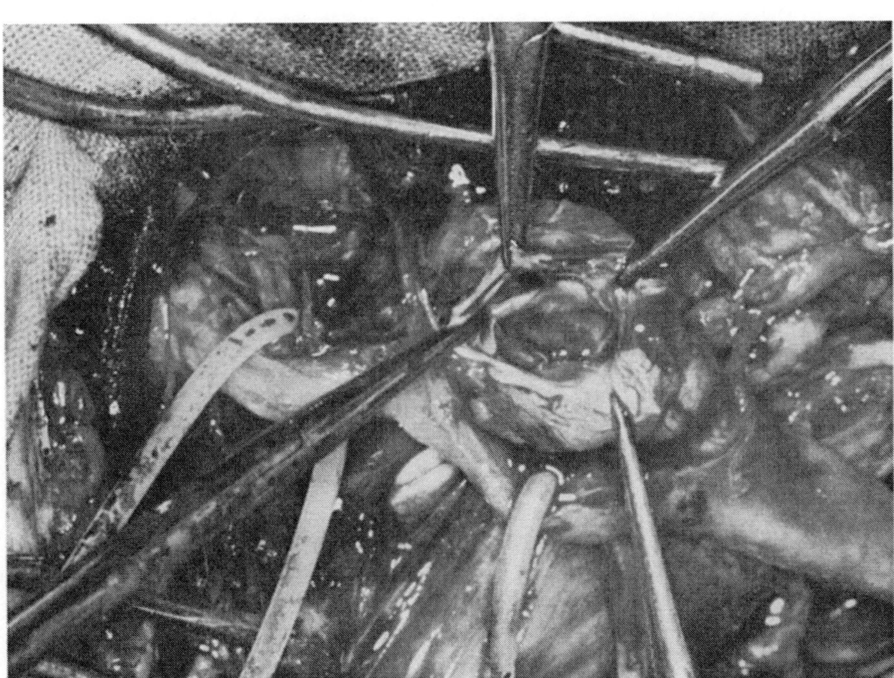

b

Abb. 110a u. b. Pseudomucin-Cyste des N. peroneus. a Nach Freilegung. b Nach Eröffnung und Leerung der Cyste

zu einer handtellergroßen Ulcerierung im Zentrum des Tumors geführt hatte. Trotz ausgedehnter Resektion des Tumors und plastischer Deckung des großen Defektes (Abb. 109a—c) kam es schon wenige Monate nach der Tumorentfernung zu einem Weiterwachsen im Verlauf der Lymphspalten. Die massive Strahlentherapie schien für etwa 3 Monate zu einem Stillstand des Tumorwachstums zu führen. Es kam aber dann unter der weiteren

Bestrahlung zu einer rapiden multiplen Aussaat und schließlich zum Exitus letalis ein Jahr nach Durchführung der operativen Behandlung.

Wie bei den maligne entarteten Neurofibromen ist auch beim primären Neurosarkom die operative Entfernung weit im Gesunden die Methode der Wahl. Wegen der bestehenden, mehrfach erwähnten differentialdiagnostischen Schwierigkeiten in der Erkennung des noch kleinen Tumors kommt die chirurgische Behandlung in Anbetracht der raschen Progredienz oft zu spät.

Eine gutartige Geschwulst, die in der Literatur nur selten erwähnt wird, ist die Pseudomucincyste der peripheren Nerven (LAVARDE). Es handelt sich dabei um mehrkammerige, glatt ausgekleidete Cysten, die den Nerven aushöhlen und zu einer Abplattung und Verdrängung der Nervenfasern führen (Abb. 110a—b). Die Entwicklung der Cystenwand geht von der Nervenscheide aus, so daß die operative Behandlung in einer Dekompression durch Eröffnen der Cyste besteht. Die von LAVARDE beschriebene Cyste hatte sich in der Kniekehle an der Teilungsstelle des N. ischiadicus entwickelt. Wir beobachteten eine derartige Cyste bei einem jungen Patienten innerhalb des N. peroneus in Höhe des Fibulaköpfchens. Interessanterweise wurde bei einem Bruder dieses Patienten einige Zeit später ein isoliertes Neurinom ebenfalls im Bereich des N. peroneus diagnostiziert und operativ entfernt. Es ist deshalb differentialdiagnostisch zu erwägen, ob es sich bei diesen Pseudomucincysten evtl. um cystisch veränderte Neurinome handelt.

Ein hinsichtlich der Klassifikation umstrittenes Krankheitsbild stellen die Glomustumoren dar. Es handelt sich dabei um kleine langsam wachsende Tumoren, die sich hauptsächlich an den Acren, namentlich an den Fuß- und Fingernägeln entwickeln und dort als bläulich schimmernde Tumoren zu erkennen sind. Sie führen zu sehr heftigen ausstrahlenden Schmerzsensationen, die durch Druck auszulösen sind. Während BODECHTEL diese Tumoren zu den peripheren Nerventumoren rechnet, betonten K. H. BAUER u. DÖRING, der auch das multiple Vorkommen derartiger Tumoren beschrieben hat, daß es sich um typische Mischgeschwülste handelt, die vom Glomus neuromyoarterialis ausgehen und sich aus mehreren Gewebselementen zusammensetzen. FOOT hat diese Tumoren aus seiner zuletzt veröffentlichten Klassifikation der peripheren Nerventumoren ausgeschlossen.

Neben autonomen Nervengeschwülsten kommen äußerst selten auch Carcinommetastasen im peripheren Nerven vor. PIRNER beschrieb einen Fall der Absiedlung einer Krebsmetastase eines inoperablen Lungencarcinoms im Ramus profundus nervi radialis, die zur völligen Durchsetzung des Nerven geführt hatte und klinisch das Bild einer typischen Fallhand ergab.

Von MOORE und ODER liegt die Mitteilung über eine diffuse Lymphosarkomatose vor, die zum klinischen Bild einer akuten Polyradiculoneuritis geführt hatte, als deren Ursache eine diffuse Durchsetzung des peripheren Nervensystems mit der malignen Geschwulst vorlag. Von einer Metastasierung in Nerven hinein kann nur gesprochen werden, wenn das Tumorwachstum intraneural beginnt, d.h. die Metastase von einem Vas nervorum ausgeht. Die vielen extraneuralen, den Nerven von außen komprimierenden Tumoren gehören natürlich nicht hierher.

BODECHTEL weist darauf hin, daß es auch bei anderen blastomatösen Prozessen zu polyneuritischen Syndromen kommen kann, die durch Nervenkompression von außen (Carcinome, Sarkome, Lymphogranulome, Lymphome) (BLANCHARD), durch leukämische Infiltrate in der Nervenscheide, durch Paraproteinablagerungen bei den multiplen Myelomen oder durch Amyloidablagerungen bei der Paramyloidose verursacht sein können. Polyneuritische Syndrome bei kachektischen Carcinom-Patienten können aber auch auf Stoffwechselstörungen beruhen, ohne daß Neubildungen in den Nerven oder in deren Umgebung nachweisbar sind.

Eine Kombination von peripheren Nervenschädigungen und Stoffwechselstörungen, Intoxikationen und Speicherkrankheiten kann differentialdiagnostisch bedeutsam sein. CAVANAGH u. MELLICK berichteten über 4 Fälle von peripheren Nervenschädigungen bei intermittierender Porphyrie. BISCHOFF u. REUTTER konnten eine Mitbeteiligung der peripheren Nerven beim Morbus Gaucher nachweisen. Eine Beteiligung peripherer Nerven bei der Friedreichschen Ataxie (HOPF u. PORT, HUGHES u. Mitarb.) hat in jüngster Zeit zu einer erneuten Diskussion dieses Formenkreises veranlaßt, der differentialdiagnostisch ebenfalls berücksichtig werden sollte.

CASTEDO und HERMIDA veröffentlichten 2 Fälle von Neuritis hypertrophicans progressiva, einem Krankheitsbild, das von DEJERINE und SOTTAS beschrieben wurde. Es soll sich dabei um eine Wucherung der Zellen der Schwannschen Scheide mit Beteiligung des Nerven selbst handeln, die vorzugsweise an peripheren Nerven und spinalen Wurzeln, aber auch an Hirnnerven und am Sympathicus auftreten kann. Das Krankheitsbild führt im Verlauf vieler Jahre zu Muskelatrophien der distalen Abschnitte aller Extremitäten, Areflexie, sensiblen Störungen, Störungen vom polyneuritischen Typ und Hypertrophie der peripheren Nerven, deren Volumen zum Teil das Vierfache des Normalen erreichen kann.

C. Durchblutungsschäden und Angiome peripherer Nerven

Im Gegensatz zu den Kreislaufstörungen des Zentralnervensystems haben die Zirkulationsstörungen des peripheren Nervensystems bisher nur geringes neurochirurgisches Interesse gefunden. Da es sich meist um polyneuritisähnliche Krankheitsbilder handelt, gehören sie mehr in den Arbeitsbereich von Internisten und Neurologen. Histologische Veränderungen am kreislaufgeschädigten peripheren Nerven wurden schon im vorigen Jahrhundert beschrieben. Ätiologisch kommen die Thromboendangitis obliterans (v. WINIWARTER-BUERGER), die Periarteriitis nodosa, die Arteriosklerose, die arterielle Embolie, wie auch traumatische Gefäßschäden in Betracht.

Bei den generalisierten Gefäßerkrankungen stehen trophische Hautveränderungen im Vordergrund. Sensibilitätsstörungen und periphere Muskelatrophien sind jedoch nicht selten. BODECHTEL weist z.B. auf die Atrophie der kleinen Handmuskeln bei der Periarteriitis nodosa hin.

Auch bei den funktionellen Durchblutungsstörungen wie der Raynaudschen Krankheit können Reflexstörungen und Sensibilitätsverluste auftreten. In diesem Zusammenhang muß wahrscheinlich unsere Beobachtung bei einer anfallsweise auftretenden Durchblutungsstörung gesehen werden. Sie betraf isoliert den linken Unterarm und die linke Hand einer 35jährigen Patientin. Meist in Verbindung mit der Periode kam es im Verlauf mehrerer Stunden zu einer Anschwellung des Unterarms und des Handrückens, die Haut war zunächst marmoriert, dann an den Acren leichenblaß und kalt. Auf dem Höhepunkt der Ausbildung dieser Symptome war die Patientin nicht in der Lage, die Finger zu bewegen. Sie klagte über starke bis zur Schulter ausstrahlende Schmerzen bei erheblicher Hypaesthesie. Durch physikalische Maßnahmen wie Bürsten und heiße Bäder war das Schmerzbild nicht zu durchbrechen. Die Stellatumblockade brachte dagegen eine schlagartige Besserung mit Verschwinden sämtlicher Symptome innerhalb von 15 min und Schmerzfreiheit. Eine mechanische Kompression der Nerven oder Gefäße konnte ausgeschlossen werden. Die arteriographische Untersuchung zeigte keinen Anhalt für eine Durchblutungsstörung, dagegen ergab die Phlebographie eine spastische Einengung der abführenden Venen. Die Einordnung des Krankheitsbildes in die Raynaudsche Krankheit ist unsicher. Die thorakale Sympathektomie führte zum Verschwinden der Symptome und zur Wiedererlangung der Arbeitsfähigkeit.

Über eine Kombination von zentral und peripher bedingten Nervenstörungen bei der Thromboendarteriitis obliterans berichtete GÖTZE.

Funktionelle posttraumatische Durchblutungsstörungen im Verlauf einer Sudeckschen Gliedmaßendystrophie sind nicht ganz selten mit peripheren Nervenstörungen verbunden und können das Bild einer gleichzeitigen Nervenverletzung vortäuschen. Wir beobachteten bei einem 17jährigen Jungen nach Unterarmfraktur eine kombinierte Ulnaris-Medianus-

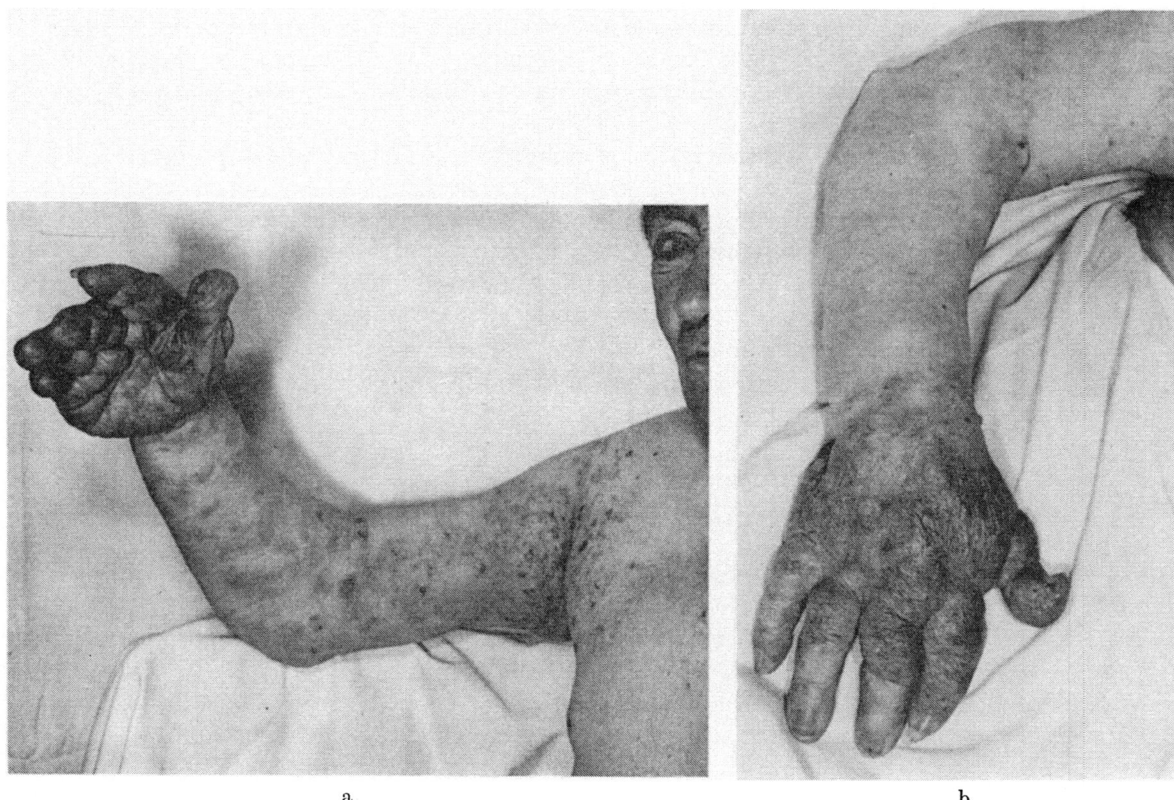

a   b

Abb. 111a u. b. Ausgedehnte angeborene Angiomatose des rechten Armes mit multiplen Nervenlähmungen

lähmung mit völliger Aufhebung der Schweißsekretion im Ninhydrintest. Da nach dem Frakturverlauf eine periphere Nervenverletzung nicht ausgeschlossen werden konnte, wurde die operative Freilegung erwogen. Wegen des gleichzeitig vorliegenden Sudeck mit erheblicher Entkalkung der Unterarm- und Handknochen wurde vor der operativen Revision eine konservative Behandlung mit physikalischen Maßnahmen und Stellatumblockaden durchgeführt. Innerhalb von 8 Wochen hatte sich die Sudecksche Dystrophie weitgehend zurückgebildet, Zeichen einer peripheren Nervenläsion waren nicht mehr nachweisbar und der Ninhydrintest war normalisiert.

In neueren Untersuchungen über die Sudecksche Dystrophie (Schönbach, Thorban) wird zur Pathogenese dieser Erkrankung die Meinung vertreten, daß es durch das Trauma primär neben der Fraktur zu einer partiellen Nervenschädigung komme, als deren Folge sich die charakteristischen Weichteil- und Knochenveränderungen entwickeln. Die partielle Nervenschädigung soll unmittelbare Ursache einer Durchblutungs- und Permeabilitätsänderung sein, die lediglich die Endstrombahn betrifft und in diesem Bereich zu Gefäßveränderungen führt, wie sie für die Endangitis obliterans typisch sind.

Diese Untersuchungen bilden eine Brücke zu den Beobachtungen Otfried Foersters aus dem 1. Weltkrieg, der annahm, daß es durch Verletzungen peripherer Nerven zu Kreislaufstörungen der in den peripheren Nerven verlaufenden vasoconstrictorischen und vasodilatatorischen Nervenfasern kommt, die astweise von den peripheren Nervenstämmen an die Gefäße herantreten. Auch Krücke betont, daß manche morphologischen Veränderungen an den Aa. nervorum nach Nervenverletzungen und Nervenerkrankungen an die Bilder bei Periarteriitis nodosa erinnern und dafür sprechen, daß der Nerveneinfluß bei den Gefäßerkrankungen eine Rolle spielen kann.

Pathologische Veränderungen im venösen Schenkel des Kreislaufs können vor allem im Bereich des N. ischiadicus Ursache von Nervenstörungen sein (Reinhardt zitiert nach

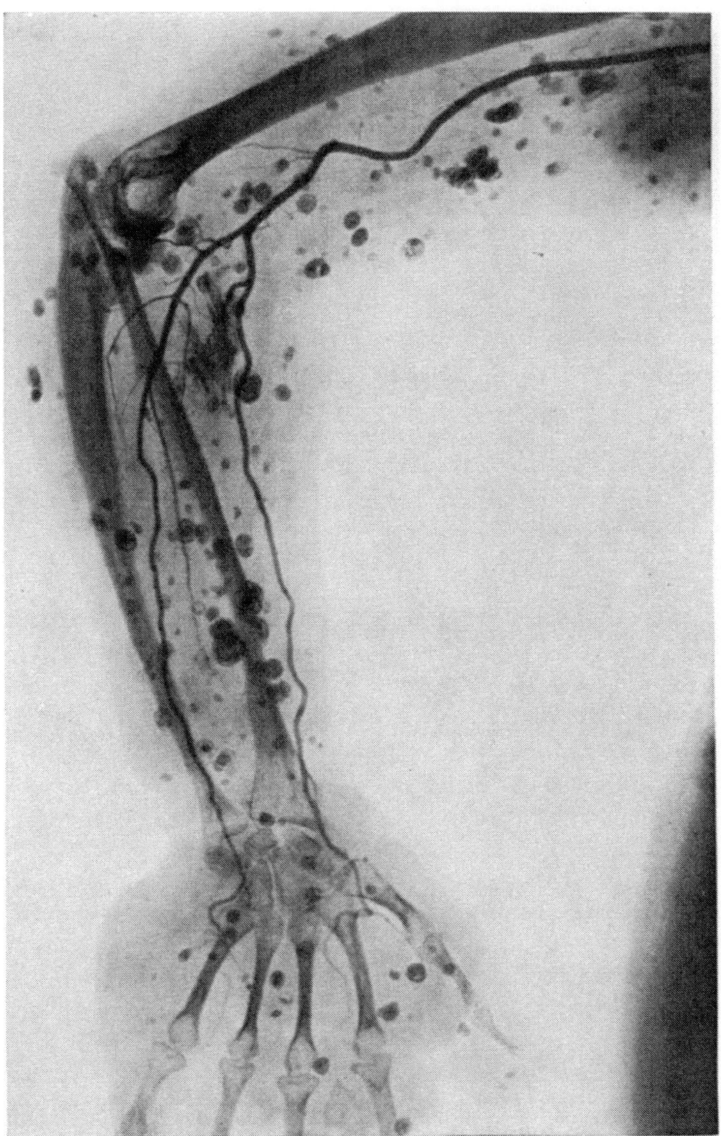

Abb. 112. Angiographischer Befund dieses Falles mit zahlreichen verkalkten Angiomen

KRÜCKE). REINHARDT fand unter 100 Untersuchungsfällen bei 25 varicöse Erweiterungen im Bereich des N. ischiadicus, die mit einer Vermehrung des interstitiellen Gewebes und zum Teil dicken sklerotischen Bindegewebsmassen einhergingen, die die Nervenbündel und Varicen umschlossen.

Außer von BÜTTNER, der über Hämangiome peripherer Nerven berichtete, wurde eine angiomatöse Erweiterung in einem peripheren Nervenstamm von CAMERA mitgeteilt. Er fand bei einem 9jährigen Mädchen, das über rezidivierende Schmerzen am Innenrand der Fußsohle klagte, eine spindelförmige Geschwulst, die sich röntgenologisch als kavernöses Angiom darstellte. Bei der operativen Entfernung gelang die Freipräparation des Tumors ohne Schwierigkeiten, er war in die aufgelockerten Fasern des N. plantaris medialis eingebettet und imponierte im histologischen Bild als Nervenangiom. Nach CAMERA ist dies der 8. in der Literatur beschriebene Fall eines Angioms der peripheren Nerven.

Wir beobachteten bei einem 56jährigen Patienten eine diffuse kongenitale Angiomatose, die den ganzen rechten Arm einnahm und bis auf die oberen Brustpartien überging. Es bestand eine Elephantiasis des ganzen rechten Armes. Die Haut war weiß-

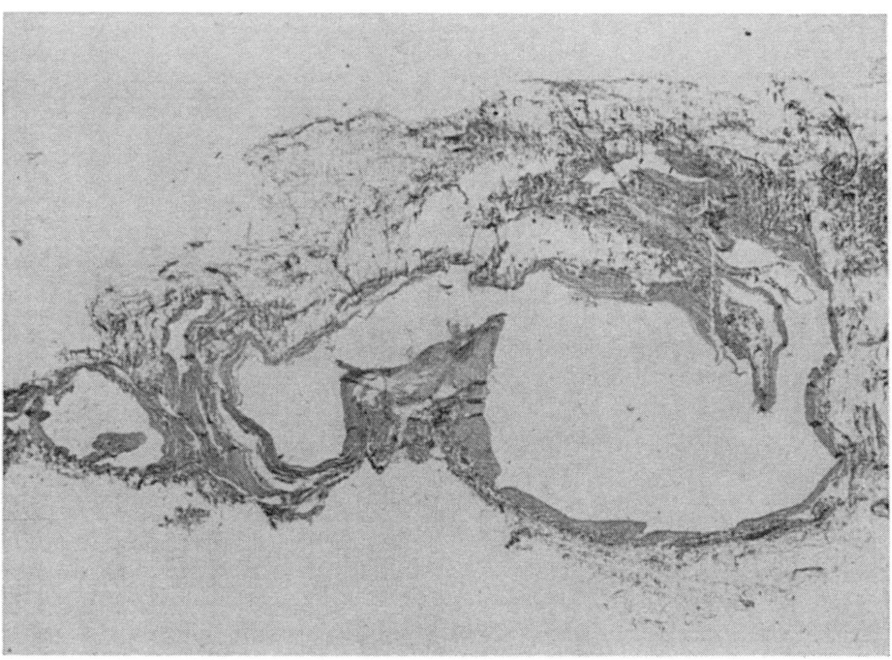

Abb. 113. Histologisches Bild exstirpierter Angiome

bläulich verfärbt und wies zahlreiche teleangiektatische Erweiterungen auf. Geringe aktive Bewegungen im Schultergelenk und im Handgelenk konnten durchgeführt werden. Der Arm war im Ellenbogengelenk ankylosiert. Die Beweglichkeit der Finger war hochgradig eingeschränkt, die Sensibilität war im Bereich des ganzen Armes herabgesetzt (Abb. 111a—b). Röntgenologisch bestand eine erhebliche Hypoplasie der Knochen des rechten Armes. Weiter fanden sich in den Weichteilen des Armes und der rechten oberen Thoraxhälfte zahlreiche linsen- bis erbsgroße gut umschriebene Verkalkungsherde (Abb. 112). Die arteriographische Untersuchung, die retrograd von der A. carotis communis ausgeführt wurde, ließ erkennen, daß die A. radialis und ulnaris nur sehr dünn und in ihren Aufzweigungen spärlich dargestellt waren. Im Ellenbogenbereich kam eine schlierenförmige Gefäßansammlung zur Ansicht. Zur diagnostischen Klärung wurde die Probeexcision einer der umschriebenen Verkalkungen durchgeführt. Die histologische Untersuchung (Abb. 113) ergab nach Entkalkung einen schalenartigen Aufbau von verkalktem Bindegewebe, das sich um zentral gelegene ebenfalls verkalkte Blutgefäßhohlräume gruppierte. Es handelte sich um ein verkalktes Angiom. Die neurologischen Ausfälle können im vorliegenden Fall einer diffusen Angiomatose sowohl auf die Durchblutungsstörungen der Nerven als auch auf angiomatöse Veränderungen in den Nerven selbst zurückgeführt werden. Eine Freilegung größerer Nervenstämme unterblieb, um die erhaltenen Restfunktionen nicht zu gefährden.

Schliack beobachtete Nervenschädigungen durch thrombosierte, perineurale Angiome an den Nn. medianus, ulnaris und ischiadicus.

Auf Grund eines Beobachtungsmaterials von 151 klinischen und 15 histologisch untersuchten Fällen wies Pantchenko auf die Folgen arterieller Verschlüsse auf das periphere Nervensystem des Menschen hin. Die Frage, ob primär vasculäre oder neurale Schädigungen vorliegen, wird dahingehend beantwortet, daß man bei den wechselseitigen Beziehungen eine „neurovasculäre Ursache" annehmen müsse. Für die Entwicklung der Nekrosen wird dem Schmerzphänomen eine besondere Bedeutung zugesprochen, da durch die Schmerzen Gefäßspasmen ausgelöst werden können, die zu zusätzlichen Ernährungsstörungen führen. Wir wissen ja auch von anderen Gebieten (Schock), daß die Schmerzausschaltung nicht nur eine subjektive Linderung bedeutet, sondern eine sich objektiv auswirkende Therapie ist.

Literatur

Bei der großen Zahl der Einzelarbeiten war es nicht möglich, die Namen aller Verfasser im Text zu nennen. Um das Auffinden einzelner Veröffentlichungen zu erleichtern, wurde die verwendete Literatur in Sachgebiete aufgegliedert. Die Literatur aus der Zeit vor dem Erscheinen der Handbuchbeiträge O. FOERSTERs ist nicht aufgeführt, es wird auf die Literaturhinweise in den Arbeiten O. FOERSTERs verwiesen. Die nach Fertigstellung des Manuskripts (1966) erschienene Literatur konnte nur noch teilweise eingefügt werden. Ausführliche Literaturverzeichnisse finden sich weiter in folgenden Monographien und Handbuchbeiträgen:

1. Monographien und Handbuchbeiträge

BATEMAN, J. E.: Trauma to nerves in limbs. Philadelphia: Saunders 1962.

BODECHTEL, G.: Differentialdiagnose neurologischer Krankheitsbilder, 2. Aufl. Stuttgart: Thieme 1963.

FOERSTER, O.: Spezielle Anatomie und Physiologie der peripheren Nerven. In: Ergbd., 2. Teil zu: Handbuch der Neurologie, hrsg. von M. LEWANDOWSKY, S. 785—974. Berlin: Springer 1929.

FOERSTER, O.: Die Symptomatologie der Schußverletzungen der peripheren Nerven. In: Ergbd., 2. Teil zu: Handbuch der Neurologie, hrsg. von M. LEWANDOWSKY, S. 975—1508. Berlin: Springer 1929.

FOERSTER, O.: Die Therapie der Schußverletzungen der peripheren Nerven. In: Ergbd. 2. Teil zu: Handbuch der Neurologie, hrsg. von M. LEWANDOWSKY, S. 1509—1720. Berlin: Springer 1929.

FOERSTER, O.: Spezielle Physiologie und spezielle funktionelle Pathologie der quergestreiften Muskeln. In: Handbuch der Neurologie, Bd. 3, hrsg. von BUMKE-FOERSTER. Berlin: Springer 1937.

HAYMAKER, W., WOODHALL, B.: Peripheral nerve injuries. Principles of diagnosis, 2. Aufl. Philadelphia: Saunders 1953.

KESSEL, F. K., GUTTMANN, L., MAURER, G.: Neurotraumatologie, Bd. 2. München-Berlin-Wien: Urban & Schwarzenberg 1970.

KRAMER, F.: Allgemeine Symptomatologie der Rückenmarksnerven und der Plexus. In: BUMKE-FOERSTER, Handbuch der Neurologie, Bd. 3. Berlin: Springer 1937.

KRÜCKE, W.: Erkrankungen der peripheren Nerven. In: Handbuch der speziellen pathologischen Anatomie und Histologie, v. LUBARSCH-HENKE-RÖSSLE, Bd. 13, 5. Teil, S. 1—248. Berlin-Göttingen-Heidelberg: Springer 1955.

LEHMANN, W.: Chirurgische Therapie bei Erkrankungen und Verletzungen des Nervensystems. In: BUMKE-FOERSTER, Handbuch der Neurologie, Bd. 8. Berlin: Springer 1936.

LÜTHY, F.: Periphere Nerven. In: Handbuch der inneren Medizin, Bd. V/1, hrsg. von v. BERGMANN, G., FREY, W., SCHWIEGK, H., S. 182—277. Berlin-Göttingen-Heidelberg: Springer 1953.

LYONS, W. R., WOODHALL, B.: Atlas of peripheral nerve injuries. Philadelphia-London: Saunders 1949.

MAURER, G.: Eingriffe an den peripheren Nerven. In: B. BREITNER, Chirurgische Operationslehre, Bd. III, Beitrag 8. Wien-Innsbruck: Urban & Schwarzenberg 1957.

MUMENTHALER, M., SCHLIACK, H.: Läsionen peripherer Nerven. Stuttgart: Thieme 1965.

NEUBURGER, M., PAGEL, J.: Handbuch der Geschichte der Medizin. Jena: Fischer 1905.

NIGST, H.: Peripheral nerve injuries. Spec. Rep. Ser. med. Res. Counc. (Lond.), Nr 282, 1—440 (1954).

NIGST, H.: Die Chirurgie der peripheren Nerven. Stuttgart: Thieme 1955.

NIGST, H.: Peripheral nerve regeneration. A follow-up study of 3,656 World War II injuries. Edit.: B. WOODHALL and G. W. BEEBE (VA Medical Monogr.). Washington: Superintendent of Documents U.S. Governm. Print. Office 1956.

SCHELLER, H.: Die Erkrankungen der peripheren Nerven. In: Handbuch der inneren Medizin, 4. Aufl., Bd. V/2, hrsg. von v. BERGMANN, G., FREY, W., SCHWIEGK, H., S. 1—299. Berlin: Springer 1953.

SEDDON, H. J.: War injuries of peripheral nerves. Brit. J. Surg., Suppl.-Bd. 2, 325—353 (1949).

SELETZ, E.: Surgery of peripheral nerves. Springfield: C. Thomas 1951.

SELETZ, E.: Surgery in World War II. Neurosurgery. Vol. 2. Prep. and publ. under the direct. of S. B. HAYS, Editor in Chief: J. B. Coates, Jr. Editors for Neurosurgery: R. G. SPURLING, B. WOODHALL. Assoc. Editor: E. M. FcFETRIDGE. Washington: Office of the Surgeon General Department of the Army 1959.

SUNDERLAND, S.: Nerve and nerve injuries. Baltimore: William and Wilkins 1968.

Verletzungen peripherer Nerven, Symposium Kassel 1972, Melsunger Medizinische Mitteilungen, Bd. 46, Heft 116, 1972, herausgeg. v. B. BRAUN, Melsungen.

WEXBERG, E.: Klinik der Neuritis und Polyneuritis. Neuralgien. Traumatische Erkrankungen der peripheren Nerven und des Plexus. In: BUMKE-FOERSTER, Handbuch der Neurologie, Bd. 9. Berlin: Springer 1936.

2. Physiologische, diagnostische und therapeutische Probleme, Techniken und Behandlungsergebnisse

ACCARDI, V.: Autotrapianti di nervi misti. Arch. „Putti" (Firenze) 1, 232—239 (1951).

ADAMS, H. D.: Cervical phrenic nerve operations. Surg. Clin. N. Amer. 1953, 927—931.

ADLER, E., BELLER, A. J.: Experiences with peripheral nerve injuries. Acta med. orient. (Tel-Aviv) 9, 153—160 (1950).

Adler, E., Jarus, A., Magora, A.: Rare peripheral nerve complications in obstetrical and gynaecological conditions. Acta psychiat. (Kbh.) 31, 1—7 (1956).

Adson, A. W.: Surgical treatment for symptoms produced by cervical ribs and the scalenus anticus muscle. Surg. Gynec. Obstet. 85, 687—700 (1947).

Adson, A. W., Coffey, J. R.: Cervical rib, method of anterior approach for relief of symptoms by division of the scalenus anticus. Ann. Surg. 85, 839—857 (1927).

Aird, R. B., Naffziger, H. C.: Regeneration of nerves after anastomosis of small proximal to larger peripheral nerves. An experimental study concerned with relief of peripheral neurogenic paresis. Arch. Surg. 38, 906—916 (1939).

Aitken, J. T., Sharman, M., Young, J. Z.: Maturation of regenerating nerve fibers with various peripheral connexions. J. Anat. (Lond.) 81, 1—22 (1947).

Aksenova, A. K., Ignatov, M. G.: Über operative Eingriffe an den peripheren Nerven in späten Zeiten nach der Verletzung. Vop. Nejrochir. 18, H. 1, 81—87 (1954) [Russisch].

Aksenova, A. K., Ignatov, M. G., Epštejn, P. V.: Über wiederholte Operationen bei traumatischen Verletzungen der peripheren Nerven. Vop. Nejrochir. 15, 36—44 (1951) [Russisch].

Allbritten, F. F.: Simultanous repair of peripheral nerve and soft tissue defects in the forearm. Ann. Surg. 125, 447—451 (1947).

Anderson, F. M.: Diagnosis and management of peripheral nerve injuries. Amer. West. Med. Surg. 2, 472—475 (1948).

Anderson, M.: I neuromi di continuita. Lav. neuropsichiat. 16, 265—272 (1955).

Anokhin, P. K.: Problems of surgical therapy of war wounds of peripheral nerves. Sovetsk. Med. 6, 3—8 (1942).

Antonucci, G.: Sulla riparazione delle perdite di sostanza di nervi periferici con etervinnesto del middolo spinale. Riv. ital. Endocr. Neurochir. 5, 299—342 (1939).

Ashley, F. L., McConnell, D. V., Machida, R., Stone, R., Polak, T., Delabar, M.: Experimental studies on irradiated peripheral nerve and digital joint homografts in monkeys. Trans. 3. Int. Congr. of Plastic Surg. 1964, 355—361.

d'Aubigné, M. R.: A propos du traitement des pertes de substance nerveuse. Mém. Acad. Chir. 72, 409—413 (1946).

d'Aubigné, M., Zimmer, M.: Notes sur le traitement des plaies de guerre des nerfs peripheriques. Sem. Hôp. Paris 22, 1652—1657 (1946).

Bailey, G. G., Jr.: Nerve injuries in supracondylar fractures of the humerus in children. New Engl. J. Med. 221, 260—263 (1939).

Bailey, H.: Surgery of modern warfare (part IV), sect. XIII. Injuries of the peripheral nerves, p. 608—635. Edinburgh: Livingstone 1944.

Baker, G. S.: Surgery of peripheral nerves; practical consideration of modern technics. Surg. Clin. N. Amer. 27, 978—986 (1947).

Bancroft, Pilcher: In: Coleman's, Surgical treatment; the nervous system; peripheral nerves. Philadelphia: J. B. Lippincott Comp. 1946.

Barber, K. W., Jr., Bianco, A. J., Jr., Soule, E. H., MacCarty, S. C.: Benign extraneural soft-tissue tumors of the extremities causing compression of nerves. J. Bone Jt Surg. A 44, 98—104 (1962).

Barnes, R., Bacsich, P., Wyburn, G. M., Kerr, A. S.: A study of the fate of nerve homografts in man. Brit. J. Surg. 34, 34—41 (1946).

Basch, F.: Cirurgia de los nervios periféricos. Pren. méd. argent. 27, 417—420 (1940).

Bassett, C. A., Campbell, J. B., Husby, J.: Peripheral nerve and spinal cord regeneration. Factors leading to success of a tubulation technique employing millipore. Exp. Neurol. 1, 386—406 (1959).

Bateman, J. E.: Evaluation of plasma suture of nerves. Proc. National Research Council of Canada, 1945.

Bateman, J. E.: Plasma silk suture of nerves. Ann. Surg. 127, 456—463 (1948).

Beattie, A. D.: The place of vagotomy in surgery. Med. Press No 5957, 32—35 (1953).

Becker, J.: Gedanken zu den neurochirurgischen Operationen an peripheren Nerven. Zbl. Chir. 72, 1151—1153 (1947).

Beltrán-de Heredia-y-Onís, J. M.: Aspectos quirurgicos actuales sobre el problema de la regeneración de los nervios periféricos. Rev. esp. Oto-neuro-oftal. 8, 273—287 (1949).

Bentley, F. H., Hill, M.: Nerve grafting. Brit. J. Surg. 24, 368—387 (1936).

Bentley, F. H., Hill, M.: The possibilities of nerve grafting. Brit. med. J. 1940 II, 352—353.

Bentley, F. H., Schlapp, W.: Effect of pressure on conduction in peripheral nerves. J. Physiol. (Lond.) 102, 72—82 (1943).

Berry, Cm., Grundfest, H., Hinsey, J. C.: The electrical activity of regenerating nerves in the cat. J. Neurophysiol. 7, 103—115 (1944).

Bigelow, N. H., Graves, R. W.: Peripheral nerve lesions in hemorrhagic deseases. Arch. Neurol. Psychiat. (Chic.) 68, 819—830 (1952).

Bigland, B., Lippold, O. C. J.: Motor unit activity in the voluntary contraction of human muscle. J. Physiol. (Lond.) 125, 322—335 (1954).

Bigland, B., Lippold, O. C. J.: The relation between force, velocity and integrated electrical activity in human muscles. J. Physiol. (Lond.) 123, 214—224 (1954).

BISCHOFF, A.: Die motorischen Lähmungen beim Diabetes mellitus. Dtsch. med. Wschr. 87, 1793—1798 (1962).
BISCHOFF, A., REUTTER, F. W.: Erkrankungen des peripheren Nervensystems bei M. Gaucher. Verh. Protokoll
    d. 99. Vers. d. Schw. Neur. Ges. Schweiz. Arch. Neurol. Psychiat. 101, 105 (1968).
BJÖRKESTEN, G. AF: Über Nervenverletzungen im finnisch-russischen Kriege 1939/40. Zbl. Neurochir. 6, 107—
    113 (1941).
BJÖRKESTEN, G. AF: Suture of war injuries to peripheral nerves. Clinical studies of results. Acta chir. scand.
    (Helsingfors), Suppl. Bd. 119 (1947).
BJÖRKESTEN, G. AF: Clinical experiences with nerve grafting. J. Neurosurg. 5, 450—463 (1948).
BLACKWOOD, W., HOLMES, W.: Histopathology of nerve injury. In: Peripheral nerve injuries, hrsg. von
    SEDDON, H. J. London: Her Majestys Stationary Office 1954.
BLÜMCKE, S., KNOCHE, H.: Einfluß elektrischer Reizung auf die Regeneration peripherer Nerven. Dtsch. Z.
    Nervenheilk. 183, 383—398 (1962).
BODECHTEL, G., KRAUTZUN, K., KAZMEIER, F.: Grundriß der traumatischen peripheren Nervenschädigungen
    mit Berücksichtigung der Berufskrankheiten, 2. Aufl. Stuttgart: Thieme 1951.
BODIAN, D.: Repair of traumatic gaps in nerves. J. Amer. med. Ass. 121, 662—664 (1943).
BÖHLER, J.: Nervennaht und homoioplastische Nerventransplantation mit Millipore-Umscheidung. Langen-
    becks Arch. klin. Chir. 301, 900—905 (1962).
BÖHLER, J.: Homoioplastische Nerventransplantation mit Millipore-Umscheidung. Langenbecks Arch. klin.
    Chir. 301, 910—911 (1962).
BÖHLER, L.: Ischämische Muskelkontraktur, unabwendbare Unfallfolge oder vermeidbare Behandlungsfolge?
    Langenbecks Arch. klin. Chir. 301, 471 (1962).
BOEKE, J.: Nervenregeneration. In: BUMKE-FOERSTER, Handbuch der Neurologie, Bd. I, S. 995—1122. Berlin:
    Springer 1935.
BOHM, E., FRANKSSON, C.: Coccycodynia and sacral rhizotomy. Acta chir. scand. 116, 268—274 (1958).
BOHN, E., STRANG, R. R.: Glossopharyngeal neuralgia. Brain 85, 371—388 (1962).
BOROWSKI, M. L.: Nervenregeneration und Trophik. Übertr. u. redig. von Valerie Himmler u. Dr. Altenbrunn.
    Jena: Gustav Fischer 1956.
BOURGUIGNON, G.: Le rôle d'électrologie dans le diagnostic et le traitement des plais des nerfs. Conservations
    de l'exitabilité des nerfs dans cinq cas de suture d'un nerf moins d'une heur après la section. Soc. de Neurol.,
    Paris, 11. 4. 1940. Rev. neurol. 72, 671—677 (1941). Ref. Zentr.-Org. ges. Chir. 107, 20—21 (1943).
BRAUN, R. M.: Comparative studies of neurorhaphy and sutureless peripheral nerve repair. Surg. Gynec.
    Obstet. 122, 15—18 (1966).
BRAZIER, M. A. B., WATKINS, A. L., MICHELSEN, J. J.: Electromyography in differential diagnosis of cervical
    disk. Arch. Neurol. Psychiat. (Chic.) 56, 651—658 (1946).
BRISTOW, W. R.: Injuries of peripheral nerves in 2 world wars. Brit. J. Surg. 34, 333—348 (1947).
BRISTOW, W. R., ELKINGTON, J. ST.: Discussion on injuries to peripheral nerves. Proc. roy. Soc. Med. 34,
    513—520 (1941).
BROCHER, J. E. W.: Die Wirbelsäulenleiden und ihre Differentialdiagnose, 3. Aufl. Stuttgart: Thieme 1962.
BRONISCH, F. W.: Zur neurologischen Diagnose der Wurzelschädigung L5. Der Tibialis posterior-Reflex. Nerven-
    arzt 24, 54—57 (1953).
BROOKS, D. M.: Nerve compression by simple ganglia. A review of thirteen collected cases. J. Bone Jt Surg.
    B 34, 391—400 (1952).
BROOKS, D. M.: The modern treatment of peripheral nerve injuries. Medical Press No 5927, 549—553 (1952).
BSTEH, F.: Zur operativen Behandlung peripherer Nervenverletzungen. Wien. klin. Wschr. 1948, 79—84.
BSTEH, F.: Experimentelles zur Frage der zweizeitigen Nerveninterplantation. Zbl. Neurochir. 13, 23—28
    (1953).
BUCHTHAL, F.: Einführung in die Elektromyography. München: Urban & Schwarzenberg 1958.
BUCHTHAL, F., CLEMMESEN, S.: On differentiation of palpable muscle affections by electromyography. Acta
    med. scand. 105, 48—66 (1940).
BUCHTHAL, F., PINELLI, P.: Analysis of muscle action potentials as a diagnostic aid in neuro-muscular disorders.
    Acta med. scand. 142, Suppl.-Bd. 266, 315—327 (1952).
BUNNELL, S., BOYES, J. H.: Nerve grafts. Amer. J. Surg. 44, 64—75 (1939).
BURGE, H.: Vagotomy. London: Edward Arnold 1964.
BUXTON, ST. J. D.: Clinical features and treatment of peripheral nerve injury. Med. Press 203, 193—196
    (1940).
CAIRNS, H., YOUNG, J. Z.: Treatment of gunshot wounds of peripheral nerves. Lancet 1940 II, 123—125.
CAJAL, S., RAMON Y: Degeneration and regeneration of the nervous system. London: Oxford University Press
    1928.
CAMPBELL, J. B., BASSET, C. A. L., GIRADO, J. M., SEYMOUR, J. M., ROSSI, J. P.: Application of monomolecular
    filter tubes in bridging gaps in peripheral nerves and for prevention of neuroma formation. A preliminary
    report. J. Neurosurg. 13, 635—637 (1956).
CAMPBELL, J. B., MARK, V. H., GASTEIGER, E. L.: Alteration of neuron excitability by retrograde degeneration.
    Amer. J. Physiol. 158, 457—464 (1949).
CANESSA, A., CASTRINI, G.: La splancnicectomia per via anteriore trans-peritoneale. Note di tecnica. Chir. gen.
    (Perugia) 7, 471—480 (1958).

Carayon, A., Bezes, H.: Paradoxes apparents de chirurgie nerveuse périphérique. Méd. Trop. 11, 930—934 (1951).

Cauphey, J. E., Farpour, A., Etemadee, A. A.: Peripheral neuropathy with bronchiectasis. N. Z. med. J. 66, 1—6 (1967).

Cavanagh, J. B., Mellick, R. S.: On the nature of the peripheral nerve lesions associated with acute intermittent porphyria. J. Neurol. Neurosurg. Psychiat. 28, 320—327 (1965).

Černyšev, P. P.: Spätergebnisse der Operationen an den peripheren Nerven bei Schußverletzungen. Vopr. Nejrochir. 17, H. 2, 46—53 (1953) [Russisch].

Cerwenka, W.: Die Bedeutung der Elektromyographie für die Diagnostik von Lähmungen im Hand-Arm-Bereich. Arch. orthop. Unfall-Chir. 56, 141—147 (1964).

Chavannaz, G.: A propos de la technique de l'amputation de cuisse. La ligature du nerf grand sciatique. Bull. Acad. Méd. (Paris) 123, 123—124 (1940).

Chenilleau, P.: Recherches expérimentales sur les ligatures des nerfs. Bordeaux chir. 1947, 69—80.

Chiasserini, A.: Relazione sull'attivita del centro per neurolesi nell 'Ospedale Militare del celio di Roma. G. Med. milit. 90, 656—664 (1942). Ref. Zentr.-Org. ges. Chir. 108, 659 (1943).

Chibukmakher, N. B.: Pathogenesis and treatment of persistent trophic ulcers caused by a nerve injury. Vopr. Nejrochir. 25, Nr 6, 34—38 mit engl. Zus.fass. (1961) [Russisch].

Clark, G. L.: A method of preparation of nerve ends for suturing. Plast. reconstr. Surg. 34, 233—235 (1964).

Cliffton, E. E.: Neurovascular syndrome of the arm, associated with hypertrophied subclavius muscle; report of a case, including operative treatment. Arch. Surg. 55, 732—742 (1947).

Cliffton, E. E.: Tantalum foil cuffs in peripheral nerve surgery. Surgery 23, 507—514 (1948).

Cliffton, E. E.: Tension on the suture line in peripheral nerve surgery. Surgery 26, 756—769 (1949).

Clippinger, F. W., Goldner, J. L., Roberts, J. M.: Use of the electromyogramm in evaluating upper-extremity peripheral nerve lesions. (Amer. Soc. for Surg. of Hand, Chicago, 26. 1. 1962.) J. Bone Jt Surg. A 44, 1047—1060 (1962).

Clodius, L.: Über das Verhalten der Azetylcholinesterase der Endplatte nach Durchtrennung des motorischen Nerven. Schweiz. Arch. Neurol. Psychiat. 81, 124—131 (1958).

Coleman, C. C.: Treatment of peripheral nerve injuries. Trans. Amer. Neurol. Ass. 69, 51—55 (1943).

Coleman, C. C.: Peripheral nerve surgery; diagnostic considerations. Amer. Acad. Orthop. Surgeons, Lect. 254—259 (1944).

Coleman, C. C.: Surgical treatment of peripheral nerve injuries. Surg. Gynec. Obstet. 78, 113—124 (1944).

Coleman, C. C.: Peripheral nerve surgery—diagnostic considerations. J. Neurosurg. 1, 123—132 (1944).

Collins, W. F., O'Leary, J. L., Hunt, W. E., Schwartz, H. G.: An electrophysiological study of nerve regeneration in the cat. J. Neurosurg. 12, 39—45 (1955).

Colombo, C.: Favorable results of neurolysis in old gunshot wounds of sciatic nerve. Minerva chir. 5, 289—294 (1950).

Corbat, F.: Über Messungen der Leitgeschwindigkeit am peripheren Nerven und deren Verwertung in der Klinik. Dtsch. Z. Nervenheilk. 182, 652—657 (1961).

Cornil, L., Arnaud, M., Paillas, J.-E.: Plaies de guerre des nerfs périphériques. Considérations anatomo-cliniques sur les consequences physiopathologiques de leur cicatrisation. Presse méd. 50, 550—551 (1942).

Cotta, H.: Die Ersatz-Operationen bei irreparablen Lähmungen peripherer Nerven. Hefte Unfallheilk. 81, 279—289 (1965).

Craig, W. M.: Peripheral nerve surgery—postoperative Rehabilitation. J. Neurosurg. 1, 149—155 (1944).

Craig, W. M.: Amer. Acad. Orthop. Surgeons, Lect. 269—273 (1944). Milit. Surg. 103, 1—8 (1948).

Crone-Münzebrock, A.: Experimentelle Untersuchungen zur Nervenregeneration bei gleichseitiger Grenz-strangresektion. Klin. Wschr. 1952, 937—941.

Cseuz, K. A. J., Speakman, T. J.: Peripheral nerve implantation in experimental paraplegia. J. Neurosurg. 20, 557—563 (1963).

Da Gama Imaginário, J., Coelho, B., Tomé, F., Sales Luis, M. L.: Névrite interstitielle hypertrophique monosymptomatique. J. neurol. Sci. 1, 340—347 (1964).

Dandy, W. E.: A method of restoring nerves requiring resection. J. Amer. med. Ass. 122, 35—36 (1943).

Daniels, L., Williams, M., Worthingham, C.: Muskelfunktionsprüfung. Stuttgart: Fischer 1962.

Danyo, A.: Plasma clot technique for nerve repair. Amer. J. Nurs. 51 (2), 123—124 (1951).

Darrach, W.: Surgical approaches for surgery of the extremities. Amer. J. Surg. 67, 237—262 (1945).

Davies, D. M.: Recurrent peripheral nerve palsies in a family. Lancet 1954 I, 266—268.

Davis, L.: Peripheral nerve surgery (Editorial). Surg. Gynec. Obstet. 80, 444—446 (1945).

Davis, L.: Diagnosis and surgical treatment of peripheral nerve injuries. Med. Clin. N. Amer. 29, 9—29 (1945).

Davis, L.: Peripheral nerve injuries. Proc. Interst. Postgrad med. Ass. N. Amer. 30—34 (1945).

Davis, L.: Cirugía de los nervios periféricos; estudio experimental y clinico. Día méd. 18, 757—762 (1946).

Davis, L., Cleveland, D. A.: Experimental studies in nerve transplants. Ann. Surg. 99, 271—283 (1934).

Davis, L., Hiller, F.: Nerve regeneration in end-to-end sutures, grafts, and gunshot nerve injuries. Trans. Amer. neurol. Ass. 70, 178—179 (1944).

Davis, L., Perret, G.: Symposium on clinical advances in surgery; methods of nerve repair. Surg. Clin. N. Amer. 27, 117—128 (1947).

DAVIS, L., PERRET, G., CARROLL, W.: Surgical principles underlying use of grafts in repair of peripheral nerve injuries. Trans. sth. Surg. Ass. **56**, 302—308 (1945).

DAVIS, L., PERRET, G., CARROLL, W.: Surgical principles underlying the use of grafts in the repair of peripheral nerve injuries. Ann. Surg. **121**, 686—696 (1945).

DAVIS, L., PERRET, G., CARROLL, W., HILLER, F.: Experimental studies in peripheral nerve surgery; effect of sulfonamide drugs upon experimental gunshot wounds. Surg. Gynec. Obstet. **79**, 245—249 (1944).

DAVIS, L., PERRET, G., HILLER, F.: Experimental studies in peripheral nerve surgery; effect of infection on regeneration and functional recovery. Surg. Gynec. Obstet. **81**, 302—308 (1945).

DAVIS, L., PERRET, G., HILLER, F., CARROLL, W.: Experimental studies of peripheral nerve injuries, study recovery of function following repair by end-to-end sutures and nerve grafts. Surg. Gynec. Obstet. **80**, 35—59 (1945).

DAVIS, L., RUGE, D.: Functional recovery following the use of homogenous nerve grafts. Surgery **27**, 102—113 (1950).

DEERY, E. M.: Injuries to peripheral nerves. Surg. Clin. N. Amer. **21**, 469—483 (1941).

DEJARDIN, L.: Réparations des plaies avec perte de substance des troncs nerveux des membres, d'origine traumatique, étude anatomo-clinique. J. Chir. (Paris) **62**, 306—310 (1946).

DELANK, H. W., NIKOLEI, M., TÖNNIS, D.: Zur Behandlung peripherer Nervenverletzungen. Med. Welt **1960**, 1249—1256.

DENNY-BROWN, D., BRENNER, C.: Lesion in peripheral nerve resulting from compression by spring clip. Arch. Neurol. Psychiat. (Chic.) **52**, 1—19 (1944).

DENNY-BROWN, D., BRENNER, C.: Paralysis of nerve induced by direct pressure and by tourniquet. Arch. Neurol. Psychiat. (Chic.) **51**, 1—26 (1944).

DENNY-BROWN, D., DOHERTY, M. M.: Effects of transient stretching of peripheral nerve. Arch. Neurol. Psychiat. (Chic.) **54**, 116—129 (1945).

DE SMEDT, J. E.: Etude expérimentale de la dégénérescence Wallerienne et de la réinnervation du muscle squelettique. I. Evolution de la constante de temps d'excitation. Arch. int. Physiol. **58**, 23—68 (1950).

DOBBELSTEIN, H., STRUPPLER, A.: Die Nervenleitgeschwindigkeit als diagnostisches Kriterium bei peripheren neurologischen Störungen. Fortschr. Neurol. Psychiat. **31**, 616—636 (1963).

DOGLIOTTI, A. M.: Etudes expérimentales et première application clinique d'une nouvelle opération destinée à augmenter et à équilibrer la fonction neuromusculaire dans la paralysie partielle des nerfs. J. Chir. (Paris) **45**, 30—48 (1935).

DOWNIE, A. W., NEWELL, D. J.: Sensory nerve conduction in patients with diabetes mellitus and controls. Neurology (Minneap.) **11**, 876—882 (1961).

DUCKER, TH. B., HAYES, G. J.: Experimental improvements in the use of silastic cuff for peripheral nerve repair. J. Neurosurg. **28**, 582—587 (1968).

DUMAS, R.: Blessures des nerfs; résultats éloignés du traitement chirurgical et indications opératoires. Presse méd. **48**, 99—101 (1940).

DUMOULIN, J., CLAUSES, I., DE BISSCHOP, G., SNEPPE, R.: L'électrologie des traumatismes de la main. Electrodiagnostic-Thérapie **5**, 171—175 (1968).

ECCLES, J. C.: The physiology of synapses. Berlin-Göttingen-Heidelberg: Springer 1964.

ECKER, A.: Early nerve sutures. Milit. Surg. **100**, 14—24 (1947).

EDDS, M. V.: Prevention of nerve regeneration and neuromaformation by caps of synthesic resin. J. Neurosurg. **2**, 507—509 (1945).

EDSHAGE, S.: Peripheral nerve suture. A technique for improved intraneural topography evaluation of some suture materials (From the Swedish by Lois Goldie-Carlson). Acta chir. scand., Suppl. **331** (1964).

EDSHAGE, S.: Peripheral nerve injuries. Diagnosis and treatment. New Engl. J. Med. **278**, 1431—1436 (1968).

EDSHAGE, S., NIEBAUER, J. J.: Evaluation of freezing as a method to improve cut surfaces in peripheral nerves preparatory to suturing. Plast. reconstr. Surg. **37**, 196—202 (1966).

EDWARDS, L. W., HERRINGTON, J. L., JR.: The technic of vagus nerve resection. Amer. Surg. **20**, 872—878 (1954).

EFTIMIE, C.: Beiträge zur chirurgischen Behandlung der Ulcuskrankheit. Die vagosympathische Neurektomie. Zbl. Chir. **84**, 1414—1417 (1959).

EGOROV, B. G.: Klassifizierung der Verletzungen peripherer Nerven. Vopr. Njrochir. **17**, H. 5, 3—8 (1953) [Russisch].

EHALT, W.: Behandlungsergebnisse von Verletzungen peripherer Nerven. Ber. 8. Internat. Kongr. f. Unfallmed. u. Berufskrankht. **2**, 419—440 (1939). Ref. Mschr. Unfallheilk. **47**, 356 (1940).

ELKIN, D. C., WOODHALL, B.: Combined vascular and nerve injuries of warfare. Trans. sth. surg. Ass. **55**, 123—143 (1944).

ELKINGTON, J. ST. C.: Prognosis of peripheral nerve injuries. Proc. roy. Soc. Med. **37**, 547—551 (1944).

ELLIOTT, H.: Peripheral nerve war wounds. Traet. Serv. Bull. **5**, 377—398 (1950).

ERLANGER, J., GASSER, H. S.: Electrical signs of nervous activity. Philadelphia: Univ. Pennsylvania Press 1937.

ERLANGER, J., SCHOEPFLE, G. M.: A study of nerve degeneration and regeneration. Amer. J. Physiol. **147**, 550—581 (1946).

ESSEX, H. E., REZENDE, N. DE: Observations on injury and repair of peripheral nerves. Amer. J. Physiol. **140**, 107—114 (1943).

Esslen, E.: Zur Pathophysiologie des peripheren Nerven. Zbl. Chir. 148, 257 (1958/59).

Esslen, E., Magun, R.: Elektromyographie, Grundlagen und klinische Anwendung. Fortschr. Neurol. Psychiat. 26, 153 (1958).

Feindel, W.: Anatomical overlap of motor-units. J. comp. Neurol. 101, 1—17 (1954).

Felten, H.: Traumatische Arterienverschlüsse als Komplikation bei Nervenläsionen nach stumpfen Traumen. Mschr. Unfallheilk. 62, 171—179 (1959).

Fetisowa, E. V.: Surgical therapy of combined injuries of peripheral nerves and bones. Khirurgiya 2, 55—58 (1945).

Fiedler, H.: Über Ergebnisse der Behandlung von peripheren Nervenverletzungen. Zbl. Chir. 75, 18—24 (1950).

Foerster, O., Gagel, O.: Die Vorderseitenstrangdurchschneidung beim Menschen. Eine klinisch-pathophysiologisch-anatomische Studie. Z. ges. Neurol. Psychiat. 138, 1—92 (1932).

Folkers, B.: Typische periphere Nervenverletzungen bei Sportunfällen und ihre Behandlung unter Berücksichtigung der modernen Elektrophysiologie. Elektromedizin 2, 7—14 (1957).

Fontaine, R., Dany, A.: Réflexions à propos de 116 blessures anciennes des nerfs périphériques. Etude anatomo-clinique des syndromes déficitaires et associés. Résultats thérapeutiques. Sem. Hôp. (Paris) 23, 82—95 (1947).

Forrester, C. R. G.: Peripheral nerve injuries, with results of early and delayed suture. Amer. J. Surg. 47, 555—572 (1940). Ref. Mschr. Unfallheilk. 48, 479 (1941).

Franz, K.: IX. Schußverletzungen der peripheren Nerven. Allgemeiner Teil, S. 173—189. In: Lehrbuch der Kriegschirurgie, 4. Aufl. Berlin: Springer 1944.

Franz, K.: X. Schußverletzungen der einzelnen peripheren Nerven, S. 189—199. In: Lehrbuch der Kriegschirurgie, 4. Aufl. Berlin: Springer 1944.

Freeman, L. W., Heimburger, R. F.: The surgical relief of spasticity in paraplegic patients. II. Peripheral nerve section, posterior rhizotomy and other procedures. J. Neurosurg. 5, 556—561 (1948).

French, D., Strain, W. H.: Experimental contrast radiography of peripheral nerves. J. Neuropath. 6, 401—407 (1947). Ref. Zentr.-Org. ges. Chir. 111, 453 (1948/49).

French, D., Strain, W. H., Jones, G. E.: Mode of extension of contrast substances injected into peripheral nerves. J. Neuropath. 7, 47—58 (1948).

Funakoshi, M.: Experimentelle Studien über Autotransplantation der peripheren Nerven in die Milz. Mitt. med. Akad. Kioto 32, 841—842 (1941).

Gabrielson, G. J., Stenström, St. J.: A contribution to peripheral nerve suture technique. Plast. reconstr. Surg. 38, 68—71 (1966).

Gadzaly, D.: Tubulisation von Nervennähten. Hefte Unfallheilk. 81, 310—311 (1965).

Gamstorp, I., Shelburne, S. A., Jr.: Peripheral sensory conduction in ulnar and median nerves of normal infants, children, and adolescents. Acta paediat. scand. 54, 309—313 (1965).

Garland, H.: Neurological complications of diabetes mellitus. Clinical aspects. Proc. roy. Soc. Med. 53, 137—141 (1960).

Garretson, H. D., Elvidge, A. R.: Glossopharyngeal neuralgia with asystole and seizures. Arch. Neurol. (Chic.) 8, 26—31 (1963).

Gebhardt, K.: Zur Frage der Ersatzoperation bei schweren motorischen Nervenschäden. Sitzungsber. der 64. Tag. d. dtsch. Ges. f. Chir., 27.—30. März 1940. Langenbecks Arch. klin. Chir. 200, 635—640 (1940).

Geinitz, R.: Über die Verwendung des Cellophans bei der Nervennaht. Erwiderung auf die Veröffentlichung von Dr. Werner Graupner. Zbl. Chir. 67, 1921—1922 (1940).

Geldmacher, J.: Ergebnisse nach Naht peripherer Nerven an den oberen Extremitäten. Mschr. Unfallheilk. 68, 308—313 (1965).

Geldmacher, J.: Die Wiederherstellung verletzter Nerven. Münch. med. Wschr. 111, 2675—2679 (1969).

Gianotti, M., Ferrando, M.: Ricerche comparative sulla riparazione di perdite di sostanza di nervi periferici mediante interposizione di midollo spinale e di nervi fissali. Boll. Soc. piemont. Chir. 9, 100—128 (1939). Ref. Zentr.-Org. ges. Chir. 93, 617 (1939).

Gillert, O.: Galvanischer Strom, Faradischer Strom, Exponentialstrom in der therapeutischen Praxis. Aus: Theorie und Praxis der Krankengymnastik. München: Pflaum-Verlag 1953/54. Ref. Zbl. Neurochir. 16 (1956).

Gilliatt, R. W., Sears, T. A.: Sensory nerve action potentials in patients with peripheral nerve lesions. J. Neurol. Neurosurg. Psychiat. 21, 109—118 (1958).

Gilliatt, R. W., Willison, R. G.: Peripheral nerve conduction in diabetic neuropathy. J. Neurol. Neurosurg. Psychiat. 25, 11—18 (1962).

Giovine, G. P.: Un utile accorgimento per l'estensione graduale dopo sutura nervosa. Chirurgia (Milano) 13, 355—358 (1958).

Götze, W.: Über die Leistungssteigerung der Muskulatur nach peripheren Nervenverletzungen durch Prostigmingaben. Zbl. Neurochir. 7, 55—59 (1942).

Götze, W., Becker, H.: Über motorische Reizerscheinungen bei Nervenverletzungen. Zbl. Neurochir. 8, 129 (1943).

Golden, G. N.: Peripheral nerve injuries. Med. Press Nr 6185, 471—476 (1957).

GOLDFARB, A. I., TARLOV, I. M., BOJAR, S., WIENER, A. S.: Plasma clot tenfil strength measurement: its relation to plasma fibrinogen and certain physical factors. J. clin. Invest. 22, 183—190 (1943).

GOLOVANOV, V. D., PAVLOVA, G. A., OSINA, M. I., KOSHIN, N. P.: Experiences in homoplastic repair of injuries of peripheral nerves. Chirurgija (Mosk.) 42, Nr 2, 8—11 (1966) [Russisch].

GOSSET, A., BERTRAND, I.: La moelle épinière, utilisée comme greffon hétéroplastique dans les blessures des nerfs périphériques. Recherches cliniques et expérimentales. J. Chir. (Paris) 51, 481—505 (1938).

GRABB, W.: Median and ulnar nerve suture. An experimental study comparing primary and secondary repair in monkeys. J. Bone Jt Surg. A 50, 964—972 (1968).

GRANT, F. C., SPITZ, E.: Surgical treatment of peripheral injuries in general hospitals. Penn. med. J. 51, 521—524 (1948).

GRANTHAM, E. G., POLLARD, C., JR.: Peripheral nerve surgery. Results of 281 cases followed six to 24 months. Ann. Surg. 134, 145—150 (1951).

GRANTHAM, E. G., POLLARD, C., BRABSON, A.: Peripheral nerve surgery. Repair of nerve defects. Ann. Surg. 127, 696—705 (1948).

GRAUPNER, W.: Über die Verwendung des Cellophans bei der Nervennaht. Zbl. Chir. 67, II, 1474—1476 (1940).

GREGERSEN, G.: A study of the peripheral nerves in diabetic subjects during ischaemia. J. Neurol. Neurosurg. Psychiat. 31, 175—181 (1968).

GREGG, R. L.: Avoiding injury to the extralaryngeal nerves. Ann. Otol. (St. Louis) 66, 656—678 (1957).

GRIGOROVITCH, K. A.: Intrasegmentary communications and its importance in diagnostics and treatment of nerve injury. Vestn. Chir. (Mosk.) 84, Nr 1, 88—95 mit engl. Zus.fass. (1960) [Russisch].

GROFF, R. A.: Diagnosis and management of peripheral nerve injuries. Amer. Practit. 1, 265—268 (1947).

GROFF, R. H., HOUTZ, S. J.: Manual of diagnosis and management of peripheral nerve injuries. Philadelphia: Lippincott 1945.

GUENERALOV, V. I.: L'action de la phénatine de la vitamine B$_1$ du composé de la phénatine et vitamine B$_1$ et de dibasol sur la régénérescence des nerfs périphériques. Z. Nevropat. Psichiat. 58, 1232—1237 mit franz. Zus.fass. (1958) [Russisch].

GUI, L.: Ossificazioni post-traumatiche dei nervi periferici; studio sull'istogenesi delle neoformazioni ossee eterotopiche. Chir. Organi Mov. 32, 241—270 (1948). Ref. Surg. Gynec. Obstet. 88, 213 (1949).

GUILLAIN, G., BOURGUIGNON, G., Mlle. CORRE: Les paralysies du nerf cubital chez les cyclistes. Bull. Soc. méd. Hôp. Paris 56, 489—492 (1940).

GUND, A.: Bericht über 146 Eingriffe an kriegsverletzten peripheren Nerven. Praxis (Bern) 1949, 774—782.

GURDJIAN, E. S., SMATHERS, H. M.: Peripheral nerve injuries in fractures and dislocations of long bones. J. Neurosurg. 2, 202—219 (1945).

GURDJIAN, E. S., WEBSTER, J. E.: Diagnosis and management of peripheral nerve injury. Amer. J. Surg. 74, 359 (1947). Ref. Mschr. Unfallheilk. 54, 94 (1951).

GUTMANN, E.: Die funktionelle Regeneration der peripheren Nerven. Berlin: Akademie-Verlag 1958.

GUTMANN, E.: Factors affecting recovery of motor function after nerve lesions. J. Neurol. Psychiat. 5, 81—95 (1942).

GUTMANN, E., GUTTMANN, L.: Factors affecting recovery of sensory function after nerve lesions. J. Neurol. Psychiat. 5, 117—129 (1942).

GUTMANN, E., GUTTMANN, L., MEDAWAR, P. B., YOUNG, J. Z.: The rate of regeneration of nerve. J. exp. Biol. 19, 14—44 (1942).

GUTMANN, E., HOLUBAR, J.: Degeneration of peripheral nerve fibres. J. Neurol. Neurosurg. Psychiat. 13, 89—105 (1950).

GUTMANN, E., MEDAWAR, P. B.: The chemical inhibition of fibre regeneration and neuroma formation in peripheral nerves. J. Neurol. Psychiat. 5, 130—141 (1942).

GUTMANN, E., SANDERS, F. K.: Functional recovery following nerve grafts and other types of nerve bridge. Brain 65, 373—408 (1942).

GUTMANN, E., SANDERS, F. K.: Recovery of fibre numbers and diameters in the regeneration of peripheral nerves. J. Physiol. (Lond.) 101, 489—518 (1943).

GUTMANN E., YOUNG, J. Z.: Re-Innervation of muscle after various periods of atrophy. J. Anat. (Lond.) 78, 15—43 (1944).

GUTTMAN, S. A.: Use of furmethide in testing sweat secretion in man. Arch. Neurol. Psychiat. (Chic.) 51, 568—569 (1944).

GUTTMANN, L.: Die Schweißsekretion des Menschen in ihren Beziehungen zum Nervensystem. Z. ges. Neurol. Psychiat. 135, 1—48 (1931).

GUTTMANN, L.: Experimental study on nerve suture with various suture materials. Brit. J. Surg. 30, 370—375 (1943).

HAFTEK, J.: Gluing of peripheral nerves with autogenous plasma. Pol. Przegl. chir. 37, 947—952 mit engl. Zus.fass. (1965) [Polnisch].

HANDFIELD-JONES, R. M., PORRITT, A. E.: The essentials of modern surgery, Kap. XLII, Injuries and diseases of the nerves, p. 889—915. Edinburgh: Livingstone 1943.

HANSEN, K., SCHLIACK, H.: Segmentale Innervation. Ihre Bedeutung für Klinik und Praxis. Stuttgart: Thieme 1962.

Harley, H. R.: Notes on peripheral nerve injuries. Guy's Hosp. Gaz. **54**, 262, 288, 338, 351 (1940).

Harvey, A. M., Kuffler, S. W.: Motor nerve function with lesions of the peripheral nerves. A quantitive study. Arch. Neurol. Psychiat. (Chic.) **52**, 317—322 (1944).

Hawkins, G. L.: Faulty sensory localization in nerve regeneration. J. Neurosurg. **5**, 11—18 (1948).

Haymaker, W.: Pathology of peripheral nerve injuries. Milit. Surg. **102**, 448—459 (1948). Ref. Surg. Gynec. Obstet. **88**, 23 (1948).

Heidenblut, A.: Osteolyse nach peripherer Nervenschußverletzung. Z. ges. inn. Med. **13**, 896—900 (1958).

Heinbecker, P., Bishop, G. H., O'Leary, J. L.: Pain and touch fibers in peripheral nerves. Arch. Neurol. Psychiat. (Chic.) **29**, 771—789 (1933).

Heipertz, W.: Die orthopädische Schienen- und Apparatebehandlung bei Nervenverletzungen. Hefte Unfallheilk. **81**, 293—297 (1965).

Heiss, W. H., Faul, P.: „Nervennaht" mit Klebstoff. Langenbecks Arch. klin. Chir. **313**, 710—713 (1965).

Henderson, W. R.: Clinical assessment of peripheral nerve injuries. Tinel's test. Lancet **1948 II**, 801—805. Ref. Zbl. ges. Neurol. Psychiat. **109**, 106 (1950).

Henne, M. M., Tonnel, M., Henne, S.: Evolutions diverses souvent favorables de psychopolynévrites alcooliques traitées par strychninovitaminothérapie intense et prolongée. Ann. méd.-psychol. **119**, 962—968 (1961).

Hensel, H.: Spezifische und unspezifische Rezeptorfunktion peripherer Nervenendigungen. Pflügers Arch. ges. Physiol. **273**, 543—561 (1961).

Highet, W. B.: Splintage of peripheral nerve injuries. Lancet **1942 I**, 555—558.

Highet, W. B., Sanders, F. K.: The effects of stretching nerves after suture. Brit. J. Surg. **30**, 355—369 (1943).

Hill, R. M.: Vascular anomalies of the upper limbs associated with cervical ribs. Report of a case and review of the literature. Brit. J. Surg. **27**, 100—110 (1939).

Hiller, F.: Die Bedeutung des mesodermalen Gewebes bei der Nervenregeneration. Dtsch. Z. Nervenheilk. **160**, 176—195 (1949).

Hirschmann, J.: Schon- und Gewohnheitslähmungen bei Nervenschußverletzungen. Z. ges. Neurol. Psychiat. **175**, 688 (1943).

Hirschmann, J.: Über das Zustandekommen trophischer Gewebsveränderungen nach Verletzungen peripherer Nerven. (Samml. zwanglos. Abh. a. d. Geb. d. Psychiatr. u. Neurol. Hrsg. v. Hanns Schwarz, H. 3.) Halle a. d. S.: Carl Marhold 1951.

Hirschmann, J.: Schicksal der Verletzungen peripherer Nerven des letzten Krieges. Hefte Unfallheilk. H. 48, 236—246 (1955).

Hirschmann, J.: Progressive Krankheitsbilder nach Verletzung peripherer Nerven. Nervenarzt **26**, 477—483 (1955).

Hochstetter, A. von: Über Probleme und Technik der intraglutäalen Injektion. Schweiz. med. Wschr. **85**, 1138 (1955); **86**, 69—76 (1956).

Hodes, R., Larrabee, M. G., German, W.: The human electromyogram in response to nerve stimulation and the conduction velocity of motor axons. Arch. Neurol. Psychiat. (Chic.) **60**, 340—365 (1948).

Hoen, T. I.: The repair of peripheral nerve lesions. Amer. J. Surg., N.S. **72**, 489—495 (1946).

Hoen, T. I.: Bridging of nerve gaps by lengthening of central end. J. nerv. ment. Dis. **106**, 199—201 (1947).

Hoen, T. I., Brackett, Ch. E.: Peripheral nerve lengthening. I. Experimental. J. Neurosurg. **13**, Nr 1, 43—62 (1956).

Hofmann, E.: Zur Indikationsstellung operativer Eingriffe nach Schußverletzungen peripherer Nerven. Dtsch. Milit.-Arzt 8, 217 (1943).

Hohmann, H.: Die Erkrankungen der peripheren Nerven. Mit Ausnahme der polyneuritischen Krankheitsbilder. Fortschr. Neurol. Psychiat. **22**, 45, 124 (1954).

Holevich, J.: A new method of restoring sensibility to the thumb. J. Bone Jt Surg. B **45**, 496—502 (1963).

Hollan, S. R.: Anemia following nerve resection. Blood **14**, 203—227 (1959).

Holmes, W.: Histological observations on the repair of nerves by autografts. Brit. J. Surg. **35**, 167—173 (1947).

Holmes, W.: The repair of nerves by suture. J. Hist. M. **6**, 44—63 (1951).

Holmes, W., Medawar, P. B.: Local application of sulphanilamide to peripheral nerves. Lancet **1942 II**, 334—335.

Holmes, W., Young, J. Z.: Nerve regeneration after immediate and delayed suture. J. Anat. (Lond.) **77**, 63—96 (1942).

Holub, K.: Über Nervenspätlähmungen. Klin. Med. (Wien) **10**, 476—481 (1955).

Hopf, H. C.: Untersuchungen über die Unterschiede in der Leitgeschwindigkeit motorischer Nervenfasern beim Menschen. Dtsch. Z. Nervenheilk. **183**, 579—588 (1962).

Hopf, H. C.: Das Elektromyogramm bei Nervenreizung. Fortschr. Neurol. Psychiat. **31**, 585—616 (1963).

Hopf, H. C.: Moderne Diagnostik peripherer Nervenkrankheiten. Münch. med. Wschr. **78**, 253—259 (1966).

Hopf, H. C.: Acrodermatitis chronica atrophicans (Herxheimer) und Nervensystem. Eine Analyse klinischer, physiologischer, histologischer und elektromyographischer Befunde. In: Monographien aus dem Gesamtgebiete der Neurologie und Psychiatrie. Hersg. von M. Müller, H. Spatz u. P. Vogel, H. 114. Berlin-Heidelberg-New York: Springer 1966.

Hopf, H. C., Port, F. K.: Friedreichsche Ataxie mit Beteiligung der peripheren Nerven nach Art der neuralen Muskelatrophie. Dtsch. Z. Nervenheilk. **194**, 1—12 (1968).

HUDDLESTON, O. I.: Recent experimental studies on effects of immobilization of denerved muscles. Sth. med. J. (Bgham, Ala.) 37, 72—77 (1944).

HÜBNER, B., INTORP, H.: Operative Ergebnisse peripherer Nervenverletzungen. Langenbecks Arch. klin. Chir. 301, 912—914 (1962).

HUGHES, H. T., BROWNELL, B., HEWEER, R. L.: The peripheral sensory pathway in Friedreich's Ataxia. Brain 91, 803—818 (1968).

HUMMEL, B.: Zur Frage der Überbrückung großer Nervendefekte. Chirurg 19, 253—257 (1948).

HYDEN, W. H.: A technique for rapid vagotomy. Surg. Gynec. Obstet. 117, 113—114 (1963).

IBACETA, R. K.: Lesiones de los nervios periféricos y raquimedulares a consecuencia de traumatismos del parto. Neurocirugía 19, 15—17 (1961).

IKEDA, K.: Successful peripheral nerve homotransplantation by use of high-voltage electron irradiation. Arch. jap. Chir. 35, 679—704 (1966).

ISCH, F.: Electromyographie. Paris: Doin 1963.

ISHCHENKO, J. M.: Surgical therapy of gunshot wounds of peripheral nerves. Vrach. delo 26, 429—436 (1946).

JAEGER, F.: Die Chirurgie der peripheren Nerven. Münch. med. Wschr. 88, 265—269 (1941). Ref. Chirurg 15, 725 (1943).

JAKOBY, R. K., TURBES, C. C., FREEMAN, L. W.: The problem of neuronal regeneration in the central nervous system. I. The insertion of centrally connected peripheral nerve stumps into the spinal cord. J. Neurosurg. 17, 385—393 (1960).

JASPER, H. H.: Rate of re-innervation of muscle following nerve injuries in man as determined by electromyogram. Proc. Trans. roy. Soc. Can. V Biol. Sci. 40, 81—92 (1946).

JASPER, H. H., BALLEM, G.: Unipolar electromyograms of normal denervated human muscle. J. Neurophysiol. 12, 231—244 (1949).

JASPER, H., ROBB, P.: Studies of electrical skin resistance in peripheral nerve lesions. J. Neurosurg. 2, 261—268 (1945).

JENKINS, D. W., CARRUTHERS, A., LITOFSKY, A., COLLINS, W. F.: Electrophysiological study of regenerating peripheral nerve. Relationship of size of fibers and rate of growth. J. Neurosurg. 20, 344—374 (1963).

JENT, M.: Experimenteller Beitrag zum Problem der Wiederherstellung von traumatischen Läsionen peripherer Nerven. Helvet. chir. Acta 15, 108—124 (1948). Ref. Surg. Gynec. Obstet. 88, 24 (1948).

JENTZER, A.: Sutures nerveuses. Confin. neurol. (Basel) 6, 257—269 (1945).

JIRZIK, H.: Beitrag zur Nervenplastik. Chirurg 21, 168—171 (1950).

JOHNSON, E. W., OLSEN, K. J.: Clinical value of motor nerve conduction velocity. J. Amer. med. Ass. 172, 2030—2035 (1960).

JORNS, G.: Nachsorge nach chirurgischen Eingriffen; daraus: C. Rückenmarksnerven, S. 110ff. 1. Nervenausschaltung, 2. Nervenbefreiung und Nervennaht, 3. Behandlung postoperativer Lähmungen. Leipzig: Thieme 1942.

JORNS, G.: Novocainblockaden bei peripheren Schmerzzuständen und Durchblutungsstörungen. Dtsch. Gesundh.-Wes. 19, 2231—2235 (1964).

JOSCHKO, H.: Funktionelle neurologische Diagnostik, Bd. 1: Periphere Nerven. Jena: Gustav Fischer 1961.

JULLIARD, C.: Les blessures des nerfs. Praxis 34, 147—148 (1945).

KAESER, H. E.: Funktionsprüfungen peripherer Nerven bei experimentellen Polyneuritiden und bei der Wallerschen Degeneration. Dtsch. Z. Nervenheilk. 183, 268—304 (1962).

KAESER, H. E.: Elektromyographische Untersuchungen bei Diskushernien und bei Kompressionssyndromen peripherer Nerven. Schweiz. Arch. Neurol. Neurochir. Psychiat. 93, 64—73 (1963).

KAESER, H. E.: Veränderungen der Leitgeschwindigkeit bei Neuropathien und Neuritiden. Fortschr. Neurol. Psychiat. 33, 221—250 (1965).

KAHN, E. A.: Direct observation of sweating in peripheral nerve lesions. Its use as a simple diagnostic test. Surg. Gynec. Obstet. 92, 22—26 (1951).

KALM, H., SEITZ, D.: Gefäßfaktor und Polyneuropathie. Dtsch. Z. Nervenheilk. 179, 323—332 (1959).

KARAGUIOSOV, L.: Indicaciones quirúrgicas y métodos operatorios en el tratamiento de los traumas de los nervios periféricos. Rev. cuba. Cir. 4, 156—161 (1965).

KATCHAEV, V. L.: L'état de la capacité de travail à une période éloignée après la suture des extrémités des nerfs. Z. Nevropat. Psichiat. 63, 61—65 mit franz. Zus.fass. (1963) [Russisch].

KAWAKAMI, N.: Experimental studies on pharmacological therapy of peripheral nerve paralysis. J. Kyoto prefect. Univ. Med. 76, 317—333 mit engl. Zus.fass. (1967).

KAZMEIER, F.: Der vasale Faktor bei Erkrankungen der peripheren Nerven. Nervenarzt 21, 353—361 (1950).

KIRCHHOF, J. K. J.: Sinn und Grenzen chronaximetrischer Untersuchungen in Klinik und Praxis. Nervenarzt 24, 453—461 (1953).

KIRKHAM, J. H.: Nerve suture. Postgrad. med. J. 23, 190—192 (1947).

KIRKLIN, J. W., MURPHEY, F., BERKSON, J.: Suture of peripheral nerves. Factors affecting prognosis. Surg. Gynec. Obstet. 88, 719—730 (1949).

KLEMME, R. M., WOOLSEY, R. D., DE REZENDE, N. T.: Autopsy nerve grafts in peripheral nerve surgery. J. Amer. med. Ass. 123, 393—396 (1943).

Klensch, H.: Neue Chronaxiemeßmethode nach dem Impuls-Wechselverfahren. Nervenarzt 24, 33—35 (1953).

Kline, D. G., Hayes, G. J.: The use of a resorbable wrapper for peripheral-nerve repair. Experimental studies in Chimpanzees. J. Neurosurg. 21, 737—750 (1964).

Kline, D. G., De Jonge, B. R.: Evoked potentials to evaluate periperal nerve. Surg. Gynec. Obstet. 127, 1239—1248 (1968).

Kline, D. G., Hackett, E. R., May, P. R.: Evaluation of nerve injuries by evoked potentials and electromyography. J. Neurosurg. 31, 128—136 (1969).

Kline, D. G., Hayes, G. J., Morse, A. S.: A comparative study of response of species to peripheral-nerve injury. I. Severance, II. Crush and severance with primary suture. J. Neurosurg. 21, 968—988 (1964).

Kobayashi, S., Uehara, K.: On the leprotic paralysis of the skin sensitivity. Fol. psychiat. neurol. jap., Suppl. 4, 51 (1957).

Koch, S. L.: Some surgical principles in repair of divided nerves and tendons. Quart. Bull. Northw. Univ. med. Sch. 14, 1—8 (1940).

Koch, S. L.: The immediate care of nerve and tendon injuries. Surg. Gynec. Obstet. 85, 368—371 (1947). Ref. Zentr.-Org. ges. Chir. 111, 25 (1948/49).

König, E., Magnus, G.: Handbuch der gesamten Unfallheilkunde. Stuttgart: Enke 1934; darin: XI. Schloessmann, Unfall und periphere Nerven, S. 67—90.

Koeppen, S.: Neurologische Erkrankungen in ursächlichem Zusammenhang mit Hochspannungs- und Niederspannungsunfällen. Chirurg 26, 354—363 (1955).

Köstler, J.: Ergebnisse des Tierversuchs bei vorbereitenden Eingriffen zur Ersatzoperation bei Nervenschäden. Sitzungsber. der 64. Tagg der dtsch. Ges. f. Chir., 27.—30. März 1940. Langenbecks Arch. klin. Chir. 200, 641—646 (1940).

Köstler, J.: Vorbereitende und Ersatzoperationen im Rahmen der chirurgischen Versorgung des peripheren Nervenschadens. Dtsch. Z. Chir. 259, 1 (1944).

Kopell, H. P., Thompson, W. A.: Peripheral entrapment neuropathies. Baltimore: William & Wilkins 1963.

Kordowski, E.: Die Therapie der Nervenschäden in frischen Wunden. Pol. Przegl. chir., Suppl. zu Bd. 26, H. 11, 48—55 (1954) [Polnisch].

Korschelt, E.: Regeneration und Transplantation, Bd. II. 18. Kap. Transplantation am Nervensystem, S. 897—928; Speziell peripheres System, S. 914—928. Berlin: Bornträger 1931.

Koschitz-Kosic, H.: Chirurgie und Regeneration durchtrennter peripherer Nerven. Tierexperimentelle Untersuchungen. Berlin: Vlg. Volk u. Gesundheit 1960.

Koschitz-Kosic, H.: Zum Problem der Narbe bei der Verheilung durchtrennter peripherer Nerven. Langenbecks Arch. klin. Chir. 301, 864—867 (1962).

Kosic, H.: Über Chirurgie und Regeneration durchtrennter peripherer Nerven. Klin. Med. (Wien) 14, 612—613 (1959).

Kosic, H.: Über die Schiffsche Per-primam-Heilung durchtrennter peripherer Nerven. Langenbecks Arch. klin. Chir. 295, 792—795 (1960).

Kosinzew, A.: Ein Vorschlag zur Technik der Lappenbildung bei Überbrückung der Nervendefekte. Chirurg 25, 466—467 (1954).

Kraus, H., Reisner, H.: Behandlungsergebnisse von Verletzungen peripherer Nerven mit besonderer Berücksichtigung der Schußverletzungen der Jahre 1919, 1927 und 1934. Langenbecks Arch. klin. Chir. 199, 318—336 (1940).

Krenkel, W.: Möglichkeiten und Grenzen der operativen Behandlung peripherer Nervenschädigungen. Chir. plast. reconstruct. (Berl.) 3, 21—31 (1967).

Krenkel, W.: Die Technik der Nervenoperationen unter besonderer Berücksichtigung des Plexus brachialis. Hefte Unfallheilk. 81, 267—273 (1965).

Krokowski, E., Krokowski, G., Schliack, H.: Über eine objektive Untersuchungsmethode zur Abgrenzung echter von simulierten Lähmungen. Nervenarzt 34, 459—461 (1963).

Kroll, F. W.: Über Spätnähte bei peripheren Nervenverletzungen. Dtsch. med. Wschr. 1949, 737—739.

Kugelberg, E.: "Injury activity" and "trigger zones" in human nerves. Brain 69, 310—324 (1946).

Kugelberg, E., Petersen, I.: "Insertion activity" in electromyography. J. Neurol. Neurosurg. Psychiat. 12 (4), 268—273 (1949).

Kuhlendahl, H., Mumenthaler, M., Penzholz, H., Röttgen, P., Schliack, H., Struppler, A.: Behandlung peripherer Nervenverletzungen mit homologen Nervenimplantaten. Kommissionsbericht der Deutschen Gesellschaft für Neurochirurgie. Z. Neurol. 203, 251—256 (1972).

Kux, E.: Thorakoskopische Eingriffe am Nervensystem. Stuttgart: Thieme 1954.

Kux, E.: 1239 thorakoskopische Sympathiko- und Vagotomien. Dtsch. med Wschr. 1953, 1590—1592.

Lagrot, F., Greco, J.: Les effects physiologiques de la vagotomie. Algérie méd. 57, 1047—1120 (1953).

Lagunova, J. G., Rotenberg, S. I.: Osteoarticular trophic disorders following gunshot wounds of nerve trunks of upper extremity. Klin. Med. 28, 78—83 (1950).

Lambert, E. H., Mulder, D. W., Bastron, J. A.: Regeneration of peripheral nerves with hyperinsulin neuronopathy. Report of a case. Neurology (Minneap.) 10, 851—854 (1960).

Landau, W. M.: The duration of neuromuscular function after nerve section in man. J. Neurosurg. 10, 64—67 (1953).

Lange, M.: Zur operativen Behandlung der Nervenschußverletzungen. Münch. med. Wschr. 1942, 885—888.

LANGE, M.: Orthopädisch-chirurgische Operationslehre, 2. Aufl. München: Bergmann 1962.

LANGE, M.: Kriegsorthopädie (Nervenschußverletzungen, S. 229—344). Stuttgart: Enke 1943.

LANGE, M.: El tratamiento de las lesiones irreparables de los nervios perifericos. Cirug. Apar. locom. 9, 167—183 (1952).

LANGE, M.: Die Bedeutung der orthopädischen Ersatzoperationen für die Behandlung der irreparablen peripheren Nervenlähmungen. Med. Klin. 57, 627—634 (1962).

LASKEY, N. F., SILBERT, S.: Thromboangiitis obliterans, relief of pain by peripheral nerve section. Ann. Surg. 98, 55—69 (1933).

KRIEGER LASSEN, H.: Kriegschirurgische Referate. VII. Kriegsbeschädigungen peripherer Nerven. Medd. Sundhedsstyr. (Ugeskr. Laeg. Nr 42) 141—145 (1953) [Dänisch].

LAVROVA, I. G.: Les affections du système nerveux périphérique chez les travailleurs d'une entreprise chimique. 2. Nevropat. 57, 1274—1278 mit franz. Zus.fass. (1957) [Russisch].

LÁZÁR, L., MAROS, T.: Experimentelle Angaben in bezug auf den Entstehungsmechanismus und den morphologischen Aspekt der Läsionen mechanischen Ursprungs der peripheren Nerven. Neurol. Psihiat. Neurochir. (Buc.) 4, 527—533 mit franz., engl. u. dtsch. Zus.fass. (1959) [Rumänisch].

LAZORTHES, G.: Le système nerveux périphérique. Description Systématisation — Exploration clinique —. Abord chirurgical. Paris: Masson & Cie. 1955.

LEARMONTH, J. R.: The principle of decompression in the treatment of certain diseases of peripheral nerves. Surg. Clin. N. Amer. 1933, 905—913.

LEARMONTH, J. R., WALLACE, A. B.: Certain plastic problems in surgery of peripheral nerves. Surg. Gynec. Obstet. 76, 106—109 (1943).

LEBEDENKO, V.: Time element in restorative surgery of peripheral nerve lesions. Amer. Rev. Soviet Med. 1, 23—27 (1943).

LEDINSKY, Q., HNIZDIL, J.: Surgical treatment of non-traumatic pareses of the peripheral nerves of the extremities. Acta Chir. orthop. Traum. čech. 34, 297—300 mit engl. Zus.fass. (1967) [Tschechisch].

LEE, F. C.: Osteoplastic neurolysis operation for cure of neuralgia paresthesia. Ann. Surg. 113, 85—94 (1941).

LEFÈVRE, J. P., CAMBIER, J.: Troubles trophiques au cours des affections du système nerveux périphérique. Rev. Prat. (Paris) 10, 2057—2058 (1960).

LEHMANN, H. J., PRETSCHNER, D. P.: Experimentelle Untersuchungen zum Engpaßsyndrom peripherer Nerven. Dtsch. Z. Nervenheilk. 188, 308—330 (1966).

LEHMANN, W., STICH, R.: Die Chirurgie der peripheren Nervenverletzungen. Berlin u. Wien: Urban & Schwarzenberg 1921.

LEHNER, A.: Angiospastische Zirkulationsstörungen nach traumatischen Nervenlähmungen. Helv. chir. Acta 27, 325—333 (1960).

LERICHE, R.: Des causes d'échec des sutures nerveuses; moyens d'y pallier. Presse méd. 48, 345—348 (1940).

LEWEY, F. H.: Lesions of peripheral nerves; therapy and evaluation of results. Rev. Asoc. méd. argent. 64, 166—170 (1950).

LEWIS, D.: Nerve injuries complicating fractures. Surg. Clin. N. Amer. 16, 1401—1413 (1936).

LEXER, E.: Die gesamte Wiederherstellungschirurgie, Bd. I, Ersatz von Nervendefekten, S. 434; Bd. II, Lähmungen a) Nervennaht, S. 755, b) Neurotisation (Facialislähmung), S. 759, c) Hilfsoperationen bei Lähmungen, S. 770. Leipzig: Barth 1931.

LINDER, E.: Über das funktionelle und morphologische Verhalten peripherer Nerven längere Zeit nach Bestrahlung. Fortschr. Röntgenstrahl. 90 (5), 618—624 (1959).

LINDSAY, W. K., WALKER, F. G., FARMER, A. W.: Traumatic peripheral nerve injuries in children, Results of repair. Plast. reconstr. Surg. 30, 462—468 (1962).

LINELL, E.: Pathology of an experimental investigation of plasma suture of nerves. Proc. Res. Council of Can. 1945.

LIU, C. T., BENDA, C. E., LEWEY, F. H.: Tensile strength of human nerves: an experimental physical and histologic study. Arch. Neurol. Psychiat. (Chic.) 59, 322—336 (1948). Ref. Surg. Gynec. Obstet. 88, 213 (1949).

LIVINGSTON, W. K.: Evidence of active invasion of denervated areas by sensory fibers from neigborning nerves in man. J. Neurosurg. 4, 140—145 (1947).

LIVINGSTON, W. K.: Management of war injuries to peripheral nerves. Amer. J. Surg. 76, 537—540 (1948).

LIVINGSTON, W. K.: Physiological responses to wounding. Ann. roy. Coll. Surg. 1, 173—180 (1947). Ref. Zentr.-Org. ges. Chir. 111, 191 (1948/49).

LIVINGSTON, W. K., DAVIS, E. W., LIVINGSTON, K. E.: "Delayed recovery" in peripheral nerve lesions caused by high velocity projectile wounding. J. Neurosurg. 2, 170—179 (1945).

LIVINGSTON, K. E., LIVINGSTON, W. K., DAVIS, E. W.: A technique of nerve suture. J. Neurosurg. 3, 270—271 (1946).

MACCARTY, C. S.: Two-stage autograft for repair of extensiv damage to sciatic nerve. Report of a case. J. Neurosurg. 8, 319—322 (1951).

MACKELVIE, A. A.: Vagal resection in treatment of duodenal ulcer. Brit. med. J. 1957I, 321—323.

MAGUN, R.: Elektromyographie als klinische Methode. Nervenarzt 30, 337—341 (1959).

MAGUN, R.: Drucklähmungen der Nerven. In: Handbuch der gesamten Arbeitsmedizin, Bd. II, hrsg. von BAADER, E. W. Berlin: Urban & Schwarzenberg 1961.

Malan, R.: Risultati degli innesti di midollo spinale e di nervo nel processo di riparazione delle perdite di sostanza di nerfi periferici. Arch. Sci. med. 70, 587—605 (1940).

Mandl, F.: Klinische Beobachtungen bei der Vagusresektion. Bruns Beitr. klin. Chir. 186, 300—316 (1953).

Margolin, G. S.: Surgical therapy of injuries of nerve trunks at front. Khirurgiya 5, 68—73 (1945).

Marguth, F., Struppler, A.: Zur Diagnostik und Therapie chronischer Druckschädigungen peripherer Nerven. Münch. med. Wschr. 108, 1345—1352 (1966).

Marinacci, A. A., Rand, C. W.: Nerve lesions in industry. Atrophy of disease as a confusing element in diagnosis; the value of electromyography. Calif. Med. 88, 33—38 (1958).

Maros, R., Lázár, L.: Über einige Eigenschaften der durch verschiedene Nahtmittel ausgelösten Fremdkörperreaktion in peripheren Nerven. Zbl. Neurochir. 22, 93—101 (1961).

Marshall, S. F., Kennedy, R. J.: Postoperative results following presacral neurectomy. Surg. Clin. N. Amer. 25, 518—529 (1945).

Matson, D. D., Alexander, E., Weiss, P.: Experiments on the bridging of gaps in severed peripheral nerves of monkeys. J. Neurosurg. 5, 230—248 (1948).

Matzen, P. F.: Musculocutaneus-Schädigung durch Unfall. Zbl. Chir. 81, 1944—1949 (1956).

Maurer, G.: Erfahrungen bei Nervennähten. Ref. Dtsch. med. Wschr. 1943, 858.

Mayer, K.: Elektromyographische Untersuchungen zur Objektivierung motorischer Schmerzphänomene. Dtsch. Z. Nervenheilk. 182, 1—8 (1961).

Mayer-Walcher, H.: Klinische Untersuchungen über Vibrationsempfindung bei Schädigung der peripheren sensiblen Nerven. Diss. Würzburg 1956.

Mayr, H.: Spätergebnisse und Arbeitseinsatz bei Ersatzoperationen. Hefte Unfallheilk. 81, 290—292 (1965).

Merle D'Aubigne, R., Benassy, J., Ramadier, J. O.: Chirurgie orthopédique des paralysies. Paris: Masson 1956.

Metelka, M.: Surgical iatrogenic lesions of the peripheral nerves. Rozhl. Chir. 44, 614—619 mit engl. Zus.fass. (1965) [Tschechisch].

Michon, J., Masse, P.: Le moment optimum de la suture nerveuse dans les plaies du membre supérieur. Rev. Chir. orthop. 50, 205—212 (1964).

Millesi, H.: Zum Problem der Überbrückung von Defekten peripherer Nerven. Wien. med. Wschr. 118, 177—182 (1968).

Millesi, H.: Wiederherstellung durchtrennter peripherer Nerven und Nerventransplantation. Münch. med. Wschr. 111, 2669—2674 (1969).

Millesi, H., Ganglberger, J., Berger, A.: Erfahrungen in der Mikrochirurgie peripherer Nerven. Chir. plast. reconstruct. (Berl.) 3, 47—55 (1967).

Milone, S.: L'eterotrapianto di midolle spinale fissato nella riparazione delle perdite di sostanza dei nervi. Boll. Soc. piemont. Chir. 9, 129—132 (1939).

Minor, V.: Ein neues Verfahren zu der klinischen Untersuchung der Schweißabsonderung. Dtsch. Z. Nervenheilk. 101, 302—308 (1928).

Miserocchi, E., Sacchi, U.: Il problema della terapia chirurgica nelle lesione dei nervi periferici. Chirurgia 1, 407—416 (1946).

Mörl, F., Hofmann, W., Schneider, G., Amthor, K. J.: Zur Versorgung durchtrennter peripherer Nerven. Chirurg 36, 162—164 (1965).

Mörl, F., Richwien, R.: Die Indikationsstellung zur operativen Behandlung der Nervenverletzungen. Zbl. Chir. 90, 1946—1954 (1965).

Monasterio Odena, R.: Sutura de nervio con coágulo de plasma. Día méd. 18, 1864—1873 (1946).

Morandi, G.: Trapianti auto-ed emoplastici nella riparazione di estese perdite di sostanza dei nervi periferici. Clinica 8, 381—405 (1942). Ref. Zentr.-Org. ges. Chir. 108, 543 (1943).

Moràvek, V., Schröder, R.: Our experiences with the surgical treatment of injured peripheral nerves. Rozhl. Chir. 44, 608—613 mit engl. Zus.fass. (1965) [Tschechisch].

Morrison, J. T.: Glossopharyngeal neurologia: extracranial neurectomy. Brit. J. Surg. 36, 208—209 (1948).

Morussi, A., Popescu, A., Popescu, M.: Rev. med. chir. Jari 53, 321—343 (1942).

Moskowitz, E., Porter, J. I.: Peripheral nerve lesions in the upper extremity in hemyplegic patients. New Engl. J. Med. 269, 776—778 (1963).

Mouat, T. B.: Peripheral nerve injuries; recent progress in treatment. Brit. med. J. 1946 II, 983—986.

Mouravieva, V. T.: L'expertise sur la capacité de travail et l'organisation du travail des malades ayant des suites lointaines des lésions traumatiques des nerfs des extrémités supérieurs. Ž. Nevropat. 58, 229—233 mit franz. Zus.fass. (1958) [Russisch].

Moyer, E. K., Kimmel, D. L.: The repair of severed motor and sensory spinal nerve roots by the arterial sleeve method of anastomosis. J. comp. Neurol. 88, 285—317 (1948).

Mürset, G.: Lähmungen des Neugeborenen infolge intrauteriner Druckwirkung. Diss. Zürich 1957.

Mukherjee, S. R., Douglas, D. M.: An investigation into the value of nylon and terylene as nerve sutures. Brit. J. Surg. 39, 271—277 (1951).

Mumenthaler, M.: Über Lähmungen peripherer Nerven im Extremitätenbereich. Dtsch. med. Wschr. 87, 1887—1896, 1967—1972 (1962).

Mumenthaler, M.: Die Neurologie der Verletzung peripherer Nerven. Chir. plast. reconstruct. (Berl.) 3, 17—20 (1967).

Muralt, A. von: Neue Ergebnisse der Nervenphysiologie. Sechs Vorträge. Mit einem methodischen Anhang gemeinsam bearbeitet mit Silvio Weidmann. Berlin-Göttingen-Heidelberg: Springer 1958.

Murphey, F.: Peripheral nerve injuries. In: Campbell's operative orthopedics, 2. edit., vol. 1, p. 735—786. St. Louis: C. V. Mosby Co. 1949.

Nageotte, J.: Peut-on améliorer le traitement des blessures de nerfs périphériques? Presse méd. 1940 II, 761—763. Ref. Zentr.-Org. ges. Chir. 108, 554 (1943).

Nathan, P., Rennie, A.: Value of Tinel's sign. Lancet 1946 I, 610—611.

Nelson, P. A.: Physical treatment of the painful arm and shoulder. J. Amer. med. Ass. 169, 814—817 (1959).

Nicholson, M. J., Eversole, U. H.: Nerve injuries incident to anesthesia and operation. Curr. Res. Anesth. 36, 19—32 (1957).

Nickel, V. L., Perry, J., Garret, A. L.: Development of useful function in the severely paralyzed hand. J. Bone Jt Surg. A 45, 933—952 (1963).

Nigst, H.: Freie Nerventransplantation und Cortison. Experimentelle Untersuchungen über den Einfluß des Cortisons auf die peri- und endoneurale Narbenbildung. Basel-Stuttgart: Benno Schwabe & Co. 1957.

Nigst, H.: Die chirurgische Behandlung von Lähmungen nach Verletzungen peripherer Nerven. Neue Z. ärztl. Fortbild., N.F. 3, 137—145 (1960).

Nigst, H.: Operative Behandlungsmöglichkeiten bei Erkrankungen und frischen Verletzungen peripherer Nerven. Langenbecks Arch. klin. Chir. 301, 855—864 (1962).

Norcross, N. C.: Operative experiences on wounds of peripheral nerves from Pacific combat area, preliminary report based on 50 cases. Bull. Amer. Coll. Surg. 28, 127—128 (1943).

Norcross, N. C., Barkody, J. T.: Observations on the use of tantalum foil in peripheral nerve surgery. J. Neurosurg. 4, 69—71 (1947).

Nordmann, O.: Die Behandlung des neuropathischen Fußgeschwürs mit Verlagerung sensibler Nerven. Chirurg 14, 116—122 (1942).

Norlén, G.: Gunshot wounds of spinal cord and of peripheral nerves. Svenska Läk.-Tidn. 37, 437—445 (1940).

Oppolzer, R.: Die Einpflanzung peripherer gemischter Nerven in das Gehirn, unter Aufrechterhaltung ihrer Rückenmarksverbindung. Wien. Z. Nervenheilk. 16, 203—211 (1959).

Ostermann, F. A.: Grundsätzliches zur operativen Behandlung der Nervenschüsse. Dtsch. Milit.-Arzt 9, 42 (1944).

Ostroverchow, G. E.: Prophylaxe narbiger Einklemmungen bei Operationen an peripheren Nerven. Vopr. Nejrochir. 12, H. 4, 29—34 (1948) [Russisch]. Ref. Zbl. Neurochir. 186 (1949).

Ostroverchow, G. E.: Spätergebnisse der Operation an den peripheren Nerven. Vopr. Nejrochir. 15, H. 2, 45—48 (1951) [Russisch].

Overholt, R. H.: Resection of carotid body (cervical glomectomy) for asthma. J. Amer. med. Ass. 180, 809—812 (1962).

Ovnatanyan, K. T.: Plastic reconstruction of nerves. Sovet. Med. 8, 27—29 (1944) [Russisch].

Panchenko, D. I.: Concerning the effect of some pathological factors on the nerve trunk regeneration. Nov. Chir. Arch. 1958, Nr 6, 45—48 [Russisch].

Parin, P.: Zur Frage der Reoperation peripherer Nervenverletzungen. Schweiz. med. Wschr. 1951, 302—305.

Péley, D.: Familiär vorkommende Kompressionsschädigungen im peripheren Nervensystem. Ideggyóg. Szle 19, 348—352 mit dtsch. Zus.fass. (1966) [Ungarisch].

Perl, J. I.: Sustained, locally-applied beta radiation in experimental nerve repair. Int. Surg. 46, 419—437 (1966).

Perlina, F. M.: Zum Problem der Störung des Körperschemas bei peripherischem Trauma. Nevropat. i.f.d. 18, 2, 32—55 (1949). Ref. Zbl. Neurol. Psychiat. 110, 428.

Perthes, G.: Behandlung von Schmerzzuständen nach Nervenschüssen. Aus: Handbuch der ärztlichen Erfahrungen im Weltkriege 1914/18. Teil II, S. 621. Leipzig: Barth 1922.

Perthes, G.: Nervenverletzungen: Verfahren bei Nervendefekten. Aus: Handbuch der ärztlichen Erfahrungen im Weltkriege 1914/18, Teil II. Leipzig: Barth 1922.

Petrov, M., Solarov, Tr.: Nervenautoplastiken. Erfahrungen mit 118 Verletzungen peripherer Nerven. Münch. med. Wschr. 108, 752—759 (1966).

Piccinini, G.: Particolari lesioni dei nervi periferici in ferite da arma da fuoco. Chir. Organi Mov. 35, 777—794 (1950).

Piotrowski, W.: Zum Problem der Nervennaht. Erfahrungen an über 270 Patienten. Chir. plast. reconstruct. (Berl.) 3, 56—63 (1967).

Platt, H.: War injuries of peripheral nerves. Postgrad. med. J. 16, 256—259 (1940).

Platt, H.: Discussion on injuries of peripheral nerves. Proc. roy. Soc. Med. 30, 863—870 (1937).

Pollard, C., Jr., Grantham, E. G.: Peripheral nerve surgery. Incisions for exposures of peripheral nerves. Amer. J. Surg. 86, 61—69 (1953).

Pollard, C., Jr., Grantham, E. G.: Peripheral nerve surgery. The twostage operation. J. Neurosurg. 12, 627—633 (1955).

Pollock, L. J.: The pattern of sensory recovery in peripheral nerve lesions. Surg. Gynec. Obstet. 49, 160—166 (1929).

Pollock, L. J.: Evaluation of incapacity produced by injuries of peripheral nerves. Surg. Gynec. Obstet. 73, 462—471 (1941).

Pollock, L. J.: The clinical signs of nerve regeneration. Dis. nerv. Syst. **4**, 229—235 (1943).

Pollock, L. J., Davis, L. E.: Peripheral nerve injuries. New York: P. B. Hoeber Inc. 1933.

Pollock, L. J., Golseth, J. G., Arieff, A. J.: The use of discontinuity of strength duration curves in muscle in diagnosis of peripheral nerve lesions. Surg. Gynec. Obstet. **79**, 133—141 (1944).

Pool, J. L., Brabson, J. A.: Pain on stimulating the distal segment of divided peripheral nerves. J. Neurosurg. **3**, 468—473 (1946).

Potter, S. E.: A removable suture method of nerve repair. J. Neurosurg. **3**, 354—357 (1946).

Potter, St. E., Croce, E. J.: The treatment of peripheral nerve injuries complicated by skin and soft tissue defects. Ann. Surg. **125**, 349—359 (1947).

Pozzan, A.: Su di una nuova modificazione di tecnica al metodo dell'anastomosi latero-laterale dei nervi periferici. Arch. ital. Chir. **57**, 363—376 (1939).

Prigonnikov, J. E., Rudasevskij, S. E.: Über den Mechanismus funktioneller Störungen in den Zentren bei Nervenschädigungen. Nevropat. i.f.d. **18**, 2, 3—35 (1949). Ref. Zbl. Neurol. Psychiat. **110**, 416, 428.

Proniv, D.: Effects of bone tissue lesions on reparative processes in the nerve trunks. Nov. Chir. Arch. **11**, 65—73 (1961) [Russisch].

Propper-Grashchenkov, N. I.: Nerve transplantation. Amer. Rev. Sov. Med. **1**, 28—31 (1943).

Puckett, W. O., Grundfest, H., McElroy, W. D., McMillen, J. H.: Damage to peripheral nerves by high velocity missiles without a direct hit. J. Neurosurg. **3**, 294—305 (1946).

Randerath, E.: Zur Frage der Heilung schußverletzter peripherer Nerven mit besonderer Berücksichtigung der Häufigkeit und Bedeutung der Fremdkörperentzündung. Chirurg **17/18**, 241—244 (1947).

Randløv-Madson, A.: Postoperative nerve lesions. Nord. Med. **40**, 1829—1830 (1948).

Reichel, P.: Die Nachbehandlung nach Operationen. 11. Vorlesung: Über Verlauf und Therapie nach Operationen an verschiedenen Körpergeweben. 5. Am peripheren Nervensystem, S. 106. München: Bergmann 1936, III. Aufl.

Rennert, H.: Zur Pathogenese der entzündlichen, toxischen und kreislaufbedingten Erkrankungen der peripheren Nerven. Psychiat. Neurol. med. Psychol. (Lpz.) **12**, 84—89 (1960).

Reuter, J.: Verwendung operativ eingebauter Silberdrahtelektroden bei der Nachbehandlung von Nervenschußverletzungen. Zbl. Chir. **71**, 1071 (1944).

Rezende, N. de: Experiments on cadaver nerve grafts and "glue" suture of divided peripheral nerves. N.Y. St. J. Med. **42**, 2124—2128 (1942).

Richards, R. K.: Nerve injury from intramuscular barbiturate injection. Clin. Pharmacol. Ther. **2**, 262—265 (1961).

Richards, R. L.: Ischaemic lesions of peripheral nerves: a review. J. Neurol., N.S. **14**, 76—87 (1951).

Richter, C. P.: Instructions for using the cutaneous resistance recorder, or "dermometer", on peripheral nerve injuries, sympathectomies and paravertebral blocks. J. Neurosurg. **3**, 181—191 (1946).

Richter, C. P., Katz, D. T.: Peripheral nerve injuries determined by the electrical skin resistance method. J. Amer. med. Ass. **122**, 648—651 (1943).

Richter, G. A.: Schußverletzungen der peripheren Nerven und ihre Therapie. Chirurgija **1952**, H. 10, 27—36 [Russisch].

Richter, H.: Orthopädische Gesichtspunkte bei der Behandlung der Nervenverletzungen. Chirurg **17/18**, 456—457 (1947).

Riechert, T.: Neurochirurgische Therapie. In: Handbuch der inneren Medizin, 4. Aufl., Bd. V/1, hrsg. von v. Bergmann, G., Frey, W., Schwiegk, H. Berlin-Göttingen-Heidelberg: Springer 1953.

Ritchie, A. F.: Electrical diagnosis of peripheral nerve injury. In: Peripheral nerve injuries, hrsg. von Seddon, H. J., p. 239. London: Her Majestys stationary Office 1954.

Roaf, R.: Classification of peripheral nerve injuries. Lancet **1948I**, 242—243.

Rodriguez Sanchez, A.: Algunos métodos de suturas de nervios: fundamentos anatomopatológicos y fisiopatológicos. Siglo méd. **115**, 427—431 (1947).

Röttgen, P.: Der heutige Stand der Chirurgie peripherer Nerven. Ref. geh. a. d. Niederrheinisch-westf. Chirurgenkongr. 1949. Ref. Chirurg **20**, H. 4 (1949).

Rogers, L.: Experiences in treatment of peripheral nerve injuries with amnioplastin. Brit. med. J. **1941I**, 587—589.

Rosenauer, F.: Endoskopische transthorakale Sympathikotomie und Intratrachealnarkose. Wien. klin. Wschr. **1950**, 2, 411.

Rosenfalck, A., Buchthal, F.: Action potentials from sensory nerves. Acta physiol. scand. **59**, Suppl. 213, 133 (1963).

Rostock, P.: Lehrbuch der speziellen Chirurgie. Verletzungen der Nerven, S. 482. Leipzig: Barth 1941.

Rottmann, A.: Allgemeine Betrachtung und neue Erkenntnisse in der Diagnostik und Therapie der peripheren Nervenläsion. Wien. med. Wschr. **97**, 99—103 (1947).

Rüdenholz, B.: Die Geschichte der Nervenverletzung und der Nervennaht. Diss. Düsseldorf 1936.

Sachs, E.: Residuals of neurosurgical disorders: late treatment of gunshot wounds of head and peripheral nerves. Proc. Inst. Med. Chic. **15**, 238—239 (1945).

Sachs, E.: The history and development of neurological surgery. London: Cassell & Co. Ltd. 1952.

Sachs, E.: Fifty years of neurosurgery. New York: Vantage Press 1958.

Sadr, A. R.: Cross nerve anastomosis in man. Ann. Surg. **124**, 599—603 (1946).

SAITO, A., ZACKS, S. I.: Fine structure observations of denervation and reinnervation of neuromuscular junctions in mouse foot muscle. J. Bone Jt Surg. A 51, 1163—1178 (1969).

SANDERS, F. K.: The repair of large gaps in the peripheral nerves. Brain 65, 281—337 (1942).

SANDERS, F. K., YOUNG, J. Z.: The degeneration and re-innervation of grafted nerves. J. Anat. (Lond.) 76, 143—166 (1942).

SANDERS, F. K., YOUNG, J. Z.: La degeneracion y reinervacion de nervios injertados. Rev. oto-neuro-oftal. (B. Aires) 18, 117—119 (1943).

SANDERS, F. K., YOUNG, J. Z.: Influence of peripheral connexions on diameter of regenerating nerve fibres. J. exp. Biol. 22, 203—212 (1946).

SARADŽIŚVILI, P. M.: Probleme der Pathophysiologie der Verletzungen der peripheren Nerven. Z. Nevropat. i.t.d. 53, 283—288 (1953) [Russisch].

SAVOV, J. H., KJUCUKOV, N.: Parabiotische Zustände bei Traumen der peripheren Nerven. Sovr. Med. (Sofia) 6, H. 10, 49—52 (1956) [Bulgarisch]. Zit. nach Zbl. ges. Neurol. Psychiat. 137, H. 1, 101 (1956).

SCARFF, J. E.: Surgical treatment of injuries of brain, spinal cord, and peripheral nerves. Surg. Gynec. Obstet. 81, 405—424 (1945).

SCHAAF, F.: Tubulisation von Nervennähten. Vorläufige Mitteilung über Erfahrungen mit dem Millipore-Filter. Langenbecks Arch. klin. Chir. 301, 905—909 (1962).

SCHÄFER, E. R.: Nervennaht. Zeitpunkt und Technik. Hippokrates (Stuttg.) 35, 889—893 (1964).

SCHÄFER, E. R.: Die Behandlung der frischen, offenen Nervenverletzungen. Chirurg 37, 67—69 (1966).

SCHIFFER, R., SCHLIACK, H.: Erfahrungen mit dem Ninhydrin-Schweißtest nach Moberg in der Diagnostik peripherer Nervenlähmungen. Fortschr. Neurol. Psychiat. 34, 331—346 (1966).

SCHINK, W.: Die Wiederherstellungschirurgie der Hand bei irreparablen Nervenschädigungen. Chir. plast. reconstruct. (Berl.) 3, 32—36 (1967).

SCHINK, W., SCHMIDT-MENDE, M., VITTALI, H. P.: Experimentelle Untersuchungen über die Einheilung von konservierten Nerventransplantaten mit Milliporeumscheidung. Langenbecks Arch. klin. Chir. 304, 936—938 (1963).

SCHLIACK, H.: Zum Problem der Schweißdrüseninnervation. Nervenarzt 33, 421—423 (1962).

SCHLIACK, H.: Probleme der segmentalen Innervation in Diagnostik und Therapie. Z. ärztl. Fortbild. (West-Berl.) 54, 756—771 (1965).

SCHNECK, S. A.: Peripheral and cranial nerve injuries resulting from general surgical procedures. Arch. Surg. 81, 855—859 (1960).

SCHÖNBAUER, L.: Behandlung und Nachbehandlung von Nervenverletzungen. Wien. klin. Wschr. 56, 101 (1943).

SCHÖNBAUER, L.: Über die Anwendung des Penicillins in der Chirurgie. Wien. klin. Wschr. 59, 227—230 (1947).

SCHOLZ, H.: Die physikalische Behandlung traumatisch bedingter peripherer Lähmungen. Wien. med. Wschr. 1947, 205—207.

SCHRECKENBACH, G.: Die Überbrückung von Defekten an peripheren Nerven durch Nerventransplantation. Bruns' Beitr. klin. Chir. 193, 428—440 (1956).

SCHUBERT, H.: Zur differentialdiagnostischen Bedeutung der trophischen Störungen bei Nervenschußverletzungen. Zbl. Neurochir. 21, 103—106 (1961).

SCHULENBURG, C. A. R.: Vasomotor changes in peripheral nerve injuries. Surgery 25, 191—217 (1949).

SCHULENBURG, C. A. R.: Peripheral nerve injuries, Procaine nerveblock in their investigation. Afr. med. J. 23, 26—30 (1949).

SCHUMM, H.: Einführung in die Wehrchirurgie (Wehrmedizin, Bd. 1). 5. Nervenverletzungen, S. 138—142. Stuttgart: Enke 1935.

SCHWARTZ, F. F.: A newer concept in the treatment of peripheral nerve injuries and paralysis. Sth. med. J. (Bgham, Ala.) 53, 712—715 (1960).

SCHWARTZ, H. G., PARKER, J. M.: Early nerve and bone repair in war wounds. J. Neurosurg. 2, 510—515 (1945).

SEDDON, H. J.: Classifikation of nerve injuries. Brit. med. J. 1942 II, 237—239.

SEDDON, H. J.: Three types of nerve injury. Brain 66, 237—288 (1943).

SEDDON, H. J.: Peripheral nerve injuries. Glasg. med. J. 139, 61—75 (1943).

SEDDON, H. J.: Early management of peripheral nerve injuries. Practitioner 152, 101—107 (1944).

SEDDON, H. J.: Surgery of nerve gap. Trans. med. Soc. Lond. 64, 13, 48 I (1944—1946).

SEDDON, H. J.: The use of autogenous grafts for the repair of large gaps in peripheral nerves. Brit. J. Surg. 35, 151—167 (1947).

SEDDON, H. J.: Greffes nerveuses. Rev. neurol. 79, 261—262 (1947). Ref. Zbl. Neurol. Psychiat. 105, 244 (1948/49).

SEDDON, H. J.: Surgical experiences with peripheral nerve injuries. Quart. Bull. Northw. Univ. med. Sch. 21, 201—210 (1947).

SEDDON, H. J.: The practical value of peripheral nerve repair. Proc. roy. Soc. Med. 42, 427—436 (1949).

SEDDON, H. J.: Facteurs déterminant le résultat dans la réparation chirurgicale des blessures des nerfs périphériques. Acta orthop. belg. 19, 213—227 (1953).

SEDDON, H. J.: Nerve grafting. Ann. roy. Coll. Surg. Engl. 32, 269—280 (1963).

SEDDON, H. J.: Peripheral nerve injuries. London: Her Majestys stationary Office 1954.

Seddon, H. J., Holmes, W.: The late condition of nerve homografts in man. Surg. Gynec. Obstet. **79**, 342—351 (1944).

Seddon, H. J., Medawar, P. B.: Fibrin suture of human nerves. Lancet **1942 II**, 87—88.

Seddon, H. J., Medawar, P. B., Smith, H.: Rate of regeneration of peripheral nerves in man. J. Physiol. (Lond.) **102**, 191—215 (1943).

Seiffert, L.: Erfolgreiche primäre Nervennähte in schwer infizierten Wunden. Zbl. Chir. **63**, 1890—1892 (1936).

Šejner, Z. F.: Spätergebnisse der chirurgischen Therapie bei Schußverletzungen der peripheren Nerven in späteren Perioden. Vopr. Nejrochir. 18, H. 5, 27—33 (1954) [Russisch].

Seletz, E.: Peripheral nerve surgery. Review of incisions for operative exposure. J. Neurosurg. **3**, 135—147 (1946).

Shapiro, H., Stoner, E. K.: Skin temperature in relation to nerve injuries in man. Angiology **6**, 227—252 (1955).

Shatz, M. V.: Method of autoplastic repair of defects of peripheral nerves. Bull. War. Med. **6**, 312 (1940).

Shawe, G. D. H.: On the number of branches formed by regenerating nerve-fibres. Brit. J. Surg. **42**, 474—488 (1955).

Shianevsky, A. I.: Peripheral nerve regeneration after repeated trauma. Eksp. Chir. **3**, Nr 6, 31—34 mit engl. Zus.fass. (1958) [Russisch].

Sibal, R. N., Ohri, B. B.: Plasma clot repair of nerves. Indian J. Surg. **23**, 238—244 (1961).

Sicard, A., Faurel: Tube metallique pour suture nerveuse. Mém. Acad. Chir. **72**, 393 (1946).

Silber, W.: Surgery of peripheral nerves. S. Afr. med. J. **20**, 601, 634 (1946).

Simon, P.: Elektronische Messung der Hautfeuchtigkeitsabgabe bei peripheren sensiblen Nervenschädigungen. Vorläufige Mitteilung über einen neuen objektiven Sensibilitätstest. Arch. orthop. Unfall-Chir. **55**, 233—246 (1963).

Singer, M.: The combined use of fibrin film and clot in end-to-end union of nerves. J. Neurosurg. **2**, 102—125 (1945).

Slessor, A. J.: Peripheral nerve injuries. Edinb. med. J. **59**, 13—27 (1952).

Smith, J. W.: Microsurgery of peripheral nerves. Plast. reconstr. Surg. **33**, 317—329 (1964).

Smith, J. W.: Factors influencing nerve repair. Arch. Surg. **93**, 335—341 (1966).

Snellman, A.: Die Gehirn-, Rückenmarks- und Nervenverletzungen und der Sanitätsdienst der finnischen Armee während des Krieges 1939/1940 und nachher. Zbl. Neurochir. **6**, 101—106 (1941).

Snyder, C. C., Webster, H. de F., Pickens, J. E., Hines, W. A., Warden, G.: Intraneural neurorhaphy. A preliminary clinical and histological evaluation. Ann. Surg. **167**, 691—696 (1968).

Sokolov, N. I.: Zur Frage der operativen Heilung von Kampfschäden der peripheren Nerven. Chirurgija **11**, 48—54 (1949) [Russisch].

Somerville, P. G.: Symposium on neurosurgery; peripheral nerve injuries; some recent progress in treatment. S. Clin. N. Amer. **28**, 446—455 (1948).

Sonnenschein, H. D.: Repair of lacerated nerves at wrist. S. Clin. N. Amer. **23**, 487—496 (1943).

Sozon-Jaroševic, A. J.: Über die Ergebnisse wiederherstellender Eingriffe bei Schußverletzungen peripherer Nerven. Chirurgija **1**, 86—90 (1950) [Russisch].

Spurling, R. G.: Symposium on war surgery; use of tantalum wire and foil in repair of peripheral nerves. S. Clin. N. Amer. **23**, 1491—1504 (1943).

Spurling, R. G.: Peripheral nerve surgery; technical considerations. Amer. Acad. Orthop. Surg. Lect., **1944**, 259—269.

Spurling, R. G.: Peripheral nerve surgery—technical considerations. J. Neurosurg. **1**, 133—147 (1944).

Spurling, R. G.: Early treatment of combined bone and nerve lesions. Bull. U.S. Army med. Dep. **4**, 444 (1945).

Spurling, R. G.: Peripheral nerve injuries in European theater of operations. Management, with special reference to early nerve surgery. J. Amer. med. Ass. **129**, 1011—1014 (1945).

Spurling, R. G., Lyons, W. R., Whitcomb, B. B., Woodhall, B.: The failure of whole fresh homogenous grafts in man. J. Neurosurg. **1**, 79—101 (1945).

Spurling, R. G., Woodhall, W.: Experiences with early nerve surgery in peripheral nerve injuries. Ann. Surg. **123**, 731—748 (1946).

Spurling, R. G., Woodhall, W.: Experiences with early nerve surgery in peripheral nerve injuries. Trans. sth. surg. Ass. **57**, 269—286 (1946).

Staal, A., De Weerdt, C. J., Went, L. N.: Hereditary compression syndrome of peripheral nerves. Neurology (Minneap.) **15**, 1008—1017 (1965).

Stahl, O.: Die Behandlung der Schußverletzungen peripherer Nerven. Dtsch. med. Wschr. **69**, 325 (1943).

Stämpfli, F.: Über Nervenverletzungen. Untersuchungen auf Grund von 103 Fällen aus dem Aktengut der Schweizerischen Unfallversicherungsanstalt. Z. Unfallmed. Berufskr. **46**, 228—257 (1953).

Steinbrecher, W.: Elektromyographie in Klinik und Praxis. Stuttgart: Thieme 1965.

Steinbrecher, W.: Die klinische Bedeutung der Elektromyographie. Dtsch. med. Wschr. **84**, 224—228 (1959).

Steindler, A.: Muscle and tendon transplantation at elbow. Amer. Acad. Orthop. Surg. Lect. **1944**, 276—283.

Stender, A.: Die Behandlung der Schußverletzungen der peripheren Nerven. Dtsch. med. Wschr. **67**, 887—890 (1941).

Stieve, R.: Zwei Methoden zur Vereinigung durchtrennter Nerven. Zbl. Chir. **75**, 1277—1280 (1950).

Stieve, R.: Transplantation an peripheren Nerven. Langenbecks Arch. klin. Chir. **279**, 60—64 (1954).

Stoney, R. A.: Fourty years experience of nerve suture. Irish J. med. Sci. **1944**, 85—92.

Strange, F. G. St. G.: Operation for nerve pedicle grafting; preliminary communication. Brit. J. Surg. **34**, 423—425 (1947).

Strange, F. G. St. G.: Case report on pedicle nerve-graft. Brit. J. Surg. **37**, 331—333 (1950).

Strotzka, H.: Die sog. Fernschädigung bei Nervenschüssen und ihre konservative Therapie. Z. ges. Neurol. Psychiat. **175**, 304 (1942).

Stuck, W. G.: Peripheral nerve injuries and fractures. Amer. J. Surg. **42**, 735—743 (1938).

Sugano, T.: Recherches electrophysiologiques de la paralysie du nerf périphérique par la pression mécanique. Fol. psychiat. neurol. jap., Suppl. **4**, 55 (1957).

Sunderland, S.: Blood supply of peripheral nerves; practical considerations. Arch. Neurol. Psychiat. (Chic.) **54**, 280—282 (1945).

Sunderland, S.: Observations on the treatment of traumatic injuries of peripheral nerves. Brit. J. Surg. **35**, 36—42 (1947).

Sunderland, S.: Rate of regeneration in human peripheral nerves. Analysis of the intervall between injury and onset of recovery. Arch. Neurol. Psychiat. (Chic.) **58**, 251—295 (1947).

Sunderland, S.: Rate of regeneration of sensory nerve fibers. Arch. Neurol. Psychiat. (Chic.) **58**, 1—6 (1947).

Sunderland, S.: Observations on the course of recovery and late end results in a series of cases of peripheral nerve suture. Aust. N. Z. J. Surg. **18**, 264—341 (1949).

Sunderland, S.: A classification of peripheral nerve injuries producing loss of function. Brain **74**, 491—516 (1951).

Sunderland, S.: Funicular suture and funicular exclusion in the repair of severe nerves. Brit. Surg. **40**, 580—587 (1953).

Sunderland, S.: The connective tissues of peripheral nerves. Brain **88**, 841—854 (1965).

Sunderland, S., Bradley, K. C.: Rate of advance of Hoffmann-Tinel sign in regenerating nerves. Further observations. Arch. Neurol. (Chic.) **67**, 650—654 (1952).

Sunderland, S., Ray, L. J.: The selection and use of autografts for bridging gaps in injured nerves. Brain **70**, 75—92 (1947).

Sunderland, S., Smith, G. K.: The relative merits of various suture materials for the repair of severed nerves. Austral. a. N. Zeald. J. Surg. **20**, 85—113 (1950).

Svien, H. J., Dodge, H. W., Jr.: Peripheral nerve injuries. Gen. Pract. **5**, 57—63 (1952).

Swan, J., Worster-Drought, C.: Discussion on injuries to peripheral nerves. Proc. roy. Soc. Med. **34**, 521—532 (1941).

Tachikawa, N., Takahashi, S., Narita, M.: Paralysis of peripheral nerves in leprosy. Folia psychiat. neurol. jap., Suppl. **4**, 50—51 (1957).

Tarlov, I. M.: Autologous plasma clot suture of nerves; its use in clinical surgery. J. Amer. med. Ass. **126**, 741—748 (1944).

Tarlov, I. M.: Plasma clot suture of nerves—illustrated technique. Surgery **15**, 257—269 (1944).

Tarlov, I. M.: Plasma clot suture of peripheral nerves and nerves roots: Rationale and technique. Springfield: Ch. C. Thomas 1950.

Tarlov, I. M., Benjamin, B.: Autologous plasma clot suture of nerves. Science **95**, 258 (1942).

Tarlov, I. M., Benjamin, B.: Plasma clot and silk suture of nerves. I. An experimental study of comparative tissue reaction. Surg. Gynec. Obstet. **76**, 366—374 (1943).

Tarlov, I. M., Boernstein, W., Berman, D.: Nerve regeneration: A comparative experimental study following suture by clot and thread. J. Neurosurg. **5**, 62—83 (1948).

Tarlov, I. M., Denslow, S., Swarz, S., Pineles, D.: Plasma clot suture of nerves. Experimental technic. Arch. Surg. **47**, 44—58 (1943).

Tarlov, I. M., Epstein, J. A.: Nerve grafts: the importance of an adequate blood supply. J. Neurosurg. **2**, 49—71 (1945).

Tarlov, I. M., Hoffman, W., Hayner, J. C.: Source of nerve autografts in clinical surgery. Amer. J. Surg. **72**, 700—710 (1946).

Tarlov, I. M., Zaret, M.: How long should an extremity be immobilized after nerve suture? Ann. Surg. **126**, 366—376 (1947).

Tasei, S.: A consideration about clinical classification of the extent of peripheral nerve injuries. J. Jap. orthop. Ass. **40**, 1433—1450 mit engl. Zus.fass. (1967) [Japanisch].

Teneff, S.: Experimentelle Untersuchungen über die laterale Nervenimplantation. Langenbecks Arch. klin. Chir. **194**, 516—528 (1939).

Teshima, S.: On the disorder of blood and perineural space fluid circulation and the pathophysiological change of blood vessels on the nerve tissue of experimental traumatic neuritis and perineuritis. Arch. jap. Chir. **30**, 531—563 mit engl. Zus.fass. (1961) [Japanisch].

Tönnis, D.: Der Wert der Elektromyographie für die Beurteilung peripherer Nervenverletzungen. Arch. orthop. Unfall-Chir. **57**, 167—189 (1965).

Tönnis, D.: Der Wert der Elektromyographie für die Beurteilung peripherer Nervenverletzungen. Hefte Unfallheilk. **81**, 312—313 (1965).

Tönnis, W., Frowein, R. A., Euler, K. H., Krenkel, W., Grün, M.: Hirn- und Nervenverletzungen bei Kindern und Jugendlichen. Langenbecks Arch. klin. Chir. **304**, 562—583 (1963).

Tönnis, W., Götze, W.: Zur operativen Behandlung der Schußverletzungen der peripheren Nerven und ihre Erfolgsaussichten. Dtsch. Militärarzt 7, 245—253 (1942).

Thomson, J. L., Ritchie, W. P., French, L. A., Wrork, D. W.: Plan for care of peripheral nerve injuries overseas. Arch. Surg. 52, 557—570 (1946).

Thorban, W.: Das histologische Bild der Weichteile und Knochen nach Verletzungen peripherer Nerven. Hefte Unfallheilk. 81, 314—316 (1965).

Tokarowski, A., Wejsflog, A.: The value of EMG and stimulation for the evalution of ulnar nerve injuries. Chir. Narzad. Ruchu 31, 575—579 mit engl. Zus.fass. (1966) [Polnisch].

Troell, A., Bohman, B.: Erfahrungen in der schwedischen Reichsversicherungsanstalt über Verletzungen peripherer Nerven. Ber. 8. Internat. Kongr. f. Unfallmed. u. Berufskrankh. 2, 448 (1939). Ref. Mschr. Unfallheilk. 47, 357 (1940).

Tubiana, R., Duparc, J.: Restoration of sensibility in the hand by neurovascular skin island transfer. J. Bone Jt Surg. 43 B, 474—480 (1961).

Turbes, C. C., Freeman, L. W.: Peripheral nerve-spinal cord anastomosis for experimental cord transection. Neurology (Minneap.) 8, 857—861 (1958).

Valchonok, O. S., Chindelman, R. Y.: Les syndromes végétatives réflectures à la période éloignée des lésions du système nerveux périphérique. Z. Nevropat. Psichiat. 62, 259—265 mit franz. Zus.fass. (1962) [Russisch].

Vassalo, R.: Sull'incrosio di un nervo di senso con un nervo di moto. Riv. san. siciliana 26, 506—512 (1938).

Virno, V., Carrozzini, V.: Le canal aortico-diaphragmatique dans la splanchnicectomie bilatérale par voie transpleurale inframédiastinale. Lyon chir. 59, 243—246 (1963).

Visser, S. L.: A comparative study of various methods of determining the conduction velocity in peripheral motor nerves. Psychiat. Neurol. Neurochir. (Amst.) 67, 477—483 (1964).

Vogel, P.: Neurologische Gesichtspunkte zur Beurteilung und Behandlung der Verletzungen peripherer Nerven. Dtsch. med. Wschr. 67, 807—810 (1941).

Vogt, L. G.: Erfahrungen mit der Plexusoperation zur Behebung spastischer Paresen. Zbl. Neurochir. 11, 271—277 (1951).

Wahle, H., Tönnis, D.: Familiäre Anfälligkeit gegenüber Druckschädigungen peripherer Nerven. Fortschr. Neurol. Psychiat. 26, 371—376 (1958).

Walker, A. E.: A history of neurological surgery. Baltimore: The Williams & Wilkins Company 1951.

Wartenberg, R.: Neuritis, sensible Neuritis, Neuralgie. Übers. u. hrsg. von H. Köbcke. Stuttgart: Georg Thieme 1959.

Webster, G. V., Shelden, C. H., Pudenz, R. H.: Plastic technic in surgery of peripheral nerves. U.S. nav. med. Bull. 45, 22—31 (1945).

Weddell, G., Feinstein, B., Pattle, R.: Clinical application of electromyography. Lancet 1943 I, 236—239.

Weddell, G., Glees, P.: Early stages in degeneration of cutaneous nerve fibres. J. Anat. (Lond.) 76, 65—93 (1941).

Weddell, G., Guttmann, L., Gutmann, E.: Local extension of nerve fibres into denervated areas of skin. J. Neurol. Psychiat. 4, 206—225 (1941).

Weiss, A. G., Warter, J.: Du rôle primordial joué par le neurogliome dans l'evolution des blessures des nerfs. Presse méd. 1943 I, 127—128. Ref. Zentr.-Org. Chir. 110, 245 (1943).

Weiss, P.: Reunion of stumps of small nerves by tubulation instead of suture. Science 93, 67—68 (1941).

Weiss, P.: Experiments on nerve repair. Trans. Amer. neurol. Ass. 69, 42—45 (1943).

Weiss, P.: Nerve regeneration in the rat following tubular splicing of severed nerves. Arch. Surg. 46, 525—547 (1943).

Weiss, P.: Nerve reunion with sleeves of frozen-dried artery in rabbits, cats and monkeys. Proc. Soc. exp. Biol. (N.Y.) 54, 274—277 (1943).

Weiss, P.: Functional nerve regeneration through frozendried nerve grafts in cats and monkeys. Proc. Soc. exp. Biol. (N.Y.) 57, 277 (1943).

Weiss, P.: The technology of nerve regeneration: a review. Sutureless tubulation and related methods of nerve repair. J. Neurosurg. 1, 400—450 (1944).

Weiss, P.: Sutureless reunion of severed nerves with elastic cuffs of tantalum. J. Neurosurg. 1, 219—225 (1944).

Weiss, P., Campbell, C. J.: Nerve fiber counts and muscle tension after nerve regeneration in the rat. Amer. J. Physiol. 140, 616—626 (1944).

Weiss, P., Taylor, A. C.: Histomechanical analysis of nerve reunion in the rat after tubular splicing. Arch. Surg. 47, 419—447 (1943).

Weiss, P., Taylor, A. C.: Repair of peripheral nerves by grafts of frozen-dried nerve. Proc. Soc. exp. Biol. (N.Y.) 52, 326—328 (1943).

Weiss, P., Taylor, A. C.: Guides for nerve regeneration across gaps. J. Neurosurg. 3, 375—389 (1946).

Weiss, P., Wang, H., Taylor, A. C., Edds, M. V., Jr.: Proximo-distal fluid convection in the endoneurial spaces of peripheral nerves, demonstrated by colored and radioactive (isotope) tracers. Amer. J. Physiol. 143, 521—540 (1945).

Wells, W. L.: Diagnosis and treatment of peripheral nerve injuries. N. C. med. J. 8, 439—445 (1947).

Wertheimer, P., Mathieu, J.: Résultats éloignés du traitement chirurgical des plaies des nerfs. Mém. Acad. Chir. 75, 387—395 (1949).

WHITCOMB, B. B.: Separation at the suture site as a cause of failure in regeneration of peripheral nerves. J. Neurosurg. **3**, 399—406 (1946).

WHITE, J. C.: Painful injuries of nerves and their surgical treatment. Amer. J. Surg. **72**, 468—488 (1946).

WHITE, J. C., HAMLIN, H.: New uses of tantalum in nerve suture, control of neuroma formation, and prevention of regeneration after thoracic sympathectomie. Illustration of technical procedures. J. Neurosurg. **2**, 402—413 (1945).

WHITELAW, G. P., SMITHWICK, R. H.: Effect of extensive sympathectomy upon blood pressure reponses and levels. Angiology **2**, 157—172 (1951).

WIDMER, W.: Über periphere Nervenoperationen. Inaug.-Diss. Zürich 1956.

WIECK, H. H.: Polyneuritiden im Gefolge von Infektionskrankheiten. Entstehung, Verlauf und Prognose. Regensb. Jb. ärztl. Fortbild. **10**, 282—287 (1962).

WIECK, H. H.: Die Nervenverletzungen aus neurologischer Sicht. Hefte Unfallheilk. **81**, 260—266 (1965).

WIESENDANGER, M.: Die Bedeutung der Elektromyographie bei peripheren Nervenverletzungen. Schweiz. med. Wschr. **91**, 888—890 (1961).

WITT, A. N.: Die Ersatzoperationen bei irreparablen Lähmungen nach Nervenverletzungen, einschl. der Unfallverletzungen; ihr Anwendungsgebiet und ihre Aussichten. Verh. dtsch. orthop. Ges. Kongr. 36 (1947), 141—178 (1948).

WITT, A. N.: Funktionsstörungen der Hand. Beilageheft Z. Orthop. **87**, 137—151 (1956).

WITT, A. N.: Die Wiederherstellungsoperationen bei irreparablen Nervenlähmungen der oberen Extremität. Langenbecks Arch. klin. Chir. **301**, 926—942 (1962).

WOLFF, W. H.: Das Hoffmann-Tinel'sche Zeichen im Rahmen der allgemeinen Diagnostik und Prognosestellung bei Verletzungen peripherer Nerven. Ärztl. Wschr. **4**, 685—688 (1949).

WOLTMAN, H. W., KERNOHAN, J. W.: Diseases of peripheral nerves. In: A. B. Baker, Clinical neurology, vol. 3. New York: Hoeber 1955.

WOODHALL, B.: Peripheral nerve injuries. II. Basic data from the peripheral nerve registry concerning 7050 nerve sutures and 67 nerve grafts. J. Neurosurg. **4**, 146—163 (1947).

WOODHALL, B.: Modern history of peripheral nerve surgery. World War II and the postwar study of peripheral nerve regeneration. J. Amer. med. Ass. **139**, 564—566 (1949).

WOODHALL, B.: Peripheral nerve injuries. Progr. Neurol. Psychiat. **4**, 305—324 (1949).

WOODHALL, B.: Peripheral nerve surgery. Progr. Neurol. Psychiat. **6**, 279—293 (1951).

WOODHALL, B., DAVIS, C.: Changes in arterial nervorum in peripheral nerve injuries in man. J. Neuropath. exp. Neurol. **9**, 335—343 (1950).

WOODHALL, B., LYONS, W.: Peripheral nerve injuries I. The results of "early" nerve suture: a preliminary report. Surgery **19**, 757—789 (1946).

WOODHALL, B., MAHALEY, ST., JR., BOONE, ST., HUNEYCUTT, H.: The effect of chemotherapeutic agents upon peripheral nerves. J. surg. Res. **2**, 373—381 (1962).

WOODHALL, B., NEILL, G., DRATZ, M.: Ultraviolet radiation as an adjunct in the control of post-operative neurosurgical infection. II. Clinical Experience 1938—1948. Ann. Surg. **129**, 820—825 (1949).

WOODS, W. W., SHEA, P. S.: The value of electromyography in neurology and neurosurgery. J. Neurosurg. **8**, 595—607 (1951).

WOOLF, A. L.: The theoretical basis of clinical electromyography, part II. Ann. phys. Med. **6**, 241—266 (1962).

WYNN PARRY, C. B.: Electrical methods in diagnosis and prognosis of peripheral nerve injuries and poliomyelitis. Brain **76**, 229—265 (1953).

YERSIN, C. G.: Notes de chirurgie practique. Rev. méd. Suisse rom. **61**, 432—436 (1941).

YOUNG, J. Z.: Structure, degeneration and repair of nerve fibres. Nature (Lond.) **156**, 132—136 (1945).

YOUNG, J. Z.: The effect of delay on the success of nerve suture. Proc. roy. Soc. Med. **37**, 551—552 (1944).

YOUNG, J. Z.: The functional repair of nervous tissue. Physiol. Rev. **22**, 318—374 (1942).

YOUNG, J. Z., HOLMES, W., SANDERS, F. K.: Nerve regeneration. Importance of the peripheral stump and the value of nerve grafts. Lancet **1940 II**, 128—130.

YOUNG, J. Z., MEDAWAR, P. B.: Fibrin suture of peripheral nerves. Lancet **1940 II**, 126—128.

ZACHARY, R. B., HOLMES, W.: Primary suture of nerves. Surg. Gynec. Obstet. **82**, 632—651 (1946).

ZANELLO, D.: La stimolazione elettrica dei tronchi nervosi sul campo operatorio. Chir. Organi Mov. **28**, 14—53 (1942).

ZIEGLER, F.: Über den Zeitpunkt der Nervennaht. Zbl. Chir. **75**, 756—765 (1950).

ZIEGLER, F.: Über einige Fälle seltener Ersatzoperationen bei Nervenverletzungen. Zbl. Chir. **77**, 2323—2327 (1952).

ZILLMER, W.: Kriegschirurgie. Darin: HETZAR, W., Schußverletzungen der peripheren Nerven. Chirurg. Teil, S. 124—136. Dresden u. Leipzig: Theodor Steinkopf, 3. Aufl. 1944.

ZIMMER, A.: Wehrmedizin (Kriegserfahrungen 1939—1943), Bd. II. Darin: LEHMANN, H., Zur operativen Behandlung von Schußverletzungen peripherer Nerven, S. 178—198. Wien: Deuticke 1944.

ZOLTÁN, L.: Über einige Fragen der Verletzungen der peripheren Nerven und des Plexus brachialis. Wiss. Z. Univ. Greifswald, math.-nat. Reihe 3/4, **11**, 263—267 (1962).

ZÜLCH, J.: Kriegsverletzungen der peripheren Nerven, ihre Diagnostik und chirurgische Behandlung. Med. Klin. **38**, 985 (1942); Dtsch. med. Wschr. 44 (1943).

ZÜLCH, J.: Kriegsverletzungen des Nervensystems. Fortschr. Neurol. Psychiat. **16**, 206 (1944).

3. Schmerzzustände nach peripheren Nervenverletzungen

Achundov, S. G.: Zum Problem der chirurgischen Therapie der Phantomschmerzen. Vopr. Nejrochir. 14, H. 4, 35—37 (1950) [Russisch].

Adams, A. O.: Neurectomy to produce atrophy of amputation stump. J. Bone Jt Surg. 28, 716—720 (1946).

Bailey, A. A., Moersch, F. P.: Phantom limb. Canad. med. Ass. J. 45, 37—42 (1941).

Barnes, R.: The role of sympathectomy in the treatment of causalgia. J. Bone Jt Surg. B 35, 172—180 (1953).

Barnes, R.: Causalgia—a review of 48 cases. In: Peripheral nerve injuries, hrsg. v. Seddon, H. J. London: Her Majestys Stationary Office 1954.

Bartsch, W.: Pathogenetische und therapeutische Erwägungen zum Phantomschmerz — Problem des Amputierten. Ärztl. Wschr. 1952, 622—626.

Bartsch, W.: Erfahrungen mit der Leukotomie bei schwersten chronischen Schmerzzuständen. Nervenarzt 24, 107—112 (1953).

Bate, J. T.: Method of treating nerve ends in amputation stumps. Amer. J. Surg. 64, 373—374 (1944).

Benassy. J.: Main causalgique. Place de la sympathectomie dans son traitement. Rev. neurol. 102, 167 (1960).

Bettag, W., Yoshida, T.: Über stereotaktische Schmerzoperationen. Acta neurochir. (Wien) 8, 299—317 (1960).

Birkenfeld, R., Fisher, R. G.: Successful treatment of causalgia of upper extremity with medullary spinothalamic tractomy. J. Neurosurg. 20, 303—311 (1963).

Bishop, G. H.: The peripheral unit for pain. J. Neurophysiol. 7, 71—80 (1944).

Blood, A. M.: Psychotherapy of phantom limb pain in two patients. Psychiat. Quart. 30, 114—122 (1956). Ref. Zbl. ges. Neurol. Psychiat. 138, I, 80 (1956/57).

Boldrey, E.: Amputation neuroma in nerves implanted in bone. Ann. Surg. 118, 1052—1057 (1943).

Bors, E.: Phantom limbs of patients with spinal cord injury. Arch. Neurol. Psychiat. (Chic.) 66, 610—631 (1951).

Breig, A.: Der zentrale Schmerzmechanismus im Rückenmark und seine Gesetzlichkeit. Zbl. Neurochir. 12, 1—15 (1952).

Browder, J., Gallagher, J. P.: Surgical treatment of painful phantom limb. A preliminary report. N.Y. St. J. Med. 46, 2403—2405 (1946).

Browder, J., Gallagher, J. P.: Dorsal cordotomy for painful phantom limb. Ann. Surg. 128, 456—469 (1948).

Brücke, F.: Das Komplementärprinzip bei der Beschreibung der Amputationsphantome. Wien. med. Wschr. 109, 409—411 (1959).

Brunngraber, C. V.: Der Phantomschmerz. Langenbecks Arch. klin. Chir. 261, 615—630 (1949).

Carayon, A., Bourrel, P.: Indications et résultats du traitement chirurgical précoce de 150 causalgies. Ann. Chir. 17, 554—560 (1963).

Carbonin, G.: Topectomia postcentrale per Membro Fantasma Doloroso (MFD). (Contributo clinico.) Minerva neurochir. 5, Suppl. 11—14 (1961).

Cavina, C., Ottavi, B.: Sintesi di esperienza personale di chirurgia del dolore. Chir. gen. (Roma) 10, 78—84 (1961).

Cedercreutz, C.: Hypnotic treatment of phantom sensations in 100 amputees. Acta chir. scand. 107, 158—162 (1954).

Choh-Luh, L., Elvidge, A. R.: Observations of phantom limb in a paraplegic patient. J. Neurosurg. 5, 524—527 (1951).

Christopher, R. P., Koepke, G. H.: Peripheral nerve entrapment as a cause of phantom sensation and stump pain in lower extremity amputees. Arch. phys. Med. 44, 631—634 (1963).

Členov, L. G.: Über die Natur des Phantoms. Vopr. Nejrochir. 14, H. 4, 26—34 (1950) [Russisch].

Constans, J. P.: Chirurgie frontale de la douleur. Acta neurochir. (Wien) 8, 251—281 (1960).

Cook, A. W., Druckemiller, W. H.: Phantom limb in paraplegic patients. J. Neurosurg. 9, 508—516 (1952).

Cronholm, B.: Phantom limbs in amputees. A study of changes in the integration of centripetal impulses with special reference to referred sensations. Acta psychiat., Suppl. 72. Stockholm 1951.

Deák, G., Tóth, S.: Die Behandlung des Phantomschmerzes durch postzentrale Topectomie. Arch. Psychiat. Nervenkr. 208, 462—471 (1966).

Dederich, R.: Die muskelplastische Stumpfkorrektur. Mschr. Unfallheik. 63, 101—108 (1960).

Dederich, R., Weyer van de, K. H.: Arteriographische Untersuchungen muskelplastischer Stumpfkorrekturen. Ärztl. Wschr. 14, 208—211 (1959).

Drake, C. G., McKenzie, K. G.: Mesencephalic tractotomy for pain. J. Neurosurg. 10, 457—462 (1953).

Ebbecke, U.: Chordotomie und Leukotomie. Dtsch. med. Wschr. 73, 391—394 (1948).

Ebbecke, U.: Schmerz und Kausalgie. Dtsch. med. Wschr. 74, 133—136 (1949).

Echols, D. H., Colclough, J. A.: Abolition of painful phantom foot by resection of the sensory cortex. J. Amer. med. Ass. 134, 1476—1477 (1947).

Falconer, M. A.: Surgical treatment of intractable phantom-limb pain. Brit. med. J. 1953 I, 299—304.

Falconer, M. A., Lindsay, J. S. B.: Painful phantom limb treated by high cervical chordotomy. Report of 2 cases. Brit. J. Surg. 33, 301—306 (1946).

FINNESON, B. E.: Diagnosis and management of pain syndromes. Philadelphia-London: W. B. Saunders Co. 1962.

FINNESON, B. E., HAFT, H., KRUEGER, E. G.: Phantom limb syndrome associated with herniated nucleus pulposus. J. Neurosurg. 14, 344—346 (1957).

FOERSTER, O.: Die Leitungsbahnen des Schmerzgefühls und die chirurgische Behandlung der Schmerzzustände. Berlin u. Wien: Urban & Schwarzenberg 1927.

FOERSTER, O.: Über das Phantomglied. Med. Klin. 27, 497—500 (1931).

FOLTZ, E. L., WHITE, L. E., JR.: Pain "relief" by frontal cingulomomy. J. Neurosurg. 19, 89—100 (1962).

FREDERIKS, J. A. M.: Het Lichaamsschema. Amsterdam: van Rossen 1961.

FREDERIKS, J. A. M.: Occurrence and nature of phantom limb phenomena following amputation of body parts and following lesions of the cental and peripheral nervous system. Psychiat. Neurol. Neurochir. (Amst.) 66, 73—97 (1963).

FREEMAN, W., WATTS, J. W.: Pain of organic disease relieved by prefrontal lobotomy. Lancet 1946 I, 953—955.

FREY, E. K.: Phantomschmerz und Schmerzhyperpathie. Verh. dtsch. orthop. Ges. 78, (1948).

FUCHS, A.: Kausalgie. In: ZIMMER, A., Wehrmedizin (Kriegserfahrungen 1939—1943), Bd. II. Wien: Deuticke 1944.

GALLETTI, R., ARCANGELI, P.: Il problema della causalgia. Rass. Neurol. veg. 10, 144—252 (1953).

GERARD, R. W.: The physiology of pain: abnormal neuron states in causalgia and related phenomena. Anesthesiology 12, 1—13 (1951). Ref. Zentr.-Org. Chir. 121, 177—178 (1952).

GINZBURG, E. A.: Chirurgie des sympathischen Nervensystems bei Phantomschmerzen bei Amputierten. Vopr. Nejrochir. 18, H. 2, 43—46 (1954) [Russisch].

GODUNOW, S. F.: Chirurgische Behandlung des Schmerzsyndroms nach Unterschenkelamputation. Vopr. Nejrochir. 17, 37—41 (1953) [Russisch].

GOLD, E.: Die klinische Bedeutung der Amputationsneurome der Gallenblase. Wien. klin. Wschr. 74, 188—190 (1962).

GRÜNEWALD, H. W.: Beobachtungen über sinnesphysiologische Besonderheiten an Amputationsstümpfen. Nervenarzt 25, 164—165 (1954).

GRUNDMANN, G.: Zur Klinik und Pathologie der Kausalgie. Zbl. Chir. 72, 1256—1261 (1947).

GUILLAUME, J., FROIDEVEAUX, MAZARS: Traitement des membres fantômes douloureux par psychothérapie sous narcose ou hypnose. Rev. neurol. 79, 213—215 (1947).

GUTIÉRREZ-MAHONEY, C. G. DE: The treatment of painful phantom limb by removal of post-central cortex. J. Neurosurg. 1, 156—162 (1944).

HAMBY, W. B.: A modified technique for spinothalamic chordotomy. J. Neurosurg. 11, 378—385 (1954).

HASSLER, R.: Die zentralen Systeme des Schmerzes. Acta neurochir. (Wien) 8, 353—423 (1960).

HENDERSON, W. R., SMYTH, G. E.: Phantom limbs. J. Neurol. Neurosurg. Psychiat. 11, 88—112 (1948).

HIRSCHMANN, J.: Der Nervenschußschmerz und seine Behandlung. Nervenarzt 16, 82 (1943); — Chirurg 16, 276 (1944).

HIRSCHMANN, J.: Was leistet die Grenzstrangausschaltung bei der Kausalgie? Ärztl. Forsch. 2, 431—434 (1948).

HORRAX, G.: Experiences with cortical excisions for the relief in intractable pain in the extremities. Surgery 20, 593—602 (1946).

HORRAX, G., PRICE, W.T., JR.: High cervical chordotomy for relief of intractable pain in the arm, shoulder and upper chest. Ann. Surg. 139, 567—586 (1954).

IV. Intern. Neurologenkongreß, 1.—5. 8. 1949 Paris. Sitzungsber. Zbl. Neurochir. 9, 342—350 (1949).

JENKNER, F. L.: Selective anterolateral chordotomy for upper extremity pain. Arch. Neurol. (Chic.) 4, 660—662 (1961).

JENKNER, F. L., HEPPNER, F.: Phantomschmerz: Exacerbation durch Gehirnerschütterung. Acta neurochir. (Wien) 4, 402—411 (1956).

KAISER, E.: Amputationsneurom und posttraumatische Dystrophie. Schweiz. med. Wschr. 1954, 555—557.

KALLIO, K. E.: Phantom limb of forearm stump cleft by kineplastic surgery. Acta chir. scand. 99, 121—132 (1949).

KALLIO, K. E.: Permanency of results obtained by sympathetic surgery in the treatment of phantom pain. Acta orthop. scand. 19, 391—397 (1950).

KALLIO, K. E.: Is excision of neuromas unadvisable? Ann. Chir. Gynaec. Fenn. 38, 165—168 (1949). Ref. Zentr.-Org. ges. Chir. 114, 233 (1950).

KOLB, L. C., FRANK, L. M., WATSON, J. E.: Treatment of the acute painful phantom limb. Mayo Clin. Proc. 6, 110—118 (1952).

KRANZ, H.: Sensible Fernwirkungen im vegetativen Nervensystem auf Grund von Beobachtungen an Nervenschußverletzten. Zbl. ges. Neurol. Psychiat. 107, 21 (1949).

KRAYENBÜHL, H. U., STOLL, W. A.: Psychochirurgie bei unerträglichen Schmerzen. Acta neurochir. (Wien) 1, 1—41 (1951).

KROLL, F. W.: Zum Kausalgieproblem. Zbl. ges. Neurol. Psychiat. 107, 20 (1949).

KRÜGER, D. W.: Schmerzchirurgie. Wien. med. Wschr. 1955, 945—949.

LATTEN, W.: Kausalgie. Münch. med. Wschr. 101, 158—162 (1959).

Lauber, H. J., Roedig, E.: Ursache und Behandlung der Kausalgie. Vortr. a. d. prakt. Chir., H. 34. Stuttgart: Enke 1949.

Le Beau, J.: Experience with topectomy for the relief of intractable pain. J. Neurosurg. 7, 79—91 (1950).

Le Beau, J.: Anterior cingulectomy in man. J. Neurosurg. 11, 268—276 (1954).

Lenggenhager, K.: Zur Verhinderung der postoperativen Phantomschmerzen nach Amputation. Helv. chir. Acta 26, 559—561 (1959).

Lériche, R.: Les douleurs des moignons d'amputations. Presse méd. 40, 869—873 (1932).

Lériche, R.: La conduite à tenir vis-à-vis des nerfs lors des amputations. Rev. neurol. 72, 678 (1939/40).

Lériche, R.: La chirurgie de la douleur. Paris: Masson 1950.

Lewin, P., Phillips, C. G.: Observations on partial removal of the postcentral gyrus for pain. J. Neurol. (Lond.) 15, 143—147 (1952).

Lhermitte, J., Puech, P.: L'algo-hallucinose des amputés. Traitement par la résection du névrome, l'infiltration de la chaîne sympathique, une double myélotomie postérieure, la résection du lobule pariétal supérieur. Rev. neurol. 78, 33—35 (1946).

Li, C. L., Elvidge, A. R.: Observations on phantom limb in a paraplegic patient. J. Neurosurg. 8, 524-527 (1951).

Lickint, K.: Zur psychophysischen Theorie des Phantomerlebens. Nervenarzt 35, 210—211 (1964).

Livingston, K. E.: The phantom limb syndrome, a discussion of the role of major peripheral nerve neuromas. J. Neurosurg. 2, 251—255 (1945).

Livingston, W. K.: Fantom limb pain. A report of ten cases in which it was treated by injections of procaine hydrochloride near the thoracic sympathetic ganglions. Arch. Surg. 37, 353—370 (1938).

Livingston, W. K.: Pain mechanisms. A physiologic interpretation of causalgia and its related states. New York: The Macmillan Co. 1943.

Livingston, W. K.: The vicious circle in causalgia. Ann. N.Y. Ass. Sci. 50, 247—258 (1948).

Mauro, M.: Profilassi e cura della algie degli amputati. Vie conduttrici e centri ricettori ed in integrativi del dolore. Anat. e Chir. (Roma) 3, 309—383 (1958).

Mayer, K.: Schmerzzustände bei Erkrankungen und Verletzungen peripherer Nerven. Ärztl. Forsch. 23, 89—94 (1969).

Mayfield, F. H., Devine, J. W.: Causalgia. Surg. Gynec. Obstet. 80, 631—635 (1945).

Mayrhofer, J.: Der Nervenschußschmerz und seine Behandlung. In: Zimmer, A., Wehrmedizin (Kriegserfahrungen 1939—1943), Bd. II, S. 162—178. Wien: Deuticke 1944.

Miletti, M.: Die chirurgische Behandlung des Phantomschmerzes. Kongr.-Ber. Dtsch. Neurochir. Kongr., Göttingen, 1949.

Mitscherlich, A.: Das Phantomglied — seine Deutung und Bedeutung. Schweiz. med. Wschr. 77, 423—425 (1947).

Molotkoff, A. G.: The source of pain in amputation stumps in relation to the rational treatment. J. Bone Jt Surg. 17, 419—423 (1935).

Noordenbos, W.: Einige theoretische Bemerkungen über den zentralen Schmerz. Acta neurochir. (Wien) 8, 113—120 (1960).

Obrador, S., Pelaz, E., Lamas, E.: Miembro fantasma doloroso en lesión del plexo braquial. Rev. clín. esp. 57, 359—363 (1955).

Penzholz, H.: Operative Möglichkeiten bei therapieresistenten Schmerzen nach peripheren Nervenverletzungen. Hefte Unfallheilk. 81, 298—304 (1965).

Perazzini, F.: Diskushernie bei Beinamputierten. Z. Orthop. 82, 110—116 (1952).

Petit-Dutaillis, D.: Indications de la cordotomie dans la chirurgie de la douleur. Strasbourg méd., N.S. 4, 63—72 (1953).

Petit-Dutaillis, D., Thevenard, A.: Cordotomie cervicale pour algies diffusantes d'un moignon d'amputation du bras compliquées d'épilepsie localisée et de membre fantôm. Mém. Acad. Chir. 73, 480 (1947).

Pisetsky, J. E.: Disappearance of painful phantom limbs after electric shock treatment. Amer. J. Psychiat. 102, 599—601 (1946).

Poeck, K.: Zur Psychophysiologie der Phantomerlebnisse. Nervenarzt 34, 241—256 (1963).

Poeck, K.: Zur Psychophysiologie der Phantomerlebnisse. Nervenarzt 35, 273 (1964).

Poeck, K.: Die Modellvorstellung des Körperschemas. Dtsch. Z. Nervenheilk. 187, 472—477 (1965).

Poeck, K., Orgass, B.: Über die Entwicklung des Körperschemas. Fortschr. Neurol. Psychiat. 32, 538—555 (1964).

Pötzl, O.: Zur Therapie der phantombildenden Mechanismen. Wien. med. Wschr. 100, 564—569 (1950).

Pool, J. L.: Posterior cordotomy for relief of phantom limb pain. Ann. Surg. 124, 386—391 (1946).

Pool, J. L., Bridges, T. J.: Subcortical parietal lobotomy for relief of phantom limb syndrome in the upper extremity: a case report. Bull. N.Y. Acad. Med. 30, 302—309 (1954).

Poppen, J. L., Freshwater, D. B.: Lobotomy for intractable pain. Surg. Clin. N. Amer. 32, 787—789 (1952).

Puech, P.: Psychochirurgie; indications et résultats. Presse méd. 57, 115—118 (1949).

Randall, G. C., Ewalt, J. R., Blair, H.: Psychiatric reaction to amputation. J. Amer. med. Ass. 128, 645—652 (1945).

Rao, B. N. B.: Prefrontal leucotomy for intractable pain. Indian J. Surg. 13 (1951).

RASMUSSEN, T. B., FREEDMAN, H.: Treatment of causalgia. An analysis of 100 cases. J. Neurosurg. **3**, 165—173 (1946).

REISNER, H.: Die Begutachtung der Phantomschmerzen. Wien. med. Wschr. **106**, 284 (1956).

RICARD, A., GIRARD, P. F.: Du rôle possible de la dislocation lumbo-sacrée secondaire aux amputations du membre inférieur dans la genèse de certaines douleurs causalgiques du moignon. Lyon chir. **47**, 242—243 (1952).

RIDDOCH, G.: Phantom limbs and body shape. Brain **64**, 197—222 (1941).

RIECHERT, T.: Die operative Behandlung chronischer Schmerzzustände. Regensb. Jb. ärztl. Fortbild. **4**, 51—58 (1954).

RIECHERT, T.: Die chirurgische Behandlung der zentralen Schmerzzustände, einschließlich der stereotaktischen Operationen im Thalamus und Mesencephalon. Acta neurochir. (Wien) **8**, 136—152 (1960).

RÖTTGEN, P.: Der Nervenschußschmerz. Habil.-Schr. Bonn 1944.

ROUSSEAUX, R., LEPOIRE, J.: La place de la cordotomie antéro-latérale dans le traitement des fantômes douloureux des membres. Neuro-chirurgie **1**, 70—75 (1955).

RULAND, L.: Die periphere Elektrokoagulation als Behandlungsmethode gewisser Formen der Trigeminusneuralgie und schmerzhafter Neuromknoten. Chirurg **24**, 502—503 (1953).

RUSSELL, W. R.: Painful amputation stumps and phantom limbs. Treatment by repeated percussion to the stump neuromata. Treat. Serv. Bull. **4**, 48—54 (1949). Brit. med. J. **1949 I**, 1024—1026.

RYLANDER, G.: Personality analysis before and after frontal lobotomy. Res. Publ. Ass. nerv. ment. Dis. **27**, 691—705 (1948).

SCARFF, J. E.: Unilateral prefrontal lobotomy for the relief of intractable pain. J. Neurosurg. **7**, 330—336 (1950).

SCHARECK, D.: Der Phantomschmerz und seine Behandlung mit Ultraschall. Arch. phys. Ther. (Lpz.) **3**, 233—236 (1951).

SCHMITZ, J.: Inwiefern sind Vegetativ-Stigmatisierte prädestiniert für Phantomschmerzen? Inaug.-Diss. Bonn 1952.

SCHUHMACKER, H. B., SPEIGEL, I. J., UPJOHN, R. H.: Causalgia I. The role of sympathetic interruption in treatment. Surg. Gynec. Obstet. **86**, 76—86 (1948).

SEITELBERGER, F.: Über Phantomerscheinungen bei Thalamuserkrankungen. Wien. Z. Nervenheil. **4**, 259—265 (1952).

SIMMEL, M. L.: On phantom limbs. Arch. Neurol. Psychiat. **75**, 637—647 (1956).

SORGO, W.: Der Phantomschmerz. Acta neurochir. (Wien) **1**, 442—477 (1951).

SORGO, W., URBAN, H. J.: Beiträge zur Behandlung des Phantomschmerzes. Med. Klin. **1948**, 52—56.

SOUCEK, W.: Das zweiphasige Schwinden eines Phantomgliedes. Wien. klin. Wschr. **63**, 329—330 (1951).

STOLL, W. A.: Leukotomie-Erfahrungen der Psych.-Univ. Klinik Zürich. Nervenarzt **25**, 195—197 (1954).

STONE, T. T.: Phantom limb pain and central pain. Arch. Neurol. Psychiat. (Chic.) **63**, 739—748 (1950).

STRAHBERGER, E.: Über Amputationsneurome. Wien. klin. Wschr. **1951**, 166—169. Ref. Zentr.-Org. Chir. **121**, 179 (1952).

STROTZKA, H.: Zur Psychotherapie des Phantomschmerzes. Klin. Med. **1948** (III), 5.

STROTZKA, H.: Psychotherapie bei Phantomschmerzen. Wien. med. Wschr. **1956**, 284—285.

TALAIRACH, J., TOURNOUX, P., BANCAUD, J.: Chirurgie pariétale de la douleur. Acta neurochir. (Wien) **8**, 153—250 (1960).

TAUBER, K.: Zur Bekämpfung des Neuromschmerzes Armamputierter durch Leitungsunterbrechung. Med. Klin. **1949**, 193—196.

TENEFF, S.: Die Verpflanzung des Nervenstumpfes innerhalb des Muskelfleisches zur Verhütung eines Amputationsneuroms. Z. Orthop. (Beilageheft) **93**, 418 (1960).

THUREL, R.: Névralgie, sympathalgie, psychalgie. Acta neurochir. (Wien) **8**, 335—346 (1960).

TÖRÖK, P.: Parietale Topektomie bei Phantomschmerz. — Therapeutischer Erfolg und psychopathologische Bedeutung. Acta neurochir. (Wien) **8**, 293—298 (1960).

TROSTDORF, E.: Die Kausalgie. Ein Beitrag zur Frage der Schmerzen bei peripheren Nervenverletzungen. Stuttgart: Thieme 1956.

VOGT, L. G.: Armphantomschmerzen als Folge eines Rückenmarkprolapses in die Foramina intervertebralia. Zbl. Neurochir. **18**, 292—295 (1958).

WALKER, A. E.: Relief of pain by mesencephalic tractotomy. Arch. Neurol. Psychiat. (Chic.) **48**, 865—880 (1942).

WEDDELL, A. G. M.: "Activity pattern" hypothesis for sensation of pain. Progr. Neurobiol. **5**, 134—177 (1962).

WEINSTEIN, S., SERSEN, E. A.: Phantoms in cases of congenital absence of limbs. Neurology (Minneap.) **11**, 905—911 (1961).

WHITE, J. C.: Spinothalamic tractotomy in the medulla oblongata. An operation for the relief of intractable neuralgias of the occiput, neck and shoulder. Arch. Surg. **43**, 113—127 (1941).

WHITE, J. C.: Pain after amputation and its treatment. J. Amer. med. Ass. **124**, 1030—1035 (1944).

WHITE, J. C.: Anterolateral cordotomy, its effectiveness in relieving pain of nonmalignant disease. Neurochirurgia (Stuttg.) **6**, 83—102 (1963).

White, J. C., Heroy, W. W., Goodman, E. N.: Causalgia following gunshot injuries of nerves. Role of emotional stimuli and surgical cure through interruption of diencephalic efferent discharge by sympathectomy. Ann. Surg. 128, 161—183 (1948).
White, J. C., Sweet, W. H.: Effectiveness of chordotomy in phantom pain after amputation. Arch. Neurol. (Chic.) 67, 315—322 (1952).
Wüllenweber, R.: Zur Pathogenese des Phantomschmerzes. Fortschr. Neurol. Psychiat. 26, 495—498 (1958).
Wüllenweber, R.: Ergebnisse der chirurgischen Behandlung des Phantomschmerzes Amputierter. Chirurg 29, 115—118 (1958).
Wüllenweber, R.: Therapie des Phantomschmerzes. Internist. Prax. 3, 643—646 (1963). Tägl. Prax. 4, 214—218 (1963).
Wycis, H. T., Spiegel, E. A.: Long-range results in the treatment of intractable pain by stereotaxic midbrain surgery. J. Neurosurg. 19, 101—107 (1962).
Zülch, K. J.: Phantomgefühl und Phantomschmerz. Med. Welt 1964, Nr 35/36.

4. Extrakranielle Hirnnerven, Intercostalnerven

Alther, E.: Der Hautlappen in der Behandlung heftiger postherpetischer Interkostalneuralgien. Dtsch. med. Wschr. 89, 2228—2234 (1964).
Bandtlow, O.: Verletzungen des Nervus facialis. Hefte Unfallheilk. 81, 319—321 (1965).
Barthakur, A., Harden, K. A.: Entrapment neuropathy of intercostal nerve. J. nat. med. Ass. (N.Y.) 53, 493—495 (1961).
Belinkoff, S.: Intercostal nerve block. Surgery 18, 37—43 (1945).
Belinkoff, S.: Intercostal block with longacting anesthetic in upper abdominal operations. Anesthesiology 5, 500—507 (1944).
Rrandt, R. H.: Ätiologie und Therapie intratemporaler Fazialisparesen. Z. ärztl. Fortbild. 59, 1—4 (1965).
Browder, J., de Veer, J. A.: Herpes Zoster: A surgical procedure for treatment of postherpetic neuralgia. Ann. Surg. 130, 622—636 (1949).
Celio, A., Nigst, H.: Das Tietze-Syndrom. Erfolge der Behandlung mit Hydrocortison. Schweiz. med. Wschr. 85, 1150—1152 (1955).
Colico, G.: Terapia chirurgica delle paralisi periferiche del facciale. Bassini 9, 27—53 (1964).
Dott, N. M.: Facial paralysis-restitution by extra-petrous nerve graft. Proc. Soc. Med. (Lond.) 51, 900 (1958).
Edgerton, M. T.: Surgical correction of facial paralysis: a plea for better reconstructions. Ann. Surg. 165, 985—998 (1967).
Escher, F.: Fortschritte in der Therapie der Fazialislähmung. Praxis 56, 523—526 (1967).
Feyrter, F.: Über das Wesen des Zoster. Virchows Arch. path. Anat. 325, 70—89 (1954).
Feyrter, F.: Über den Zoster. Hautarzt 5, 391—397 (1954).
Foerster, O.: Therapie der Facialislähmungen. In: Handbuch der Neurologie v. O. Bumke, und O. Foerster, Bd. III. Berlin: Springer 1937.
Francillon, M. R.: Zur Behandlung der Accessoriuslähmung. Schweiz. med. Wschr. 85, 787—788 (1955).
Freeman, L. W.: Neuronal regeneration in the central nervous system of man. Successful growth of intercostal-spinal nerve anastomosis and growth of intercostal nerve-spinal cord implant. J. Neurosurg. 18, 417—422 (1961).
Geisler, E., Zopff, G.: Periphere Fazialisparesen bei Kindern. Münch. med. Wschr. 108, 237—246 (1966).
Graham, F. M., Seldon, T. H., Priestley, J. T.: Injection into the intercostal nerves for the relief of postop. pain. Amer. J. Surg. 78, 23—28 (1949).
Gramowski, K.-H., Unger, E.: Über den Zeitpunkt der Funktionswiederkehr des Nervus facialis nach Dekompression bei Bellscher Lähmung. Z. Laryng. Rhinol. 45, 590—594 (1966).
Grant, B. D., Rowe, C. R.: Motor paralysis of the extremities in herpes zoster. J. Bone Jt Surg. A 43, 885—896 (1961).
Grignon, J. L.: La palpébroplastie prothétique combinée dans les paralysies faciales périphériques: étude critique des indications et résultats sur 5 ans. Ann. Chir. plast. 12, 61—67 (1967).
Hanna, D. C., Gaisford, J.: Facial nerve management in tumors and trauma. Plast. reconstr. Surg. 35, 445—456 (1965).
Heine, K. M.: Zoster bei Leukose und Lymphogranulomatose. Münch. med. Wschr. 107, 1038—1041 (1965).
Herrmann, A., Boette, G.: Moderne Gesichtspunkte zur Behandlung der Facialislähmung. Münch. med. Wschr. 109, 1351—1356 (1967).
Jakobi, H., Skurczynski, W.: Die periphere Facialisparese. Aesthet. Med. 15, 187—192 (1966).
Karon, E. H., Achor, R. W. P., Janes, J. M.: Painful nonsuppurative swelling of costochondral cartilages. (Tietze's syndrom.) Mayo Clin. Proc. 33, 45 (1958).
Kautzky, R.: Die periphere Facialislähmung und ihre Behandlung mittels Nervenpfropfung. Fortschr. Kiefer- u. Gesichtschir. 2, 119 (1956).
Kettel, K.: Peripheral facial palsy—pathology and surgery. Cøbenhavn: Munksgaard 1959.
Knothe, J., Fritsche, F.: Die otitischen Fazialisparesen im Beobachtungszeitraum von 1954 bis März 1967. Dtsch. Gesundh.-Wes. 23, 1804—1808 (1968).

Lalardrie, J.-P.: La paralysie faciale inférieure: traitement chirurgical palliatif. Ann. Chir. plast. 12, 68—74 (1967).

Lane, St. L.: Neurilemmoma (Schwannoma) of the hypoglossal nerve. Plast. reconstr. Surg. 30, 95—98 (1962).

Letelier Rojas, F.: Alcoholizaciòn de los nervios intercostales en las fracturas costales. Bol. méd.-soc. (Santiago) 9, 745—754 (1942).

Lex, A., Lodovici, O., Lorenzo, A. V.: Bloqueio dos nervos intercostais e complicacôès pulmonares pòsoperatorias. Rev. méd. cirurg. (S. Paulo) 10, 353—380 (1950).

Maurer, G.: Erfahrungen bei der operativen Behandlung der Facialislähmung. Fortschr. Kiefer- u. Gesichtschir. 2, 145 (1956).

McCleery, R. S., Zollinger, R., Lehahan, N. E.: A clinical study of the effect of intercostal nerve block with nupercain in oil following upper abdominal surgery. Surg. Gynec. Obstet. 86, 680—686 (1948).

McLaughlin, C. R.: Surgical support in permanent facial paralysis. Plast. reconstr. Surg. 11, 302—314 (1953).

Mead, S.: Posterior triangle operations and trapezius paralysis. Arch. Surg. 64, 752—755 (1952).

Miehlke, A.: Die Chirurgie des Nervus facialis. München-Berlin: Urban & Schwarzenberg 1960.

Moore, D. C., Bridenbaugh, L. D.: Intercostal nerve block in 4333 patients. Indications, technique and complications. Anesth. and Analg. 41, 1—11 (1962).

Morrison, J. T.: Glossopharyngeal neuralgia, extracranial neurectomy. Brit. J. Surg. 36, 208—209 (1948).

Naumann, W. H., Schliack, H., Stüwe, J.: Indikation zur Facialisdekompression. Neue Aspekte in der chirurgischen Behandlung der akuten sogenannten rheumatischen Gesichtsnervenlähmung. Dtsch. med. Wschr. 93, 1308—1313 (1968).

Nessel, E.: Operative Behandlung der traumatischen und idiopathischen Fazialislähmung. Med. Klin. 61, 2072—2077 (1966).

Niklison, J.: Facial paralysis: moderation of non-paralysed muscles. Brit. J. plast. Surg. 18, 397—405 (1965).

Oppikofer, E. K.: Über die grundsätzliche chirurgische Behandlung der Halslymphdrüsentuberkulose. Schweiz. med. Wschr. 82, 677—681 (1952).

Pang, L. Q.: Schwannoma of the cervical portion of the vagus nerve: case report. Arch. Otolaryng. (Chic.) 76, 577—578 (1962).

Perthes, G.: Ist die Nervenpfropfung oder die Muskelplastik für die Behandlung irreparabler Facialislähmungen vorzuziehen? Zbl. Chir. 51, 2073—2076 (1924).

Pitanguy, I.: Facial palsy. Trans. 3. Int. Congr. of Plastic Surg. 1964, 669—674.

Polycratis, G. S.: Total facial paralysis treated by the Blair-Brown technique with the author's modifications. Trans. 3. Int. Congr. of Plastic. Surg. 1964, 675—680.

Popella, E.: Motorische Lähmung bei Herpes zoster. Nervenarzt 29, 516 (1958).

Portmann, M.: Les techniques de chirurgie du nerf facial. Ann. Chir. (Paris) 21, 1025—1033 (1967).

Radici, G.: Contributo al trattamento delle fratture di coste con l'alcoolozzazione dei nervi intercostali. Gazz. Osp. 61, 603—610 (1940).

Rickmann, L., Seidel, G.: Die Ausschaltung der Intercostalnerven durch Alkoholinjektion bei der Behandlung der Lungentuberkulose. Beitr. Klin. Tuberk. 98, 230—236 (1942).

Robson, J. T., Bonica, J.: The vagus nerve in surgical consideration of glossopharyngeal neuralgia. J. Neurosurg. 7, 482—484 (1950).

Rosenthal, A.: Die Eingriffe bei der Facialislähmung. In: Allgemeine und spezielle chirurgische Operationslehre, Band IV. Berlin-Göttingen-Heidelberg: Springer 1956.

Roster, G.: L'alcoolizzazione dei nervi intercostali quale mezzo emostatico in corso di tuberculosi polmonare. Settim. med. 37, 40—42 (1949).

Rügheimer, E.: Folgen der hohen Vagusdurchtrennung. Langenbecks Arch. klin. Chir. 308, 880—886 (1964).

Rummelhardt, K.: Zur Chirurgie der Intercostalnerven. Mitt. Grenzgeb. Med. Chir. 46, 106—121 (1942).

Schliack, H.: Probleme der operativen Dekompression bei der idiopathischen Fazialislähmung. Dtsch. med. J. 19, 310—314 (1968).

Schliack, H., Schaefer, P.: Hypoglossus- und Accessoriuslähmung bei einer Fraktur des Condylus occipitalis. Nervenarzt 36, 362—364 (1965).

Schuermann, H.: Krankheiten der Mundschleimhaut und der Lippen. Berlin-Wien 1958.

Schulz, H.: Zur Behandlung unkomplizierter Rippenbrüche durch Alkoholinjektion des Nervus intercostalis. Zbl. Chir. 70, 838 (1943).

Seitz, D.: Zur Differentialdiagnose der Intercostalneuralgie. Zbl. Neurochir. 17, 37—40 (1957).

Shteynberg, I. I.: Technic of alcoholization of phrenic and intercostal nerves. Probl. Tuberk. No 4, 74—75 (1941).

Skonnord, O.: Über Accessoriuslähmungen. Ätiologie, Symptomatologie, Therapie. Diss. Zürich 1957.

Solervicens, E., Enriquez-Mora, J.: Las anastomosis de los nervios intercostales y sus variaciones. Arch. Soc. argent. Anat. 6, 333 (1944).

Stammler, A., Struck, G.: Zur Klinik und Pathomorphologie der polyradiculomyelitischen Verlaufsform des Zoster. Dtsch. Z. Nervenheilk. 178, 313—329 (1958/59).

Stowell, A., Gardner, W. J.: Glossopharyngeal neuralgia. Report of two unusual cases. J. nerv. ment. Dis. 116, 302—309 (1952).

Tigges, W.: Die Bedeutung und Diagnose der „oberen" Trapeziuslähmung. Dtsch. med. Wschr. 1947, 649—650.

Tindall, G. T., Odom, G. L., Vieth, R. G.: Surgical treatment of postherpetic neuralgia. Results of skin undermining and excision in 14 patients. Arch. Neurol. (Chic.) 7, 423—426 (1962).
Winkler, E.: Über die chirurgische Behandlung der Facialisparese. Zbl. Chir. 79, 2093—2098 (1954).
Wohlwill, F.: Herpes zoster. In: Handbuch der Neurologie, Bd. XIII, hrsg. v. O. Bumke u. O. Foerster. Berlin: Springer 1936
Wulff, H. B.: The treatment of tuberculous cervical lymphoma. Late results in 230 cases treated partly surgically and partly radiologically. Acta chir. scand. 84, 343—366 (1941).
Yagizarov, M. E.: Principles and planning of local plasty in chronic facial palsy. Acta Chir. plast. (Praha) 10, 41—53 (1968).

5. Plexus

Adson, A. W.: Cervical ribs: symptoms, differential diagnosis and indications for section of the insertion of the scalenus anticus muscle. J. int. Coll. Surg. 16, 546—559 (1951).
Albert, H. H. von: Das Zervikalsyndrom. Münch. med. Wschr. 105, 1045—1060 (1963).
Ansbro, F. D.: A method of continuous brachial plexus block. Amer. J. Surg. 71, 716—722 (1946).
Arnold, C. H., Gibson, L. V.: Brachial plexus block. Southw. med. J. 23, 249—250 (1939).
Barnes, R.: Traction injuries of the brachial plexus in adults. J. Bone Jt Surg. B 31, 10—16 (1949).
Bateman, J. E.: An operative approach to supraclavicular plexus injuries. J. Bone Jt Surg. B 31, 34—36 (1949).
Bauer, B., Vogelsang, H. G.: Die Lähmung des N. suprascapularis als Traumafolge. Mschr. Unfallheilk. 65, 461—464 (1962).
Beck, K.: Die Bedeutung des vegetativen Syndroms, insbesondere der Schweißstörungen, für die Frühdiagnose der sogenannten Pancoasttumoren. Nervenarzt 25, 373—378 (1954).
Becker, T.: Die traumatische Serratuslähmung. Ein Beitrag zur Ätiologie, Symptomatik und Begutachtung. Mschr. Unfallheilk. 58, 161—169 (1955).
Björkensten af, G.: Behandlung von Verletzungen am Plexus brachialis. Nord. Med. 41, 211—215 u. engl. Zus.fass. 215 (1949) [Schwedisch].
Bonica, J. J., Moore, D. C., Orlov, M.: Brachial plexus block anaesthesia. Amer. J. Surg. 78, 65—79 (1949).
Bonney, G.: Value of axon responses in determining the site of lesion in traction injuries of brachial plexus. Brain 77, 588—609 (1954).
Bonney, G.: Prognosis in traction lesions of the brachial plexus. J. Bone Jt Surg. B 41, 4 (1959).
Bonney, G., Gilliatt, R. W.: Sensory nerve conduction after traction lesions of the brachial plexus. Proc. roy. Soc. Med. 51, 365 (1958).
Bornand, F.: Les cervico-brachialgies et le syndrome de Barré et Liéou. Leur traitement par manipulations vertébrales. Rev. méd. Suisse rom. 83, 400—407 (1963).
Boron, R.: Une méthode de réanimation du deltoide dans paralysies du plexus brachial type supérieur. Presse méd. 60, 30 (1952).
Brannon, E. W.: Cervical rib syndrome. An analysis of nineteen cases and twenty-four operations. J. Bone Jt Surg. A 45, 977—998 (1963).
Bridge, C. J., Horrax, G.: A note on the treatment of involuntary movements of the arm by resection of the brachial plexus. J. Neurosurg. 14, 68—73 (1957).
Brooks, D. M.: Open wounds of the brachial plexus. In: Peripheral nerve injuries, hrsg. v. Seddon, H. J. London: Her Majestys Stationary Office 1954.
Brooks, D. M.: Open wounds of the brachial plexus. J. Bone Jt Surg. B 31, 17—33 (1954).
Broser, F.: Schwangerschaft und Scalenussyndrom. Nervenarzt 24, 225—229 (1953).
Bsteh, F. X.: Ein Riesen-Ganglioneurom im Bereiche des linken Plexus brachialis. Zbl. Neurochir. 20, 176—180 (1960).
Cloward, R. B.: Lesions of the intervertebral disks and their treatment by interbody fusion methods. The painful disk. Clin. Orthop. 27, 51—77 (1963).
Crawford, J. V.: The cervical rib syndrome. Med. Press Nr 6131, 439—443 (1956).
Crone-Münzebrock, A.: Traumatische Verletzungen Neugeborener und ihre chirurgische Behandlung. Chirurg 25, 126—130 (1954).
Danilewicz, B.: Results of the operative treatment of posttraumatic lesions of brachial plexus. Pol. Przegl. chir. 38, 1057—1062 mit engl. Zus.fass. (1966) [Polnisch].
Davis, L., Martin, J., Perret, G.: The treatment of injuries of the brachial plexus. Ann. Surg. 125, 647—657 (1947).
Dehne, E., Hall, R. M.: Active shoulder motion in complete deltoid paralysis. J. Bone Jt Surg. A 41, 745—748 (1959).
Earnest, F.: Surgery of the brachial plexus. Report of a case. Int. Surg. 45, 240—244 (1966).
Ehalt, W.: Die Plexuslähmungen. Klin. Med. (Wien) 16, 255—258 (1961).
Fait, M., Rott, Z.: Heilung des zervikobrachialen Syndroms durch einen neuen Typus des Extensionskragens. Z. Orthop. 97, 126—128 (1963).
Falconer, M. A., Li, F. W. P.: Resection of the first rib in costoclavicular compression of the brachial plexus. Lancet 1962 I, 59—63.

Falconer, M. A., Weddell, G.: Costoclavicular compression of the subclavian artery and vein. Relation to the scalenus anticus syndrome. Lancet **1943 II**, 539—544.

Flemming, F.: Zur Therapie der geschlossenen Armplexusläsionen. Bruns Beitr. klin. Chir. **211**, 487—503 (1965).

Gariepy, R., Derome, A., Laurin, C. A.: Brachial plexus paralysis following shoulder dislocation. Canad. J. Surg. **5**, 418—421 (1962).

Gathier, J. C., Bruyn, W., Strick, F.: Acute scapulo-humerale paralyse (zg. serratusverlaming). Ned. T. Geneesk. **104**, 819—825 (1960).

Girdwood, W.: Shoulder arm pain and fibrositis. Med. Proc. **8**, 475—478 u. 492—498 (1962).

Gitlin, G.: Concerning the gangliform enlargement ("pseudoganglion") on the nerve to the teres minor muscle. J. Anat. (Lond.) **91**, 466—470 (1957).

Gjørup, L.: Obstetrical lesion of the brachial plexus. Acta neurol. scand. **42**, Suppl. 18 (1965).

Gläser, A.: Über das zerviko-brachiale Syndrom. Z. ärztl. Fortbild. **53**, 451—455 (1959).

Göhrling, K., Wiedemann, O.: Diagnostik und Therapie des Armplexusausrisses. Klin. Med. (Wien) **16**, 260—266 (1961).

Götze, W.: Plexusläsion bei peripheren Nervenschädigungen. Arch. Psychiat. Nervenkr. **112**, 469—473 (1940).

Goldhahn, G.: Plexus-brachialis-Verletzungen aus neurochirurgischer Sicht. (Ergebnisse an Hand von 100 eigenen Beobachtungen.) Zbl. Chir. **92**, 225—233 (1967).

Greenberg, L.: Sprengels deformity. Ann. paediat. (Basel) **198**, 89—119 (1962).

Greville, N. R., Coventry, M. B.: Congenital high scapula (Sprengels deformity). Mayo Clin. Proc. **31**, 465—472 (1956).

Grill, C.: Brachialis-Neuralgie und Spondylarthrosis cervicalis. Svenska Läk.-Tidn. **1954**, 789—796. [Schwedisch.]

Grosch, H.: Therapie des Schulter-Arm-Syndroms. Therapiewoche **17**, 1489—1493 (1967).

Grzan, C. J.: Die zervikale Zwerchfellparese. (Ein Beitrag zur Pathologenese der sog. Relaxatio diaphragmatis.) Fortschr. Röntgenstr. **79**, 369—382 (1953).

Grzan, C. J.: Das Wurzelsyndrom der mittleren Zervikalsegmente, ein Beitrag zur Symptomatik der Halswirbelsäulen-Osteochondrose, insbesondere zur Kenntnis der zervikalen Zwerchfellparese. Dtsch. med. Wschr. **79**, 954—956 (1954).

Gschwend, N.: Die peripheren Ursachen der Brachialgien. Schweiz. Rdsch. Med. **59**, 351—356 (1970).

Gui, L.: Le lesione da strappo del plesso brachiale. Chir. Organi Mov. **32**, 97 (1948). Ref. Surg. Gynec. Obstet. **88**, Abstr. 134 (1949).

Halperin, P. H.: Brachial plexus block. Wis. med. J. **38**, 21—24 (1939).

Hansson, K. G.: Scalenus anticus syndrome. Surg. Clin. N. Amer. **22**, 611 (1942).

Heinrich, G., Mordeja, J.: Die sog. Chassaignacsche Armlähmung der Kleinkinder. Langenbecks Arch. klin. Chir. **309**, 256—268 (1965).

Hendry, A. M.: The treatment of residual paralysis after brachial plexus injuries. J. Bone Jt Surg. B **31**, 42—49 (1949).

Hübner, B.: Plexuslähmung durch Kanülenstichverletzung bei Strumaoperation. Bruns Beitr. klin. Chir. **202**, 257—264 (1961).

d'Hurat, F.: A propos de six cas de syndrome du scalène antérieur traités par scalénotomie et section du pectoral. Bull. Soc. Sci. méd. Luxemb. **102**, 107—115 (1965).

Jaeger, R., Whiteley, W. H.: Avulsion of the brachial plexus. Report of six cases. J. Amer. med. Ass. **153**, 633—635 (1953).

Jantzen, P. M.: Schema zur Untersuchung der Plexus-brachialis-Verletzungen. Dtsch. med. Wschr. **86**, 1350—1351 (1961).

Janzen, R.: Zur Klinik der Brachialgien, insbesondere des Scalenussyndroms. Bruns Beitr. klin. Chir. **180**, 99—110 (1950).

Jelašić, F.: Experimenteller Beitrag zum Problem der postoperativen Armplexusschädigung. Wien. Z. Nervenheilk. **13**, 267—269 (1957).

Jequier, M.: Une forme rare de lésion du plexus brachial. "La paralysie du paquetage". Schweiz. med. Wschr. **79**, 397—402 (1949).

Kâkosy, T., Horváth, F.: Zustandekommen des Skalenussyndroms als kombinierter Effekt der Variation der 1. Rippe und der Vibrationsnoxe. Z. Orthop. **106**, 98—102 (1969).

Kallio, E., Rokkanen, P.: Effect of scalenotomy in the so-called scalenus anticus syndrome. Acta orthop. scand. **35**, 59—66 (1964).

Kehrer, E.: Die Armlähmungen bei Neugeborenen. Stuttgart: Enke 1934.

Kohlheb, O.: Zur Diagnose der Plexus brachialis-Lähmung bei Kindern. Kinderärztl. Prax. **35**, 49—58 (1967).

Kowalski, St.: Gefäß- und Nervenstörungen im Bereich der oberen Extremität bei Vorkommen einer Halsrippe. Wiad. lek. **11**, 241—250 (1958) [Polnisch].

Kraus, H.: Die operative Therapie beim Zervikalsyndrom. Wien. klin. Wschr. **1958**, 506—507.

Krautzun, K.: Beitrag zur Symptomatologie der sog. Armplexuslähmung und ihre Bedeutung für die Röntgentherapie. Strahlentherapie **81**, 557—564 (1950).

Kumschick, G.: Zur Pathogenese und Prognose der Serratus-Lähmung. Schweiz. Neurol. Neurochir. Psychiat. **101**, 235—250 (1968).

Lechner, F.: Die Plexuslähmung. Klin. Med. (Wien) 20, 109—112 (1965).

Leffert, R. D., Seddon, H.: Infraclavicular brachial plexus injuries. J. Bone Jt Surg. B 47, 9—22 (1965).

Lishman, W. A., Russel, W. R.: The brachial neuropathies. Lancet 1961 II, 941—947.

Lurje, A.: Concerning surgical treatment of traumatic injury of the upper division of the brachial plexus (Erb's-type). Ann. Surg. 127, 317—326 (1948).

Marcus, G. H.: Maßnahmen zur Erkennung irreparabler Schäden am Oberarmplexus. Langenbecks Arch. klin. Chir. 301, 879—880 (1962).

Marmor, L., Bechtol, C. O.: Paralysis of the serratus anterior due to electric shock, relieved by transplantation of the pectoralis major muscle. A case report. J. Bone Jt Surg. A 45, 156—160 (1963).

Mascher, W. L.: Die Brachialgie, neurologisch gesehen. Medizinische 1953, 277—281.

Mastalerski, J., Slomski, P.: The role of myelography in the posttraumatic lesions of the brachial plexus. Pol. Przegl. radiol. 27, 213—221 mit engl. Zus.fass. (1963) [Polnisch].

Maurer, G.: Plexusverletzungen und Wurzelausrisse am Arm. Langenbecks Arch. klin. Chir. 301, 868—887 (1962).

May, V. R.: Shoulder fusion. A review of 14 cases. J. Bone Jt Surg. A 44, 65—76 (1962).

McBurney, R. P., Howard, H.: Resection of the first rib for thoracic outlet compression. Report of nine cases. Amer. Surg. 32, 165—169 (1966).

McCleery, R. S., Kesterson, J. E., Kirtley, J. A., Love, R. B.: Subclavius and anterior scalene muscle compression as cause of intermittent obstruction of subclavian vein. Ann. Surg. 133, 588—602 (1951).

McGowan, J. M., Velinski, M.: Costoclavicular compression. Relation to the scalenus anticus and cervical rib syndromes. Arch. Surg. 59, 62—73 (1949).

Mejia, A. R.: Anesthesia del plexo braquial. Tecnica de Patrick. Bol trab., Soc. argent. cir. 10, 251—263 (1949).

Merle d'Aubigné, R., Deburge, A.: Etiologie, évolution et pronostic des paralysies traumatiques du plexus brachial. Rev. Chir. orthop. 53, 23—42 (1967).

Merrem, G.: Spätergebnisse nach Freilegung von Armplexusverletzungen. Zbl. Neurochir. 29, 85—89 (1968).

Meyerova, R. A.: Localization patterns and pathogenesis of gunshot injuries in the region of brachial plexus. Vopr. Nejrochir. 25, Nr 3, 35—38 mit engl. Zus.fass. (1961) [Russisch].

Michele, A. A., Davies, J. J., et al.: Scapulocostalsyndrome (fatigue postural paradox). N. Y. St. J. Med. 50, 1353—1356 (1950).

Milton, G. W.: The mechanism of circumflex and other nerve injuries in dislocation of the shoulder, and the possible mechanism of nerve injuries during reduction of dislocation. Aust. N. Z. J. Surg. 23, 25—30 (1953).

Moir, D. D.: Axillary block of the brachial plexus. Anaesthesia 17, 274—283 (1962).

Mumenthaler, M.: Diagnose, Differentialdiagnose und Therapie der Zerviko-Brachialgien. Praxis 51, 1234—1240 (1962).

Mumenthaler, M.: Armplexusparesen im Anschluß an Röntgenbestrahlung. Schweiz. med. Wschr. 94, 1069—1075 (1964).

Murphy, D. R., Jr.: Brachial plexus block: an improved technique. Ann. Surg. 119, 935—943 (1944).

Naffziger, H. C.: The scalenus syndrome. Surg. Gynec. Obstet. 64, 119 (1937).

Naffziger, H. C., Grant, W. T.: Neuritis of the brachial plexus mechanical origin. The scalenus syndrome. Surg. Gynec. Obstet. 67, 722—730 (1938).

Nelson, K. G., Jolly, P. C., Thomas, P. A.: Brachial plexus injuries associated with missile wounds of the chest. A report of 9 cases from Vietnam. J. Trauma 8, 268—275 (1968).

Niedermeyer, K.: Querschnittslähmung beim sog. Pancoasttumor. Nervenarzt 30, 321—322 (1959).

Nisbet, N. W.: Clinical and experimental study of segmental pain from the shoulder. Brit. med. J. 4864, 730—733 (1954).

Norpoth, H.: Über eine isolierte Axillarisschädigung. Mschr. Unfallheilk. 53, 185—188 (1950).

Nulsen, F. E., Slade, H. W.: Recovery following injury to the brachial plexus. In: Woodhall, B., Beebe, W. Peripheral nerve regeneration. A follow up study of 3656 World war II injuries. Washington: U. S. Gov. Print. Off. 1956.

Ochsner, A., Gage, M., Debakey, M.: Scalenus anticus (Naffziger) syndrome. Amer. J. Surg. 28, 669—695 (1935).

Ott, Th.: Le syndrome du défilé scalénique survenant après abandon d'un pneumothorax. Rev. neurol. 94, 424—429 (1956).

Pallie, W.: The intersegmental anastomoses of posterior spinal rootlets and their significance. J. Neurosurg. 16, 188—196 (1959).

Palma, A. F.: Scalenus anticus syndrome treated by surgery and skeletal traction. Amer. J. Surg. 76, 274 (1948).

Pauly, R., Cools, M.: Intérêt de la myélographie dans les lésions fermées du plexus brachial. J. Radiol. Electrol. 43, 283—287 (1962).

Pecinka, H.: Die operative Behandlung der traumatischen Lähmungen des Plexus brachialis. Zbl. Chir. 85, 1678—1682 (1960).

Pecinka, H.: Plexusverletzungen. Klin. Med. (Wien) 16, 258—260 (1961).

Penfield, W.: Late spinal paralysis after avulsion of the brachial plexus. J. Bone Jt Surg. B 31, 40—41 (1949).

PERRICONE, G., ZERPA, R. A. G.: Le paralisi traumatiche del plesso brachiale. Čair. Organi Mov. **52**, 1—39 (1963).

PETIGNAT, P.: Zur Prognose der peripheren Axillarislähmung und der Segmentläsion C 5. Schweiz. Arch. Neurol. Psychiat. **99**, 275—285 (1967).

PHILLIPS, R. B.: How to obtain good results with brachial plexus block anesthesie. Milit. Surg. **95**, 197—199 (1944).

PLUWINAGE, R.: Diagnostic et traitement des névralgies cervico-brachiales. Rev. Prat. (Paris) **13**, 1885—1892 (1963).

POMMERENKE, W. T., RISTEEN, W. A.: The scalenus anticus syndrome as a complication after gynecologic operations. Amer. J. Obstet. Gynec. **47**, 395—401 (1944).

RAAF, J.: Surgery for cervical rib and scalenus anticus syndrome. J. Amer. med. Ass. **157**, 219—223 (1955).

RASMUSSEN, P.: Traumatische Schäden des Plexus brachialis. Ugeskr. Læg. **121**, 1215—1224 (1959) [Dänisch].

RATSCHOW, M.: Zur Systematik der Brachialgia paraesthetica nocturna. Med. Welt **1962**, 787—791.

RAYLE, A. A., JR., GAY, B. B., JR., MEADORS, J. L.: The myelogram in avulsion of the brachial plexus. Radiology **65**, 65—72 (1955).

RICKLIN, P.: Kompressionssyndrome der oberen Extremität. Schweiz. med. Wschr. **86**, 1135—1139 (1956).

RÖHLIG, H.: Über Verletzungen des Plexus brachialis. Zbl. Chir. **85**, 345—354 (1960).

RÖTTGEN, P.: Zur Technik der extraduralen spinalen Wurzeldurchtrennung. Chirurg **21**, 419—421 (1950).

RÖTTGEN, P.: Über traumatische intradurale Wurzelabrisse. Nervenarzt **23**, 348—349 (1952).

ROHR, H.: Untersuchungen über die Segmentinnervation des Hals-Schulter-Armgebietes bei cervicalen Wurzelläsionen. Langenbecks Arch. klin. Chir. **301**, 873—879 (1962).

ROHR, H.: Segmentinnervation des Zervikalgebietes. Wien: Springer 1963.

ROHR, H., LENZ, H.: Die Bedeutung des neurologischen Befundes für die Diagnose des Pancoast-Syndroms. Nervenarzt **31**, 81—86 (1960).

ROHR, H., LENZ, H.: Störungen der Zwerchfellmotorik bei zervikalen Wurzelschädigungen. Nervenarzt **31**, 359—365 (1960).

ROHR, H., LENZ, H.: Zwerchfellähmungen nach traumatischer Schädigung der zervikalen Spinalwurzeln. Acta neurochir. (Wien) **8**, 44—69 (1960).

ROOS, D. B., OWENS, J. C.: Thoracic outlet syndrome. Arch. Surg. **93**, 71—74 (1966).

ROSENHAGEN, H.: Traumatische Schädigungen des N. suprascapularis. Med. Sachverständige **56**, 153—155 (1960).

RUSSEK, A. S.: Diagnosis and treatment of scapulo-costal-syndrome. J. Amer. med. Ass. **150**, 25—27 (1952).

SARTESCHI, P.: Paralisi radicolare superiore del plesso brachiale (tipo Duchenne-Erb) per caduta da moto-scooter. Riv. pat. nerv. **76**, 622—630 (1956).

SCAGLIETTI, O.: Einzelheiten über die Operationstechnik bei Verletzungen der Wurzeln des Plexus brachialis. Zbl. Neurochir. **7**, 129—144 (1942).

SCHILF, E.: Über eine einseitige Lähmung des N. suprascapularis. Nervenarzt **23**, 306—307 (1952).

SCHULER, C.: Zur Behandlung der geschlossenen Verletzung des Plexus brachialis. Schweiz. med. Wschr. **1958**, 801—806.

SEGALL, H.: Die physikalische Therapie bei traumatischen Plexusschädigungen. Med. Welt **1965**, 482—485.

SHAW, W. M.: Paralysis of the phrenic nerve during brachial plexus anesthesie. Anesthesiology **10**, 627 (1949). Ref. Zbl. ges. Neurol. Psychiat. **113**, 225 (1951).

SHENKIN, H. A., SOMACH, F. M.: Scalenotomy in patients with and without cervical ribs. Analysis of surgical results. Arch. Surg. **87**, 892—896 (1963).

SOLHEIM, K.: Traction injury of the brachial plexus, a typical motor-cycle lesion. T. norske Lægeforen. **83**, 16—18 u. engl. Zus.fass. (1963) [Norwegisch].

SUNDERLAND, S., MARSHALL, R. D., SWANEY, W. E.: The intraneural topography of the circumflex musculo-cutaneous and obturator nerves. Brain **82**, 116—129 (1959).

STAHL: Verletzungen des Plexus brachialis. Zbl. Chir. **63**, 1541 (1936); **66**, 2248—2252 (1939).

STEINBACH, M.: Über eine mechanisch bedingte Neuritis im Plexus brachialis bei Sportübungen mit dem Hammer. Arch. Psychiat. Z. ges. Neurol. **205**, 610—614 (1964).

TAYLOR, A. S.: Brachial birth palsy. In: Lewis' practice of surgery. Hagerstown, Md.: W. F. Prior Co. Inc. 1932.

TAYLOR, P. E.: Traumatic intradural avulsion of the nerve roots of the brachial plexus. Brain **85**, 579—602 (1962).

TAYLOR, R. A.: Heredofamiliar mononeuritis multiplex with brachial predilection. Brain **83**, 113—137 (1960).

TELFORD, E. D., MOTTERSHEAD, S.: The costoclavicular syndrome. Brit. med. J. **1947 I**, 325—328.

TELFORD, E. D., MOTTERSHEAD, S.: Pressure at the cervico-brachial junction. An operative and anatomical study. J. Bone Jt Surg. B **30**, 249—265 (1948).

TELFORD, E. D., STOPFORD, J. S. B.: The vascular complications of cervical rib. Brit. J. Surg. **18**, 557—564 (1931).

THEISS, G.: Die isolierte Rautenmuskellähmung. Mschr. Unfallheilk. **61**, 91—92 (1958).

THÉVENARD, A., BERDET, H.: Remarques sur l'hypertrophie des nerfs périphériques. Intérêt de l'exploration clinique du plexus cervical superficiel en particulier de sa branche auriculaire et de son examen histologique après biopsie. Presse méd. **1958**, 529—530.

Titarenko, A. M.: Le complexe symptomatique de douleur avec l'hyperpathie dans la zone des nerfs occipitaux sains dans la lésion du nerf supra-orbitaire. Ž. Nevropat. Psichiat. 59, 719—722 (1959) [Russisch].

Tönnis, W.: Zur operativen Behandlung des Zervikalsyndroms. Z. Orthop. (Beilageheft) 97, 192 (1963).

Tracy, J. F., Brannon, E. W.: Management of brachial-plexus injuries (traction type). J. Bone Jt Surg. A 40, 1031—1042 (1958).

Truchet, P., Perreau, J.: Paralysie du plexus brachial de type supérieur. Arthrodèse de l'épaule et transplantation du grand pectoral en fléchisseur du coude. Lyon chir. 47, 248 (1952).

Trüb, C. L. P.: Serogenetische Brachialplexusneuritis nach prophylaktischer Tetanusseruminjektion als Arbeitsunfallfolge. Chirurg 24, 289—291 (1953).

Tyler, L. T., Kaplan, I. W., Levy, R. W.: Brachial plexus paralysis following administration of tetanus antitoxin. Amer. J. Surg. 95, 668—678 (1958).

Vogel, P.: Über Verletzungen des axillären Gefäßnervenstranges. Ein Beitrag zur Klinik der Plexuslähmungen des Arms. Nervenarzt 14, 484 (1941).

Wanke, R., Bues, E.: Operative Behandlung der schweren Occipital-Neuralgien. Chirurg 24, 306—311 (1953).

Wartenberg, R.: Brachialgia statica paraesthetica — eine Form von Akroparaesthesien. Z. ges. Neurol. Psychiat. 154, 695—723 (1936).

Waschulewski, H.: Verletzungen des Plexus brachialis und der 1. Rippe durch Motorradunfälle. Z. Orthop. 87, 55—63 (1955).

Weber, E.: Zur Differentialdiagnose und Therapie der Brachialgie. Münch. med. Wschr. 1956, 193—194.

Weber, E.: Diagnostik und Therapie der Plexus-Verletzungen im Halsbereich. Langenbecks Arch. klin. Chir. 301, 881—885 (1962).

Wengen, H.: Beitrag zur Kenntnis der unfallmäßig entstandenen Nervenschädigung des N. thoracicus longus. Z. Unfallmed. Berufskr. 42, 255—261 (1949).

Wexberg, E.: Traumatische Erkrankungen der peripheren Nerven und des Plexus. In: Handbuch der Neurologie, Bd. IX, hrsg. v. Bumke, O. Foerster. Berlin: Springer 1935.

Wiedenmann, O.: Neurologische Störungen als Folge von Ausrißverletzungen des Plexus brachialis im Vergleich zu den Befunden des positiven Myelogramms. Z. Orthop. 97, 67—78 (1963).

Wiedenmann, O., Decker, K.: Das Myelogramm bei Ausrissen des Armplexus. Fortschr. Röntgenstr. 84, 345—349 (1956).

Williams, A. F.: Role of first rib in scalenus anterior syndrome. J. Bone Jt Surg. B 34, 200—203 (1952).

Witt, A. N., Schader, H.: Plexusverletzungen, ihre Behandlung und Behandlungserfolge. Arch. orthop. Unfall-Chir. 44, 108—129 (1949).

Wittek, A.: Zur Behandlung totaler Armlähmung. Z. Orthop. 82, 151—153 (1952).

Wolf, W.: Nervus axillaris-Schädigung nach Schulterprellung. Zbl. Chir. 79, 2152—2158 (1954).

Woodhall, B.: Trapezius paralysis following minor surgical procedures in the posterior cervical triangle. Results following cranial nerve suture. Ann. Surg. 136, 375—380 (1952).

Woolley, E. J., Vandam, L. D.: Neurological sequelae of brachial plexus nerve block. Ann. Surg. 149, 53—60 (1959).

Yeoman, P. M.: Cervical myelography in traction injuries of the brachial plexus. J. Bone Jt Surg. B 50, 253—260 (1968).

Yeoman, P. M., Seddon, H. J.: Brachial plexus injuries. Treatment of the flail arm. J. Bone Jt Surg. B 43, 493—500 (1961).

Zaffaroni, A.: Gli aspetti neurologici nella patologia della costa cervicale. Minerva ortop. 12, 337—347 (1961).

6. Nervus radialis

Campell, C. S., Wulf, R. F.: Lipoma producing a lesion of the deep branch of the radial nerve. J. Neurosurg. 11, 310—311 (1954).

Christensen, E.: Autogenous nerve grafting. Report of a case. Acta orthop. scand. 21, 243—248 (1951).

Deliyannidis, S., Thomaidis, B.: Repair of functional capacity, muscular power and mobility of the hand by tendon transplantation in radial nerve section. Galenus (Thessaloniki) 5, 662—681, mit engl. u. franz. Zus.fass. (1963) [Griechisch].

Downie, A. W., Scott, T. R.: Radial nerve conduction studies. Neurology (Minneap.) 14, 839—843 (1964).

Franke, D.: Beiderseitige Radialis-Schlafdrucklähmung nach Langzeitbewußtlosigkeit. Mschr. Unfallheilk. 66, 473—475 (1963).

Fuchs, G.: Früh- oder Spätexploration bei primären Radialislähmungen nach Oberarmschaftfrakturen. Hippokrates (Stuttg.) 35, 759—761 (1964).

Fuchs, G., Bushe, K. A.: Chirurgische Behandlung von Radialisschädigungen bei Oberarmfrakturen. Langenbecks Arch. klin. Chir. 301, 914—916 (1962).

Gassel, M. M., Diamantopoulos, E.: The pattern of conduction times in the distribution of the radial nerve. A clinical and electrophysical study. Neurology (Minneap.) 14, 222—231 (1964).

Gurdjian, E. S., Goetz, A. G.: Radial paralysis complicating fracture and dislocation in upper limb. Ann. Surg. 99, 487—496 (1943).

Hudec, I.: Traumatic injury to the radial nerve. Bratisl. lek. Listy 39, Bd. 2, 554—561 mit engl. Zus.fass. (1959) [Slowakisch].

HUSTEAD, A. P., MULDER, D. W., MACCARTY, C. S.: Nontraumatic, progressive paralysis of the deep radial (posterior interosseus) nerve. Arch. Neurol. (Chic.) **79**, 269—274 (1958).

KAPLAN, E. B.: Treatment of tennis-elbow (epicondylitis) by denervation. J. Bone Jt Surg. A **41**, 147—151 (1959).

KASTERT, J.: Fallhandoperation unter Berücksichtigung physikalischer Gesetze. Chirurg **21**, 422—423 (1950).

KIRCHHOF, J. K. J., KUMRAL, K., ERTEKIN, C.: Doppelseitige Radialislähmung infolge Lastentragens auf dem Rücken (Druckläsion). Nervenarzt **33**, 536—538 (1962).

KLAR, E., KREBS, H.: Über die Radialislähmung bei Oberarmfrakturen. Langenbecks Arch. klin. Chir. **301**, 921—926 (1962).

KOSINZEW, A.: Ein Vorschlag zur Technik der Lappenbildung bei Überbrückung der Nervendefekte. Chirurg **25**, 466—467 (1954).

KRUSE, F., JR.: Paralysis of the dorsal interosseous nerve not due to direct trauma. A case showing spontaneous recovery. Neurology (Minneap.) **8**, 307—308 (1958).

LINSCHEID, R. L.: Injuries to radial nerve at wrist. Arch. Surg. **91**, 942—946 (1965).

LURJE, A. S.: On the use of n. musculocutaneous for neurotization of n. radialis in cases of very large defects of the latter. Ann. Surg. **128**, 110—115 (1948).

MAYER, J. H., JR., MAYFIELD, F. H.: Surgery of posterior interosseous branch of radial nerve. Surg. Gynec. Obstet. **84**, 979—982 (1947).

MERLE D'AUBIGNÉ, R.: Transplantation tendineuse dans les paralysies radiales. Wiederherstellungschir. u. Traum. **1**, 207 (1953).

MOURGUES, G. DE, COMTET, J. J., VENOUIL, J., FISCHER, L.: Paralysis radiales traumatiques. Rev. Chir. orthop. **52**, 417—425 (1966).

OBERNA, F., MÓRITZ, P.: Erfolgreicher Ersatz eines Verletzungsdefektes des Nervus radialis durch Nerventransplantation. Mschr. Unfallheilk. **64**, 396—399 (1961).

PALMER, K. W. N.: Active splinting for radial-nerve palsy. Lancet **1950** I, 906—908.

PETIT-DUTAILLIS, D., GODLEWSKI, S., DRY, J.: Paralysie radiale progressive. Exérèse chirurgicale d'un lipome périosté comprimant la branche postérieure du nerf radial. Guérison. Rev. neurol. **102**, 267—271 (1960).

RICHMOND, D. A.: Lipoma causing a posterior interosseous nerve lesion. J. Bone Jt Surg. B **35**, 83 (1953).

SCHNITKER, M. T.: A technique for transplant of the musculospiral nerve in open reduction of fractures of the midshaft of the humerus. J. Neurosurg. **6**, 113—117 (1949).

SCHOCH, J.: Zur Wahl der Ersatzplastik nach traumatischer irreversibler Radialislähmung. Arch. orthop. Unfall-Chir. **49**, 663—671 (1958).

SCHWARZ, E.: Über die Behandlung der irreparablen Radialis- und Peroneuslähmung. Dtsch. Gesundh.-Wes. **3**, 225—228 (1948).

SICARD, A.: Paralysie radiale secondaire par inclusion du nerf dans un cal de l'humérus. Mém. Acad. Chir. **76**, 57 (1950).

SOUTTAR, R. H.: War injuries of radial nerve and their treatment. Med. Press **210**, 345—347 (1943).

SUDECK, P.: Gedanken zur Plastik bei Radialislähmungen. Chirurg **15**, 665 (1943).

SUNDERLAND, S.: Traumatic injuries of peripheral nerves I. Simple compression injuries of the radial nerve. Brain **68**, 56—72 (1945).

SUNDERLAND, S.: Course and rate of regeneration of motor fibers following lesions of radial nerve. Arch. Neurol. Psychiat. (Chic.) **56**, 133—157 (1946).

SUNDERLAND, S.: Observations of injuries of the radial nerve due to gunshot wounds and other causes. Aust. N. Z. J. Surg. **17**, 253 (1948). Ref. Surg. Gynec. Obstet. **88**, 23 (1949).

TITRUD, L. A.: A successful autogenous graft for radial nerve paralysis. J. Neurosurg. **4**, 92—95 (1947).

TURNBULL, F.: Radial—median—anastomosis. J. Neurosurg. **5**, 562—566 (1948).

TURNBULL, F.: Restoration of digital sensation after transference of nerves. J. Neurosurg. **20**, 238—240 (1963).

WEINBERGER, L. M.: Non-traumatic paralysis of the dorsal interosseus nerve. Surg. Gynec. Obstet. **69**, 358—363 (1939).

WHITELEY, W. H., ALPERS, B. J.: Posterior interosseous nerve palsy with spontaneous neuroma formation. Arch. Neurol. (Chic.) **1**, 226—229 (1959).

WILHELM, A., GIESELER, H.: Die Behandlung der Epicondylitis humeri radialis durch Denervation. Chirurg **33**, 118—122 (1962).

WOLTMAN, H. W., LEARMONTH, J. R.: Progressive paralysis of the nervus interosseus dorsalis. Brain **57**, 25—31 (1934).

WULF, A. DE: Considérations à propos des paralysies posttraumatiques et postopératoires du nerf radial. Acta orthop. belg. **18**, 328—333 (1952).

ZIEGLER, F.: Indikation, Technik und Erfolg der operativen Behandlung der Radialisschädigung. Nervenoperationen, Perthes, Sudeck bearbeitet nach dem Krankengut der Krankenabteilg. Aue I. Zbl. Chir. **72**, 1078—1088 (1947).

7. Nervus medianus

ABBOTT, L. C., SAUNDERS, J. B.: Injuries of the median nerve in fractures of the lower end of the radius. Surg. Gynec. Obstet. **57**, 507—516 (1933).

Alajouanine, Th., Nick, J., Villey, R., Santagostini, S.: Paralysie progressive du nerf médian au niveau du canal carpien en rapport avec une anomalie congénitale de la moitié externe du poignet (extrémité inférieure du radius, scapoïde, trapèze). Rev. neurol. 96, 69—70 (1957).

Alvik, J.: Carpo-metacarpal arthrodesis for opponens paralysis. Acta orthop. scand. 18, 43 (1949).

Arendt, W.: Über das Karpaltunnelsyndrom. Z. Orthop. 92, 410—422 (1960).

D'Aubigné, R. M., Benassy, J.: Syndrome de compression du nerf median au niveau du canal carpien. Mém. Acad. Chir. 75, 717—719 (1949).

Balantyne, D. A., Comree, E. Y.: Spontaneous compression of median nerve in carpal tunnel. N. Z. med. J. 49, 144—146 (1950).

Balley, D., Bolton-Carter, J. F.: Median nerve palsy associated with acute infections of the hand. Lancet 1955 I, 530—532.

Barsam, P. C.: Les compressions nerveuses périphériques d'origine professionelle. Praxis 49, 341—350 (1960).

Beck, K.: Zur Ätiologie der isolierten Abductor-Opponensatrophie am Daumenballen (10 Fälle von Carpaltunnelsyndrom), gleichzeitig ein Beitrag zur sog. Beschäftigungsneuritis bei Zigarrenarbeiterinnen. Dtsch. Z. Nervenheilk. 171, 311—338 (1954).

Bell, G. E., Jr., Goldner, J. L.: Compressive neuropathy of median nerve. Sth. med. J. (Bgham, Ala.) 49, 966 (1956).

Beyers, J. A., Keet, M. P.: Spontaneous compression of the median nerve in the carpal tunnel. S.Afr. med. J. 1956, 942—946.

Bläckberg, B., Fex, J.: Syndrome of median nerve compression in the carpal tunnel. Four cases treated surgically. Acta orthop. scand. 26, 120—135 (1956).

Bowden, R. E. M., Napier, J. R.: The assessment of hand function after peripheral nerve injuries. J. Bone Jt Surg. B 43, 481—492 (1961).

Brain, W. R., Wright, A. D., Wilkinson, M.: Spontaneous compression of both median nerves in carpal tunnel. Lancet 1947 I, 277—282.

Brooks, D. M.: Nerve compression by simple ganglia. A review of 13 collected cases. J. Bone Jt Surg. B 34, 391—400 (1952).

Bunnell, S.: Surgery of the hand. 5. Aufl. Philadelphia: Lippincott 1970.

Burkhardt, H., Rommel, K., Mähr, G.: Ätiologie und Klinik des Karpal-Tunnel-Syndroms. Med. Welt, N.F. 12, 726—729 (1968).

Calberg, G.: Les lésions nerveuses périphériques de la main et leur traitement. Acta orthop. belg. 22, 67—88 (1956).

Campbell, E. D. R.: The carpal tunnel syndrome: Investigation and assessment of treatment. Proc. roy. Soc. 55, 401—405 (1962).

Cantéro, J., Verdan, C.: Compression post-traumatique du nerf médian dans le tunnel carpien. Z. Unfallmed. Berufskr. 62, 40—45 (1969).

Chase, R. A.: Management of nerve injuries in the upper extremity. (Symposium.) Surg. Clin. N. Amer. 40, 287—295 (1960).

Chatterjee, S. K., Bannerjee, R. K.: Ischaemic lesions of the median and ulnar nerves. Indian J. Surg. 28, 719—728 (1966).

Cirillo, L., Gasparini, C.: Contributo allo studio delle sindrome di compressione del nervo mediano al polso. Riv. Infort. Mal. prof. 45, 58 (1959).

Garcia Comesanas, A.: Anastomosis entre los nervios musculo-cutaneo y mediano. Rev. med. cir. Habana 46, 320—322 (1941).

Crow, R. S.: Treatment of the carpal-tunnel syndrome. Brit. med. J. 1960 I, 1611—1615.

Dazzi, P., Calzi, A.: La sofferenza del nervo mediano da compressione a livello del polso: la sindrome del canale carpale. G. Psichiat. Neuropat. 91, 599—645 (1963).

Dick, T. B. S., Zadik, F. R.: Acroparaesthesia and the carpal tunnel. Brit. med. J. 1958 I, 288—289.

Doyle, J. R., Carroll, R. E.: The carpal tunnel syndrome. A review of 100 patients treated surgically. Calif. Med. 108, 263—267 (1968).

Draganescu, S., Caracas, G., Goldenberg, M.: Dona cazuri de sindrom al canalului carpian. Neurologia (Buc.) II, 150—155 (1957).

Ekbom, K. A.: Isolated lesion of a sensory digital nerve. Nord. Med. 55, 621—622 (1956) [Schwedisch].

Fearn, C. B. D'A, Goofellow, J. W.: Anterior interosseous nerve palsy. J. Bone Jt Surg. 47, 91—93 (1965).

Fournout-Bonnet, J.: Le syndrome du canal carpien. France méd. 27, 111—118 (1964).

Fullerton, P. M.: The effect of ischaemia on nerve conduction in the carpal tunnel syndrome. J. Neurol. Neurosurg. Psychiat., N.S. 26, 385—397 (1963).

Gantert, F., Alzheimer, Ch.: Der Processus supracondylicus humeri als Ursache von Medianusschädigungen. Nervenarzt 27, 349—353 (1956).

Garland, H., Bradshaw, J. P. P., Clark, J. M. P.: Compression of median nerve in carpal tunnel and its relation to acroparaesthesiae. Brit. med. J. 1957 II, 730—734.

Garland, H., Langworth, E. P., Taverner, D., Clark, J. M. P.: Surgical treatment for the carpal tunnel syndrome. Lancet 1964 I, 1129—1130.

Gerlach, J.: Über Kriegsverletzungen der Armnerven. Med. Klin. 38, 173 (1942).

GILLIATT, R. W., WILSON, T. G.: A pneumatic-tourniquet test in the carpal-tunnel syndrome. Lancet 1953 II, 595—597.

GOMEZ, O. L.: Resultado del injerto de médula en un caso de sección completa del nervio cubital. (Technica de Gosset y Bertrand.) Bol. trab. Acad. argent. cir. 24, 314—319 (1940).

GONZÁLEZ, A. A., OZAN, H. A.: Nervio mediano. Una rara anomalia. Neurocirugía 18, 597—598 (1960).

GRIFFITHS, D. L.: Volkmann's ischaemic contracture. Brit. J. Surg. 28, 239—260 (1940).

HEATHFIELD, K. W. G.: Acroparaesthesiae and the carpal-tunnel syndrome. Lancet 1957 II, 663.

HOLMES, W., HIGHET, W. B., SEDDON, H. J.: Ischaemic nerve lesions occuring in Volkmann's contracture. Brit. J. Surg. 32, 259—275 (1944).

HUNT, W. E., LUCKEY, W. T.: The carpal-tunnel syndrome. Diagnosis and treatment. J. Neurosurg. 21, 178—181 (1964).

ISELIN, M.: Blessures des nerfs de la main. Boll. Soc. tosco-umbra Chir. 9, 169—181 (1948).

ISELIN, M.: Chirurgie der Hand. Stuttgart: Thieme 1959.

JANZ, D.: Über das Karpaltunnelsyndrom als Grundlage von Schwangerschaftsparästhesien. Dtsch. med. Wschr. 87, 1454—1457 (1962).

JOHNSON, E. W., WELLS, R. M., DURAN, R. J.: Diagnosis of carpal tunnel syndrome. Arch. phys. Med. 43, 414—419 (1962).

KAESER, H. E.: Zur Diagnose des Karpaltunnelsyndroms. Praxis 51, 991—995 (1962).

KAESER, H. E.: Diagnostische Probleme beim Karpaltunnelsyndrom. Dtsch. Z. Nervenheilk. 185, 453—470 (1963/64).

KEMBLE, F.: Clinical and electrophysiological improvement from the carpal tunnel syndrome. Electromyography 8, 27—38 (1968).

KENDALL, D.: Non-penetrating injuries of the median nerve at the wrist. Brain 73, 84—94 (1950).

KLAR, E.: Zur operativen Behandlung peripherer Nervenlähmungen im Bereich der oberen Extremitäten. Zbl. Neurochir. 19, 59—72 (1959).

KOCH, S. L.: Injuries of nerves and tendons of hand. Cincinn. J. Med. 27, 515—521 (1946).

KREMER, M., GILLIATT, R. W., GOLDING, J. S. R., et al.: Acroparaesthesiae in the carpal tunnel syndrome. Lancet 1953 II, 590—595.

LANG, J.: Beitrag zur Entstehung der Volkmannschen ischämischen Muskelkontraktur. Z. Orthop. 97, 205—214 (1963).

LARSEN, R. D., POSCH, J. L.: Nerve injuries in the upper extremity. Arch. Surg. 77, 469—482 (1958).

LETTIN, A. W. F.: Carpal tunnel syndrome in childhood. Report of a case. J. Bone Jt Surg. B 47, 556—559 (1965).

LITSCHMAN, H. M., TRIEDMAN, M. H., SILVER, C. M., SIMON, ST. D.: The carpal tunnel syndrom; a clinical and electrodiagnostic study. Int. Surg. 50, 269—275 (1968).

LITTLER, J. W.: Median and ulnar nerve injuries. Wiederherstellungschir. u. Traum. 1, 227 (1953).

LOVE, J. G.: Median neuritis or carpal tunnel syndrome: diagnosis and treatment. Coll. pap. Mayo-Clinic and Mayo-Found. 47, 567—574 (1956).

LÜTHY, F.: Der Flaschentest zur Erkennung der Medianuslähmung. Schweiz. med. Wschr. 92, 1573—1574 (1962).

LYNCH, A. C., LIPSCOMB, P. R.: The carpal tunnel syndrome and Colles fracture. J. Amer. med. Ass. 185, 363—366 (1963).

MACH, J.: Vereinfachung des objektiven Sensibilitätsnachweises im Daktylogramm. Beitr. Orthop. Traum. 10. 413—416 (1963).

MACKENZIE, I. G., WOODS, C. G.: Causes of failure after repair of the median nerve. J. Bone Jt Surg. B 43, 465—473 (1961).

MÄHR, G., ROMMEL, K., KNOTH, W.: Paramyloidose mit Karpaltunnelsyndrom bei Bence-Jones-Plasmozytom. Dtsch. med. Wschr. 91, 2166—2170 (1966).

MANNINGER, J., DÖMÖTÖR, E., TAKÀTS, A., VARGA, A.: Nervennähte an der Hand. Magy. Traum. Orthop. 11, 15—24 mit engl. u. dtsch. Zus.fass. (1968) [Ungarisch].

MARBLE, H. C., BURBANK, C. B.: Nerve grafts into hands. Amer. J. Surg. 85, 319—321 (1953).

MARINACCI, A. A., HAGEN, K. O. VON: Misleading "all median hand". Arch. Neurol. (Chic.) 12, 80—83 (1965).

MASON, M. L.: Injuries of nerves and tendons of hand. J. Amer. med. Ass. 116, 1375—1379 (1941).

MATEV, I.: The functional results of nerve suture of the hand and fingers. Ortop. Travm. Protez. 25, Nr 11, 18—24 (1964) [Russisch].

MAY, H.: Symposium on modern trends in surgery: reparative surgery of severed tendons and nerves of hand. S. Clin. N. Amer. 27, 1474—1485 (1947).

MAY, H.: Reparative surgery of severed tendons and nerves of the hand. Philadelphia and London: W. B. Saunders 1947.

MAY, H.: Chirurgie der offenen Sehnen- und Nervendurchtrennungen der Hand, einschließlich Anwendung der freien Sehnentransplantationen. Langenbecks Arch. klin. Chir. 277, 599—610 (1954).

MAYER, J. A., BARRY, D. M.: Spontaneous compression of the median nerve in the carpal tunnel. New Engl. J. Med. 251, 255—257 (1954).

MAYERS, L. B.: Carpal tunnel syndrome secondary to tuberculosis. Arch. Neurol. (Chic.) 10, 426—429 (1964).

Melvin, J. L., Johnson, E. W., Duran, R.: Electrodiagnosis after surgery for the carpal tunnel syndrome. Arch. phys. Med. 49, 502—507 (1968).

Menninger-Lerchenthal, E.: Carpaltunnel-Syndrom. Wien. klin. Wschr. 72, 211—213 (1960).

Mletzko, J.: Das Karpaltunnelsyndrom. Chirurg 33, 414—417 (1962).

Moberg, E.: Peripheral nerves and hand function. J. Bone Jt Surg. B 43, 423 (1961).

Moberg, E.: Die Versorgung frischer Handverletzungen. Chirurg 33, 172—174 (1962).

Mumenthaler, M.: Über die Brachialgia paraesthetica nocturna. Schweiz. Arch. Neurol. Psychiat. 74, 362—381 (1954).

Murphey, F., Kirklin, J., Finlayson, A.: Anomalous innervations of intrinsic muscles of hand. Surg. Gynec. Obstet. 83, 15—23 (1946).

Neef, H.: Die Läsionen der Fingernerven und die Ergebnisse ihrer Früh- und Spätbehandlung. Zbl. Chir. 90, 1153—1157 (1965).

Nicolle, F. V., Woolhouse, F. M.: Nerve compression syndromes of the upper limb. J. Trauma 5, 313—318 (1965).

Niederecker, K., Schoch, J.: Die ischämische Kontraktur — Volkmannsches Syndrom (Krankheitsbild — Ursache — Behandlung). Wiederherstellungschir. u. Traum. 6, 87—105 (1961).

Nigst, H.: Kompressions-Syndrome der Nn. medianus und ulnaris am Handgelenk. Chir. Praxis 1959, 197—206.

Nissen-Lie, H. S.: Behandlung von Nervenschäden an Hand und Fingern. T. norske Lægeforen. 74, 122—123 (1954) [Norwegisch].

Nitsche, F.: Über Pathogenese, Ätiologie und konservative Behandlung des Karpaltunnelsyndroms. Med. Welt, N.F. 18, 1020—1023 (1967).

Novotný, K.: Lesions and injuries in the area of n. medianus. Acta Chir. orthop. Traum. čech. 27, 277—287 (1960) [Tschechisch].

Ottolenghi, C. E.: Die ischämische Kontraktur nach supracondylären Ellenbogenbrüchen bei Kindern. Vorbeugung und Behandlung. Wiederherstellungschir. u. Traum. 6, 60—86 (1961).

Palacios y Carvajal, J. De, González Rodríguez, C., Fernandez de Miguel, G.: Comentarios al síndrome del túnel carpiano. Cirug. Ginec. Urol. 14, 422—432 (1960).

Perret, G.: Experimental and clinical investigations of peripheral nerve injuries of the upper extremities. J. Amer. med. Ass. 146, 556—560 (1951).

Pertuiset, B.: Les traumatismes du nerf médian. Rev. Prat. (Paris) 13, 3617—3622 (1963).

Phalen, G. S.: Spontaneous compression of the median nerve at the wrist. J. Amer. med. Ass. 145, 1128—1133 (1951).

Phalen, G. S.: The carpal-tunnel-syndrome. Seventeen year's experience in diagnosis and treatment of six hundred fifty-four hands. J. Bone Jt Surg. A 48, 211—228 (1966)

Phalen, G. S., Gardner, W. J., Lalonde, A. A.: Neuropathy of the median nerve due to compression beneath the transverse carpal ligament. J. Bone Jt Surg. A 32, 109—112 (1950).

Phalen, G. S., Kendrick, J. I.: Compression neuropathy of the median nerve in the carpal tunnel. J. Amer. med. Ass. 164, 524—530 (1957).

Poloni, A. E., Sala, E.: The conduction velocity of the ulnar and median nerves stimulated through a twin-needle electrode. Electroenceph. clin. Neurophysiol., Suppl. 22, 17 (1962).

Poloni, A. E., Tosarelli, L.: Aspetti particolari della schema di innervazione dei muscoli brevi del pollice in un caso di sezione traumatica del nervo mediano al polso. G. Psichiat. Neuropat. 88, 385—397 (1960).

Preswick, G.: The effect of stimulus intensity on motor latency in the carpal tunnel syndrome. J. Neurol. Neurosurg. Psychiat., N.S. 26, 398—401 (1963).

Purnell, D. C., Daly, D. D., Lipscomb, P. R.: Carpal-tunnel syndrome associated with myxedema. Arch. intern. Med. 108, 751—756 (1961).

Recht, P.: Frische Nervenverletzungen an der Hand. Langenbecks Arch. klin. Chir. 287, 538—541 (1957).

Rietz, K.-A., Önne, L.: Analysis of sixty-five operated cases of carpal tunnel syndrome. Acta chir. scand. 133, 443—447 (1967).

Robbins, H.: Anatomical study of the median nerve in the carpal tunnel and etiologies of the carpal-tunnel-syndrome. J. Bone Jt Surg. A 45, 953—966 (1963).

Sakellarides, H.: A follow-up study of 172 peripheral nerve injuries in the upper extremity in civilians. J. Bone Jt Surg. A 44, 140—148 (1962).

Sauvage, R.: A propos d'un cas de régénération du médian. J. Chir. (Brux.) 37, 247—248 (1938).

Scheffel, F.: Hilfsoperation bei irreparabler kombinierter Medianus-Ulnaris-Lähmung. Zbl. Chir. 74, 800—804 (1949).

Scheid, W.: Über die isolierte Abductor-Opponensatrophie des Daumenballens. Dtsch. Z. Nervenheilk. 154, 47—67 (1942).

Schink, W.: Zur chirurgischen Behandlung der kombinierten Medianus- und Ulnarislähmung. Langenbecks Arch. klin. Chir. 299, 748—767 (1962).

Schink, W.: Wiederherstellungschirurgie bei Nervenverletzungen im Bereich der Hand. Hefte Unfallheilk. 81, 274—278 (1965).

Schlesinger, E. B., Liss, H. R.: Fundamentals, fads and fallacies in the carpal tunnel syndrome. Amer. J. Surg. 97, 466—470 (1959).

SCHOCH, J.: Plastische Ersatzmöglichkeiten nach traumatischer irreversibler Medianuslähmung. Chir. Praxis 9, 417—422 (1965).
SEYFFARTH, H.: Primary myoses in the m. pronator teres as cause of lesion of the n. medianus (the pronator-syndrome). Acta psychiat. scand., Suppl. 74, 251 (1951).
SHAFFER, J. M., CLEVELAND, F.: Delayed suture of sensory nerves of the hand. Ann. Surg. 131, 556—563 (1950).
SHELDEN, C.H., PUDENZ, R.'H., MacCARTY, C. S.: Two-stage autograft for repair of extensive median and ulnar nerve defects. J. Neurosurg. 4, 492—496 (1947).
SILER, V. E.: Primary tenorrhaphy and neurorrhaphy of hand and forearm. Amer. J. Surg. 80, 772—775 (1950).
SILIQUINI, P. L.: La pronazione dolorosa. Minerva ortop. 14, 481—483 (1963).
SIMON, S. D., SILVER, M. C.: Traumatic neuromas of digital nerve. Bull. Hosp. J. Diss. (N.Y.) 12—55 (1951). Rev. Surg. Gynec. Obstet. 94 (Abstr.), 224 (1952).
SIMPSON, J. A.: Electrical signs in the diagnosis of carpal-tunnel and related syndromes. J. Neurol. Neurosurg. Psychiat. 19, 275 (1956).
SISEFSKY, M.: Median injury in connection with fracture of lower end of radius. Nord. Med. 44, 1208—1211 (1950).
SKANSE, B.: Carpal-tunnel-syndrome in myxedema and acromegaly. Acta chir. scand. 121, 476—480 (1961).
SUNDERLAND, S.: Blood supply of nerves of upper limb in man. Arch. Neurol. Psychiat. (Chic.) 53, 91—115 (1945).
STRICKER, E., NIGST, H., ZINN, W.: Über Akroparaesthesien beim Karpaltunnelsyndrom. Schweiz. med. Wschr. 86, 1215—1219 (1956).
STROMBERG, W. B., JR., McFARLANE, R. M., BELL, J. L., KOCH, S. L., MASON, M. L.: Injury of the median and ulnar nerves. One hundred and fifty cases with an evaluation of Moberg's ninhydrin test. J. Bone Jt Surg. A 43, 717—730 (1961).
TANZER, R. C.: The carpal-tunnel syndrome. A clinical and anatomical study. J. Bone Jt Surg. A 41, 626—634 (1959).
THOMAS, J. E., LAMBERT, E. H.: Das Carpaltunnelsyndrom. Münch. med. Wschr. 104, 123—127 (1962).
THOMPSON, W. A. L., KOPELL, H. P.: Peripheral entrapment neuropathies of the upper extremity. New Engl. J. Med. 260, 1261—1265 (1959).
TOMPKINS, D. G.: Median neuropathy in the carpal tunnel caused by tumor-like conditions. Report of two cases. J. Bone Jt Surg. A 49, 737—740 (1967).
UEBERMUTH, H.: Die ischämische Kontraktur und ihre forensische Beurteilung. Med. Klin. 1956, 514—516.
WATSON-JONES, R.: Carpal semilunar dislocations and other wrist dislocations with associated nerve lesions. Proc. roy. Soc. Med. 22, 1071—1086 (1929).
WILHELM, A.: Die Denervation der Handwurzel. Hefte Unfallheilk. 81, 109—113 (1965).
WILKINSON, M.: The carpal-tunnel syndrome in pregnancy. Lancet 1960 I, 453—454.
WITT, A. N., GASTINGER, W.: Traumatische Nervenläsionen im Bereich des Handgelenkes und der Hohlhand. Z. Orthop. 92, 488—506 (1960).
WORMSER, P.: Das Karpaltunnelsyndrom. Fortschr. Neurol. Psychiat. 18, 211 (1950).
ZRUBECKY, G.: Die Hand, das Tastorgan des Menschen. Z. Orthop. (Beilageheft) 93 (1960).
ZRUBECKY, G.: Eine sensible Ersatzoperation bei vollständiger Medianuslähmung. Langenbecks Arch. klin. Chir. 295, 172—174 (1960).
ZRUBECKY, G.: Wiederherstellung des normalen Hautgefühles nach irreparablen Nervenschäden. Langenbecks Arch. klin. Chir. 301, 888—893 (1962).

8. Nervus ulnaris

ANTON, J. I., REITZ, G. B., SADER, J., SPIEGEL, M. B.: Ulnar nerve paralysis complicating fracture of the medial epicondyle of the humerus. Amer. J. Surg. 49, 89—93 (1940).
ARKIN, A. M.: Habitual luxation of ulnar nerve. J. Mt Sinai Hosp. 7, 208—211 (1940).
ARRIGO, A.: Su di un particolare reperto da anastomosi mediano-ulnare in due casi di sindrome di Mouchet. Riv. Neurol. 33, 703—708 (1963).
BAKKE, J. L., WOLFF, H. G.: Occupational pressure neuritis of the deep palmar branch of the ulnar nerve. Arch. Neurol. Psychiat. (Chic.) 60, 549—553 (1948).
BERGMANN, E.: Ulnarisspätlähmungen nach Ellbogenbrüchen. Mschr. Psychiatr. 117, 203—207 (1949).
BHALA, R. P., GOODGOLD, J.: Motor conduction in the deep palmar branch of the ulnar nerve. Arch. phys. Med. 49, 460—466 (1968).
BJÖRKESTEN, G. AF: Position of fingers and function deficiency in ulnar paralysis. Acta chir. scand. 93, 99—110 (1946).
BOYES, J. H.: Repair of the motor branch of the ulnar nerve in the palm. J. Bone Jt Surg. A 37, 920—924 (1955).
BRONISCH, F. W.: Die Ulnarisschädigung im Handbereich. Dtsch. Z. Nervenheilk. 181, 1—14 (1960).
BRYAN, R. S., LIPSCOMB, P. R., SVIEN, H. J.: Tardy paralysis of the ulnar nerve due to a cyst of the elbow: report of case. Mayo Clin. Proc. 31, 473—475 (1956).

Bunnell, S.: Reconstruction operations for ulnar paralysis when the nerve is irreparable. Wiederherstellungs-
chir. und Traum. 1, 193 (1953).
Carr, J. A.: Spontaneous ulnar nerve paresis. Brit. med. J. 1957 II, 1415.
Carteri, A., Turinese, A.: La paralisi tardiva artrogena post-traumatica dell'ulnare. G. Psichiat. Neuropat.
40, 639—666 (1962).
Davidson, A. J., Horwitz, M. T.: Late or tardy ulnar-nerve paralysis. J. Bone Jt Surg. 17, 844—856 (1935).
Dobelle, M., Proctor, S. E.: Operative position for ulnar nerve transposition. Amer. J. Surg. 64, 254—256
(1944).
Dressler, W.: Ein Beitrag zum Krankheitsbild der arthrogenen Ulnarislähmung (Ulnaris-Spätlähmung).
Chirurg 29, 487—489 (1958).
Dupont, C., Cloutier, G. E., Prévost, Y., Dion, M. A.: Ulnar-tunnel syndrome at the wrist. A report of
four cases of ulnar-nerve compression at the wrist. J. Bone Jt Surg. A 47, 757—761 (1965).
Dwyer, F. C.: An unusual lesion of the ulnar nerve. J. Bone Jt Surg. B 33, 604—605 (1951).
Ebeling, P., Gilliatt, R. W., Thomas, P. K.: A clinical and electrical study of ulnar nerve lesions in the
hand. J. Neurol. Neurosurg. Psychiat., N.S. 23, 1—9 (1960).
Estridge, M. N., Smith, R. A.: Compression neuropathy of the ulnar nerve. A common condition occuring at
bed rest. Calif. Med. 97, 71—74 (1962).
Feindel, W., Stratford, J.: The role of the cubital tunnel in tardy ulnar palsy. Canad. J. Surg. 1, 287—300
(1958).
Gay, J. R., Love, J. G.: Diagnosis and treatment of tardy paralysis of ulnar nerve. J. Bone Jt Surg. 29,
1087—1097 (1947).
Gilliatt, R. W., Thomas, P. K.: Changes in nerve conduction with ulnar lesions at the elbow. J. Neurol.
Neurosurg. Psychiat. 23, 312—320 (1960).
Glasgow, E. F., Sinclair, D. C.: Dissociation of cold and warm sensibility in experimental blocks of the ulnar
nerve. Brain 85, 67—76 (1962).
Grossford, A.: Paralysie cubitale. Rev. Prat. (Paris) 10, 2943—2959 (1960).
Jensen, E.: Ulnar perineuritis. A survey with a follow-up examination of 39 operated cases. Acta psychiat.
scand. 34, 205—221 (1959).
Jensen, H. P., Wilhelm, A., Spuler, H.: Ätiologie und operative Behandlung der Ulnarisspätlähmung.
Langenbecks Arch. klin. Chir. 301, 917—921 (1962).
Judet, J., Judet, R., Larange, J., Lord, G., Roy-Camille, R.: Treatment of cubital paralysis. Gaz. méd.
Fr. 68, 1065—1068 (1961).
Kaeser, H. E.: Erregungsleitungsstörungen bei Ulnarisparesen. Dtsch. Z. Nervenheilk. 185, 231—243 (1963).
Kallio, E.: Cubital tunnel syndrome in cubitus recurvatus. Acta orthop. scand. 33, 227—234 (1963).
King, Th., Morgan, F. P.: The treatment of traumatic ulnar neuritis. Mobilization of the ulnar nerve at the
elbow by removal of the medial epicondyle and adjacent bone. Aust. N.Z. J. Surg. 20, 33—42 (1950).
Kramer, G.: Über Nervenverletzungen bei supracondylären Oberarmbrüchen. Hefte Unfallheilk. 81, 322—323
(1965).
Krayenbühl, H.: Die Ulnarislähmung nach Fraktur des Condylus humeri lateralis. Z. Unfallmed. Berufskr. 39,
1 (1946).
Kundu, S., Ghosh, S.: A case of nerve abscess (case report). Indian med. J. 52, 219—220 (1958).
Lange, E.: Periphere Spätlähmungen. Dtsch. Gesundh.-Wes. 14, 2148—2149 (1959).
Learmonth, J. R.: Technique for transplanting ulnar nerve. Surg. Gynec. Obstet. 75, 792—793 (1942).
Lüthy, F.: Osteochondritis dissecans des Ellbogens und Nervus ulnaris. Z. Unfallmed. Berufskr. 38, 91 (1945).
Magee, R. B., Phalen, G. S.: Tardy ulnar palsy. Amer. J. Surg. 78, 470—474 (1949).
Mannerfelt, L.: Studies on the hand in ulnar nerve paralysis. A clinical-experimental investigation in normal
and anomalous innervation. Acta orthop. scand., Suppl. 87 (1966).
Marion, J., Faysse, R.: Fractures de l'épitrochlée. Rev. Chir. orthop. 48, 447—470 (1962).
Maylahn, D. J., Fahey, J. J.: Fractures of the elbow in children. Review of threehundred consecutive cases.
J. Amer. med. Ass. 166, 220 (1958).
McGowan, A. I.: The results of transposition of the ulnar nerve for traumatic ulnar neuritis. J. Bone Jt Surg.
B 32, 293—301 (1950).
Mumenthaler, M.: Die Ulnarislähmung an der Handwurzel. Klinik und Therapie anhand von 30 eigenen
Fällen. Schweiz. Arch. Neurol. Psychiat. 82, 229—272 (1958).
Mumenthaler, M.: Die Luxation des Nervus ulnaris am Ellenbogen. Darstellung von 60 eigenen Fällen mit
klinischen Symptomen. Dtsch. Z. Nervenheilk. 178, 163—198 (1958).
Mumenthaler, M.: Ulnarislähmung bei Bettlägerigen. Ihre klinische Bedeutung anhand von 35 eigenen
Beobachtungen. Schweiz. med. Wschr. 1958, 591—597.
Mumenthaler, M.: Die Ulnarislähmungen. Über 314 „nicht-traumatische" eigene Beobachtungen. Schweiz.
med. Wschr. 90, 815—820 (1960).
Mumenthaler, M.: Die Ulnarisparesen. Stuttgart: Thieme 1961.
Nigst, H.: Die traumatische Neuritis des Nervus ulnaris. Eine Analyse von 73 operierten Fällen. Helv. chir.
Acta 20, 37—51 (1953).
Nigst, H.: Kompressionssyndrome des N. ulnaris am Handgelenk. Schweiz. med. Wschr. 1957, 320—321.

NIGST, H.: Spätlähmungen des Nervus ulnaris bei Verletzungen im Bereich der Ellenbeuge. Hefte Unfallheilk. 81, 305—306 (1965).

OUTLAND, T., HANLON, C. R.: Posterior dislocation of the elbow joint complicated by fracture of the medial epicondyle and ulnar-nerve injury. J. Bone Jt Surg. 20, 750—753 (1938).

PELLICCIOLI, V.: Su due casi di neurinoma dell'ulnare. Riv. Neuropsichiat. 3, 150—158 (1957).

PERUSI, A.: Paralisi del nervo cubitale da neurodocite epitrocleo-olecranica. Arch. Ortop. (Milano) 65, 225—231 (1952).

REPACI, G., SANTINI, L.: Sulla lussazione del nervo ulnare. (Studio clinici-sperimentale.) (Clin. Ortop. e Traumatol., Genova.) Minerva ortop. 5, 44—50 (1954).

ROVATI, L.: Su di un caso di lussazione traumatica del nervo ulnare. (Ist. di Clin. Chir. Gen., Univ., Pavia.) Boll. Soc. med.-chir. Pavia 69, 1217—1227 (1955).

RUSSELL, W. R., WHITTY, C. W. M.: Traumatic neuritis of the deep branch of the ulnar nerve. Lancet 1947I, 828—829.

SAINT-CYR, CH. et A.: La libération du nerf cubital, sa transposition en avant, l'ouverture de sa gaine dans le traitement des névrites hanséniennes. Presse méd. 72, 1813—1814 (1964).

SCHÄFER, E. R., BUSHE, K. A., DEFTEREOS, TH.: Probleme der Ulnarisverlagerung bei Verletzungen im Ellenbogenbereich. Chir. plast. reconstruct. (Berl.) 3, 64—67 (1967).

SCHEUER, F.: Die Ulnarisspätlähmung und ihre Behandlung. Zbl. Chir. 77, 2382—2384 (1952).

SCHMIER, A. A.: Fracture-dislocation of the elbow with ulnar-nerve involvement. J. Bone Jt Surg. 18, 1030—1035 (1936).

SCHULZE, R.: Spätschäden im Gebiet des nervus ulnaris. Chirurg 12, 304 (1940).

SCHWOKOWSKI, C. F.: Beitrag zur Ätiologie, Diagnose und Prognose der arthogenen Parese des Nervus ulnaris. Zbl. Chir. 92, 504—508 (1967).

SEDDON, H. J.: Carpal ganglion as a cause of paralysis of the deep branch of the ulnar nerve. J. Bone Jt Surg. B 34, 386—390 (1952).

SHELDEN, C. H., PUDENZ, R. H., MacCARTY, C. S.: Two stage-autograft for repair of extensive median and ulnar nerve defects. J. Neurosurg. 6, 492—496 (1947).

SKIELBOE, B. E., KOH, J. Y.: Tendon transference for ulnar and combined ulnar median nerve paralysis. Acta orthop. scand. 36, 137—152 (1965).

SUNDERLAND, S.: Rate of regeneration of motor fibers in ulnar and sciatic nerves. Arch. Neurol. Psychiat. (Chic.) 58, 7—13 (1947).

TURNBULL, F.: Ulnar to median autograft combined with radial to ulnar anastomosis. B. C. med. J. 4, 335—336 (1962).

VALONE, J. A.: Paralysis of the ulnar nerve and management of its deformity. J. Neurosurg. 10, 138—144 (1953).

VOINESCU, I., MACRI, E.: Tardive posttraumatische Lähmungen des N. ulnaris. Neurologia (Buc.) 4, 235—238 (1959) [Rumänisch].

WEGGE, C. W.: Kasuistischer Beitrag zur sog. Spätlähmung des Nervus ulnaris. Nervenarzt 24, 509 (1953).

WITT, A. N.: Die Ulnaris-Ersatzoperation. Med. Klin. 1949, 241.

WITTER, H.: Nervenschädigungen durch Arbeit mit Preßluftwerkzeugen. Med. Sachverständige 55, 105—108 (1959).

ZOEGA, H.: Fracture of the lower end of the radius with ulnar nerve palsy. J. Bone Jt Surg. B 48, 514—516 (1966).

9. Nerven der unteren Extremität

ALBRITTEN, F. F.: Method for repair of posterior tibial nerve. Amer. J. Surg. 73, 588.

ARRIGO, A., COSI, V., SAVOLDI, F.: The conduction velocity of the human sciatic nerve. Electroenceph. clin. Neurophysiol., Suppl. 22, 23 (1963).

ATLAS, L. N.: Saphenous neurectomy in the treatment of selected cases of painful ulceration of the leg. Surgery 28, 37—43 (1950).

BACIU, C., SGARBURA, I., BRAZDA, A.: Über die chirurgische Behandlung der traumatischen Kokzygodynie mittels Ramisektion des Plexus sacrococcygeus. Z. Orthop. 102, 231—236 (1966).

BARKER, L. D., KUHN, H. H.: Mortons metatarsalgia, localized degenerative fibrosis with neuromatous proliferation of the fourth plantar nerve. Sth. med. J. (Bgham, Ala.) 37, 123.

BAY, E.: Injektionsschäden des Nervus ischiadicus. Dtsch. med. Wschr. 86, 505—508 (1961).

BERNASCHEK, W.: Diagnose und Therapie von postoperativen Neuralgien des N. ilioinguinalis. Zbl. Chir. 79, 62—66 (1954).

BETTS, O. L.: Morton's metatarsalgia, neuritis of fourth digital nerve. Med. J. Aust. 1, 514—515 (1940).

BICKEL, W. H., DOCKERTY, M. B.: Plantar neuroma, Morton's toe. Surg. Gynec. Obstet. 84, 111—116 (1947).

BJÖRKESTEN, G. AF: Über die Freilegung des N. ischiadicus in seinem oberen Drittel. Acta chir. scand. 85, 41—50 (1941).

BOLLINGER, A.: Die Meralgia paraesthetica. Klinisches Bild und Pathogenese anhand von 158 eigenen Fällen. Schweiz. Arch. Neurol. Neurochir. Psychiat. 87, 58—102 (1961).

BONNET, P.: Le névrotomie du nerf obturateur à son origine dans la région lomboiliaque par voie iliaque sous-péritonéale. Lyon chir. 29, 558—562 (1932).

Boos, O.: Wiederherstellungschirurgie bei irreparablen Nervenlähmungen der unteren Gliedmaßen. Langenbecks Arch. klin. Chir. **302**, 14—26 (1962).

Boudin, G., Barbizet, J.: Paralysie du sciatique poplité externe et arthropathie tabétique du genou. Rev. neurol. **104**, 346—349 (1961).

Bräutigam, H.: Die Behandlung der schmerzhaften Arthrosis deformans des Hüftgelenkes durch Gelenkkapselentnervung. Chirurg **21**, 548—550 (1950).

Brunner, C.: Peronaeusparese als seltene Indikation zur Schnittentbindung. Schweiz. med. Wschr. **71**, 51 (1941).

Buchbender, E., Weiss, R.: Drei Fälle von Femoralisparese nach gynäkologischer Bauchoperation. Nervenarzt **32**, 413—415 (1961).

Buchmann, J.: Bemerkungen zur Kokzygodynie. Z. Orthop. **102**, 217—231 (1966).

Calamari, A., Pieraccini, P.: Sulle paralisi dello sciatico-popliteo esterno. Riv. Neurobiol. **2**, 147—159 (1956).

Calverley, J. R., Mulder, D. W.: Femoral neuropathy. Neurology (Minneap.) **10**, 963—967 (1960).

Carayon, A.: La neurolyse des troncs plexuels sciatiques dans le traitement des paralysies douloureuses dues aux injections intrafessières médicamenteuses. Presse méd. **61**, 1579—1580 (1953).

Chandler, F. A., Seidler, F.: Intrapelvic extraperitoneal resection of the obturator nerve. Surg. Gynec. Obstet. **69**, 101—102 (1939).

Chiasserini, A., Jr.: An exceptional case of injury of the femoral nerve. J. Neurosurg. **14**, 228—229 (1957).

Chopra, J. S., Hurwitz, L. J.: Femoral nerve conduction in diabetes and chronic occlusive vascular disease. J. Neurol. Neurosurg. Psychiat. **31**, 28—33 (1968).

Clare, F. B.: Femoral nerve repair. J. Neurosurg. **13**, 195—198 (1956).

Clark, K.: Ganglion of the lateral popliteal nerve. J. Bone Jt Surg. B **43**, 778—783 (1961).

Clawson, D. K., Seddon, H. J.: The results of repair of the sciatic nerve. J. Bone Jt Surg. B **42**, 205—212 (1960).

Coelln, M. von: Unterschenkellähmungen nach einmaliger intramuskulärer Eleudron-Injektion und ihre Behandlung durch orthopädische Ersatzoperationen. Z. Orthop. **88**, 159—164 (1956).

Cohen, H. H.: Trichinosis as a cause of meralgia paraesthetica. J. Bone Jt Surg. **28**, 153—156 (1946).

Cohen, H. H.: Morton's metatarsalgia. Interdigital neuroma. Amer. J. Surg. **83**, 209—211 (1952).

Cooper, W. L.: Coccygodynia. An analysis of one hundred cases. J. int. Coll. Surg. **33**, 306—311 (1960).

Derwort, A.: Injektionsschäden an Nerv und Muskel und die Frage eines Verschuldens des Arztes. Nervenarzt **25**, 317—322 (1954).

Ecker, A. D., Woltman, H. W.: Meralgia paraesthetica. A report of one hundred and fifty cases. J. Amer. med. Ass. **110**, 1650—1652 (1938).

Fahlund, G. T. R.: Suture of posterior tibial nerve below the knee with a follow-up study of clinical results. J. Neurosurg. **3**, 223—233 (1946).

Ferguson, F. R., Liversedge, L. A.: Ischaemic lateral popliteal nerve palsy. Brit. med. J. **1954 II**, 333—335.

Fett, H. L., Pool, C. C.: Plantar interdigital neuroma or Morton's toe. Amer. J. Surg. **78**, 522—525 (1949).

Fettweis, E.: Kniegelenks- und Hüftgelenkskontrakturen bei narbiger Irritation des sensiblen Astes des Nervus obturatorius. Dtsch. med. Wschr. **91** (1), 313—314 (1966).

Fettweis, E.: Ursache vermeintlicher Ischialgien: nicht traumatische Striktur des Nervus peronaeus. Dtsch. med. Wschr. **93**, 1393—1394 (1968).

Fevre, M., Languepin, A.: Les brides crurojambiéres contenant le nerf sciatique. Le syndrome bride poplitée et malformations multiples. Presse méd. **70**, 615—618 (1962).

Francillon, M. R.: Aktionsvarianten des M. tibialis anterior und ihre klinische Bedeutung. Schweiz. med. Wschr. **91**, 347—350 (1961).

Freeman, L. W.: A simple combined approach to the obturator and femoral nerves. Surgery **24**, 968—971 (1948).

Friedlander, W. J.: Meralgia paresthetica. U.S. armed Forces med. J. **3**, 1857—1862 (1952).

Fuhrmann, W., Gruenwaldt, G.: Über die Beurteilung von Nervenschäden nach intramuskulären Injektionen. Chirurg **26**, 210—216 (1955).

Gamboa, M.: La neurotomia del obturador en la contractura en adducciòn en las paraplegias espasticas. Rev. chil. Pediat. **13**, 366 (1942).

Gardner, C., Elliott, H.: Extra-peritoneal, end-to-end suture of the femoral nerve. Canad. med. Ass. J. **62**, 61—64 (1950).

Garland, H. G., Moorhouse, D.: Compressive lesions of the external popliteal (common peroneal) nerve. Brit. med. J. **1952 II**, 1373.

Ghent, W. R.: Meralgia paraesthetica. Canad. med. Ass. J. **81**, 631—633 (1959).

Gilliatt, R. W., Goodman, H. V., Willison, R. G.: The recording of lateral popliteal nerve action potentials in man. J. Neurol. Neurosurg. Psychiat. **24**, 305—318 (1961).

Girard, P. M., Childress, H. M.: Sciatic nerve pressure following rupture and fibrosis of a hamstring muscle. J. Amer. med. Ass. **113**, 2412 (1939).

Goodgold, J., Kopell, H. P., Spielholz, N. I.: The tarsal-tunnel syndrome. Objective diagnostic criteria. New Engl. J. Med. **273**, 742—745 (1965).

Guillaume, J., Sigwald, J.: Coccygodynie rebelle traitée par radicotomie bilaterale de S 5 Guérison. Rev. neurol. **54**, 60 (1947).

HAACK, K. J.: Über subcutane Verletzungen des Nervus peronaeus. Mschr. Unfallheilk. **60**, 179—180 (1957).

HARMON, P. H.: Transabdominal extraperitoneal section of the obturator nerve trunk. J. Neurosurg. **7**, 233—235 (1950).

HEIMBURGER, R. F., FREEMAN, L. W., WILDE, N. J.: Sacral nerve innervation of the human bladder. J. Neurosurg. **5**, 154—164 (1948).

HIGHET, W. B., HOLMES, W.: Traction injuries to the lateral popliteal nerve and traction injuries to peripheral nerves after suture. Brit. J. Surg. **30**, 212—233 (1942).

HINGORANI, K.: Accidental surgical division of lateral cutaneous nerve of thigh. Brit. med. J. **1964 I**, 607—608.

HOLEVICH, Y.: Orthopaedic rehabilitation in persistant traumatic paralysis of fibular nerve. Ortop. Travm. Protez. **19**, H. 2, 43—47 (1958) [Russisch].

HOLMQUIST, B., STAUBITZ, W. J.: The role of the pudendal nerve in connection with electronic emptying of the neurogenic cord bladder in dogs. J. Urol. (Baltimore) **98**, 198—204 (1967).

HUBER, H.: Über die Irritation des Nervus ischiadicus durch eine im Bereich des Tuber ossis ischii vorkommende Exostose. Klin. Med. (Wien) **14**, 383—386 (1959).

ISENSCHMID, R., RIEBEN, G.: Schädigung des Nervus ischiadicus bei traumatischer Luxation des Hüftgelenkes. Schweiz. med. Wschr. **71**, 137—141 (1941).

JOHNSON, D. A., MONTGOMERY, R. R.: Femoral neuropathy in abdominopelvic surgery. Med. Ann. D.C. **27**, 513—562 (1958).

JOST, W.: Zur Ätiologie der Meralgia paraesthetica. Schweiz. med. Wschr. **71**, 1448 (1941).

JUDET, J., JUDET, R., LAGRANGE, J., LORD, G., ROY-CAMILLE, R.: Possibilities of surgery in paralysis of the external popliteal branch of the sciatic nerve. Gaz. méd. Fr. **68**, 1037—1044 (1961).

JUNG, W.: Ganglion im Nervus fibularis. Zbl. Chir. **75**, 328—330 (1950).

KAMMERER, TH.: Die Affektionen des Nervus femoralis. Ein Beitrag zu ihrer Ätiologie anhand katamnestischer Untersuchungen bei 22 Fällen. Nervenarzt **34**, 12—23 (1963).

KAPLAN, E. B.: Obturator nerve avulsion in treatment of painful hip joints. Surg. Clin. N. Amer. **28**, 472 (1948).

KAPLAN, E. B.: Resection of obturator nerve for relief of pain in arthritis of hip joints. J. Bone Jt Surg. A **30**, 213 (1948).

KAPLAN, E. B.: Surgical approach to plantar digital nerves. Bull. Hosp. Jt Dis. (N.Y.) **11**, 96—97 (1950).

KECK, CH.: The tarsal-tunnel syndrome. J. Bone Jt Surg. A **44**, 180—182 (1962).

KEEGAN, J. J., HOLYOKE, E. A.: Meralgia paraesthetica. An anatomical and surgical study. J. Neurosurg. **19**, 341—345 (1962).

KENRICK, M. M.: Femoral nerve injuries following pelvic surgery: diagnosis and treatment. Sth med. J. (Bgham, Ala.) **56**, 152—156 (1963).

KILBURN, P.: Meralgia paraesthetica. Lancet **1957 II**, 952.

KING, B. B.: Meralgia paraesthetica. Report of five cases. Amer. J. Surg. **52**, 364—368 (1941).

KIRCHMAIR, H.: Zur „Spritzenlähmung“. Münch. med. Wschr. **1954**, 1418.

KLIMOV, W. A.: Ein operativer Zugang zum Nervus obturatorius. Langenbecks Arch. klin. Chir. **185**, 350—355 (1936).

KOLL, J. F.: Femoralislähmung infolge Überdehnung. Nervenarzt **28**, 30—31 (1957).

KOPELL, H. P., THOMPSON, W. A. L.: Peripheral entrapment neuropathies of the lower extremity. New Engl. J. Med. **262**, 56—60 (1960).

KOPELL, H. P., THOMPSON, W. A. L., POSTEL, A. H.: Entrapment neuropathy of the ilioinguinal nerve. New Engl. J. Med. **266**, 16—19 (1962).

KRENKEL, W., TÖNNIS, W.: Iatrogene Verletzung des Nervus femoralis. Zbl. Chir. **86**, 1637—1640 (1961).

KREWER, B.: Fréquence de la méralgie paresthésique chez les déportés. Bull. Soc. méd. Hôp. Paris **62**, 32—33 (1946).

LADE, O.: Scharlach und Meralgia paraesthetica. Münch. med. Wschr. **79**, 1754—1755 (1932).

LAM, S. J. S.: A tarsal-tunnel syndrome. Lancet **1962 II**, 1354—1355.

LAROCHELLE, J. L.: Considérations sur un cas d'arthroplastic de la hanche avec coup de vitallium et section du nerf obturateur. Laval méd. **13**, 557—561 (1948).

LIÈVRE, J. A.: La névralgie du fémoro-cutané. Rev. Prat. (Paris) **10**, 2939—2941 (1960).

LIÈVRE, J. A., BLOCH-MICHEL, H.: La méralgie paresthésique. Bull. Soc. méd. Hôp. Paris **69**, 820—829 (1953).

LIPSCOMB, P. R., SANCHEZ, J. J.: Anterior transplantation of the posterior tibial tendon for persistent palsy of the common peroneal nerve. J. Bone Jt Surg. A **43**, 60—66 (1961).

LIVINGSTON, K. E., LIVINGSTON, W. K., ANDRUS, D.: Nerve end separation following suture. Resection of the neck of the fibula in suture of the peroneal nerve. J. Neurosurg. **4**, 16—18 (1947).

LÜTHY, F.: Die Nervenschädigung nach intraglutäaler Injektion von Irgapyrin und ein Vorschlag zu ihrer Verhütung. Schweiz. med. Wschr. **85**, 1092—1096 (1955).

LUFT, H.: Femoralislähmung durch Überstreckung. Bericht über einen Fall und Erwägung zur Pathogenese. Nervenarzt **34**, 457—459 (1963).

LUNDY, J. S., MACCARTY, C. S., JANES, J. M.: Surgery in treatment of diseases of hip; preliminary report. Mayo Clin. Proc. **25**, 465—467 (1950).

MACCARTY, C. S.: Two-stage autograft for repair of extensive damage to sciatic nerve. Report of case. J. Neurosurg. **8**, 319—322 (1951).

McElevenny, R. T.: The etiology and surgical treatment of intractable pain about the fourth metatarsophalangeal joint (Morton's toe). J. Bone Jt Surg. 25, 675—679 (1943).

Mack, E. W.: Meralgia paresthetica. New causal observations. West. J. Surg. 54, 390—391 (1946).

Malcolm, D. S.: A method of measuring reflex times applied in sciatica and other conditions due to nerve-root compression. J. Neurol., N.S. 14, 15—24 (1951).

Marinacci, A. A.: Medial and anterior tarsal tunnel syndrome. Electromyography 8, 123—134 (1968).

Mason, E.: Peroneal nerve palsy seen in patients treated with electroconvulsive therapy. Amer. J. Psychiat. 112, 299—300 (1955).

Mason, T. H., Haines, G. L., Leversee, B. W.: Selective sacral neurotomy for Hunner's ulcer. J. Neurosurg. 17, 22—26 (1960).

Menniti, D.: Le lesioni traumatiche dello sciatico popliteo esterno a livello della testa del perone. Arch. Putti Chir. Organi Mov. 20, 370—383 (1965).

Miller, D. S.: Post-myelographic coccygodynia. Amer. J. Proctol. 18, 292—295 (1967).

Monesi, B., Laus, S.: Traitement chirurgical de la méralgie paresthétique de Roth. Acta orthop. belg. 31, 762—769 (1965).

Moore, E. L., Meredith, E. W.: Morton's toe—a neuroma. Amer. J. Surg. 77, 399 (1949).

Mumenthaler, A., Mumenthaler, M., Luciani, G., Kramer, J.: Das Ilioinguinalis-Syndrom. Beschreibung von sieben eigenen Beobachtungen. Dtsch. med. Wschr. 90, 1073—1078 (1965).

Mumenthaler, M., Baasch, E., Ulrich, J.: Das Tibialis-anterior-Syndrom. Schweiz. Arch. Neurol. Neurochir. Psychiat. 86, 137—181 (1960).

Mumenthaler, M., Katzenstein-Sutro, E.: Oberschenkelatrophie und Unfall. Über einen Fall von Femoralislähmung durch Überdehnung. Nervenarzt 29, 37—39 (1958).

Mumenthaler, M., Mosmann, W.: Neurologische Komplikationen nach Verletzungen des Unterschenkels und des Sprunggelenkes. Dtsch. med. Wschr. 94 (1), 995—999 (1969).

Mumenthaler, M., Probst, C., Mumenthaler, A., Weber, B. G., Schnyder, J.: Das Tarsaltunnelsyndrom. Schweiz. med. Wschr. 94, 373—382 (1964).

Nathan, H.: Gangliform enlargement on the lateral cutaneous nerve of the thigh. Its significance in the understanding of the etiology of meralgia paresthetica. J. Neurosurg. 17, 843—850 (1960).

Neplokh, Y. M.: Les névrites toxico-traumatiques des nerfs sciatiques en liaison avec le traitement par l'aminazine. Ž. Nevropat. Psichiat. 60, 238—241 m. franz. Zus.fass. (1960) [Russisch].

Nissen, K. J.: Plantar digital neuritis. J. Bone Jt Surg. B 30, 84—94 (1948).

Olsen, C. W.: Lesions of peripheral nerves developing during coma. J. Amer. med. Ass. 160, 39—41 (1956)

Oppenheimer, H.: Über die Bedeutung des Gefäßfaktors beim Injektionsschaden des N. ischiadicus. Dtsch. Z. Nervenheilk. 175, 392—404 (1956).

Orth, O., Wittmann, L.: Zur Chirurgie des N. praesacralis. Chirurg 12, 322—325 (1940).

Padovani, S. F.: La section du nerf obturateur dans le traitement de la coxarthrie. Rev. Méd. (Paris) 23, 155 (1942).

Padovani, S. F.: Les opérations nerveuses dans le traitement de la coxarthrie. Sem. Hôp. Paris 22, 139—141 (1946).

Parkes, A.: Intraneural ganglion of the lateral popliteal nerve. J. Bone Jt Surg. B 43, 784—790 (1961).

Patterson, F. P., Morton, K. S.: Neurologic complications of fractures and dislocations of the pelvis. Surg. Gynec. Obstet. 112, 702—706 (1961).

Patton, J. F., Schwartz, H. G.: Sacral neurotomy for the spastic neurogenic bladder. J. Urol. (Baltimore) 70, 230—233 (1953).

Penzholz, H.: Neurochirurgische Behandlung der Coccygodynie. Arch. Psychiat. Nervenkr. 204, 163—171 (1963).

Perret, W.: Die Nervenschädigung nach Einspritzungen am Gesäß und die Frage der Beweislast. Beitrag zur Frage des Prima-facie-Beweises in Arzthaftpflichtfällen. Dtsch. med. Wschr. 1949, 676—678.

Perret, W.: Zur Pathogenese von Nervenstörungen am Bein nach Einspritzungen von Arzneimitteln am Gesäß. Hefte Unfallheilk. 17, 128—131 (1954).

Perret, W.: Die „Spritzenlähmung". Motorische und sensible Funktionsstörungen am Bein nach intramuskulären Einspritzungen am Gesäß. Schweiz. Ärzteztg 7, 59 (1954).

Perret, W.: Nil nocere.: Ätiologie und Pathogenese von Nervenstörungen am Bein nach Einspritzungen von Arzneimitteln am Gesäß. („Die Spritzenlähmung".) Münch. med. Wschr. 1954, 111—113.

Perret, W.: Der „Watschelgang" nach Einspritzung am Gesäß. Lähmung des N. glutaeus cranialis. Med. Klin. 56, 746—750 (1961).

Peterson, P. H.: Meralgia paresthetica related to pregnancy. Amer. J. Gynec. Obstet. 64, 690—691 (1952).

Platt, H.: Traction lesions of the external popliteal nerve. Lancet 1940 II, 612—614.

Platzgummer, H.: Erfahrungen über Ersatzoperationen bei irreparablen Lähmungen des Nervus peronaeus. Wien. klin. Wschr. 74, 236—238 (1962).

Poláček, P.: N. femoralis accessorius, N. obturatorius accessorius and their practical significance in hip joint surgery. Acta Chir. orthop. Traum. čech. 25, 150—155 m. engl. Zus.fass. (1958) [Tschechisch].

Pommier, M., Lecomte, C.: Die Peronaeuslähmung im Wochenbett. Bull. Féd. Soc. Gynéc. Obstét. franç. 11, 176 (1959). Ref. Schweiz. med. Wschr. 89, 1293 (1959).

RAMADIER, J. O.: Les paralyses traumatiques du sciatique et de ses branches. Rev. Chir. orthopéd. 41, 177—190 (1955).

REGLI, F., HAYNAL, A.: Schädigungen des Nervus femoralis. Schweiz. med. Wschr. 94, 147—155 (1964).

REICH, F.: Zur Technik der sensiblen Neurotomie bei schmerzhaften Arthrosen des Hüft- und Kniegelenks. Chirurg 24, 314—317 (1953).

RHODES, PH.: Meralgia paraesthetica in pregnancy. Lancet 1957 II, 831.

ROBINSON, D. R.: Piriformis syndrome in relation to sciatic pain. Amer. J. Surg. 73, 355 (1947).

ROCH, M.: Méralgie parestésique et l'appendicite. Schweiz. med. Wschr. 65, 489—490 (1935).

ROCHER, H. L.: Ma technique pour le névrotomie intrapelvienne du nerf obturateur. J. méd. Bordeaux 113, 498—499 (1936).

ROSOLLECK, H.: Frakturen am Femur und Peronaeusparese. Chirurg 35, 500—502 (1964).

ROSS, J. C., DAMANSKI, M.: Pudental neurectomy in the treatment of the bladder in spinal injury. Brit. J. Urol. 25, 45—50 (1953).

RÜD, H.: Zur Freilegung des N. obturatorius. Chirurg 15, 494 (1943).

RÜTT, A.: Peronaeusparese als Folge peripherer Schädigung beim Fußballspiel. Mschr. Unfallheilk. 56, 185—187 (1953).

SALLICK, M. A., BLUM, L.: Sensory denervation of the heel for persistent pain following fraktures of the calcaneus. J. Bone Jt Surg. A 30, 209—212 (1948).

SCHEWKET, F.: Ein Fall von akuter Appendicitis mit Verwachsung des Nervus femoralis. Zbl. Chir. 59, 1471—1472 (1932).

SCHLIACK, H.: Die vertebrale Fibularislähmung. Dtsch. med. Wschr. 84, 2164—2166 (1959).

SCHÖRCHER, F.: Hilfsoperation bei der Lähmung des N. peronaeus. Chirurg 9, 617—619 (1937).

SCHOGER, G. A.: Die Coccygodynie im Rahmen der rheumatischen Wirbelsäulenerkrankungen. Med. Klin. 1954, 1211—1213.

SCHÜRMANN, H.: Schmerzlinderung bei deformierenden Hüft- und Kniegelenkarthrosen durch sensible Neurotomie der Gelenkkapseln. Chirurg 28, 472—473 (1957).

SCHWINK, O.: Appendicitis und Femoralisneuritis. Nervenarzt 11, 361—366 (1938).

SHERMAN, I. C., TIGAY, E. L., ARIEFF, A. J., SCHILLER, M. A.: Return of sensation after experimentally produced lesions in sciatic nerve of cat. J. Neurophysiol. 12, 1—15 (1949).

SICARD, A., BRUEZIÈRE, J.: Traitement de la coccygodynie par la section bilaterale du plexus sacrococcygien. J. Chir. (Paris) 65, 312 (1949). Ref. Chirurg 23, 351 (1952).

SIEM, H.: Ursache und Verlauf der Fibularisparese. Praxis 58, 450—455 (1969).

SINNER, W.: Zur Behandlung schmerzhafter Zustände an den Beckenorganen durch die Thiermannsche Operation. Z. Urol. 58, 641—643 (1965).

SKANSE, B., GYDELL, K.: A rare type of femoral-sciatic neuropathy in diabetes mellitus. Acta med. scand. (Stockh.) 155, 463—468 (1956).

SPEIGEL, I. J.: Full thickness autogenous nerve graft. Report of a case. J. Neurosurg. 6, 421—422 (1949).

SPROFKIN, B. E.: Peroneal paralysis—A hazard of weight reduction. Arch. intern. Med. 102, 82—87 (1958).

STÄHLI, R.: Der Ileoinguinalnerv und seine Einklemmung. Praxis 54, 273—275 (1969).

STEVENS, H.: Meralgia paresthetica. Arch. Neurol. 77, 557—574 (1957).

STUX, A.: Die Beckenneuralgie. Vorläufige Mitteilung. Gynaecologia (Basel) 140, 99—101 (1955).

SUERMONDT, W. F.: Die Behandlung der Coccygodynie. Chirurg 3, 526—528 (1931).

SUNDERLAND, S.: The relative susceptibility to injury of the medial and lateral popliteal divisions of the sciatic nerve. Brit. J. Surg. 41, 300—302 (1953).

SUNDERLAND, S.: Blood supply of sciatic nerve and its popliteal divisions in man. Arch. Neurol. Psychiat. (Chic.) 54, 283—289 (1945).

TALBOT, SARLIN: Considérations sur les opérations palliatives dans la paralysie du sciatique poplité externe. Rev. Orthop. 36, 58—65 (1950).

TAVERNIER, L.: Surgical treatment of degenerative arthritis of hip: articular denervation. Rheumatism 4, 176—179 (1948).

TAVERNIER, L., PELLANDA, C.: Les nerfs de l'articulation de la hanche. Technique de leur neurotomie. Mém. Acad. Chir. 74, 264—269 (1948).

TAVERNIER, L., TRUCHET, P.: Le section des branches articulaires du nerf obturateur dans le traitement de l'arthrite chronique de la hanche. Rev. Orthop. 28, 62 (1942).

TÖNNIS, D.: Zur Entstehung von Drucklähmungen an den unteren Extremitäten. Fortschr. Neurol. Psychiat. 26, 483—494 (1958).

WEISMANN-NETTER, R.: Méralgie paresthésique bilatérale, séquelle du typhus exanthématique. Bull. Soc. méd. Hôp. Paris 62, 30—32 (1946).

WHITE, J.: The results of traction injuries to the common peroneal nerve. J. Bone Jt Surg. B 50, 346—350 (1968).

WHITTAKER, W. G.: Injuries to the sacral plexus in obstetrics. Canad. med. Ass. J. 79, 622—627 (1958).

WINKELMANN, N. W.: Femoral nerve complications of gynecologic surgery. Arch. Neurol. Psychiat. (Chic.) 74, 102 (1955).

WISCHNEWSKY, A.: Der operative Zugang zum N. obturatorius. Langenbecks Arch. klin. Chir. 158, 472—484 (1930).

Wissfeld, E., Matheis, H.: Spritzenschädigung des Nervus femoralis. Nervenarzt 30, 115—120 (1959).

Woltman, H. W.: Pressure as a faktor in the development of neuritis of the ulnar and common peroneal nerves in bedridden patients. Amer. J. med. Sci. 179, 528—532 (1930).

Zeh, W., Klein, H.-G.: Nervenschäden durch intraglutäale Injektion. Dtsch. med. J. 13, 348—351 (1962).

Ziemnowicz, St.: A new technique of partial nerve suture. A case of recovery of war injured femoral nerve. Pol. Przegl. chir. 24, 833—841 m. engl. Zus.fass. (1952) [Polnisch].

10. Tumoren und Durchblutungsstörungen

Abbes, M.: Un cas de Schwannogliome du radial. Resection, immediate suture. Presse méd. 71, 1531—1532 (1963).

Alajouanine, T., Bertrand, I., Nick, J., Contamin, F., Cathala, H.-P., Nicolle, M.: Paramyloïdose avec atteinte prédominante des nerfs périphériques. Etude anatomoclinique. Rev. neurol. 103, 313—328 (1960).

Alajouanine, T., Petit-Dutaillis, D.: Neurinome du tronc du sciatique traité avec résultats fonctionelles parfaits par énucléation simple. Rev. neurol. 2, 617—620 (1930).

Albert, H.-H. von: Unregelmäßig wechselnder Nystagmus alternans bei Neurofibromatose Recklinghausen. Med. Klin. 59, 482—485 (1964).

Audoin, J., Lataste, J.: Les neurinomes du rectum. Presse méd. 1956, 1102—1104.

Babchin, I. S., Krivosheina, Y. P.: Clinical forms of central neurofibromatosis. Ž. Nevropat. Psichiat. 68, 481—486 (1968) [Russisch].

Baden, E., Pierce, H. E., Jackson, W. F.: Multiple neurofibromatosis with oral lesions. Review of the literature and report of a case. Oral Surg. 8, 263—280 (1955).

Barson, A. J., Cole, F. M.: Neurofibromatosis with congenital malformation of the spinal cord. J. Neurol. Neurosurg. Psychiat. 30, 71—74 (1967).

Battaglia, L., Trabucchi, L.: Le neoplasie cistiche dei tronchi nervosi periferici. Chir. Organi Mov. 49, 304—315 (1960).

Bauer, K. H.: Das Krebsproblem, 2. Aufl. Berlin-Göttingen-Heidelberg: Springer 1963.

Baumann, C.: A peripheral neurologic condition arising from malignant carcinoma. Ned. T. Geneesk. 103, 556—558 mit engl. Zus.fass. (1959) [Holländisch].

Besznyàk, I., Pádanyi, A., Pintér, E.: Intrathorakales Vagus-Neurinom. Thoraxchirurgie 16, 210—214 (1968).

Bianco, A., Zeri, G., Tucci, G.: I tumori neurogenici intratoracici dell'infanzia. Recentia med. (Roma) 24, 351—387 (1959).

Bischoff, A.: Diabetische Neuropathie. Pathologische Anatomie, Pathophysiologie und Pathogenese auf Grund elektronenmikroskopischer Untersuchungen. Dtsch. med. Wschr. 93, 237—241 (1968).

Blanchard, B. M.: Peripheral neuropathy (non-invasive) associated with lymphoma. Ann. intern. Med. 56, 774—778 (1962).

Bodechtel, G.: Die Erkrankungen des Rückenmarks und die Neurofibromatose Recklinghausen. In: Handbuch der inneren Medizin, Bd. 5, Neurologie, S. 578—592. Berlin-Göttingen-Heidelberg: Springer 1953.

Bodner, E., De Los Santos, E. V.: Die maligne Entartung eines Mastdarmneurinoms. Gedanken über die Neigung der Nervenscheidengeschwülste zu „bösartiger Degeneration". Krebsarzt 16, 337—351 (1961).

Boeckler, H.-H.: Ein Beitrag zu den neurogenen Tumoren im Kiefer-Gesichtsbereich. Dtsch. Zahn-, Mund- u. Kieferheilk. 27, 5—14 (1957).

Bofinger, H.: Über das Problem der sarkomatösen Entartung bei der Neurofibromatose v. Recklinghausen. Arch. Geschwulstforsch. 9, 273—279 (1956).

Bono, A. V., Meriggi, A.: Studio clinico e morfologico de 256 casi di tumori del sistema nervoso periferico. Tumori 48, 223—245 (1962).

Bonzanini, C., Bertoli, A. S.: Su alcuni tumori benigni dello stomaco. Arch. ital. Chir. 88, 284—310 (1962).

Borkenhagen, R., Vazirani, S.: Multiple neurofibromatosis in a family. Oral Surg. 9, 269—274 (1956).

Boué, I.: Periphere Nervengeschwülste. Inaug.-Diss. Bonn 1962.

Bracken, M. M., Bragdon, F. H.: Von Recklinghausen's disease of the central nervous system. Report of a case. Amer. J. clin. Path. 26, 1456—1464 (1956).

Bruns, W.: Ein Fall von Akromegalie und Neurofibromatose. Med. Bild 5, 135—137 (1962).

Buck-Gramcko, D.: Zur Behandlung der Neurinome (Schwannome) peripherer Nerven. Chirurg 29, 511—515 (1958).

Büttner, A.: Die Hämangiome peripherer Nerven. Bruns' Beitr. klin. Chir. 173, 129—132 (1942). Ref. Zbl. Chir. 71, 975 (1944).

Busch, E., Christensen, E.: Tumors of peripheral nerves with special reference to neurogenous sarcomas. Acta psychiat. (Kbh.), Suppl.-Bd. 46, 72—93 (1947).

Calio, A., Mirabella, A.: Neurinoma solitario della lingua. Gazz. int. Med. Chir. 64, 2057—2065 (1959).

Camera, R.: Contributo alla conoscenza dell'angioma dei nervi periferici. Minerva chir. 9, 576—579 (1954).

Canet, L., Messimy, R., Fischgold, H., Borne, G., Aboulker, J.: Neurinome kystique du sacrum. Neurochirurgie 9, 121—124 (1963).

Casolo, P.: Neurofibroma intercostale. Gazz. int. med. Chir. 60, 1291—1304 (1955).

CASTEDO, C., HERMIDA, M. E.: Neuritis hipertrofica progressiva. Acta neuropsiquiát. argent. 2, 169—174 (1956).
CATTELL, R. B., VILLE, J. ST.: Amputation neuromas of the biliary tract. Arch. Surg. 83, 242—246 (1961).
CHRISTEAS, N., DIAMANTIS, S., BALAS, P.: On the neurinoma of the stomach. Acta chir. hellen. 1959, 627—636 mit engl. Zus.fass. [Griechisch].
CHRYSOSPATHIS, P., COSSYFAKIS, J.: Neurinoma of the stomach removed by total gastrectomy. Brit. med. J. 1952 II, 1333—1334.
CLOWARD, R. B.: Destruction of cervical vertebra by solitary neurofibroma. Report of a case with quadriplegia. J. Neurosurg. 17, 511—519 (1960).
COLOMBO, F., PISANI, F., PERACCHIA, A.: I tumori neurogenici intratoracici. Chirurgia (Milano) 13, 1—22 (1958).
CROME, L.: A case of central neurofibromatosis. Arch. Dis. Childh. 37, 640—651 (1962).
CUTLER, E. C., GROSS, R. E.: The surgical treatment of tumors of the peripheral nerves. Ann. Surg. 104, 436—452 (1936).
CYRANY, V., LABOHÝ, L., REJF, M.: Neurilemmoma ventriculi multiplex. Rozhl. Chir. 35, 153—157 mit engl. Zus.fass. (1956) [Tschechisch].
DAFOE, C. S., ROSS, C. R.: Intrathoracic neurogenic tumours. Canad. med. Ass. 74, 629—633 (1956).
D'AGOSTINO, A., LORIA, L.: Eccezionale caso di neurinoma del nervo frenico destro. Riv. Radiol. 2, 364—372 (1962).
DAVIDOFF, L. M., MARTIN, J.: Hereditary combined neurinomas and meningiomas. J. Neurosurg. 12, 375—384 (1955).
DAVIS, C., JR., BROWN, G.: Intrathoracic neurofibroma of the vagus nerve, associated with a diaphragmatic hernia. J. thorac. Surg. 33, 532—536 (1957).
DEGRELL, I., KOPCSÁNYI, I.: Über das Magen-Neurinom. Zbl. Chir. 87, 2096—2102 (1962).
DEMING, C. L., NEWMAN, H. R.: Schwannomas. J. Urol. (Baltimore) 72, 316—323 (1954).
DICHTL, K.: Maligne Degeneration eines Mastdarmneurinoms. Krebsarzt 17, 202—209 (1962).
DIETRICH, K. F.: Gallige Perforationsperitonitis durch ein Dünndarmneurofibrom mit ungewöhnlichem Verlauf. Zbl. Chir. 81, 99—102 (1956).
DRAGOJEVIĆ, B., GEORGIEV, K., KOSTIĆ, N.: A case of neurofibroma sarcomatosum ventriculi. Acta chir. jugosl. 7, 66—69 mit engl. Zus.fass. (1960) [Serbo-kroatisch].
DREWES, GREMMEL, H.: Neurogene Tumoren der Lungen. Thoraxchirurgie 7, 40—51 (1959).
DUMAS, L. W., RENTSCHLER, E. H., EARLE, K. M.: Peripheral neuropathy associated with multiple myelomatosis and amyloidosis. Report of a case. Dis. nerv. Syst. 18, 419—424 (1957).
DZWONKOWSKI, J.: A huge neuroma of the retroperitoneal space. Pol. Przegl. chir. 34, 325—328 mit engl. Zus.fass. (1962) [Polnisch].
EHLERS, H.: Augenmanifestationen bei dem von Recklinghausen-Syndrom. Klinische Vorlesung über 3 Fälle. Ugeskr. Læg. 125, 51—56 (1963) [Dänisch].
FELUGO, F.: Contributo anatomo-clinico allo studio dei neurinomi periferici. Rass. ital. Chir. Med. 9, 421—435 (1960).
FEYRTER, F.: Über die chirurgisch bedeutsamen Neurome des Magen-Darmschlauches. Langenbecks Arch. klin. Chir. 274, 320—325 (1953).
FIGINI, H. A.: Disquinesia mioclónica en un caso ebfermedad de von Recklinghausen. Rev. neurol. B. Aires 17, 45—53 (1959).
FOOT, N. CH.: The pathology of tumors of the peripheral nerves. Adv. Surg. 2, 385—418 (1949).
FOUKAS, M., SKOUTERIS, A.: Über das Zusammentreffen von Morbus Recklinghausen, Hyperparathyreoidismus und Gravidität. Zbl. Gynäk. 88, 999—1006 (1966).
FRITZ, H.: Zur Frage der sakromatösen Umwandlung bei der Neurofibromatose. Röntgenpraxis 13, 288—302 (1941).
GÄRTNER, F., PREIS, H.: Die Neurofibromatose und ihr isoliertes Auftreten im Kiefer-Gesichtsbereich. Zbl. allg. Path. path. Anat. 96, 296—300 (1957).
GAGEL, O.: Tumoren der peripheren Nerven. In: BUMKE-FOERSTER Handbuch der Neurologie, Bd. IX, S. 216—240. Berlin: Springer 1935.
GAGEL, O.: Neurofibromatose (Recklinghausensche Krankheit). In: BUMKE-FOERSTER Handbuch der Neurologie, Bd. 16. Berlin: Springer 1936.
GANZ, P.: Die Nervengeschwülste des Thoraxinnenraumes. (18 eigene Beobachtungen.) Chirurg 25, 58—63 (1954).
GARCIN, R., LAPRESLE, J., RÉTIF, J.: Neurofibromatose diffuse du système nerveux avec multiples neurinomes dans les racines, neurinomes infiltrants dans la moelle, et surtout neurinomatose périmédullaire en coulée dans les espaces sousarachnoïdiens; association d'une syringomyélie et d'une myélomalacie. Rev. neurol. 106, 266—277 (1962).
GARCIN, R., MALLARMÉ, J., RONDOT, P.: Cryoglobulinémie et névrite multiple des membres inférieurs. Rev. neurol. 97, 142—146 (1957).
GÉNISSEL, M. LE, MARGAILLAN, A., BERNARD, P.: Les manifestations orbito-cranio-faciales du névrome plexiforme de la maladie de Recklinghausen. J. Radiol. Électrol. 43, 817—825 (1962).
GERBODE, F., MARGUILES, G. S.: Neurofibromatosis with intrathoracic neurofibromas of vagus nerve. Report of a case associated with pectus excavatum. J. thorac. Surg. 25, 429—434 (1953).

Geschickter, C. F.: Tumors of the peripheral nerves. Amer. J. Cancer 25, 377—410 (1935).
Goetsch, E.: Schädelveränderungen bei Neurofibromatose Recklinghausen. Fortschr. Röntgenstr. 83, 225—229 (1955).
Götze, W.: Zur Ätiologie der Thromboendarteriitis obliterans. Zbl. Neurochir. 7, 59—66 (1942).
Gore, I.: Primary malignant tumors of nerve. A report of eight cases. Cancer (N.Y.) 5, 278—296 (1952).
Gornak, K. A.: Zum Problem der Neurinome der peripheren Nerven mit infaustem Verlauf. Vop. Nejochir. 18, H. 5, 46—52 (1954) [Russisch].
Grinels, J. R.: A case report of neurolemmoma of the forth rib anteriorly, resembling a breast tumor. J. abdom. Surg. 4, 98—99 (1962).
Gross, S. W., Schwartz, A.: Peripheral nerve tumors as a cause of pain in the lower extremities. Neurology (Minneap.) 7, 711—715 (1957).
Hackensellner, H. A., Pape, R.: Über Meningocelen bei Neurofibromatosis Recklinghausen. Fortschr. Röntgenstr. 81, 66—71 (1954).
Hart, F. D., Golding, J. R.: Rheumatoid neuropathy. Brit. med. J. 1960 I, 1594—1600.
Hensley, C. D., Jr.: The rapid development of a "subperiosteal bone cyst" in multiple neurofibromatosis. A case report. J. Bone Jt Surg. A 35, 197—203 (1953).
Hermann, H. B., Tunis, L.: Peripelvic neurofibroma. J. Urol. (Baltimore) 87, 779—781 (1962).
Horwich, M., Hawe, P.: Neurilemmoma of the vagus nerve in the neck. With report of two cases. Brit. J. Surg. 49, 443—446 (1962). .
Huber, H.: Ein Beitrag zur Neurofibromatosis von Recklinghausen, unter besonderer Berücksichtigung der Erscheinungsformen im Gesicht und ihrer Therapie. Diss. Zürich 1962.
Hudson, L. H., Cox, T. R.: Brown-Séquard syndrome with bilateral elephantiasis in neurofibromatosis. J. Amer. med. Ass. 161, 326—328 (1956).
Hülshoff, T.: Neurofibromatose Recklinghausen und Knochenveränderungen. Fortschr. Röntgenstr. 92, 174—178 (1960).
Hume, R. H., Buxton, R. W.: Postcholecystectomy amputation neuroma. Amer. Surg. 20, 698—708 (1954).
Hunt, J. C., Pugh, D. G.: Skeletal lesions in neurofibromatosis. Radiology 76, 1—20 (1961).
Husfeldt, E., Gerner-Smidt, M.: Twenty-five operated cases of intrathoracic nerve tumours. Acta chir. scand. 104, 485—499 (1953).
Ito, K., Ono, J.: Neurofibroma. A case of retroperitoneal neurofibroma in the pelvic cacity. Tohoku Ig. Z. 59, 217—219 (1959).
Janda, V., Kozák, P.: Zur Funktion der motorischen Einheit unter Ischämie. Dtsch. Z. Nervenheilk. 185, 598—605 (1964).
Janvier, H.: Les localisations faciales de la neurofibromatose de Recklinghausen. Sem. Hôp./Ann. Chir. plast. 1956, 133—141.
Jelinek, R., Zischka-Konorsa, W.: Ein Neurom des Pankreas als seltene Ursache einer Melaena. Zbl. Chir. 87, 552—555 (1962).
Jenkins, S. A.: Solitary tumours of peripheral nerve trunks. J. Bone Jt Surg. B 34, 401 (1952).
Jéquier, M., Rabinowicz, T.: Lésions centrales dans la maladie de Recklinghausen. Rev. neurol. 98, 391—404 (1958).
Johannsen, M.: Über Neurinome. Berl. Med. 13, 460—461 (1962).
Karády, G.: Über intrapulmonale neurogene Geschwülste. Thoraxchirurgie 6, 242—250 (1958).
Kaskel, D.: Die epithelialen Geschwülste und ihre Beziehung zum Nervensystem. Acta anat. (Basel) 49, 48—76 (1962).
Kaufmann, H. J.: Röntgenologische Veränderungen bei Neurofibromatose im Kindesalter, insbesondere im Bereich der Extremitäten. Radiol. diagn. (Berl.) 3, 371—378 (1962).
Keusenhoff, W.: Zur Kasuistik des Magenneurinoms. Zbl. Chir. 80, 194—197 (1955).
Khalatbary, I.: Les lésions artérielles dans les généralisées et frustes de la neurofibromatose. Acta neuroveg. (Wien) 19, 303—337 (1959).
Kleinsasser, O.: Über Glomustumoren (nicht chromaffine Paragangliome) am Halsteil des Nervus vagus. H.N.O. 11, 97—103 (1963).
Kleinsasser, O., Brandt, P.: Die Knochenveränderungen am Schädel bei Neurofibromatose und ihre Pathogenese. Acta neurochir. (Wien) 7, 364—376 (1959).
Klerk, J. N. de, Campbell, W. A.: Neurofibromatosis of the bladder. J. Urol. (Baltimore) 72, 1167—1173 (1954).
Kragh, L. V., Soule, E. H., Masson, J. K.: Neurofibromatosis (von Recklinghausen's disease) of the head and neck: cosmetic and reconstructive aspects. Plast. reconstr. Surg. 25, 565—573 (1960).
Krokowicz, A.: Neurinoma of duodenum. Pol. Przegl. chir. 34, 149—158 mit engl. Zus.fass. (1962) [Polnisch].
Krstić, K., Rakić, D.: Lésions osseuses de la neurofibromatose de Recklinghausen. Acta chir. iugosl. 7, 89—97 mit franz. Zus.fass. (1960) [Serbo-kroatisch].
Kübler, R.: Ein Fall von Neurofibromatosis Recklinghausen mit Knochenveränderungen an der Tibia. Helv. chir. Acta 20, 122—127 (1953).
Kuzmin, V. R.: On benign nonepithelial stomach tumours. Vop. Onkol. 8, Nr 4, 22—26 mit engl. Zus.fass. (1962) [Russisch].
Lago, T. F.: Un raro caso di neurofibroma del vago. Pathologica 43, 129—136 (1951).

LANE, N., MURRAY, M. R., FRASER, G. C.: Neurilemoma of the lung confirmed by tissue culture. Report of a case. Cancer (N.Y.) **6**, 780—785 (1953).

LARSEN, R. A.: Familiäre Neurofibromatose (Mb. Recklinghausen) mit überwiegend zentralem Auftreten. Nord. Med. **59**, 670—671 mit engl. Zus.fass. (1958) [Norwegisch].

LASSMANN, G.: Neurofibromatose Recklinghausen. Untersuchungen bei zwei Fällen von cutaner Neurofibromatose und einem Neurofibrome encapsulée der Gebärmutter. Dtsch. Z. Nervenheilk. **190**, 241—266 (1967).

LAVARDE, G.: Les pseudo-kystes mucoides des nerfs périphériques. J. Chir. (Paris) **95**, 97—104 (1968).

LAVIELLE, C. J., CAMPBELL, D. A.: Neurofibromatosis and intrathoracic meningocele. Radiology **70**, 62—66 (1958).

LEVENE, L. J.: Bone changes in neurofibromatosis. Report of a case with coincidental osteitis deformans and review of the literature. Arch. intern. Med. **103**, 570—580 (1959).

LEVIN, B.: Neurofibromatosis: clinical and roentgen manifestations. Radiology **71**, 48—58 (1958).

LINDEMAYR, W., SCHOBER, W.: Recklinghausensche Phakomatose im Schädel-Hirn-Bereich. Wien. klin. Wschr. **80**, 546—548 (1968).

LINKE, A., WALTER, K.: Kongenitales adrenogenitales Syndrom mit Neurofibromatosis Recklinghausen. Med. Welt **1960**, 31—35 u. Bild 39.

LLOMBART, A., MARTINEZ-ESCUDERO, J.: Sur la participation sympathique dans la maladie de Recklinghausen. Etude de cinq cas de myxo-névromes sympathiques périphériques. Ann. Anat. path., N.S. **12**, 249—264 (1967).

MANNARINO, E., WATTS, J. W.: Malignant tumors arising from peripheral nerves. J. int. Coll. Surg. **37**, 550—553 (1962).

MASCHER, W. L., HEMPEL, S.: Über Probleme des Sudeck-Syndroms bei peripheren Nervenschädigungen (sog. neurotische Dystrophie). Langenbecks Arch. klin. Chir. **263**, 588—610 (1950).

MASDEA, E., PACE, G.: I neurinomi solitari della lingua. Studio di un caso e rivista della letteratura. Gazz. int. Med. Chir. **63**, 2602—2611 (1958).

MASSON, P.: Experimentelle und spontane Schwannome. Amer. J. Path. **8**, 367 (1932).

MCCARROLL, H. R.: Soft-tissue neoplasms associated with congenital neurofibromatosis. J. Bone Jt Surg. A **38**, 717—731, 900 (1956).

MELA, V.: Studio clinico ed anatomo-patologico sulle forme incomplete di neurofibromatosi cutanea di von Recklinghausen che colpisce la faccia. Minerva chir. **11**, Suppl., 1—37 (1956).

MESZAROS, W. T., GUZZO, F., SCHORSCH, H.: Neurofibromatosis. Amer. J. Roentgenol. **98**, 557—569 (1966).

MOGENA, H. G., MORALES PLEGUEZUELO, M.: Neurinome des Magens. Münch. med. Wschr. **1959**, 2192—2196.

MONEY, R. A.: Tumours of peripheral nerves. Aust. N.Z. J. Surg. **19**, 239—245 (1949).

MOORE, R. Y., ODA, Y.: Malignant lymphoma with diffuse involvement of the peripheral nervous system. Neurology (Minneap.) **12**, 186—192 (1962).

MORELLI, L.: Sul neurinoma del mediastino posteriore. Minerva chir. **9**, 683—687 (1954).

MÜLLER, N., GROTE, W.: Zur Diagnostik der Sanduhrgeschwülste des Wirbelkanals. Zbl. Neurochir. **17**, 257—264 (1957).

MUNZ, D.: Über Probleme bei der Diagnose und Behandlung der Neurofibromatose Recklinghausen. Med. Klin. **58**, 1518—1522 (1963).

MURESANU, A., NICULESCU, S.: Contribution to the study of peripheric glioma. About relations between neurinoma, neurinoma sarcomatodes and peripheric ganglio-neuromatosis. Morfologia (Bucareşti) **1**, 59—63 u. franz. u. engl. Zus.fass. (1956) [Rumänisch].

NANSON, E. M.: Thoracic meningocele associated with neurofibromatosis. J. thorac. Surg. **33**, 650—662 (1957).

NECHIPORENKO, F. P.: On neurinomas of the stomach. Klin. Chir. (Mosk.) Nr 8, 46—52 (1962) [Russisch].

NEGRI, M. DE, SPIZZIRRI, S.: La malattia di Recklinghausen (rassegno con contributio casistico). Sist. nerv. **8**, 34—52 (1956).

NEUBERG, H. J.: Großes Neurofibrom der Niere. Z. Urol. **50**, 291—294 (1957).

NIGGEMEYER, H.: Sublingualtumor als angeborene Erstmanifestation einer Neurofibromatose. Chir. Praxis **13**, 559—562 (1969).

NILSSON, B., JONSSON, I.: Malignant neurinoma of the duodenum. Report of one case and review of the literature. Acta chir. scand. **113**, 357—363 (1957).

NINFO, G., PALERMO, G.: Sui tumori dei nerve periferici spinali. (Con riferimento a due casi personali.) Riv. Anat. pat. **10**, 271—290 (1955).

NOFERI, G., BENCINI, A., DEIDDA, C.: Considerazioni sulle mesenchimopatie iperplastiche. (A proposito di un caso di neurofibromatosi di Recklinghausen.) Riv. crit. Clin. med. **61**, 283—335 (1961).

ORTIZ DE ZARATE, J. C.: Algunos problemas y particularidades histopatológicas de la neurofibromatosis periférica y central. Rev. neurol. B. Aires **14**, Nr 2, 13—30 (1956).

PALMER, H. P.: Pheochromocytoma and neurofibrosarcoma in a patient with neurofibromatosis. J. Indiana med. Ass. **53**, 2197—2201 (1960).

PANG, L. Q.: Schwannoma of the cervical portion of the vagus nerve: case report. Arch. Otolaryng. **76**, 577 (1962).

PANTCHENKO, P.: Sur l'influence de l'ischémie sur les troncs nerveux périphériques. Ann. Anat. path. **17**, 61—69 (1947).

Pasquali, P.: Su particolari alterazioni vertebrali nella neurofibromatosi multipla di Recklinghausen. Chir. Organi Mov. 48, 316—327 (1960).

Pearce, J.: The central nervous system pathology in multiple neurofibromatosis. Neurology (Minneap.) 17, 691—697 (1967).

Penfield, W.: Tumors of the sheats of the nervous system. In: Cytology and cellular pathology of the nervous system, vol. 3. New York: P. Hoeber 1932.

Penido, J. R. F., Dodge, H. W., Jr., Clagett, O. T., Starr, G. F.: Tumors of the vagus nerve. Mayo Clin. Proc. 32, 239—249 (1957).

Petricini, S.: Un caso di neurofibromatosi a localizzazione (prevalentemente) cutanea. Minerva pediat. 9, 344—346 (1957).

Picard, Schmitt: Un cas de schwannome solitaire du jéjunum révélé par un tableau de péritonote aigue. Mém. Acad. Chir. 85, 202—222 (1959).

Pirner, F.: Eine Karzinommetastase im peripheren Nerven. Bruns Beitr. klin. Chir. 186, 243—251 (1953).

Rajčev, R.: Malignes Neurinom der Knochen. Chirurgija (Sofija) 14, 411—414 (1961) [Bulgarisch].

Reddy, D. J., Gupta, K. G.: Benign and malignant tumours of nerve sheath. J. Indian med. Prof. 6, 2595—2601 (1959).

Rinaldi, G.: Sui neurinomi maligni. Rass. int. Clin. Ter. 42, 1196—1206 (1962).

Robertson, A. S. C.: Neurilemmoma of the tongue. Brit. J. Surg. 40, 284—285 (1952).

Roth, J.: Neuroma of the stomach. Harefuah 57, 336—342 mit engl. u. franz. Zus.fass. (1959) [Hebräisch].

Rowland, S. A.: Lipofibroma of the median nerve in the palm. J. Bone Jt Surg. A 49, 1309—1313 (1967).

Rudiavskii, B. A.: On neurinoma of the stomach. Nov. Chir. Arch. 1959, Nr 5, 77—85 (1959) [Russisch].

Rütt, A.: Die Skoliose bei der Neurofibromatosis Recklinghausen (NR) und die Bedeutung des Unfalles für dieses Krankheitsbild. Arch. orthop. Unfall-Chir. 46, 633—644 (1954).

Saegesser, F., Boumghar, M.: Tumeurs neurogènes endothoraciques chez l'enfant et chez l'adulte. Thoraxchirurgie 14, 307—322 (1966).

Salles Fernandes, R.: Neurofibromatose. Vorstellung eines Falles. Pediat. prát. (S. Paulo) 29, 77—84 mit engl. Zus.fass. (1958) [Portugiesisch].

Salzer, M.: Gelenksveränderungen bei der Neurofibromatosis Recklinghausen. Z. Orthop. 93, 259—267 (1960).

Schlegel, G. G.: Neurofibromatose Recklinghausen und Phäochromocytom. Schweiz. med. Wschr. 90, 31—39 (1960).

Schönbach, G.: Gefäßveränderungen nach Schädigungen gemischter peripherer Nerven. Hefte Unfallheilk. 81, 317—318 (1965).

Schönbach, G., Thorban, W.: Funktionelle und organische Gefäßveränderungen nach Sympathektomie und partieller Nervenschädigung. Langenbecks Arch. klin. Chir. 291, 217—231 (1959).

Schröder, G.: Die dorsale Wirbelexkavation ein Symptom der Neurofibromatose Recklinghausen? Bruns' Beitr. klin. Chir. 193, 350—355 (1956).

Schulte-Brinkmann, W., Mallinckrodt, H. von: Wirbelsäulenveränderungen bei der Neurofibromatose von Recklinghausen unter Einschluß der intrathorakalen Meningozele. Bruns' Beitr. klin. Chir. 200, 257—273 (1960).

Spängler, H.: Über ein Angioneuromyom (Glomustumor) des Magens und andere neurogene Geschwülste des Magen-Darmtraktes. Chirurg 24, 181—184 (1953).

Stochdorph, O.: Über Gewebsbilder von Tumoren der peripheren Nerven. Acta neuropath. (Berl.) 4, 245—266 (1965).

Stout, A. P.: The malignant tumors of the peripheral nerves. Amer. J. Cancer 25, 1—36 (1935).

Švejda, J.: Geschwülste der peripheren Nerven in der orofazialen Gegend (Neurilemmom und Neurofibrom). Dtsch. Zahn-, Mund- u. Kieferheilk. 30, 23—31 (1959).

Taskiran, N., Yenermen, M. H.: Le problème de malignité chez les neurilemomes (neurinomes). Acta neurochir. (Wien) 5, 82—91 (1957).

Teatini, A.: Il neurinoma solitario del vago cervicale: clinica e terapia. Ann. ital. Chir. 43, 615—626 (1967).

Thomas, P. A., Chacko, M. V.: Peripheral nerve tumours. A clinicopathological study of 20 cases. Indian J. Surg. 28, 572—579 (1966).

Thorban, W.: Neue Ergebnisse zum histologischen Bild der Weichteile bei der Sudeckschen Dystrophie. Fortschr. Med. 79, 531—536 (1961).

Thorban, W.: Klinische und experimentelle Untersuchungen über die Ätiologie und Pathogenese der posttraumatischen Sudeckschen Gliedmaßendystrophie. Habil.-Schr. Gießen 1961.

Thorban, W., Schönbach, G.: Durchblutungsänderungen im Verlauf von Frakturheilungen nach Unfalltrauma. Dtsch. ges. Unfallheilk. Lindau 1960.

Tönnis, W., Nittner, K.: Die Sanduhrgeschwülste des Wirbelkanals. Zbl. Neurochir. 14, 238—253 (1954).

Tortora, E., Corradi, F.: Considerazioni a proposito di un caso di neurofibromatosi di Recklinghausen associata a psicosi maniaco-depressiva. Neuropsichiatria (Genova) 17, 55—63 (1961).

Uglešić, B., Lukšić, P.: Neurofibromatosis generalisata (v. Recklinghausen's disease). Neuropsihijatrija (Zagreb) 9, 225—230 mit engl. Zus.fass. (1961) [Serbo-kroatisch].

Valente, A., Banna, R. G.: Sui tumori primitivi dei nervi periferici (neurinomi). Gazz. int. Med. Chir. 63, 2256—2271 (1958).

Del Valle y Adaro, R.: Neurofibromatosis. Rev. clín. esp. 60, 181—184 (1956).

VENNER, B.: Multiple Neurofibromatosis. Aust. N. Z. J. Surg. **25**, 110—117 (1955).

VIRÁGH, S., SCULTETY, S.: Bösartiges Neurinom der Kardiagegend. Zbl. Chir. **84**, 95—99 (1959).

VOGT, L. G.: Pulsierender Exophthalmus und Neurofibromatose Recklinghausen. Zbl. Neurochir. **11**, 112—116 (1951).

VOLKOV, A. A.: Au sujet des troubles mentaux dans la maladie de Recklinghausen. Ž. Nevropat. Psichiat. **60**, 887—890 mit franz. Zus.fass. (1960) [Russisch].

WEBER, H. F. J.: Die retroperitonealen Ganglioneurome. Z. Urol. **52**, 569—579 (1959).

WERTHEIMER, P., DECHAUME, J., LECUIRE, J., MOULIN, J.: Réflexions sur la coexistence de neurinomes multiples, de méningiomes et de gliomes encéphaliques dans la maladie nerveuse de Recklinghausen. (A propos des chitoneuromes.) Neuro-chirurgie **3**, 145—154 (1957).

WERTHEIMER, P., FEROLDI, J., GILBERTAS, A.: Les tumeurs isolées et primitives des gros troncs nerveux périphériques. J. Chir. (Paris) **66**, 746—762 (1950).

WILLIAMS, H. M., DIAMOND, H. D.: Neurological complications of lymphomas and leukemias. Springfield, Ill.: Thomas 1959.

WILLICH, E., BUSCHMANN, O.: Das Neuroblastoma sympathicum. Bericht über 32 eigene Fälle. Ann. paediat. (Basel) **203**, Suppl. 2 (1962).

WISE, R. A., ASBURY, G. F.: Malignant neurinomas of peripheral nerves. Ann. Surg. **136**, 874—882 (1952).

WOODHALL, B.: Peripheral nerve tumors. Surg. clin. N. Amer. **1954**, 1167—1172.

WÜLFING, D., SCHREIBER, H.-W.: Das Neurinom des Magens. Bruns' Beitr. klin. Chir. **203**, 429—441 (1961).

ŽÁČEK, V., AUDY, K.: Plexiform neurinoma of the bronchus in tuberculous bronchitis with a gangliobronchial fistula. Rozhl. Tuberk. **18**, 707—710 mit engl. Zus.fass. (1958) [Tschechisch].

ZEUMER, G.: Malignes Neurinom des Nervus vagus. Zbl. Chir. **81**, 2457—2462 (1956).

Die Pathologie des vegetativen Nervensystems

Von

O. STOCHDORPH

Mit 5 Abbildungen

Anatomie, Physiologie und Pharmakologie des vegetativen Nervensystems (VNS) werden im medizinischen Schrifttum unserer Zeit so häufig besprochen oder wenigstens herangezogen und erwähnt, daß eine umfassende Übersicht über die Literatur den für den vorliegenden Beitrag gesteckten Rahmen bei weitem sprengen würde. Aus diesem Grunde wurde nur eine Darstellung in groben Zügen und Umrissen gegeben, aber dabei Übersichtlichkeit und Geschlossenheit der Gedankenführung angestrebt. Bei der einführenden Darstellung der anatomischen und physiologischen Grundlagen wird der Doppelaspekt des VNS als nervöses *Organ* und als besondere *Gewebeart* hervorgehoben und auch Gebrauch von vergleichend-anatomischen Hinweisen gemacht. Für umfassende Darstellungen der anatomischen und physiologischen Daten wird auf die Handbuchbeiträge von GAGEL und STÖHR jr. sowie auf die monographischen Bearbeitungen durch L. R. MÜLLER (1931), HOVELAQUE, DELMAS und LAUX, TINEL, KUNTZ, WHITE und SMITHWICK, MITCHELL und PICK verwiesen.

A. Anatomische und physiologische Grundlagen

Die Bezeichnung „vegetatives Nervensystem" wurde von REIL eingeführt und läßt sich auf die von BICHAT entwickelte Auffassung vom Dualismus der vie organique und der vie animale zurückführen. Die in der Bezeichnung als ein *System* liegende Abgrenzung wird nicht einheitlich gehandhabt. Auf der einen Seite stehen Definitionen, die aus dem Gesamtnervensystem alle diejenigen Anteile herausgreifen und zu einem geschlossenen System vereinigt denken, die mit den sog. vegetativen Verrichtungen des Organismus zu tun haben. In diesem Falle umfaßt der Begriff ebensogut Anteile der nervösen Zentralorgane wie der nervösen Peripherie und kann zusammen mit dem in ähnlicher Weise aus

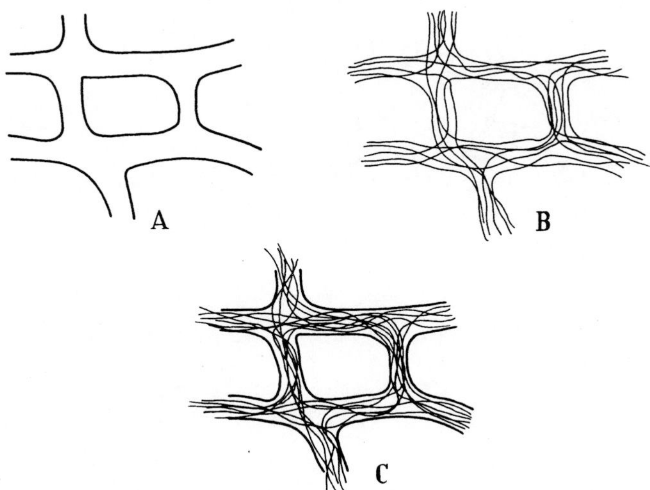

Abb. 1   Zur Definition von „Netz" und „Geflecht". A Netz. B Geflecht. C Netzig zusammengefaßte Geflechtsstränge

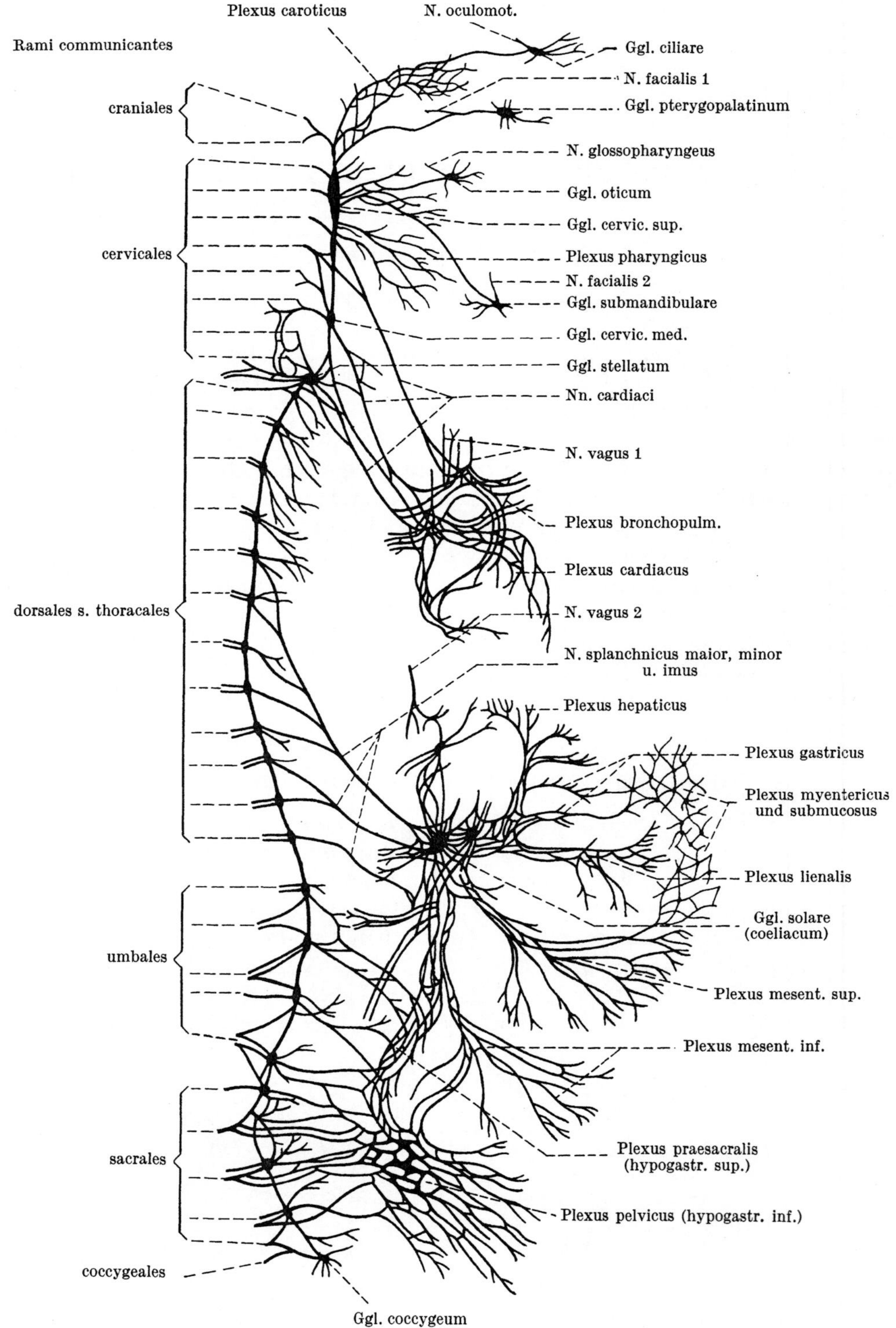

Abb. 2. Die makroskopische Gestalt des VNS (die intramuralen Anteile nur teilweise dargestellt, die paravertebralen nur einseitig). Abgeändert aus Ranson-Clark, Anatomy of the nervous system, 8. Aufl., S. 131, Abb. 107. (Nach Jackson-Morris)

dem Gesamtsystem herausgenommenen *Systema nervorum myostaticum* dem *Systema nervosum pro mundo* als *Systema nervorum vitale* oder Lebensnervensystem gegenübergestellt werden (L. R. Müller 1950). Auf der anderen Seite ist in Lehrbüchern usw. die

Gegenüberstellung des *peripheren* Nervensystems und des *Zentral*nervensystems geläufig. In dieser Aufteilung klingt noch die Lehrmeinung der galenischen Epoche nach, daß im Gehirn und Rückenmark der Spiritus animalis aus dem Spiritus vitalis zubereitet und nach abgeschlossener Zubereitung den Körperorganen in den Nerven zugeleitet werde. Bei der Aufteilung in ein zentrales und ein peripheres Nervensystem wird das VNS gewöhnlich durch die Angabe definiert, daß die Fasern, die es zusammensetzten, nicht vom Zentralorgan zur Peripherie durchliefen, sondern durch Umschaltung auf ein weiteres Neuron unterbrochen und in eine präganglionäre und eine postganglionäre Faser (LANG-LEY 1903) unterteilt seien.

Neben den Merkmalen der Funktionsziele und der Untergliederung des nervösen Leitungsweges hat das VNS aber auch *anatomische* Kennzeichen. Das VNS ist in anatomischer Hinsicht durch seine Anordnung und Textur und durch feingewebliche Besonderheiten vom cerebro-spinalen Nervensystem unterschieden. Von den feingeweblichen Besonderheiten ist die wichtigste die Anordnung der Nervenzellkörper. Im Cerebrospinalsystem besteht ein ausgesprochener Gegensatz zwischen der Ansammlung von Nervenzellkörpern im Zentralorgan und ihrer Abwesenheit in den peripheren Nerven. Im VNS begegnen wir stattdessen einer *Dispersion* der Nervenzellkörper, die zwar in den Ganglien in größerer Zahl angehäuft sind, aber in den interganglionären Fasersträngen ebenfalls — nur in geringerer Dichte — vorkommen. Seiner Gewebsstruktur nach ist das VNS kein geschlossenes Organgebilde, sondern ein Netz von Geflechtsträngen (Abb. 1). Dieses Bauprinzip läßt sich vom makroskopischen Bereich (Abb. 2) bis in den mikroskopischen und selbst in die Dimensionen der Elektronenmikroskopie nachweisen.

Die Unterschiede in Anordnung und Textur wurden schon von BICHAT (1805) hervorgehoben: „Welchem Anatomen sind nicht die eindrucksvollen Unterschiede geläufig, die zwischen den Nerven der zwei Systeme bestehen? Die Nerven des Gehirns sind dicker, weniger zahlreich, weißer, von festerem Gewebe, mit recht wenig Spielarten des Verlaufes. Im Gegensatz dazu sind äußerste Feinheit, ganz beträchtliche Anzahl vor allem im Bereich der Plexus, grauer Farbton, bemerkenswerte Weichheit des Gewebes, äußerst zahlreiche Verlaufsspielarten die Kennzeichen der Nerven, die von den Ganglien ausgehen, ausgenommen die Verbindungsnerven zu Cerebro(spinal)nerven und einige Verbindungen zwischen jenen kleinen Nervenzentren."

I. Makroskopische Anatomie

a) Die paravertebralen Anteile. Die auffälligste und am ehesten als abgesondertes Gebilde imponierende Formation des VNS ist der *Grenzstrang* auf der Rückwand der Brust- und der Bauchhöhle beiderseits der Wirbelsäule, von WINSLOW mit dem Namen des „*grand sympathique*" belegt und dem N. vagus als dem „*sympathique moyen*" und dem N. facialis als dem „*petit sympathique*" gegenübergestellt. Die Wortschöpfung WINSLOWs gab die schon bei GALEN zu findende Vorstellung von der „Sympathie" der Organe untereinander wieder und verdrängte in der Folgezeit völlig den früheren Namen „Nervus intercostalis".

Der Grenzstrang zieht im Bereich der Brusthöhle als graurötliches fadenartiges Gebilde mit den Anschwellungen der Ganglien unter der Pleura costalis vor den Rippen vorbei, wobei er die Intercostalgefäße ventral überkreuzt. Die Anordnung der Ganglien entspricht ungefähr der segmentalen Gliederung der Körperachse; sie sind rundlich bis dreieckig, etwa linsengroß und liegen meistens in Höhe der Aae. costovertebrales. Längs des Stranges gehen teils in Höhe der Ganglien, teils im Bereich der Zwischenstücke feine Nervenfäden vom Grenzstrang ab, die sich plexusartig sammeln und wieder aufzweigen. Ziemlich konstant ausgebildet sind Verbindungsfäden nach lateral zu den Spinalnerven (Rami communicantes), die — besonders offensichtlich beim Hund, weniger beim Menschen — in Zweige mit markhaltigen Fasern vom Rückenmark zum Grenzstrang und in Zweige mit markarmen Fasern vom Grenzstrang zu den Spinalnerven und mit ihnen zur Peripherie aufgeteilt sein können. Nach medial gehen Rami vasculares (z. B. Rami aortici) und Rami viscerales zu den anatomischen Gebilden des Mediastinalraumes. Diese medial gerichteten Zweige vereinigen sich etwa vom 5. thorakalen Grenzstrangganglion ab und bis zum 10. oder 11. Ganglion zum mächtigen

N. splanchnicus maior, der die Richtung auf den Tripus Halleri einschlägt. Aus dem Bereich des 11. und 12. Grenzstrangganglions entsteht auf gleiche Weise der N. splanchnicus minor in der Richtung auf den Abgang der A. mesenterica superior von der Aorta, als caudale Parallele manchmal auch noch ein N. splanchnicus imus aus dem Bereich des 12. Thorakalganglions.

Bei der I.—IV. Rippe liegt der Grenzstrang knapp lateral von der Gelenklinie, bei der V. und VI. gerade auf ihr, von da ab etwa medial, d. h. schon auf der seitlichen Wirbelfläche (Delmas und Laux). In Höhe des Zwerchfellansatzes tritt er unter leichter Bajonettknickung nach vorn zwischen dem Crus laterale und dem Crus intermedium des Zwerchfelles durch, verläuft — wiederum mit nur ungefähr segmentaler Gruppierung der 3—4 ganglionären Auftreibungen (Braeucker 1935) — medial von den Psoasursprüngen auf der Lateralfläche der Wirbelkörper und ist nach ventral durch die paraaortalen Lymphknoten, rechts auch durch die V. cava inf. abgedeckt. Nach caudal zu rückt er auf den Wirbelkörpern noch etwas nach vorne und zur Mitte.

Auf dem Kreuzbein verläuft der Grenzstrang zunächst medial der Foramina sacralia, behält aber seinen Abstand von der Mittellinie ungefähr bei, so daß er das Foramen IV fast überdeckt. Die ganglionären Anschwellungen variieren erheblich in ihren Lagebeziehungen zu den Foramina. Die Rami communicantes durchsetzen die am Kreuzbein verankerte Aponeurose des M. iliacus. In der Coccygealregion laufen die beiden Grenzstränge aus, wobei die nach medial austretenden Zweige von Fall zu Fall Querverbindungen herstellen *(Ansa sacralis)*. In eine solche Querverbindung kann ein zuerst von Walter beschriebenes *Ggl. coccygeum* eingebaut sein.

Nach kranial setzt sich der thorakale Grenzstrangabschnitt in den cervicalen fort, bei dem eine segmentale Aufteilung meist fehlt und in anderen Fällen nur noch in seichten Einkerbungen der vorhandenen Ganglien angedeutet ist. Im Bereich des Halsgrenzstranges variiert die Zahl der unterscheidbaren ganglionären Anschwellungen zwischen 2 und 5 mit 4 als dem häufigsten Wert (Becker und Grunt, Mitchell). Vor den Querfortsätzen der obersten 2 oder 3 Halswirbel, etwa in Höhe der Carotisgabel, ist medial vom N. vagus und N. hypoglossus das 2—3 cm lange *Ggl. cervicale superius* zu finden. Etwa am Schnittpunkt des M. longus colli und des M. scalenus ant., in Höhe des VI. Halswirbels, folgt das *Ggl. cervicale medium*, hinter der Abgangsstelle der A. vertebralis aus der A. subclavia das *Ggl. cervicale inferius*, das aber mit dem Ggl. cervicale medium vereinigt oder — recht oft — mit dem 1. und manchmal auch noch mit dem 2. thorakalen Grenzstrangganglion zum Ggl. stellatum vor dem Köpfchen der I. Rippe verschmolzen sein kann. Zwischen den beiden unteren Ganglien des Halsgrenzstranges ist der Konnektivstrang oft aufgefasert und faßt die A. subclavia als Ansa Vieussenii zwischen seine Parallelstränge. In dieser Höhe liegt oft noch ein überzähliges (4.) cervicales Grenzstrangganglion. Von den Ganglien des Halsgrenzstranges ziehen Rami communicantes zu den cervicalen Spinalnerven und zu erreichbaren Hirnnerven, sog. Rami communicantes profundi (analog den Ramis aorticis) auch zur A. vertebralis, u. U. zu einem N. vertebralis zusammengeschlossen. Über Einzelheiten des Verlaufs der Rami communicantes des Halsgrenzstranges s. Wrete. Die Verbindung zwischen dem Ggl. cervicale sup. und dem auf gleicher Höhe liegenden Ggl. nodosum n. vagi ist mitunter so eng, daß sie einer teilweisen Verschmelzung gleichkommt.

So augenscheinlich auch in manchen Fällen die segmentale Aufteilung in ganglionäre Anschwellungen und dünnere Konnektive bei den bisher besprochenen Grenzstrangabschnitten ist, so belehrt die genauere Untersuchung doch den Betrachter eines Besseren. Auch beim Grenzstrang läßt sich in der Aufteilung und Wiedervereinigung der Faserbündel und in der Anordnung der Nervenzellkörper die Tendenz zur Plexusbildung und zur Dispersion erkennen, die das Gewebe des VNS vor dem Gewebe des ZNS auszeichnet. Selbst die dünneren Konnektivstrecken können plexusartig aufgefasert sein und enthalten immer eine gewisse Anzahl von eingestreuten Nervenzellen, sind also keine Nerven im gewöhnlichen Sinne, sondern eher langgestreckte Ganglien (Higier). Das gleiche gilt von den Rami communicantes, in deren Verlauf die Nervenzellen bis zur Bildung von Intermediärganglien (Wrete) angereichert sein können.

b) Die prävertebralen und intramuralen Anteile. Die Tendenz zur Plexusbildung ist bei den vorwärts und einwärts von den Grenzsträngen und in der Wand von Hohlorganen gelegenen Anteilen des VNS besonders deutlich. Sie werden als *prävertebrale* und *intramurale* Ganglien den *paravertebralen* Ganglienketten der Grenzstränge gegenübergestellt. Von Gaskell wurden die Bezeichnungen „vertebrale" oder „laterale" Ganglien für den Grenzstrang, „kollaterale" für prävertebrale Ganglien und „terminale" für die intramuralen (oder juxtamuralen) Ganglien vorgeschlagen, ohne sich indessen durchzusetzen.

In der prävertebralen, hauptsächlich im *Bauchraum* angelegten Provinz des VNS sind die bedeutendsten Nervengewebsmassen der *Plexus solaris* oder Ganglion coeliacum um den Abgang der Oberbauch- und Darmgefäße aus der Aorta und der *Plexus pelvicus* oder hypogastricus inf. im kleinen Becken.

Der Plexus solaris oder coeliacus umfaßt mit seinen lateralen Teilen — auch als Ganglia semilunaria bezeichnet — den Stamm der A. coeliaca und strahlt nach verschiedenen Seiten hin aus, so daß sich weiter nach der Seite ein Plexus phrenicus — gegebenenfalls mit einem Ggl. phrenicum auf der meist stärker ausgebildeten rechten Seite —, ein Plexus suprarenalis, ein Plexus renalis mit einem Ggl. aorticorenale am Abgang der A. renalis aus der Aorta und einem Ggl. renale posterius, ein Plexus spermaticus und nach vorne ein Plexus gastricus, ein Plexus lienalis, ein Plexus hepaticus, ein Plexus und Ganglion mesenteriale sup., ein Plexus und Ggl. mesenteriale inf. und schließlich längs der Bauchaorta ein Plexus aorticus abdominalis abgrenzen lassen.

Von der Mesenterialwurzel aus strahlen die Ausläufer des Solarplexus in das Mesenterium ein und gewinnen am Mesenterialansatz des Darmrohres Anschluß an eine weitere Provinz des VNS, nämlich an die intramuralen Ganglien, in diesem Falle an die beiden Hauptplexus der Darmwand, den *Plexus myentericus* von AUERBACH und den *Plexus submucosus* von MEISSNER. In analoger Weise sind die prävertebralen Anteile des VNS mit den intramuralen oder juxtamuralen Plexus anderer Hohlorgane des Bauchraumes verbunden, z. B. mit dem Gallenblasenplexus, mit Organganglien des Pankreas und mit dem Ganglienapparat des Nebennierenmarkes und der Nebennierenmarksubstanz selbst. Die intramuralen Plexus und Ganglien unterscheiden sich von den anderen Provinzen des VNS nur durch den Einbau in ein Organgefüge mit Wegfall einer eigenen Gefäßversorgung usw. Die post- und präganglionären Leitungsbeziehungen haben die gleiche Struktur wie bei den übrigen Provinzen des VNS (JOHNSON).

In den Plexus solaris strahlt beiderseits der N. splanchnicus maior ein; der N. splanchnicus minor teilt sich meist auf den Plexus solaris und den Plexus renalis auf. Zugang an Fasern erhält der Solarplexus mit seinen Unter- und Nebengruppen auch über den steil aus der Halsregion absteigenden, einem mächtigen Ramus communicans (mit eingelagerten Nervenzellen!) entsprechenden N. vagus. Dies geschieht über sekundäre, nach Plexusbildung wieder vereinigte Bündel des N. vagus, und zwar ziehen die Fasern des ventralen Bündels zum Magen, zur Leber und zum oberen Duodenum, die des dorsalen zu den übrigen Baucheingeweiden mit Einschluß des Dickdarmes bis etwa zur Mitte des Colon transversum oder bis zur Flexura lienalis, wo dann die Versorgung von den Beckengeflechten her einsetzt.

Im *Beckenraum* bezieht der mittelständige Plexus hypogastricus oder praesacralis Fasern vom Grenzstrang und vom Solarplexus her, von letzterem über den beiderseitigen sog. N. (oder Plexus) splanchnicus lumbalis, eventuell mit gleichnamigem Ganglion. Er setzt sich fort über die beiden Nn. hypogastrici in das große Beckengeflecht (Plexus pelvicus sive hypogastricus inf.), das vom Rückenmark her Zuzug über Rami communicantes erhält und in den Plexus rectalis s. haemorrhoidalis, den Plexus vesicalis, deferentialis, prostaticus und corporis cavernosi beim Manne, den Plexus uterovaginalis bei der Frau ausstrahlt. Die kompakteren Anteile des letztgenannten Plexus werden auch mit denen des Plexus pelvicus als Frankenhäusersches Ganglion zusammengefaßt. Über den Plexus spermaticus bzw. ovaricus besteht eine weitere Beziehung zum Plexus solaris. Die Unterteilung in prävertebrale und intra- oder juxtamurale Ganglienmassen ist im Beckenraum schlecht möglich.

Auch im *Brustraum* ist die Unterscheidung prävertebraler und intra- bzw. juxtamuraler Anteile des VNS nicht sehr prägnant. In der oberflächlichen Schicht des Herznervengeflechtes in der Kehle des Aortenbogens und nahe der Teilungsstelle der A. pulmonalis läßt sich die Nervenzellanhäufung des Ggl. cardiacum (Wrisbergi) abgrenzen. Die Herznervengeflechte setzen sich in Geflechten um die Coronargefäße fort, die Bronchialgeflechte fließen mit Geflechten um die Lungengefäße zusammen. Die Herz- und Bronchialgeflechte beziehen ihre Fasern teils über den N. vagus, teils über Nn. cardiaci vom Halsgrenzstrang sowie über Rami aortici und splanchnici vom thorakalen Grenzstrang (BRAEUCKER 1928).

Vom *Halsteil* des Sympathicus aus wird der Plexus caroticus aufgebaut, der sich um die gleichnamige Arterie weiterspinnt und längs der Carotis interna über den Plexus cavernosus bis zur A. cerebr. anterior verfolgt werden kann. Dort anastomosiert er, wenn er kräftig genug ausgebildet ist, über die A. communicans ant. mit seinem Partner auf der Gegenseite, manchmal mit Ausbildung eines winzigen, zuerst von Ribes beschriebenen Ggl. impar (Mitchell). Auch die V. jugularis wird vom Ggl. cerv. sup. aus mit einem Geflecht umsponnen. Weitere Geflechte umgeben die Schilddrüse, die Speiseröhre und die Luftröhre. Diese Geflechte gehen auf dem einen oder anderen Wege feine und feinste Verbindungen mit fast allen Hirnnerven ein (Braeucker 1928).

Im *Kopfbereich* treffen wir neben den eben erwähnten Gefäßgeflechten und einem analogen Plexus vertebralis noch Vertreter der intramuralen Anteile des VNS in der Form von Geflechten und kleinen Ganglien in der Substanz der Zunge und der Speicheldrüsen, sowie einiger größerer Ganglien (Ggl. oticum, pterygopalatinum, submandibulare), die mutatis mutandis juxtamuralen Ganglienmassen entsprechen dürften. Von diesen liegt das Ggl. oticum in der Tiefe der Fossa infratemporalis dicht unter dem Foramen ovale medial von der Kreuzung des N. mandibularis mit dem M. tensor veli palatini, das Ggl. pterygopalatinum in der gleichnamigen Fossa dicht am Foramen sphenopalatinum und medial vom N. maxillaris, das Ggl. submandibulare in der hinteren oberen Fläche der Glandula submandibularis. Die Geflechte und Ganglien erhalten Zuzug über die längs der Gefäße vorhandenen Plexus und — an Stelle von Rami communicantes — über die verschlungenen Pfade des N. tympanicus, Plexus tympanicus und N. petrosus superficialis minor (zum Ggl. oticum), des N. facialis und N. petrosus superficialis maior (zum Ggl. pterygopalatinum) und des N. facialis, der Chorda tympani und des N. lingualis (zum Ggl. submandibulare). Weitere Zulieferung von Fasern erreicht die Peripherie über den N. glossopharyngeus.

Eine kleine Provinz für sich bildet die vegetative Versorgung des Augenapparates. Der Geflechtbau ist weitgehend reduziert auf das Ggl. ciliare im Winkel zwischen dem Sehnerven und dem M. rectus lateralis und die Nn. ciliares. Der Zuzug von Fasern nimmt den Weg mit dem N. oculomotorius und über die Geflechte um die großen Gefäße. Die Tränendrüsen (und die Drüsen der oberen Nasenhöhle) werden über den N. zygomaticus vom Ggl. pterygopalatinum aus versorgt.

Die hier gegebene Darstellung beschreibt das anatomische Gebilde des VNS in verhältnismäßig groben Umrissen. Der Verlauf einzelner Faserstränge und die Verteilung der umschriebenen Auftreibungen ganglionärer Art können von Individuum zu Individuum sehr stark variieren; solche Varietäten sind in erheblicher Anzahl auf Grund von Einzelbeobachtungen beschrieben und benannt worden. Sie sind für die neurochirurgische Praxis von Bedeutung, wenn z. B. die weitgehende vegetative Denervierung eines Organes oder einer Kreislaufprovinz angestrebt wird. In diesen Fällen kann der Erfolg des Eingriffes vom Auffinden aberrierender Faserverbindungen und akzessorischer kleiner Ganglien abhängen. So kommt etwa beim Grenzstrang partielle Verdoppelung vor, und die häufig vorhandenen Intermediärganglien (Wrete) an den Rami communicantes bleiben bei der Sympathektomie oft verschont. Auch bei den bekannten Versuchen Cannons mit „totaler" Sympathektomie dürften den Versuchstieren akzessorische und aberrierende Anteile der Grenzstrangprovinz erhalten geblieben sein.

II. Mikroskopische Anatomie

In histologischer Hinsicht ist das VNS ein Gangliennervensystem ähnlich wie das sensible (Spinalganglien-)System, aber mit wesentlich stärkerer Dispersion der Nervenzellen.

Am Beginn der Entfaltung des Nervensystems in der Tierreihe steht Nervengewebe, das innerhalb des Epithels der Körperoberfläche, in dessen unterer Etage, ein Netz bildet *(diffuses Nervensystem)*. Einzelne der Nervenzellen werden als Sinnesnervenzellen bis

in die obere Epithelschicht verlagert. Mit fortschreitender Differenzierung der Körper-
bedeckung wird das diffuse Netz zum *linearen Nervensystem* (z. B. der Rippenquallen)
vergröbert und gibt dadurch die Körperoberfläche mehr und mehr frei. Schließlich
wird die Matrix des Nervengewebes auf einen umschriebenen Bezirk reduziert, in dem
dann aber auch keine anderen Zellformen mehr ausgebildet werden als die des Nervengewebes *(zentralisiertes Nervensystem)*. Schon bei den Rippenquallen (Ctenophoren) gibt
es Nervenzellen, die *dispers* verteilt außerhalb des basiepithelialen — teils diffusen,
teils linearen — Nervensystems in der Tiefe der Leibessubstanz liegen und Muskel-
elementen zugeordnet sind (HANSTRÖM). Bei stärkeren Graden dieser Abwanderung
in die Tiefe treten die Nervenzellen zu Ganglien zusammen und bauen ein *Gangliennervensystem* auf.

In der Weiterentwicklung des Nervensystems wird bei den Würmern, Arthropoden
usw. das konstruktive Prinzip des Gangliennervensystems maßgebend, bei den Chordaten
das Prinzip des zentralisierten Nervensystems. Schon bei Vertretern des niederen Tier-
reiches wird dann dem Hauptnervensystem die Innervation des Verdauungsapparates
durch die Ausbildung einer speziellen Provinz abgenommen, die als diffuses oder als
Gangliennervensystem organisiert ist. Bei den Wirbeltieren ist dieses Teilsystem weiter
entfaltet und ohne Änderung des konstruktiven Prinzips zum VNS ausgebaut.

Bei den Wirbeltieren wird das Prinzip des Gangliennervensystems noch ein zweites Mal herangezogen, nämlich für die Ausbildung des sensiblen Apparates, des Spinalgangliensystems, dessen
Funktion bei Amphioxus noch von Elementen des zentralisierten Nervensystems, den Rohon-
Beardschen Zellen, wahrgenommen wird (SCHARF). Da zugleich in den Sinnesplacoden Reste des
intraepithelialen Nervensystems erhalten bleiben, sind bei den Säugetieren (und Primaten) schließlich
drei verschiedene Nervensystemkonstruktionen mit der Afferenz von Umweltreizen zum Zentralorgan
befaßt: in der Riechschleimhaut ein diffuses, intraepitheliales Nervensystem, in der Netzhaut des
Auges die Ausstülpung eines zentralisierten, in den Hautreceptoren die Dendritenfortsätze eines
Gangliennervensystems.

Ob die disperse Komponente ein spezifisches Merkmal des VNS ist und dem ebenfalls
als Gangliensystem konstruierten sensiblen System fehlt, läßt sich nicht sicher entscheiden.
Disperse Nervenzellen finden sich außer in den peripheren Nerven (OTT, MAYER, AS-
KANAZY 1911, STÖHR jr., OKAMURA) in den meisten Organen und Geweben des menschlichen Körpers; ausgenommen sind nur das Hautorgan mit der Mamma und der Tränen-
drüse sowie Niere, Hoden und Ovar, Milz, Thymus und Lymphknoten. Diese dispersen
Nervenzellen werden meist dem VNS zugerechnet. In den Geflechten des VNS sind
(pseudo-)unipolare Nervenzellen nicht selten, ohne daß man aber sie ohne weiteres als
sensible Nervenzellen des Friedländer-Krauseschen Typs (mit peripher vom Spinalganglion gelegenem Zelleib und durch das Spinalganglion durchlaufendem Neuriten)
identifizieren müßte (SCHARF).

Histologisch ist das VNS durch Neuropileme in seinen Ganglien und durch Nervenfasern vom Remakschen, polyaxonalen Typ gekennzeichnet und dadurch einerseits vom
sensiblen Spinalgangliensystem (mit neuropilemfreien Ganglien), andererseits vom cerebrospinalen Nervensystem (mit Nervenfasern vom Schwannschen, monoaxonalen Typ in
seinen peripheren Anteilen) unterschieden.

1. Ganglien

a) Nervenzellen. Die Ganglien des VNS enthalten *Nervenzellkörper*, die einzeln oder
in kleinen Gruppen auch in den Konnektivsträngen zwischen den Ganglien vorkommen.
Die Nervenzellen des VNS haben vorwiegend multipolare Zellkörper mit typischen
großen, kugeligen Kernen und einem im Zentrum des Zelleibes feiner und in der Peripherie gröber verteilten Bestand an Nissl-Substanz. Die Dendritenfortsätze sind unterschiedlich lang; DOGIEL trennte Nervenzellen mit zahlreichen langen Dendriten als Typ II
von den kurzdendritischen Zellen des Typs I ab. Der Neurit geht bei den Nervenzellen
des VNS teils von einem Ursprungskegel des Zelleibes, teils — wie bei den Spinalganglien-

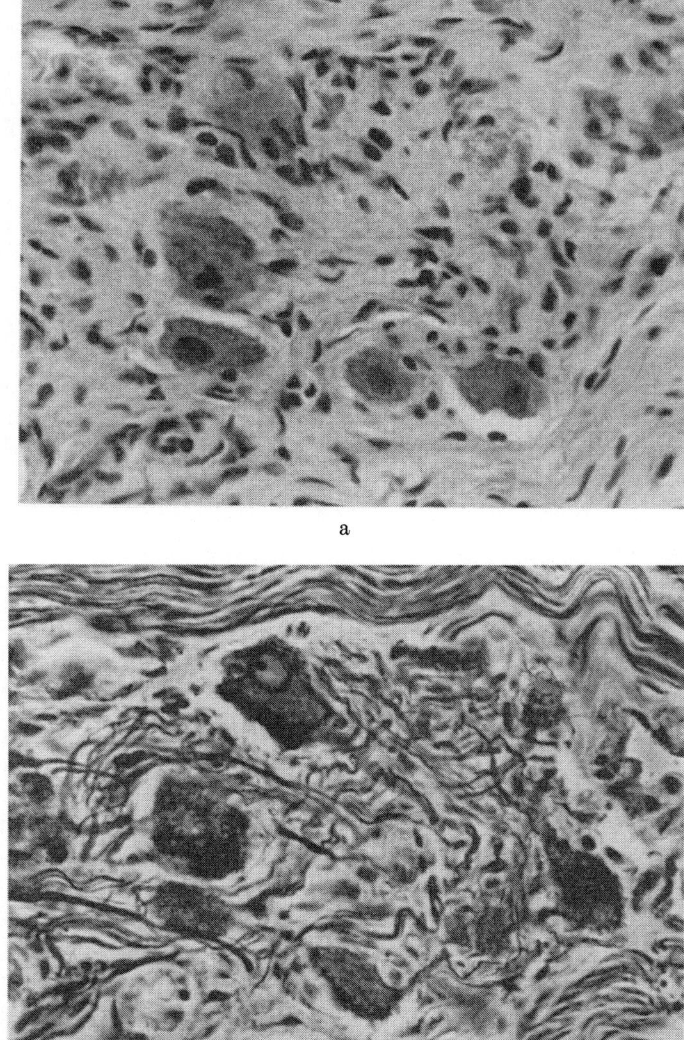

a

b

Abb. 3a u. b. Neuropilem in einem Grenzstrangganglion bei Hämatoxylin-Eosinfärbung (a) und bei Silberimprägnation nach Bodian (b). 450:1. Mikrophoto des Neurologischen Institutes (Edinger-Institut) Frankfurt a. M. (Direktor: Prof. Dr. W. Krücke)

zellen mit dem aus der Achse Hauptdendrit-Neurit seitlich herausgerückten Zelleib
(Pyrenophor) und einigen Nervenzellarten des ZNS, z. B. den Zellen des dorsalen Vagus-
kerns — vom Hauptdendriten ab. Das Cytoplasma enthält in sehr wechselnder Menge
(Herzog) Lipofuscin oder ein nahe verwandtes, mehr schwärzliches Pigment, das Beziehungen zu Ceroidsubstanzen hat und sich durch die Beibehaltung der Fluorescenz nach
Bleichung mit H_2O_2 vom Melanin der Epidermis und der Hirnhäute unterscheidet (Sachs).
   b) Neuropileme. In der mikroskopischen Anatomie der meisten Gewebe gibt es
zwischen der Dimension der Einzelzelle und der des Organes einen supracellulären Verband, der als Acinus, als Hepaton, als Nephron usw. bezeichnet wird. Im Nervengewebe
ist diese histologische Zwischenstufe durch eine Gewebsformation bestimmt, die in der
älteren Literatur als Molekularsubstanz oder Leydigsche Punktsubstanz, in der mikroskopischen Anatomie des cerebrospinalen Nervensystems auch als Nisslsches Grau be-

zeichnet wird und für die His sen. (1890) die Bezeichnung *Neuropil(-em)* = „Nervenfilz" einführte. Sie wird von den innig miteinander verflochtenen und in Hüllzellen eingebetteten Verzweigungen von Dendriten und einstrahlenden Neuriten gebildet. Ihr Feinbau läßt sich mit den üblichen Kernplasmafärbungen nur recht schwer und unvollständig analysieren; für ihre histologische Darstellung muß meistens auf Imprägnationsmethoden wie nach BIELSCHOWSKY, BODIAN, PALMGREN u. a. m. zurückgegriffen werden (Abb. 3). In die jahrzehntelange Diskussion über ihren Bau wurde durch elektronenmikroskopische Befunde (HORSTMANN, HAGER) Aufklärung gebracht. Von den beiden bei His sen. und anderen Autoren vorkommenden Wortformen Neuropil und Neuropilem läßt sich Neuropil vorteilhaft für ausgedehnte Formationen und Neuropilem für umschriebene verwenden. Eine typische Neuropilstruktur im ZNS ist die Molekularschicht der Kleinhirnrinde, um kleine Neuropileme handelt es sich bei den sog. Parenchyminseln der Körnerschicht der Kleinhirnrinde und bei den Glomerula des Bulbus olfactorius.

Im VNS sind Neuropileme kennzeichnende Gewebsstrukturen (Abb. 3). Sie können von mehreren, in frühen Entwicklungsstufen dicht beieinanderliegenden Nervenzellen (Zooglöen oder Plejaden — DE CASTRO) aufgebaut werden und sind dann oft von den kerntragenden Zelleibern der beteiligten Nervenzellen kranzförmig umgeben. In anderen Fällen sind nur zwei oder drei Nervenzellen am Aufbau eines Neuropilems beteiligt, und schließlich gibt es analoge Bildungen auch als dicht aussprossende Verzweigungen des oder der Dendriten einer einzigen Nervenzelle, mit denen sich die Endaufzweigungen eines oder mehrerer ankommenden Neuriten verflechten *(célula en zurrón — R. Y CAJAL)*. Die Lagebeziehung der Nervenzelleiber und Neuropileme variiert von „Receptorplatten" (DE CASTRO), die weitab von den beteiligten Nervenzelleibern innerhalb von Faserbündeln liegen, bis zu pericellulären Geflechten, die wie Sonnencoronen einzelne Nervenzelleiber umgeben. Die Vielfalt der möglichen Anordnungen bedingt eine außerordentliche Mannigfaltigkeit der vorkommenden Nervenzellformen. So unterscheidet DE CASTRO Zellen mit langen Fortsätzen, die sich am Aufbau zelleibferner „Receptorplatten" beteiligen oder in pericelluläre Dendritennester oder in mehrzellige Neuropileme eingehen und glatt oder mit zahlreichen Seitensprossen versehen sein können, Zellen, die sich auf den Aufbau eines zelleibnahen, ein- oder mehrzelligen Neuropilems beschränken, und Zellen, deren Fortsätze alle oder teilweise (als „akzessorische" Fortsätze sehr langer Dendriten) in der den Zelleib umgebenden Hüllzellkapsel enden und in Kontakt mit pericellulär auslaufenden präganglionären Fasern treten. Wie die in die Neuropileme einbezogenen Dendriten ist auch die Neuritenkomponente der Neuropileme variabel. Vom unverzweigten Durchlaufen durch ein Filzwerk gibt es alle Abstufungen bis zu dichter Aufzweigung und enger, spiraliger Umhüllung von Hauptdendriten oder Nervenzelleibern.

c) Hüllzellen. Eingefügt zwischen die Nervenzelleiber und Nervenzellfortsätze und in die Neuropileme liegen in den Formationen des VNS *Hüllzellen*, die wie die Remakschen Zellen (s. u.) die Nervenzellstrukturen überziehen und weitgehend gegen die Umgebung abdecken. Zwischen ihnen finden sich einzelne Mastzellen und Vertreter einer Zellart, die sich gegenüber Imprägnationsmethoden wie die Hortega-Zellen im ZNS verhält (POLAK). Dem histologischen Bild nach sind die Hüllzellen des VNS wohl eher mit den oligodendrocytären Zellformen der Glia des ZNS zu vergleichen als mit den astrocytären. Gegen die interstitiellen Räume sind sie durch Basalmembranen abgeschirmt.

d) Chromaffine Nebenzellen. Eine weitere Zellart, die einzeln oder in kleinen Gruppen in den prä- und paravertebralen Formationen des VNS vorkommt, aber in den intramuralen fehlt (FEYRTER), sind *chromaffine Zellen*, die den wesentlichen Bestandteil des Nebennierenmarkes ausmachen und beim Neugeborenen und Kleinkind zusätzlich noch in größerer Anzahl in den abdominalen Strukturen des VNS als Paraganglien (Paraganglion paraaortale, Zuckerkandlsches Organ) zu finden sind. (Sie sind wesensverschieden von den Chemoreceptorelementen des Glomus caroticum, Glomus jugulare usw.)

e) Stroma. Die intramuralen Strukturen des VNS sind innig mit dem Gefüge der Trägerorgane verbunden und nur unvollständig durch bindegewebige Kapselzellen gegen das umgebende Gewebe abgeschirmt. (Der Anpassung an wechselnde Füllungszustände von Hohlorganen dient der Verlauf der interganglionären Stränge in Schleifen und losen Knäueln, den sog. Schlingenterritorien von Stöhr jr. [Greving und Dressler]). In der prävertebralen und in der paravertebralen Provinz des VNS sind die Bindegewebskapseln stärker ausgebildet und erreichen fast die Mächtigkeit der Endoneural-, Perineural- und Epineuralhüllen der cerebrospinalen Nerven vergleichbarer Kaliber. Wie bei diesen liegt einwärts vom Perineurium ein System flacher Gewebsspalten, die von einem endothelartigen Zellverband ausgekleidet sind (Key und Retzius, Ernst, Askanazy 1911, Feyrter). Die Rolle dieser Räume und ihrer Deckzellen ist noch nicht völlig geklärt. Es handelt sich wohl nicht um Verzweigungen des an sich auch in den vegetativen Ganglien gut entwickelten Lymphgefäßsystems; bei manchen Cerebrospinalnerven ist eine Funktion als Verschiebe- und Gleiträume (besonders in Gelenknähe) denkbar. Die den Synovialsarkomen verwandte Morphologie von Geschwülsten, die vom Deckepithel dieser Räume abgeleitet werden können („Neuroepitheliome"), spricht ebenfalls für eine derartige Funktion. — Die Blutversorgung der intramuralen Ganglien ist Bestandteil der Blutversorgung der Trägerorgane. Die hauptsächlich um Gefäße angeordneten Prävertebralplexus und -ganglien sind für arterielle Versorgung und venösen Abfluß wahrscheinlich auf Zweige der Vasa vasorum angewiesen. Bei den Grenzsträngen kommt der arterielle Zufluß über kleine Zweige aus den segmentalen Arterien, im Halsbereich aus der A. vertebralis (Patterson). Der Abfluß erfolgt über Venenwege, die an das vom betreffenden Ganglion mit Gefäßnerven versorgte Kreislaufgebiet angeschlossen sein können. Entsprechend dem Reichtum an Synapsen sind die Ganglien des VNS mit einem dichten Capillarnetz ausgestattet, das mehr der Gefäßversorgung der grauen Substanz des ZNS angenähert ist als der der weißen.

2. Faserbündel

Von den zwei Nervenfasertypen, die mit den Namen der Forscher Schwann und Remak belegt sind, ist der Schwannsche Typ der übersichtlichere. Er enthält einen einzigen Achsenzylinder, den nacheinander eine Anzahl Schwannscher Zellen je von Schnürring zu Schnürring umhüllen. Der Achsenzylinder liegt zunächst am Grunde einer rinnenartigen Einfaltung der Oberfläche einer Schwannschen Zelle. Auf einem Querschnitt ergibt sich eine Figur, die der schematischen Wiedergabe des vom Mesenterium umhüllten Darmrohres ähnelt, wobei aber der Zelleib der Schwannschen Zelle dem vom parietalen und visceralen Blatt des Peritoneums begrenzten Hohlraum der Bauchhöhle entsprechen würde. Die Wände des Spaltraumes, in dessen Tiefe der Achsenzylinder liegt, werden daher auch als Mesaxon bezeichnet. Durch eine Art Wickelvorgang legt sich das Doppelblatt des Mesaxons, das als Zelloberfläche aus radiär orientierten Lipoidmakromolekülen besteht, in zahlreichen Lagen um den Achsenzylinder und wird so zur Markscheide. Ihre Dicke steht in Beziehung zum Kaliber des Achsenzylinders. Das Markscheidenmaterial verleiht der Schwannschen Faser ihre weiße Farbe und ihren Glanz. Der schon von Bichat erwähnte (S. 501) und von Remak (1838) zuerst näher beschriebene Fasertyp unterscheidet sich von der Schwannschen Faser darin, daß bei ihm in die Oberfläche ein und derselben Hüllzelle (Remaksche Zelle — Lawrentijew) mehrere (und dünnere) Achsenzylinder — u. U. zu verschiedenen Nervenzellen gehörend — eingelassen sind und nicht von mehreren Mesaxontouren umhüllt werden. Gegen typische markhaltige Fasern und cerebrospinale Fasern mit dünnen Achsenzylindern und entsprechender Markarmut heben sich die Remakschen Fasern durch ihre auch von Bichat hervorgehobene graue Farbe ab. Im cerebrospinalen Nervensystem kommen periphere Fasern vom Remakschen Typ nur während Entwicklungs- und Regenerationsvorgängen vor. Im Spinalgangliensystem werden dagegen Fasern beiderlei Typs beobachtet, und auch innerhalb des VNS läßt sich nicht ausschließen, daß besonders mächtige Achsenzylinder mitunter auch in Fasern des Schwannschen Typs untergebracht sind. Der Remaksche Fasertyp steht wegen der Zuordnung *einer* Hüllzelle zu den Fortsätzen *mehrerer* Nervenzellen dem Bau der grauen Substanz des Zentralorgans näher als die Schwannsche Faser.

Die Nervenfasern, die die Stränge zwischen den ganglionären Anschwellungen des VNS bilden und in mehr oder weniger geschlossenen Bündeln die Ganglien durchlaufen, sind von verschiedenartiger Abkunft. In einer zur innervierten Peripherie hin zunehmenden Menge sind es Neuriten von Nervenzellen des VNS — nach der von Langley (1903) vorgeschlagenen Ausdrucksweise *postganglionäre* Fasern, — die meist in Fasern des Remakschen Typs verlaufen. Die zweite Komponente, deren Anteil zur innervierten

Peripherie hin abnimmt, wird von den Neuriten von Nervenzellen im Mittelhirn, Rautenhirn oder Rückenmark gestellt, die als *präganglionäre* Fasern in Innervationsbeziehungen zu einer oder zu mehreren Nervenzellen des VNS treten und vorwiegend markarme Fasern des Schwannschen Typs darstellen. Die dritte, sehr wesentliche Komponente der Fasermassen des VNS sind *Dendriten von Spinalganglienzellen*. Sie sind in den proximalen Verlaufsstrecken die Achsenzylinder typischer dicker Schwannscher Fasern, aber mit Einsetzen der Aufzweigung nehmen sie den Charakter dünnerer Fasern (mit dünneren Markmänteln) und weit distal schließlich den von marklosen Fasern an. Da die Aufzweigung bei Dendriten zu höheren Verzweigungsgraden fortschreitet (HUBER, CLARA 1953) als bei Neuriten, wird zur Peripherie hin der Faserüberschuß der postganglionären Fasern über die präganglionären noch von einem Faserüberschuß der sensiblen Dendritenfortsätze über die aus dem VNS stammenden Neuritenfortsätze überlagert.

Die Frage, ob die afferenten Fasern, die in den Bündeln des VNS laufen, als Bestandteil des VNS gelten können — anders ausgedrückt: ob das VNS eigene afferente Fasern hat —, wird verschieden beantwortet und ist letztlich eine Frage der Definition (CLARA 1953), ganz ähnlich wie die Begriffsbestimmung des VNS überhaupt (S. 499). Geht man von den anatomischen Gegebenheiten aus (und überträgt den Begriff des Griseums vom ZNS auf das periphere Nervengewebe), so gehören die afferenten Fasern zum Spinalgangliensystem und nicht zum VNS oder ZNS. Stützt man sich dagegen auf funktionelle Zusammenhänge, so können die afferenten Fasern in den Bündeln des VNS als Funktionskreispartner der efferenten Fasern angesprochen und mit ihnen zusammengefaßt werden. Noch etwas schwieriger wird das Problem, wenn man nicht nur den afferenten Leitungssinn, sondern die dem Bewußtsein zugängliche Sinnesleistung als Kriterium nimmt. LANGLEY (1903) ist der Entscheidung durch das Argument ausgewichen, die Übermittlung einer bewußtseinsfähigen Information begründe automatisch die Zugehörigkeit der betreffenden Faser zum „animalen" System und schließe sie damit aus dem vegetativen aus; sofern eine afferente Faser aus den Eingeweiden nie eine Schmerz- oder sonstige Sinnesempfindung übermittle, könne man sie zum VNS rechnen. Diese Eigenschaft dürfte bei einer Einzelfaser wohl kaum zu verifizieren sein, und LANGLEYs Argument versagt vollends, wenn man Schmerz als nur *fakultativen* Nebeneffekt eines nocifensorischen Funktionskreises auffaßt.

Für das Resultat von Unterbrechungen und Resektionen im VNS ist wichtig, daß die sensiblen Fasern, die im VNS verlaufen, wahrscheinlich die gleiche Variabilität des Verlaufes zeigen können wie die Eigenfasern des VNS.

3. Endnetze

Nach dem Passieren der am weitesten distal gelegenen Nervenzellen und nach dem Zurücklegen einer mehr oder weniger langen postganglionären Strecke erreichen die Faserstränge des VNS die innervierte Peripherie mit ihren Endnetzen (Abb. 4).

Der feingewebliche Aufbau eines solchen Endnetzes ist dadurch gekennzeichnet, daß die Faserstränge nur noch postganglionäre und sensible Nervenfortsätze und keine präganglionären Fasern, keine Nervenzellen und keine umschriebenen Dendritengeflechte mehr enthalten. Die Tendenz zur Plexus- und Geflechtbildung nimmt noch zu. Am Bauprinzip der Einlagerung feiner und feinster individueller Nervenzellfortsätze in die Oberfläche von netzig aneinandergefügten Remakschen Zellen ändert dabei nichts (LAWRENTIJEW, SCHIMERT, HILLARP, CLARA 1955, SZENTÁGOTHAI). Ein Endnetz ist vielleicht sogar eher eine sensible als eine vegetativ-nervöse Struktur. Es ist im Grunde nichts anderes als ein *schleierartig aufgelöstes Neuropil*, und die Geschichte seiner wissenschaftlichen Bearbeitung hat eine bemerkenswerte Ähnlichkeit mit der des Nisslschen Graues. In beiden Fällen wurde lange Zeit die Vermutung vertreten, die Hüllzellverbände beherbergten statt feinster Nervenzellfortsätze einen besonderen, kontinuierlich zusammenhängenden, von den Nervenzellen emanzipierten Gewebsbestandteil von fädiger

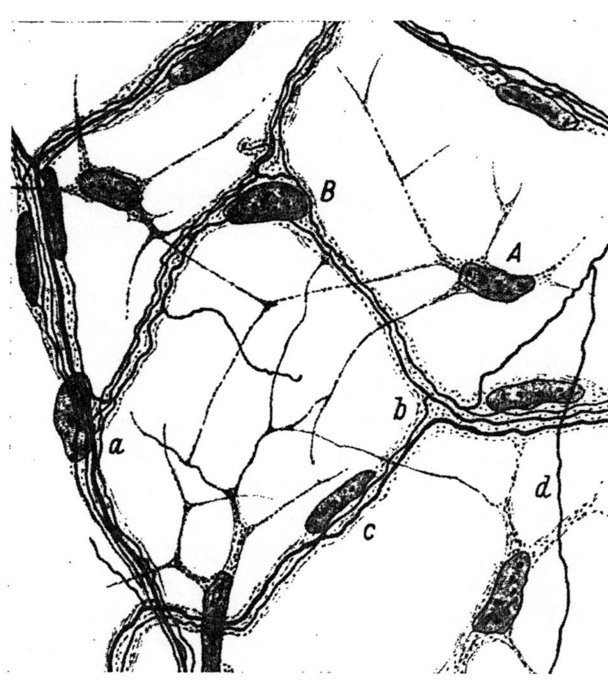

Abb. 4. Endnetz der nervösen Peripherie. *A* Bindegewebszelle. *B* Remaksche Zelle. *a* und *b* Aufgabelung
markloser Fasern mit deutlichem (c) oder fast unsichtbarem (d) Hüllzellplasma. Subcutanes Nervengeflecht
aus dem Schwanz einer Kaulquappe. Cajals Silbernitratmethode. Etwa 1000:1. [Aus Ramon y Cajal,
Genesis de las fibras nerviosas del embrión, Trab. Lab. Invest. Biol. Univ. Madrid 4, 235 (1905)]

Textur, die sog. Neurofibrillen, die im Nisslschen Grau das Elementargitter Apáthys
und im Endnetz das Terminalreticulum Stöhrs aufbauen sollten. Die Ergebnisse elektronenmikroskopischer Untersuchungen sprechen gegen die Vermutung einer kontinuierlichen leitenden Substanz und dafür, daß auch im Bereich des VNS und der Endnetze
die Selbständigkeit der Nervenzellen im Sinne der Neuronentheorie gewahrt ist. Auf
der anderen Seite haben die elektronenmikroskopischen Untersuchungen gezeigt, daß die
Aufzweigung der Nervenzellfortsätze bis zu Kalibern fortschreitet, die unterhalb des
Auflösungsvermögens der Lichtoptik liegen und auch bei Inkrustierung ihrer Oberflächen
mit Metallkeimen (durch die histologischen Imprägnationsmethoden) nicht mehr ver-
läßlich dargestellt werden. Als weitere Erschwerung der mikroskopischen Struktur-
analyse kommen dort, wo sich die nervösen Endnetze ausbreiten, auch stark verzweigte
und in Netzform zusammenhängende Bindegewebszellen vor, die bei Imprägnation und
bei supravitaler Methylenblaufärbung usw. mitunter in ähnlicher Weise wie Nervenzellfortsätze oder Hüllzellen dargestellt werden (Knoche). Zellen dieser Art sind von
R. y Cajal als interstitielle, von Feyrter als intercaläre Zellen bezeichnet worden; sie
stehen auch dem von Sunder-Plassmann aufgestellten Begriff der neurohumoralen
Zellen (nh-Zellen) nahe und wurden von Meyling (1953, 1955) als periphere Nervenzellen
gedeutet. Die Zugehörigkeit dieser Zellen zum Bindegewebe (Cole, Johnson) und das
Fehlen näherer Beziehungen zum nervösen Endnetz ist durch elektronenmikroskopische
Untersuchungen (Richardson) gestützt. Schließlich erfassen Imprägnationsmethoden
im Bereich der nervösen Endnetze nicht so selten auch exoplasmatische Strukturen des
übrigen Bindegewebes und heben sie hervor. Zusammen mit Vacuolenbildung im nervösen
Endnetz (an den Achsenzylindern oder im Cytoplasma der Hüllzellen), die als finale oder
autolytische Veränderung auftritt, erzeugt die Mitimprägnierung von exoplasmatischen
Strukturen und von „interstitiellen" Zellen den trügerischen Eindruck einer ubiquitären
und kontinuierlichen Aufzweigung des nervösen Endnetzes mit stufenlosem Übergang in
das Cytoplasma aller benachbarten Gewebsbestandteile [Botár (Lit.)].

In der Peripherie (im Innervationssinne) treten die postganglionären Fasern des VNS in *synaptische Beziehung* zu glatten und Herzmuskelfasern und zu Drüsenzellen. Endknopfsynapsen wie im ZNS und in den Ganglien des VNS (zwischen präganglionären Fasern und den Nervenzellen des VNS) kommen in der vegetativ-nervösen Peripherie wahrscheinlich nur an Drüsenzellen vor. In der glatten Muskulatur gibt es nach den bisherigen elektronenmikroskopischen Untersuchungen (CAESAR, EDWARDS u. RUSKA, RICHARDSON, GANSLER, HAGER und TAFURI) keine spezialisierten Innervationsstrukturen wie die Endplatten der quergestreiften Muskulatur, und selbst das Vorkommen von Endknopfsynapsen ist wahrscheinlich kein generelles Prinzip. Am meisten verbreitet scheint in der glatten Muskulatur eine synaptische Beziehung nach dem Prinzip einer „wirksamen Strecke" zu sein, bei der der Ort der Erregungsübertragung auf der innervierenden Faserstrecke gleichsam „verschmiert" ist. Im ZNS kommt diese Synapsenform z. B. bei den Kletterfasern und den Dendriten der Purkinjezellen vor. Auch in den Ganglien des VNS spielen neben Endknopfsynapsen wohl diffuse Synapsen über die „wirksamen Strecken" von spiralig um Nervenzellkörper oder Dendriten gewickelten präganglionären Faserenden eine Rolle, über die allerdings noch nichts näheres bekannt ist. Submikroskopische Granulastrukturen in den Nervenfasern können als morphologisches Bindeglied zwischen der gewöhnlichen Synapse und der „wirksamen Strecke" aufgefaßt werden (ORTMANN).

Als *Übertragersubstanzen* treten im Bereich des VNS neben dem Acetylcholin das Adrenalin und besonders das Noradrenalin (Arterenol) auf. Cholinergisch ist die Erregungsübertragung von den präganglionären Fasern auf die Nervenzellen des VNS und von den postganglionären Fasern auf Drüsenzellen und auf die glatte Muskulatur des Verdauungstraktes. Der auf Noradrenalin bzw. Adrenalin gestützte Übertragungsmodus ist nach der Vermutung von FELDBERG der phylogenetisch jüngere und ist vor allem bei der vegetativen Innervation der glatten Muskulatur der Gefäße und im Zuständigkeitsbereich der paravertebralen und der prävertebralen VNS-Provinzen verwirklicht. — Bei der Innervation der quergestreiften Muskulatur durch die motorischen Fasern des cerebrospinalen Nervensystems handelt es sich um ein „Alles oder nichts"-Phänomen, um einen Vorgang von der Art einer Steuerung. Bei der Innervation der glatten Muskulatur wird dagegen die vorgegebene, spontane Aktivität des Gewebes in ihrem örtlichen, zeitlichen und quantitativen Ablauf beeinflußt; der autonome Rhythmus der Gewebsaktion wird verstärkt oder abgeschwächt (SCHNEIDER). Die Einflußnahme hat hier mehr den Charakter eines Regelvorganges. Vegetativ innerviertes Drüsengewebe hat zwar keine Spontanaktivität im gleichen Sinne wie die glatte Muskulatur aufzuweisen, es unterliegt aber — zugleich mit der vegetativen Innervation — einer humoralen Beeinflussung, die von der vegetativ-nervösen in ähnlicher Weise überlagert und modifiziert wird wie die Spontanaktivität der glatten Muskulatur. Auch hier wirkt die vegetative Innervation wie eine Feineinstellung.

Eine noch nicht völlig geklärte Frage ist, ob es im Neuropilschleier der innervierten Peripherie, in dem vegetative Neuritenausläufer und sensible Dendritenausläufer von ein und derselben Remakschen Zelle beherbergt werden können, normalerweise eine Beeinflussung der Erregbarkeit so eng benachbarter Nervenfasern durch elektrotonische Wirkung ihrer Aktionspotentiale (KATZ und SCHMITT) gibt. Analogen Vorgängen im Neuropil des Zentralorgans wird eine Modulation der Zellerregung zugeschrieben (JUNG).

Übertragersubstanzen von Katecholaminnatur wie Noradrenalin und Dopamin können mit der von CARLSSON, FALCK und HILLARP beschriebenen, meist nach FALCK benannten Methode so wie noch andere biogene Amine (z. B. 5-Hydroxytryptamin = Serotonin) durch ihre Fluorescenz nach Formaldehydeinwirkung erfaßt werden (Übers. s. FUXE, HÖKFELT, JONSSON u. UNGERSTEDT). Beim Acetylcholinsystem ist die Lokalisation der Acetylcholinesterase durch die von KOELLE u. FRIEDENWALD angegebene enzymhistochemische Reaktion möglich, mit der von CSILLIK ausgearbeiteten Modifikation sogar im elektronenmikroskopischen Bereich (Übers. s. CSILLIK).

In Übereinstimmung mit früheren pharmakologischen Erfahrungen über die Innervation der Schweißdrüsen hat sich mit diesen Methoden zeigen lassen, daß beispielsweise die paravertebralen Ganglien sowohl adrenergische als auch cholinergische Nervenzellen enthalten. Die pharmakologische Aufteilung in cholinergisch oder adrenergisch hat mithin nichts mit der topographisch-anatomischen Gliederung zu tun und deckt sich auch nicht in jeder Hinsicht mit einer Gliederung nach der Zuordnung zu Organen oder Betriebszuständen.

Innerhalb eines Ganglions können Neuropilemstrukturen mit Einschluß solcher, die um eine einzelne Nervenzelle herum ausgebildet sind, dendritische Fortsätze von Nervenzellen mit unterschiedlichen Überträgerstoffen enthalten. Die Endigung eines katecholaminhaltigen Nervenzellfortsatzes im Bereich einer Nervenzelle (Blümcke) ist daher kein verläßlicher Hinweis auf eine Neuronenkette mit Alternieren der Überträgersubstanz in der Weise, daß sich adrenergische und cholinergische Neurone in Serienschaltung abwechselten.

III. Gliederung, Entwicklung und Leistung des VNS

1. Funktionelle Gliederung und Innervation durch das vegetative System des ZNS

a) Funktionelle Gliederung und präganglionäre Innervation

Die Strukturen des VNS sind in erster Linie topographisch gegliedert, aber diese topographische Gliederung überschneidet sich mit einer Gliederung nach der Organzuständigkeit. So ist das Ggl. ciliare Binnenstrukturen des Auges und Orbitalstrukturen wie dem M. levator palp. sup. zugeordnet, die Gruppe der übrigen Kopfganglien (Ggl. oticum, pterygopalatinum, submandibulare) dem Kopfteil des Verdauungs- und Respirationsapparates. Die Grenzstrangkette bedient einerseits in ungefähr segmentaler Aufteilung das Hautorgan mit seinen Drüsen und seinen Glattmuskelanteilen, andererseits den Kreislaufapparat der Körper*schale* mit Einschluß des Kopfes und der Extremitäten. Der Kreislaufapparat des Körper*kerns* ist die Domäne der Prävertebralprovinz des VNS, die andererseits mit den Intramuralganglien bei der vegetativen Innervation der Eigenmuskulatur der Eingeweide zusammenarbeitet. Für das Hautorgan spielen also die Grenzstrangganglien eine Rolle, die bei anderen vegetativ innervierten Organen teils intramuralen, teils prävertebralen Ganglien zukommt. Über die Grenzstrangganglien D 5 bis D 12 läuft auch die präganglionäre Versorgung des Nebennierenmarkes (Hoepke).

Innerhalb eines Ganglions lassen sich durch subtile neurophysiologische Untersuchungen Ganglienzellen mit verschiedener Zuständigkeit nachweisen. So konnten Bishop und Heinbecker und Eccles im Ggl. cerv. sup. mit Hilfe von Aktionsstromkurven bei Ganglienzellen unterscheiden, ob sie mit der Innervation des Integuments oder mit der des autonomen Apparates des Auges befaßt waren. Ein cytoarchitektonisches Gegenstück zu diesen Untersuchungen gibt es noch nicht, aber eine Beziehung zur Ganglienzell*größe* ist wahrscheinlich (de Castro 1951).

Ein weiteres — und sehr wichtiges — Gliederungsprinzip ist in den Innervationsbeziehungen zwischen ZNS und VNS gegeben. Wie das VNS glatte Muskulatur und Drüsen innerviert, unterliegt es seinerseits einer Innervation durch das ZNS. Zusammen mit der Aufteilung der postganglionären Zuständigkeitsbereiche ergeben die präganglionären Leitungsbeziehungen ein kompliziertes Muster.

Die präganglionären Fasern für das VNS stammen aus Kerngebieten des Mittelhirnes, des Rautenhirnes und des Rückenmarkes. Im Mittelhirn entspringt der Zufluß zum VNS aus dem Nucl. medianus anterior der Oculomotoriusgruppe. Ein kleines Kerngebiet in der Nähe des Facialisknies (Krieg) versorgt über den Facialisursprung und das Ggl. pterygopalatinum und Ggl. submandibulare die Gangliengeflechte der kleineren Speicheldrüsen. Weiter caudal findet sich ein kleines Kerngebiet kranial vom dorsalen Vaguskern als Quelle für Fasern zum Parotisgeflecht über den N. tympanicus usw. (S. 504) und das Ggl. oticum. An diesen Nucl. salivatorius inf. schließt sich der mächtige Nucl. alaris oder dorsalis n. vagi an, der über die zum N. vagus vereinigten Rami viscerales und comm. albi der Kiemenbogensegmente die Geflechte und Ganglien der Eingeweide mit Einschluß etwa der oberen Hälfte des Dickdarmes versorgt. Der Nucl. dorsalis vagi setzt sich in die etwas dürftig entwickelte Kernsäule des Nucl. intermedio-medialis im inneren Teil der Vereinigungszone von Vorder- und Hinterhorn des Rückenmark-querschnittes fort (LARUELLE). Sie reicht praktisch durch das ganze Rückenmark. Ein weiteres Quellgebiet für Fasern zum VNS taucht caudal vom Nucl. ambiguus vagi als Nucl. retroambigualis auf, geht auf das Halsmark über und reicht als markanter Nucl. intermedio-lateralis im Seitenhorn von C 8 bis L 2. Nach einem Hiatus im Bereich der Intumescentia lumbalis ist dieser Kern von S 2 an wieder stärker ausgebildet. Daneben existiert im Lumbosacralmark (L 4/5 bis S 4) im medialen Vorderhorn eine Zellsäule, von der vermutet wird, daß sie ebenfalls Fasern in das VNS entsendet. Sie wird im Schrifttum als Nucl. sympathicus medialis inferior sive lumbosacralis (JACOBSOHN-LASK), als Nucl. leiomyoticus (BOK) oder „colonne en torsade" (LARUELLE) bezeichnet.

Die präganglionären Fasern zum VNS verlassen das Rückenmark durch die Vorderwurzeln. Die Vasodilatations- und Schweißhemmungseffekte einer Reizung der Hinterwurzeln (STRICKER, BAYLISS, FOERSTER) werden jetzt meistens auf antidrome Erregung bezogen und mit dem Axonreflex nach BAYLISS verglichen (JUNG). Die Annahme antagonistisch wirksamer, „parasympathischer" Fasern ist weitgehend verlassen. Bei der Diskussion des Axonreflexes wird nicht immer genügend berücksichtigt, daß die sensiblen Fasern der Peripherie *Dendriten* der Spinalganglienzellen sind und daß der Hinterwurzelneurit der Spinalganglienzelle unmittelbar aus dem Hauptdendriten entspringt, ohne daß der Zelleib dazwischengeschaltet wäre.

Von den Quellgebieten präganglionärer Fasern versorgt das rhombencephale über die intramurale Provinz des VNS praktisch den gesamten Eingeweideapparat des Körpers mit Ausnahme einerseits der Kreislaufperipherie, andererseits der Beckenorgane und damit des Urogenitalapparates und der distalen Hälfte des Dickdarmes und der an-schließenden Darmabschnitte. Das mesencephale Quellgebiet bedient das Sehorgan. Das thorakolumbale Quellgebiet entsendet Fasern zum Grenzstrang und — seine Strukturen durchsetzend — über die Nn. splanchnici zu den prävertebralen Ganglien. Es versorgt mithin einerseits das Hautorgan und nimmt andererseits Einfluß auf das System der großen Arterien und Venen überall im Körper — in der Körperschale sowohl als im Körperkern. Das sacrale Quellgebiet versorgt die Beckenorgane über juxta- und intra-murale Ganglien und Geflechte, in denen sich seine Fasern in ähnlicher Weise mit Fasern aus dem thorakolumbalen Quellgebiet treffen und verflechten, wie es Fasern rhomb-encephaler und thorako-lumbaler Herkunft in den prävertebralen Geflechten und Ganglien des oberen Bauchraumes tun.

b) Das vegetative System des ZNS

Die dem VNS zugeordneten Kerngebiete des ZNS haben gewisse cytoarchitektonische Kennzeichen gemeinsam. Die Nervenzellen sind multipolar, mittelgroß und etwas kleiner als die Nervenzellen motorischer Kerne. Sie liegen ziemlich dicht gedrängt. Wegen der Linsenform der Zelleiber haben sie je nach der Schnittrichtung einen vieleckigen oder einen keulen- oder birnenförmigen Umriß und täuschen dann uni- oder bipolare Zellform vor. Die Nissl-Substanz besteht aus ungleich großen und unregelmäßig geformten Schollen, die normalerweise an der Peripherie gröber und in der Zelleibmitte eher fein-stäubig sind. Wegen der dichten Zellagerung (GAGEL) und der Markarmut der Fasern (SPATZ) sind die dem VNS zugeordneten Kerngebiete im Markscheidenbild auffallend licht; diese myeloarchitektonische Besonderheit haben sie mit dem Höhlengrau des Hypothalamus usw. gemein.

Soweit es praktikabel ist, den strukturellen und funktionellen Zusammenhang des ZNS in Systeme wie das pyramidale, extrapyramidale usw. aufzuspalten (vgl. BUCY), kann man die dem VNS zugeordneten Kerngebiete und die ihnen übergeordneten Struk-turen als das *vegetative System des ZNS* definieren.

Von den *supranucleären Bahnen* zu den Kerngebieten, die das VNS mit präganglionären Fasern versorgen, ist nicht sehr viel bekannt. Sichergestellt ist durch die Beobachtungen von Foerster u. a. eine Bahn, die auf dem Rückenmarksquerschnitt als schmales Band ventral von der lateralen Pyramidenbahn von der Oberfläche — etwa in der Gegend des Lig. denticulatum-Ansatzes — bis an die graue Substanz in der Gegend des Seitenhorns bzw. der Intermediärzone reicht und deren Unterbrechung die Vasomotoren-regulation im Zuständigkeitsbereich der caudal gelegenen vegetativen Kerngebiete ausschaltet. Der Ursprung dieser Bahn ist nicht bekannt; am plausibelsten dürfte es sein, ihn in die Substantia reticularis der Medulla oblongata zu verlegen (Sell, Erdelyi und Schaefer, Oberholzer). Die Bahnen zu den für die Beckengeflechte zuständigen Kerngebieten scheinen mit den beiden Anteilen der Pyramidenbahn zu verlaufen (Tönnis und Bischof). Weiterhin ist beim Schützschen Bündel (Fasciculus longitudinalis dorsalis), beim Fasciculus parependymalis in der Substantia gelatinosa centralis des Rückenmarkes (Krücke 1949) und vielleicht auch beim Fasciculus longitudinalis posterior (Marburg) die Vermutung gegeben, daß es sich um supranucleäre Bahnen für das VNS handelt.

Schließlich werden die vegetativen Verrichtungen des Organismus im *weiteren* Sinne — also mit Einbeziehung z. B. der vom anatomischen Gebilde des VNS unabhängigen Atemtätigkeit — sehr stark beeinflußt einerseits vom reticulären System der Medulla oblongata und des Mittelhirns (Birkmayer und Danielczyk), andererseits von den sog. vegetativen Kerngebieten des Hypothalamus aus, und hier vor allem im Rahmen der von W. R. Hess erforschten Kollektivleistungen des Organismus. Letzten Endes werden die Verrichtungen des vegetativen Gesamtsystems von *allen* Funktionsabläufen im Bereich des ZNS beeinflußt, so daß auch Großhirngebieten, besonders den Anteilen des sog. limbischen oder Riechhirnsystems, von Fall zu Fall die Rolle von übergeordneten vegetativen Zentren zugesprochen werden mag.

Eine Sonderstellung nehmen innerhalb der hypothalamischen Kerngebiete der Nucl. supraopticus und der Nucl. paraventricularis ein. Bei ihnen ist der Substanztransport im Achsenzylinder, der an sich allen Nerven zukommt, bis zu einer Intensität gesteigert, die zum Begriff der Neurosekretion geführt hat. Das von der Nervenzellsubstanz produzierte Material wird über eine Art Pfortader-system der Adenohypophyse zugeführt und steuert deren innersekretorische Aktivität. Einzelheiten s. Spatz, Bargmann und andere einschlägige Darstellungen. Die beiden Kerngebiete unterscheiden sich in manchen Punkten auffallend vom übrigen ZNS-Gewebe, z. B. im Bau der Capillaren, der durch argyrophile Fibrillen im Grundhäutchen dem Capillarbau in den Körperorganen (und im VNS) entspricht, und im Auftreten von kleinen geschwulstartigen Bildungen (Priesel-Sternberg-Tumoren) im Bereich ihrer Neuriten (in der Neurohypophyse), deren Gegenstück im intramuralen VNS des Magen-Darmschlauches die von Feyrter (1949) gefundenen granulären Neurome sind. Vielleicht handelt es sich bei diesen beiden Kerngebieten im Grunde um VNS-Strukturen, bei denen die Abwanderung des Matrixmaterials aus der Neuralplatte unterbleibt. Der Adrenalin/Noradrenalin-Gehalt dieser Region (Vogt) wäre mit dieser Annahme vereinbar.

2. Zur vergleichenden Anatomie und Entwicklungsgeschichte des VNS

a) Die Entwicklungshöhe, die das VNS bei den Säugetieren erreicht, ist eine *nachträgliche* Erwerbung innerhalb der Wirbeltierreihe, und das VNS ist bei den urtümlichsten Vertretern des Wirbeltierreiches noch merklich weniger entfaltet als bei den höher eingestuften (Hirt, Nicol).

Bei *Amphioxus lanceolatus* verfügt derjenige Teil des Verdauungstraktes, der in Oesophagus, Leber und posthepatischen Darmabschnitt unterteilt wird, über zwei Organwandsegmente mit dispersen Nervenzellen (also noch ohne Bildung von Ganglien); sie entsprechen ihrer Lage nach dem Plexus submucosus höherer Vertebraten (Boeke). An den größeren Gefäßen sind Nervenfasern und einige wenige Nervenzellen zu finden. Eine derartige intramurale Provinz des VNS im Bereich des Verdauungstraktes und eine Art Vorläufer der prävertebralen Provinz im Bereich des Kreislaufapparates gibt es auch schon bei *Hemichordaten,* nämlich bei den Tunicaten (A. Kappers 1947) und bei den Balanoglossiden (Eichelwürmer) als Plexus internus z. B. in der Region des „Herzens" (Hess). Bei *Petromyzon* existiert — außer den intramuralen Plexus des Intestinaltraktes — auch ein Plexus um die Hauptvene. Außerdem sind längs der vom Rückenmark zu diesen Geflechten führenden Faserzüge disperse Nervenzellen zu finden; die extramurale Ganglienbildung ist aber noch gering (A. Kappers 1934). Bei den Selachiern (Young) sind die extramuralen Anteile des VNS schon merklich umfangreicher als bei Amphioxus und Petromyzon. Sie bestehen aus ungefähr segmental verteilten, manchmal auch verschmolzenen kleinen Ganglien und dispersen Nervenzellen und innervieren Gefäße der Leibeshöhle und Strukturen des Urogenitalapparates. Längskonnektive, die die extramuralen Ganglien zu einem Strang verbinden würden, sind nur lückenhaft und regellos ausgebildet. Da die Haut mit den Chromatophoren und die Körpermuskulatur praktisch noch keine vegetative Innervation erhalten, gibt es noch keine Rami communicantes grisei, über die von den extramuralen Ganglien Fasern zur Körperwand ziehen würden. Die vorhandenen Ganglien sind also eher der prävertebralen Provinz des VNS bei höheren Wirbeltieren homolog. Erst bei den Knochenfischen sind dann diese Ganglien beiderseits durch Konnektive zu Grenzsträngen verbunden.

b) Die präganglionären Leitungsbeziehungen der verschiedenen Provinzen des VNS sind zugleich die Wegspuren der *ontogenetischen Herkunft* der Nervenzellen des VNS. Die Matrix der intramuralen Geflechte und Ganglien, die ihre präganglionären Fasern über den N. vagus erhalten, sind das Rhombencephalon und die korrespondierenden Anteile der Neuralleiste. Das Bildungsmaterial der Grenzstränge und der über die Nn. splanchnici versorgten prävertebralen Ganglien stammt in der Hauptsache aus den thorako-lumbalen Abschnitten der Medullarplatte und der Neuralleiste. Die Rumpfschwanzknospe liefert schließlich intramurale, juxtamurale und prävertebrale VNS-Anteile im Beckenbereich. Die aus den verschiedenen Matrixgebieten ausgeschwärmte Nervenzellbrut differenziert sich zu Ganglienzellen pari passu mit dem Heransprossen der auf ihrer Wegspur vordringenden präganglionären ZNS-Fasern. Da sich die Nervenzellen der extramuralen Anteile um die größten Arterien anordnen, ist in der paravertebralen Ausbildung der Grenzstrangketten eine frühe ontogenetische Entwicklungsstufe des Kreislaufapparates mit paarigen Aortae dorsales festgehalten (BROMAN). Auch die etwas nach medial verschobene Anordnung des Grenzstranges im Bauchraum, d. h. im Bereich der von Anfang an unpaaren Aorta abdominalis, läßt sich so erklären (BROMAN). Der Descensus der Eingeweide zieht erst den N. vagus und wenig später die Nn. splanchnici zu ihrem steil absteigenden Verlauf aus.

Viele Arbeiten haben sich mit der Frage beschäftigt, ob das Material des VNS aus der Neuralleiste *oder* aus der Medullarplatte stamme [YNTEMA und HAMMOND (Lit.), NAWAR, RAYBUCK]. Ausschaltungsexperimente lieferten aber widersprechende Ergebnisse, offenbar weil das Quellgebiet des VNS-Materials die Neuralleiste *und* die Medullarplatte umfaßt (KUNTZ 1922, DANCHAKOFF und AGASSIZ, RAVEN) und je nach der Ausdehnung des Eingriffes der verbleibende Teil des Quellgebietes noch zur Kompensation des Verlustes ausreicht oder nicht mehr dafür ausreicht.

Nach vollzogener Abwanderung hat man sich das Bildungsmaterial des VNS als eine Art Zellwolke vorzustellen. Das Aussprossen der Neuriten aus ZNS und VNS stellt dann die endgültigen Innervationsbeziehungen her. Die Richtung, die ein aussprossender Neurit einschlägt und gegebenenfalls den ihm nachwachsenden Fasern vorzeichnet, ist ähnlich wie bei einem Regenerationsvorgang bis zu einem gewissen Maß vom Zufall abhängig. Dies erklärt die enorme Variabilität des Musters der Innervationsbeziehungen und des Verlaufes, die das VNS kennzeichnet. Sie kann bis zum Auftreten gegenläufiger Fasern innerhalb eines Stranges akzentuiert sein. So enthält beispielsweise ein Konnektivstrang zwischen zwei Grenzstrangganglien regelmäßig Fasern in beiden Verlaufsrichtungen, die ihren Ursprung in dem einen Ganglion haben, aber das Grenzstranggebilde erst in Höhe des anderen verlassen, das sie über den Konnektivstrang erreichen. Die aus einem bestimmten Ganglion entspringenden Fasern fächern sich in dieser Weise auf, so daß die Innervationsbereiche benachbarter Ganglienzellansammlungen sich weitgehend überdecken können und auch aberrierende Innervationsbeziehungen mit Leichtigkeit zustande kommen.

3. Die Rolle des VNS im Gesamtorganismus

Die Ausbildung des VNS ist eine Differenzierung innerhalb des Nervensystems unter anatomischer Ausgliederung aus dem ZNS. Diese Differenzierung macht es möglich, daß eine Anzahl von Verrichtungen des Organismus eine relative Selbständigkeit und ein gewisses Maß von Automatismus erlangen, ohne daß der Rahmen des Gesamtverhaltens

33*

gesprengt wird. Es wird sozusagen die Zuständigkeit für eine bestimmte Verrichtung an eine nachgeordnete Stelle delegiert. Als Beispiel für eine derartige Entwicklung kann der Erwerb der Warmblütigkeit betrachtet werden. Ein poikilothermes Lebewesen wie die Eidechse ist für die Jagd nach Beute usw. auf ein schmales Temperaturoptimum angewiesen. Sein Lebensraum ist auf die Örtlichkeiten beschränkt, an denen im Rahmen des Mikroklimas seiner Umwelt die betreffende Temperaturzone gegeben ist. Bei tageszeitlichen Änderungen des Mikroklimas muß das Tier seinen Aufenthaltsort fortlaufend den Temperaturverhältnissen anpassen, um seine Körpertemperatur im Optimalbereich zu halten. Bei einem homöothermen Lebewesen wie etwa der Spitzmaus ist die Funktion der Aufrechterhaltung einer optimalen Körpertemperatur in der Art eines Reglersystems (Wagner) *automatisiert*. Damit ist eine unverhältnismäßig größere Beweglichkeit und Leistungsfähigkeit bei der Jagd nach Beute usw. erreicht. Für diese Konstanz der Körpertemperatur gehört die vegetative Innervation der Extremitätengefäße und des Hautorgans zum *Stellglied* im Sinne der Regeltechnik. Die Funktion dieses Systems macht den Organismus weitgehend frei von dem Zwang der spezialisierten Ortswahl nach Maßgabe der lokalen Außentemperatur und erbringt einen höheren Grad von funktioneller Generalisierung.

Die Verrichtungen des Organismus sind zu Betriebszuständen zusammengefaßt. Die dem menschlichen (und tierischen) Organismus möglichen Betriebszustände lassen sich in vielerlei Hinsicht in Dichotomien aufgliedern. Ein sinnfälliges Beispiel für die Polarität von Betriebszuständen ist der Gegensatz von Wachsein und Schlaf. Nähere Betrachtung ergibt aber bei diesem Beispiel wie bei den meisten, daß die ausgesprochene Polarität nur unter bestimmten (hier: kulturellen) Voraussetzungen vorkommt, und daß der primitive Mensch noch nicht zwischen Wachen und Schlafen *alterniert*, sondern vom (seltenen) Tiefschlaf über den leichten „Ammenschlaf", ein schläfriges Dösen nach reichlicher Mahlzeit, ein indifferentes Ruhen, ein beiläufiges Einsammeln von Nahrung bis zur totalen Aktivität von Jagd, Kampf oder Flucht — also über ein ganzes Spektrum abgestufter Betriebszustände hin *variiert*. Die Variationsbreite hat ihre Extreme, aber auch eine mittlere Lage, die in der Richtung auf eines der Extreme mehr oder weniger weit verlassen werden kann. In ähnlicher Weise variiert z. B. die Stoffwechsel-Gesamtsituation mehr nach der Seite der Energieentladung oder mehr nach der Seite der Energieeinsparung. Den dem menschlichen Organismus möglichen Betriebszuständen entsprechen bestimmte Muster der Organfunktionen. Im Zustand höchster Aktivität in Jagd, Kampf oder Flucht ist — neben dem ZNS — die quergestreifte Körpermuskulatur das ausschlaggebende Organsystem, im Zustand des Verdauungsdösens ist es der Magen-Darmtrakt. Die Abstimmung aller unterscheidbarer Teilfunktionen des Organismus auf den jeweiligen Betriebszustand geschieht nach dem Prinzip von Reglersystemen oder Funktionskreisen (F. Hoff). *Das VNS ist* dabei *Baustein oder Schaltelement vieler* derartiger *Funktionskreise*; es sollte aber nicht als vorgesetztes, steuerndes Prinzip betrachtet werden.

Eine unverhältnismäßig große Rolle spielt im Schrifttum die These von der dichotomischen Aufteilung des VNS in einen „sympathischen" und einen „parasympathischen" Anteil. Schon die ursprüngliche Definition des VNS durch Bichat stützte sich auf eine Gegenüberstellung von „organischen" und „animalen" Funktionen, wobei die „organischen" oder „vegetativen" Verrichtungen gleichsam auf der niedereren Ebene lagen und die „animalen" Verrichtungen als maßgeblicher Fortschritt das Tierreich vor dem Pflanzenreich auszeichnen sollten. Innerhalb beider Funktionsgruppierungen nahm Bichat eine weitere Dichotomie von aufbauenden und abbauenden Leistungen an, die als Vorläufer der von Gaskell vorgeschlagenen Aufteilung in anabolische und katabolische Nerventätigkeit und der von W. R. Hess aufgestellten Begriffe eines ergotropen und eines trophotrop-endophylaktischen Funktionskomplexes gelten könnte. Für Langley (1903) stellte sich dann bei seinen Untersuchungen heraus, daß der Zuständigkeitsbereich der paravertebralen VNS-Provinz mit thorako-lumbalem Quellgebiet wesentlich ausgedehnter sei als der der anderen, hinsichtlich der Quellgebiete unterschiedenen

Provinzen und sich dem Anschein nach auf den ganzen Körper erstrecke, während die anderen Quellgebiete nur für umschriebene Örtlichkeiten zuständig erschienen und innerhalb dieser als Konkurrenten des thorako-lumbalen Quellgebietes imponierten. Diese Überschneidung erklärt sich zwangslos aus der engen Beziehung zwischen thorako-lumbalem Quellgebiet und ubiquitärem peripherem Kreislaufsystem. Schon GASKELL hatte deshalb vorgeschlagen, der paravertebralen Ganglienkette des Grenzstranges den Namen „vasomotorische Ganglienkette" zu geben, wobei er allerdings die Sudomotorik und Pilomotorik des Hautorganes außer Betracht ließ. LANGLEY kam — anders als GASKELL — zu der Vermutung, Zustrom von Fasern aus zweierlei Quellgebieten zeige einen Antagonismus an, und stellte der paravertebralen VNS-Provinz (mit thorako-lumbalem Quellgebiet) als dem sympathischen Anteil die übrigen Quellgebiete von Fasern zum VNS und ihre Kompetenzbezirke als den *para*sympathischen Anteil gegenüber. EPPINGER und HESS griffen die Vorstellung von LANGLEY auf, übertrugen sie auf klinische Gedankengänge und benutzten — statt der Aufteilung nach Quellgebieten — einerseits die Grenzstrangkette und andererseits den vereinigten Ramus visceralis der Kiemenbogen-nerven, den Sympathicus und den N. vagus, zur Bezeichnung der Gegensätzlichkeit zwischen einer „Sympathicotonie" und einer „Vagotonie". Wenn aber z. B. die intra-muralen Ganglien des Verdauungstraktes als die phylogenetisch älteste Provinz des VNS ihre präganglionäre Faserversorgung über den N. vagus aus dem Rautenhirn beziehen, ist das kein Grund, den Betriebszustand des Verdauungsdösens, bei dem der Organismus in allen seinen Verrichtungen auf die Verdauungsfunktion eingestellt ist, als eine Leistung des N. vagus anzusehen. Man müßte sonst ja auch den Betriebszustand des Schlafens als eine Leistung des N. facialis bezeichnen, weil er den Lidschluß bewirkt, der zum Schlafzustand gehört. Für die Kennzeichnung der vegetativen Seite von Betriebs-zuständen des Organismus wäre es zweckmäßiger, funktionell orientierte Bezeichnungen wie die von W. R. HESS vorgeschlagenen Begriffe „ergotrop" und „histotrop" zu ver-wenden, statt auf eine weder anatomisch noch physiologisch gerechtfertigte Aufspaltung des VNS in ein sympathisches und ein parasympathisches Bruchstück zurückzugreifen.

B. Pathologische Physiologie des VNS

In den Geweben und Organen außerhalb des ZNS ist immer wenigstens die Blut-strombahn vom VNS innerviert, in vielen auch noch glatte Eigenmuskulatur und Drüsen-zellen. Dazu kommt ein Endnetz von sensiblen Dendritenverzweigungen als Funktions-kreispartner des VNS auch dort, wo keine efferenten VNS-Fasern anzunehmen sind. Es ist deshalb — in der Formulierung von F. HOFF — „keine Organveränderung, keine Organerkrankung denkbar, an der das vegetative Nervensystem nicht beteiligt wäre, sei es, daß zum Organ hinleitende vegetativ-nervöse Impulse die Organfunktion ver-ändern, sei es, daß die in einem Organ ablaufenden Veränderungen sich über das vegetative Nervensystem auf andere Teile des Organismus und schließlich auf den Gesamtorganismus auswirken". Die Beteiligung des VNS läßt sich am ehesten an funktionellen Abweichungen erkennen, in einem Teil der Fälle auch durch morphologische Veränderungen belegen, in anderen nur aus der Verteilung der Funktionsstörung oder Läsion vermuten.

Bei Anomalien der vegetativen Gesamtlage nach Art der vegetativen Dystonie und der sog. „Vagotonie" und „Sympathicotonie" ist das VNS in der Regel intakt. Sie werden z. B. im Handbuch der inneren Medizin durch GAGEL und in einer monographischen Bearbeitung durch MARK eingehend dargestellt und hier nicht näher besprochen.

Generelle, systematische Affektionen des VNS sind nicht bekannt. Bei der sog. *familiären Dysautonomie* (OSTER, HEINER und BLITZER) handelt es sich wohl um eine zentral bedingte Störung. Am nächsten kommen einer systematischen Affektion des VNS Zustandsbilder, die sich aus übermäßiger Zufuhr oder aus Blockierung von Über-trägersubstanzen ergeben. Da Noradrenalin und Adrenalin hauptsächlich bei der vegetativen Innervation des Gefäßapparates eine Rolle spielen, deckt sich der Effekt einer übermäßigen Adrenalin/Noradrenalin-Ausschüttung etwa aus einem Tumor des Nebennierenmarkes (Phäochromocytom) ungefähr mit dem Effekt einer selektiven Reizung der Grenzstrangganglien. Die Blockierung der cholinergischen Übertragung durch Atropin macht sich andererseits vor allem im Zuständigkeitsbereich der intramuralen Ganglien und der ciliaren Provinz geltend. Der Effekt einer übermäßigen Zufuhr wird unter Umständen durch die verstärkte Empfindlichkeit der glatten Muskulatur gegenüber den Überträgersubstanzen nach der Ausschaltung der vegetativen Innervierung kopiert.

Bei Polyneuropathien und Polyneuritiden wird das VNS oft in gleicher Weise wie die peripheren Strukturen des Cerebrospinalsystems und des Spinalgangliensystems betroffen, z. B. bei akuter *Porphyrie* (Mason, Courville u. Ziskind, Waaler 1945, Gibson u. Goldberg, Krücke 1958), bei *Thalliumvergiftung* (Moeschlin, Zollinger u. Lüthy); auch das *Zostervirus* kann außer den Spinalganglien noch Grenzstrang- und intramurale Ganglien lädieren (Pette, Feyrter 1954), ebenso die *Lyssa* (Herzog 1942) und das *Fleckfieber* (Roth). Eine besondere Affinität zum VNS wird bei der *Chagas*krankheit angenommen (Köberle).

Eine wesentlich wichtigere Rolle spielen Affektionen des VNS, die auf Grund ihrer Ätiologie oder Pathogenese auf eine topographische Region oder ein Organsystem konzentriert sind.

Läsionen der *ciliaren Provinz* des VNS haben an sich nur geringe klinische Bedeutung und sind in erster Linie als diagnostische Hinweise auf zentralnervöse und Wurzelprozesse wichtig. Im Experiment hat die Exstirpation des Ggl. ciliare die Degeneration des Nervennetzes in der Iris zur Folge, bei Resektion des Halsgrenzstranges bleibt das Netz trotz funktionellen Erfolgs des Eingriffes erhalten (Nelemans u. Dogterom). Die gegensätzlichen Resultate der beiden Eingriffe beruhen also nicht auf einer Doppelinnervation der Iris.

Auch die Gruppe der vegetativen *Kopfganglien* hat kaum eine eigenständige Pathologie. Sie werden wie die vegetativen Organgeflechte dieser Region allenfalls in lokale destruierende Prozesse einbezogen. Das Ggl. pterygopalatinum spielt beim Sluderschen Syndrom anscheinend die gleiche Rolle wie das Ggl. stellatum bei den Schmerzanfällen im Bereich des Gesichts, die als Sympathalgia facialis von der Trigeminusneuralgie unterschieden werden können (Gagel).

Die *Grenzstrangprovinz* des VNS ist für die Besprechung am ergiebigsten, denn der Grenzstrang hebt sich mehr als alle anderen Strukturen des VNS als getrennt verwundbares Gebilde von seiner Umgebung ab und erlaubt durch die Projektion auf die Körperoberfläche über die Spinalnerven und auf Gefäßversorgungsgebiete über die Gefäßnervengeflechte am ehesten eine topische Diagnose. Von seinen Leistungen ist die Regulation von Vasomotorik, Pilomotorik, Sudomotorik und Pigmentation des Hautorganes vor allem für die topische Diagnostik von Bedeutung. Bei Querschnittläsionen des Rückenmarks ist allerdings die Störung der vegetativen Innervation der Haut wegen der Beeinträchtigung der Wärmeregulation lebensgefährdend. Im Initialstadium der Sklerodermie kann der Krankheitsprozeß durch Grenzstrangblockade günstig beeinflußt werden (Gohrbandt); die genaueren pathogenetischen Beziehungen sind noch nicht bekannt (Korting).

Der Halsteil des Sympathicus wird gegebenenfalls bei umschriebener traumatischer Affektion wie Stich- oder Schußverletzung und bei lokalen entzündlichen Prozessen in Mitleidenschaft gezogen. Seine Läsion gibt sich durch den Hornerschen Symptomenkomplex (Miosis, Enophthalmus, enge Lidspalte, eventuell auch Heterochromie der Iris) und entsprechende Hauterscheinungen zu erkennen, denn sie unterbricht die Relaisverbindung zwischen dem Centrum ciliospinale im oberen Brustmark und der glatten Organ- und Gefäßmuskulatur im Augenbereich. Diese Relaisverbindung wird im Ggl. cerv. sup. hergestellt, aber die präganglionären Fasern betreten das Grenzstranggebilde schon in Höhe von C 8 bis Th 2. Der Hornersche Symptomenkomplex (Giles u. Henderson) kann auch eine nucleäre Läsion anzeigen. Am häufigsten wird das entsprechende Gebiet des Nucl. intermedio-lateralis (oder die Endstrecke der *supra*nucleären Bahn ?) bei dem chronischen Prozeß der Syringomyelie in Mitleidenschaft gezogen.

Das Reizphänomen des „Anti-*Horner*" ist gleichfalls in topischer Hinsicht mehrdeutig und in dieser Hinsicht ein gutes Beispiel für die Problematik vegetativ-nervöser Funktionsstörungen. Eine Irritation vegetativer efferenter Fasern wird man wohl nicht erwägen können. Dagegen kann eine lokal bedingte Kreislaufstörung im Bereich der zuständigen Ganglienzellgruppen vorliegen. Wesentlich wichtiger ist aber die Möglichkeit, daß es sich um eine Irritation sensibler, afferenter Fasern handelt, die sich dann auf den Funktionskreispartner, die vegetative Efferenz, auswirkt, auch wenn es dabei nicht in jedem Falle zu Schmerzerlebnissen kommt. Dementsprechend führt HOFF linksseitige Pupillenerweiterung bei Angina pectoris, linksseitiger Pneumonie, Magengeschwür, Pankreaserkrankung, linksseitiger Nierensteinkolik auf, rechtsseitige Pupillenerweiterung bei rechtsseitiger Pneumonie, Gallensteinkolik, rechtsseitiger Nierensteinkolik. Als viscerocutaner „Reflex" können noch Störungen der vegetativen Hautinnervation dazutreten (HANSEN u. v. STAA, SCHMID).

Wichtig, aber topisch schwer abzugrenzen und in der pathogenetischen Bedeutung äußerst variabel ist die aktive und passive Beteiligung des VNS — vor allem seiner Grenzstrangprovinz — an Erkrankungen des peripheren Kreislaufapparates einschließlich der Herzkranzgefäße. Die Gefäßnervengeflechte der Extremitäten werden aus den Spinalnerven mit Fasern gespeist und enthalten keine Nerven*zellen*; Entzündungen und Destruktionen der Gefäßwände ziehen also nur Nerven*fasern* in Mitleidenschaft. Erfahrungsgemäß verhält sich die Gefäßmuskulatur gegenüber einer Denervierung ziemlich indifferent — abgesehen von der Möglichkeit einer gesteigerten Wirkung von Adrenalin/ Noradrenalin — und wäre von einem Untergang von Gefäßnervengeflechten kein allzu großer Schaden zu erwarten. Die Gefäßnervengeflechte führen jedoch auch sensible Fasern, deren Reizung die vegetative Innervation aus dem Gleichgewicht bringen kann. Die vegetativ-efferenten und die sensiblen Fasern verfügen über eine ansehnliche Regenerationspotenz, die zur Bildung winziger, aber funktionell trotzdem bedeutungsvoller Neurome führen kann. Schließlich können die Grenzstrangganglien durch ein Übergreifen des Gefäßprozesses auf proximale Äste und Zweige und auf die — oft in ihrer Bedeutung unterschätzten — Venen einbezogen oder durch komplizierende Lymphangitiden wie nach Amputationen (SORGO 1949) gefährdet werden. Die retrograde und die direkte Beteiligung der Ganglienzellen am Krankheitsprozeß führen — allein, in Kombination oder unter Mitwirkung von überschießenden Regenerationsvorgängen — zur Unordnung der vegetativen Innervation im betroffenen Bereich. Diese Unordnung verhindert unter Umständen den Grundprozeß am Abklingen und mag für den eigentümlich schwelenden Charakter der meisten Gefäßleiden verantwortlich sein. An Krankheitszuständen sind hier aufzuführen die idiopathische, hypertonische und diabetische *Arteriosklerose* mit Einschluß der Coronarsklerose und vieler Angina pectoris-Zustände, die *Thrombendangitis obliterans*, sekundäre lokale Kreislaufstörungen wie nach *Erfrierung*, *Embolie* und mehr funktionell bestimmte Bilder wie (nach GAGEL) *Akrocyanose*, *Erythralgie*, *Erythromelalgie*, das *Raynaudsche Syndrom*, *Migräne*, *Quinckesches Ödem* u. a. m. Die Kausalkonstellation ist bei allen diesen Krankheitszuständen sehr variabel, dementsprechend auch der Erfolg eines gezielten neurochirurgischen Eingriffes am VNS. Die allein therapeutisch beeinflußbare funktionelle Spastikkomponente bestimmt die Indikationsstellung in der Hauptsache; sie kann mit einiger Sicherheit am Effekt einer Novocainblockade abgelesen werden (RÖTTGEN). Bei der essentiellen Hypertonie ist der Effekt des neurochirurgischen Eingriffes (Tractotomie, Rhizotomie, Truncotomie, Ganglionektomie) weder rein kausal noch rein symptomatisch. Er ist wohl so aufzufassen, daß zunächst die Blutdrucksteigerung einfach durch eine orthostatische Hypotonie kompensiert wird, aber diese Umstellung gibt offenbar dem unbekannten Grundprozeß Zeit und Gelegenheit zum Abklingen. Bei der Wechselverknüpfung im Funktionskreis der Gefäßregulation ist es dann möglich, daß es zur Einstellung auf eine neue Gleichgewichtslage kommt, die nicht mehr durch ein Wiederaufflackern des Grundprozesses gestört wird, sondern Bestand hat.

In den Bereich der *prävertebralen und intramuralen Geflechte und Ganglien im Brust- und Bauchraum* fallen eine Vielzahl von Affektionen der Atemwege, des Magen-Darmtraktes mit Einschluß der Gallenwege und der Harnwege. Die Affektion der vegetativen Innervation äußert sich hier in erster Linie in Motilitätsstörungen, in geringerem Grade in Sekretionsstörungen. Auch hier ist das VNS in den meisten Fällen nicht die causa prima der Erkrankung, sondern tritt modifizierend zu ihr hinzu und in sie ein. An Krankheitsbegriffen sind Asthmazustände, Störungen der Oesophagus- und Kardiatätigkeit, das chronische Ulcus ventriculi, chronische Cholecystopathien, chronische Appendicopathien als Beispiele zu nennen. In allen diesen Fällen kann die anfängliche Funktionsstörung auf organischer Grundlage gleichsam in die vegetative Innervation eingeschliffen und durch neuromatöse und funktionell minderwertige Regenerate verankert werden, so daß der Leidenszustand nach Abklingen der Entzündungserscheinungen u. dgl. bestehenbleibt oder bei geringster zusätzlicher Bahnung wieder aufflackert.

Im *Beckenbereich* ist in der Hirschsprungschen Krankheit (Hüther) einer der wenigen Fälle gegeben, in denen von einer Entwicklungsstörung des VNS gesprochen werden kann. Es handelt sich um eine Aganglionie in der Endstrecke des Darmrohres, die sich funktionell als Stenose auswirkt und zu einfacher oder sogar numerischer Hypertrophie des neuromuskulären Apparates in den vorgeschalteten Darmabschnitten führt. Die Pathogenese ist nicht ganz sicher; in Frage kommt außer einer primären Agenesie der intramuralen Plexus ihre frühzeitige Zerstörung, die besonders in den Fällen segmentärer Aganglionie mit wohlerhaltenen Intramuralganglien distal davon (Sprinz, Cohen u. Heaton) wahrscheinlich ist. Bei Kombination mit Sphincterstörungen im Urogenitalsystem und entsprechender Megaureter- und Megacystisbildung ist eine tiefgreifende Störung im Bereich der Rumpfschwanzknospe plausibler. Im histologischen Befund ist die neuromartige Entwicklung der präganglionären und sensiblen Faserbündel bemerkenswert und recht oft auch schon ohne enzymhistochemische Methoden (Meier-Ruge) zu verifizieren. Von sonstigen Affektionen im Bereich der Beckenorgane mit Beziehung zum VNS sind Colica mucosa, Ureterenspasmen und manche Dysmenorrhoen anzuführen, Störungen der Blasen- und Mastdarmtätigkeit sind eher die Folge von radikulären, nucleären oder supranucleären Sacralmarkaffektionen und weniger auf Läsionen der Beckengeflechte und ihrer Ganglien zu beziehen (s. dazu Tönnis und Bischof, Ross sowie H. Weber).

Nicht völlig geklärt und auch in der pathogenetischen Verknüpfung schwer zu deuten sind die Beziehungen zwischen sog. trophischen Störungen und dem VNS. Bei Gewebsatrophie nach Nervenläsionen usw. vom Typ der Sudeckschen Atrophie ist anzunehmen, daß die Regelung der lokalen Kreislaufverhältnisse — ganz allgemein gesagt — vom Optimum abweicht und daß diese Abweichung den nachschiebenden Ersatz der ständigen Zell- und Gewebsmauserung stört und einschränkt, ohne indessen Bestand und Funktion der vorhandenen Gewebsmasse zu beeinträchtigen. Zur Erklärung *spontaner* Atrophie wie z. B. der Hemiatrophia faciei und bei den eigentümlichen Abweichungen im entgegengesetzten Sinne in Form der Hemihypertrophia faciei kommt man nicht ohne weitere Annahmen und Vermutungen aus. Die histologische Untersuchung der VNS-Strukturen ergibt meist normale oder wenigstens alltägliche Befunde; konstante oder gar spezifische Läsionen gibt es dabei nicht. Bemerkenswert ist manchmal die Bindung an Zuständigkeitsgebiete bestimmter Ganglien des VNS, etwa des Ggl. stellatum oder des Ggl. cerv. superius. Als gedankliche Hilfskonstruktion käme die Vermutung in Frage, daß es unter Umständen zwischen dem venösen Abfluß aus einem Grenzstrangganglion und dem Abfluß aus seinem Zuständigkeitsgebiet zu einer Art Rückkoppelung mit der Tendenz zur funktionellen Verstärkung jeder anderweitig in diesem Gebiet ausgelösten Durchblutungsstörung kommt. Man müßte dann weiter annehmen, daß ein bestimmter, begrenzter Grad von anomaler Blutfülle auch einmal den Mauserungsausgleich nach der Überschußseite hin verschieben und so zur Gewebshypertrophie führen könnte.

Eher noch schwerer als bei den trophischen Störungen ist der VNS-Einfluß bei den Schmerzzuständen zu bestimmen. Nachdem lange Zeit die Lehrmeinung v. Freys die herrschende war und dem Schmerz die Qualität einer Sinnesempfindung mit eigenen, spezifischen Receptoren und Leitungswegen zugeschrieben wurde, ist in letzter Zeit durch Untersuchungen von Weddell u. a. die Frage nach dem Wesen und den Bedingungen des Schmerzgefühls erneut Gegenstand der Diskussion geworden. Damit ist aber schon der Ansatz zur Untersuchung der Beziehung zwischen VNS und Schmerz sub judice.

Sicher ist es, daß mindestens ein Teil der in die VNS-Strukturen eingebauten afferenten Fasern zur Schmerzübermittlung befähigt sind. Nach den Erfahrungen von Foerster, Gagel u. a. gibt es auch eine fakultative extramedulläre Vermittlung von Schmerzgefühlen, die für ihren Leitungsweg an die Geflechte und Stränge des VNS (mit Einschluß der Gefäßgeflechte) gebunden ist. Über die funktionellen Koppelungen zwischen schmerzgefühlvermittelnden Fasern und dem VNS ist einigermaßen sicher, daß Schmerzen und lokale Kreislaufstörungen usw. zusammen auftreten können, aber nicht müssen. Es ist auch plausibel, daß eine vegetative Fehlinnervation die glatte Muskulatur z. B. beim Kolikanfall zur Schmerzquelle macht, wie es dem schmerzhaften Krampf der quergestreiften Muskulatur entspricht. Wieweit aber darüber hinaus die effektorische Tätigkeit des VNS das Entstehen oder Durchschlagen von Schmerzsignalen der Peripherie begünstigt, ist durchaus ungewiß. Eine prompte und augenblickliche Wirkung etwa der Grenzstrangdurchtrennung bei manchen Schmerzleiden (Scheller) wäre immerhin ein wesentlicher Hinweis darauf, daß die Unterbrechung einer übermittelnden Bahn erzielt wird und nicht die Abschaltung eines reflektorischen Vorganges in der Peripherie. Sie würde anzeigen, daß es auf die Unterbrechung afferenter Leitungsbeziehungen ankommt. Die von manchen Autoren bei der Kausalgie erwogene direkte Beeinflussung sensibler Fasern durch vegetative über Fehlregenerate mit Ephapseneffekt wird von anderen, z. B. von Zülch, bestritten; ein Ephapseneffekt würde allerdings mit der Unterbrechung der efferenten Bahn zur Übersprungstelle ebenfalls schlagartig aufhören. Unter sonst normalen Verhältnissen beeinflußt die Abschaltung der Leitungswege über das VNS die sensorischen Leistungen des Hautorgans jedenfalls nicht (Vossschulte).

C. Pathologische Anatomie des VNS

Die pathologische Anatomie des VNS ist ein relativ eng umschriebenes Gebiet und für die Klinik des VNS durchaus nicht in allen Fällen ergiebig. Bei Funktionskreisen wie denen, in die das VNS eingeschaltet ist, kann es zu fehlerhaften Verknüpfungen und Koppelungen oder Entkoppelungen kommen, die zwar die Leistung des Funktionskreises erheblich beeinträchtigen, aber nur auf der unzureichenden Abstimmung an sich normaler Funktionszustände beruhen. Mangels einer Abweichung aus der Spielbreite der normalen Funktionszustände ist dann im betreffenden Teilsystem, z. B. im VNS, auch keine Abweichung von der morphologischen Norm zu erwarten. Trotzdem kann eine Abschaltung des Funktionskreises durch eine gezielte neurochirurgische Maßnahme oder auf medikamentösem Wege den Circulus vitiosus unterbrechen. Durch die zeitliche oder dauernde Verselbständigung der nachgeordneten, selbst wieder als Reglersystem ausgebildeten Funktionsgruppierung wird dann der Schaden behoben oder gebessert oder die für die Überwindung der ursprünglichen Läsion benötigte Ruhepause herbeigeführt. Ein Rückschluß ex juvantibus auf eine primäre organische Erkrankung des VNS ist in vielen — vielleicht den meisten — Fällen unbegründet.

Unter derartigen Umständen muß sich der Beitrag der anatomisch-histologischen Bearbeitung damit begnügen, die Zugehörigkeit des exstirpierten Gebildes zum VNS zu verifizieren. Dies ist in der Regel eine einfache Aufgabe. In Ausnahmefällen ist die Differentialdiagnose zwischen sensiblen und vegetativen Ganglien wichtig. Bei einem sensiblen Ganglion, z. B. beim Ggl. nodosum n. vagi, liegen im Längsschnitt die Nervenzellen in regelmäßigen Reihen zwischen Nervenfaserbündeln, sind von stattlicher Größe, ungefähr gleichgroß (abgesehen von tangentialen Anschnitten) und haben regelmäßige Hüllzellmäntel um die Zelleiber. Bei einem vegetativen Ganglion ist das Verteilungsmuster der Nervenzellen auf dem Längs- und auf dem Querschnitt merklich weniger regelmäßig, ebenso variiert die Größe der Nervenzelleiber stärker, und an Stelle der Hüllzellmäntel eines sensiblen Ganglions findet man zwischen den Nervenzelleibern kleinere und größere Neuropileminseln.

I. Makroskopische Befunde

In der pathologischen Anatomie des VNS spielen makroskopische Befunde eine geringe Rolle, wenn vom Gebiet der Tumoren abgesehen wird. So fanden Panofski und Staemmler bei Quinckeschem Ödem eine Rötung der Ganglien des Halsgrenzstranges, Brüning eine blutige Durchtränkung des Plexus coeliacus bei Myelitis necroticans. Aus der älteren Literatur liegen Beobachtungen über Hämorrhagien in VNS-Ganglien bei deliranten Patienten und bei Hitzschlag vor (Orth). Um Residuen von Kreislaufstörungen vor allem venöser Art und selbständiger oder entzündlicher Natur handelt es sich wohl auch, wenn VNS-Ganglien eine gelblich-bräunliche Farbe oder eine Vergrößerung mit sehniger Härte und glänzendweißer Schnittfläche zeigen (Graupner). In seltenen Fällen kommen in Grenzstrangganglien eigentümliche Gefäßprozesse in Gang, die wie ein Krampfaderleiden aus einer Verquickung von phlebothrombotischen und phlebitischen Gefäßveränderungen bestehen, fortschreiten statt zur Ruhe zu kommen und den durch reaktive und reparative Sprossung vermehrten Gefäßbestand der betroffenen Örtlichkeit schließlich in ein kavernomartiges Gebilde verwandeln (Sato, Kopřiwa, Stochdorph 1960a). Diese Befunde sind wahrscheinlich verwandt mit der sog. Myelopathia necroticans oder „angiodysgenetischen" Myelomalacie und wie diese wohl nicht als Entwicklungsstörungen, sondern als später in Gang gekommene Leiden aufzufassen.

II. Mikroskopische Befunde

Die pathologische Histologie des VNS ist seit Lubimoff (1874) zu wiederholten Malen zusammengefaßt dargestellt (Craig u. Kernohan, Feyrter 1951, Graupner, Herzog, Kuntz, Spiegel u. Adolf, Staemmler, Terplan, Waaler u. Glück, Wohlwill) und auch in Handbüchern (de Castro 1932, Herzog 1955) und Lehrbüchern (Stochdorph 1960a) der pathologischen Anatomie abgehandelt worden. Die histologische Verarbeitung hat keine grundsätzlichen Besonderheiten. Formolfixierung und Paraffineinbettung liefern gute Ergebnisse. Bei der Fixierung von Operationsmaterial empfiehlt es sich, die Gewebsstückchen erst für 15—20 min auf Zimmertemperatur abkühlen zu lassen, ehe sie in die Fixierungslösung eingebracht werden; der Gefahr der Austrocknung läßt sich dabei durch Abdecken mit angefeuchtetem Mull vorbeugen. Bei ungewöhnlich blutreichem Material ist Celloidineinbettung vorteilhafter. Wenn die übliche Ausstattung für histochemische Untersuchungen zur Verfügung steht, kann man mit der Verwendung von Kryostatschnitten für Routinefärbungen wie Hämatoxylin-Eosin Zeit gewinnen und spart dabei auch das bei Paraffineinbettung notwendige Abteilen von Material für Fettfärbung am Gefrierschnitt ein. Außer der HE-Färbung wird man meistens noch eine van Gieson- oder Trichromfärbung nach Masson, Goldner usw. verwenden. Nissl- und Markscheidenbilder sind beim VNS weniger ergiebig, für die Analyse der Struktur von Neuropilemen sind Imprägnationsmethoden wie nach Bielschowsky-Gros, Bodian und Palmgren unentbehrlich. Auf die methodischen Ratschläge von Feyrter (1951) und besonders auf seine für die histologische Bearbeitung der nervösen Peripherie wichtige Einschlußfärbung mit Weinsteinsäure-Thioninlösung am formolfixierten Gefrierschnitt sei eigens verwiesen. Gegenüber der postmortalen Autolyse sind die Strukturen

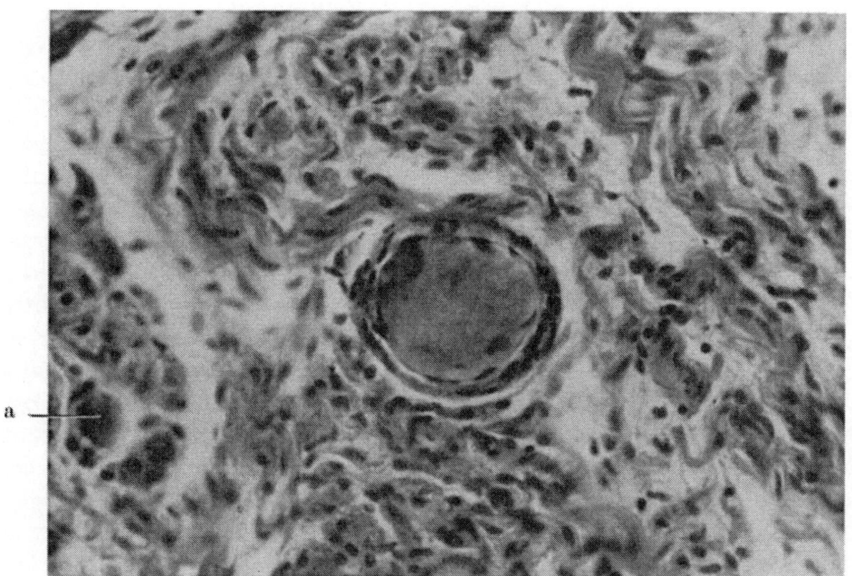

Abb. 5. „Ballonierende Degeneration mit lipoproteidiger Entartung" (FEYRTER) in einem ödematösen Grenz-strangganglion. Bei a Ganglienzelleib von normaler Größe. VAN GIESON. 300:1. Mikrophoto des Pathologischen Institutes der Univ. Düsseldorf (Direktor: Prof. Dr. H. MEESSEN)

des VNS verhältnismäßig widerstandsfähig; die feinen Gebilde der peripheren Endnetze sind am ehesten und frühesten gefährdet. Einbett- und Schneideartefakte sind Schrumpfungen und fetzige Defekte der Zelleiber und Sprünge in Kernen. Eine Mittelstellung zwischen den Effekten postmortaler Autolyse und histochemischen Artefakten nimmt das sog. Formolpigment ein, das bei der Einwirkung von Formalin auf eluiertes Hämoglobin (bei intravitaler oder postmortaler Hämolyse) entsteht. Erhebliche Schrumpfungen sind auch bei unzartem Umgang mit dem nativen Gewebe wie bei Quetschen mit der Pinzette usw. zu befürchten.

1. Dystrophien und Degenerationen

Auf dem Gebiet der Störungen des Zellstoffwechsels lassen sich beim Gewebe des VNS wie bei anderen Geweben Stoffwechselstörungen allgemeiner Art als *Dystrophien* und stofflich genügend gekennzeichnete Störungen als fettige usw. *Degenerationen* unterscheiden.

a) Die morphologische Auswirkung einer allgemeinen Stoffwechselstörung ist bei den Nervenzellen des VNS in den meisten Fällen eine Schwellung (Abb. 5), die in etwa der akuten allgemeinen Zellveränderung NISSLs entspricht oder der von SCHOLZ bei plasmatischer Infiltration des ZNS-Gewebes beschriebenen Zellveränderung an die Seite zu stellen ist. Der Nervenzelleib vergrößert seinen Durchmesser auf das 3—4fache, das Cytoplasma wird nur noch blaß angefärbt, es wird trübe und gewinnt körnige oder wabig-vacuolige Beschaffenheit, die sich im Silberbild durch fein- bis grobkörnige oder fein- bis grobwabige Imprägnation ausweist. Die Entmischung kann bis zur Abscheidung von eiweißarmen Flüssigkeitsvacuolen oder zur Coacervation von eiweißreichen Kugeltropfen fortschreiten (Abb. 5). Derartige Entmischungsvorgänge gewinnen manchmal große Ähnlichkeit mit den Bildern der sog. Neurosekretion. Die histochemische und elektronenmikroskopische Bearbeitung dieser Zellveränderungen steht noch in den Anfängen. Die „ballonierende Degeneration mit lipoproteidiger Entartung", wie sie FEYRTER (1951) bezeichnet, kommt nach seiner Erfahrung nur in paravertebralen und prävertebralen VNS-Anteilen, nicht dagegen in den intramuralen, vor. Das voraussichtliche weitere

Schicksal solcher Zellveränderungen läßt sich am Zellkern ablesen. Bei Karyolyse oder Pyknose ist mit einer kolliquierenden Zellnekrose zu rechnen. Dabei ziehen die bis dahin als plattgedrückte Schale die Ganglienzelle umgebenden Hüllzellen das verfügbar werdende Wasser zum größten Teil an sich, so daß sich eine Schwellung der Hüllzellen und ein Kollaps des Ganglienleibes unter gleichzeitiger Verdichtung ergibt. Im Silberbild führt dieser Ablauf (Quetschartefakte können ganz ähnlich aussehen!) zu den Zellformen der „Kronenzellen" (L. R. Müller 1931) oder „células desgarrades" (R. y Cajal) bzw. zur „lacunären Zellveränderung" (Haferkamp 1956). Bleibt der Kern intakt, so kann es zur Restitution des Cytoplasmas unter Ausgliederung eines großen Flüssigkeits- oder Eiweißtropfens kommen. Eiweißreiche Kugeltropfen zeigen mitunter Schichtungszonen ähnlich wie im ZNS große Corpora amylacea oder die sog. Laforaschen Körperchen bei Myoklonusepilepsie. Andere haben eine wirbel- oder knäuelartige Feinstruktur und erinnern damit an Befunde in Spinalganglien von Kaltblütern (Heidenhain) und bei experimentellem Neuro-Lathyrismus (Ule). Das ausgegliederte Material verschwindet im Zwischengewebe des Ganglions, und es bleibt eine verkleinerte, aber sonst intakt erscheinende Ganglienzelle zurück. Wenn die Nervenzelle vollends untergegangen und abgeräumt ist, bleiben die proliferierten Hüllzellen als Hüllzellknötchen (Terplan) zurück. Sprossungsvorgänge an intaktgebliebenen oder restituierten präganglionären Fasern wandeln ein solches Knötchen in ein winziges Narbenneurom um.

Die Dendritenäste einer Ganglienzelle des VNS nehmen an den Veränderungen des Zelleibes teil. Beim Untergang unicellulärer Neuropileme bleiben die präganglionären Faserkörbe erhalten und können sich zu Narbenneuromen umgestalten. Bei mehrzelligen Neuropilemen gilt das sinngemäß für die anderen am Neuropilem beteiligten Dendritensysteme, auch an ihnen zeigen sich dann Sprossungserscheinungen, die das Gleichmaß des Gewebsbildes stören („Fortsatzdisharmonie", Stöhr jr.).

Die bisher besprochenen Erscheinungen können aber auch einzelne Dendriten betreffen, *ohne* daß der Ganglienzelleib etwas besonders erkennen läßt. Wenn die Oberfläche der aufgetriebenen Dendritenabschnitte besonders silbergierig ist, entstehen die von Herzog beschriebenen „Gitterkörper". Wenn sich silbergierige, dichte Auftreibungen an den Enden von Dendriten gebildet haben, liegen kugelige Gebilde im Neuropilem oder auch noch innerhalb der Hüllzellkapsel und ähneln dann überdimensionalen Endfüßchen. Vergleichbar mit solchen Bildern sind Axonauftreibungen im ZNS und an peripheren Nerven unter den verschiedensten Bedingungen (z. B. bei Ringblutungen) und Dendritenveränderungen, z. B. an Purkinje-Zellen.

An den Remakschen Fasern der interganglionären Bündel und der Endnetze in der Peripherie kommt es bei Schädigungen beliebiger Art zu analogen Veränderungen. Auftreibungen einzelner feiner Neuriten verleihen der Faser das Aussehen des État moniliforme oder État perlé. Schrumpfung der Neuriten und Schwellung des Hüllzellplasmas ergibt auf dem Querschnitt das „klassische" Bild der marklosen Faser mit zentralem Kern und feinen Pünktchen an der Peripherie wie bei einem Zifferblatt; bei einer optimal erhaltenen Remakschen Faser nehmen dagegen auf dem Querschnitt die Neuriten eine größere Fläche ein als das Hüllzellplasma (Nageotte). Vacuolenbildung im Hüllzellplasma ergibt den vacuoligen Aspekt einer leicht lädierten Remakschen Faser. Bei schwererer Läsion kommt es zu trüber Schwellung, granulärer oder vacuolärer Entartung (Feyrter 1951), schließlich zu körnigem Zerfall (Riegele).

b) Einen Übergang von den Dystrophien allgemeiner Art zu den stofflich gekennzeichneten Degenerationen (im Sprachgebrauch der pathologischen Anatomie) stellen die Veränderungen der Nissl-Substanz der Nervenzellen dar, die nach den heute verfügbaren elektronenmikroskopischen Befunden der Anhäufung von ribonucleoproteidhaltigen Mikrosomen längs der Zisternen des Ergastoplasmas entspricht (Miller). Unter physiologischen Bedingungen zeigt das Nissl-Bild in den Ganglienzellen des VNS gröbere Schollen an der Peripherie des Zelleibes und feinere in der Mitte. Nach Läsion des Neuriten ändert sich das Verteilungsmuster im Sinne der „primären Reizung" oder

„retrograden Zellveränderung" der klassischen Neuropathologie, d. h. mit Zerfall der Nissl-Schollen in der Mitte des Zelleibes, leichter Schwellung und Abdrängung des Kernes aus der Zelleibmitte unter Kernwandverdickung auf der Innenseite. Bei ausgiebiger Läsion der präganglionären Geflechte um die Zelleiber kommt es wie bei Nervenzellen des ZNS (MARINESCO, MEESSEN) zur spiegelbildlichen Erscheinung der peripheren Chromatolyse.

c) Unter den stofflich gekennzeichneten Degenerationen des VNS sind vor allem die Nervenzellveränderungen bei *Speicherungs*leiden wie amaurotischer Idiotie (v. SANTHA, HALLERVORDEN, MARTHEN, FEYRTER 1939), Gargoylismus (LIESSENS), Angiokeratoma corporis diffusum Fabry (SCRIBA) und v. Gierkescher Glykogenspeicherkrankheit (GÜNTHER, KIMMELSTIEL, SALFELDER, SELBERG, SCHNABEL) zu nennen. Vorwiegend im Interstitium liegen die Veränderungen, wenn das VNS an der generalisierten Amyloidose teilnimmt (KRÜCKE 1959), aber auch Koazervattropfen in geschwollenen Nervenzellen zeigen manchmal die Färbbarkeit von Amyloidsubstanzen. Die Beteiligung des VNS und in seinem Rahmen auch des Meißnerschen Plexus submucosus im Rectum kann bei Speicherungsleiden (ROIZIN), trotz des geringen Gehalts an Markscheidenmaterial anscheinend auch bei metachromatischer Leukodystrophie (BODIAN u. LAKE) zur bioptischen Diagnostik ausgenützt werden (NAKAI u. LANDING).

Verfettungen spielen in der Pathologie des VNS eine geringe Rolle, obgleich sie am verhältnismäßig häufigsten gefunden werden. Bei Anfärbung des Cytoplasmas von Ganglienzellen ist an die Möglichkeit zu denken, daß es sich um zergangenes Lipofuscin handelt. In den Nervenfadensträngen muß der Untergang von Markscheidenmaterial mitlaufender markhaltiger Fasern in Rechnung gestellt werden.

2. Kreislaufstörungen

Bei den Kreislaufstörungen des VNS spielen Störungen des arteriellen Zuflusses eine bemerkenswert geringe Rolle, was vielleicht mit der geringen Anfälligkeit der VNS-Strukturen für hypoxämische und dysenzymatische Hypoxie (KONZETT und ROTHLIN) zusammenhängt. BRÜNING fand im Plexus coeliacus in einem Untersuchungsgut von 400 Fällen nur einmal eine anämische Nekrose; auch HERZOG hatte Mühe, im VNS typische ischämische Zellveränderungen aufzufinden. Wesentlich wichtiger sind offenbar Störungen des venösen Abflusses (s. auch S. 520). Auf sie sind wohl die Befunde von Hyperämie, Stase und Hämorrhagien bei Methylalkoholvergiftung (ORTHNER) und Bleivergiftung (FREIFELD) und von Zellschwellung bei Verbrennungen (ZINCK, SPIEGEL u. ADOLF) und bei Hitzschlag (ORTH) zurückzuführen. Auch der außerordentlich häufig (vor allem bei älteren Menschen) erhobene Befund einer feinfaserigen Gerüstsklerose und Gefäßwandverbreiterung in Ganglien des VNS (STAEMMLER) ist wohl auf Residuen venöser Kreislaufstörungen zu beziehen. Frische Veränderungen einschlägiger Art — Aufquellung der Interstitien und Gefäßwandverquellungen — fand RUMMEL bei Tod im Kollaps.

3. Entzündungen

Bei Rickettsiosen und Viruskrankheiten ist das VNS teils regelmäßig wie bei Fleckfieber, Lyssa und Zoster (S. 518) beteiligt, teils sporadisch wie die Poliomyelitis (WAALER 1944, LOERBROKS), bei bakteriellen Allgemeininfektionen und lokalen bakteriellen Infektionen von Fall zu Fall (Staphylokokkensepsis — WOHLWILL; Tuberkulose — HERZOG 1955; Lues — STAEMMLER, DANISCH; Lepra — SUDAKEWITSCH, ERMAKOVA). Im übrigen gilt auch hier der Hinweis auf S. 517, daß das VNS wegen seiner vielfachen Beziehungen zu anderen Organen und Geweben fast bei jeder lokalen Entzündung in Mitleidenschaft gezogen werden kann. So mag das Ggl. stellatum von tuberkulösen Lungenspitzenaffektionen oder bei Pancoast-Tumoren einbezogen werden, der lumbale Grenzstrang bei Senkungsabscessen, das Ggl. coeliacum bei Nebennierentuberkulose. Auch paraaortale

Lymphangitiden sind eine potentielle Gefahrenquelle für den Grenzstrang (Sorgo 1949). Die prävertebralen Geflechte des Bauchraumes sind bei Peritonitis gefährdet, die intramuralen bei entzündlichen Darmerkrankungen (Gefahr des paralytischen Ileus!), sinngemäß die Wandgeflechte von Gallenblase, Wurmfortsatz und Nierenbecken. Im Brustraum sind die intramuralen und juxtamuralen Geflechte bei Lymphknotensilikose (Herzog u. Conrad) und bei der Metastasierung von Bronchialcarcinomen in Gefahr. Mit der Einbeziehung peripherer Strukturen des VNS muß gerechnet werden bei Endangitis obliterans, Periarteriitis nodosa, bei Affektionen von Schleimhäuten und des Hautorgans. Entzündliche Infiltrate im Plexus myentericus bei Achalasie (Cardiospasmus) sind mit einer Rarefizierung der Nervenzellen in den Ganglien (Gangliocytopenie) vergesellschaftet; ihre Bedeutung ist unklar (chronischer Virusinfekt?).

Differentialdiagnostisch ist wichtig, daß in den Ganglien des VNS Rundzellinfiltrate recht häufig sind, ohne daß ein erkennbares klinisches Korrelat vorhanden wäre.

Was für lokale Entzündungen gilt, läßt sich auch auf Strahlenschäden und Traumen übertragen. Auch bei diesen Affektionen bleiben die Ganglien und Endnetze des VNS nicht unberührt.

4. Hypertrophie und Hyperplasie

Die pathologische Histologie des VNS kann in mancher Hinsicht als ein vereinfachtes Modell der pathologischen Histologie des ZNS betrachtet werden, wozu in erster Linie der weitgehende Mangel an Markscheidenmaterial beiträgt. Ein wesentlicher Unterschied ist jedoch in den pathologisch-histologischen Befunden der beiden Organe oder Gewebe damit gegeben, daß im VNS Phänomene der Hypertrophie und Hyperplasie eine unverhältnismäßig größere Verbreitung und Bedeutung haben als im ZNS. Zweifellos wird damit in einer nicht nachprüfbaren Zahl von Fällen die Restitutio ad integrum im Anschluß an Läsionen irgendwelcher Art erreicht. In zahlreichen Fällen ergibt sich eine disproportionierte, überschießende Fehlregeneration. So kommt es zwar einerseits von der fetalen Lebensperiode ab zu einer immer mächtigeren Entfaltung der Neuropileme des VNS (Fortsatzhypertrophie — Stöhr jr.), aber Hand in Hand damit geht die Möglichkeit einer zunehmenden Ausbildung von ungeordneten, unharmonischen Neuropilemstrukturen (Fortsatzdisharmonie — Stöhr jr.). An einem vergleichbaren Phänomen im ZNS, nämlich an der Pseudohypertrophie der unteren Oliven (Trelles) beim sog. Gaumensegelnystagmus, kann abgelesen werden, daß eine Läsion im Innervationsgebiet mit einer nicht allzu schweren Läsion im Kerngebiet selbst zusammentreffen muß, um in Nervenzellen eine überschießende Regeneration auszulösen. Von hier aus läßt sich ein Bild der Ursachenkonstellation für disharmonische Entfaltung der Neuropileme im VNS entwerfen, das zwar am Einzelfall schwer oder unmöglich zu belegen ist, aber sich mit den sonstigen Zügen der Pathologie des VNS in befriedigender Weise zusammenfügt.

Das vegetative Neuron bildet mit seinem Innervationsgebiet eine funktionelle Einheit. Dies zeigt sich auch in der hypertrophischen Entfaltung der Zellstruktur der Ganglienzelle, wenn es in der innervierten Peripherie zur Hypertrophie oder Hyperplasie z. B. der glatten Muskulatur kommt. Befunde dieser Art können bis zur Hyperplasie der nervösen Strukturen fortschreiten, wie sich aus Beobachtungen bei chronischer ulcerativer Colitis (Storsteen, Kernohan u. Bargen) und bei experimenteller Darmstenose (Benninghoff) ergibt. Verwandt damit ist die Hypertrophie und Hyperplasie des intramuralen VNS bei Polypen (Feyrter 1931). Vorstadium oder abortiver Verlauf der hyperplastischen Entfaltung der VNS-Strukturen sind vielleicht die zwei- und mehrkernigen Ganglienzellen im VNS, die bei manchen Versuchstieren (z. B. Kaninchen) sehr häufig sind.

Bei reiner Hypertrophie oder Hyperplasie im innervierten Gebiet wäre eine ganz harmonische Entfaltung der Neuropileme zu erwarten, jedoch ist dieser Fall wohl selten verwirklicht. Bei Herzmuskelhypertrophie beispielsweise besteht oft die Möglichkeit, daß im Innervationsgebiet ein und derselben Nervenzelle Myokardfasernekrose und -faserhypertrophie vorkommen. In solchen Fällen werden sich auch die regressiven

Vorgänge in der Peripherie auf die VNS-Struktur zurückprojizieren. Vergleichbar damit ist es, wenn etwa beim Asthma pulmonale die Bronchialmuskulatur teils hypertrophiert, teils durch entzündliche Vorgänge geschädigt wird. Wenn hier zusammen mit der glatten Muskulatur auch periphere vegetative Fasern lädiert werden, dann überlagert sich an den Nervenzellen die korrelierte hypertrophische Entfaltung mit der retrograden Zellveränderung wegen Läsion des Versorgungsgebietes oder der Faserstrecke proximal davon. Eine ähnliche Konstellation kann sich z. B. bei Zusammentreffen von Herzmuskelhypertrophie und Coronarsklerose ergeben, da die Nervenfasern in den Gefäßscheiden verlaufen und von Gefäßwandveränderungen in Mitleidenschaft gezogen werden können.

Die am wenigsten übersichtliche Lage und die größte Wahrscheinlichkeit für disharmonische Neuropilementfaltung besteht, wenn sich zu einer geschilderten Konstellation noch lokale Vorgänge an den Ganglien des VNS selbst addieren. Dieser Fall ist beispielsweise gegeben, wenn bei Thrombendangitis obliterans zu entzündlichen Gefäßwandveränderungen in der Peripherie, die die Nervenfaserbündel in der Adventitia einbeziehen, noch arteriosklerotische Veränderungen an der Aorta und den kleinen Arterienzweigen zu den Grenzstrangganglien hinzutreten. Solche Verwicklungen sind auch bei hypertonischer Arteriosklerose und anderen nahestehenden Gefäßleiden zu erwarten. Der histologische Befund an den zuständigen Ganglien des VNS wird in diesen Fällen Veränderungen durchaus unspezifischer Art zeigen (BERGMANN et al., MEYER, MANDL), aber nicht für differentialdiagnostische Überlegungen zu verwerten sein. Auch für die funktionelle Situation, die den Erfolg oder Mißerfolg eines neurochirurgischen Eingriffes am VNS bestimmt, ergibt sich aus dem Befund an den Ganglien, der nur das Ausmaß der irreversiblen Zerstörungen anzeigt, *kein* Aufschluß.

Zu besonders eindrucksvollen Bildern der hypertrophischen und hyperplastischen Entfaltung der VNS-Strukturen kommt es bei chronischer Appendicitis (MARESCH, OBERNDORFER, RÖSSLE, MASSON, REISER, SCHACK, SCHWEIZER, LLOMBART und ALCOBAR), in Schrumpfgallenblasen (HAMPERL) und in der Umgebung chronischer Magengeschwüre (ASKANAZY 1921, MOGILNITZKY, OKKELS, STÖHR jr.). Sie werden manchmal schon als umschriebene Neurofibromatose bezeichnet.

An den intraganglionären Faserbündeln führt das gesteigerte Längenwachstum bei lebhafter Regeneration oder Hyperregeneration zu neuromartiger Konvolutbildung innerhalb der Ganglien. Als Gegenstück aus dem ZNS kann auf die „tourbillons névrogliques" hingewiesen werden, zu denen sich bei Friedreichscher Ataxie, aber auch bei neuraler Muskelatrophie (KRÜCKE 1955) in den Hintersträngen des Rückenmarkes die Neuriten der Spinalganglienzellen aufknäueln.

Eine Mittelstellung zwischen Hyperplasien und den Tumoren der peripheren Nerven (STOCHDORPH 1965) nimmt die *Recklinghausensche Neurofibromatose* ein. Bei ihr setzt — vielleicht als Ausdruck einer Stoffwechselstörung und mit eigentümlichen, manchmal der mucoiden Degeneration der peripheren Nerven (KRÜCKE 1955) verwandten Gewebsbildern, die aber auch bei entzündlichen Affektionen vorkommen (HERXHEIMER u. ROTH) — an vielen Stellen eine Wucherung des peripheren Nervengewebes ein. Dabei sind in manchen Fällen die VNS-Strukturen (und die VNS-Anteile gemischter Nerven ?) besonders stark beteiligt (HERXHEIMER u. ROTH, HEUSCH). Um Neoplasmen im strengen Wortsinne handelt es sich dabei nicht, sondern mehr um eine besondere Reaktion auf innerlich entstandene oder von außen kommende Schädlichkeiten (FEYRTER).

5. Tumoren*

Bei der Besprechung der Tumoren des VNS muß kurz auf einige terminologische Schwierigkeiten hingewiesen werden. Wenn die Bezeichnung „Neurom" für die Fehlregenerate an Nervenstümpfen reserviert wird, fehlt es an einem Oberbegriff für die Tumoren des peripheren Nervengewebes. FEYRTER (1948) hat daher den wohlbegründeten Vorschlag gemacht, „Neurom" wieder im alten Sinne als diesen Oberbegriff zu verwenden. VEROCAY hat für die geschwulstartigen Bildungen bei der Reckling-

---

* Siehe hierzu auch den Abschnitt „Tumoren", Beitrag KRÜCKE, S. 156 ff. in diesem Band.

hausenschen Neurofibromatose den Ausdruck „Neurinom" vorgeschlagen, wobei der obsolete Stamm „-ino-" verwandt wurde. Verocays Wortschöpfung wird oft als „Geschwulst von Nervenfasern" aufgefaßt, sollte aber „Fasergeschwulst eines Nerven" bedeuten im Gegensatz zu „Neurofibrom" (v. Recklinghausen), das als mesenchymale Geschwulst eines Nerven verstanden wurde und insofern Verocays Auffassung von der Ableitung der Schwannschen Zelle widersprach. Die Auffassung dieser Tumoren als Proliferation einer bestimmten Zellart (statt eines Gewebsverbandes) liegt auch der Bezeichnung „Lemmocytom" (Henschen) zugrunde. In diesem Wort ist der Stamm „lemma" verwandt, der auch im Wort „Sarkolemm" vorkommt. Die Bezeichnung für die Scheide einer peripheren Nervenfaser lautet aber noch bei Schwann (Watermann) und Virchow „Neurilém" von eilema und wurde erst später zu „Neurilémm" korrumpiert.

Bei geschwulstiger Entfaltung des VNS-Gewebes ergeben sich im Bereich der Ganglien und ganglienzellhaltigen Geflechte die Gewebsbilder der sog. *Gangliocytome* mit mehr oder weniger getreulicher Nachbildung der Ganglienstruktur, oft mit zahlreichen Nervenzellen und mächtigen Neuropilemmassen. Bei den hüllzellarmen Geschwulstneuropilemen muß man berücksichtigen, daß auch bei der Nervenfaserregeneration die feinen Neuritenausläufer immer im Überschuß gebildet und größtenteils wieder resorbiert werden, während sie in den Gewächsen erhalten bleiben. In manchen Gangliocytomen finden sich zahlreiche Hüllzellen und Ansätze zur Differenzierung in der Richtung auf paraganglionäre Zellformen, so daß das Gewebsbild — trotz geringer Metastasierungsgefahr — einen unruhigen Aspekt gewinnt.

In anderen Gewächsen dieser Gruppe ist die Differenzierung der verschiedenen Zellformen nur in umschriebenen Bezirken des Tumorgewebes weiter vorangeschritten; diese Tumoren zeigen eine stärkere Metastasierungspotenz und haben eine dementsprechend schlechtere Prognose. Sie leiten über zu ausgesprochen malignen Formen, deren Gewebsbild auf dem Aspekt eines Keimlagers stehengeblieben ist. Bei manchen von diesen (15% — Stowens) kommt es wenigstens noch zur Bildung von abortiven kleinen Neuropilnestern, von sog. Rosetten. Diese *Neuroblastome* (Marchand, Landau, H. W. Weber) werden vor allem in den ersten Lebensjahren beobachtet und treten manchmal schon im intrauterinen Lebensabschnitt auf. Sie betreffen embryonales Gewebe und können, falls sie nicht zum Tode führen, gestörte Entwicklungsvorgänge hinterlassen; ihre dysontogenetische Entstehung ist nicht bewiesen. Bei Aussaat über den fetalen Kreislauf (Wieberdink) siedeln diese Gewächse vor allem in der Leber ab (Typ Pepper), unter postnatalen Kreislaufverhältnissen bevorzugen sie das Skeletsystem (Typ Hutchinson). Bei Ausbruch in der Fetalperiode ist die Prognose dieser Tumoren bemerkenswerterweise eher günstiger (Stowens), so, als würde ihr Wachstumsimpetus zu diesem Zeitpunkt in irgendeiner Weise abgebogen und gezähmt. Nach den Beobachtungen von Wright (Fall 10) und eigener Erfahrung sind in der großen Gruppe der kleinzelligen malignen Tumoren der Bronchialregion beim Erwachsenen auch einige derartige Neuroblastome mit typischen Neuropilrosetten enthalten; ihr Ausgangspunkt sind wohl die Bronchial- usw. -geflechte (Willis).

Nervenzellfreie Tumoren des VNS sind meist von dem Gewebe der Faserbündel abzuleiten. Feyrter (1948) hat diese Tumorgruppe im Bereich des Verdauungstraktes an einem großen, unausgelesenen Beobachtungsgut eingehend untersucht und dabei mehrere Typen unterschieden. Von ihnen sind das *fusiforme* und das *multiforme Neurom* durch die geschwulstmäßige Vermehrung der Hüllzellen gekennzeichnet. Bei den *reticulären* und *mikrocytären Neuromen* ist eine Ableitung von Endoneuralzellen wahrscheinlich, die andererseits den sog. interstitiellen Zellen im Bereich der Endnetze (s. S. 510) nahestehen. Mit dem reticulären Typ sind Neurome mit kurzen, plumpen Spindelzellformen verwandt (Piringer-Kuchinka). Die *granulären Neurome* sind wohl als Variante der reticulären mit ausgiebigen Speicherungsphänomenen aufzufassen.

Den fusiformen Neuromen der Intramuralprovinz des VNS stehen die *fasciculären Neurinome* (Antonis Typ A) an den Cerebrospinalnerven und den extramuralen Faserbündeln des VNS nahe. Die *reticulären Neurinome* (Typ B) mit ungerichtetem Muster entstehen als ödematöse Variante eines kernreichen, indifferenten Typs (Hackel, Ratzen-

HOFER). Die bei den Tumoren vom Typ A häufig zu findenden Wirbelmuster, in deren Bereich die gegenseitige Abplattung der Geschwulstzellbündel zum Ausweichen der Kerne in die sog. Palisadenstellung führt, gehen zum Teil auf anfängliches überschießendes Längenwachstum der im Tumorbereich enthaltenen Nervenfasern (nach Art eines Neuromkonvoluts) zurück. Ausgiebige Sklerosierung des Geschwulstgewebes als primäre oder sekundäre Eigentümlichkeit ist nicht mit einem Neurofibrom gleichzusetzen; ein Zwischenbereich zwischen Neurinom und Neurofibrom wird nach einem Vorschlag FEYRTERs als argyrophiles Neurinom (HAFERKAMP 1958) bezeichnet.

Aggressives Wachstum und verringerte Differenzierung ergeben bei dem Hüllzellgewebe peripherer Nerven den Übergang zum *malignen Neurinom* und schließlich zum *neurogenen Sarkom* oder *Neurosarkom*. Andere maligne Tumoren an peripheren Nerven sind eher den *Retothelsarkomen* verwandt. Von der Auskleidung der Perineuralräume lassen sich die sog. *Neuroepitheliome* peripherer Nerven mit beachtlicher Ähnlichkeit zu malignen Synovialtumoren ableiten (STOCHDORPH 1960b).

Sekundäres Geschwulstwachstum kommt im Bereich des VNS hauptsächlich als Carcinose der Perineuralräume vor, recht häufig z. B. beim Prostatacarcinom.

Die Beziehungen des VNS zu Tumoren anderer Gewebe sind bei malignen Gewächsen passiver Natur: die Strukturen des VNS werden mit dem übrigen Gewebe in den Tumorbezirk einbezogen (COUTELLE) und mehr oder weniger rasch zerstört; die im Tumorbereich neugebildeten Gefäße bekommen keine Gefäßnerven (ZIMMERMANN). Bei gutartigen Tumoren und geschwulstartigen Hyperplasien richtet sich die Entfaltung des VNS im Tumorbereich danach, wieweit das Tumorgewebe in seinem biologischen Verhalten dem Normalgewebe angenähert ist.

Literatur

ANTONI, N.: Über Rückenmarktumoren und Neurofibrome. München u. Wiesbaden: J. F. Bergmann 1920.

ASKANAZY, M.: Ein Epithelkörperchen im Nervus phrenicus. Zbl. allg. Path. path. Anat. **22**, 1034—1037 (1911).

— Über Bau und Entstehung des chronischen Magengeschwürs, sowie Soorpilzbefunde in ihm. Virchows Arch. path. Anat. **234**, 111—178 (1921).

BARGMANN, W.: Das Zwischenhirn-Hypophysen-System. Berlin-Göttingen-Heidelberg: Springer 1954.

BAYLISS, W. M.: On the origin from the spinal cord of the vasodilator fibres of the hind limb, and on the nature of these fibres. J. Physiol. (Lond.) **26**, 173—209 (1901).

BECKER, F., GRUNT, J.: The cervical sympathetic ganglia. Anat. Rec. **127**, 1—14 (1957).

BENNINGHOFF, A.: Vermehrung und Vergrößerung von Nervenzellen bei Hypertrophie des Innervationsgebietes. Z. Naturforsch. **6 B**, 38—41 (1951).

BERGMANN, L. L., HARMAN, P. J., PICK, J., WERTHEIM, H. M.: Histology of surgically removed sympathetic ganglia. Surgery **24**, 695—702 (1948).

BICHAT, X.: Recherches physiologiques sur la vie et la mort, 3ème edit. Paris 1805.

BIRKMAYER, B., DANIELCZYK, W.: Die vegetative Dystonie — eine Funktionsstörung der retikulären Formation. Med. Welt **1960 II**, 1463—1468.

BISHOP, G. H., HEINBECKER, P.: A functional analysis of the cervical sympathetic nerve supply to the eye. Amer. J. Physiol. **100**, 519—532 (1932).

BLÜMCKE, S.: Experimentell-morphologische Untersuchungen über die efferente Bronchusinnervation. I. Plexus peribronchialis. Beitr. path. Anat. **137**, 239—286 (1968).

BODIAN, M., LAKE, B. D.: The rectal approach to neuropathology. Brit. J. Surg. **50**, 702—714 (1963).

BOEKE, J.: The autonomic (enteric) nervous system of Amphioxus lanceolatus. Quart. J. micr. Sci. **77**, 623—658 (1935).

BOK, S. T.: Das Rückenmark. In Handbuch der mikroskopischen Anatomie des Menschen, herausgeg. von W. v. MÖLLENDORFF, Bd. IV/1, S. 478—578. Berlin: Springer 1928.

BOTÁR, J.: The autonomic nervous system. Budapest: Akadémiai Kiadó 1966.

BRAEUCKER, W.: Die Anatomie und Chirurgie des vegetativen Nervensystems. Dtsch. Z. Nervenheilk. **106**, 137—195 (1928).

— Die anatomischen und physiologischen Grundlagen der lumbosacralen Sympathektomie. Langenbecks Arch. klin. Chir. **183**, 636—652 (1935).

— Die Heilerfolge der gezielten neuroregulatorischen Sympathicus-Therapie. Ulm: K. F. Haug 1958.

BROMAN. I.: Normale und abnorme Entwicklung des Menschen. Wiesbaden: J. F. Bergmann 1911.

Brüning, E. J.: Zur Orthologie und Pathologie des Plexus coeliacus beim Menschen. Acta neuroveg. (Wien) 17, 40—62 (1958).

Bucy, P.: Is there a pyramidal tract? Brain 80, 376—391 (1957).

Caesar, R., Edwards, G. A. Ruska, H.: Architecture and nerve supply of mammalian smooth muscle tissue. J. biophys. biochem. Cytol. 3, 867—877 (1957).

Cannon, W. B.: Die Notfallsfunktionen des sympathico-adrenalen Systems. Ergebn. Physiol. 27, 380—406 (1928).

Carlsson, A., Falck, B., Hillarp, N.: Cellular localisation of brain monoamines. Acta physiol. scand. 56, Suppl. 196, 1—28 (1962).

Castro, F. de: Evolución de los ganglios simpáticos vertebrales y prevertebrales. Conexiones y cito-arquitectonia de algunos grupos de ganglios, en el niño y hombre adulto. Trab. Lab. Invest. biol. Univ. Madr. 20, 113—208 (1922).

— Sympathetic ganglia, normal and pathological. In Cytology and cellular pathology of the nervous system, herausgeg. von W. Penfield, Bd. I, S. 319—379. New York: P. B. Hoeber 1932.

— Die normale Histologie des peripheren vegetativen Nervensystems. Verh. Dtsch. Ges. Path., 34. Tagg., S. 1—52. Stuttgart: Piscator-Verlag 1951.

Clara, M.: Die Anatomie der Sensibilität unter besonderer Berücksichtigung der vegetativen Leitungsbahnen. Acta neuroveg. (Wien) 7, 4—31 (1953).

— Wo steht die Morphologie der neurovegetativen Peripherie? In Die neurovegetative Peripherie [Acta neuroveg. (Wien) Suppl. VI], S. 1—17. Wien: Springer 1955.

Cole, E. C.: Anastomosing cells in the mesenteric plexus of the frog. J. comp. Neurol. 38, 375—387 (1924/25).

Coutelle, C.: Über Nervenausbreitung in experimentellen Mäusekarzinomen. Zbl. allg. Path. path. Anat. 92, 223—224 (1954).

Craig, W., Kernohan, J. W.: The surgical removal and histological studies of sympathetic ganglia in Raynaud's disease, thrombo-angiitis obliterans, chronic infectious arthritis, and scleroderma. Surg. Gynec. Obstet. 56, 767—778 (1933).

Csillik, B.: Acetylcholine. J. Neuro-visc. Rel., Suppl. IX, 187—211 (1969).

Danchakoff, V., Agassiz, A.: Growth and development of the neural plate in the allantois. J. comp. Neurol. 37, 397—438 (1924).

Danisch, F.: Die sympathischen Ganglien bei Lues congenita. Verh. Dtsch. Ges. Path., 23. Tagg., S. 274—288. Jena: Gustav Fischer 1928.

Delmas, J., Laux, G.: Anatomie médico-chirurgicale du système nerveux végétatif. Paris: Masson & Cie. 1933.

Dogiel, A. S.: Zwei Arten sympathischer Nervenzellen. Anat. Anz. 11, 679—687 (1896).

Eccles, J. C.: The action potentials of the superior cervical ganglion. J. Physiol. (Lond.) 85, 179—206 (1935).

Eppinger, H., Hess, L.: Zur Pathologie des vegetativen Nervensystems. Z. klin. Med. 67, 345—351 (1909); 68, 205—230, 231—246 (1909).

Ermaková, N.: Studies on leprosy: central, sympathetic and peripheral nervous system. Intern. J. Leprosy 4, 325—334 (1936).

Ernst, P.: Über das Wachstum und die Verbreitung bösartiger Geschwülste, insbesondere des Krebses in den Lymphbahnen der Nerven. Beitr. path. Anat. Suppl. 7 (Festschr. für J. Arnold), 29—51 (1905).

Feldberg, W.: Acetylcholine. In Metabolism of the nervous system, edit. by D. Richter, p. 493—509. London: Pergamon Press 1957.

Feyrter, F.: Zur Geschwulstlehre (nach Untersuchungen am menschlichen Darm). I. Polypen und Krebs. Beitr. path. Anat. 86, 663—760 (1931).

— Über den Naevus. Virchows Arch. path. Anat. 301, 417—469 (1938).

— Zur Frage der Tay-Sachs-Schafferschen amaurotischen Idiotie. Virchows Arch. path. Anat. 304, 481—512 (1939).

— Über Neurome und Neurofibromatose, nach Untersuchungen am menschlichen Magendarmschlauch. Wien: Wilhelm Maudrich 1948.

— Über die granulären neurogenen Gewächse. Beitr. path. Anat. 110, 181—208 (1949).

— Über die Pathologie der vegetativen nervösen Peripherie und ihrer ganglionären Regulationsstätten. Wien: Wilhelm Maudrich 1951.

— Über das Wesen des Zoster. Virchows Arch. path. Anat. 325, 70—89 (1954).

Freifeld, H.: Veränderungen des Nervensystems bei Bleivergiftung. Virchows Arch. path. Anat. 287, 549—554 (1933).

Frey, M. v.: Verspätete Schmerzempfindungen. Z. ges. Neurol. Psychiat. 79, 324—333 (1922).

Friedländer, C., Krause, F.: Über Veränderungen der Nerven und des Rückenmarks nach Amputationen. Fortschr. Med. 4, 749—764 (1886).

Fuxe, K., Hökfelt, T., Jonsson, G., Ungerstedt, U.: Fluorescence microscopy. In: Contemporary research methods in neuroanatomy, hrsg. v. W. Nauta u. S. Ebbeson, S. 275—314. Berlin-Heidelberg-New York: Springer 1970.

GAGEL, O.: Vegetatives System. In Handbuch der inneren Medizin, 4. Aufl., herausgeg. von G. v. BERGMANN, W. FREY u. H. SCHWIEGK, Bd. V/1, S. 453—703. Berlin-Göttingen-Heidelberg: Springer 1953.
— Die Erkrankungen des vegetativen Systems. In Handbuch der inneren Medizin, 4. Aufl., herausgeg. von G. v. BERGMANN, W. FREY u. H. SCHWIEGK, Bd. V/2, S. 777—921. Berlin-Göttingen-Heidelberg: Springer 1953.
GANSLER, H.: Phasenkontrast- und elektronenmikroskopische Untersuchungen zur Morphologie und Funktion der glatten Muskulatur. Z. Zellforsch. 52, 60—92 (1960).
GASKELL, W. H.: On the structure, distribution and function of the nerves which innervate the visceral and vascular systems. J. Physiol. (Lond.) 7, 1—80 (1886).
GIBSON, J. B., GOLDBERG, A.: The neuropathology of acute porphyria. J. Path. Bact. 71, 495—509 (1956).
GILES, C. L., HENDERSON, J. W.: Horner's syndrome. An analysis of 216 cases. Amer. J. Ophthal. 46, 289—296 (1958).
GOHRBANDT, E.: Die Sclerodermia diffusa und ihre Behandlung. Dtsch. Gesundh.-Wes. 3, 548—550 (1948).
GRAUPNER, R.: Beiträge zur normalen und pathologischen Anatomie des sympathischen Nervensystems. Beitr. path. Anat. 24, 255—303 (1898).
GREVING, R., DRESSLER, W.: Das plasmodiale nervöse Terminalnetz in der Submucosa des menschlichen Rectums. In: Die neurovegetative Peripherie [Acta neuroveget. (Wien) Suppl. VI], S. 64—86. Wien: Springer 1955.
GÜNTHER, R.: Beitrag zur Kenntnis der Glykogen-Speicherkrankheit. Virchows Arch. path. Anat. 304, 87—96 (1939).
HACKEL, W.: Über das Neurinom (Lemmom) des Gehörnerven. Beitr. path. Anat. 88, 60—100 (1931).
HAFERKAMP, O.: Neurohistologische Befunde beim Pylorospasmus des Säuglings. Virchows Arch. path. Anat. 328, 239—248 (1956).
— Über das argyrophile Neurinom. Virchows Arch. path. Anat. 331, 329—340 (1958).
HAGER, H.: Elektronenmikroskopische Untersuchungen über die Feinstruktur der sogenannten Grundsubstanz in der Groß- und Kleinhirnrinde des Säugetieres. Arch. Psychiat. Nervenkr. 198, 574—600 (1959).
—, TAFURI, W. L.: Elektronenmikroskopische Untersuchungen über die Feinstruktur des Plexus myentericus (AUERBACH) im Colon des Meerschweinchens (Cavia cobaya). Arch. Psychiat. Nervenkr. 199, 437—471 (1959).
HALLERVORDEN, J.: Zwei Fälle von juveniler amaurotischer Idiotie. Klin. Wschr. 1935, 284.
HAMPERL, H.: Über neuromartige Bildungen in einer Schrumpfgallenblase. Virchows Arch. path. Anat. 269, 790—796 (1928).
HANSEN, K., STAA, H. v.: Reflektorische und algetische Krankheitszeichen der inneren Organe. Leipzig: Georg Thieme 1938.
HANSTRÖM, B.: Vergleichende Anatomie des Nervensystems der wirbellosen Tiere. Berlin: Springer 1928.
HEIDENHAIN, M.: Plasma und Zelle. In Handbuch der Anatomie des Menschen, herausgeg. von K. v. BARDELEBEN, Bd. VIII/I, S. 840. Jena: Gustav Fischer 1911.
HEINER, D. C., BLITZER, J. R.: Familial paroxysmal dysfunction of the autonomic nervous system (a periodic disease, often precipitated by emotional stress). Pediatrics 20, 782—793 (1957).
HENSCHEN, F.: Tumoren des Zentralnervensystems und seiner Hüllen. In Handbuch der speziellen pathologischen Anatomie und Histologie, herausgeg. von O. LUBARSCH, F. HENKE u. R. RÖSSLE, Bd. XIII/3, S. 413—1040. Berlin-Göttingen-Heidelberg: Springer 1955.
HERXHEIMER, G., ROTH, W.: Zum Studium der Recklinghausenschen Neurofibromatose. Beitr. path. Anat. 58, 319—389 (1914).
HERZOG, E.: Beitrag zur normalen und pathologischen Histologie des Sympathicus. Z. ges. Neurol. Psychiat. 103, 1—41 (1926).
— Beitrag zur Frage der Innervation der Geschwülste. Virchows Arch. path. Anat. 268, 536—565 (1928).
— Pathologische Histologie des vegetativen Nervensystems. In L. R. MÜLLER, Lebensnerven und Lebenstriebe, 3. Aufl., S. 856—928. Berlin: Springer 1931.
— Eine zuverlässige Methode zur schnellen Diagnose der Tollwut. Klin. Wschr. 1942, 749—752.
— Die Pathologie der peripheren vegetativen Ganglien. Verh. Dtsch. Ges. Path., 34. Tagg., S. 52—86. Stuttgart: Piscator-Verlag 1951.
— Histopathologie des vegetativen Nervensystems. In Handbuch der speziellen pathologischen Anatomie und Histologie, herausgeg. von O. LUBARSCH, F. HENKE u. R. RÖSSLE, Bd. XIII/5, S. 357—542. Berlin-Göttingen-Heidelberg: Springer 1955.
HERZOG, W., CONRAD, F. W.: Zur Frage der Lymphknotensilikose mit besonderer Berücksichtigung der Nervenveränderungen durch silikotisch verschwielte Lymphknoten. Arch. Gewerbepath. Gewerbehyg. 14, 117—128 (1955).

Hess, W. N.: The nervous system of Dolichoglossus kowalevskyi. J. comp. Neurol. **68**, 161—171 (1937/38).

Hess, W. R.: Die funktionelle Organisation des vegetativen Nervensystems. Basel: Benno Schwabe & Co. 1948.

Heusch, K.: Über die Beziehungen des Sympathicus zur Neurofibromatose und dem partiellen Riesenwuchs. Virchows Arch. path. Anat. **255**, 71—106 (1925).

Higier, H.: Vegetative oder viscerale Neurologie. (Zur Anatomie und Physiologie, Pharmakologie und Pathologie des sympathischen und autonomen Systems.) Ergebn. Neurol. Psychiat. **2**, 1—156 (1912).

Hillarp, N.-A.: Structure of the synapse and the peripheral innervation apparatus of the autonomic nervous system. Acta anat. (Basel) **2**, Suppl. 4, 1—153 (1946).

Hirt, A.: Die vergleichende Anatomie des sympathischen Nervensystems. In Handbuch der vergleichenden Anatomie der Wirbeltiere, herausgeg. von L. Bolk, E. Göppert, E. Kallius u. W. Lubosch, Bd. II, S. 685—776. Berlin u. Wien: Urban & Schwarzenberg 1934.

His, W.: Histogenese und Zusammenhang der Nervenelemente. Arch. f. Anat. Suppl.-Bd. **1890**, 95—117.

Hoepke, H.: Zentrales und vegetatives Nervensystem. Stuttgart: Gustav Fischer 1959.

Hoff, F.: Klinische Physiologie und Pathologie, 5. Aufl. Stuttgart: Georg Thieme 1957.

Horstmann, E., Meves, H.: Die Feinstruktur des molekularen Rindengraues und ihre physiologische Bedeutung. Z. Zellforsch. **49**, 569—604 (1958).

Hovelacque, A.: Anatomie des nerfs craniens et rachidiens et du système grand sympathique chez l'homme. Paris: G. Doin et Cie. 1927.

Huber, G. C.: Lectures on the sympathetic nervous system. J. comp. Neurol. **7**, 73—145 (1897).

Hüther, W.: Die Hirschsprungsche Krankheit als Folge einer Entwicklungsstörung der intramuralen Ganglien. Beitr. path. Anat. **114**, 161—191 (1954).

Jacobsohn-Lask, L.: Über den medialen Sympathicuskern des menschlichen Rückenmarks. Z. ges. Neurol. Psychiat. **134**, 649—565 (1931).

Johnson, S. E.: Experimental degeneration of the extrinsic nerves of the small intestine in relation to the structure of the myenteric plexus. J. comp. Neurol. **38**, 299—314 (1924/25).

Jung, R.: Die Tätigkeit des Nervensystems. In Handbuch der inneren Medizin, herausgeg. von G. v. Bergmann, W. Frey, H. Schwiegk, 4. Aufl., Bd. V/1, S. 1—181. Berlin-Göttingen-Heidelberg: Springer 1953.

Kappers, C. U. Ariëns: Het autonome zenuwstelsel bij Evertebraten, Amphioxus, Cyclostomen, Haaien en Beenvisschen. In: Het autonome Zenuwstelsel, herausgeg. von J. Boeke u. a., S. 1—36. Haarlem: De Erven F. Bohn 1934.

— Anatomie comparée du système nerveux. Haarlem: De Erven F. Bohn, u. Paris: Masson & Cie. 1947.

Katz, B., Schmitt, O. H.: Electric interaction between two adjacent nerve fibers. J. Physiol. (Lond.) **97**, 471—488 (1940).

Key, A., Retzius, G.: Studien in der Anatomie des Nervensystems und des Bindegewebes, Bd. II. Stockholm: Sanson & Wallin 1876.

Kimmelstiel, P.: Über Glykogenose. Beitr. path. Anat. **91**, 1—18 (1933).

Knoche, H.: Untersuchungen über die Endigungsweise cerebrospinaler und vegetativer Nervenfasern. Z. Zellforsch. **40**, 162—198 (1954).

Köberle, F.: Neurogene Bronchiektasien. Verh. Dtsch. Ges. Path., 44. Tagg, S. 139—142. Stuttgart: Gustav Fischer 1960.

Koelle, G. B., Friedenwald, J. S.: A histochemical method for localizing cholinesterase activity. Proc. Soc. exp. Biol. (N.Y.) **70**, 617—622 (1949).

Konzett, H., Rothlin, E.: Die Wirkung synaptotroper Substanzen auf gewisse efferente und afferente Strukturen des autonomen Nervensystems. Experientia (Basel) **9**, 405—412 (1953).

Kopřiwa, G.: Ein Fall von Ganglioneuroma telangiectaticum cysticum. Frankfurt. Z. Path. **37**, 348—351 (1929).

Korting, G. W.: Einige Aspekte des Sklerodermie-Problems. Med. Welt **1961 I**, 939—943.

Krieg, W.: Functional neuroanatomy. Philadelphia and Toronto: Blakiston Comp. 1947.

Krücke, W.: Über das Längsbündel in der Substantia gelatinosa des Rückenmarks (Fasciculus parependymalis) und über seine Bedeutung für die Verbindung der vegetativen Zentren des Hirnstammes mit denen des Rückenmarkes. Dtsch. Z. Nervenheilk. **160**, 196—220 (1949).

— Erkrankungen der peripheren Nerven. In Handbuch der speziellen pathologischen Anatomie und Histologie, herausgeg. von O. Lubarsch, F. Henke u. R. Rössle, Bd. XIII/5, S. 1—248. Berlin-Göttingen-Heidelberg: Springer 1955.

— Morphologische Veränderungen am Nervensystem bei Porphyrie. Verh. Dtsch. Ges. Path., 41. Tagg, S. 229—236. Stuttgart: Gustav Fischer 1958.

— Die Paramyloidose. Ergebn. inn. Med. Kinderheilk., N. F. **11**, 299—378 (1959).

Kuntz, A.: Experimental studies on the histogenesis of the sympathetic nervous system. J. comp. Neurol. **34**, 1—26 (1922).

KUNTZ, A.: Histological variations in autonomic ganglions and ganglion cells associated with age and disease. Amer. J. Path. **14**, 783—796 (1938).
— The autonomic nervous system. 4th ed. Philadelphia: Lea and Fibiger 1953.
LANDAU, M.: Die malignen Neuroblastome des Sympathicus. Frankfurt. Z. Path. **11**, 26—78 (1912).
LANGLEY, J. N.: The autonomic nervous system. Brain **26**, 1—26 (1903).
— Das autonome Nervensystem. Übersetzung von E. SCHILF. Berlin: Springer 1922.
LARUELLE, M. L.: La structure de la moelle épinière en coupes longitudinales. Rev. neurol. **67**, 695—725 (1937).
LAWRENTJEW, B. J.: Über die Verbreitung der nervösen Elemente (einschließlich der „interstitiellen Zellen" CAJALs) in der glatten Muskulatur, ihre Endigungsweise in den glatten Muskelzellen. Z. mikr.-anat. Forsch. **6**, 467—488 (1926).
LIESSENS, P.: Neurologie, neuropathologie et diagnostic différentiel du gargoylisme. Acta paediat. belg. **8**, 192—231 (1954).
LLOMBART, A., ALCOBER, V.: Über eine besondere Form der sympathischen Hyperplasie bei der chronischen obstruktiven Appendicitis. Beitr. path. Anat. **113**, 90—99 (1953).
LOERBROKS, E.: Beobachtungen an Grenzstrangganglien Poliomyelitis-Kranker. Z. mikr.-anat. Forsch. **58**, 1—36 (1952).
LUBIMOFF, A.: Beiträge zur Histologie und pathologischen Anatomie des sympathischen Nervensystems. Virchows Arch. path. Anat. **61**, 145—207 (1874).
MANDL, F.: Blockade und Chirurgie des Sympathicus. Wien: Springer 1953.
MARBURG, O.: Diskussionsbemerkung. Dtsch. Z. Nervenheilk. **106**, 316—317 (1928).
MARCHAND, F.: Beiträge zur Kenntnis der normalen und pathologischen Anatomie der Glandula carotica und der Nebennieren. Internat. Beitr. wissenschaftl. Med. (Festschrift für R. VIRCHOW), Bd. I, S. 535—581. Berlin: August Hirschwald 1891.
MARESCH, R.: Über das Vorkommen neuromartiger Bildungen in obliterierten Wurmfortsätzen. Wien. klin. Wschr. **1921**, 181—182.
MARINESCO, G.: La cellule nerveuse, tome II, p. 313. Paris: O. Doin et Fils 1909.
MARK, R. E.: Klinik und Therapie der vegetativen Dystonie. Wien: Springer 1954.
MARTHEN, L.: Über juvenile amaurotische Idiotie und ihre Beziehung zum Lipoidstoffwechsel. Inaug.-Diss. Würzburg 1935.
MASON, V. R., COURVILLE, C. B., ZISKIND, E.: The porphyrins in human disease. Medicine (Baltimore) **12**, 355—439 (1933).
MASSON, P.: Contribution to the study of the sympathetic nerves of the appendix. Amer. J. Path. **6**, 217—233 (1930).
MAYER, S.: Wachstumsendkugeln und Ganglienzellen. Anat. Anz. **30**, 536—543 (1907).
MEESSEN, H.: Über zwei Formen von Nervenzellveränderungen. Klin. Wschr. **1949**, 110—111.
MEIER-RUGE, W.: Das Megacolon, seine Diagnose und Pathophysiologie. Virchows Arch. Abt. A **344**, 67—85 (1968).
MEYER, J. E.: Über Befunde am Ganglion stellatum bei Kausalgie. Klin. Wschr. **1947**, 372—374.
MEYLING, H. A.: Structure and significance of the peripheral extension of the autonomic nervous system. J. comp. Neurol. **99**, 495—543 (1953).
— Das periphere Nervennetz und sein Zusammenhang mit den ortho- und parasympathischen Nervenfasern. In Die neurovegetative Peripherie [Acta neuroveg. (Wien) Suppl. VI], S. 35—63. Wien: Springer 1955.
MILLER, F.: Orthologie und Pathologie der Zelle im elektronenmikroskopischen Bild. Verh. Dtsch. Ges. Path., 42. Tagg, S. 261—332. Stuttgart: Gustav Fischer 1959.
MITCHELL, G. A. G.: Anatomy of the autonomic nervous system. Edinburgh: E. & S. Livingstone 1953.
— Cardiovascular innervation. Edinburgh and London: Livingstone Ltd. 1956.
MOESCHLIN, S., ZOLLINGER H., LÜTHY, F.: Beitrag zur Klinik und Pathologie der Thalliumvergiftung. Dtsch. Arch. klin. Med. **189**, 181—213 (1942).
MOGILNITZKY, B. N.: Zur Frage der Entstehungsweise und Ursache neurogener Formen des runden Magengeschwürs. Virchows Arch. path. Anat. **257**, 109—118 (1925).
MÜLLER, L. R.: Lebensnerven und Lebenstriebe, 3. Aufl. Berlin: Springer 1931.
— Die Einteilung des Nervensystems nach seinen Leistungen. Stuttgart: Georg Thieme 1950.
NAGEOTTE, J.: Sheaths of the peripherical nerves. Nerve degeneration and regeneration. In Cytology and cellular pathology of the nervous system, herausgeg. von W. PENFIELD, Bd. I, S. 189—239. New York: P. B. Hoeber 1932.
NAKAI, H., LANDING, B. H.: Suggested use of rectal biopsy in the diagnosis of neural lipidoses. Pediatrics **26**, 225—228 (1960).
NAWAR, G.: Experimental analysis of the origin of the autonomic ganglia in the chick embryo. Amer. J. Anat. **99**, 473—498 (1956).
NELEMANS, F. A., DOGTEROM, J.: Structure and function of the peripheral autonomic nervous system. In Die neurovegetative Peripherie [Acta neuroveget. (Wien) Suppl. VI], S. 101—121. Wien: Springer 1955.

Nicol, J. A. Colin: Autonomic nervous system in lower chordates. Biol. Rev. **27**, 1—49 (1952).

Oberholzer, R. J. H.: Kreislaufzentren. Verh. Dtsch. Ges. Kreislaufforsch., 25. Tagg, S. 57—84. Darmstadt: Dr. Dietrich Steinkopff 1959.

Oberndorfer, S.: Die Geschwülste des Darmes. In Handbuch der speziellen pathologischen Anatomie und Histologie, herausgeg. von F. Henke u. O. Lubarsch, Bd. IV/3, S. 717—953. Berlin: Springer 1929.

Okamura, Ch.: Zahlreiche Ganglien innerhalb der Muskulatur der Zunge und des Zwerchfells. Z. mikr.-anat. Forsch. **39**, 68—78 (1936).

Okkels, H.: Altérations pathologiques des nerfs de la paroi gastrique dans l'ulcère chronique de l'estomac. Acta path. microbiol. scand. **4**, 89—120 (1927).

Orth, J.: Pathologisch-anatomische Diagnostik, 6. Aufl. Berlin: August Hirschwald 1900.

Orthner, H.: Die Methylalkoholvergiftung. Berlin-Göttingen-Heidelberg: Springer 1950.

Ortmann, R.: Allgemeine Anatomie der Herz- und Gefäßnerven. Verh. Dtsch. Ges. Kreislaufforsch., 25. Tagg, S. 15—36. Darmstadt: Dr. Dietrich Steinkopff 1959.

Oster, H.: Die familiäre Dysautonomie. Dtsch. med. Wschr. **1957 II**, 2038—2040.

Ott, N.: Über peri- und endoneurale Wucherungen in den Nervenstämmen einiger Thierspecies. Virchows Arch. path. Anat. **136**, 69—82 (1894).

Panofski, Staemmler, M.: Zur pathologischen Anatomie des Quinckeschen Ödems. Derm. Wschr. **78**, 469—481 (1924).

Patterson, E. L.: Sources of arterial blood supply to the superior and middle cervical sympathetic ganglia and the ganglion intermédiaire. J. Anat. (Lond.) **84**, 329—341 (1950).
— The arterial blood supply to the stellate ganglion. J. Anat. (Lond.) **87**, 219—227 (1953).

Pette, H.: Die akut entzündlichen Erkrankungen des Nervensystems. Leipzig: Georg Thieme 1942.

Pick, J.: The autonomic nervous system. Philadelphia u. Toronto: J. B. Lippincott Comp. 1970.

Piringer-Kuchinka, A.: Zur Histologie und Biologie der Neurome des Magen-Darmschlauches. Acta neuroveg. (Wien) **1**, 441—473 (1950).

Polak, M.: Sobre la microglia periférica. Microglia de los ganglios simpáticos. Acta neurol. lat.-amer. **1**, 16—23 (1955).

Ramon y Cajal, S.: Tipos celulares de los ganglios sensitivos. Trab. Lab. Invest. biol. Univ. Madr. **4**, 1—28 (1905).
— Las células del gran simpático del hombre adulto. Trab. Lab. Invest. biol. Univ. Madr. **4**, 79—104 (1905).

Ratzenhofer, M.: Ein Fall generalisierter Neurinomatose, zugleich ein Beitrag zur Kenntnis vom Bauplan und der Entstehungsweise des neurinomatösen Gewebes. Beitr. path. Anat. **105**, 127—175 (1941).

Raven, Chr. P.: Experiments on the origin of sheath cells and sympathetic neuroblasts in amphibia. J. comp. Neurol. **67**, 221—240 (1937).

Raybuck, H. E.: Experimental data on the histogenesis of ganglion cells in the sympathetic trunk of the chick. Anat. Rec. **124**, 603—617 (1956).

Recklinghausen, F. v.: Über die multiplen Fibrome der Haut und ihre Beziehungen zu den multiplen Neuromen. Berlin: August Hirschwald 1882.

Reil, J. C.: Über die Eigenschaften des Gangliensystems und sein Verhältnis zum Cerebralsysteme. Arch. f. Physiol. **7**, 189—254 (1807).

Reiser, K. A.: Der Nervenapparat im Processus vermiformis nebst einigen Bemerkungen über seine Veränderungen bei chronischer Appendicitis. Z. Zellforsch. **15**, 761—800 (1932).

Remak, R.: Observationes anatomicae et microscopicae de systematis nervosi structura. Berlin: Reimer 1838.

Richardson, K. C.: Electronmicroscopic observations on Auerbach's plexus in the rabbit, with special reference to the problem of smooth muscle innervation. Amer. J. Anat. **103**, 99—136 (1958).

Riegele, L.: Über Veränderungen am Nervenapparat des entzündeten Trommelfelles. Z. Hals-, Nas.- u. Ohrenheilk. **35**, 139—145 (1934).

Rössle, R.: Beitrag zur Kenntnis der Pathologie der motorischen Apparate des Wurmfortsatzes. Mitt. Grenzgeb. Med. Chir. **42**, 143—165 (1930).

Röttgen, P.: Chirurgische Therapie der vegetativen Erkrankungen. Dtsch. Z. Nervenheilk. **162**, 300—313 (1950).

Roizin, L., Slade, W., Hermida, H., Asao, H.: Cerebral sphingolipidoses, hrsg. v. S. M. Aronson u. B. W. Volk, S. 57. New York: Academic Press 1962.

Ross, J. C.: Neuromuscular Dysfunction and Paraplegia. In Handbuch der Urologie, herausgeg. von C. E. Alken, V. W. Dix, H. M. Weyrauch u. E. Wildbolz, Bd. XII, S. 58—111. Berlin-Göttingen-Heidelberg: Springer 1960.

Roth, F.: Die Histopathologie des Fleckfiebers. Veröff. Konstit.- u. Wehrpath., H. 54 (1944).

Rummel, W.: Beitrag zur normalen und pathologischen Histologie der sympathischen Cervical-ganglien des Menschen. Inaug.-Diss. Freiburg 1946.

Sachs, H. W.: Über die autogenen Pigmente, besonders das Lipofuscin und seine Abgrenzung vom Melanin. Beitr. path. Anat. **108**, 267—314 (1943).

Salfelder, K.: Ein Fall von Glykogenspeicherkrankheit mit Ablagerung von Glykogen in Elementen des peripheren vegetativen Nervensystems. Zbl. allg. Path. path. Anat. 88, 304—309 (1952).

Santha, K. v.: Über drei reine, von Niemann-Pickscher Krankheit verschonte Fälle der infantil-amaurotischen Idiotie. Arch. Psychiat. Nervenkr. 93, 675—766 (1931).

Sato, S.: Über das cavernöse Angiom des peripherischen Nervensystems. Langenbecks Arch. klin. Chir. 100, 553—574 (1913).

Schack, L.: Der neuromuskuläre Apparat des Wurmfortsatzes bei der sog. chronischen Appendicitis. (Mit einem kasuistischen Beitrag zur Frage der Gallenblasenneurome.) Beitr. path. Anat. 90, 392—440 (1932/33).

Scharf, J.: Sensible Ganglien. In Handbuch der mikroskopischen Anatomie, begr. von W. v. Möllendorff, herausgeg. von W. Bargmann, Bd. IV/3. Berlin-Göttingen-Heidelberg: Springer 1958.

Scheller, H.: Die Erkrankungen der peripheren Nerven. In Handbuch der inneren Medizin, herausgeg. von G. v. Bergmann, W. Frey u. H. Schwiegk, 4. Aufl., Bd. V/2, S. 1—299. Berlin-Göttingen-Heidelberg: Springer 1953.

Schimert, J.: Die „Syncytiale Natur" des vegetativen Nervensystems. Z. mikr.-anat. Forsch. 44, 85—118 (1938).

Schmid, J.: Neuraltherapie. Wien: Springer 1960.

Schnabel, R.: Über die neuromuskuläre Form der Glykogenspeicherungskrankheit. Virchows Arch. path. Anat. 331, 287—313 (1958).

Schneider, M.: Einführung in die Physiologie des Menschen, von H. Rein, herausgeg. von M. Schneider, 11. Aufl., S. 404. Berlin-Göttingen-Heidelberg: Springer 1955.

Scholz, W.: Histologische und topische Veränderungen und Vulnerabilitätsverhältnisse im menschlichen Gehirn bei Sauerstoffmangel, Ödem und plasmatischen Infiltrationen. I. Problemstellung und feingewebliche Situation. Arch. Psychiat. Nervenkr. 181, 621 (1949).

Schweizer, P.: Über neuromartige Bildungen in obliterierten Wurmfortsätzen. Schweiz. med. Wschr. 1922, 1202—1205.

Scriba, K.: Zur Pathogenese des Angiokeratoma corporis diffusum Fabry mit cardiovasculärem Symptomenkomplex. Verh. Dtsch. Ges. Path., 34. Tagg, S. 221—226. Stuttgart: Piscator-Verlag 1951.

Selberg, W.: Die Glykogenose des Säuglings unter dem Bilde einer tödlich verlaufenden zerebrospinalen Erkrankung. Z. Kinderheilk. 72, 306—320 (1953).

Sell, R., Erdelyi, A., Schaefer, H.: Untersuchungen über den Einfluß peripherer Nervenreizung auf die sympathische Aktivität. Pflügers Arch. ges. Physiol. 267, 566—581 (1958).

Sluder, G.: The role of the sphenopalatinic (or Meckel's) ganglion in nasal headaches. N.Y. med. J. 87, 989 (1908).

Sorgo, W.: Vegetative Störungen durch Mitbeteiligung des Grenzstranges bei retroperitonealer Lymphdrüsenerkrankung als Komplikation nach Amputation der unteren Extremität. Dtsch. Z. Nervenheilk. 160, 439—456 (1949).

— Pathologie und Symptomatologie des peripheren vegetativen Nervensystems. Dtsch. Z. Nervenheilk. 162, 284—300 (1950).

Spatz, H.: Neues über die Verknüpfung von Hypophyse und Hypothalamus. Acta neuroveg. (Wien) 3, 5—49 (1952).

Spiegel, E. A., Adolf, M.: Beiträge zur Anatomie und Pathologie des autonomen Nervensystems. I. Mitt. Die Ganglien des Grenzstranges. Arb. neurol. Inst. Univ. Wien 23, 67—177 (1922).

Sprinz, H., Cohen, A., Heaton, L. D.: Hirschsprung's disease with skip area. Ann. Surg. 153, 143—148 (1961).

Staemmler, M.: Zur Pathologie des sympathischen Nervensystems; im besonderen: Über seine Bedeutung für die Entstehung der Arteriosklerose. Beitr. path. Anat. 71, 388—450 (1923).

Stochdorph, O.: Normale und pathologische Anatomie des vegetativen Nervensystems. In Lehrbuch der speziellen pathologischen Anatomie, begr. von E. Kaufmann, herausgeg. von M. Staemmler, 11. u. 12. Aufl., Bd. III, S. 794—852. Berlin: W. de Gruyter & Co. 1960.

— Das sog. Neuroepitheliom peripherer Nerven. Zbl. ges. Neurol. Psychiat. 158, 273 (1960).

— Über Gewebsbilder von Tumoren der peripheren Nerven. Acta neuropath. (Berl.) 4, 245—266 (1965).

Stöhr jr., Ph.: Das periphere Nervensystem. A. Die Anteile des cerebrospinalen Nervensystems. In Handbuch der mikroskopischen Anatomie des Menschen herausgeg. von W. v. Möllendorff, Bd. IV/1, S. 202—264. Berlin: Springer 1928.

— Mikroskopische Studien zur Innervation des Magen-Darmkanals. II. Z. Zellforsch. 16, 123—197 (1932).

— Mikroskopische Anatomie des vegetativen Nervensystems. In Handbuch der mikroskopischen Anatomie des Menschen, begr. von W. v. Möllendorff, herausgeg. von W. Bargmann, Bd. IV/5. Berlin-Göttingen-Heidelberg: Springer 1957.

Storsteen, K. A., Kernohan, J. W., Bargen, J. A.: The myenteric plexus in chronic ulcerative colitis. Surg. Gynec. Obstet. 97, 335—343 (1943).

Stowens, D.: Neuroblastoma and related tumors. Arch. Path. (Chicago) 63, 451—459 (1957).

Stricker, S.: Untersuchungen über die Gefäßnervenwurzeln des Ischiadicus. S.-B. Akad. Wiss. Wien, math.-nat. Kl., Abt. 3 74, 173—185 (1876).

Sudakewitsch, J.: Beiträge zur pathologischen Anatomie der Lepra. I. Nervenzellen und Leprabacillen. Beitr. path. Anat. 2, 129—171 (1888).

Sunder-Plassmann, P.: Basedow-Studien. Berlin: Springer 1941.

— Die Bedeutung des nh-Zellsystems. Klin. Wschr. 1942, 469—470.

Szentágothai (Schimert), J.: Einige Bemerkungen zur Struktur der peripheren Endausbreitung vegetativer Nerven. Acta neuroveg. (Wien) 15, 417—445 (1957).

Terplan, K.: Zur Frage histopathologischer Veränderungen in sympathischen Ganglien und deren Bedeutung. Virchows Arch. path. Anat. 262, 431—498 (1926).

Tinel, J.: Le système nerveux végétatif. Paris: Masson & Cie. 1937.

Tönnis, W., Bischof, W.: Operative Eingriffe am Nervensystem bei Erkrankungen des Urogenitalsystems. In Handbuch der Urologie, herausgeg. von C. E. Alken, V. W. Dix, H. M. Weyrauch u. E. Wildbolz, Bd. XIII/1, S. 366—430. Berlin-Göttingen-Heidelberg: Springer 1961.

Trelles, J. O.: L'hypertrophie des neurones olivaires et la signification des olives. Encéphale 46, 708—717 (1957).

Ule, G.: Über experimentellen Neurolathyrismus. Verh. Dtsch. Ges. Path., 45. Tagg, S. 333—338. Stuttgart: Gustav Fischer 1961.

Verocay, J.: Zur Kenntnis der „Neurofibrome". Beitr. path. Anat. 48, 1—69 (1910).

Virchow, R.: Die Cellularpathologie in ihrer Begründung auf physiologische und pathologische Gewebelehre, 2. Aufl., S. 209. Berlin: August Hirschwald 1859.

Vogt, M.: Distribution of adrenaline and noradrenaline in the central nervous system and its modification by drugs. In Metabolism of the Nervous System, edith. by D. Richter, p. 553—564. London: Pergamon Press 1957.

Vossschulte, K.: Grundlagen der Schmerzbekämpfung durch Sympathicusausschaltung. Berlin u. München: Urban & Schwarzenberg 1949.

Waaler, E.: The pathogenesis of acute poliomyelitis. Histologic examination of the peripheral sympathetic nervous system and the olfactory bulbs. Acta path. microbiol. scand. 21, 846—866 (1944).

— Acute porphyria with changes in the coeliac ganglion and prominent abdominal symptoms. Acta path. microbiol. scand. 22, 231—237 (1945).

—, Glück, E.: Études histologiques du système nerveux sympathique caténaire dans différents états pathologiques. Ann. path. anat. 17, 35—60 (1947).

Wagner, R.: Probleme und Beispiele biologischer Regelung. Stuttgart: Georg Thieme 1954.

Walter, J. G.: Tabulae nervorum thoracis et abdominis. Berlin: G. J. Decker 1783.

Watermann, R.: Theodor Schwanns Beitrag zur Neurologie. Dtsch. Z. Nervenheilk. 181, 309—330 (1960).

Weber, H.: Die neurovegetativen Funktionsstörungen des Urogenitalsystems. [Acta neuroveg. (Wien) Suppl. VII.] Wien: Springer 1958.

Weber, H. W.: Beitrag zur Kenntnis der Tumoren des chromaffinen Systems und des Sympathicus. Frankfurt. Z. Path. 60, 228—262 (1949). (Lit.)

Weddell, G., Sinclair, D. C.: The anatomy of pain sensibility. Acta neuroveg. (Wien) 7, 135—146 (1953).

White, J. C., Smithwick, R. H.: The autonomic nervous system, 2nd edit. London: H. Kimpton 1946.

Wieberdink, J.: Foetal haemic metastasis; an explanation of the Pepper-type of metastasis in adrenal neuroblastoma. Brit. J. Cancer 11, 378—383 (1957).

Willis, R. A.: Pathology of Tumours, p. 417. London: Butterworth & Co. 1948.

Winslow, J. B.: Exposition anatomique de la structure du corps humain. Paris 1732.

Wohlwill, F.: Zur pathologischen Anatomie des peripheren Sympathicus. Dtsch. Z. Nervenheilk. 107, 124—150 (1928).

Wrete, M.: Die Entwicklung der intermediären Ganglien beim Menschen. Morph. Jb. 75, 229—268 (1935).

Wright, J.: Neurocytoma or neuroblastoma, a kind of tumor not generally recognized. J. exp. Med. 12, 556—561 (1910).

Yntema, C. L., Hammond, W. S · The development of the autonomic nervous system. Biol. Rev. 22, 344—359 (1947). (Li

Young, J. Z.: The autonomic nervous system of selachians. Quart. J. micr. Sci. 75, 571—624 (1933).

Zimmermann, H.: Innervationsstudien an wachsendem Gewebe. Medizinische 1958 I, 683—686.

Zinck, K. H.: Pathologische Anatomie der Verbrennung. Veröff. Konstit.- u. Wehrpath. H. 46 (1940).

Zülch, K. J.: Bauplan und Leistung des peripheren vegetativen Nervensystems. Dtsch. Z. Nervenheilk. 162, 253—283 (1950).

Die Chirurgie des sympathischen Nervensystems

Von

K. E. Loose und D. A. Loose

Mit 30 Abbildungen

Einleitung

Nachdem vor mehr als 100 Jahren experimentell und klinisch infolge einer Sympathicusstimulation eine arterielle Vasoconstriction beobachtet wurde, konnten erst ungefähr 40 Jahre danach die ersten sympathicuschirurgischen Eingriffe von Alexander und Jonnesco 1896 und 1899 von Jaboulay durchgeführt werden. Diese fortschrittlichen Chirurgen konnten kaum erahnen, welch ungeheure Bedeutung diesem speziellen chirurgischen Gebiet in unserer Zeit für die moderne Neuro- und Gefäßchirurgie zukommen sollte. Begründeten doch Leriche und seine Schüler kaum 14 Jahre später eine neue Ära der Chirurgie, indem diese dem modernen Therapeuten durch die Vielseitigkeit fortschrittlicher Operationsverfahren am sympathischen Nervensystem erfolgreiche Behandlungsmöglichkeiten für die Gefäßchirurgie und die chirurgische Schmerzbekämpfung über das vegetative Nervensystem erschlossen.

Heute steht die Sympathicuschirurgie infolge dieser von der Lericheschen Schule erarbeiteten Grundlagen sowie der in die klassische Medizin eingegangenen Ergebnisse und Beobachtungen von Müller, Foerster und vielen anderen, und den richtungsweisenden pathologischen und klinischen Arbeiten von Sunder-Plassmann, Rieder, Pässler und weiterer Chirurgen nach wie vor im Mittelpunkt des klinisch-therapeutischen Interesses. Dessen Fundament stellen die häufig beobachteten oft erstaunlichen postoperativen Ergebnisse dar, welche einen gesicherten Platz der Sympathicustherapie in der Neuro- und Angiochirurgie begründen.

Trotz allem aber bleibt unbestritten, daß gerade in der Chirurgie des vegetativen Nervensystems noch viele Fragen ihrer Beantwortung harren.

1. Konservative bzw. operative Sympathicustherapie

Ein bevorzugtes Indikationsgebiet sowohl für die konservative als auch für die operative Sympathicustherapie stellt das weite Feld der in ständiger Zunahme begriffenen arteriellen Zirkulationsstörungen dar. Insbesondere wirkt sich eine ausgiebige Sympathicusentfernung der entsprechenden vegetativen Segmente bei den peripheren arteriellen Angiopathien der Extremitäten im Sinne einer Mehrdurchblutung, Kollateralverbesserung und Schmerzbeseitigung aus.

Als temporär wirksame wie auch nachhaltig erfolgreiche Methoden haben sich folgende medikamentöse und operative Sympathicusmaßnahmen erwiesen:

Medikamentöse Blockade:	Stellatumblockade, lumbale Sympathicusblockade, peridurale Blockade.
Operative Sympathicusausschaltung:	Stellektomie, endothorakale Verschorfung, thorakodorsale Sympathektomie, lumbale Sympathektomie.

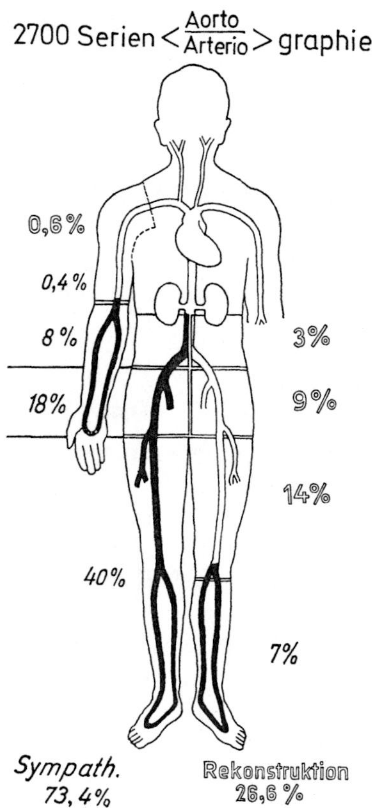

Abb. 1. Die Indikationshäufigkeiten zur sympathicuschirurgischen und rekonstruktiven Gefäßtherapie aufgrund angiographischer Parameter

Bei der Vielseitigkeit der zur Verfügung stehenden Therapieverfahren bei einer peripheren Gefäßerkrankung erhebt sich die Frage: Wäre auch heute noch die Welt z.B. von dem Wert einer lumbalen Sympathektomie zur Erhaltung einer durchblutungsgestörten Extremität bei peripherer arterieller Angiopathie des Königs von England in gleichem Maße überzeugt wie vor 2—3 Jahrzehnten? So imponierend auch die Erfolge der rekonstruktiven Gefäßchirurgie sind, so ist nicht zu übersehen, daß die Sympathektomie als nachhaltige chirurgische Maßnahme ihr Anwendungsfeld nach wie vor behauptet hat.

Greift man sich z.B. einmal eine Reihe von Angiographien heraus, um die angiographische Indikation zur sympathicuschirurgischen oder rekonstruktiven Intervention zu ermitteln, wird man über die Häufigkeit der Indikation zum Eingriff am Sympathicus überrascht sein. So ergab eine Durchsicht von 2700 Aortoarteriogrammen in 73,4 % die Indikation zur Sympathektomie gegenüber 26,6 % rekonstruktiver Verfahren (Abb. 1).

2. Zur Anatomie und Physiologie des sympathischen Nervensystems

Die präganglionären Fasern des Sympathicus verlassen segmentär die Vorderwurzeln des Rückenmarkes und erreichen im Ramus communicans albus den Grenzstrang. In den Grenzstrangganglien der gleichen oder der benachbarten Segmente werden diese Fasern auf das postganglionäre Neuron umgeschaltet, das seinerseits zum Ramus communicans griseus zieht und dann den zugehörigen peripheren Nerven erreicht. Dieses postganglionäre Neuron kann aber auch direkt zu den benachbarten Arterien verlaufen, wie z.B. Subclavia, Aorta, Beckengefäße. Außerhalb der paravertebralen Ganglien können im Stamm des peripheren Nerven, und zwar am Abgang des Ramus communicans albus, sympathische Synapsen liegen. Die Bahnen dieser Ganglien werden bei der üblichen Grenzstrangresektion nicht erfaßt.

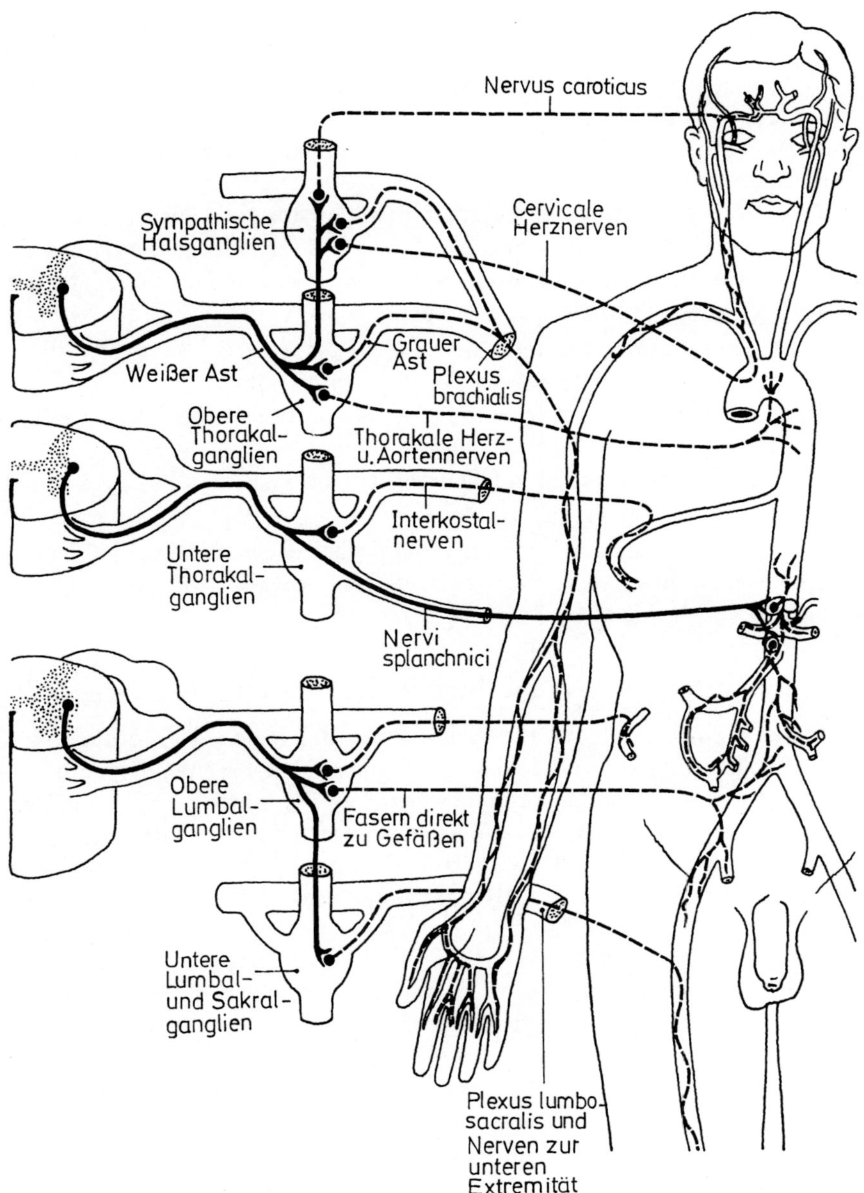

Abb. 2. Innervation der Blutgefäße

Die sympathischen Fasern des peripheren Nerven teilen sich in der Haut in drei Anteile; sie versorgen die Blutgefäße, die Schweißdrüsen und die Musculi erectores pilorum, wobei die Nervenendigungen der Gefäße adrenergisch sind, die übrigen cholinergisch.

Die Nervenstämme der Gefäße enthalten sowohl markhaltige afferente als auch marklose efferente Fasern. Im Bereich der großen intraabdominalen Gefäße überwiegen jedoch die marklosen, sympathischen, an den Gliedmaßengefäßen jedoch die sensorischen markhaltigen Fasern. Schließlich weisen die oberflächlichen Gefäße der Haut eine innigere Beziehung zum Nervensystem auf als die tieferen Gefäße, wie z. B. die der Muskulatur. Die sympathischen marklosen Fasern erreichen die glatten Muskelzellen der kleinen Arterien, Arteriolen und Venen und münden schließlich in ein Netz von feinsten Fibrillen, dem Terminalreticulum, das die Capillaren, die glatte Muskulatur und die Drüsen umspinnt.

Die Sympathicusversorgung der oberen Gliedmaßen reicht von den Vorderwurzeln Th 7 bis Th 2, wobei fast alle präganglionären Fasern das Ganglion Th 2 passieren. Durch Resektion von Ganglion Th 2 und 3 werden somit alle präganglionäre Fasern durchtrennt, so daß ein weitgehender Sympathicusausfall des Armes resultiert. Die Haut des Halses und des Gesichtes wird ebenfalls größtenteils desympathisiert. Erst die Resektion von Th 1 erzielt eine vollständige Sympathicusausschaltung im Gesichtsbereich mit Auftreten des typischen Horner-Syndroms.

Die Sympathicusversorgung der unteren Extremität kommt aus den Wurzeln T 12 bis L 2 und manchmal auch L 3.

Die periphere Blutversorgung der Haut ist je nach Sympathicusinnervation von wechselnder Vasoconstriction oder Vasodilatation, kurz Vasomotion genannt, bestimmt. Nach der Sympathicusresektion sind folgende Reaktionen zu erkennen (nach RIEDER):

1. die Hauttemperatur steigt um das 2—3fache an,
2. Puls- und Stromvolumen nehmen zu,
3. die Schweißbildung der betroffenen Haut ist aufgehoben,
4. die inspiratorische Vasoconstriction und langsame Wellen der Plethysmographie sind nicht mehr nachweisbar,
5. die Regulation der Hautgefäße auf Temperaturreize ist aufgehoben oder stark herabgesetzt.

Infolge der aufgezeigten anatomisch-physiologischen Wechselbeziehungen erscheint die arterielle Beeinflussung über das sympathische Nervensystem in weitestem Maße verständlich (Abb. 2).

3. Möglichkeiten der Sympathicuschirurgie und ihre Beurteilung

Eine objektive Beurteilung anhand der sehr umfangreichen Literatur ist besonders wegen der verschiedenartigen Indikationsstellungen und der Schwierigkeiten, die bei der Auslegung der Ergebnisse bestehen können, recht problematisch. So ist vielerseits über eindeutige Erfolge und auch über Mißerfolge berichtet worden, so daß RIEDERs Hinweis, „die Sympathicuschirurgie ist kein Allheilmittel" (RIEDER, SUNDER-PLASSMANN), mit vollem Recht besteht. Die Operationen am Sympathicus sind nur von Erfolg, wenn man ihre Grenzen respektiert.

Die wichtigsten Aufgaben des sympathischen Nervensystems sind die Regulation des Stoffwechsels und des Kreislaufs, wozu insbesondere die funktionelle Kontrolle des Tonus der glatten Muskulatur der Gefäße, der innersekretorischen Organe, der Haut, der Wärmeverteilung und der Regeneration gehören. Außer den vasomotorischen Funktionen obliegt dem sympathischen Nervensystem die Überwachung der Trophik, der Pilomotorik und der Sudomotorik. Das vegetative Nervensystem beeinflußt das Zentralnervensystem, das mit ihm eng verflochten ist, indem es sowohl auf die Motorik als auch auf die Sensibilität einwirkt. Aus diesen Erkenntnissen resultiert, daß man durch Eingriffe am vegetativen Grenzstrang vornehmlich in der Lage ist, bis zu einem gewissen Ausmaß die Dynamik des Kreislaufs zu beeinflussen, den Blutdruck in gewissen Grenzen zu senken, den Tonus der Gefäßwand herabzusetzen, die Krampfbereitschaft der Gefäße zu beseitigen oder wenigstens zu mindern, eine erhebliche Mehrdurchblutung der Extremität herbeizuführen und somit für eine bessere Ernährung des Gewebes zu sorgen und seine Regenerationskraft zu erhöhen (SCHLIACK et al.). Mithin lassen sich auch die Energieentfaltung herabsetzen, um damit zur Einsparung von Kräften beizutragen, trophische Störungen günstig beeinflussen und chronische Schmerzzustände beseitigen (LERICHE, FOERSTER, MÜLLER, FONTAINE, RIEDER, GOETZ, KOCH et al., VOSSSCHULTE u.a.). Diese Feststellungen zeigen, daß man durch einen Eingriff am neurovegetativen System höchstens in der Lage ist, in einem gestörten Funktionsablauf einzugreifen, solange er noch beeinflußbar ist, d. h., solange die bestehende Störung noch nicht zu irreparablen Schädigungen geführt hat. Sofern schon schwere organische arterielle Erkrankungen vorliegen, wie z. B. Endangitis obliterans oder die Arteriosklerose der Extremitätengefäße, so kann nur dann ein Erfolg erwartet werden, wenn trotzdem eine Beeinflussung der gestörten Funktion möglich erscheint.

4. Die Stellung der sympathicuschirurgischen Maßnahmen im Therapieplan der peripheren Durchblutungsstörungen

Da es sich bei den Eingriffen am Sympathicus um eine „funktionelle" Therapie handelt, ist es von entscheidender Bedeutung, vor der beabsichtigten Operation festzustellen, ob das Leiden auch funktioneller Natur ist und ob es möglich ist, bei zusätzlichen organischen

Tabelle 1. Methoden der Durchblutungsmessung. (Nach MEYER-BURGDORFF, 1960)

	Subjektive Verfahren	Objektive Verfahren	Meßmethode	Meßgröße
A. Haut, Gesamtfunktion	1. Reaktive Hyperämie	1. Hautthermometrie (COBET, PFLEIDERER u. BÜTTNER, IPSEN)	Temperatur	°C
	2. Lagerungsprobe (RATSCHOW)	2. Heizkastenversuch (RATSCHOW)	Temperatur	°C
	3. Wechselbadprobe (RATSCHOW)	3. Trömungscalorimetrie (HENSEL)	Wärmeleitzahl (Scheinleitzahl)	cal. cm$^{-2}\cdot s^{-1}\cdot$°C^{-1}
		4. Wärmeleitmesser (HENSEL)	Wärmeleitzahl (Scheinleitzahl)	
		5. Calorimeterpille (ASCHOFF)	Wärmedurchgangszahl	cal. cm$^{-2}\cdot s^{-1}\cdot$°C^{-1}
		6. Lichtelektrische Plethysmographie (MATTHES)	Lichtresorption (Fotozelle)	dimensionslos
		7. Infratonoscillographie (BOUCKE u. BRECHT)	elektrische Registrierung von Druck-Volumenschwankungen	dimensionslos
Capillaren	1. Capillarmikroskopie (O. MÜLLER)	1. Gewebsclearance (KETY, ELKIN, EICHLER u. a.)	Abwanderungsgeschwindigkeit von Isotopen (Na 24)	Zählrohrimpulse
		2. Amperometrie mit Platinelektrode (CLARK)		
B. Muskulatur, Gesamtfunktion	1. Rollzeit (RATSCHOW)	1. Thermostromuhr (REIN)	1. Temperaturdifferenz	cm³/min
	2. Ergometrie	2. Wärmeleitsonde (GIBBS, HENSEL)	2. Wärmeleitzahl (Scheinleitzahl)	cal. cm$^{-2}\cdot s^{-1}\cdot$°C^{-1}
	3. Claudicatio-Distanz			
Capillaren		1. Gewebsgasdruck (CAMPBELL)	Chemische Gasanalyse (SCHOLANDER)	Torr = mm Hg
		2. Amperometrie mit Platinelektrode (CLARK)		
C. Haut und Muskulatur gemeinsam	1. Tasten des Pulses	1. Angiographie	1. Röntgen	dimensionslos
		2. Plethysmographie (CURSCHMANN, MÜLLER, ABRAMSON, LEWIS u. GRANT)	2. Registrierung von Volumen-schwankungen	cm³/100 cm³ Gewebe/min
		3. Oscillographie (GESENIUS u. KELLER)	3. mechanische Registrierung von Druck-Volumen-Schwankungen	dimensionslos
		4. Infratonoscillographie (BOUCKE u. BRECHT)	4. elektrische Registrierung von Druck-Volumen-Schwankungen	dimensionslos
		5. Rhenoangiographie (POLZER u. SCHUHFRIED, NYBOER)	5. elektrische Registrierung des Widerstandes für hochfrequenten Wechselstrom	dimensionslos

Tabelle 2. Vor- und Nachteile der gebräuchlichsten Untersuchungsmethoden

	Vorteile	Nachteile
Isotopenmessung	isolierte Muskelmessung	ungenau, häufige Fehler
Wärmeleitsonde	isolierte Muskelmessung	leicht ausgedehnt, instrumentelle Schwierigkeiten
Hauttemperaturmessung	einfache Technik	Ungenauigkeit
Plethysmographische Methoden	genaue Frühdiagnose	großer apparativer Aufwand
Oscillographie	einfache Verdachtsdiagnose	ungenau
Messung des Capillardruckes	einfache Technik	ungenau bei unruhigen Patienten
Angiographie	anatomisch funktionelle Klarheit	hängt von dem Erkrankungsstadium des Patienten ab

Veränderungen bestehende Spasmen durch den Eingriff zu lösen und den Kollateralkreislauf zu verbessern.

Die gebräuchlichsten Prüfungsmethoden der Blutzirkulation bei Durchblutungsstörungen der Extremitäten sind in Tabelle 1 aufgezeigt; mit deren Vor- und Nachteilen setzt sich die Tabelle 2 auseinander.

Die Leistungsfähigkeit der Sympathektomie unter physiologischen Bedingungen läßt sich voraussagen; um so schwerer jedoch lassen sich die Reaktionen des sympathischen Nervensystems unter pathologischen Verhältnissen voraussagen. Die zur Entscheidung dieser Fragen angegebenen Testmethoden sind nicht absolut zuverlässig. Die wichtigste und zweckmäßigste Untersuchungsmethode ist die Ganglien- oder Grenzstrang-Blockade. Gelingt es, mit ihr bei Durchblutungsstörungen eine eindeutige Hyperämie und damit Steigerung der Hauttemperatur von mindestens 2—3° C oder mehr bei exakter thermoelektrischer Messung und konstanter Temperatur des Untersuchungsraumes zu erreichen und evtl. eine entsprechende Verbesserung im Oscillogramm zu erzielen, so kann vom operativen Eingriff am vegetativen System im allgemeinen ein guter Erfolg erwartet werden. Jedoch stellt auch ein negativer Test keine absolute Kontraindikation dar.

5. Indikationen zum Sympathicuseingriff

Da das Hauptkontingent aller arteriellen Gefäßverschlüsse der unteren Extremitäten die Obliterationen der A. femoralis (63%) ausmacht (s. Abb. 3), stellt die lumbale Sympathektomie den am häufigsten durchgeführten Sympathicuseingriff dar. Um mit diesem therapeutischen Vorgehen ein befriedigendes postoperatives Ergebnis zu erreichen, sind wesentliche Voraussetzungen beachtenswert. Einmal bedürfen die Obliterationen hinsichtlich Topographie, Lokalisation und Kollateralkompensation einer unbegrenzten vasographischen Objektivierung. Ebenso muß geklärt sein, wie sich der Durchströmungsabfluß distal des Verschlusses einschließlich der Gefäßbahn und ihrer Verzweigungen verhält. Auch ist von besonderer Wichtigkeit, daß die Sympathicusoperation möglichst frühzeitig, d.h. im Stadium II mit unkomplizierten, subjektiven und reparablen objektiven Krankheitserscheinungen zur Ausführung gelangt, und nicht erst, wenn im Krankheitsstadium III/IV acrale Ulcerationen oder schmerzhafte periphere gewebstrophische Schäden mit Gangrän eingetreten sind. Im Besonderen soll in der akuten Krankheitsphase mit feuchter Gangrän niemals sympathektomiert werden (Uhrenholdt et al.).

Das wesentliche Ziel jeder Sympathicustherapie bei arteriellen Verschlußerkrankungen, entzündlicher oder degenerativer Natur, ist die optimale Einschaltung sowie die nachhaltige und konstante Verbesserung eines adäquaten Kollateralkreislaufs, der sich vor und nach dem Eingriff angiographisch ausgiebig objektivieren läßt. Von einer leistungsfähigen Kollateralkompensation ist bei vielen Gefäßkranken ausschließlich die Erhaltung des Beines und damit die Geh- und Arbeitsfähigkeit abhängig. Ein optimaler Zirkulations-

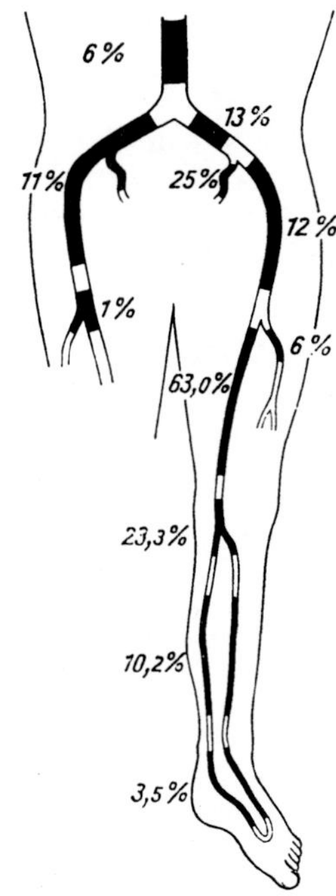

Abb. 3. Prozentuale Häufigkeit der einzelnen Segmentobliterationen der Beckenarterien und der unteren Extremität

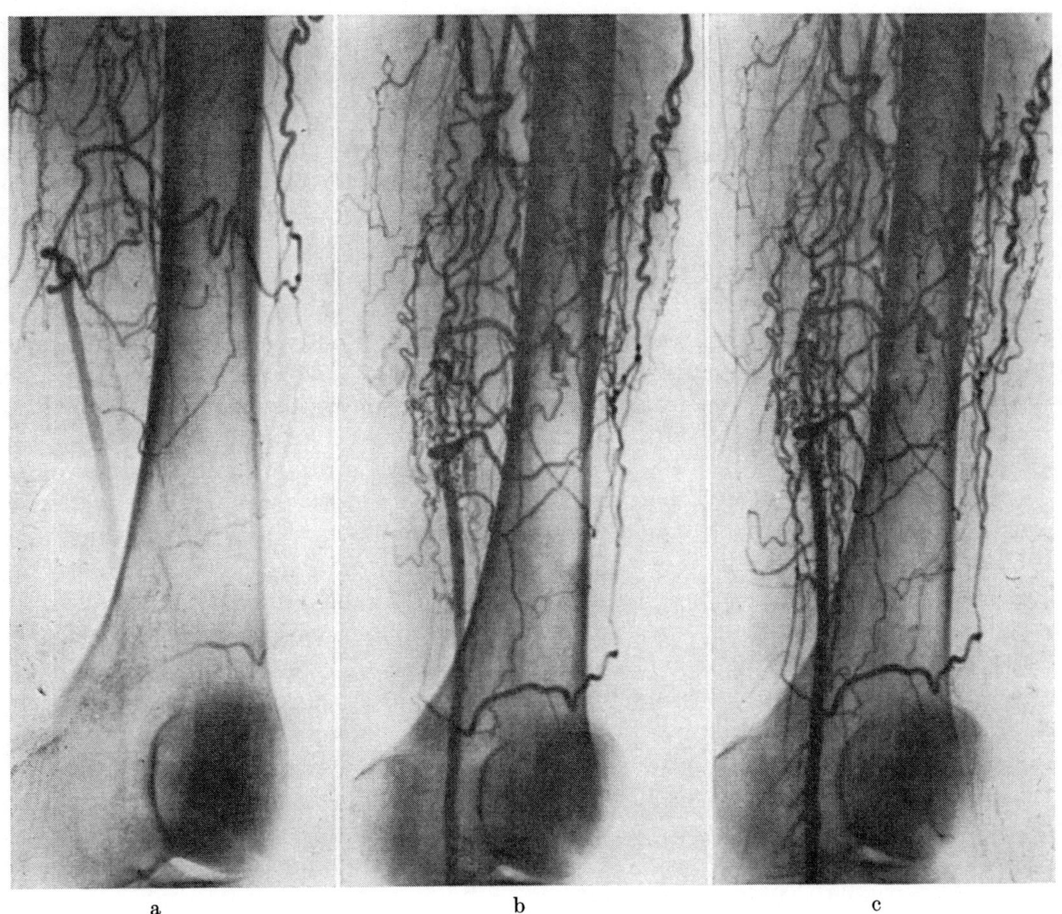

Abb. 4a—c. Angiographische Kollateraldarstellung vor der lumbalen Sympathektomie (a, 1962) und 7 Jahre danach (b, c, 1969)

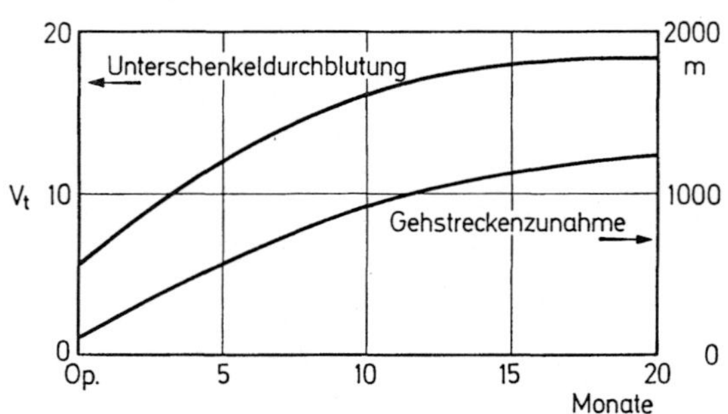

Abb. 5. Postoperativer Anstieg der Unterschenkeldurchblutung (←) in Parallele zur Gehstreckenzunahme (→)

ersatz setzt zahlreiche weite Auxiliargefäße voraus, damit die für den peripheren Sauerstoff-bedarf notwendige Blutmenge z. B. zur Abheilung acraler Nekrosen zirkulieren kann. Prä- und postoperative Angiographie-Befunde demonstrieren den sympathicuschirurgischen Effekt (s. Abb. 4).

Unsere plethysmographischen Untersuchungen in Zusammenarbeit mit Prof. Barbey bestätigten die angiographischen Ergebnisse. Dabei konnte die Prägnanz des postoperativen Anstiegs der Unterschenkeldurchblutung im Vergleich zur Gehstreckenzunahme objektiviert werden (s. Abb. 5).

Die Stabilität der Kollateralkompensation als Ausdruck langjährigen Gehvermögens ließ sich angiographisch eindeutig bestätigen (s. Abb. 6).

1949 dokumentierte sich bei einer Gangrän der I. und II. Zehe eine fortgeschrittene Tibiales-Angiitis (s. Abb. 6). Nach der lumbalen Sympathektomie heilte die Gangrän ab mit nachfolgender Arbeitsfähigkeit über Jahrzehnte. Die 1960 bzw. 1970 ermittelten Kontrollangiographien zeigen eine gesteigerte periphere arterielle Durchströmung infolge der Zirkulationsverbesserung im Tibialis posterior-Abschnitt und ausgiebige Kollateralzirkulation unter Einschaltung aller verfügbaren Ersatzbahnen, wie z. B. der vasa vasorum.

Eine so wesentliche Verbesserung der Ersatzzirkulation ist die Ursache, warum wir bei 60 % der sympathektomierten Patienten eine völlige Beseitigung der Claudicatiobeschwerden beobachten konnten. Waren funktionswichtige Gefäßsegmente, z. B. die Aortenbifurkation, obliteriert, vermochte auch bei jüngeren Patienten, bei welchen eine Rekonstruktion nicht indiziert war oder diese vom Patienten abgelehnt wurde, die bilaterale lumbale Sympathektomie ein befriedigendes Gehvermögen und volle Arbeitsfähigkeit zu erreichen. Ein Behandlungsresultat, das sich durch gesteigerte Oscillationen noch nach Jahren objektivieren ließ. Wie erwähnt, kommt der Lokalisation einer organischen Zirkulationssperre eine besondere Bedeutung zu. So nehmen die Verschlüsse der A. poplitea aufgrund deren Häufigkeit (23,3 %; s. Abb. 3) wie auch ihrer schlechten Prognose zu. Nicht selten resultiert aus dem chronischen Poplitveraverschluß eine acrale Gangrän, da größere Arterien als Ausgangsposition eines Ersatzkreislaufs im Kniegelenksbereich nicht verfügbar sind. Hier bringt die lumbale Sympathektomie als hyperämisierende kollateralverbessernde Therapie besondere Ergebnisse. Selbst bei fortgeschrittener Angiitis mit Großzehengangrän konnten Heilung und Gehverbesserung erreicht werden. Ebenfalls bei Tibiales-Angiitis mit Gehunfähigkeit folgten völlige Geh- und Arbeitsfähigkeit über Jahre. Von 600 Patienten mit Popliteaverschlüssen ließ sich bei 77,9 % eine periphere Zirkulationsverbesserung erzielen. Lagen kurzstreckige Popliteaverschlüsse vor, so wurde bei 154 Patienten nach der Sympathektomie zusätzlich das obliterierte Segment desobliteriert mit Verwendung eines Venenstreifens. Postoperativ ließen sich gesteigerte, oft auch normalisierte Tibialesoscillationen registrieren. Eine besondere Bedeutung kommt dem Sympathicuseingriff als „prophylaktische", hyperämisierende Maßnahme in der rekonstruktiven Gefäßchirurgie zu. Tritt nach desobliterativen Gefäßeingriffen eine Rethrombosierung ein oder entwickelt sich im Fortschreiten der Grunderkrankung eine akute Zirkulationssperre, so kann diese bedrohliche Blockade durch bereits präformierte Kollateralen weitestgehend

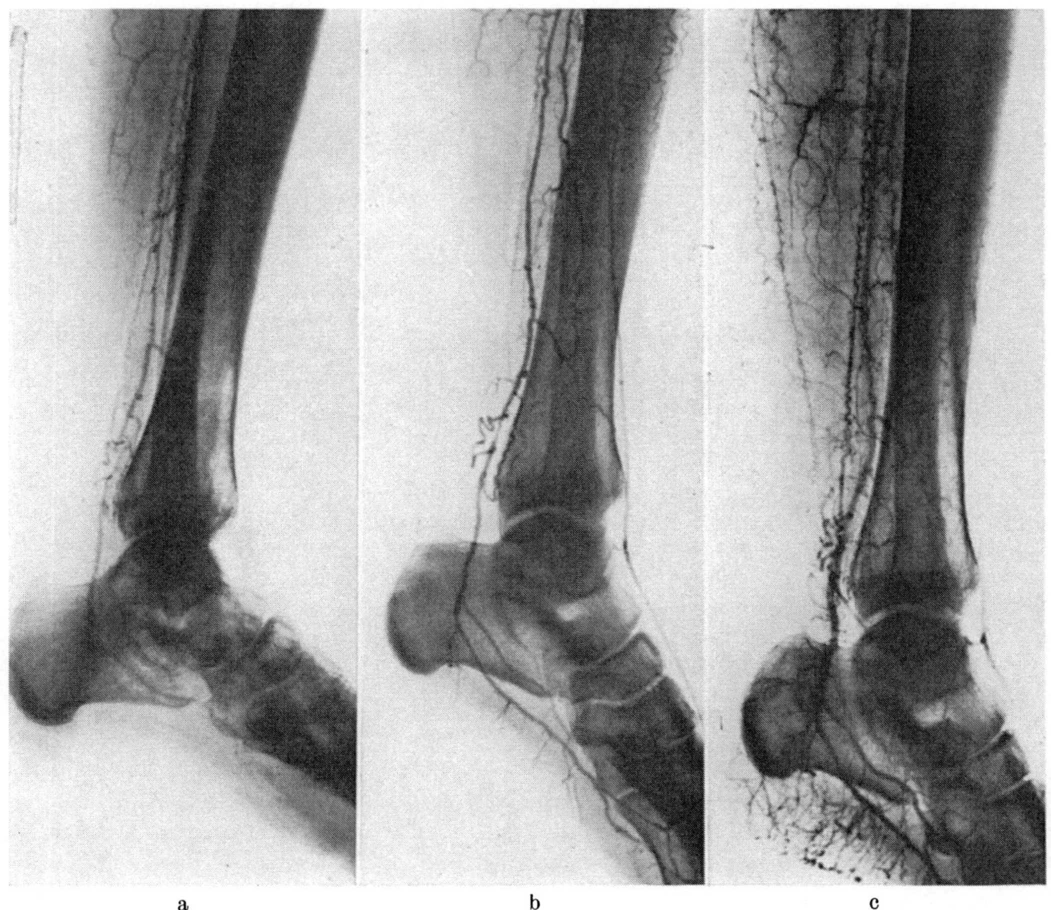

a　　　　　　　　　　b　　　　　　　　　　c

Abb. 6. a 1949: Gangrän der I. und II. Zehe bei fortgeschrittener Aa. tibiales-Angiitis. b Nach lumbaler Sympathektomie, Abheilen der Gangrän und volle Arbeitsfähigkeit durch gute Kollateralzirkulation (Kontrollarteriogramm 1960). c 1970 Kontrollarteriogramm: Verbesserung der Kollateralzirkulation im Bereich der A. tibialis posterior

kompensiert werden. Deshalb wird nicht selten empfohlen, bei einer operativen Gefäßrekonstruktion die lumbale Sympathektomie als Kombinationseingriff begleitend auszuführen (VOLLMAR u. a.). Andererseits vermochte bei einem jungen Angiitiker mit Verschlüssen aller Unterschenkelgefäße und mit acraler Gangrän die nach der Sympathektomie angeschlossene Femoralisdesobliteration die erwartete Amputation zu verhüten. Der Patient erlangte seine Geh- und Arbeitsfähigkeit wieder.

Die Indikation zur Grenzstrangresektion ist in jenen Fällen arterieller Durchblutungsstörungen gegeben, bei welchen die mangelnde Durchblutung zu einem Absinken der Hauttemperatur in der Peripherie an den Acren oder zu einer Claudicatio intermittens geführt hat. Weiterhin zur Kollateralverbesserung und bei entsprechender Lokalisation der Obstruktionen im Femoralis-Tibiales- und Popliteabereich sowie als Ergänzung zur Gefäßrekonstruktion oder bei ergebnisloser Anfangstherapie. Falls eine Gefäßplastik möglich ist, wird diese primär ausgeführt oder wird gleichzeitig mit der Grenzstrangresektion vorgenommen (RIEDER, MEYER-BURGDORFF und WANKE, VOLLMAR, COFFMAN et al., HOLOPAINEN, STRICHT et al., LOOSE). Sofern überhaupt eine Operabilität besteht, sollte der lumbalen Grenzstrangresektion der Vorzug vor konservativen Maßnahmen gegeben werden (BLOCK, RIEDER, DOMRICH et al., KREUZER, BITTNER, LOOSE). Grundsätzlich ist für den Operationserfolg die Indikationsstellung entscheidend. Mit ihr steht und fällt die Chirurgie des vegetativen Nervensystems.

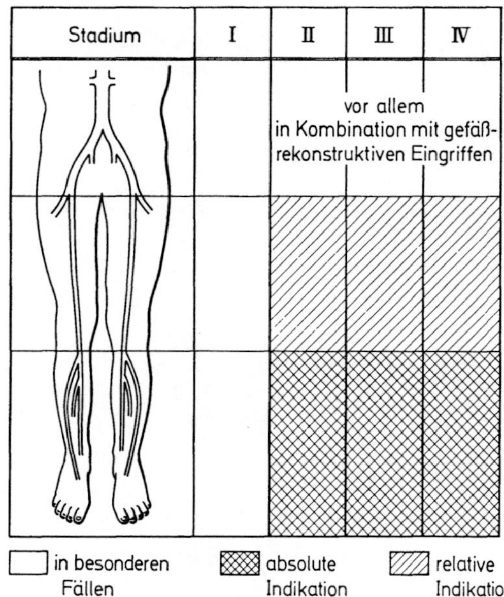

Abb. 7. Schema über die Indikationsstellung zur lumbalen Sympathektomie. In den tibialen Zirkulations-segmenten ist in den Stadien II—IV eine absolute Indikation gegeben, während sich die relative Indikation auf die femoralen Durchströmungsabschnitte in den Stadien II—IV bezieht. (Modifiziert nach Becker et al.)

Die Indikationsbreite in Abhängigkeit vom Stadium der peripheren Durchblutungs-störung nach Fontaine u. a. zeigt Abb. 7 in Anlehnung an Becker et al.

Rieder faßt die Indikationen zur Sympathektomie bei organischen Veränderungen der Extremitätengefäße in folgender Weise zusammen:

1. bei guter Reaktion auf die Ganglienblockade,

2. bei Fehlen allzu ausgedehnter arterieller Veränderungen trotz eindeutig fortschrei-tender Tendenz der Durchblutungsstörung,

3. als Prophylaxe bei Kranken mit kontralateraler Amputation,

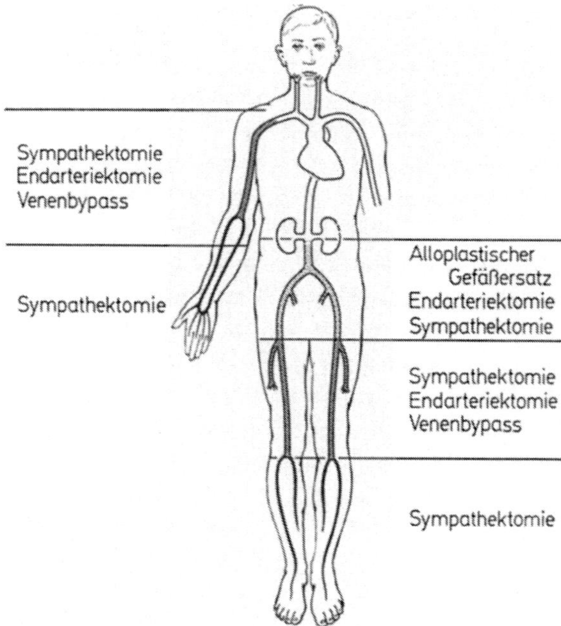

Abb. 8. Die Anwendungsbreite der Sympathektomie in bezug auf die Lokalisation der Gefäßverschlüsse

4. als letzte Möglichkeit, nachdem andere Behandlungsmaßnahmen versagt haben,

5. und wenn es darauf ankommt, z.B. mit Rücksicht auf einen bestimmten Beruf, mit einer Unterschenkelamputation auszukommen.

Insgesamt besteht kein Zweifel, daß die Ausschaltung der zur Extremität ziehenden Vasomotorenbahnen durch die Sympathektomie, speziell bei endangiitischen Prozessen, die Erfolge jeder konservativen Behandlungsweise übertrifft (RIEDER u.a.) (s. Tab. 3).

Tabelle 3. Nekrosehäufigkeit bei chronischen Arterienobliterationen unter konservativer Behandlung und Sympathicuschirurgie. (Nach MEYER-BURGDORFF, 1960)

Autor	Zahl	Nekrose-häufigkeit %
Konservativ:		
RATSCHOW	1 000	60
Sympathicuschirurgie:		
BERRY et al.	275	60
LISTERUD u. HARKINS	94	49
SMITH et al.	100	68
BITTNER u. STEPHAN	48	23
DE BAKEY	275	33
NYSTROEM	106	21,5
LOOSE	2342	12
EDWARDS u. CRANE	100	8

Hingegen demonstriert Abb. 8 die Anwendungsbreite der Sympathektomie in bezug auf die Lokalisation der Gefäßverschlüsse. Neben den rekonstruktiven Verfahren für den proximalen Stammgefäßbereich und den desobliterativen Maßnahmen für die distalen Durchströmungsabschnitte ist für die Sympathektomie ein sehr breiter Anwendungs-bereich in den femoralen, tibialen, brachialen und digitalen Gefäßabschnitten gegeben.

6. Kontraindikationen zur Sympathektomie

Es ist verständlich, daß schwere Herz-, Nieren- und Lebererkrankungen sowie schwere cerebrale und allgemeine Organ-Insuffizienzen Kontraindikationen für die Sympath-ektomie darstellen. Das hohe Lebensalter dagegen bietet heute keine Kontraindikation mehr. In der akuten Krankheitsphase einer Endangiitis obliterans oder einer peripheren Arteriosklerose sollte keine sympathicus-chirurgische Maßnahme ausgeführt werden. In diesen Fällen ist eine blande oder chronische Erkrankungsphase und bei Begleitgangrän die trockene Mumifikation der gewebstrophisch geschädigten Partien abzuwarten. Bei Patienten mit einer foudroyant fortschreitenden oder sehr schwer verlaufenden oblite-rierenden Angiopathie vermag eine Sympathektomie nicht immer die erwarteten positiven Ergebnisse zu erzielen. Auch für die Sympathektomie lassen sich die für größere chirur-gische Eingriffe geltenden chirurgischen Gesetze der Kontraindikation anwenden.

7. Die operative Behandlung bei peripheren Durchblutungsstörungen

Unter peripheren Durchblutungsstörungen versteht man solche Erkrankungen, bei denen das Herz und der Kreislauf intakt sind, während die lokale Durchblutung in der Peripherie gestört ist. Der Sitz der Durchblutungsstörung liegt dann primär entweder in den großen oder kleinen Gefäßen, Arterien oder Venen oder in den Capillaren. Das Blut, das normalerweise über die Arteriolen in das venöse System fließt, kann bei arterio-sklerotischen Zuständen unter Umständen schon vorher auf einen Kurzschlußweg, also durch arteriovenöse Anastomosen abgeleitet werden. Es handelt sich dann um eine Dys-regulation der Endstrombahn, bei der man stark erweiterte arterio-venöse Anastomosen und in den Venen arterialisiertes Blut findet.

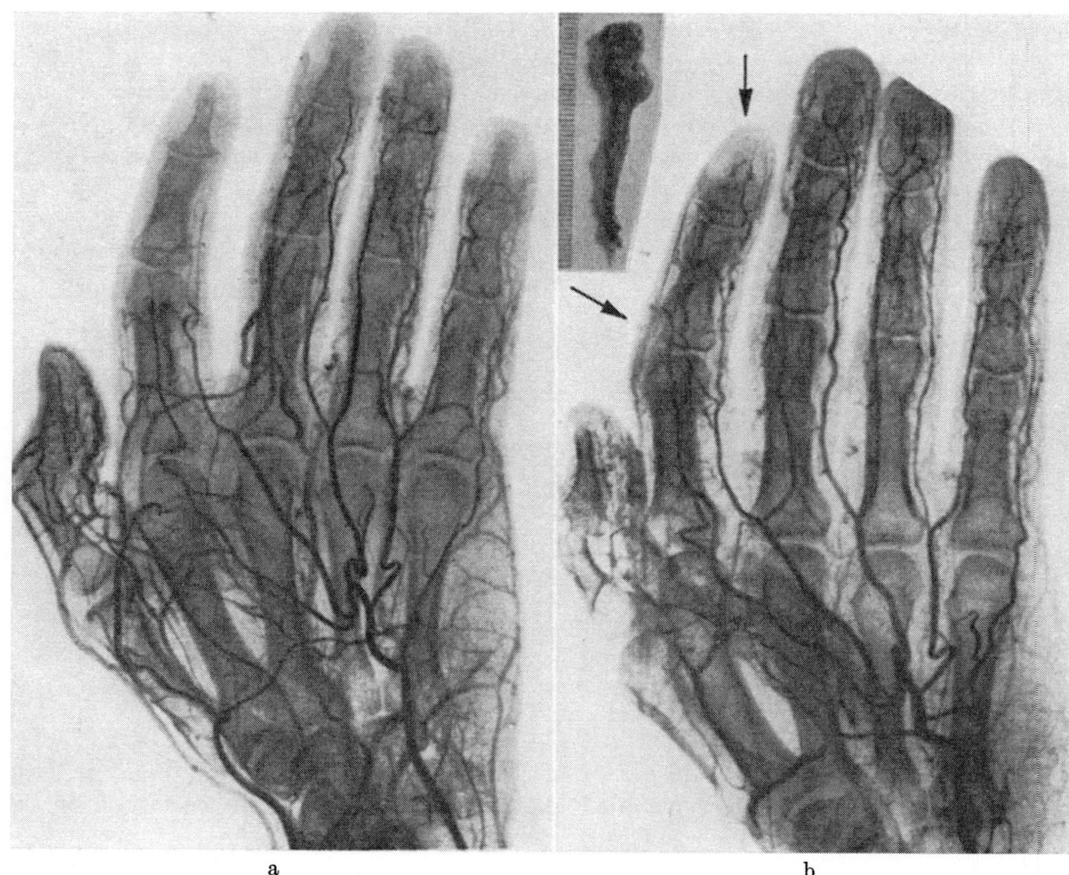

Abb. 9. a Singulärer Ausfall der Arteriae digitales des II. Fingers (1959). b 4 Jahre nach Stellektomie (Operationspräparat: Ganglion stellatum) zeigt das rechte Handarteriogramm eine teilweise Wiederdurchströmung der Arteriae digitales des II. Fingers (1963)

Die peripheren Durchblutungsstörungen beruhen entweder auf einer organischen Veränderung der Gefäßwand selbst oder auf einer funktionellen Störung bzw. abnormen Reizbarkeit des vegetativen Nervensystems. Die Einteilung der durch die Durchblutungsstörungen hervorgerufenen Schäden nehmen wir dementsprechend nach organischen und funktionellen Gesichtspunkten vor. Zu den organischen Erkrankungen gehören die Arteriosklerosen, die Endangiitis obliterans, die Periarteriitis nodosa und die Arteriitis temporalis. Ihnen gegenüber steht der große Kreis der funktionellen Durchblutungsstörungen, zu dem wir den Morbus Raynaud, Gefäßkrämpfe bei Sklerodermie, die Erytromelalgie, Acrocyanose, die Erytrocyanosis crurum puellarum und den solitär auftretenden Digitus mortuus rechnen. Alle diese Leiden zeichnen sich durch Fehlsteuerungen aus, bei denen vegetative und hormonelle Komponenten aufs engste verknüpft sind. Für diese vielgestaltigen Krankheitserscheinungen ist die Sympathektomie kein Allheilmittel (Rieder). Nach Sympathicusausschaltung ist die Kontraktionsbereitschaft der Gefäße vermindert. Es bildet sich eine wesentlich bessere Durchblutung und schnellere Regeneration des Gewebes im sympathektomierten Gebiet. Die Erweiterung der Kollateralen erfolgt nicht nur in den Gefäßen der Haut, sondern auch in den Gefäßen der Muskeln, da beide vom gleichen sympathischen Nervensystem versorgt werden. Die noch vor Jahren häufiger angeführte periarterielle Sympathektomie ist in ihrem Wirkungsbereich eng begrenzt und daher kaum noch indiziert. Von viel intensiverer Wirkung und von längerer Dauer ist die Grenzstrangresektion bzw. Ganglionektomie. Sie findet ihre Anwendung einmal als tiefer lumbaler Eingriff im Bereich von L 2 bis L 5 mit konsekutiver Denervation von Fuß und Unterschenkel, während die hohe lumbale Sympathektomie im Bereich von Th 12 oder L 1 bis L 3 eine Beeinflussung der lumbalen pelvinen und femoralen Gefäßregionen bewirkt (Abb. 19). Da die Zahl der Ganglien inkonstant ist und deren Größe und Verlauf variieren, erscheint es angeraten, den lumbalen Grenzstrang nicht nach den Ganglien, sondern in seiner Ausdehnung im Bereich der Wirbelkörper L 1 bis L 5 ausgiebig zu entfernen.

Das gleiche gilt für den thorakalen Grenzstrang als nervales Schaltzentrum für die Zirkulation der oberen Extremität.

Die Entfernung des Ganglion Stellatum läßt eine oscillographisch und angiographisch erfaßbare Durchströmungszunahme mit konsekutiver Ausheilung schmerzhafter Gewebsnekrosen an den Fingerkuppen beobachten. Selbst bei einer Angiitis des 2. Fingers der rechten Hand waren die präoperativ gedrosselten Aa. digitales nach ausgiebiger Stellektomie auf dem Kontrollangiogramm 4 Jahre später bereits wieder durchströmt, so daß der Patient voll arbeitsfähig geworden war (Abb. 9).

Nicht immer genügt die operative Ausschaltung des sternförmigen Ganglions am Köpfchen der 1. Rippe, um einen zirkulationssteigernden Effekt im Bereich der oberen Extremität zu erreichen. Bei brachialen und manuellen Angiopathien in den fortgeschrittenen Krankheitsstadien erfordert die Notwendigkeit optimaler acraler Durchblutungsverbesserung die ausgiebige Entfernung des cervico-thorakalen Grenzstrangs entweder durch die thorakodorsale Sympathektomie oder durch die transthorakale radikale Sympathicusverschorfung, wobei wir bei unseren Patienten bei insgesamt über 10 000 Sympathicuseingriffen mit dem thorakodorsalen Vorgehen ein langfristiges stabiles Ergebnis erzielen konnten.

8. Operationen am thorakalen Grenzstrang

a) Endothorakale Sympathektomie

Die Eingriffe am thorakalen Grenzstrang stellen sowohl hinsichtlich des extrapleuralen wie auch transpleuralen Zuganges einen relativ großen Eingriff dar. Der am wenigsten belastende Eingriff ist die endoskopisch endothorakale Sympathektomie, welche KUX ausgearbeitet hat. Hier fehlt die breite Thoraxeröffnung bzw. das extrapleurale operative Vorgehen. Nach Ansicht sehr erfahrener Therapeuten wie WITTMOSER, CONLEY u.a. kann diese Operation auch älteren oder geschädigten Patienten zugemutet werden.

Die Technik ist aufgrund der ausführlichen Arbeiten und monographischen Zusammenstellungen von KUX, WITTMOSER, FLORA u.v.a. folgende: Nach Anlegen eines Pneumothorax wird in Intubationsnarkose bei dem in Bauchlage postierten Patienten in der hinteren Axillarlinie von einem kleinen Hautschnitt aus im vierten Intercostalraum das Thorakoskop eingeführt. Ist der Lungenkollaps nicht ausreichend, kann Kohlendioxyd nachgegeben werden. Über den Rippenköpfchen wird der sympathische Grenzstrang meist zwischen Th 2 und Th 6 an fünf verschiedenen Stellen elektrisch durchtrennt.

Nach Absaugen des Pneus und Überdruckbeatmung wird die Hautincision verschlossen; postoperative Flachlagerung ist angeraten (FLORA). Die von WITTMOSER beschriebenen intra- oder postoperativen Komplikationen (Pleuraerguß, Blutungen, Chylothorax, Neuralgien) konnten FLORA u. Mitarb. wie auch wir selbst nach 35 endothorakal durchgeführten Sympathektomien nicht beobachten.

Die Ergebnisse von KUX, WITTMOSER, FLORA u.a. wie auch unseren eigenen waren durchaus befriedigend. Die Hälfte der Patienten unseres eigenen Krankengutes waren auch nach 5 Jahren noch beschwerdefrei, bei weiteren 30 % waren wesentliche Besserungen zu verzeichnen gewesen und bei 15 % waren die Beschwerden unverändert geblieben. Nach RAY und LÖHR ist jedoch eine absolute sympathische Denervierung der oberen Extremitäten durch Ganglionektomie nicht möglich, sondern nur durch die Resektion der vorderen Wurzeln. Die endothorakale Sympathektomie vermittels Verschorfung des Grenzstranges und Resektion desselben, sollte bei Patienten mit dem typischen Raynaudschen Be-

schwerdebild wie auch bei Dauerschmerzen in den Acren der oberen Extremitäten mit
Läsionen derselben vor einer Stellektomie oder thorakodorsalen Sympathektomie zumindest in den Kreis der Behandlungsmaßnahmen einbezogen werden. Bei denjenigen unserer
Patienten, die keine wesentliche Besserung nach dem Eingriff angaben, war eine nachfolgende Stellektomie indiziert. Bei 12 Patienten konnten wir auf diese Weise eine Ausheilung der acralen Nekrosen und eine Schmerzfreiheit in den Fingern erzielen.

b) Zur Technik der Stellektomie

Nach dem Hautschnitt am medialen Rand des M. sternocleidomastoideus durchtrennt
man das Plathysma und trifft auf die Aponeurose des M. omohyoideus. Nach deren Durchschneidung erscheint der M. scalenus anterior verlängert durch den N. phrenicus und die
A. cervicalis ascendens. Zwischen beiden, am Kreuzpunkt der A. thyreoidea inferior mit
dem M. scalenus anterior, wird der Truncus sympathicus sichtbar. Der M. scalenus anterior
und die A. thyreoidea inferior werden nach lateral weggehalten, dabei erscheint die A. vertebralis, welche unmittelbar das Ganglion stellatum durchzieht und somit als leitender
Richtpunkt für das Auffinden dieses Ganglions dient. Die Abb. 10—13 erläutern das operative Vorgehen, dessen Ziel die auf Abb. 13 sichtbare Darstellung des sternförmigen sympathischen Ganglions ist, das sich danach meist mühelos entfernen läßt. Auf die Mitnahme
der oberen thorakalen Sympathicusanteile muß immer Wert gelegt werden.

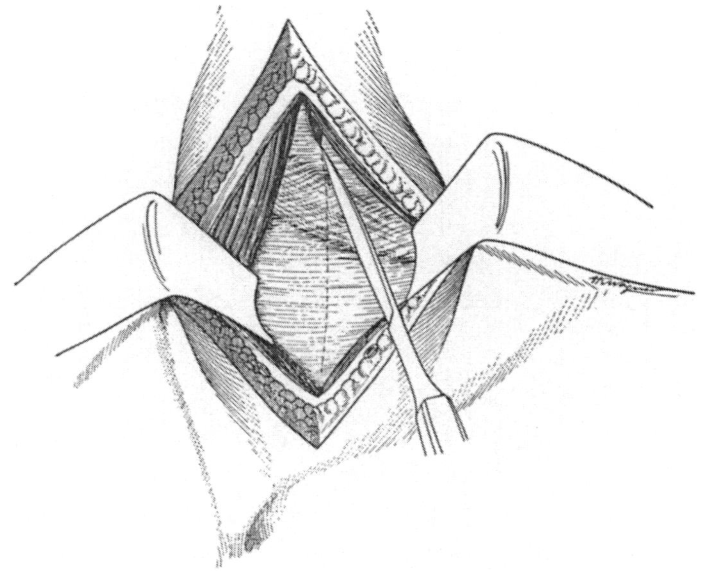

Abb. 10. Technik der Stellektomie. Oberflächliche Schicht. Der M. sternocleidomastoideus wird vom Haken
beiseite gehalten. Es zeigt sich die Aponeurose des M. omohyoideus, die gespalten wird. (Nach Lambret et al.,
1939)

c) Der thorakodorsale Zugang

Bei dem thorakodorsalen Zugang wird ein Schrägschnitt vom Dornfortsatz des 7. Hals-
wirbelkörpers zum angulus cranialis der Scapula gelegt. Die Muskulatur wird in Faserrichtung durchtrennt und die Rippen 2 und 3 werden paravertebral subperiostal 3 cm
reseziert. Gelegentlich werden zur Gewinnung einer besseren Übersicht auch die Querfortsätze des 2. und 3. Brustwirbelkörpers abgetragen. Nach stumpfem Abschieben der
Pleura parietalis wird dann der dargestellte Grenzstrang unter Mitnahme des 2. und
3. Thorakalganglions möglichst ausgiebig reseziert und die Wunde verschlossen.

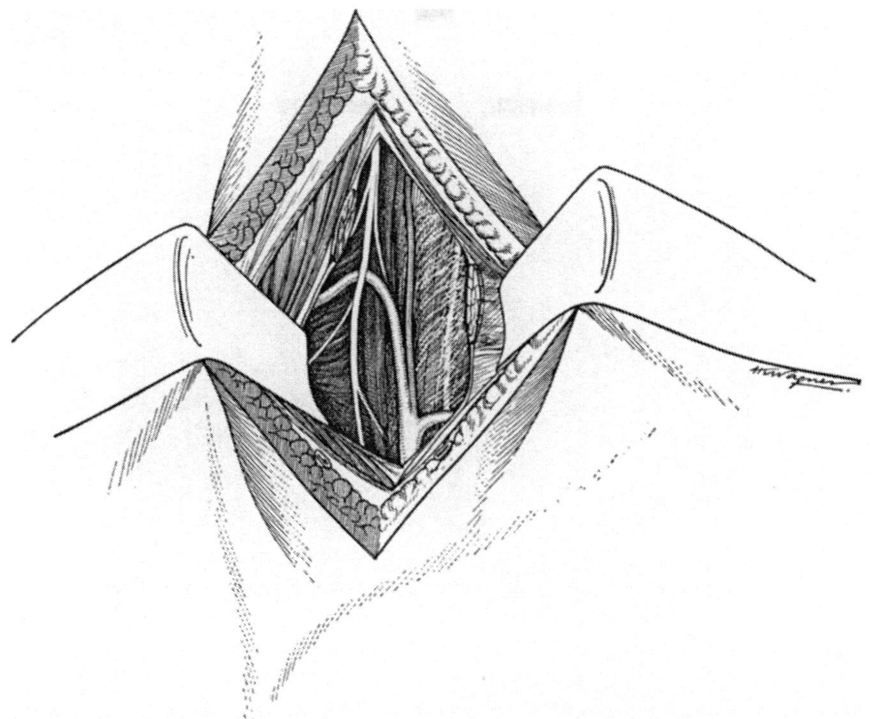

Abb. 11. Technik der Stellektomie. Nach Durchschneidung der Aponeurose des M. omohyoideus erscheint der M. scalenus anterior verlängert durch den N. phrenicus und die A. cervicalis ascendens. Zwischen beiden, am Kreuzpunkt der A. thyreoidea inferior mit dem M. scalenus anterior, wird der Truncus sympathicus sichtbar. (Nach LAMBRET et al.)

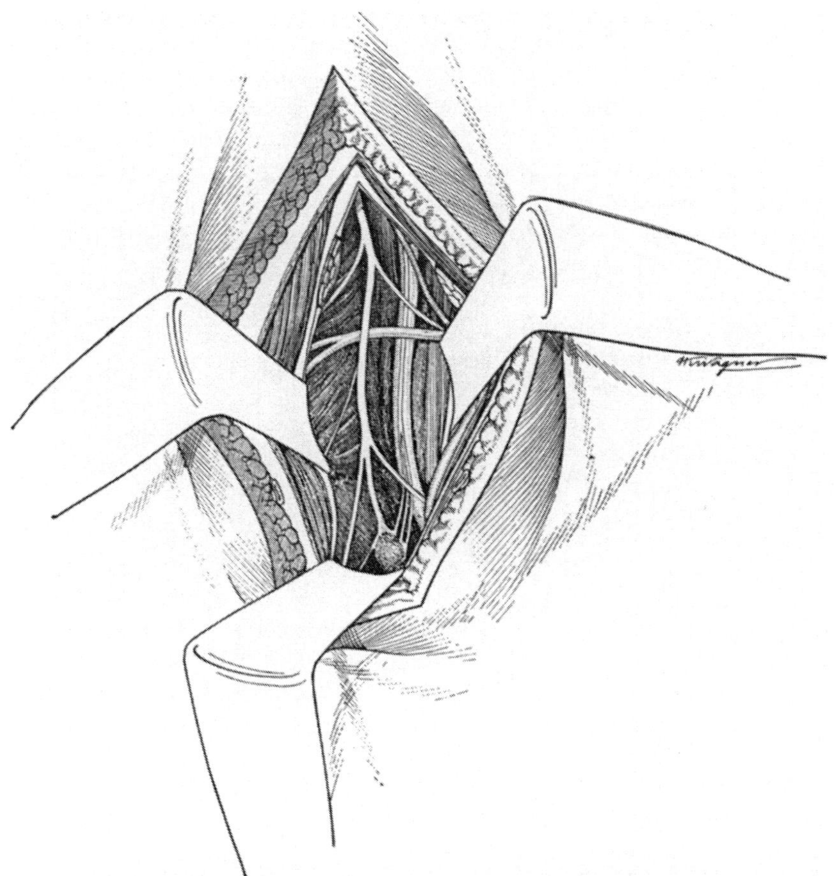

Abb. 12. Technik der Stellektomie. Der M. scalenus anterior und die A. thyreoidea inferior werden nach lateral weggehalten, dabei erscheint die A. vertebralis, welche das Ganglion stellatum unmittelbar durchzieht und so als leitender Richtpunkt für das Auffinden dieses Ganglions dient. (Nach LAMBRET et al.)

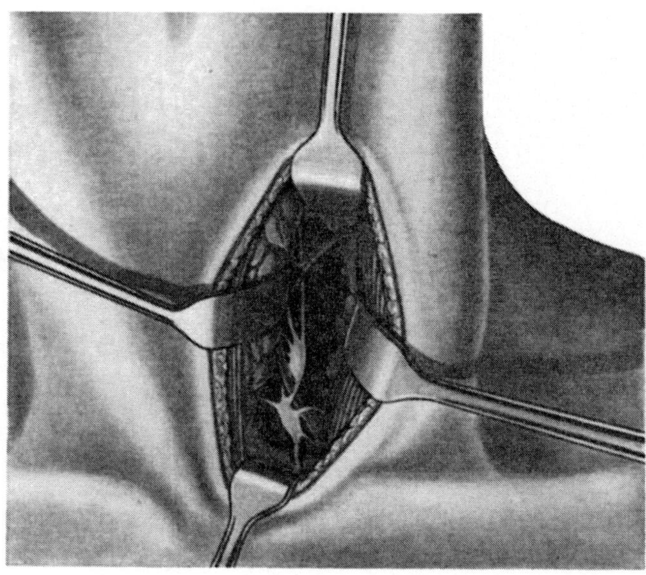

Abb. 13. Technik der Stellektomie: Operationssitus des dargestellten Ganglion stellatum

d) Kombinierte operative Eingriffe am Brust- und Bauchgrenzstrang

Eingriffe, die mit der Resektion des thorakalen Sympathicus wie auch des lumbalen Grenzstranges einhergehen, sind vor allem für die Behandlung der Hypertonie angewandt worden. Danielopulo hat 1923 und später Pende nach den Mitteilungen von White und Smithwick die erste operative Behandlung bei essentieller Hypertonie durchgeführt. Neben der nephrogen humoralen und centrogenen Hypertonie stellt die essentielle Form die häufigste dar. Dabei ist deren Ätiologie und Pathogenese aber immer noch ungeklärt. Im Mittelpunkt der Eingriffe steht die Splanchnieektomie, welche die Erschlaffung eines großen Gefäßgebietes, wie Spiess betont, eine Minderung der Sekretion des Nebennieren- markes und schließlich eine Steigerung der renalen Durchblutung bedingen sollte.

Als Operationsindikation werden von zahlreichen Autoren eine erfolglose konservative Behandlung bei Patienten unter 50 Jahren mit ausreichender Nierenfunktion, fehlenden kardialen Dekompensationszeichen und nicht fixiertem Hochdruck, systolisch unter 200 mm Quecksilber, diastolisch über 130 mm Quecksilber sowie starken subjektiven Be- schwerden angegeben. Präoperative Tests, wie z.B. die Periduralanaesthesie oder ein Pendiomidtest, erlauben keine sichere Aussage über den Erfolg der Operation.

Als Operationsverfahren sind vor allem die unilaterale subdiaphragmatische Splanch- nicusresektion (White und Smithwick) und die bilaterale subdiaphragmale Resektion des Splanchnicus und der Ganglien D 9 bis D 12 angegeben worden.

Neben der thorakolumbalen Sympathektomie, von White und Smithwick ebenfalls vertreten, wie auch jene von Allen und Adson sowie die von Learmonth, Selkowski und manchen anderen ausgeführten Splanchnicus und Sympathicusresektionen hat sich das Vorgehen von Peet 1935 sowie White und Smithwick 1944 im großen und ganzen durchgesetzt. Die Technik der subdiaphragmalen Splanchnicusresektion, welche Peet vor- schlug, gestaltet sich nach paravertebralem Längsschnitt, Resektion der 11. Rippe auf etwa 5 cm, Freilegung des Grenzstranges und Resektion der Ganglien D 9 bis D 12 und des N. splanchnicus relativ einfach.

Dagegen verlangt die Technik der thorakolumbalen Sympathektomie nach White und Smithwick eine Bauchlage des Patienten. Darauf erfolgt der Paravertebralschnitt von oberhalb der 11. Rippe bis unterhalb der 12. Rippe, bogenförmige Fortsetzung des Schnittes bis zur hinteren Axillarlinie, Verdrängung der langen Rückenmuskulatur nach medial, Resektion der 12. Rippe, Eröffnung des Nierenlagers und Durchtrennung des

Diaphragmas, Resektion der Ganglien D 9 bis L 2, Ablösen und Hochschieben der Pleura, Resektion des N. splanchnicus maior vom Ganglion coeliacum bis in die Thoraxmitte. Zwerchfell- und Wundverschluß.

PEET hat 1948 nach 15 Jahren Nachbeobachtung von 2000 Fällen 86 % symptomatische Besserung, 81 % Blutdrucksenkung und 82 % Fundusbesserung sowie in 41 % EKG Besserung festgestellt. Bei 44 % war eine Besserung der Nierenfunktion eingetreten sowie eine gute Wirkung auf die cerebralen Komplikationen der Hypertonie.

Bei unseren 32 nach PEET operierten Hypertonikern waren die Ergebnisse nicht so günstig. Wir konnten nur in 50 % der Fälle eine symptomatische Besserung sowie eine Blutdrucksenkung feststellen. Zieht man einen Vergleich aller mitgeteilten Ergebnisse, kann man die operative Sympathicusbehandlung der Hypertonie nicht mehr als indiziert ansehen. Zudem haben die konservativen Behandlungsmöglichkeiten der Hypertonie eine erhebliche Verbesserung erfahren. Die günstigen Operationsergebnisse in der Literatur wurden in den meisten Fällen nach sehr kurzer Beobachtungszeit erhoben. Besonders problematisch erscheint, wie SPIESS betont, die Gegenüberstellung der Operationsergebnisse verschiedener Autoren, da über die Pathogenese der essentiellen Hypertonie variierende Hypothesen vorliegen, die Operationen demnach unter gleichviel unterschiedlichen Vorbedingungen durchgeführt wurden. Die Indikationsstellung zur Sympathicusoperation bei Hypertonie ist damit einer gewissen Willkür unterworfen und kann bestenfalls als palliativer Eingriff angesehen werden.

9. Technik der lumbalen Sympathektomie

Hinsichtlich der operativen Technik für die lumbale Grenzstrangresektion ist daran zu denken, daß man bei einem Horizontalschnitt durch das Abdomen den Grenzstrang an einem geometrischen Punkt des Rumpfes zu lokalisieren hat und er somit von verschiedenen Seiten operativ angegangen werden kann. Entsprechend der Abb. 14 unterscheidet man vornehmlich fünf verschiedene Zugänge, die von RIEDER, MEYER-BURGDORFF und WANKE u. v. a. beschrieben wurden.

1. Von dorsal extraperitoneal,
2. von der Flanke halbdorsal extraperitoneal,
3. von der Flanke halbzentral extraperitoneal,

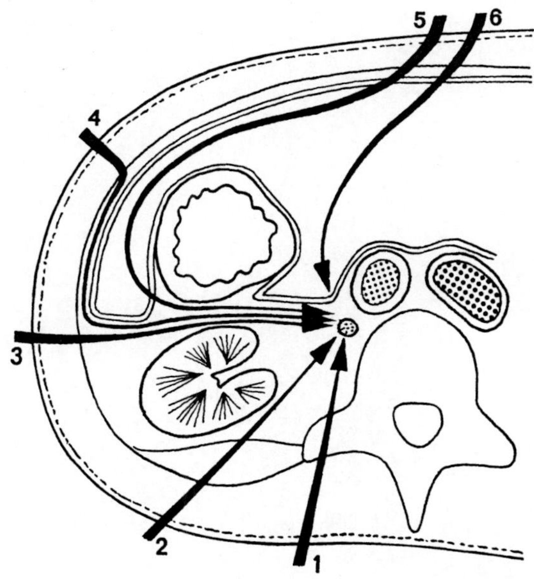

Abb. 14. Die Zugänge zur lumbalen Sympathektomie: 1. dorsal extraperitoneal, 2. halbdorsal extraperitoneal, 3. halbzentral extraperitoneal, 4. ventral extraperitoneal, 5. ventral transperitoneal, 6. ventral transperitoneal durch das Mesocolon. (Nach LAMBRET et al.)

4. von ventral extraperitoneal,

5. von ventral transperitoneal lateral des Colons und

6. von ventral transperitoneal durch das Mesocolon.

Nach über 10000 durchgeführten lumbalen Grenzstrangresektionen hat sich uns am besten der extraperitoneale ventrale Zugang (4.) bewährt. Das transperitoneale Vorgehen läßt eine ausgiebige Darstellung des Lendensympathicus und die radikale Entfernung desselben nur sehr schwer zur Durchführung bringen. Vielfach wird in Seiten oder Bauchlage die Resektion des Grenzstranges von Th 12 bis L 5 zur Ausführung gebracht, wobei die 12. Rippe oft ein erhebliches Hindernis bedeutet.

Wir sind durchweg mit dem einfachen, etwas verlängerten pararectalen Unterbauchschnitt rechts oder links ausgekommen. Nach Durchtrennung der Haut und Unterhaut wird die Fascie in der Längsrichtung gespalten und die Muskulatur quer durchtrennt, das Peritoneum dargestellt und nach medial abgedrängt, wodurch nach Einsetzen von großen Haken und Abschieben des umgebenden Bindegewebes die Lendenwirbelsäule mit dem Grenzstrang zu übersehen ist. Ist der lumbale Grenzstrang nicht direkt sichtbar, so kann man ihn mit dem tastenden Finger, der über die Wirbelkörper gleitet, meist feststellen. Bei Sympathicusnachresektionen ist es nicht immer einfach, den verbliebenen Grenzstrang im Narbengewebe zu eliminieren. Man sollte deshalb stets im unberührten proximalen Gewebe: subdiaphragmal vorgehen und hier die verbliebenen Sympathicusanteile eliminieren. Die Nn. splanchnici sind, wie Meyer-Burgdorff betont, meist ein wertvoller Wegweiser. Man erreicht den proximalen Anteil des Grenzstranges leichter, wenn man mit einem langen Haken das Peritoneum bis zum subdiaphragmalen Bereich abdrängt. Hierbei ist besonders auf die Lumbalgefäße zu achten und auf der rechten Seite auf die Vena cava, die häufig über dem lumbalen Grenzstrang gelegen ist. Der Sympathicus wird mit einer

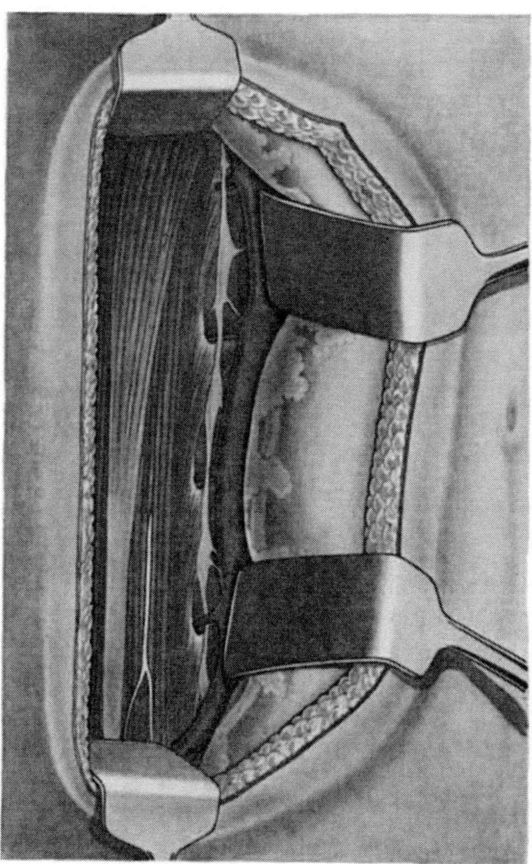

Abb. 15. Operationssitus zur rechtsseitigen lumbalen Sympathektomie

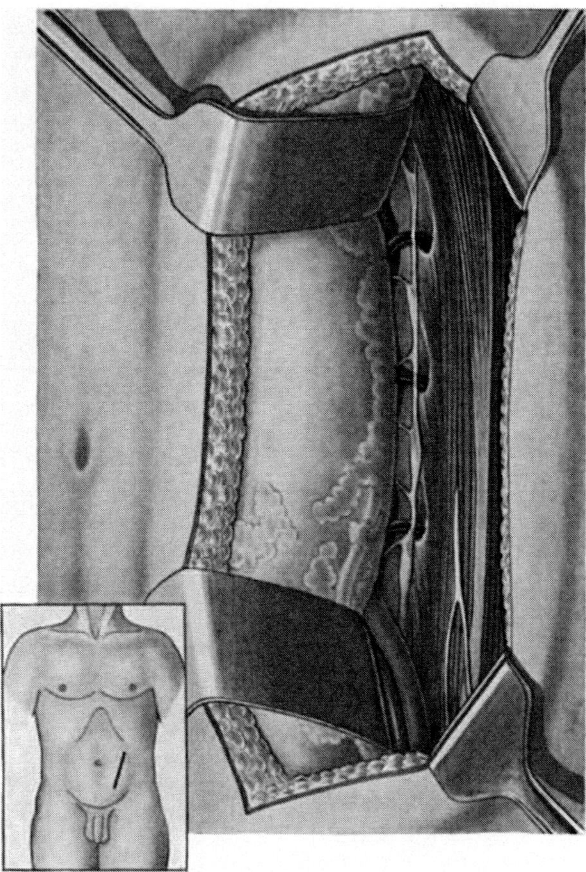

Abb. 16. Schnittführung und Operationssitus zur linksseitigen lumbalen Sympathektomie

festen Pinzette gefaßt, von distal nach proximal, die Rami communicantes mit einer Schere vorsichtig durchtrennt und der Grenzstrang entfernt (s. Abb. 15—18).

Zieht der Sympathicus unter den Lumbalgefäßen durch, empfiehlt es sich, diesen so weit wie möglich zu resezieren und danach proximalwärts zu exhairieren. Blutungen sind durchweg gut zu beherrschen. Ist ein Lumbalgefäß eröffnet, muß dieses entweder mit einem Klipp oder besser noch durch eine Ligatur versorgt werden. Nach ausgiebiger Entfernung des gesamten lumbalen Grenzstranges vom Zwerchfell bis zum 5. Lendenwirbel erfolgt der schichtweise Wundverschluß. Vielfach ist, wie auch MEYER-BURGDORFF betont, die Höhe und Ausdehnung der Resektion nach der Verschlußlokalisation ausgerichtet worden, indem bei Unterschenkelverschlüssen der Grenzstrang in Höhe von L 2 bis L 4, bei Femoralisverschlüssen von L 1 bis L 3 und bei Verschlüssen der A. iliaca und der Aorta abdominalis von Th 12 bis L 3 entfernt wurde. Dieses selektive Vorgehen hat sich uns nicht bewährt. Wir haben grundsätzlich den Sympathicus vom Zwerchfell bis zum 5. Lendenwirbel ausgiebig im Lendenanteil reseziert und dadurch eine objektivierbare periphere Durchblutungszunahme in der entsprechenden Extremität erreichen können.

Da die Zahl der Ganglien inkonstant ist und deren Größe und Verlauf variieren, ist es angeraten, den lumbalen Grenzstrang nicht nach den Ganglien, sondern nach seiner Ausdehnung im Bereich der Wirbelkörper L 1 bis L 4/5 ausgiebig zu entfernen. Nur so läßt sich ein optimaler peripherer Gefäßeffekt und damit ein befriedigendes postoperatives Ergebnis erzielen. Der Eingriff ist bei geübter Hand als relativ einfach zu bezeichnen. Die doppelseitige lumbale Sympathektomie in einer Sitzung wurde bei 380 von über 10000 lumbalen Sympathicusoperationen, vor allem bei jüngeren Patienten mit meist fortgeschrittenen endangiitischen Krankheitsstadien als indiziert angesehen.

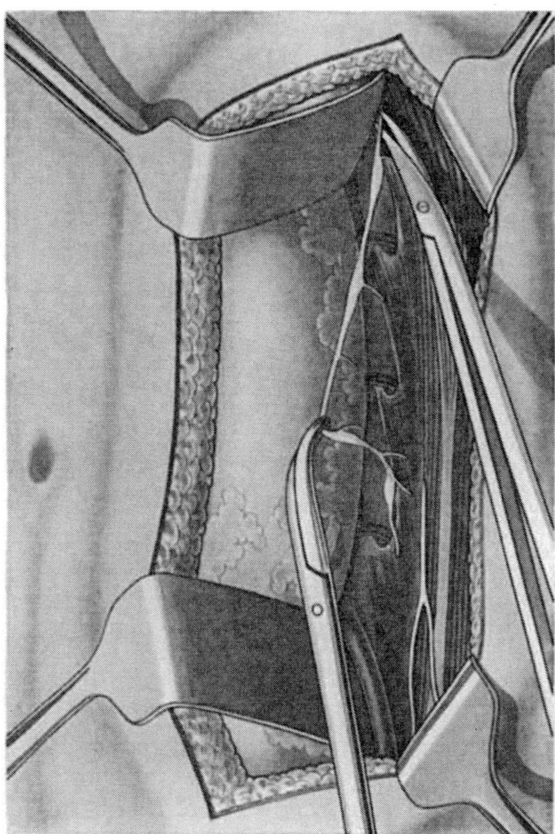

Abb. 17. Operationssitus: Resektion des linksseitigen lumbalen Grenzstranges

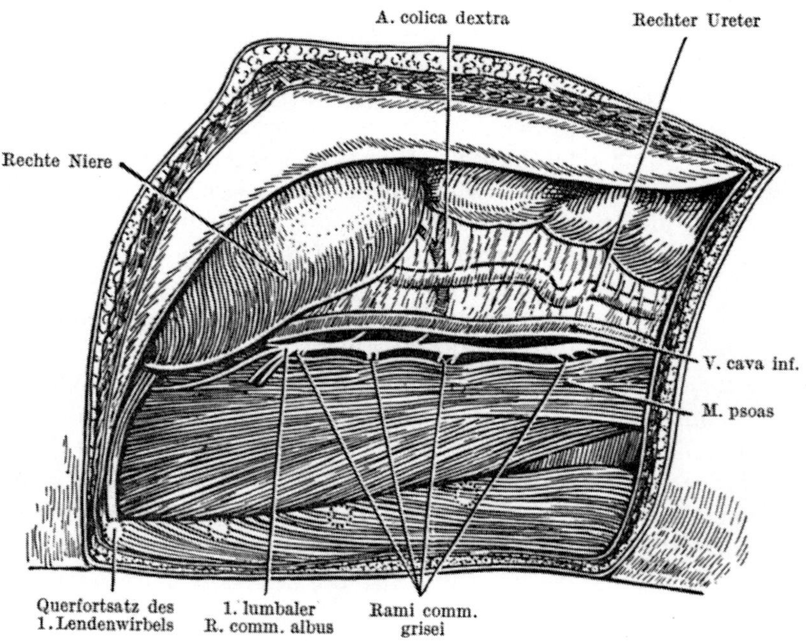

Abb. 18. Retroperitoneale Freilegung des rechten Grenzstranges. (Nach Gask und Ross, 1936)

Aufgrund der Arbeiten von D. SCHNEIDER u.a. ist erwiesen, daß nur dann mit einer wesentlichen Verbesserung der peripheren Zirkulation bis in die acralen Segmente hinein zu rechnen ist, wenn die subdiaphragmalen Sympathicusanteile mit entfernt werden. Deshalb ist die ausgiebige Resektion des gesamten lumbalen Grenzstranges in jedem Fall angeraten. Recht sinnvoll erscheint im Sinne von DE BAKEY, DE TAKATS, BITTNER, VOGT u.a. die Sympathektomie mit Gefäßoperationen zu kombinieren, um bei einer Sofort- oder Spätthrombose der Prothese oder des restaurierten Gefäßabschnittes bzw. beim Fortschreiten der Gefäßerkrankungen über den restaurierten Gefäßabschnitt hinaus, dem Körper eine Unterstützung bei der Ausbildung des oft gliederhaltenden Kollateralnetzes zu geben. Mit der Sympathektomie wird eine gezielte periphere Vasodilatation erreicht. Man mobilisiert keine Blutdepots und vermeidet eine besondere Herz- bzw. Kreislaufbelastung.

10. Die Höhe der Sympathektomie

Eine tiefe Sympathektomie bedeutet die Entfernung von 2—3 der distal gelegenen Lumbalganglien. Bei der hohen Sympathektomie werden die Ganglien entfernt vom 1. Lumbalganglion distalwärts. Bei der tiefen Sympathektomie werden die postganglionären sympathischen Fasern durchtrennt, bei der hohen Sympathektomie die präganglionären. Wenn die präganglionären Fasern durchtrennt werden, ist die Extremität vielleicht etwas weniger empfindlich gegenüber Adrenalin und Noradrenalin und gegenüber Kälte. LERICHE war einer der ersten, der die Bedeutung der hohen Sympathektomie erkannte. Eine maximale arterielle Vasodilatation erreicht man mit der Entfernung des 12. thorakalen und des 1. Lumbalganglions. Die Bildung von einem adäquaten Umgehungskreislauf ist besonders wichtig in der Region des Adductorenkanals, und nur die hohe lumbale Sympathektomie vermag dieses Ziel zu erreichen. Der Vergleich einer hohen und einer tiefen Sympathektomie hat gezeigt, daß die besten Erfolge mit der hohen Sympathektomie erreicht worden sind. Viele Autoren sind der Auffassung, daß der gute Erfolg der Resympathektomie gewöhnlich darauf beruht, daß entweder zu sehr distalwärts (GOTTLOB) sympathektomiert worden ist, oder daß hohe sympathische Ganglien subdiaphragmal zurückgelassen worden sind und der Grenzstrang intakt blieb (s. Abb. 19).

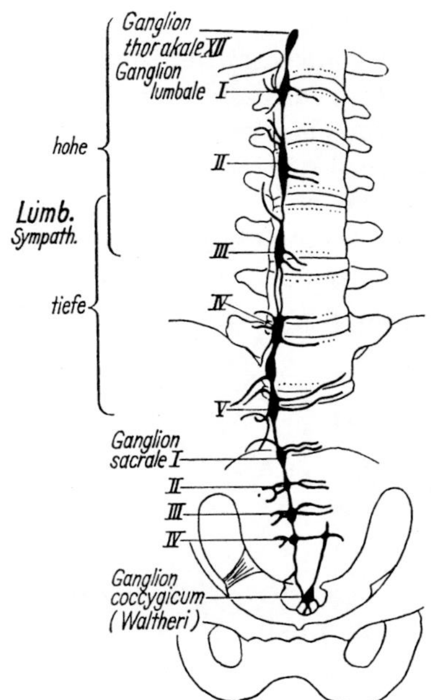

Abb. 19. „Hohe" und „tiefe" lumbale Sympathektomie im Hinblick auf die entsprechende Ganglienkette

11. Die operative Behandlung der Endangiitis obliterans

Aufgrund umfangreicher pathologisch-anatomischer Beobachtungen lassen sich drei Formen der Endangiitis obliterans herausstellen:

1. Bei der ersten Form handelt es sich um rein proliferative Gewebsneubildungen, die ihren Ausgang von der Intima, gelegentlich auch von den übrigen Wandschichten nehmen können. Die Gefäßwand ist bei diesen Vorgängen frei von jeder Entzündung.

2. Bei der zweiten Form stehen die entzündlichen Veränderungen der Gefäßwand im Vordergrund. Sie neigen überwiegend zur Thrombosenbildung und entsprechen dem Bild der Thrombangiitis Buergers.

3. Bei der dritten Form fanden sich neben dem histologischen Bild der Endangiitis obliterans ausgesprochene Rückbildungsvorgänge und Sklerosen der Media und Intima, also Veränderungen, die der juvenilen Arteriosklerose zuzuordnen wären. Die Form unterscheidet sich von der Thrombangiitis obliterans dadurch, daß hier alle Entzündungserscheinungen fehlen. Gegenüber der Altersarteriosklerose zeichnet sie sich dadurch aus, daß keine atheromatösen Prozesse zu finden sind, ferner dadurch, daß sie zur Thrombosebildung neigt.

Die wahre Ursache der Endangiitis obliterans ist bis heute noch nicht bekannt. Als ursächliche Faktoren werden in erster Linie Nicotin, Kälteschäden, Durchnässung, Überanstrengung, psychische Erregungen, Infektionskrankheiten, Fokalinfekte, allergischtoxische und konstitutionell bedingte Faktoren, rassische Einflüsse sowie hormonelle Störungen für die Entstehung der Endangiitis obliterans verantwortlich gemacht.

Es fragt sich, ob wir in der Lage sind, durch Sympathicuseingriffe die trophischen acralen Gewebsdestruktionen zu verhindern. Die Frage ist für viele Fälle unbedingt zu bejahen. Voraussetzung ist allerdings, daß der Entschluß zur Operation rechtzeitig gefaßt wird und alle zum erkrankten Gebiet gehörenden Sympathicusfasern reseziert werden. Während man sich früher für die untere Extremität mit der Ganglionektomie von L 2 bis L 4 bzw. S 2 begnügte, ist es aufgrund neuerer Beobachtungen angeraten, die Resektion zweckmäßigerweise bis zum Ganglion thorakale 12 auszudehnen (Th 12 bis L 5). Bei der Endangiitis obliterans der oberen Extremität resezieren wir das Ganglion stellatum, das Ganglion thorakale 2 und den thorakalen Grenzstrang so weit distalwärts wie möglich.

Besonders geeignet für Grenzstrangoperationen sind jene Krankheitsfälle, bei denen im Vordergrund des Krankheitsgeschehens funktionell spastische oder sekundäre Raynaudartige Symptome stehen. Bei diesen sind wir in der Lage, durch Sympathicusentfernung die unerträglichen Schmerzen nicht nur schlagartig zu beseitigen, sondern die gefährdeten Gliedmaßen vor der Gangrän zu bewahren und langjährige Beschwerdefreiheit zu erzielen. Je eher die Krankheit erkannt und je früher operiert wird, um so günstiger sind die Erfolge. Wichtig für die Prognose ist das Stadium, in dem die Endangiitis-Kranken zur Operation kommen. Hält man sich an die von Fontaine angegebene Einteilung:

Stadium I   keine oder geringe subjektive Beschwerden,

Stadium II   intermittierendes Hinken,

Stadium III   Nacht- und Ruheschmerz,

Stadium IV   Nekrosen,

so ist nach allgemeinen und auch eigenen Erfahrungen die Prognose am günstigsten in dem Stadium II und III (s. Abb. 22), wenn man von dem Stadium I absieht, in dem kaum eine Operation in Frage kommen dürfte. Im Stadium IV sind die Operationsaussichten relativ ungünstig. Bei zweckmäßiger Indikationsstellung versetzt uns die Grenzstrangresektion nicht selten in die Lage, das Ausmaß einer notwendig gewordenen Amputation

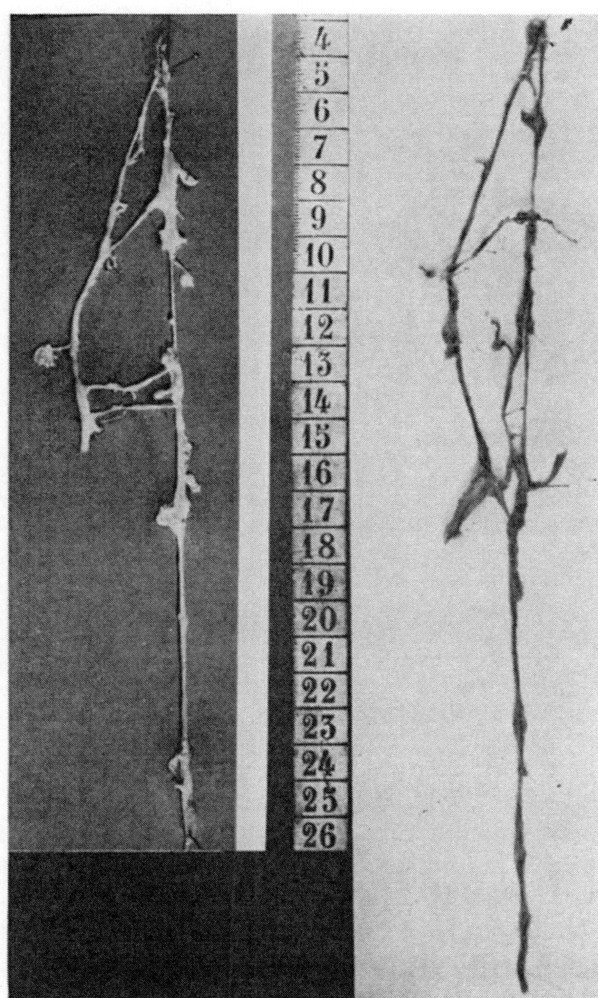

Abb. 20. Lumbale Sympathicusstränge nach Resektion in Höhe von Th 12 bis S 3

auf das äußerste zu beschränken. Statt der früher allgemein üblichen Oberschenkelamputation läßt sich gelegentlich ein Teil des Unterschenkels erhalten, unter Umständen sogar die Absetzung am Vorfuß ermöglichen. Durch die Sympathektomie kann ein die Katastrophe herbeiführendes Gefahrenmoment, der Spasmus mittlerer und kleinerer Gefäße, ausgeschaltet werden. Er kann bei endangiitischen Segmentobliterationen der Stammgefäße für die Extremitäten sehr gefahrvoll sein. Verständlich erscheint, daß in Fällen einer generalisierten Endangiitis, die sich als Systemerkrankung über bedeutsame und lebenswichtige Strecken der Blutstrombahn ausgebreitet hat, die Erfolge nicht so gut sein können. Man muß daher danach trachten, die Kranken nicht erst im letzten Stadium zur Sympathicusoperation zu bringen. Immerhin ist man doch manchmal erstaunt, was eine richtig indizierte und technisch einwandfrei ausgeführte Grenzstrangresektion auch in schweren Fällen noch zu leisten vermag (FONTAINE, RIEDER, BLOCK, PÄSSLER u.a.). Abgesehen von Schmerzbefreiung gelingt es in vielen Fällen, eine schon in Aussicht genommene Amputation zu vermeiden oder um Jahre hinauszuschieben. Eine beachtliche Tatsache bei einem so schweren Leiden, wie es die Endangiitis obliterans darstellt. Es erstaunt immer wieder, wie viel mittels der Sympathicuschirurgie auch in verzweifelt erscheinenden Fällen noch erreicht werden kann (SUNDER-PLASSMANN) (s. Abb. 21).

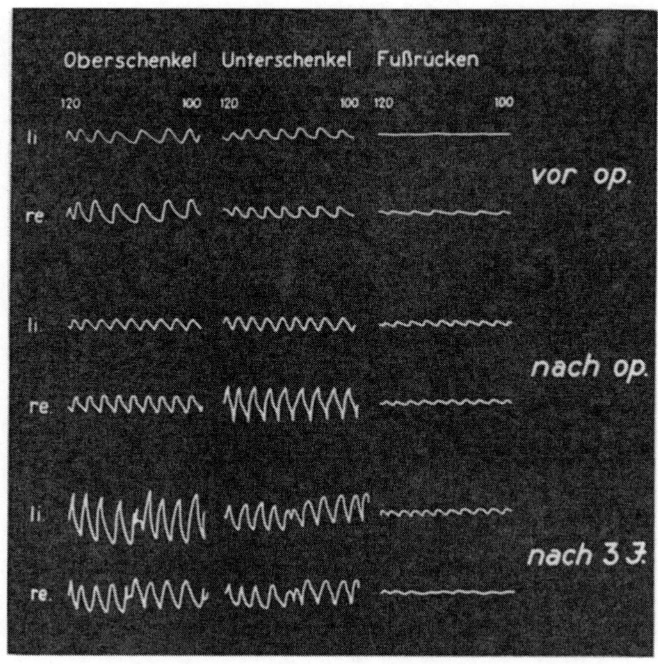

Abb. 21. Oscillographische Kontrollmessungen vor und nach bilateraler lumbaler Sympathektomie bei Angiitis obliterans

12. Das Leriche-Syndrom

Fehlen bei dem sonst typischen Symptom des intermittierenden Hinkens beide Femoralispulse unterhalb der Leistenbänder, so sollte man stets an einen Verschluß beider großer Beckenarterien oder der Aortengabel denken. Die Kranken bieten das typische Bild des langsam thrombosierenden Verschlusses der arteriosklerotisch veränderten Aorta, das von Leriche bereits 1923 als „Aortenbifurkationssyndrom" in klassischer Form beschrieben wurde und heute allgemein als „Leriche-Syndrom" bezeichnet wird. Dieser chronisch verlaufende thrombotische Prozeß der Aortenbifurkation wird zunehmend häufiger beobachtet. Befallen werden meist Männer zwischen dem 40. und dem 60. Lebensjahr. Unbehandelt führt die Aortenthrombose zur peripheren Gangrän beider Beine oder, wenn sie sich aufsteigend bis zur Abgangsstelle der Nierenarterien entwickelt, zum Tode durch Urämie. Das oft mit quälenden Schmerzen im Gesäß und Rücken und den Hüften einhergehende Krankheitsbild ist durch die klinische Untersuchung bereits zu verifizieren, wenn folgende Symptome vorhanden sind:

1. Erektionsschwäche und Potenzstörung, die auch bei Obliteration beider Aa. iliacae communes oder internae sowie bei peripherem Verschluß der Aa. spermaticae oder dorsalis penis zu finden ist.

2. Fehlen aller Pulse im Bereich der unteren Extremitäten.

3. Extreme Schwäche beider Beine und Atrophie der Beinmuskulatur ohne wesentliche trophische Störungen der Haut bei elfenbeinähnlichem Kolorit.

4. Hüftclaudicatio.

Bei eingehender neurologischer Untersuchung fallen oft Störungen im Verhalten der Sehnenreflexe, der Sensibilität und Paraesthesien auf. Die Diagnose läßt sich durch subdiaphragmale Aortographie leicht bestätigen. Besteht ein kompletter Aortenverschluß oder ein Verschluß beider Aa. iliacae, so ist nicht immer von der Grenzstrangresektion besonderer Erfolg zu erwarten. Die Desobliteration (Wylie u.v.a.) bringt nicht selten einen nachhaltigen peripheren Durchströmungserfolg. Doch gilt heute noch als Behandlungsmethode der Wahl der aorto-femorale Bypass durch eine Kunststoffprothese (Kremer).

Stadium	Subjektiv	Objektiv	Oscillogramm	Arteriographie
I	Kalter Fuß, Kribbeln, Ermüdung	Blasse, oft wechselnde Hautfarbe	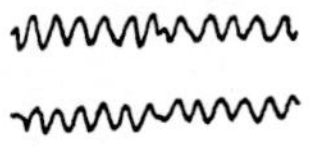	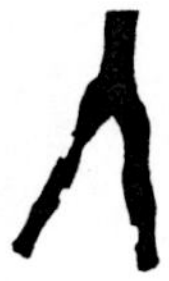
II	Claudicatio interm., längere Gehdistanz, fleckige Blässe	Fußpulse kaum oder nicht fühlbar	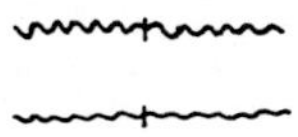	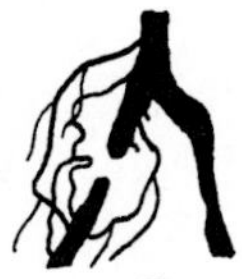
III	Claudicatio interm., kurze Gehdistanz, starker Wadenschmerz	Fehlende Fußpulse beginnende trophische Störungen	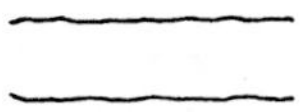	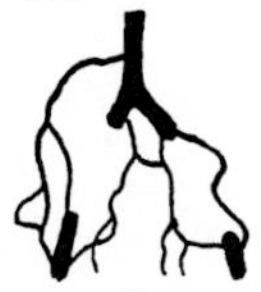
IV	Gehunfähigkeit, nächtlicher Dauerschmerz	Nekrosen chronische Hypoxie, Gangrän	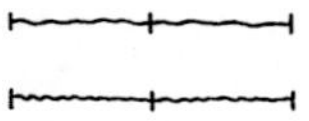	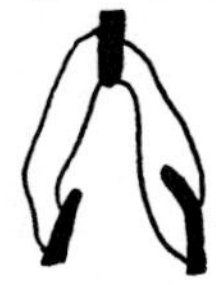

Abb. 22. Die 4 Krankheitsstadien in Koordination mit subjektiven, objektiven, oscillographischen und arteriographischen Befunden

13. Periphere Arteriosklerose und Sympathektomie

Nach Grenzstrangresektionen von Th 12 bis L 4 konnten auch bei peripherer Arteriosklerose gute Dauerergebnisse im Hinblick auf die periphere Blutversorgung der Extremi-

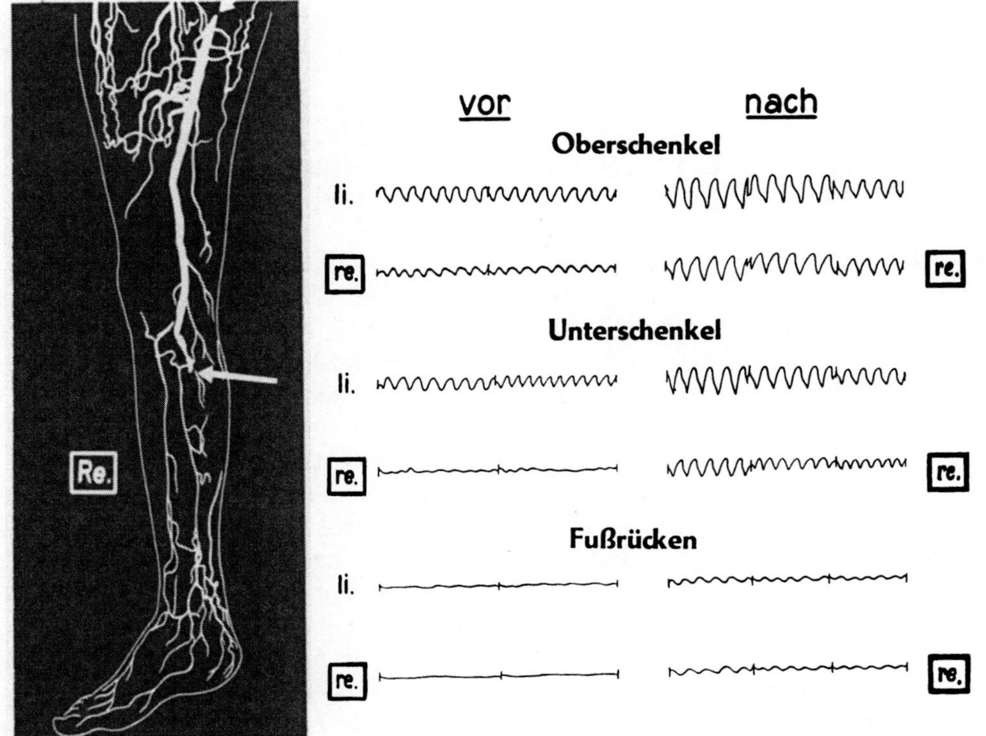

Abb. 23. Oscillationskontrolle vor und nach bilateraler lumbaler Sympathektomie wegen obliterierender arteriosklerotischer Angiopathie der unteren Extremität

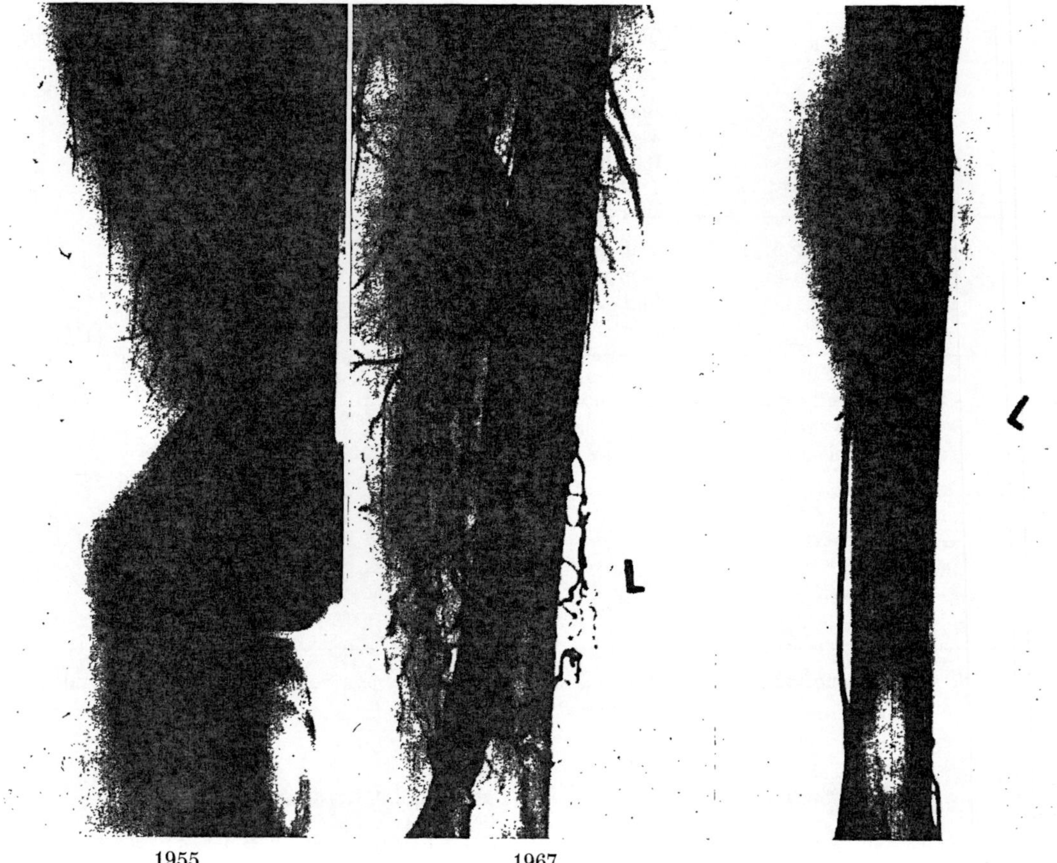

Abb. 24. Angiographische Spätkontrolle nach lumbaler Sympathektomie (1955 prae op. Arteriogramm; 1967 post op. Kontrollarteriogramm): ausgeprägte Kollateralisation 12 Jahre nach lumbaler Sympathektomie

täten erzielt werden. Bei ausgewählten Fällen kann auch hier die Sympathektomie eine sehr gute Wirkung entfalten (s. Abb. 23). Durch die Ausschaltung der Gefäßconstrictoren werden die Capillaren und die kleineren Gefäße erweitert, während die großen arteriosklerotischen Gefäße kaum beeinflußt werden können. Die kollaterale Blutversorgung vermag die Capillardilatation wesentlich zu verbessern (s. Abb. 24). Durch die Ausschaltung der Schmerzimpulse schwinden die oft erheblichen Schmerzen, welche durch sympathische Nervenfasern übermittelt werden. Die in ihrer Durchblutung gestörten Hautbezirke bekommen wieder eine normale Farbe. Gangränöse Bezirke werden vielfach begrenzt oder heilen ab. Gelegentlich kann auch eine drohende Gangrän verhindert werden, und es kann zur Abheilung der vorhandenen Geschwüre kommen. Die Gehleistung wird gebessert und die positive Lebenseinstellung des Patienten kehrt wieder. Wesentlich ungünstiger sind die Ergebnisse nach Sympathicusoperationen bei fortgeschrittenen arteriosklerotischen Gefäßstörungen, vor allem dann, wenn schon ausgedehnte Ulcerationen oder acrale Gangrän vorliegen. Besteht bei peripherer Arteriosklerose eine begleitende Gangrän am Fuß oder Unterschenkel, so sollte man mit Eingriffen am Sympathicus bei blander Krankheitsphase und trockenem Gangränstadium (Mumifikation) keine Zeit verlieren. Frühzeitige Amputation ist dann am Platze, wenn eine progrediente Infektion vorliegt. Über günstige Erfolge bei peripherer Arteriosklerose und arteriosklerotischen Verschlüssen mit adäquatem Kollateralkreislauf nach Sympathektomie wird von zahlreichen Autoren berichtet (Eckart, Bernt, Lindemann, Bolhuis, Edwards et al., Sprung, Stoppa et al., u.v.a.) (s. Abb. 25).

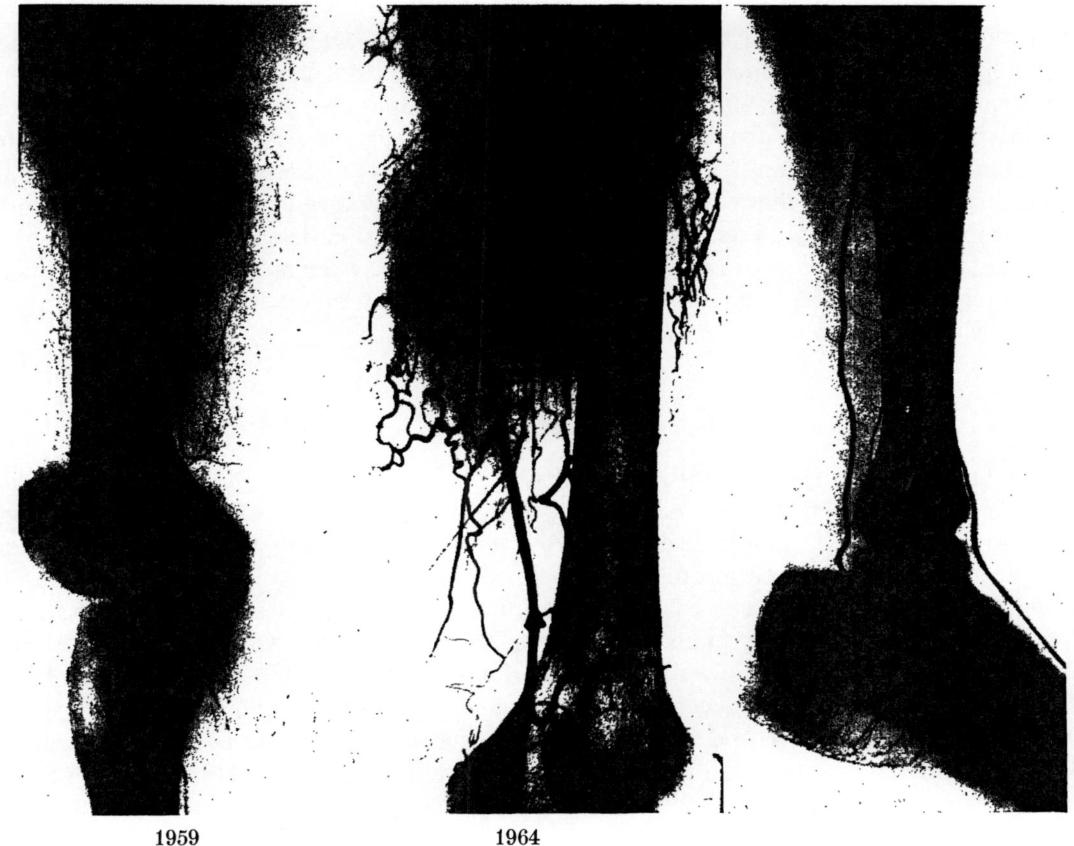

Abb. 25. Ausgeprägte Kollateralenbildung 5 Jahre nach lumbaler Sympathektomie (1959 prae op. Arteriogramm; 1964 post op. Arteriogramm)

14. Grenzstrangblockade bei peripherer Embolie

Während ein Embolus in den Stammgefäßen meist nur elastisch umklammert wird, so kann in den muskelkräftigen Extremitätengefäßen ein echter Gefäßspasmus ausgelöst werden. Darüber hinaus kommt es auch in der Umgebung, d.h. sowohl peripher wie zentral vom Embolus, aber auch oft in den Nachbargefäßen zu begleitenden Spasmen, die so intensiv sein können, daß sie auch zur Verengerung der Kollateralbahnen führen und einen Umgehungskreislauf unmöglich machen. Innerhalb weniger Stunden kann es zu einer Intimaschädigung mit peripherer fortschreitender Thrombose kommen. Die reflektorisch bedingten Spasmen zu beseitigen, sollte man die Embolektomie, die mit nachfolgender Heparinbehandlung die Methode der Wahl bleibt, mit einer Blockade oder Resektion der entsprechenden Grenzstrangganglien kombinieren. Diese regionale Sympathicusausschaltung hat sich bewährt, seit LERICHE auf den Einfluß der die Arterienembolie begleitenden Reflexvasoconstriction hingewiesen hat und andere zeigten, daß ein traumatischer segmentärer Gefäßspasmus ohne jegliche mechanische Obstruktion zu schwerer Ischämie, ja sogar zur Gangrän führen kann.

15. Achselvenenstau

Unter „Achselvenenstau" ist eine Erkrankung zu verstehen, welche eine akut auftretende, zuerst von SCHROETTER 1884 beschriebene Anschwellung des Armes aufweist, die mit schwerer Gefühl- und Kraftlosigkeit einhergeht. Es handelt sich hier um eine nach muskulärer Überanstrengung oder ohne jeden Grund auftretende Thrombose der V. subclavia oder axillaris, die zu deutlicher Hautvenenzeichnung führt und sich phlebographisch nachweisen läßt. Die Therapie ist zunächst eine rein konservative und besteht in Ruhigstellung, Hochlagerung, feuchten Verbänden und der Verabfolgung von Antikoagulantien. Gelegentlich aber scheint ein reflektorisch bedingter Spasmus der Vena axillaris vorzuliegen oder ein den Venenverschluß begleitender Spasmus das Bild zu beherrschen. Eine Annahme, die dadurch an Wahrscheinlichkeit gewinnt, daß Grenzstrangausschaltungen, Grenzstrangblockaden oder Grenzstrangresektionen den Symptomenkomplex zu beseitigen vermögen. In mehreren dieser Fälle konnten durch Resektion des thrombosierten Venenabschnittes der V. axillaris, in einzelnen Fällen durch Grenzstrangausschaltung kombiniert mit Eupaverin und Heparin, Beschwerdefreiheit und Wiederherstellung der Arbeitsfähigkeit erzielt werden.

16. Erfrierung

Recht günstig wirkt sich die Ausschaltung des lumbalen Grenzstranges auf Frostschäden der Extremitäten aus. Kälteeinflüsse führen bekanntlich zu Vasoconstrictionen der peripheren Gefäße mit konsekutiver Blutverschiebung. Beim starken Frost bleiben diese Gefäßkontraktionen abnorm lange bestehen, so daß es infolge anhaltender Ischämie in der Peripherie zum Gewebstod kommen kann. Wesentlich ist deshalb im Frühstadium der Erfrierung durch Beseitigung der Spasmen die ernährenden Gefäße im gefährdeten Gebiet maximal zu erweitern, wobei die wiederholte Grenzstrangblockade bei frühzeitiger Anwendung eine Gewebsregeneration erzielt und durch Beseitigung der Acidose die Ödemneigung behoben ist und sich ein physiologischer Stoffwechsel bei besserer Durchblutung der Peripherie wieder angebahnt hat. Besonders gute Erfolge haben sich bei Spätstadien und Spätschäden nach höheren Erfrierungen gezeigt durch Resektion der entsprechenden Grenzstrangganglien. Jedenfalls sind die Erfolge viel besser als bei Endangiitis obliterans. Das ist darauf zurückzuführen, daß die nach Erfrierung eintretenden Gefäßverschlüsse sich hier im Bereich des Erfrierungsbezirks befinden, während diese bei der Endangiitis generalisiert im gesamten Gefäßgebiet liegen.

17. Das Sudeck-Syndrom

Unter „Sudeck-Syndrom" versteht man einen vasomotorisch-trophischen Symptomenkomplex, der nach peripheren Verletzungen und Entzündungen verschiedenster Genese an allen Teilen der betroffenen Extremität nahe oder entfernt vom Ort der Einwirkung aufgrund eines Sympathicusreizzustandes entsteht und für die Änderung der Durchblutung und Entwicklung der Dystrophie mitverantwortlich ist. Es handelt sich dabei nach Rieder um eine vom Herd unterhaltene reflektorisch bedingte Reizung des vegetativen Nervensystems. Im Vordergrund der Erscheinungen steht die zuerst von Sudeck beschriebene fleckige Entschattung des Knochens, die sich zunächst in der spongiösen Substanz präsentiert und von einer schnell sich entwickelnden Muskelatrophie und von vasomotorisch-trophischen Störungen begleitet wird. Aus diesen Störungen, die auch isoliert auftreten können, und der mit ihnen auftretenden Schmerzhaftigkeit resultiert unter Umständen eine völlige Gebrauchsunfähigkeit des entsprechenden Gliedmaßenabschnittes oder der Gliedmaße (Brückner). Da die dystrophischen Reize vom vegetativen Nervensystem ausgehen, ist die Grenzstrangresektion die Therapie der Wahl, um eine Ausschaltung der übergeordneten Grenzstrangresektion zu erwirken und eine Erweiterung der peripheren Strombahn zu erzielen. Durch eine technisch einwandfreie Sympathicusblockade läßt sich eine periphere Hyperämie mit erheblicher Zirkulationsverbesserung in der Peripherie und eine Beseitigung des peristatischen Zustandes in der terminalen Strombahn herbeiführen.

18. Auswirkungen der lumbalen Grenzstrangresektion
auf den Organismus

a) Kollateralverbesserung

Die Ersatzzirkulation erschließt sich meist stufenförmig mit zunehmend gesteigerter Funktion, so daß sich noch nach Jahren eine suffiziente Kollateralkompensation dokumentieren läßt, wie häufig bei kürzeren Stammgefäßverschlüssen mit weitlumigen Ersatzgefäßen zu beobachten ist. Die Summe der Kollateralen in ihrer Lumenstärke muß der Weite des obliterierten Gefäßabschnittes entsprechen. Ein ausreichend kompensierender Zirkulationsersatz setzt zahlreiche weite Auxiliargefäße voraus, so daß die für den peripheren Sauerstoffbedarf notwendige Blutmenge zur Normalisierung acraler Nekrosen zirkulieren kann, wie vielfache Befunde angiitischer wie degenerativer Angiopathien aufzeigten. Bereits BARCROFT und SWAN stellten eine bestmögliche Steigerung der Gesamtdurchblutung des Unterschenkels noch jahrelang nach der Grenzstrangunterbrechung fest. Ein Befund, der sich klinisch objektivieren ließ, in dem gegenüber einem präoperativen Femoralisverschluß mit entsprechend vermindertem Oscillationsbefund postoperativ 4 Jahre später erhöhte Amplituden bis zum Fuß infolge Kollateralverbesserung beobachtet werden konnten (s. Abb. 23—25).

Nach den umfassenden Untersuchungen von OLOVSON u.a. ist vornehmlich die Muskulatur der wichtigste Vermittler der Kollateralbahnen, die nach BARCROFT postoperativ eine Verdoppelung des Blutstroms aufweisen (SPERLING, KREUZER). Diesbezügliche plethysmographische Untersuchungen verdanken wir der Zusammenarbeit mit dem Physiologen BARBEY aus Hannover, der uns die Prägnanz des postoperativen Anstiegs der Unterschenkeldurchblutung im Vergleich zur Gehstreckenzunahme belegte (s. Abb. 5). Die Konstanz der Kollateralkompensation als Ausdruck langjährigen Gehvermögens ließ sich angiographisch eindeutig nachweisen. So dokumentierte sich eine Gangrän der linken Zehen bei einem rechtsseitig Oberschenkelamputierten im Jahre 1948 eindeutig. Drei Monate später war die Gangrän abgeheilt und der Patient gehfähig mit nachfolgender ständiger Arbeitsfähigkeit. Die Begründung hierfür erbrachte die 11 Jahre später durchgeführte Kontrollangiographie, mittels Nachweis suffizienter peripherer Durchströmung infolge einer lumenweiten Stammkollaterale, welche trotz manifester Tibialis-Angiitis eine nachhaltige periphere Durchströmungsverbesserung sicherstellte.

b) Ergebnisse

Es ist unrichtig anzunehmen, daß nach einer Sympathektomie eine völlige sympathische Denervierung der betreffenden Extremität erreicht werden kann, da vegetative Endbahnen immer erhalten bleiben (BANDMANN et al.). Nach der Sympathicusresektion werden gewöhnlich größere Abschnitte von den günstigen Auswirkungen betroffen, als es die anatomische Ausdehnung erwarten läßt, ebenso wie je auch die Sympathicusblockade länger vorhält, als die eigentliche Anaesthesiedauer des Betäubungsmittels.

Aufgrund ständiger eigener Nachuntersuchungen und solcher andereonrts konnten nach über 5, 10 und 15 Jahren bei 72 % der sympathektomierten Patienten volle Arbeitsfähigkeit festgestellt werden, während die konservativ behandelten Gefäßkranken lediglich zu 69 % arbeitsfähig waren. Die Zahl der völlig Erwerbsunfähigen betrug bei den operativ Behandelten 17 %, bei den konservativ Behandelten 31 % (GENSLER).

Unsere operativen Ergebnisse der Jahre 1947—1972 weisen bei mehr als 10 000 Sympathektomien neben 1400 Gefäßoperationen in 71 % recht befriedigende Erfolge auf mit Ausheilung der Nekrosen, Beseitigung der Schmerzen, Erhaltung der Extremität, Steigerung des Gehvermögens, Minderung, vielfach Aufhebung der Claudicatio und Wiedererlangung der Arbeitsfähigkeit. Bei 22 % blieb das Bein erhalten, die Claudicatio sistierte, die Arbeitsfähigkeit wurde nicht wieder erreicht. Bei 7 % mußte eine Teil- oder Oberschenkelamputation erfolgen. Die Mortalität betrug unter 0,5 %; sie war belastet durch cerebrale, Herz- und Lungeninfarkte oder nachfolgende Verschlüsse der Aorta, der Aa. renales und mesentericae.

Obwohl bei vielen Patienten coronare und cerebrale Sklerosen und Angiitiden sowie parenchymatöse Organschäden mit den peripheren Gefäßerkrankungen vergesellschaftet waren, sicherten präoperativ ausgiebige Kreislauf- und Stoffwechsel-regulatorische Maßnahmen sowie frühzeitiges Aufstehen post operationem und Antioagulantientherapie befriedigende Ergebnisse.

19. Sympathicusblockaden

a) Die Technik der Stellatumblockade

Die Methode, welche sich zur Punktion des Ganglion stellatum vor allen anderen durchgesetzt hat, ist die Technik von Herget. Es handelt sich hier um den Zugang von vorne, wie er von Philippides bereits mit einem Zielgerät angegeben wurde. Unter Hochlagerung der Schulter und Extension der Halswirbelsäule (s. Abb. 26) wird die Punktionsstelle in der Mitte zwischen dem oberen Rand des Sternoclaviculargelenkes und dem Ringknorpel an der Medianseite des M. sternocleidomastoideus markiert (s. Abb. 27). Die Nadel wird auf das Köpfchen der 1. Rippe zu senkrecht eingeführt (s. Abb. 27). Die Sympathicus-

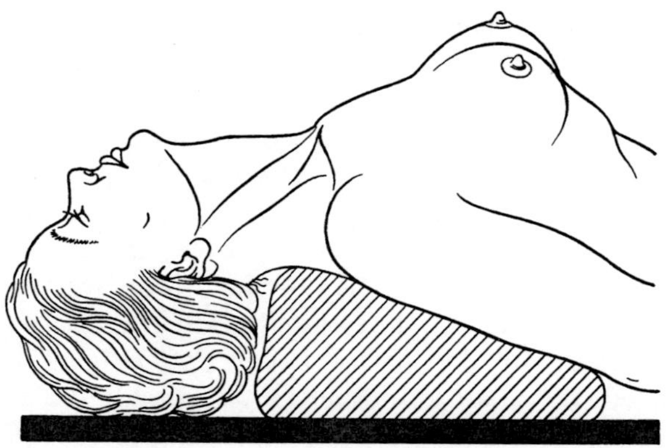

Abb. 26. Lagerung zur Stellatumblockade: Hochlagerung der Schulter und Extension der Halswirbelsäule

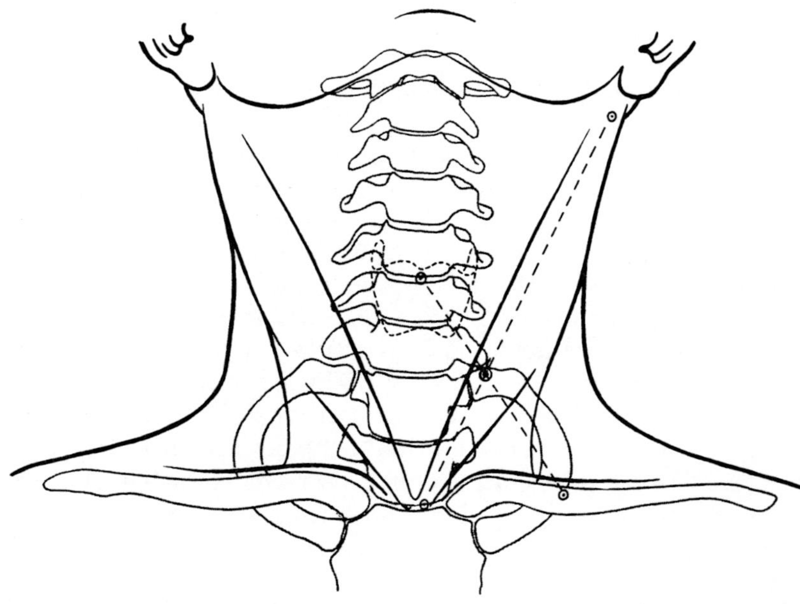

Abb. 27. Technik der Stellatumblockade: Punktionsstelle in der Mitte zwischen oberem Rand des Sternoclaviculargelenkes und dem Ringknorpel an der Medianseite des Musculus sternocleidomastoideus

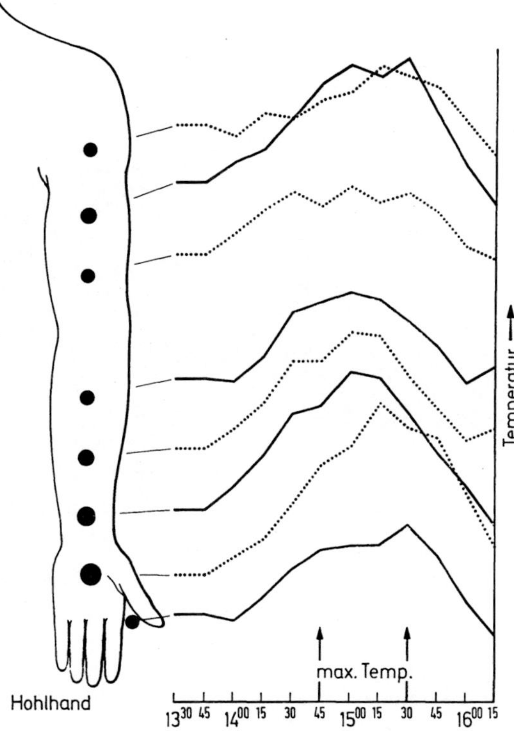

Abb. 28. Hautthermometrie nach Stellatumblockade bei einem Patienten mit Endangiitis obliterans im Bereich der oberen Extremitäten

blockade muß nicht unbedingt, wie RIEDER betont, das Grenzstrangganglion selbst treffen. Wesentlich ist, daß der Reflexbogen, der die Impulse zu den betreffenden erkrankten Organen leitet, durch Rezeption des Anaestheticums ausgeschaltet wird. Man spritzt die Procaindosis ($^1/_2$%) langsam, wobei vielfach ein Druck oder Schmerz in der Schulter oder im Scapulabereich angegeben wird. Der Schmerz ist bei langsamer Injektion nicht erheblich, so daß die Blockade dann ohne weiteres fortgesetzt werden kann. Nach Injektion der gesamten Procaindosis wird die Nadel entfernt. Nach der Blockade stellt sich bei regelrechter Applikation der Hornersche Symptomenkomplex an dem entsprechenden Auge ein. Außerdem gibt der Patient meist eine Durchwärmung der Backe oder der Schulter und des Armes an (s. Abb. 28).

b) Technik der lumbalen Grenzstrangblockade

LERICHE führte die Blockade des lumbalen Grenzstranges in Höhe von L 2 in die hyperämisierende Therapie ein. Im Abstand von 3—4 Querfingern lateral der Dornfortsätze der Wirbelkörper (s. Abb. 29) wird die Nadel auf die Wirbelsäule zu eingeführt und das Procaindepot dortselbst lokalisiert. Wegen der Gefahr des Eindringens in die Foramina intervertebralia empfiehlt sich die Methode von KAPPIS oder PHILIPPIDES, wie sie RIEDER, PÄSSLER, MEYER-BURGDORFF, GOTTLOB u. a. bevorzugen. Der Patient liegt in Bauchlage. In einem Abstand von 4—5 Querfingern lateral der Dornfortsatzreihe der Wirbelkörper (s. Abb. 29) wird die Nadel auf die Wirbelsäule zu geführt und danach etwas zurückgezogen. Darauf wird die Procaindosis, 20—30 cm³ $^1/_2$%ig, in den Bereich des lumbalen Grenzstranges injiziert. Bei technisch einwandfreier Lage der Nadel und auch einwandfreier Führung der Injektion werden von dem Patienten keine Schmerzen angegeben.

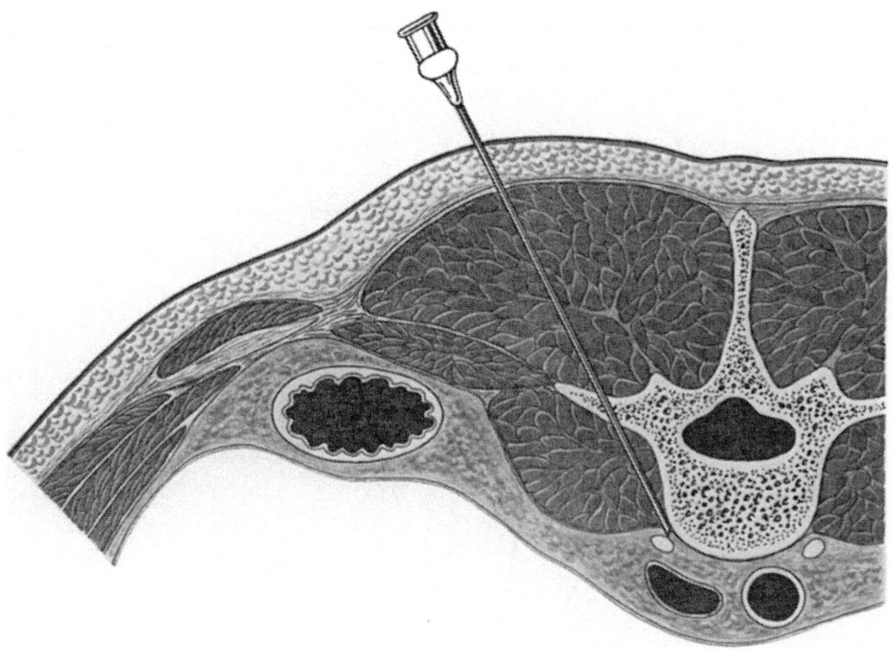

Abb. 29. Technik der lumbalen Grenzstrangblockade: Im Abstand von 3—4 Querfingern lateral des Dornfortsatzes des Wirbelkörpers L 2 wird die Kanüle auf die Wirbelkörper zu eingeführt, bis sie auf den Wirbelkörper stößt und dann etwas zurückgezogen. Dann wird die Procaindosis (20—30 cm³ $^{1}/_{2}$%ig) in den Bereich des lumbalen Grenzstranges injiziert

c) Zwischenfälle nach Blockaden

Vielfach ist über Zwischenfälle nach Sympathicusblockaden berichtet worden. Nach VOLKMANN u. a. betrafen Störungen des zentralen Nervensystems bei Infiltration am Halsgrenzstrang mit seitlicher Injektionstechnik 40% der Todesfälle. Die Ursache waren Atemlähmungen und Kreislaufkollaps. Die Erklärung für die Zwischenfälle ist in der Nachbarschaft des Ganglion stellatum mit der Dura sowohl wie den Wurzeltaschen als auch mit der Pleura zu sehen (ARNULF).

Die Komplikationen bei lumbalen Grenzstrangblockaden sind sehr viel seltener. Vorwiegend wurden Kreislaufkollapse und retroperitoneale Hämatome mit nachfolgendem paralytischen Ileus beobachtet. Zu Duraverletzungen kam es im Lumbalbereich weitaus seltener, gelegentlich wurde auch die Niere punktiert mit konsekutivem perirenalem Hämatom. Hinsichtlich der Schädigung des zentralen Nervensystems berichteten BLUMENSAAT u.a. über den Nachweis von Procainkristallen im Liquor, TÖNNIS gar über 3 Fälle von Meningitis und über Querschnittsmyelitis mit Absceß im Halsmark. Der Übertritt von Procain in den Duralsack führt zur Atemlähmung, die intraarterielle Injektion von Procain zu sofortigen spastischen Krampferscheinungen und nachfolgender Störung bzw. Lähmung der Atemtätigkeit. Da trotz negativer Aspirationsprobe, wie MEYER-BURGDORFF sagt, derartige Zwischenfälle auftreten, sind die Anfangssymptome genau zu beachten. Grundsätzlich wichtig ist eine ordnungsgemäße, fehlerfreie Technik. Doch leider lassen sich Zwischenfälle nicht immer verhüten. Werden diese sofort erkannt, lassen sich Todesfälle vermeiden. Weniger gefahrvolle Zwischenfälle bestehen im Pneumothorax, Empyem und Wundinfektion sowie Atelektasen der Lunge (MEYER-BURGDORFF). Die Tabelle gibt eine Übersicht über die direkten und indirekten Schäden nach Sympathicusblockaden.

A. Direkte Schäden:

  1. Dura
  2. Pleura
  3. Gefäße
  4. Nerven: Plexus, Recurrens, Phrenicus

B. Indirekte Schäden:

  1. Infektion: Phlegmone, Pleuraempyem, Meningitis, Myelitis
  2. Neurotoxische Einflüsse: Überdosierung, Allergie
  3. Vegetative Reaktionen am Lungenvagus mit Bronchospasmus und Teil- oder Total-
     atelektase
  4. Vegetative Reaktionen am Kreislauf: Kollaps, Adrenalinüberempfindlichkeit

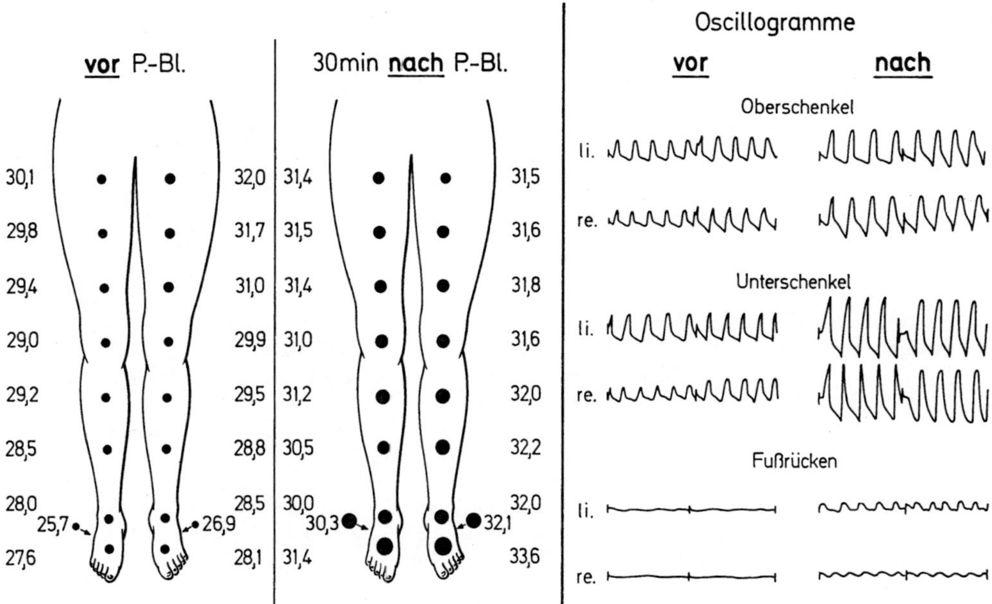

Abb. 30. Hautthermometrie vor und nach Procain-Peridural-Test. Zunahme der Hautdurchblutung im Bereich
der unteren Extremitäten um maximal 4,6° C im Bereich des Fußrückens

    Bezüglich der präoperativen Teste im Sinne des Procain-Lumbal-Peridural- (s. Abb. 30) oder Priscol-Testes ist zuzugeben, daß diese gelegentlich eine beträchtliche Zunahme der peripheren Durchströmungswärme gewinnen lassen, doch haben wir weder dem negativen wie dem positiven Testausfall hinsichtlich operativer Indikation eine konstante Bedeutung beimessen können, so daß wir uns der Meinung eines amerikanischen Fachkollegen anschließen, der bestätigte, „der beste Test für eine Sympathektomie ist, die Sympathektomie gleich auszuführen".

    Bei einem Patienten waren 26 Stellatum-Blockaden vor der Operation ohne wesentliche Wirkung gewesen, und trotzdem hat sich mit der Sympathektomie ein guter Heilerfolg erzielen lassen. In diesem Zusammenhang muß betont werden, daß sich die Grenzstrangblockade als Prüfungsmethode vor der Operation am Sympathicus im allgemeinen zwar als zweckmäßig erwiesen hat, daß aber die Sympathektomie auch in jenen Fällen eine gute Wirkung erzielen kann, bei denen die präoperativen Grenzstrangblockaden keinen Effekt zeigten.

Literatur

Abramson, D. J.: Plethysmographic studies of peripheral blood flow in man. Am. Heart J. 17, 206 (1939).

Adson, A. W.: The results of sympathectomy in the treatment of peripheral vascular diseases, Hirschsprung's diseases and cord bladder. Ann. intern. Med. 6, 1044—1068 (1933). Ref. Zentr.-Org. ges. Chir. 64, 23—24 (1933).

Adson, A. W.: Indications for operations on the sympathetic nervous system. J. Amer. med. Ass. 106, 360—368 (1936).

Adson, A. W.: Physiologic effects produced by ablation of the autonomic central influence. Various forms of sympathectomy in the treatment of diseases. Surgery 1, 425—453 (1937).

Adson, A. W., Brown, G. E.: Treatment of Raynaud's disease by lumbar remisection and ganglionectomy and perivascular sympathetic neurectomy of the common iliacs. J. Amer. med. Ass. 84, 1908—1910 (1925).

Adson, A. W., Brown, G. E.: Thrombo-angiitis obliterans. Results of sympathectomy. J. Amer. med. Ass. 99, 529—534 (1932).

Alexander, W.: The treatment of epilepsy, p. 220. Edinburgh: Y. D. Pentland 1889. Zit. nach White, J. C., Smithwick, R. H.: The autonomic nervous system. New York: Macmillan 1941.

Allen, F., Barker, N., Hines, E.: Peripheral vascular diseases. 5. ed. Philadelphia-London: W. D. Saunders 1949.

Arnulf, G.: L'infiltration stellaire. Paris: Masson 1947.

Aschoff, J., Wever, R.: Durchblutungsmessung an der menschlichen Extremität. Verh. Dtsch. Ges. Kreislaufforsch., 23. Tagg. 1957, 375—380.

Bandmann, F., Sieber, E.: Histologische Untersuchungen an Hoden nach Sympathektomie wegen Megakolon im Kindesalter. Zbl. Chir. 79, 93—100 (1954).

Barbey, K., Barbey, P., Loose, K. E., Terjung, J.: Plethysmographische Untersuchungen bei arteriellen Durchblutungsstörungen der Extremitäten. Dtsch. med. Wschr. 88, 1556—1560 (1963).

Barcroft, H., Swan, H. J. C.: Sympathetic control of human blood vessels. Monographs of the Physiological Society. London: Edward Arnold 1952.

Becker, H. M., Baumann, G., Rueff, F. L., Handrock, M.: Zur Indikationsstellung der lumbalen Sympathektomie bei chronischer arterieller Verschlußkrankheit der unteren Extremitäten. Spätergebnisse bis zu 10 Jahren nach dem Eingriff. Münch. med. Wschr. 111, 2154—2163 (1969).

Bernt, O., Lindemann, G.: Über Behandlungsergebnisse peripherer Durchblutungsstörungen mit der lumbalen Sympathektomie. Zbl. Chir. 86, 1251—1258 (1961).

Berry, R. E. L., Flotte, C. T., Coller, F. A.: A critical evaluation of lumbar sympathectomy for peripheral arteriosclerotic vascular disease. Surg. 37, 115—129 (1955).

Bittner, W.: Medikamentöse Therapie (Regitin und Dilatol) im Vergleich mit chirurgischer (Blockade und Sympathektomie) bei Durchblutungsstörungen. Bruns' Beitr. klin. Chir. 185, 1—17 (1952).

Bittner, W.: Die Kombination operativen und konservativen Vorgehens in der Behandlung von arteriellen Durchblutungsstörungen. Langenbecks Arch. klin. Chir. 292, 323—325 (1959).

Bittner, W.: Die Sympathektomie im Therapieplan arterieller Durchblutungsstörungen. Verh. dtsch. Ges. inn. Med. 67, 296—298 (1962).

Bittner, W., Stephan, H.: Unsere Indikation zur Sympathektomie unter Würdigung der Erfahrungen der letzten 10 Jahre. Langenbecks Arch. klin. Chir. 288, 603—627 (1958).

Blain, A., Campbell, K. N.: Lumbar sympathectomy for arteriosclerosis obliterans. Rationale and results. Surgery 25, 950—962 (1949).

Block, W: Über die Rolle der sympathischen Ganglien in der Pathogenese der Durchblutungsschäden. Zbl. Chir. 72, 927—935 (1947).

Block, W.: Die Durchblutungsstörungen der Gliedmaßen. Berlin: Walter de Gruyter 1951.

Block, W.: Wandlungen und Fortschritte in der Sympathicuschirurgie. Verh. Dtsch. Ges. Chir. 70. Tagg v. 7.—11. IV. 1953 München. Langenbecks Arch. klin. Chir. 276, 38—70 (1953a).

Block, W.: Labilitätsphase und Stabilisation des vegetativen Nervensystems nach Eingriffen am Sympathikus. Langenbecks Arch. klin. Chir. 273, 726—738 (1953b).

Block, W.: Haben Sympathicusoperationen bei Durchblutungsstörungen noch ihre Berechtigung? Dtsch. med. Wschr. 82, 869—875 (1957a).

Block, W.: Vegetative Reaktionen nach Sympathikus-Operationen. Langenbecks Arch. klin. Chir. 287, 657—660 (1957b).

Block, W.: Haben Sympathikusoperationen bei Durchblutungsstörungen noch ihre Berechtigung? Zbl. Chir. 83, 413—414 (1958).

Block, W.: Indikation für die chirurgische Behandlung peripherer Durchblutungsstörungen. Internist (Berl.) 2, 703—710 (1961).

Blumensaat, C.: Zur Behandlung der Folgen der Commotio cerebri mit der Halsgrenzstrangblockade. Zbl. Chir. 76, 498 (1951).

Bolhuis, H. J. H.: Arteriosclerosis obliterans. An experimental study. Angiology 23, 5, 274—283 (1972).

Boucke, A., Brecht, K.: Ein neuer elektrischer Pulsschreiber und seine einfache Anwendung in der ärztlichen Praxis. Dtsch. med. Wschr. 77, 562—563 (1952).

BRÜCKNER, H., PIETSCH, P.: Sympathektomie bei dystrophischen Traumafolgen der oberen Gliedmaßen. Bruns' Beitr. klin. Chir. 215, 401 (1967).

CAMPBELL, J. A.: Experimental alterations in the oxygen and carbondioxide sensions between the skin and the muscles. J. Physiol. (Lond.) 58, VII—VIII (1923).

CLARK, L. C., WOLF, R., GRANGER, D., TAYLOR, Z.; Zit. nach CONNELLY, C. M.: Z. appl. Physiol. 6, 189 (1953).

COBET, R.: Die Hauttemperatur des Menschen. Ergebn. Physiol. 25, 439—516 (1926).

COFFMAN, J. D., JACKSON, B. T., MANNICK, J. A.: Blood flow in atherosclerotic limbs before and after vein grafts. Surg. Forum 16, 133—135 (1965).

CONLEY, J. E., ENDELOFF, G. L. M.: Sympathectomy for upper extremity vasomotor disorders. J. cardiovasc. Surg. (Torino) 11, 436—439 (1970).

CONNELLY, C. M.: Methods for measuring tissue oxygen tension theory and evaluation: the oxygen electrode. Fed. Proc. 16, 681—684 (1957).

CURSCHMANN, H.: Untersuchungen über das funktionelle Verhalten der Gefäße bei trophischen und vasomotorischen Neurosen. Münch. med. Wschr. 54, 2519—2522 (1907).

DANIELOPOLU, D.: Zit. nach WHITE, SMITHWICK, SIMEONE.

DANIELOPOLU, D.: Über einige Versuche am Menschen über die Reizung des Sympathikus und über die Pathogenese und chirurgische Behandlung der Angina pectoris. Wien. klin. Wschr. 42, 67—70 (1929).

DANIELOPOLU, D.: Facteurs d'efficacité, d'échecs et d'accidents dans le traitement chirurgical de l'angine de poitrine. Presse méd. 1932 II, 1287—1289.

DE BAKEY, M. E., BURCH, G., RAY, TH., OCHSNER, A.: The "Borrowing-Lending" haemodynamic phenomenon (haemometakinesia) and its therapeutic application in peripheral vascular disturbances. Ann. Surg. 126, 850—865 (1947).

DE BAKEY, M. E., CRAWFORD, E. S., COOLEY, D. A., MORRIS, C., JR.: Surgical considerations of occlusive disease of the abdominal aorta and iliac and femoral arteries. Analysis of 803 cases. Ann. Surg. 148, 306—324 (1958).

DE BAKEY, M. E., CREECH, O., WOODHALL, J. P.: Evaluation of sympathectomy in arteriosclerotic peripheral vascular disease. J. Amer. med. Ass. 144, 1227—1230 (1950)

DOMRICH, H., MASKE, B.: Über die Stellung der lumbalen Grenzstrangresektion in der Behandlung der Durchblutungsstörungen der unteren Extremitäten. Dtsch. med. J. 7, 168—170 (1960).

ECKART, A.: Chirurgische Behandlung der peripheren Durchblutungsstörungen durch Kombination von Sympathektomie und Desobliteration. Chirurg 38, 506—509 (1967).

EDWARDS, E. A., CRANE, C.: Lumbar sympathectomy for arteriosclerosis. Status of one hundred patients five years after operation. Arch. Surg. 72, 32—37 (1956).

EICHLER, O., LINDER, F., SCHMEISER, K.: Untersuchungen des peripheren Kreislaufs mit radioaktivem Natrium Na 24. Klin. Wschr. 27, 480—481 (1949).

ELLEIN, D. C., COOPER, F. W., ROHRER, R. H., MILLER, W. B., SHEA, P. C., DENNIS, E. W.: The study of peripheral vascular disease with radioactive isotopes. Part I. Surg. Gynec. Obstet. 87, 1—8 (1948).

FLORA, G., HILBE, G., SCHWAMBERGER, K.: Die arterielle Durchblutungsstörung der oberen Extremitäten und ihre Behandlung durch endoskopisch-endothoracale Sympathikotomie. Herz Kreislauf 2, 351—353 (1970).

FOERSTER, O.: Operativ-experimentelle Erfahrungen beim Menschen über den Einfluß des Nervensystems auf den Kreislauf. 51. Kongr. Dtsch. Ges. Inn. Med. und 5. Jahresvers. Ges. Dtsch. Neurol. u. Psych. Wiesbaden, Sitzg v. 27.—28. III. 1939. Z. ges. Psychiat. 167, 439—461 (1939). Ref. Zentr.-Org. ges. Chir. 96, 405—408 (1940).

FONTAINE, R.: Operationen an den Gefäßen bei Durchblutungsstörungen der Gliedmaßen. Eigene Ergebnisse der wiederherstellenden Arterienchirurgie bei peripheren Gefäßverschlüssen von der Arteria iliaca communis abwärts. Langenbecks Arch. klin. Chir. 292, 198—233 (1959).

FONTAINE, R.: Rundgespräch: Spätergebnisse nach chirurgischer Therapie arterieller Gefäßverschlüsse. Verh. Dtsch. Ges. Chir. 83. Tagg v. 13.—16. 4. 66, München. Langenbecks Arch. klin. Chir. 316, 192 (1966).

FONTAINE, R., HOUOT, A., DOS SANTOS, J.: Les effets circulatoires comparés des sympathectomies lombaires hautes et basses. Application des notions acquises à la physiologie et à la thérapeutique. Lyon chir. 34, 257—271 (1937).

FONTAINE, R., KIM, M., KIENY, R.: Die chirurgische Behandlung der peripheren Durchblutungsstörungen. Helv. chir. Acta 21, 499—533 (1954).

GASK, G. E., ROSS, J. P.: Die Chirurgie des sympathischen Nervensystems. Leipzig: Johann Ambrosius Barth 1936.

GENSLER, W.: Diskussionsbemerkung zum Thema: Früh- und Spätresultate der chirurgischen Behandlung chronischer arterieller Verschlußerkrankungen, auf dem Nordwestdeutschen Chirurgenkongreß am 4. 12. 70 in Hamburg.

GESENIUS, H.: Oszillographie und Arteriographie. Dtsch. med. Wschr. 74, 1—4 (1949).

GIBBS, F. A.: A thermoelectric blood flow recorder in the form of a needle. Proc. Soc. exp. Biol. (N.Y.) 31, 141—146 (1933).

GOETZ, R. H.: The surgical physiology of the sympathetic nervous system with special reference to cardiovascular disorders. Int. Abstr. Surg. 78, 417—439 (1948).

Goetz, R. H.: The diagnosis and treatment of vascular diseases. With special consideration of clinical plethysmography and the surgical physiology of the autonomic nervous system. Part I and II. An Arris and Gale Lecture delivered before College of Surgeons of England and reprinted from the Brit. J. Surg. 1949.

Gottlob, R.: Über Reoperationen am lumbalen Grenzstrang. Chirurg **25**, 450 (1954).

Gottlob, R.: Sympathicusblockaden mit längerwirkenden Anästhesiemitteln. Acta neuroveg. (Wien) **13**, 267—280 (1956).

Hensel, H.: Ein Strömungscalorimeter für beliebige Körperstellen. Z. ges. exp. Med. **117**, 587—597 (1951).

Hensel, H.: Fortlaufende Bestimmung der Hautdurchblutung am Menschen mit einem neuen Wärmeleitmesser. Naturwiss. **43**, 477—478 (1956).

Hensel, H.: Die Messung der Muskeldurchblutung am Menschen. Klin. Wschr. **34**, 1223—1227 (1956).

Herget, R.: Grenzstrangresektion bei Endangiitis obliterans und Arteriosklerose mit Spätergebnissen. 63. Tagg d. Nordwestdeutschen Chirurgenvereinigung 29. u. 30. 4. 1949, Kiel. Zbl. Chir. **75**, 524—525 (1950).

Herget, R.: Früh- und Spätergebnisse nach Grenzstrangresektion bei Endangitis obliterans und Arteriosklerose. Langenbecks Arch. klin. Chir. **268**, 394—408 (1951a).

Herget, R.: Über den Einfluß der Resektion eines thrombosierten Arterienabschnittes auf periphere Durchblutungsstörungen. Langenbecks Arch. klin. Chir. **268**, 266—281 (1951b).

Herget, R., Alnor, P.: Experimentelle Untersuchungen über den Einfluß eines thrombosierten Arterienabschnittes auf den Kollateralkreislauf. Bruns' Beitr. klin. Chir. **187**, 212—218 (1953).

Holopainen, Y. O. O.: High lumbar sympathectomy in arterial obstructive diseases of the lower limbs. Late results of 503 operations. Acta chir. scand., Suppl. **311** (1963).

Hueber, E. F., Thaler, H., Wick, E.: Über periphere arterielle Durchblutungsstörungen und ihre therapeutische Beeinflussung. Z. Kreisl.-Forsch. **45**, 432—438 (1956).

Ipsen, J.: Hauttemperaturen. Leipzig: Georg Thieme 1936.

Jaboulay, M.: Le traitement de quelques troubles trophiques du pied et de la jambe par la denudation de l'artère fémorale et la distension des nerfs vasculaires. Lyon méd. **91**, 467—468 (1899).

Jaboulay, M.: Chirurgie du grand sympathique et du corps thyroide. Lyon 1900. Zitat: Kunlin, J. In: H. Hess, Die obliterierenden Gefäßerkrankungen. Berlin: Urban 1959.

Jonnesco, Th.: Resectia totala si bilaterala a simpaticulur cervicul in cazuri de epilepsie si gusa exoftalmica. Romania Med. 479—491 (1896). Zitat: White, J. C., R. H. Smithwick, F. A. Simeone.

Kappis, M.: Splanchnicusbetäubung auf dorsalem Wege. In: Kirschner, M.: Operationslehre, Bd. I, S. 136. Berlin: Springer 1927.

Kappis, M.: Ergebnisse der Chirurgie des vegetativen Nervensystems. Zbl. Chir. **56**, 1112 (1929).

Kety, S. S.: Measurement of regional circulation by the local clearance of radioactive sodium. Amer. Heart J. **38**, 321—328 (1949).

Koch, G., Kraft-Kinz, J.: Die chirurgische Therapie und ihre Ergebnisse bei obliterierenden Arterienerkrankungen. Acta chir. austriaca **3**, 106—108 (1971).

Kremer, K.: Die Entwicklung der Gefäßchirurgie. Dtsch. Ärztebl. **63**, 1346—1352 (1966).

Kremer, K., Berghaus, H.: Sympathektomie oder Gefäßrekonstruktion bei chronischen Arterienverschlüssen der unteren Extremität. Chirurg **37**, 496—502 (1966).

Kreuzer, W.: Sympathektomie bei experimentellem Verschluß der A. femoralis mit besonderer Berücksichtigung der Haemodynamik und O_2-Utilisation. 13. Tagg d. Österreich. Ges. für Chirurgie, Krems/Österreich, 24.—27. 5. 72. J. cardiovasc. Surg. (Torino) **13**, No. 4 (1972).

Kux, E.: Thorakoskopische Eingriffe am Nervensystem. Stuttgart: Georg Thieme 1954.

Lambret, O., Razemon, P., Decoulx, P.: Technique de la chirurgie du sympathique et de ses infiltrations. Paris: G. Doin 1939.

Learmonth, J.: The surgery of the sympathetic nervous system. Lancet **1950 II**, 505—508.

Leriche, R.: Considerations sur la chirurgie du sympathique lombaire. Kairo, Sitzg v. 31. XII. 1935—4. I. 1936. Verh. 10. Kongr. Internat. Ges. Chir. **2**, 613—619 (1936). Ref. Zentr.-Org. ges. Chir. **84**, 212—213 (1937).

Leriche, R.: Thromboses artérielles. Paris: Masson 1946.

Leriche, R.: Philosophie der Chirurgie. Zürich: Rascher 1954.

Leriche, R.: De la résection du carrefour aorticoiliaque avec double sympathectomie lombaire pour thrombose artéritique de l'aorte. Le syndrome de l'oblitération terminoaortique par artérite. Presse méd. **1940 II**, 601—604. Ref. Zentr.-Org. ges. Chir. **103**, 22 (1961).

Leriche, R., Fontaine, R.: Indications, technique et résultats des diverses sympathectomies lombaires. Bull. Soc. Chir. Paris **59**, 218—229 (1933). Ref. Zentr.-Org. ges. Chir. **62**, 663 (1933).

Leriche, R., Fontaine, R.: La chirurgie du sympathique lombaire. Kairo, Sitzg v. 31. XII. 1935—4. I. 1936. Verh. 10. Kongr. intern. Ges. Chir. **2**, 95—171 (1936a). Ref. Zentr.-Org. ges. Chir. **82**, 515—516 (1937).

Leriche, R., Fontaine, R.: Einige Bemerkungen über 1199 Operationen am Sympathicus. 60. Tagg Dtsch. Ges. Chir., Sitzg v. 15.—18. IV. 1936. Langenbecks Arch. klin. Chir. **186**, 55—56, 338—350 (1936b).

Leriche, R., Stricker, P.: L'artériectomie dans les artérites oblitérantes. Paris: Masson 1933.

Lewis, T., Grant, R. T.; Zit. nach Barcroft, H., Swan, H. J. C.: Heart **12**, 73 (1925/26).

Listerud, U. B., Harkins, H. N.: A clinical analysis of experiences with lumbar sympathectomy at the King County Hospital. West. J. Surg. **64**, 184 (1956).

Löhr, H. H.: Zit. aus: Heberer, G., Rau, G., Löhr, H. H.: Aorta und große Arterien. Berlin-Heidelberg-New York: Springer 1966.

Loose, K. E.: Die temporäre Stellatumblockade als poliklinische Behandlungsmethode. Dtsch. med. Wschr. **74**, 1115—1116 (1949).

Loose, K. E.: Technik und Ergebnisse gehäufter Stellatumblockaden. Neue med. Welt **48**, 1594—1596 (1950).

Loose, K. E.: Die Arterienresektion im Rahmen sympathicus-chirurgischer Therapie bei peripheren Durchblutungsstörungen. Chirurg **21**, 352—356 (1950).

Loose, K. E.: Serien-Arteriographische Verlaufsbeobachtungen bei obliterierender Arteriitis. Verh. dtsch. Ges. inn. Med., 60. Kongreß, 387—391 (1954).

Loose, K. E.: Beobachtungen über das Verhalten der Kollateralen bei Gefäßverschlüssen in diagnostischer und therapeutischer Hinsicht. Chirurg **26**, 152—157 (1955).

Loose, K. E.: Sympathicus-Chirurgie. Eigene operative Beobachtungen. Vortrag 20. Nordwestdtsch. Chirurgen-Kongr. Kiel, 81. Tagg., 18. u. 19. Juli 1958. (Vortrag nicht veröffentlicht).

Loose, K. E.: Fortschrittliche Diagnostik und Behandlung peripherer arterieller Zirkulationsstörungen. Med. Kosmetik **9**, 377—381 (1960).

Loose, K. E.: Grundlagen, Beobachtungen und Ergebnisse bei der Behandlung von 6000 Gefäßkranken. Dtsch. med. Wschr. **87**, 2117—2123 (1962).

Loose, K. E.: Venöse Begleiterkrankungen bei arteriellen Zirkulationsstörungen. Münch. med. Wschr. **105**, 1473—1475 (1963).

Loose, K. E.: Sympathikuschirurgie bei arteriellen Durchblutungsstörungen der Beine. Klin. Med. (Wien) **10**, 496—511 (1963).

Loose, K. E.: Alterschirurgische Probleme bei arteriellenVerschlußkrankheiten. Dtsch. med. Wschr. **91**, 846—849 (1966).

Loose, K. E.: Sympathektomie. Langenbecks Arch. klin. Chir. **316**, 178—187 (1966).

Loose, K. E.: Sympathektomie. Special Issue devoted to the XV International Congress of the European Society of Cardiovascular Surgery. J. cardiovasc. Surg. (Torino) pp. 73—79 (1966).

Loose, K. E.: Zur chirurgischen Behandlung peripherer arterieller Durchblutungsstörungen. „Die Kapsel" bei Scherer GmbH Eberbach/Baden, Heft **20**, 675—681 (1966).

Loose, K. E.: Indikation und Leistungsbreite der Sympathektomie bei chronischen Verschlußerkrankungen der unteren Gliedmaßen. Chirurg **38**, 494—498 (1967).

Loose, K. E.: Möglichkeiten und Ergebnisse der Diagnostik und Sympathikus-Therapie peripherer arterieller Verschlußerkrankungen. Herz Kreislauf **3**, 121—128 (1969).

Loose, K. E.: Zur Therapie arterieller Verschlußerkrankungen. Hippokrates (Stuttg.) **40**, 334—340 (1969).

Loose, K. E.: Zirkulationsbedingte männliche Potenzstörungen. Diagnostik und Therapie. Münch. med. Wschr. **112**, 405—412 (1970).

Loose, K. E., Harms, J.: Fortschrittliche Gefäßdiagnostik des Beckens und der Nieren. Chirurg **25**, 158—163 (1954).

Matthes, R.: Kreislaufuntersuchungen am Menschen. Stuttgart: Georg Thieme (1951).

Meyer-Burgdorff, G.: Experimentell-klinische Studie über arterielle Verschlußkrankheiten der Extremitäten und ihre Behandlung. Langenbecks Arch. klin. Chir. **294**, 1—74 (1960).

Meyer-Burgdorff, G.: Kritische Stellungnahme zur Indikation sympathikus-chirurgischer Eingriffe und zur Gefäßplastik. Zbl. Chir. **86**, 2141—2142 (1961).

Meyer-Burgdorff, G., Wanke, R.: Die Chirurgie der chronischen arteriellen Verschlußkrankheiten. 64. Heft. Stuttgart: Ferdinand Enke 1963.

Müller, O.: Zur Funktionsprüfung der Arterien. Dtsch. med. Wschr. **32**, 1531—1533, 1577—1580 (1906).

Müller, O.: Die Pathologie der menschlichen Kapillaren. Nova Acta Leopoldina **12**, 249—278 (1942).

Nyboer, J.: Zit. nach Hueber et al.

Nystroem, T. G.: Lumbar sympathectomy. Late results in chronic obliterative arterial disease of the legs. Acta chir. Scand. Suppl. **142** (1949).

Olovson, Th., Petrén, T.: Zur Frage der Kollateralkreisläufe beim Menschen. Eine anatomisch-röntgenologische Studie. Z. Anat. Entwickl.-Gesch. **109**, 653—664 (1939).

Pässler, H. W.: Technik und Ergebnisse chirurgischer Eingriffe am sympathischen Nervensystem. Langenbecks Arch. klin. Chir. **276**, 97—100 (1953).

Pässler, H. W.: Die Komplikationen der Chirurgie des Sympathicus bei peripheren Durchblutungsstörungen. Zbl. Chir. **80**, 1 (1955).

Pässler, H. W.: How can we reduce the number of amputations in patients with disturbances of the peripheral circulation. Angiology **7**, 528—531 (1956).

Pässler, H. W., Meyer, K. H.: Die Arteriektomie bei schweren arteriellen Verschlußerkrankungen der unteren Gliedmaßen. Langenbecks Arch. klin. Chir. **305**, 238—256 (1964).

Peet, M. M.: Der Hochdruck und seine chirurgische Behandlung durch die beidseitige subdiaphragmatische Splanchnicusresektion. Amer. J. Surg. **75**, 48 (1948).

Pende: Zit. nach White, Smithwick, Simeone.

Pfleiderer, H., Büttner, K.: Die physiologischen und physikalischen Grundlagen der Hautthermometrie. Leipzig: Johann Ambrosius Barth 1935.

Phillipides, D.: Das Wesen und die Behandlung der Kausalgie. Chirurg 14, 481 (1942).

Phillipides, D.: Der klinische Wert der temporären Ausschaltung des Ganglion stellatum. 64. Tagg Dtsch. Ges. Chir. Berlin 1940.

Polzer, K., Schuhfried, F.: Rheokardiographische Darstellung der Hämodynamik. Z. f. Kreisl.-Forsch. 49, 748—758 (1951).

Ratschow, M.: Die peripheren Durchblutungsstörungen. 4. Aufl. Med. Praxis, Bd. 27. Dresden u. Leipzig: Theodor Steinkopff 1949.

Ratschow, M.: Kritische Betrachtungen zu den konservativen und halbkonservativen Behandlungsmethoden bei Angiogranopathien. Medizinische 1957, 507—511.

Ratschow, M., Hasse, H. M.: Zur Indikation der Angiographie der Gliedmaßen. Münch. Med. Wschr. 97, 519—521 (1955).

Ray, B. S.: Die Sympathektomie der oberen Extremitäten. Eine Auswertung chirurgischer Maßnahmen. J. Neurosurg. 10, 624 (1953).

Rein, H.: Vasomotorische Regulationen. Ergebn. Physiol. 32, 28—72 (1931).

Rieder, W.: Heutiger Stand der Sympathicuschirurgie. Langenbecks Arch. klin. Chir. 186, 351—374 (1936).

Rieder, W.: Bei welchen Erkrankungen hat sich der operative Eingriff am sympathischen Nervensystem bewährt? 54. Kongr. Dtsch. Ges. Inn. Med., Karlsruhe 19.—21. V. 1948. Dtsch. Arch. klin. Med. 195, 95—116 (1949).

Rieder, W.: Bedrohliche Durchblutungsstörungen nach Unterbindung großer Gefäßstämme und ihre Behandlung durch Sympathektomie. 61. Tagg Nordwestdtsch. Chirurgenvereinig. Lübeck, 28.—29. V. 1948. Ref. Zentr.-Org. ges. Chir. 114, 52—53 (1950).

Rieder, W.: Sympathikus-Chirurgie. 59. Heft. Stuttgart: Ferdinand Enke 1961.

Rieder, W.: Heutiger Stand der Sympathikus-Chirurgie. Langenbecks Arch. klin. Chir. 186, 351 (1963).

Schliack, H., Schiffter, H. R.: Umschriebene Störungen der Schweißsekretion als diagnostisches Kriterium. Med. Welt 22, 1421—1425 (1971).

Schneider, D.: Durchblutung der Femoralis nach experimenteller Grenzstrangdurchschneidung. 26. Tagg d. Vereinig. Südostdtsch. Chir. Breslau, Sitzg v. 23. 6. 1934. Bruns' Beitr. klin. Chir. 160, 217—218 (1934).

Schneider, D.: Untersuchungen zur Physiologie der Sympathektomie mit Hilfe der Thermostromuhr. 60. Tagg Dtsch. Ges. Chir., Berlin, Sitzg v. 15.—18. 4. 1936. Ref. Zentr.-Org. ges. Chir. 77, 681 (1936).

Schneider, D.: Experimentelle und klinische Untersuchungen über die Sympathektomie. 30. Tagg. d. Südostdtsch. Chir.-Vereinigung Breslau, Sitzg v. 27. 2. 1937. Bruns' Beitr. klin. Chir. 166, 155—157 (1937).

Schneider, D.: Experimentelle Untersuchungen zur lumbalen Sympathektomie. Bruns' Beitr. klin. Chir. 167, 414—440 (1938).

Scholander, P. F.: Analyzer for accurate estimation of respiratory gases in one/half cubic centimeter sampels. J. biol. chem. 167, 235—250 (1947).

Selkowski, P. L.: Die chirurgische Behandlung der Hypertonie. Chirurgija 1, 10 (1950).

Smith, R. G., Gullichson, M., Campbell, D. A.: Some limitations of lumbar sympathectomy in arteriosclerosis obliterans. Early results in one hundred consecutive cases. Arch. Surg. 64, 103—107 (1952).

Sperling, M.: Tierexperimentelle Untersuchungen zur Sofortwirkung der lumbalen Sympathektomie auf den Kollateralkreislauf bei hohen Verschlüssen der Beinarterien. Habilitationsschrift Würzburg 1967.

Spiess, A.: Operationsindikationen und Ergebnisse der Sympathicuschirurgie. Med. Diss. Mainz 1966.

Sprung, H B.: Grundlagen der Sympathikus-Chirurgie. Dresden-Leipzig: Theodor Steinkopff 1951.

Stoppa, R., Duclaye, C., Pietri, J., Quintyn, M., Abourachid, H.: La résection élective du quatrième ganglion sympathique lombaire dans le traitement chirurgical des artériopathies des membres inférieures. Sem. Hòp. Paris 46, 2341—2347 (1970).

Stricht, J., van der Goldstein, M., Flamand, J. P., Belenger, J.: La sympathectomie lombaire doit — elle etre associée aux reconstructions arterielles? Acta chir. belg. 65, 797—799 (1966).

Sunder-Plassmann, P.: Sympathicus-Chirurgie. Stuttgart: Georg Thieme 1953.

Takats, G. de: Sympathectomy for peripheral vascular disease. Arch. intern. Med. 60, 990—1001 (1937a).

Takats, G. de: The effect of sympathectomy on peripheral vascular disease. Surgery 2, 46—60 (1937b).

Takats, G. de: Recent advances in the surgical treatment of peripheral vascular disease. Med. Ann. D.C. 20, 9—13, 58 (1951). Ref. Zentr.-Org. ges. Chir. 121, 80 (1951/52).

Takats, G. de: Sympathetic block in apoplexy. Surgery 38, 915—927 (1955).

Takats, G. de: Place of sympathectomy in the treatment of occlusive arterial disease. Arch. Surg. 77, 655—676 (1958). Ref. Zentr.-Org. ges. Chir. 154, 181 (1959).

Takats, G. de: Vascular surgery. Philadelphia-London: W. B. Saunders 1959.

Tönnis, W.: Diskussionsbemerkung. Zbl. Chir. 74, 887—889 (1949).

Tönnis, W.: Zur Behandlung der frischen, gedeckten, traumatischen Hirnschädigungen. Langenbecks Arch. klin. Chir. 270, 372—384 (1951).

Uhrenholdt, A., Lassen, N. A., Dam, W. H., Hansen, E. H.: Verminderte periphere Blutversorgung nach gefäßerweiternden Maßnahmen bei Patienten mit Zehengangrän durch Arteriosclerosis obliterans. Nord. Med. 85, 137—143 (1971).

Vogt, B.: Die rekonstruktive Gefäßchirurgie bei der Behandlung chronischer Arterienverschlüsse der unteren Extremität. Stuttgart: Georg Thieme 1965.

Volkmann, J.: Über Zwischenfälle bei fast 70000 Grenzstrangblockaden. Langenbecks Arch. klin. Chir. 273, 750—753 (1952/53).

Vollmar, J.: Rekonstruktive Chirurgie der Arterien. Stuttgart: Georg Thieme 1967.

Vossschulte, K.: Die Problematik der Grenzstrangregeneration nach Sympathikusresektionen. Zbl. Chir. 77, 2106 (1952).

Vossschulte, K.: Grundlagen der Schmerzbekämpfung durch Sympathikusausschaltung. Berlin: Urban & Schwarzenberg 1949.

White, J. C., Smithwick, R. H.: The autonomic nervous system. London: H. Kimpton 1944.

White, J. C., Smithwick, R. H., Simeone, F. A.: The autonomic nervous system: Anatomy, physiology and surgical application, 3rd ed. New York: Macmillan 1952.

Wittmoser, R.: Thorakoskopische Sympathektomie bei Durchblutungsstörungen des Armes. Langenbecks Arch. klin. Chir. 292, 318 (1959).

Wittmoser, R.: Thorakoskopische Denervation bei Durchblutungsstörungen der oberen Extremitäten. Bericht über die 67. Tagg Dtsch. Ges. Inn. Med. Wiesbaden. Med. Klin. 21, 918 (1961).

Wittmoser, R.: Thorakoskopische Denervation, Fehler und Gefahren. Chir. Praxis 79, 62 (1961).

Wylie, E. J.: Thrombo-endarterectomy. A clinical appraisal. 2. Congr. of the Int. Soc. of Angiology, Lissabon, 18.—20. Sept. 1953, p. 333.

Wylie, E. J.: Vascular replacement with arterial autograft. Surgery 57, 14—21 (1965).

Die spinalen Schmerzoperationen *

Von

Kurt Piscol

Mit 23 Abbildungen

Einleitung

Als spinale Schmerzoperationen werden Eingriffe bezeichnet, welche durch Unterbrechung oder Unterdrückung der Erregungsleitung in den afferenten Systemen der Nervenwurzeln und des Rückenmarks unerträgliche Schmerzen zu beseitigen suchen. Dieser Effekt kann durch Rhizotomien, Chordotomien und Myelotomien erreicht werden. Eine neue Methode stellt die artefizielle Inhibition der „Schmerzleitung" durch Elektrostimulation der Hinterstränge dar.

Diese Eingriffe werden diskutiert, wenn organisch begründete, auf die Extremitäten oder Teile des Rumpfes begrenzte Schmerzen ursächlich nicht zu beheben sind und sich medikamentös nicht mehr oder nicht befriedigend beherrschen lassen. Sie wenden sich also gegen den Schmerz — diese „Urbedingtheit des Lebens, ihm unausweichbar verbunden" (Schopenhauer) — in einer Situation, in der er seine biologische Bedeutung als „Hüter und Wächter von Gesundheit und Leben" (Foerster) bzw. als „sinnvoller, naturnotwendiger Warner" (Sauerbruch) verloren hat und zu einer „überflüssigen Plage der Menschheit" (Leriche) geworden ist.

Beschäftigt man sich eingehender mit Schmerzoperationen, so fällt auf, daß das Interesse an diesen Eingriffen zeitlich und örtlich recht unterschiedlich ausgeprägt ist. Hierfür gibt es sicher mehrere Gründe. Einmal ist es das Schicksal gerade problematischer Operationsmethoden und ihrer Modifikationen, daß Phasen allzu optimistischer Erprobung von Phasen kritischer Bewertung abgelöst werden. Zum anderen spielen aber auch lokale Faktoren in Form wissenschaftlicher Bestrebungen oder therapeutischer Orientierung und allgemeine Faktoren in Form unterschiedlicher Mentalität bzw. philosophisch-religiöser Ausrichtung, medizinischer Schulung etc. eine Rolle. Nur so läßt sich erklären, daß verschiedene Kliniken über große, andere nur über geringe eigene Erfahrung verfügen, daß in bestimmten Ländern die Auseinandersetzung mit diesen Maßnahmen und ihren Grundlagen anhaltend lebhaft und fruchtbar ist, während aus anderen zumindest keine entsprechenden Veröffentlichungen bekannt sind.

Es soll vorweggenommen werden, daß alle hier zu besprechenden Operationsmethoden einerseits in ihrer Wirksamkeit begrenzt sind, andererseits belastende Konsequenzen und Komplikationen beinhalten. Die Resultate werden unterschiedlich beurteilt. Neben Operateuren mit guten Erfahrungen, welche auf diese Methoden nicht verzichten möchten, und dankbaren Patienten, welche sie als segensreich bezeichnen, stehen enttäuschte Operateure, welche diese Eingriffe aufgegeben haben, und solche Patienten, welche mit unzureichenden oder vorübergehenden Ergebnissen unzufrieden sind oder gar nachträglich behaupten, unter dem postoperativen Zustand stärker zu leiden als unter dem präoperativen. Der Grund für so divergierende Einstellungen dürfte eher in der Auswahl der Patienten als in der Wahl der Methode und ihrer technischen Ausführung zu suchen sein. Eine sorgfältige Überprüfung der Indikationsstellung ist aber nicht nur wegen ihrer Bedeutung für den Erfolg oder Mißerfolg der operativen Maßnahmen zu fordern; die Ent-

---

* Meinen verehrten Lehrern Arist Stender und Helmut Penzholz — den Schülern von Otfried Foerster — dankbar gewidmet.

scheidung ist deshalb so schwerwiegend, weil der Patient in der Regel mit zusätzlichen neurologischen Ausfällen bzw. Störungen rechnen muß. Hierauf wird im klinischen Teil näher eingegangen.

Auf einen sehr wesentlichen Aspekt des Schmerzes, auf die psychische Komponente, kann dagegen nur im Rahmen dieser Einleitung hingewiesen werden. Gerade die Beschäftigung mit den spinalen Schmerzoperationen birgt die Gefahr in sich, über der vordergründigen anatomischen, physiologischen und technischen Problematik zu vergessen, daß auch der organisch begründete Schmerz ein Phänomen ist, welches nur „in Verbindung mit einem empfindsamen oder fühlenden Subjekt" (HASSLER) existiert. Die thematische Begrenzung erlaubt es nicht, das umfangreiche Schrifttum zu diskutieren, welches diesen Zusammenhängen gewidmet ist. (Als Fußnote ist entsprechende weiterführende Literatur angegeben*). Hier kann nur die dringende Empfehlung ausgesprochen werden, vor jedem Eingriff den Patienten psychiatrisch explorieren zu lassen, noch besser: die Indikation mit einem erfahrenen Psychiater gemeinsam zu stellen. Jeder Schmerzchirurg kann Patienten nennen, welche postoperativ weiterhin über quälende Schmerzen im nun komplett analgetischen Körperabschnitt klagen. Die Erklärungsversuche sind je nach Ausgangssituation und Beurteiler mehr neurophysiologisch oder mehr psychologisch ausgerichtet; Begriffe wie „Verrechnungsstörung peripherer Impulse", „Körperschemastörung", „Engrammbildung", „seelische Fehlhaltung", „Überbewertung" etc. sollen dies andeuten. Kein Zweifel kann aber daran bestehen, daß cerebral-funktionelle Vorgänge, die wir als „psychisch" zu bezeichnen gewohnt sind, entscheidenden Anteil haben. Auch in der postoperativen Situation können wir also auf psychiatrisches Mitwirken angewiesen sein. Andererseits darf nicht außer acht gelassen werden, daß schwere Schmerzen selbst bei vorher seelisch ausgeglichenen Menschen zu auffälligen psychischen Reaktionen führen können. In der Umgangssprache hat sich diese Erfahrung z.B. in der eindrucksvollen Formulierung niedergeschlagen, jemand sei „verrückt vor Schmerz". Kann man diesen Menschen von seinen Schmerzen befreien, so kehrt er ohne weitere Hilfe zu seinem psychischen Normalverhalten zurück (PENZHOLZ).

Eines weiteren Hinweises bedarf die Schwierigkeit, die Ergebnisse der Grundlagenforschung mit den klinischen Erfahrungen und Bedürfnissen zu verbinden, Arbeitshypothesen vom fundierten und verifizierten Wissensgut zu trennen und sich dabei in der Darstellung auf den Spinalbereich zu beschränken. Unsere modernen neurophysiologischen, biochemischen und elektronenmikroskopischen Kenntnisse basieren weitgehend auf der Untersuchung von Receptoren, Neuronen, Synapsen und ihrer Funktion unter experimentellen Stimulationsbedingungen. Sie erlauben uns tiefere Einblicke in die Mikroanatomie und Physiologie des nociceptorischen Systems bis hin zur Schmerzwahrnehmung und zur Reaktion auf schmerzhafte Umweltreize. Für das Verständnis des Schmerzleidens im eigentlichen Sinne, also für die Pathophysiologie organisch bedingter, quälender Dauerschmerzen ergeben sich dagegen auch aus diesen Untersuchungen bisher nur Ansätze einer Erklärung, und gerade diese haben oft noch hypothetischen Charakter. Deshalb besteht die Ermahnung KUHLENDAHLs noch immer zu Recht, den Unterschied zwischen der Schmerzempfindung als physiologischem Vorgang und der Schmerzkrankheit als pathologischem Zustand nicht zu verwischen. In der jüngst wieder belebten Diskussion tritt dieser Gedanke vielleicht etwas zu sehr in den Hintergrund. Andererseits muß jede Erweiterung unseres Basiswissens begrüßt werden als Voraussetzung sowohl für die Überprüfung der bekannten Methoden als auch für die Suche nach neuen Behandlungsmöglichkeiten und neuen Operationstechniken (s. z.B. Hinterstrangstimulation). Deshalb soll auf die theoretischen Grundlagen für die schmerzchirurgische Tätigkeit etwas breiter und auf die jüngeren Erkenntnisse bevorzugt eingegangen werden, wobei wegen des vorgeschriebenen Rahmens noch häufig genug auf Literaturhinweise ausgewichen werden muß.

---

* ALAJOUANINE, AUERSPERG, EBBECKE, FOERSTER, HOFF, LÜTHY, NOORDENBOS, SAUERBRUCH u. WANKE, WALTERS, WEBER.

Im Mittelpunkt der folgenden Ausführungen werden natürlich die operativen Möglichkeiten der Schmerzbekämpfung innerhalb des Spinalkanals stehen. Hierauf sind Form und Anspruch der Darstellung ausgerichtet. Bei der Fülle des Stoffes kann heute selbst im Rahmen eines Handbuchbeitrags der Notwendigkeit und Gefahr subjektiver Grenzziehung nicht mehr entgangen werden.

Geschichtliche Daten

Die spinalen Schmerzoperationen basieren auf bestimmten Voraussetzungen, welche sich — möglichst weit gefaßt — so formulieren lassen:

1. Die Orte der Reizeinwirkung bzw. Erregungsauslösung und der bewußten Erregungsverarbeitung bis hin zum „Schmerzgefühl" (FOERSTER) müssen einerseits räumlich voneinander getrennt sein, andererseits aber durch ein Erregungsleitungssystem miteinander in Verbindung stehen.

2. Bei dem Leitungssystem muß es sich um materielle Strukturen handeln, welche so angeordnet sind, daß sich die unerwünschten Übermittlungsvorgänge an einer erreichbaren Stelle unterbrechen lassen; es muß also ein umschriebenes Substrat für einen operativen Eingriff vorliegen.

3. Dieses Substrat muß so beschaffen sein, daß sich zwar der Schmerz durch den Eingriff ausschalten läßt, andere wichtige Funktionen aber erhalten bleiben.

Der Gedanke an derartige Operationen konnte also erst aufkommen, als entsprechende anatomische, physiologische und klinische Kenntnisse vorlagen.

Es ist selbstverständlich, daß die neuzeitliche medizinische Forschung und Klinik ohne entsprechende Vorleistungen in Antike und Mittelalter nicht denkbar sind. Manche muten wie die Vorwegnahme moderner Untersuchungsergebnisse an. So wenn ALKMÄON von Kroton bereits im 5. Jh. v.Chr. motorische von sensiblen Nerven unterscheidet, oder GALEN recht differenziert die verschiedenen Ausfälle nach Querschnittsverletzungen des Rückenmarks bei Gladiatoren beschreibt. Oder wenn PARÉ — offensichtlich auf dem Boden der Vesaliusschen Darstellung des Nervensystems — den Vorschlag macht, durch eine Nervendurchtrennung schwere Schmerzen in seinem Versorgungsgebiet auszuschalten.

Die für unser Thema relevante moderne Geschichte anatomischer, physiologischer und klinischer Forschung beginnt aber erst im 19. Jahrhundert.

1811 bzw. 1822 entwickeln BELL und MAGENDIE die Doktrin von der sensiblen Funktion der Hinterwurzeln des Rückenmarks und der motorischen Funktion der Vorderwurzeln, 1830 wird sie endgültig von JOHANNES MÜLLER belegt.

1851 erweist TÜRCK experimentell die Existenz einer zur Peripherie gekreuzt verlaufenden Schmerzbahn im Rückenmark. Bereits 5 Jahre später vermutet SCHIFF aufgrund gekreuzter Hemisektionen am tierischen Rückenmark, daß nicht nur lange, sondern auch kurze, die Seite wechselnde Leitstrukturen für die Übermittlung schmerzhafter Empfindungen in Frage kommen müssen.

1871 teilt MÜLLER, 1872 GOWERS Befunde nach Rückenmarksverletzungen mit, welche darauf hinweisen, daß die Schmerzleitung beim Menschen in den Vorderseitensträngen erfolgt.

1885 beschreibt LISSAUER die nach ihm benannten vertikalen Verzweigungen afferenter Fasern in der Eintrittszone des Hinterhorns.

1889 stellt EDINGER erstmals den „Tractus spinothalamicus" eindeutig als Schmerzbahn heraus. Im gleichen Jahre werden von BENNET in England und ABBE in den Vereinigten Staaten operativ Hinterwurzeln bei Patienten durchschnitten und die resultierenden Sensibilitätsstörungen festgehalten.

1894 veröffentlicht SHERRINGTON sein auf die Hinterwurzeln bezogenes sensibles Segmentschema des Affen, 1900 HEAD seine Schemata der viscerocutanen Reflexzonen und der sensiblen Segmente beim Menschen, 1901 DÉJÉRINE seine Untergliederung des Vorderseitenstranges und 1902 PETRÉN seine Befunde von 137 Fällen(!) mit Läsionen am Tractus spinothalamicus.

37*

1905 beschreibt Spiller den für die Entwicklung der Chordotomie so wichtigen Fall, bei dem eine komplette Analgesie im Bereiche der unteren Körperhälfte ohne Beeinträchtigung der Berührungsempfindung und ohne motorische Störungen auftrat; Ursache war eine doppelseitige Zerstörung des Tractus spinothalamicus durch kleine Tuberculome.

1908 gibt Foerster die posteriore Rhizotomie als therapeutisches Verfahren bei Spastik (Foerstersche Operation), 1909 zur Beseitigung der Schmerzen bei gastrischen Krisen an.

1910 publiziert Schüller die Ergebnisse experimenteller gezielter Vorderseitenstrangdurchtrennungen am Affen zum Zwecke der Ausschaltung schmerzhafter Empfindungen. Er empfiehlt diese Maßnahme — wie bereits 1906 von Rothmann diskutiert — zur Behandlung schwerer Schmerzzustände beim Menschen.

1911 und 1912 werden dann unabhängig voneinander die ersten thorakalen anterolateralen Chordotomien von Spiller und Martin in Chicago sowie von Foerster und Tietze in Breslau an Patienten mit inoperablem Spinaltumor bzw. mit tabischen Krisen durchgeführt. Spillers Publikation erfolgte erst 15 Monate nach der Operation, weil er anfangs fürchtete, diese Methode könnte in der Hand neurologisch Unerfahrener Schaden stiften (s. Diskussionsbeitrag, 1934). Foerster wagt zur Erzielung eines höheren Analgesieniveaus auch die erste cervicale Chordotomie, veröffentlicht die ersten Statistiken und differenzierten Auswertungen und befruchtet in den folgenden Jahren das Wissen um die Topik der Rückenmarksbahnen in maßgeblicher Weise (1927, 1933, 1936). Um die Perfektionierung und Verbreitung der Methode machen sich sehr früh auch Frazier in den USA und Beer in Großbritannien verdient.

1916 führen Ranson u. Mitarb. Durchschneidungsversuche am Lissauerschen Trakt durch. Ein Verfahren, welches 1942 von Hyndman als Lissauer-Traktomie und 1960 von Rand als bipolare Lissauer-Traktolyse für die Schmerztherapie bei Patienten aufgegriffen wird, aber bisher keine Verbreitung findet.

1927 inauguriert Greenfield die commissurale Myelotomie, welche im gleichen Jahr von Amour und 1928 von Leriche im thorakolumbalen Bereiche ausgeführt, von letzterem aber erst 8 Jahre später — 1936 — publiziert wird. 1934 veröffentlicht dann Putnam unabhängig diesen Eingriff in cervicaler Lokalisation als „neue Methode zur Behandlung von Schmerzen in den oberen Extremitäten".

1931 setzt sich Stookey für die doppelseitige cervicale Chordotomie ein. Sie wird später auch in einer von Schwartz angegebenen Technik interlaminär zwischen C 1 und C 2 ein- oder doppelseitig ausgeführt. Im gleichen Jahr teilt Dogliotti seine Methode der gelenkten Alkoholinstillation in den Subarachnoidalraum zur Schmerzausschaltung mit. Modifikationen bzw. andere „chemische" Instillationstechniken werden dann von White (1938), Shelden und Bors (1948), Aird und Seifert (1949) sowie von Maher (1955: Phenol) entwickelt.

1939 berichten Hyndman und van Epps über ihre Ergebnisse mit der differenzierten bzw. selektiven Chordotomie; sie wird 1961 von Jenkner gezielt zur umschriebenen einseitigen Ausschaltung von Schulter-Armschmerzen eingesetzt.

1946 unternehmen Browder und Gallagher sowie Pool gleichzeitig (anscheinend obsolete) Versuche, durch Hinterstrangdurchtrennungen Schmerzbefreiung beim Phantomschmerz zu erreichen.

1951 gibt Bischof die Methode der longitudinalen Myelotomie zur Beeinflussung schwerer spastischer Zustände an; in modifizierter Form wird sie 1970 von Laitinen auch zur Beeinflussung der Schmerzkomponente aufgegriffen.

1954 wird die Rhizotomia posterior von Scoville modifiziert; er durchtrennt die Hinterwurzel extradural im Bereiche des Foramens ohne größeren Knochendefekt.

1963 erhöht Cloward die Zahl der offenen Chordotomiemethoden durch die Empfehlung seines ventralen Zugangsweges. Der Eingriff am Halsmark entspricht sonst der klassischen anterolateralen Chordotomie.

Mullan beschreibt erstmals eine percutane Methode zur Unterbrechung des Tractus spinothalamicus. Durch eine transforaminal in Höhe C1/C2 eingeführte Kanüle implantiert er Radioisotopenseeds in den Vorderseitenstrang.

1965 wird diese Methode von ihm und dann von Rosomoff modifiziert; die Gewebsläsion wird nun durch Elektrokoagulation bewirkt (auf weitere Modifikationen wird im operationstechnischen Abschnitt eingegangen).

1967 wird von Shealy u. Mitarb. ein neuer Weg der Schmerzbeeinflussung experimentell erprobt und erstmals bei einem schmerzgequälten Krebskranken beschritten; es handelt sich um die Hinterstrangstimulation zur Inhibition der „Schmerzleitung". Die Methode basiert auf den neurophysiologischen Vorstellungen von der neuronalen Inhibition (s. Eccles u.a.), welche Wall und Sweet auch an peripheren Nerven zu nutzen suchen.

A. Anatomische und physiologische Grundlagen

Als klassische anatomische Substrate für spinale Schmerzoperationen gelten die Radices posteriores und der Tractus spinothalamicus. Mit ihnen ist die funktionelle Vorstellung einer mehr oder weniger direkten Leitung schmerzevocierender Impulse von der lädierten Peripherie zum Gehirn als Ort bewußten Schmerzerlebens verbunden. Die logische Konsequenz, quälende Schmerzen auszuschalten, mußte deshalb die Durchtrennung dieser Strukturen sein.

In den letzten Jahren haben nun eine Fülle von mikroanatomischen, biochemischen und neurophysiologischen Erkenntnissen unser Wissen einerseits enorm bereichert, andererseits unsere übersichtlichen Vorstellungen verwirrt. Eine Neuorientierung ist deshalb erforderlich; einmal, um auf der Basis neuer Befunde unser gewohntes chirurgisches Vorgehen zu überprüfen und zu vervollkommnen, zum anderen, um neue Möglichkeiten der operativen Schmerzbekämpfung entwickeln zu können.

Der Umgang mit neuen Begriffen und Vorstellungen sollte jedoch nicht den Blick trüben für die Bedeutung älterer, meist sorgfältiger Untersuchungen und oft genialer Entdeckungen. So erweist eine der ältesten spinalen Schmerzoperationen, die offene anterolaterale Chordotomie, noch immer ihre Wirksamkeit. Sicher läßt sich heute der Tractus spinothalamicus nicht mehr als geradlinige, scharf abgegrenzte, spezifische Schmerzbahn in des Begriffes alter Bedeutung verstehen. Ob man ihn nun aber als nur quantitative Anreicherung ansonsten ubiquitärer dünnkalibriger Fasern auffaßt (s. Noordenbos) oder als zwar qualitativ definierten, jedoch kompliziert „geregelten" Anteil eines Informationssystems moderner Prägung, der Effekt einer gezielten Durchschneidung wird hinsichtlich der Zuverlässigkeit und Dauer der Schmerzausschaltung bisher von keiner anderen Technik oder Methode übertroffen.

In den folgenden Abschnitten muß deshalb versucht werden, ein Konzentrat der für die heutige Situation der spinalen Schmerzchirurgie relevanten älteren und jüngeren Daten zu geben, wobei die zitierte Literatur weitergehende Studien leicht ermöglicht.

I. Anatomische Grundlagen

1. Die Hinterwurzeln

Erregungen, welche als schmerzhaft wahrgenommen werden, verlaufen nach heute allgemeingültiger Auffassung über die dünnkalibrigen Fasern der peripheren Nerven. Es handelt sich dabei vorwiegend um die Kategorien $A\delta$ und C (Zotterman). Einige Autoren (z.B. Shealy et al.) sprechen auch den $A\gamma$-Fasern diese Eigenschaft zu, andere (z.B. Hassler) führen aus der A-Kategorie nur Typ $\delta 2$ an. Eingeweideschmerzen werden auch mit dem Fasertyp B 1 in Zusammenhang gebracht (Gasser u. Erlanger). Während die jüngsten neurophysiologischen Untersuchungsergebnisse wieder mehr auf die Bedeutung spezifischer Receptoren und spezifischer Nervenfasern für die Empfindung verschiedener Sinnesmodalitäten hinweisen (Keidel), lassen sich morphologisch bisher keine differenzierenden Merkmale in diesem Sinne an den Nervenfasern finden (Fleischhauer). Andererseits fehlen für den differenzierten morphologischen Aufbau der Spinalganglien noch überzeugende funktionelle Deutungen (Clara).

Über die hier interessierenden Hinterwurzeln erreichen die I. afferenten Neurone dann den Spinalkanal und das Rückenmark. Der Nervenfasergehalt der einzelnen Hinterwurzeln schwankt erheblich. Ranson gibt folgende Beispiele als Ergebnis einer Faserauszählung an: für die Radix post. C8 = 15044 markhaltige Fasern, für die Radix post. D7 = 4171 Fasern und für die Radix post. L1 = 7477 Fasern. Die Zahl der sogenannten marklosen Nervenfasern in den Hinterwurzeln soll die der markhaltigen deutlich übertreffen. Für alle Hinterwurzelfasern zusammen wird von Clara eine Zahl von ca. 500000, von Arnell von ca. 1000000 genannt. Sie soll zur Gesamtzahl der Vorderwurzelfasern in einem Verhältnis von 5:1 stehen; ein Verhältnis, welches sich in der phylogenetischen Reihe zunehmend erhöht hat, und beim Menschen mit der genannten Relation den Spitzenwert erreicht.

Wie die peripheren Nerven setzen sich naturgemäß auch die Hinterwurzeln als retroganglionäre Anteile der I. afferenten Neurone aus Fasern verschiedenen Kalibers — bedingt durch unterschiedlichen Axondurchmesser und Myelingehalt —, also aus Fasern der verschiedenen Kategorien und Typen zusammen. Diese sollen zueinander in bestimmten Zahlenverhältnissen stehen, welche für die einzelnen Segmenthöhen charakteristische „Faserspektren" ergeben und sich so graphisch übersichtlich darstellen lassen (Arnell, Noordenbos, Ranson). Pathologische Prozesse, welche zu einem selektiven Untergang bestimmter Fasertypen führen, verändern das Faserspektrum; der Vergleich mit dem Normalspektrum veranschaulicht dann den Umfang des Schadens. Weddell hat z.B. durch feingewebliche Untersuchung resezierter Hinterwurzelabschnitte bei der Zosterneuralgie derartige Faserspektrumverschiebungen zugunsten der C-Fasern aufdecken können (s. Noordenbos) (Abb. 1).

Für den Neurochirurgen kann von Bedeutung sein, daß die Nervenfasern der verschiedenen Kategorien nach der Aufteilung der Wurzeln in die Fila radicularia und noch deutlicher vor ihrem Eintritt in den Sulcus dorsolateralis in einer charakteristischen Anordnung das Rückenmark erreichen: die markreichen Fasern sind hier medial — also hinterstrangnahe —, die markarmen bzw. marklosen lateral — also seitenstrangnahe — gelegen (Rand, Ranson, Kuhn). Aufgrund dieser Anordnung sind selektive Hinterwurzeldurchschneidungen versucht worden.

Operationstechnische Belange erfordern an dieser Stelle auch den Hinweis auf einige grobanatomische Fakten.

Als Ergebnis des ontogenetischen Ascensus medullae spinalis nehmen die Nervenwurzeln innerhalb des Spinalkanals einen in craniocaudaler Folge zunehmend schrägen Verlauf. Es ist wenig bekannt, daß dieser Ascensus individuell unterschiedlicher ausgeprägt ist, als es die bekannten neurologischen Schemata annehmen lassen. Die Distanz zwischen einem bestimmten Foramen intervertebrale und dem Eintrittspunkt der untersten Fila der zugehörigen Hinterwurzel in das Rückenmark variiert erheblich. Sie kann im Bereiche der 3. Thorakalwurzel zwischen 9 und 34 mm, im Bereiche der 1. Thorakalwurzel zwischen 6 und 27 mm und selbst im Bereiche der weitgehend horizontal verlaufenden Wurzel C2 noch zwischen 1 und 11 mm betragen (Perese u. Fracasso). Außerdem spielt die spinale Biomechanik eine Rolle, so daß sich bei starker Flexionshaltung während der Operation die Verhältnisse noch stärker ändern können (s. Breig). Diese Angaben, welche wir bei Nachuntersuchungen bestätigen konnten, machen verständlich, daß die Deklaration der Chordotomiehöhe nach der wirbelbezogenen Zugangshöhe erhebliche Fehlerquellen beinhaltet. Auch die metameriebedingte Auffächerung der Fila radicularia fällt aus diesen

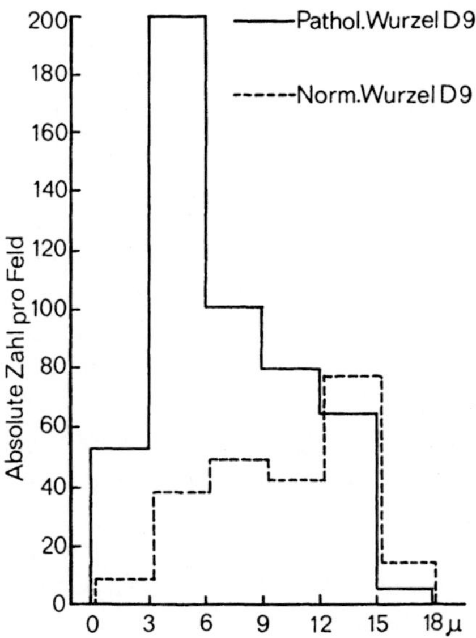

Abb. 1. Normales Faserspektrum ‑‑‑‑‑‑‑ im Vergleich mit einem pathologischen ———: Neuralgie nach Zoster! Die Abweichung in Richtung auf die dünnkalibrigen, langsam leitenden Fasern ist eindrucksvoll. Diese Verschiebung kommt hauptsächlich durch den Untergang von myelinreichen Fasern zustande. (Nach NOORDENBOS, 1959)

Gründen und wegen der individuell schwankenden Longitudinalmaße der Wirbelkörper und der sogenannten Rückenmarkssegmente unterschiedlich aus. Die Fila radicularia weisen ihrerseits differente Kaliber und Spannungszustände auf. Diese Verhältnisse können eine Chordotomie behindern, ja gelegentlich eine — zumindest partielle — Rhizotomie erforderlich machen. Bei Rhizotomien aber bedürfen grundsätzlich die Hinterwurzeln der Intumescenzen besonderer Berücksichtigung, weil ihr Verlust die Gebrauchsfähigkeit der Extremitäten erheblich mindert, ebenfalls die Hinterwurzeln S 2 und S 3, weil sie für die Miktion von wesentlicher Bedeutung sind.

2. Die Vorderwurzeln

In quantitativ nicht zu vergleichendem Umfange erreichen afferente Impulse auch über die Vorderwurzeln das Rückenmark. Es soll sich dabei jedoch fast ausschließlich um vegetative Fasern handeln (CLARA). Während in der Pionierzeit der Schmerzchirurgie Fehlschläge nach Hinterwurzeldurchschneidungen auf die Existenz derartiger Afferenzen bezogen wurden (s. z. B. FOERSTER), wird ihnen in jüngeren Arbeiten über die Rhizotomia posterior keine nennenswerte Bedeutung zugemessen (WHITE, ECHOLS).

3. Das Hinterhorn und seine Umgebung

Wir wissen heute, daß es keine monosynaptisch endenden Nervenfasern gibt, sondern daß sich alle Axone zumindest in ihren Endbereichen vielfach verzweigen und polysynaptische Kontakte mit vielen anderen Neuronen eingehen. Die Art der Aufzweigung scheint unterschiedlich, aber für die einzelnen Fasertypen (oder für bestimmte Funktionseinheiten?) charakteristisch zu sein. Von den lateral in der Wurzeleintrittszone angeordneten markarmen bzw. marklosen Fasern sollen sich die C-Fasern im Bereiche des Waldeyerschen Dreiecks in längere ascendierende und kürzere descendierende Schenkel aufteilen und in ihrer Gesamtheit in der Zona terminalis den Lissauer-Trakt bilden; die ascendierenden Schenkel erstrecken sich wohl über 2—3 Segmente, die descendierenden über 1—2 Segmente (LISSAUER, RAMON Y CAJAL, RANSON). Diese besondere anatomische Situation bildet die Grundlage für die schmerzchirurgischen Verfahren der Lissauer-Traktotomie bzw. Traktolyse, welche zwar keine Verbreitung gefunden haben, auf welche aber später noch eingegangen wird. Die anderen markarmen Fasertypen scheinen sich nach ihrem Eintritt in das Rückenmark stärker aufzuzweigen; aber auch sie besitzen die Segmentgrenzen überschreitende ascendierende und descendierende Äste, welche die sogenannten Hintersäulen-Längsbündel aufbauen.

Zunehmendes Interesse findet die Tatsache, daß die markreichen, ohne Umschaltung in den Hintersträngen verlaufenden Fasern ebenfalls zahlreiche Collaterale abgeben; und zwar nicht nur von dem dünneren descendierenden Nebenast, sondern auch von dem ascendierenden Neuriten. Diese Abzweigungen können mit Hinterhornzellen in den verschiedenen Segmenten synaptischen Kontakt herstellen, welcher inhibierend auf die Erregungstransmission der markarmen Fasersysteme wirkt. Auf diesen und auf weiter zentral gelegenen anatomischen Voraussetzungen für interneuronale und intermodale Interaktionen basieren die jüngsten Versuche, organisch begründete Schmerzen durch Hinterstrangstimulation zu beeinflussen.

Alle diese Hauptfasern, Nebenäste und Collateralen verzweigen sich ihrerseits weiter, so daß zuletzt ein dichtes neuronales Reticulum mit zahllosen synaptischen Verbindungen in den Columnae dorsales zustande kommt. Eine gewisse Vorstellung von der Größenordnung vermitteln elektronenmikroskopische Untersuchungsergebnisse, nach denen ein Neuron von ca. 10000 Endknöpfchen und Endösen anderer Neurone besetzt sein, d.h. gleichviele Synapsen besitzen kann.

Nach den Vorstellungen der klassischen Neurologie erfolgt für die phylogenetisch älteren Systeme der protopathischen Sensibilität an den Ganglienzellen des Hinterhorns die Umschaltung vom I. auf das II. afferente Neuron. Auf die nähere Beschreibung der verschiedenen Gruppen und Typen von Hinterhornzellen muß hier unter Hinweis auf CLARA und die spezielle anatomisch-histologische Literatur verzichtet werden. Wichtiger ist, daß die histologischen Befunde bei der antero- und retrograden Faser- und Zelldegeneration, in geringerem Umfange auch die Resultate direkter Faserverfolgung in speziell imprägnierten Präparaten zu ersten funktionellen Zuordnungen für bestimmte Zellen und Zellgruppen geführt haben (s. FOERSTER u. GAGEL, KOHNSTAMM, RAMON Y CAJAL). Den großen neurophysiologischen Erfolgen vergleichbare Fortschritte sind auf diesem Gebiete zwar noch nicht zu verzeichnen; sie können aber erwartet werden, wenn es gelingt, die angestrebte Kombination von mikropräparatorischen, reizphysiologischen und funktionell ausgerichteten elektronenmikroskopischen Techniken zu verwirklichen (KEIDEL).

Bisher werden bevorzugte Beziehungen zwischen den peripheren $A\delta$-Fasern und den großen Hinterhornzellen, im wesentlichen also den Strangzellen, sowie zwischen den C-Fasern und bestimmten Zellen der Substantia gelatinosa unterstellt, jetzt allerdings im Sinne polysynaptisch-polyneuronaler Verbindungen unter Einbeziehung verschiedener Typen von Interneuronen (s. SZENTAGOTHAI, HASSLER, PEARSON). Nach HASSLER treten die C-Fasern hauptsächlich mit dem am weitesten peripher gelegenen kleinen Zelltyp der Substantia gelatinosa in Kontakt. Die nach bogenförmigem Verlauf von lateral und ventral in das Hinterhorn eintretenden $A\delta 2$-Fasern sollen dagegen eine doppelte Endigung besitzen: einmal an den Strangzellen in der Umgebung der Substantia gelatinosa, zum anderen auch an Zellen der Substantia gelatinosa selbst. Diese zerfallen in einen etwas größeren, sternförmigen Zelltyp, welcher wahrscheinlich bahnende synaptische Kontakte mit den Dendriten von marginalen Strangzellen und solchen des Nucleus proprius besitzt, und den oben bereits erwähnten kleinen Nervenzelltyp mit Serotonin als Transmittersubstanz, welcher wahrscheinlich hemmend auf die Strangzellen, aber auch auf die Sternzellen einwirkt. Die axonalen Endstrecken beider Fasertypen, also $A\delta 2$ und C, sind präsynaptisch ihrerseits schon mit synaptischen Endigungen von $A\beta$-Collateralen besetzt, die anscheinend modulierenden Einfluß haben. Hinzu kommen die Endigungen der cerebrospinalen Systeme mit ihren bahnenden und hemmenden Einflüssen, wobei die reticulospinalen Neurone überwiegend mit den kleinen hemmenden Schaltneuronen, die cortico-

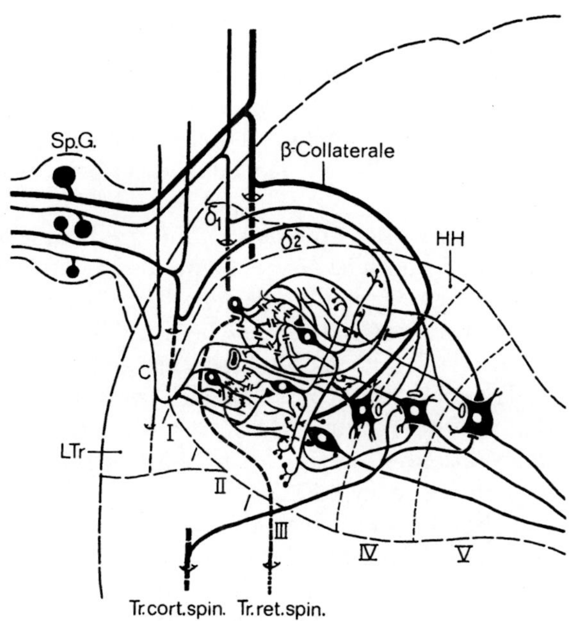

Abb. 2. Schematische Darstellung der Schaltstation „Substantia Gelatinosa" im Hinterhorn (HH) in bezug auf die Schmerzleitung. Die für die Schmerzleitung verantwortlichen δ2-Fasern („erster Schmerz"; stark rot gezeichnet) und C-Fasern („zweiter Schmerz"; dünn rot gezeichnet) geben im Lissauer-Trakt (LTr) aszendierende und deszendierende Kollateralen ab und treten an mit zahlreichen Verzweigungen in die Substantia gelatinosa ein. Durch Kollateralen von β-Fasern im Hinterstrang (β-Collaterale) können sie präsynaptisch gehemmt werden. In der Substantia gelatinosa haben die Schmerzfasern dann synaptischen Kontakt mit hemmenden (blau) und bahnenden (rot) Schaltzellen sowie — direkt oder indirekt — mit den Strangzellen (schwarz). Die große blaue Zelle entspricht dem von RÉTHELYI und SZENTÁGOTHAI beschriebenen Typ. Diese Schaltmechanismen stehen außerdem unter dem steuernden Einfluß des Tractus corticospinalis (Tr.cort.spin.) und des Tractus reticulospinalis (Tr.ret.spin.). Weiter s. Text. (Modifiziert nach HASSLER und BAK, 1970)

spinalen Neurone mehr mit den Strangzellen des Tractus spinothalamicus Kontakt haben sollen. Außerdem existieren Binnenneurone mit intracornualen, transcommissuralen oder intersegmentalen Verbindungen, deren Funktion erst noch der endgültigen Klärung bedarf (s. RÉTHELYI u. SZENTÁGOTHAI). Auch die sogenannten Kölliker-Anastomosen mit ihren weitläufigen reflektorischen Rückwirkungen können hier nur erwähnt werden.

Die Neuriten der genannten Hinterhornstrangzellen (Cellulae pericornuales, posteromarginales, nuclei proprii), aber auch von Strangzellen innerhalb der Substantia gelatinosa (HASSLER) bauen dann den Tractus spinothalamicus auf; der größte Teil dieser Neuriten zieht schräg ansteigend zum kontralateralen Vorderseitenstrang, ein kleinerer Teil tritt in den homolateralen ein.

Die hier nur thematisch begrenzt skizzierten Bestandteile des Hinterhorns, besonders der Substantia gelatinosa mit ihren so verwirrenden Verbindungen und Beziehungen erfüllen aber letztlich „die Bedingungen, die an eine neuronale Struktur zu stellen sind, welche ein Schmerzgefühl oder eine Schmerzempfindung hervorzurufen vermag" (HASSLER).

4. Der Tractus spinothalamicus

Aus älteren klinischen und pathologisch-anatomischen Beobachtungen ergab sich die einfache Feststellung, daß die „Schmerzbahn" innerhalb des Rückenmarks auf die zur Peripherie kontralaterale Seite wechselt (s. EDINGER). Nähere Aufschlüsse über Ort, Art und Ausmaß dieses Seitenwechsels erbrachten erst die histologische Untersuchung der Faser- und Zelldegeneration nach umschriebenen Läsionen, die direkte Verfolgung des

Faserverlaufs und die sorgfältige Auswertung der Chordotomieergebnisse mit ihren einmaligen klinisch-experimentellen Gegebenheiten. Während z.B. noch Ramon y Cajal, Foerster u. Gagel sowie Kuru annahmen, daß nur die Neuriten der sogenannten großen Strangzellen des Nucleus proprius und der cornualen Randbezirke zum kontralateralen Vorderseitenstrang hinüberwechseln und den Tractus spinothalamicus aufbauen, weist Hassler darauf hin, daß auch von Zellen der Substantia gelatinosa derartige Neuriten ausgehen.

Gerade im Zusammenhang mit der spinalen Schmerzchirurgie tauchte sehr früh die Frage auf, ob diese Fasern nur im gleichen Segment die andere Rückenmarkshälfte erreichen, oder ob sie mehr oder weniger steil ansteigend hierzu mehrere Segmente benötigen und gegebenenfalls wieviele. Foerster hat sich nach seinen Beobachtungen festgelegt, daß die Kreuzung am oberen Rande des nächsthöheren Segments abgeschlossen sei, also nur 2 Segmente beanspruche. Andere Autoren sprechen sich für 3, 4 und mehr (bis 8) Segmente aus (s. Banzet, Kahn, Sjöqvist, White u. Sweet). Sjöqvist überprüfte das Analgesieniveau von 54 Chordotomie-Patienten; es lag in 4 Fällen 1 Segment, in 25 Fällen 2—3 Segmente, in 19 Fällen 3 Segmente und in 6 Fällen 4 Segmente tiefer, als nach der Chordotomiehöhe zu erwarten war. Bei diesen klinischen Feststellungen bleiben jedoch die Fehlerquellen zu berücksichtigen, welche sich aus der unsicheren Bestimmung der tatsächlichen Incisionshöhe (s. Perese u. Fracasso) und aus einer inkompletten Traktotomie ergeben. Leider liegen zu dieser Frage nur wenige histologische Untersuchungsergebnisse vor Kuru); diese sprechen dafür — wie auch die Befunde nach commissuralen Myelotomien (—, daß die Angaben Foersters den tatsächlichen Gegebenheiten am nächsten kommen. Tiefere Analgesiegrenzen nach Chordotomien und die Absinktendenz des Niveaus haben in der Regel andere Ursachen (s. S. 591 u. 653). Dennoch wird allgemein akzeptiert, daß aus Sicherheitsgründen die Durchtrennung des Tractus spinothalamicus mindestens 4 Segmente oberhalb des erforderlichen Analgesieniveaus durchgeführt werden sollte.

Petrén (1902) nahm nach der Auswertung eines für damalige Verhältnisse großen Materials an, daß die schmerzleitenden Fasern nach ihrer Kreuzung für 4—5 Segmente vorderhornnahe verlaufen und sich dann lateralwärts an die Peripherie des Vorderseitenstranges begeben. Foerster (1927) erklärte dieses Verhalten mit dem apponierenden Zutrittsmodus der Fasern aus höheren Segmenten, welche die bereits aufsteigenden Fasern aus tieferen Segmenten vom Vorderhornrande wegdrängen. Hieraus ergab sich sein schalenförmiges Schema der segmentbezogenen Faserverteilung auf dem Querschnittsbild. Horrax (1929), Wilson und Fay (1929), Grant (1932) sowie Falconer u. Lindsay (1946) schlossen sich ihm weitgehend an. Diese Vorstellungen führten dazu, daß die meisten Neurochirurgen anfangs nur Schnitte von 2—3,5 mm Tiefe wählten, um Schmerzen in den unteren Körperpartien auszuschalten (Frazier, 1920; Peet, 1920; Stebbing, 1929; Beck, 1929; Babtschin, 1929; Grant, 1930; Oldberg, 1932). Später häuften sich die Mitteilungen, daß auch in höheren Rückenmarksabschnitten Schmerzfasern aus tiefen Körpersegmenten im Inneren des Vorderseitenstranges bzw. in anderer räumlicher Verteilung verlaufen können (Kahn, 1933; Hyndman u. van Epps, 1939; Kahn u. Peet, 1948; White et al., 1950; Taren, 1969). Andere Autoren — besonders Weaver u. Walker (1941), Stookey (1943) und Sweet et al. (1950) — fanden darüber hinaus eine erhebliche Überlappung der Segmentgrenzen bzw. eine weitgehende Vermischung der Fasern verschiedener Provenienz und Modalität auf dem Querschnitt des Vorderseitenstranges. Stookey konnte andererseits histologisch nachweisen, daß Neuriten aus cervicalen Segmenten, welche gerade die Seite gewechselt haben, etwas höher bereits an der Rückenmarksoberfläche verlaufen können.

In der Annahme, daß der Tractus spinothalamicus in den oberen Rückenmarksabschnitten zumindest eine stärkere Ballung und Abgrenzung erfahre, haben Stookey, Roulhac, Schwartz u.a. die cervicale Chordotomie auch bei caudal gelegenen Schmerzzuständen empfohlen. In der Literatur der letzten Jahre schlagen sich nun sehr divergierende Tendenzen nieder: teils werden — gerade für den cervicalen Bereich — sehr prä-

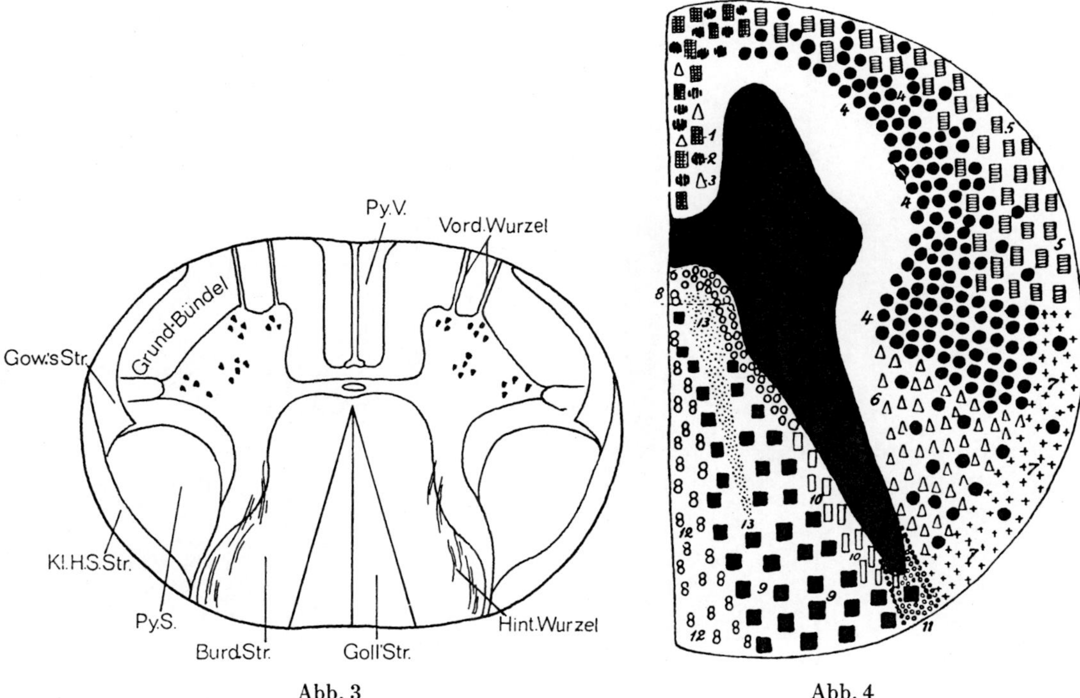

Abb. 3. Querschnittsschema des Rückenmarkes, bei dem im Vorderseitenstrang nur ein sogenanntes Grundbündel vermerkt ist. Dieses wird zum Teil mit der Schmerzleitung in Zusammenhang gebracht, aber noch ohne jede Gliederung. (Nach OPPENHEIM, 1905)

Abb. 4. Schema der Rückenmarksbahnen nach MARIE: *1* u. *2* Vordere Randbündel, *3* Pyramidenvorderstrang, *4* Fasciculus intermed., *5* Gowerssches Bündel, *6* Pyramidenseitenstrang, *7* Kleinhirnseitenstrang, *8* Ventrales Hinterstrangsfeld, *9* Burdachscher Strang, *10* Wurzeleintrittszone, *11* Lissauers Randzone, *12* Gollscher Strang, *13* Kommafeld. Besonders beachtenswert ist die Kennzeichnung einer Durchmischung von Fasern verschiedener Funktion! (Aus OPPENHEIM, 1905)

zise lokalisatorische Angaben gemacht (TAREN, 1969), teils wird die Bedeutung des Tractus spinothalamicus in seiner bisherigen Konzeption weitgehend in Frage gestellt (NOORDENBOS, 1959; SHEALY u. MORTIMER, 1969 u.a.; s. S. 592 u. 603).

Nicht nur der jeweilige Wissensstand, sondern auch die persönlichen klinischen Erfahrungen verschiedener Autoren lassen sich aus ihren querschnittstopographischen Untergliederungen des Vorderseitenstranges ablesen. Auf die entsprechenden Schemata soll wegen ihrer neurochirurgischen Bedeutung etwas näher eingegangen werden.

GRAY (1918) und RANSON (1920) zeichneten das Areal des Tractus spinothalamicus noch relativ klein bzw. eng umgrenzt in ihre Querschnittsskizzen des Rückenmarks ein; es ist recht weit dorsolateral innerhalb der vorderen Quadranten lokalisiert. Von TILNEY und RILEY (1923) wurde dagegen bereits ein Streifen markiert, welcher vom Ligamentum denticulatum bis zur Vorderwurzelaustrittszone reicht.

Weiteste internationale Verbreitung in der Neurochirurgie, Neurologie und den benachbarten Fächern fand dann das Querschnittsschema von FOERSTER (1927): Es stellt den Vorderseitenstrang nach Sinnesmodalitäten untergliedert dar, wobei den Körpersegmenten eine jahresringartige Repräsentanz mit von außen nach innen aufsteigender Segmenthöhe zukommt (s. Abb. 5). Trotz des erwiesenen diagnostischen Nutzens und der wissenschaftlichen Bedeutung dieses Schemas hat die zunehmende Erfahrung mit verschiedenen Chordotomietechniken gezeigt, daß es den natürlichen Verhältnissen nicht ganz gerecht wird. Klinisch-kritische Auswertungen von größeren Chordotomieserien (z.B. KAHN, WHITE u. SWEET, SCHWARTZ), von Sofortergebnissen nach kontrollierter und differen-

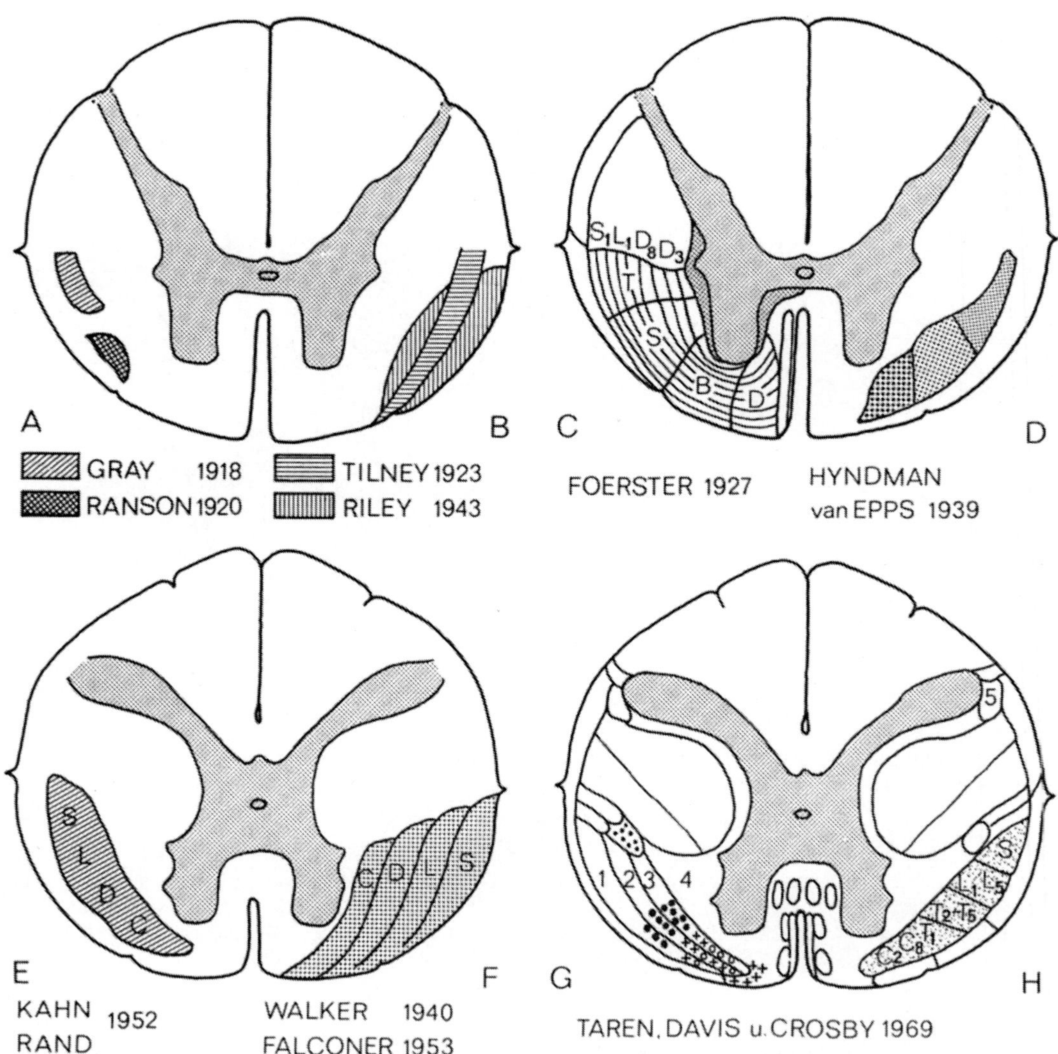

Abb. 5. Lokalisation und Gliederung des Tractus spinothalamicus bzw. des Vorderseitenstranges bei verschiedenen Autoren. *C*: S1, L1, D8, D3 = Segmentangaben von sacral über lumbal nach dorsal, T = Temperatur, S = Schmerz, B = Berührung, D = Druck. *D*: feine Punkte = sacral, mittlere Punkte = lumbal, fette Punkte = dorsal bzw. thorakal. *E* und *F*: S = sacral, L = lumbal, D = dorsal bzw. thorakal, C = cervical. *G*: 1 = Oberflächenschmerz, 2 = Temperatur, 3 = Tiefenschmerz, 4 = Visceraltrakt. ▓ = Tract.retic.spin. lat. ▓ = Tract. retic. spin. ventrolat. ▓ = Tract. retic. spin. ventr. ▓ = Tract. vestibulospin. bzw. spinovestibul. *H*: S = sacral, L = lumbal, T = thorakal, C = cervical; 5 = Lissauer-Trakt

zierter bzw. selektiver Vorderseitenstrangausschaltung (z.B. Hyndman u. van Epps, Cloward, Taren) und pathologisch-anatomische Kontrollen (z.B. Grant, Falconer u. Lindsay) zeigten, daß umschriebene Faserkonzentrationen nach funktionellen Gesichtspunkten und eine segmentbezogene Gliederung wohl zu existieren scheinen, daß sich ihre querschnittstopographische Anordnung jedoch noch nicht allgemeinverbindlich wiedergeben läßt.

Zur Demonstration ein eigenes Beispiel: Ein Mann mittleren Alters soll wegen unerträglicher Schmerzen im Schulter-Armbereich rechts bei Pancoasttumor chordotomiert werden. Nach der ersten Incision in Höhe C 1/C 2 links, welche kurz vor dem Ansatz des Ligamentum denticulatum beginnt und mit einer Tiefe von 5 mm bis knapp an die Vorderwurzelfasern geführt wird, liegen Analgesie und Thermanaesthesie nur unterhalb des

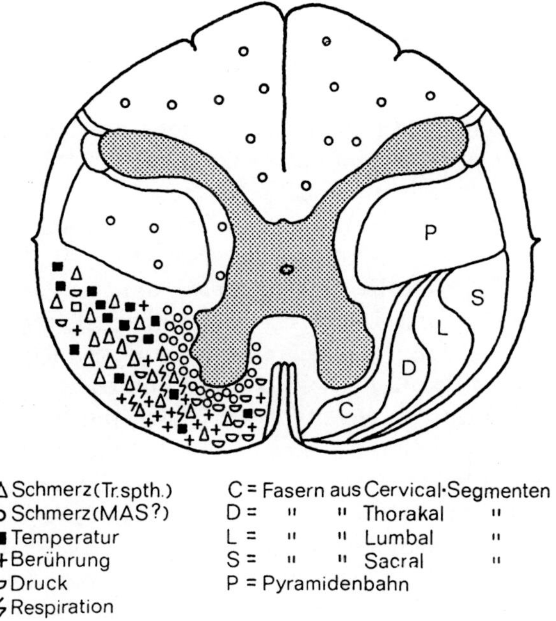

Abb. 6. Eigenes Arbeitsschema, welches sowohl Erfahrungen in der Schmerzchirurgie als auch in der allgemeinen Rückenmarkspathologie berücksichtigen soll. Siehe auch Text. (PISCOL, 1973)

Niveaus D 2 rechts vor, wobei die Reithosenregion ausgespart bleibt. Nach der folgenden Incision, welche nun gut 6 mm tief direkt vom Ligamentansatz bis zur Vorderwurzelaustrittszone verläuft, ist die Analgesie durchgehend und komplett bis zur Segmentgrenze C5/C6 hochgezogen. In der Schulter wird jedoch noch immer der alte Schmerz angegeben. Erst nach der dritten Incision, welche 1—2 mm weit die Vorderwurzelrinne — also den Sulcus ventrolateralis — nach ventromedial überschreitet, besteht Schmerzfreiheit bei einem Analgesieniveau in Höhe C3 rechts. In diesem Falle waren also schmerzleitende Fasern über den ganzen Vorderseitenstrang vom Ligamentansatz bis dicht an den Medianspalt verteilt; die sacralen Segmente müssen weit dorsal (s. Reithose!), die cervicalen weit ventromedial lokalisiert gewesen sein.

Vergleichbare Beispiele haben HYNDMAN und VAN EPPS publiziert. JENKNER berichtete über einen Fall mit Armplexusalteration, bei dem eine gezielte ventromediale Vorderseitenstrangdurchtrennung zu einer isolierten Analgesie im Arm-Thoraxbereich und damit zur Schmerzbefreiung führte.

Die neueren Schemata von KAHN, FALCONER, WHITE und SWEET, HYNDMAN, TAREN u. a. haben bei durchaus differenten Details eine Segmentlokalisation gemeinsam, welche — wie im geschilderten eigenen Falle — den sacralen Anteil lateral und ligamentnahe, den hochthorakalen bzw. cervicalen Anteil dagegen ventromedial, also fissurnahe sieht. Während HYNDMAN, JENKNER, TAREN eine bandförmige Anordnung mit nebeneinanderliegenden Segmenten abbilden, läßt die Skizze von FALCONER noch eine rudimentäre schalenförmige Gliederung erkennen.

Wir haben unsere eigenen neurologischen und neurochirurgischen Erfahrungen — und hier besonders unsere schmerzchirurgischen Resultate — kritisch ausgewertet und mit den Angaben in der einschlägigen Literatur konfrontiert. Das Ergebnis ist ein Schema der Vorderseitenstranggliederung (Abb. 6), welches uns als vorläufige Grundlage für unsere Eingriffe dient, jedoch laufend weiter überprüft wird. Alle Grenzen haben als unscharf, alle Qualitäts- und Segmentangaben als Quantitätsmaxima des speziellen (und spezifischen?) Faseranteils zu gelten. Die Begründung hierfür ergibt sich aus späteren Ausführungen.

Simplifizierung und Idealisierung individuell variabler Verhältnisse sind im Begriff der Schematisierung enthalten. Liegen jedoch Befunde vor, welche sich zu weit vom üblichen Schema entfernen oder ihm zu widersprechen scheinen, so bedürfen sie besonderer Berücksichtigung. Bei den Beobachtungen, welche nachstehend wiedergegeben werden, scheint es sich teils um sogenannte Ausbrecher aus der Regel, teils aber auch um markante Hinweise auf die Relativität der aufgeführten Schemata zu handeln.

Schwartz berichtet, daß er in einigen Fällen gerade die tiefsacralen Dermatome erst durch sehr weit nach ventromedial(!) reichende Incisionen analgetisch bekam.

French und Peyton (1948), Voris (1951) sowie French et al. (1953) beschrieben erstmals die inzwischen vielzitierten Fälle, bei denen nach unilateraler Chordotomie ausschließlich homolaterale Analgesie auftrat, der Tractus spinothalamicus also ungekreuzt verlaufen sein muß. Eine Herabsetzung des Schmerzempfindens auch auf der Seite der Chordotomie haben dagegen bereits Kroll sowie Foerster und Gagel (1933) registriert. Hierher gehört auch die Beobachtung von Sweet et al. (1950), daß die intramedulläre Elektrostimulation des Tractus spinothalamicus bei 17% der Probanden zur doppelseitigen, teils sogar nur zur gleichseitigen Schmerzprovokation führte. Die Bemerkung von White und Sweet, daß nach unzureichendem Erfolg mit einer contralateralen Chordotomie der homolaterale Eingriff den Schmerz endgültig ausschalten kann, weist darüber hinaus auf eine weitere Problematik hin. Bereits Foerster wußte, daß gerade bei Eingeweideschmerzen häufig nur durch eine doppelseitige Chordotomie befriedigende Resultate zu erzielen sind. Hiermit deckt sich die Feststellung Amassians, daß die C-Fasern aus den Abdominalorganen und andere Schmerzfasern des Nervus splanchnicus zwar auch über die Substantia gelatinosa und den Tractus spinothalamicus ihren Weg nehmen, häufiger aber den homolateralen Vorderseitenstrang benutzen als von der Oberfläche kommende Fasern.

Osácar et al. teilten 1961 aus der Züricher Klinik mit, daß bei einem Patienten mit autoptisch verifizierter Zerstörung beider Vorderseitenstränge bis zu seinem Tod keine Störungen der Schmerz- und Temperaturempfindung zu eruieren waren; in ihrer Diskussion weisen sie auf die Möglichkeit hin, daß die entsprechende Erregungsleitung über die Hinterstränge gelaufen sein kann.

Dieser Fall dürfte — wie die Fälle mit ausschließlich homolateraler Schmerzleitung — zu den anatomischen Normvarianten zu rechnen sein. Prinzipiell wird die Frage nach einer vikariierenden Schmerzleitung über die Hinterstränge jedoch immer wieder aufgeworfen, wenn nach kompletter doppelseitiger Chordotomie entweder die alten Schmerzen noch empfunden oder zumindest starke artefizielle Schmerzreize im analgetischen Gebiet noch als solche registriert werden.

In diesem Zusammenhang interessiert die Frage, ob eine direkte mechanische oder elektrische Irritation der Hinterstränge schmerzhafte Sensationen hervorrufe. Einige Autoren, unter ihnen Foerster, glauben diese Frage im wesentlichen bejahen zu müssen; White und Sweet führen sogar Beispiele an, bei denen die einseitige Reizung des Hinterstranges von schmerzhaften Mißempfindungen in der kontralateralen (!) Körperhälfte begleitet war. Andere (z.B. Kuhlendahl) haben diese Erfahrung nur an pathologisch veränderten Hintersträngen — und Hinterwurzeln — gemacht und für diesen Zustand besonderer Reizbarkeit den physiologischen Begriff „Parabiose" übernommen. Hassler (1972) betont dagegen, daß nach doppelseitiger Chordotomie nur eine Empfindung für „spitz", die zwar als Schmerzempfindung, aber nicht als Schmerzgefühl zu erleben ist, über die Hinterstränge vermittelt werden kann.

Schlüssige anatomische Belege sind für diese Probleme z.Z. schwer zu gewinnen. Sie sind offensichtlich engstens verbunden mit den Fragen, ob für die Schmerzleitung überhaupt ein Trakt in der klassischen Definition verantwortlich ist und welche Bedeutung den Ketten kurzer Neurone zukommt, die Noordenbos (1959) als multisynaptisches afferentes System in den Mittelpunkt seiner Schmerztheorie stellt.

Einmal sind in diesem Zusammenhang tierexperimentelle Untersuchungen mit Strangdurchtrennungen verschiedener Form und Höhe zu nennen (Schiff, 1856; Rothmann,

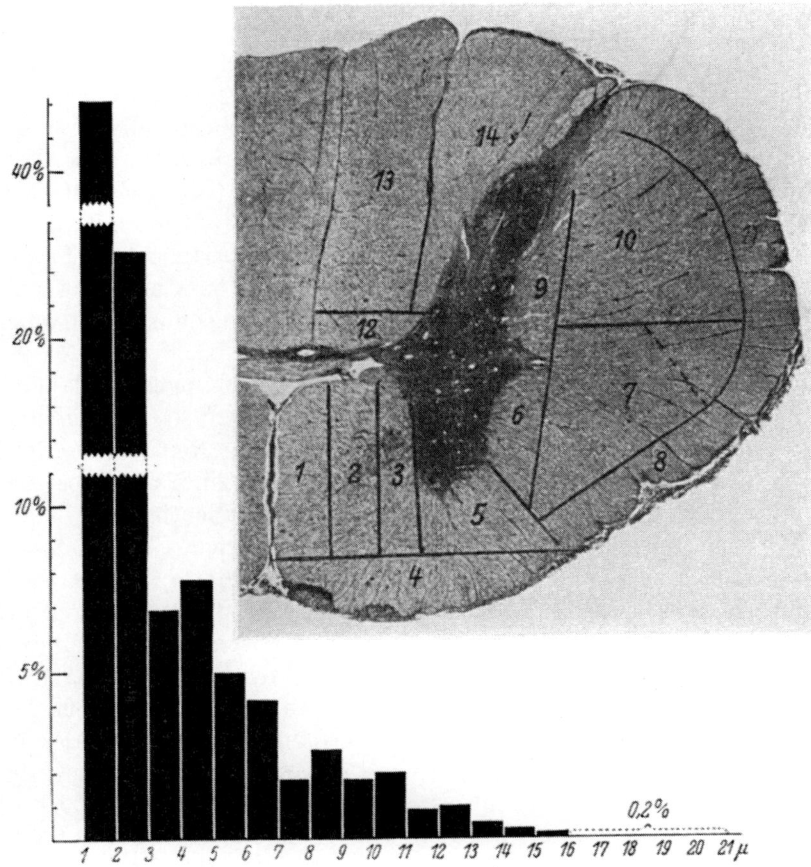

Abb. 7. Rückenmarksquerschnitt in Höhe D3. Die 14 Zonen der weißen Substanz einer Rückenmarkshälfte nach HÄGGQVIST, welche sich durch die Konstellation der Faserarten unterscheiden. Die beigefügte Graphik gibt den Prozentsatz von Fasern eines bestimmten Durchmessers auf dem gesamten Halbquerschnitt des Rückenmarks an. (Aus HÄGGQVIST, 1936)

1906; CADWALADER u. SWEET, 1912; KARPLUS u. KREIDL, 1914; DAVIS, 1922, 1929; KLETZKIN u. SPIEGEL, 1952; KENNARD, 1954). Die Resultate dieser Arbeiten sprechen dafür, daß zumindest bei den benutzten Versuchstieren bis hin zum Affen eine Schmerzleitung über Ketten kurzer Neurone, welche wiederholt die Seite wechseln können, möglich ist. TOWER et al. (1941) untersuchten die Querschnittsverteilung derartiger Kurzstreckenneurone an isolierten Rückenmarkssegmenten des Affen nach Degeneration der langen Fasersysteme; sie konnten zeigen, daß die dünnen „intrinsic fibres" kaum in den Randpartien, im Areal der Pyramidenbahn oder in den dorsalen Anteilen der Hinterstränge zu finden sind; dagegen liegen sie dicht untermischt mit anderen Fasern im Innern der Vorderseitenstränge und besonders dicht am Rande der grauen Substanz. Beim Menschen kommen als Substrat Anteile des propriospinalen Systems (Fasciculi proprii), also die spinospinalen Fasern (bzw. intrinsic spinal fibres des angloamerikanischen Schrifttums) in Frage. WINKLER hat bereits 1917 auf kurze Neuriten von Hinterhornzellen (Gierke-Zellen?) hingewiesen, welche gekreuzt und ungekreuzt ihren Weg im Innern des Vorderseitenstranges nehmen. Weitere Angaben hierzu finden sich bei GOLDSCHEIDER, ZIEHEN, WINKLER, WALKER, RASMUSSEN, NATHAN, NOORDENBOS, SHEALY, besonders aber bei SIE PEK GIOK.

Zum anderen sind faseranalytische Studien von HÄGGQVIST (1936), VERHAART (1954) und VAN BEUSEKOM (1955) von größtem Interesse. HÄGGQVIST teilt die weiße Substanz jeder Rückenmarkshälfte in 14 Zonen ein; jede Zone hat ihr spezielles Faserspektrum.

Bemerkenswert ist, daß einerseits in allen(!) Zonen die Zahl der markarmen bzw. marklosen Fasern größer ist als diejenige der markreichen Fasern, daß andererseits aber doch erhebliche Unterschiede im prozentualen Anteil der verschiedenen Fasertypen zu registrieren sind. Für die hier besonders relevanten 1—2 μ starken Fasern lassen sich beispielsweise folgende Prozentzahlen angeben: Zone 8 (Tractus spinocerebellaris anterior) = 35%, Zone 13 (Tractus Goll) = 36%, Zone 14 (Tractus Burdach) = 28%; aber: Zone 7 (Hauptanteil des Tractus spinothalamicus) = 61,7% (!) und Zone 6 (juxtagriseales Areal) = 55%! Auch nach Verhaart und van Beusekom liegt das Faserkaliber im Tractus spinothalamicus zu 55—60% unterhalb von 2 μ, also im Bereiche der peripheren C-Fasern. Aufgrund dieser Feststellungen definiert van Beusekom einen Trakt bzw. eine Bahn als „ein Areal der weißen Substanz mit einem spezifischen Faserverteilungsmuster, in welchem Fasern eines bestimmten Typs dominieren".

Die Aussagemöglichkeiten rein histologischer Untersuchungen sind per se begrenzt. Dennoch scheinen uns diese quantitativen Kriterien bisher zu sehr vernachlässigt worden zu sein. Sie bieten sich als morphologische Grundlage für eine Reihe neuerer elektrophysiologischer Untersuchungsergebnisse an (z.B. Shealy) und sind sicher bei der kritischen Beurteilung unbefriedigender Operationsresultate zu berücksichtigen.

Die mit neuroanatomischen Methoden verfolgbaren Fasern des Tractus spinothalamicus enden hauptsächlich an den verschiedenen Kernen der Formatio reticularis, am zentralen Höhlengrau und im Thalamus. Von einigen Autoren wird die Bedeutung dieses Traktes oder zumindest der direkt zum Thalamus verlaufenden Fasern für das Schmerzproblem in Frage gestellt (z.B. Noordenbos oder Shealy et al.). Nach Glees und nach Nauta sollen beim Menschen nämlich höchstens 2000 Fasern, nach Verhaart bei einigen Tieren, welche durchaus Schmerzreaktionen erkennen lassen, überhaupt keine Fasern des Vorderseitenstranges den Thalamus erreichen. Hassler dagegen teilt nach jüngsten Untersuchungen mit, daß der Hauptteil der schmerzübermittelnden spinothalamischen Fasern in den caudalen Thalamus eintritt, schon beim Affen seien es weit über 10000 Fasern (s. auch Bowsher, Mehler). Demnach behält dieser aus der Geschichte der Chordotomie kaum wegzudenkende Begriff — zumindest von dieser Seite — seine Berechtigung.

5. Weitere Bahnen des Vorderseitenstranges

Die Problematik, welche sich bereits bei der Abgrenzung des Tractus spinothalamicus als umschriebener Schmerzbahn ergeben hat, nimmt noch zu, wenn „Bahnen" für andere Sinnesqualitäten oder vegetative Steuerungen innerhalb des Vorderseitenstranges diskutiert werden. Hier muß von der Vorstellung in sich abgeschlossener Trakte noch weiter abgerückt werden. Eindrucksvolle Störungen der Temperaturwahrnehmung oder Ausfälle von vegetativen Funktionen nach kleinen umschriebenen Läsionen scheinen in Einzelfällen dem zu widersprechen. Faßt man jedoch alle erreichbaren Untersuchungsbefunde und die Ergebnisse von Langzeitstudien zusammen, so spricht alles dafür, daß höchstens spezielle Faserkonzentrationen mit Vorzugslokalisationen auf dem Vorderseitenstrangquerschnitt existieren können. In diesem Sinne werden auch die folgenden lokalisatorischen Angaben verstanden.

Da die Übermittlung von Druck- und Berührungsempfindungen zum wesentlichen Teil über den gleichseitigen Hinterstrang erfolgt und durch Chordotomien kaum oder nur leicht gestört wird, sollen die im Vorderseitenstrang gekreuzt verlaufenden Faseranteile dieser Modalitäten hier unberücksichtigt bleiben.

a) Thermaesthesie

Spiller lokalisierte anfangs die Schmerzleitung in eine oberflächliche, die Fasern für Temperaturempfindungen dagegen in eine tiefere Schicht des Vorderseitenstranges. Foerster schrieb letzteren ein Areal zu, welches auf dem Querschnitt dorsal von der Schmerzbahn im Bereiche der Verbindungslinie der Ligamenta denticulata liegt (s. auch Hassler).

STOOKEY wiederum bezeichnete hierfür ein Areal, welches ventral von der Schmerzbahn liegt. Sie alle berichten — wie auch WILSON und FAY oder GRANT — von Patienten, bei denen durch begrenzte Chordotomien die Schmerzen ohne Verlust der Temperaturempfindung ausgeschaltet werden konnten. Als Ergänzung hierzu und als Bestätigung für das Lokalisationsprinzip haben FRAZIER und SPILLER darauf hingewiesen, daß extramedulläre komprimierende Prozesse auch die Temperaturwahrnehmung ohne Beeinträchtigung der Schmerzleitung stören können. Etwas differierende Schemata mit dem Hinweis auf stärkere individuelle Schwankungen im Überlappungs- bzw. Durchmischungsgrad gaben KURU und später TAREN an. Aus allen Mitteilungen geht jedoch hervor, daß eine zur Schmerzausschaltung ausreichende Analgesie in der Regel von einer Thermanaesthesie begleitet wird. Das trifft auch für die gezielt selektiven bzw. differenzierten Chordotomien zu. Meist ist das thermanaesthetische Niveau sogar schärfer ausgeprägt und höher gelegen als das analgetische. Insgesamt ergibt sich also auch hier, daß eine — individuell schwankende — Durchmischung von Fasern für verschiedene Sinnesmodalitäten wahrscheinlicher ist als eine operativ nutzbare Abgrenzung.

b) Respiration

Die für die Atmung relevanten efferenten, also absteigenden Fasern sind sicher weit über den Rückenmarksquerschnitt verteilt (s. CLARA). Impulse für willkürliche Atemzüge verlaufen über die Pyramidenbahn und — cerebral koordiniert — auch über subcorticospinale Bahnen, besonders den Tractus reticulospinalis. Für die unwillkürliche Steuerung der Atmung, also den Respirationsautomatismus, werden ohne scharfe Trennung Faseranteile aus dem Tractus reticulospinalis und den absteigenden vegetativen Bahnen angeführt. Eingehende Untersuchungen zur Lokalisation gerade dieser Faseranteile stammen von BELMUSTO et al., NATHAN sowie von HITCHCOCK und LEECE. Danach sollen sie in einem bandförmigen Bezirk zwischen der ventrolateralen Vorderhornkante und der Vorderwurzelaustrittszone konzentriert sein (s. Abb. 8). Nach caudal reichen sie bis zum Segment C4/C5 hinab, wo die Efferenzen zum N. phrenicus das Halsmark verlassen.

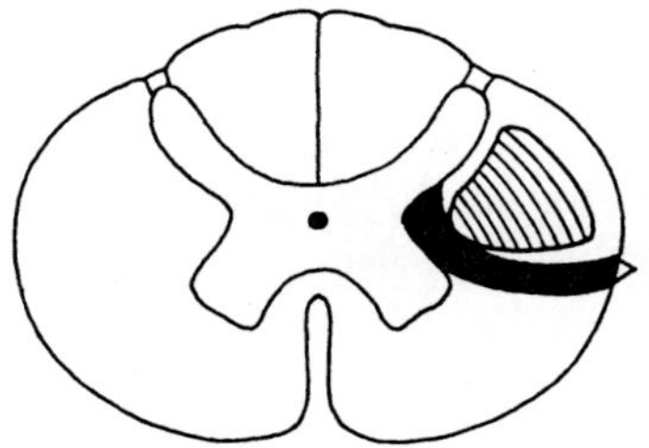
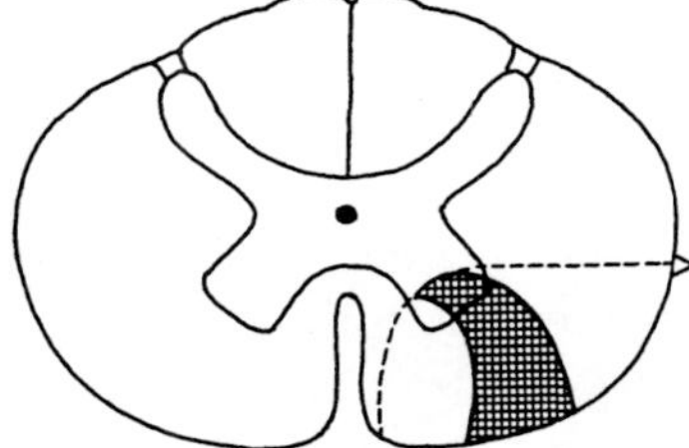
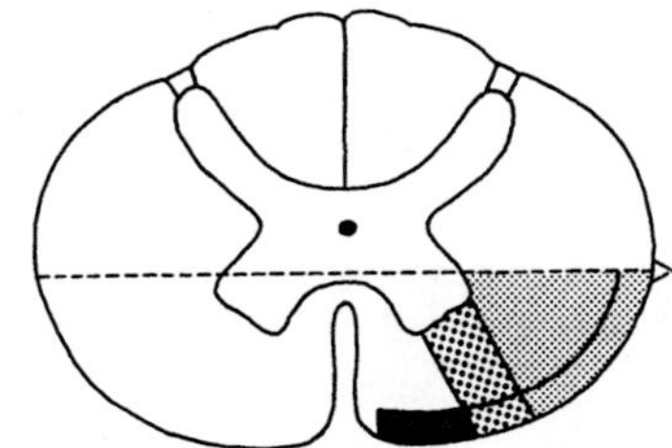

Vasomotoren „Vegetativum" (nach FOERSTER)

Hauptareal der respiratorischen Fasern (nach NATHAN)

Verteilg. von Fasern f. unwillkürl. Respiration (modif. n. HITCHCOCK u. LEECE)

Abb. 8. Die Lokalisation der Leitungsbahnen für vegetative Funktionen nach klinischen Beobachtungen. Siehe Text

c) Vegetative Funktionen

FOERSTER und andere haben angegeben, daß der Hauptanteil der Fasern, welche für die Steuerung vegetativer Funktionen relevant sind, zwischen der Pyramidenbahn und den Arealen für die Schmerz- bzw. Temperaturleitung verläuft. Nach neueren Untersuchungen weisen jedoch auch die Faserverläufe für die Vasomotorik, die Miktion, die Schweißsekretion und die genitalen Funktionen eine größere Streuung über den Querschnitt des Vorderseitenstranges auf (BELMUSTO et al., JOHNSON et al., TAREN). Die efferenten Fasern können anscheinend auch in den ventralen Abschnitten und in Vorder-

bzw. Seitenhornnähe angereichert sein. Über funktionell zugehörige Afferenzen sind noch sehr wenige zuverlässige Daten bekannt.

Es ist festzuhalten, daß es keine Schnittführung bei der Chordotomie gibt, bei welcher eine Mitschädigung der genannten Funktionen sicher vermieden werden könnte. Bei einseitigen Läsionen wird diese allerdings meist schnell und voll kompensiert, bei doppelseitigen ist das Resultat unsicherer. Zur Blasenfunktion soll erwähnt sein, daß nach Bischof und Schütte bzw. Bischof und Nittner der parasympathischen Innervation des Detrusors über die Segmente S1—S4 größere Bedeutung zukomme als der sympathischen Sphincterinnervation (dort auch weitere Literaturangaben).

d) Pyramidenbahn

Es sei hier nur vermerkt, daß der Prozentsatz der im Tractus corticospinalis bzw. pyramidalis lateralis bereits gekreuzt verlaufenden Fasern zwischen 100 und 0 % und der im Tractus pyramidalis ventralis noch ungekreuzt verlaufenden Fasern ebenfalls erheblich variieren kann; hierauf und auf weitere individuelle Besonderheiten machen z.B. Baroné sowie Nyberg-Hansen und Rinvik und Häggqvist aufmerksam. Die Kreuzung der Fasern im Rahmen der Decussatio pyramidum braucht erst am unteren Rande von C2 abgeschlossen zu sein, wodurch sich Verletzungsmöglichkeiten bei hochcervicalen Chordotomien trotz korrekter Technik (sowohl bei offener als auch bei stereotaktischer Methode) ergeben (Taren). Einseitige können überraschend gut kompensiert werden, doppelseitige sind dagegen in dieser Höhe äußerst folgenschwer.

6. Gefäßversorgung des Rückenmarks

Bei allen spinalen Schmerzoperationsmethoden sind Komplikationsmöglichkeiten durch Gefäßverletzungen oder Durchblutungsbehinderungen gegeben. Nur unter dem Gesichtspunkt operationstechnischer Konsequenzen soll kurz auf die Vascularisation des Rückenmarks eingegangen werden. Zur weiteren Information kann auf die zitierte Literatur verwiesen werden.

Diejenigen Wurzelarterien, welche für die Blutversorgung des Organs von entscheidender Bedeutung sind, treten in den Bereichen C5 bis C8 und D9 bis L2 an das Rückenmark heran (Corbin, Jellinger, Lazorthes, Piscol). Aber auch im mittleren Thorakalabschnitt können noch nennenswerte Zuflüsse vorliegen. Sehr variabel ist die Vascularisation am craniocervicalen Übergang: der Ursprung der sogenannten A. spinalis anterior aus den Vertebralarterien ist äußerst unterschiedlich ausgebildet; dagegen können die Hinterwurzelarterien C2 von größerer Bedeutung sein. Faßt man die vorliegenden Daten zur Vascularisation und Zirkulation zusammen, so lassen sich am Rückenmark zwei obligate Vasoafferenzbereiche (C5 bis C8 und D9 bis L2), zwei fakultative Vasoafferenzbereiche (C3 bis C4 und D4 bis D8), zwei Vasodefizienzbereiche (D1 bis D3 und L3 bis C0) und ein variabler Vasoafferenzbereich (C1/C2) unterscheiden (Piscol). Gefäßverletzungen und Zirkulationsstörungen in den obligaten Vasoafferenzbereichen führen immer zu schweren und weiterreichenden Ausfällen, welche in der Regel nicht kompensiert werden können. In den Vasodefizienzbereichen dagegen bleiben lokale Versorgungsschäden auf den engsten Raum der direkten Einwirkung begrenzt; evtl. begleitende Zirkulationsstörungen werden kompensiert. In den fakultativen und variablen Zuflußbereichen hängen Ausdehnung und Grad des resultierenden Schadens von der individuellen Zuflußsituation ab; auch hier ist meistens ein Ausgleich der Zirkulation von den obligaten Vasoafferenzbereichen her möglich. Grundsätzlich ist zu berücksichtigen, daß operative Gefäßalterationen plötzliche Ereignisse darstellen, an die eine Adaptation wie bei langsam progredienten Prozessen kaum erfolgen kann.

Alle arteriellen Gefäße verlaufen an der Ventralseite der Wurzeln und sind deshalb bei dorsalem Zugang partiell oder ganz von diesen bedeckt. Ein Teil der Wurzelarterien tritt isoliert pararadikulär durch die Dura hindurch und läßt sich so identifizieren. Die anderen

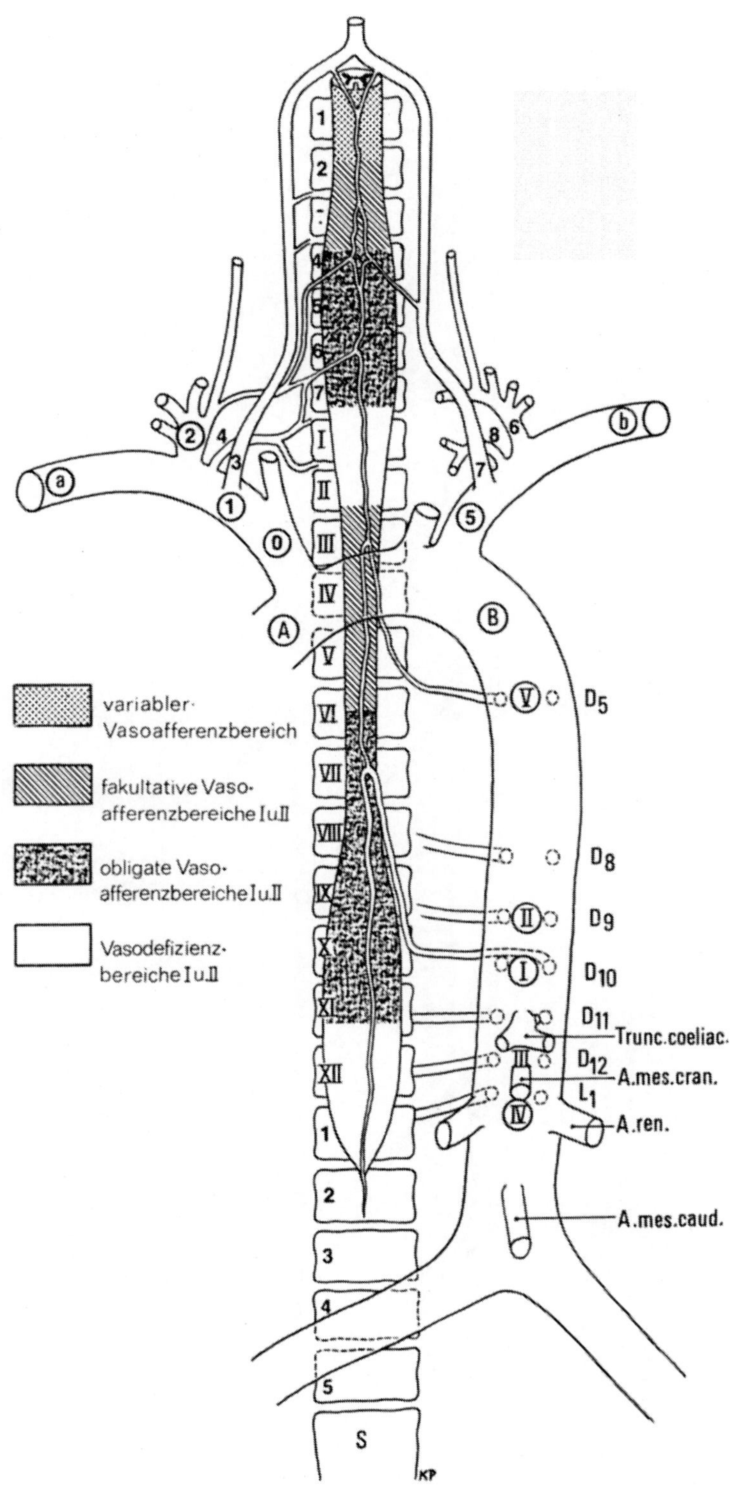

Abb. 9. Schematische Darstellung der Vasoafferenzbereiche des Rückenmarks am Beispiel einer typischen arteriellen Zuflußsituation. Im vorliegenden Fall gehen cervicale Wurzelarterien vom Truncus thyreocervicalis (2), vom Truncus costocervicalis (4) und von der A. vertebralis (7), eine thorakale Wurzelarterie D5 von der 5. Interkostalarterie (V) und die A. radicularis magna Adamkiewicz von der 10. Interkostalarterie (I) ab. Weiter s. Text. (Modifiziert nach PISCOL, 1972)

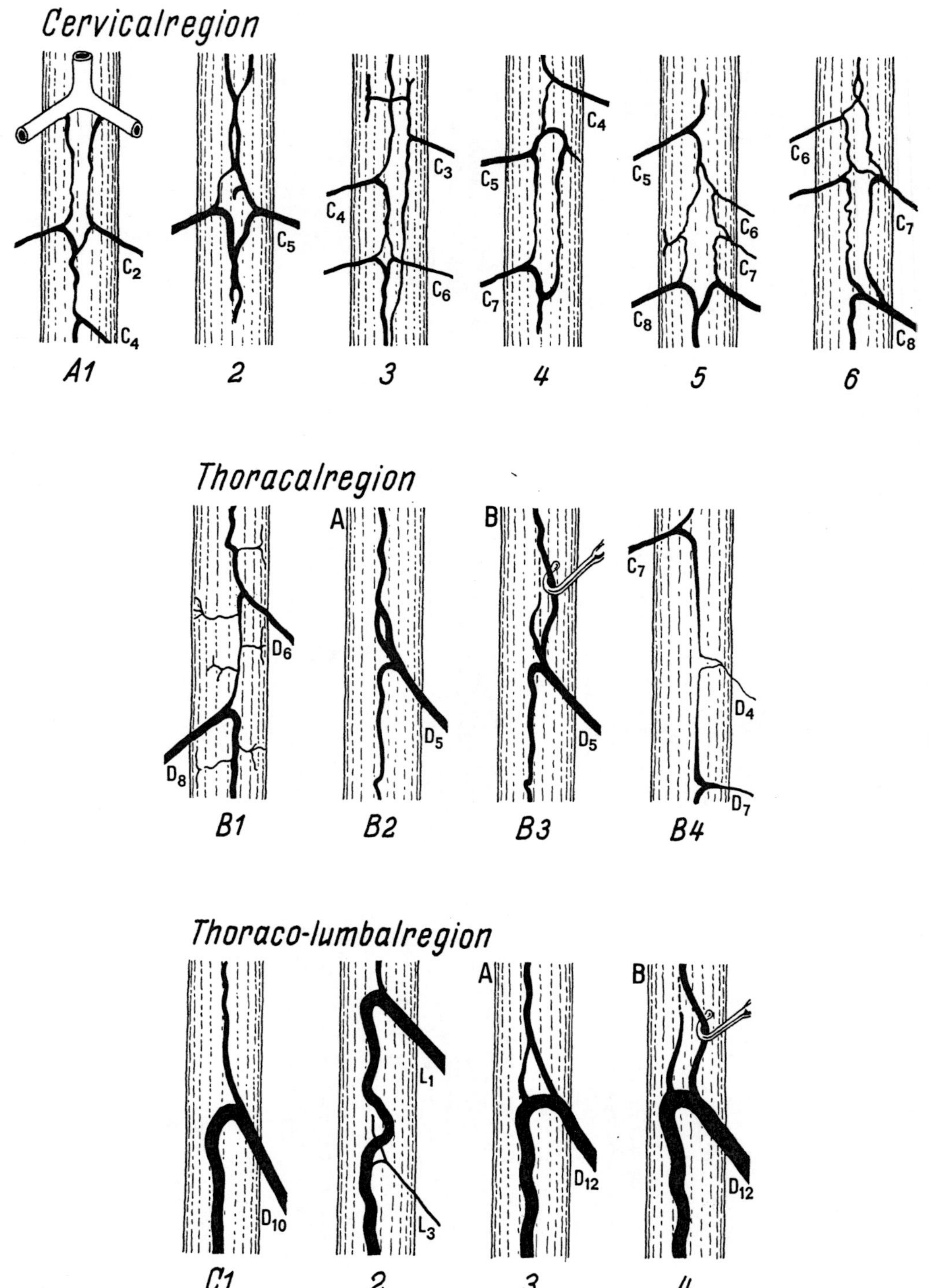

Abb. 10. Schematisierte Beispiele für die Vascularisation des Rückenmarks in den verschiedenen Abschnitten, die bei den Operationen berücksichtigt werden müssen. (Aus Piscol, 1972)

können durch vorsichtige Dissektion der Wurzelfasern dargestellt werden. Der Einsatz der Lupenbrille oder des Operationsmikroskops erleichtert diese Maßnahmen.

Es ergeben sich folgende Konsequenzen: Bei Rizotomien sollte nach einer begleitenden Wurzelarterie gesucht und diese dann unbedingt geschont werden; mit entsprechender

Sorgfalt ist dies in der Regel technisch möglich. Auch bei längeren Manipulationen an einer Wurzel, z.B. Zug mit dem Wurzelhäkchen, ist an die Möglichkeit konsekutiver Zirkulationsstörungen zu denken. Für Chordotomien ergeben sich besondere Gefahren in den obligaten Vasoafferenzbereichen. Von den heute praktizierten Verfahren sind hier eigentlich nur die cervicoventralen Zugangstechniken von CLOWARD in Höhe C4/C5 (Segment C5) und von LIN *et al.* mit stereotaktischem Sondenvorschub in Höhe C5/C6 (Segment C6) zu nennen. Gerade hier können sich die Vorderwurzelarterien seitlich von der Mittellinie mit großem Winkel aufzweigen, kann die A. spinalis anterior um einige Millimeter nach lateral ausschwingen oder doppelläufige paramediane Strecken bzw. ,,Inselbildungen'' aufweisen, letzteres in mindestens 30% der Fälle (PERESE u. FRACASSO, PISCOL) (Abb. 10). Da die Ausschwingungen oder die Doppelformen bis an die Wurzelaustrittszone heranreichen können, sind sie auch bei den hochcervicalen Chordotomien zu beachten, hier auch die Hinterwurzelarterien C2. Nur die typische thorakale Chordotomie spielt sich in einem ausgesprochen gefäßarmen Bereiche ab (Vasodefizienzbereich D1 bis D3).

Umschriebene venöse Verletzungen scheinen — abgesehen von der vorübergehenden Blutung mit ihren Konsequenzen — vernachlässigt werden zu können.

Die praktische Bedeutung dieser Hinweise geht daraus hervor, daß eine Reihe von Autoren über vasculäre Komplikationen, z.T. mit letalem Ausgang, berichtet haben (ALEXANDER u. KENNEDY, BISCHOF u. SCHÜTTE, FOX, HYNDMAN u. VAN EPPS, KAHN u. RAND, PISCOL, WHITE u. SWEET). Die sogenannte Dunkelziffer ist kaum zu schätzen (s. auch S. 653).

II. Neurophysiologische Grundlagen

Nach v. KRIES lassen sich die Sinnessysteme ihren Teilfunktionen entsprechend in periphere ,,Empfänger'', ,,Übermittler'' und zentrale ,,Empfinder'' untergliedern. Legt man diese klassische Einteilung zugrunde, so greifen die spinalen Schmerzoperationen an den erregungsübermittelnden Strukturen an; diese müssen also im Mittelpunkt der folgenden Erörterungen stehen.

Die ersten posterioren Rhizotomien basierten auf der ,,Doktrin von der sensiblen Funktion'' der Hinterwurzeln (BELL, MAGENDIE); den ersten Chordotomien lag die Vorstellung von modalitätsspezifischen ,,Schmerzfasern'' im Sinne von J. MÜLLER und M. v. FREY zugrunde, welche als Tractus spinothalamicus im kontralateralen Vorderseitenstrang des Rückenmarks verlaufen (TÜRCK, GOWERS, EDINGER, DÉJÉRINE). Nachdem die Neuronentheorie (HIS, FOREL, CAJAL) weitgehend akzeptiert war, nahm man ein Überspringen der Erregung vom I. afferenten Neuron auf das II. Neuron an der Kontaktstelle im Bereiche des Hinterhorns an (BERNSTEIN). Die im wesentlichen auf Du Bois-REYMOND, HELMHOLTZ und BERNSTEIN zurückgehenden Grundlagen der Nervenphysiologie wurden dann durch die Entdeckung der saltatorischen Erregungsleitung an markhaltigen Fasern (ERLANGER, TASAKI, v. MURALT) und durch die Unterscheidung verschiedener Fasertypen nach ihren Funktionen (GASSER u. ERLANGER) ergänzt.

Bereits 1901 hat THUNBERG die Existenz von zwei Schmerzkomponenten mit seinen Lamellen- und Nadelexperimenten belegen können. Er hat die plötzliche, gut lokalisierbare Schmerzempfindung als ,,ersten Schmerz'' von einem verzögert auftretenden diffusen ,,zweiten Schmerz'' unterschieden. ALRUTZ vermutete schon damals, daß verschiedene Nervenfasern für die Leitung verantwortlich sein könnten. Aber erst ZOTTERMAN gelang der elektrophysiologische Beweis. Auf ihn geht die Verbindung der 1. Schmerzkomponente mit Aδ-Fasern (nach GASSER u. ERLANGER) und der 2. Schmerzkomponente mit C-Fasern zurück, welche dann von CLARK u. Mitarb. untermauert wurde.

Die anfangs ganz im Vordergrunde stehende Vorstellung von der Spezifität der Nervenfasern wurde später fragwürdig durch die anatomisch mangelhafte Korrelation von stellenweise kaum zu differenzierender Receptor- und Faserhistologie einerseits und der Vielfalt der auslösbaren Empfindungsmodalitäten und -qualitäten andererseits. Besonders WEDDELL, SINCLAIR u. Mitarb. lehnten schließlich jede Spezifität ab und führten die Unterscheidung von Sinnesqualitäten und -modalitäten auf zeitlich und örtlich unterschiedliche Erregungsmuster von Receptor- und Fasergruppen zurück („Pattern Theory"). Mit der seit Adrian zunehmend verfeinerten Registrierung elektrischer Antworten auf physiologische Reize an einzelnen Sinnesfasern haben sich jedoch gerade in den letzten Jahren die experimentellen Befunde gehäuft, welche für die neurophysiologische Spezifität von bestimmten Schmerzreceptoren und schmerzübermittelnden Fasern — neben weniger spezifischen — sprechen (s. Hensel, Iggo, Keidel, Zotterman). In ihrer ausschließlichen Form ist die „Pattern Theory" damit sicher nicht mehr haltbar, obwohl sie für Teilaspekte noch immer die beste Erklärungsmöglichkeit darstellt (s. Ten Bruggencate).

Durch die revolutionierenden mikrophysiologischen Methoden und Techniken (Eccles, Hodgkin, Huxley) sind in der modernen Neurophysiologie das einzelne Neuron und die interneuronalen Beziehungen ganz in den Vordergrund gerückt. Die genial konzipierten Vorstellungen von der Synapse und der Hemmung der Erregungsleitung (Sherrington), von der Bedeutung des Ionentransport für die Membranfunktion (Bernstein) und von chemischen Transmittern bei der Erregungsübertragung an Synapsen (Dale, Loewi) haben durch die modernen Untersuchungen ihre Bestätigung und Vervollkommnung erfahren. Der jüngste Stand der Erregungsphysiologie und der Physiologie peripherer Nerven ist gerade von Stämpfli (1971), die Physiologie der Nervenzelle und ihrer Synapsen von Eccles (1971) übersichtlich und prägnant dargestellt worden.

Als Grundlage für die Schmerzchirurgie scheinen uns folgende Fakten wichtig:

Jedes Neuron steht mittels axodendritischer, z.T. auch axosomatischer Synapsen mit anderen Neuronen in Verbindung. Dabei stellen die postsynaptischen Membranareale an den Dendriten (bzw. am Soma) jeweils die Receptoren für die übermittelten Aktionspotentiale bzw. die von ihnen freigesetzten synaptischen Transmitterquanten dar. Handelt es sich um eine erregende Synapse, so wird die postsynaptische Membran depolarisiert und damit ein excitatorisches postsynaptisches Potential (EPSP) erzeugt. An hemmenden Synapsen entsteht durch Hyperpolarisation ein inhibierendes postsynaptisches Potential (IPSP). Durch „Verrechnung" der in einer bestimmten Zeiteinheit einwirkenden erregenden und hemmenden Impulse hat die Membran der Dendriten und des Somas also modulierende bzw. integrierende Eigenschaften. Erst wenn das aus Summation und Subtraktion von EPSPs und IPSPs resultierende Membranpotential am Axonhügel den Schwellenwert übersteigt, wird über das Axon ein Aktionspotential bzw. Spike „abgefeuert".

Die meisten Axone geben während ihres Verlaufes Collateralen ab, alle enden aber in mehreren bis zahlreichen Aufzweigungen. Jedes Neuron kann entweder nur excitatorisch, d.h. depolarisierend, oder inhibitorisch, d.h. hyperpolarisierend funktionieren; in allen seinen axonalen präsynaptischen Endkörperchen wird also ein und derselbe Transmitter gebildet und unter dem Einfluß eines Aktionspotentials in den Synapsenspalt entleert. Geht von einem excitatorisch wirkenden Neuron gleichzeitig auf andere Neurone ein hemmender Einfluß aus, so ist dies nur durch Einschalten eines inhibierend wirkenden Zwischenneurons möglich. Die Hauptformen der postsynaptischen Hemmung sind die rekurrierende Inhibition — auch negative Rückkopplung bzw. negatives Feedback genannt — und die afferente kollaterale Inhibition — auch Vorwärtshemmung genannt. Bei der ersten Form löst die Axonentladung über eine rückläufige Axoncollaterale und ein hemmendes Zwischenneuron inhibierende Einwirkungen auf das eigene Neuron oder gleichsinnige Neurone aus. Bei der zweiten Form werden über bestimmte Endaufzweigungen eines Axons und inhibitorische Zwischenneurone anterograd andere Neurone gehemmt — meist solche, welche antagonistische Funktionen steuern.

Auf prinzipiell anderen Mechanismen basiert die präsynaptische Hemmung, welche gerade im Bereiche des Hinterhorns eine Rolle spielen soll. Hierbei handelt es sich um axon-axonale Synapsen: Eine Axonkollaterale bewirkt am Endknopf eines anderen Axons durch Vor-Depolarisierung eine Verminderung des dortigen Aktionspotentials und damit eine Hemmung der Erregungsüberleitung zum nächsten Neuron.

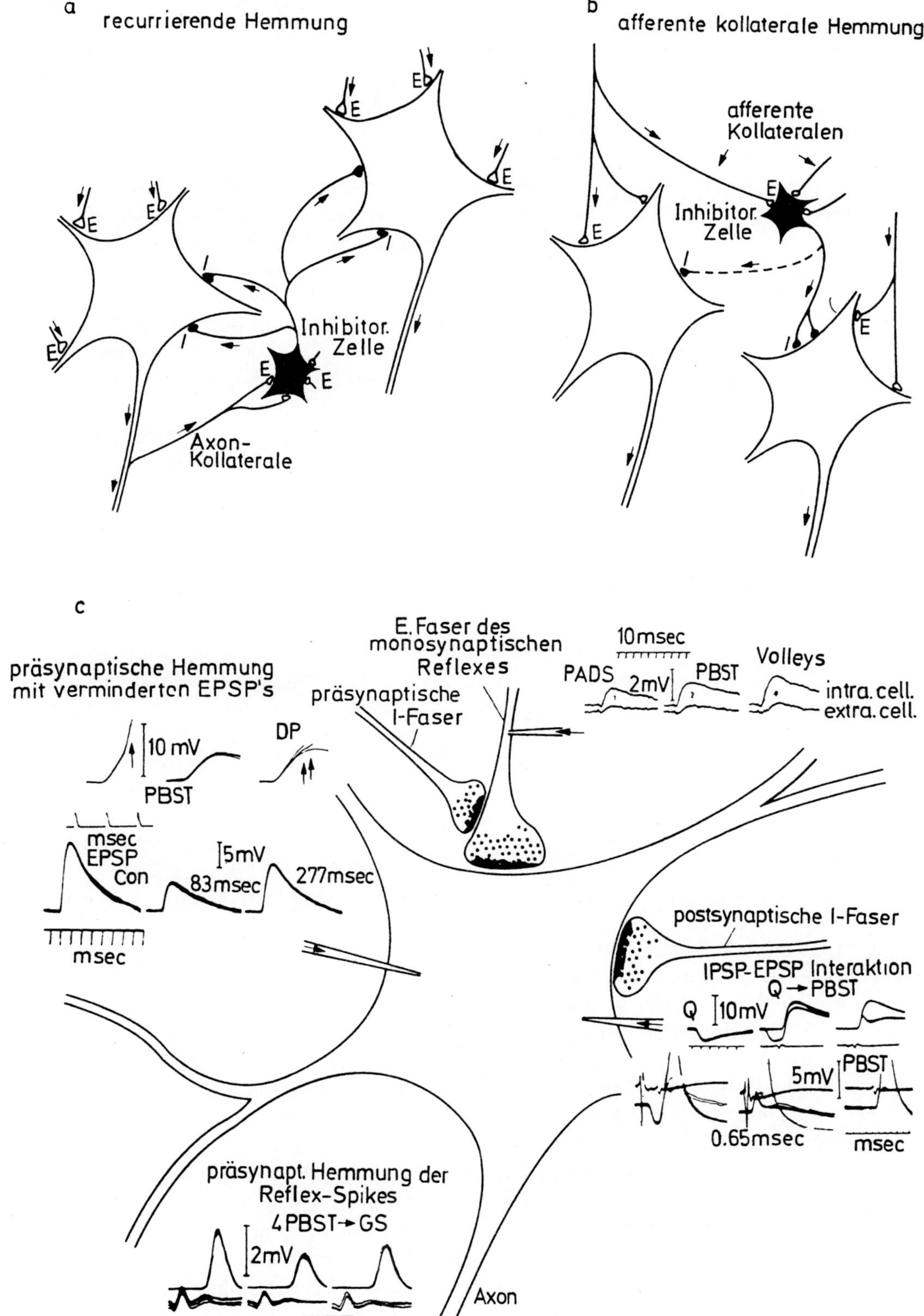

Abb. 11. Verschiedene Typen neuronaler Inhibition. Diese Vorgänge sind von grundsätzlicher Bedeutung. Welche Typen an den Schaltstellen des Hinterhorns im Rahmen der Schmerzleitung wirksam sind, bedarf noch der endgültigen Klärung. Für die rekurrierende (a) und für die afferente kollaterale postsynaptische Inhibition (b) ist die Zwischenschaltung spezieller Inhibitorzellen erforderlich. Die präsynaptische Inhibition (c) kommt durch Vordepolarisation zustande. (Aus ECCLES, 1972)

Zur Bedeutung gerade der inhibierenden Mechanismen sagt R. Jung „nur scheinbar paradox", „daß die Hemmung wichtiger für ein geordnetes Nervensystem ist als die Erregung".

Als einziger erregender Transmitterstoff ist bisher Acetylcholin völlig gesichert; für cerebrale Synapsen werden auch gewisse Aminosäuren als Erregungsüberträger diskutiert. Als Transmitter an hemmenden Synapsen sind gerade bei spinalen Neuronen Glykokoll (Glycin) und γ-Aminobuttersäure (GABA) nachgewiesen worden.

Interessant ist auch, welche Erklärung so geläufige Begriffe wie „Bahnung" und „Erregbarkeitsänderung" auf neuronaler Ebene gefunden haben. Nach repetitiver Reizung nimmt mit steigender Frequenz die Zahl der Transmitterquanten in den axonalen Endkölbchen zu. Die folgenden Aktionspotentiale führen also zu einer vermehrten Ausschüttung von Transmittersubstanz aus den präsynaptischen Vesikeln in den Synapsenspalt. Das Ausmaß der Bahnung entspricht also einer Zunahme der Transmittermobilisierung in den präsynaptischen Endigungen. Längerdauernde Bahnung kann das Neuron durch posttetanische Potenzierung in einen veränderten, „aufgeheizten" Zustand versetzen; als Erklärung wird eine verlängerte Nachhyperpolarisation der Membran mit entsprechender Vergrößerung des präsynaptischen Spike-Potentials angenommen. Für langfristige Erregbarkeitsänderungen kommen auch interessante physikalisch-chemische Rückkopplungsmechanismen unter Einbeziehung des Protein- und Nucleinsäurestoffwechsels in den Zellkörpern in Frage (Dudel, Eccles, Katz).

Wir sind aus mehreren Gründen auf diese neuronalen und interneuronalen Mechanismen etwas näher eingegangen: 1. stellen sie die neurophysiologische Basis für Begriffe dar, welche — weniger präzise — auch vom Kliniker benutzt werden (z.B. Latenz, Nacherregung, Summation, Erregungskonvergenz, Bahnung, Hemmung, Umstimmung bzw. Erregbarkeitsänderung, Irradiation, Ermüdung etc.); 2. wird auf diese Mechanismen in einigen modernen Konzeptionen von der „pathologischen" Schmerzentstehung und -unterhaltung eingegangen (s. S. 602 u. 623); und 3. sollen diese Ausführungen anregen, sich eingehender mit diesen Mechanismen zu befassen und die aktuelle Forschung auf diesem Gebiete zu verfolgen; fast täglich sind hier neue Ergebnisse zu erwarten, welche sich auch auf die schmerzchirurgischen Vorstellungen auswirken müssen und evtl. neue Möglichkeiten eröffnen.

Für das eigentliche Anliegen der Schmerzchirurgie — für das Schmerzleiden — sind allerdings die pathophysiologischen Erscheinungen am Neuron und den nervalen Strukturen von noch größerer Bedeutung. Hier klaffen leider erhebliche Lücken in unserem Wissen.

Die neurologische Ausfallssymptomatik wird von umschriebenen Gewebszerstörungen oder schweren Schädigungen mit entsprechendem Funktionsverlust hervorgerufen. Pars pro toto soll hier die Wallersche Degeneration mit dem Sistieren der Leitfähigkeit genannt sein. Den Reizsymptomen liegen dagegen nach Jung vor allem Enthemmungsphänomene zugrunde; daneben müssen sicher noch Integrations- bzw. Korrelationsstörungen und krankhafte Änderungen der Reiz- bzw. Erregbarkeit vermerkt werden.

Ein grundsätzlicher Unterschied zwischen der physiologischen Schmerzempfindung und dem pathophysiologischen Schmerzgeschehen ist, daß im ersten Falle der Reiz von speziellen Receptoren umgewandelt und in adäquater Form den leitenden Strukturen vermittelt wird, während im zweiten Falle die schmerzerzeugenden Noxen in der Regel direkt an den meist noch pathologisch veränderten Leitstrukturen angreifen.

Stämpfli weist darauf hin, daß mechanische Belastungen wie auch andere physikalische oder chemische Reize durch *unselektive* Permeabilitätserhöhung zur Membrandepolarisation, d.h. zur Erregung (hier in Form von Aktionspotentialen) führen können. Hinzu kommt, daß ein schädigungsbedingter Nervenblock zu einer neuronalen Zustandsänderung mit eigenen Hemmungs- und Bahnungsphänomenen führt, die Wedensky als „Parabiose" bezeichnet hat; Verschiebungen des Membranpotentials — wahrscheinlich auf dem Boden von Zellstoffwechselstörungen (Fleckenstein) — mit einer Veränderung der Erregbarkeit dürften hieran maßgeblich beteiligt sein. Ein partieller Block kann wie ein Frequenzfilter wirken, der nur niedrige Erregungsfrequenzen hindurchläßt (Wedensky-Hemmung); kurze geschädigte Faserstrecken können durch elektrotonische Fortleitung mit Dekrement übersprungen werden (Jung).

An verletzten Axonen führen rhythmische Spontanentladungen auch zu abnormer Erregungssynchronisation. Die Entladungen können auf benachbarte Axone überspringen. Diese abnorme Erregungsausbreitung bei reduzierter Isolierung von Nervenfasern bezeichnet man als „Ephapse". Für das Übergreifen normaler Erregungsabläufe auf andere, vorher unbeteiligte Fasern in Läsionsbereichen ist von Barnes auch der Begriff „artefizielle Synapse" geprägt worden. Derartige Miterregungen können unterschiedliche Fasertypen betreffen und einen Wandel der Sinnesmodalität bewirken: so kann z.B. ein normaler cutaner Temperaturreiz plötzlich in eine Schmerzempfindung umschlagen bzw. Schmerzen verursachen.

Rhythmische Entladungen werden besonders durch Alkalose, Calciummangel und Ischämie begünstigt. Nicht nur die Hypoxie, sondern auch mechanische Alterationen können einen dissoziierten Funktionsausfall verschiedener Fasertypen bewirken (Thomas u. Fullerton, Sunderland, Buchthal u. Rosenfalck). Über die spezielle Vulnerabilität der Fasertypen gegenüber unterschiedlichen Noxen informieren Gasser und Frankenhauser.

Ein Problem für sich ist die Effektivität sogenannter schmerzverursachender Substanzen („painproducing substances = PPS"): z.B. Actylcholin, Histamin, Serotonin und Plasmakinine. Auch hier erhebt sich die Frage einer evtl. Wirkungssteigerung unter pathophysiologischen Bedingungen (s. Keele u. Armstrong, Werle, Zilliken, Fleckenstein).

Ein seit langem bekanntes Phänomen ist die Übererregbarkeit frisch auswachsender Nervenfasern bei der Regeneration für mechanische Reize (Hoffmann). Aber schon die Frage nach der Ursache der Paraesthesien bei Regenerationsvorgängen bzw. den gelegentlich dabei auftretenden Schmerzsensationen war und ist umstritten; das gilt auch für den diffusen Schmerzcharakter bei Läsionen tiefgelegener Gewebe. Liegt dem ein überwiegender Ausfall schnelleitender Fasern (Lewis, Walsh) oder eine allgemeine Receptoren- und Faserreduktion (Weddel, Sinclair) zugrunde? Einen besonderen Beitrag hierzu haben Noordenbos und Weddell geleistet; sie fanden an operativ resezierten Hinterwurzeln bei der Zosterneuralgie eine Änderung des Faserspektrums im Sinne eines starken Überwiegens von C-Fasern und machen diese „Faserdissoziation" für die Schmerzen verantwortlich; darüber hinaus spricht Noordenbos diesem Phänomen Modellcharakter zu. In diesem Zusammenhang sind auch die Vorstellungen zu berücksichtigen, welche mit der Erregungskonvergenz zum Hinterhorn als „neuron pool" zusammenhängen. Hier kann nur auf Head, Mackenzie, Sinclair, Breig, Ruch, Wall, Mallart hingewiesen werden. Schon die Diskrepanz im morphologischen Bereich, daß nämlich einer immens großen Zahl I. afferenter Neurone nur eine viel kleinere Zahl II. afferenter Neurone zur Verfügung steht, mehr aber noch die Tatsache, daß von dem ununterbrochenen Informationsanfall aus der Peripherie nur die wichtigen Meldungen bewußt werden, zeigen, daß hier hochdifferenzierte Regulationsmechanismen vorliegen müssen. Unter diesem Eindruck ist Pflügers Begriff der „Rückenmarkseele" zu verstehen und die Tendenz, „Schmerzengramme" bzw. „Schmerzmonumente" oder überhaupt die Entstehung der Schmerzempfindung mit den Hinterhornstrukturen in Zusammenhang zu bringen (Lugaro, Livingston, Sorgo). Die Bedeutung dieser Schaltstelle für die Problematik der Schmerzlokalisation einschließlich der Projektion und Übertragung („referred pain") sowie dem „douleur à distance" (Sliosberg) steht außer Frage (s. Struppler).

Dem jeweiligen Stande der neurophysiologischen Forschung und den damit verbundenen Vorstellungen entsprechend sind eine Reihe von Schmerz-Theorien entwickelt worden. Die Reflextheorie von Sherrington (s. auch Eccles u. McIntyre), die Schmerzwellentheorie mit Funktionskreisen höherer und niederer Ordnung (Achelis, Henschen), der Instanzenweg des Schmerzes (Ebbecke) und die Hypothesen von Meco sollen nur

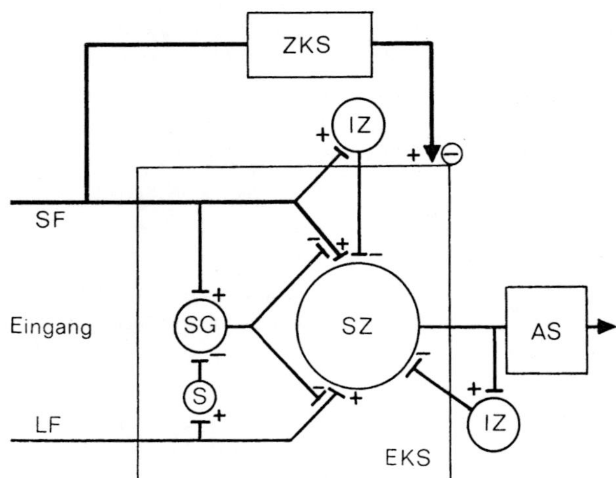

Abb. 12. „Gate control"-System (modifiziert nach Melzack u. Wall). *SF* schneller leitende Schmerzfaser ($\delta 2$); *LF* langsam leitende Schmerzfaser (C); *SG* Substantia gelatinosa-Zelle; *S* inhibierende Zwischen-Schaltzelle; *SZ* Strangzelle; *EKS* Eingangskontrollsystem = gate control systeme; *IZ* inhibierende Zellen (oben: afferente kollaterale Hemmung; rechts: rekurrierende Hemmung); *ZKS* zentrales Kontrollsystem; *AS* Aktionssystem. Die Einschaltung von „S" ist erforderlich, weil jedes Neuron nur entweder erregend oder hemmend wirken kann. Für die Existenz weiterer inhibierender Neurone (IZ) sprechen hauptsächlich physiologische Befunde und theoretische Erwägungen. Zur Kritik an der ursprünglichen „gate control theory" s. Text. An der grundsätzlichen Bedeutung von Kontrollmechanismen an den Schaltstellen des Hinterhorns wird dagegen kaum gezweifelt. Die Modifikation des Schemas soll ohne Bevorzugung eines bestimmten Weges verschiedene Exzitations- und Inhibitionsmöglichkeiten verdeutlichen. (− Hemmung, + Erregung bzw. Bahnung)

Erwähnung finden. Auf die „Gate-Control-Theory" von Melzack und Wall und auf die Schmerztheorie von Noordenbos soll jedoch wegen ihrer aktuellen Auswirkungen etwas näher eingegangen werden.

Für das Phänomen der Schmerzverdeckung durch andere Sinnesreize bzw. die Inhibition von schmerzübermittelnden markarmen Fasern (z.B C-Fasern) durch Excitation von markreichen Fasern (z.B. Aα- oder Aβ-Fasern) oder überhaupt der gegenseitigen Hemmung von Fasern verschiedener Funktion liegen stichhaltige experimentelle Belege vor (Foerster, Eccles, Keidel, Kolmodin u. Skoglund, Dudel, Kuffler, Shealy et al., u.a.).

Nach der Theorie von Melzack und Wall hängt nun das Schmerzempfinden von drei Kontrollsystemen ab, deren wichtigstes das Eintrittskontrollsystem — „gate control systeme" — im Rückenmark ist. Danach erregen schnelleitende Fasern nicht nur auf dem Hauptwege die Strangzellen (als II. afferente Neurone), sondern über einen collateralen Feed-forward-Mechanismus auch inhibierende Zwischenneurone der Substantia gelatinosa. Diese wirken im Sinne der präsynaptischen Hemmung nicht nur auf die Endknötchen der schnelleitenden Axone zurück, sondern auch auf die der langsamleitenden Axone. Hierdurch wird die Initialerregung gebremst und die Erregungsübermittlung der dünnen Axone unterdrückt. Die langsamleitenden Fasern besitzen aber neben den Endsynapsen an den Strangzellen (des Tractus spinothalamicus) ihrerseits über Collateralen Kontakte zu inhibierenden Schaltzellen, welche die genannten inhibierenden Substantia gelatinosa-Zellen zu hemmen vermögen. Als Folge der sich aufhebenden doppelten Hemmung fällt die präsynaptische Inhibition ganz oder zumindest partiell aus und die Strangzellen können wieder stärker erregt werden. Als Aktionssystem üben und lösen sie nun ebenfalls neben ihrer Informationsleitung Kontrollmechanismen aus. Als drittes System agiert die zentrale Kontrolle, welche das „gate control systeme" beeinflußt. Die Übermittlung der Sinnesmodalitäten, hier also der Schmerzempfindung, hängt danach von dem Grad des Erregungszustroms in den Einzelkomponenten ab.

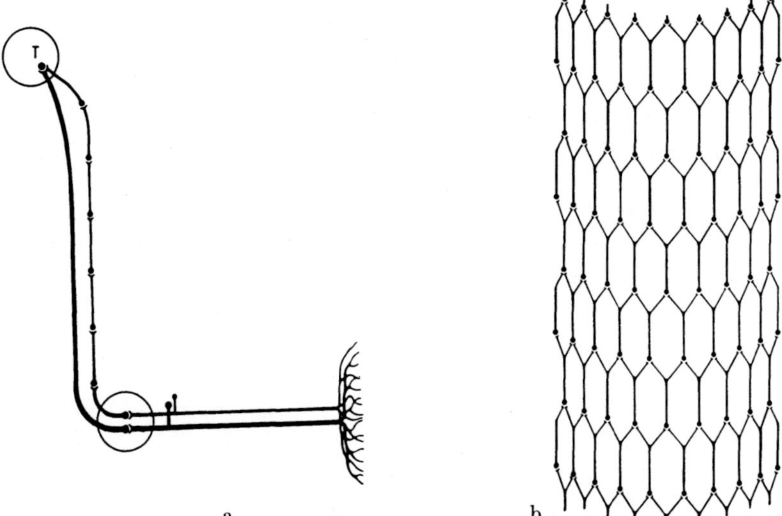

Abb. 13a u. b. Illustrationen zur Theorie von NOORDENBOS. a Die afferente Leitung im Rückenmark (hin zum Thalamus = T) erfolgt sowohl über lange Fasern als auch über Ketten von kurzen Neuronen mit zahlreichen Zwischenstationen. b Das multisynaptische System (MAS) sollte als ein Neuronennetz dargestellt oder zumindest gedacht werden. (Aus NOORDENBOS, 1959)

Gegen die „gate control theory" werden grundsätzliche Bedenken erhoben, welche auf jüngsten Untersuchungsergebnissen basieren (ECCLES, IGGO, CHRISTENSEN u. PERL, SCHMIDT, ZIMMERMANN). Besonders die Argumente, daß isolierte Reizung von C-Fasern, welche ja auch für andere Modalitäten zuständig sind, zu einer Depolarisation und nicht zu einer Hyperpolarisation von primär afferenten Fasern führt, und daß von den C-Fasern keine kontinuierliche Aktivität ausgeht, werden angeführt. Nach GREGOR und ZIMMERMANN liegen im Hinterhorn zwar Interneurone vor, welche von Aα- und C-Afferenzen erregt werden können, aber keine, welche von Aα-Fasern zu erregen, von C-Fasern dagegen zu hemmen sind. Außerdem soll es in der Substantia gelatinosa Ganglienzellen geben, welche nur Beziehungen zu Nociceptoren mit hoher Schwelle haben. Damit wird die „gate control theory" — nach SCHMIDT — zu einer „unwahrscheinlichen Hypothese".

Gestützt auf die älteren Theorien von ZIEHEN und WINKLER sowie auf die Untersuchungsergebnisse bzw. Anschauungen von HÄGGQVIST, TOWER *et al.*, GLEES, NAUTA, KING, MELZACK und WALL stellt NOORDENBOS ein phylogenetisch älteres „multisynaptisch afferentes System" (MAS) aus Ketten bzw. Netzen kurzer markarmer Neurone in den Mittelpunkt seiner Schmerztheorie. Auch er unterstellt, daß ein System von schnellerleitenden markhaltigen und langstreckig-oligosynaptischen Fasern dieses MAS inhibiert. Im Bereiche des Rückenmarks postuliert er folgende modulierende Kontrollsysteme: a) collaterale Verzweigungen der langen aufsteigenden Fasern der Hinterstränge in jedem Spinalsegment, b) ähnliche collaterale Verzweigungen der langen aufsteigenden Fasern im anterolateralen Quadranten, c) Collaterale der absteigenden Systeme. Die von ihm und WEDDELL bei der Zosterneuralgie gefundene Faserdissoziation überträgt er modellartig auf die Kausalgie, den Gürtelschmerz nach Chordotomien, das Phänomen der Hyperaesthesie und letztlich auf das gesamte Schmerzgeschehen. Seine interessante, jedoch problematische Hypothese der Schmerzentstehung läßt sich mit bildlichen Vergleichen etwa so darstellen: Die Erregungsleitung im MAS wird bis hinauf zu den höheren integrierenden Zentren durch die allgegenwärtige Hemmung der genannten Kontrollsysteme gleichsam isoliert. Kommt es nun in einem Segment durch Ausfall von afferenten markhaltigen Fasern (z.B. nach einer Amputation) zu einer umschriebenen Reduktion der Inhibitionsmechanismen, so entstehe ein „Leck" in dieser Isolierung. Durch das lokale

Überwiegen von C-Fasererregung werde Schmerzempfindung ausgelöst und in das Segment bzw. den Segmentbereich projiziert oder übertragen, von dem keine Hemmung ausgeht.

Auch diese Vorstellungen werden durch die genannten modernen neurophysiologischen Untersuchungsergebnisse teils relativiert, teils unhaltbar.

Eine allseits befriedigende Schmerztheorie, die besonders auf das sogenannte pathologische Schmerzgeschehen ausgerichtet ist, gibt es z.Z. nicht. Sie müßte gleichermaßen den neuroanatomischen, neurophysiologischen und biochemischen Befunden wie den klinischen Kenntnissen und Erfahrungen gerecht werden. Bestimmte Gesichtspunkte — soviel kann man sagen — müssen sicher berücksichtigt sein:

So muß die Vorstellung aufgegeben werden, daß unkomplizierte und geradlinige Beziehungen zwischen zwei Neuronen — etwa einem I. und II. Neuron — oder zwischen zwei Systemanteilen (im Sinne der klassischen „Schmerzbahn") möglich sind. Hier muß die unbequem darzustellende Vielfalt der polyneuronalen-polysynaptischen Verbindungen, der excitatorischen und inhibierenden Interaktionen zwischen afferenten Systemen verschiedener Modalität, aber auch zwischen afferenten und efferenten Systemen und der sonstigen Bedingungen des inneren Milieus, besonders der Biochemie Eingang finden. Wie fruchtbar die aktive Anteilnahme an der neurophysiologischen Entwicklung auch für die spezielle neurochirurgische Schmerztherapie sein kann, zeigen die experimentellen und klinischen Arbeiten von Shealy et al., welche im klinischen Teil noch gewürdigt werden.

Nach dem heutigen Stand unseres Wissens müssen neben den jüngst wieder aufgewerteten spezifischen, d.h. qualitativen Kriterien, sicher die quantitativen Verhältnisse und Beziehungen stärker gewürdigt werden, welche sowohl strukturell als auch funktionell von großer Bedeutung sind. Es geht also nicht nur um die Fragen „Spezifität — Unspezifität" bzw. „Vorderseitenstrangbahn — diffuse Anordnung" etc., sondern um die adäquate Würdigung von qualitativen *und* quantitativen Gesichtspunkten, sozusagen um eine „Qualität←→Quantität-Theorie".

Die wechselnde allgemeine Einstellung zu „modernen" Hypothesen (s. z.B. „gate control theory") zeigt, daß Kritik auch oder gerade gegenüber neuen naturwissenschaftlichen Erkenntnissen angemessen ist. Der Kliniker hat keinen Grund, kontrollierte und vorurteilsfreie Erfahrungen unberücksichtigt zu lassen. An dieser Stelle soll das heißen, daß die Ergebnisse der schmerzchirurgischen Methoden, die ja bestimmte strukturelle und funktionelle Grundlagen implizieren, nicht einfach übergangen werden können (s. Shealy), sondern zumindest eine bessere Erklärung finden müssen als bisher.

B. Operationsmethoden

Die anterolaterale Chordotomie besitzt bisher von den spinalen Schmerzoperationen die größte praktische Bedeutung. Seit ihrer Einführung in die Humanmedizin in den Jahren 1911/12 hat sie, abgesehen von den Zugangsarten und -höhen, einige methodologische Variationen und technische Modifikationen erfahren. Der historischen Entwicklung folgend, soll die thorakale offene Chordotomie als erste abgehandelt werden.

Zuvor muß jedoch kurz auf die Lagerung der Patienten und auf die anaesthesiologischen Praktiken eingegangen werden, weil sie unterschiedlich gehandhabt werden und für die Beschreibung der operationstechnischen Probleme eine Rolle spielen.

Lagerung des Patienten

Bei der Lagerung der Patienten konkurrieren die Bauch- oder Seitenlage mit der sitzenden Position. Die Rückenlage ergibt sich von selbst bei dem offenen ventralen Zugang nach Cloward und bei den stereotaktischen Verfahren von Mullan et al. sowie von Lin et al. Bei dem stereotaktischen Vorgehen von dorsal nach Crue et al. ist natürlich die Bauchlage nicht zu umgehen.

Bei der offenen thorakalen Chordotomie scheint die größere Zahl der Autoren die Bauchlage der Patienten zu bevorzugen. Es gelten die üblichen Lagerungsprinzipien mit Aussparung der Atemexkursionsräume und der Hauptgefäßverläufe; hierauf braucht an dieser Stelle nicht weiter eingegangen zu werden. Der Operationsbereich sollte die höchstgelegene Körperregion sein, um bei Öffnung der Dura und der Arachnoidea einen unnötigen Liquorabfluß zu vermeiden. Bei den cervicalen Eingriffen von dorsal lagern einige Autoren die Patienten grundsätzlich auf den Bauch (z.B. KEMPE), andere nur bei doppelseitiger Chordotomie (s. z.B. OGLE *et al.*) oder bei schlechtem Allgemeinzustand (s. z.B. HEPPNER). Der besondere Vorteil dieser Lagerung ist die bequemere Arbeitsweise für das Operationsteam.

Die Seitenlage, die von Operateuren aus der Foersterschen Schule gern gewählt wird (STENDER, PENZHOLZ, PISCOL), bietet dagegen von vornherein bessere Voraussetzungen für die Atmung und den Blutkreislauf und erleichtert allgemein die anaesthesiologische Überwachung. Für die einseitige Traktotomie, die durchaus wieder empfohlen wird (s. WHITE, PISCOL), ergeben sich aus dieser Lagerung, bei welcher der Patient auf der schmerzenden Seite und die zu incidierende Rückenmarkshälfte oben liegt, weitere Vorteile: auch bei begrenzterem Zugang (Hemilaminektomie oder Fensterung: Schwartz-Technik) läßt sich das Mark durch die Absinktendenz zur Gegenseite leichter am abgelösten Zackenband nach dorsomedial bewegen, dadurch der Vorderseitenstrang besser überblicken — mit Lupenbrille oder Operationsmikroskop oft bis zur Mittellinie — und mehr Platz für das Chordotom bzw. das Chordotomiehäkchen gewinnen. Dennoch wird das Rückenmark weniger torquiert als bei der Bauchlage. Bei einem doppelseitigen Eingriff kann dieser Vorteil immerhin für die stärker betroffene (kontralaterale) Körperhälfte ausgenutzt werden; hierbei sollte die Incision den Vorderwurzelaustrittsbereich deutlich nach medial überschreiten. Auf der Gegenseite kann die Incision (trotz höhenbezogener Sicherheitsdistanz) oft weniger radikal ausfallen (s. S. 610 u. 613); mit einiger Übung ist dies auch in Seitenlage durchführbar. Ein Nachteil dieser Lagerung ist die unbequemere Haltung für die Operateure.

Bei den klassischen cervicalen Chordotomien bietet sich auch die sitzende Position des Patienten an. Einige Operateure bevorzugen sie sogar bei hochthorakalen Eingriffen. Bei letzteren scheint uns die Kyphosierung der Brustwirbelsäule mit ihren Konsequenzen eine übersichtliche Darstellung der vorderen Rückenmarksquadranten nicht gerade zu begünstigen. Bei den cervicalen Chordotomien ist darauf zu achten, daß der Liquorabfluß in Grenzen gehalten und eine Luftinsufflation in das Ventrikelsystem wegen der intra- und postoperativen Beschwerden möglichst vermieden wird. Patienten in schlechtem Allgemeinzustand tolerieren diese Position häufig nicht (HEPPNER, OGLE *et al.*). Bei doppelseitiger Vorderseitenstrangdurchtrennung können durch konsekutive Kreislaufinsuffizienz bedrohliche Zustände resultieren; OGLE *et al.* warnen deshalb bei doppelseitigen Incisionen vor der sitzenden Position.

Anaesthesie

Ein wesentlicher Teil unserer schmerzchirurgischen Kenntnisse ist das Resultat von kontrollierten Eingriffen in Lokalanaesthesie. Die intraoperative neurologische Information am kontaktfähigen Patienten hat aber nicht nur Bedeutung für wissenschaftliche Fragestellungen, sondern auch für die Effektivität unserer therapeutischen Bemühungen. So beziffern FRANKEL und PROKOP ihre insgesamt befriedigenden Erfolge nach Chordotomien in Vollnarkose mit 33 %, in Lokalanaesthesie dagegen mit 66 %! FALCONER operiert in Lokalanaesthesie, wenn ein besonders hohes Analgesieniveau erzielt werden muß (also bei allen seinen cervicalen Chordotomien) oder wenn problematische Verhältnisse vorliegen, dagegen in Allgemeinanaesthesie bei routinemäßigen hochthorakalen Chordotomien. FRENCH und PEYTON haben die zur Incision homolaterale Analgesie, welche natürlich den kontralateralen Schmerz nicht aufheben konnte, erst postoperativ bemerkt, weil der Eingriff in Vollnarkose ausgeführt wurde; die erfolgreiche Unterbrechung des Tractus spinothalamicus auf der Seite des Schmerzes erfolgte dann in örtlicher Betäubung. Hyndman und van Epps führen ihre Erfahrungen und Erfolge mit der „differenzierten Durchtrennung des spinothalamischen Trakts" ebenfalls auf die Kontrolle am wachen Patienten zurück. Die fraktionierten percutanen Ausschaltungen bei den stereotaktischen Methoden, welche sich ja am Effekt orientieren, setzen naturgemäß den kooperationsfähigen Patienten voraus (Taren, Crue, Fox).

Mit diesen Intentionen konkurrieren die Furcht des Patienten vor dem Eingriff und die dadurch häufig gesteigerte Belastung für das Operationsteam. Viele Operateure sind deshalb dazu übergegangen, den Eingriff (bei größerem operativen Zugang) ununterbrochen in Allgemeinanaesthesie durchzuführen; sie streben dann allerdings in der Regel eine möglichst weitreichende Durchtrennung des Vorderseitenstranges an (Ogle *et al.*, Kahn u. Mitarb., Cloward). Andere benutzen eine kurzsteuerbare Allgemeinanaesthesie für den Zugang und den Wundverschluß, lassen den Patienten aber nach der Traktotomie kurz aufwachen, um das Ergebnis zu kontrollieren und evtl. zu korrigieren (s. White, 1963; White u. Sweet), oder bevorzugen die Neuroleptanalgesie als Kompromiß (z.B. Kempe).

Besondere Probleme bietet die doppelseitige cervicale Chordotomie: Hierbei kann es zu längerdauernden — letztlich aber doch meist vorübergehenden — Störungen der Atmung und der Kreislaufverhältnisse kommen. Kontrollierte Beatmung und Intensivtherapie sind dann lebensrettend. Diese Eingriffe müssen also am intubierten Patienten durchgeführt werden, entweder mit trachealer Lokalanaesthesie oder in Form der Intubationsnarkose.

Als Quintessenz der jüngeren Mitteilungen zu diesem Thema läßt sich feststellen, daß offene Chordotomien zur Beseitigung von Schmerzen in der unteren Körperhälfte in der Regel in Allgemeinanaesthesie durchgeführt werden. Das mit den modernen Techniken zu erzielende Analgesieniveau liegt dann immer mit ausreichendem Sicherheitsabstand oberhalb der schmerzenden Region. Bei Schmerzzuständen im Oberbauch, im Thoraxbereich oder in den Armen werden die Anaesthesieverfahren sehr unterschiedlich gehandhabt. Zur Lokalanaesthesie sollte eine Prämedikation gegeben werden. Außerdem ist auf die sorgfältige Ausführung der Infiltration, die kontinuierliche Überwachung des Patienten und eine vertrauenswürdige psychologische Führung, die sich besonders auf die Zeit während der Operation konzentrieren sollte, größter Wert zu legen. (Es sei erwähnt, daß Frankel und Prokop auch Hypnosetechniken ausprobierten.) Bei schonendem und doch zielbewußtem Vorgehen während der Manipulationen am Rückenmark und der Traktotomie selbst verspüren die Patienten nur einen kurzen zumutbaren, meist sogar keinen Schmerz. Oberflächenanaesthetica etc. (s. Rhizotomia posterior) kommen deshalb nicht zur Anwendung. Die Lokalanaesthesie kann bei sensiblen Patienten durch kurz steuerbare Allgemeinnarkosen während der Freilegung und/oder während des Wundverschlusses ergänzt werden. Die Angaben der meist doch noch bewußtseinsgeminderten Patienten sind dabei jedoch weniger zuverlässig. Die Anwendung der Neuroleptanalgesie hängt anscheinend von der Anpassungsfähigkeit des zuständigen Anaesthesisten ab; sie kann die Lücke zwischen örtlicher Betäubung und Vollnarkose in willkommener Weise schließen, wie eigene Erfahrungen mit einem Spezialisten für dieses Anaesthesieverfahren (Henschel) zeigen. Letzten Endes wird die Wahl der Anaesthesie und die Art der Ausführung natürlich immer von der Zusammenarbeit mit dem Anaesthesisten abhängen und damit vom Genius loci geprägt sein.

I. Die anterolaterale Chordotomie
1. Die thorakale Chordotomie

Foerster hat sich anfangs in der Wahl der Chordotomiehöhe weitgehend von der Schmerzlokalisation leiten lassen und den Tractus spinothalamicus ca. zwei Segmente oberhalb der höchsten Schmerzafferenz durchtrennt. Viele Operateure seiner Zeit haben sich ihm angeschlossen, später allerdings die Zahl der übersprungenen Segmente erhöht (als Begründung s. „anatomische Grundlagen: Tractus spinothalamicus"). Nahezu in allen thorakalen Segmenten sind im Laufe der Zeit Incisionen durchgeführt worden. Zwei Argumente haben dann aber bereits FOERSTER veranlaßt, die obersten Thorakalsegmente als bevorzugte Chordotomiehöhe bei *allen* Schmerzzuständen der unteren Körperhälfte anzugeben: 1. Die Erfahrung, daß das Analgesieniveau postoperativ eine Tendenz zum Absinken zeigt, und 2. die segmentale Gliederung des Tractus spinothalamicus, welche bei der von ihm angenommenen exzentrischen Anordnung der caudalen Fasern eine zuverlässigere Ausschaltung in höheren Brustmarkabschnitten ermöglichte. HYNDMAN und VAN EPPS sind trotz ihres erheblich abweichenden Querschnittsschemas der Vorderseitenstranggliederung ebenfalls zu dem Schluß gekommen, daß die Traktotomie in Höhe der Wirbelbögen D 2—D 3 am besten zu kontrollieren sei; sie weisen aber auf den Vorteil hin, wenn die Operationswunde nicht zwischen den Schulterblättern liegt, und empfehlen noch die Höhe D 5/6 für Schmerzausschaltungen in sehr tief gelegenen Körpersegmenten.

Aus den genannten Gründen (Absinktendenz des Analgesieniveaus, nach cranial zunehmende Exzentrizität bzw. Lateralisation der Schmerzfasern aus tiefen Segmenten) wird heute auch bei caudal lokalisierten Schmerzen als Standardzugang eine Laminektomie in Höhe der ersten drei Thorakalwirbel gewählt. Bei einseitiger Chordotomie reicht in der Regel die Resektion eines Bogens aus. WHITE und SWEET beschreiben, daß sie zusätzlich die untere Hälfte des nächsthöheren und die obere Hälfte des nächsttieferen Bogens entfernen. Wir sind meist mit einem erweiterten interlaminären Fenster oder einer Hemilaminektomie ausgekommen, ohne daß darunter die Übersicht gelitten hätte (s. auch HAMBY, HEPPNER). Es muß jedoch zugegeben werden, daß dieses Vorgehen nicht in allen Fällen möglich oder erstrebenswert ist. Bei doppelseitiger Chordotomie müssen 1—2 Laminae weggenommen werden, wenn man nicht 2 interlaminäre Fenster bzw. 2 Hemilaminektomien vorzieht, welche dann natürlich gegenseitig um 1—2 Wirbelbögen zu versetzen sind. Doppelseitige Incisionen sollten nicht in gleicher Höhe angelegt werden, um einen transversalen Funktionsausfall bei stärkeren perifokalen Ödembildungen oder Durchblutungsstörungen möglichst zu vermeiden; der Höhenabstand sollte mindestens 1 cm (STENDER), nach anderen Autoren 2—4 cm betragen (KLAR, MERREM). Die Resektion eines dritten Wirbelbogens (MERREM) ist jedoch höchstens in Ausnahmefällen bei den oft geschwächten Patienten gerechtfertigt.

Nach kompletter Laminektomie werden die Dura mater und die Arachnoidea meist in der Mittellinie gespalten. KAHN und PEET empfehlen dagegen, nur die Dura in der Mittellinie, die Arachnoidea aber erst seitlich im Bereiche der Zackenbandansätze zu öffnen; sie lösen dann beiderseits die Ligamenta denticulata möglichst weitgehend von der Durainnenfläche ab, um das so mobilisierte Rückenmark stark um die Längsachse drehen zu können. Besonders bei der Verwendung des Frazierschen Chordotomiehäkchens hat dieses Vorgehen Vorteile. Bei einseitigen Chordotomien kann die Incision von Dura und Arachnoidea paramedian, evtl. auch gegeneinander versetzt, erfolgen; bei Fensterungen und Hemilaminektomien muß natürlich paramedian vorgegangen werden.

Je nach den anatomischen Verhältnissen und dem speziellen Bedarf müssen nun auf der zum Schmerz kontralateralen Seite (oder beiderseits) 1—2 Ansätze des Ligamentum denticulatum von der Durainnenfläche abgelöst werden. Auf diese Prozedur ist besondere Sorgfalt zu verwenden. Es empfiehlt sich, diejenige Bandzacke, welche als Halt- und Leitstruktur dienen soll, sofort und sicher festzuhalten, da wiederholtes Nachgreifen nicht nur zu Markläsionen, sondern auch zu einer Auffaserung oder Ablösung des Ligaments führen kann. Außerdem sollte das Ligament mit einer feinen Pinzette oder Klemme so gefaßt werden, daß die Spitze des Instruments möglichst dicht an der Rückenmarksansatzlinie zu liegen kommt. Diese Empfehlung ist uns aus drei Gründen wichtig: Erstens erlaubt diese Taktik besser, das Mark nicht nur um seine Längsachse zu torquieren, sondern es auch anzuheben, was besonders bei einem paramedianen Duraschnitt erforderlich ist; zweitens wird das Bändchen auf diese Weise kompakter fixiert und löst sich deshalb nicht so leicht vom Mark ab; und drittens wird bei einem besonders durchscheinenden Ligament besser die Stelle markiert, an welcher die Incision beginnen soll. Es gibt jedoch auch Situationen, in denen sich anlagebedingt Lücken bzw. Schlitze im Bereiche des medullären Ligamentansatzes finden oder doch eine mechanische Ablösung erfolgte. In diesen Fällen hilft zur Orientierung der Hinweis von Frazier (1920) und von Babtschin (1929), die Grenze zwischen der Pyramidenbahn und dem Tractus spinothalamicus liege in der Mitte zwischen der Austritts- bzw. Eintrittslinie von Vorder- und Hinterwurzeln.

Das Mark muß nun so weit vorsichtig um seine Längsachse torquiert und angehoben werden, daß der Vorderseitenstrang zu überblicken ist. Hat man in Höhe D1/D2 laminektomiert, so wird man die stärkere Wurzel D1 meist identifizieren und die Traktotomie unterhalb derselben, also in der optimalen Incisionshöhe durchführen können. Wird in Ausnahmefällen die Übersicht durch ungünstige Auffächerung einer Hinterwurzel oder durch ungewöhnliche Unnachgiebigkeit derselben behindert, so darf sie durchtrennt werden; in der Regel ist dies jedoch nicht erforderlich. Als Präventivmaßnahme gegen chordotomiebedingte gürtelförmige Neuralgien oder Hyperpathien hat die Rhizotomie versagt (s. S. 652). Der Durchschneidungsschmerz bei einer evtl. notwendigen Hinterwurzeldurchtrennung kann durch Auflegen eines mit 2%igem Xylocain getränkten Wattestückchens vermieden werden.

Um eine möglichst langdauernde, ausreichend hohe und komplette Analgesie einschließlich der Sacraldermatome zu erzielen, muß angestrebt werden, den größeren Teil des vorderen Rückenmarksquadranten zu durchtrennen (Kahn u. Peet, White u. Sweet, Olivecrona u.a.). Hierfür reichen die besonders in älteren Publikationen genannten Incisionsausdehnungen von 2—3 mm Tiefe und 3—4 mm Länge in der Zirkumferenz sicher nur selten aus. Bei einem durchschnittlichen Querdurchmesser der obersten Brustmarkabschnitte von 11—13 mm bei Erwachsenen darf und sollte die Incisionstiefe 4—5 mm betragen. Die Incision muß direkt am Ligamentansatz beginnen, senkrecht in die Tiefe gehen und bis zur Vorderwurzelaustrittszone, möglichst noch 2 mm weiter nach ventromedial geführt werden (s. Abb. 14). Sie soll natürlich in einer „avasculären" Zone liegen. Für die Traktotomie können je nach Zugang, Vorliebe oder Gegebenheit ein spezielles abgewinkeltes Chordotom, ein feines Skalpell oder ein Klingenhalter mit bedarfsmäßig eingespannter spitzer Mikroskalpellklinge bzw. Rasierklingenecke benutzt werden. Verwendet man das Chordotomiehäkchen, so erfolgt zuerst eine Incision am ventralen Ligamentrand bis zur genannten Tiefe; dann wird der Vorderseitenstrang mit dem bogenförmig abgewinkelten Häkchen so unterfahren, daß die Spitze medial von der Vorderwurzelaustrittsstelle wieder die Oberfläche durchsticht und der so isolierte Markfaseranteil mit einem auf dem Häkchen entlanggleitenden feinen Skalpell durchtrennt. Diese Technik hat den Vorteil, daß keine vom Häkchen erfaßte Faser dem Skalpell entweichen kann. Die Eindringtiefe der Instrumente sollte durch ihren Bau bzw. durch entsprechendes Einspannen vorgegeben oder markiert sein. An der Ventralseite ist peinlichst darauf zu achten, daß nicht die A. spinalis anterior bzw. eine Vorderwurzelarterie verletzt wird (s. Gefäßversorgung).

Nach der Traktotomie wird vorteilhafterweise am wachen oder geweckten Patienten das Resultat überprüft. Dabei müssen durch schnell und wiederholt gesetzte Nadelstiche, Kneifen mit der spitzen Tuchklemme sowie Warm-Kaltprüfung nicht nur die oberen Analgesie- und Thermanaesthesiegrenzen bestimmt, sondern auch der durchgehende Gesamteffekt kontrolliert werden. Reicht die Höhe nicht aus, so muß möglichst noch tiefer oder weiter nach ventral durchschnitten werden; bleibt im Sacralbereich Schmerzempfinden erhalten, muß noch dichter am Ligament eingegangen, oder nach Erfahrungen, die bereits Foerster mit gleich- bzw. doppelseitig verlaufenden Sacralfasern gemacht hat, zusätzlich der andere Vorderseitenstrang incidiert werden. Die obere Analgesiegrenze sollte mindestens bei D4/D5 liegen.

Kleinere Blutaustritte stehen meist nach vorübergehendem Auflegen von H_2O_2- oder hämostypticagetränkten Wattestückchen bzw. nach bipolarer Koagulation. Der Eingriff läßt sich durch Einsatz von Lupenbrille und Stirnlampe oder Operationsmikroskop jetzt noch übersichtlicher und zuverlässiger gestalten. Wir möchten dies sehr empfehlen.

Der Dura- und der Wundverschluß vollziehen sich in der bekannten Weise.

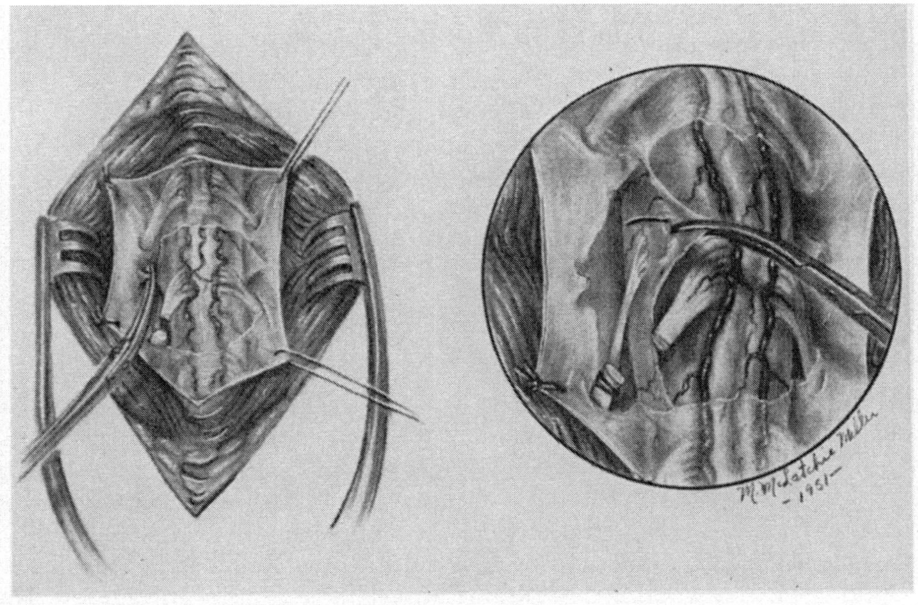

A

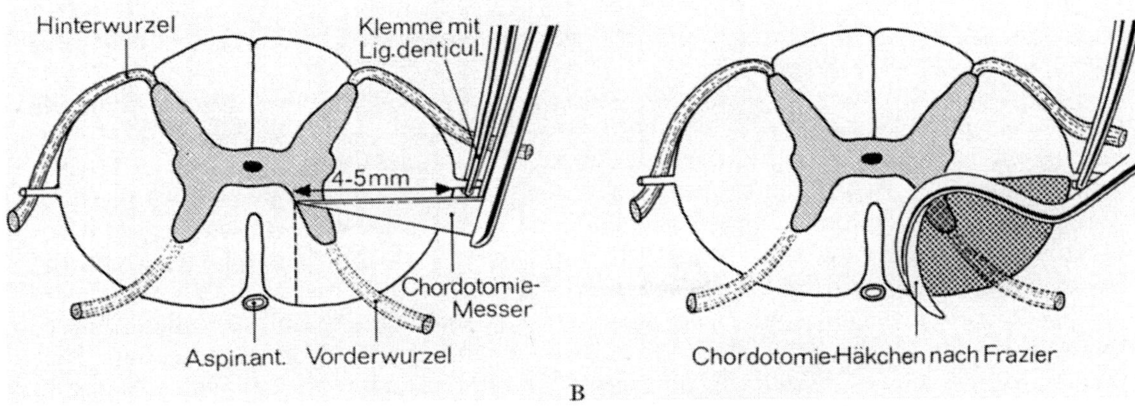

B

Abb. 14A u. B. Thorakale offene anterolaterale Chordotomie. A Nach Laminektomie wird das Ligamentum denticulatum abgelöst, das Ligament angehoben und der Tractus spinothalamicus durchtrennt. (Aus WHITE u. SWEET, 1955[1].) Die Durchtrennung einer Hinterwurzel und ein stärkeres Torquieren des Markes werden jetzt möglichst vermieden. B Schematische Darstellung der Durchtrennung des Tractus spinothalamicus bzw. des Vorderseitenstranges. (Modifiziert nach WHITE u. SWEET, 1955)

Modifikationen

Die Modifikationen von HAMBY und von WALKER sind in die moderne variable Routinetechnik eingegangen und deshalb in diesem Rahmen mit beschrieben worden. Auf HAMBY gehen die interlaminäre Fensterung bei der thorakalen Chordotomie, die Warnung vor zu starkem Torquieren des Marks und eine spezielle Chordotomform mit verstellbarer Schnittfläche (Rasierklingenecke) zurück. Die von ihm bevorzugten Chordotomiehöhen C4/C5 und C5/C6 sind zumindest als gefährlich zu bezeichnen (s. hierzu Abschnitt 2a).

HYNDMAN u. VAN EPPS haben 1939 erstmals im Thorakalbereich (D2/D3) gezielt „differenzierte Durchtrennungen des spinothalamischen Trakts" vorgenommen und die

---

[1] Die Abb. 14, 20 und 22 sind mit freundlicher Genehmigung der Herren Autoren und des Verlages Charles C. Thomas, Springfield, Illinois, entnommen aus: WHITE, J. C., SWEET, W. H.: Pain. Its Mechanisms and Neurosurgical Control.

Resultate pathologisch-anatomisch überprüft. In einem Falle wurde die Analgesie bewußt nur auf die thorakalen Segmente begrenzt. Sie empfahlen ihre Technik als „segmentale Chordotomie". Die Ausführung entspricht der üblichen anterolateralen Chordotomie mit Beschränkung auf umschriebene Vorderseitenstranganteile, entsprechend dem querschnittstopographischen Schema der Autoren.

In der Absicht, Blutungen und Durchtrennungsreaktionen an den Fasern zu vermeiden, hat HENLE den Tractus spinothalamicus in Höhe D 3 nicht durchschnitten, sondern umstochen und unterbunden bzw. ligiert. Drei von ihm auf diese Weise erfolgreich operierte Patienten wurden von HAHN publiziert. Die Technik ergibt sich zwanglos aus den bisherigen Beschreibungen.

2. Die cervicale Chordotomie
a) Die klassische operative Freilegung von dorsal

Wie bei den thorakalen Eingriffen ist in den ersten Jahrzehnten der Chordotomieära auch in der Cervicalregion die Durchtrennung des Tractus spinothalamicus in fast allen Segmenten ausgeführt worden. Zum Teil ist hierfür die Praxis verantwortlich, die Incision am oberen Rande des vermuteten Faserkreuzungsbereiches anzulegen, zum Teil hat sich dieser Sachverhalt zwangsweise aus der Regel ergeben, bei doppelseitiger Chordotomie zwischen den gegenseitigen Incisionen einen größeren Sicherheitsabstand einzuschalten (FOERSTER, HEPPNER, KIRSCHNER u. Mitarb., OGLE et al., PEET et al.). Um auch Schmerzafferenzen auszuschalten, welche vielleicht bis zur Wurzel C 8 über den Sympathicus geleitet werden könnten, hat GRANT in Höhe C 5/C 6 chordotomiert. Bereits KAHN wies aber warnend auf die Gefahr für die oberen Extremitäten bei Blutungen oder sonstigen konsekutiven Läsionen hin.

Später hat sich die Auffassung durchgesetzt, als bevorzugte dorsale Zugangshöhe für offene cervicale Chordotomien die hochcervicale Region zu empfehlen (FALCONER, SCHWARTZ, KEMPE, u.a., s. hierzu auch die Kapitel „anatomische Grundlagen: Tractus spinothalamicus", S. 585, und „Gefäßversorgung", S. 594). Für eventuell erforderliche tiefercervicale Chordotomien bieten sich heute der übersichtlichere ventrale Zugang (CLOWARD) und das stereotaktische Verfahren von LIN et al. an. Auf die Indikation und die Operationsresultate wird später eingegangen.

Zur Operationstechnik kann weitgehend auf die Beschreibung der thorakalen Chordotomie und der Schwartz-Technik (s. folgenden Abschnitt) verwiesen werden. Hier folgen also nur einige spezielle Bemerkungen. Der Hautschnitt verläuft üblicherweise in ca. 15 cm Länge vom Inion bis zum Processus spinosus des III. Halswirbelbogens. Zur Freilegung des Halsmarks reicht die Resektion von einem Bogen, bei doppelseitiger Chordotomie von zwei Bögen aus. Auch hier sind Modifikationen mit Hemilaminektomien etc. möglich (s. thorakale Chordotomie, S. 606). Die Ansätze des Ligamentum denticulatum können einseitig oder doppelseitig abgelöst werden. Bei ausreichender Nachgiebigkeit des Zackenbandes kann es aber auch zwischen zwei Ansätzen erfaßt und das Halsmark an diesem angehoben und leicht um die Längsachse torquiert werden, ohne daß die Ansätze abgelöst werden müßten.

Bei der Durchtrennung der spinothalamischen Fasern sind die cervicalen Organisationsschemata des Vorderseitenstranges zu berücksichtigen (s. „anatomische Grundlagen: Tractus spinothalamicus", S. 589). Nach den jüngeren Erfahrungen besteht kaum noch ein Zweifel daran, daß in diesem Bereiche die Repräsentanz der sacralen, lumbalen, thorakalen und cervicalen Segmente in der genannten Reihenfolge von dorsolateral nach ventromedial in der weißen Substanz des kontralateralen vorderen Halsmarkquadranten verläuft. Auf die Relativität und die Einschränkungen wurde bereits hingewiesen.

Soll eine durchgehende Analgesie mit hohem Niveau für einen möglichst langen Zeitraum erzielt werden, so wird allgemein eine weitgehende Durchtrennung des betreffenden Vorderseitenstranges angeraten. Das Chordotom muß direkt am Ligamentum denticulatum bis zu einer Tiefe von 5 mm eingestochen werden (4—5 mm: KAHN, OGLE, SCHWARTZ;

5 mm: KEMPE; 5—6 mm: FALCONER). Einerseits muß die Incision dicht am Ligament beginnen, um die sacralen Fasern mitzuerfassen, andererseits darf der Tractus pyramidalis nicht alteriert werden. Eine intraoperative Kontrolle erhöht hier ohne Frage die Sicherheit. Der Schnitt soll immer die Vorderwurzelaustrittslinie erreichen. Sollen Schmerzen im Thoraxbereiche oder in den Armen ausgeschaltet werden, so muß er diese Linie um 2 mm (KAHN u. a.[2]) oder 3 mm (FALCONER) nach ventromedial überschreiten bzw. bis etwa 2 mm an die A. spinalis anterior heranreichen (KEMPE; s. hierzu jedoch Kapitel „Gefäßversorgung", S. 596). Selektive Durchschneidungen aufgrund der angeführten Schemata erfordern sicher große Erfahrung; ein sicherer Erfolg kann den Patienten auch bei bester Technik nicht zugesagt werden. Die Wahrscheinlichkeit einer progredienten Einengung des analgetischen Bezirkes durch Niveauabfall und -anstieg ist hierbei natürlich größer (s. JENKNER, KAHN u. RAND, WALKER, WHITE u. SWEET).

Die Kombination der cervicalen Chordotomie mit posterioren Rhizotomien kann sich besonders bei Schmerzzuständen im Halsbereiche anbieten (FOERSTER, SCHÜRMANN). Hier werden Höhe und Ausdehnung des Eingriffs von dem zugrundeliegenden Krankheitsprozeß bestimmt. (Zur Technik s. auch Abschn. „Rhizotomia posterior", S. 626.)

b) Die Technik nach Schwartz

Die Hauptvorteile dieser Technik sind die kurze Operationsdauer und das geringe Operationstrauma (z.B. keine Knochenresektion). Der Eingriff kann deshalb auch schwerkranken Patienten zugemutet werden. Er dauert nicht länger als die durchschnittliche percutane Chordotomie, erlaubt aber die optische Kontrolle (s. auch KEMPE).

Ein Mittellinienschnitt von einem Punkt unterhalb des Inions bis zum oberen Rand des III. Cervicalwirbels reicht für den Zugang aus. Bei unilateralem Vorgehen muß die Muskulatur nur von einer Seite der Bögen C1 und C2 und der hinteren Begrenzung des Foramen magnum, bei bilateralem Vorgehen natürlich von beiden Seiten möglichst weit nach lateral abgeschoben werden. Oft findet sich lateral im interlaminären Epiduralraum eine größere Vene, welche zu versorgen ist. Der Eingriff wird durch die Benutzung des kurzen, kräftigen Schwartzschen Spreizretraktors erheblich erleichtert. Man setzt die spitze, dornförmige Branche in den Dornfortsatz des II. Halswirbels und die plättchenförmige gezahnte Branche in die Occipitalschuppe ein. Durch Spreizen und Sichern des Retraktors bei Kopfanteflexion erzielt man eine erstaunliche Aufweitung des Interlaminärspaltes C1/C2, welche ausreichend Raum für das weitere Vorgehen gibt. Das hier der Dura mater eng anliegende, meist dünne Ligamentum flavum kann abgetragen oder im Zusammenhang mit der Dura mater gespalten werden.

Die Durahülle wird mit einem lateralen Längsschnitt von Bogenrand zu Bogenrand eröffnet. Die freien Ränder werden mit Hilfe von Haltefäden auseinander gehalten. Jetzt lassen sich die in dieser Höhe regelmäßig ansetzende Zacke des Ligamentum denticulatum, die Seitenfläche des Halsmarkes sowie die Hinter- und Vorderwurzeln exponieren. Es ist am besten, das Zackenband nicht von der Dura abzulösen, weil es dazu beiträgt, das Mark in einer möglichst physiologischen Position zu halten. Vielmehr soll versucht werden, das Ligament bis dicht an das Halsmark mit einer feinen Bajonettpinzette oder Klemme zu umfassen und anzuheben, damit auch das Halsmark mehr von der Ventralwand des Spinalkanals abgehoben als um seine Längsachse torquiert wird. Meist gelingt es auf diese Weise, den vorderen Quadranten einschließlich der Vorderwurzel gut sichtbar zu machen. Gelingt dies bei korpulenten Patienten oder ungünstigen knöchernen Verhältnissen nicht, kann natürlich der Ligamentansatz abgelöst und das Mark etwas stärker torquiert werden. Nur ist dann eine gewisse Verschiebung auch der anatomischen Strukturen zu berücksichtigen (HAMBY).

In einer avasculären Zone wird dann die Incision mit einem abgewinkelten Chordotom bis zu einer Tiefe von 5,0 mm durchgeführt. Die Chordotomspitze muß wie üblich direkt an der Ansatzlinie des Ligamentum denticulatum in das Halsmark in Richtung auf den

---

[2] KAHN u. BARNEY; HYNDMAN u. VAN EPPS; WALKER; WEAVER u. WALKER; JENKNER.

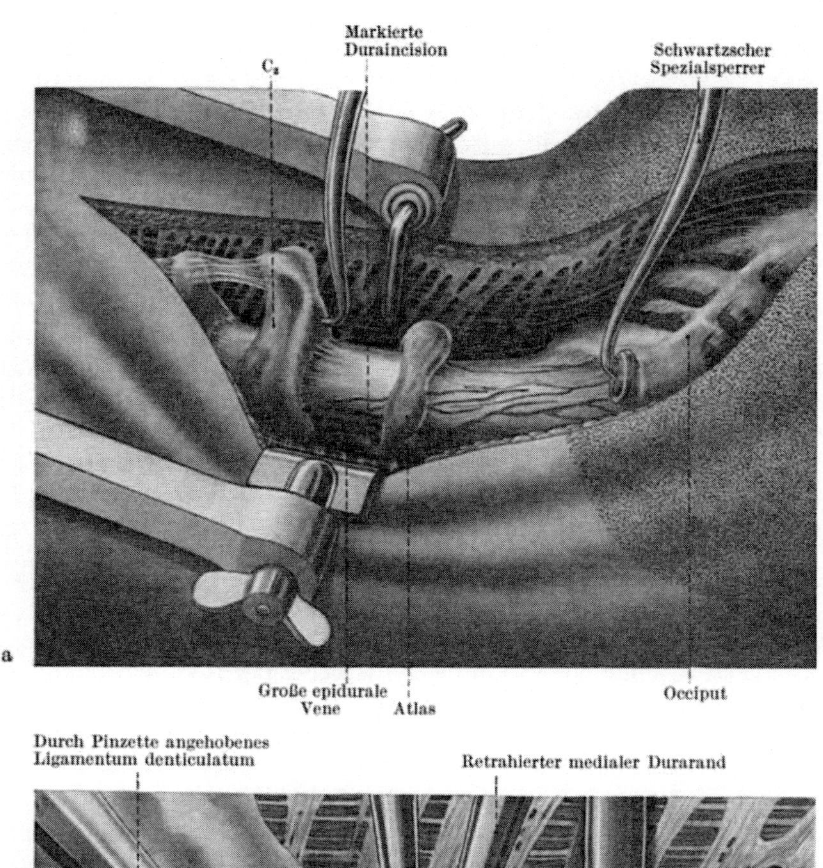

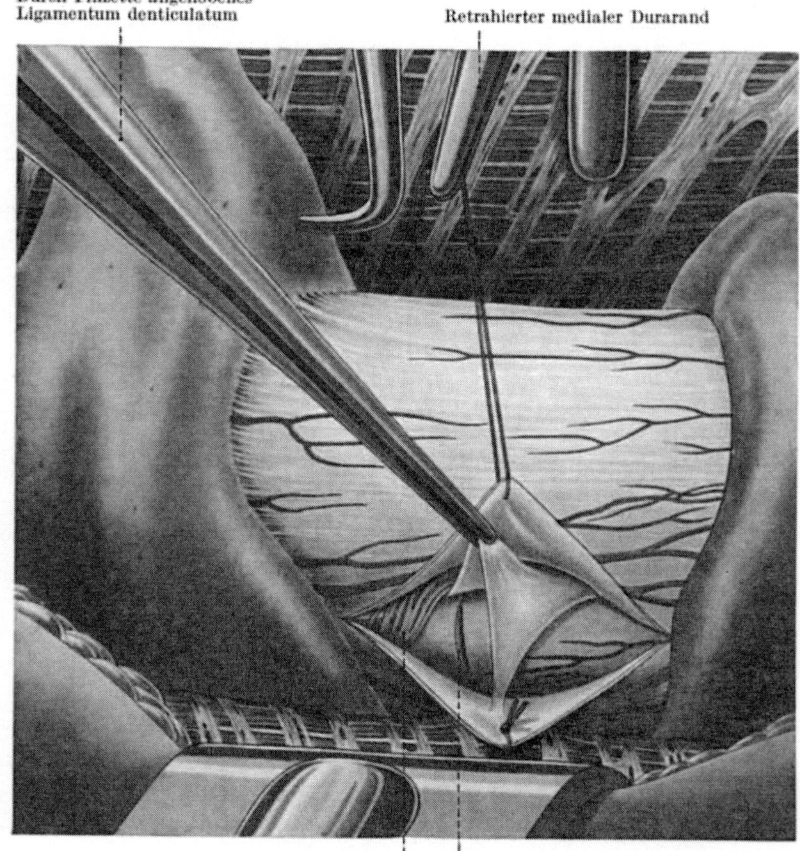

Abb. 15a u. b. Offene cervicale Chordotomie (Schwartz-Technik). a Übersicht über die freigelegte craniocervicale Übergangsregion mit eingesetztem und gespreiztem Spezialsperrer zwischen Occiput und Episthropheus. b Dura im „Fenster" zwischen Atlas und Epistropheus geschlitzt, Zackenband angehoben und Vorderseitenstrang incidiert. (Aus Kempe, 1970)

Zentralkanal eingeführt werden. Die kleine Klinge wird dann senkrecht zur Längsachse und parallel zur Medianebene nach ventral durch den Vorderseitenstrang geführt, und zwar so, daß die Spitze das Mark etwa in der Vorderwurzelaustrittszone wieder verläßt. Das Überschreiten dieser Zone nach medial oder eine tiefere Incision sind nur erforderlich, wenn ein besonders hohes Analgesieniveau gefordert werden muß, in der Regel also bei Schulter-, Arm- oder Thoraxschmerzen. Die maximale Incisionstiefe betrug bei uns 8 mm; hierdurch konnten einseitige Schulter-Arm-Schmerzen ausgeschaltet werden, ohne daß durch die ungewöhnliche Schnittiefe besondere Komplikationen hervorgerufen worden wären.

Ergibt die Analgesieprüfung ein unzureichendes Resultat, müssen die Verhältnisse durch Reincision korrigiert werden. Fehlende Analgesie in der Sacralregion weist meist darauf hin, daß nicht dicht genug am Zackenband durchtrennt wurde, obwohl die entsprechenden Fasern auch einmal besonders weit ventromedial lokalisiert sein können (s. SCHWARTZ). Capilläre Blutaustritte stehen in der Regel nach temporärem Auflegen eines Fibrinstückchens oder ähnlichem, sonst erfolgt vorsichtigste bipolare Koagulation. Nach Auffüllung des Subarachnoidalraumes mit physiologischer Kochsalzlösung wird die Dura atraumatisch vernäht. Das Entfernen des Spezialsperrers und des Wundspreizers lassen die Wirbelbögen und die Muskulatur automatisch in ihre regelrechte Position zurückkehren.

Bei bilateraler Prozedur ergibt sich die Möglichkeit, die Incisionen in einem Höhenabstand von 5—8 mm anzulegen, also eine am Unterrand des Atlas und die andere am Oberrand des Epistropheus (SCHWARTZ, KEMPE). Die Incisionen sollten dann allerdings auch nur so tief wie unbedingt nötig und nicht zu weit nach ventral reichend oder asymmetrisch ausgeführt werden. Unter diesen Vorsichtsmaßnahmen treten nur selten Respirationsschwierigkeiten auf. Bei einigen Patienten können sich postoperativ vorübergehende orthostatische Hypotensionen bemerkbar machen, zu deren Behebung meist jedoch Beinbandagen ausreichen.

c) Der ventrale Zugang. Technik nach Cloward

CLOWARD hat für seine Technik als Zugangshöhe der Wahl bei Schmerzen im Rumpf- und Beinbereich den Intervertebralspalt C4/C5 angegeben. Hier bereitet der Eingriff technisch keine Schwierigkeiten und von eventuellen Vorderhornläsionen werden die Arme noch nicht betroffen. Für Schmerzzustände im Schulter-Armbereiche empfiehlt er die Höhe C2/C3. Hier gestaltet sich der Eingriff schon schwieriger und Komplikationen durch Beeinträchtigung von Nachbarstrukturen sind möglich. Für hochcervicale Chordotomien ziehen wir den dorsalen Zugang vor.

Im Rahmen der Operationsvorbereitungen wird eine kurze Lumbalpunktionskanüle für die spätere Liquorentnahme an typischer Stelle eingeführt (entsprechender OP-Tisch!). Nach Art der Diskographie wird außerdem eine Kanüle in den Intervertebralraum C4/C5 eingestochen und die korrekte Lokalisation mit dem Röntgen-Bildwandler kontrolliert. Über diese Kanüle wird ein Tropfen Methylenblau in die Bandscheibe zur späteren Identifikation injiziert. Die Operation erfolgt in Rückenlage, wobei der Tisch etwas auf die zu operierende Seite gekippt und das Fußende etwas höher als das Kopfende eingestellt ist. Der Kopf wird retroflektiert leicht zur Gegenseite gedreht und mit einem adhäsiven Band fixiert, nachdem ein Polster oder Sandsack unter den Nacken gelegt wurde. Für die Lokalanaesthesie reicht $^1/_2$%iges Novocain mit dem üblichen Adrenalinzusatz aus.

Den Spaltlinien der Haut folgend, wird ein ca. 8 cm langer, schräggestellter Hautschnitt in der Regio colli mediana meist rechtsseitig angelegt. Der M. sternocleidomastoideus und der Gefäßnervenstrang werden nach homolateral, die Trachea mit der Glandula thyreoidea und der Oesophagus nach contralateral abgedrängt. Das Ligamentum longitudinale anterior wird nahe der Mittellinie in Längsrichtung gespalten und mit den

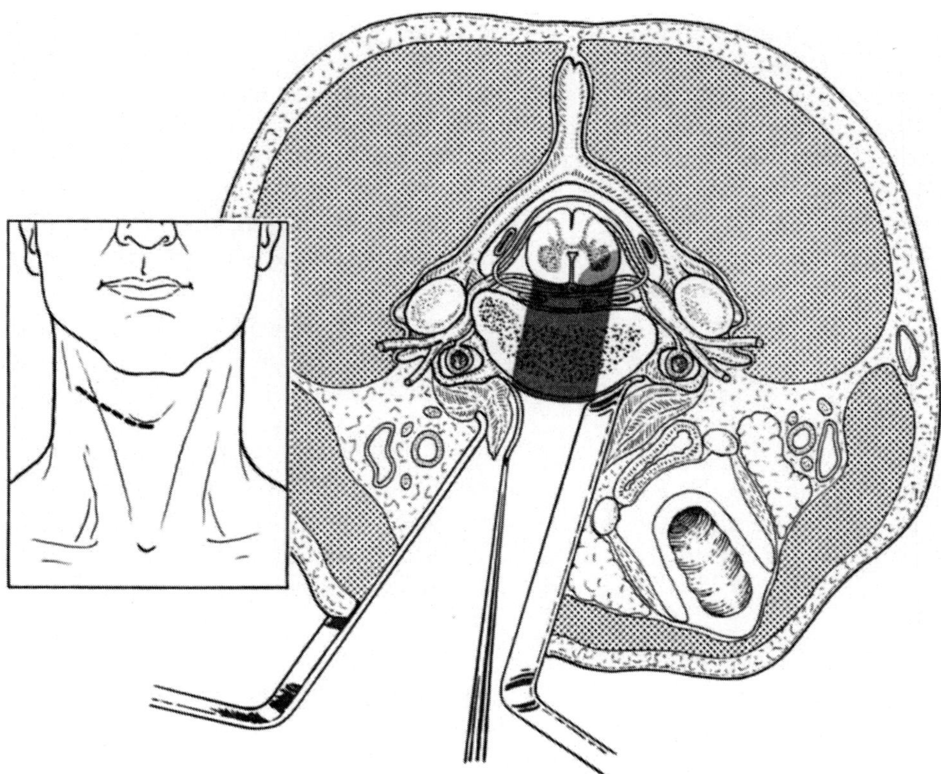

Abb. 16. Anterolaterale cervicale Chordotomie: ventraler Zugang nach Cloward. Schnittführung am Halse und offener Zugang zur Halswirbelsäule dargestellt. Rot markiert der aufzubohrende Zugang zum Spinalkanal und nach Öffnung der Dura weiter zum Halsmark. Grün markiert die Schnittführung zur typischen anterolateralen Chordotomie

Ansätzen des M. longus colli abgeschoben. Durch das Einsetzen der Spezialsperrer läßt sich eine ausreichende Übersicht über die freiliegenden Halswirbelkörper IV und V gewinnen.

Die Bohrung mit dem Spezial-Drillansatz soll genau in der Mittellinie liegen, gleichweit beide Wirbelkörper erfassen und bis zur posterioren Corticalisschicht der Wirbelkörper reichen. Der Vorderrand des Intervertebralspaltes muß mit einem Spezialsperrer auseinandergespreizt werden, um den Zugang noch etwas zu erweitern und die Dura zu spannen. Nach Lösung des hinteren Längsbandes von der Dorsalfläche der Wirbelkörper mit Hilfe eines schmalen Elevators werden die dorsalen Corticalislamellen so weit wie möglich in cranialer und caudaler Richtung sowie nach lateral weggenommen, bis ein annähernd rechteckiger Zugang entsteht. Das Ligamentum longitudinale posterior wird mittels eines H-Schnittes in Form zweier rechteckiger Lappen aufgeklappt. Die Dura öffnet man nach Clowards Vorschlag durch zwei sich kreuzende Diagonalschnitte, so daß vier Zipfel entstehen, welche nach cranial, caudal und beiden Seiten mit Haltefäden angehoben werden. Dabei soll die Arachnoidea möglichst bis zur Fixierung der Haltefäden geschlossen bleiben, weil bei plötzlichem Druckabfall durch Liquorentleerung venöse Blutungen in Gang kommen können. Danach kann auch die Arachnoidea eröffnet werden. Wird die Übersicht durch zu reichliche Liquoransammlungen gestört, kann eine zusätzliche Entlastung durch Liquorableitung über die liegende Lumbalpunktionskanüle vorgenommen werden. Man gewinnt auf diese Weise einen sehr guten Überblick über die Vorderfläche des Halsmarks, die Spinalarterien und die Vorderwurzeln bis zum Ansatz der Zackenbänder.

Zur eigentlichen Chordotomie wird nun ein Mikroskalpell medial der Vorderwurzelaustrittszone bis zu einer Tiefe von 3—4 mm eingestochen und von hier aus nach lateral

geführt. Dabei kann mit einem geknöpften Mikrodissektor in den Incisionsspalt eingegangen und das Mark bei Bedarf mit diesem etwas zur Gegenseite gezogen werden, um
den Schnitt nach lateral unter besserer Sicht zu vollenden. Auf diese Weise läßt sich der
Markanteil des vorderen Quadranten — abgesehen von dem medialen Streifen (Tractus
corticospinalis anterior etc.) — sicher durchtrennen. Vorteilhaft ist, daß der Eingriff
— besonders bei Benutzung der Lupenbrille oder des Operationsmikroskops (optimale
Beleuchtungsquelle!) — immer unter Sicht abläuft. Außerdem bleibt das Ligamentum
denticulatum in situ und trägt zur Fixierung des Halsmarks in physiologischer Lage bei.
Zur Traktotomie können natürlich auch ein Starmesser, ein langer Mikroklingenhalter
mit Mikroklinge bzw. einer Rasierklingenecke oder ein abgewinkeltes Chordotom benutzt
werden. Bei letzterem müßte dann allerdings die etwas unbequemere Schnittrichtung von
lateral gewählt werden. Auch die Verwendung eines Faserhäkchens steht frei. Zur Verhinderung eventueller Faserregenerationen hat Cloward angegeben, in den Incisionsspalt
ein feines Blättchen einer Tantalumfolie oder ein Stückchen Polyäthylenfilm einzulegen.
Eventuelle Blutstillung wird heutzutage natürlich mit dem bipolaren Koagulator durchgeführt.

Zum Verschluß sollte eine möglichst wasserdichte Duranaht mit atraumatischem Material angestrebt werden. Auch ein Verschluß des Ligamentum longitudinale posterior mit
einigen Nähten empfiehlt sich. Der Eingriff wird mit der typischen Fusion durch Einfügen
des speziellen Knochendübels aus dem Ileum oder eines Kunststoffdübels (s. GROTE *et al.*)
beendet.

Bei doppelseitiger Tractotomie erfolgt der Eingriff leicht versetzt oder in gleicher Höhe
und auf die gleiche Weise. Da die Übersicht über die zum Operateur kontralaterale Seite
besser ist, kann sich ein Stellungswechsel zur anderen Seite anbieten.

d) Die percutanen Techniken

Eine sicher bedeutungsvolle Modifikation der Chordotomietechnik ist von MULLAN
und seinen Mitarbeitern 1963 entwickelt worden: die „stereotaktische" percutane cervicale Chordotomie. ROSOMOFF *et al.* bezeichnen sie als die akzeptabelste Prozedur, welche
man bisher erprobt habe; sie sei einfach auszuführen, vom Patienten gut zu tolerieren und
in jedem Körperzustand anwendbar. Man kann dem entgegenhalten, daß die Schwartz-
Technik dem Geübten ebenfalls sehr kurzdauernde, wenig belastende und dabei noch visuell
kontrollierte Eingriffe ohne aufwendige Zusatzapparaturen erlaube. Vom Konzept her ist
die Methode jedoch durchaus bestechend. Und nicht zu unterschätzen ist die Möglichkeit,
die Ausschaltung bei einem Schmerzrezidiv zu wiederholen. Uns selbst fehlen bisher ausreichende eigene Erfahrungen, um ein selbständiges Urteil zu fällen. Bisher steht auch eine
alle Kriterien berücksichtigende Analyse der Dauerresultate, welche etwa den Untersuchungen von WHITE und SWEET für die offenen Techniken vergleichbar wäre, noch aus.

In der ersten Darlegung der neuen Technik haben MULLAN u. Mitarb. die Ausschaltung
der Schmerzleitung im Vorderseitenstrang durch radioaktive Strahlung beschrieben
(s. S. 619). Da der Effekt erst nach Tagen und Wochen zu beurteilen, die Ausschaltung
also schlecht zu steuern war, wurde die Technik modifiziert und die elektrolytische Unterbrechung des Tractus spinothalamicus eingeführt. ROSOMOFF u. Mitarb. haben an der
Perfektionierung und Propagation dieser Technik wesentlichen Anteil. Es handelt sich
dabei um den lateralen Punktionsweg, welcher routinemäßig wegen der günstigen anatomischen Verhältnisse in Höhe C1/C2 liegt. Um Störungen der Atmung zu vermeiden,
haben LIN, GILDENBERG und POLAKOFF die tiefcervicale percutane Chordotomie mit ventralem transdiscalem Punktionsweg entwickelt. Der Eingriff soll unterhalb des Bereiches
erfolgen, in welchem die Fasern des Respirationstraktes das Halsmark zum N. phrenicus
verlassen, also unterhalb von C4/C5. Ein wenig benutzter dorsaler Punktionsweg geht auf
CRUE *et al.* zurück.

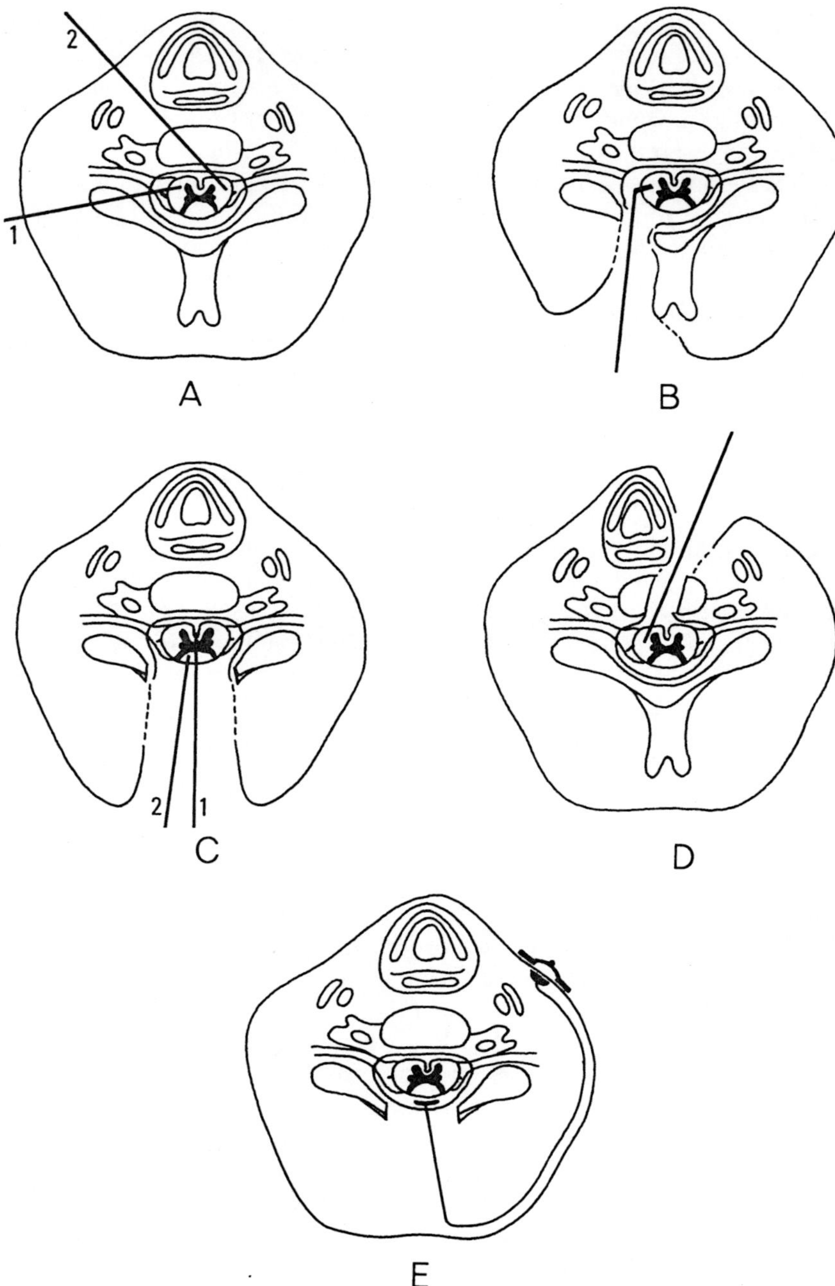

Abb. 17 A—E. Schematische Darstellung der wichtigsten Operationsmethoden bzw. -techniken (zum besseren Vergleich jeweils an einem Halsquerschnitt demonstriert). A Percutane Chordotomie. *1* lateraler Zugang, *2* ventraler Zugang. B Klassische offene Chordotomie, dorsaler Zugang hier in Form einer Hemilaminektomie dargestellt; auch interlaminäre Fensterung oder Laminektomie üblich. C *1* Commissurale Myelotomie; *2* Hinterstrangdurchtrennung. D Offene anterolaterale Chordotomie, ventraler Zugang (Cloward). E Elektrohypalgesie durch Hinterstrangstimulation

α) Die laterale percutane Technik

Die Patienten erhalten eine Prämedikation in üblicher Weise. Während des Eingriffs können bei Bedarf intravenös Kurznarkotica verabfolgt werden. Es muß jedoch unbedingt ein Zustand erhalten bleiben, in welchem eine zuverlässige Prüfung des Analgesieniveaus möglich ist.

Für den Eingriff ist folgende Ausrüstung erforderlich:
1. Ein Stromgeber, am besten ein spezieller Chordotomieapparat mit Impedanzmesser, Stimulatur und Coagulator. 2. Eine spezielle Kopfhalterung, welche am Röntgen- oder Operationstisch befestigt werden kann, strahlentransparent und mit einem Mikromanipulator versehen ist, der eine Elektrodenverschiebung in den drei räumlichen Richtungen erlaubt. 3. Eine Röntgeneinrichtung, am besten ein leistungsstarker Bildwandler mit Monitor und Kasetteneinschub für Einzelaufnahmen. 4. Eine Chordotomieelektrodeneinheit, bestehend aus einer mandrinbewehrten Lumbalpunktionskanüle, einer eingepaßten isolierten Elektrode, einer indifferenten Elektrode in Form einer Subcutankanüle und den entsprechenden Anschlüssen und Kabeln. 5. Diverser Zubehör wie Spritzen, Pinzetten, Kontrastmittel, physiologische Kochsalzlösung etc.

Nach der Beschreibung von Rosomoff *et al.* (1965) läßt sich der Eingriff auch anspruchsloser mit den automatisch in jeder Klinik vorhandenen Mitteln ausführen. Er nimmt dann jedoch mehr Zeit in Anspruch (Röntgenkontrollen) und setzt größere persönliche Erfahrung voraus.

Die percutanen Chordotomien können natürlich im Operationssaal, aber auch in einem entsprechend präparierten Röntgenraum praktiziert werden. Der Kopf des Patienten wird in leicht überstreckter Position so in der Halterung fixiert, daß die Medianebene von Halswirbelsäule und Kopf senkrecht zur Grundplatte verläuft, die HWS-Längsachse mit der Verbindungslinie: Mikromanipulator — Intervertebralraum C1/C2 einen rechten Winkel bildet und die Frontalebene des obersten Abschnittes des Spinalkanals horizontal liegt, damit das einzubringende Kontrastmittel auf dem Ligamentum denticulatum liegen bleiben kann. Die korrekte Position und die Darstellbarkeit aller Zielstrukturen werden röntgenologisch überprüft.

Der Eingriff selbst beginnt mit der Lokalanaesthesie. Dann wird die Punktionskanüle unterhalb und in Fortsetzung der Warzenfortsatzspitze eingestochen und so vorgeschoben, daß sie das Foramen C1/C2 und die Dura dicht vor dem Mittelpunkt des foraminalen Sagittaldurchmessers erreicht. Diese Prozedur erfolgt vorteilhaft unter Bildwandlerkontrolle in zwei Ebenen. Die Kanülenrichtung soll möglichst senkrecht zur HWS-Längsachse und parallel zur Basisebene verlaufen; beim Erreichen der Dura muß dann die Kanülenspitze etwas stärker auf die vordere Hälfte des Spinalkanals ausgerichtet werden.

Bei dem Durchstoßen der Dura empfindet der Patient durch Alteration der Wurzel C2 häufig einen kurzen Schmerz; er sollte hierauf vorbereitet sein. Nach dem Entfernen des Mandrins fließt jetzt in der Regel Liquor ab. Zur Vermeidung von Kopfschmerzen und Erbrechen sollte der Liquorfluß schnell gestoppt werden (Kanüle mit Verschlußhahn oder Aufsetzen eines Zweiwegehahnes!). Dann werden die Kontrastmittel eingebracht: 1—3 ml Pantopaque (oder ein vergleichbares Kontrastmittel) emulgiert in der gleichen Menge Liquor, um das Ligamentum denticulatum zu markieren, und 10—20 ml Luft, um die ventrale Halsmarkkontur darzustellen. Nun wird die Kanüle in den Mikromanipulator eingespannt und — meist noch unter Bildwandlerkontrolle — so eingestellt, daß die Spitze in der a.p.-Darstellung mindestens in der Mitte zwischen dem lateralen Rand des Dens epistrophei und der lateralen Begrenzung des Spinalkanals oder direkt am Densrande liegt, in der seitlichen Darstellung auf die ventrale Halsmarkhälfte zeigt. Es muß darauf hingewiesen werden, daß gröbere Richtungskorrekturen *vor* dem Durchstoßen der Dura — evtl. durch erneute Punktion — auszuführen sind; nach der Duraperforation sind nur noch Feinregulationen möglich und wünschenswert. Die Endposition der Kanüle sollte zur Dokumentation auf Einzelröntgenaufnahmen in den beiden Hauptebenen festgehalten werden.

Danach kann die Elektrode durch die Kanüle eingeführt werden. Sie besteht meist aus 0,5 mm starkem rostfreiem Stahldraht, welcher bis auf eine 2 mm lange freie Spitze mit einem Polyäthylenüberzug isoliert ist. Die Elektrode soll so in die Kanüle eingepaßt sein, daß sie die Kanülenspitze maximal um 4 mm überragen kann. Es erhöht fraglos die Sicherheit, wenn das weitere Vorgehen durch Impedanzmessung kontrolliert wird. Von Taren

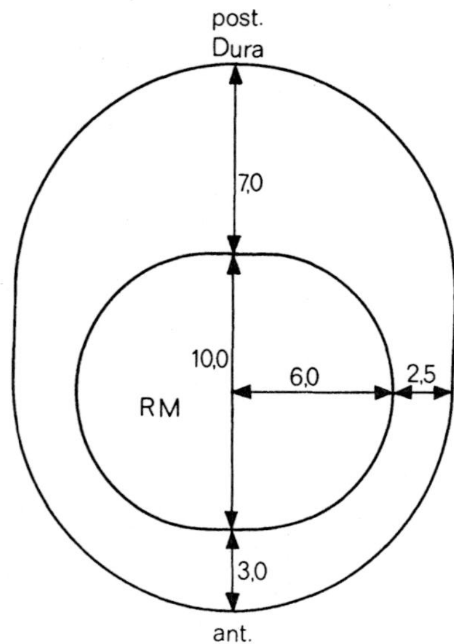

Abb. 18. Durchmesser- und Abstandswerte für den hochcervicalen Bereich des Spinalkanals einschließlich Halsmark (C2—C3). (Nach Mullan)

et al. werden folgende Widerstandswerte angegeben: bei freier Lage der Elektrodenspitze im Liquor durchschnittlich 190 Ω, bei Kontakt mit der Pia mater 290 Ω und bei intramedullärer Lage 600 Ω. Die Werte sind offensichtlich geräteabhängig; für das OWL-Chordotomieinstrument werden sie vergleichsweise mit 330—550 Ω, 550—1 000 Ω und über 1 000 Ω angegeben (Tasker u. Organ). Wichtiger ist, daß bei dem Vorführen der Elektrodenspitze der elektrische Widerstand mit dem Erreichen der Pia um mindestens 100 Ω und mit dem Eindringen in das Halsmarkgewebe um mindestens 300 Ω ansteigt, die Differenz zwischen Liquor und Markgewebe also mindestens 400 Ω beträgt (Taren *et al.*, Nulsen *et al.*).

Auch bei der Perforation der Pia mater und dem Eindringen in den Vorderseitenstrang wird von den Patienten meist ein kurzer Schmerz — oft mit Ausstrahlung in die Suboccipitalregion — angegeben. Die Elektrodenspitze liegt röntgenologisch korrekt, wenn auf der a.p.-Aufnahme der Abstand zur Mittellinie 2 mm und auf der seitlichen Aufnahme der Abstand zur vorderen Luft-Halsmarkgrenze ebenfalls 2 mm beträgt. Für doppelseitige Eingriffe empfehlen Taren *et al.* dagegen eine mehr posterolaterale Position, um die Tractus reticulospinales ventrales zu schonen: die Spitze soll dann ca. 4 mm neben der Mittellinie und 4 mm hinter der ventralen Halsmarkkontur lokalisiert sein. In der Praxis ergeben sich jedoch infolge einer gewissen Verlagerungstendenz des Halsmarks durch den Druck der Elektrode Abweichungen, welche so weit gehen können, daß erst bei Erreichen der Mittellinie oder einem Überschreiten von 1 mm die optimale Ausschaltungsposition erreicht ist.

Um diese Fehlerquelle einzuengen, kann als zweiter Kontrollschritt die monopolare Elektrostimulation motorischer Fasern (1—6 Hertz; 0,3—2,0 Volt) und sensibler Fasern (50—100 Hertz; 0,2—2,0 Volt) erfolgen. Motorische Reaktionen in den Nackenmuskeln und im M. trapezius kommen durch Reizung von Vorderwurzelfasern zustande und gehören zum erwünschten Reizresultat. Zuckungen in den Armen sprechen für eine mehr posteriore Lage entweder in Vorderhorn- oder bereits in Pyramidenbahnnähe. Hier ist Vorsicht geboten. Zuckungen in der Beinmuskulatur sind auf eine direkte Pyramidenbahnalteration verdächtig und stellen die wichtigste Kontraindikation für die Ausschaltung dar. Die Elektrodenposition muß korrigiert werden. Die höherfrequenten Reize lösen meist Wärme- und Brennempfindungen, z.T. auch Kälte- oder einfach Mißempfindungen in der kontralateralen Körperhälfte aus. Ihre Lokalisation erlaubt entsprechende Rückschlüsse auf die Elektrodenlage im Vorderseitenstrang, aber auch auf das Ausschaltungsresultat. Gleichseitige Mißempfindungen sowie die tetanische Reizung gleichseitiger Muskelgruppen im Nacken- oder Beinbereich stellen Kontraindikationen für die Ausschaltung dar. — Eine weitere Testmöglichkeit ist mit der Ableitung evozierter Potentiale gegeben; hierzu liegen jedoch noch keine ausreichenden Erfahrungen vor.

Die Ausschaltung der Schmerzleitung erfolgt dann mit Stromstärken von 30—40 mA (Tasker u. Mitarb.), 70—80 mA (Taren *et al.*) oder gar 110 mA (Müke). Die Stromspannung liegt dabei zwischen 20 und 25 V. Die Läsion wird schrittweise gesetzt, um den Effekt kontrollieren zu können. In der Regel wird der Stromfluß alle 5 sec unterbrochen. Je nach Stromregulation ist mit 15—30 sec Gesamtdauer ein Läsionsherd von 5—6 mm Längs- und 2—3 mm Querdurchmesser zu erzielen. Bei günstiger Elektrodenlage kann eine Läsion ausreichen, um eine komplette Analgesie bis zum Cervicalbereich zu erzielen. In anderen Fällen können mehrere, durchschnittlich drei Läsionen nach Lagekorrektur der Elektrodenspitze (s. Lokalisationsschema) erforderlich sein, um sacrale Aussparungen oder insuffiziente Niveaubildungen zu vervollständigen. Auch geplante selektive Ausschaltungen können gelingen. Während des Stromflusses und zwischen den einzelnen Applikationen muß die Motilität geprüft werden; zeigen sich Paresen, ist der Eingriff abzubrechen.

Während der Ausschaltung kann es zu gelegentlich recht intensiven Schmerzen im Nacken oder in der später analgetischen Region kommen. Um sie zu reduzieren, wird von einigen Autoren vorher Fentanyl oder ein anderes Analgeticum injiziert. Doppelseitige Läsionen können gelegentlich mit einer Punktion gesetzt werden, indem man einfach die Mittellinie überschreitet (Rosomoff *et al.*). Als Vorgehen der Wahl wird aber die zweizeitige Punktion von beiden Seiten im Abstand von einer Woche empfohlen, um Komplikationen zu vermeiden. Die Dauer eines Eingriffs wird mit 10—95 min, durchschnittlich 50 min angegeben.

β) Die percutane Isotopentechnik

Dieser in der Einleitung bereits erwähnte Eingriff unterscheidet sich von der voranstehend beschriebenen Technik nur in wenigen Punkten: Die Punktionskanüle soll in einem Winkel von ca. 45° zum Querdurchmesser des Spinalkanals die Dura perforieren, damit die Spitze nicht in den Vorderseitenstrang eindringt, sondern sich ihm ventrolateral anlegt. Die Spitze der dann eingeführten Nadel trägt ein radioaktives Isotop (Strontium, Yttrium). Mullan *et al.* haben für ihr Strontiumisotop eine Expositionsdauer von 15 min mit einer Abgabe von etwa 2000 RADs angegeben. Diese Technik scheint z.Z. nicht mehr geübt zu werden.

γ) Die ventrale percutane Technik

Für die von Lin, Gildenberg und Polakoff entwickelte Technik ist die gleiche Ausrüstung zu verwenden wie für den lateralen Zugang; sie sollte nur durch eine an der Spitze gebogene Elektrode ergänzt werden, mit der sich auch seitlich von der Kanülenrichtung gelegene Zielpunkte erreichen lassen.

Die Punktionskanüle wird kontralateral zur beabsichtigten Chordotomie medial von der Carotis und lateral von Trachea und Oesophagus 2,5—5 cm oberhalb des Sternoclaviculargelenks eingestochen und auf die Bandscheibe C5/C6 oder C6/C7 zugeführt. Diese wird diagonal in Richtung auf den Zielpunkt im Vorderseitenstrang der anderen Seite perforiert; der transdiscale Vortriebswinkel läßt sich leicht und schnell aus dem sagittalen und frontalen Abstand des Zielpunktes von der röntgenologisch dargestellten Kanülenspitze errechnen (s. Abb. 19). Nach dem Durchstoßen der Dura fließt Liquor ab, welcher durch 10 ml Luft zur Darstellung der ventralen Halsmarkkontur ersetzt wird. Die ganze Prozedur wird durch monitorübertragene Bildwandlerkontrolle in zwei Ebenen überwacht. Zur Dokumentation und Winkelberechnung lassen sich Einzelaufnahmen ab-

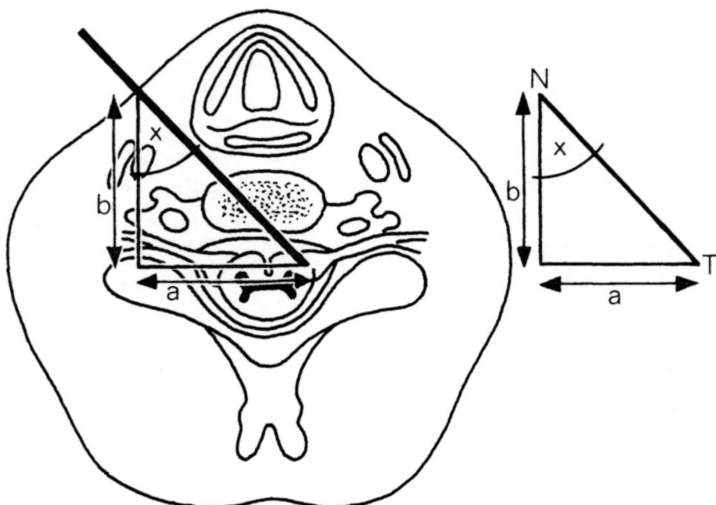

Abb. 19. Berechnung des Kanülenvortriebswinkels bei der percutanen ventralen Chordotomie (Lin *et al.*). *T* Zielpunkt; *N* Stellung der Kanülenspitze bei Punktionsbeginn. *X* richtiger Einstichwinkel; *a* Entfernung Kanülenspitze—Zielpunkt auf der a.p.-Aufnahme; *b* Entfernung Kanülenspitze—Zielpunkt auf der seitlichen Aufnahme

schalten. Kleine Richtungskorrekturen während des Vordringens durch die Bandscheibe können durch permanenten Druck auf das Kanülenende erreicht werden; gehen sie über 2 mm seitlichen Abstand hinaus, muß die Kanüle neu eingestochen werden.

Der Zielpunkt wird von dem angestrebten Analgesieniveau — bzw. Analgesieareal bei selektiver Ausschaltung — bestimmt. Um Analgesie in den unteren Cervical- und oberen Thorakaldermatoren zu erzielen, soll die Elektrodenspitze 3—4 mm neben der Mittellinie liegen. Ist lumbo-sacrale Analgesie erforderlich, soll der Abstand 5—6 mm betragen. Bei dem mehr medial gelegenen Zielpunkt muß dann die schrägverlaufende Elektrode ca. 4—5 mm tief in das Mark eindringen, d.h. 3—4 mm hinter der seitlich dargestellten ventralen Luft-Markgrenze liegen. Der äußere Zielpunkt liegt dagegen dicht am Ligamentum denticulatum, seitlich gesehen also etwa 5 mm hinter der vorderen Markkontur; bis knapp an diese Linie muß die Elektrodenspitze in der Endposition reichen. Für erwünschte durchgehende Analgesien sind entweder Mittelwerte zu wählen oder Läsionen an verschiedenen Stellen beim Vorschieben oder Zurückziehen der Elektrode bzw. unter Verwendung der gebogenen Elektrode zu setzen. Aus dem Diagramm in Abb. 19 lassen sich die benötigten Werte zusammenstellen. Es ist zu berücksichtigen, daß die Elektrode, schräg von kontralateral kommend, auch schräg in den Vorderseitenstrang eindringt und die Läsionsherde anders ausgerichtet sind als bei dem lateralen Zugang. Die vorherige Stimulation ist hier besonders wünschenswert. Bei den Berechnungen in situ ist an die Röntgenverzeichnung zu denken.

Lin *et al.* benutzen für die Elektrokoagulation eine bipolare Elektrodeneinheit, wobei die Elektrodenspitze der eine Pol, die Kanüle der andere ist. Ein ausreichender Läsionsherd wird in der Regel mit einer Leistung von 4,8 Watt bei einer Stromstärke von 60 bis 110 mA erzeugt. Der Strom aus dem Spezial-Hochfrequenzgenerator wird anfangs für 15 sec, dann bis zum gewünschten Resultat eingeschaltet. Sonst ergeben sich keine nennenswerten Differenzen zum Verhalten von Mullan oder Rosomoff. Diese Technik soll weniger schmerzhaft sein, weil keine Hinterwurzel tangiert werden kann. Außerdem werden Atmungsstörungen vermieden. Allerdings ist zu bemerken, daß der Eingriff auch technisch fehlschlagen kann: Lin *et al.* geben an, daß bei zwei Patienten mit degenerativer Osteoarthritis der Intervertebralspalt nicht zu perforieren war. Bei kompliziertem Verlauf ist gerade bei diesem Zugang an Gefäßalterationen zu denken (s. Kap. „Gefäßversorgung", S. 594).

Abschließend ist zu bemerken, daß für doppelseitige Eingriffe auch die Kombination der hochcervicalen Technik von MULLAN/ROSOMOFF auf der einen mit der tiefcervicalen Technik von LIN/GILDENBERG auf der anderen Seite empfohlen wird (FOX).

δ) Die dorsale percutane Technik

Um den angezielten Punkt im Vorderseitenstrang noch exakter erreichen zu können, haben CRUE, TODD und CARREGAL 1968 einen Punktionsweg von dorsal zwischen C1 und C2 aufgezeigt. In Erweiterung ihres stereotaktischen Verfahrens der Trigeminustraktotomie benutzen sie hierfür eine spezielle stereotaktische Apparatur mit Zielbügel etc. Ob hierdurch — bei den bekannten Ausweichs- und Verlagerungsmöglichkeiten des Halsmarks (s. TAREN *et al.*) — tatsächlich eine größere Genauigkeit möglich und diese überhaupt relevant ist (s. Kap. „Grundlagen"), bleibt abzuwarten. Die Elektrode durchdringt auf dem Wege durch das Halsmark von dorsal auch wichtige Strukturen, welche auf den genannten anderen Wegen nicht tangiert zu werden brauchen. Dies scheint uns ein grundsätzlicher Nachteil zu sein. Entsprechende Komplikationen dürften sich nicht leicht vermeiden lassen. Die bisherigen Resultate der Autoren können noch nicht überzeugen. Zur Zeit scheint diese Technik keine Verbreitung zu finden.

ε) Die percutane Cryochordotomie

Bei dieser von RAND *et al.* angegebenen percutanen stereotaktischen Technik wird die Vorderseitenstrangläsion mittels einer Spezialsonde durch Kältedenaturierung erzeugt. Da die Elektrodentechnik leichter zu handhaben, durch die genannten Testmöglichkeiten sicherer und besser steuerbar ist, hat sich die Cryochordotomie nicht durchsetzen können.

II. Die commissurale Myelotomie

Im Zusammenhang mit der Frage nach dem Kreuzungsmodus der Schmerzfasern innerhalb des Rückenmarks ist relativ früh der Gedanke an die Commissurotomie aufgekommen und operativ verwirklicht worden (GREENFIELD, AMOUR, LERICHE, 1927/28). WERTHEIMER führte sie mit Erfolg im mittleren und unteren Thorakalbereich durch, GUILLAUME entsprechend den Segmentbezügen und PUTNAM im Cervicalbereich. Die Beurteilung war immer unterschiedlich, von MISEROCCHI und BUCALOSI z.B. zurückhaltend, von JENTZER dagegen äußerst positiv. In Deutschland hat sich diese Methode bisher nicht durchsetzen können. Außer einer Empfehlung von KOCH (1930) sind eigentlich nur die Publikationen von LEMBCKE (1964: cervicale „mediolongitudinale Chordotomie") und von GRUNERT *et al.* (1970: thorakale „commissurale Myelotomie") zu nennen.

Nach Maßgabe der Symptomatik und der segmentalen Bezüge sind Höhe und Ausdehnung der Laminektomien und Incisionen in der Regel vorgegeben. Bei Schulter-Arm- und hohen Thoraxschmerzen haben PUTNAM sowie LEMBCKE meist von C3 bis C8 oder D1 laminektomiert und die Commissuren der Segmente C3/C4 bis C8/D1 durchtrennt. PUTNAM spaltete einmal mit tödlichem Ausgang das ganze Halsmark und empfiehlt, die Grenze C4 möglichst nicht nach cranial zu überschreiten. LEMBCKE myelotomierte in einem Falle von C2 bis C5 ohne Komplikationen. Wegen doppelseitiger Schmerzzustände im Unterbauch, in der Perinealgegend oder in den Beinen spalteten GRUNERT *et al.* das Thorakalmark von D9/10 bis D11/12 (1× auch von D10 bis L1 und 1× von D12 bis L4).

Zur Operationstechnik ist folgendes zu vermerken: Der entsprechende Rückenmarksabschnitt wird in üblicher Weise freigelegt. Die häufig störende V. mediana spin. post. wird beiseitegedrängt oder zur Seite hin freipräpariert und die Pia mater entweder umschrieben oder über die ganze Länge gespalten. Dann wird genau in der Mittellinie mit einem Spezialmyelotom mit stumpfer oder leicht geknöpfter Spitze (von PUTNAM angegeben) bis zur Ventralfläche des Markes eingegangen, nach LEMBCKE sogar bis zum knöchernen Widerstand. Mit einem kurzen, raschen Schnitt erfolgt die Spaltung der beiden Markhälften über die geplante Länge. Durch das stumpfe Myelotomende werden die größeren ventralen

Gefäße einschließlich der A. spinalis ant. in der Regel beiseitegeschoben und kaum verletzt. (Daß sich pathologisch-anatomisch doch gelegentlich ausgedehntere Läsionen und Blutungen zeigen, muß einkalkuliert werden. — Jellinger: persönliche Mitteilung.)

Putnam hat in seinem ersten Falle im Abstand von wenigen Millimetern eine Nadel streng in der Mittellinie eingestochen und durch fächerförmige Bewegungen die Commissur in Etappen durchtrennt.

Wir haben in einem Falle die Commissurotomie im thorakolumbalen Übergangsbereiche exakt mikroneurochirurgisch durchgeführt: mit stärkerer Vergrößerung durch das Operationsmikroskop, Mikropräparation in der Mittellinie unter Schonung auch kleiner Gefäße, wenn erforderlich sofortiger Blutstillung durch bipolare Koagulation, schonender Durchtrennung der Commissur unter Sicht. Der operationstechnische Ablauf war höchst befriedigend, von dem klinischen Resultat ließ sich dies erst nach einem längeren Intervall sagen.

Es ist darauf hinzuweisen, daß der Eingriff natürlich doppelseitige Analgesie und Thermanaesthesie hervorruft und sicher eine besondere Patientenselektion voraussetzt. Putnam hat auch eine Modifikation für einseitiges Vorgehen vorgeschlagen: eine Schnittführung, welche das Hinterhorn der schmerzenden Seite an seiner Basis durchtrennt. Ein entsprechend behandelter Fall ist uns bisher nicht bekannt geworden.

Die *Ultraschall-Commissurotomie* (Richards, Tyner u. Shealy) ist bisher vorwiegend tierexperimentell erprobt worden. Bis auf das Instrument — hier ersetzt durch fokussierten Ultraschall — ergeben sich keine Differenzen zur vorgenannten Technik. Der allgemeinen klinischen Anwendung steht jedoch entgegen, daß es sich dabei zumindest zur Zeit noch um eine schwer zu handhabende und schlecht zu kontrollierende Prozedur handelt (Shealy s. jedoch auch S. 643 — Ballantine —).

III. Die Lissauer-Tractotomie bzw. -Tractolyse

Hauptsächlich Hyndman und später Rand haben versucht, durch Unterbrechung der Impulsleitung im Lissauerschen Trakt eine weitere Möglichkeit der Schmerzbeeinflussung zu entwickeln. Die longitudinale Incision — natürlich homolateral zum Schmerz ausgeführt — hat nicht befriedigt und ist u. E. aufgegeben, die monopolare Elektrokoagulation war mit zu vielen Komplikationen belastet. Rand hat 1960 eine bipolare elektrolytische Technik angegeben, welche er in Kombination mit einer cervicalen Chordotomie ausführte: er setzte 12 konsekutive elektrolytische Herde zwischen C 6 und D 1 in den Lissauer-Trakt mit klinischem Erfolg und guter pathologisch-anatomischer Korrelation, wie die Autopsie nach knapp 4 Monaten zeigte.

IV. Die Hinterstrangdurchtrennung bzw. Gracilotomie

Die Hinterstrangdurchtrennung, auch dorsale bzw. posteriore Chordotomie oder als partieller Eingriff im Cervicalbereiche Gracilotomie (Sorgo) genannt, haben gleichzeitig Pool sowie Browder und Gallagher zur Bekämpfung von Phantomschmerzen durchgeführt. Durch Unterbrechung hauptsächlich der proprioceptiven Impulse sollte die „Verkrampfung" des Phantoms gelöst und damit der Schmerz und sogar das Phantom selbst beseitigt werden. Die Anfangserfolge hatten keine Dauer. Die Methode ist anscheinend ganz aufgegeben. Sorgo hat Fälle mit spontanem Hinterhornschmerz durch Hämato- und Syringomyelie erfolgreich auf diese Weise behandelt.

Browder und Gallagher haben bei Beinphantomschmerzen das Rückenmark im mittleren Thorakalbereich freigelegt und den homolateralen Hinterstrang wie bei einer anterolateralen Chordotomie durchtrennt, bei Armphantomen wählten sie die Höhe C 2 und schalteten die lateralen zwei Drittel aus. Pool durchtrennte den lateralen Teil des gleichseitigen Hinterstranges in Höhe C 5; in einem Falle trat erst ein Erfolg ein, als der Schnitt nach lateral durch Hinterhorn mit Substantia gelatinosa, Lissauer-Trakt und Hinterwurzel weitergeführt wurde.

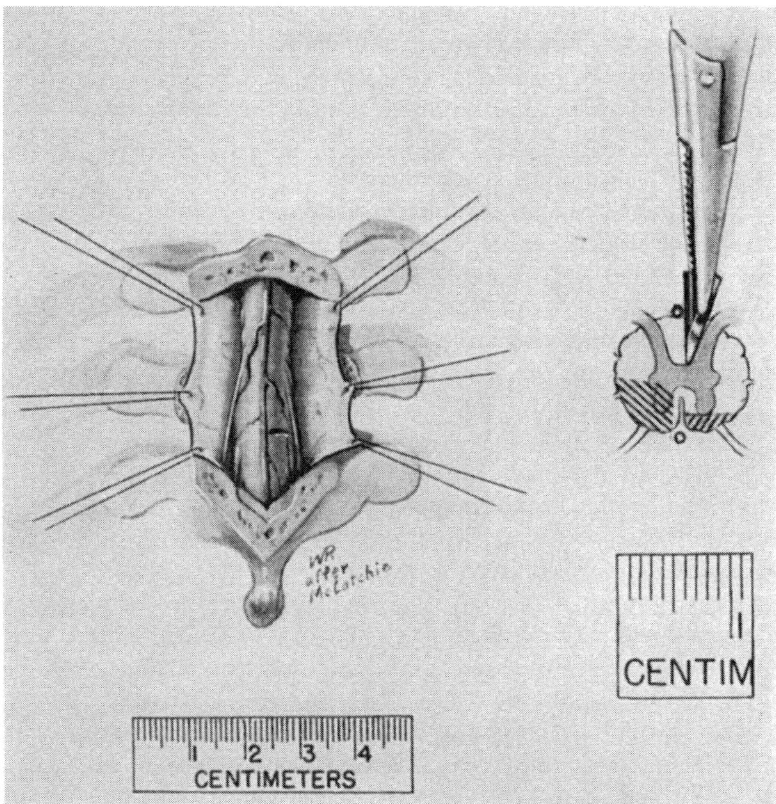

Abb. 20. Die Technik der Hinterstrangdurchtrennung (posteriore Chordotomie). (Aus WHITE u. SWEET, 1955)

V. Die Myelektomie

Rückenmarkstranssektionen und Myelektomien überschreiten bereits den Rahmen der eigentlichen Schmerzoperationen. SORGO erzielte bei einem Patienten mit unerträglichen Schmerzen, dessen Grundleiden einen so weitreichenden Eingriff erlaubte, durch Exstirpation des Lumbosacralmarks für $2^1/_2$ Jahre Schmerzfreiheit.

VI. Die Hinterstrangstimulation

Die Hinterstrangstimulation zur Erzeugung einer „Elektroanalgesie" stellt den auf spinaler Ebene absolut neuartigen Versuch dar, durch Reizung schnelleitender markreicher afferenter Fasern die Impulsweiterleitung in den langsamleitenden markarmen bzw. marklosen Fasersystemen zu hemmen. Die Grundlage hierfür bilden die neurophysiologischen Erkenntnisse von der neuronalen Excitation und Inhibition (s. Kapitel „Grundlagen"). Bei experimentellen Untersuchungen an Katzen, aber auch am Menschen (1966), fand SHEALY als — seiner Meinung nach „spezifische" — Reizantwort auf schmerzhafte periphere C-Faserstimulation prolongierte Entladungen im phylogenetisch ältesten Teil des Rückenmarks, im propriospinalen „Trakt". Er bezeichnete sie als „prolonged small-fiber afterdischarge (PSAD)". Die Blockierung von Aβ, γ- und δ-Fasern führe zu einer Verstärkung der PSADs, die Stimulation der Hinterstränge dagegen zu ihrer Aufhebung. Diese Befunde stehen im Einklang mit den Resultaten der Inhibitionsexperimente von MELZACK und WALL sowie anderer Reiz- und Ableitungsversuche (COLLINS u. RAND, POGGIO u. MOUNTCASTLE, SIMINOFF). SHEALY et al. haben daraufhin die Hinterstrangstimulation zur Unterdrückung chronischer Schmerzen zu einer auch humanmedizinisch verwendbaren Behandlungsmethode ausgearbeitet. An dieser Entwicklung haben auch SWEET und WEPSIC sowie NASHOLD et al. teil. (Bei NASHOLD et al. — 1972 — finden sich

auch interessante Angaben zu den verschiedenen Auffassungen über die Hinterstrang-
funktion!) Ob die klinischen Ergebnisse tatsächlich durch Inhibitionsvorgänge in der Substantia gelatinosa des Hinterhorns bewirkt werden (s. z.B. „Gate control theory"), oder
die Folge von spinocerebralen Interaktionen sind, muß durch weitere Untersuchungen
geklärt werden.

Für die Hinterstrangstimulation ist folgende Ausrüstung erforderlich: Ein batterie-
betriebener Radiofrequenztransmitter, eine Spezialantenne, ein implantierbarer Empfänger, ein Elektrodenplättchen für den eigentlichen Hinterstrangkontakt und zugehörige
Kabel. (Zur Zeit stehen das „Myelostat DCS System" der Fa. Medtronic Inc., Minneapolis,
und das „DCS-equipment" der Fa. Avery Laboratories Inc., New-York, zur Verfügung.
DCS = dorsal column stimulation or stimulator[3].)

Bei Armschmerzen soll die Reizelektrode zwischen C2 und C4, bei Thorax- oder Ab-
dominalschmerzen in Höhe D2 und bei Becken- oder Beinschmerzen zwischen D2 und D4
oder D8 und D10 auf bzw. über den Hintersträngen fixiert werden. Die Laminektomie-
höhe ergibt sich hieraus von selbst. Meist reicht es aus, einen Wirbelbogen und den überlappenden Teil des nächsthöheren Dornfortsatzes zu entfernen. Nachdem die Dura in ausreichendem Umfang freigelegt ist, wird eine 6—8 cm lange Incision über der Clavicula angelegt und eine subcutane Tasche für die Aufnahme des Empfängers gebildet. Diese muß
dicht genug unter der Haut — also im wesentlichen über dem Fettgewebe — liegen, um
eine gute elektrische Verbindung mit der Antenne zu gewährleisten, und in ausreichendem
Abstand von der Clavicula (infraclaviculär), damit später die ringförmige Spezialantenne
bequem und kontaktfähig genug der Haut aufliegen kann. Bei thorakaler Laminektomie
kann die subcutane Empfänger-Tasche auch rechts- oder linksseitig im ventralen unteren
Thoraxbereich, etwa im Verlaufe der vorderen Axillarlinie, ausgebildet werden (Nashold
et al.). Hieraus ergibt sich, daß die Operation bei cervicaler oder hochthorakaler Laminektomie in sitzender Position, bei thorakaler Laminektomie mit tiefgelegener Empfänger-
Tasche in Seitenlage erfolgen kann.

Von der Empfänger-Tasche wird dann ein subcutaner Tunnel, welcher bei infra-
claviculärer Lokalisation auch durch die Muskulatur geleitet werden darf, zur Lamin-
ektomiewunde geführt. Mit Hilfe eines Penrose-Drains, in welches die Elektrode einzulegen
ist, wird das Elektrodenkabel von der Clavicularwunde durch den Tunnel in die Lamin-
ektomiewunde gezogen.

Nun wird die Dura durch Längsschnitt geöffnet. Soll eine breitere Elektrode beiden
Hintersträngen aufliegen, so empfiehlt sich die Mittellinie, soll bei einseitigem Schmerz nur
ein Hinterstrang aktiviert werden, kann man einen leicht exzentrischen Schnitt wählen.
Es stehen breitere und schmalere Elektrodentypen im Sinne dieser Differenzierung zur
Verfügung; außerdem sind bipolare und monopolare Elektroden im Handel. Anfangs
wurde die Elektrode grundsätzlich subdural-epiarachnoidal fixiert. Nashold et al. konnten
dann bei Reoperationen eine reaktive Verdickung der Arachnoidea unter der Elektrode
nachweisen, welche mit einem Nachlassen der Stimulationswirkung korrelierte. Er
empfiehlt deshalb jetzt die subarachnoideale Lokalisation, die wir auch bevorzugen. Von
größter Wichtigkeit ist die optimale Fixierung der Elektrode: mit transduralen feinen,
nicht resorbierbaren Nähten an den vier Ecken des Elektrodenplättchens muß sie an der
Durainnenfläche so befestigt werden, daß sie dieser und — bei subarachnoidealer Position — der mitfixierten Arachnoidea glatt und sicher anliegt und sich auch bei dem ab-
schließenden Duraverschluß nicht gegen das Rückenmark vorwölbt. Wegen eines Zwi-
schenfalles (s. S. 645) befestigen wir jetzt die Elektrode mit sechs feinen Nähten. Die
Dura wird dann wasserdicht verschlossen, wobei eine Tabaksbeutelnaht die Dura auch
fest an das Elektrodenkabel anpreßt. Nachdem die einwandfreie Lage des Empfängers
in der subcutanen Tasche überprüft worden ist, erfolgt der Wundverschluß in üblicher

---

3 Es ist streng zu beachten, daß „dorsal column" unserer anatomischen Bezeichnung Funiculus dorsalis = Hinterstrang entspricht und nicht der Columna dorsalis = Hinterhornsäule!

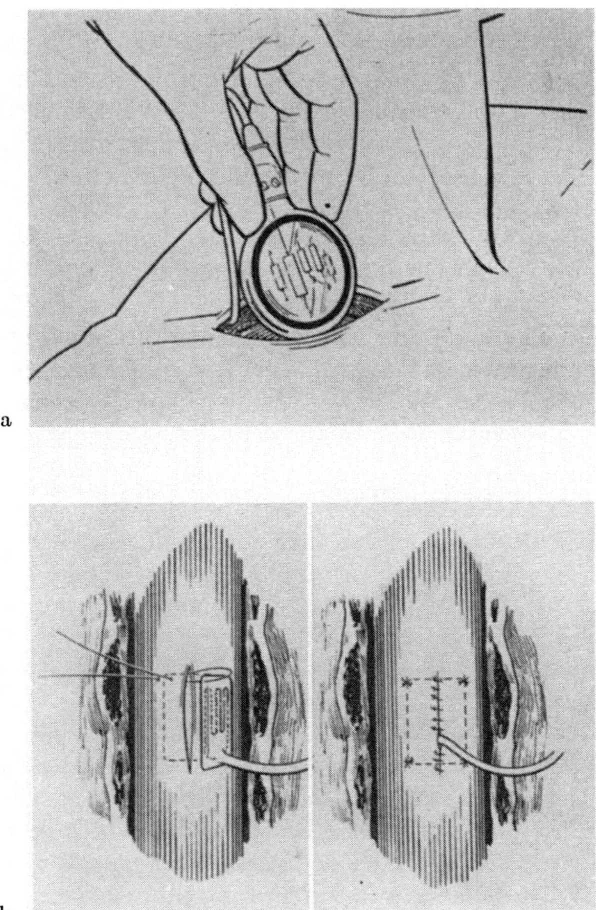

Abb. 21 a u. b. Technik der Implantation des Empfängers und der Reizelektrode für die Hinterstrangstimulation (DCS). a Der Empfänger wird infraclaviculär in eine Schicht möglichst direkt unter der Cutis eingeschoben. b Die Reizelektrode muß sorgfältig an der Durainnenseite befestigt werden. Die Elektrode wird von einigen Autoren in den Subarachnoidalraum, von anderen in die Schicht zwischen Arachnoidea und Dura, von wieder anderen in die Schicht zwischen den beiden Durablättern eingeführt. (Aus „Myelostat", Medtronic Inc., 1972)

Weise, wobei auf den unbeeinträchtigten Verlauf des Kabels — evtl. sind zusätzliche Fixierungen erforderlich — geachtet werden muß. Postoperativ ist sofort die Motilität zu überprüfen. Bei konsekutiven Motilitätsstörungen darf nicht gezögert werden; die Wunde ist sofort wieder zu öffnen und die Elektrode zu entfernen(!) (s. Komplikationen, S. 650 u. 653). Es ist an dieser Stelle auch zu erwähnen, daß NASHOLD bei ungünstigem Kontakt der Elektrode mit Hinterwurzeln letztere reseziert bzw. bei stärkeren postoperativen radikulären Beschwerden als Reoperation eine posteriore Rhizotomie durchführt.

Die eigentliche Schmerzbekämpfung beginnt dann mit den Stimulationsversuchen, welche sofort einsetzen können, wenn der Patient wieder aufnahmefähig genug ist. Jeder Patient muß so lange probieren, bis er die für ihn günstigsten Reizparameter und einen befriedigenden Anwendungsmodus gefunden hat. Das kann Tage, aber auch Wochen dauern. Je nach Transmitter kann er zwischen Spannungen von 0,3—30 Volt oder 0—8 Volt, zwischen Impulsfrequenzen von 9—550 oder 9—250 Impulsen pro sec und zwischen einer Impulsdauer von 0,1—0,8 msec oder 0,1 und 0,35 msec wählen. Die Spezialantenne wird hierfür so auf der Haut über dem Empfänger befestigt, daß ihre kreisförmige Öffnung möglichst gleichförmig und konzentrisch die vom Empfänger hervorgerufene Vorwölbung umfaßt. An den Kontrolleinrichtungen des Transmitters, welcher an einem Gürtel oder an der Kleidung befestigt ist, werden dann die erfolgversprechenden Parameterwerte eingestellt. Am häufigsten wird Schmerzbefreiung oder -besserung in folgenden Bereichen erzielt: 0,5—3,0 Volt, 15—200 Impulse/sec und 0,2 msec Impulsdauer. Manche Patienten müssen das Gerät ganztägig (während des Wachens) eingeschaltet lassen, bei anderen genügen wiederholte Stimulationen von 15—60 min Dauer, um anschließend für 1—5 Std Hilfe zu haben. In der Regel empfindet der Patient während der Stimulation ein unterschiedlich gefärbtes „Vibrationsgefühl", welches den Schmerz ablöst, ohne daß sonst die Sensibilität nennenswert beeinträchtigt wäre (weiter s. „Ergebnisse", S. 644). Manche Patienten geben auch stärkere Mißempfindungen an, welche der Schmerzbeeinflussung im Wege stehen. Um die Reaktion der Patienten auf die Begleiterscheinungen vor der Operation zu testen und bereits einen Eindruck vom zu erzielenden Effekt zu bekommen, werden transcutane und percutane Reizverfahren benutzt. Hosobuchi, Adams und Weinstein gehen wie bei einer lateralen percutanen Chordotomie vor, führen aber die Reizelektrode in den Hinterstrang ein. — Die Entwicklung dieser Methode und der zugehörigen Hilfstechniken ist sicher noch lange nicht abgeschlossen.

VII. Die Rhizotomia posterior

Diese von Abbe, von Bennet und von Foerster inaugurierte Methode der Schmerzausschaltung war zeitweilig in Mißkredit geraten (s. Leriche); in den letzten Jahren wird sie jedoch wieder zunehmend diskutiert (Echols, Matson u. Shillito, Meyer, Paillas u. Pellet, Penzholz, Scoville, Stender, Wilson).

Die Hinterwurzeldurchtrennung (Rhizotomia oder Radicotomia posterior) greift am I. afferenten Neuron zwischen Spinalganglion und Hinterhorn an. Hieraus folgt, daß nur Schmerzzustände für diese Therapieform in Frage kommen, deren organische Ursache peripher von der Incisionsstelle lokalisiert ist. Während anfangs die Tendenz vorherrschte, möglichst wenige Hinterwurzeln zu opfern, hat sich durch entsprechende Erfahrungen die Ansicht durchgesetzt, daß die Ausdehnung des Eingriffs dem zugrundeliegenden Prozeß adäquat sein muß. Besteht kein Zweifel daran, daß nur eine Wurzel — etwa in ihrem Foramen — alteriert ist, so kann eine monoradikuläre Resektion ausreichen; handelt es sich jedoch um Schmerzen, welche durch periphere Läsionen im weitesten Sinne bedingt sind, so müssen über die Zahl der betroffenen Segmente hinaus noch je 1—2 Wurzeln in cranialer und caudaler Folge zusätzlich durchschnitten werden. Dies ergibt sich aus der anatomischen Überlappung der Segmentgrenzen (s. Sherrington, Hansen u. Schliack, White u. Sweet).

a) Die intradurale Rhizotomie

Nach Maßgabe der Zahl der zu durchtrennenden oder zu resezierenden Hinterwurzeln und ihrer segmentalen Zuordnung erfolgen die entsprechenden Laminektomien in typischer Weise. Bei einseitigen Schmerzen kann man sich auch auf Hemilaminektomien beschränken (Echols). Die Dura mater wird dann entweder in der Mittellinie oder paramedian geöffnet. Die meisten Autoren halten es für entscheidend wichtig, an den freigelegten Hinterwurzeln den Schmerz noch einmal zu provozieren, um sicher zu gehen, daß die richtigen Wurzeln exponiert und sie auch tatsächlich für die Übermittlung der spontanen Schmerzen verantwortlich sind. Nach diesem letzten Test werden die lokal anaesthesierten Wurzeln durchtrennt oder reseziert. Dabei muß streng beachtet werden, daß keine Wurzelarterie Schaden nimmt (Paillas u. Pellet; s. auch „Gefäßversorgung", S. 597 u. 653). Venöse oder capilläre Blutungen stehen nach Aufbringen eines getränkten Wattestückchens oder nach bipolarer Koagulation. Für die Röntgenkontrolle kann zur Markierung ein kleiner Klipp an der Wurzel oder im Foramen appliziert werden.

Wurzeln, welche den Stamm oder amputierte Gliedmaßen versorgen, bedürfen keiner weiteren Bemerkung. Sollen jedoch Schmerzen in sonst noch gebrauchsfähigen Extremitäten beseitigt werden, so ist zu bedenken, daß eine Deafferenzierung die Gebrauchsfähigkeit beeinträchtigt, evtl. bis zur Gebrauchsunfähigkeit. Auch wenn Paillas und Pellet angeben, daß weitreichende Anaesthesie weniger invalidisieren als Schmerzen,

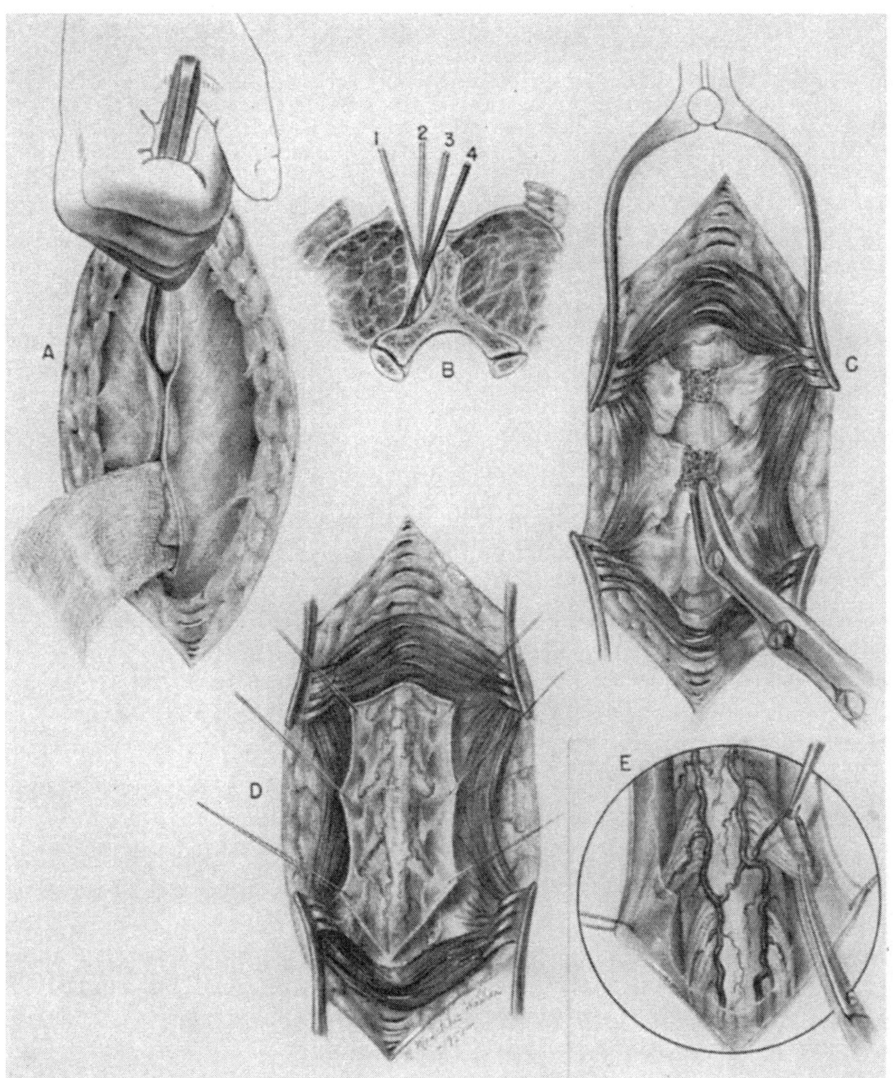

Abb. 22. Technik der intraduralen Hinterwurzeldurchtrennung (Rhizotomia posterior). Siehe Text. Die Operation erfolgt hier im Cervicalbereich. (Aus WHITE u. SWEET, 1955)

müssen für diese Lokalisation erst alle weniger eingreifenden Möglichkeiten erschöpft werden. Für bestimmte Schmerzformen — etwa bei schwerer Spastik — ist auch daran zu erinnern, daß die Aussparung einzelner Wurzeln oder sogar einzelner Wurzelfaserbündel (Fila radicularia) bei ausgedehnten Eingriffen wertvolle Partialempfindungen erhalten kann (FOERSTER, KUHN, PENZHOLZ).

b) Die extradurale Rhizotomie

Um eine Duraeröffnung zu umgehen, sind auf dem voranstehend genannten Zugangswege auch extradurale Rhizotomien durchgeführt worden (s. WHITE u. SWEET). Hier soll aber auf die Modifikation von SCOVILLE eingegangen werden, welche mit einer geringeren Gewebetraumatisierung einhergeht, den Eingriff insgesamt also verkleinert und die Operationsdauer verkürzt. Nach entsprechender Lokalanaesthesie wird in Seitenlagerung die Muskulatur halbseitig von den Dornfortsätzen und Wirbelbögen im erforderlichen Umfang abgeschoben und retrahiert. In lateraler Richtung müssen hierdurch die Wurzelabschnitte der Querfortsätze und die Außenränder der Wirbelbögen freigelegt sein. Vom

40*

dorsolateralen Rand des Foramen intervertebrale aus wird nun durch einen Biß mit der kleinen Lüerschen Knochenzange die laterale Ecke des Bogens direkt unterhalb des Querfortsatzes weggenommen. Danach liegt das Spinalganglion der zur Durchtrennung bestimmten Wurzel frei. Die in ihrer eigenen Durascheide verlaufende Hinterwurzel wird isoliert, dicht proximal von ihrem Ganglion mit einem Wurzelhäkchen angehoben und mit einem Scherenschlag durchtrennt. Vorher sollte allerdings auch hier eine letzte Prüfung durch Stimulation des Nerven erfolgen, um jeden lokalisatorischen Irrtum auszuschließen. Außerdem empfiehlt es sich, die Wurzel vor der Durchtrennung noch einmal gezielt zu anaesthesieren.

Gelegentlich treten einige Tropfen Liquor aus dem proximalen Stumpf aus; dies kann durch Koagulation unterbunden werden. Durch Silberklipps läßt sich auch hier die Eingriffshöhe für folgende Röntgenkontrollaufnahmen markieren. Dieses Procedere wiederholt sich dann je nach Bedarf an weiteren Foramina und Hinterwurzeln. Nach dem üblichen Wundverschluß können die Patienten noch am Operationstage aufstehen.

In der Cervicalregion werden die Wurzeln erforderlichenfalls durch die „Schlüsselloch"-Facettektomie (Frykholm: s. Bandscheibenoperationen), in der Lumbalregion auch durch partielle Hemilaminektomie bzw. interlaminäre Fensterung freigelegt. Im übrigen erfolgen die Rhizotomien in der gleichen Weise wie thorakal.

Diese Technik hat nicht nur Befürworter (z.B. Echols), sondern auch Kritiker (z.B. Paillas u. Pellet) gefunden; diese bemängeln die schlechtere Übersicht und die Alterationsgefahren für Vorderwurzeln und Begleitarterien (für letztere zu Unrecht, da die Wurzelarterien hier noch ventral verlaufen und erst weiter proximal durch die Dura und an die Wurzeln treten [Piscol]).

Pieri reseziert bzw. exstirpiert bei Zosterneuralgien zusätzlich das Spinalganglion. Er gibt gute eigene Erfolge an und macht für die von anderen publizierten Mißerfolge verantwortlich, daß in diesen Fällen eben die *Ganglienexstirpation* unterblieben sei.

Gesonderter Besprechung bedarf die Rhizotomie bei dem Schmerzbild der *Coccygodynie* (Foerster, Bohm u. Franksson, Guillaume, Sicard, Penzholz, Echols). Nach Freilegung des Caudalsackendes werden in der Regel die Wurzeln S4/S5 bds. und erforderlichenfalls S3 auf der stärker betroffenen Seite intradural (z.B. Penzholz) oder extradural (Echols) durchtrennt bzw. reseziert. Höhere Wurzeln dürfen wegen der Gefahr von Blasenfunktionsstörungen nicht alteriert werden.

VIII. Die Caudalsackligatur

Auf die selten geübte Methode der Caudalsackligatur (Crue u. Todd), welche z.T. durch Exstirpation des isolierten Endes oder durch bloße Transsektion zwischen Doppelligaturen ergänzt wird, braucht hier nicht näher eingegangen zu werden. Technische Besonderheiten oder Schwierigkeiten ergeben sich dabei nicht. Über ihre Anwendung bei verschiedenen Schmerzzuständen im Beckenbereiche hat sich E. Meyer vor kurzem geäußert.

C. Operationsergebnisse

1. Erläuterungen

Es gehört zur besonderen Problematik der Schmerzoperationen, daß sich die Ergebnisse nur schwer tabellarisch erfassen und miteinander vergleichen lassen. Diese Schwierigkeiten beginnen bei der Auswertung der persönlichen Erfahrungen — hierauf weisen fast alle Autoren hin, die eingehende Analysen ihres Krankengutes anstreben — und potenzieren sich bei der Zusammenstellung größerer Übersichten. Die Aufmerksamkeit soll in diesem Zusammenhang auf folgende Punkte gelenkt werden:

a) Das Beurteilungsprinzip

Es kann mehr auf den vordergründigen Effekt einer Ausschaltung der präoperativ angegebenen Schmerzen ausgerichtet sein oder auf die Beurteilung des postoperativen Gesamtzustandes einschließlich der Komplikationen und Nebenerscheinungen.

Ist beispielsweise ein anfangs nur halbseitig empfundener Schmerz durch eine unilaterale Chordotomie ausgeschaltet worden, so muß der Erfolg dieses Eingriffs auch dann noch anerkannt werden, wenn postoperativ plötzlich Schmerzen in der anderen Körperhälfte auftreten. Dennoch ist das Behandlungsziel, den Patienten in einen schmerzlosen Zustand zu versetzen, nicht erreicht worden.

Ähnlich schwierig ist eine Situation zu beurteilen, in der postoperativ zwar die ursprünglichen Schmerzen beseitigt sind, der Patient nun aber ständig unter quälenden Dysaesthesien, evtl. auch unter Miktionsstörungen leidet und deshalb mit dem Gesamtresultat unzufrieden ist.

Hier werden die Akzente in der Gesamtbewertung recht unterschiedlich gesetzt, wobei natürlich der Umfang und die Ausrichtung der jeweiligen Publikation in Rechnung zu stellen sind. Immerhin ist erwähnenswert, daß die Dokumentation der konsekutiven neurologischen Störungen sehr uneinheitlich ausfällt, bei zahlreichen Arbeiten sogar fehlt.

Auf die Konsequenzen, welche sich hieraus für eine vergleichende Beurteilung der Resultate und Techniken ergeben, hat u.a. NATHAN hingewiesen.

b) Der Zeitfaktor

Bei der Beurteilung der Ergebnisse von Schmerzoperationen spielen hauptsächlich drei Zeitbegriffe eine Rolle: die spezielle Wirkungsdauer der Eingriffe, die Überlebenszeit der Patienten bzw. prospektiv ihre Lebenserwartung und der Auswertungstermin. Die mit diesen Begriffen verbundenen Zeitspannen überschneiden sich; sie können sich im Idealfall auch decken; häufig führt aber die schicksalhafte oder willkürliche Unterbrechung des Verlaufes dazu, daß sich eine oder zwei dieser Zeitspannen nicht mehr bestimmen lassen.

Es bedarf keiner weiteren Erläuterung, daß Aussagen über die Dauer der Schmerzbefreiung nur nach langfristigen katamnestischen Untersuchungen an Patienten mit großer Lebenserwartung, also mit benignen Grundleiden gemacht werden können. Ist die Überlebenszeit des Patienten kürzer als die Wirkungsdauer des Eingriffes, ist der letztgenannte Parameter eben nicht mehr zu ermitteln. Erhebungen an einem Patientenkollektiv mit malignen Grundkrankheiten können dagegen wertvolle Aufschlüsse darüber erbringen, in welchem Prozentsatz die Schmerzbefreiung oder Schmerzlinderung bis zum Tode (nach verschieden langen Überlebenszeiten) angehalten hat. Diese Daten wirken sich auf die Indikationsstellung aus. Liegt andererseits der Auswertungstermin sehr dicht beim Operationstermin, handelt es sich also um postoperative Entlassungs- oder Verlegungsbefunde, so sollten diese Frühergebnisse nicht zu Aussagen über die Effizienz der Methode oder zur Empfehlung von Indikationen verleiten; zu diesem Zeitpunkt läßt sich einfach der weitere Verlauf weder in neurologisch-neurochirurgischer noch in vitaler Hinsicht absehen. Solche Untersuchungen haben aber ihre Bedeutung für operationstechnische Probleme, für die Ermittlung der Sofort- und Früheffekte, der Komplikationen und der Operationsmortalität, damit auch für Fragen der Operabilität, der besonderen Nachbehandlung etc.

Leider werden diese Gesichtspunkte in der Literatur bisher nicht immer und nicht ausreichend berücksichtigt. Dies erklärt einerseits divergierende Auswertungsresultate, andererseits die noch immer anhaltende Diskussion um die Dignität des vorliegenden Zahlenmaterials, ja den Wert von Schmerzoperationen schlechthin.

c) Die Operationstechnik

Auch der Kenner der Materie kann nicht umhin, die Vielzahl der noch immer praktizierten Methoden und Techniken als Zeichen dafür zu werten, daß sich der grundsätzliche

Vorrang eines Verfahrens bisher nicht objektivieren läßt. Natürlich gibt es Voraussetzungen — z.B. die Lokalisation bzw. Ausdehnung des schmerzenden Areals, oder die Art des Schmerzes (Neuralgie, Phantomschmerz, Brennschmerz etc.), oder den körperlichen Zustand des Patienten —, welche die Auswahl einengen oder festlegen etwa in Richtung auf die cervicale Chordotomie, die percutan stereotaktische Technik, die Rhizotomie oder eine andere Maßnahme.

Davon wird aber das Problem der Schmerzbeseitigung durch Leitungsunterbrechung nicht entscheidend berührt.

Auf anderer Ebene haben erfahrene Autoren auf die Bedeutung der Incisionstiefe und -ausdehnung für den Gesamteffekt hingewiesen (z.B. HAMBY, HYNDMAN u. VAN EPPS, KAHN u. PEET, WHITE u. SWEET). In jüngerer Zeit werden von einigen Autoren auch die Möglichkeiten der elektrolytischen Ausschaltung bei schonendem percutanem Zugang favorisiert (z.B. ROSOMOFF et al., TAREN et al.). Wieder andere negieren die Grundlage für eine komplette Unterbrechung des schmerzleitenden Systems (z.B. NOORDENBOS) und setzen sich für eine Schmerzbeeinflussung durch artefizielle neuronale Inhibition ein (z.B. SHEALY et al., NASHOLD et al.).

Diese Ausführungen können nur pars pro toto stehen. Insgesamt reichen die greifbaren Unterlagen bisher nicht aus, um eine vergleichende Bewertung der verschiedenen anerkannten Verfahren in Form einer Rangfolge wagen zu dürfen. Da der persönlichen Erfahrung im weitesten Sinne noch ein so breiter Raum zukommt, kann hierüber im folgenden Abschnitt nur in entsprechenden Einzelzahlenangaben Auskunft gegeben werden.

d) Die Statistik

Es kann vorweggenommen werden, daß eine gemeinsame Auswertung der literaturkundigen Einzelresultate nach den strengen Gesetzen der Statistik trotz der relativ großen Gesamtzahl nicht möglich ist. Einem solchen Vorhaben stehen nicht nur die Konsequenzen aus den voranstehenden Erörterungen im Wege, sondern auch Einwände, die sich aus der Zusammensetzung der Einzelzahlen, aus der erforderlichen Untergruppierung und aus der differenten, z.T. insuffizienten Dokumentation ergeben.

Folgende Beispiele seien angeführt: Bronchial- und Mammacarcinome können zu Schmerzen sowohl in der oberen als auch in der unteren Körperhälfte führen, je nach Alteration der nervalen Strukturen im cervicothorakalen Bereiche oder — durch Fernmetastasierung — in tieferen Abschnitten. Schmerzen bei Urogenitalcarcinomen werden dagegen ganz bevorzugt durch Beeinträchtigung des Lumbosacralplexus hervorgerufen Da sich aber eine dauerhafte Analgesie leichter und sicherer für die untere als für die obere Körperhälfte erzielen läßt, muß sich notgedrungen die Zusammensetzung des Kollektivs auf das Endresultat auswirken. Enthält eine Publikation auch Fälle mit Phantom- oder zosterbedingten Schmerzen, so wird dieser Umstand in der Regel schon bei Frühauswertungen einen negativen Einfluß auf die Erfolgsrate haben. Der für eine korrekte wissenschaftliche Auswertung erforderliche Versuch, nur Gruppen zu berücksichtigen, welche Fälle mit vergleichbaren Voraussetzungen hinsichtlich der Krankheitssituation, der Untersuchungskriterien, der Operationstechnik usw. bei entsprechender Dokumentation enthalten, scheitert dann wieder an den verbleibenden zu kleinen Zahlen, die sich einer statistischen Bearbeitung entziehen.

Unterteilt man andererseits nur in die beiden Gruppen mit benignen und malignen Grundleiden, so werden die Besonderheiten kleiner vergleichbarer Einheiten oder gar des Einzelfalles so weit eliminiert, daß derartige Angaben viel von ihrem Wert für die Indikationsstellung und die Beratung des speziellen Patienten einbüßen.

Diese Aufzählung möge ausreichen, um den Mangel an übersichtlichen tabellarischen Zusammenfassungen zu begründen und zu rechtfertigen. Als Ausweg wird versucht, durch den Hinweis auf besonders umfangreiche und detaillierte, oder speziell interessante, oder sonst charakteristische Untersuchungen und ihre Ergebnisse einen möglichst informativen

Überblick zu geben. Dabei läßt sich nicht vermeiden, daß andere, ebenfalls interessante und wichtige Arbeiten nur erwähnt oder im Literaturverzeichnis vermerkt werden können; auf dieses muß der wissenschaftlich Interessierte deshalb ausdrücklich verwiesen werden.

2. Ergebnisse nach offenen anterolateralen Chordotomien

Aus den voranstehenden Erläuterungen ergibt sich, daß ein Teil der Auswertungsergebnisse nur global mitgeteilt werden kann. Besonderheiten bei doppelseitigen und cervicalen Eingriffen, bei speziellen Techniken und bei benignen Grundleiden finden dann in anschließenden kleineren Abschnitten ihre Berücksichtigung.

Aus historischen Gründen wird die Publikation von FOERSTER und GAGEL aus dem Jahre 1932 an erster Stelle genannt. Durch die detaillierten Beschreibungen der Effekte und Komplikationen, durch die Übermittlung von Langzeitresultaten, durch hervorragende pathologisch-anatomische Auswertungen und nicht zuletzt durch die Persönlichkeit FOERSTERs hat sie über den deutschsprachigen Raum hinaus eine ungewöhnliche Ausstrahlung gehabt. Örtliche und zeitliche Gegebenheiten sowie wissenschaftliche Ambitionen bewirken allerdings eine besondere, retrospektiv nicht gerade als günstig zu bezeichnende Zusammensetzung des Krankengutes. Von 29 Patienten litten 11 an gastrischen Krisen, 8 an malignen Tumoren, 7 an radikulären bzw. peripheren nervalen Alterationen, 2 an spastischer Paraplegie und einer an einem Parkinsonismus. Dennoch waren als Frühresultat 83% der Patienten schmerzfrei. Als Spätresultat lassen sich in 50% „Heilung", in 23% Besserung und in 20% ein Mißerfolg bei 7% Frühtodesfällen errechnen. Von den 8 Malignomkranken blieben 5 bis zum Tode schmerzfrei, einer blieb anhaltend gebessert, bei 2 Patienten kam es nach wenigen Wochen zu einem Schmerzrezidiv.

Besonders eindrucksvolle, sorgfältig dokumentierte und umfangreiche Untersuchungen liegen von WHITE und SWEET als Ergebnis einer lebenslangen intensiven Beschäftigung mit dem Schmerzproblem vor. Ihre Monographien von 1955 und 1969 sind vorbildlich und gerade für neurochirurgische Fragestellungen unentbehrlich.

1955 ergab sich bei der Zusammenstellung der Ergebnisse von 241 Chordotomien nach einem Monat eine Erfolgsrate von 81%, bei diesen Patienten bestand absolute Schmerzfreiheit. In 10% der Fälle waren Schmerzsensationen partiell zurückgekehrt und in 9% gelang keine Schmerzbeseitigung. Nach durchschnittlich 15 Monaten jedoch waren von 100 erfolgreich operierten Patienten nur noch 63% schmerzfrei! 18% der Nachuntersuchten gaben eine Besserung an und 19% erwiesen sich jetzt zusätzlich als Fehlschläge. In einer größeren Publikation des Jahres 1966 (WHITE) und in der Monographie des

Tabelle 1. Chordotomie-Ergebnisse bei malignen Erkrankungen

Thorakale Chordotomie	Zahl der Fälle	Schmerzfrei	Frühe Fehlschläge			Todesfälle	Spätere Fehlschläge	
			keine Schmerzbefreiung	unzureichende Denervierung	Schmerzen auf der Gegenseite		späterer Schmerz durch Ausdehnung der Krankheit	späterer Verlust der Analgesie
Unilateral	138	100	29	6	23	9	15	0
Bilateral								
in einer Sitzung	86	70	5	5	0	11	6	1
in zwei Sitzungen	47	40	6	6	0	1	3	0
Insgesamt	271	210	40	17	23	21	24	1
Prozent		77	15	6	9	8	9	0.4

Tabelle 2. Chordotomie-Ergebnisse bei nichtmalignen Erkrankungen

Thorakale Chordotomie	Zahl der Fälle	Analgesie mit Schmerzfreiheit		Früher Fehlschlag	Späterer Fehlschlag	Spätergebnis unbekannt	Todesfälle	Bilaterale Operation
		postoperativ	dauernd					
Grundleiden:								
Verletzungen, traumatisch und chrirurgisch	5	5	3		2			
Knochenbrüche und Kontusionen	1	1	1					
Amputationsstumpf-Schmerzen	7	7	4		2	1		1
Phantomschmerzen nach Amputation	18	16	8	2	6	2		
Arthritis der Hüfte	2	2	1			1		
Paraplegie	12	9	8	3		1		5
Arachnoiditis	16	12	8	4	3	1		6
Tabische Krisen	6	6	5			1		2
Schmerzen nach Zoster	3	2	1	1	1			
Insgesamt	70	60	39	10	14	7	0	14
Prozent		86	56	14	20	10		

Tabelle 3. Chordotomie-Ergebnisse bei Malignomen (die Zahlen sind der Monographie von White und Sweet 1969 entnommen)

Sitz des Primärtumors	Zahl der Patienten	Erfolge		Frühe Mißerfolge	Späte Schmerzrezidive	Verbleibende Erfolgsrate (%)
		Zahl	= %			
Mamma	19	14	74	5	7	37
Lunge	21	11	52	10	2	43
Oberer Gastrointestinaltrakt	9	5	56	4	2	33
Unterer Gastrointestinaltrakt	63	53	84	10	3	80
Niere	8	6	75	2	—	75
Blase	17	13	77	4	2	65
Prostata, Hoden, Penis	15	13	87	3	1	80
Ovar, Uterus, Cervix, Vagina	101	76	75	25	10	65
Knochen	29	18	62	11	2	55
Sonstige Weichteile	18	16	89	2	2	78
Insgesamt	300	225	75	75	31	65

Jahres 1969 (White u. Sweet) liegen identische Zahlenangaben zu den Chordotomien vor. Wegen ihres überregional repräsentativen Charakters sollen hier die zusammenfassenden Tabellen für die thorakalen Chordotomien im Original wiedergegeben werden (s. Tabellen 1 und 2).

Über die Erfolgsraten bei den verschiedenen malignen Grundkrankheiten nach dem Sitz des Primärtumors informiert die Tabelle 3. Die Zahlen sind nach Textangaben der genannten Monographie zusammengestellt. Sehr interessant ist auch die graphische Darstellung der postoperativen Analgesiedauer, welche von einem genau verfolgten Kollektiv gewonnen wurde. Aus dieser Darstellung geht ohne erforderliche weitere Erklärung klar die erheblich geringere Chance für Sekundär- und Tertiäreingriffe mit noch stärker ins Gewicht fallender Abklingrate der Analgesie hervor (s. Abb. 23).

Der cervicalen Chordotomie stehen White und Sweet sehr kritisch gegenüber — nicht ganz in Übereinstimmung mit später angeführten Autoren und eigenen Erfahrungen.

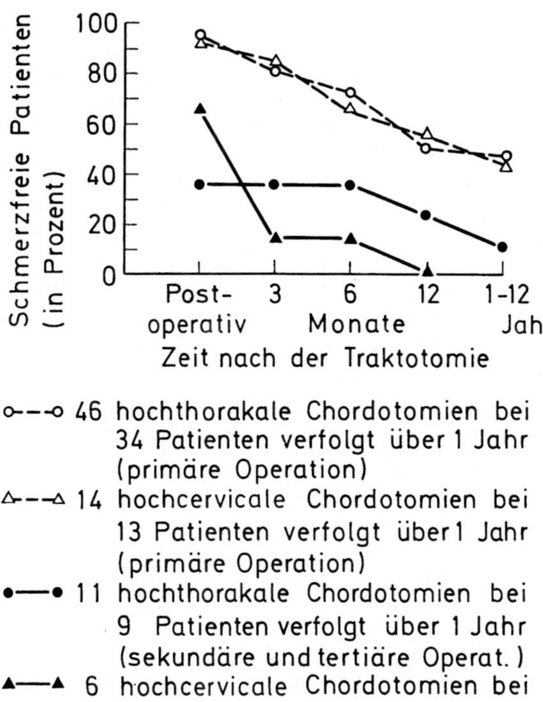

Abb. 23. Die graphische Darstellung läßt die allmähliche Verschlechterung des Gesamtresultats im Verlaufe der postoperativen Zeit und die grundsätzlich geringere Erfolgschance bei Zweit- und Dritteingriffen erkennen. (Aus WHITE u. SWEET, 1969)

Dieser Eingriff nimmt deshalb bei ihnen nicht den gleichen Raum ein wie die thorakalen Chordotomien. Da in den entsprechenden Teilkollektiven Patienten mit hoher Schmerzlokalisation bei Mamma- und Bronchialcarcinomen bzw. bei benignen Prozessen in der oberen Körperhälfte im Vordergrund stehen, sind ihre Ergebnisse naturgemäß schlechter als bei Autoren mit günstiger zusammengesetztem Krankengut.

Anhaltende Schmerzfreiheit wurde bei malignen Grundkrankheiten in 54% der Fälle, bei benignen Leiden in 30% der Fälle (nach einem Früherfolg von 70%!) erzielt.

In einer Publikation des Jahres 1968, deren Zahlen anscheinend die der Monographie (1969) überholt haben, wird von WHITE angegeben, daß von 318 Patienten mit Malignomen 72% bis zum Tode schmerzfrei blieben. Bei benignen Grundleiden lag als Frühresultat in 95%, als Spätresultat (nach 1—20 Jahren) noch in 63% der Fälle Schmerzfreiheit vor. (Auf letztere wird später noch einmal eingegangen.)

Bei der eigenen Fallsammlung handelt es sich um 202 Patienten, bei denen 208 Operationen durchgeführt wurden. Sie stammen aus den Berliner Kliniken (Freie Universität: STENDER und Krankenhaus Neukölln: PENZHOLZ) und aus der Heidelberger Klinik (KIRSCHNER, BAUER, LINDER, KLAR, PENZHOLZ). An den Eingriffen sind im wesentlichen folgende Operateure beteiligt: KIRSCHNER, KLAR, MLETZKO, PENZHOLZ, PISCOL, SCHULZE, STENDER, STÖR. Die unterschiedliche Ausrichtung der Kliniken, die berücksichtigte lange Zeitspanne und die größere Zahl der Operateure erklären einerseits die Streubreite in der Incisionshöhe, andererseits führen sie zu einem recht repräsentativen Querschnitt hinsichtlich der Techniken und der Resultate. Über die Grundleiden klärt Tabelle 4, die Altersverteilung Tabelle 5 und die Incisionshöhen Tabelle 6 auf.

Insgesamt sind 75 unilaterale und 133 bilaterale Eingriffe erfolgt. Von den unilateralen 34 im Cervical- und 41 im Thorakalbereich, von den bilateralen 12 cervical (11 × einzeitig

Tabelle 4

Tumortypen	Piscol		Schwartz		Müke	
	Anzahl	%	Anzahl	%	Anzahl	%
Maligne Grundleiden						
Weibliche Genital-Ca.	65	49	42	39	3	10
Männliche Genital-Ca.	4	3	4	4	—	—
Blasen-, Nieren-Ca.	7	5	6	6	3	10
Darm-Ca.	15	11	20	19	8	26
Magen-, Oesophagus-Ca.	6	5	4	4	—	—
Lungen-, Kehlkopf-Ca.	1	1	13	12	10	32
Mamma-Ca.	11	8	2	2	2	6
Sonstige Ca.	10	8	2	2	—	
Sarkome	12	9	6	6	2	6
Sonstige maligne Tumoren	2	1	7	6	3	10
Summe	133	100	106	100	31	100

Benigne Grundleiden

Grundleiden	Piscol	Schwartz	Müke
Stumpf- und Phantomschmerzen	11	2	5
Neuralgien etc.	9	4	—
Tabes	8	3	—
Sonstige spinale Läsionen	13	3	2
Benigne Tumoren	2	2	1
Sonstige Prozesse	10	—	1
Summe	53	14	9
Anteil benigner Prozesse an der Gesamtzahl	28%	12%	23%

Tabelle 5. Lebensalter der Chordotomiepatienten

0—29 Jahre	30—39 Jahre	40—49 Jahre	50—59 Jahre	60—69 Jahre	70—79 Jahre
14	19	54	57	34	2
7,7%	10,6%	30,0%	31,7%	18,9%	1,1%
18,3%		61,7%		20,0%	

Tabelle 6. Segmentale Chordotomiehöhe

Rückenmarks-segment	Zahl der Incisionen	Prozent-satz	Rückenmarks-segment	Zahl der Incisionen	Prozent-satz
C 1	5	1,6	D 2	66	**20,6**
C 2	41	**12,8**	D 3	59	**18,4**
C 3	8	2,5	D 4	24	7,5
C 4	3	0,9	D 5	20	6,3
C 5	—	—	D 6	8	2,5
C 6	4	1,3	D 7	15	4,7
C 7	1	0,3	D 8	6	1,9
C 8	2	0,6	D 9	6	1,9
D 1	50	**15,6**	D 10	2	0,6

und 1 × zweizeitig) und 121 thorakal (alle einzeitig). Durch die äußeren Umstände (Klinikwechsel, Berlin-Situation) konnten nur die Daten von 102 Patienten ausreichend ausgewertet werden. Die Ergebnisse dürften trotzdem für das Gesamtkollektiv verbindlich sein. Von den Carcinomkranken verstarben etwa 75 % innerhalb des ersten halben Jahres, weitere 18 % in der zweiten Hälfte; nur 7 % der Malignomträger überlebten ein Jahr, eine Patientin mit Vulva-Ca. allerdings 11 Jahre.

Insgesamt gaben 96 Patienten (= 95 %) als Sofortresultat Schmerzfreiheit bei kompletter Analgesie im entsprechenden Bereich an.

Als Spätresultat ergeben sich folgende Zahlen: Schmerzfreiheit in 62 %, anhaltende erhebliche Besserung in 14 %, Wiederkehr der alten Schmerzen nach längerem freien Intervall oder anhaltende geringe Besserung in 15 %, operative Mißerfolge in 9 % der Fälle. Operationsmortalität: 5 %. Eine untergliederte Aufstellung bringt die Tabelle 7.

Tabelle 7. Offene anterolaterale Chordotomien

Autoren		Operationsergebnisse				Zahl der Fälle	Mortalität (%)
		schmerz-frei (%)	gut (%)	mäßig (%)	erfolg-los (%)		
FOERSTER, GAGEL (1932)		50	23			29	7
			73		27		
GRANT (1941)		64	15	7	14	109	10
			79		21		
KAHN (1933)			(80)		(20)	(78)	
PEET (1948)			75		25	96	
RIECHERT (1960)			75	10	15	69	3
FRANKEL, PROKOP (1961)	maligne Prozesse	67	27		3	59	11
	inflammatorische	11	77		11	9	
	degenerative	100	0		0	3	
	traumatische	25	75		0	4	
SCHWARTZ (1962)			72		28	120	9
NATHAN (1963)		52	25	16	7	104	3
			77		23		
BISCHOF, SCHÜTTE (1965)	Gesamtergebnis	69	23		8	65	7
	maligne Prozesse	83	12,5		4,5	48	
	benigne Prozesse	30	53		17	17	
DIEMATH (1967)		67	21			144	4
			88		12		
WHITE (1968)	maligne Prozesse		72		28	318	11
	benigne Prozesse		63		37	56	0
RASKIND (1969)	Gesamtergebnis	45	36	12	7		
			81		19	237	3,4
	(benigne Prozesse)		(60)		(40)	(30)	
PISCOL (1972)	Sofortergebnis	91	4	3	2	202	
	Gesamtergebnis	62	14	15	9	103	
			76		24		
	maligne Prozesse	66	14	12	8	80	5
			80		20		
	benigne Prozesse	48	13	30	9	23	
			61		39		

Schließt man die Patienten mit benignen Grundleiden und die postoperativ im Sinne der Operationsmortalität Verstorbenen aus, so kann man bei Malignom-Kranken nach unseren Erfahrungen damit rechnen, daß 80% der Patienten bis zum Tode von dem Eingriff wesentlich profitieren.

Schwartz (1962) operierte 120 Patienten (106 mit malignem, 14 mit benignem Grundleiden) in der von ihm beschriebenen Technik in Höhe C1/C2. Von 107 Überlebenden waren 72% schmerzfrei (69% nach unilateraler, 79% nach bilateraler Chordotomie). 8 Patienten klagten nach unilateraler Operation über kontralaterale Schmerzen, bei 4 weiteren traten quälende Dysaesthesien auf; sie wurden deshalb nicht zu den Erfolgen gezählt.

Nathan hat 1963 das Chordotomie-Krankengut des National Hospital London-Queens Square (Hauptoperateur: McKissock) äußerst kritisch durchleuchtet. Bei 104 Patienten mit malignen Prozessen waren 114 Eingriffe durchgeführt worden (s. Tabelle 7).

Die Überlebenszeit lag bei 83 Patienten zwischen 1 Woche und 6 Monaten und nur bei 18 Patienten über 6 Monaten; 3 starben in der ersten Woche. Komplette Schmerzfreiheit bis zum Tode ließ sich nur bei 52% feststellen, partielle Schmerzbeseitigung bei weiteren 25%. Als erfolgreich können die Eingriffe also bei 77% der Patienten gewertet werden. Bei weiteren 16% kam es zwar zu einer Besserung, sie wurde jedoch von den Patienten als nicht ausreichend bezeichnet. Unverändert blieb der Schmerzzustand bei 7% der Kranken. Nach seinen Untersuchungen, besonders den pathologisch-anatomischen, kommt Nathan zu dem Schluß, daß für die Fehlschläge weitgehend operativ-anatomische Gründe anzuschuldigen sind, und daß sich die Resultate verbessern lassen müßten.

Bischoff und Schütte (1965) teilen aus der Klinik von Tönnis folgende Resultate mit: 69% der Patienten schmerzfrei, 23% gebessert, 8% unbeeinflußt; bei malignen Grundleiden waren 83% der Operierten schmerzfrei, bei benignen 30% schmerzfrei und 53% gebessert.

Diemath (1967) berichtet von 171 Chordotomien an 144 Patienten in Baltimore (Earl Walker) und Graz. Zwei Drittel der Patienten blieben schmerzfrei, 21% waren wesentlich gebessert.

Raskind (1969) führte 274 Chordotomien bei 237 Patienten durch, 242 thorakale und 32 cervicale. 46 Eingriffe erfolgten unilateral, 76 bilateral einzeitig und 115 bilateral zweizeitig. 207 Patienten wiesen maligne, 30 benigne Grundleiden auf. Bei einer Gesamterfolgsrate von 81% wurde Schmerzfreiheit in 45%, eine wesentliche Besserung in 36% der Fälle erzielt. Die erfreulichsten Resultate ergaben sich nach bilateral zweizeitigem Vorgehen.

Zusammengefaßte Ergebnisse aus Arbeiten von Grant (1941), von Riechert (1960) sowie von Frankel und Prokop (1961) werden in der Tabelle 7 aufgeführt. Olivecrona (1947) teilt nur mit, daß von 55 Patienten die meisten nach dem Eingriff schmerzfrei waren, daß dieser Zustand nach einer Überlebenszeit von 6 Monaten aber nur noch bei der Hälfte anhielt.

Von Nolan und Peyton (1956) werden Schmerzfreiheit bei 75%, Teilerfolge bei 15% und Mißerfolge bei 7,5% ihrer 40 Patienten, von Simionescu (1957) Erfolge bei 74% und Mißerfolge bei 26% seiner 62 Patienten mit thorakalen Chordotomien angegeben.

Brihaye et al. (1962) berichten, daß sie nach Chordotomien bei 108 Patienten in 74% zufriedenstellende Ergebnisse erzielten; es überrascht jedoch, daß sie gerade nach thorakalen Eingriffen (28 Fälle) als Frühresultat(!) nur in 43% der Fälle Schmerzfreiheit sahen; bei 21% kam es zur Besserung und bei 32% blieb der Erfolg aus. Heppner hat in einem Vortrag während der 11. Tagung der österreichischen Gesellschaft für Chirurgie 1972 mitgeteilt, daß er bei 75% von 84 Patienten die Schmerzausschaltung erreichen konnte; die Rezidivquote betrug 9,3%.

a) Doppelseitige Eingriffe

Einige Autoren haben sich — offensichtlich von entsprechenden Überlegungen FOERSTERs inspiriert — dafür eingesetzt, grundsätzlich doppelseitige Chordotomien zu empfehlen (s. z.B. bei KLAR, 1960, 1961). Bei getrennter Auswertung uni- und bilateraler Operationen ergeben sich meist auch bessere Resultate nach doppelseitigem Vorgehen.

Folgende Beispiele seien angeführt:

SCHWARTZ (1962): Schmerzfrei nach unilateraler Operation 69 % von 62 Patienten, nach bilateraler 78 % von 45 Patienten.

RASKIND (1964): Gute Ergebnisse nach unilateraler Operation in 61 % (44 Patienten), nach bilateral einzeitiger in 80 % (75 Patienten) und nach bilateral zweizeitiger in 90 % (110 Patienten)!

WHITE (1968): Schmerzfreiheit nach unilateraler Operation in 72 % (138 Patienten), nach bilateral einzeitiger in 81 % (86 Patienten) und nach bilateral zweizeitiger in 85 % (47 Patienten).

Es muß dabei jedoch berücksichtigt werden, daß nach bilateralen Chordotomien auch die Unannehmlichkeiten von Gefühlsstörungen doppelseitig in Erscheinung treten und die Zahl der Komplikationen wächst. Deshalb ist bei benignen Grundleiden Zurückhaltung empfehlenswert. Mit Ausnahme von NATHAN geben die anderen Autoren bei einem zweizeitigen Vorgehen nicht nur bessere Resultate, sondern auch geringere Komplikationen an als bei einzeitigem Durchtrennen beider Vorderseitenstränge. Deshalb läßt sich vorschlagen, bei Patienten, welche nur einseitig Schmerzen angeben und notfalls zu einem zweiten Eingriff bereit sind, vorerst doch nur die unilaterale Chordotomie durchzuführen. So entgeht auch ein Teil der Malignomkranken den Belastungen einer doppelseitigen Funktionsbeeinträchtigung. Denjenigen aber, bei denen der Schmerz später kontralateral in Erscheinung tritt, ist u.E. der Eingriff bei schonendem Vorgehen ein zweites Mal zuzumuten. Den gleichen Standpunkt vertreten heute WHITE und SWEET.

b) Cervicale Chordotomie

Die Ansichten über die Effizienz der erstmals von FOERSTER durchgeführten cervicalen Chordotomie gehen erheblich auseinander. Ihre Befürworter loben die guten anatomischen und technischen Voraussetzungen (s. entsprechende Kapitel), sie geben auch gute Resultate an (BRIHAYE et al., 1962; FRENCH, 1953; HORRAX u. PRICE, 1954; MATSON u. SHILLITO, 1961; OGLE et al., 1956; ROULHAC, 1953; SCHWARTZ, 1967; WILSON, 1969).

FRENCH z.B. teilt 1958 mit, daß er in 96 von 101 Fällen ein Analgesieniveau bei C4 erzielen konnte und daß sich nur bei 7 von 84 nachuntersuchten Patienten nach 3 Monaten eine Absinktendenz zeigte. Schon 1956 betonten OGLE et al. anhand ihrer Erfahrungen bei 81 Patienten (112 Chordotomien), daß die hohen Analgesieniveaus nach cervicaler Chordotomie stabiler seien als die tieferen nach thorakalen Eingriffen; nach 86 Incisionen zwischen C1 und C4 fiel es nur in einem Falle um mehr als zwei Segmente ab, nach 19 Incisionen bei D1 und D2 dagegen in 17 Fällen, 12mal sogar um 6 und mehr Segmente (Beobachtungszeit 1 Monat bis 2 Jahre). Siehe hierzu auch KAHN und BARNEY sowie WEAVER und WALKER.

Wie bereits erwähnt, gibt SCHWARTZ Erfolgsraten von 69 % (unilateral) bis 76 % (bilateral) bei 120 Patienten an. BRIHAYE et al. verzeichnen nach cervicalen Chordotomien sogar einen höheren Prozentsatz an zufriedenstellenden Ergebnissen (78 %) als nach thorakalen Eingriffen (64 %). Diese Erfahrungen veranlaßten die meisten der oben genannten Autoren, die cervicale Chordotomie auch zur Beeinflussung von Schmerzzuständen in der unteren Körperhälfte zu empfehlen. Es wird dann allerdings angestrebt — heute hauptsächlich nach der Technik von SCHWARTZ —, Sensibilitätsverluste im Armbereich durch entsprechende Incisionen, welche die Vorderwurzelaustrittslinie nicht überschreiten sollen, zu vermeiden.

Im Gegensatz hierzu wird die cervicale Chordotomie von Grant (1941), Marguth (1968), Röttgen (1968) und anderen gerade bei hochgelegener Schmerzmanifestation kritisch beurteilt. Auch die Einstellung von White und Sweet ist zurückhaltend. Wegen der von ihnen höher veranschlagten Komplikationsraten halten sie sie einerseits nur bei Schmerzen in der oberen Körperhälfte für indiziert, beklagen andererseits aber eine größere Fehlschlagrate durch stärkere Absinktendenz des Analgesieniveaus in ihrem Kollektiv bzw. durch eine größere Mortalität. Bei bösartigen Prozessen verzeichnen sie nur eine Erfolgsrate von 54 %, bei gutartigen zwar anfangs von 70 %, nach Abzug späterer Schmerzrezidive jedoch nur noch von 30—33 %.

Besonders Belmusto et al. (1963) mahnen wegen drohender Respirationsstörungen zu größter Vorsicht; vor einer doppelseitigen cervicalen Chordotomie warnen sie geradezu. Diese Gefahren sind sicher nicht zu vernachlässigen, sie sind zeitweilig aber auch fraglos zu hoch veranschlagt worden. Bei kritischer Patientenauswahl, Berücksichtigung der präoperativen pulmonalen Situation, schonender Operationstechnik (Operationsmikroskop!) und intensiver postoperativer Überwachung und Betreuung dürften die operationsbedingten Respirations- und Kreislaufstörungen in der Mortalität heute keine dominierende Rolle mehr spielen (Matson u. Shillito, 1961; Wilson, 1969; eigene Erfahrungen). (Siehe hierzu auch Kap. „Komplikationen", S. 651 u. 652.)

c) Die „differenzierte" Vorderseitenstrangdurchtrennung

Es liegen nur wenige Arbeiten vor, in denen über gezielte partielle Durchtrennungen des Tractus spinothalamicus berichtet wird. Mit diesen Eingriffen wird beabsichtigt, Analgesie und damit Schmerzfreiheit in umschriebenen oberen Körperpartien herbeizuführen und dabei die untere Körperhälfte bzw. die Beine intakt zu lassen. Diese erstmals von Hyndman und van Epps angegebene Modifikation ist unter den Bezeichnungen „differenzierte" oder „segmentale" oder „selektive" Chordotomie bekannt geworden. Bei den 6 Fällen, auf die Hyndman und van Epps 1939 speziell eingehen, lag komplette Schmerzfreiheit in 2 Fällen bis zum frühen Tode und in 6 Fällen unverändert zur Zeit der Nachuntersuchung nach 4 Wochen bis 6 Monaten vor. Allerdings können nicht alle Eingriffe als reine „segmentale" Chordotomien angesprochen werden. Von Guillaume et al. (1949) liegen keine statistischen Angaben vor. French et al. (1956) riefen in 4 Fällen mit Schulter-Arm-Schmerzen bei Mamma-Ca. Analgesie von der Halsgegend bis zum unteren Rippenrande hervor. Ohne daß Komplikationen auftraten, blieben alle 4 Patientinnen schmerzfrei über Beobachtungsperioden von 6—27 Monaten! Jenkner (1961) bewirkte mit einer hochcervicalen Incision, welche 2,5 mm vor dem Ligamentum denticulatum ansetzte und bis vor die Vorderwurzel reichte, bei einem jungen Mann mit einer Armplexusläsion eine gezielte, umschriebene Analgesie von C4 bis D2 rechtsseitig; der Patient war absolut schmerzfrei. Allerdings fehlen Angaben zum weiteren Verlauf.

Als Randbemerkung soll hier ein eigener Fall mit unbeabsichtigter partieller Durchtrennung des Tractus spinothalamicus erwähnt werden. Bei einer Patientin mit unerträglichen rechtsseitigen Rumpfschmerzen durch ein Weichteilsarkom bestand nach hochcervicaler linksseitiger Chordotomie in Allgemeinnarkose, auf der die Patientin bestand, nur Analgesie von D2 bis L1/L2. Da postoperativ Schmerzfreiheit vorlag, wurden keine weiteren Konsequenzen gezogen. Die äußerst zufriedene Frau blieb schmerzfrei bis zum Tode nach 8 Monaten und konnte für einige Monate sogar wieder ihren Haushalt führen.

Über negative Erfahrungen nach mehreren Versuchen berichten Brihaye et al. (1962) und nach einem Versuch White und Sweet (1969). Letztere halten deshalb und wegen der unsicheren anatomischen Grundlagen diese Modifikation nicht für empfehlenswert.

d) Der ventrale Zugang

Diese von Cloward inaugurierte Technik stellt hinsichtlich des Vorgehens am Halsmark eine typische offene anterolaterale Chordotomie dar. Sie läßt sich am einfachsten in

Höhe C4/C5 ausführen, beinhaltet hier aber spezielle Gefahren, auf die in den Kapiteln „Anatomische Grundlagen" (S. 581) und „Gefäßversorgung" (S. 594) hingewiesen wurde, und Einschränkungen der Indikation für Schmerzen im Schulter-Arm-Bereich. Cloward empfiehlt auch die Höhe C2/C3; hier können sich jedoch durchaus technische Schwierigkeiten ergeben.

In seiner Publikation aus dem Jahre 1964 berichtet er über 10 Patienten mit malignen (6 Fälle) und benignen Grundleiden (4 Fälle). Von den 6 Malignomkranken blieben 3 bis zum Tode schmerzfrei, bei den 3 anderen ließ sich ein partieller Erfolg erzielen. Von den 4 Patienten mit benignen Grundleiden starb einer schmerzfrei nach 8 Monaten an anderer Ursache; einer war nach 11 Monaten noch schmerzfrei, bei den beiden anderen ließ der Effekt nach 4 bzw. 7 Monaten nach.

e) Die benignen Grundleiden

Die Schmerzzustände bei benignen Grundleiden bedürfen hier noch einmal einer detaillierten Betrachtung.

Tabelle 8 gibt die von White 1968 veröffentlichten Zahlen wieder. Es handelt sich dabei offensichtlich um eine bewußte Auswahl von Indikationen. In Zusammenstellungen des Jahres 1969 (White u. Sweet) sind zusätzlich Ergebnisse von Schmerzoperationen bei Traumafolgen an Knochen und Weichteilen, bei Arachnoiditis, Paraplegie, Arthritis etc. berücksichtigt, welche die Langzeiterfolgsquote auf 56 % nach thorakalen Chordotomien und auf rund 30 % nach cervicalen Chordotomien hinabdrücken. In der Tabelle 9 sind sehr eindrucksvoll die Resultatverschlechterungen im Verlaufe der Zeit und die von vornherein schlechteren Aussichten bei Re-Chordotomien dokumentiert, allerdings mit Zahlenangaben von White aus dem Jahre 1963. Der diesen Zahlen zu entnehmende Trend ist nach wie vor zu verzeichnen.

Die in der Tabelle 8 angeführte Gesamterfolgsquote von 63 % auf längere Sicht stimmt mit unseren Ergebnissen weitgehend überein (s. Tabelle 7), wenn man hierzu auch die-

Tabelle 8

		Fälle	Erfolge	
			früh (%)	spät (1—20 Jahre) (%)
Stumpfschmerzen	Bein	8	100	63
Phantomschmerzen	Bein	18	94	67
	Arm	4	100	25
Periphere Nerven-	Bein	8	100	63
schmerzen	Arm	2	100	50
Tabische Krisen		9	88	77
Schmerzen nach Zoster (Thorax oder Abdomen)		7	85	57
Nichtmaligne Proz. insgesamt		56	95	63

Tabelle 9

	Schmerzfreiheit nach				
	2 Wochen (%)	2 bis 12 Wochen (%)	3 bis 6 Monaten (%)	6 bis 12 Monaten (%)	1 bis 12 Jahren (%)
A. Prim. thorak. Ch. (46 Fälle)	95	83	71	51	47
B. Sek. und tert. thorak. Ch. (8 Fälle)	36	36	36	27	18
C. Prim. cervic. Ch. (14 Fälle)	93	86	64	54	46
D. Sek. cervic. Ch. (6 Fälle)	66	17	17	0	0

jenigen Patienten zählt, die sich selbst als entscheidend gebessert bezeichnen und post-operativ nur noch gelegentlich leichte Analgetica in peroraler Applikation benötigen. Allerdings war in unserer Nachbeobachtungsserie nur ein Patient mit Phantomschmerzen, der zumindest wesentlich gebessert werden konnte. Der Versuch bei einem Patienten mit Morbus Little mißlang; die Schmerzen hielten postoperativ trotz durchgehender Analgesie fast unverändert an. Auch die Zahlen von Diemath, Heppner und Walker (1961), Frankel und Prokop (1961) und Raskind (1969) liegen in diesem Bereiche. Bischof und Schütte (1965) verbuchen neben Schmerzfreiheit in 30 % eine Besserung in 53 % der Fälle. Babtschin (1936) teilt „Heilung" in 31 % und Teilerfolge in 38 % der Fälle mit.

Als besonders problematisch gilt die Chordotomie bei Phantomschmerzen und bei Schmerzzuständen nach Zoster.

Hinsichtlich des Phantomschmerzes hält ein Teil der Autoren die Methode für obsolet: Bailey und Moersch (1941), Coleman (1946), De Gutiérrez-Mahoney (1944), Miletti (1949) und Schürmann (1972). Diese Ansicht wird auch bei einem Rundtischgespräch 1968 von Marguth, Röttgen und Vogt geteilt. Krenkel (1971) zitiert Miletti, Sorgo und Wüllenweber mit „geringen Dauererfolgen — rund 10 % oder weniger". Daneben stehen die günstigen Berichte von Riddoch (1941), Bromley, Falconer (1953) und White (1968). Von den 12 Patienten Falconers waren nach 2—7 Jahren immerhin noch 9 schmerzfrei; einer hatte Paraesthesien, ein weiterer war gebessert und nur in 2 Fällen waren die Schmerzen voll zurückgekehrt. Auch 4 Patienten mit Armphantomen waren unter den Schmerzfreien! White, der bereits 1955 mit Sweet über günstigere Ergebnisse bei 7 Patienten berichtet hatte, kommt auch 1968 anhand eines eigenen Kollektivs von 22 Phantomschmerzleidenden darauf zurück. Von 18 Fällen mit Beinphantomen waren 12 noch nach Jahren schmerzfrei(!), bei Armphantomschmerzen allerdings nur einer von 4 Patienten. 1969 werden von den 12 nur noch 8 als schmerzfrei geführt. Bei 2 weiteren ist es offensichtlich zu einem Schmerzrezidiv gekommen, von 2 Patienten ist das Schicksal nicht mehr bekannt. Von Horrax (1929) sind 66 %, von Hamby (1950) 90 %, von Schloessmann (1950) 30 %, von Rousseau und Lepoire (1955) 80 % gute Ergebnisse bekannt. Riechert (1960) teilt mit, daß von 7 Patienten mit Phantomschmerzen im Arm nach hoher cervicaler Chordotomie sofort 6 schmerzfrei und 1 gebessert waren; später sei es zu 2 Schmerzrezidiven gekommen.

Zum Problem „Zoster" sollen hier nur Kahn und Peet (1948) erwähnt werden, die ganz unbefriedigende Ergebnisse erzielt haben (bei 6 Patienten kein einziger Erfolg), und White, bei dem im Gegensatz hierzu nur 1 Patient von 7 primär keine Besserung zeigte; noch nach Jahren waren zumindest 4 Patienten ohne Beschwerden. Auch bei den percutanen Techniken wird von ermutigenden Resultaten bei einer bisher noch kleinen Zahl von Fällen berichtet (s. Mattmann, 1968). Grundsätzliche Fragen zu diesem Problem werden bei Foerster (1932), Browder und Gallagher (1949) und Nordenboos (1959) diskutiert; außerdem sind die Arbeiten von Sjöqvist (1949), Guillaume und Mazars (1949) und Brihaye et al. (1962) zu erwähnen.

Den tabischen Krisen dürfte heute keine große Bedeutung mehr zukommen. Daß neben enttäuschenden Ergebnissen (Banzet, 1927; Stebbing, 1929; Petit-Dutaillis, 1937) bei richtiger Auswahl auch hier gute Resultate möglich sind, dafür seien folgende Autoren angeführt: Foerster, 1927 (11 Fälle, 9 Erfolge, 1 Rezidiv nach 8 Monaten), Kahn und Barney, 1939 (12 Fälle, 10 Erfolge), Hyndman und Jarvis, 1940 (8 Erfolge) sowie White und Sweet, 1969 (9 Fälle, 7 Erfolge, 1 Fehlschlag, 1 späteres Rezidiv).

Ein anderes Problem, welches offensichtlich in der amerikanischen Literatur eine weitaus größere Rolle spielt als in der europäischen, stellen radikuläre Schmerzen bei epiduralen und intraduralen Verwachsungen und Narbenbildungen bzw. Arachnoitiden nach Bandscheibenoperationen, nach Myelographien und Spinalanaesthesien sowie nach spinalen Traumen dar. Bei mono- bis biradikulären Schmerzbildern scheint die Rhizotomia posterior die Therapie der Wahl zu sein (s. S. 646). Bei pluriradikulären Bildern verspricht dagegen von den spinalen Operationen nur die anterolaterale Chordotomie ausreichenden

Erfolg. Als wichtigste Arbeiten hierüber seien die von ABBOTT und RETTER (1958) und wiederum die von WHITE und SWEET (1969) genannt. Erstere hatten bei 14 Patienten mit Schmerzzuständen nach wiederholten Bandscheibenoperationen 10mal Erfolg; letztere sahen bei einem gemischten Kollektiv in 10 Fällen einen anhaltenden Erfolg, in 4 Fällen einen zeitweiligen Erfolg mit späterem Rezidiv und in weiteren 4 Fällen von vornherein keine Besserung.

Wegen der oft negativen Einstellung zur Chordotomie bei Caudaprozessen sei an dieser Stelle auch auf die Arbeit von PORTER, HOHMANN, BORS und FRENCH (1966) hingewiesen. Von 34 Patienten mit Caudaläsionen werden 61,7 % als erfolgreich operiert angegeben (in 47 % gutes, in 14,7 % befriedigendes Resultat).

Für die übrigen Traumafolgen gelten durchschnittlich die in der einleitenden Zusammenfassung der benignen Grundleiden genannten Zahlen.

Hinsichtlich seltener Indikationen wie z.B. der Osteoarthritis bzw. Arthrose (SJÖQVIST, 1949; WHITE, 1963), der schmerzhaften interstitiellen Cystitis (NESBIT, 1947) oder schmerzhafter Gefäßprozesse (SASAKI, 1939) etc. muß auf die Literatur verwiesen werden.

Es ist offensichtlich, daß in der anterolateralen Chordotomie für Schmerzen bei benignen Grundleiden zwar keine optimale, häufig aber die einzige Methode vorliegt, welche überhaupt eine Chance bietet. So gemeint kann man RÖTTGEN (1968) zustimmen, daß nach kritischem Ausschluß ungeeigneter Fälle „auch die Dauererfolge bei gutartigen Prozessen zufriedenstellend" seien.

3. Ergebnisse nach percutanen anterolateralen Chordotomien

Grundsätzlich gelten auch für die Publikationen über die verschiedenen Techniken der percutanen Chordotomie und ihre Therapieresultate die Erläuterungen zum Kapitel „Operationsergebnisse". Hier sind besonders die differierenden Einführungsrichtungen der Punktionskanülen, die verwendeten Stromarten etc. und natürlich — wie bei der offenen Methode — die Nachuntersuchungszeiträume zu berücksichtigen.

Die Tabelle 10 stellt eine Übersicht grob tabellarisch erfaßbarer Operationsergebnisse verschiedener Arbeitsgruppen dar. Sie bedarf der Ergänzung durch die Tabelle 11, welche Nachbeobachtungsresultate von den ersten 300 operierten Patienten ROSOMOFFs wiedergibt (die Tabelle wurde der Monographie von WHITE und SWEET, 1969, entnommen, für die sie ROSOMOFF zur Verfügung stellte). Es zeigt sich, daß die mit der Zeit wachsende Schmerzrezidivquote in etwa dem Durchschnittswert der offenen Techniken entspricht, vielleicht sogar etwas ungünstiger ausfällt. Nach einem Soforterfolg bei 92,7 % der Patienten fällt dieser nach 3 Monaten auf 80,2 %, nach 6 Monaten auf 68,6 %, nach 12 Monaten auf 65,3 % und nach 18 Monaten auf 52,6 % ab (Mortalität hier 5 %). 1971 werden von ROSOMOFF bessere Prozentzahlen referiert: 6 Monate nach dem Eingriff noch in 90 % voll zufriedenstellende Ergebnisse, nach 12 Monaten in 80 %, nach 24 Monaten in 60 %, nach 3 Jahren dann allerdings nur noch in 42 % der Fälle! (725 operierte Patienten, 2 % Mortalität). Die von MATTMANN (1968) errechneten Zahlen aus einer Zusammenstellung verschiedener Einzelresultate (Gesamtzahl über 1 300 Patienten) entsprechen denen von ROSOMOFF weitgehend. Bei den anderen Autoren handelt es sich um Frühergebnisse. TAREN gibt 1968 zusätzlich an, daß bei seinen rund 100 Fällen 20 % der Patienten nicht von dem Eingriff profitierten. Neben technischen Darstellungen sind weitere Einzelergebnisse auch in den Arbeiten von CRUE et al. (1968) und von FOX (1968) enthalten. Über längere Zeiträume laufende Auswertungen bei Schmerzkranken mit benignem Grundleiden sind uns bisher nicht bekannt. MULLAN merkt an, daß bei Patienten mit längerer Überlebenszeit der Schmerz zuletzt in „sicher mehr als 50 %" der Fälle zurückkehrt.

Auch hinsichtlich der speziellen Indikation und den Resultaten bei den verschiedenen Grundleiden sowie in der Einstellung zu den Gefahren des doppelseitigen Eingriffs scheinen sich bisher keine grundsätzlich anderen Verhältnisse abzuzeichnen als bei den offenen Verfahren (s. hierzu MATTMANN, MULLAN, ROSOMOFF). Bedeutsam für Patienten mit langer

Tabelle 10. Percutane anterolaterale Chordotomien

Autoren		Operationsergebnisse				Zahl der Fälle	Mortalität
		schmerz-frei (%)	gut (%)	mäßig (%)	erfolg-los (%)		(%)
Mullan et al. (1963)	St.	81	7		7	42	
Mullan et al. (1965)	St.	80		20		75	
Mullan et al. (1965)	El.	77		23		47	2
Rosomoff et al. (1965)		69	17	6	8	35	
		86		14			
Rosomoff et al. (1971)		90—42		10—58		725	2
Lin et al. (1966)	lat.	67	19	9	5	17	
		86		14		17	
Lin et al. (1966)	vent.	41	33	18	8		
		74		26		25	
Lin et al. (1966)	später	82		18		79	
Gildenberg (1967)		89		11		92	
Uihlein (1969)		52	28		20	50	2
Lorenz (1972)		67				15	
Müke (1972)		94	3		3	32	9
Müke (1972)		82	8		10	40	10
Mattmann (Ref. 1968)	früh	93—84		7—16		über 1300	2—4
	spät	60—50		40—50			

St. = radioakt. Strontium, El. = Elektrolyse, lat. = lateraler Zugang C1/C2, vent. = ventraler Zugang C5/C7, früh = Frühergebnisse, spät = Spätergebnisse.

Tabelle 11. Ergebnisse Rosomoffs mit der percutanen Chordotomie. (Entnommen aus: White u. Sweet, 1969, S. 766)

Schmerzbeeinflussung	Sofort	Nach 6 Wochen	Nach 3 Monaten	Nach 6 Monaten	Nach 12 Monaten	Nach 18 Monaten
Zufriedenstellend	278	176	134	72	32	10
Nicht zufriedenstellend	22	32	33	33	17	9
Untersuchte Fälle	300	208	167	105	49	19
Todesfälle (kumulativ)		92	133	188	225	234

Komplikationen	Todesfälle	Lähmungen		Blasenstörungen		Dysaesthesien	
		früh	spät	früh	spät	früh	spät
	5	19	4	25	2	0	7

(Die Tabelle schließt 222 Patienten mit malignen Erkrankungen und 78 Patienten mit „Neuralgien" nichtmalignen Ursprungs ein.)

Überlebenszeit und für Patienten mit Schmerzen in der oberen Körperhälfte dürfte jedoch die Tatsache sein, daß sich der Eingriff anscheinend leicht und mehrmals wiederholen läßt; auch hierzu müssen natürlich noch die Ergebnisse von Langzeitbeobachtungen abgewartet werden, um einen endgültigen Vergleich mit den offenen Verfahren anstellen zu können.

Bisher imponieren diese Möglichkeit und die geringe körperliche Belastung des Patienten durch den Eingriff als Vorteile, welche sowohl alten und schwerkranken Patienten als auch solchen mit langer Überlebenszeit zugute kommen dürften. Es scheinen allerdings bei der Bestimmung der Mortalität und der Komplikationsraten nicht immer die gleichen Kriterien wie bei der offenen Chordotomie zugrunde gelegt worden zu sein (s. S. 648). Immerhin zeigen sich so erfahrene Verfechter der offenen anterolateralen Chordotomie wie WHITE und SWEET beeindruckt; sie erwarten durch die percutanen Techniken eine Ausweitung der Indikationsstellung und eine Zunahme der Eingriffszahl.

4. Ergebnisse der commissuralen Myelotomie

In der commissuralen Myelotomie liegt eine Methode der Schmerzbekämpfung vor, welche bisher in Deutschland wenig Verbreitung gefunden hat, aber vielleicht unter den Bedingungen der modernen Mikroneurochirurgie (Operationsmikroskop, bipolarer Koagulator, Mikroinstrumentarium) noch einmal aufmerksam geprüft werden sollte. Französische Autoren, beginnend mit LÉRICHE (1936), haben die größten Erfahrungen mit der Myelotomie im thorakalen und thorakolumbalen Bereiche gesammelt (MANSON et al., 1944; WERTHEIMER u. SAUTOT, 1949; GUILLAUME, DE SÈZE u. MAZARS, 1949). WERTHEIMER gibt als Resultat von 59 Patienten Schmerzfreiheit in 19, gute Besserung in 11, leichte Besserung in 6 und keinen Erfolg in 13 Fällen an (4 Todesfälle). Zusammen mit LECUIRE berichtet er dann 1953 über 100 Patienten. In 33 % hatten sie sehr gute Ergebnisse, in 32 % Besserungen. JENTZER (1947/48) hält die commissurale Myelotomie für besser als die Chordotomie. In jüngster Zeit haben im deutschsprachigen Schrifttum GRUNERT et al. (1970) über erfreuliche Früherfolge mit der thorakolumbalen Myelotomie berichtet: 10 Patienten waren postoperativ schmerzfrei, 9 mit malignem, 1 mit benignem Grundleiden. In der Beobachtungszeit kam es nur zu einem Schmerzrezidiv.

Die von PUTNAM (1936) inaugurierte cervicale Form der commissuralen Myelotomie soll in den USA wieder aufgegeben worden sein (WHITE u. SWEET, 1969). Um so erstaunlicher sind die Resultate, die LEMBCKE (1964) in diesem Bereiche erzielte: Er operierte 12 Patienten ohne Todesfall; von den 7 Schmerzkranken mit benignem Grundleiden sind 6 nach 10 und mehr Jahren noch immer schmerzfrei (Stumpfschmerz = 2 Patienten, Armplexusläsion = 3 Patienten, Phantomschmerz = 1 Patient, MS = 1 Patient)! Nur bei der MS-Kranken kam es zum Schmerzrezidiv. Von den 5 Malignomkranken wird in 4 Fällen Schmerzfreiheit, in einem Fall Besserung angegeben.

BALLANTINE hat bei einer Frau mit einem Cervixcarcinom und Beinschmerzen mittels feinfokussiertem Ultraschall eine commissurale Myelotomie in der Intumescentia lumbalis durchgeführt! Sie blieb bis zu ihrem Tode nach 5 Monaten schmerzfrei, obwohl keine komplette Analgesie vorlag und autoptisch noch erhaltene Commissurenfasern nachweisbar waren.

5. Ergebnisse nach der Lissauer-Tractolyse

Da eine einzelne und einfache Querincision in den Lissauer-Trakt nach den heutigen anatomischen und neurophysiologischen Vorstellungen kaum einen weitreichenden Effekt bewirken kann, wird hinsichtlich dieser Technik auf die Literatur verwiesen (HYNDMAN, 1942, 1948; HYNDMAN u. WOLKIN, 1943). Interessanter ist das Vorgehen von RAND (1960 — s. operationstechnisches Kapitel, S. 622). Nach guten tierexperimentellen Ergebnissen schaltete er bei einem Patienten mit Bronchial-Ca. diesen Trakt in den Segmenten C 6 bis D 1 bipolar elektrolytisch aus; außerdem wurde kontralateral eine Chordotomie durchgeführt. Der Patient blieb bis zum Tode nach $3^{1}/_{2}$ Monaten mit konstantem Niveau bei C 5 schmerzfrei.

6. Ergebnisse nach Hinterstrangdurchtrennung: Chordotomia dorsalis

Wegen quälender schmerzhafter Haltungsdistorsionen im Phantom haben BROWDER und GALLAGHER (1946, 1948) sowie POOL (1946) bei 6 Patienten bzw. bei 3 Patienten den Hinterstrang oder Teile desselben durchschnitten. Bei den erstgenannten Autoren waren 3 Patienten beschwerdefrei und 3 gebessert. Bei POOL hatte der Eingriff in allen 3 Fällen Erfolg. Überraschenderweise traten dabei keine schwerwiegenden Sensibilitätsstörungen auf. White und Sweet (1955) hatten bei einem Einzelfall mit dieser Methode keinen Erfolg. Nach ihrem Bericht soll Pool die Methode wieder aufgegeben haben. Sorgo weist 1953 darauf hin, daß er diese Methode bei 15 Patienten mit spontanen Hinterhornschmerzen und solchen bei Syringomyelie als hilfreich befunden habe. Andere Mitteilungen sind uns nicht bekannt.

7. Ergebnisse nach Myelektomie

Die Myelektomie und die komplette Myelotomie (Transsektion) wurden nur in wenigen verzweifelten Fällen mit quälend schmerzhafter Paraplegie bei Läsionen im unteren Rückenmarks- bzw. Conusbereich durchgeführt. Sie werden sicher auch in Zukunft auf extreme Ausnahmefälle beschränkt bleiben, zumal selbst bei so radikalem Vorgehen anhaltende Effekte fragwürdig bleiben (s. hierzu Davis u. Martin, 1947). Wird ausreichend hoch über den intramedullären narbigen Gewebsveränderungen incidiert bzw. reseziert, kann jahrelang Befreiung auch von Brennschmerzen resultieren (s. z.B. Sorgo, 1953; Druckman u. Lende, 1965).

8. Ergebnisse bei Hinterstrangstimulation

Diese neue Methode der Schmerzbeeinflussung, im angloamerikanischen Schrifttum als „dorsal column stimulation = DCS" (Nashold) und „dorsal column electroanalgesia or -hypalgesia" (Shealy) bezeichnet, scheint zunehmend häufig Anwendung zu finden. Nach Mitteilung der wissenschaftlichen Abteilungen von Herstellerfirmen gebräuchlicher „Neuropacemaker" (Hosobuchi) — Avery Laboratories und Medtronic Inc. — dürften inzwischen über 1000 Stimulationseinheiten implantiert worden sein. Die Zahl der bis jetzt vorliegenden Publikationen mit detaillierten Angaben ist jedoch noch klein.

Shealy et al. teilen 1970 Ergebnisse von 6 Patienten mit: 3 litten an einem Carcinom, 2 an radikulären bzw. caudalen Alterationen nach Trauma und 1 an Multipler Sklerose. In einem Falle reichten die Schmerzen bis in die obere Körperhälfte (Bronchial-Ca.), in 5 Fällen waren sie auf die untere Körperhälfte beschränkt. Bei einem Patienten mit ischialgiformen Beschwerden ergab sich ein exzellentes Ergebnis, welches nach 13 Monaten noch anhielt. In 2 weiteren Fällen ließ sich der Schmerz ebenfalls für die Dauer der Stimulation komplett ausschalten; die Ergebnisse wurden jedoch getrübt, weil die Patientin mit einem Uterus-Ca. das Vibrieren während der Stimulation nur für 3—4 Std ertragen und sich deshalb nur „für die Hälfte der Zeit" Schmerzlinderung verschaffen konnte, der Patient mit einem Blasen-Ca. sich aber meist wegen fortgeschrittener carcinombedingter Stoffwechselstörungen in bewußtseinsgetrübtem Zustand befand. Bei 3 weiteren Fällen wird ein guter Effekt angegeben; 1 Patient starb jedoch schon 10 Tage später, bei einem Patienten sistierten die Schmerzen nach einiger Zeit spontan (MS), und bei dem dritten lag die Implantation erst $2^1/_2$ Monate zurück.

Nashold und Friedman gaben 1972 in 26% ihrer 30 Fälle ein exzellentes, in 13,3% ein gutes und in 16,7% ein befriedigendes bis mäßiges Ergebnis an; in 43,3% stellte sich ein unzureichender bzw. kein Erfolg ein. Es handelt sich um 7 Fälle mit spinaler Fraktur, Kontusion oder Schußverletzung, 12 Fälle mit Zustand nach Bandscheiben- und Fusionsoperationen, 5 Fälle mit Brachialplexus- oder Armnervenläsion und 6 verschiedenartige Fälle. Unter letzteren befinden sich nur ein Carcinompatient, bei dem die Elektrostimulation erfolglos blieb, und 1 Patient mit Schmerzen nach Zoster, bei dem sie zu hervorragender Schmerzbeeinflussung führte. Die Autoren betonen, daß die Resultate nicht sofort zu beurteilen seien. Nur bei 16 Patienten blieb das Anfangsresultat konstant; bei 8 Patienten kam es erst nach einiger Zeit zum endgültigen Ergebnis, bei 6 anderen nahm der Anfangserfolg später ab. In 7 Fällen mußte die Reizelektrode wieder entfernt werden.

Hosobuchi et al. (1971) mußten die Erfahrung machen, daß einige Patienten das unvermeidliche Vibrieren bzw. „Kribbeln" während der Stimulation nicht aushalten konnten. Sie prüften deshalb bei 34 Patienten vor der Implantation des Neuropacemakers durch percutane Hinterstrangreizung (Technik wie bei der percutanen Chordotomie, s. S. 616 u.

626), ob die Stimulation Erfolg habe und der Patient mit den begleitenden Reizphänomenen leben könne. Wegen negativer Ergebnisse wurden sofort 8 Patienten von der Implantation ausgeschlossen. Im übrigen ergab sich eine recht gute Übereinstimmung der Prüfergebnisse mit den Resultaten nach Pacemakerimplantation. Geht man von der Gesamtzahl von 34 Patienten aus, so lassen sich folgende Prozentzahlen ermitteln: Erfolgreiche Schmerzunterdrückung in 55%, partieller Erfolg in 15%, kein Erfolg oder unerträgliche Reizphänomene in 9% und Ausschluß von der Operation in 26% der Fälle.

WINKELMÜLLER und DIETZ haben soeben (1973) über ihre Ergebnisse bei 6 Patienten berichtet, von denen 4 mit neuralgiformen Beschwerden ihre Schmerzen fast völlig unterdrücken können. Bei einem Patienten mit metastasierendem Rectum-Ca. lassen sich zwar die radikulären, nicht aber die periostalen Schmerzen ausschalten. In einem Falle mit Phantomschmerzen bei kompletter Querschnittslähmung blieb der Erfolg aus. Die Autoren nehmen nach klinisch-elektrophysiologischen Untersuchungen an, daß eine durch anterograde Impulsleitung in den $A\beta$-Fasern bewirkte Aktivierung des retikulären Systems für die Schmerzunterdrückung verantwortlich sei.

Erste eigene Erfahrungen in Bremen an 4 Patienten (operiert von AEBERT) lassen noch keine fundierte Stellungnahme zu. Das bisher beste Ergebnis erzielte eine 50jährige Frau mit einer Armplexusalteration nach Radiokobaltbestrahlung eines fibroplastischen Sarkoms. Bei ihr stellte sich anfangs eine gute Schmerzunterdrückung ein; leider läßt der Effekt 6 Monate nach der Implantation nach. Bei einem Patienten mit Schmerzen infolge hochgradiger Caudaschädigung durch einen medialen Massenprolaps wirkt die Stimulation nicht auf die starken Schmerzen während körperlicher Belastungen, unterdrückt sie jedoch schnell bei anschließender Ruhe. Bei einem 40jährigen Mann mit traumatischer Armplexusalteration zeigt sich kein Effekt (Implantation Anfang Oktober 1971). Bei einer Frau mit Phantomschmerz nach Oberschenkelamputation wegen einer schweren Angiopathie kam es postoperativ zu einer Querschnittslähmung, welche sich auch nach sofortiger Re-Operation — ohne lokalen Befund! — nicht besserte (Ursache: Spinale Zirkulationsstörung während sitzender Position in Vollnarkose bei schwerer allgemeiner Angiopathie? Siehe Abschnitt „Komplikationen", S. 650). Die Patientin blieb in diesem Zustand schmerzfrei, so daß sich Stimulationsversuche erübrigten. Wir sehen verständlicherweise den weiteren Erfahrungen mit dieser Methode, besonders aber den katamnestischen Untersuchungen mit skeptisch gefärbter Erwartung entgegen. Schon jetzt müssen wir aber aus der belastenden Erfahrung mit der Phantomschmerz-Patientin den Schluß ziehen, daß auch bei dieser Methode die in allen Richtungen sorgfältige Auswahl geeigneter Fälle nicht vernachlässigt werden darf[4].

RIECHERT et al. (1973) haben dieses Verfahren bisher bei 17 Patienten angewandt. Sie fassen jüngere Ergebnisse von SHEALY (1972), von NASHOLD und FRIEDMAN (1972) und ihre eigenen zusammen und kommen zu der Aussage, daß insgesamt — also bei Berücksichtigung aller Fälle — eine deutliche Schmerzminderung bei etwa zwei Drittel der Patienten zu verzeichnen sei. Die besten Ergebnisse wiesen Schmerzen nach Amputation, Nervenläsion und bei Arachnitis nach Bandscheibenoperation auf. Weniger günstig seien die Resultate bei carcinombedingten visceralen Schmerzen.

Ergänzend seien allgemeine Erfahrungen angefügt, welche durch persönliche Mitteilungen jüngeren Datums[5] bestätigt werden:

Es ist fraglos ein Vorteil dieser Methode, daß keine verfahrensimmanenten neurologischen Defekte gesetzt werden. In der Regel wird von den Patienten nur ein Vibrieren, „Kribbeln" oder ein Empfinden wie bei schwachen elektrischen Stromstößen wahr-

---

[4] Inzwischen wurde bei einer Kollegin (5. Fall) wegen unerträglicher Schmerzen im rechten Bein bei therapieresistenten radikulären Verwachsungen eine Reizelektrode in Höhe D_{10} (Empfängerposition an der unteren Thoraxvorderwand rechts) implantiert (PISCOL). Der Erfolg ist bisher sehr gut. Offensichtlich darf die Reizelektrode nicht zu weit vom Segment der Schmerzeinstrahlung entfernt sein. Auch der Intelligenzgrad des Patienten scheint für den Erfolg von Bedeutung zu sein.

[5] Kolloquium Nordwestdeutscher Neurochirurgen in Bremen, 8. 9. 1973.

genommen. Ihre Reaktion hierauf ist jedoch unterschiedlich; einige können diese Reizerscheinungen offensichtlich nicht ertragen. Die Stimulationsart ist individuell recht verschieden: Einige Patienten stimulieren pausenlos während ihres Wachseins, um den Schmerz zu beeinflussen, andere betätigen den Pacemaker jeweils nur weniger als 1 Std bzw. 1—2 Std und empfinden dann während einiger weiterer Stunden noch ausreichende Linderung. Die besten Wirkungen werden mit folgenden Werten der zu berücksichtigenden Reizparameter erzielt: Bei einer Impulsdauer von 0,2—0,3 msec und einer Stromspannung zwischen 0,5 und 3 V mit Frequenzen zwischen 50 und 200 Impulsen pro Sekunde. Die Reizelektroden werden je nach Schmerzlokalisation mindestens 2—4 Segmente oberhalb des höchsten Schmerzniveaus implantiert, bei Schulter-Arm-Schmerzen also meist bei C3 bis C4, bei Schmerzen in der unteren Körperhälfte meist im oberen oder mittleren Brustmarkdrittel. Shealy hat aber auch die Höhe D10 gewählt. Überraschenderweise lassen sich der postoperative Wundschmerz und andere akute Schmerzerscheinungen meist nicht unterdrücken! Sehr erfreulich ist (deshalb jedoch nicht weniger auffällig), daß während der Stimulation weder die Perception von sensiblen Reizen aller Modalitäten noch die motorischen Funktionen nennenswert beeinträchtigt sind. Gelegentlich wird allerdings nach Nashold (1972) die Miktion angeregt oder auch gehemmt.

Vorerst müssen noch die Ergebnisse von Langzeitstudien abgewartet werden. Fallen sie günstig aus, so wäre diese Methode natürlich eine große Hilfe gerade für Patienten mit benignen Grundleiden.

9. Ergebnisse nach Hinterwurzeldurchtrennungen

Die Rhizotomia posterior, um die es zeitweilig recht still geworden war, scheint zu Recht wieder mehr Beachtung zu finden. Wird die Indikation nach sorgfältiger neurologischer Analyse des Schmerzbildes und der Schmerzlokalisation richtig gestellt (s. hierzu auch Pieri, 1949) und operativ ein ausreichender „Sicherheitsgürtel" ober- und unterhalb des Schmerzzentrums berücksichtigt (Wilson, 1969), so scheinen auch dort Erfolge — bei geringer Komplikationsrate — möglich zu sein, wo anfängliche Mißerfolge zur Zurückhaltung gemahnt haben (s. White, 1966).

Echols berichtet 1970 über seine Resultate bei 159 Patienten, welche wegen unerträglicher Schmerzen in den letzten 20 Jahren von ihm rhizotomiert worden sind. 62 Patienten litten an therapieresistenten Schmerzen nach wiederholten Bandscheibenoperationen; mit einer Fehlschlagrate von 40 % wird die Methode hierfür zwar nicht als optimal bezeichnet, es sollte jedoch besonders bei diesen Fällen die geringere Gefahr von Komplikationen gegenüber der Chordotomie berücksichtigt werden. 15mal wurde bei einer Bandscheibenoperation zur sicheren Schmerzausschaltung die betroffene Wurzel durchtrennt; dieses Vorgehen wird zu Recht für obsolet gehalten. In 31 Fällen lagen umschriebene Malignomauswirkungen vor; hier haben 25 Patienten von dem Eingriff profitiert. Bei 3 Kopfschmerzpatienten war der Eingriff zweimal erfolgreich. (Zu dem Problem Kopfschmerz und Bandscheibenprozeß s. auch Röttgen, 1968.) Bei 26 Coccygodynien oder gleichartigen Schmerzzuständen ergab sich die ungewöhnliche hohe Fehlschlagsrate von 56 %! Von 3 Patienten mit Beinschmerzen unklarer Ätiologie wurden 2 schmerzfrei. Im Mittelpunkt der Arbeit stehen 19 Fälle mit thorakalen Wurzelschmerzen. Nach Laminektomie, Hemilaminektomie oder Scovillescher Technik wurden 2—6 Wurzeln zwischen D2 und L3 durchschnitten. Es ergab sich eine Erfolgsrate von 79 % (63 % Schmerzfreiheit, 16 % wesentliche Besserung. Nachuntersuchungszeit 2—21 Jahre).

Auch White bedient sich in letzter Zeit wieder häufiger der Hinterwurzeldurchtrennung, weil sie in den indizierten Fällen mit geringeren Nebenschädigungen verbunden ist. 1966 gibt er die Behandlungserfolge bei Schulter-Arm-Schmerzen mit 56 % (von 9 Fällen), bei Rumpfschmerzen mit 59 % (von 12 Fällen) und bei Beinschmerzen mit 70 % (von 20 Fällen) an. Bei Eingeweideschmerzen habe sich sogar ein 100 %iger Erfolg ergeben (9 Fälle). 1968 werden von ihm folgende Erfolgsraten mitgeteilt: Cervicale Malignome =

58 % (33 Fälle — 2 Todesfälle), Armplexusneuralgien = 67 % (3 Fälle), Ulnarisverletzungen = 60 % (5 Fälle), Intercostalneuralgie (Thorakotomiefolgen) = 83 % (6 Fälle), intraabdominale Narbenbildungen = 60 % (5 Fälle), Meralgia paraesthetica = 60 % (5 Fälle), persistierende Ischias nach Bandscheibenoperationen = 75 % (12 Fälle). Insgesamt also bei Neuralgien benignen Ursprungs Erfolge in 66 % der Fälle! Exzellente Ergebnisse finden sich wieder hinsichtlich der Schmerzausschaltung bei Angina pectoris, Thoraxaneurysma, Nierensteinen sowie nach Gallenblasen- und Magenoperationen, hier hatte der Eingriff praktisch immer Erfolg (10 Fälle). WHITE durchtrennt 2—6, meist 3—4 Wurzeln nach Maßgabe der Schmerzausbreitung bzw. der segmentalen Organzugehörigkeit, bei Wurzelschmerzen nach mißglückten Bandscheibenoperationen allerdings nur die betroffenen ein bis höchstens zwei Wurzeln.

SCOVILLE gibt 1966 im Zusammenhang mit der Beschreibung seiner extraduralen Rhizotomiemethode gute Resultate bei umschriebenen Schmerzzuständen durch Wirbelmetastasen, traumatische Wurzelirritation, Spondylitis und Schulterarmsyndrom, befriedigende bei umschriebenen Paraesthesien, thorakalen Wurzelschmerzen, Occipitalneuralgie und Postsympathektomieschmerz an. Bei insgesamt 12 Fällen hatte er 6mal gute und 6mal befriedigende Erfolge.

Es ist bemerkenswert, daß die Rhizotomie bei segmental begrenzten Schmerzen durch Tumorwachstum besonders im Gesichts-Hals-Bereich wirksam sein kann. Sie führt gelegentlich allein, häufiger allerdings in Kombination mit Hirnnervendurchschneidungen oder hohen cervicalen Chordotomien zu durchaus zu berücksichtigenden Resultaten (GRANT, 1941; WETZEL u. BIDDLE, 1961; MATSON u. SHILLITO, 1961; RASKIND, 1969). Wir konnten uns in 4 eigenen derartigen Fällen von der Wirksamkeit überzeugen; bei einem Patienten mit unerträglichen Schmerzen in der Gesichts-Kieferwinkel-Region bei Zungencarcinom wurden allerdings neben den Wurzeln C 1 bis C 3 auch die gleichseitige Trigeminus- und Glossopharyngicuswurzel und partiell der Vagus durchtrennt.

Es soll erwähnt werden, daß PIERI (1949) darauf hinwies, daß man durch Hinterwurzelresektionen mit Exstirpation der Spinalganglien auch Zoster-Patienten von ihren Schmerzen befreien könne. Bei 4 Patienten habe er dreimal Dauerheilung erzielt und bei dem vierten deshalb nur einen partiellen Erfolg, weil sich das Ganglion nicht ganz entfernen ließ. Erfolge in Einzelfällen wurden auch von FOERSTER (1927), HORSLEY (s. FOERSTER), HYNDMAN (1939) und WHITE (1969) mitgeteilt. WHITE konnte in einem Falle den Erfolg noch nach 9 Jahren bestätigen und glaubt an eine Chance, wenn die virale Läsion peripher begrenzt ist. SCHÜRMANN (1968) betont die Notwendigkeit, die Rhizotomie auf 2—3 benachbarte Wurzeln nach cranial und caudal auszudehnen. SORGO (1951), JEFFERSON (1952) und SCOVILLE (1966) bezeichneten dagegen die Rhizotomia posterior bei ,,postherpetischen Schmerzen'' als zwecklos, obwohl 1 Patient SORGOs 3 Jahre nach einer kombinierten Hinter- und Vorderwurzeldurchtrennung noch schmerzfrei war. Die Methode ist bei diesem Schmerzphänomen zumindest dann aussichtslos, wenn die Läsionen auf das Rückenmark übergreifen wie in der Mehrzahl der Fälle.

Auch bei schmerzhafter Paraspastik lassen sich in ausgewählten Fällen durch die Resektion entsprechender Hinterwurzeln gute Resultate erzielen (s. hierzu FOERSTER, 1927; PENZHOLZ, 1956; STENDER, 1950; aber auch BISCHOF, 1967 und SCHÜRMANN 1968).

Gesondert muß noch auf die Coccygodynie eingegangen werden. Seit FOERSTER 1926 erstmals empfahl, die Steißbeinresektion mit einer Rhizotomie der coccygealen und der beiden untersten Sacralwurzeln zu ergänzen, ist die alleinige Wurzeldurchtrennung wiederholt als wirksame Methode bei diesem Schmerzbild angegeben worden (z.B. GUILLAUME et al., 1949; SICARD et al., 1952; BOHM u. FRANKSSON, 1959; PENZHOLZ, 1963). Die Resultate dieser Autoren stehen in positivem Kontrast zu der ungewöhnlichen Fehlschlagsrate von ECHOLS (s. oben). Von den 15 Patienten, welche BOHM und FRANKSSON operierten, wurden 14 schmerzfrei, von den 4 Patienten von PENZHOLZ 2 komplett und 2 bis auf geringfügige Restbeschwerden in der Umgebung. Bei einem Fall von WHITE und SWEET (1969) kehrten nach vollem Erfolg später geringe Beschwerden zurück. Wir haben diese Methode allein in den letzten 2 Jahren bei 5 Patienten angewandt und bisher nur ein nicht befriedigendes Resultat gehabt; allerdings bleiben die Spätresultate bei den 4 z.Z. schmerzfreien Patienten noch abzuwarten. Wir durchtrennen grundsätzlich S4 bis Co beidseits und bei Bedarf S3 einseitig auf der stärker betroffenen Seite.

Hinsichtlich der wenig verbreiteten Methode von Crue und Todd, die bei tief im Becken gelegenen Schmerzen nach Rectum-Ca.-Operationen mit Anus praeter den Caudalsack unterhalb S1 doppelt ligieren und durchtrennen, kann auf den Beitrag von E. Meyer (1968) verwiesen werden.

Als Addendum sei kurz auf Ergebnisse nach
Subarachnoidaler Instillation von Alkohol oder Phenol
hingewiesen.

Von den Vorschlägen, mittels subarachnoidaler Instillation von chemischen Substanzen Schmerzen auszuschalten, haben sich nur die Methode von Dogliotti (1931) bzw. ihre Modifikationen (z.B. Kirschners „Alkohol-Dauerspinalaesthesie", 1933; Aird u. Seifert, 1949) und die Methode von Maher (1955 u. 1957) bzw. ihre Modifikationen (z.B. Nathan u. Scott, 1958) durchgesetzt. Dogliotti gab die Ausschaltung mit Alkohol, Maher die selektive Blockierung der C-Fasern (Iggo u. Walsh) durch Phenol an. Mit der Alkohol-Technik hat Grant (1941) bei 31 Patienten in 50% Schmerzfreiheit und in 20% partielle Erfolge erzielen können. Bei der Phenol-Blockade liegen die Resultate in der gleichen Größenordnung: Matson und Shillito (1961) gaben bei 50% der Fälle Schmerzfreiheit an; dieser Prozentsatz deckt sich mit dem von White (1968) bei Neuralgien; bei Carcinomen ergaben sich 44% Erfolge bei der Benutzung einer 7,5%igen Zubereitung in Pantopaque (41 Fälle) gegenüber 64% bei einer 5%igen Zubereitung in Glycerin (22 Fälle).

D. Komplikationen

1. Mortalität

Sondert man die direkte Operationsmortalität ab, so schwanken die Angaben zwischen 0% (Stieda, 1948; Matson u. Shillito, 1961; Cloward, 1964) über knapp 1% bei benignen Prozessen (White u. Sweet, 1969) und 2,2—2,4% (Schloessmann, 1950; Bischof u. Schütte, 1965; Nathan, 1965) bis zu 4% (Klar, 1961; White u. Sweet, 1955). Betrachtet man die erweiterte Operationsmortalität, so ergeben sich größere Differenzen, welche einerseits durch die Auswahl der Kranken und das Datum der Publikation, andererseits aber auch durch den berücksichtigten Zeitraum und die unterschiedliche Bewertung der Komplikationen erklärt werden. Während einige Autoren nur die Todesfälle innerhalb der ersten zwei postoperativen Wochen zählen, geben andere alle bis zur Entlassung an. Einige schließen operationsunabhängige Zwischenfälle bzw. Todesfälle durch das Grundleiden aus, andere beziehen sie in ihre Mortalitätsrate ein. Diese Fakten sind bei den folgenden Angaben zu berücksichtigen. Danach ist die erweiterte Mortalität bei benignem Grundleiden zwar weiterhin äußerst gering (z.B. 0—1% bei White, 1968; Raskind, 1969 und bei den eigenen Fällen); bei malignen Prozessen liegt sie jedoch zwischen 3—7% in Statistiken mit geringer Mortalität (Bischof u. Schütte, 1965; Diemath, 1967; Nathan, 1965; Riechert, 1960; Rosomoff, 1968; Sjöqvist, 1949, eigenes Krankengut) und 8—13% in solchen mit höherer Mortalität (z.B. Schwartz, 1962; Frankel u. Prokop, 1961; Grant, 1943; Olivecrona, 1947; White, 1968; Ogle, 1956). Im allgemeinen werden für bilaterale und hier besonders einzeitig bilaterale Operationen höhere Mortalitätsraten als bei unilateralen, bei cervicalen höhere als bei thorakalen angegeben. Die Ergebnisse einiger größerer Fallsammlungen lassen in dieser Richtung jedoch keine allgemeingültige Aussage zu. Raskind hat z.B. die geringste Mortalität in der bilateral einzeitig operierten Gruppe (1,3% von 76 Patienten).

Die Mortalität von Schwartz bei cervicalen Eingriffen (9,2% von 120 Patienten) ist nicht höher als die von White bei thorakalen (11% von 318 Patienten mit malignem

Grundleiden). Wir selbst haben bei 11 Fällen mit doppelseitigen einzeitigen cervicalen Chordotomien wie ROULHAC keinen direkten Operationstodesfall. Die Resultate dürften weniger vom Operateur als von der Patientenauswahl abhängen. Hochgradig gefährdet sind sicher Fälle mit pulmonalen Prozessen, welche die Atmung bereits präoperativ beeinträchtigen (s. WHITE u. SWEET: 21%; OGLE et al.: 29%). Bei der percutanen Chordotomie wird eine durchschnittliche Mortalität von 2—4% angegeben (s. MATTMANN, 1968). Aber auch hier dürfte die erweiterte Mortalität gelegentlich höher liegen (s. z.B. MÜKE: 9%). Bei dem ventralen Zugang (CLOWARD, 1964) und bei den letzten beiden Berichten über commissurale Myelotomien (LEMBCKE, 1964 und GRUNERT et al., 1970) wurden keine Operationstodesfälle angegeben. Bei der Rhizotomie dürfte die Gefährdung noch stärker vom Zustand des Patienten bei malignen Grundkrankheiten abhängen. WHITE gibt eine Mortalität von 6% in diesen Fällen gegenüber 0% bei benignen Grundleiden an.

2. Blasenstörungen

Eine anfängliche postoperative Harnretention als spinales Schockphänomen ist üblich. Längerdauernde Funktionsstörungen kommen nach weitgehender Zusammenfassung der Literaturangaben in 10—20% der Fälle vor. Nach unilateraler Chordotomie treten sie noch seltener auf (5—10%) und klingen nach spätestens 20 Tagen ab. Bleibende Störungen zählen zu den Ausnahmen, da die Blaseninnervation eine doppelseitige zentrale Repräsentation besitzt. Nach kompletter bilateraler Chordotomie kommt es nach NATHAN (1965) immer zum Blasenautomatismus. WHITE und SWEET geben 1969 rund 36% Blasenstörungen bei malignen Prozessen an. Empfindungen für den Füllungszustand und den Miktionsvorgang können dann über die Hinterstrangleitung übernommen werden. Später kann trotz der Innervationsstörung wieder eine effektive Blasenentleerung zustande kommen. Immerhin liegt der Prozentsatz längerdauernder Störungen in Abhängigkeit von der Incisionsausdehnung und dem Vorgehen in einer oder zwei Sitzungen zwischen 15 und 30%.

Die Dauer der Störungen kann nach Monaten bis Jahren zählen, sie kann auch zeitlebens bestehen bleiben. In der Regel handelt es sich anfangs um eine atonische Blase mit Retention, später um eine automatische Blase. Auch hier stehen der Angabe, daß Blasenstörungen nach cervicaler Chordotomie häufiger seien als nach thorakaler (z.B. WHITE u. SWEET, 1955) die Erfahrungen anderer Autoren gegenüber, die entweder gleiche oder bessere Resultate nach cervicaler Incision mitteilen (z.B. SCHWARTZ sowie BISCHOF und SCHÜTTE, 1965). Wesentlich sind natürlich auch das bereits präoperative Vorliegen von Entleerungsstörungen und die zusätzliche Behinderung durch lokale Prozesse (z.B. Prostata-Ca. oder Plexusinfiltration durch Tumor- bzw. Metastasenausbreitung). Ein besonderes Problem sind die konsekutiven Blaseninfektionen, welche auch zu Spätkomplikationen führen und in chronischer Form zu erheblichen Beeinträchtigungen des Wohlbefindens Anlaß geben können. Sie sind ebenfalls nach doppelseitigen Eingriffen häufiger. Immerhin hat WHITE (1968) auch aus diesem Grunde von bilateralen Chordotomien bei benignen Grundleiden weitgehend Abstand genommen.

Bei dem ventralen Zugang ergeben sich keine nennenswerten Unterschiede. Bei der commissuralen Myelotomie haben GRUNERT et al. bei einer Patientin (von 10 Fällen) Blasenstörungen angegeben, LEMBCKE keinen Fall. Bei den sacralen Rhizotomien ist die einseitige Durchtrennung der Wurzeln S 3 problemlos; nach doppelseitiger kommen Blasenstörungen vor (s. BOHM u. FRANKSSON, 1959). Bei den selektiven chemischen Ausschaltungsmethoden sollen bei sorgfältiger Durchführung nur in 5—10% der Fälle Blasenfunktionsstörungen, meist temporär, auftreten. (Besonders eingehend wird auf Blasenstörungen in den Arbeiten von BISCHOF u. SCHÜTTE, 1965; NATHAN, 1963; WHITE u. SWEET, 1955 u. 1969 eingegangen!)

Für die percutanen Eingriffe werden je nach Zusammensetzung des Kollektivs Blasenstörungen von 2% (GILDENBERG) bis 29% (LIN et al. — Untergruppe) angegeben; bei doppelseitigen Incisionen sogar bis 50% (Mullan, 1969). Mattmann (1968) errechnete einen Durchschnitt von 15% schwererer Störungen unter den gleichen Kriterien wie bei offenen Methoden; bei Müke waren es fast 8%, bei Rosomoff (1971) 7,7%. Die Blasenstörungen sollen hier schneller rückbildungsfähig sein.

3. Paresen

Bei fortlaufender sorgfältiger neurologischer Kontrolle hat Nathan (1965) an 104 Patienten des National Hospitals in London mit Malignomen Paresen nach doppelseitiger Chordotomie in 24% und nach einseitiger Chordotomie in 10% der Fälle feststellen können. Er fügt hinzu, daß sich dieser Prozentsatz nach den allgemein üblichen Kriterien auf 17 und 8% reduzieren würde. In seinem Material finde sich eine positive Korrelation zwischen dem Auftreten von paretischen Erscheinungen und dem Effekt der Schmerzbefreiung; zweizeitige Ausführung bilateraler Incisionen habe dagegen keine schonende, sondern eine paresebegünstigende Wirkung; einseitig bereits wieder abgeklungene Lähmungen können nach kontralateraler Vorderseitenstrangdurchtrennung erneut und anhaltend in Erscheinung treten. Beiden Feststellungen wird von anderen Autoren widersprochen unter Hinweis auf gegenteilige Resultate (z.B. Diemath, 1967; Raskind, 1969). Allgemein wird in den Arbeiten jüngeren Datums der Prozentsatz an leichteren und vorübergehenden Lähmungserscheinungen mit 1—15% angegeben, an schweren und bleibenden Paresen mit 0—5%! Raskind (1969) z.B. sah nach 44 unilateralen Chordotomien keine, nach 75 bilateral einzeitigen zwei temporäre und nach 110 bilateral zweizeitigen ebenfalls nur zwei temporäre Paresen! Sicher hängt die Frequenz von der Radikalität des Eingriffs zumindest teilweise ab, obwohl mehrere Autoren darin übereinstimmen, daß schwere bleibende Paresen durch vasculäre Störungen bedingt sein dürften und damit mehr oder weniger „zufällige" Komplikationen darstellen. Die Komplikationsrate ist sicher — zumindest in der temporären Form — bei einzeitigen Eingriffen im gleichen Segment höher als bei den anderen Ausführungen, bei cervicalen (nach Meinung der Majorität) jedoch nicht signifikant höher als bei thorakalen; einige Autoren geben bei cervicalen Incisionen sogar geringere Prozentsätze an bleibenden Störungen an (z.B. Schwartz, 1962; Bischof u. Schütte, 1965). Wichtig ist, daß gerade bei benignen Grundleiden schwerere Paresen seltener angegeben werden; White (1968) sah sie bei 80 Fällen nicht ein einziges Mal. Wahrscheinlich spielt hier auch die größere Chance, die Rückbildung vorübergehender Paresen (5—10%) zu erleben, eine Rolle.

Bei percutanen Chordotomien liegen die zusammengefaßten Übersichtswerte bei 1 bis 15% temporärer Hemiparesen und bei durchschnittlich 3% permanenter paretischer Erscheinungen (Mattmann, Rosomoff, Mullan, Müke). Bei den 22 erfaßten Patienten mit commissuraler Myelotomie in den letzten Jahren haben fünf temporäre motorische Störungen gezeigt. Nach posterioren Rhizotomien sollten keine Lähmungserscheinungen als direkte Operationsfolge auftreten (wenn die vasculären Verhältnisse berücksichtigt werden). Die Gebrauchsfähigkeit der evtl. betroffenen Extremität hängt jedoch von dem Grad der hervorgerufenen Deafferenzierung ab. Kann der Patient die schmerzende Extremität noch benutzen, so muß eine komplette Durchtrennung aller in Frage kommenden Hinterwurzeln nach Möglichkeit vermieden werden (s. hierzu Foerster, 1936; Penzholz, 1956; White, 1966). Bei der gezielten Schmerzausschaltung mit Alkohol sind Paresen nach Maßgabe der Wirkungsausdehnung zu erwarten, mit Phenol sollen nur in ca. 11% der Fälle motorische Störungen hervorgerufen werden (White, 1968). Nach der Implantation der Reizelektrode für die Hinterstrangstimulation kam es im Kollektiv von Nashold und Friedman (1972) bei 3 von 30 Patienten (=10%) zu paretischen bzw. paraparetischen Erscheinungen, welche allerdings nach Entfernung der Elektrode wieder abklangen. Eine Patientin der eigenen Fälle blieb paraplegisch, ohne daß die Elektrode angeschuldigt werden konnte (sofortige Reoperation!). Grundleiden (Amputation wegen schwerer Angiopathie) und sensibles Niveau lassen an eine ischämische Rückenmarksläsion denken.

4. Respiratorische Störungen

Respiratorische Störungen sind als direkte Tractotomiefolge nur nach hochcervicalen Chordotomien zu erwarten. Es liegt eine umfangreiche Literatur hierzu vor (FOERSTER, 1932; PENFIELD, 1943; STOOKEY, 1943; HYNDMAN, 1948; BELMUSTO, 1963; SCHWARTZ, 1962; NATHAN, 1963; BISCHOF u. SCHÜTTE, 1965; HITCHCOCK u. LEECE, 1967; BRIHAYE u. RETIF, 1961; FRENCH et al., 1956, u.a.). Nach den neueren Untersuchungen (s. ,,Anatomische Grundlagen", S. 593) dürfte bei hochcervicalen Chordotomien eine Läsion der absteigenden Bahn für die unwillkürliche Respiration kaum zu vermeiden sein. Deshalb warnt ein Teil der Autoren (z.B. BELMUSTO) vor Incisionen oberhalb von C4. Auch die Befürworter der cervicalen Chordotomie (z.B. SCHWARTZ, MATSON u. SHILLITO) können nicht umhin, eine höhere Gefährdung — besonders bei doppelseitiger Ausführung — anzuerkennen. In der Regel sind diese Störungen jedoch flüchtig und klingen nach 24 bis 48 Std oder wenigen Tagen wieder ab (FRENCH, NATHAN). Immerhin können sie in unvorbereiteter Situation zu tödlichen Zwischenfällen Anlaß geben — auch noch nach 1—2 Tagen! —, meist im Schlaf bei Aussetzen der Willküratmung! Die Gefahren dürfen einerseits nicht bagatellisiert werden, andererseits sind sie von einigen Autoren sicher überschätzt worden, zumindest wenn man die modernen Operations- und Anaesthesietechniken und Intensivpflegemöglichkeiten berücksichtigt. SCHWARTZ sah z.B. bei 120 Patienten mit ein- und doppelseitiger cervicaler Chordotomie nur dreimal nervale respiratorische Schwierigkeiten. Unter den Schmerzbefreiten sind u.a. 6 Fälle mit konstantem Analgesieniveau C4/C5 beidseits ohne jede Störung! In unserem Krankengut sind 5 Fälle mit einzeitiger bilateraler cervicaler Chordotomie im selben Segment; nur einmal zeigten sich flüchtige Atemstörungen.

Ein besonderes Problem stellen sicher diejenigen Fälle dar, bei denen ein Lungencarcinom oder Metastasen zu einer ein- oder doppelseitigen Einschränkung der Atemfläche geführt haben bzw. andersartige Erkrankungen die Lungenkapazität beeinflussen. Hier kann durch die cervicale Chordotomie eine länger anhaltende oder bleibende Dekompensation bewirkt werden. Außerdem steigt natürlich auch die Komplikationsrate durch Hypersekretion, mangelhaftes Abhusten und damit die Gefahr der konsekutiven Pneumonie. Diese Fakten sind präoperativ zu überdenken und bei erforderlicher Chordotomie für den Eingriff selbst und die postoperative Phase in Rechnung zu stellen.

Bei der percutanen Chordotomie schwankte diese Komplikationsrate anfangs erheblich, nämlich zwischen 2 und 23 % (TAREN et al., 1969; LIN et al., 1966); sie trat meist nach doppelseitigem Eingriff auf. Inzwischen werden ernstere Störungen nur noch in durchschnittlich 2—4 % der Fälle angegeben (ROSOMOFF et al., GILDENBERG).

5. Postoperative Mißempfindungen

Grundsätzlich sind drei verschiedene Arten von teils nur störenden, teils jedoch auch quälenden Mißempfindungen nach Chordotomien zu beobachten:

1. Schmerzempfindungen in nicht analgetischen Bereichen, also auf der Gegenseite bei unilateralen Eingriffen oder oberhalb des Analgesieniveaus. Sie kommen höchstwahrscheinlich sowohl durch Erregungstransmission — vielleicht über die kurzen Ketten — zustande (hierfür spricht, daß sie durch Reize im analgetischen Bezirk auslösbar oder zu verstärken sind), als auch durch spinale bzw. zentrale Projektion (hierfür spricht das gelegentliche Auftreten von schmerzhaften Arealen in Distanz zum Analgesiebereich). Diese Art der Sensibilitätsstörungen (auch als Allachaesthesie bezeichnet) ist nicht zu verwechseln mit der Ausweitung des Schmerzfeldes durch das Weiterwachsen eines Tumors oder das Auftreten neuer Metastasen außerhalb des analgetischen Bereiches!

2. Quälende Dysaesthesien bzw. Hyperpathie im analgetischen oder hypalgetischen Bereich. Hierfür können die bereits diskutierten Phänomene der Leitungsdissoziation bzw. der Störung von Excitation und Inhibition verantwortlich gemacht werden, andererseits

aber auch weiterhin einwirkende Noxen von seiten eines Malignoms oder sonstigen Störherdes über andere „Bahnsysteme".

3. „Grenzbeschwerden" am Übergang vom normaesthetischen zum analgetischen Bereich, meist als Gürtelschmerz bezeichnet. Früher wurden sie auf Alterationen von Hinterwurzeln im Operationsbereich zurückgeführt, heute bringt man sie direkt oder indirekt mit der Incision selbst in Zusammenhang. Als Erklärung bietet sich wiederum die Störung des postulierten Erregungsgleichgewichtes an den Schaltstellen im Hinterhorn an.

Nathan hat diese postoperativen Schmerzphänomene sauber in seiner Nachuntersuchungsserie getrennt und kam zu folgenden Resultaten: Schmerzen der erstgenannten Art traten bei 17 von 61 beurteilten Patienten auf (= 17,8%); bei 16 von diesen konnte die Projektion nach kontralateral durch einen zweiten Eingriff auf der Gegenseite ausgeschaltet werden! Dieses Vorgehen wird zur Behandlung jener Komplikation empfohlen. Oberhalb des Analgesieniveaus lokalisierte Beschwerden dieser Art können nach Wochen oder Monaten spontan abklingen. Quälende Dysaesthesien im hyp- bis analgetischen Bereich machten sich sechsmal nach 74 unilateralen und einmal nach 39 bilateralen Chordotomien (nur bei thorakalen!) bemerkbar (= 8 bzw. 2,5%). Gürtelschmerzen werden im Anschluß an den Eingriff meist angegeben; sie können nach Bischof in 27% der Fälle länger anhalten (einige Wochen bis einige Monate).

Von den meisten Autoren werden diese postoperativen Beschwerden nicht so scharf getrennt. White gibt z.B. in 18% nach thorakalen (in 2% schwer) und in 20% nach cervicalen Chordotomien Dysaesthesien an. Schwartz sah diese Störung nach 120 cervicalen Eingriffen jedoch nur in etwa 3% der Fälle. In unserem Krankengut bildeten diese Beschwerden bei ca. 5% der Fälle den Grund für spontane und heftige Klagen, ohne daß gesagt werden könnte, wie häufig derartige Beschwerden in milderer Form insgesamt vorlagen.

In der Literatur über percutane Chordotomien wird auf dieses Problem kaum eingegangen, uns sind nur die Angaben von Mullan et al. und Rosomoff et al. bekannt, nach denen in ca. 3,5% der Fälle ernsthafte Mißempfindungen (Brennschmerz, quälende sonstige Dysaesthesien) aufgetreten seien.

Nach White (1966) sollen sich nach Hinterwurzeldurchtrennungen nie Dysaesthesien einstellen, nach subarachnoidalen Phenolinstillationen dagegen in 4—5% (1968).

Nashold und Friedman (1972) geben bei 17 von 30 Patienten nach Implantation des Neuropacemakers ungewöhnliche Wurzelschmerzen verbunden mit stärkeren Wundschmerzen an, welche meist nur 10—14 Tage anhalten.

6. Vasomotorische und andere vegetative Störungen

Bemerkenswert ist weiter, daß intraoperativ und postoperativ ein Blutdruckabfall bei Chordotomien, in der Regel bei bilateraler Vorderseitendurchtrennung, auftreten kann. Daß dieses Phänomen auch einmal gefährliche Situationen hervorzurufen vermag, darauf haben Foerster (1936), Kessel und Jaeger (1955), Krüger (1955), Belmusto (1963), Johnson et al. (1952), French et al., Nathan (1963) u.a. hingewiesen. Bauer, Karcher und Klar empfahlen deshalb 1958 dringend eine besondere Überwachung chordotomierter Patienten für die ersten 48 Std. Bei Bischof u. Mitarb. traten Kreislaufstörungen in 11%, längerandauernd in 5,5% der Fälle auf. French et al. (1953) und White (1963) geben eine Beeinträchtigung der Blutdruckverhältnisse vorwiegend bei hohen cervicalen Chordotomien an; in unserem Krankengut bedurfte von 5 Patienten mit einzeitiger bilateraler cervicaler Chordotomie im selben Segment nur einer wegen des Blutdruckabfalls der Behandlung. Immerhin ist erwähnenswert, daß Tönnis (1948) und Sorgo (1948) partielle Durchschneidungen hinterer Anteile beider vorderer Quadranten des Rückenmarks zur Hochdrucktherapie durchführten.

Auch Störungen der Temperaturregulation und der Schweißsekretion sind nach Chordotomien bekannt. Wegen ihrer geringeren praktischen Bedeutung muß hierzu jedoch auf die Literatur verwiesen werden (s. z.B. FOERSTER, 1936; SCHLOESSMANN, 1950; JOHNSON et al., 1952; NATHAN, 1963; BISCHOF u. SCHÜTTE, 1963; SCHLIACK, 1971).

Besonderer Erwähnung bedürfen natürlich noch die Störungen der Potenz und der Libido. Nach FOERSTER (1936) und WHITE (1966) soll einseitige Analgesie kein bleibendes ernsthaftes Handicap für die Patienten bedeuten. Doppelseitige Analgesie führe dagegen zu einer entscheidenden Beeinträchtigung des Wollustgefühls und der Potenz. Nach doppelseitiger Chordotomie werden anfangs nahezu in allen Fällen Erektions- und Orgasmusfähigkeit ausgeschaltet. Bei einem Teil der Patienten ist offensichtlich eine Erholung möglich, andere stellen diese Störung noch nach 10 Jahren und längerer Zeit fest (s. hierzu STOOKEY, 1941; KAHN u. PEET, 1948; OLIVECRONA, 1947; SCHLOESSMANN, 1950; WHITE u. SWEET, 1969; BISCHOF u. Mitarb., 1965). Auf jeden Fall müssen Patienten mit längerer Lebenserwartung auf diese Komplikation hingewiesen werden.

Über Darmatonien und Mastdarmstörungen wird insgesamt seltener geklagt als über Blasenstörungen. Sie werden zwar in einem wechselnden Prozentsatz als vorübergehendes Problem registriert, führen jedoch offensichtlich nur in weniger als 10 % der Fälle zu länger anhaltenden oder bleibenden Beschwerden. Immerhin hat STEBBING einen Patienten an einem paralytischen Ileus verloren. NATHAN hält wegen dieser Störungen einen Anus praeter für eine Kontraindikation.

Die Anfälligkeit für Decubitalgeschwüre scheint nach Chordotomien unter den heutigen Pflegemöglichkeiten nicht größer zu sein als nach anderen neurochirurgischen Eingriffen.

7. Sonstige Komplikationen

Hier müssen an erster Stelle die Folgen von Durchblutungsstörungen durch Verletzung von spinalen Gefäßen oder durch konsekutive Gefäßverschlüsse genannt werden, welche zu weiterreichenden homolateralen oder bilateralen Funktionsstörungen führen können. Derartige Fälle wurden von HYNDMAN und VAN EPPS (1939), KAHN und RAND (1952), WHITE und SWEET (1955), BISCHOF und SCHÜTTE (1965) sowie FOX (1968) mitgeteilt. Auch durch Rhizotomien ohne Berücksichtigung der Radiculararterien kann eine Myelomalacie verursacht werden (ALEXANDER u. KENNEDY, 1939).

Nach ventralem Zugang kann vorübergehend eine Liquorfistel in Erscheinung treten (CLOWARD, 1964). Nach percutanen Chordotomien sind unterschiedlich lange anhaltende Kopfschmerzen (wohl als Folge von Liquorabfluß durch die Duraperforation) eine relativ häufige Klage (s. TAREN et al., 1969). Nach der Implantation von Hinterstrangstimulatoren können sich subcutan entlang der Kabel Liquorpolster ausbilden; bei NASHOLD u. FRIEDMAN (1972) trat dies bei 5 von 30 Patienten in Erscheinung. Außerdem spielen hier apparative Komplikationen eine Rolle, über die in der genannten Publikation nachgelesen werden muß.

8. Pseudokomplikationen

Von einigen Autoren werden auch die Schmerzrezidive bzw. das Versagen des Eingriffs zu den Komplikationen gerechnet (z.B. BISCHOF u. SCHÜTTE, 1965). Wir möchten hier lieber KESSEL und JAEGER folgen und von Pseudokomplikationen sprechen, denn es handelt sich hierbei ja sicher nicht um Folgen der Incision. Bleibt jeder Erfolg aus, müssen spezielle anatomische bzw. neurophysiologische Variationen für diesen Fall unterstellt werden, oder es handelt sich um einen technisch insuffizienten Eingriff. Auf diese Punkte wurde bereits eingegangen. Auch für die eigentlichen Schmerzrezidive wird von einigen Autoren angenommen, daß die Traktotomie nicht in dem erforderlichen Umfang zu einer endgültigen Unterbrechung des Tractus spinothalamicus geführt habe (z.B. JEFFERSON, 1952; NATHAN, 1963, u.a.). Für eine Faserregeneration, welche wieder von CLOWARD (1964) erwogen wird, haben die pathologisch-anatomischen Untersuchungen bisher zumindest keinen eindeutigen Nachweis erbringen können. Bei einem Teil der Fälle mit frühzeitigem Absinken des Analgesieniveaus wird sicher die Annahme zutreffen, daß ein tiefer oder weiter ventral gelegener Faseranteil nur reversibel lädiert wurde oder ein konsekutives Ödem abgeklungen ist. Für einen anderen Teil trifft diese Annahme sicher nicht zu. Außerdem müssen diejenigen Fälle berücksichtigt werden, bei denen Schmerzen trotz kompletter Analgesie bestehen bleiben; andererseits aber auch solche, bei denen Schmerzbefreiung bei erhaltener Algesie (z.B. Mullan *et al.*, 1963) oder bei Hypalgesie erzielt werden kann. Wenn auch die modernen neurophysiologischen Modelle neue Aspekte eröffnen, so stehen bewiesene Erklärungen für diese und andere Fragen noch aus. Weitere Untersuchungen lassen hierzu interessante Befunde erwarten.

(Über die Häufigkeit und Art der Fehlschläge und Schmerzrezidive kann auf den Abschnitt „Ergebnisse", S. 631, und den allgemeinen Teil verwiesen werden, S. 585 u. 597.)

Kurz zu erwähnen sind an dieser Stelle mögliche Komplikationen, welche sich aus den Chordotomiefolgen ergeben können. Der Verlust des Schmerzempfindens braucht sich nicht nur positiv auszuwirken, indem weniger gravierende Prozesse in diesem Bereiche nun schmerzlos ablaufen (s. Diemath, 1965); er kann sich auch bei lebensgefährlichen akuten Prozessen negativ bemerkbar machen, indem sie nun zu spät erkannt werden, z.B. ein perforierendes Magenulcus im Krankengut von Cloward (1964). Auch gegenüber schädlichen Einwirkungen von außen fehlen nach Chordotomien im betroffenen Gebiet gewohnte Schutzmechanismen. Diese Fakten müssen bewußt sein und dem Patienten vermittelt werden.

E. Operationsindikation

Die folgenden Bemerkungen zur Indikation nehmen diesen Platz am Ende der Abhandlung über die spinalen Schmerzoperationen ein, weil es uns sinnvoll erscheint, bei einem so vielschichtigen und zur Zeit wieder lebhafter diskutierten therapeutischen Problem zuerst die Grundlagen, die operationstechnischen Möglichkeiten und die bisherigen Resultate darzustellen, damit sich die Indikation hieraus weniger als ehemaliger Anlaß zu abgelaufenen Maßnahmen, sondern mehr als Leitgedanke und Anstoß für die Zukunft ergeben kann.

Bis vor kurzem stand die Methode der offenen anterolateralen Chordotomie nicht nur wegen ihrer traditionellen theoretischen, sondern auch wegen ihrer praktischen Bedeutung, d.h. zahlenmäßig im Mittelpunkt der spinalen Schmerzchirurgie. In den letzten Jahren treten die percutanen Chordotomietechniken und die neue Methode der Hinterstrangstimulation mehr und mehr in den Vordergrund. Damit wird aber nicht nur neues Interesse bei den Neurochirurgen, sondern auch neue Hoffnung bei den Schmerzleidenden geweckt.

Das Auftreten von Schmerzrezidiven, die Gefahr von Komplikationen und die Belastung durch die Operation haben sehr schnell dazu geführt, daß die Indikation zur offenen anterolateralen Chordotomie überwiegend bei malignen Grundkrankheiten gestellt wurde. Daß in der 1932 von Foerster und Gagel publizierten Serie noch die „benignen" Prozesse vorherrschen, muß wohl mit örtlichen Gegebenheiten und dem speziellen Interesse der Autoren erklärt werden.

Lehmann teilt zumindest schon 1931 mit, daß zwei Drittel aller Chordotomierten an bösartigen Erkrankungen leiden (Zusammenstellung von 131 Fällen). Dieser mehr negativen Charakterisierung steht gegenüber, daß die Methode trotz all ihrer Fehler bisher das einzige Verfahren war, das überhaupt mit ausreichender Sicherheit und zumutbarem Risiko Hilfe versprach. Und noch immer sieht es so aus, daß sie zumindest für bestimmte Schmerzzustände in der unteren Körperhälfte ihre Bedeutung behält. Es ist hierbei vorwiegend an die thorakale Chordotomie gedacht, bei der auf jeden Fall die obere Körperregion und damit die Arme intakt bleiben.

Liegen einseitige Schmerzen vor, sollte bei benigner Ursache die unilaterale Chordotomie erfolgen, bei malignem Grundleiden zumindest dann, wenn der Patient bei entsprechender Lebenserwartung zu einem später evtl. erforderlichen zweiten Eingriff auf der anderen Seite bereit ist. Operationstechnik, Intensivtherapie und Narkoseverfahren haben sich in den letzten Jahren so verfeinert, daß man vor einem solchen Eingriff nicht mehr zurückzuschrecken braucht. Dem Patienten erspart man aber bei diesem Vorgehen — zumindest für eine bestimmte Zeit — die Nachteile einer primär bilateralen Operation und deren erhöhtes Komplikationsrisiko.

Wir möchten überhaupt eine persönliche Mitteilung von PEET an WHITE und SWEET (angeführt in deren Monographie von 1969, S. 475) in dem Sinne erweitern, daß man häufiger daran denken sollte, daß eine Reihe von Erfahrungen und Empfehlungen doch eine gute Anzahl von Jahren zurückliegen und vielleicht der Korrektur bedürfen; eventuell ergeben sich dann auch bessere Resultate.

Für die cervicale offene Chordotomie dürfte sich bei unilateralem Vorgehen die elegante, schonende und schnelle Schwartz-Technik empfehlen. In der Hand des Geübten steht sie der percutanen Technik wohl kaum nach. In Seitenlage und Lokalanaesthesie durchgeführt, bietet sie bei Verwendung des Operationsmikroskops nicht nur die Möglichkeit zu neurologischer Kontrolle, sondern auch den unschätzbaren Vorteil einer Operation unter bester Sicht. Bei ungünstigen anatomischen Verhältnissen kann der Eingriff jederzeit in Form der Standardtechnik weitergeführt werden. Der ventrale Zugang wird wohl vorwiegend von den Anhängern der Cloward-Technik gewählt werden. Die speziellen Eigenheiten, Vorzüge und Gefahren dieser Operation sind bekannt. Ob sich auf diesem Wege die bisher unsicheren Resultate selektiver Teildurchtrennung des Tractus spinothalamicus verbessern lassen, müßte erst noch geprüft werden. Für Schulter-Arm-Schmerzen kommt diese Technik allerdings wegen der Absinktendenz des Niveaus kaum in Frage. Leider können störende Reizphänomene in Form des Gürtelschmerzes in einigen Fällen gerade in den Armen auftreten.

Theoretisch sollten Schmerzzustände in der oberen Körperhälfte die Indikation für die cervicale Chordotomie abgeben. Daß in praxi einem anhaltenden Erfolg vielfache Schwierigkeiten entgegenstehen, wurde bereits im vorangehenden Kapitel erörtert. Dennoch wird bei kritisch ausgewählten Fällen dieser Weg beschritten werden dürfen und müssen.

In jüngerer Zeit konkurrieren nun die percutanen Techniken mit den genannten offenen Operationen. Ohne Zweifel sind sie inzwischen so perfektioniert worden, daß ihnen das Odium eines „blinden" Verfahrens kaum noch anhaftet, obwohl die Nachteile eines solchen grundsätzlich nie ganz wegdiskutiert werden können. Sollten sich die bisher mitgeteilten Ergebnisse weiter bestätigen, so werden diese Techniken sicher zu Recht bei Schmerzen in der oberen Körperhälfte vermehrt Anwendung finden müssen. Die geringe Belastung eines „Punktionsverfahrens" kommt den älteren und körperlich schwachen Patienten, die leichte Wiederholbarkeit des Vorganges den Patienten mit benignen Grundleiden und langer Lebenserwartung zugute.

Wird die cervicale Chordotomie — ob nun als offene oder als percutane Technik — bei Schmerzen in der unteren Körperhälfte angewandt, so muß durch Beachtung der genannten operativen Möglichkeiten unbedingt angestrebt werden, das Analgesie-Thermanaesthesieniveau unterhalb der Armsegmente zu lassen. Sonst überwiegen die Nachteile diejenigen der thorakalen Chordotomie.

Ein besonderes Problem stellen immer bilaterale cervicale Eingriffe dar. Läßt der spezielle Fall — es sollte sich um doppelseitige unerträgliche Schmerzen in der oberen Körperhälfte handeln — bei kritischer Einstellung nur die hochcervicale Chordotomie beiderseits zu, so sollte der Operateur die Technik anwenden, welche er am besten beherrscht. Erlaubt das Grundleiden jedoch, daß zwar auf der einen Seite hochcervical vorgegangen werden muß, aber auf der anderen Seite zur Vermeidung von Respirationsstörungen ein tieferes Segment gewählt werden kann, so empfiehlt sich die Kombination der percutanen Techniken von MULLAN/ROSOMOFF und von LIN/GILDENBERG.

Die von FRENCH *et al.* vorgeschlagene Kombination einer offenen hochcervicalen mit einer offenen hochthorakalen Chordotomie hat demgegenüber nur Nachteile. Von der offenen bilateralen hochcervicalen Chordotomie bei Prozessen in der unteren Körperhälfte muß abgeraten werden, weil inzwischen sicherere und nicht weniger erfolgreiche Möglichkeiten gegeben sind.

An die commissurale Myelotomie muß wegen der ungewöhnlich guten Ergebnisse, die Lembcke (1964) und Grunert et al. (1970) mitgeteilt haben, wieder erinnert werden. Sie kommt vorwiegend für doppelseitige Schmerzzustände in Betracht und wäre bei Prozessen indiziert, welche keine große Ausweitungstendenz besitzen, oder bei Patienten mit geringerer Lebenserwartung. Um die Methode wirklich wieder empfehlen zu können, müssen allerdings noch weitere Resultate und detaillierte Langzeitstatistiken abgewartet werden.

Für die Hinterstrangstimulation scheinen sich nach den bisherigen Ergebnissen gerade Schmerzzustände bei benignen Grundleiden zu eignen (s. Kap. „Ergebnisse", S. 644, und dort besonders Nashold sowie Riechert). Sollte sich diese Feststellung auch in Zukunft bestätigen und die Methode überhaupt ihre Probe bestehen, so würde dies eine höchst erfreuliche Bereicherung der schmerzchirurgischen Möglichkeiten darstellen. Es zeichnet sich jedoch bereits jetzt ab, daß auch für diese Methode eine spezielle Eignung des Patienten erforderlich ist. Ihr unschätzbarer Vorteil liegt darin, daß mit der Implantation der Reizelektrode und mit der Stimulation keine Defekte am Rückenmark gesetzt und keine neurologischen Ausfälle in Kauf genommen werden müssen. Strengere Indikationen müssen sich erst noch mit zunehmender Erfahrung herauskristallisieren.

Die Rhizotomia posterior wird wieder lebhafter diskutiert, weil sie deutlich weniger Komplikationen zu verzeichnen hat als die Chordotomieverfahren und die Myelotomie. Hierbei fällt besonders ins Gewicht, daß nach dem Eingriff niemals quälende Dysaesthesien zu beobachten sind. Erfolgreich kann der Eingriff nur sein, wenn eine oder höchstens einige wenige Wurzeln an der Schmerzleitung beteiligt oder selbst geschädigt sind. Nur bei unkomplizierten mono- oder biradikulären Schmerzsyndromen kann die Operation auf die Resektion der betroffenen 1—2 Wurzeln beschränkt bleiben. Bei den anderen Schmerzarten müssen mehr Wurzeln als betroffen unter Berücksichtigung der Überlappung von cranial und caudal durchtrennt werden, um eine Chance zu erhalten.

Die übrigen Methoden, Techniken und Modifikationen bedürfen hier keiner Erwähnung. Die Indikationen, soweit überhaupt relevant, ergeben sich aus den Ergebnissen. Einige Verfahren sind sehr speziell ausgerichtet, andere nur wissenschaftlich interessant und einige inzwischen obsolet. Auf die Alkohol- und Phenolinstillation wird im weiteren Text hingewiesen.

Die Indikation zur Schmerzoperation ließe sich wahrscheinlich mit größerer Sicherheit stellen, wenn sich der Schmerz objektivieren oder gar messen ließe. Auf dieses Problem wurde bisher bewußt nicht eingegangen, kann auch an dieser Stelle nur hingewiesen werden. Die interessanten Untersuchungsergebnisse und Ansätze für eine Quantifizierung sollte man beachten (s. Keidel, Hensel, Janzen et al., alle 1972). Vielleicht werden sie auch für die Operationsindikation eines Tages bedeutungsvoll.

Die verschiedenen Grundleiden

1. Maligne Prozesse

Nach wie vor stellen unerträgliche Schmerzzustände bei malignem Grundleiden die Hauptindikation für spinale Schmerzoperationen dar. Diese Schmerzzustände treten fast nie in der Phase noch begrenzten primären Tumorwachstums auf, sondern meist dann, wenn

a) die Neoplasie die Organgrenzen durchbrochen hat und die Umgebung infiltriert,

b) eine Metastasierung in Strukturen erfolgt, welche für die Schmerzentstehung und -unterhaltung geeignet sind,

c) die spezielle Behandlung eines Tumors (Operation, Röntgenbestrahlung) zu Narbenbildungen und anderen Folgen führt, die ihrerseits eine Irritation von Nerven verursachen.

Da Malignome aber auch auf andere Weise Schmerzen, und zwar verschiedene Arten von Schmerzen hervorrufen können, ist eine sorgfältige Analyse des jeweiligen Schmerzzustandes eine Vorbedingung der Operationsindikation (s. TURNBULL, 1959; ZÜLCH et al., 1953).

Als Beispiel sei eine Differenzierung von Schmerzen angeführt, welche bei Cervixcarcinomen auftreten können. TURNBULL unterscheidet hier neun Schmerzsyndrome(!), von denen nur eins — die Plexusalteration — eine absolute Chordotomieindikation abgibt. Alle anderen bedürfen zuerst entweder einer kausalen oder einer fachfremden Behandlung.

Und von den verschiedenen Schmerzarten lassen sich die „unkomplizierten Schmerzen" nach JEFFERSON, welche im somatischen Nervensystem allein ihr Substrat haben, besser beseitigen als die „gemischten", an denen Reaktionen des vegetativen Nervensystems beteiligt sind — wie häufig bei visceralen Schmerzen (WELSCH et al., 1968).

Von Bedeutung ist auch die Lokalisation der Schmerzursache. Auf die Probleme der Mittellinienprozesse wurde in den voranstehenden Kapiteln eingegangen. Sie erfordern häufig die doppelseitige Operation entweder ein- oder zweizeitig. Da die viscerale Schmerzleitung in einer vorderhornnahen Schicht verläuft, müssen hier tiefe Incisionen erfolgen.

Ein besonderes Anliegen sollte es sein, die Patienten so früh wie möglich zu operieren. Wie bereits ausgeführt, läßt sich der Schmerz um so leichter ausschalten, je kürzer er besteht. Außerdem liegt dann in der Regel noch ein besserer Allgemeinzustand des Patienten vor, und es fehlt die Gewöhnung an starke Medikamente. Und an erster Stelle sollte stehen, daß der Patient dann am meisten von der Schmerzfreiheit profitiert. In der umgekehrten Situation verschlechtern sich in der Regel die Operationsresultate.

Vorwegnehmend und zusammenfassend läßt sich sagen, daß die Ergebnisse der spinalen Schmerzchirurgie bei malignen Grundkrankheiten recht gut sein können, wenn man ihre Grundlagen beachtet und den Therapieplan danach ausrichtet.

Im folgenden sei noch auf die verschiedenen Grundleiden eingegangen.

a) Die Carcinome des weiblichen Genitaltraktes

Die Zusammenfassung der Cervix-, Uterus-, Vagina- und Ovarialcarcinome zu einer Gruppe erfolgt aus zwei Gründen: Einmal sind die einzelnen Formen in der Literatur oft nicht getrennt dargestellt, und zum anderen sind Ursache und Art der Schmerzzustände weitgehend identisch. Es handelt sich in der Regel um die destruierende Infiltration der Beckenwände, der paravertebralen Strukturen via Lymphknotenketten und des Lumbosacralplexus. Schmerzverursachende Metastasierungen in die Becken- und Wirbelknochen treten dagegen zurück (s. hierzu aber auch TURNBULL). Insgesamt haben diese Tumorformen am häufigsten Anlaß zur Chordotomie gegeben; in größeren Patientenkollektiven machen sie 25—60%, durchschnittlich 40% der Fälle aus. Gerade wegen der Plexusalterationen sind bereits präoperativ, also krankheitsbedingt, Lähmungserscheinungen an den Extremitäten, aber auch an Blase und Rectum nicht so selten. Auch obstruktive Veränderungen an den Ausscheidungssystemen kommen vor. Diese Verhältnisse sind sowohl bei der Indikationsstellung als auch bei der Beurteilung der Operationskomplikationen zu berücksichtigen.

Bisher wurden bei diesen Carcinomformen alle Methoden und Techniken der anterolateralen Chordotomie angewandt und empfohlen. Da die Schmerzen meist auf die caudalen Regionen beschränkt bleiben, ist die hochthorakale Chordotomie — bei einseitigen Becken- und Beinschmerzen in ihrer unilateralen Ausführung — häufig erfolgreich (s. Tabelle 3).

Auch die commissurale Myelotomie wird wieder empfohlen (GRUNERT et al., 1970). Bei doppelseitigen Schmerzzuständen angewandt, soll sie weniger Komplikationen aufweisen und der anterolateralen Chordotomie überlegen sein. In einem eigenen Falle war der Effekt weniger überzeugend.

Bei Wirbelsäulenmetastasen mit oligoradikulären Schmerzen kommt auch die Rhizotomie in Frage (s. Echols, 1970). Bei alten oder kaum noch belastbaren Patienten in der Endphase der Erkrankung ist an die chemischen Ausschaltungsverfahren zu denken (z.B. mit Alkohol — Dogliotti, Shelden; oder Phenol — Maher, Aird).

b) Die Carcinome des männlichen Genitaltraktes

Bei diesen handelt es sich im wesentlichen um die Prostatacarcinome und verschiedene Hodentumoren. Ganz überwiegend sind doppelseitige Schmerzzustände zu beobachten. Relativ häufig (gegenüber den weiblichen Formen) führen Knochenmetastasen im Becken oder in der Wirbelsäule durch Periostreizung zu unerträglichen Schmerzen.

Mit entsprechenden Schwankungen in den Einzelmitteilungen läßt sich aus einer größeren Sammelstatistik von annähernd 1000 Fällen ein prozentualer Anteil von rund 5 % dieser Tumoren an den chordotomierten Carcinompatienten registrieren. In operativer Hinsicht wird oft die doppelseitige Chordotomie propagiert. Die anterolaterale Chordotomie mit ihren Modifikationen ist offensichtlich die Methode der Wahl, wenn eine Alteration nervaler Strukturen vorliegt. (Bei Knochenmetastasen ist auch die Hypophysenausschaltung zu berücksichtigen.)

Bei besonders lokalisierten Formen kann die posteriore Rhizotomie (s. Echols, 1970), in Einzelfällen die Wurzelausschaltung mit Phenol erfolgreich sein (s. White u. Sweet, 1969).

c) Die Carcinome des Verdauungstraktes

Wegen der wiederholt genannten Voraussetzungen für die spinalen Eingriffe stehen in dieser Tumorgruppe die Rectum- und Coloncarcinome als Chordotomieanlaß weit an der Spitze (rund 20 % der Ca.-Fälle unserer Sammelstatistik). Es folgen Magen-, Pankreas- und Oesophaguscarcinome mit einem Anteil von rund 3 %. Mit den percutanen cervicalen Chordotomietechniken scheint auch hier der Prozentsatz der höher gelegenen Tumorformen zuzunehmen. In der Statistik spielen die wenigen Fälle, welche wegen eines Carcinoms der Mundspeicheldrüse, des Pharynx, der Zunge, der Gallenblase etc. operiert wurden, zahlenmäßig noch keine große Rolle (Klar, 1961; Schwartz, 1962; White u. Sweet, 1969).

Carcinome der Bauchhöhle verursachen in der Regel erst unstillbare Schmerzen, wenn sie sich durch direktes Wachstum bzw. Rezidivwachstum oder Metastasierung auf das Peritoneum bzw. den Retroperitonealraum ausbreiten. In besonderen Situationen — z.B. bei röntgenbestrahlten Fällen — können auch einmal vegetative Reaktionen (wie bei benignen Raumforderungen der Leber, der Gallengänge oder des Pankreas) solche Bedeutung haben, daß zusätzlich oder allein die verschiedenen Formen der Sympathektomie zu berücksichtigen sind (s. Leriche, Lazorthes u.a.).

Carcinome der unteren Hälfte der Bauchhöhle verursachen oft Schmerzzustände, welche auf die Beckenregion und die Beine beschränkt bleiben. Für diese Fälle ist die hochthorakale Chordotomie wegen des geringeren neurologischen Defizits nach wie vor berechtigt, oft in der bilateralen Ausführung. Bei allen höherreichenden Schmerzzuständen muß wegen der möglichen Absinktendenz des Analgesieniveaus auf die cervicalen Techniken zurückgegriffen werden. Bei Oesophaguscarcinomen z.B. kommen vorwiegend die hochcervicalen und unter ihnen heute besonders die percutanen in Betracht, weil sie bei nicht mehr ausreichender Analgesie Wiederholungen leichter zulassen. Für alle Tumorformen, welche die Gesichts- und Halsregion betreffen oder mit einbeziehen, ist natürlich auf die medullären, mesencephalen bzw. cerebralen Eingriffe und solche an den Hirnnerven hinzuweisen (s. die entsprechenden Kapitel in diesem Handbuch). Wegen der besonderen Komplikationen bei cerebralen Eingriffen wird in geeigneten Fällen jedoch die Kombination einer hochcervicalen Chordotomie mit posteriosen Rhizotomien an entspre-

chenden Cervical- und Hirnnervenwurzeln vorgezogen (z. B. WHITE u. SWEET, 1969). Die
Rhizotomie allein wird nur in Einzelfällen mit mono- oder oligoradikulären Erscheinungen
zur Anwendung kommen (WHITE u. SWEET, 1969; ECHOLS, 1970; SCHÜRMANN, 1971).

d) Die Carcinome des Respirationstraktes

Von den Carcinomen dieses Bereiches kommt den Pancoast-Tumoren die größte Bedeutung zu. Wegen der für diese Tumoren charakteristischen Infiltration des Plexus
brachialis sind die Schmerzen in der Schulter-Arm-Region, bei zusätzlicher Alteration der
Intercostalnerven auch in der oberen Thoraxregion lokalisiert. Bei weiterem Vorwachsen
in die Halsregion können sich die Schmerzen natürlich auch hier äußern. Die übrigen
Carcinome des Bronchialbaumes und des Lungenparenchyms können durch Invasion des
Mediastinums, der parietalen Pleura, der Intercostalnerven und durch Fernmetastasierung
zu unerträglichen Schmerzzuständen führen. Sowohl in der Schmerzausschaltung als auch
in der operativen und postoperativen Überwachung ergeben sich besondere Schwierigkeiten in denjenigen Fällen, in welchen auch der N. phrenicus, der N. recurrens und der
Halssympathicus mitbetroffen sind. Auch der Ausfall von Atmungsfläche durch Tumor-
infiltration oder Atelektase kann das Risiko beträchtlich erhöhen. Aus diesen Gründen
sind ständige Beobachtung des Patienten und Intensivtherapie in der perioperativen
Situation Voraussetzung für eine cervicale Chordotomie. Gelegentlich verdienen ergänzende Maßnahmen am vegetativen System Beachtung. Bei einer Beteiligung des sympathischen Grenzstranges scheinen selbst bei streng einseitigen Prozessen und unilateralen
Eingriffen kontralaterale Störungen verschiedener Art auftreten zu können.

In dem Krankengut, welches bisher mit den offenen Standardtechniken operiert
wurde, machen die Patienten mit Carcinomen des Respirationstraktes knapp 10% aus.
Dieser relativ hohe Prozentsatz kommt durch die konsequenten Verfechter der hohen
cervicalen Chordotomie (z. B. SCHWARTZ, OGLE et al.) zustande. Bei vielen Autoren — auch
in unserer Fallsammlung — sind diese Carcinomformen nur in einem geringen Prozentsatz
vertreten, bei einigen fehlen sie ganz.

Von den Chordotomietechniken sind — bis auf wenige Ausnahmen — nur die cervicalen
erfolgversprechend. Die bilaterale Ausführung ist zwar mit dem größeren Risiko behaftet,
jedoch oft für die Schmerzbeseitigung aussichtsreicher (z. B. OGLE et al., 1956; FRENCH u.
PEYTON, 1956 und WILSON, 1969). Zur Stabilisierung eines hohen Niveaus wurden gelegentlich ergänzende Rhizotomien durchgeführt (s. WHITE u. SWEET, 1969). Für sich
allein dürften Rhizotomien allerdings nur in Ausnahmefällen erfolgversprechend und
indiziert sein.

Die commissurale Myelotomie im Cervicalbereich hat sich trotz anfänglicher Empfehlung PUTNAMS (es wurde ein Patient mit Lungencarcinom operiert) offensichtlich nicht
durchsetzen können. Nur LEMBCKE (1964) hat sich in den letzten Jahren für diese Methode
eingesetzt. Unter anderem hat er auch 2 Fälle mit Pancoast-Tumor mit Erfolg myelo-
tomiert.

Wahrscheinlich wird sich die statistische Situation durch die Verbreitung der percutanen Techniken erheblich wandeln. In dem Krankengut von ROSOMOFF et al. (1965)
nehmen die Patienten mit pulmonalen Carcinomen bereits die erste Stelle ein, und zwar in
einem Umfang, daß die Zahl der Männer die der Frauen in einem Verhältnis von 5:1 übersteigt. Der älteste Patient war 82 Jahre alt. Wenn auch besondere örtliche Konstellationen
eine Rolle spielen mögen und spätere Ergebnisse abzuwarten bleiben, so ist diese Entwicklung doch äußerst bemerkenswert.

e) Die Mamma-Carcinome

Auch die Patientinnen mit einem Mammacarcinom kommen erst in die neurochirurgische Behandlung, wenn der Tumor bzw. sein Rezidiv durch Infiltration des Plexus
brachialis, der Brustkorbwand (Intercostalnerven) oder durch Metastasierung in das

42*

Knochensystem zu unerträglichen und konservativ nicht mehr beherrschbaren Schmerzen geführt haben. Daß nach kombinierten Vorbehandlungen auch Strahlenschäden zu berücksichtigen sind, kann hier nur am Rande vermerkt werden. Der Anteil der chordotomierten Mamma-Ca.-Patientinnen am Gesamtkollektiv beträgt rund 7%.

Soweit Schmerzen durch Plexusalteration im Vordergrund stehen, gelten für das operative Vorgehen annähernd die gleichen Grundsätze wie für die pulmonalen Tumoren. Erwähnenswert sind wiederum die guten Erfolge von Lembcke (1964) mit der commissuralen Myelotomie bei allerdings nur 3 Fällen mit Schulter-Arm-Schmerzen bei Mamma-Carcinom.

Da die Metastasierung in der Endphase dieser Erkrankung durch weit verstreute und immer neue Regionen heimsuchende Absiedlungen gekennzeichnet ist, dürften spinale Eingriffe in dieser Situation nur noch selten indiziert sein.

f) Die Malignome der Nieren und der Blase

Ihr Anteil beträgt etwa 8% in der Sammelstatistik bei größeren Schwankungen in den Einzelmitteilungen. Die bei weitem größere und homogenere Gruppe bilden die Blasencarcinome, welche meist durch Beckenwandinfiltration und Alteration somatischer Nervenstrukturen zu den hier relevanten Schmerzen — oft suprapubisch und in den Beinen — führen. Unter den Nierentumoren finden sich auch Sarkome und Hypernephrome; meist sind dann Metastasen in der Paravertebralregion oder in der Wirbelsäule die Ursache der Schmerzen. Durch das Grundleiden bedingte Störungen in der Ausscheidung bedürfen bei diesen Tumorformen natürlich der besonderen Beachtung. Die Konsultation des Urologen darf nicht unterbleiben.

Den Ausführungen bei den Genitalcarcinomen entsprechend konkurrieren auch bei den hier behandelten Formen die Standard-Operationsverfahren miteinander. Ihre Wirksamkeit hängt weitgehend von den individuellen Gegebenheiten ab.

g) Sonstige maligne Prozesse einschließlich der Sarkome

Die größte Gruppe im Rahmen der restlichen Malignome wird von den Sarkomen gebildet, welche in den Einzelpublikationen unterschiedlich häufig vertreten sind. In der Zusammenstellung der Schmerzursachen von Patienten, welche mit offenen anterolateralen Chordotomien behandelt wurden, machen sie durchschnittlich 10% der Malignomkranken aus. Die Gruppe setzt sich aus Osteosarkomen, Chondrosarkomen, Lymphosarkomen, Reticulumzell- und Ewing-Sarkomen mit entsprechend unterschiedlichen Ausgangspunkten im Knochen- und Weichteilsystem zusammen. Die zu behandelnden Schmerzzustände wurden und werden durch lokale Alteration des nervenendigungsreichen Periosts, der angrenzenden nervalen Strukturen oder durch Fernmetastasierung in der wiederholt besprochenen Weise verursacht.

An sonstigen relativ selten im Chordotomiegut zu findenden bösartigen Prozessen sind die Struma maligna, der Morbus Hodgkin und Leukämien sowie das Melanom bzw. Melanoblastom zu nennen.

Bei all diesen Malignomformen muß nach den von der Schmerzlokalisation und dem Zustand des Patienten bestimmten Kriterien die Indikation gestellt und die erfolgversprechende Operationstechnik gewählt werden. Die Ergebnisse nach anterolateralen thorakalen Chordotomien sind überraschend gut (s. Tabelle 3).

2. Benigne Prozesse

Während bei den malignen Prozessen der Wert der spinalen Schmerzoperationen, besonders der Chordotomien, von den meisten Autoren grundsätzlich bejaht wird, liegen bei den benignen Prozessen begründete Bedenken vor. Röttgen resümiert die Erfahrungen so: ,,Die Resultate sind überall gleich, hohe Anfangserfolge bröckeln nach einigen Monaten ab.'' Bei der langen Lebenserwartung der Patienten wiegen inkomplette oder befristete

Erfolge, Komplikationen und nachteilige Operationsfolgen natürlich viel schwerer als bei Fällen mit begrenzter Überlebenszeit. Bei einigen Leiden erhebt sich zudem die grundsätzliche Frage, ob die Durchtrennung der Schmerzbahnen überhaupt eine adäquate Maßnahme darstellt. Auch White, einer der erfahrensten Schmerzchirurgen, beurteilt die Resultate mit kritischer Zurückhaltung. Er moniert besonders, daß bei 18,5 % seiner offen chordotomierten Patienten quälende Dysaesthesien aufgetreten seien; ein Prozentsatz, der im Vergleich mit den meisten anderen Autoren allerdings recht hoch liegt. 1966 erwähnt er, daß er deshalb nach immer neuen Möglichkeiten der Schmerzausschaltung suche. Die Ergebnisse seien hauptsächlich durch sorgfältige Auswahl zu verbessern, bzw. den Mut, ungeeignete Fälle zurückzuweisen.

Andererseits weist er darauf hin (zuletzt 1969 zusammen mit Sweet), daß zumindest 50—60 % der sonst hoffnungslosen Fälle anhaltend schmerzfrei werden. Dabei ist die Zahl derjenigen, die sich dankbar äußern und wieder arbeitsfähig sind, nicht ganz klein. Die allgemeine Einstellung entspricht dieser zwiespältigen Haltung. Ob sich durch die jüngeren Verfahren, also die percutanen Techniken und besonders die Hinterstrangstimulation, auf die Dauer bessere Ergebnisse erzielen lassen, muß abgewartet werden.

a) Stumpfschmerzen

Hier können nur diejenigen Fälle interessieren, welche nach lege artis durchgeführter Versorgung bzw. Revision des Stumpfes etc. nicht von ihren Schmerzen befreit wurden. Da bei einem Teil dieser Patienten eine vegetative Beteiligung an dem Schmerzgeschehen vorliegen kann (ohne Beziehungen zur Kausalgie!), sollte auch dieser Angriffspunkt erst überprüft werden, bevor spinale Maßnahmen ergriffen werden (s. White u. Sweet, 1969).

Bleiben die unerträglichen Schmerzen bestehen, und ist der aufgeklärte Patient bereit, die damit verbundenen Risiken auf sich zu nehmen, so ist die anterolaterale Chordotomie grundsätzlich indiziert. Die Wahl der Technik dürfte nach den Gesichtspunkten erfolgen, die in der Einleitung des Kapitels „Operationsindikation" (S. 654) genannt sind. In der Regel wird der Eingriff einseitig erfolgen.

Die cervicale commissurale Myelotomie ist von den französischen Autoren, welche offensichtlich die meisten Erfahrungen gesammelt haben, hauptsächlich wegen der konsekutiven Respirationsstörungen aufgegeben worden (Guillaume et al., 1949). Wegen der doppelseitigen Sensibilitätsstörungen dürfte sie auch in der thorakolumbalen Ausführung nur in Ausnahmefällen bei Stumpfbeschwerden indiziert sein (doppelseitiger Zustand nach Amputation?).

Die Rhizotomia posterior ist aufgegeben worden wegen mangelhafter Erfolge und wegen der sensiblen Denervation des Stumpfes, der damit für Prothesenträger nutzlos wird.

Ob die Hinterstrangstimulation in derartigen Fällen erfolgreich eingesetzt werden kann, bleibt abzuwarten. Es ist erwähnenswert, daß Phenol — dem ja nachgesagt wird (wenn auch nicht unbestritten), daß es selektiv die C-Fasern schädige — auch bei Neuralgien verschiedenen Ursprungs in ca. 50 % die Schmerzen beseitigen soll (Brown, 1958; Tank et al., 1963; White, 1968).

b) Phantomschmerzen

Die besondere Problematik des Phantomschmerzes wurde bereits bei der Diskussion der Operationsergebnisse besprochen. Der größere Teil der Autoren berichtet von negativen Operationsresultaten, einige halten die Chordotomie geradezu für sinnlos. Dem stehen die überraschenden Erfolge — auch Dauererfolge — anderer Autoren gegenüber, besonders die von Falconer und die von White. Trotz aller Vorbehalte läßt sich also auch der Phantomschmerz operativ beseitigen. Insofern ist die Formulierung Strupplers, daß es bis heute nicht gelungen sei, diesem in der Persönlichkeitsstruktur verankerten Schmerz mit chirurgischen Behandlungsmethoden beizukommen — zumindest ohne Zusatz —, nicht ganz korrekt. Diese Bemerkungen sollen weder das bisher in seiner Gesamtheit ernüchternde therapeutische Fazit verschleiern noch die evidente und eminente psychische Komponente eliminieren, sondern die sicher ebenfalls beteiligten neurophysiologischen Mechanismen und den somatischen spinalen Angriffspunkt wieder in das Problem mit einzubeziehen.

Die genannten guten Langzeitergebnisse sind nur von offenen anterolateralen Chordotomien bekannt. Alle anderen älteren Methoden scheinen ausnahmslos versagt zu haben. Von den percutanen Techniken wurden bisher einige Früherfolge mitgeteilt (s. bei Mattmann); die guten Möglichkeiten zur Re-Operation lassen auf die Spätresultate gespannt sein. Wegen der postulierten neurophysiologischen Grundlagen der Hinterstrangstimulation sind auch deren Ergebnisse von großem Interesse; auf verwertbare Zahlen muß noch gewartet werden.

c) Die Kausalgie

Dieser von Mitchell et al. (1864) beschriebene Beschwerdenkomplex kann kurz abgehandelt werden. Therapeutisch liegt hier eine Domäne der Sympathicuschirurgie vor. Zur Information sei auf Doupe et al. (1944), Barnes (1954), Trostdorf (1956) und Richard (1967) hingewiesen. Höchstens in hoffnungslosen Fällen oder bei kombinierten Schmerzzuständen könnte an spinale Schmerzoperationen gedacht werden (White u. Sweet, 1955, S. 398—399).

d) Sonstige periphere Nervenläsionen

Hier werden traumatische Nervenläsionen und ihre Folgen, Schmerzzustände nach Nervennähten, neuralgiforme Schmerzen nach Operationen (z.B. Thorakotomien und Bauchoperationen), iatrogene Nervenschädigungen (Injektionsfolgen) etc. zusammengefaßt. Chronische, peripher nicht mehr beeinflußbare Schmerzen gehen häufiger vom N. medianus, N. ulnaris und N. tibialis als von anderen Nerven aus. Bei derartigen Schmerzzuständen wird in letzter Zeit die Rhizotomia posterior wegen ihrer geringen Komplikationen wieder bevorzugt. Die eingangs genannten Kriterien sind zu berücksichtigen. Überraschenderweise wird die Durchtrennung selbst von zwei Extremitätenwurzeln oft sehr gut toleriert, das heißt: die Extremität bleibt gebrauchsfähig. Natürlich muß die Operation nach funktionellen Gesichtspunkten geplant sein. Am Rumpf müssen häufig 4—6 Wurzeln geopfert werden. Gelegentlich ist bei diesen Schmerzursachen auch die Kombination von Rhizotomie und Chordotomie notwendig.

In vielen Fällen wird aber die anterolaterale Chordotomie primär oder nach Rhizotomien erforderlich. In besonderen Fällen ist an die commissurale Myelotomie und an Phenolinstillationen zu denken. Nach Riechert und nach Nashold sind in diesen Fällen auch mit den Hinterstrangstimulationen gute Erfolge zu erzielen.

e) Sonstige benigne Prozesse

Mono- bis biradikuläre Schmerzzustände nach wiederholten Bandscheibenoperationen sind oft gut mit der Durchtrennung der 1—2 betroffenen Hinterwurzeln auszuschalten. Ein sensibles Defizit tritt nicht oder nur angedeutet auf. Bei der Rhizotomia posterior L5 und S1 kann es zu einer Instabilität im Sprunggelenk kommen, die meist schnell wieder abklingt. Vernarbungen über größere Strecken und Arachnitiden werden wie die traumatischen behandelt (s. S. 640 u. 645).

Bei Schmerzen nach Zoster sind die spinalen Operationsergebnisse nicht überzeugend. Die Rhizotomia posterior hat nur in Einzelfällen Erfolg gebracht, offensichtlich, wenn die viralen Läsionen noch nicht das Rückenmark erreichten. Die meisten Autoren haben die Methode aufgegeben. An die verschiedenen anterolateralen Chordotomietechniken ist zu denken, obwohl auch hier sehr unterschiedliche Resultate vermittelt werden. Auf jeden Fall sollte bis zu einem Eingriff ausreichend lange abgewartet werden (mindestens $^1/_2$, lieber 1 Jahr). Nach Anfangserfolgen (Nashold) muß sich auch hier die Wirksamkeit der Hinterstrangstimulation noch zeigen.

Die selteneren Operationsindikationen bei traumatischen Arachnitiden, Rückenmarks- und Caudaläsionen sowie spastischen Paraparesen (Davis et al., 1947; White et al., 1955; Penzholz, 1956, u.a.), bei gastrischen Krisen (Foerster, 1927; Kahn et al., 1937), bei Arthritis (Sjöqvist, 1954), bei visceralen Schmerzen (White u. Sweet, 1969) und anderen Prozessen ergeben sich weitgehend aus den voranstehenden Ausführungen. Im übrigen muß auf das Literaturverzeichnis verwiesen werden.

Zusammenfassend ist zu sagen, daß die operativen Bemühungen gerade bei den benignen Schmerzursachen oft nicht von den erwünschten Resultaten gefolgt sind. Bereits im Kapitel „Grundlagen" klang an, daß unsere Vorstellungen sowohl vom Aufbau als auch von der Funktion des Rückenmarks und der Nervenwurzeln offensichtlich noch zu schematisch sind. Wahrscheinlich werden die pathologischen Impulsmuster z.T. auch über Fasergruppen geleitet, welche unsere Instrumente nicht erreichen bzw. nur in unzureichender Zahl und Zusammensetzung unterbrechen. Nur zum Teil sind bessere Ergebnisse mit tieferen Incisionen korreliert und umgekehrt. Noordenbos bezeichnet deshalb die heute üblichen medullären Schmerzoperationen als „Rückenmark-Leukotomien", während eine technisch noch unmögliche *selektive* Faserdurchtrennung nach der jeweils vorliegenden Schmerzart angestrebt werden müßte. Wenn uns auch der angesprochene Vergleich mit der cerebralen Leukotomie nicht ganz einwandfrei erscheint, so weist er doch lapidar auf die Unzulänglichkeiten aller „lädierenden" Methoden hin. Mit der elektrischen Hinterstrangreizung wird nun erstmals versucht, nicht durch Ausschaltung anatomischer Strukturen, sondern durch artefizielle Inhibition physiologischer Vorgänge die für den Schmerz verantwortliche Impulsleitung zu unterbrechen bzw. zu beeinflussen. Ob dieser Weg in seiner weiteren Entwicklung zum erwünschten Ziel führt, bleibt abzuwarten. Er zeigt jedoch, daß bisher längst nicht alle Möglichkeiten erschöpft sind, auch im Spinalbereiche noch bessere Methoden der Schmerzausschaltung zu entwickeln.

Literatur

Abbe, R.: A contribution to the surgery of the spine. Med. Rec. (N.Y.) **35**, 149—152 (1889).

Abbe, R.: Intradural section of the spinal nerves for neuralgia. Boston med. surg. J. **135**, 329 (1896).

Abbott, K. H., Retter, R. H.: Anterolateral cordotomy for intractable pain following unsuccessful disc surgery: a review of fourteen cases. Bull. Los Angeles neurol. Soc. **23**, 112—118 (1958).

Achelis, J. D.: Untersuchungen über die Hautsensibilität. VI. Zur Theorie des Schmerzes. Pflügers Arch. ges. Physiol. **242**, 644—664 (1939).

Adrian, E. D.: The basis of sensation. London: Christophers 1928.

Adrian, E. D.: Double representation of the feet in the sensory cortex of the cat. J. Physiol. (Lond.) **98**, 16—18 (1940).

Aird, R. B., Seifert, J.: Modified Dogliotti procedure (intrathecal injection of alcohol) for the relief of intractable pains. IV. Kongr. neurol. intern. Paris 1949.

Alajouanine, Th.: La douleur et les douleurs. Paris: Masson 1957.

Alexander, L., Kennedy, P. C.: Myelomalacia following rhizotomy and its relation to the circulation of the spinal cord. Trans. Amer. neurol. Ass. 135—137 (1939).

Alrutz, S.: Undersokningar over smartsinnet. Uppsala Univ. Arsbok 91—98 (1901).

Amassian, V. E.: Interaction in the somato-visceral projection system. Res. Publ. Ass. nerv. ment. Dis. **30**, 371—379 (1952).

Amour, D.: Lancet **1927/II**, 691 (zit. bei Grunert et al.).

Andersen, P., Eccles, J. C., Schmidt, R. F., Yokota, T.: Depolarisation of presynaptic fibers in the cuneate nucleus. J. Neurophysiol. **27**, 92—106 (1964).

Arnell, N.: Number of nerve fibers in the roots of the spinal cord of men. Arch. Neurol. Psychiat. (Chic.) **32**, 866—867 (1934).

Arnell, N.: Untersuchungen über die Durchmesser und Querschnittsfläche der Achenzylinder in den Spinalwurzeln des Menschen. Acta psychiat. (Kbh.) **12**, 287—311 (1937).

Aronow, S.: The use of radio-frequency power in making lesions in the brain. J. Neurosurg. **17**, 431—438 (1960).

Auersperg, A. von: Schmerz und Schmerzhaftigkeit. Berlin-Göttingen-Heidelberg: Springer 1963.

Babtchine, I. S. (franz. Schreibw.): Les résultats immédiats et lointains de la cordotomie. J. Chir. (Paris) **47**, 26 (1936).

Babtschin, I.: Über die bei der Ausführung der Chordotomie vorkommenden technischen Fehler und Komplikationen. Bruns' Beitr. klin. Chir. **146**, 721—731 (1929).

Bailey, A. A., Moersch, F. P.: Phantom limb. Canad. med. Ass. J. **45**, 37—42 (1941).
Ballantine: zitiert bei White, J. C., u. Sweet, W. H. 1969.
Banzet, P. M.: La cordotomie. Etude anatomique, technique, clinique et physiologique. Thèse, Louis Arnette, Paris 1927.
Barnes, R.: Causalgia—a review of 48 cases. In: Peripheral nerve injuries. Hrsg.: Seddon, H. J. London: Her Majesty's Stationery Office, 1954.
Baroné, R.: La substance blanche et ses courants de fibres dans la moelle épinière des mammifères. Revue Med.-vét. **111**, 288—303 (1960).
Bauer, K. H., Karcher, H., Klar, E.: Fehler und Gefahren bei chirurgischen Operationen, S. 510—516. Jena: Fischer 1958.
Beck, K.: Zur Physiologie des menschlichen Rückenmarks. Dtsch. Z. Nervenheilk. **160**, 57—92 (1949).
Becker, D. P.: An inquiry into the neurophysiological basis for pain. J. Neurosurg. **30**, 1—13 (1969).
Beer, E.: The relief of intractable and persistent pain due to metastases pressing on nerve plexuses. J. Amer. med. Ass. **60**, 267—269 (1913).
Bell, Ch.: An idea of a new anatomy of the brain. London 1811. Zitiert in Leyden, E.: Klinik der Rückenmarkskrankheiten. Berlin: Hirschwald 1874.
Belmusto, L., Brown, E., Owens, G.: Clinical observations on respiratory an vasomotor disturbance as related to cervical cordotomies. J. Neurosurg. **20**, 225—232 (1963).
Belmusto, L., Owens, G.: Surgical control of pain in the elderly patient with cancer. Amer. J. Surg. **103**, 709—711 (1962).
Bennet, W. H.: A case in which acute spasmodic pain in the left lower extremity was completely relieved by sub-dural division of the posterior roots of certain spinal nerves, all other treatment having proved useless. (etc.). Med. Chir. Trans. (Lond.) **72**, 329—348 (1889).
Bernstein, J.: Elektrobiologie. Braunschweig: Vieweg 1912.
Beusekom, G. T. Van: Fibre analysis of the anterior and lateral funiculi of the cord. Thesis, Leiden 1955.
Bickel, G.: Die Chordotomie. Bericht über 47 Vorderseitenstrangdurchschneidungen der Jahre 1927—1944 mit Nachuntersuchungen. Inaug. Diss., Heidelberg 1946.
Birkenfeld, R., Fisher, R. G.: Successful treatment of causalgia at upper extremity with medullary spinothalamic tractotomy. J. Neurosurg. **20**, 303—311 (1963).
Bischof, W.: Die longitudinale Myelotomie. Zbl. Neurochir. **11**, 79—88 (1951).
Bischof, W.: Zur dorsalen longitudinalen Myelotomie. Zbl. Neurochir. **28**, 123—126 (1967).
Bischof, W., Nittner, K.: Zur Klinik und Pathogenese der vaskulär bedingten Myelomalazien. Neurochirurgia **8**, 215—231 (1965) u. **9**, 28—40 (1966).
Bischof, W., Schütte, W.: Komplikationen nach Chordotomien. Zbl. Neurochir. **25**, 233—243 (1965).
Bishop, G. H.: Responses to electrical stimulation of single sensory units of the skin. J. Neurophysiol. **6**, 361—382 (1943).
Bohm, E.: Chordotomy for intractable pain due to malignant disease. Acta psychiat. scand. **35**, 145 (1960).
Bohm, E., Franksson, C.: Coccygodynia and sacral rhizotomy. Acta chir. scand. **116**, 268—274 (1959).
Bohm, E., Franksson, C., Petersen, J.: I. Sacral rhizopathies and sacral root syndromes (S 2-S 5). Experience and results of posterior rhizotomy and radicolysis in the treatment of pelvic pain. Acta chir. scand., Suppl. **216**, 1—49 (1956).
Bois-Reymond, R. du: Untersuchungen über die thierische Elektrizität. Berlin: Reimer 1848/49.
Bois-Reymond, R. du: Physiologie des Menschen und der Säugethiere. Berlin: Hirschwald 1910.
Bowsher, D.: Termination of the central pain pathway in man: the conscious appreciation of pain. Brain **80**, 606—622 (1957).
Breig, A.: Der zentrale Schmerzmechanismus im Rückenmark und seine Gesetzlichkeit. Zbl. Neurochir. **12**, 1—15 (1952).
Brihaye, J., Rétif, J.: Comparaison des résultats obtenus par la cordotomy antéro-latérale au niveau cervical. (a propos de 109 observations personelles). Neuro-chirurgie **7**, 258—277 (1961).
Bromley: zitiert bei Falconer 1953.
Browder, J., Gallagher, J. P.: Dorsal cordotomy for painful phantom limb. Ann. Surg. **128**, 456—469 (1948).
Browder, J., Gallagher, J. P.: Myelotomia postcommissuralis. Confin. neurol. (Basel) **10**, 293 (1949).
Browder, J., De Veer, J. A.: Herpes Zoster: a surgical procedure of the treatment of postherpetic neuralgia. Ann. Surg. **130**, 622—636 (1949).
Brown, A. S.: Treatment at intractable pain by subarachnoid injection at carbolic acid. Lancet **1958 II**, 975—978.
Bruggencate, G. ten: Allgemeine Sinnesphysiologie, S. 171—194. In: Physiologie des Menschen, Bd. 10. Hrsg. Gauer-Kramer-Jung. München-Berlin-Wien: Urban u. Schwarzenberg 1971.
Buchthal, F., Rosenfalck, A.: Sensory conduction from digit to palm and from palm to wrist in the carpal tunnel syndrome. J. Neurol. Neurosurg. Psychiat. **34**, 243 (1971).
Buchthal, F., Rosenfalck, A.: Rate of impulse conduction in denervated human muscles. Electroenceph. clin. Neurophysiol. **10**, 521 (1958).
Cadwalader, W. B., Sweet, J. E.: Experimental work on the function of the anterolateral column of the spinal cord. J. Amer. med. Ass. **58**, 1490—1493 (1912).
Cajal, S. R. y: Histologie du systéme nerveux de l'homme et des vertébrés, Vol. I. Paris: A. Maloine 1909.

CAJAL, S. R. y: Die Neuronenlehre. In: Hdb. d. Neurologie. Hrsg.: BUMKE-FOERSTER, Bd. 1, S. 887. Berlin: Springer 1935.

CHRISTENSEN, B. N., PERL, E. R.: Spinal neurons specifically excited by noxious or thermal stimuli: Marginal zone of the dorsal horn. J. Neurophysiol. 33, 293 (1970).

CLARA, M.: Die Anatomie der Sensibilität unter besonderer Berücksichtigung der vegetativen Leitungsbahnen. Acta neuroveg. (Wien) 7, 4—31 (1953).

CLARA, M.: Das Nervensystem des Menschen, 3. Aufl. Leipzig: Joh. Ambr. Barth 1959.

CLARK, W. E.: Anatomical pattern as the essential basis of sensory discrimination. Oxford: Blackwell Scientific Publ. 1947.

CLOWARD, R. B.: Cervical discography. Technique, indications and use in diagnosis of ruptured cervical disks. Amer. J. Roentgenol. 79, 563—574 (1958).

CLOWARD, R. B.: Cervical chordotomy by the anterior approach. Technique and advantages. J. Neurosurg. 21, 19—25 (1964).

COLEMAN, C. C.: Surgical treatment of the nervous system (eds. BANCROFT u. BILCHER). Philadelphia: Lea & Febiger 1946.

COLLINS, W. F., RAND, C. T.: Midbrain evoked responses relating to peripheral ummyclinated or "C"-fibers in cat. J. Neurophysiol. 23, 47—53 (1960).

COLLINS, W. F., NULSEN, F. E., RAND, C. T.: Relation of peripheral nerve fiber size and sensation in man. Arch. Neurol. (Chic.) 3, 381—385 (1960).

COLLINS, W. F., RAND, C. T.: Fiber size and organisation of afferent passways. Arch. Neurol. (Chic.) 5, 202—209 (1961).

COLLIS, J. S., JR.: Anterolateral cordotomy by an anterior approach. Report of a case. J. Neurosurg. 20, 445—446 (1963).

CORBIN, J. L.: Anatomie et pathologie artérielles de la moelle. Paris: Masson et Cie. 1961.

CRAWFORD, A. S.: Medullary tractotomy for relief of untractable pain in upper levels. J. Maine med. Ass. 51, 233—239 (1960).

CREUTZFELDT, O., DUDEL, J., ECCLES, J. C., JUNG, R., KÜPFMÜLLER, K., PROBST, W., STÄMPFLI, R., BRUGGENCATE, G. TEN: Allgemeine Neurophysiologie. Physiologie des Menschen, Bd. 10. München-Berlin-Wien: Urban Schwarzenberg 1971.

CRUE, B. L., TODD, E. M., CARREGAL, E. J. A.: Posterior approach for high percutaneous radiofrequency chordotomy. Confin. neurol. (Basel) 30, 41—52 (1968).

DALE, H. H.: Transmission of nervous effects by acetylcholine. Harvey Lectures 32, 229—245 (1937).

DAVID, M., TALAIRACH, J., HÉCAEN, H.: Étude critique des interventions neuro-chirurgicales actuellement practiquées dans le traitement de la douleur. Semaine d'Hôp. Paris 23, 1651 (1947).

DAVIS, L.: The principles of neurological surgery, 4. ed. Philadelphia: Lea & Febiger 1953.

DAVIS, L., HART, J. T., CRAIN, R. C.: The pathway for visceral afferent impulses within the spinal cord. Surg. Gynec. Obstet. 48, 647—651 (1929).

DAVIS, L., MARTIN, J.: Studies upon spinal cord injuries. II: The nature and treatment of pain. J. Neurosurg. 4, 483—491 (1947).

DÉJÉRINE: Moelle épiniére. In: DÉJÉRINE, KLUMPKE, Anatomie des centres nerveuses, tome II. Paris: J. Rueff 1901.

DENNY-BROWN, D., KIRK, E.: Hyperesthesia from spinal and root lesions. Trans. Amer. neurol. Ass. 93, 116—120 (1968).

D'ERRICO, A.: Intramedullary spinothalamic tractotomy. J. Neurosurg. 7, 294—298 (1950).

DESCUNS, P., GARRE, H.: Myélotomie commissurale itérative. Afr. franç. chir. 9/10, 227—228 (1949).

DIEMATH, H. E.: Zur neurochirurgischen Schmerzbekämpfung bei Malignomen (Chordotomien, Hypophysektomien). Wien. klin. Wschr. 78, 309—310 (1967).

DIEMATH, H. E., HEPPNER, F., WALKER, A. E.: Anterolateral Cordotomy for Relief of Pain. Postgrad. Med. 29, 485—495 (1961).

DOGLIOTTI, A. M.: Sulla possibilita di laterizzare circoscrivere e rafforzare la rachianestesia mediante aggiunto di alcool etilico. Minerva med. 22, 1—8 (1931).

DOGLIOTTI, A. M.: First surgical section in man of the lenmiscus lateralis (pain-temperature path) in the brain stem for treatment of diffused rebellious pain. Curr. res. Anesth. 17, 143—145 (1938).

DOUPE, J., CULLEN, C. H., CHANGE, G. Q.: Posttraumatic pain and the causalgic syndrome. J. Neurol. Neurosurg. Psychiat. 7, 33—48 (1944).

DRUCKMAN, R., LENDE, R.: Central pain of spinal origins. Pathogenesis and surgical relief. Neurology (Minneap.) 15, 518—522 (1965).

DUDEL, J.: Physiologie der Rezeptoren, S. 149—169. In: Physiologie des Menschen, Bd. 10. Hrsg.: GAUER-KRAMER-JUNG. München-Berlin-Wien: Urban & Schwarzenberg 1971.

EARLE, K. M.: The tract of Lissauer and its possible relation to the pain pathway. J. comp. Neurol. 96, 93—109 (1952).

EBBECKE, U.: Chordotomie und Leukotomie. Dtsch. med. Wschr. 73, 391—394 (1948).

EBBECKE, U.: Schmerz. Acta neuroveg. (Wien) 7, 40—57 (1953).

ECCLES, J. C.: The neurophysiological basis of mind. Oxford: Clarendon Press 1953.

Eccles, J. C.: Physiologie der Nervenzelle und ihrer Synapsen. In: Physiologie des Menschen (Hrsg. Gauer, Kramer, Jung), Bd. 10, S. 107—148. München-Berlin-Wien: Urban u. Schwarzenberg 1971.

Eccles, J. C., McIntyre, A. K.: Nature (Lond.) 167, 466 (1951).

Eccles, J. C., Schadé, J. P. (eds.): Organization of the spinal cord. Progress in brain research, vol. 11, p. 2855. Amsterdam-London-New York: Elsevier 1964.

Eccles, J. C., Schadé, J. P. (eds.): Physiology of spinal neurons. Progr. brain res., vol. 12, p. 3175. Amsterdam-London-New York: Elsevier 1964.

Eccles, J. C., Schmidt, R., Willis, W. D.: The mode of operation of the synaptic mechanism producing presynaptic inhibition. J. Neurophysiol. 26, 523 (1963).

Echols, D. H.: The effectiveness of thoracic rhizotomy for chronic pain. Neurochirurgia (Stuttg.) 13, 69—74 (1970).

Edinger, L.: Über die Fortsetzung der hinteren Rückenmarkswurzeln zum Gehirn. Anat. Anz. 4, 121—128 (1889).

Erlanger, J., Gasser, H. S.: The action potential in fibres of slow conduction in spinal roots and somatic nerves. Amer. J. Physiol. 92, 43—82 (1930).

Escobedo, F.: Vias de Dolor. Consideraciones anatomiofuncionales recientes. Rev. Inst. nac. Neurol. 1968.

Esser, G.: Pain as a symptom. Münch. med. Wschr. 110, 2801—2804 (1968).

Falconer, M. A.: Surgical treatment of intractable phantom-limb pain. Brit. med. J. 1953I, 299—304.

Falconer, M. A., Lindsay, J. S. B.: Painful phantom limb treated by high cervical chordotomy. Report of two cases. Brit. J. Surg. 33, 301—306 (1946).

Fay, T., Gotten, N.: Controlled spinal anaesthesia: Value in establishing appropriate levels for chordotomy. Arch. Neurol. Psychiat. (Chic.) 30, 1275—1281 (1933).

Fleckenstein, A.: Die periphere Schmerzauslösung und Ausschaltung. Frankfurt: Steinkopff 1950.

Fleckenstein, A.: Über den Wirkungsmechanismus peripher schmerzerregender sowie lokalanaesthetischer Stoffe. Acta neuroveg. (Wien) 7, 94—105 (1953).

Fleischhauer, K.: Zur Morphologie der Schmerzrezeptoren. In: Schmerzanalyse (Hrsg. Janzen), S. 8—11. Stuttgart: Thieme 1966.

Foerster, O.: Über eine neue operative Methode der Behandlung spastischer Lähmungen mittels Resektion hinterer Rückenmarkswurzeln. Z. orthop. Chir. 22, 202—223 (1908).

Foerster, O.: Resection of the posterior spinal nerve roots in the treatment of gastric crises and spastic paralysis. Proc. roy. Soc. Med. 4, 226—246 (1911).

Foerster, O.: Vorderseitenstrangdurchschneidung im Rückenmark zur Beseitigung von Schmerzen. Berl. klin. Wschr. 50, 1499 (1913),

Foerster, O.: Die Leitungsbahnen des Schmerzgefühls und die chirurgische Behandlung der Schmerzzustände. Berlin-Wien: Urban Schwarzenberg 1927.

Foerster, O.: Über die Vorderseitenstrangdurchschneidung. Arch. Psychiat. Nervenkr. 81, 707—717 (1927).

Foerster, O.: Letter to Dr. E. A. Kahn (Brief an Dr. E. A. Kahn), 24. 7. 1932.

Foerster, O.: The dermatomes in man. Brain 56, 1—39 (1933).

Foerster, O., Altenburger, H., Kroll, F. W.: Über die Beziehungen des vegetativen Nervensystems zur Sensibilität. Z. ges. Neurol. Psychiat. 121, 139—185 (1929).

Foerster, O., Gagel, O.: Die Vorderseitenstrangdurchschneidung beim Menschen. Eine klinisch-pathophysiologisch-anatomische Studie. Z. ges. Neurol. Psychiat. 138, 1—92 (1932).

Foerster, O., Gagel, O.: Über afferente Nervenfasern in den vorderen Wurzeln. Z. ges. Neurol. Psychiat. 144, 313—324 (1933).

Forel: zitiert bei Cajal, S. R. Y. 1935.

Fox, J. L.: Percutaneous stereotaxic chordotomy. Acta neurochir. (Wien) 18, 309—317 (1968).

Fox, J. L., Green, R. C.: Percutaneous stereotaxic cordotomy. II. A guidance technique for the anterior approach. Acta neurochir. (Wien) 18, 171—185 (1968).

Fox, J. L., Green, R. C.: Electrical resistance in percutaneous chordotomy: Technical notes. Acta neurochir. (Wien) 20, 53—58 (1969).

Frankel, S. A., Prokop, J. D.: Value of chordotomy for the relief of pain. New Engl. J. Med. 264, 971—974 (1961).

Frankenhauser, B.: Ischaemic paralysis of a uniform nerve. Acta physiol. Scand. 18, 75 (1949).

Frazier, C. H.: Rhizotomy for the relief of pain. J. nerv. ment. Dis. 47, 343—362 (1918).

Frazier, C. H.: Section of the anterolateral columns of the spinal cord for the relief of pain: a report of six cases. Arch. Neurol. Psychiat. (Chic.) 4, 137—147 (1920).

Frazier, C. H., Spiller, W. G.: Section of the anterolateral Columns of the spinal cord (cordotomy): Discussion of the physiologic effects and clinical results in a series of eight cases. Arch. Neurol. Psychiat. (Chic.) 9, 1—21 (1923).

Freeman, L. W.: Experimental observations upon axonal regeneration in the transected spinal cord of mammals. Clin. Neurosurg. 8, 294—316 (1962).

Freeman, L. W., Heimburger, R. F.: Surgical relief of pain in paraplegic patients. Arch. Surg. 55, 433—440 (1947).

French, L. A.: Cordotomy in the high cervical region for intractable pain. Lancet 1953/I, 283—287.

French, L. A.: High cervical cordotomy. Miss. Doct. 35, 231—232 (1958).

FRENCH, L. A., HAINES, G. L., OGLE, W. S.: Differential section of the spinothalamic tract to relieve pain from carcinoma of the breast. Surgery 39, 107—113 (1956).

FRENCH, L. A., PEYTON, W. T.: Ipsilateral sensory loss following cordotomy. J. Neurosurg. 5, 403—404 (1948).

FREY, M. VON: Beitrag zur Sinnesphysiologie der Haut. Berl. Kgl. Sächs. Ges. Wiss., math.-phys. Kl. 47, 181 (1895).

FREY, M. VON: Versuche über schmerzerregende Reize. Z. Biol. 76, 1 (1922).

FRYKHOLM, R.: Cervical nerve root compression resulting from disc degeneration and root-sleeve fibrosis. A clinical investigation. Acta chir. scand., Suppl. 160, 1—149 (1951).

GARDNER, E., CUNEO, H. M.: Lateral spinothalamic tract and associated tracts in man. Arch. Neurol. Psychiat. (Chic.) 53, 423—430 (1945).

GASSER, H. S.: Conduction in nerves in relation to fiber types. Res. Publ. Ass. nerv. ment. Dis. 15, 35—59 (1935).

GAZE, R. M., GORDON, G.: Some observations on the central pathway for cutaneous impulses in the cat. Quart. J. exp. Physiol. 40, 187—194 (1955).

GERLACH, J.: Grundriß der Neurochirurgie. Darmstadt: Dr. D. Steinkopff 1967.

GESTRING, G. F., JANTSCH, H.: EEG-Komputeranalyse zur objektiven Registrierung der Reizantwort auf periphere elektrische Stimuli. Wien. klin. Wschr. 81, 83—86 (1969).

GILDENBERG, P. L.: Anterior percutaneous cervical cordotomy. Determination of target point and calculation of angle of insertion. J. Neurosurg. 28, 291 (1968).

GILDENBERG, P. L.: V. Internat. Sympos. Stereoencephalotomy. Med. Tribune 49, 8 (1970).

GILDENBERG, P. L., LIN, P. M., POLAKOFF, P. P.: A stereotaxic approach to the spinal cord. Confin. neurol. (Basel) 29, 252—255 (1967).

GILDENBERG, P. L., ZANES, C., FLITTER, M.: Impedance measuring device for detection of penetration of the spinal cord in anterior percutaneous cervical cordotomy. Technical note. J. Neurosurg. 30, 87—92 (1969).

GLEES, P.: The central pain tract. (Tractus spino-thalamicus). Acta neuroveg. (Wien) 7, 160—173 (1953).

GLEES, P.: Morphologie und Physiologie des Nervensystems. Stuttgart: Thieme 1957.

GLEES, P., BAILEY, R. A.: The course and relations of the spinothalamic tract in man. Acta psychiat. scand. 74, 207 (1951).

GLEES, P., BAILEY, R. A.: Schichtung und Fasergröße des Tractus spinothalamicus des Menschen. Mschr. Psychiat. Neurol. 122, 129 (1951).

GOETZ, E.: Ätiologie, Pathogenese und Therapie der Stumpfschmerzen Amputierter. Dtsch. Ärztebl. 3511—3515 (1970).

GOL, A., ROBINSON, F. E., KUBALA, M. J.: Percutaneous thoracic and high cervical cordotomy by the anterior approach. Sth. med. J. (Bgham, Ala.) 61, 1268—1270 (1968).

GOLDSCHEIDER, A.: Die Bedeutung der Reize für Pathologie und Therapie im Lichte der Neuronlehre. Leipzig: J. A. Barth 1898.

GOLDSTEIN, K.: Über die aufsteigende Degeneration nach Querschnittsunterbrechung des Rückenmarks (Tractus spinocerebellaris posterior, Tractus spinoolivaris, Tractus spinothalamicus). Zbl. ges. Neurol. Psychiat. 29, 898—911 (1910).

GONIARD, P., DESCUNS, P.: Les myélotomie commissurale contre les algies des cancéreux inoperables. Mem. Acad. Chir. 75, 385—387 (1949).

GOODY, W.: On the nature of pain. Brain 80, 118—131 (1957).

GOWERS, W. R.: A case of unilateral gunshot injury to the spinal cord. Trans. clin. Soc. Lond. 11, 24—32 (1878).

GRANT, F. C.: Surgical methods for relief of pain. J. Amer. med. Ass. 116, 567—571 (1941).

GRANT, F. C.: Surgical methods for relief of pain. Bull. N.Y. Acad. Med. 19, 373—385 (1943).

GRANT, F. C., WOOD, F. A.: Experiences with cordotomy. Clinical neurosurgery, vol. 5. Baltimore: William & Wilkins 1957.

GRANT, G., REXED, B.: Dorsal spinal root afferents to Clarke's column. Brain 81, 567—576 (1958).

GRAY, H.: Anatomy of the human body, 24. ed. Philadelphia: Lea & Febinger 1942.

GREGOR u. ZIMMERMANN: zitiert bei SCHMIDT, R. F. 1972.

GROSS, D.: Schmerz und vegetatives Nervensystem. Hippokrates (Stuttg.) 40, 168—175 (1969).

GROSS D.: Schmerz und vegetatives Nervensystem. Stuttgart: Hippokrates 1971.

GROTE, W.: Ventral fusion, S. 155—360. In: Proc. German Soc. Neurosurg., Vol. 2: Central spine operations. Amsterdam: Excerpta Medica 1971.

GRUNERT, V., SUNDER-PLASSMANN, M., GESTRING, G. F.: Thorakale kommissurale Myelotomie zur Schmerzausschaltung. Acta chir. aust. 2, 97—100 (1970).

GUILLAUME, J., DE SÈZE, S., MAZARS, G.: Chirurgie cérébrospinale de la douleur. Paris: Presses Universit. France 1949.

GUILLAUME, J., DE SÈZE, S., MASSEBOEUF, A., JANNY, P.: Chirurgie des derniéres racines sacrées. Presse méd. 57, 85—87 (1949).

GUILLAUME, J., MAZARS, G.: Remarques à propos de la cordotomie cervicale haute. Rev. neurol. 81, 770—777 (1949).

Guitiérrez-Mahoney, C. G. de: The treatment of painful phantom limb by removal of postcentral cortex. J. Neurosurg. **1**, 156—162 (1944).

Guitiérrez-Mahoney, C. G. de: The treatment of painful phantom limb. A follow up study. Surg. Clin. North America **28**, 481—483 (1948).

Häggqvist, G.: Analyse der Faserverteilung in einem Rückenmarkquerschnitt (Th3). Z. mikr.-anat. Forsch. **39**, 1—34 (1936).

Hahn, O.: Unterbindung der Vorderseitenstrangbahn. Bruns' Beitr. klin. Chir. **140**, 32—39 (1927).

Hamby, W. B.: A modified technique for spinothalamic cordotomy. J. Neurosurg. **11**, 378—385 (1954).

Hansen, K., Schliack, H.: Segmentale Innervation. Stuttgart: Thieme 1962.

Harris, A. J., Hodes, R., Magoun, H. W.: The afferent path of the pupillodilator reflex in the cat. J. Neurophysiol. **7**, 231—243 (1944).

Hassler, R.: Über die Thalamus-Stirnhirnverbindungen beim Menschen. Nervenarzt **19**, 9—12 (1948).

Hassler, R.: Über die anatomischen Grundlagen der Leukotomie. Fortschr. Neurol. Psychiat. **18**, 351—367 (1950).

Hassler, R.: Die zentralen Systeme des Schmerzes. Acta neurochir. (Wien) Ref.-Bd. I. Europ. Neurochir. Kongr. 1959.

Hassler, R.: Zur Pathogenese des Schmerzes. In: Schmerz und Schmerztherapie (Hrsg. D. Gross, D. Langen). Stuttgart: Hippokrates 1971.

Hassler, R.: Über die Zweiteilung der Schmerzleitung in die Systeme der Schmerzempfindung und des Schmerzgefühls. In: Schmerz (Hrsg. Janzen, Keidel, Herz, Streichle), S. 105—119. Stuttgart: Thieme 1972.

Hassler, R., Bak, I. J.: The fine structure of different types of synapses and their circuit arrangement in the substantia gelatinosa trigemini. In: Trigeminal neuralgia (S. 50). Hrsg.: Hassler, R., Walker, A. E. Stuttgart: Thieme 1970.

Haven, H., King, R. L.: Section of the posterior roots for the relief of pain in angina pectoris. Surg. Gynec. Obstet. **75**, 208—219 (1942).

Head, H.: On disturbances of sensation with especial reference to the pain of visceral disease. Brain **17**, 339—480 (1894).

Head, H., Campbell, A. W.: The pathology of Herpes Zoster and its bearing on sensory localisation. Brain **23**, 353—523 (1900).

Head, H., Rivers, W. H. R., Sherren, J.: The afferent nervous system from a new aspect. Brain **28**, 98—115 (1905).

Helmholtz, H.: Versuche über die Fortpflanzungsgeschwindigkeit der Reizung in den motorischen Nerven des Menschen. Mon.-Ber. Kgl. Preuss. Acad. Berlin 228—234 (1867).

Henle: siehe Hahn, O. 1927.

Henschel, W. F.: Principes et technique de la Neuroleptanalgesie. XIII ème Congrès Francais d'Anesthésiologie, Bordeaux, 1963.

Henschen, C., Klingler, J.: Neuroanatomische Studie zu den Entschmerzungsoperationen in der medullopontinen Schmerzbahn. Acta anat. (Basel) **11**, 19—49 (1951).

Hensel, H.: Allgemeine Sinnesphysiologie. Hautsinn, Geschmack, Geruch. Lehrbuch der Physiologie in zusammenhängenden Einzeldarstellungen. Berlin-Heidelberg-New York: Springer 1966.

Hensel, H.: Schmerz und der Begriff der Spezifität. In Schmerz (Hrsg. Janzen, Keidel, Herz, Streichele). Stuttgart: Thieme 1972.

Hentschel, M.: Spezialmesser für die Bischof'sche Operation. Zbl. Neurochir. **19**, 297—298 (1959).

Heppner, F.: Anterolaterale Chordotomie bei 75% schwerer Schmerz-Zustände wirksam. 11. Tagung, Österr. Ges. Chir. Med. Tribune Nr. 29, S. 38 (1970).

Hess, W. R.: Die funktionelle Organisation des vegetativen Nervensystems. Basel 1948.

Hillman, P., Wall, P. D.: Inhibitory and excitory factors influencing the receptive fields of lamina 5 special cord cells. Exp. Brain Res. **9**, 284—306 (1969).

His: zitiert bei Cajal, S. R. Y 1935.

Hitchcock, E., Leece, B.: Somatotopic representation of the respiratory pathways in the cervical cord of man. J. Neurosurg. **27**, 320—329 (1967).

Hodgkin, A. L.: The conduction of the nervous impulse. Liverpool: Univ. Press 1964.

Hodgkin, A. L., Huxley, A. F.: Resting and action potentials in sigle nerve fibres. J. Physiol. **104**, 176—195 (1945).

Hoff, F.: Der Schmerz und seine Bedeutung, S. 95—116. In: Schmerz und Schmerztherapie. Hrsg.: Gross, D. u. Langen, D. Stuttgart: Hippokrates 1971.

Hoffmann, P.: Über eine Methode, den Erfolg einer Nervennaht zu beurteilen. Med. Klin. 359—360 (1915).

Horrax, G.: Experiences in cordotomy. Arch. Surg. **18**, 1140—1164 (1929).

Horrax, G., Price, W. T., Jr.: High cervical cordotomy for relief of intractable pain in the arm, shoulder and upper chest. Ann. Surg. **139**, 567—585 (1954).

Hosobuchi, Y., Adams, J. E., Weinstein, P. R.: Preliminary percutaneous dorsal column stimulation prior to permanent implantation. Amer. Ass. Neurol. Surg. Meet. 1—8 (1971).

Hufschmidt, H.-J.: Elektrotherapie des Schmerzes. In: Schmerz, S. 235—236. Stuttgart: Thieme 1972.

HUKUHARA, T., NAKAYAMA, S., OKADA, H.: Action potentials in the normal respiratory centers and its centrifugal pathways in the medulla oblongata and spinal cord. Jap. J. Physiol. 4, 145—153 (1954).

HUXLEY, A. F.: Ion movements during nerve activity. Ann. N.Y. Acad. Sci. 81, 221—246 (1959).

HYNDMAN, O. R.: Lissauers tract section: a contribution to cordotomy for the relief of pain. J. int. Coll. Surg. 5, 394—400 (1942).

HYNDMAN, O. R., EPPS, C. VAN: Possibility of differential section of the spinothalamic tract. A clinical and histologic study. Arch. Surg. 38, 1036—1053 (1939).

HYNDMAN, O. R., JARVIS, F. J.: Gastric crisis of tabes dorsalis: Treatment by anterior cordotomy in eight cases. Arch. Surg. 40, 997—1013 (1940).

HYNDMAN, O. R., WOLKIN, J.: Anterior cordotomy. Further observations on physiologic result and optimum of performance. Arch. Neurol. Psychiat. (Chic.) 50, 129—148 (1943).

HYNDMAN, O. R., WOLKIN, J., PAUL, W. D.: Effect of anterior chordotomy on essential hypertension. Proc. Soc. exp. Biol. (N.Y.) 44, 304—306 (1940).

IGGO, A.: Der periphere Mechanismus des Schmerzes. In: Schmerz und Schmerztherapie (Hrsg. D. GROSS, D. LANGEN), S. 41—57. Stuttgart: Hippokrates 1971.

IGGO, A.: Beweise für die Existenz von Schmerzrezeptoren. In: Schmerz (Hrsg. JANZEN, KEIDEL, HERZ, STREICHELE). Stuttgart: Thieme 1972.

IRSIGLER, F. J.: Sjöqvist's tractotomy. Neurochirurgia (Stuttg.) 6, 136—151 (1963).

JACKSON, F. E.: Cordotomy: a twenty-year review of operations performed at a University Hospital. Boston med. Quart. 10, 80—83 (1959).

JANZEN, R., KEIDEL, W. D., HERZ, A., STEICHELE, C. (Hrsg.): Schmerz. Grundlagen — Pharmakologie — Therapie. Stuttgart: Thieme 1972.

JEFFERSON, G.: The relief of pain. Lancet 1952/I, 129—130.

JELLINGER, K.: Zur Orthologie und Pathologie der Rückenmarksdurchblutung. Berlin-Heidelberg-New York: Springer 1966.

JENKNER, F. L.: Selective anterolateral chordotomy for upper extremity pain. Arch. Neurol. (Chic.) 4, 660—662 (1961).

JENTZER, A.: Myélotomie commissurale postérieure. Confin. neurol. (Basel) 8, 1—8 (1947/48).

JOHNSON, D. A., ROTH, G. M., McCRAIG, W. K.: Orthostatic hypotension following chordotomy for intractable pain. Proc. Mayo Clin. 27, 131—135 (1952).

JOHNSON, D. A., ROTH, G. M., McCRAIG, W. McK.: Autonomic pathways in the spinal cord. J. Neurosurg. 9, 599—605 (1952).

JUNG, R.: Die Tätigkeit des Nervensystems. In: Handbuch der inneren Medizin, Bd. 5, 1. Teil. Berlin-Göttingen-Heidelberg: Springer 1954.

JUNG, R.: Neurophysiologische und neurologische Aspekte zentraler Schmerzzustände. Acta neurochir. (Wien). Ref.-Bd. I. Europ. Neurochir. Kongr. 1959.

JUNG, R.: Einführung in die allgemeine Neurophysiologie. München-Berlin-Wien: Urban & Schwarzenberg 1971.

KAHN, E. A.: Anterolateral cordotomy for intractable pain. J. Amer. med. Ass. 100, 1925—1928 (1933).

KAHN, E. A., BARNEY, B. F.: Anterolateral chordotomy for intractable pain of tabes dorsalis. Arch. Neurol. Psychiat. (Chic.) 38, 467—472 (1937).

KAHN, E. A., CROSBY, E. C., SCHNEIDER, R. C., TAREN, J. A.: The surgery of pain. In: Correlative neurosurgery, p. 464—505. Springfield/Ill.: Ch. C. Thomas 1968.

KAHN, E. A., PEET, M. M.: The technique of anterolateral cordotomy. J. Neurosurg. 5, 276—283 (1938).

KAHN, E. A., RAND, R. W.: On the anatomy of anterolateral cordotomy. J. Neurosurg. 9, 611—619 (1952).

KANTNER, M.: Morphologische Beiträge zur Schmerzempfindung. In: Schmerz und Schmerztherapie (Hrsg. D. GROSS, D. LANGEN), S. 18—40. Stuttgart: Hippokrates 1971.

KARPLUS, J. P., KREIDL, A.: Zur Kenntnis der Schmerzleitung im Rückenmark. II. Mitteilung. Pflügers Arch. ges. Physiol. 207, 134—139 (1925).

KATZ, B.: Nerv, Muskel und Synapse. Stuttgart: Thieme 1971.

KEELE, C. A., ARMSTRONG, D.: Substances producing pain and itch. London: Arnold 1964.

KEELE, C. A., ARMSTRONG, D.: Mediators of pain, pharmacology of pain. Oxford: Pergamon Press 1968.

KEELE, C. A., SMITH, R. (eds.): The assessment of pain in man and animals. Edinburgh-London: Livingstone 1962.

KEIDEL, W. D.: Zum Problem der „subjektiven und objektiven" Quantifizierung des Schmerzes. In: Schmerz (Hrsg. JANZEN, KEIDEL, HERZ, STREICHELE), S. 16-29. Stuttgart: Thieme 1972.

KEIDEL, W. D.: Intermodale „Spezifität" elektrophysiologischer Reizkorrelate. In: Schmerz (Hrsg. JANZEN, KEIDEL, HERZ, STREICHELE). Stuttgart: Thieme 1972.

KEMPE, L. G.: Operative neurosurgery. Berlin-Heidelberg-New York: Springer 1970.

KESSEL, F. K., JAEGER, F.: In: Chirurgische Operationslehre (Hrsg. BREITNER), Bd. 1, S. 69—77. Wien-Innsbruck: Urban & Schwarzenberg 1955.

KING, R. B.: Post-chordotomy studies of pain-threshold. Neurology (Minneap.) 1, 610—614 (1957).

KIRSCHNER, M.: Diskussionsbeitrag. Langenbecks Arch. klin. Chir. 162, 95 (1930).

KLAR, E.: Neurochirurgische Maßnahmen. (Hypophysenausschaltung und Chordotomie) bei Behandlung fortgeschrittener Malignome. Wien. klin. Wschr. 78, 582—584 (1966).

Klar, E., Mletzko, J.: Erfahrungen bei 33 Chordotomien. Chirurg **31**, 403—405 (1960).

Klemme, R.: Relief of pain by section of the spinothalamic tract at the level of the olivary nucleus. J. int. Coll. surg. **12**, 754—756 (1949).

Koch, C. F.: Diskussionsbeitrag. Langenbecks Arch. klin. Chir. **162**, 91 (1930).

Koelliker, A.: Der feinere Bau des verlängerten Markes, eine vorläufige Mitteilung. Anat. Anz. **6**, 427—431 (1891).

Kohnstamm: zitiert bei Foerster, O. 1927.

Kolb, L. C.: Psychiatric aspects of treatment for intractable pain in the phantom limb. Med. Clin. N. Amer. **34**, 1029—1041 (1950).

Kolb, L. C.: The painful phantom: Psychology, physiology and treatment. Springfield/Ill.: Ch. C. Thomas 1954.

Kolmodin, G. M., Skoglund, C. R.: Analysis of spinal interneurons activated by tactile and nociceptive stimulation. Acta physiol. scand. **50**, 337 (1969).

Koos, W., Gestring, G. F., Böck, F.: L'experience clinique de la electrocoagulation bipolaire on niveau du tronc cerebral et de la moelle epinière. Neuro-chirurgie (im Druck).

Krayenbühl, H., Stoll, W. A.: Psychochirurgie bei unerträglichen Schmerzen. Acta neurochir. (Wien) **1**, 1—41 (1951).

Krenkel, W.: Die Stumpf-Nervenschmerzen aus neurochirurgischer Sicht. In: Stumpfschmerzen — Geißel der Amputierten, S. 29—33. Bonn: VdK 1971.

Kries, J. von: Allgemeine Sinnesphysiologie. Leipzig: Vogel 1923.

Kroll, F. W.: Schwellenuntersuchungen bei Läsionen der afferenten Leitungsbahnen. Z. ges. Neurol. Psychiat. **128**, 751—776 (1930).

Krücke, W.: Über das Längsbündel in der Substantia gelatinosa centralis des Rückenmarkes und über seine Bedeutung für die Verbindung der vegetativen Zentren des Hirnstammes mit dem Rückenmark. Dtsch. Z. Nervenheilk. **160**, 196—220 (1949).

Kuffler, S. W., Eyzaguirre, C.: Synaptic inhibition an isolated nerv cell. J. gen. Physiol. **39**, 155—184 (1955).

Kuhlendahl, H. H.: Schmerz. Ärztl. Forsch. **5**, 4 (1951).

Kuhlendahl, H. H.: Schmerz. Diskussionsbemerkung zum Vortrag von Ebbecke: Acta neuroveg. (Wien) **7**, 202—204 (1953).

Kuhn, R. A.: Organization of tactile dermatomes in cat and monkey. J. Neurophysiol. **16**, 169 (1953).

Kuntz, A., Saccomanno, G.: Afferent conduction from extremities through dorsal root fibers via sympathatic truncs. Relation to pain in paralyzed extremities. Arch. Surg. **45**, 606—612 (1942).

Kuru, M.: Sensory paths in the spinal cord and brain stem of man. Tokio-Osaka: Sôgensya 1949.

Laborit, H.: Reflexion on pain. Agressologie **8**, 93—95 (1967).

Laborit, H.: Biochemical mechanisms of inflamation and pain. Agressologie **11**, 201—220 (1970).

Laitinen, L., Singounas, E.: Longitudinal myelotomy in the treatment of spasticity of the legs. J. Neurosurg. **35**, 536—540 (1971).

Langen, D.: Schmerz und Schmerztherapie aus psychiatrisch-psychotherapeutischer Sicht. In: Schmerz und Schmerztherapie (Hrsg. D. Gross, D. Langen), S. 136—154. Stuttgart: Hippokrates 1971.

Lazorthes, G.: Le traitement des douleurs par les interventions portant sur le systéme neurovégétatif. Acta neuroveg. (Wien) **7**, 235—245 (1953).

Lehmann, C.: Chordotomie bei inoperablen Genital-Carcinomen. Zbl. Gynäk. **72**, 42 (1949).

Leighton, W. E.: Section of anterolateral tract of the cord for the relief of intractable pain due to Spinal cord lesions. Surg. Gynec. Obstet. **33**, 246—249 (1921).

Lembcke, W.: Über die mediolongitudinale Chordotomie im Halsmarkbereich. Zbl. Chir. **89**, 439—443 (1964).

Leriche, R.: La chirurgie de la douleur, 3 ed. Paris: Masson 1949.

Leriche, R.: Chirurgie des Schmerzes. Leipzig: J. A. Barth 1958.

Leriche, R.: Qu'est-ce que la douleur? Acta neuroveg. (Wien) **7**, 203—217 (1953).

Lewis, T.: Pain. New York: Macmillan 1942.

Lewis, T., Pochin, E. E.: The double pain response of the human skin to a single stimulus. Clin. Sci. **3**, 67—76 (1937).

Lin, P. M., Gildenberg, P. L., Polakoff, P. P.: An anterior approach to percutaneous lower cervical cordotomy. J. Neurosurg. **25**, 553—560 (1966).

Liversedge, L. A., Maher, R. M.: Use of phenol in relief of spasticity. Brit. med. J. **1960/II**, 31—33.

Livingston, W. K.: Pain mechanisms: A physiologic interpretation of causalgia and its related states. New York: Macmillan 1943.

Loewi, O.: Ferrier Lecture on problems connected with the principle of humoral transmission of nervous impulses. Proc. Roy. Soc. B **118**, 229—316 (1933).

Lorenz, R.: Operative Behandlung von Schmerzen. Therapiewoche **22**, 2162—2164 (1972).

Lorenz, R.: Unstillbare Schmerzen metastasierender Malignome operativ beseitigt. Dtsch. Ärztebl. **1972**, 1469—1472.

Lüthy, F.: Schmerzprobleme. Confin. neurol. (Basel) **17**, 82—94 (1957).

Lugaro: zitiert bei Sorgo, W. 1953.

Mackenzie, J.: Krankheitszeichen und ihre Auslegung. Würzburg: Kabitzsch 1917.

Magendie, F.: Expériences sur les fonctions des vacines des nerfs rachidiens. J. Physiol. exp. Path. **2**, 276—279 (1822).

MAHER, R. M.: Relief of pain in incurable cancer. Lancet 1955 I, 18—19.

MAHER, R. M.: Neurone selection in relief of pain. Further experiences with intrathecal injections. Lancet 1957 I, 16—19.

MARGUTH, F., RÖTTGEN, P., VOGT, L. G.: Rundtischgespräch zum Schmerzproblem. Langenbecks Arch. klin. Chir. 122, 592—593 (1968).

MARIE, P.: Zit. bei OPPENHEIM.

MATSON, D. D., SHILLITO, J., JR.: Neurosurgical procedures in the treatment of neoplastic disease. New Engl. J. Med. 265, 23—29 (1961).

MATTMANN, E.: Ein neuer Weg zur Behandlung unstillbarer Schmerzen. Schweiz. med. Wschr. 98, 781—783 (1968).

MAY, W. P.: Reviews. The afferent path. The conduction of painful impulses in the spinal cord. Brain 29, 782—784 (1906).

MAYNE, G. O.: Intractable gastric crises relieved by chordotomy. Brit. med. J. 1953 I, 1309—1310.

MAZARS, G., PANSINI, A., CHIARELLI, J.: Coagulation du faisceau spino-thalamique et du faisceau quinto-thalamique par stéréotaxie, Indications, Resultats. Acta neurochir. (Wien) 8, 324—326 (1960).

MECO, O.: Rapport d'ipotesi e problemi sul funzionamento del sistema nervosa a proposito dell'attività afferenziale e nell'organizzazione dell'esperienza del dolore. Acta neuroveg. (Wien) 7, 58—81 (1953).

MEHLER, W. R.: The mammalial "Pain Tract" in phylogeny. Anat. Rec. 127, 332 (1957).

MELZACK, R., WALL, P.: Pain mechanisms: A new theory. Science 150, 971—979 (1965).

MELZACK, R., WALL, P.: Gate control theory of pain. In: Pain (eds. A. SOULAIRAC, J. CAHN, J. CHARPENTIER). London-New York: Academic Press 1968.

MENDELL, L. M., WALL, P. D.: Presynaptic hyperpolarisation: a role for fine afferent fibres. J. Physiol. (Lond.) 172, 274—294 (1964).

MENDELL, L. M., WALL, P. D.: Responses of single dorsal cord cells to peripheral cutaneous unmyelinated fibers. Nature (Lond.) 206, 97—99 (1965).

MERREM, G.: Lehrbuch der Neurochirurgie. Berlin: Verl. Volk u. Gesundheit 1970.

MEYER, E.: Kritisches zur sacralen Rhizotomie bei Schmerzen im Beckenbereich. Langenbecks Arch. klin. Chir. 322, 587—590 (1968).

MILLETTI, M.: Die chirurgische Behandlung des Phantomschmerzes. Kongr. Ber. Dtsch. Neurochir. Kongr., Göttingen 1949.

MISEROCCHI, E.: Osservazioni e comenti su una seria di 25 cordotomie cervico dorsali. Acta neurochir. (Wien) 2, 371—373 (1952).

MISEROCCHI u. BUCALOSI: zitiert bei SORGO 1953.

MITCHELL, S. W.: Injuries of nerves and their consequences. Philadelphia: Lippincott 1872.

MITCHELL, S. W., MOREHOUSE, C. R., KEEN, W. W.: Gunshot-wounds and other injuries of nerves. Philadelphia: Lippincott 1864.

MONTENEGRO, J., MATOS, J. O.: Chordotomy for sarcoma of the left buttock and perineum. Rev. Ass. paul. med. 1, 213 (1932).

MOORE, J. E.: The modern treatment of syphilis. Springfield/Ill.: Ch. C. Thomas 1941.

MORTIMER, J. T., SHEALY, C. N., RESWICK, J. B.: Electrical inhibition of pain. Proc. 20th Ann. Conf. Engineer. Med. Biol. 9, 187 (1967).

MÜKE, R.: Schmerzausschaltung durch perkutane zervikale Chordotomie. Dtsch. med. Wschr. 97, 1169—1171 (1972).

MÜKE, R.: Eigene Erfahrungen mit der perkutanen cervicalen Chordotomie. 23. Tg. Dtsch. Gesellsch. Neurochir. 1972.

MÜLLER, J.: Handbuch der Physiologie des Menschen. Koblenz: Hölscher 1840.

MULLAN, S.: Percutaneous cordotomy for pain. In: Pain (eds. R. S. KNIGHTON, P. R. DUMKE), p. 321—330. Boston: Little Brown & Co. 1966.

MULLAN, S., HARPER, P. V., HEKMATPANAH, J., TORRES, H., DOBBIN, G.: Percutaneous interruption of spinal-pain tracts by means of a strontium needle. J. Neurosurg. 20, 931—939 (1963).

MULLAN, S., HEKMATPANAH, J., DOBBIN, G., BECHMANN, F.: Percutaneous intramedullary chordotomy utilizing the unipolar anodal electrolytic lesion. J. Neurosurg. 22, 548—553 (1965).

MULLAN, S., HOSOBUCHI, Y.: Respiratory hazards of high cervical cordotomy. J. Neurosurg. 28, 291 (1968).

MUMENTHALER, M.: Pain in amputation neuromas. Dtsch. med. Wschr. 94, 1585 (1969).

MURALT, A. VON: Die Signalübermittlung im Nerven. Basel: Birkhäuser 1946.

MURALT, A. VON: Neue Ergebnisse der Nervenphysiologie. Berlin: Springer 1958.

NASHOLD, B. S., FRIEDMAN, H.: Dorsal column stimulation for control of pain. Preliminary report on 30 patients. J. Neurosurg. 36, 590—597 (1972).

NASHOLD, B. S., SOMJEN, G., FRIEDMAN, H.: The effects of stimulating the dorsal columns of man. Med. Progr. Technol. 1, 89—91 (1972).

NASHOLD, B. S., JR., WILSON, W. P.: Central pain. Observations in man with chronic implanted electrodes in the midbrain tegmentum. Confin. neurol. (Basel) 27, 30—44 (1966).

NATHAN, P. W.: Results of antero-lateral cordotomy for pain in cancer. J. Neurol. Neurosurg. Psychiat. 26, 353—362 (1963).

Nathan, P. W.: The descending respiratory pathway in man. J. Neurol. Neurosurg. Psychiat. **26**, 487—499 (1963).

Nathan, P. W., Scott, T. G.: Intrathecal Phenol for intractable pain: Safety and changes of the method. Lancet **1958I**, 76—80.

Nathan, P. W., Smith, M. C.: The centripetal pathway from the bladder and urethra within the spinal cord. J. Neurol. Neurosurg. Psychiat. **14**, 262—280 (1951).

Nauta, W. J. H.: Hippocampal projections and related neural pathways to the midbrain in the cat. Brain **81**, 319 (1958).

Nesbit, R. M.: Anterolateral chordotomy for refractory interstitial cystitis with intractable pain. J. Urol. (Baltimore) **57**, 741—745 (1947).

Nissl, E., Mayendorf, v.: Über Segmentschädigung des Rückenmarks nach peripherer Nervenverletzung. Mschr. Psychiat. Neurol. **85**, 243—255 (1933).

Nolan, R. K., Peyton, W. T.: Cordotomy for relief of pain in incurable squamous cell carcinoma of the cervix uteri. Amer. J. Obstet. Gynec. **71**, 790—792 (1956).

Noordenbos, W.: Pain. Amsterdam: Elsevier 1959.

Noordenbos, W.: Problems pertaining to the transmission of nerve impulses which give rise to paine. Brit. med. J. **1960I** (Review).

Noordenbos, W.: Einige theoretische Bemerkungen über den zentralen Schmerz. Acta neurochir. (Wien) **8**, 113—120 (1960).

Noordenbos, W.: Bemerkungen über afferente Systeme im anterolateralen Quadranten. In: Schmerz (Hrsg. Janzen, Keidel, Herz, Streichele), S. 120—123. Stuttgart: Thieme 1972.

Norton, A. C.: The dorsal column system of the spinal cord. UCLA Brain Inform. Netw. 1969.

Nulsen, F. E., Becker, D. P., Young, H. F., Lake, R. B.: Improvement in results of percutaneous cordotomy through measures which define lesion locus and size. Abstracts of the 36th Annual Meeting of the Amer. Assoc. of Neurol. Surgeons. Chicago, April 1968, p. 68.

Nyberg-Hansen, R., Rinvik, E.: Some comments on the pyramidal tract with special reference to its individual variations in man. Acta neurol. Scand. **39**, 1—30 (1963).

Ogle, W. S., French, L. A., Peyton, W. T.: Experiences with high cervical cordotomy. J. Neurosurg. **13**, 81—87 (1956).

Oldberg, E.: Chordotomy. Surg. Clin. N. Amer. **12**, 1315—1322 (1932).

Olivecrona, H.: The surgery of pain. Acta psychiat. scand., Suppl. **46**, 268—280 (1947).

Oppenheim, H.: Lehrbuch der Nervenkrankheiten, 4. Aufl. Berlin: S. Karger 1905.

Osácar, E. M., Meyer, A. E., Jakob, J.: A histologically verified bilateral anterolateral chordotomy without cutaneous sensory loss. Acta neurochir. (Wien) **9**, 525—537 (1961).

Pagni, C. A., Maspes, P. E.: Ein neuer Weg in der Chirurgischen Behandlung von Phantomschmerzen der Extremitäten. In: Schmerz (Hrsg. Janzen, Keidel, Herz, Streichele), S. 229—232. Stuttgart: Thieme 1972.

Paillas, J. E., Pellet, W.: Die Durchtrennung der hinteren Wurzeln in der Behandlung unbeherrschbarer peripherer Schmerzen. In: Schmerz (Hrsg. Janzen, Keidel, Herz, Streichele), S. 223—227. Stuttgart: Thieme 1972.

Parè, A.: Histoire de defunct Roy Charles IX. In: Les Oeuvres d'Ambroise Paré, Bd. 10, Kapit. 41. Paris: Gabriel Buon 1598.

Peet, M. M.: The control of intractable pain in lumbar region pelvis and lower extremities by section of the anterolateral columns of the spinal cord (chordotomy). Arch. Surg. **13**, 153—204 (1926).

Peet, M. M., Kahn, E. A., Allen, S. S.: Bilateral cervical chordotomy for relief of pain in chronic infections arthritis. J. Amer. med. Ass. **100**, 488—489 (1933).

Peiper, H.: Die Chirurgie des Rückenmarkes und seiner Häute. Wien: Urban und Schwarzenberg 1948.

Penfield, W.: Diskussion zu: Stookey, B.: The management of intractable pain by chordotomy. Res. Publ. Ass. nerv. ment. Dis. **23**, 431 (1943).

Penfield, W., Rasmussen, T.: The cerebral cortex of man. New York: The Macmillan Co. 1950.

Penzholz, H.: Chirurgische Eingriffe am Nervensystem bei spastischen Lähmungen. Zbl. Neurochir. **16**, 331—342 (1956).

Penzholz, H.: Schwierigkeiten bei der Beurteilung peripherer Schmerzzustände. Med. Sachverst. **56**, 247—250 (1960).

Penzholz, H.: Neurochirurgische Behandlung der Coccygodynie. Arch. Psychiat. Nervenkr. **204**, 163—171 (1963).

Penzholz, H.: Operative Möglichkeiten bei therapieresistenten Schmerzen nach peripheren Nervenverletzungen. Hefte zur Unfallheilk. **81**, 1—8 (1965).

Perese, D. M.: How to manage pain in malignant disease. J. Amer. med. Ass. **175**, 75—81 (1961).

Perese, D. M., Fracasso, J. E.: Anatomical considerations in surgery of the spinal cord: a study of vessels and measurements of the cord. J. Neurosurg. **16**, 314—325 (1959).

Petit-Dutaillis, M.: À propos des indications de la cordotomie (cordotomie au lieu d'élection et cordotomie cervicale haute). Rev. neurol. **68**, 347—352 (1937).

Petrén, K.: Über die Bahnen der Sensibilität im Rückenmarke, besonders nach den Fällen von Stichverletzungen studiert. Arch. Psychiat. Nervenkr. **47**, 495—557 (1910).

PIERI, G.: Contributo alla tecnica della resezione delle radici posteriori. Sist. nerv. 1, 1—7 (1949).

PISCOL, K.: Funktionelle Grenzbereiche der Arteria spinalis anterior. Stuttgart: Hippokrates 1969.

PISCOL, K.: Functional anatomy of the spinal vessels. 80th Meeting Soc. Brit. Neurol. Surg. Cambridge 1970.

PISCOL, K.: Die Blutversorgung des Rückenmarks und ihre klinische Relevanz. Berlin-Heidelberg-New York: Springer 1972.

PISCOL, K.: Die mikroneurochirurgische Versorgung spinaler Angiome und andersartiger spinaler Prozesse. Therapiewoche 22, 2154—2157 (1972).

PISCOL, K.: The microneurosurgical treatment of vascular processes of the central nervous system. In: Present limits of neurosurgery, p. 53—55. Prag: Avicenna 1972.

PISCOL, K.: Die anatomischen und neurophysiologischen Grundlagen der spinalen Schmerzoperationen. Vortr. Chir. Zentr. Heidelberg, 7. April 1973.

PISCOL, K.: Spinale Schmerzoperationen. Vortr. Kolloquium Nordwestdtsch. Neurochirurgen, Bremen, 7.—9. Sept. 1973.

POGGIO, G. F., MOUNTCASTLE, V. B.: A study of the functional contribution of the lemniscal and spinothalamic system to somatic sensibility. Central nervous mechanisms in pain. Bull. Johns Hopk. Hosp. 106, 266—316 (1960).

POLLOCK, L. J., BROWN, M., BOSHES, B., FINKELMAN, J., CHOR, H., ARIEFF, A. J., FINKLE, J. R.: Pain below the level of injury of the spinal cord. Arch. Neurol. Psychiat. (Chic.) 65, 319 (1951).

POOL, J. C.: Posterior chordotomy for relief of phantom limb pain. Ann. Surg. 124, 386—391 (1946).

POPPEN, J. L.: Neurosurgical technics. Philadelphia: Saunders 1960.

PORTER, R. W., HOHMANN, G. W., BORS, E., FRENCH, J. D.: Cordotomy for pain following cauda equina injury. Arch. Surg. 92, 765—770 (1966).

PUFF, K. H.: Schmerzen an Rumpf und Extremitäten. In: Schmerz und Schmerztherapie (Hrsg. D. GROSS, D. LANGEN), S. 327—336. Stuttgart: Hippokrates 1971.

PUTNAM, T. J.: Myelotomy of the commissure. A new method of treatment for pain in the upper extremities. Arch. Neurol. Psychiat. (Chic.) 32, 1189—1193 (1934).

QUENSEL, F.: Ein Fall von Sarkom der Dura spinalis. Zbl. Neurol. 17, 482—493 (1898).

RAND, R. W.: Further observations on LISSAUER-Tractolysis. Neurochirurgia (Stuttg.) 3, 151—168 (1960).

RAND, R. W., BAUER, R. O., SMART, C. R., JANETTA, P. J.: Experiences with percutaneous stereotaxic cryocordotomy. Bull. Los Angeles neurol. Soc. 30, 142—147 (1965).

RANSON, S. W., CLARK, S. L.: The anatomy of the nervous system. Its development and function, 8th ed. Philadelphia-London: Saunders 1947.

RASKIND, R.: Analytical review of open cordotomy. Int. Surg. 51, 226—231 (1969).

RASMUSSEN, T. B., FREEDMAN, H.: Treatment of causalgia. An analysis of 100 cases. J. Neurosurg. 3, 165—173 (1946).

RAY, B. S.: The management of intractable pain by posterior rhizotomy. Res. Publ. Ass. nerv. ment. Dis. 23, 391—407 (1943).

RÉTHELYI, M., SZENTÁGOTHAI, J.: The large synaptic complexes of the substantia gelatinosa. Exp. Brain Res. 7, 258 (1969).

RICHARDS, D. E., TYNER, C. F., SHEALY, C. N.: Focused ultrasonic spinal commissurotomy: experimental evolution. J. Neurosurg. 24, 701—707 (1966).

RIDDOCH, G.: Phantom limbs and body shape. Brain 64, 197—222 (1941).

RIECHERT, T.: Die operative Behandlung chronischer Schmerzzustände. Regensburg. Jb. ärztl. Fortbild. 4, 51—58 (1954).

RIECHERT, T.: Die chirurgische Behandlung der zentralen Schmerzzustände, einschließlich der Stereotaktischen Operationen im Thalamus und Mesencephalon. Acta neurochir. (Wien) 8, 136—152 (1960).

RIECHERT, T., KAPP, H., KRAINICK, J.-U., SCHMIDT, C. L., HODEN, U. T.: Die operative Behandlung chronischer Schmerzzustände durch elektrische Hinterstrangreizung. Dtsch. med. Wschr. 98, 1130—1131 (1973).

RILEY, H. A.: An atlas of the basal ganglia, brain stem and spinal cord based on myelin-stained-material. Baltimore: Williams & Wilkins 1943.

ROBSON, J. T.: A new operation for the relief of pain in angina pectoris. J. Neurosurg. 9, 187—199 (1952).

RÖTTGEN, P.: Neurochirurgische Behandlung peripherer Schmerzzustände. Langenbecks Arch. klin. Chir. 322, 565—573 (1968).

RÖTTGEN, P.: Rundtischgespräch zum Schmerzproblem. Langenbecks Arch. klin. Chir. 322, 592—593 (1968).

RÖTTGEN, P.: Neurochirurgische Aspekte der Schmerzbehandlung. In: Schmerz (Hrsg. JANZEN, KEIDEL, HERZ, STREICHELE), S. 222—223. Stuttgart: Thieme 1972.

ROSOMOFF, H. L.: Modern pain relief: percutaneous chordotomy. J. Amer. med. Ass. 196, 765—770 (1966).

ROSOMOFF, H. L.: Bilateral percutaneous cervical radiofrequency cordotomy: technique. J. Neurosurg. 31, 41 (1969).

ROSOMOFF, H. L.: Perkutane Chordotomie als Therapie unbeherrschbarer Schmerzzustände. Meet. Am. Ass. Neurol. Surg., Houston, 1971; Med. Trib. (Nr. B 25) 4 (1971).

ROSOMOFF, H. L., CARROL, F., BROWN, J., SHEPTAK, P.: Percutaneous radiofrequency cervical cordotomy: Technique. J. Neurosurg. 23, 639—644 (1965).

ROSOMOFF, H. L., SHEPTAK, P., CARROL, F.: Modern pain relief: percutaneous cordotomy. J. Amer. med. Ass. 196, 765—770 (1966) (U.B.: Zs 180C, Med. Kl.); J. Amer. med. Ass. 196, 482 (1966).

Rothmann: zitiert bei Foerster, O. 1927.

Roulhac, G. E.: High cervical cordotomy. A preliminary report. Surgery 34, 288—295 (1953).

Rousseau, R., Lepoire, J.: La place de la cordotomie antérolatérale dans le traitement des fantômes douloureux des membres. Neurochirurgie 1, 70—75 (1955).

Ruch, Th. C.: Pathophysiology of pain. Philadelphia-London: Saunders 1967.

Russel, J. S. R.: Contributions to the study of some afferent an efferent tracts in the spinal cord. Brain 21, 145—179 (1898).

Sagarra, J. S., de Olarte, L. A.: Conservative treatment of trigeminal neuralgia. Arch. Neurol. Psychiat. (Chic.) 65, 777 (1951).

Sasaki, K.: Über die Wirkung der Chordotomie auf Spontangangrän. Langenbecks Arch. klin. Chir. 192, 448—461 (1938).

Sauerbruch, F., Wanke, H.: Wesen und Bedeutung des Schmerzes. Berlin: Junker & Dünnhaupt 1936.

Schadé, J. P.: Die Funktion des Nervensystems. Stuttgart: G. Fischer 1971.

Schaumann, O.: Über die Pathophysiologie des Schmerzes und die pharmakologischen Aspekte seiner Bekämpfung. Acta neurochir. (Wien) 8, 121—135 (1960).

Schiff, J. M.: Lehrbuch der Physiologie des Menschen. Lahr: Schöneberg 1858.

Schliack, H.: Zum Problem der Schweißdrüseninnervation. Nervenarzt 33, 421 (1962).

Schliack, H., Schiffter, R.: Umschriebene Störungen der Schweißsekretion als diagnostisches Kriterium. Med. Welt 22, 1421 (1971).

Schloessmann, H.: Erfolge, Mißerfolge, Dauererfolge der Chordotomie. Langenbecks Arch. klin. Chir. 177, 565—568 (1933).

Schloessmann, H.: Fernergebnisse der Chordotomie. Zbl. Neurochir. 10, 17—25 (1950).

Schmidt, R. F.: Die Gate-Control-Theorie des Schmerzes: eine unwahrscheinliche Hypothese. In: Schmerz (Hrsg. Janzen, Keidel, Herz, Streichele), S. 133—136. Stuttgart: Thieme 1972.

Schüller, A.: Über operative Durchtrennung der Rückenmarksstränge (Chordotomie). Wien. med. Wschr. 60, 2292—2296 (1910).

Schürmann, K.: Die Chirurgie der extrapyramidalen Hyperkinesen. In: Handbuch der Neurochirurgie (Hrsg. H. Olivecrona, W. Tönnis), 6. Bd., S. 58—131. Berlin-Göttingen-Heidelberg: Springer 1957.

Schürmann, K.: Neurochirurgische Therapie bei Schmerzzuständen. Mkurse ärztl. Fortbild. 14, 1 (1962).

Schürmann, K.: Schmerzbehandlung aus neurochirurgischer Sicht. Psychother. Psychosom. 14 (Suppl.), 115—119 (1968).

Schürmann, K.: Die operative Schmerzbehandlung aus der Sicht des Neurochirurgen. Hippokrates (Stuttg.) 39, 689—699 (1968).

Schürmann, K.: Grundlagen der operativen Schmerzbehandlung. In: Schmerz (Hrsg. Janzen, Keidel, Herz, Streichele), S. 194—206. Stuttgart: Thieme 1972.

Schulze, A.: Neurochirurgische Therapie der chronischen Schmerzzustände. Dtsch. med. J. 15, 545—549 (1964).

Schwartz, H. G.: High cervical cordotomy. Technique and results. Clin. Neurosurg. 8, 282—293 (1962).

Schwartz, H. G.: High cervical cordotomy. J. Neurosurg. 26, 452—455 (1967).

Schwartz, H. G., O'Leary, J. L.: Observations concerning section of the spinothalamic tract in man. Arch. Neurol. (Chic.) 43, 284—298 (1940).

Schwartz, H. G., O'Leary, J. L.: Section of the spinothalamic tract on the level of the inferior olive. Arch. Neurol. (Chic.) 47, 223—231 (1951).

Scoville, W. B.: Extradural spinal sensory rhizotomy. J. Neurosurg. 25, 94—95 (1966).

Seitz, D.: Zur Differentialdiagnose der Intercostalneuralgie. Zbl. Neurochir. 17, 37—40 (1957).

Shealy, C. N.: The physiological substrate of pain. Headache 6, 101—118 (1966).

Shealy, C. N.: Dorsal column electrohypalgesia. Headache 9, 99—102 (1969).

Shealy, C. N., Mortimer, J. T.: Electroanalgesia and electrohypalgesia. Dorsal column electrohypalgesia. Dorsal column electrohypalgesia. Excerpta med. (Amst.), Intern. Congr. Sec. 212, 322—326 (1969).

Shealy, C. N., Mortimer, J. T., Hagfors, N. R.: Dorsal column electroanalgesia. J. Neurosurg. 32, 560—564 (1970).

Shealy, C. N., Mortimer, J. T., Reswick, J. B.: Electrical Inhibition of pain by stimulation of the dorsal columns: Preliminary clinical report. Anesth. Analg. Curr. Res. 46, 489—491 (1967).

Shealy, C. N., Taslitz, N., Hochberg, F.: Physiological standardiration of analgesics and anesthetics. J.-Lancet 88, 124—128 (1968).

Shealy, C. N., Taslitz, N., Mortimer, J. T., Becker, D. P.: Electrical inhibition of pain: experimental evaluation. Anesth. Analg. Curr. Res. 46, 299—305 (1967).

Shelden, C. H., Bors, E.: Subarachnoid alcohol block in paraplegia. J. Neurosurg. 5, 385—391 (1948).

Sherrington, C. S.: Integrative action. London: C. Scribner's Sons 1910.

Sherrington, C. S.: On the distribution of the sensory nerveroots. In: Denny-Brown, D. (ed.): Selected writings of Sir Charles Sherrington. New York: Paul B. Hoeber 1940.

Sicard, A., Bruezière, J.: Traitment de la coccygodynie per la section bilaterale du plexus sacrococcygien. Ref.: Chirurg. 23, 351 (1952).

Sicard, A., Haguenau, Lichtwitz: Étude des sensibilités après radicotomie postérieure pour causalgie. Rev. neurol. 42, 242—244 (1926).

Sicard, A., Robineau, J.: Cordotomie latérale antérieure pour algies incurables. Rev. neurol. **41**, 21—28 (1925).

Siegfried, J., Krayenbühl, H.: Einige Erfahrungen über die chirurgische Behandlung medikamentös nicht beeinflußbarer Schmerzzustände. In: Schmerz (Hrsg. Janzen, Keidel, Herz, Streichele), S. 216—218. Stuttgart: Thieme 1972.

Sie Pek Giok: zitiert bei Noordenbos, W. 1959.

Simonescu, M. D.: The management of pain due to pelvic maliquancy: A follow up of 122 cases. Zbl. Neurochir. **17**, 284—287 (1957).

Sinclair, D. C.: Cutaneous sensation and the doctrin of specific energy. Brain **78**, 584—614 (1955).

Sjöqvist, O.: Surgical section of pain tracts and pathways in the spinal cord and brain stem. IVe Internat. Kongr. neurol. Paris **1**, 119—132 (1949).

Sjöqvist, O.: La section chirurgical des cordons et des voies de la douleur dans la moelle et le tronc cerebral. Rev. neurol. **83**, 38—40 (1950).

Sorgo, W.: Der Phantomschmerz. Acta neurochir. (Wien) **1**, 442—477 (1951).

Sorgo, W.: Die lumbosacrale Myelotomie zur Behandlung der paraplegischen Kontrakturen der Beine. Acta neurochir. (Wien) **2**, 240—248 (1952).

Sorgo, W.: Über die Rückenmarkschirurgie des Schmerzes. Acta neuroveg. (Wien) **7**, 224—236 (1953).

Soriano, D. B., Herman, R., Rosomoff, H. L.: Experimental relief of spasticity in the cat by lumbosacral radiofrequency cordotomy. Trans. Amer. neurol. Ass. **93**, 282—283 (1968).

Šourek, K.: Commissural myelotomy. J. neurosurg. **31**, 524—527 (1969).

Šourek, K.: Rozhl. Chir. **47**, 2 (1968) zit. bei Grunert et al. 1970.

Spiller, W. G.: A contribution to the study of the pyramidal tract in the central nervous system of man. Brain **22**, 563—574 (1899).

Spiller, W. G.: Über den direkten ventrolateralen Pyramidenstrang. Zbl. Neurol. **21**, 534—546 (1902).

Spiller, W. G.: The occasional clinical resemblance between caries of the vertebrae lumbothoracic syringomyelia and the location within the spinal cord of the fibres for the sensation of pain and temperature. Univ. Pensylvania med. Bull. **18**, 147—154 (1905).

Spiller, W. G., Martin, E.: The treatment of persistant pain of organic origin in the lower part of the body by division of the anterolateral column of the spinal cord. J. Amer. med. Ass. **58**, 1489—1490 (1912).

Stämpfli, R.: „Allgemeine Erregungsphysiologie der Nervenzellmembran" und „Physiologie der peripheren Nerven". In: Physiologie des Menschen, Bd. 10. Hrsg.: Gauer-Kramer-Jung. München: Urban u. Schwarzenberg 1971.

Stebbing, G. F.: Chordotomy: Section of the anterolateral tracts for the relief of pain, with notes of seventeen cases. Lancet **1929/II**, 654—656.

Stender, A.: Neuere chirurgische Methoden bei der Bekämpfung von Schmerzzuständen. Z. ges. inn. Med. **5**, 487—489 (1950).

Stender, A.: Über den Einfluß der Schmerzbekämpfung auf den Krankheitsverlauf. Ärztl. Wschr. **6**, 289—292 (1951).

Stender, A.: Die Chirurgie des Rückenmarks (im Druck).

Stevens, C. F.: Neurophysiologie. München-Basel-Wien: BLV-Verl. 1969.

Stokes, J. H.: Modern clinical syphilogy, 3rd ed. Philadelphia: Saunders 1944.

Stookey, B.: Further light on the transmission of pain and temperature within the spinal cord: human cordotomy to abolish pain sense without destroying temperature sense. J. nerv. ment. Dis. **67**, 552—557 (1929).

Stookey, B.: Chordotomy of the second cervical segment for relief from pain due to recurrent carcinoma of the breast. Arch. Neurol. Psychiat. (Chic.) **26**, 443 (1931).

Stookey, B.: The management of intractable pain by chordotomy. Res. Publ. Ass. nerv. ment. Dis. **23**, 416—433 (1943).

Struppler, A.: Zur Pathogenese klinischer Schmerzsyndrome. Langenbecks Arch. klin. Chir. **322**, 552—565 (1968).

Struppler, A.: Zentralnervöse Verarbeitung und efferente Beeinflussung des Schmerzes. In: Schmerz (Hrsg. Janzen, Keidel, Herz, Steichele), S. 125—130. Stuttgart: Thieme 1972.

Sunderland, S.: Nerves and Nerve Injuries. Edinburg: Livingstone 1968.

Sweet, W. H., Wepsic, J. G.: Treatment of chronic pain by stimulation of fibres of primary afferent neuron. Trans Amer. neurol. Ass. **93**, 103—107 (1968).

Sweet, W. H., Wepsic, J. G.: Treatment of chronic pain using peripheral nerve stimulation. Amer. Neurol. Ass. June 17, 1968.

Sweet, W. H., Wepsic, J. G.: Pain secondary to denervation and its treatment by chronic electrical stimulation of inhibitory Pathways. Amer. Ass. Neurol. Surg. Cleveland/Ohio, 13.—17. Mai 1969.

Sweet, W. H., Wepsic, J. G.: Treatment of pain by chronic Electrical stimulation of large axons. Internat. Congr. Neurol. Surg., New York 1969.

Sweet, W. H., White, J. C., Sleverstone, B., Nilges, R. C.: Sensory responses from anterior roots and from surface and interior of spinal cord in man. Trans. Amer. Neurol. Ass. 165—169 (1950).

Tank: zitiert bei White, J. C. 1968.

Taren, J. A., Davis, R., Crosby, E. C.: Target physiologic corroboration in stereotaxic cervical cordotomy. J. Neurosurg. **30**, 569—584 (1969).

Taren, J. A., Guiot, G., Derome, P., Trigo, J. C.: Hazards of stereotaxic thalamotomy: added safety factor in corroborating x-ray target localization with neurophysiological method. J. Neurosurg. **29**, 173—182 (1968).

Taren, J. A., Kahn, E. A.: Anatomic pathways related to pain in face and neck. J. Neurosurg. **19**, 116—121 (1962).

Tasaki, J.: Conduction of the nerve impulse. In: Handbook of physiology, Vol. I. Washington: Amer. Physiol. Soc. 1959.

Tasker, R. R., Organ, L. W.: Percutaneous cordotomy, Physiological identification of target site. Confin. Neurol. (im Druck) (1973).

Therrien, B.: Percutaneous cordotomy for relief of intractable pain. Amer. J. Nurs. **68**, 2594—2597 (1968).

Thomas, P. K., Fullerton, P. M.: Nerve fibre size in the carpal tunnel syndrome. J. Neurol. Neurosurg. Psychiat. **26**, 520 (1963).

Thunberg, T.: Untersuchungen über die bei einer einzelnen momentanen Hautreizung auftretenden zwei stechenden Empfindungen. Skand. Arch. Physiol. **12**, 394 (1902).

Thunberg, T.: Zit. bei Zotterman.

Tilney, F., Riley, H. A.: The form and functions of the central nervous system. New York: P. B. Hoeber 1923.

Tönnis, W., Bischof, W.: Erfahrungen bei der Schmerzbahndurchschneidung im Hirnstamm. Dtsch. Z. Nervenheilk. **188**, 127—141 (1966).

Tönnis, W., Krenkel, W.: Läßt sich die Ausbreitung der Krampfströme bei der Herdepilepsie durch eine Markdurchschneidung verhindern? Zbl. Neurochir. **11**, 133—146 (1951).

Tower, S. S., Bodian, D., Howe, H.: Isolation of intrinsic and motor mechanism of the monkey's spinal cord. J. Neurophysiol. **4**, 388 (1941).

Trostdorf, E.: Die Kausalgie. Stuttgart: Thieme 1956.

Türck, L.: Ergebnisse physiologischer Untersuchungen über die einzelnen Stränge des Rückenmarks. S.-B. Akad. Wiss. Wien **4**, 427—430 (1851).

Turnbull, F.: A basis for decision about cordotomy in cases of pelvic carcinoma. J. Neurosurg. **16**, 595—599 (1959).

Uihlein, A., Weerasooriya, L. A., Holman, C. B.: Percutaneous electric cervical cordotomy for the relief of intractable pain. Proc. Mayo Clin. **44**, 176 (1969).

Umbach, W.: Die zentrale neurochirurgische Behandlung des Schmerzes. In: Schmerz und Schmerztherapie (Hrsg. D. Gross, D. Langen), S. 367—376. Stuttgart: Hippokrates 1971.

Vadasz, G., Denes, J., Lusztig, G.: Analgesia congenita, Kasuistischer Bericht. Münch. med. Wschr. **110**, 1314—1319 (1968).

Van Bogaert, L., Verbrugge, J.: The pathogenesis and the surgical treatment of gastric crisis of tabes: Neuroramisectomy. Surg. Gynec. Obstet. **47**, 543—553 (1928).

Verhaart, W. J. C.: Fiber tracts and fiber patterns in the anterior and the lateral funiculus of the cord in Macaca ira. Acta anat. (Basel) **20**, 330 (1954).

Vieten, H.: Roentgen therapy of pain. Hippokrates (Stuttg.) **39**, 124—128 (1968).

Vogt, L. G.: Armphantomschmerzen als Folge eines Rückenmarksprolapses in die Foramina intervertebralia. Zbl. Neurochir. **18**, 292—295 (1958).

Vogt, L. G.: Problem of late pain following amputations of lower extremities. Zbl. Neurochir. **30**, 47—50 (1969).

Voris, H. C.: Ipsilateral sensory loss following a chordotomy. Report of a case. Arch. Neurol. Psychiat. (Chic.) **65**, 95—96 (1951).

Voris, H. C.: Variations in the spinothalamic tract in man. J. Neurosurg. **14**, 55—60 (1957).

Walker, A. E.: The spinothalamic tract in man. Arch. Neurol. Psychiat. (Chic.) **43**, 284—298 (1940).

Walker, A. E.: The neurosurgical treatment of intractable pain. J.-Lancet **70**, 279—282 (1950).

Walker, A. E., Harrison, C. R.: The surgical treatment of pain and motor disorders. Progr. Neurol. Psychiat. **4**, 337—350 (1951).

Wall, P. D., Sweet, W. H.: Temporary abolition of pain in man. Science **155**, 108—109 (1967).

Walsh, E. G.: Physiology of the nervous system. London: Longmans, Green & Co. 1957.

Walters, A.: The psychogenic regional pain syndrome and its diagnosis. In: Knighton, R. S., Dumke, P. R. (eds.): Pain, p. 439—456. Boston: Little, Brown & Co. 1966.

Weaver, T. A., Jr., Walker, A. E.: Topical arrangement within the spinothalamic tract of the monkey. Arch. Neurol. Psychiat. (Chic.) **46**, 877—883 (1941).

Weber, A.: Psychopathologische Untersuchungen bei vier Kindern mit kongenitaler Analgesie. Helv. paediat. Acta **22**, 119 (1967).

Weber, A.: Zur Physiologie und Psychologie des Schmerzes. Schweiz. med. Wschr. **98**, 342—344 (1968).

Weddell, G., Sinclair, D. C.: The anatomy of pain sensibility. Acta neuroveg. (Wien) **7**, 135—146 (1953).

Wedensky, N. E.: Die Erregung, Hemmung und Narkose. Pflügers Arch. **100**, 1—144 (1903).

Wedensky: zitiert in Katz, B.: Nerv, Muskel und Synapse. Stuttgart: Thieme 1971.

Welsch, K. H., Holle, F., Stochdorph, O.: Die anatomischen Grundlagen des Schmerzes beim akuten Abdomen. Chirurg **39**, 273—277 (1968).

Werle, E.: Über körpereigene schmerzerzeugende Substanzen unter besonderer Berücksichtigung der Plasmakinine. In: Schmerz (S. 92—99). Hrsg.: Janzen, Keidel, Herz, Steichele. Stuttgart: Thieme 1972.

Wertheimer, P.: La myelotomie commissurale postérieure, à propos de 74 observations. IV Kongr. neurol. intern., Paris 1949.

Wertheimer, P., Sautot, J.: Les résultats de la myélotomie commissurale postérieure (à propos 69 observations). Concours méd. **71**, 413—414 (1949).

Wexberg, E.: Traumatische Erkrankungen der peripheren Nerven und des Plexus. In: Handbuch der Neurologie, 9. Bd., S. 23—68. Berlin: Springer 1935.

White, J. C.: Neurosurgical treatment of persistent pain. Lancet **1950 II**, 161—164.

White, J. C.: Conduction of pain in man. Arch. Neurol. Psychiat. (Chic.) **71**, 1—23 (1954).

White, J. C.: Anterolateral cordotomy—its effectiveness in relieving pain of nonmalignant disease. Neurochirurgia (Stuttg.) **6**, 83—102 (1963).

White, J. C.: Cordotomy: Assessment of its effectiveness and suggestions for its improvement. Clin. Neurosurg. **13**, 1—19 (1966).

White, J. C.: Posterior rhizotomy: A possible substitute for cordotomy in otherwise intractable neuralgias of the trunc and extremities of nonmalignant origin. Clin. Neurosurg. **13**, 20—41 (1966).

White, J. C.: Operations for the relief of pain in the torso and extremities: Evaluation of their effectiveness over long periods., p. 503—519. London-New York: Academic Press 1968.

White, J. C., Richardson, E. P., Sweet, W. H.: Upper thoracic cordotomy for relief of pain. Postmortem correlation of spinal incision with analgetic levels in 18 cases. Ann. Surg. **144**, 407—419 (1956).

White, J. C., Sweet, W. H.: Pain: Its mechanisms and neurosurgical control. Springfield/Ill.: Ch. C. Thomas 1955.

White, J. C., Sweet, W. H.: Pain and the neurosurgeon. A forty year experience. Springfield/Ill.: Ch. C. Thomas 1969.

White, J. C., Sweet, W. H., Hawkins, R., Nilges, R. C.: Anterolateral cordotomy: results, complications and causes of failure. Brain **73**, 346—367 (1950).

White, J. C. Sweet, W. H., Hawkins, R., Nilges, R. C.: Clinical and physiologic results of cordotomy. J. nerv. ment. Dis. **113**, 551 (1951).

Wilsmann, K.: Cerebral cortex potentials evoked by pain ful stimuli in a wake cats distribution on the cerebral cortex and dependence upon stimulus intensity. Pflügers Arch. **307**, 137—138 (1969).

Wilson, C. D.: Surgical control of pain in the cancer patient. Oncologia (Basel) **23**, 44—48 (1969).

Winkelmüller, W., Dietz, H.: Supraspinale Schmerzkontrolle mit Hilfe der Hinterstrangreizung. 24. Jhr.tgg. Dtsch. Ges. Neurochir., Mainz 1973.

Winkler, C.: De Bouw van het Zenuwstelseli. Haarlem: Bohn 1917.

Wolff, H. G., Wolf, S.: Pain. Oxford: Blackwell 1948.

Wüllenweber, R.: Zit. bei Krenkel.

Yoss, R. E.: Pathways for deep pain within the spinal cord and brain in Macaca mulatta. Anat. Rec. **112**, 404 (1952).

Yoss, R. E.: Studies of the spinal cord. Pt. 3. Pathways for deep pain within the spinal cord and brain. Neurology (Minneap.) **3**, 163—175 (1953).

Zenner, P.: Ein Fall von Hirngeschwulst in der linken motorischen Sphäre linksseitiger Lähmung, Abwesenheit der Pyramidenkreuzung. Zbl. Neurol. **17**, 202—203 (1898).

Ziehen, Th.: Anatomie des Zentralnervensystems. Jena: Fischer 1899.

Zilliken, F.: "The pain producing substance", Hageman-Faktor und die Aktivierung von Gerinnungs- und Kininsystem. In: Schmerz (S. 100—102). Hrsg.: Janzen, Keidel, Herz, Steichele. Stuttgart: Thieme 1972.

Zimmermann, M.: Dorsal root potentials after C-fiber stimulation. Science **160**, 896 (1968).

Zipf, H. F., Spechmeyer, H.: Pharmakologische Grundlagen der Schmerztherapie. In: Schmerz und Schmerztherapie (Hrsg. D. Gross, D. Langen), S. 176—236. Stuttgart: Hippokrates 1971.

Zöch, K.: Schmerz und Schmerzchirurgie. Wien. med. Wschr. **117**, 728—732 (1967).

Zotterman, Y.: Touch, pain and tickling: an electrophysiological investigation on cutaneous sensory nerves. J. Physiol. (Lond.) **95**, 1—28 (1939).

Zotterman, Y.: Schmerz und Juckreiz. Elektrophysiologische Studien an Hautnerven. In: Schmerz (Hrsg. Janzen, Keidel, Herz, Steichele), S. 5—15. Stuttgart: Thieme 1972.

Zülch, K. J.: Bauplan und Leistung des peripheren vegetativen Nervensystems. Dtsch. Z. Nervenheilk. **162**, 253—283 (1950).

Zülch, K. J., Schmid, E. E.: Über die Schmerzarten und den Begriff der Hyperpathie. Acta neuroveg. (Wien) **7**, 147—159 (1953).

Namenverzeichnis

Die *kursiv* gedruckten Seitenzahlen beziehen sich auf die Literatur

Sachverzeichnis

SONDERDRUCK AUS

HANDBUCH DER NEUROCHIRURGIE

HERAUSGEGEBEN VON

H. OLIVECRONA-STOCKHOLM · W. TÖNNIS-KÖLN

W. KRENKEL-KÖLN

SIEBENTER BAND / DRITTER TEIL

SPRINGER-VERLAG BERLIN HEIDELBERG NEW YORK 1974

(PRINTED IN GERMANY)

PATHOLOGIE DER PERIPHEREN NERVEN

VON

W. KRÜCKE

MIT 164 ABBILDUNGEN

Handbuch der Neurochirurgie

In sieben Bänden

Herausgegeben von H. Olivecrona, Stockholm,
W. Tönnis, Köln und W. Krenkel, Köln

Gesamtübersicht

Band I: Grundlagen

Teil 1: Angewandte Anatomie. Physiologie.
Pathophysiologie
Mit 471 zum Teil farbigen Abbildungen
XVI, 719 Seiten (davon 16 Seiten in englischer Sprache)
1959

Teil 2: Chemischer Aufbau. Physiologie. Pathophysiologie
Mit 245 zum Teil farbigen Abbildungen
X, 666 Seiten. 1968

Band II: Röntgenologie (einschließlich Kontrastmethoden)
Bearbeitet von E. Lindgren, Stockholm
Mit 274 Abbildungen in 464 Einzeldarstellungen
VIII, 296 Seiten. 1954

Band III: Pathologische Anatomie der raumbeengenden
intrakraniellen Prozesse
Von K. J. Zülch, Köln, und E. Christensen, Kopenhagen
Mit 473 Abbildungen in 931 Einzeldarstellungen
XIV, 800 Seiten. 1956

Band IV: Klinik und Behandlung der raumbeengenden
intrakraniellen Prozesse

Teil 1: Mit 271 zum Teil farbigen Abbildungen
XVI, 782 Seiten. 1960

Teil 2: Mit 265 Abbildungen
VIII, 399 Seiten. 1966

Teil 3: Mit 213 zum Teil farbigen Abbildungen
X, 674 Seiten. 1962

Teil 4: Mit 282 Abbildungen
XII, 677 Seiten (davon 332 Seiten in englischer Sprache)
1967

Teil 5: In Vorbereitung

Band V: Traumatische Hirnschädigungen
In Vorbereitung

Band VI: Chirurgie der Hirnnerven und Hirnbahnen
Mit 127 zum Teil farbigen Abbildungen
X, 249 Seiten (davon 110 Seiten in englischer Sprache)
1957

Band VII:

Teil 1: Wirbelsäule und Rückenmark I
Mit 254 Abbildungen
XI, 563 Seiten. 1969

Teil 2: Wirbelsäule und Rückenmark II
Mit 203 Abbildungen
IX, 772 Seiten. 1972

Teil 3: Peripheres und sympathisches Nervensystem
Mit 335 Abbildungen
XI, 724 Seiten. 1974

SONDERDRUCK AUS
HANDBUCH DER NEUROCHIRURGIE
HERAUSGEGEBEN VON
H. OLIVECRONA-STOCKHOLM · W. TÖNNIS-KÖLN
W. KRENKEL-KÖLN
SIEBENTER BAND / DRITTER TEIL
SPRINGER-VERLAG BERLIN HEIDELBERG NEW YORK 1974
(PRINTED IN GERMANY)

DIE CHIRURGIE DER PERIPHEREN NERVEN

VON

P. RÖTTGEN UND R. WÜLLENWEBER

MIT 113 ABBILDUNGEN

Handbuch der Neurochirurgie

In sieben Bänden

Herausgegeben von H. Olivecrona, Stockholm,
W. Tönnis, Köln und W. Krenkel, Köln

Gesamtübersicht

DIE PATHOLOGIE DES VEGETATIVEN NERVENSYSTEMS

VON

O. STOCHDORPH

MIT 5 ABBILDUNGEN

Handbuch der Neurochirurgie

In sieben Bänden

Herausgegeben von H. Olivecrona, Stockholm,
W. Tönnis, Köln und W. Krenkel, Köln

Gesamtübersicht

Band I: Grundlagen

Teil 1:   Angewandte Anatomie. Physiologie.
Pathophysiologie
Mit 471 zum Teil farbigen Abbildungen
XVI, 719 Seiten (davon 16 Seiten in englischer Sprache)
1959

Teil 2:   Chemischer Aufbau. Physiologie. Pathophysiologie
Mit 245 zum Teil farbigen Abbildungen
X, 666 Seiten. 1968

Band II: Röntgenologie (einschließlich Kontrastmethoden)
Bearbeitet von E. Lindgren, Stockholm
Mit 274 Abbildungen in 464 Einzeldarstellungen
VIII, 296 Seiten. 1954

Band III: Pathologische Anatomie der raumbeengenden
intrakraniellen Prozesse
Von K. J. Zülch, Köln, und E. Christensen, Kopenhagen
Mit 473 Abbildungen in 931 Einzeldarstellungen
XIV, 800 Seiten. 1956

Band IV: Klinik und Behandlung der raumbeengenden
intrakraniellen Prozesse

Teil 1:   Mit 271 zum Teil farbigen Abbildungen
XVI, 782 Seiten. 1960

Teil 2:   Mit 265 Abbildungen
VIII, 399 Seiten. 1966

Teil 3:   Mit 213 zum Teil farbigen Abbildungen
X, 674 Seiten. 1962

Teil 4:   Mit 282 Abbildungen
XII, 677 Seiten (davon 332 Seiten in englischer Sprache)
1967

Teil 5:   In Vorbereitung

Band V: Traumatische Hirnschädigungen
In Vorbereitung

Band VI: Chirurgie der Hirnnerven und Hirnbahnen
Mit 127 zum Teil farbigen Abbildungen
X, 249 Seiten (davon 110 Seiten in englischer Sprache)
1957

Band VII:

Teil 1:   Wirbelsäule und Rückenmark I
Mit 254 Abbildungen
XI, 563 Seiten. 1969

Teil 2:   Wirbelsäule und Rückenmark II
Mit 203 Abbildungen
IX, 772 Seiten. 1972

Teil 3:   Peripheres und sympathisches Nervensystem
Mit 335 Abbildungen
XI, 724 Seiten. 1974

SONDERDRUCK AUS
HANDBUCH DER NEUROCHIRURGIE
HERAUSGEGEBEN VON
H. OLIVECRONA-STOCKHOLM · W. TÖNNIS-KÖLN
W. KRENKEL-KÖLN
SIEBENTER BAND / DRITTER TEIL
SPRINGER-VERLAG BERLIN HEIDELBERG NEW YORK 1974
(PRINTED IN GERMANY)

DIE CHIRURGIE DES SYMPATHISCHEN NERVENSYSTEMS

VON

K. E. LOOSE UND D. A. LOOSE

MIT 30 ABBILDUNGEN

NICHT IM HANDEL

Handbuch der Neurochirurgie

In sieben Bänden

Herausgegeben von H. Olivecrona, Stockholm,
W. Tönnis, Köln und W. Krenkel, Köln

Gesamtübersicht

Band I: Grundlagen

Teil 1: Angewandte Anatomie. Physiologie.
Pathophysiologie
Mit 471 zum Teil farbigen Abbildungen
XVI, 719 Seiten (davon 16 Seiten in englischer Sprache)
1959

Teil 2: Chemischer Aufbau. Physiologie. Pathophysiologie
Mit 245 zum Teil farbigen Abbildungen
X, 666 Seiten. 1968

Band II: Röntgenologie (einschließlich Kontrastmethoden)
Bearbeitet von E. Lindgren, Stockholm
Mit 274 Abbildungen in 464 Einzeldarstellungen
VIII, 296 Seiten. 1954

Band III: Pathologische Anatomie der raumbeengenden
intrakraniellen Prozesse
Von K. J. Zülch, Köln, und E. Christensen, Kopenhagen
Mit 473 Abbildungen in 931 Einzeldarstellungen
XIV, 800 Seiten. 1956

Band IV: Klinik und Behandlung der raumbeengenden
intrakraniellen Prozesse

Teil 1: Mit 271 zum Teil farbigen Abbildungen
XVI, 782 Seiten. 1960

Teil 2: Mit 265 Abbildungen
VIII, 399 Seiten. 1966

Teil 3: Mit 213 zum Teil farbigen Abbildungen
X, 674 Seiten. 1962

Teil 4: Mit 282 Abbildungen
XII, 677 Seiten (davon 332 Seiten in englischer Sprache)
1967

Teil 5: In Vorbereitung

Band V: Traumatische Hirnschädigungen
In Vorbereitung

Band VI: Chirurgie der Hirnnerven und Hirnbahnen
Mit 127 zum Teil farbigen Abbildungen
X, 249 Seiten (davon 110 Seiten in englischer Sprache)
1957

Band VII:

Teil 1: Wirbelsäule und Rückenmark I
Mit 254 Abbildungen
XI, 563 Seiten. 1969

Teil 2: Wirbelsäule und Rückenmark II
Mit 203 Abbildungen
IX, 772 Seiten. 1972

Teil 3: Peripheres und sympathisches Nervensystem
Mit 335 Abbildungen
XI, 724 Seiten. 1974

SONDERDRUCK AUS

HANDBUCH DER NEUROCHIRURGIE

HERAUSGEGEBEN VON

H. OLIVECRONA-STOCKHOLM · W. TÖNNIS-KÖLN

W. KRENKEL-KÖLN

SIEBENTER BAND / DRITTER TEIL

SPRINGER-VERLAG BERLIN HEIDELBERG NEW YORK 1974

(PRINTED IN GERMANY)

DIE SPINALEN SCHMERZOPERATIONEN

VON

K. PISCOL

MIT 23 ABBILDUNGEN

NICHT IM HANDEL

Handbuch der Neurochirurgie

In sieben Bänden

Herausgegeben von H. Olivecrona, Stockholm,
W. Tönnis, Köln und W. Krenkel, Köln

Gesamtübersicht